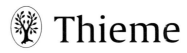

Rationelle Diagnostik und Therapie in Endokrinologie, Diabetologie und Stoffwechsel

Herausgegeben von
Der Deutschen Gesellschaft für Endokrinologie

Redaktion
Hendrik Lehnert

Mit Beiträgen von

N. Begum	J. Hensen	H. Mönig	J. Schopohl
F. Beuschlein	B. Hinney	O.-A. Müller	M. Schott
M. Bidlingmaier	O. Hiort	K. Müssig	C. Schulz
M. Blüher	P.-M. Holterhus	E. Nieschlag	C. Sievers
H. Börschmann	M. Hummel	K. G. Parhofer	H. Siggelkow
G. Brabant	K. A. Iwen	C.-J. Partsch	W. G. Sippell
H.-P. Bruch	G. Kahaly	R. Paschke	G. K. Stalla
M. Buchfelder	M. Kalinowski	J. Pfeilschifter	N. Stefan
C. Bürk	P. H. Kann	U. Plöckinger	A. Steinmetz
H. Dralle	W. Karges	M. B. Ranke	Ch. J. Strasburger
G. Emons	Ch. Kasperk	M. Reincke	M. Stumvoll
W. J. Faßbender	W. Kern	Ch. Reiners	Th. Thomas
A. Fritsche	W. Kiess	K. Reschke	M. Wabitsch
R. Gärtner	K.-J. Klose	F. G. Riepe	B. Wiedenmann
B. Gallwitz	A. Körner	E. Ritz	L. Wildt
D. Grammatopoulos	B. Koletzko	F. Sayk	W. Wuttke
A. Grüters-Kieslich	H. Lehnert	St. Schäfer	D. Zehnder
Th. Gudermann	R. Lobmann	S. H. Scharla	A.-G. Ziegler
H. Hauner	K. Mann	K. W. Schmid	
J. Hebebrand	V. Mattle	H. J. Schneider	

3., komplett überarbeitete und erweiterte Auflage

82 Abbildungen
154 Tabellen

Georg Thieme Verlag
Stuttgart · New York

Bibliografische Information
der Deutschen Nationalbibliothek

Die Deutsche Nationalbibliothek verzeichnet diese Publikation in der Deutschen Nationalbibliografie; detaillierte bibliografische Daten sind im Internet über http://dnb.d-nb.de abrufbar.

1. Auflage 1993, Rationelle Diagnostik in der Endokrinologie
1. Auflage 1997, Rationelle Therapie in der Endokrinologie
2. Auflage 2003, Rationelle Diagnostik und Therapie in der Endokrinologie, Diabetologie und Stoffwechsel

Wichtiger Hinweis: Wie jede Wissenschaft ist die Medizin ständigen Entwicklungen unterworfen. Forschung und klinische Erfahrung erweitern unsere Erkenntnisse, insbesondere was Behandlung und medikamentöse Therapie anbelangt. Soweit in diesem Werk eine Dosierung oder eine Applikation erwähnt wird, darf der Leser zwar darauf vertrauen, dass Autoren, Herausgeber und Verlag große Sorgfalt darauf verwandt haben, dass diese Angabe **dem Wissensstand bei Fertigstellung des Werkes** entspricht.
Für Angaben über Dosierungsanweisungen und Applikationsformen kann vom Verlag jedoch keine Gewähr übernommen werden. **Jeder Benutzer ist angehalten**, durch sorgfältige Prüfung der Beipackzettel der verwendeten Präparate und gegebenenfalls nach Konsultation eines Spezialisten festzustellen, ob die dort gegebene Empfehlung für Dosierungen oder die Beachtung von Kontraindikationen gegenüber der Angabe in diesem Buch abweicht. Eine solche Prüfung ist besonders wichtig bei selten verwendeten Präparaten oder solchen, die neu auf den Markt gebracht worden sind. **Jede Dosierung oder Applikation erfolgt auf eigene Gefahr des Benutzers.** Autoren und Verlag appellieren an jeden Benutzer, ihm etwa auffallende Ungenauigkeiten dem Verlag mitzuteilen.

© 2010 Georg Thieme Verlag KG
Rüdigerstraße 14
70469 Stuttgart
Deutschland
Telefon: +49/(0)711/8931-0
Unsere Homepage: www.thieme.de

Printed in Germany

Zeichnungen: Heike Hübner, Berlin
Umschlaggestaltung: Thieme Verlagsgruppe
Umschlaggrafik: Martina Berge, Erbach
Satz: primustype Hurler GmbH, Notzingen
gesetzt in UltraXML
Druck: Firmengruppe APPL, aprinta druck, Wemding

ISBN 978-3-13-129553-8   1 2 3 4 5 6

Geschützte Warennamen (Warenzeichen) werden **nicht** besonders kenntlich gemacht. Aus dem Fehlen eines solchen Hinweises kann also nicht geschlossen werden, dass es sich um einen freien Warennamen handelt.
Das Werk, einschließlich aller seiner Teile, ist urheberrechtlich geschützt. Jede Verwertung außerhalb der engen Grenzen des Urheberrechtsgesetzes ist ohne Zustimmung des Verlages unzulässig und strafbar. Das gilt insbesondere für Vervielfältigungen, Übersetzungen, Mikroverfilmungen und die Einspeicherung und Verarbeitung in elektronischen Systemen.

Vorwort

Das nun vorliegende Lehrbuch zur Diagnostik und Therapie in Endokrinologie, Diabetologie und Stoffwechsel wurde gänzlich neu gestaltet.

Inzwischen erscheint nun hiermit die 4. Auflage, wobei die ersten beiden (Taschen-)Bücher sich jeweils ausschließlich mit der Diagnostik (1993) und der Therapie (1997) beschäftigt haben. 2003 ist dieses Lehrbuch erstmalig gemeinsam zu Diagnostik und Therapie erschienen.

Unverändert gelten die einführenden Worte, die wir im Jahre 2003 dem Lehrbuch vorangestellt haben. Denn damals wie heute ist es wichtig zu betonen, dass die Endokrinologie ihre besonderen Stärken in gleicher Weise in der Grundlagenforschung wie auch in der klinischen Medizin sieht.

Kaum ein Fach ist von einer so interdisziplinären Bedeutung wie die Endokrinologie, unabhängig davon, ob in der Forschung molekulare oder systembiologische Fragestellungen oder in der Klinik Probleme aus dem endokrinen Formenkreis, der Diabetologie oder des Stoffwechsels im Vordergrund stehen. Endokrinologische Fragestellungen spielen ebenfalls jenseits der eigentlichen fachspezifischen Krankheitsbilder wie z. B. bei den Herz-Kreislauf-Erkrankungen, der Reproduktions- oder auch Altersmedizin eine herausragende Rolle.

Mit diesem Buch versuchen wir, eine umfassende, systematische und – wo immer möglich – evidenzbasierte Übersicht über die relevanten Erkrankungen aus den Bereichen Endokrinologie, Diabetologie und Stoffwechsel zu vermitteln. Hierzu haben wir herausragende und engagierte Autoren gefunden, die eine Qualitätssicherung im besten Sinne des Wortes und auf höchstem Niveau erzielen. Die Darstellung der einzelnen Krankheitsbilder ist dabei so gegliedert, dass unter Skizzierung der wichtigsten pathophysiologischen Zusammenhänge vor allem die diagnostischen und therapeutischen Handlungsprinzipien umfänglich und praxisnah vermittelt werden. Zu diesem Zweck wurde auch eine Reihe von Kapiteln neu aufgenommen, so z. B. Bildgebung in der Endokrinologie, Durchführung der endokrinologischen Testverfahren oder auch eine Übersicht über die wichtigsten Internetadressen.

Allen Autoren soll daher an dieser Stelle für ihr großes und konstruktives Engagement gedankt werden; wie immer haben die Autoren mit dieser hervorragenden Zusammenarbeit und ihrem Einsatz das Buch auch weit über das eigene Kapitel hinaus geprägt. Großer Dank gilt an dieser Stelle erneut Frau Susanne Ristea und Herrn Dr. Alexander Brands für den herausragenden Einsatz in der Organisation und der nicht immer einfachen Betreuung und Pflege der beteiligten Wissenschaftler und Frau Marion Holzer für die hervorragende Herstellung dieses Buches.

Letztendlich aber danken wir natürlich den Lesern für die wohlwollende Aufnahme des Buches und bitten an dieser Stelle auch herzlich um Lob und Kritik. Wir alle hoffen, dass dieses Buch einer besseren Versorgung unserer Patienten mit endokrinologischen, diabetologischen oder Stoffwechselerkrankungen dient.

Lübeck,
Oktober 2009

Prof. Dr. Hendrik Lehnert,
FRCP

Anschriften

Dr. med. Nehara Begum
Klinik für Chirurgie
Campus Lübeck
Universitätsklinikum Schleswig-Holstein
Ratzeburger Allee 160
23538 Lübeck

Prof. Dr. med. Felix Beuschlein
Medizinische Klinik Innenstadt
Klinikum der Universität München
Ziemssenstr. 1
80336 München

Dr. med. Martin Bidlingmaier
Neuroendokrinologische Arbeitsgruppe
Medizinische Klinik Innenstadt
Klinikum der Universität München
Ziemssenstr. 1
80336 München

Prof. Dr. med. Matthias Blüher
Klinik für Endokrinologie und Nephrologie
Universitäts-Klinikum Leipzig AöR
Liebigstr. 18
04103 Leipzig

Dr. med. Heike Börschmann
Forschergruppe Diabetes der TUM
Klinik und Poliklinik für Kinder- und Jugendmedizin
Städtisches Klinikum München GmbH
Kölner Platz 1
80804 München

Prof. Dr. med. Georg Brabant
Dept. of Endocrinology
The Christie
Wilmslow Road
Manchester M20, 4BX
Großbritannien

Prof. Dr. med. Hans-Peter Bruch
Klinik für Chirurgie
Campus Lübeck
Universitätsklinikum Schleswig-Holstein
Ratzeburger Allee 160
23538 Lübeck

Prof. Dr. med. Michael Buchfelder
Neurochirurgische Klinik
der Universität Erlangen-Nürnberg
Schwabachanlage 6
91054 Erlangen

Dr. med. Conny Bürk
Klinik für Chirurgie
Campus Lübeck
Universitätsklinikum Schleswig-Holstein
Ratzeburger Allee 160
23538 Lübeck

Prof. Dr. med. Henning Dralle
Universitätsklinik für Allgemein-,
Viszeral- und Gefäßchirurgie
Universitätsklinikum Halle
Ernst-Grube-Str. 40
06097 Halle

Prof. Dr. med. Günter Emons
Zentrum für Frauenheilkunde
Universitätsmedizin Göttingen
Robert-Koch-Str. 40
37075 Göttingen

Professor Dr. med. Walter Josef Faßbender
Innere Abteilung
Hospital zum Hl. Geist Kempen
von Broichhausen-Allee 1
47906 Kempen

Prof. Dr. med. Andreas Fritsche
Medizinische Klinik IV
Universitätsklinikum Tübingen
Otfried-Müller-Str.10
72076 Tübingen

Prof. Dr. med. Roland Gärtner
Medizinische Klinik Innenstadt
Klinikum der Universität München
Ziemssenstr. 1
80336 München

Prof. Dr. med. Baptist Gallwitz
Medizinische Klinik IV
Universitätsklinikum Tübingen
Otfried-Müller-Str. 10
72076 Tübingen

Prof. Dr. med. Dimitris Grammatopoulos
Clinical Sciences Research Institute
University of Warwick
Gibbet Hill Road
Coventry CV4 7AL
Großbritannien

Prof. Dr. med. Annette Grüters-Kieslich
Sozialpädiatrisches Zentrum
Institut f. Experimentelle Pädiatrische Endokrinologie
Charité Campus Virchow-Klinikum
Universitätsmedizin Berlin
Augustenburger Platz 1
13353 Berlin

Prof. Dr. Thomas Gudermann
Walther-Straub-Institut für
Pharmakologie und Toxikologie
Ludwig-Maximilians-Universität München
Goethestr. 33
80336 München

Prof. Dr. med. Hans Hauner
Else-Kröner-Fresenius-Zentrum für Ernährungsmedizin
Klinikum rechts der Isar der TU München
Ismaninger Str. 22
81675 München

Prof. Dr. med. Johannes Hebebrand
Klinik für Psychiatrie und Psychotherapie
des Kindes- und Jugendalters
LVR-Klinikum Essen
Kliniken und Institut der
Universität Duisburg-Essen
Virchowstr. 174
45147 Essen

Prof. Dr. med. Johannes Hensen
Klinikum Hannover Nordstadt
Medizinische Klinik
Haltenhoffstr. 41
30167 Hannover

Prof. Dr. med. Dr. Bernd Hinney
Zentrum für Frauenheilkunde
Universitätsmedizin Göttingen
Robert-Koch-Str. 40
37075 Göttingen

Prof. Dr. med. Olaf Hiort
Klinik für Kinder- und Jugendmedizin
Pädiatrische Endokrinologie und Diabetologie
Campus Lübeck
Universitätsklinikum Schleswig-Holstein
Ratzeburger Allee 160
23538 Lübeck

Prof. Dr med. Paul-Martin Holterhus
Klinik für Allgemeine Pädiatrie
Christian-Albrechts-Universität zu Kiel
Universitätsklinikum Schleswig-Holstein
Campus Kiel
Schwanenweg 20
24105 Kiel

Priv.-Doz. Dr. Michael Hummel
Klinik für Endokrinologie, Diabetologie
und Suchtmedizin
Klinikum Schwabing
Städtisches Klinikum München GmbH
Kölner Platz 1
80804 München

Dr. med. Alexander Iwen
Medizinische Klinik I
Klinikum der Universität zu Lübeck
Campus Lübeck
Universitätsklinikum Schleswig-Holstein
Ratzeburger Allee 160
23538 Lübeck

Professor Dr. med. George Kahaly
I. Medizinische Klinik und Poliklinik
Universitätsmedizin
Langenbeckstr. 1
55101 Mainz

Priv.-Doz. Dr. Marc Kalinowski
MZR-Strahlendiagnostik
Universitätsklinikum Gießen
und Marburg GmbH, Standort Marburg
Baldingerstr.
35033 Marburg

Prof. Dr. med. Peter Herbert Kann
Zentrum für Innere Medizin
Bereich Endokrinologie und Diabetologie
Zentrum für In-Vitro-Diagnostik – Endokrinologie
Universitätsklinikum Gießen
und Marburg GmbH, Standort Marburg
Baldingerstr.
35043 Marburg

Prof. Dr. med. Wolfram Karges
Sektion Endokrinologie und Diabetologie
RWTH Aachen
Universitätsklinikum Aachen
Pauwelsstr. 30
52074 Aachen

Prof. Dr. med. Christian Kasperk
Innere Medizin I und Klinische Chemie
(Endokrinologie, Diabetologie und Stoffwechsel)
Medizinische Universitätsklinik
Im Neuenheimer Feld 410
69120 Heidelberg

Prof. Dr. med. Werner Kern
Endokrinologikum Ulm
Hafenbad 33
89073 Ulm

Prof. Dr. med. Wieland Kiess
Universitätsklinik und Poliklinik
für Kinder und Jugendliche
Universität Leipzig
Liebigstr. 20a
04103 Leipzig

Prof. Dr. med. Klaus-Jochen Klose
MZR-Strahlendiagnostik
Universitätsklinikum Gießen
und Marburg GmbH, Standort Marburg
Baldingerstr.
35033 Marburg

Priv.-Doz. Dr. med. Antje Körner
Universitätsklinik und Poliklinik
für Kinder und Jugendliche
Universität Leipzig
Liebigstr. 20a
04103 Leipzig

Prof. Dr. med. Berthold Koletzko
Abteilung Stoffwechsel und Ernährung
Klinikum der Universität München
Dr. von Haunersches Kinderspital
Lindwurmstr. 4
80337 München

Prof. Dr. med. Hendrik Lehnert
Medizinische Klinik I
Klinikum der Universität zu Lübeck
Campus Lübeck
Universitätsklinikum Schleswig-Holstein
Ratzeburger Allee 160
23538 Lübeck

Priv.-Doz. Dr. med. Ralf Lobmann
Klinik für Endokrinologie,
Diabetologie und Geriatrie
Bürger-Hospital
Tunshoferstr. 14-16
70191 Stuttgart

Prof. Dr. med. Klaus Mann
Klinik für Endokrinologie
Zentrallabor Bereich Forschung und Lehre
Universität Duisburg-Essen
Hufelandstr. 55
45122 Essen

Dr. Verana Mattle
Department für Frauenheilkunde
Universitätsklinik für Gynäkologische
Endokrinologie und Reproduktionsmedizin
Anichstr. 35
6020 Innsbruck, Österreich

Prof. Dr. med. Heiner Mönig
Medizinische Klinik I
Klinikum der Universität zu Lübeck
Campus Lübeck
Universitätsklinikum Schleswig-Holstein
Ratzeburger Allee 160
23538 Lübeck

Prof. Dr. med. Otto-Albrecht Müller
II. Medizinische Abteilung
Rotkreuzklinikum München gGmbH
Nymphenburger Str. 163
80634 München

Dr. med. Karsten Müssig
Medizinische Klinik IV
Universitätsklinikum Tübingen
Otfried-Müller-Str. 10
72076 Tübingen

Prof. Dr. med. Dr. h.c. Eberhard Nieschlag
Centrum für Reproduktionsmedizin
und Andrologie
Universität Münster
Domagkstr. 11
48129 Münster

Prof. Dr. med. Klaus G. Parhofer
Medizinische Klinik II – Großhadern
Klinikum der Universität München
Marchioninistr. 15
81377 München

Priv.-Doz. Dr. med. Carl-Joachim Partsch
Endokrinologikum Hamburg
Hormonsprechstunde für
Kinder und Jugendliche
Lornsenstraße 4–6
22767 Hamburg

Prof. Dr. med. Ralf Paschke
Zentrum für Innere Medizin der Universität
Medizinische Klinik III
Philipp-Rosenthal-Str. 27
04103 Leipzig

Prof. Dr. med. Johannes Pfeilschifter
Alfried-Krupp-Krankenhaus Steele
Klinik für Innere Medizin III
Hellweg 100
45276 Essen

Priv.-Doz. Dr. med. Ursula Plöckinger
Interdisziplinäres Stoffwechsel-Centrum
Medizinische Klinik mit Schwerpunkt
Hepatologie und Gastroenterologie
Charité Campus Virchow-Klinikum
Universitätsmedizin Berlin
Augustenburger Platz 1
13353 Berlin

Prof. Dr. med. Michael B. Ranke
Universitäts-Kinderklinik
Pädiatrische Endokrinologie
Hoppe-Seyler-Str. 1
72076 Tübingen

Prof. Dr. med. Martin Reincke
Medizinische Klinik Innenstadt
Klinikum der Universität München
Ziemssenstr. 1
80336 München

Prof. Dr. med. Christoph Reiners
Klinik für Nuklearmedizin
Klinikum der Universität Würzburg
Josef-Schneider-Str. 2
97080 Würzburg

Dr. med. Kirsten Reschke
Bereich für Endokrinologie
und Stoffwechselkrankheiten
Klinik für Nieren- und Hochdruckkrankheiten
Leipziger Str. 44
39120 Magdeburg

Priv.-Doz. Dr. med. Felix G. Riepe
Pädiatrische Endokrinologie und Diabetologie
Klinik für Allgemeine Pädiatrie
Christian-Albrechts-Universität zu Kiel
Universitätsklinikum Schleswig-Holstein
Campus Kiel
Schwanenweg 20
24105 Kiel

Prof. Dr. Dr. h.c. Eberhard Ritz
Nierenzentrum
Klinikum der Universität Heidelberg
Im Neuenheimer Feld 162
69120 Heidelberg

Dr. med. Friedhelm Sayk
Medizinische Klinik I
Klinikum der Universität zu Lübeck
Campus Lübeck
Universitätsklinikum Schleswig-Holstein
Ratzeburger Allee 160
23538 Lübeck

Dr. med. Stephan Schäfer
Zentrum für Innere Medizin
Bereich Endokrinologie und Diabetologie
Zentrum für In-Vitro-Diagnostik – Endokrinologie
Universitätsklinikum Gießen
und Marburg GmbH, Standort Marburg
Baldingerstr.
35043 Marburg

Priv.-Doz. Dr. med. habil. Stephan Scharla
Internist und Endokrinologe,
Physikalische Therapie, Naturheilverfahren
Salinenstr. 8
83435 Bad Reichenhall

Univ.-Prof. Dr. med. Kurt Werner Schmid
Institut für Pathologie und Neuropathologie
Universitätsklinikum Essen
Hufelandstr. 55
45122 Essen

Dr. med. Harald Jörn Schneider
Innere Medizin, Endokrinologie
und Klinische Chemie
Max-Planck-Institut für Psychiatrie
Kraepelinstr. 2–10
80804 München

Prof. Dr. med. Jochen Schopohl
Medizinische Klinik Innenstadt
Klinikum der Universität München
Ziemssenstr. 1
80336 München

Prof. Dr. med. Matthias Schott
Klinik für Endokrinologie,
Diabetologie und Rheumatologie
Universitäts-Klinikum Düsseldorf
Moorenstr. 5
40225 Düsseldorf

Dr. rer. nat. Carla Schulz
Medizinische Klinik I
Klinikum der Universität zu Lübeck
Campus Lübeck
Universitätsklinikum Schleswig-Holstein
Ratzeburger Allee 160
23538 Lübeck

Dr. med. Caroline Sievers
Innere Medizin, Endokrinologie
und Klinische Chemie
Max-Planck-Institut für Psychiatrie
Kraepelinstr. 2–10
80804 München

Priv.-Doz. Dr. med. Heide Siggelkow
ENDOKRINOLOGIKUM Göttingen
Zentrum für Hormon- und
Stoffwechselerkrankungen
in Zusammenarbeit mit der
Universitätsmedizin Göttingen
Von-Siebold-Str. 3
37075 Göttingen

Prof. Dr. med. Wolfgang Günther Sippell
Pädiatrische Endokrinologie und Diabetologie
Klinik für Allgemeine Pädiatrie
Christian-Albrechts-Universität zu Kiel
Universitätsklinikum Schleswig-Holstein,
Campus Kiel
Schwanenweg 20
24105 Kiel

Prof. Dr. med. Günter K. Stalla
Innere Medizin, Endokrinologie
und Klinische Chemie
Max-Planck-Institut für Psychiatrie
Kraepelinstr. 2–10
80804 München

Priv.-Doz. Dr. med. Norbert Stefan
Medizinische Klinik IV
Universitätsklinikum Tübingen
Otfried-Müller-Str. 10
72076 Tübingen

Prof. Dr. med. Armin Steinmetz
St. Nikolaus-Stiftshospital
Abteilung Innere Medizin
Hindenburgwall 1
56626 Andernach

Prof. Dr. med. Christian J. Strasburger
Schwerpunkt Gastroenterologie,
Hepatologie und Endokrinologie
Charité Campus Mitte, Med. Klinik
Charitéplatz 1
10117 Berlin

Prof. Dr. med. Michael Stumvoll
Klinik für Endokrinologie und Nephrologie
Universitäts-Klinikum Leipzig AöR
Liebigstr. 18
04103 Leipzig

Dr. med. Theodoros Thomas
Klinikum Hannover Nordstadt
Medizinische Klinik
Haltenhoffstr. 41
30167 Hannover

Prof. Dr. med. Martin Wabitsch
Sektion Pädiatrische Endokrinologie
und Diabetologie
Interdisziplinäre Adipositasambulanz
Universitäts-Klinik für
Kinder- und Jugendmedizin, Ulm
Eythstr. 24
89075 Ulm

Prof. Dr. med. Bertram Wiedenmann
Medizinische Klinik mit Schwerpunkt
Hepatologie und Gastroenterologie
Charité Campus Virchow-Klinikum
Universitätsmedizin Berlin
Augustenburger Platz 1
13353 Berlin

Univ.-Prof. Dr. med. Ludwig Wildt
Department für Frauenheilkunde
Universitätsklinik für Gynäkologische
Endokrinologie und Reproduktionsmedizin
Anichstr. 35
6020 Innsbruck, Österreich

Prof. Dr. med. Wolfgang Wuttke
Abteilung Endokrinologie
Universitätsmedizin Göttingen
Robert-Koch-Str. 40
37075 Göttingen

Dr. Daniel Zehnder
Clinical Sciences Research Institute
Warwick Medical School
University Hospital Coventry
and Warwickshire Site CV2 2DX
Großbritannien

Prof. Dr. med. Anette-Gabriele Ziegler
Klinik für Endokrinologie, Diabetologie
und Suchtmedizin
Klinikum Schwabing
Städtisches Klinikum München GmbH
Kölner Platz 1
80804 München

Die Buchkapitel wurden von folgenden Autoren koordiniert

1 **Einführung in die Prinzipien der Endokrinologie**
   H. Lehnert

2 **Hypothalamus und Hypophyse**
   M. Reincke

3 **Schilddrüsenerkrankungen**
   G. Brabant, W. Karges

4 **Metabolische Osteopathien, Kalzium- und Phosphat-Stoffwechsel**
   J. Pfeilschifter

5 **Nebenniere**
   H. Lehnert

6 **Neuroendokrine Tumoren des Gastrointestinaltrakts**
   M. Schott, B. Wiedenmann, U. Plöckinger

7 **Männliche Gonaden**
   E. Nieschlag

8 **Gynäkologische Endokrinologie**
   G. Emons

9 **Störungen der Geschlechtsentwicklung**
   O. Hiort, G. K. Stalla

10 **Metabolisches Syndrom und Diabetes mellitus**
   M. Stumvoll

11 **Arterielle Hypertonie**
   H. Lehnert

12 **Adipositas**
   H. Hauner, M. Wabitsch

13 **Anorexia und Bulimia nervosa**
   J. Hebebrand

14 **Fettstoffwechsel**
   K. G. Parhofer, A. Steinmetz

15 **Weitere Stoffwechselerkrankungen**
   H. Lehnert

16 **Labordiagnostik in der Endokrinologie**
   M. Bidlingmaier, C. Schulz

17 **Bildgebende Diagnostik in der Endokrinologie**
   H. Lehnert

18 **Endokrinologische Testverfahren**
   H. Lehnert, H. Mönig

19 **Internetadressen**
   J. Hensen, T. Thomas

Inhaltsverzeichnis

1 Einführung in die Prinzipien der Endokrinologie ... 2
C. Schulz, D. Grammatopoulos, H. Lehnert

1.1	Einleitung: Bedeutung der Hormone	2
1.2	Hormonbiosynthese	3
	Peptidhormone	4
	Steroidhormone und Eicosanoide	4
	Aminosäurenderivate	5
1.3	Speicherung, Sekretion und Distribution	5
1.4	Metabolismus und Exkretion	6
1.5	Regulation der Hormonsekretion und -wirkung – Feedback	6
1.6	Hormonrezeptoren	7
	Steroid/Schilddrüsenhormon/Retinoid-Kernrezeptorfamilie	7
	Membranständige Hormonrezeptoren	9

2 Hypothalamus und Hypophyse ... 14

2.1	**Hormoninaktive Tumoren inklusive Inzidentalome**	14
	G. K. Stalla	
	Grundlagen/Definition	14
	Anamnese und Klinik	14
	Diagnostik	15
	Therapeutische Konzepte	16
2.2	**Akromegalie**	18
	Ch. J. Strasburger	
	Definition, Epidemiologie	18
	Pathogenese	18
	Einteilung	19
	Klinik	19
	Diagnostik	19
	Therapie	20
2.3	**Cushing-Syndrom**	24
	O.-A. Müller	
	Definition	24
	Häufigkeiten und Bedeutung	25
	Diagnostik	25
	Therapie	27
2.4	**Prolaktinom, Hyperprolaktinämie**	29
	J. Schopohl	
	Definition und Epidemiologie	29
	Differenzialdiagnose der Hyperprolaktinämie	29
	Klinik	29
	Diagnostik	29
	Therapeutische Konzepte	30
2.5	**TSH-produzierende Hypophysenadenome**	34
	H. J. Schneider	
	Klinik	34
	Spezielle Diagnostik	34
	Therapie	34
2.6	**Kraniopharyngeom und andere suprasellläre Tumoren**	34
	K. Reschke	
	Definition, Ätiologie und Pathogenese	35
	Klinik	35
	Spezielle Diagnostik	35
	Therapie	36
	Postoperative endokrinologische Betreuung und Verlauf	36
	Therapie anderer suprasellärer Tumoren	37
2.7	**Operative Therapie von Hypophysentumoren**	38
	M. Buchfelder	
	Einleitung	38
	Präoperative Diagnostik	38
	Operative Technik	38
	Histologische Untersuchung	39
	Komplikationen	40
	Ergebnisse	40
2.8	**Labordiagnostik und Therapie der Hypophysenvorderlappen-Insuffizienz**	41
	F. Beuschlein	
	Definition, Epidemiologie	41
	Pathogenese	41
	Einteilung und klinisches Bild	41
	Diagnostik	42
	Therapie	45
2.9	**Wachstumshormonmangel im Kindesalter**	47
	M. B. Ranke	
	Definition und Ursachen	47
	Klinik	47
	Diagnostik	47
	Therapie	47

2.10	**Diabetes insipidus (ADH-Mangel)**	48	
	J. Hensen		
	Definitionen und Anmerkungen zur Pathogenese	48	
	Häufigkeit und Bedeutung	50	
	Klinik	51	
	Diagnostik	52	
	Therapeutische Konzepte	53	
2.11	**ADH-Resistenz (nephrogener Diabetes insipidus)**	56	
	J. Hensen		
	Definition und Anmerkungen zur Pathogenese	56	

Therapie des kongenitalen Diabetes insipidus renalis 56

2.12 **Syndrom der inappropriaten (inadäquaten) Überproduktion von ADH (SIADH)** 57
J. Hensen
Definition und Anmerkungen zur Pathogenese 57
Häufigkeit und Bedeutung 58
Klinik 58
Diagnostik 58
Therapie 59
Besonderheiten im Kindes- und Jugendalter . 60

3 Schilddrüsenerkrankungen 62

3.1 **Diagnostik von Schilddrüsenerkrankungen** .. 62
K. Mann, R. Gärtner, Ch. Reiners, K. W. Schmid, G. Brabant
Anamnese und Klinik 62
Labordiagnostik 62
Sonografie 63
Szintigrafie und andere bildgebende Verfahren (PET, CT) 63
Feinnadelbiopsie (FNB) 65

3.2 **Kongenitale Schilddrüsenerkrankungen** 67
A. Grüters-Kieslich, W. Karges, K. W. Schmid
Entwicklung der Hypophyse und Schilddrüse 67
Kongenitale Hypothyreose 69
Erworbene Hypothyreose im Kindes- und Jugendalter 71
Angeborene Hyperthyreose 71
Schilddrüsenhormonresistenz 72

3.3 **Autoimmunopathien** 73
G. Kahaly, H. Dralle, K. Mann, Ch. Reiners
Hashimoto-Thyreoiditis (lymphozytäre Thyreoiditis) 73
Postpartum-Thyreoiditis 76
Morbus Basedow 77
Endokrine Orbitopathie 80

3.4 **Struma diffusa und Knotenstruma** 83
R. Paschke, G. Brabant, H. Dralle, Ch. Reiners
Definition und Pathogenese 83
Diagnostik 84
Therapie 86

3.5 **Funktionelle Autonomie** 89
Ch. Reiners, R. Paschke, K. Mann
Definition, Pathogenese und Epidemiologie . 89
Diagnostik 90

Therapie 90
Besonderheiten bei Jodexzess 91

3.6 **Andere funktionelle und morphologische Schilddrüsenerkrankungen** 92
W. Karges, R. Gärtner, G. Brabant
Akute Thyreoiditis 92
Subakute Thyreoiditis (Thyreoiditis de Quervain, Riesenzellthyreoiditis) 92
Seltene Formen der Thyreoiditis 93
HCG-induzierte Hyperthyreose der Schwangerschaft 93
Schilddrüsenfunktion bei Hypophysenerkrankungen (zentrale Hypo- und Hyperthyreose) 94
Euthyroid-sick-Syndrom (Non-thyroidal-illness-Syndrom, Low-T_3-Syndrom) 95

3.7 **Maligne Schilddrüsentumoren** 95
H. Dralle, W. Karges, Ch. Reiners, K. W. Schmid
Pathophysiologie und Histologie 95
Pathogenese 98
Klinik und Diagnostik 99
Therapie 101
Therapiekontrolle und Nachsorge 105
Besonderheiten bei malignen nicht-thyroidalen Tumoren der Schilddrüse 106

3.8 **Schilddrüse und Umwelt** 107
R. Gärtner, Ch. Reiners
Schilddrüse und Jod 107
Schilddrüse und andere Spurenelemente... 108
Medikamenteninduzierte Schilddrüsen-funktionsstörungen 109
Schilddrüse und ionisierende Strahlung 110

4 Metabolische Osteopathien, Kalzium- und Phosphat-Stoffwechsel 114

4.1 **Primäre und sekundäre Formen der Osteoporose** 114
J. Pfeilschifter
Definition 114
Epidemiologie 115
Pathogenese 115

Einteilung und klinisches Bild 115
Diagnostik 117
Therapie 120
Therapiekontrolle und Verlauf 124
Diagnostik und Therapie der sekundären Osteoporoseformen 125

4.2	**Osteomalazie und sonstige Formen der Mineralisationsstörung**	127	4.6	**Morbus Paget, fibröse Dysplasie**	150	

4.2 **Osteomalazie und sonstige Formen der Mineralisationsstörung** 127
S. H. Scharla
    Definition, Epidemiologie 127
    Pathogenese 128
    Einteilung der Osteomalazie 129
    Klinisches Bild 129
    Diagnostik 130
    Therapie 131

4.3 **Renale Osteopathie** 133
D. Zehnder
    Definition und Pathogenese 133
    Epidemiologie 134
    Einteilung und klinisches Bild 136
    Diagnostik 138
    Therapie 138
    Verlauf 140

4.4 **Primärer Hyperparathyreoidismus** 141
Ch. Kasperk
    Epidemiologie 141
    Pathophysiologie 141
    Klinische Symptomatik 142
    Diagnostik 142
    Therapie 143

4.5 **Sonstige Formen der Hyperkalzämie** 145
H. Siggelkow
    Tumorhyperkalzämie 145
    Seltene Formen der Hyperkalzämien 147

4.6 **Morbus Paget, fibröse Dysplasie** 150
S. H. Scharla
    Definition, Epidemiologie 150
    Pathogenese 151
    Einteilung und klinisches Bild 151
    Diagnostik 152
    Therapie 153
    Therapiekontrolle und Verlauf 154

4.7 **Störungen des Phosphatstoffwechsels** 155
W. J. Faßbender
    Physiologie des Phosphatstoffwechsels 155
    Verteilung von Phosphat im Organismus . . . 155
    Basisdiagnostik 155
    Hyperphosphatämie 155
    Hypophosphatämie 157

4.8 **Seltene sonstige erbliche und erworbene metabolische Osteopathien** 159
H. Siggelkow
    Osteogenesis imperfecta 159
    Osteonekrose des Kiefers 160
    Hypophosphatasie 161
    Osteopetrose 162
    Osteochondrodysplasien 162
    Sklerosierende Knochenerkrankungen 162

5 Nebenniere 166

5.1 **Mineralokortikoidhypertonie** 166
J. Hensen
    Einleitung 166
    Epidemiologie 166
    Definition und Klassifikation 166
    Klinik 166
    Pathogenese und Pathophysiologie 167
    Diagnostik 168
    Therapie 172

5.2 **Phäochromozytom** 173
H. Lehnert
    Einleitung 173
    Epidemiologie 173
    Definition und Klassifikation 173
    Pathogenese und Pathophysiologie 173
    Klinik 174
    Diagnostik 175
    Therapie 178

5.3 **Androgen/Östrogen produzierende Nebennierentumoren** 182
H. Lehnert
    Einleitung und Epidemiologie 182
    Definition, Klassifikation und Klinik 182
    Diagnostik 182
    Therapie 182

5.4 **Inzidentalome** 182
H. Lehnert
    Einleitung 182
    Epidemiologie 183
    Definition, Klassifikation, Ätiologie 183
    Pathogenese und Pathophysiologie 183
    Klinik 183
    Diagnostik 183
    Therapie 185

5.5 **Nebennierenrindenkarzinom** 186
H. Lehnert
    Einleitung 186
    Epidemiologie 186
    Definition und Klassifikation 186
    Pathogenese und Pathophysiologie 186
    Klinik 186
    Diagnostik 186
    Therapie 187

5.6 **Primäre Nebennierenrinden-Insuffizienz (Morbus Addison)** 188
H. Lehnert
    Einleitung 188
    Epidemiologie 188
    Definition und Klassifikation 188
    Pathogenese und Pathophysiologie 189
    Klinik 189
    Diagnostik 190

	Therapie	191	5.9 Therapie mit Glukokortikoiden 203
	Therapiekontrolle.	192	*J. Hensen*
5.7	**Isolierter Hypoaldosteronismus**	193	Wirkungen von Glukokortikoiden 203
	H. Lehnert		Unerwünschte Wirkungen
	Definition und Klassifikation.	193	von Glukokortikoiden 204
	Klinik.	193	Maßnahmen zur Vermeidung
	Diagnostik	193	von unerwünschten Wirkungen. 204
	Therapie	193	Beendigung einer Glukokortikoidtherapie . . . 205
5.8	**Das Adrenogenitale Syndrom**	194	5.10 **Autonome Dysfunktion**. 205
	F. G. Riepe, O. Hiort		*H. Lehnert*
	Definition und Pathogenese.	194	Definition, Klassifikation und Pathogenese . . 205
	Epidemiologie.	196	Epidemiologie. 205
	Klinik.	196	Klinik. 206
	Diagnostik	198	Diagnostik 207
	Therapeutische Situation und Indikation		Therapie 207
	zur Therapie	198	
	Therapie	199	

6 Neuroendokrine Tumoren des Gastrointestinaltrakts 210

6.1	**Allgemeine Grundlagen**	210	Einteilung und klinisches Bild 231
	M. Schott, B. Wiedenmann, U. Plöckinger		Diagnostik 232
	Definition, Epidemiologie.	210	Therapie 234
	Pathogenese	210	6.5 **Glukagonom, Somatostatinom, VIPom, Ppom** 236
	Einteilung und klinisches Bild.	210	*M. Schott, B. Wiedenmann, U. Plöckinger*
6.2	**Neuroendokrine Tumoren des Mitteldarms** . .	212	Definition, Epidemiologie. 236
	M. Schott, B. Wiedenmann, U. Plöckinger		Klinisches Bild 236
	Definition, Epidemiologie.	212	Diagnostik 236
	Pathogenese	212	Therapie 237
	Klinisches Bild.	213	6.6 **Chirurgische Therapie neuroendokriner**
	Diagnostik	214	**Tumoren des GI-Trakts**. 239
	Therapie	216	*N. Begum, H.-P. Bruch, C. Bürk*
6.3	**Gastrinom**	226	Allgemeine Prinzipien. 239
	M. Schott, B. Wiedenmann, U. Plöckinger		Chirurgische Therapie bei NET des Magens. . 239
	Definition und Epidemiologie	226	Chirurgische Therapie bei NET
	Pathogenese	226	des Mitteldarms 240
	Einteilung und klinisches Bild.	227	Chirurgische Therapie von Gastrinomen 240
	Diagnostik	227	Chirurgische Therapie von Insulinomen. 241
	Therapie	229	Chirurgische Therapie von Glukagonom,
6.4	**Insulinom**	231	Somatostatinom, Vipom, Ppom. 241
	M. Schott, B. Wiedenmann, U. Plöckinger		Chirurgische Therapie der NET
	Definition, Epidemiologie.	231	der Appendix vermiformis. 241
	Pathogenese	231	Chirurgische Therapie bei NET
			des Dickdarms und des Rektums 241

7 Männliche Gonaden 244

7.1	**Hypogonadismus und Infertilität**	244	7.2 **Störungen der Pubertätsentwicklung** 261
	E. Nieschlag		*O. Hiort, P.-M. Holterhus*
	Definition und Anmerkungen		Pubertas tarda 261
	zur Pathogenese.	244	Pubertas praecox 262
	Häufigkeit und Bedeutung.	244	Therapie 263
	Indikation zur Diagnostik.	244	7.3 **Gynäkomastie** 264
	Anamnese und Klinik	248	*E. Nieschlag*
	Labordiagnostik	248	Definition und Anmerkungen
	Therapeutische Situation und Indikation		zur Pathogenese. 264
	zur Therapie	254	Indikation zur Diagnostik. 265
	Therapeutische Konzepte.	254	Diagnostik 265
			Therapeutische Konzepte. 266

8 Gynäkologische Endokrinologie ... 270
G. Emons, Th. Gudermann, B. Hinney, V. Mattle, C.-J. Partsch, W. G. Sippell, L. Wildt, W. Wuttke

- 8.1 **Physiologie des weiblichen Zyklus, des Klimakteriums und der Postmenopause** ... 270
  - Grundlagen ... 270
  - Der GnRH-Pulsgenerator ... 270
  - Postmenopause ... 273
- 8.2 **Endokrinologische Erkrankungen in Kindesalter und Pubertät** ... 274
  - Pubertas praecox ... 274
  - Pubertas tarda ... 278
  - Großwuchs beim Mädchen ... 280
- 8.3 **Zyklusstörungen** ... 281
  - Definition/Grundlagen ... 281
  - Ovarialinsuffizienz ... 282
- 8.4 **Steroidproduzierende Ovarialtumoren** ... 288
  - Definition ... 288
  - Häufigkeit und Bedeutung ... 289
  - Indikation zur Diagnostik ... 289
  - Diagnostik ... 289
  - Therapeutische Konzepte ... 289
  - Therapiekontrolle und Nachsorge ... 289
- 8.5 **Reproduktionsmedizin** ... 289
  - Häufigkeit und Bedeutung ... 289
  - Ätiologie und Pathogenese ... 289
  - Klinik und Diagnostik ... 290
  - Therapie ... 290
  - Ovarielles Überstimulationssyndrom (OHSS) ... 292
- 8.6 **Hormonelle Kontrazeption** ... 292
  - Häufigkeit und Bedeutung ... 292
  - Kombinationspräparate (COC) ... 292
  - Nuva-Ring ... 296
  - Verhütungspflaster ... 296
  - Minipille ... 297
  - Gestagenimplantat ... 297
  - Dreimonatsspritze ... 297
  - Gestagenhaltiges IUP ... 297
  - Postkoitale Kontrazeption ... 297
  - Arzneimittelinteraktionen ... 298
- 8.7 **Klimakterium, Postmenopause und Senium** ... 298
  - Definitionen und Anmerkungen zur Pathogenese ... 298
  - Häufigkeit und Bedeutung ... 298
  - Indikationen zur Diagnostik ... 298
  - Therapeutische Konzepte ... 299

9 Störungen der Geschlechtsentwicklung ... 306

- 9.1 **„Disorders of Sex Development"** ... 306
  P.-M. Holterhus, O. Hiort
  - Einleitung ... 306
  - Grundlagen ... 306
  - Physiologie der normalen Geschlechtsentwicklung ... 307
  - DSD durch Störungen der Androgenbildung oder Androgenwirkung ... 309
  - DSD mit Störungen der Gonadenentwicklung ... 312
  - Diagnostik ... 313
  - Therapie ... 316
- 9.2 **Transsexualität** ... 319
  C. Sievers, H. J. Schneider, G. K. Stalla
  - Einleitung ... 319
  - Definition/Ätiologie ... 319
  - Interdisziplinäres therapeutisches Vorgehen bei Transsexualität ... 320
  - Aufgaben der Betreuung transsexueller Patienten auf endokrinologischem Fachgebiet ... 321
  - Hormonelle Therapie bei Mann-zu-Frau-Transsexualität ... 321
  - Hormonelle Therapie bei Frau-zu-Mann-Transsexualität ... 322

10 Metabolisches Syndrom und Diabetes mellitus ... 326

- 10.1 **Metabolisches Syndrom** ... 326
  M. Blüher, A. Körner, W. Kiess, M. Stumvoll
  - Definition ... 326
  - Epidemiologie ... 326
  - Pathogenese ... 326
  - Einteilung und klinisches Bild ... 328
  - Diagnostik ... 329
  - Prävention des Metabolischen Syndroms ... 330
  - Therapie des Metabolischen Syndroms ... 330
  - Das Metabolische Syndrom bei Kindern und Jugendlichen ... 334
- 10.2 **Diabetes mellitus** ... 335
  M. Stumvoll, N. Stefan, A. Fritsche, B. Gallwitz, K. Müssig, W. Kiess, A.-G. Ziegler, H. Börschmann, M. Hummel, A. Körner
  - Definition, Einteilung (ätiologische Klassifikation) ... 335
  - Epidemiologie ... 336
  - Pathogenese ... 339

Klinisches Bild. 354
Diagnostik 355
Therapie und Verlauf 361
Prävention und Prognose. 371

10.3 Komplikationen des Diabetes mellitus 376
R. Lobmann
Akutkomplikationen 376
Spätkomplikationen 379

11 Arterielle Hypertonie 390

F. Sayk, K. A. Iwen, E. Ritz, H. Lehnert

Definition, Risikostratifizierung und
Anmerkungen zur Pathogenese 390
Epidemiologie und Bedeutung 391
Indikation zur Diagnostik. 392

Indikation zur Therapie, Therapieziele und
Konzepte 395
Maligne Hypertonie und hypertensiver
Notfall. 399
Therapiekontrolle und Nachsorge 399

12 Adipositas 402

H. Hauner, M. Wabitsch

12.1 Definition und Epidemiologie 402
12.2 Pathogenese 403
Genetik. 403
Ernährung 403
Psychosoziale Faktoren 404
12.3 Gesundheitsrisiko und Komplikationen. 404
Subjektive Beschwerden, Lebensqualität 404
Metabolische Krankheiten 404
Kardiovaskuläre Komplikationen 405
Karzinomrisiko 405
Pubertätsentwicklung und Fertilität 405
Andere Komplikationen 405
12.4 Diagnostik 406
Anamnese 406
Klinische Untersuchung 406
Laboruntersuchungen 407

12.5 Therapie 407
Indikationen und Kontraindikationen
für eine Adipositastherapie 407
Behandlungsziele. 407
Therapievoraussetzungen und risikogerechte
Behandlungsstrategie 408
Ernährungstherapie. 409
Weitere Strategien zur Gewichtssenkung . . . 412
Medikamentöse Therapie. 413
Adipositaschirurgie 413
Langfristige Gewichtsstabilisierung
und Rückfallprophylaxe 414
Besonderheiten der Adipositastherapie
im Kindes- und Jugendalter. 414
Ergebnisse der Adipositastherapie. 415
12.6 Prognose 415
12.7 Prävention 415
**12.8 Medizinische Versorgungsstrukturen
und gesundheitsökonomische Aspekte**. 416

13 Anorexia und Bulimia nervosa 420

J. Hebebrand

**13.1 Definition und Anmerkungen
zur Pathogenese**. 420
Definition. 420
Pathogenese 422
13.2 Häufigkeit und Bedeutung 423

**13.3 Diagnostik – somatische und psychiatrische
Komorbidität**. 423
13.4 Therapeutische Konzepte 424
13.5 Prognose 425

14 Fettstoffwechsel 428

K. G. Parhofer, A. Steinmetz

14.1 Definition. 428
14.2 Epidemiologie 428
14.3 Grundlagen 428
14.4 Einteilung und klinische Erscheinungsbilder . 429
Primäre Fettstoffwechselstörungen 429
Sekundäre Fettstoffwechselstörungen 432

14.5 Diagnostik 434
Lipide 434
Apoproteinbestimmungen. 435
Molekulargenetische Untersuchungen 435
**14.6 Lipidzielwerte unter Berücksichtigung
der klinischen Situation** 436

14.7 Therapie 437
  Nichtmedikamentöse Maßnahmen 437
  Medikamentöse Lipidsenkung 438
  Therapiealgorithmen 442

14.8 Besondere Patientengruppen 444
  Lipidtherapie im Alter 444
  Lipidtherapie bei Kindern und Jugendlichen 444

14.9 Praxistipps 445

14.10 Kernaussagen 446

15 Weitere Stoffwechselerkrankungen 450

H. Lehnert, F. Sayk, B. Koletzko

15.1 Hyperurikämie und Gicht 450
  Einleitung 450
  Epidemiologie 450
  Definition und Klassifikation 450
  Pathogenese und Pathophysiologie 450
  Klinik 451
  Diagnostik 451
  Therapie 451
  Therapiekontrolle und Nachsorge 453

15.2 Porphyrie 453
  F. Sayk
  Definition und Anmerkungen
  zur Pathogenese 453
  Einteilung und Epidemiologie 454
  Akute hepatische Porphyrien 454
  Porphyria cutanea tarda (PCT) 455
  Kongenitale erythropoetische Porphyrie ... 455

15.3 Hämochromatose 455
  Definition und Epidemiologie 455
  Klassifikation 455
  Klinik 456
  Diagnostik 456
  Therapie 456

15.4 Morbus Wilson 457
  Definition, Epidemiologie 457

  Pathogenese und Pathophysiologie 457
  Klinik 457
  Diagnostik 457
  Therapie 457

15.5 Erkrankung des Aminosäurenstoffwechsels . 458
  Phenylketonurie 458
  Tyrosinose Typ I 459
  Tyrosinose Typ II
  (Richner-Hanhart-Syndrom) 459
  Alkaptonurie 459
  Klassische Homozystinurie 459
  Zystinose 460
  Zystinurie 460

15.6 Glykogenspeicherkrankheiten 460
  Glykogenspeicherkrankheit Typ Ia
  (hepatorenale Glykogenose von Gierke) ... 460
  Weitere Glykogenspeicherkrankheiten 461

15.7 Galaktosämie 461

15.8 Hereditäre Fruktoseintoleranz 461

15.9 Störungen der Fettsäureoxidation 462
  Carnitinstoffwechselstörungen 462
  β-Oxidations-Defekte 462
  Störungen der peroxisomalen β-Oxidation
  von Fettsäuren 463

16 Labordiagnostik in der Endokrinologie 466

M. Bidlingmaier, C. Schulz

16.1 Einleitung 466

16.2 Präanalytik 466

16.3 Befundung und Beurteilung 467

16.4 Qualitätssicherung 467
  Standardisierung 467

  Qualität von Bestimmungsmethoden 468
  Qualitätskontrolle, Qualitätssicherung 468

16.5 Häufig eingesetzte Bestimmungsmethoden . 469
  Immunoassays 469
  Weitere Verfahren 471

17 Bildgebende Diagnostik in der Endokrinologie 474

17.1 Pankreas 474
  K.-J. Klose, M. Kalinowski, P. H. Kann, St. Schäfer
  Sonografie 474
  Computertomografie und Magnetresonanz-
  tomografie 474
  Endosonografie 475

17.2 Nebenniere 475
  K.-J. Klose, M. Kalinowski, P. H. Kann, St. Schäfer
  Sonografie 475
  Computertomografie und Magnetresonanz-
  tomografie 475
  Endosonografie 476

17.3 Sonografie bei Schilddrüsenerkrankungen ... 479
K. Reschke
Einleitung ... 479
Technische Voraussetzungen ... 479
Durchführung der Schilddrüsensonografie und Befunderstellung ... 479
Struma diffusa und Struma nodosa ... 480
Schilddrüsenzysten ... 481
Schilddrüsenkarzinome ... 481
Schilddrüsenmetastasen ... 482
Autoimmunerkrankungen der Schilddrüse ... 483
Schilddrüsenentzündungen ... 484

17.4 Sonografie der Nebenschilddrüse ... 485
K. Reschke
Nebenschilddrüsenadenome ... 485

18 Dynamische Funktionstests in der Endokrinologie ... 488

H. Mönig, W. Kern, C. J. Partsch, W. G. Sippell, H. Lehnert

18.1 Einleitung ... 487
18.2 Hypothalamus/Hypophysenvorderlappen ... 487
CRH-Test ... 487
Dexamethason-Suppressions-Test ... 490
Kombinierter Dexamethason-CRH-Test (Dex-CRH-Test) ... 491
TRH-Test ... 492
Exercise-Test ... 493
Arginin-Infusions-Test ... 494
Insulin-Hypoglykämie-Test (IHT) ... 495
Glukagon-Propranolol-Test ... 497
Glukagon-Test ... 498
Clonidin-Test ... 499
GHRH-Test ... 500
GHRH-Arginin-Test ... 501
GH-Spontansekretion (Nachtprofil oder 24-h-Profil) ... 502
GH-Suppressions-Test ... 503
GnRH-Test (Jungen bzw. Männer) ... 504
GnRH-Test (Mädchen und Frauen) ... 505

18.3 Hypophysenhinterlappen ... 506
Durstversuch mit Desmopressin-Kurztest ... 506
Kochsalz-Infusionstest zur Abklärung von Polyurie, Polydepsie, Dysnatriämie von Durststörungen ... 509

18.4 Nebenschilddrüsen ... 512
Pentagastrin-Test ... 512

18.5 Nebennierenrinde ... 513
ACTH-Kurztest ... 513
Kochsalz-Infusionstest bei Verdacht auf primären Hyperaldosteronismus ... 514
Aldosteron-Orthostase-Test ... 515
Metopiron-Test ... 515

18.6 Nebennierenmark ... 517
Clonidin-Suppressions-Test ... 517
Glukagon-Test ... 518

18.7 Pankreas/Gastrointestinum ... 519
Sekretin-Test ... 519
Oraler Glukose-Toleranz-Test (OGTT) ... 520
Fastentest (Hungerversuch) ... 522

18.8 Tests in der gynäkologischen Endokrinologie ... 523
Gestagen-Test ... 523
Östrogen-Gestagen-Test ... 524
Clomiphen-Test bei Anovulation ... 525
Clomiphen-Test zur Beurteilung der ovariellen Reserve ... 526
Metoclopramid-Test ... 526

18.9 Spezielle Tests in der pädiatrischen Endokrinologie ... 527
HMG-Test ... 527
HCG-Kurztest ... 528
GnRH-Agonist-Test (Jungen und Mädchen) ... 529
Pulsatiler GnRH-Stimulations-Test („Hypophysentraining") ... 530
Androgensensitivitäts-Test ... 531

19 Internetadressen ... 535

J. Hensen, T. Thomas

Sachverzeichnis ... 543

1 Einführung in die Prinzipien der Endokrinologie

C. Schulz, D. Grammatopoulos, H. Lehnert
Kapitelkoordination: H. Lehnert

1.1	Einleitung: Bedeutung der Hormone	2
1.2	Hormonbiosynthese	3
1.3	Speicherung, Sekretion und Distribution	5
1.4	Metabolismus und Exkretion	6
1.5	Regulation der Hormonsekretion und -wirkung – Feedback	6
1.6	Hormonrezeptoren	7

1 Einführung in die Prinzipien der Endokrinologie

C. Schulz, D. Grammatopoulos, H. Lehnert

1.1 Einleitung: Bedeutung der Hormone

Mit der Entwicklung tierischer und pflanzlicher Lebensformen von Einzellern zu multizellulären Organismen übernahmen einzelne Zellen spezialisierte Aufgaben und wurden damit abhängig voneinander. Für das Überleben des Organismus wurde es notwendig, die Funktionen der einzelnen Zellen zu integrieren und zu koordinieren. Gleichzeitig wurde diese Spezialisierung der zellulären Funktion von einer reduzierten Toleranz gegenüber Störungen des zellulären Milieus begleitet. Folglich mussten sich Mechanismen entwickeln, die eine Homöostase der einzelnen Zellen und des gesamten Organismus sicherstellen.

Hierfür war und ist es notwendig, dass die **Zellen eines Organismus miteinander kommunizieren**. Dies geschieht mithilfe von **Hormonen**, die von ihrer chemischen Natur her sehr unterschiedlich sein können. Es kann sich z. B. um Aminosäurenderivate, Peptide, Steroide oder Eicosanoide handeln (Biosynthese s. u.). Hormone üben ihre Wirkungen aus, indem sie an spezifische Rezeptoren an oder in ihren Zielzellen gebunden werden. Dies kann entweder
▶ in benachbarten Zellen (**parakrin**) oder
▶ in der sezernierenden Zelle selbst (**autokrin**) geschehen oder
▶ die Hormone verteilen sich im Organismus und wirken in weit entfernten Zielzellen/-geweben (**endokrin**).

Letzteres entspricht der ursprünglichen, recht eng gefassten Vorstellung von Hormonwirkungen. Heute weiß man, dass viele Peptide – die man seit langer Zeit als klassische Hormone kennt – wenn sie in kleinsten Mengen freigesetzt werden, ausschließlich parakrine Funktionen wahrnehmen können, ohne dass der Gesamtorganismus hierdurch beeinflusst wird.

Klassische endokrine Zellen sezernieren ein Hormon in ein Blutgefäß, über das es zu seinem Wirkort transportiert wird (Beispiel: Sekretion des Luteotropen Hormons (LH) aus der Hypophyse und Wirkung an Testes oder Ovar). Ebenso klassisch, jedoch aus heutiger Sicht zu eingeschränkt, ist die Vorstellung, dass Hormone nur von spezialisierten endokrinen Organen gebildet werden können (z. B. Hypophyse, Schilddrüse, Nebennieren, Hoden), denn darüber hinaus ist nahezu jedes andere Organ des menschlichen Körpers ebenfalls zur Sekretion von Hormonen in der Lage (z. B. Herz, Niere, Magen, Haut). Eine Übersicht hierzu – ohne Anspruch auf Vollständigkeit – gibt die Tab. 1.1.

Neben den Hormonen im engeren Sinn besitzen **Wachstumsfaktoren und Zytokine** ebenfalls hormonartige Funktionen. Die Übergänge sind hier fließend und hängen davon ab, wie eng man die Definition „Hormon" fasst. Die Wachstumsfaktoren wirken oft auto- oder parakrin, können jedoch auch in den Blutstrom eintreten und so als Hormone im klassischen Sinn wirken. Auf molekularem Niveau unterscheiden sich die Wirkungen von Wachstumsfaktoren und Zytokinen nicht von denen der Hormone.

Eine andere Art der Zell-Zell-Kommunikation ist die der Nervenzellen mithilfe von **Neurotransmittern**. Es gibt jedoch auch so genannte neuroendokrine Zellen: das sind Nervenzellen, deren chemische Botenstoffe nicht wie Neurotransmitter nur auf eine unmittelbar benachbarte Zielzelle wirken, sondern auch in die Umgebung diffundieren oder in den Blutstrom abgegeben werden. Beispiele für Produkte solcher neuroendokriner Zellen sind die hypothalamischen Releasing- bzw. Inhibiting-Hormone, die nach Synthese in das Portalgefäßsystem abgegeben werden und in der Hypophyse ihre Wirkung ausüben.

Die **Funktionen der Hormone** können in verschiedene Kategorien eingeteilt werden:
▶ Reproduktion und sexuelle Differenzierung
▶ Wachstum und Entwicklung
▶ Aufrechterhaltung der Homöostase
▶ Regulation des Energiestoffwechsels

Ein einzelnes Hormon kann in mehrere dieser Funktionskategorien involviert sein, umgekehrt sind an der Regulation jeder Funktion meist mehrere oder eine Vielzahl von Hormonen beteiligt. So sind z. B. die Schilddrüsenhormone sowohl an der Steuerung von Entwicklungsvorgängen als auch an der Aufrechterhaltung der Homöostase und an der Regulation des Energiestoffwechsels beteiligt. Umgekehrt wird beispielsweise der Blutzucker von den pankreatischen Hormonen Insulin und Glukagon, aber auch von Kortisol, Wachstumshormon und Adrenalin reguliert.

Die Endokrinologie profitiert heute wesentlich von den Fortschritten anderer Forschungsgebiete wie Immunologie, Molekularbiologie, Biochemie und Zellbiologie. Frühe Einsichten in Hormonwirkungen wurden

Tabelle 1.1   Relevante endokrine Organsysteme und Hormone

„Drüse"	Hormon	Art des Hormons
Hypothalamus	Thyreotropin-Releasing-Hormon (TRH) Kortikotropin-Releasing-Faktor (CRF) Gonadotropin-Releasing-Hormon (GnRH, LHRH) Wachstumshormon-Releasing-Hormon (GHRH) Somatostatin	Peptidhormone
	Dopamin (= Prolaktin-inhibierender-Faktor)	Biogenes Amin
	Prolaktin-Releasing-Faktor (PRF)	???
Hypophyse (Vorderlappen)	Thyreoidea-Stimulierendes-Hormon (TSH) Luteinisierungshormon (LH) Follikel-Stimulierendes-Hormon (FSH) Wachstumshormon Adrenokortikotropes Hormon (ACTH) Prolaktin	Peptidhormone
Hypophyse (Hinterlappen)	Vasopressin (=ADH) Oxytocin	Peptidhormone
Schilddrüse	Thyroxin (T$_4$) Triiodthyronin (T$_3$)	Biogene Amine
	Kalzitonin	Peptidhormon
Nebenschilddrüse	Parathormon Parathyroid hormone-related peptide (PTHrp)	Peptidhormone
Nebennierenrinde	Aldosteron Kortisol Dehydroepiandrosteron-sulfat (DHEAS) Testosteron	Steroidhormone
Nebennierenmark	Dopamin Noradrenalin Adrenalin	Biogene Amine
Ovarien Hoden	Östrogen Progesteron Testosteron	Steroidhormone
Endokrines Pankreas	Insulin Glukagon Somatostatin Pankreatisches Polypeptid	Peptidhormone
Magen	Gastrin Ghrelin	Peptidhormone
Duodenum, Jejunum	Sekretin Cholezystokinin	Peptidhormone
	Serotonin	Biogenes Amin
Niere	Renin Angiotensin	Peptidhormone
Herz	Atriales natriuretisches Peptid (ANP)	Peptidhormon
Fettgewebe	Leptin Adiponektin	Peptidhormone
	Prostaglandine Thromboxane Prostazykline Leukotriene Lipoxine	Eicosanoide

jedoch v. a. durch die Beobachtung genetischer Defekte gewonnen, die zu Hormonsekretionsstörungen führen, sowie durch die Untersuchung von hormonproduzierenden Tumoren. Entsprechend spielte bei tierexperimentellen Untersuchungen die Entfernung endokriner Organe und die Substitution mit Extrakten endokriner Organe eine wesentliche Rolle bei der Erweiterung des Verständnisses von Hormonwirkungen. Auch heute sind Untersuchungen am Gesamtorganismus noch wesentlicher Bestandteil der Forschung. So ist es gängige Praxis, die Expression von Genen, die in die Hormonproduktion involviert sind, auszuschalten (knockout) oder zusätzliche Gene in das Genom einzuschleusen (transgene Tiere); diese Techniken werden zumeist an Mäusen durchgeführt.

Hormonspiegel unterliegen einer Vielzahl von Kontrollmechanismen, welche die Synthese, Freisetzung und Inaktivierung der Hormone beinhalten, wobei der Regulation von Synthese und Freisetzung eine besondere Bedeutung zukommt.

1.2 Hormonbiosynthese

Aus biochemischer Sicht können 4 Arten von Hormonen unterschieden werden:
- Peptidhormone (z. B. Insulin, Wachstumshormon)
- Steroidhormone (z. B. Testosteron, Aldosteron)
- Eicosanoide (z. B. Prostaglandine, Thromboxane)
- Aminosäurederivate (z. B. biogene Amine, Melatonin, Schilddrüsenhormone)

Entsprechend ihrer chemischen Natur werden sie über verschiedene Synthesewege gebildet.

Peptidhormone

Synthese. Die Synthese von Peptidhormonen beginnt mit der Transkription der in der DNA enthaltenen genetischen Informationen. Auf beiden Seiten des kodierenden Genabschnitts befinden sich regulatorische Sequenzen, die letztlich für die Transkription verantwortlich sind. Upstream, am 5'-Ende des kodierenden Genabschnitts, liegt die Promotorregion, welche die Bindung der RNA-Polymerase steuert und letztlich die Transkription steuert. Als Folge der Gentranskription entsteht zunächst heteronukleäre RNA, die im Zellkern durch RNA-Prozessierung zu reifer mRNA wird. Nach dem Transport in das Zytoplasma erfolgt die Translation zum Pro-Hormon. Noch während der Elongation der Peptidkette erfolgt vermittelt durch die Signalsequenz des Peptids die Aufnahme des Pro-Hormons in das Lumen des endoplasmatischen Retikulums (ER). Dort wird die Signalsequenz entfernt, das Protein wird mithilfe von Chaperonen gefaltet und es können weitere proteolytische Prozessierungsschritte oder N-Glykosylierungen stattfinden bzw. Disulfidbrücken zwischen Zysteinresten ausgebildet werden. Zur Sekretion bestimmte Peptide aggregieren zu größeren Komplexen und werden in kleinen Membranbläschen vom ER abgeschnürt. Diese Vesikel fusionieren mit dem Golgi-Apparat, wo weitere Glykosylierungen etc. stattfinden können. Vergleichbar mit den Vorgängen im ER verlassen die Peptide den Golgi-Apparat in von der Membran abgeschnürten sekretorischen Vesikeln. Diese können mit der Zellmembran fusionieren und so nach Einfluss bestimmter Stimuli (meist intrazelluläre Erhöhung von Ca^{2+}) das Peptidhormon freisetzen (Exozytose).

Struktur. Peptidhormone kommen in den unterschiedlichsten Formen vor. So können ihre Peptidketten unterschiedlich lang sein (von einigen wenigen bis mehreren hundert Aminosäuren (AS)), die Anzahl der Peptidketten kann variieren und sie können in unterschiedlichem Maß glykosiliert sein. So besteht z. B. das Wachstumshormon aus einer einzelnen Peptidkette mit 191 AS, im Gegensatz dazu ist das Thyreotropin-Releasing-Hormon (TRH) ein zyklisiertes Tripeptid. Die Hypophysenvorderlappenhormone LH, Follikel-Stimulierendes-Hormon (FSH) und Thyreozytenstimulierendes-Hormon (TSH) bestehen aus jeweils 2 Peptidketten, von denen die α-Kette bei den genannten Hormonen identisch, aber die β-Kette charakteristisch für jeweils ein spezifisches Hormon ist. Insulin besteht aus 2 Ketten, die von einem einzigen Vorläufermolekül (Präproinsulin) abstammen, das durch proteolytische Spaltung aufgetrennt wird; die beiden Ketten bleiben über 2 Disulfidbrücken zwischen Zysteinresten miteinander verbunden. Es gibt noch eine Vielzahl von weiteren Hormonen, die durch proteolytische Spaltung aus größeren Vorläufermolekülen hervorgehen. Hier sind z. B. das Adrenokortikotrope Hormon (ACTH) und das β-Melanozyten-Stimulierende-Hormon (β-MSH) zu nennen, die beide Spaltprodukte des Proopiomelanocortin (POMC) sind.

Steroidhormone und Eicosanoide

Sowohl Steroidhormone als auch die Eicosanoide sind Lipidhormone, die aus Cholesterin (Steroide) bzw. Arachidonsäure (Eicosanoide) hervorgehen.

Steroidhormone

Synthese. Steroidhormone werden in einer Vielzahl von Geweben hergestellt, in besonderem Maße jedoch in den Nebennieren und den Gonaden. Sie entstehen intrazellulär in einer Reihe von enzymatischen Schritten aus Cholesterin, der Ausgangssubstanz für die Steroidbiosynthese. Dieses wird entweder in der Zelle aus Acetat synthetisiert, entsteht aus Cholesterinester, der in intrazellulären Lipidtröpfchen gelagert wird, oder stammt aus cholesterinenthaltenden Low-density-Lipoproteinen.

Bei der Biosynthese von Steroidhormonen wird eine Vielzahl von oxidativen Enzymen benötigt, die in Mitochondrien und ER lokalisiert sind. Der geschwindigkeitsbestimmende Schritt in der Steroidsynthese ist der Transport von freiem Cholesterin in die Mitochondrien. Innerhalb der Mitochondrien wird Cholesterin mithilfe des membrangebundenen Enzyms CYP11A1 in Pregnenolon umgewandelt. Pregnenolon selbst hat keine Hormonfunktion, ist jedoch der zentrale Vorläufer für alle Steroidhormone, die in Abhängigkeit von der gewebespezifischen Expression der an der Synthese beteiligten Enzyme gebildet werden. Die Expression dieser Syntheseenzyme wird von trophischen Hormonen und/oder anderen Faktoren bestimmt.

Struktur/Einteilung. Alle Steroidhormone der Nebenniere und der Gonaden besitzen dieselbe charakteristische Ringstruktur. Trotz der oberflächlichen Ähnlichkeit in der 2 D-Darstellung wird durch die Seitenketten und die 3 D-Konformation der verschiedenen Moleküle eine große Spezifität erreicht.

Die Steroidhormone können in 3 funktionelle Kategorien eingeordnet werden:
- Glukokortikoide (Kortisol)
- Mineralokortikoide (Aldosteron)
- Geschlechtshormone
  - Androgene (z. B. Testosteron)
  - Östrogene (z. B. Östradiol)
  - Progestagene (Progesteron)

Weiterhin entsteht aus dem Cholesterin das **Vitamin D_3** (Cholecalciferol), das eine essenzielle Rolle in der Regulation des Kalzium- und Phosphatstoffwechsels besitzt. 7-Dehydrocholesterin wird durch Photolyse (UV-Licht) in Provitamin D_3 umgewandelt, das spontan zu Vitamin D_3 isomerisiert. Letzteres wird in der Leber und den Nieren über eine Hydroxylierungsreaktion in Kalzitriol (1,25-Dihydroxycholecalciferol) umgewandelt, dem eigentlichen aktiven Hormon.

Eicosanoide

Einteilung/Funktion. Die zweite Gruppe von Lipidhormonen sind die Eicosanoide, zu denen folgende Hormone gehören:
- Prostaglandine
- Prostazykline
- Thromboxane
- Leukotriene

Sie sind Substanzen mit kurzer Halbwertszeit, die eine eher parakrine Wirkung ausüben.

Prostaglandine fördern Entzündungsreaktionen, regulieren den Blutfluss, kontrollieren den Ionentransport über Zellmembranen, modulieren die Transmission an Synapsen und induzieren Schlaf.

Synthese. Gemeinsame Ausgangssubstanz für die Eicosanoide ist die Arachidonsäure, eine mehrfach ungesättigte Fettsäure (C 20:4). Diese wird in einer Reihe von enzymatischen Reaktionen in die o. g. Hormongruppen umgewandelt. Dabei katalysiert die Prostaglandinsynthase den ersten Reaktionsschritt für die Synthese von Prostaglandinen; die verschiedenen Prostaglandine werden dann unter Beteiligung von Reduktasen und Isomerasen gebildet. Prostazykline und Thromboxane sind den Prostaglandinen nahe verwandt. Sie werden mithilfe von Prostazyklinsynthase bzw. Thromboxansynthase aus einem Zwischenprodukt der Prostaglandinsynthese generiert.

Für die Synthese von Leukotrienen hingegen ist initial die Lipoxygenase verantwortlich.

■ Aminosäurenderivate

Einteilung/Funktion. Zu den biogenen Aminen gehören:
- die Katecholamine Noradrenalin, Adrenalin und Dopamin, die vom Tyrosin abstammen und
- Serotonin und Melatonin, die beide Derivate des Tryptophan sind.

Sie besitzen eine duale Bedeutung als lokal wirkende Neurotransmitter des zentralen und peripheren Nervensystems auf der einen und als systemisch wirkende Hormone auf der anderen Seite. Initialer Schritt der Katecholaminbiosynthese ist die Hydroxylierung der Aminosäure Tyrosin zu L-Dopa mithilfe des geschwindigkeitsbestimmenden Enzyms Tyrosinhydroxylase. L-Dopa wird anschließend zu Dopamin umgewandelt. Die weiteren Syntheseschritte zu Noradrenalin und Adrenalin sind von der gewebespezifischen Expression der an den Syntheseschritten beteiligten Enzyme abhängig. Das biogene Amin Serotonin hingegen entsteht durch Hydroxylierung und anschließende Decarboxylierung aus Tryptophan.

Abhängig von der Enzymkinetik beeinflusst eine veränderte Verfügbarkeit der Ausgangsaminosäuren Tyrosin und Tryptophan auch die Bildung und Freisetzung ihrer Hormonmetabolite.

Schilddrüsenhormone. Ebenfalls Derivate von Aminosäuren sind die Schilddrüsenhormone Thyroxin (T_4) und Triiodthyronin (T_3). Sie werden aus Iod, das dem Organismus mit der Nahrung zugeführt werden muss, und der Aminosäure Tyrosin synthetisiert.

Die funktionelle Einheit des Drüsengewebes ist das Follikel, das aus den eigentlichen hormonbildenden Follikelzellen besteht, die eine homogene Masse, das so genannte Kolloid, als einschichtiges Epithel umschließen. Die Follikelzellen der Schilddrüse synthetisieren am rauen ER aus ca. 100 Tyrosinresten die Hormonvorstufe Thyreoglobulin und geben diese an das Kolloid ab. Dort findet die Reaktion mit Iod statt, bei der über die Vorstufen Monoiodtyrosin und Diiodtyrosin durch Kondensation von 2 Diiodtyrosyl- bzw. einem Monoiod- und einem Diiodtyrosylrest T_4 und T_3 entstehen; es sei hier angemerkt, dass es sich dabei um **keine** Peptidbindung handelt. Die Hormone bleiben im Kolloid gespeichert und können bei Bedarf durch lysosomale Proteasen, die das Thyreoglobulin abbauen, freigesetzt werden.

1.3 Speicherung, Sekretion und Distribution

Peptidhormone werden in der Regel in relativ großer Menge synthetisiert und in Vesikeln gespeichert. Bei einem entsprechenden Stimulus (z. B. Hyperglykämie im Falle des Insulins) wird das Hormon aus den Vesikeln freigesetzt; Ähnliches gilt auch für die Katecholamine. Im Gegensatz dazu werden Steroidhormone so gut wie nicht gespeichert und ein Stimulus, der Steroide freisetzt, führt auch gleichzeitig zu einer vermehrten Synthese des entsprechenden Hormons; die fettlöslichen Steroidhormone diffundieren unmittelbar nach ihrer Synthese durch das Zytosol und werden über die Plasmamembran nach außen abgegeben. Der rasche Syntheseprozess der Steroidhormone führt bereits etwa 1 min nach einem Stimulus zu einer messbaren Freisetzung des betreffenden Hormons, das Sekretionsmaximum wird aber erst nach 10–15 min erreicht, wenn auch die Synthese entsprechend auf erhöhtem Niveau stattfindet.

> In den meisten Fällen wird die wirksame Form eines Hormons in den Blutkreislauf abgegeben. Allerdings gibt es Ausnahmen, z. B. beim Testosteron, das erst in peripheren Geweben zu Dihydrotestosteron umgewandelt wird, das für die meisten biologischen Androgenwirkungen verantwortlich ist. T_3, die hauptsächlich aktive Form des Schilddrüsenhormons, wird z. T. in der Schilddrüse gebildet, aber der größte Teil entsteht erst durch Deiodierung von T_4 in peripheren Geweben.

Hormone können im Blutkreislauf entweder frei oder gebunden vorliegen. Es gibt einige Hormone, die hauptsächlich frei zirkulieren oder nur schwach assoziiert mit Proteinen vorliegen, während andere Hormone in einer engen und festen Proteinbindung vorkommen. Typische Beispiele für **Bindungsproteine** sind das Tyroxin-bindende Globulin (TBG), das Kortikosteroid-bindende Globulin (CBG, Transkortin) oder das Sex-hormone-binding-Globulin, das Testosteron und Östradiol bindet. Das Wachstumshormon z. B. ist in der Zirkulation zum größten Teil an ein Wachstumshormon-bindendes Protein gebunden, das identisch ist mit der extrazellulären Domäne des Wachstumshormonrezeptors. Bei den Hormonen, die eng an solche Bindungsproteine gebunden sind, liegen meist mehr als 90 % in gebundener Form vor. Die meisten Peptidhormone sind allerdings nicht an spezifische Bindungsproteine gebunden. Unter den Steroidhormonen ist Aldosteron ein Beispiel für ein Hormon, das kein spezielles Bindungsprotein hat. Es liegt zu ca. 50 % frei im Blutkreislauf vor, der Rest ist an Albumin gebunden. Grundsätzlich ist eher die freie Form eines Hormons biologisch aktiv als die gebundene und so ist es verständlich, dass Kontrollsysteme, die den Hormonspiegel regulieren, die Menge des freien Hormons verändern.

Ob die Bindungsproteine für die Löslichkeit z. B. der lipophilen Hormone notwendig sind, wird kontrovers diskutiert. Man kann jedoch davon ausgehen, dass sie von entscheidender Bedeutung sind, da sie speziesübergreifend vorkommen. Man vermutet, dass sie eine entscheidende Rolle bei der Verteilung der Hormone in verschiedene Gewebe spielen. Weiterhin verzögert die Bindung an Bindungsproteine die Elimination der Hormone und wirkt generell als eine Art Puffer der Hormonkonzentration.

1.4 Metabolismus und Exkretion

Für die Aufrechterhaltung bzw. Termination der Hormonwirkung ist die Metabolisierung genauso von Bedeutung wie die Synthese und Exkretion; sie unterliegt allerdings keiner so ausgeprägten Regulation. Die Elimination von Hormonen variiert in einem weiten Rahmen und so kann die Halbwertszeit von Hormonen im Plasma zwischen wenigen Minuten (Insulin, ACTH, Adrenalin) über Minuten bis Stunden (Steroide und einige Glykoproteinhormone) bis zu Tagen (Schilddrüsenhormone) betragen. Entsprechend ist die Zeit, die benötigt wird, um ein neues stabiles Niveau der Hormonlevel zu erreichen, unterschiedlich lang.

Die vermehrte Ausschüttung eines Hormons mit kurzer Halbwertszeit wird ausgeprägtere Effekte besitzen als eine vergleichbar erhöhte Freisetzung eines Hormons mit langer Halbwertszeit. Entsprechend unterliegen Hormone mit einer langen Halbwertszeit weniger großen Schwankungen als solche mit kurzer Halbwertszeit: letztere sind vornehmlich in Systeme involviert, die nur kurzfristig aktiviert werden, wie z. B. die Hypothalamus-Hypophysen-Nebennierenachse oder Katecholamine.

Die Peptidhormone werden nach Aufnahme in Zellen mithilfe eines Internalisierungsprozesses hauptsächlich durch proteolytische Spaltung abgebaut, es findet aber auch Proteolyse im Plasma statt. Schilddrüsenhormone sowie Katecholamine werden in Geweben abgebaut, in denen die Metaboliten dann wieder in den Intermediärstoffwechsel eingeschleust werden. Steroidhormone werden hauptsächlich in der Leber, aber z. T. auch in der Niere inaktiviert und metabolisiert. Inaktivierte Hormone werden meist in Form von konjugierten Metaboliten, die besser wasserlöslich sind als die Ausgangssubstanz, über die Niere ausgeschieden und nicht wieder verwendet.

> **!** Von klinischer Bedeutung sind Interaktionen von Medikamenten mit metabolischen Prozessen und der Exkretion von Hormonen. Beispielsweise wird der Steroidmetabolismus durch Barbiturate beschleunigt. Schilddrüsenhormone erhöhen ebenfalls die Clearance von Steroidhormonen.

1.5 Regulation der Hormonsekretion und -wirkung – Feedback

Regulation der Hormonsekretion. Die Sekretion von Hormonen unterliegt meist einer **negativen Feedback-Kontrolle**. Dies kann ein einfacher Mechanismus sein, bei dem das freigesetzte Hormon ein negatives Feedback auf das synthetisierende Gewebe ausübt oder, z. B. im Bereich des Hypothalamus-Hypophysen-Organsystems, bei dem ein Hormon die Sekretion eines oder mehrer übergeordneter Hormone hemmt. Die Integration von Feedback-Mechanismen, die mehrere Hormone involvieren, kann sehr komplex sein. Störungen in Feedback-Systemen sind von klinischer Relevanz und ihre Untersuchung ist entscheidend für die Diagnosestellung.

Neben der Feedback-Regulation durch das Hormon können auch Änderungen eines durch die Hormonwirkung beeinflussten Parameters Wirkungen auf das synthetisierende Gewebe ausüben: so hemmt z. B. ein Absinken des Blutzuckerspiegels die weitere Freisetzung von Insulin.

Positive Feedback-Systeme hingegen verstärken die Hormonproduktion und biologische Effekte. Daneben wurde auch eine Reihe von lokalen regulatorischen Systemen charakterisiert, die in autokriner oder parakriner Art und Weise biologische Wirkungen erzielen, ohne dass der gesamte Organismus einem Hormon ausgesetzt werden muss. Solche Systeme spielen u. a. eine wichtige Rolle in der Entwicklung. Das Verständnis der Mechanismen, die der Sekretion und Rezeptorwirkung von Hormonen unterliegen, erlaubt bei endokrinen Störungen die Differenzierung zwischen Hormonexzess oder -defizienz oder einer ggf. vorliegenden Abnormalität in der Gewebesensitivität auf eine Hormonwirkung.

1.6 Hormonrezeptoren

Die klassische Vorstellung war, dass die Rezeptoren für die meisten Aminosäurenderivate-Hormone und für alle Peptidhormone an der Plasmamembran lokalisiert sind, die Steroidhormone hingegen nach Durchtreten der Plasmamembran mit intrazellularen Rezeptoren interagieren. Forschungsergebnisse der letzten Jahre haben jedoch gezeigt, dass diese strikten Zuordnungen nicht allgemein gelten. So wurden an der Plasmamembran Rezeptoren für Steroidhormone (z. B. Östrogene) gefunden, die keinerlei Homologie zu den entsprechenden Kernrezeptoren für Steroidhormone aufweisen und intrazelluläre Effekte unter Vermittlung von G-Proteinen ausüben. Wie unten näher ausgeführt wird, führt die Aktivierung dieser Rezeptoren durch Hormone (die so genannten first messenger) zur intrazellulären Produktion eines so genannten second messenger, z. B. cAMP. Dieser aktiviert seinerseits ein komplexes System von Signalwegen, die häufig Kaskaden von Kinasen beinhalten. Diese Signalkaskaden sind verantwortlich für die Initialisierung der intrazellulären biologischen Antwort. Viel länger bekannt sind die oben bereits angesprochenen klassischen Wirkungen von Steroidhormonen.

Membranrezeptoren können in verschiedene Klassen aufgeteilt werden (s. u.). Unabhängig von der Klasse oder den physikalischen Eigenschaften eines Hormons jedoch gelten für **Hormon-Rezeptor-Interaktionen** bestimmte Prinzipien. So werden Hormone mit hoher Affinität und Spezifität an Hormonrezeptoren gebunden, um ihre Wirkungen bei Vorliegen physiologischer Hormonkonzentrationen ausüben zu können. Für die meisten Hormone liegt die Bindungskonstante im Bereich der physiologischen Konzentrationen und erlaubt so eine adäquate Rezeptorantwort im dynamischen Bereich der physiologisch relevanten Variationen der Hormonkonzentrationen. Die Expression von Rezeptoren variiert in verschiedenen Zielgeweben in weiten Grenzen; diese Eigenschaft ist verantwortlich für die Hormonsensitivität der Gewebe und spielt so eine wichtige Rolle bei der Regulation spezifischer zellulärer Antworten auf im gesamten Organismus zirkulierende Hormone. In der Zusammenschau mit dem Syntheseort des Hormons reflektiert die gewebespezifische Expression von Hormonrezeptoren auch, ob eine ausschließlich lokale bzw. eher globale Wirkung des Hormons stattfindet.

Die **Rezeptorspezifität** der Hormone ist eine phylogenetisch alte Eigenschaft des endokrinen Systems. Einige Rezeptoren sind hochselektiv für strukturell nahe verwandte Moleküle, wie die der Glykoproteinhormon-Familie, die Thyreozyten-Stimulierendes-Hormon (TSH), Follikel-Stimulierendes-Hormon (FSH), Luteotropes Hormon (LH) und Choriogonadotropin (CG) beinhaltet. Jedoch gilt dies nicht generell und es gibt ebenso Rezeptoren, die weniger stringent zwischen strukturell nahe verwandten Hormonen unterscheiden. Hier ist z. B. der Kortikotropin-Releasing-Faktor(CRF-)-Rezeptor-Typ-1 zu nennen, der mit gleicher Affinität CRF und das CRF-verwandte Peptid Urokortin bindet. Weiterhin üben Parathormon (PTH) und PTH-related-Peptide (PTH-RP) ihre Wirkung wahrscheinlich über den gleichen Rezeptor aus. Insulin, Insulin-like-growth-factor 1 (IGF-I) und IGF-II besitzen untereinander bis zu einem gewissen Grad eine Kreuzreaktivität mit ihren Rezeptoren. Im Zusammenhang damit wird eine Bedeutung bei bestimmten malignen Vorgängen diskutiert, in denen die Überproduktion von IGF-II durch inadäquate Stimulation von Insulinrezeptoren Hypoglykämien verursachen kann.

■ Steroid/Schilddrüsenhormon/Retinoid-Kernrezeptorfamilie

Die Rezeptoren für Steroidhormone, Schilddrüsenhormone und Retinoide werden zur so genannten Steroid/Schilddrüsenhormon/Retinoid-Kernrezeptor-Superfamilie zusammengefasst, einer Klasse von Transkriptionsfaktoren, die von kleinen lipophilen Molekülen aktiviert wird. Sie sind im Zytoplasma oder im Zellkern lokalisiert. Als Lipide können Steroide leicht via Diffusion durch die Plasmamembran in die Zelle gelangen; bei den Schilddrüsenhormonen ist ein so genannter erleichterter Transport notwendig. Im Falle der Steroidhormone wird ein im Plasma gebildeter Hormon-Rezeptor-Komplex in den Zellkern transloziert und bindet dort an responsive Elemente der DNA, welche die Produktion von proteinspezifischer mRNA regulieren. Einige Mitglieder aus der Familie der Kernrezeptoren, wie der Schilddrüsenhormonrezeptor, binden das Hormon im Kern, ohne dass ein eigener hormoninduzierter Translokationsschritt vom Plasma in den Kern hinein notwendig ist. Im Kern interagieren diese Rezeptoren mit Zielstrukturen auf der DNA, um die Expression spezifischer Gene zu stimulieren oder zu supprimieren, sie besitzen also eine **genomische Wirkung**.

Steroidhormonrezeptoren (SHR) waren die ersten bekannten Vertreter der Kernrezeptoren. Die Familie der SHR schließt die Östrogenrezeptoren (ER) α und β,

7

den Glukokortikoidrezeptor (GR), den Mineralokortikoidrezeptor (MR), den Progesteronrezeptor (PR) und den Androgenrezeptor (AR) ein. Weiterhin gehören zu dieser Superfamilie auch mehrere so genannte „orphan receptors", die den Östrogenrezeptoren nahe verwandt sind.

Die **Kernrezeptoren** können entsprechend ihrer Funktionsmechanismen in **mehrere Gruppen** unterteilt werden:

- Typ-I-Rezeptoren (beinhalten Vertreter der Kernrezeptorsubfamilie 3) sind klassische SHR. Hierzu gehören GR, AR, MR und PR.
- Typ-II-Rezeptoren (beinhalten prinzipiell die Kernrezeptorsubfamilie 1) sind Schilddrüsenhormon-verwandte Rezeptoren wie Schilddrüsenhormonrezeptor (TR), Retinolsäure-A-Rezeptor (RAR), Retinoid-X-Rezeptor (RXR) und der Vitamin-D-Rezeptor (VDR). Sie bilden Heterodimere aus.
- Typ-III-Rezeptoren (beinhalten prinzipiell die Kernrezeptorsubfamilie 2) sind z. B. der ER und einige „orphan receptors"; sie binden als Homodimere an die DNA.
- Typ-IV-Rezeptoren finden sich in fast allen Subfamilien von Kernrezeptoren, sie binden als Homo- oder Heterodimere an die DNA.

Alle Kernrezeptoren haben eine **modulare Struktur** gemeinsam, die aus unabhängigen funktionellen Domänen besteht.

Der **C-terminale Anteil des Rezeptors** spielt eine wesentliche Rolle bei der Bindung des Liganden. Diese ligandenbindende Domäne (LBD) ist moderat konserviert und strukturell durch einen Komplex von 12 α-Helices in 3 Lagen (H1–H12) charakterisiert. Hier erfolgt die Bindung des Liganden in einer hydrophoben Tasche, die im Zentrum dieser α-Helices liegt. Die LBD ist auch an der Rezeptordimerisierung beteiligt. Weiterhin befindet sich dort die ligandenabhängige Transaktivierungsdomäne AF-2 und es kann eine Lokalisierungssequenz für die Translokation in den Kern vorhanden sein. Typ-I-Rezeptoren enthalten an der LBD Determinanten zur Bindung von Heat-shock-Proteinen (HSP), die als Chaperone eine wesentliche Bedeutung für die Aufrechterhaltung der zytoplasmatischen inaktiven, aber rezeptiven Konformation des Rezeptors besitzen. Sie disaggregieren nach Ligandenbindung vom Rezeptor und ermöglichen die Rekrutierung von Koaktivatoren (s. u.). Typ-II-Rezeptoren sind nicht mit Chaperonen assoziiert.

Die LBD ist über die so genannte Hinge-Region, die für den intrazellulären Rezeptortransport und die subzelluläre Distribution eine Rolle spielt, mit der DNA-bindende Domäne (DBD) verbunden.

Die DBD besitzt sowohl eine Bedeutung bei der Protein-DNA als auch bei der Protein-Protein-Interaktion. Charakteristisch für diese Region sind neun konservierte Cysteinreste, von denen acht wesentlich für die Bindung von zwei Zink-Ionen sind (so genannte Zink-Finger-Motive). Diese Zink-Ionen spielen eine Rolle bei der Erkennung hormonresponsiver Elemente (HRE, s. u.) und sind essenziell für die Aufrechterhaltung der Domänenstruktur, die aus einer α-Helix besteht, welche am Ende der ersten Zink-Finger Domäne beginnt.

Der **N-terminale Anteil des Rezeptors** schließlich enthält eine ligandenunabhängige aktivierende Domäne (AF-1). Die Struktur dieser Domäne ist von Rezeptor zu Rezeptor sehr unterschiedlich.

Die **Bindung eines Liganden** führt zu signifikanten **Konformationsänderungen des Rezeptormoleküls**. Besonders H12, deren eine Seite hydrophobe Reste besitzt, die beim freien Rezeptor aus diesem herausragen, faltet sich nach Ligandenbindung in eine flache Grube an einer Seite des Rezeptors. Diese Konformationsänderung induziert die Rekrutierung eines Koaktivators. Hier sind u. a. Moleküle der so genannten p160-Familie der Kernrezeptor-Koaktivatoren, wie der „Steroid receptor coactivator-1" (SRC-1), „Glucocorticoid receptor interacting protein"-1 (GRIP-1) und „Nuclear hormone receptor coactivator-1" (NcoA-1) zu nennen. Diese Koaktivatoren besitzen eine gemeinsame Struktur, die 3 Sequenzen in der Form Leu-n-n-Leu-Leu in einer zentralen Region von 200 Aminosäuren enthält. Diese Sequenzen bilden kurze α-Helices, die an einen hydrophoben Bereich auf der Oberfläche der LBD binden. Diese Bindungsstelle des Steroidrezeptors für den Koaktivator wird nur dann voll ausgebildet, wenn ein Ligand an den Rezeptor gebunden ist. Wahrscheinlich bindet ein Koaktivator-Molekül über 2 seiner 3 Leu-n-n-Leu-Leu Sequenzen an die LBD eines Rezeptor-Dimers.

Einige Vertreter der Superfamilie der Kernrezeptoren, z. B. die Schilddrüsenhormon- und die Retinolsäurerezeptoren unterdrücken die Transkription bei Abwesenheit eines Liganden, da in dieser Situation so genannte **Korepressor-Proteine** an sie gebunden sind. Sie sind in diesem Zustand an die DNA gebunden. Zu den Korepressoren gehören "Silencing mediator for retinoid and thyroid hormone receptors" (SMRT) und „Nuclear hormone receptor corepressor" (N-Cor). Die Korepressoren binden in der Weise an die LBD, dass die Koaktivatorbindungsstelle blockiert wird. Nach Ligandenbindung wird der Korepressor freigesetzt und ein Koaktivator kann rekrutiert werden.

Die Kernrezeptoren sind in der Lage, an so genannte **hormonresponsive Elemente in der DNA** zu binden. Diese sind kurze spezifische DNA-Sequenzen in den Promotoren von hormonresponsiven Genen. Die HREs der klassischen Steroidrezeptoren enthalten eine 15 Basenpaare lange Kernsequenz, die aus 2 Hälften von jeweils 6 Basenpaaren besteht, die in einer palindromischen Struktur vorliegen (5'-AGAACAnnnTGTTCT-3' bei GR, PR, AR und MR; 5'-AGGGTCAnnnGACCCT-3' bei ER). Die Rezeptoren binden als Kopf-an-Kopf-Homodimer an das HRE.

In den meisten Fällen wird durch die Bindung des Hormon-Rezeptor-Komplex an die DNA die Transkription stimuliert. Es werden aber auch indirekte Effekte auf die DNA beobachtet, in dem die Transkription über Protein-Protein-Interaktionen mit anderen Transkriptionsfaktoren wie dem Activating protein 1 (AP-1) oder Sp1 am Zielpromotor stimuliert wird. Nicht-Steroid-

Kernrezeptoren, z. B. der Schilddrüsenhormonrezeptor, aber auch der Vitamin-D-Rezeptor, binden meist als Heterodimere mit dem RXR an HREs, die direkte oder palindromische Wiederholungen der 5' AGGTA 3'-Sequenz enthalten.

Man vermutet, dass die Kernrezeptoren die Transkription durch die Beeinflussung der lokalen Chromatinstruktur und die Förderung der Transkriptionsinitiation am Zielpromotor regulieren. Letzteres wird stimuliert, indem die Bildung eines stabilen Präinitationskomplexes erleichtert wird, der RNA-Polymerase-II und andere Transkriptionsfaktoren enthält. Wie dies genau vonstatten geht, ist bisher noch unbekannt, aber es wird eine Vermittlung über die bereits oben angesprochenen Koaktivatoren diskutiert. Weiterhin scheint die Rekrutierung der Koaktivatoren für die Modifizierung der Chromatinstruktur von Bedeutung zu sein.

■ Membranständige Hormonrezeptoren

Die große Gruppe der membranständigen Rezeptoren kann in verschiedene Klassen unterteilt werden:
1. Tyrosinkinase-Rezeptor-Familie
2. Zytokinrezeptor-Familie
3. Serin-Threonin-Rezeptor-Familie
4. Guanylylzyklase-Rezeptor-Familie
5. Phosphotyrosine-Phosphatase-Rezeptor
6. G-Protein gekoppelte Rezeptoren mit 7 Transmembran-Domänen (GPCRs)

■ Tyrosinkinase-Rezeptor-Familie

> Die Tyrosinkinase-Rezeptoren (RTK) repräsentieren eine große Familie von Rezeptoren, die nicht nur Schlüssel-Regulatoren normaler zellulärer Prozesse sind, sondern auch eine kritische Rolle in der Entstehung und Progression verschiedener Krankheiten spielen.

Die RTK sind hochaffine membranständige Rezeptoren für eine große Zahl von Polypeptid-Wachstumsfaktoren und Hormonen. Zwei Drittel der 90 verschiedenen Tyrosinkinase-Gene, die im humanen Genom identifiziert wurden, kodieren für RTK-Proteine. Die RTK können entsprechend der Art ihres spezifischen Liganden und der molekularen Struktur ihrer extrazellulären Domäne in distinkte Klassen unterteilt werden. Allen gemeinsam sind jedoch bestimmte strukturelle und funktionelle Eigenschaften. So sind z. B. mit Ausnahme der Insulinrezeptor-Subfamilie alle RTKs Rezeptoren, die aus einer einzelnen Untereinheit bestehen. Jede monomere Untereinheit besitzt eine einzelne Transmembran-Domäne, die aus 25–38 Aminosäuren besteht, eine extrazelluläre N-terminale Region und eine intrazelluläre C-terminale Region. Der extrazellulärere N-Terminus bindet den jeweiligen Liganden, der intrazelluläre C-Terminus ist für die Kinase-Aktivität des Rezeptors verantwortlich.

Nach der Bindung eines Liganden dimerisieren die Untereinheiten der Rezeptoren. Darauf erfolgt die Autophosphorylierung des Rezeptors als Folge von Transphosphorylierungsreaktionen zwischen den beiden zytoplasmatischen Domänen des Dimers. Dieses Signal führt zu einer erhöhten Tyrosinkinase-Aktivität des Rezeptors, die in der Phosphorylierung weiterer Tyrosinreste an der zytoplasmatischen Domäne des Rezeptors resultiert. Diese phosphorylierbaren Reste dienen dann als Erkennungsstellen für eine Vielzahl von intrazellulären Signaltransduktionsmolekülen, die spezifische Erkennungsmotive enthalten, z. B. die Src-Homologie-2 (SH2) oder die Phosphotyrosin-Bindungsdomäne. Andere Proteine, die mit dem aktivierten Rezeptor interagieren, dienen als Adapter-Proteine und besitzen selbst keine intrinsische Enzymaktivität. Diese Adapter-Proteine stellen die Verbindung zwischen RTK-Aktivierung und nachgeschalteten Signaltransduktionswegen, z. B. dem „Mitogen-activated protein-(MAP-)Kinase-Weg", dar.

RTKs können auch **Heterodimere** mit anderen Vertretern aus ihrer Rezeptorfamilie bilden und so die Anzahl der möglichen Signalmechanismen vervielfachen, die von einem Liganden aktiviert werden. Diese Eigenschaft erlaubt die Rekrutierung von Signalmolekülen und konsekutive Aktivierung von Signalkaskaden, die sich von denen unterscheiden, die von homodimerisierten Rezeptoren aktiviert werden können.

Die **Insulin- und IGF-1-Rezeptoren** stellen eine Ausnahme von der Regel der oben beschriebenen Liganden-induzierten Dimerisierung der RTK dar, da diese bereits in Abwesenheit des Liganden über Disulfidbrücken als verbundene Homo- oder Heterodimere vorliegen. Man nimmt an, dass die Ligandenbindung eine Konformationsänderung im Rezeptor bewirkt, welche die Aktivierung und Autophosphorylierung (oder Transphosphorylierung) des Rezeptors auslöst.

Ein weiteres wichtiges Merkmal dieser Rezeptor-Subfamilie ist, dass die Phosphotyrosinreste der Insulin- und IGF-1-Rezeptoren nur schwache Bindungsstellen für SH2-Domänen darstellen. Stattdessen phosphorylieren und rekrutieren diese Rezeptoren so genannte „Insulin related substrates" (IRS-1, IRS-2), die exzellente Substrate für die Phosphorylierung von Tyrosinresten darstellen und die als Adaptoren für eine Vielzahl von Proteinen mit SH2-Domänen dienen.

■ Zytokinrezeptor-Familie

Sowohl Hormone im klassischen Sinn, wie Wachstumshormon (GH) und Erythropoetin, als auch koloniestimulierende Faktoren und Interleukine binden an diese Familie von membranständigen Rezeptoren. Strukturell ähneln die Zytokinrezeptoren den RTK mit dem Unterschied, dass die zytoplasmatische Domäne keine Motive mit Kinase-Aktivität enthält. Einige der Zytokinrezeptoren sind Monomere (z. B. die Rezeptoren für Wachstumshormon, Prolaktin und Leptin), andere bestehen aus mehreren Untereinheiten, von denen einige Bestandteil verschiedener Zytokinrezeptoren sein können.

Weiterhin existieren von einigen Vertretern der Zytokinrezeptor-Familie, so z. B. vom Wachstumshormonrezeptor, lösliche Formen, die im Blutkreislauf als Bindungsproteine wirken.

Die intrazelluläre Signaltransduktion der Zytokinrezeptoren beinhaltet die Aktivierung der **Familie der Janus-Kinasen** (JAKs). Diese sind Tyrosinkinasen (PTK), die sich vermittelt über konservierte Aminosäuremotive mit der zytoplasmatischen Domäne von Zytokinrezeptoren assoziieren und dort Tyrosinreste phosphorylieren, sodass Signaltransduktionsmoleküle rekrutiert werden können, die SH2-Domänen tragen. Weiterhin vermitteln die JAKs intrazelluläre Signale durch die Phosphorylierung der STAT („signal transducers and activators of transcription") Familie von Transkriptionsfaktoren.

■ **Serin-Threonin-Kinase-Rezeptor-Familie**

Signale wie die „Transforming growth factor-β (TGF-β-)-Liganden-Familie", Aktivine und das Anti-Müller-Hormon aktivieren Vertreter einer erst kürzlich beschriebene Rezeptorfamilie, deren prototypische und am besten charakterisierte Vertreter TGF-β- und Aktivinrezeptoren sind. Die Rezeptoren sind Komplexe aus 2 unterschiedlichen Untereinheiten, den so genannten Typ-I- und Typ-II-Rezeptoren, die **Transmembran-Proteine mit intrinsischer Serin-Threonin-Kinase-Aktivität** sind. Für die ligandeninduzierte Signaltransduktion ist die Beteiligung beider Rezeptortypen notwendig:
▶ Die Typ-II-Rezeptoren besitzen eine hohe Affinität für ihre Liganden und sind strukturell durch eine lange zytoplasmatische Domäne charakterisiert, die Serin-Threonin-Kinase-Aktivität aufweist.
▶ Die Typ-I-Rezeptoren ähneln den Typ-II-Rezeptoren und tragen ebenfalls eine Serin-Threonin-Kinase-Domäne, besitzen anders als die Typ-II-Rezeptoren jedoch nicht die Fähigkeit, Liganden zu binden.

Die Ligandenbindung an den Typ-II-Rezeptor induziert die Assoziation der beiden Rezeptoren I und II zu einem heterooligomeren Komplex, der wahrscheinlich ein Heterotetramer von 2 Typ-I und 2 Typ-II-Rezeptoren ist. Der Typ-II-Rezeptor scheint nach der Bildung des Heterotetramerkomplexes die Signaltransduktion durch Phosphorylierung des Typ-I-Rezeptors zu initiieren. Anschließend phosphoryliert der Typ-I-Rezeptor nachgeschaltete Substrate, hierunter auch die so genannten Smad-Proteine, eine Proteinfamilie, die aus 8 Vertretern besteht. Ähnlich wie oben für die RTKs beschrieben, können verschiedene Typ-II-Rezeptoren mit multiplen Typ-I-Rezeptoren interagieren, von denen jeder selektive Signale weitergeben und so die Möglichkeiten der Signalvermittlung vervielfachen kann.

■ **Guanylylzyklase-Rezeptor-Familie**

Eine weitere Familie von Rezeptoren mit einer Transmembran-Domäne ist die Guanylylzyklase(GC-)-Rezeptor-Familie. Der zytoplasmatische Anteil dieser Rezeptoren enthält eine katalytische Zyklase-Domäne, die für die ligandeninduzierte Konversion von Guanosintriphosphat (GTP) zu zyklischem Guanosinmonophosphat (cGMP), einem wichtigen intrazellulären Second messenger, verantwortlich ist. Bis heute sind vier unterschiedliche Rezeptoren mit Guanylzyklase-Aktivität identifiziert. Der prototypische Vertreter dieser Familie ist der GC-A-Rezeptor für das Atriale Natriuretische Peptid (ANP) und für Brain Natriuretic Peptide (BNP). Ein zweiter Rezeptor, der GC-B-Rezeptor, bindet Typ-C-Natriuretisches Peptid und ein weiterer Rezeptor mit Guanylylzyklase-Aktivität (GC-C-Rezeptor) bindet Guanylin, ein kürzlich identifiziertes Peptid, das von Epithelzellen produziert wird.

■ **Rezeptorähnliche Protein-Tyrosin-Phosphatasen**

Die rezeptorähnlichen Protein-Tyrosin-Phosphatasen (RPTPs) gehören zur Superfamilie der Protein-Tyrosin-Phosphatasen und haben die intrinsische Fähigkeit, Signale über die Zellmembran hinweg zu übermitteln. Die RPTPs werden entsprechend ihrer Struktur in 8 Klassen eingeteilt und unterscheiden sich besonders in den vielfältigen extrazellulären Anteilen, die von sehr kleinen, z. B. beim RPTP Epsilon (27 Aminosäurereste), bis hin zu sehr großen extrazellulären Domänen wie beim „Leucocyte common antigen related protein" (LAR) variieren können.

Das Vorhandensein von 2 Protein-Tyrosin-Phosphatase-(PTP-)Domänen ist das charakteristische Merkmal der Mehrzahl der RPTPs. Dabei besitzt die membranproximale PTP-Domäne-D 1 die Mehrheit der katalytischen Aktivität, wohingegen die distale PTP-Domäne (RPTP-D 2) generell nicht oder nur schwach aktiv ist, jedoch die RPTP-D 1-Aktivität in positiver oder negativer Weise regulieren kann.

> Eine interessante Eigenschaft der funktionalen Regulation der RPTPs ist der Effekt der Dimerisierung. Im Gegensatz zu den RTKs, die durch Dimerisierung aktiviert werden, werden die RPTPs durch Dimerisierung offensichtlich negativ reguliert.

Das erste beschriebene RPTP war CD 45, das für die Funktion der T-Zellen notwendig ist. Es aktiviert zwei Vertreter der Src-Familie der Protein-Tyrosin-Kinasen, $p56^{ick}$ und $p59^{fyn}$.

■ **Sieben Transmembran-Domänen-Rezeptoren (7TMD)**

Die Familie der Sieben Transmembran-Domänen-Rezeptoren (7TMD) besteht aus mehren Hundert Vertretern und ist eine der größten und vielfältigsten Proteinfamilien bei Vertebraten. Den Rezeptoren ist eine konservierte Struktur gemeinsam, die durch 7 hydrophobe Domänen charakterisiert wird, welche die Zellmembran durchspannen.

1.6 Hormonrezeptoren

> Wegen ihrer zentralen Bedeutung für den Zellstoffwechsel und für die Zellaktivität stellen sie ein wichtiges therapeutisches Ziel dar. Mehr als 50% aller Medikamente regulieren die Funktion von 7TMD Rezeptoren und etwa 30% dieser Substanzen wirken direkt auf diese Rezeptoren.

Die 7TMD-Rezeptoren werden häufig auch als **G-Protein-gekoppelte-Rezeptoren** (GPCR) bezeichnet, da G-Proteine an der Induktion der intrazellulären Signalkaskade beteiligt sind. In den letzten Jahren hat sich jedoch gezeigt, dass zum einen die 7TMD-Rezeptoren auch alternative Signaltransduktionsmechanismen besitzen können und dass auf der anderen Seite auch Vertreter anderer Rezeptorfamilien, z. B. die membranständigen Steroidrezeptoren, G-Protein gekoppelte Signaltransduktionswege aktivieren können. Obwohl die Bezeichnung 7TMD die hier vorgestellte Gruppe von Rezeptoren besser charakterisiert, ist der Begriff GPCR weiter verbreitet.

Die 7TMD-Rezeptoren werden in mehrere Klassen unterteilt:
- Klasse A, welche die Rhodopsin-artigen Rezeptoren umfasst. Es ist bei weitem die größte Subfamilie mit vielen hundert Vertretern.
- Klasse B, welche die Sekretinrezeptor-artigen Rezeptoren mit 53 Vertretern beinhaltet.
- Klasse C, die GABA und metabotrope Glutamat- und Pheromonrezeptoren mit 19 Mitgliedern umfasst.
- Klasse D, zu der Rezeptoren für Pilz-Pheromone gehören.
- Klasse E, die Familie der cAMP-Rezeptoren.
- die Gruppe der so genannten Frizzled-Rezeptoren mit 11 Vertretern.

Bei vielen dieser Rezeptoren ist der natürliche Ligand unbekannt; sie werden daher als so genannte „orphan receptors" bezeichnet. Die 7TMD-Rezeptoren binden eine Vielzahl unterschiedlichster Liganden, u. a. kleine Moleküle, wie biogene Amine (z. B. Adrenalin und Noradrenalin) und Duftstoffe. Weiterhin binden sie Ionen, z. B. Ca^{2+}, kleine Peptide wie Vasopressin und Thyreotropin-releasing-Hormon (TRH), aber auch große Proteinhormone wie Parathormon und die Glykoproteinhormone. Entsprechend der strukturellen Vielfalt der Substanzen ist verständlich, dass die Bindungstasche für Liganden bei dieser Gruppe von Rezeptoren sehr unterschiedlich sein kann. Manche der Liganden binden an Regionen der extrazellulären Domäne, während andere innerhalb einer in der Transmembran-Region gebildeten Tasche in direkten Kontakt mit dem Rezeptor treten. Andere Liganden wiederum benötigen sowohl die extrazelluläre Domäne, die extrazellulären Schleifen als auch die Transmembrandomänen für eine hochaffine Bindung.

Wie bereits erwähnt sind 7TMD-Rezeptoren an **G-Proteine** gekoppelt. Letztere sind heterotrimere Proteine, die aus einer α-Untereinheit und einer kombinierten β-γ-Untereinheit bestehen. Es gibt mindestens 16 verschiedene α-Untereinheiten sowie mehrere unterschiedliche β- und γ-Untereinheiten. Innerhalb von Zellen sind verschiedene Rezeptoren, G-Proteine und Effektoren vorhanden. Diese Vielfalt von G-Protein-Untereinheiten benötigt spezifische Interaktionen mit dem Rezeptor, die von den intrazellulären Schleifen und dem C-terminalen Anteil vermittelt zu werden scheinen. Einige Rezeptoren sind in der Lage, verschiedene Typen von G-Proteinen zu aktivieren, wohingegen andere ihre Effekte durch die Aktivierung von nur einem G-Protein-Subtyp ausüben.

Die **Funktion der G-Proteine** folgt konsekutiver Aktivierungs-Deaktivierungs-Zyklen. In Abwesenheit des Liganden ist die α-Untereinheit an Guanosin-Diphosphat gebunden und bleibt mit den β-γ-Untereinheiten verbunden. Die Bindung des Liganden an den Rezeptor induziert eine Konformationsänderung im Rezeptor der die Bindung eines G-Proteins an den Rezeptor und den Austausch von GDP durch GTP begünstigt. Dieses führt zur Dissoziation der β-γ-Untereinheiten. Diese Schritte aktivieren das G-Protein und initiieren die Interaktion von sowohl den α- als auch den β-γ-Untereinheiten mit nachgeordneten Effektormolekülen (z. B. Adenylatzyklase). Die α-Untereinheit enthält eine intrinsische GTPase-Aktivität, die gebundenes GTP in GDP dephosphoryliert. Dieser Schritt erlaubt eine erneute Assoziation mit den β-γ-Untereinheiten und konvertiert die G-Proteine zurück in den inaktiven Zustand. Die Regulation der GTPase-Aktivität stellt daher eine wichtige Rolle bei der Kontrolle der G-Protein-Funktion dar.

Klinische Bedeutung abnorm funktionierender G-Proteine

> Ein Zusammenhang zwischen abnormer Funktion von G-Proteinen und endokrinen Erkrankungen ist gut bekannt. Dieser Zusammenhang wurde erstmalig für die Albright-Osteodystrophie beschrieben.

Der **Albright-Osteodystrophie** liegt eine variable Resistenz gegenüber einer Vielzahl von Hormonen zugrunde, die ihre Wirkung über G-Protein-gekoppelte Rezeptoren ausüben. Auf molekularer Ebene besitzen diesen Patienten eine Anzahl unterschiedlicher Mutationen, welche die Menge oder Funktion der α-Untereinheiten beeinträchtigen. Die umgekehrte Situation, eine gesteigerte G-Protein-Aktivität wird ebenfalls in einer Reihe endokriner Syndrome nachgewiesen. Das McCune-Albright-Syndrom wird z. B. durch aktivierende Mutationen der α-Untereinheit verursacht, welche die intrinsische GTPase-Aktivität des Rezeptors hemmen. Als Folge kann das G-Protein GTP nicht hydrolysieren und verbleibt in einem aktivierten Zustand, aus dem letztlich eine konstitutive Stimulation nachgeordneter Signalwege resultiert, die zu einer Autonomie endokriner Funktionen führt. Entsprechend reflektieren die klinischen Manifestationen des McCune-Albright-Syndroms die Aktivierung der Signalwege, die durch G-Protein-gekoppelte Rezeptoren stimuliert werden.

Das Spektrum bekannter G-Protein-Mutationen hat sich in den letzten Jahren erheblich vergrößert. Sowohl aktivierende als auch inaktivierende Mutationen von 7TMD wurden beschrieben; sie besitzen intrazelluläre Effekte, die denen von Mutationen der α-Untereinheit ähneln. Beispielsweise resultieren z. B. aktivierende Mutationen des LH-Rezeptors in vorzeitiger Pubertät, wohingegen Mutationen des Vasopressinrezeptors eine Form von nephrogenem Diabetes Insipidus verursachen, der nicht auf die Gabe von Vasopressin reagiert. Im Hinblick auf die Vielzahl unterschiedlicher G-Protein-gekoppelter Rezeptoren, die durch Mutationen aktiviert oder inaktiviert werden können, ist es wahrscheinlich, dass zukünftig noch weitere Erkrankungen auf Mutationen von G-Protein-gekoppelten Rezeptoren bzw. G-Proteinen zurückgeführt werden können.

Signaltransduktion mittels 7TMD-Rezeptoren

Die Aktivierung von 7TMD-Rezeptoren durch ihre Liganden führt zur Stimulation von Signalmolekülen, die ein komplexes Netzwerk von Signalwegen bilden. Über diese wird die Rezeptorantwort an andere Rezeptoren sowie in das Zytoplasma und den Zellkern weitergegeben. Diese Signalwege bestehen aus Enzymkaskaden, Gasen wie Stickstoffmonoxid (NO), Lipiden und Transkriptionsfaktoren (z. B. STAT-Proteine). Proteinkinasen wie Proteinkinase A und C und die MAPK Kaskade spielen eine zentrale Rolle in diesen Signalwegen, welche die Aktivierung des Hormonrezeptors mit der Regulation der Genexpression über die Modulation der Aktivität von Transkriptionsfaktoren verbinden. Die Anzahl verschiedener Kinasen ist sehr groß; es wird geschätzt, dass sie 5–10 % aller transkribierten Gene ausmachen. In den meisten zellulären Systemen aktivieren die 7TMD-Rezeptoren mehrere verschiedene, konvergierende und divergierende Signalwege, die Teil eines komplexen Wechselspiels sind. Die Strategie, verschiedene Kombinationen von Signalwegen zu nutzen, stellt einen wichtigen Mechanismus dar, der es erlaubt, spezifische zelluläre Antworten zu generieren. Eine weitere Charakteristik von 7TMD-Rezeptoren ist die Möglichkeit des so genannten „Crosstalks" mit anderen Signaltransduktionswegen, in denen ein Signalweg einen oder mehrere andere aktivieren oder inhibieren kann. Dieser Mechanismus stellt eine weitere Möglichkeit dar, verschiedenste intrazelluläre Antworten zu generieren.

Wie bei hormonellen Regelkreisen sind **negatives Feedback** und **Adaptationsmechanismen** kritisch für die Adjustierung der 7TMD-Rezeptor-Signaltransduktion, sobald diese aktiviert worden sind. Einige dieser Mechanismen, die temporär spezifische Signale modulieren können, beinhalten die Phosphorylierung und Rekrutierung von Adapter-Molekülen wie β-Arrestinen und die reversible Dephosphorylierung von Proteinen durch Proteinphosphatasen. Der erstgenannte Mechanismus hat auch eine wichtige Funktion bei der zellulären Signalvermittlung, da β-Arrestine Agonisten-aktivierte Rezeptoren mit einer wachsenden Liste von Komponenten in Verbindung treten lassen, die an der Endozytose beteiligt sind. Hierzu gehören Clathrin, Ubiquitin Ligase MDM 2 und c-Src. Diese Eigenschaft von β-Arrestinen ermöglicht die Erzeugung einer Art „zweiten Welle" der Signalvermittlung (z. B. eine Aktivierung des MAPK-Weges), die G-Protein-unabhängig, aber von β-Arrestinen abhängig ist.

Diese Erkenntnis veränderte grundlegend das Verständnis der Funktion von 7TMD-Rezeptoren, zeigt sie doch, dass wichtige Aspekte dieser Rezeptoren unabhängig von G-Proteinen sind.

Heteromere der 7TMD-Rezeptoren

Nicht alle 7TMD-Rezeptoren üben ihre Funktion als Monomere aus. Es gibt verschiedene Beispiele von Rezeptoren, die als Homo- oder Heterodimere (und möglicherweise auch als Multimere) vorliegen. Im Fall der Klasse-D–7TMD-Rezeptoren wird die Stabilität des Rezeptordimers über Disulfidbindungen zwischen Zysteinresten gewährleistet. Anders jedoch bei der Klasse-A der 7TMD-Rezeptoren, bei denen durch Moleküldesign-Methoden (molecular modelling) Interaktionen der Transmembranhelices vorausgesagt wurden. Die funktionelle Bedeutung der Oligomerisierung der 7TMDs ist heute noch nicht völlig verstanden. Es existieren experimentelle Befunde, die darauf hinweisen, dass die Dimerisierung der Rezeptoren ihre Liganden-Bindungseigenschaften beeinflusst. Dies wurde z. B. für Opiodrezeptoren nachgewiesen, jedoch sind weitere Untersuchungen notwendig, um die funktionelle Bedeutung dieses Mechanismus aufzuklären.

2 Hypothalamus und Hypophyse

Kapitelkoordination: M. Reincke

2.1 Hormoninaktive Tumoren inklusive Inzidentalome . 14
G.K. Stalla

2.2 Akromegalie 18
Ch.J. Strasburger

2.3 Cushing-Syndrom.............................. 24
O.-A. Müller

2.4 Prolaktinom, Hyperprolaktinämie 29
J. Schopohl

2.5 TSH-produzierende Hypophysenadenome......... 34
H.J. Schneider

2.6 Kraniopharyngeom und andere
suprasselläre Tumoren 34
K. Reschke

2.7 Operative Therapie von Hypophysentumoren 38
M. Buchfelder

2.8 Labordiagnostik und Therapie der Hypophysenvorderlappen-Insuffizienz........................ 41
F. Beuschlein

2.9 Wachstumshormonmangel im Kindesalter 47
M.B. Ranke

2.10 Diabetes insipidus (ADH-Mangel)................ 48
J. Hensen

2.11 ADH-Resistenz (nephrogener Diabetes insipidus)... 56
J. Hensen

2.12 Syndrom der inappropriaten (inadäquaten)
Überproduktion von ADH (SIADH) 57
J. Hensen

2 Hypothalamus und Hypophyse

2.1 Hormoninaktive Tumoren inklusive Inzidentalome

G.K. Stalla

■ Grundlagen/Definition

Hormoninaktive Tumoren sind Adenome des Hypophysenvorderlappens (HVL), die keine klinisch erkennbaren Symptome eines Hormonexzesses verursachen. Unterschieden werden folgende Adenome:
- solche, die Hormone produzieren, aber nicht sezernieren („silent adenomas"),
- solche, die Hormone in unterschiedlicher Menge sezernieren ohne klinische Symptome zu verursachen (Gonadotropinome),
- solche, die biologisch unwirksame Hormonvarianten sezernieren (α-Untereinheit) und
- solche, die gar keine Hormone produzieren (Nullzelladenome, Onkozytome).

Die hormoninaktiven Adenome machen 30 % aller Hypophysentumoren aus (Tab. 2.1) und werden in aller Regel durch Zeichen der Hypophysenvorderlappen-Insuffizienz oder durch eine Begleithyperprolaktinämie bei Kompression des Hypophysenstiels klinisch manifest. **Makroadenome** (Tumoren > 10 mm Durchmesser) zeigen sich durch Gesichtsfeldeinschränkungen, **Mikroadenome** (Tumoren bis 10 mm Durchmesser) sind meist Zufallsbefunde (Inzidentalome). Die Häufigkeit zufällig entdeckter Raumforderungen im Sellabereich bei endokrinologisch asymptomatischen Patienten steigt durch die Verbesserung der bildgebenden Methoden, wobei Hypophysenadenome mit 80 % die häufigsten Läsionen darstellen. Jedes Inzidentalom muss einmal diagnostisch abgeklärt werden, während das therapeutische Vorgehen abhängig von einer möglichen Hormonaktivität und der Größe der Raumforderung ist.

■ Anamnese und Klinik

Die klinischen Symptome, die durch hormoninaktive Tumoren verursacht werden, resultieren v. a. aus Veränderungen der hypophysären Hormonsekretion oder aus raumfordernden Wirkungen im Bereich der Sella und des Zwischenhirns.

Das klinische Bild einer partiellen oder kompletten **Hypophysenvorderlappen-Insuffizienz** wird durch die Zeichen der jeweils ausgefallenen hypophysären Partialfunktionen bestimmt.

> Hypophysenadenome führen praktisch nie zu einer Hypophysenhinterlappeninsuffizienz; hierbei muss an andere Tumoren, wie Kraniopharyngiom, Dysgerminom oder Metastasen gedacht werden.

Grundsätzlich entspricht die Symptomatik des Ausfalls einer einzelnen hypophysären Partialfunktion bei einer Hypophyseninsuffizienz dem klinischen Bild bei Ausfall des entsprechenden jeweiligen Endorgans (Tab. 2.1). **Frühsymptome** hypothalamischer/hypophysärer Erkrankungen sind Zyklusstörungen und Amenorrhoe bei der Frau, Libido- und Potenzverlust beim Mann; **Spätsymptome** sind Sehstörungen mit Gesichtsfeldausfällen und schließlich Visusminderung. Das frühzeitige Auftreten einer Hypogonadismussymptomatik beruht auf der unterschiedlichen Sensitivität der einzelnen Achsen des Hypophysenvorderlappens gegenüber einer Kompression durch einen häufig zugrunde liegenden Hypophysentumor. Dabei sind meist zunächst die somatotropen und gonadotropen Partialfunktionen beeinträchtigt, während die thyreotropen und kortikotropen Funktionen häufig weniger bzw. später geschädigt werden. Bei der Frau schließt ein normaler, ovulatorischer Zyklus eine HVL-Insuffizienz weitgehend auch für andere Teilbereiche aus. Bei begründetem Verdacht auf den Ausfall einer Hormonachse ist die Überprüfung aller anderen Achsen erforderlich.

> Das gleichzeitige Vorhandensein von Symptomen eines Diabetes insipidus, d. h. einer Insuffizienz des Hypophysenhinterlappens, wird dabei immer ein möglicher Hinweis auf eine primär hypothalamische Erkrankung sein und kommt bei Hypophysentumoren in der Regel nicht vor.

Sehr häufig ergibt sich bei Patienten die Indikation zur endokrinologischen Diagnostik aufgrund des radiologischen Zufallsbefunds einer Raumforderung im Sellabereich, z. B. im Rahmen der Abklärung von Kopfschmerzen oder aufgrund der augenärztlichen Diagnose von Gesichtsfeldausfällen bei der Abklärung anamnestisch z. T. unspezifischer Sehstörungen. Ein großer Teil der Patienten einer endokrinologischen oder neurochirurgischen Klinik wird vom Augenarzt überwiesen. Gesichtsfeldausfälle bleiben aufgrund der häufig langsamen Progredienz dem Patienten lange Zeit unbewusst. Ein einseitiger Beginn spricht dabei nicht gegen ein Hypophysenadenom. Allgemein klagen Patienten über eine Abnahme des Sehvermögens, über Schleier- oder Nebelsehen. Der Visusverfall erfolgt meist allmählich progredient, gelegentlich aber auch mit akut einsetzenden Symptomen, wie sie bei Blutungen in den Tumor auftreten können.

Diagnostik

Biochemische Diagnostik

Bei jedem anamnestischen oder klinischen Verdacht auf das Vorliegen einer Hypophysenvorderlappen-Insuffizienz muss eine **hormonanalytische Diagnostik** zur Überprüfung der gonadotropen, somatotropen, thyreotropen und kortikotropen hypophysären Partialfunktionen durchgeführt werden. Eine komplette Hypopheseninsuffizienzdiagnostik erübrigt sich bei zufällig entdeckten Mikroadenomen, die praktisch nie zum Ausfall der Hypophysenfunktion führen. Hingegen sollte das Vorliegen eines Mikroprolaktinoms ausgeschlossen werden. Am ehesten könnte ein Mikroprolaktinom vorliegen. Es sollte aber eine kernspintomografische Verlaufsbeobachtung erfolgen.

Vorgeschichte und Klinik bestimmen das Ausmaß der Funktionsdiagnostik, die zumindest einmal in jährlichem Abstand stattfinden sollte, um eine Hypopheseninsuffizienz auszuschließen bzw. rechtzeitig zu erfassen. Bei Frauen ist unbedingt eine genaue Anamnese mit Kenntnis der Zyklusphase erforderlich, um die erhobenen Befunde zuordnen zu können. Der Einfluss der zirkadianen Rhythmik und einer Begleitmedikation auf die Ergebnisse der Hormonanalytik ist zu beachten.

> ! Vor einer Überprüfung der gonadotropen Partialfunktion des Hypophysenvorderlappens müssen orale Antikonzeptiva für einen Zyklus abgesetzt worden sein.

Wegweisend für die laborchemische Diagnostik sind pathologisch niedrige periphere Zielhormone und gleichzeitig niedrige hypophysäre trophische Hormone. Bei der Hypophysenvorderlappen-Insuffizienz ist zwischen folgenden Störungen zu unterscheiden:
- einem kompletten Hormonausfall oder
- einer nur z. T. eingeschränkten Sekretion der Hypophysenhormone (Partialinsuffizienz).

Im Gegensatz zur Hypophysen-Insuffizienz finden sich bei einer **peripheren Insuffizienz der endokrinen Endorgane** hohe Spiegel der Hypophysenhormone aufgrund des fehlenden negativen Feedbacks. Allerdings sind in der Diagnostik basale Hormonspiegel nicht immer genügend aussagekräftig. Diese Funktionsuntersuchungen sind insbesondere dann wichtig, wenn sich in den bildgebenden Verfahren (z. B. Kernspintomografie) kein oder kein eindeutig pathologischer Befund zeigt. Das Prolaktin wird lediglich basal bestimmt. Dabei ist zu

Tabelle 2.1 Wichtige Symptome und Folgen einer Hypophysenvorderlappen-Insuffizienz

Betroffene Hormonachse	Symptomatik
Ausfall der somatotropen Funktion	Minderwuchs im Kindes- und Jugendalter
	Veränderte Körperzusammensetzung mit reduzierter Muskelmasse und vermehrter abdomineller Fetteinlagerung
	Fettstoffwechselstörung: erhöhtes LDL und erniedrigtes HDL
	Erhöhtes Arterioskleroserisiko
	Reduzierte körperliche Leistungsfähigkeit
	Reduzierte Lebensqualität
Ausfall der gonadotropen Funktion	Wächserne, bleiche Haut
	Verminderte oder fehlende sekundäre Geschlechtsbehaarung
	Vermehrte periokuläre und periorale Fältelung der Haut
	Bei der Frau: Oligo-/Amenorrhoe, Mammaatrophie, Infertilität
	Beim Mann: Infertilität, Libido- und Potenzminderung, kleine weiche Testes
Ausfall der thyreotropen Funktion	Kälteintoleranz, Frieren
	Hautveränderungen: trockene raue Haut, kühle Hände, brüchige Nägel
	Neigung zu Gewichtszunahme
	Müdigkeit, Lethargie, Wesensveränderung
	Ruhebradykardie, Erregungsrückbildungsstörungen im EKG
Ausfall der kortikotropen Funktion	Bleiche Haut
	Schwäche, Müdigkeit, Apathie
	Gewichtsverlust
	Übelkeit, Erbrechen in Stresssituationen
	Hypoglykämie
Unabhängig von der Hypophysenfunktion	Bei Hypophysentumoren als Ursache: meist bitemporale Gesichtsfeldeinschränkungen und Sehstörungen in Form von Schleier- oder Nebelsehen
	Kopfschmerzen

beachten, dass es bei Hypophysenstielkompression zur Begleithyperprolaktinämie kommen kann, und zwar durch Behinderung der hypothalamischen dopaminergen Inhibition.

Ein hormonelles Defizit kann dem Hypothalamus zugeordnet werden, wenn eine Hormonreaktion in einem Test ausbleibt, der den Hypothalamus einbezieht, die Hormonreaktion aber eintritt, wenn die Hypophyse direkt stimuliert wird. Der **Insulin-Hypoglykämie-Test** ist dabei wichtigste Test, der den Hypothalamus einbezieht (zur technischen Durchführung der endokrinen Funktionsdiagnostik s. Kapitel 2.8).

■ Bildgebende Diagnostik

Nach hormonanalytischer Sicherung der Diagnose einer Hypophysenerkrankung, insbesondere einer kompletten oder partiellen Hypophysenvorderlappen-Insuffizienz, muss eine bildgebende Diagnostik erfolgen. Den mit Abstand höchsten Stellenwert bei den bildgebenden Verfahren im Bereich des Hypothalamus und der Hypophyse besitzt die **Kernspintomografie**, mit der Prozesse bis 2 mm Größe erfasst werden können; die Auflösungsgrenze liegt jedoch in der Regel darüber (3 mm). Neben der bei der Beurteilung wichtigsten koronaren Schichtung sollte eine Applikation von Kontrastmittel (Gadolinium-DTPA) erfolgen und eine T2-gewichtete Untersuchung auch in sagittaler Schichtung durchgeführt werden.

Mikroadenome der Hypophyse sind definitionsgemäß < 10 mm und stellen sich als umschriebene hypodense oder hypointense Zone dar. Indirekte Hinweise für ein kleines Mikroadenom sind die konvexe Oberfläche des Sellainhalts, die Verlagerung des Hypophysenstiels oder der Nachweis eines asymmetrischen Sellabodens.

Hypophysenmakroadenome (Tumoren > 10 mm) stellen sich im MR primär leicht hyperintens im Vergleich zum Hirnstamm dar. Es besteht eine deutliche Kontrastmittelaufnahme mit Verdrängung der normalen Hypophyse. Große Hypophysenadenome können sich parasellär zum Sinus cavernosus, suprasellär zum Chiasma opticum, sphenoidal zur Keilbeinhöhle bzw. zum Clivus, retrosellär zur Hirnstammzisterne, subfrontal zum Frontallappen, subtemporal zum Temporallappen, umschrieben oder invasiv ausdehnen.

■ Augenärztliche Diagnostik

Liegt der Hypophyseninsuffizienz ein Hypophysentumor zugrunde oder besteht der anamnestische oder klinische Verdacht auf das Vorliegen von Sehstörungen im Rahmen der diagnostischen Abklärung von Hypophysenerkrankungen, ist eine genaue augenärztliche Diagnostik erforderlich. Die Gesichtsfeldperimetrie bzw. die computerassistierte Perimetrie (Oktopusperimetrie) ist dabei die wichtigste Untersuchung und im Gegensatz zur Visusprüfung die sensitivste Methode.

■ Differenzialdiagnostik

Die komplette oder partielle Hypophyseninsuffizienz bei vollständigem Ausfall der gesamten Funktion des Hypophysenvorderlappens bzw. Ausfall einzelner hypophysärer Funktionen entsteht entweder durch eine primär hypophysäre Störung oder sekundär durch den Ausfall des hypothalamischen Steuerungssystems.

Wichtigste Ursache der Hypophyseninsuffizienz sind Hypophysentumoren, die durch die Kompression normalen Hypophysengewebes die sekretorische Leistung der Hypophysenzellen beeinträchtigen. Dabei handelt es sich in erster Linie hormoninaktive Hypophysenadenome (Gonadotropinome) und Kraniopharyngeome, die von embryonalen Zellresten der Rathke-Tasche ausgehen. Andere Tumoren wie Meningeome und Gliome sind eher seltene Ursachen einer Hypophysenvorderlappen-Insuffizienz. Eine Vielzahl von Raumforderungen unterschiedlichster Genese kann im Bereich der Sella auftreten und sich klinisch manifestieren. Generell kann zwischen tumorösen, entzündlichen oder zystischen hypophysären Raumforderungen unterschieden werden (Tab. 2.2). Auch Einblutungen nach Traumata spielen eine Rolle, während die postpartale Einblutung in die Hypophyse bzw. der postpartale Hypophysenapoplex im Rahmen eines so genannten Sheehan-Syndroms seltener geworden ist.

■ Therapeutische Konzepte

Infolge fehlender Zeichen eines Hormonexzesses fallen hormoninaktive Adenome meist erst durch die Symptome der Raumforderung auf (Gesichtsfeldeinschränkung, Okulomotoriusparese, Kopfschmerzen, ggf. sekundäre Unterfunktion peripherer endokriner Drüsen wie Gonaden, Nebennierenrinde, Schilddrüse). Die Therapieindikation ergibt sich aus den Folgen der Raumforderung bzw. dem drohenden Eintreten dieser Schädigungen. Bei operativer Verkleinerung des Tumors kann es aber auch zu einer partiellen oder (selten) kompletten Insuffizienz einer bereits eingeschränkten Hypophysenfunktion kommen.

■ Medikamentöse Therapie

Eine alleinige medikamentöse Therapie steht bei klinisch hormoninaktiven Hypophysenadenomen nicht zur Verfügung, obwohl sie gelegentlich auf Dopaminagonisten (v. a. Cabergolin) oder Somatostatinanaloga ansprechen. Grundsätzlich ist eine operative Therapie indiziert, wenn sie durch ein Chiasmasyndrom oder durch eine Hypophyseninsuffizienz in Erscheinung treten. Eine abwartende Haltung ist bei kleinen (< 10 mm), zufällig entdeckten Adenomen, so genannten Inzidentalomen, gerechtfertigt, falls diese nicht zu Partialfunktionseinschränkungen geführt haben und bei denen kein Bezug zum Chiasma opticum besteht. Inzidentalome mit einer Größe von > 15 mm sollten in der Regel operiert werden.

2.1 Hormoninaktive Tumoren inklusive Inzidentalome

Tabelle 2.2 Klassifikation von Tumoren im Bereich der Hypophyse

Tumoren/Erkrankungen	Klassifikation
Hypophysenadenome	Prolaktinome
	Nichtsezernierende Hypophysenadenome (meist sekretorisch inaktive Gonadotropinome oder α-Untereinheit sezernierende Adenome)
	hGH-sezernierende Adenome (Akromegalie)
	ACTH-sezernierende Adenome (Morbus Cushing)
	TSH-sezernierende Adenome
Hypophysenkarzinome (sehr selten!)	Nicht hormonsezernierende und hormonsezernierende Karzinome (meist ACTH, hGH, Prolaktin)
Ontogenetische Zellresttumoren	Kraniopharyngeome
	Epidermoide
	Chordome
	Lipome
Zysten und Fehlbildungen	Zysten der Rathke-Tasche
	Kolloidzysten
	Sphenoidale Mukozelen
	Arachnoidzysten
	Pseudotumor cerebri
	Empty-Sella-Syndrom
Primitive Keimzelltumoren	Germinome
	Teratome
	Dysgerminome
	Ektope Pinealome
	Dermoide
Sonstige Tumoren	Gliome (Astrozytome, Mikrogliome, Oligodendrogliome, Ependymome, Infundibulome, Chiasma-opticum-Gliome)
	Meningeome
	Enchondrome, Metastasen z. B. von Melanomen
Entzündungen und Granulome	Hypophysenabszesse
	Sarkoidose
	Tuberkulome
	Histiozytosis X
	Echinokokkuszysten
	Lymphome, Morbus Hodgkin
Vaskuläre Veränderungen	Aneurysmen
	Blutungen
	Hämangiome

■ Chirurgische Therapie

! Eventuelle Hormondefizite, besonders eine sekundäre Nebenniereninsuffizienz, müssen vor der Operation ausgeglichen werden.

Die operative Therapie entspricht der bei anderen Hypophysenadenomen. Im Falle großer, invasiver Tumoren ist die Operation selten kurativ. Die Rezidivrate beträgt nach MRT-belegter vollständiger Tumorentfernung 15%. Wird die operative Therapie gewählt, handelt es sich meist um einen minimalinvasiven, transsphenoidalen Eingriff (Kapitel 2.7).

■ Strahlentherapie

Die Strahlentherapie ist bei Hypophysenadenomen indiziert, wenn eine Operation (ggf. Reoperation) nicht ausreichend erfolgreich war. Dies gilt besonders, wenn bei einem endokrin aktiven Adenom keine Normalisierung bzw. ausreichende Senkung der Hormonsekretion erreicht werden konnte. Bei allen Adenomen ist die Bestrahlung dann indiziert, wenn nach einer (Re)operation in MRT-Kontrollen ein erneutes Wachstum festgestellt wird. Die Bestrahlung hat **Nachteile**: die Wirkung tritt nur verzögert im Verlauf von Monaten und Jahren ein. Eine Beeinträchtigung meist noch vorhandener normaler Hormonsekretion ist unvermeidbar. Es besteht in Abhängigkeit der Bestrahlungstechnik das Risiko eines **Strahlenschadens** im Gehirn (Temporallappen) oder an den Hirnnerven (Sehnerv, Okulomotorius). Im zeugungsfähigen Alter sollte eine Bestrahlung sehr differenziert erwogen werden, da mit einer Insuffizienz der Gonadotropine gerechnet werden muss. Eine primäre Strahlentherapie kann erwogen werden, wenn eine Operation abgelehnt wird oder eine Kontraindikation besteht.

Die **Indikation** zur **konventionellen perkutanen fraktionierten Strahlentherapie** ist in folgenden Situationen gegeben:
- wenn der Abstand zu Sehnerven und/oder Chiasma < 2 mm beträgt,
- wenn Anteile des Temporallappens oder des Hirnstamms durch den Tumor komprimiert werden,
- wenn das Tumorvolumen mittels MRT nicht vollständig und eindeutig abgegrenzt werden kann bzw. a priori diffus infiltrierendes Wachstum anzunehmen ist und der Tumordurchmesser in einer der 3 Standardabbildungsebenen (transversal, frontal, sagittal) 35 mm beträgt.

Dabei kommt die Konformationsbestrahlung als Pendelbestrahlung mit non-planaren Einstrahlrichtungen und hochenergetischen Photonen zum Einsatz (Gesamtdosis 45–54 Gy, Einzeldosis 1,8 Gy 5-mal/Woche).

Alternativ stehen für die postoperative Nachbehandlung **3 stereotaktische Verfahren** zur Verfügung, die höhere Zieldosen ermöglichen:

- Die stereotaktische Bestrahlung mit dem Linearbeschleuniger in einer („stereotactic radiosurgery") oder mehreren („stereotactic radiotherapy") Sitzungen,
- die stereotaktische einzeitige ^{60}Kobalt-Bestrahlung nach Leksell („Gamma-Knife") oder
- die neuartige Cyberknife Technologie: ein leichter, kompakter Protonen-Strahler, der an einer sechs-gelenkigen Roboterarm gekoppelt ist.

Generell kann die Radiochirurgie immer dann alternativ zur Strahlentherapie diskutiert werden, wenn der Tumordurchmesser < 35 mm beträgt und das Adenom neuroradiologisch gut abgrenzbar ist. Da bisher keine prospektiv randomisierten Studien vorliegen, sollte die Indikation individuell gestellt werden.

Substitutionstherapie

Die Therapie der Hypophysenvorderlappen-Insuffizienz entspricht der Therapie der primären Insuffizienz des jeweiligen Endorgans. Das bedeutet, dass die Zielhormone der Hypophyse Sexualhormone, Thyroxin und Kortisol (Hydrokortison) substituiert werden. Im Falle des Wachstumshormons führt man eine direkte Substitution mit dem hypophysären Hormon durch. Prolaktin wird nicht substituiert. Die Substitutionsbehandlung ist grundsätzlich möglichst genau an den physiologischen Hormonbedarf angepasst und stellt keine pharmakologische Behandlung dar (Kapitel 2.8).

Therapiekontrolle und Prognose

Nach einer Operation/Bestrahlung muss eine Kontrolle der Hypophysenfunktion durchgeführt werden (bei Operation zunächst etwa 6 Wochen postoperativ). Es empfiehlt sich außerdem, 3 Monate postoperativ eine **Kontrolle des MRT-Bildes** als Grundlage für weitere Verlaufsbeobachtungen anzufertigen. Halbjährliche **endokrinologische Kontrolluntersuchungen** sollten etwa 7 Jahre lang erfolgen. Danach können die Intervalle auf 1–2 Jahre ausgedehnt werden. Kürzere Intervalle sind sinnvoll bei der Neueinstellung einer Hypophyseninsuffizienz (z. B. Wachstumshormongabe) oder bei klinischen Problemen.

Bei unbehandelten intrasellären Adenomen und bei Makroadenomen ohne Chiasmasyndrom/Kompression der Augenmuskelnerven und mit erhaltener Hormonsekretion kann eine abwartende Haltung eingenommen werden. MRT-Kontrollen – zunächst in halbjährlichen Abständen – müssen eine Größenkonstanz nachweisen, und hormonelle Kontrollen (Stimulationstests, Basiswerte allein reichen bei Grenzbefunden nicht aus!) müssen eine nachlassende Sekretionsleistung ausschließen.

Eine Hypophysenunterfunktion bessert sich gelegentlich nach Operation eines Hypophysenadenoms, wahrscheinlich durch Wegfall des Drucks und/oder durch Verbesserung der Durchblutung vorhandener Reste des gesunden Hypophysengewebes. Daher sind nach einer solchen Operation Kontrollen durch **Auslassversuche der Substitutionstherapie** nach 6, ggf. auch nach 12 Monaten durchzuführen. Nach Ablauf von 1–2 Jahren sind jedoch keine Veränderungen mehr zu erwarten. Das Gleiche gilt für ein vorbestandenes Chiasmasyndrom. Allerdings korreliert die Zeitdauer der Kompression mit einem eher ungünstigen Verlauf.

2.2 Akromegalie

Ch.J. Strasburger

Definition, Epidemiologie

Eine pathologische Überproduktion von Wachstumshormon (hGH) führt im Kindesalter vor Abschluss der Ossifikation langer Röhrenknochen zum Bild des Gigantismus, nach Schluss der Epiphysenfugen stellt die Akromegalie eine entstellende und lebensverkürzende Erkrankung dar, die mit Weichteilschwellungen im Bereich der Akren und Organomegalie einhergehen kann.

Die Prävalenz der Akromegalie beträgt 50–70 Fälle pro Million Einwohner, die Inzidenz neuer Erkrankungen liegt bei 3–4 Fällen pro Million Einwohner und Jahr. Eine eindeutige Geschlechtspräferenz besteht bei der Akromegalie nicht.

Pathogenese

In über 99% der Fälle liegt die Ursache der Akromegalie in einem **somatotropen Hypophysenadenom**. Eine seltene Ursache der Akromegalie besteht in der Überproduktion des hypothalamischen Growth Hormone Releasing Hormone (GHRH). Grundlage eines solchen GHRH-Exzess können **hypothalamische Tumoren,** vor allen Dingen aber **periphere Tumoren** wie Bronchialkarzinoide, Inselzelltumoren sowie auch Nebennierentumoren sein. Extrem rar ist eine extrahypophysäre exzessive Wachstumshormonproduktion in einem pankreatischen Inselzelltumor oder einem Lymphom. Bei ca. 70% der Patienten liegt bei Diagnosestellung bereits ein Makroadenom vor (> 1 cm Durchmesser), nur bei der Minderheit der Patienten ein Mikroadenom. Familiäre Häufung von Akromegalie ist selten und kann im Rahmen der multiplen endokrinen Neoplasie Typ I, des McCune-Albright-Syndrom und des Carney-Komplex auftreten, isolierte familiäre Akromegalie kann in 50 % der Fälle auf eine Mutation des Aryl-Hydrocarbon-Rezeptor-interagierenden Proteins (AIP) zurückgeführt werden.

■ Einteilung

Zu je einem Drittel teilen sich die somatotropen Hypophysenadenome nach histologischen Kriterien in folgende Untergruppen:
- dicht granulierte, nur wachstumshormonproduzierende Adenome, mit denen meist ein langsam schleichender klinischer Verlauf assoziiert ist,
- spärlich granulierte Adenome, die ein schnelleres Wachstum aufweisen und eher zur Invasivität neigen sowie
- solche Adenome, die sowohl Wachstumshormon als auch Prolaktin produzieren.

Bei Letzteren handelt es sich in ca. einem Viertel um wirkliche mammosomatotrope Adenome, bei denen Wachstumshormon und Prolaktin in den gleichen Zellen und den gleichen sekretorischen Granula gefunden werden und bei drei Viertel um gemischtzellige Wachstumshormon- und Prolaktinzelladenome.

> Diese histologische Differenzierung ist klinisch bedeutsam, weil die sowohl Wachstumshormon als auch prolaktinproduzierenden Adenome auf dopaminagonistische medikamentöse Behandlung besser ansprechen.

■ Klinik

Die Auswirkung des Wachstumshormonexzess auf das Wachstum von Weichgeweben und Akren sowie seine metabolischen Konsequenzen treten schleichend und im Verlauf über mehrere Jahre auf. Bei Diagnosestellung sind retrospektiv die ersten Symptome der Krankheit bei Männern 8–10 und bei Frauen 6–8 Jahre zurückliegend zu erfragen. Zyklusstörungen führen bei Frauen zu der etwas früheren Diagnose. Die bei Diagnosestellung bestehenden Symptome sind in Tab. 2.3 aufgelistet.

Das **klinische Vollbild** der Akromegalie zeigt Patienten mit großen fleischigen Lippen und prominenter Nase, tiefen Nasolabialfalten, großen fleischigen und meist feuchten Händen sowie supraorbitalen Stirnhöckern. Durch Vergrößerung des Unterkiefers erweitern sich die Zahnzwischenräume, es entsteht eine Progenie des Unterkiefers.

Die Hälfte der Patienten mit Akromegalie weist eine **pathologische Glukosetoleranz** auf, ein manifester Diabetes mellitus findet sich bei ca. 25 % der Fälle. Die häufigste Todesursache akromegaler Patienten besteht in kardialen Erkrankungen, gefolgt von respiratorischen Ursachen. Die Lebenserwartung von Patienten mit aktiver Akromegalie ist im Durchschnitt um 10 Jahre gegenüber der Referenzbevölkerung verkürzt, durch erfolgreiche Behandlung der Krankheitsaktivität kann die Mortalität jedoch normalisiert werden.

Tabelle 2.3 Klinische Symptome der Akromegalie

Symptom	Häufigkeit in %
Vergrößerung der Akren	95–100
Kopfschmerzen	60–85
Hyperhidrose	50–90
Zyklusstörungen bei Frauen	45–85
Sehstörungen	25–60
Libidoverlust	40–60
Hypertrichose	25–55
Karpaltunnelsyndrom	30–45
Gelenkbeschwerden	20–70
Arterielle Hypertonie	35–65
Schlafapnoe-Syndrom	30–50
Schilddrüsenvergrößerung ± -knoten	50–80

■ Diagnostik

■ Biochemische Diagnostik

Die Bestimmung von Wachstumshormon aus singulären Blutproben ist aufgrund der physiologischerweise pulsatilen Freisetzung von Wachstumshormon nicht sinnvoll. Der **insulinartige Wachstumsfaktor 1** (IGF-1), der als Mediator die meisten Effekte des Wachstumshormons vermittelt, weist im Gegensatz dazu kaum Tagesschwankungen auf. Zur Interpretation erhobener IGF-1-Konzentrationen muss ein verlässliches Messverfahren mit Ausschluss von Störeffekten durch IGF-Bindungsproteine (IGFBPs) und hinreichend definiertem altersabhängigen Normbereich herangezogen werden. Ein im altersbezogenen Normbereich liegender IGF-1-Spiegel schließt eine klinisch aktive Akromegalie aus, wenn keine hepatische Synthesestörung, Malnutrition, Maldigestion, schlecht eingestellter Diabetes mellitus oder Urämie vorliegen. Umgekehrt erhärtet ein über die Altersnorm erhöhter Spiegel des IGF-1 den klinischen Verdacht auf eine Akromegalie und sichert die Diagnose bei deutlicher Erhöhung (> 50 %) über die Altersnorm.

Aufgrund der eingeschränkten Verfügbarkeit zuverlässiger Messmethoden für IGF-1 und zur zusätzlichen Absicherung der Diagnose wird ein **oraler Glukosetoleranztest** (oGTT) durchgeführt. Während bei Gesunden die Wachstumshormonkonzentration nach Glukose-Ingestion auf < 0,2 ng/ml supprimierbar sind, zeigt sich bei Patienten mit Akromegalie eine fehlende Supprimierbarkeit (Cutoff < 0,5 ng/ml bzw. Suppression unter den Assay-abhängigen Normwert Gesunder) oder sogar ein paradoxer Anstieg. Bei Vorliegen einer Akromegalie muss die Funktion aller übrigen Hypophysenachsen überprüft werden. Die Beobachtung des Wachstumshormonverlaufs nach Stimulation mit TRH oder LHRH zeigt oft einen paradoxen hGH-Anstieg, ist jedoch ohne therapeutische Konsequenz für die Behandlung und daher verzichtbar.

Während bei Gesunden der Wachstumshormonspiegel während der überwiegenden Zeit des Tages für konventionelle Wachstumshormon-Messmethoden unmessbar niedrig ist, fällt der Wachstumshormonspiegel bei autonomer Mehrsekretion im Rahmen einer Akromegalie nicht auf entsprechend niedrige Konzentrationen ab. Patienten mit aktiver Akromegalie und deutlich erhöhtem Spiegel des IGF-1 sind auch mit Wachstumshormonkonzentrationen < 1 ng/ml beschrieben worden.

Bei nachgewiesenem Wachstumshormonexzess sollte – insbesondere, wenn keine zirkumskripte morphologische Läsion im bildgebenden Verfahren als Korrelat vorliegt, sondern eher eine diffuse Hyperplasie der Hypophyse – eine einmalige Bestimmung von GHRH vorgenommen werden, um einen GHRH-Exzess als Ursache der Erkrankung auszuschließen. Diese Analysenmethode wird jedoch nur in wenigen spezialisierten Laboratorien vorgehalten.

Methodische Anmerkungen. Die mit verschiedenen, kommerziell verfügbaren Kits messbaren Wachstumshormonkonzentrationen unterscheiden sich erheblich. Daher sind Assay-spezifische Grenzwerte und Normbereiche erforderlich. Der Kliniker muss sich Aufschluss über die Charakteristika der in seinem Labor verwendeten Assay-Methodik verschaffen. Eine möglichst niedrige untere Nachweisgrenze der Wachstumshormon-Assays ist erforderlich, um Normbereiche für die Talwerte des Wachstumshormons nach oraler Glukosebelastung bei gesunden Personen zu definieren. Der **Wachstumshormon-Talwert** (Nadir) nach oGTT stellt zur Beurteilung der Akromegalie die sensitivste und daher die diagnostisch sinnvollste Wachstumshormon-Messung dar. Auch für IGF-1 gilt, dass die Normbereiche zwischen verschiedenen Messverfahren nicht vergleichbar und übertragbar sind. An hinreichend großen Referenzkollektiven definierte, methodenspezifische altersbezogene Normbereiche sind für die Interpretation unerlässlich.

Genetische Diagnostik

> Eine gezielte genetische Diagnostik bei Akromegalie ist dann indiziert, wenn die Erkrankung entweder in familiärer Häufung beobachtet wird, oder wenn zusätzlich ein primärer Hyperparathyreoidismus vorliegt (MEN I).

Der Nachweis einer AIP-Mutation bei isolierter familiärer Akromegalie oder der Nachweis einer Mutation der Alpha-Untereinheit des GS-Proteins, die bei 30% der somatotropen Hypophysenadenome gefunden wird und eine konstitutive Aktivierung des GHRH-Rezeptors simuliert, ist zum ätiopathologischen Verständnis der Erkrankung nützlich, hat jedoch für die Behandlung keine unmittelbaren Konsequenzen.

Bildgebung

Nach biochemischem Nachweis der Akromegalie ist eine **Kernspintomografie in Dünnschichttechnik** (2 bis maximal 3 mm Schichtabstand) ohne und nach Gabe von Gadolinium-DTPA Kontrastmittel indiziert. Nur bei Kontraindikation gegen eine kernspintomografische Untersuchung (Herzschrittmacher) sollte behelfsweise eine **Dünnschicht-Computertomografie** zur bildgebenden Diagnostik eingesetzt werden. Im seltenen Fall eines GHRH-Exzess muss der Tumor durch bildgebende Verfahren identifiziert werden, der für diese Überproduktion verantwortlich ist. In diesem seltenen Fall wird nach einer Suche mit einem Octreotid-Szintigramm gezielt CT oder NMR zur Darstellung der Tumoren eingesetzt werden.

Neben der Bildgebung zur Darstellung des zum Wachstumshormonexzess führenden Tumors sollten bei Diagnosestellung eine Sonografie des Abdomens und Echokardiografie zur Untersuchung im Hinblick auf eine Organomegalie vorgenommen werden. Eine Koloskopie ist bei Diagnosestellung aufgrund der gehäuften Inzidenz von Polypen erforderlich.

Therapie

Eine aktive Akromegalie ist nicht nur eine entstellende Erkrankung, sondern sie geht mit relevanten Komorbiditäten und einer verkürzten Lebenserwartung einher. Bei adäquater Kontrolle der Krankheitsaktivität kann die Lebenserwartung der Patienten normalisiert werden und die Mehrzahl der Begleiterkrankungen geht (mit Ausnahme der Arthropathie) zurück. Daher ist neben der lokalen Tumorkontrolle und der Beschwerdefreiheit das Ziel der Behandlung eine Normalisierung der Wachstumshormon- und IGF-1-Achse (so genannte **kontrollierte Akromegalie**).

> Wichtigster biochemischer Indikator der Krankheitsaktivität ist der Spiegel des IGF-1, der die hGH-Wirkung reflektiert, wohingegen Wachstumshormonspiegel selbst nur die Sekretionsleistung des Adenoms ohne Berücksichtigung der individuell schwankenden Wachstumshormonsensitivität abbilden.

Neuere Untersuchungen mit sensitiven Wachstumshormon-Messverfahren zeigen, dass bei Gesunden die hGH-Nadir-Werte im oGTT < 0,2 ng/ml liegen; diese Grenzwerte sind jedoch zwischen den verschiedenen Messmethoden für Wachstumshormon unterschiedlich. Patienten, die nach einer operativen Therapie zwar normale IGF-1-Spiegel, nicht jedoch eine normale Supprimierbarkeit des Wachstumshormon im oGTT erreichen (< 0,5 ng/ml), haben eine höhere Rezidivrate und bedürfen engmaschigerer Verlaufsuntersuchungen als Patienten, die sowohl eine Normalisierung des IGF-1 als auch eine regelrechte Supprimierbarkeit des hGH im oGTT erreichen.

2.2 Akromegalie

■ Operative Therapie

Die **selektive transsphenoidale Adenomektomie** durch in Hypophysenchirurgie geübte Neurochirurgen stellt die einzige Chance der Patienten auf Heilung dar und ist deshalb Therapie der ersten Wahl. Ein enger Zusammenhang der operativen Erfolgsrate mit der Erfahrung und Operationsfrequenz des Neurochirurgen ist nachgewiesen. Bei Makroadenomen gelingt die primäre operative Heilung selbst in erfahrenen neurochirurgischen Zentren nur bei ca. 50 % der Patienten. Bei Mikroadenomen (< 1,0 cm Durchmesser) liegt die Kontrollrate bei 70–95 %. Bei ausgedehnten und weit nach lateral extendierenden Makroadenomen, deren vollständige operative Entfernung a priori nicht möglich ist, ist eine Tumorverkleinerung (Debulking) sinnvoll, um mechanische Kompressionserscheinungen zu mindern sowie die Aktivität der Erkrankung zu reduzieren, wodurch der Erfolg einer anschließend vorzunehmenden medikamentösen Therapie erhöht wird.

■ Radiotherapie

Die Indikation zur Strahlentherapie sollte auf aggressiv wachsende somatotrope Adenome beschränkt werden, da eine Strahlentherapie mit einer erhöhten Mortalität einhergeht – überwiegend infolge zerebrovaskulärer Komplikationen. Der Effekt der Strahlentherapie auf die Mehrsekretion an Wachstumshormon setzt sehr langsam ein: nach **konventioneller fraktionierter Strahlentherapie** mit 40–50 Gy, fraktioniert auf Einzeldosen von 1,8 Gy an 5 Tagen der Woche, erreichten ein Wachstumshormon von < 1 ng/ml nach OGTT 10 % der Patienten nach 2 Jahren, und 52 % nach 10 Jahren, eine Normalisierung des IGF-1 8 bzw. 42 %. Hingegen hatten nach 2 Jahren bereits 42 % der Patienten und nach 10 Jahren 78 % der Patienten infolge der Strahlentherapie Hypophysenfunktionsausfälle entwickelt.

Alternativ zu der konventionellen fraktionierten Strahlentherapie sind **radiochirurgische Verfahren** (LINAC und „Gamma-Knife") etabliert, bei denen die Strahlendosis üblicherweise in einer einzelnen Sitzung verabreicht wird. Diese strahlentherapeutischen Verfahren werden insbesondere bei zirkumskripten, relativ kleinen, chirurgisch nicht erreichbaren Adenomresten mit Erfolg eingesetzt. Der Effekt dieser Strahlentherapie setzt schneller ein als der der konventionellen Strahlentherapie; ein günstigeres Verhältnis erwünschter zu unerwünschten Wirkungen ist bisher nicht überzeugend nachgewiesen worden.

■ Medikamentöse Therapie

An Substanzklassen stehen Dopaminagonisten, Somatostatinanaloga und ein Wachstumshormonrezeptor-Antagonist für die medikamentöse Therapie der Akromegalie zur Verfügung. Die Wirksamkeit im Hinblick auf eine Normalisierung der Krankheitsaktivität ist in der genannten Reihenfolge aufsteigend.

Dopaminagonisten

Dopaminagonisten sind zugelassen für die Behandlung von Hyperprolaktinämie. Eine Zulassung für isoliert GH-sezernierende Adenome besteht nicht; hierbei handelt es sich definitionsgemäß um einen Heilversuch außerhalb der regulären Indikation. Durch den ersten breit angewendeten Dopaminagonisten Bromocriptin konnten Wachstumshormonspiegel bei Patienten mit Akromegalie in ca. 30 % signifikant gesenkt werden, eine Normalisierung wurde jedoch in < 10 % erreicht. Der langwirksame Dopaminagonist Cabergolin zeigt eine deutlich höhere Erfolgsrate mit bis zu 40 % Normalisierung der IGF-1-Spiegel als Parameter der Krankheitsaktivität. Hierbei sprechen gemischt Prolaktin- und hGH-sezernierende Adenome auf die Behandlung mit Dopaminagonisten häufiger an als isoliert somatotrope Adenome. Vorteil der Dopaminagonisten ist ihre orale Verfügbarkeit und ihre im Vergleich zu den anderen Substanzklassen geringeren Kosten. Bei residueller postoperativer Krankheitsaktivität mit nicht auf mehr als das Doppelte der oberen Norm erhöhtem IGF-1-Spiegel erscheint der Behandlungsversuch mit aufsteigender Dosierung lohnend. Wenn eine Normalisierung des IGF-1-Niveau erreicht wird, kann die Monotherapie mit Dopaminagonisten als hinreichend angesehen werden. Die länger wirksamen Dopaminagonisten Cabergolin und Quinagolid zeigen weniger Nebenwirkungen als Bromocriptin, die Dosierung sollte einschleichend mit Applikation vor dem Zubettgehen erfolgen.

Somatostatinanaloga

Wesentlich effektiver als Dopaminagonisten und eine etablierte medikamentöse Therapie der Akromegalie sind Somatostatinanaloga (Octreotid, Lanreotid). Beide Medikamente haben eine Präferenz für die Somatostatinrezeptor-Subtypen-2 (SSTR-Subtypen) und mit geringerer Affinität zu Subtyp 5. Hinsichtlich der Absenkung und Normalisierung von hGH-Spiegeln und IGF-1 sind die meist monatlich zu injizierenden langwirksamen Depotformulierungen der Präparate der 3-mal täglich subkutanen Injektion überlegen, auch die Raten der Adenomverkleinerung sind unter Applikation der Depotformulierungen höher als unter subkutaner, mehrfach täglicher Therapie mit Somatostatinanaloga. Bei ca. 90 % der Patienten zeigt sich eine Senkung der Wachstumshormon- und IGF-1-Spiegel, 5–10 % der Patienten zeigen keinen Effekt, da ihre Adenome keine entsprechenden SSTR aufweisen. Eine Normalisierung der Krankheitsaktivität kann durch Depot-Somatostatinanaloga bei der Hälfte bis zwei Drittel der Patienten erreicht werden. Zunehmend werden Somatostatinanaloga bei primär nicht vollständig resezierbaren Tumoren sowie natürlich bei klinisch inoperablen Patienten als Primärtherapie auch vor einem operativen Eingriff diskutiert.

Nebenwirkungen dieser Therapie sind die Bildung von Gallenwegskonkrementen, gastrointestinale Beschwerden (vor allen Dingen in der Initialphase der Behandlung) und eine Inhibition der exokrinen wie auch der endokrinen Pankreassekretion. Der hemmende Effekt der Somatostatinanaloga auf die Insulinsekretion ist bei gleichzeitiger Besserung des Wachstumshormonexzess meist klinisch unproblematisch, kann aber in einzelnen Fällen mit einer Verschlechterung der Glukosetoleranz einhergehen.

Somatostatinanaloga, die für einzelne Subtypen der 5 bekannten Somatostatin-Rezeptoren spezifisch sind und Analoga, die neben einer Hauptwirkung auf SSTR2 auch mit höherer Affinität den SSTR5 sowie SSTR1 und SSTR3 ansprechen, befinden sich in der Entwicklung und sind außerhalb von Studien noch nicht verfügbar.

Wachstumshormonrezeptor-Antagonist

Mit **Pegvisomant** ist ein Wachstumshormon-Analogon als Rezeptorantagonist für die Behandlung der Akromegalie zugelassen, bei dem durch gezielte Mutationen das Medikament hGH-Rezeptoren zwar bindet und besetzt, jedoch keine Rezeptoraktivierung erlaubt. Der Ansatzmechanismus dieses Medikaments liegt somit in der Körperperipherie und nicht primär am somatotropen Adenom. Bei Patienten mit Akromegalie, deren Erkrankung zuvor durch andere therapeutische Maßnahmen nicht adäquat kontrolliert werden konnte, gelang eine über 90%ige Normalisierung der Krankheitsaktivität. Bei Umstellung der medikamentösen Therapie von Somatostatinanaloga auf den Wachstumshormon-Rezeptorantagonisten ist eine Verbesserung der Glukosetoleranz zu beobachten. Diese neueste und aus dem Spektrum der Medikamente zur Behandlung der Akromegalie auch teuerste Substanz ist bisher nur als Second-time-Therapie für die Patienten zugelassen, deren Krankheitsaktivität durch andere Medikamente nicht hinreichend kontrolliert werden kann oder die diese nicht vertragen.

Als unerwünschte **Nebenwirkung** kommt es bei 5–6% der mit Pegvisomant behandelten Patienten überwiegend während der ersten Behandlungsmonate zu Anstiegen der Lebertransaminasen unter Führung der ALT. Von den betroffenen Patienten normalisiert sich bei der Hälfte die Transaminasenerhöhung spontan, bei anderen Patienten kann sie zum Absetzen der Therapie zwingen, wonach sich die Enzymerhöhungen regelmäßig zurückbilden.

> **!** Durch den peripheren Ansatz reduziert Pegvisomant nicht die Tumorgröße. Wenngleich bisher keine Hinweise auf ein vermehrtes Adenomwachstum unter GH-Rezeptorblockade vorliegen, sollten die Patienten diesbezüglich sorgfältig überwacht werden.

Kombinationstherapie

Wenn eine Monotherapie mit Dopaminagonisten und nachfolgend eine Monotherapie mit Somatostatinanaloga keinen hinreichenden Therapieeffekt zeigen, lässt sich durch kombinierte Gabe beider Substanzen ein weiteres Absinken der mittleren Wachstumshormonkonzentration und des IGF-1-Spiegels um ein Drittel erreichen. Dieser additive Behandlungseffekt wird durch eine Heterodimerisierung von Dopamin-D2-Rezeptoren mit Somatostatinrezeptoren erklärt.

Aufgrund ihres unterschiedlichen Ansatzmechanismus mit Hemmung der Wachstumshormonsekretion für Somatostatinanaloga und Blockade der peripheren hGH-Rezeptoren für Wachstumshormonrezeptor-Antagonisten ist eine Kombinationsbehandlung langwirksamer Somatostatinanaloga mit wöchentlicher Injektion von Pegvisomant in einigen ersten Studien untersucht worden und erweist sich als erwartungsgemäß sehr wirksam. Weitere und längerfristige Untersuchungen dieser Kombinationsbehandlung sind erforderlich.

■ **Therapiekontrolle und Verlauf**

Das Behandlungsziel einer Normalisierung der Aktivität der Wachstumshormon-/IGF-1-Achse bedarf regelmäßiger Überprüfung. Die Bestimmung von IGF-1 (im Vergleich mit den altersentsprechenden Normwerten stellt) den besten biochemischen Indikator für das Erreichen dieses Ziels dar. Patienten mit einer Normalisierung des IGF-1, aber ohne eine regelrechte Supprimierbarkeit des Wachstumshormons im oGTT weisen eine höhere Rezidivrate auf. Auch nach vollständiger Remission können 10 Jahre später Rezidive der Akromegalie auftreten, daher sind langfristige (einmal jährliche) Kontrollen bei Patienten in Remission indiziert. Die postoperative Bestimmung von Wachstumshormon im Vergleich zu präoperativen Werten gibt Auskunft über das prozentuale Maß der Adenomresektion. Bei nicht vollständig resezierbarem Makroadenom wird postoperativ ein dem Umfang der Adenomresektion entsprechender Abfall des Wachstumshormons beobachtet, häufig jedoch keine signifikante Veränderung des IGF-1. Dies ist erklärt durch die immer noch vollständige Aktivierung der hGH-Rezeptoren. Auch bei konstant niedrigen hGH-Spiegeln sogar < 1 ng/ml, die jedoch nie wie bei Gesunden unmessbar niedrige Konzentrationen während des Tagesverlaufs erreichen, kann eine aktive Akromegalie bestehen.

Nach operativer Behandlung der Akromegalie sollte ca. 3 Monate später die vollständige Hypophysenfunktion überprüft und eine kernspintomografische Untersuchung der Sellaregion vorgenommen werden, die im weiteren Verlauf als Bezug für evtl. Rezidivbildungen gilt. Zum gleichen Zeitpunkt ist ein oGTT mit Bestimmung von Wachstumshormon sinnvoll, um Aufschluss über die regelrechte Supprimierbarkeit des Wachstumshormons zu erhalten und den Glukosestoffwechsel zu beurteilen.

■ **Zusammenfassung: therapeutisches Vorgehen**

Therapie der ersten Wahl ist grundsätzlich die selektive transsphenoidale Adenomektomie durch einen in Hypophysenchirurgie besonders erfahrenen Neurochirurgen. Wenn eine Operabilität primär nicht gegeben ist, sollte

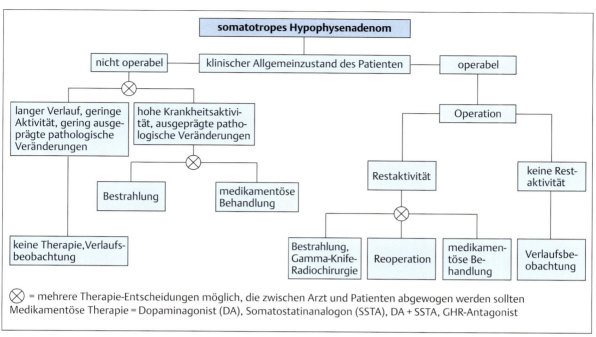

Abb. 2.1 Therapie beim somatotropen Hypophysenadenom.

eine primäre medikamentöse Therapie angestrebt werden. Falls postoperativ eine Restaktivität der Akromegalie persistiert, muss diese durch medikamentöse Therapie normalisiert werden, um hinsichtlich Begleiterkrankungen und Lebenserwartung eine Normalisierung zu erreichen (Abb. 2.1). Die Strahlentherapie sollte den Fällen vorbehalten bleiben, bei denen das Adenom invasiv ist oder eine Tendenz zu progredientem Wachstum aufweist. Innerhalb der medikamentösen Therapie ist eine Eskalation von Dopaminagonisten über Somatostatinanaloga hin zum Einsatz des Wachstumshormonantagonisten sinnvoll, bis eine adäquate Kontrolle der Krankheitsaktivität erreicht wird (Abb. 2.2). Unter laufender medikamentöser Therapie sind mindestens halbjährliche Kontrolluntersuchungen, bei Remission ohne medikamentöse Therapie jährliche Kontrolluntersuchungen sinnvoll, um das Auftreten eines Rezidivs nicht zu übersehen.

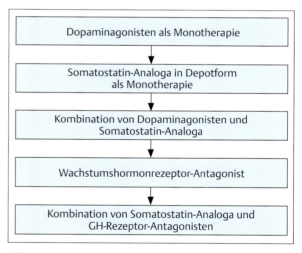

Abb. 2.2 Eskalationsschema der medikamentösen Therapie bei Akromegalie.

Prognose
Wenn eine Normalisierung des Wachstumshormon-IGF-1-Systems erreicht werden kann, bilden sich viele Begleiterkrankungen (Schlafapnoe-Syndrom, pathologische Glukosetoleranz) zurück und die Lebenserwartung der Patienten erreicht wieder die der gesunden Bevölkerung. Die nicht adäquat kontrollierte Akromegalie ist mit einer deutlichen erhöhten Sterblichkeit assoziiert.

Literatur

Ayuk J, Clayton RN, Holder G, Sheppard MC, Stewart PM, Bates AS. Growth hormone and pituitary radiotherapy, but not serum insulin-like growth factor-I concentrations, predict excess mortality in patients with acromegaly. J Clin Endocrinol Metab. 2004;89(4):1613–7.

Freda PU. Current concepts in the biochemical assessment of the patient with acromegaly. Growth Horm IGF Res. 2003; 13(4):171–184.

Melmed S. Acromegaly. N Engl J Med. 2006;355:2558–73.

Rajasoorya C, Holdaway IM, Wrightson P, Scott DJ, Ibbertson HK. Determinants of clinical outcome and survival in acromegaly. Clin Endocrinol (Oxf) 1994 Jul;41(1):95–102.

Anonymus. Biochemical assessment and long-term monitoring in patients with acromegaly: statement from a joint Consensus conference of the Growth Hormone Research Society and the Pituitary Society. J Clin Endocrinol Metab. 2004 Jul;89(7):3099–102.

2.3 Cushing-Syndrom

O.-A. Müller

■ Definition

Die Folgen einer länger anhaltenden inadäquaten Erhöhung der Plasmakortikoide werden als Cushing-Syndrom (Hyperkortisolismus) bezeichnet. Unterschieden werden die ACTH-abhängigen Formen, nämlich das zentrale Cushing-Syndrom (Morbus Cushing, Abb. 2.**3d** und **e**) bzw. die ektope ACTH-Mehrsekretion (Abb. 2.**3f,g,h**), von den ACTH-unabhängigen Formen (kortisolproduzierender Nebennierentumor bzw. bilaterale noduläre Hyperplasie) (Abb. 2.**3b** und **c**). Abzugrenzen sind die medikamentös bedingten Formen (Abb. 2.**3i** und **j**) sowie das alkoholinduzierte Pseudo-Cushing-Syndrom (s. u.).

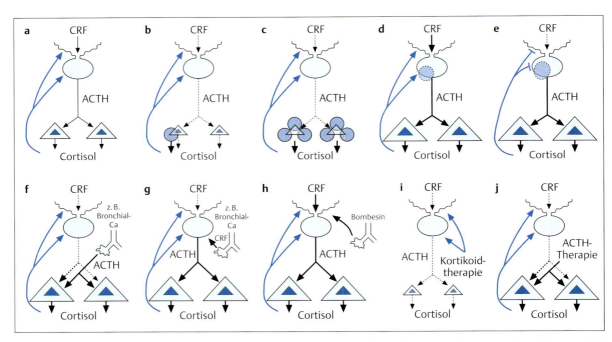

Abb. 2.**3a–j** Schematische Darstellung der verschiedenen Ursachen eines Cushing-Syndroms (modifiziert nach Müller OA, Thieme 1980).

a Normale Regulation zwischen Hypothalamus (CRF-Sekretion), Hypophyse (ACTH-Sekretion) und NNR (Kortisolsekretion).

b Autonom kortisolproduzierender NNR-Tumor (Adenom oder Karzinom) mit Suppression von CRF und ACTH.

c Autonom kortisolproduzierende primäre bilaterale NNR-Hyperplasie mit CRF- und ACTH-Suppression.

d Hypothalamisch bedingte (CRF-Mehrsekretion) beidseitige Hyperplasie der NNR mit und ohne nachweisbares ACTH-produzierendes Hypophysenadenom.

e Autonom ACTH-produzierendes Hypophysenadenom mit beidseitiger Hyperplasie der NNR und CRF-Suppression.

f Paraneoplastische ACTH-Sekretion, z. B. durch ein Bronchialkarzinom, mit konsekutiver NNR-Hyperplasie.

g Paraneoplastische CRF-Sekretion, z. B. durch ein Bronchialkarzinom, mit Stimulation der hypophysären ACTH-Sekretion und konsekutiver NNR-Hyperplasie.

h Paraneoplastische Produktion einer Bombesin-ähnlichen Substanz mit Stimulation der CRF-Sekretion und konsekutiver hypophysärer ACTH-Mehrsekretion und NNR-Hyperplasie.

i Kortikoidtherapie mit Hemmung der CRF- und ACTH-Sekretion und konsekutiver NNR-Atrophie.

j ACTH-Therapie mit Hemmung der endogenen CRF- und ACTH-Sekretion.

2.3 Cushing-Syndrom

■ Häufigkeiten und Bedeutung

Das Cushing-Syndrom ist – sieht man von der medikamentös induzierten Form ab – eine sehr seltene Erkrankung. Man rechnet mit etwa 1–3 Neuerkrankungen pro 1 Mio. Einwohner pro Jahr, d. h. etwa 80–240 Neuerkrankungen pro Jahr in der Bundesrepublik Deutschland. Eine ähnliche Inzidenz wurde auch in anderen Ländern gefunden. Möglicherweise muss aber von einer größeren Häufigkeit ausgegangen werden, da sich milde Formen des Cushing-Syndroms bei Metabolischem Syndrom, Diabetes mellitus und Osteoporose überraschend häufig nachweisen lassen. Frauen sind etwa 3-mal so häufig betroffen wie Männer.

Der Häufigkeitsgipfel liegt um das 40. Lebensjahr, aber auch Kinder und Jugendliche können bereits ein Cushing-Syndrom entwickeln.

Die häufigste Form ist das **zentrale Cushing-Syndrom** mit etwa 70–80% der Fälle, etwa 10% beruhen auf einer ektopen ACTH-Produktion (extrem selten ektope CRH-Produktion mit gleichzeitiger ektoper ACTH-Produktion), 10% der Fälle beruhen auf einem ACTH-unabhängig kortisolproduzierenden Nebennierentumor (davon etwa 20–40% Karzinome), extrem selten ist die ACTH-unabhängig kortisolproduzierende bilaterale makronoduläre oder mikronoduläre Nebennierenrindenhyperplasie (etwa 1% der Fälle). Ob es ein so genanntes zyklisches Cushing-Syndrom gibt, ist weiterhin umstritten bzw. es ist extrem selten.

> Differenzialdiagnostisch von den genannten Formen abzugrenzen ist das alkoholinduzierte so genannte „Pseudo-Cushing-Syndrom".

■ Diagnostik

■ Anamnese und Klinik

Die wichtigsten Beschwerden und Symptome fasst die Tab. 2.4 zusammen. Nicht selten wird die Diagnose eines Cushing-Syndroms um Jahre verfehlt, weil nur einzelne Symptome vorliegen bzw. dem klinischen Vollbild vorausgehen. Auf der anderen Seite wird ein Cushing-Syndrom aufgrund der sehr hohen Prävalenz von Adipositas, Hypertonus und diabetischer Stoffwechsellage viel zu häufig vermutet, sodass der Ausschlussdiagnostik große Bedeutung zukommt.

Im Kindesalter führt ein Hyperkortisolismus zur Wachstumsretardierung bis zum Wachstumsstillstand aufgrund der Hemmung der Wachstumshormonsekretion durch den Kortisolexzess. Die Pubertät kann verzögert sein, da auch die Gonadotropinsekretion durch den Kortisolexzess gehemmt wird, andererseits kann die z. T. gleichzeitig auftretende Androgen-Mehrsekretion zur Pseudopubertas praecox mit Beschleunigung der Skelettreife führen.

Tabelle 2.4 Symptome des Cushing-Syndroms und ihre Häufigkeit; Leitsymptome sind fett gekennzeichnet (aus Müller OA, 1998)

Symptom	Häufigkeit (%)
Rotes, gerundetes Gesicht (Vollmond, Plethora)	90
Stammbetonte Fettsucht	85
Diabetische Stoffwechsellage	85
Hypertonie	80
Hypogonadismus (Amenorrhoe, Libido- und Potenzverlust)	75
Osteoporose	65
Striae rubrae, hämorrhagische Diathese	60
Muskelschwäche	65
Hirsutismus (bei Frauen)	70
Knöchelödeme	55
Büffelhöcker	55
Akne	55
Rücken- und Knochenschmerzen	50
Psychische Veränderungen	45
Schlechte Wundheilung (Ulcus cruris)	35
Polyurie, Polydipsie	30
Kyphose	25
Nierensteine	20
Leichte Polyzythämie	20

■ Biochemische Diagnostik

Veränderungen einzelner klinischer Laborparameter (z. B. Leukozytose, Lymphopenie, Eosinopenie, Hypokaliämie) spielen eine untergeordnete Rolle, lediglich beim ektopen ACTH-Syndrom kann eine hypokaliämische Alkalose richtungsweisend sein. Die Hormonanalytik muss beim Cushing-Syndrom in Form einer **Stufendiagnostik** ablaufen, die in Tab. 2.5 zusammengefasst ist. Primäres Ziel ist der Ausschluss bzw. die Sicherung der Diagnose, wobei ein einzelner positiver Test nicht zur Sicherung der Diagnose Cushing-Syndrom ausreicht, sondern weitere pathologische Tests (aufgehobene Tagesrhythmik, erhöhte Ausscheidung des freien Kortisols im 24-h-Urin, unzureichende Hemmung durch niedrige Dexamethasondosen) erst die Diagnose endgültig sichern (Tab. 2.5) Hierbei ist zu berücksichtigen, dass kein Screeningtest eine 100%ige Akkuratheit und die in Tab. 2.5 genannten Cut-off-Werte keine absolute Wertigkeit haben.

> *!* Eine besondere Bedeutung hat der mitternächtliche Kortisolspiegel zum Ausschluss oder Beweis eines Cushing-Syndroms, da er hohe Sensitivität und Spezifität aufweist und in Form des Speichelkortisols ambulant durchführbar ist.

Tabelle 2.5 Funktionsdiagnostik und Differenzialdiagnose des Cushing-Syndroms bei klinischem Verdacht auf Cushing-Syndrom

Ausschluss	Sicherung
▶ Negativer Dexamethason-Kurztest (Kortisol < 2 µg/dl nach 2 mg Dexamethason), ▶ niedriger mitternächtlicher Serum-Kortisolspiegel (< 3 µg/dl) oder ▶ Speichel-Kortisolspiegel (< 1 ng/ml)	▶ Pathologischer Dexamethason-Kurztest (Kortisol nicht supprimiert bzw. > 2 µg/dl) ▶ erhöhter mitternächtlicher Kortisolspiegel (> 3 µg/dl), ▶ erhöhte Ausscheidung des freien Kortisols im 24-h-Urin, ▶ fehlender Anstieg von Kortisol und HGH im IHT bei ausreichender Hypoglykämie (< 40 mg/dl)

Tabelle 2.6 Differenzialdiagnose des Cushing-Syndroms

Untersuchung	Ergebnis bei NNR	Ergebnis bei Hypophyse	Ergebnis bei ektoper Ursache
ACTH	niedrig normal oder supprimiert	normal bis hoch	hoch bis sehr hoch
CRH-Test*	negativ	positiv	negativ
Dexa-Test (8 mg)**	negativ	positiv	negativ
Sono/CT/NMR der Nebennieren	Tumor	entfällt	Hyperplasie?
NMR-Hypophyse	entfällt	Tumor	entfällt
Sinus-petrosus-Katheter***	entfällt	positiv	negativ

* ACTH-Anstieg > 50 %, Kortisolanstieg > 30 % des Basalwerts
** Kortisolabfall > 50 % vom Ausgangswert
*** Gradient zentral-peripher ≥ 3,0 nach CRH-Stimulation

■ Differenzialdiagnose

Auch die Differenzialdiagnose muss primär hormonanalytisch gestellt werden, erst dann sind bildgebende Verfahren einzusetzen zur genauen Lokalisation der biochemisch gesicherten Ursache (Tab. 2.5 und Tab. 2.6). Alle genannten Funktionsteste weisen einzelne falsch positive bzw. falsch negative Ergebnisse auf, was insbesondere die Differenzialdiagnose zwischen eutoper und ektoper ACTH-Produktion erschweren kann. Allerdings ist der gleichzeitig falsch positive oder falsch negative Ausfall des CRH-Stimulationstests und des hochdosierten Dexamethason-Hemmtests selten.

Im Einzelfall kann die Differenzierung zwischen einem zentralen hypothalamisch-hypophysären Cushing-Syndrom und einer ektopen ACTH-Sekretion bei noch nicht bekanntem Tumor sehr schwierig sein. In diesem Fall ist eine bilaterale Katheterisierung des Sinus petrosus inferior mit gleichzeitiger CRH-Gabe einzusetzen. Im Falle eines hypothalamisch-hypophysären ACTH-Exzesses sind die stimulierten ACTH-Spiegel im Sinus petrosus inferior deutlich höher (Faktor ≥ 3,0) als in der Peripherie, während bei der ektopen ACTH-Sekretion dieser Anstieg nicht auftritt. Eine Seitenlokalisation des ACTH-produzierenden Mikroadenoms ist hierdurch aber nicht möglich.

Die **Abgrenzung des alkoholinduzierten „Pseudo-Cushing-Syndroms"** kann Schwierigkeiten bereiten, da hier die genannten Funktionstests ebenfalls pathologisch ausfallen können. Hier sind die Anamnese und die deutlich pathologischen Leberwerte richtungsweisend. Oft ergibt erst der Verlauf die richtige Diagnose, wenn die Symptome des Hyperkortisolismus unter Alkoholkarenz rückläufig sind.

Durch **Sonografie bzw. CT** erfolgt die **Seitenlokalisation** eines Nebennierentumors. Bei der extrem seltenen bilateralen mikronodulären Hyperplasie kann im Einzelfall eine Kernspintomografie die Diagnose sichern oder der Nachweis einer Kortisolsekretion aus beiden Nebennierenvenen durch eine entsprechende venöse Katheterisierung bei fehlendem Nebennierentumor-Nachweis im Falle eines gesicherten ACTH-unabhängigen Cushing-Syndroms.

Die **Kernspintomografie der Sella-Region** dient zum Nachweis des in der Regel sehr kleinen Mikroadenoms beim zentralen Cushing-Syndrom. Ein CT sollte für diese Fragestellung nicht eingesetzt werden. Ein CT der Nebennieren ist bei gesichertem zentralen Cushing-Syndrom überflüsssig.

> **!** Niemals darf eine chirurgische Therapie aufgrund eines gesicherten Nebennierentumors ohne eindeutig gesicherte Ursache eines Cushing-Syndroms erfolgen, da möglicherweise bei einem ACTH-abhängigen Cushing-Syndrom zusätzlich ein Inzidentalom oder eine makromoduläre Hyperplasie der Nebennieren vorliegt.

Bei den **ektopen Formen** ist häufig schon das zugrunde liegende Tumorleiden bekannt. Bei neuroendokrinen Tumoren, z. B. Karzinoiden der Lunge, kann der Nachweis des für die ektope ACTH-Sekretion verantwortlichen Tumors schwierig sein oder misslingen, was eine kausale Therapie verhindert und eine symptomatische Therapie erforderlich macht (so genanntes okkultes ektopes Cushing-Syndrom).

Bei gesicherter ektoper ACTH-Sekretion ohne gesicherten Tumor muss daher das gesamte Spektrum der bildgebenden Verfahren zur Tumorlokalisation eingesetzt werden (CT, MRT, Somatostatinrezeptor-Szintigrafie, DOPA-PET, u. a.).

Therapie

Bei allen endogenen Formen des Cushing-Syndroms ist ein **operatives Vorgehen** die Therapie der ersten Wahl. Eine primäre medikamentöse Therapie gibt es nicht, sie ist lediglich im Einzelfall als Vorbehandlung einzusetzen bzw. nach unvollständiger Therapie eines kortisolproduzierenden Nebennierenrinden-Karzinoms oder einer ektopen ACTH-Produktion. Eine Strahlentherapie ist ebenfalls sehr selten indiziert, z.B. bei größeren ACTH-produzierenden Hypophysenadenomen, die nicht vollständig zu entfernen sind. Hier ist dann intermittierend eine medikamentöse Therapie einzusetzen bis zum Wirkungseintritt der Strahlentherapie.

Zentrales Cushing-Syndrom (Morbus Cushing)

Die Therapie der Wahl bei zentralem Cushing-Syndrom ist die **transsphenoidale selektive Adenomentfernung**. Eine präoperative medikamentöse Vorbehandlung ist extrem selten erforderlich. Ist der neurochirurgische Eingriff (in Einzelfällen mit Zweitoperation) nicht erfolgreich, so erfolgt eine bilaterale Adrenalektomie, die auch bei einem Rezidiv die Therapie der Wahl ist.

Die transsphenoidale Hypophysenoperation ist bei endokrinologisch gesicherter Diagnose auch dann indiziert, wenn kein sicherer Adenom-Nachweis kernspintomografisch gelingt. Bei der operativen Exploration wird insgesamt in etwa 80% der Fälle ein Mikroadenom gefunden. Bestes Zeichen für eine primär kurative Operation ist der temporäre postoperative Hypokortisolismus. Er macht eine vorübergehende Hydrokortison-Substitutionstherapie erforderlich (Dauer im Mittel 18–24 Monate). Die primäre Heilungsrate durch transsphenoidale Adenomektomie beträgt etwa 70–80%. Die Rezidivraten können allerdings bis zu 15% betragen.

Nachdem nur noch selten eine bilaterale Adrenalektomie zur endgültigen Therapie eines zentralen Cushing-Syndroms eingesetzt wird, ist auch das so genannte Nelson-Syndrom sehr selten geworden, also die Entwicklung eines ACTH-produzierenden Hypophysenmakroadenoms nach bilateraler Adrenalektomie. Diese Tumoren, die wahrscheinlich durch den Wegfall der Glukokortikoidhemmung nach Adrenalektomie entstehen, können sehr aggressiv wachsen. Hier ist dann neben einer Hypophysenoperation auch eine anschließende Bestrahlungstherapie notwendig.

Die Therapie des zentralen Cushing-Syndroms bei Kindern und Jugendlichen entspricht der beim Erwachsenen.

ACTH-unabhängige Kortisol-Mehrsekretion der Nebennieren

Bezüglich der operativen Therapie von kortisolproduzierenden Nebennierenrinden-Adenomen und -karzinomen sowie der ACTH-unabhängigen bilateralen mikronodulären und makronodulären Hyperplasie wird auf das Kapitel 5 Nebennieren verwiesen.

Ektopes ACTH- und CRH-Syndrom

Die alleinige ektope Sekretion von CRH ist bisher nicht eindeutig gesichert, sondern ist in der Regel mit einer gleichzeitigen ektopen ACTH-Sekretion verbunden. In den meisten Fällen besteht ausschließlich eine ektope ACTH-Sekretion. Klinisch sind 2 Situationen zu unterscheiden:

▶ die Hormonsekretion durch ein aggressives, schnell wachsendes Malignom (z.B. kleinzelliges Bronchialkarzinom) und
▶ der biologisch weniger maligne Verlauf bei neuroendokrinen Tumoren (z.B. Bronchuskarzinoid).

Wenn eine operative Therapie des zugrunde liegenden Tumorleidens nicht mehr erfolgreich sein kann, ist eine bilaterale Adrenalektomie zur symptomatischen Therapie des Hyperkortisolismus indiziert. Alternativ kann eine adrenostatische Therapie zur Beseitigung des Hyperkortisolismus eingesetzt werden (Kapitel 5, Nebennieren). Bei kurativ nicht angehbaren Malignomen ist entsprechend der Grunderkrankung eine Chemotherapie/Strahlentherapie sinnvoll. Die medikamentöse Therapie mit Adrenostatika (s.u.) ermöglicht die Korrektur der metabolischen Dekompensation (hypokaliämische Alkalose u.a.).

Ist die Quelle der pathologischen, ektopen ACTH-Sekretion bekannt (Bronchuskarzinoid, Thymuskarzinoid, endokriner Pankreastumor u.a.), so ist bei fehlender Metastasierung die Operation zur möglichst kurativen Therapie einzusetzen.

Medikamentöse Therapie mit Adrenolytika bzw. Adrenostatika

Diese Therapie ist in der Regel als eine ergänzende Therapie bei nicht vollständig entfernbarem Nebennierenkarzinom und bei ektoper ACTH-Produktion bei operativ nicht angehbaren metastasierenden Tumoren indiziert, wenn eine bilaterale Adrenalektomie nicht indiziert oder durchführbar ist.

Die Tab. 2.7 fasst die zur Verfügung stehenden Adrenolytika und Adrenostatika zusammen; im Einzelnen sind Beispiele für die Handelsnamen, der Hauptwirkort, der genaue Wirkungsmechanismus, die Tagesdosis sowie die wichtigsten Nebenwirkungen angegeben. Die Erfolgsaussichten sind leider durchaus unterschiedlich, die Nebenwirkungen oft erheblich, was insbesondere eine Langzeittherapie erschwert.

Substitutionstherapie

Bereits perioperativ muss bei operativer Beseitigung des Cushing-Syndroms eine hochdosierte Hydrokortisontherapie parenteral durchgeführt werden, z.B. 100 mg Hydrokortison im Dauertropf perioperativ und weitere 100 mg in den ersten 24h postoperativ und die weitere Substitution je nach Verlauf.

In der Regel ist nach erfolgreicher transsphenoidaler Hypophysenoperation beim zentralen Cushing-Syn-

Tabelle 2.7 Medikamente mit hemmender Wirkung auf die Kortisolsekretion, die therapeutisch zur Beeinflussung eines Cushing-Syndroms eingesetzt werden (modifiziert nach Müller OA, Stalla GK, 1990)

Substanz	Handelsname	Hauptwirkort	Hauptwirkungsmechanismus	Dosis pro Tag	Wichtigste Nebenwirkungen
o,p'DDD	Lysodren	NNR	Enzymhemmung, z. B. der 3β-Hydroxydehydrogenase, Nekrose der Zona reticularis und fasciculata	2–12 g	Geschmacksstörung, Übelkeit, Erbrechen, Diarrhoe, Exanthem, zerebrale Symptome
Amionoglutethimid	Orimeten	NNR	Enzymhemmung der 3β-Hydroxydehydrogenase u. der 11β-Hydroxylase	1–2 g	Übelkeit, Müdigkeit, Somnolenz, Exanthem, Myalgien
WIN 24,540	Trilostan	NNR	Enzymhemmung der 3β-Hydroxydehydrogenase	0,2–1 g	vermehrter Speichelfluss, gastrointestinale Symptome, Müdigkeit
Metapyron	Metopiron	NNR	Enzymhemmung der 3β-Hydroxydehydrogenase	2–4,2 g	Magen- und Darmbeschwerden, Schwindel, Kopfschmerzen, Exanthem Blutdrucksenkung
Ketoconazol	Nizoral	NNR (HVL)	Hemmung von Cytochrom-P-450-abhängiger Enzyme, v. a. 11β-Hydroxylase	0,6–1 g	Übelkeit, Diarrhoe, Juckreiz, Kopfschmerzen, Transaminasenanstieg, Hypogonadismus
Etomidat	Hypnomidate	NNR (HVL)	Hemmung von Cytochrom-P-450-abhängiger Enzyme, v. a. 11β-Hydroxylase	2,5–30 mg/h i. v.	Myoklonien, Venenschmerzen, Hypnotikum, Blutdrucksenkung

drom eine Hydrokortison-Substitutionstherapie über Monate erforderlich, bei erfolgreicher Operation eines kortisolproduzierenden Nebennierentumor oft sogar über Jahre, bei bilateraler Adrenalektomie lebenslang (Einzelheiten Kapitel 5, Nebennierenrindeninsuffizienz), eine Mineralokortikoidsubstitution ist regelhaft nur nach bilateraler Adrenalektomie erforderlich.

■ Verlaufskontrollen

Nach jeder erfolgreichen operativen Korrektur eines Hyperkortisolismus sind über mindestens 10 Jahre Verlaufskontrollen erforderlich, um einerseits den Therapieerfolg bzw. ein Rezidiv der Erkrankung zu erfassen, andererseits, um die Notwendigkeit einer Substitutionstherapie mit Hydrokortison zu überprüfen. Auch muss der Zeitpunkt zur Unterbrechung der Hydrokortisonsubstitution nach Hypophysenoperation bzw. einseitiger Adrenalektomie erfasst werden. Einzelheiten der Diagnostik sind den entsprechenden Kapiteln (Diagnostik des Cushing-Syndroms, Diagnostik der Nebennierenrindeninsuffizienz) zu entnehmen.

! Patienten mit einer Nebennierenrindeninsuffizienz nach Therapie benötigen einen Ausweis über ihre Erkrankung, um bei entsprechenden Situationen (fieberhafte Erkrankung, andere Operation, Stresssituation) eine ausreichende Erhöhung der Hydrokortisonsubstitution zu gewährleisten.

Literatur

Allolio B, Schulte HM (Hrsg). Praktische Endokrinologie, Urban & Schwarzenberg;1996:212–231.
Arnaldi G, Angeli A, Atkinson AB, et al. Diagnosis and Complications of Cushing's Syndrome: A Consensus Statement, J Clin Endocrinol & Metab 2003;88:5593–5602.
Hofmann BM, Hlavac M, Kreutzer J, et al. Long term results after microsurgery of Cushing's disease: experiences with 426 primary operations over 35 years. J Neurosurgery;2007, in press.
Isidori AM, Kaltsas GA, Pozza C, et al. The Ectopic Adrenocorticotropin Syndrome: Clinical Features, Diagnosis, Management, an Long-Term Follow-Up. J Clin Endocrinol Metab 2006;91:371–377.
Müller OA, Stalla GK. Medikamentöse Therapie des Cushing-Syndroms. Akt. Endokr. Stoffw. 1990;11:27–34.
Newell-Price J, Trainer P, Perry L, Wass J, Grossman A, Besser M. A single sleeping midnight Cortisol has 100% sensitivity for the diagnosis of Cushing's syndrome in: Clinical Endocrinology 1995;43:545–550.

2.4 Prolaktinom, Hyperprolaktinämie

J. Schopohl

■ Definition und Epidemiologie

Prolaktinome entstehen durch eine fast immer benigne Proliferation laktotroper Hypophysenzellen mit pathologischer autonomer Mehrsekretion von Prolaktin. Es handelt sich um den häufigsten hormonproduzierenden Hypophysentumor des Menschen mit einer Inzidenz von 50–60 Fällen/Mio Einwohner und Jahr, in Sektionsuntersuchungen finden sich Mikroadenome der Hypophyse mit immunhistochemischem Nachweis von Prolaktin in einer Häufigkeit von 5%. 90% der Prolaktinome sind kleine intraselläre Tumoren (Durchmesser ≤ 1 cm) mit sehr geringer Wachstumstendenz. Nur selten entstehen Makroprolaktinome (Durchmesser > 1 cm, häufig mehrere cm) mit invasivem Wachstum und Kompression von umgebenden Strukturen. Maligne Prolaktinome, die innerhalb und außerhalb des ZNS metastasieren, sind eine absolute Rarität.

■ Differenzialdiagnose der Hyperprolaktinämie

Als Hyperprolaktinämie wird zunächst jede Erhöhung des Prolaktinspiegels über den Normbereich verstanden. Erhöhungen des Prolaktinspiegels können physiologische oder pathologische Ursachen haben.

> Eine Hyperprolaktinämie ist keinesfalls immer Folge eines Prolaktinoms.

Die häufigste physiologische Ursache einer Hyperprolaktinämie ist die Schwangerschaft mit einem mittleren Anstieg der PRL-Spiegel auf das 10-Fache der Normwerte bei großer individueller Variabilität. Auch der Saugreiz beim Stillen führt zur Hyperprolaktinämie.

Alle Prozesse, die morphologisch (Kompression des Hypophysenstils) oder funktionell die physiologisch inhibitorische Kontrolle der Prolaktinsekretion durch hypothalamisches Dopamin stören, können zu einer pathologischen Hyperprolaktinämie führen. Insbesondere Raumforderungen oder Entzündungen im Bereich des Hypophysenstiels (so genannte „Entzügelungshyperprolaktinämie") sind hier zu nennen. Weitere Ursachen sind Hypothyreose, neurogene Störungen (z.B. Reizung der Thoraxnerven bei Herpes Zoster) und chronischer Stress (Überforderung). Eine Reihe von Medikamenten, insbesondere typisch und atypische Neuroleptika, aber auch andere Psychopharmaka, Kalziumantagonisten, Antieemetika, Östrogene, Opiate können eine Hyperprolaktinämie bewirken.

■ Klinik

Die klinischen Leitsymptome eines Prolaktinoms sind durch den **Hypogonadismus** bedingt, als Folge der durch die Hyperprolaktinämie gestörten hypothalamischen GnRH-Sekretion. Bei prämenopausalen Frauen stehen Zyklusstörungen in Form von Oligo- bis Amenorrhoe, gelegentlich auch nur anovulatorische Zyklen im Vordergrund (> 95%). Beim Mann äußert sich der Hypogonadismus in einer Verminderung von Libido und Potenz bis hin zur Impotenz und Infertilität. Eine Gynäkomastie wird insbesondere bei adipösen Patienten gelegentlich beobachtet, sie ist Folge des Hypogonadismus und nicht unmittelbar der Hyperprolaktinämie. Eine Galaktorrhoe wird nur bei etwa der Hälfte der Frauen mit Prolaktinomen und selten bei Männern beobachtet. Eine chronische Hyperprolaktinämie kann bei Frauen zu einer vermehrten adrenalen Androgenproduktion führen bei gleichzeitiger Verminderung des SHBG und damit zum Hirsutismus und weiteren klinischen Zeichen eines Androgenexzesses.

Bei **Makroprolaktinomen**, die eine beträchtliche Größe erreichen können, stehen häufig die Folgen der großen **Raumforderung** im Vordergrund der Symptomatik (Hirnnervenausfälle mit z.B. Gesichtsfeldeinschränkungen und Augenmuskelparesen, Kopfschmerzen und andere Hirndruckzeichen bis zu Foramen-Monroi-Blockade mit akutem Hydrozephalus). Bei Kompression des Hypophysenstiels und/oder einer Verdrängung des übrigen Hypophysengewebes kann eine teilweise oder komplette Hypophysenvorderlappen-Insuffizienz entstehen.

Mikroprolaktinome kommen etwas 6-mal häufiger bei Frauen vor, während bei Makroprolaktinomen das Geschlechtsverhältnis ausgeglichen ist.

■ Diagnostik

Indikationen zur Diagnostik stellen Infertilität, Zyklusstörungen/Amenorrhoe bei der Frau, Libido und Potenzverlust beim Mann, Galaktorrhö, Gynäkomastie, Raumforderungen im Sellabereich dar.

Der wesentliche diagnostische Schritt ist die **Bestimmung des basalen Prolaktinspiegels** (Blutabnahme möglichst vormittags mindestens 1 h nach dem Aufwachen). Dynamische Tests zur Klärung der Differenzialdiagnose haben in der Regel keinen zusätzlichen diagnostischen Wert.

Liegt der PRL-Spiegel > 200 μg/l (Assay-abhängig), ist ein Prolaktinom hochwahrscheinlich, bei Werten im Normbereich ist ein Prolaktinom weitestgehend ausgeschlossen. Bei PRL-Spiegeln zwischen 15 und 200 ng/ml müssen die Differenzialdiagnosen, die Medikamentenanamnese und die sonstige klinische Präsentation berücksichtigt werden.

> **!** Insbesondere bei leichten PRL-Erhöhungen (bis ca. 50 µg/l) muss der physiologischerweise episodische Charakter und die Tagesrhythmik der PRL-Sekretion beachtet werden sowie der rasche Anstieg auf akuten Stress z. B. im Rahmen einer schwierigen Blutabnahme (cave: Palpation der Mamma immer erst nach Blutabnahme). In diesen Situationen sollte vor einer weiteren Diagnostik die PRL-Spiegel-Bestimmung immer noch 1- bis 2-mal wiederholt werden, um das Vorliegen einer Hyperprolaktinämie zu sichern.

> In der Literatur am häufigsten genannte obere Normgrenzen für Prolaktin sind bei Frauen 25 µg/l und bei Männern 20 µg/l.

Nach Sicherung einer mäßigen Hyperprolaktinämie (< 200 µg/l) und Ausschluss physiologischer bzw. pharmakologischer Ursachen, erfolgt die Differenzialdiagnose zwischen Prolaktinom und Entzügelungshyperprolaktinämie durch eine **Kernspintomografie** der Sellaregion in koronarer und sagittaler Schichtführung mit 2–3 mm Schichten ohne und mit Kontrastmittel. Hierbei wird dann geklärt, ob ein Mikroprolaktinom oder eine anderer Prozess, z. B. ein großes hormoninaktives Hypophysenadenom mit Kompression des Hypophysenstiels, für die Hyperprolaktinämie verantwortlich ist.

Die Kernspintomografie ist auch die Methode der Wahl zur Beurteilung der Ausdehnung eines Makroprolaktinoms mit sehr hohen PRL-Spiegeln (> 250–35 000 µg/l). Insbesondere bei Makroprolaktinomen besteht eine gute Korrelation zwischen Tumorgröße und PRL-Spiegel, dieser Zusammenhang ist für die Verlaufsbeurteilung wichtig, da bei gutem Ansprechen auf die medikamentöse Therapie mit adäquatem Abfall der PRL-Spiegel nur gelegentliche kernspintomografische Kontrollen erforderlich sind. Gelegentlich gelingt die sichere Differenzierung zwischen einem kleinen Makroprolaktinom und einem hormoninaktiven Adenom nicht, in diesen Fällen ist eine probatorische dopaminagonistische Behandlung möglich mit kurzfristiger Kontrolle in der Bildgebung; kommt es zu einer eindeutigen Größenabnahme (> 50 %), ist ein Prolaktinom gesichert.

Im weiteren Vorgehen werden die übrigen Hypophysenachsen untersucht. Da bei Mikroprolaktinomen nur selten andere Partialfunktionen der Hypophyse betroffen sind, ist hier nur ein sehr begrenzter diagnostischer Aufwand erforderlich (Kapitel Diagnostik der Hypophysenvorderlappen-Insuffizienz). Auf jeden Fall gehört die Bestimmung des basalen TSH und der freien Schilddrüsenhormone zur Basisdiagnostik, da eine Hypothyreose zu einer leichten Hyperprolaktinämie führen kann.

Bei Vorliegen eines Makroprolaktinoms sollte zusätzlich eine augenärztliche Gesichtsfeldprüfung erfolgen.

■ Analytik

Die Prolaktinbestimmung erfolgt mit einem Immunoassay. Als Standard wird meist der WHO-Standard-84/500 verwendet. 1 µg/l entspricht 21,2 mIU/l. Die Normwerte sind Assay-abhängig und können sich teilweise erheblich unterscheiden.

Analytische Probleme. Bei sehr hohen Prolaktinspiegeln kann das analytische Problem des „High-dose-Hook-Effekts" auftreten und ein falscher niedriger Wert bestimmt werden. Daher sollte in Zweifelsfällen eine Verdünnungsreihe angelegt werden.

Ein weiteres analytisches Problem stellt das so genannte Makroprolaktin dar. Hierbei handelt es sich um falsch hohe Prolaktinwerte ohne klinische Relevanz, die bei einigen Immunoassays auftreten. Hieran sollte gedacht werden, wenn ein leicht bis mäßig erhöhter Prolaktinspiegel ohne klinische Symptomatik vorliegt. Durch PEG-Fällung bzw. Verwendung eines PRL-Assays ohne diese Störung kann in der Regel der richtige, im Normbereich liegende Prolaktinspiegel ermittelt werden.

■ Therapeutische Konzepte

Die **Indikation** zur Therapie stellen bei Mikroprolaktinomen am häufigsten Fertilitätsstörungen, Mangel an Sexualsteroiden, Galaktorrhoe und Störungen der Pubertätsentwicklung dar. Ein Makroprolaktinom muss wegen der potenziellen Gefahren der Raumforderung immer kausal behandelt werden.

Grundsätzlich stehen **4 Therapieoptionen** zur Verfügung:
- Abwarten und Substitution des Hypogonadismus,
- medikamentöse Behandlung,
- neurochirurgische Intervention,
- Strahlentherapie.

Da Mikroprolaktinome bei weniger als 10 % der Patienten eine Wachstumstendenz zeigen und eine leichte bis mäßige Hyperprolaktinämie im Wesentlichen nur zum Hypogonadismus führt, kann bei fehlendem Kinderwunsch und fehlender Galaktorrhoe eine spezielle Therapie im Einzelfall unterbleiben und z. B. bei Frauen lediglich eine Östrogen-Gestagen-Substitution des Hypogonadismus erfolgen. Als Verlaufsparameter dient der PRL-Spiegel, der unter der Substitution zunächst meist um ca. 25–30 % ansteigt. Kommt es im Verlauf zu einer weiteren deutlichen Zunahme, ist eine kernspintomografische Kontrolle erforderlich, um eine unerwartete Größenzunahme nicht zu übersehen. Bei stabilem PRL-Spiegel ist nach der Erstdiagnostik in aller Regel eine einmalige Kontrolle im NMR nach etwa 1–2 Jahren sinnvoll, im weiteren Verlauf dann aber in aller Regel bei stabilem PRL-Spiegel nicht mehr notwendig.

2.4 Prolaktinom, Hyperprolaktinämie

■ Medikamentöse Therapie

Bei Kinderwunsch, störender Galaktorrhoe bzw. dem Vorliegen eines Makroprolaktinoms stellt die medikamentöse Therapie mit Dopaminagonisten (Tab. 2.8) die Therapie der ersten Wahl bei Prolaktinomen dar. Zur Verfügung stehen die Dopaminagonisten der 1. und 2. Generation. Mit Bromocriptin, das seit mehr als 30 Jahren eingesetzt wird, liegen die größten Erfahrungen vor. Cabergolin (Dostinex; Cabaseril) ist das am häufigsten verwendete Präparat der 2. Generation. Wird ein Dopaminagonist nicht vertragen bzw. zeigt sich eine unzureichende Senkung der PRL-Spiegels, sollte die Therapie auf ein anderes Präparat umgestellt werden.

Unter den **Nebenwirkungen** einer dopaminagonistischen Therapie sind an häufigen, meist passageren Nebenwirkungen folgende zu nennen:
▶ Übelkeit,
▶ Erbrechen,
▶ Kopfschmerzen,
▶ Schwindel,
▶ orthostatische Beschwerden,
▶ Müdigkeit,
▶ Oberbauchbeschwerden.

An seltenen (< 5 %) Nebenwirkungen treten folgende Störungen auf:
▶ Digitale Vasospasmen,
▶ nasale Obstruktion,
▶ Depression,
▶ Hitzewallungen.

Die Gabe von Dopaminagonisten führt bei ca. 90 % der behandelten Patienten zur Normalisierung der Prolaktinspiegel, und zwar unabhängig davon, ob es sich um Mikro- oder Makroadenome handelt. Das Erreichen einer Normoprolaktinämie beseitigt meist rasch den Hypogonadismus und die Infertilität, was insbesondere bei Frauen mit Mikroprolaktinomen schnell zum Eintritt einer Schwangerschaft führen kann (im Einzelfall noch vor Eintritt einer Regelblutung). Bei etwa 80 % der Patienten mit Makroprolaktinomen kommt es unter dopaminagonistischer Behandlung zu einer Tumorverkleinerung um > 25 %, bei etwa der Hälfte der Patienten um > 50 %.

Sehr große Makroprolaktinome mit ausgeprägtem Chiasma-Syndrom oder anderen Hirnnervenausfällen sprechen häufig innerhalb von wenigen Stunden bis Tagen auf eine niedrig dosierte Gabe von Dopaminagonisten an.

> **!** Tritt bei solchen großen Adenomen am Anfang der Behandlung eine plötzliche rasche (innerhalb von Stunden) Visus- und Gesichtsfeldverschlechterung ein, so liegt meist eine akute Einblutung in das oft zystische Adenom vor. Dies stellt einen Notfall dar, der einer schnellen neurochirurgischen Intervention zur Entlastung der Sehnerven bedarf.

Tabelle 2.8 Dopaminagonisten zur Behandlung der Hyperprolaktinämie

Generation	Substanz	Dosierung
1. Generation	Bromocriptin 2,5 mg	2- bis 3-mal tägl (bis max. 15–30 mg/Tag)
	Lisurid 0,2 mg	2- bis 3-mal tägl (bis max. 2 mg/Tag)
	Metergolin 4 mg	2- bis 3-mal tägl (bis max. 24 mg/Tag)
2. Generation	Cabergolin	2-mal 0,5 mg (bis max. 3,5 mg/Woche)
	Quinagolid	1-mal 75–150 µg tägl. (bis zu 600 µg/Tag)
	Pergolid	1-mal 0,1 mg/Tag (bis zu 0,5 mg/Tag)

Etwa 5 % der Patienten weisen eine echte Resistenz gegen Dopaminagonisten auf. Bei etwa 5–10 % der Patienten kommt es wegen der Nebenwirkungen (s. o.) zu einem Therapieabbruch bzw. einer Dosisreduktion. Diese Nebenwirkungen treten bei vielen Patienten in geringem Umfang zu Beginn der Therapie auf. Daher sollte die dopaminagonistische Behandlung immer einschleichend, d. h. mit niedrigen Dosen begonnen werden, möglichst in den Abendstunden (z. B. 1,25 mg Bromocriptin bzw. 0,25–0,5 mg Cabergolin/Woche). Die Dosis sollte nur in kleinen Schritten gesteigert werden, beim Auftreten von Nebenwirkungen ist eine Erhöhung der Dosis erst nach Besserung der Nebenwirkungen sinnvoll. Unter Cabergolin sind bei Patienten mit Morbus Parkinson Veränderungen an den Herzklappen (insbesondere Mitralinsuffizienz) beobachtet worden, allerdings erhielten diese Patienten 10- bis 15-fach höhere Dosen als Patienten mit Prolaktinomen. Es liegen bisher keine Hinweise vor, dass Herzklappenveränderungen unter bei der Behandlung mit Cabergolin bei Patienten mit Prolaktinomen auftreten.

Verlaufskontrolle. Die Wirksamkeit der Therapie wird am Abfall der Prolaktinspiegel deutlich. Bei großen Makroadenomen sollte mindestens eine Kontrolle in den ersten 24 h nach Therapiebeginn erfolgen und dann zunächst in 1- bis 2-wöchigen Abständen, bis die erforderlich Höchstdosis erreicht ist und der PRL-Spiegel normalisiert bzw. stabil gesenkt ist. Bei Mikroadenomen sind anfänglich monatliche Kontrollen empfehlenswert; nach Normalisierung des Prolaktinspiegels reichen Kontrollen in 3- bis 12-monatigen Abständen aus.

Liegt ein unzureichendes Ansprechen auf die maximal mögliche dopaminagonistische Therapie vor, müssen im Einzelfall neurochirurgische und strahlentherapeutische Optionen geprüft werden.

Absetzen der dopaminagonistischen Therapie. Ob die Behandlung mit Dopaminagonisten nach einer gewissen Zeit beendet werden kann mit persistierend normalen Prolaktinspiegeln ohne erneutes Tumorwachstum oder ob es sich um eine lebenslange Therapie handelt, ist bisher nicht endgültig geklärt. Retrospektive Studien bei Patienten mit Makroprolaktinomen, die meist mit Bromocriptin behandelt worden waren, zeigten bisher fast immer einen raschen Wiederanstieg der Prolaktinspiegel und ein erneutes Adenomwachstum. Nur in wenigen Ausnahmefällen wurde eine langfristige Normoprolaktinämie ohne Therapie erreicht. 2003 konnte erstmals in einer prospektiven Studie an 194 Patienten mit Mikroprolaktinomen und 135 Patienten mit Makroprolaktinomen nach Therapie mit Cabergolin eine über mindestens 2 Jahre persistierende Normoprolaktinämie bei 38% (Mikroprolaktinome) bzw. 33% (Makroprolaktinome) der Patienten nach Absetzen der Medikation dokumentiert werden. Bei fast allen Patienten, die erfolgreich mit Dopaminagonisten behandelt werden, kann im Laufe mehrerer Jahre die Anfangsdosis deutlich reduziert werden.

■ Neurochirurgie

Die transsphenoidale Hypophysenoperation führt bei bis zu 75% der Patienten mit Mikroprolaktinomen langfristig zu einer Normoprolaktinämie, wenn die Operation in einem Zentrum mit großer Erfahrung in der Hypophysenchirurgie erfolgt. Bei Patienten mit Makroprolaktinomen wird durch alleinige Operation nur ein geringer Teil dauerhaft normalisiert, hierbei handelt es sich vornehmlich um die Patienten mit kleineren Makroadenomen ohne oder mit geringer supra- und parasellärer Ausdehnung. Bei etwa 20% der Patienten mit postoperativer Normoprolaktinämie kommt es zu einem Rezidiv. Bei ca. 5% der Patienten mit Makroadenomen entsteht durch den neurochirurgischen Eingriff eine erhebliche Morbidität (Hypophysenvorderlappen-Insuffizienz, Hirnnervenausfälle).

Die Indikationen für ein operatives Vorgehen stellen eine nachgewiesene Resistenz des Prolaktinoms gegen Dopaminagonisten oder intolerable Nebenwirkungen der dopaminagonistischen Therapie dar. Patienten mit rasch (innerhalb von Stunden bis wenigen Tagen!) progredientem Visus- und Gesichtsfeldverlust und/oder klinischen Hirndruckzeichen weisen auch bei Vorliegen eines Makroprolaktinoms meist eine dringliche Operationsindikation auf; es sollte aber – wenn immer ohne Zeitverzögerung möglich – interdisziplinär zwischen Neurochirurgen und Endokrinologen geklärt werden, ob durch eine sofortige Gabe von Dopaminagonisten ein operativer Eingriff vermieden werden kann. Vereinzelt äußern auch Patienten den Wunsch nach primärer operativer Versorgung, eine solche Operation sollte aber nur nach ausführlicher Aufklärung erfolgen.

■ Strahlentherapie

Die konventionelle externe Bestrahlung erfolgt nur bei invasiv wachsenden Makroadenomen, die durch eine medikamentöse Therapie und eine operative Therapie in Hinblick auf das Adenomwachstum und die Prolaktinsekretion nicht beherrscht werden können. Eine Normalisierung der Prolaktinspiegel tritt bei 25–50% der bestrahlten Patienten ein. Häufig kommt der komplette Effekt der Radiatio erst nach 5–10 Jahre zum Tragen. Bei weit über der Hälfte der bestrahlten Patienten kommt es zur Hypophyseninsuffizienz. Inwieweit neuere stereotaktische Bestrahlungsmethoden zu einem schnelleren Wirkungseintritt mit verminderten Nebenwirkungen führen werden, ist noch nicht endgültig geklärt.

■ Schwangerschaft und Laktation

Etwa 80% aller Frauen mit Hyperprolaktinämie und Kinderwunsch werden unter Behandlung mit Dopaminagonisten schwanger. Bei Mikroprolaktinomen kann gleich nach Therapiebeginn eine Schwangerschaft angestrebt werden. Bei Makroprolaktinomen sollte der Tumor erst ausreichend schrumpfen, damit ganz sicher keine Operationsindikation besteht. Bei sehr großen Makroprolaktinomen muss das Vorgehen im Einzelfall interdisziplinär geklärt werden. Da keine Hinweise auf einen schädlichen Effekt der Dopaminagonisten in der Frühschwangerschaft vorliegen, wird die Medikation heute üblicherweise erst abgesetzt, wenn die Schwangerschaft durch einen positiven Test gesichert ist. Cabergolin ist in Deutschland für diese Indikation bisher nicht zugelassen, aus den bisher vorliegenden Daten ergeben sich aber keine Hinweise, dass Cabergolin zu erhöhten Abort- oder Fehlbildungsraten führen könnte.

Bei Mikroprolaktinomen ist ein Tumorwachstum während der Schwangerschaft ein seltenes Ereignis. Bei Makroprolaktinomen wird ein Adenomwachstum in 15–30% beobachtet, meist jedoch ohne klinische Symptomatik. Monatliche Perimetrien und Prolaktinbestimmungen sind heute nicht mehr zwingend notwendig. Erst beim Auftreten von Kopfschmerzen und Sehstörungen wird eine Diagnostik inklusive MRT empfohlen. Eine relevante Tumorexpansion in der Schwangerschaft sowie die Begleitsymptome Kopfschmerzen und Sehstörungen bilden sich unter Bromocriptintherapie prompt zurück. Obwohl eine Bromocriptintherapie die Prolaktinspiegel im mütterlichen und fetalen Blut drastisch senkt, sind keine negativen Effekte auf Schwangerschaftsverlauf oder das Neugeborene beschrieben worden, da das Prolaktin im Fruchtwasser von der Dezidua gebildet wird und diese Prolaktinproduktion nicht durch Dopamin reguliert wird.

Die Raten an Spontanaborten, Extrauteringraviditäten, Schwangerschaftskomplikationen und kongenitalen Anomalien bei Schwangerschaften, die nach Behandlung mit Bromocriptin auftreten, unterscheiden sich nicht von denen eines Normalkollektivs. Eine normale Laktation ist möglich, ohne dass eine Stimulation des Tumorwachstums befürchtet werden muss.

■ Zusammenfassung: Therapie des Mikroprolaktinoms

Das zusammenfassende Vorgehen in der Therapie des Mikroprolaktinoms ist in Abb. 2.**4** dargestellt.

2.4 Prolaktinom, Hyperprolaktinämie

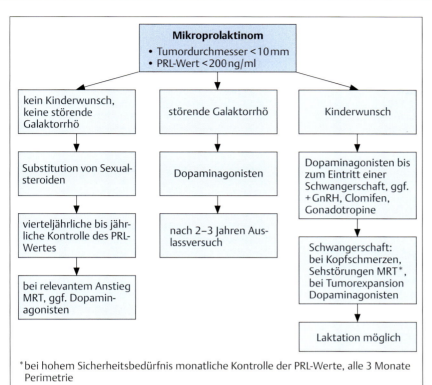

Abb. 2.4 Therapie beim Mikroprolaktinom.

Prognose
Die Behandlung mit Dopaminagonisten hat die Prognose von Patienten mit Prolaktinomen erheblich verbessert. Dies gilt insbesondere für ausgedehnte Makroprolaktinome, die nur mit unbefriedigenden Ergebnissen operiert werden können. Hier ist durch eine Dauertherapie mit meist niedrigen Erhaltungsdosen eines Dopaminagonisten eine gute Tumorkontrolle möglich. Infertilität durch Prolaktinome kann durch Dopaminagonisten in einem hohen Prozentsatz erfolgreich therapiert werden. Es gibt vermehrt Hinweise, das Makro- und Mikroprolaktinome in einem beträchtlichen Prozentsatz nach mehrjähriger Therapie mit Dopaminagonisten geheilt werden können. Bei fehlendem Kinderwunsch oder wenn keine störende Galaktorrhoe vorliegt, wird beim Mikroprolaktinom zunehmend die einfache Substitution mit Sexualsteroiden favorisiert.

Literatur
Bronstein MD. Prolactinomas and pregnancy. Pituitary 2005;8:31–8.
Casanueva FF, Molitch ME, Schlechte JA, et al. Guidelines of the Pituitary Society for the diagnosis and management of prolactinomas. Clin Endocrinol (Oxf) 2006;65:265–73.
Gillam MP, Molitch ME, Lombardi G, Colao A. Advances in the treatment of prolactinomas. Endocr Rev 2006;27:485–534.

2.5 TSH-produzierende Hypophysenadenome

H.J. Schneider

■ Klinik

TSH-produzierende Hypophysenadenome sind selten. Sie stellen etwa 1 % aller Hypophysenadenome dar und haben eine Prävalenz von ca. einer Erkrankung pro Million Einwohner. Die klinische Symptomatik ist variabel und oft unspezifisch. In Abhängigkeit von der Höhe der peripheren Schilddrüsenhormone kann die Hyperthyreosesymptomatik unterschiedlich stark ausgeprägt sein. Durch das Hypophysenadenom werden lokale Kompressionszeichen mit Kopfschmerzen und/oder Gesichtsfelddefekten hervorgerufen. Zum Teil treten auch Symptome durch eine begleitende Dysregulation anderer Achsen auf, z.B. Galaktorrhoe, Libido- und Menstruationsstörungen, akromegale Zeichen etc. Über 90 % aller Patienten entwickeln eine **Struma**. Dies ist insbesondere relevant, da hierdurch bei einem Großteil der Patienten irrtümlicherweise eine primäre Hyperthyreose angenommen und therapiert wird. Dadurch kommt es zu teilweise jahrzehntelangen Verzögerungen der adäquaten Diagnose und Therapie.

■ Spezielle Diagnostik

Bei erhöhten peripheren Schilddrüsenwerten und nicht adäquat supprimiertem TSH muss an ein TSH-produzierendes Adenom gedacht werden. Hier sollte ein **Dünnschicht-MR** (bei Kontraindikationen CT) der Hypophyse zum Nachweis eines Hypophysenadenoms durchgeführt werden. Die Diagnose des TSH-produzierenden Adenoms kann nicht durch einen einzelnen Parameter, sondern nur durch die Zusammenschau mehrerer biochemischer und dynamischer Tests erfolgen.

Differenzialdiagnostisch muss bei hohem TSH und erhöhten peripheren Werten eine genetisch bedingte Schilddrüsenhormonresistenz ausgeschlossen werden. Diese Erkrankung tritt im Gegensatz zum TSH-produzierenden Adenom familiär gehäuft auf und kann auch Symptome einer Hyperthyreose hervorrufen, da sich die Schilddrüsenhormonresistenz häufig nur auf die Hypophyse, nicht aber auf periphere Gewebe erstreckt. Häufig ist bei TSH-produzierenden Adenomen im Unterschied zur Schilddrüsenhormonresistenz die α-Untereinheit im Serum und der Quotient aus α-Unterheit und TSH erhöht. Zusätzlich lässt sich hierbei TSH im TRH-Test nicht stimulieren (> 50 % des Ausgangswertes) und durch T3-Gabe nicht supprimieren.

> Nicht selten tritt bei TSH-produzierenden Adenomen eine Kosekretion von Prolaktin oder Wachstumshormon oder eine begleitende Hypophyseninsuffizienz auf.

In seltenen Fällen kann in der Bildgebung kein Hypophysenadenom nachgewiesen werden, obwohl biochemische Verfahren für ein TSH-produzierendes Adenom sprechen. Hier können weiterführende Verfahren wie Octreotid- oder Pentreotid-Scan, PET oder Sinus-Petrosus-Katheter weiterhelfen.

■ Therapie

Die Therapie der Wahl ist die chirurgische Entfernung des Hypophysenadenoms. Dies führt zu Remissionsraten von etwa 50 %. Wenn die Operation nicht durchgeführt werden kann oder keine Remission erzielt wird, ist eine medikamentöse Therapie indiziert. Dopaminagonisten sind preisgünstig und führen bei einigen, aber nicht allen Patienten zur Remission. Durch Somatostatinanaloga kann ein Großteil der TSH-produzierenden Adenome biochemisch kontrolliert werden. Zusätzlich lässt sich bei einigen Patienten dadurch auch eine Tumorschrumpfung erzielen. Eine weitere Therapieoption stellt die Bestrahlung des Adenoms dar. Hierbei muss allerdings neben der langen Latenz bis zum Wirkungseintritt in den meisten Fällen das Auftreten einer Hypophyseninsuffizienz in Kauf genommen werden.

Literatur

Kienitz T, Quinkler M, Strasburger CJ, Ventz M. Long-term management in five cases of TSH-secreting pituitary adenomas: a single center study and review of the literature. Eur J Endocrinol. 2007;157:39–46.

Socin HV, Chanson P, Delemer B, et al. The changing spectrum of TSH-secreting pituitary adenomas: diagnosis and management in 43 patients. Eur J Endocrinol. 2003;148:433–42.

2.6 Kraniopharyngeom und andere suprasellärе Tumoren

K. Reschke

Kraniopharyngeome sind die häufigsten suprasellär wachsenden Tumoren. Sie können sowohl im Kindes- als auch im Erwachsenenalter vorkommen. Zu den seltenen, primär suprasellär wachsenden Tumoren gehören Gliome und Keimzelltumoren (Germinome, seltener embryonale Karzinome, Choriokarzinome oder Teratome), die sich meist im Kindesalter entwickeln. Meningeome oder Metastasen anderer Tumoren (z.B. von Mamma- oder Bronchialkarzinomen) können ebenfalls suprasellär wachsen. Die Klinik dieser Tumoren ist von der Wachstumstendenz und -richtung und ihrer Größenausdehnung abhängig, zwischen den verschiedenen

Tumoren ist sie nicht unterschiedlich. Morphologisch lassen sich die Tumoren anhand der Bildgebung mittels MRT unterscheiden, eine histologische Sicherung ist jedoch immer erforderlich.

Im Folgenden wird überwiegend auf die Kraniopharyngeome eingegangen und nur bei Besonderheiten in Diagnostik oder Therapie auf die anderen Tumorarten verwiesen.

■ Definition, Ätiologie und Pathogenese

Kraniopharyngeome sind in der Regel **gutartige epitheliale Tumoren**, die sich entlang des Ductus craniopharyngealis aus während der embryonalen Entwicklung verbliebenen Zellresten entwickeln. Sie können daher sowohl supra- als auch intrasellär lokalisiert sein und treten sowohl bei Kindern als auch bei Erwachsenen (hier ca. 60%) auf. Nach der WHO-Klassifikation handelt es sich um Tumoren vom Grad 1. Durch ihre lokalen Wachstumseigenschaften muss in einem hohen Prozentsatz mit Rezidiven oder einer Persistenz der Erkrankung gerechnet werden. Eine maligne Transformation findet sehr selten statt.

Die Gesamtinzidenz wird mit ca. 0,15 pro 100 000 Personen pro Jahr angenommen. Die Altersgipfel werden bei Kindern mit ca. 10–15 Jahren und bei Erwachsenen meist mit 40–60 Jahren angegeben. Die Diagnose wird aber auch in hohem Lebensalter von 75–80 Jahren noch gestellt.

Die **Ätiologie** dieser Tumoren ist bislang weitgehend unbekannt. Nach einer Hypothese entstehen sie aus neoplastisch transformierten embryonalen squamösen Zellresten des Ductus craniopharyngealis. Eine zweite Hypothese geht von der Annahme aus, dass eine squamöse Metaplasie von Hypophysenvorderlappenzellen im Hypophysenstiel oder der Drüse selbst stattfindet. Ein Teil der Tumoren sind monoklonal, verschiedene chromosomale Veränderungen werden beschrieben. Histologischen Kriterien entsprechend werden folgende Formen unterschieden:
▶ adamantinöse Tumoren (ca. 90%, aus zystischen und soliden Anteilen, häufig mit Verkalkungen) und
▶ papilläre Tumoren (meist solide).

Das invasive Wachstum könnte durch Dysregulationen im Wnt-Signalweg mit Mutationen und/oder Akkumulation von β-Catenin (bei 77% der adamantinösen Kraniopharyngeome nachgewiesen) begünstigt werden. Die epithelialen Zellen beider Typen exprimieren VEGF („vascular endothelial growth factor"), das Ausmaß scheint mit dem Vorhandensein von Zysten zu korrelieren.

Germinome sind maligne Germzelltumoren, die sich häufig suprasellär oder auch der Pinealregion entwickeln. Bei den meisten Patienten wird der Tumor in einem Alter < 20 Jahren entdeckt.

Selten können sich im Kindesalter große Arachnoidalzysten der suprasellären Region entwickeln und zu einem Hydrozephalus führen.

■ Klinik

Die klinischen Manifestationen hängen entscheidend von der Größe und Lokalisation und natürlich von der Wachstumsgeschwindigkeit des Tumors ab. Mit zunehmendem Größenwachstum kommt es zum Einwachsen in benachbarte Hirnstrukturen. Bei suprasellärem Wachstum sind es insbesondere hypothalamische Strukturen, deren Beeinträchtigung zu charakteristischen klinischen Symptomen führt. Dazu gehören Verhaltensauffälligkeiten (psychische Labilität, depressive Verstimmungen) und Störungen der kognitiven Funktionen sowie der Temperatur- und Schlafregulation. **Hauptsymptome** zum Diagnosezeitpunkt sind folgende:
▶ Kopfschmerzen sowie Übelkeit oder Erbrechen bei Hirndrucksymptomatik durch Blockade der Abflusswege des Liquors (meist Kinder),
▶ Sehstörungen oder
▶ Hirnnervenausfälle.

> Kraniopharyngeome verursachen sehr häufig eine Hypophyseninsuffizienz. Eine Hypophysenhinterlappen-Insuffizienz ist nicht selten und kann auch das Leitsymptom darstellen.

Ein medizinisch großes Problem stellt die Entwicklung der hypothalamischen Adipositas dar, als deren Folge sich im Langzeitverlauf eine deutliche Komorbidität an kardiovaskulären Erkrankungen entwickelt.

■ Spezielle Diagnostik

■ Bildgebung

Häufig werden die Tumoren im Rahmen einer Computer- oder Kernspintomografie (MRT), z. B. zur Abklärung von Kopfschmerzen entdeckt. Eine intra- und suprasellläre oder rein suprasellläre Lage des Tumors mit glatter Begrenzung, zystische Veränderungen und Verkalkungen gelten als typische Kriterien eines Kraniopharyngeoms. Ein obstruktiver Hydrozephalus ist möglich.

Germinome stellen sich im MRT als heterogene, schlecht begrenzte Tumoren dar, die sowohl in der T1- als auch in der T2-Wichtung iso- oder hyperintens zur grauen Hirnsubstanz und stark kontrastmittelaufnehmend sind. Zystische Strukturen, Einblutungen oder Verkalkungen können vorkommen.

■ Hormonelle Diagnostik

Die Überprüfung der Hypophysenvorderlappen-Funktion zur Feststellung evtl. Hormonausfälle ist vor der Operationsplanung unbedingt erforderlich. Dazu erfolgen die üblichen Funktionstests (Kapitel 2.8, Labordiagnostik und Therapie der Hypophysenvorderlappen-Insuffizienz). Bereits präoperativ finden sich bei bis zu 75% der Patienten mit Kraniopharyngeom oft multiple Hormonausfälle. Eine Kontrolle der Flüssigkeitsbilanz und

Bestimmung des Natriums in Serum und Urin sowie der Osmolalität und des spezifischen Uringewichts liefern wichtige Hinweise für die Diagnose eines Diabetes insipidus, der präoperativ bei ca. 20% der Patienten vorliegt.

■ Weitere Untersuchungen

Eine ophthalmologische Untersuchung inklusive Fundusbeurteilung und Gesichtsfelduntersuchung ist präoperativ obligat. Eine neurologische Untersuchung dient der Feststellung von Hirnnervenfunktionsstörungen. Bei erhöhter Anfallsbereitschaft wird eine antikonvulsive Therapie eingeleitet. Zeichen der Hirndrucksteigerung mit Papillenödem, Übelkeit und Erbrechen können auf eine Liquorabflussstörung mit Hydrozephalus internus hinweisen.

Psychoneurologische Untersuchungen, insbesondere zur Lebensqualität, haben bei Patienten mit Kraniopharyngeom deutliche Einschränkungen gezeigt. Inwieweit diese auch Folge der therapeutischen Maßnahmen ist, ist bislang nicht eindeutig geklärt. Hier ist u. a. der operative Zugangsweg eine mögliche Ursache für neuropsychologische Defizite. Bei Kindern sind Verhaltensauffälligkeiten und verminderte intellektuelle Leistungen sowohl prä- als auch postoperativ auffällig, z. B. im Rahmen der schulischen Leistungen. Bei Erwachsenen stehen Merkfähigkeits- und Konzentrationsstörungen im Vordergrund.

■ Therapie

■ Kraniopharyngeom

Operation

Die primäre Therapie von Kraniopharyngeomen ist eine operative, um den Tumor möglichst vollständig zu entfernen und die Diagnose histologisch zu sichern. Durch ein vorsichtiges radikales mikrochirurgisches und möglichst transnasales Vorgehen kann bei Kraniopharyngeomen eine höhere peri- und postoperative Komplikationsrate (Sehstörungen, hormonelle Ausfälle, ein permanenter Diabetes insipidus und neurologische Ausfallserscheinungen) vermieden werden. Der operative Zugangsweg ist allerdings von der Lage und Ausdehnung des Tumors abhängig. Bei großen Tumoren mit supra- und parasellärer Lage ist ein transkranieller Zugangsweg erforderlich, was das Risiko für Komplikationen erhöht.

Die komplette Tumorentfernung ist infolge der Wachstumseigenschaften des Tumors oder durch Adhärenz an benachbarte funktionell wichtige Strukturen nicht immer möglich. In den Händen besonders erfahrener Operateure gelang in einer Erlanger Serie eine vollständige mikrochirurgische Entfernung bei über 90% der 168 primär transsphenoidal operierten Patienten.

Radiotherapie

Muss aufgrund der Wachstumseigenschaften ein Tumorrest belassen werden, sollte postoperativ ein radiotherapeutisches Verfahren angeschlossen werden. Gelingt zunächst eine komplette Tumorentfernung, ist die Strahlentherapie erst bei Nachweis eines erneuten Tumorwachstums, evtl. nach erneuter Operation einzusetzen. Die Ergebnisse einer konventionellen Strahlentherapie nach inkompletter Operation sind hinsichtlich der Rezidivhäufigkeit und der Überlebenszeit mit radikalen chirurgischen Verfahren vergleichbar. Das progressionsfreie Überleben nach 10 Jahren beträgt etwa 80–85%. Im Kleinkindalter < 3 Jahren ist der Zeitpunkt der Strahlentherapie wegen der möglichen Langzeitfolgen der Bestrahlung (Hypophyseninsuffizienz, lokale Zweittumoren, z. B. Meningeome) kritisch zu sehen. Daher werden in diesem Lebensalter unter sorgsamer Indikationsstellung radikale Operationen bevorzugt und erst nach Kenntnis eines Rezidivs die Strahlentherapie erwogen.

Neue Bestrahlungstechniken mit fraktionierter externer Strahlentherapie oder stereotaktische Verfahren weisen zunächst eine geringere Nebenwirkungsrate auf, im Langzeitverlauf muss ebenfalls mit Ausfällen der Hypophysenvorderlappen-Funktion gerechnet werden. Einzeitige stereotaktische Bestrahlungen lassen sich nur bei ausreichendem Abstand des Tumors zum Chiasma opticum einsetzen. Die Radiochirurgie mittels „Gamma-Knife" zeigte eine Rate lokaler Tumorkontrolle von 87% innerhalb einer Beobachtungszeit von 37 Monaten.

■ Postoperative endokrinologische Betreuung und Verlauf

Eine interdisziplinäre Zusammenarbeit der beteiligten Fachdisziplinen ist sowohl in der präoperativen Phase zur Diagnostik und individuellen Therapieplanung der Patienten entscheidend und besitzt auch in der postoperativen Betreuung einen hohen Stellenwert.

Eine postoperative Überprüfung der Hypophysenfunktion zur Bestätigung persistierender oder dem Nachweis neu aufgetretener Ausfälle hypophysärer Hormone sollte frühestens 6 Wochen und spätestens 3 Monate postoperativ geplant werden. Meist persistieren bereits nachgewiesene Hormonausfälle auch postoperativ, deshalb findet man einen hohen Prozentsatz an kompletter Hypophysenvorderlappen-Insuffizienz. Sehr selten ist bei suprasellärer Lage nach Tumorentfernung eine Erholung der Hypophysenfunktion möglich, wenn es zu einer Druckentlastung des Hypophysenstiels infolge der Operation gekommen ist. Ein Diabetes insipidus wird postoperativ bei ca. 60–80% beobachtet und kann Folge einer ausgedehnten Operation sein.

> **!** An die Möglichkeit eines passageren Diabetes insipidus muss postoperativ gedacht werden.

Eine adäquate Substitution von Hormonen ist einzuleiten, dabei ist wegen der Neigung zu Adipositas und begleitenden metabolischen Veränderungen auf eine korrekte Dosierung von Hydrokortison und L-Thyroxin zu achten (Kapitel 2.8). Die Wachstumshormonsubstitution von Kindern mit nachgewiesenem GH-Mangel kann eine Zunahme des Längenwachstums herbeiführen, ist aber nicht in der Lage, die Entwicklung der Adipositas bei diesen Patienten zu verhindern. Die Bestrahlung führt in der Regel zeitlich verzögert zu einem weiteren Ausfall hypophysärer Partialfunktionen, sodass regelmäßige, z. B. jährliche, endokrinologische Nachuntersuchungen und ggf. erneute Testungen der Hypophysenfunktion erfolgen müssen.

Die **lebenslang notwendige Substitutionsbedürftigkeit** von Hormonen, aber auch begleitende Sehstörungen, neurologische Ausfallserscheinungen im Bereich der Hirnnerven sowie psychoneurologische Funktionsstörungen verursachen eine mehr oder weniger ausgeprägte Beeinträchtigung der Lebensqualität und der sozialen Kompetenz. Im Einzelfall kann eine vollständige Pflegebedürftigkeit der Patienten resultieren. Ziel der Therapie muss es daher sein, diese Tumoren möglichst früh zu erkennen und die operative Radikalität unter Vermeidung postoperativer Komplikationen möglichst zu begrenzen.

> **Prognose**
> Lebenserwartung und Lebensqualität der Patienten hängen in entscheidendem Maß von der Größe und Lage des Tumors ab. Sehr große Tumoren, in jedem Fall aber erneute transkranielle Operationen können mit einem deutlich größeren peri- und unmittelbar postoperativen Morbiditäts- und Mortalitätsrisiko verbunden sein.
> Das Langzeitüberleben ist bei mindestens 50% der Patienten durch die Entwicklung einer zum Teil **morbiden Adipositas** mit begleitenden metabolischen und arteriosklerotischen Folgeerkrankungen beeinträchtigt. Die Ursachen dieser hypothalamischen Adipositas sind derzeit nicht geklärt, eine adäquate Therapie auch zur Vermeidung von Langzeitkomplikationen steht nicht zur Verfügung. Eine Insensitivität des Hypothalamus gegenüber Leptin mit gestörtem Feedback und ein erhöhter Vagotonus mit Entwicklung einer Hyperinsulinämie werden als zugrunde liegende Mechanismen diskutiert. Die Komorbidität an kardiovaskulären Erkrankungen lässt sich ist am ehesten durch die Stoffwechselveränderungen im Rahmen des metabolischen Syndroms erklären und führt offenbar v. a. bei Frauen zu einer Reduktion der Lebenserwartung. Therapeutische Ansätze, die Insulinspiegel z. B. mit Octreotide zu senken oder Medikamente mit appetitsenkender Wirkung zu verabreichen, haben nur in Einzelfällen zu einer längerfristigen Beeinflussung des Körpergewichts geführt. Eine möglichst frühzeitige Intervention mit speziellen Ernährungsprotokollen und ausreichender körperlicher Aktivität ist dennoch empfehlenswert, um Langzeitfolgen der Adipositas und eines möglichen metabolischen Syndroms zu minimieren.
> Da Rezidive anfangs asymptomatisch wachsen und auch viele Jahre nach zunächst radikal chirurgischem Vorgehen auftreten können, ist eine langfristige bildgebende Kontrolle (jährliche MRT-Untersuchung der Sellaregion) erforderlich. Individuelle Behandlungspläne und eine lebenslange interdisziplinäre Betreuung in spezialisierten Zentren sind empfehlenswert.

■ Therapie anderer suprasellärer Tumoren

Germinome. Nach Diagnosesicherung mittels einer Biopsie werden intrakraniale Germinome mit einer systemischen Chemotherapie, z. B. mit Cisplatin, Ifosfamid und VP16, kombiniert mit einer Radiotherapie, behandelt. Um Rezidive zu verhindern, wird eine Bestrahlung der Ventrikel empfohlen.

Gliome. Gliome werden primär operativ, bei Resttumor, Inoperabiltät oder bei Rezidivnachweis durch eine Radiotherapie behandelt.

Arachnoidalzysten. Eine ventrikulo- oder zystoperitoneale Shuntanlage zur Druckentlastung ist die Therapie der Wahl bei symptomatischen Arachnoidalzysten.

Literatur

Bulow B, Attewell R, Hagmar L, Malmstrom P, Nordstrom CH, Erfurth EM: Postoperative prognosis in craniopharyngioma with respect to cardiovascular mortality, survival, and tumor recurrence. J Clin Endocrinol Metab 1998;83(11):3897–3904.

Chung WY, Pan DH, Shiau CY, Guo WY, Wang LW. Gamma knife radiosurgery for craniopharyngiomas. J Neurosurg 2000; 93(Suppl 3):47–56.

Donnet A, Schmitt A, Dufour H, Grisoli F. Neuropsychological follow-up of twenty two adult patients after surgery for craniopharyngioma. Acta Neurochir (Wien) 1999; 141(10): 1049–1054.

Fahlbusch R, Honegger J, Paulus W, Huk W, Buchfelder M. Surgical treatment of craniopharyngiomas: experience with 168 patients. J Neurosurg 1999;90(2):237–250.

Geffner M, Lundberg M, Koltowska-Haggstrom M, et al. Changes in height, weight, and body mass index in children with craniopharyngioma after three years of growth hormone therapy: analysis of KIGS (Pfizer International Growth Database). J Clin Endocrinol Metab 2004;89(11):5435–5440.

Kalapurakal JA, Goldman S, Hsieh YC, Tomita T, Marymont MH. Clinical outcome in children with recurrent craniopharyngioma after primary surgery. Cancer J 2000;6(6):388–393.

Tomlinson JW, Holden N, Hills RK, et al. Association between premature mortality and hypopituitarism. West Midlands Prospective Hypopituitary Study Group. Lancet 2001; 357(9254):425–431.

Verhelst J, Kendall-Taylor P, Erfurth EM, et al. Baseline characteristics and response to 2 years of growth hormone (GH) replacement of hypopituitary patients with GH deficiency due to adult-onset craniopharyngioma in comparison with patients with nonfunctioning pituitary adenoma: data from KIMS (Pfizer International Metabolic Database). J Clin Endocrinol Metab 2005;90(8):4636–4643.

2.7 Operative Therapie von Hypophysentumoren

M. Buchfelder

■ Einleitung

Bei der Akromegalie, beim Morbus Cushing, bei TSH-sezernierenden und bei hormoninaktiven Hypophysenadenomen ist die operative Therapie heute generell als Primärtherapie akzeptiert. Dagegen werden Prolaktinome üblicherweise primär medikamentös mit Dopaminagonisten behandelt. Eine Operation ist bei Prolaktinomen nur dann indiziert, wenn durch die medikamentösen Maßnahmen in Folge von Unverträglichkeitserscheinungen oder einem schlechten Ansprechen des Tumors auf Dopaminagonisten (Non-Responder) eine ausreichende Reduktion der Tumorgröße oder Senkung der Prolaktinspiegel nicht gelingt.

Ganz wesentlich ist die Stellung der **Operationsindikation**, welche im Allgemeinen den Nachweis einer Sehstörung, einer Hypophyseninsuffizienz oder einer autonomen hormonellen Hypersekretion eines oder mehrerer Hypophysenhormone voraussetzt. Auch die deutliche Größenzunahme eines Tumors bei radiologischen Verlaufsuntersuchungen kann man als Operationsindikation werten. Zu berücksichtigen ist auch der individuelle Therapiewunsch mancher Patienten, selbst bei relativer Operationsindikation. Allerdings stellt der radiologische Nachweis einer inzidentell entdeckten, kleineren raumfordernden Läsion (< 1,5 cm) allein noch keine Indikation zu einer Operation dar.

■ Präoperative Diagnostik

Wegen des hohen Weichteilkontrasts wird die **Kernspintomografie** (MRT) zur morphologischen Darstellung des Tumors heute als die Methode der Wahl angesehen. T1-gewichtete koronare und sagittale Schichten erlauben die beste Orientierung, Abschätzung der Wahl des operativen Zugangs und der Erfolgsaussichten des Eingriffs. Nur bei Kontraindikationen zur MRT (z. B. Herzschrittmacher) kann die Dünnschicht-Computertomografie als Alternative herangezogen werden. Eine differenzierte klinische und laborchemische Evaluation aller hypophysären Achsen gilt als Standard. Eine Hypophyseninsuffizienz muss bereits perioperativ substituiert werden. Wenn klinische Hinweise auf eine Sehstörung vorliegen oder die bildgebenden Verfahren einen Kontakt des Tumors zur Sehbahn dokumentieren, sollten Visus und Gesichtfeld untersucht werden. Das Operationsrisiko muss durch eine sorgfältige klinische Evaluation abgeschätzt werden. Für die Aufklärung gelten Standards, denen zufolge die üblichen allgemeinen und speziellen Risiken erklärt und alternative Therapiemöglichkeiten erwähnt werden müssen.

■ Operative Technik

Heute werden im Wesentlichen 2 operative Verfahren in mehreren Variationen verwendet, über die die Mehrzahl der Hypophysenadenome vollständig entfernt werden können: die transsphenoidale und die transkranielle Operation.

■ Transsphenoidale Operation

Die transsphenoidale Operation bietet sich für alle intrasellären Tumoren an, sowie für alle diejenigen, bei denen eine breite Kommunikation zwischen dem intrasellären und extrasellären Tumoranteilen besteht. Das Prinzip der Operation geht auf den Anfang des 20. Jahrhunderts zurück. In großen Serien werden über 90% der Hypophysentumoren auf transnasalem Weg operiert.

Durchführung des Eingriffs. Man kann den Eingriff in mehreren Variationen durchführen, denen gemeinsam ist, dass die Nase als Korridor zur Sella turcica genutzt wird. Gebräuchlich sind einerseits der in Rückenlage flach positionierte Patient, wobei der Operateur hinter dem Kopf des Patienten steht, andererseits aber auch die halbsitzende Lagerung des Patienten, dessen Kopf dann in einem Halterungssystem fixiert ist. Der Operateur sitzt dabei oder steht an der Seite. Der Zugang kann mit einem Schleimhautschnitt unter dem Vestibulum oris beginnen (sublabial) oder mit einem medialen Schleimhautschnitt über dem Nasenknorpel im Cavum nasi (pernasal). Die weitere Präparation erfolgt dann üblicherweise paraseptal oder transseptal durch Schaffen eines Schleimhauttunnels in der Nasenmitte. Das Nasenseptum wird z. T. reseziert oder zur Seite geklappt, sodass man die Nase als Korridor zur Keilbeinhöhle verwendet. Der Schleimhauttunnel wird durch ein spezielles röhrenförmiges Spekulum offen gehalten, durch das mit modernen Operationsmikroskopen ein guter Einblick in die Keilbeinhöhle und die Sellaregion möglich ist. Als Alternative bietet sich das direkt pernasale Verfahren an, bei dem das Spekulum durch die Nasenhöhle bis zum Keilbeinhöhlenboden eingeführt und mithilfe des Bildwandlers auf die ideale Trajektorie zur Sella turcica eingestellt wird. Dann wird eine mediale Sphenoidotomie durchgeführt. Dabei ist keine submuköse Präparation am Nasenseptum erforderlich.

Mit entsprechender Erfahrung kann man nach der Eröffnung des Sellabodens und Inzision der basalen Dura das weichere und farblich unterschiedliche Hypophysenadenomgewebe von der gelblicheren und festeren normalen Hypophyse, die eine typische Vaskularisierungsstruktur aufweist, unterscheiden und den Tumor dadurch selektiv entfernen. Wesentlich erscheint es, eine selektive Adenomektomie anzustreben, durch die ein Hormonexzesses bei einem hormonsezernierenden Hypophysenadenom beseitigt und die Hypophysenfunktion durch Identifizierung und Schonung des normalen Hypophysengewebes erhalten werden kann.

Die absolute Größe des Tumors spielt für dessen Entfernbarkeit weniger eine Rolle als die weite Verbindung intra- und extrasellärer Tumorkomponenten. Invasive Tumoren können meist nicht vollständig reseziert werden. Als prognostisch sichere Indikatoren für einen postoperativen Tumorrest und damit auch der Persistenz eines Hormonexzesses gelten insbesondere der radiologische Nachweis von Hypophysenadenomgewebe lateral der A. carotis und eine diffuse Tumorinfiltration der Schädelbasis schon vor dem Eingriff. Die Invasionstendenz ist sowohl von der Tumorgröße als auch vom endokrinologischen Typ der Geschwulst abhängig. Die Erfahrung des Operateurs spielt eine ganz erhebliche Rolle für die Chance auf die Normalisierung von Hormonexzessen, die Chance der vollständigen Tumorresektion, wie sie in radiologischen Kontrollen dokumentiert wird und invers auch für die Komplikationsquote.

Neuere technische Entwicklungen, die die Effektivität der chirurgischen Maßnahmen noch während der Operation überprüfen lassen, sind beispielsweise intraoperative Hormonbestimmungen oder in morphologischer Hinsicht die intraoperative Resektionskontrolle mit dem Kernspintomogramm insbesondere bei großen suprasellären Tumoren. Beim Aufzeigen von Resttumor mit diesem Verfahren kann gezielt weiteroperiert und damit in einer Reihe von Fällen eine radikalere Adenomektomie durchgeführt werden. Mit dem Endoskop werden Einblicke auch in die lateralen Bereiche der Keilbeinhöhle und gar in den Sinus cavernosus möglich. Die rein endoskopische Technik bedarf aber noch einer Evaluation im Hinblick auf endokrinologische Operationsergebnisse bei hormonsezernierenden Tumoren.

Die erweiterte transsphenoidale Operation erlaubt erfahrenen Operateuren heute, von den klassischen Kontraindikationen der nasalen Operation abzuweichen und auch primär extrasalläre Tumoren durch die Keilbeinhöhle anzugehen, ist aber mit einer nicht unerheblichen Rate von Komplikationen belastet.

■ Transkranielle Operation

Folgende Tumoren müssen der traditionellen Lehrmeinung zufolge auf transkraniellem Wege angegangen werden:
▶ solche, die in ihrer Masse extrasellär entwickelt sind,
▶ solche, die eine asymmetrische Ausdehnung haben und
▶ solche, bei denen eine weite Kommunikation mit einer stark erweiterten Sella turcica fehlt.

Dies trifft heute aber für < 10% der Hypophysenadenome zu, wenn man die Möglichkeiten der erweiterten transsphenoidalen Operation berücksichtigt, gilt dies sogar nur noch für seltene Ausnahmen. Der am häufigsten angewandte Zugangsweg ist dabei das **frontotemporale oder subfrontale Vorgehen** mit einer basalen pterionalen oder frontalen Trepanation bei fixiertem Kopf. Es wird dabei nur subfrontal präpariert oder die Fissura Sylvii mikrochirurgisch eröffnet und es werden die Sehnervenkreuzung sowie die größeren intrakraniellen Arterien des vorderen Hirnkreislaufs dargestellt. Man kann dann entweder vor dem Vorderrand des Chiasma opticums bzw. zwischen der A. carotis und dem seitlichen Rand den Tumor präparieren und entfernen. Auch hierbei lassen sich normales Hypophysengewebe und der Hypophysenstiel identifizieren und erhalten, sodass in der Mehrzahl der Fälle auch hier eine anatomisch und funktionell selektive Operation in Bezug auf die Hypophysenfunktion möglich ist.

In besonderen Fällen mit einer ausgeprägt retrosellären Tumorausdehnung bietet sich der, bevorzugt bei Kraniopharyngiomen verwendete, **basale frontale Mittellinienzugang** auch für Hypophysenadenome und seltene Sellatumoren an, wobei über einen Bügelschnitt und eine kleine frontobasale bilaterale Mittellinientrepanation vorgegangen wird. Dabei müssen die Nn. olfactorii mikrochirurgisch vorsichtig aus der arachnoidalen Hülle gelöst und so entspannt werden, dass zwischen ihnen, dem Vorderrand des Chiasmas und dem Planum sphenoidale und ggf. auch durch die Lamina terminalis hindurch vorgegangen werden kann. Dies setzt eine entsprechende individuelle Erfahrung des Operateurs voraus. Der Knochendeckel wird bei beiden Verfahren kosmetisch günstig reimplantiert, sodass von außen sichtbare Folgen der Operation kaum bestehen.

■ Andere Operationen

Zystische Hypophysenadenome, insbesondere aber die Zysten von Kraniopharyngiomen, lassen sich stereotaktisch über ein Bohrloch punktieren und aspirieren. Damit wird der raumfordernde intrakranielle Prozess dekomprimiert, der solide Anteil des Tumors aber nicht entfernt. Insofern muss diese operative Maßnahme als palliativ aufgefasst werden. Sie ist mit einem relativ geringen Komplikationsrisiko (verglichen mit der offenen Operation) behaftet.

In der heute selten vorkommenden Situation, dass ein großer Hypophysentumor mit erheblicher suprasellärer Ausdehnung durch Blockade der Foramina Monroi einen Hydrozephalus verursacht hat, ist die Implantation eines internen liquorableitenden Systems (Shunt) indiziert.

■ Histologische Untersuchung

In jedem Fall muss das Biopsiematerial raumfordernder Prozesse der Sellaregion einer histologischen Untersuchung zugeführt werden. Diese erfolgt in aller Regel lichtmikroskopisch, insbesondere immunohistochemisch. In speziellen Situationen ist (nach entsprechender Fixierung des Gewebes) die definitive Diagnose erst durch eine elektronenmikroskopische Untersuchung oder die Anwendung molekularbiologischer Techniken möglich.

Tabelle 2.9 Komplikationen bei Operationen von Hypophysentumoren

Komplikationen von seiten des operativen Zugangs	Komplikationen im Sellabereich	Intrakranielle zerebrale Komplikationen
Bei transsphenoidalen Operationen: ▶ Septumperforation ▶ Sattelnasendeformität ▶ Mukozele der Keilbeinhöhle ▶ Hypästhesie im Bereich der Schneidezähne ▶ Orbitabodenfraktur ▶ Epistaxis ▶ Synechie ▶ Sinusitis Bei transkraniellen Operationen: ▶ Fazialis(stirnast)parese ▶ Liquorkissen ▶ Knochendeckelnekrose ▶ Epidurales Hämatom ▶ Hirnkontusion ▶ Wundheilungsstörung	Liquorfistel Sehverschlechterung Hypophysenvorderlappen-Insuffizienz Diabetes insipidus Vaskuläre Läsionen Doppelbilder	Meningitis Infarkte Hypothalamische Störungen Subarachnoidalblutung Intrazerebrale Hämatome Hydrozephalus

■ Komplikationen

Die Mortalität bei derartigen Eingriffen liegt in größeren kumulativen Erhebungen deutlich <1%. Schwerwiegende, aber für diese Eingriffe typische Komplikationen wie Meningitis, Liquorfistel und Nachblutung werden ebenfalls in jeweils weniger als 1–5% der Fälle angegeben. Verletzungen der großen hirnversorgenden Arterien und die Entwicklung einer permanenten, substitutionsbedürftigen kompletten Hypophysenvorderlappen-Insuffizienz sollten heute als seltene Ereignisse gelten. Wenngleich insbesondere die transsphenoidale Operation statistisch gesehen als eine der sichersten neurochirurgischen Operationen bei intrakraniellen raumfordernden Prozessen angesehen wird, so darf man nicht darüber hinwegsehen, dass in Einzelfällen auch hierbei schwerwiegende Komplikationen möglich sind, welche die Lebensumstände in der Folge ganz wesentlich beeinflussen können (Tab. 2.9). Dies ist bei der Stellung der Operationsindikation zu berücksichtigen.

■ Ergebnisse

Prognose
Bei **hormoninaktiven Hypophysenadenomen** wird der Operationserfolg in Bezug auf die Radikalität der Tumorentfernung heute am postoperativen Kernspintomogramm gemessen. Hierbei sind Kontrollaufnahmen wegen der operationsbedingten Artefakte erst 2–3 Monate nach der Operation sinnvoll. Es ist dabei ratsam, den präoperativen Befund als Vergleich mit heranzuziehen, da isolierte postoperative Aufnahmen oft schwierig zu beurteilen sind. Gelegentlich kommt es auch zu einer Erholung der präoperativ eingeschränkten Hypophysenfunktion, wobei allerdings in Fällen mit einer kompletten Hypophysenvorderlappen-Insuffizienz keine Normalisierung zu erwarten ist. Lässt schon der Operationsbefund Resttumorgewebe erwarten oder zeigt sich im postoperativen Kernspintomogramm ein sicherer Tumorrest, so ist eine postoperative Radiotherapie indiziert, insbesondere wenn der Tumorrest in Kontrolluntersuchungen eine Progressionstendenz zeigt.
Eine erneute Operation ist dann sinnvoll, wenn es zu einer erneuten klinischen Symptomatik gekommen ist, oder wenn zu erwarten ist, dass durch die Re-Operation eine komplette Entfernung des Resttumors erreicht wird.
Bei **hormonaktiven Tumoren** misst man den Operationserfolg üblicherweise an der Normalisierung des Hormonexzesses, da dieser den sensitiveren Parameter im Vergleich zur postoperativen Bildgebung darstellt. Die Chance auf eine Normalisierung des Hormonexzesses ist am größten bei kleinen, auf die Sella turcica beschränkten Mikro-Adenomen und sinkt mit zunehmender Tumorgröße und dem Maß extrasellärer Ausdehnung deutlich ab. Bei invasiven Hypophysenadenomen wird eine Normalisierung der Hormonsekretion deutlich weniger oft als bei umschriebenen Tumoren erreicht. Es scheint aber, dass die Ausgangssituation für nachfolgende Therapien auch durch die subtotale Tumorentfernung günstiger gestaltet wird; dies gilt insbesondere bei bei Akromegalie, beim Nelson-Syndrom und bei TSH-sezernierenden Hypophysentumoren. Eine ganz wesentliche Rolle für den Operationserfolg spielt dabei auch die Erfahrung des Operateurs. Die Ergebnisse von erneuten Operationen sind, wenn schon ein Eingriff vorausgegangen ist, insgesamt deutlich weniger günstig als bei primären Eingriffen.

Literatur

Ahmed S, Elsheikh M, Stratton IM, Page RC, Adams CB, Wass JA. Outcome of transsphenoidal surgery for acromegaly and its relationship to surgical experience. Clin Endocrinol 1999; 50:561–567.

Barker FG, Klibanski A, Swearingen B. Transsphenoidal surgery for pituitary tumors in the United States, 1996–2000: Mortality, morbidity, and the effects of hospital and surgeon volume. J Clin Endocrinol Metab 2003;88:4709–4719.

Black PM, Zervas NT, Candia GL. Incidence and management of complications of transsphenoidal operation for pituitary adenomas. Neurosurgery 1987;20:920–924.

Buchfelder M, Fahlbusch R. The "classical" transsphenoidal aproach for resection of pituitary tumors. Operative Techniques in Neurosurgery 2002; 5:210–217.

Cappabianca P, Cavallo LM, Colao A, de Divitiis E. Surgical complications associated with the endoscopic endonasal transsphenoidal approach for pituitary adenomas. J Neurosurg 2002;97:293–298.

Couldwell WT. Transsphenoidal and transcranial surgery for pituitary adenomas. J Neurooncol 2004;69:237–256.

Dumont AS, Kanter AS, JaneJA, Laws ER. Extended transsphenoidal approach. Front Horm Res 2006;34:29–45.

Griffith HB, Veerappen R. A direct transnasal approach to the sphenoid sinus. Technical note. J Neurosurg 1984;66: 140–142.

Hardy J. Transsphenoidal microsurgery of the normal and pathological pituitary. Clin Neurosurg 1969;16:185–217.

Laws ER. Transsphenoidal approach to pituitary tumors, in: Schmidek HH, Sweet WH (eds.) Operative neurosurgical techniques. Philadelphia: W.B. Saunders, 1995:283–292.

2.8 Labordiagnostik und Therapie der Hypophysenvorderlappen-Insuffizienz

F. Beuschlein

■ Definition, Epidemiologie

Die Insuffizienz des Hypophysenvorderlappens (HVL) bezeichnet die mangelnde Produktion oder Wirkung einzelner oder mehrerer Hormone der Adenohypophyse. Inzidenz und Prävalenz der HVL-Insuffizienz in der erwachsenen Bevölkerung werden auf etwa 4 pro 100000 Einwohner und Jahr bzw. 45 pro 100000 Einwohner geschätzt. Die Erkrankung nimmt mit dem Alter zu und ist dabei gleichmäßig auf die Geschlechter verteilt. Etwa 20% der Patienten mit einem Makroadenom der Hypophyse leiden an einer HVL-Insuffizienz.

■ Pathogenese

Die Pathogenese der HVL-Insuffizienz definiert sich aus der Grunderkrankung: im Fall von Hypophysenadenomen führt die raumfordernde Wirkung des Tumors zu einer mechanischen Kompression der Portalgefäße, Druckatrophie des Hypophysenstiels und wahrscheinlich ischämischen Nekrose von Teilen des Hypophysenvorderlappens. Eine strahleninduzierte HVL-Insuffizienz ist vermutlich durch schädigende Effekte v. a. der hypophysären Gefäße bedingt, während eine Insuffizienz als Folge eines traumatischen Hirnschadens durch Hämorrhagie, Nekrose und anschließende Fibrose von hypophysären und hypothalamischen Strukturen verursacht wird. Entzündliche Erkrankungen der Hypophyse können durch die begleitende diffuse entzündliche Infiltration mit Lymphozyten und den anschließenden fibrotischen Umbau in der Akutphase ebenso mit raumfordernder Wirkung und sekundären Drucknekrosen einhergehen. Genetische Ursachen für eine komplette oder partielle HVL-Insuffizienz mit variabler klinischer Ausprägung beinhalten Mutationen von Transkriptionsfaktoren wie HESX1, LHX1, PROP1, POU1F1 und TPIT, die für eine geregelte Entwicklung des Hypophysenvorderlap-

pens unabdingbar sind. Die häufigsten Ursachen einer HVL-Insuffizienz sind in Tab. 2.**10** zusammengefasst.

■ Einteilung und klinisches Bild

Das klinische Bild einer vollständigen oder partiellen HVL-Insuffizienz resultiert aus der Summe der Effekte der jeweilig ausgefallenen hypophysären Partialfunktion. Der Verdacht auf eine HVL-Insuffizienz entsteht daher oft aufgrund eines charakteristischen klinischen Symptomenkomplexes. Grundsätzlich entspricht die Symptomatik des Ausfalls einer einzelnen hypophysären Partialfunktion dem klinischen Bild bei Ausfall des jeweiligen Endorgans. In Abhängigkeit von der Genese der HVL-Insuffizienz können weitere spezifische Symptome, z. B. bedingt durch die raumfordernde Wirkung eines hypophysären Tumors hinzutreten. Auch können die klinischen Zeichen eines Chiasma-Syndroms mit Gesichtsfeldausfällen und Kopfschmerzen erst zur Diagnose der HVL-Insuffizienz führen oder auch zufällig entdeckte Auffälligkeiten in der zentralen Bildgebung die Indikation zur endokrinen Diagnostik ergeben.

Eine unterschiedliche Sensitivität einzelner Achsen des Hypophysenvorderlappens kann zu einem frühen Ausfall der gonadotropen und somatotropen Funktion führen. Frühsymptome hypophysärer Erkrankungen sind damit Zyklusstörungen und Amenorrhoe bei der Frau und Libido- und Potenzverlust beim Mann. Auch wenn bei einer Frau ein normaler ovulatorischer Zyklus eine manifeste HVL-Insuffizienz nahezu ausschließt, ist bei begründetem klinischen Verdacht trotzdem die Überprüfung der übrigen Achsen erforderlich. Wichtige klinische Symptome einer HVL-Insuffizienz sind in Tab. 2.**10** zusammengefasst.

Tabelle 2.10 Ursachen einer Hypophysenvorderlappen-Insuffizienz (nach Schneider et al. 2007)

Hypophysentumoren	▶ Endokrin inaktive und aktive Hypophysenadenome ▶ Andere
Schädigungen des Gehirns	▶ Schädel-Hirn-Traumata ▶ Subarachnoidalblutungen ▶ Neurochirurgische Eingriffe ▶ Radiatio ▶ Ischämischer oder hämorrhagischer Insult
Nichthypophysäre Tumoren	▶ Kraniopharyngeome ▶ Meningeome ▶ Gliome ▶ Chordome ▶ Ependymome ▶ Metastasen ▶ Andere
Infektiöse, entzündliche und granulomatöse Erkrankungen	▶ Abszesse ▶ Tuberkulose ▶ Meningitis ▶ Enzephalitis ▶ Sarkoidose ▶ Histiozytose X ▶ Lymphozytäre Hypophysitis
Infarkte	▶ Hypophysärer Apoplex ▶ Sheehan-Syndrom
Empty sella, hypophysäre Hypoplasie oder Aplasie	
Genetische Formen	
Idiopathische Formen	

> Die schwerste Verlaufsform einer HVL-Insuffizienz stellt das hypophysäre Koma als Folge einer Stoffwechseldekompensation durch einen vollständigen Ausfall der Hypophysenfunktion dar. Die klinische Symptomatik mit Bradykardie, Hypoventilation, Hypothermie, Erbrechen und Bewusstseinstrübung bis hin zum Koma wird im Wesentlichen durch die kortikotrope und thyreotrope Insuffizienz dominiert.

■ Diagnostik

■ **Biochemische Diagnostik**

In jedem Fall des anamnestischen oder klinischen Verdachts auf das Vorliegen einer partiellen oder kompletten HVL-Insuffizienz muss eine hormonanalytische Diagnostik zur Überprüfung der gonadotropen, somatotropen, thyreotropen und kortikotropen hypophysären Partialfunktion durchgeführt werden. Der Einfluss der zirkadianen Rhythmik und einer evtl. Begleitmedikation auf die Ergebnisse der Hormonanalytik sind zu beachten. Vor einem Funktionstest der gonadotropen Partialfunktion des HVL müssen orale Antikonzeptiva für einen Zyklus abgesetzt worden sein.

Wegweisend für die laborchemische Diagnostik sind pathologisch niedrige periphere Zielhormone und gleichzeitig niedrige hypophysäre trophische Hormone. Allerdings sind in der Diagnostik basale Hormonspiegel nicht immer genügend aussagekräftig, in der Regel ist eine Funktionsdiagnostik erforderlich. Eine Einschränkung der hypophysären Hormonsekretion kann sowohl durch hypothalamische Läsionen (z. B. durch suprasellläre Extension einer hypophysären Raumforderung) als auch durch eine direkte Schädigung der Hypophyse bedingt sein. Deshalb kann der Einsatz von Stimulationstests sinnvoll sein, die auf verschiedenen Ebenen die Sekretion des HVL stimulieren. Bei längerfristigem Bestehen einer HVL-Insuffizienz kann auch eine resultierende Atrophie der peripheren Drüse zur Funktionsdiagnostik genutzt werden (z. B. ACTH-Kurztest bei sekundärer Nebenniereninsuffizienz).

Überprüfung der kortikotropen Funktion

Die Bestimmung einzelner Serum-Kortisolwerte bzw. Plasma-ACTH-Werte ist wegen der physiologischerweise großen Schwankungsbreite der gemessenen Parameter bei der Abklärung der Nebenniereninsuffizienz in < 25 % der Fälle hilfreich. Ausnahmen sind morgendliche Serum-Kortisolwerte < 80–110 nmol/l (3 µg/dl), bei denen eine kortikotrope Insuffizienz ohne weitere Diagnostik als gesichert gelten kann. Eine Nebennierenfunktionsstörung kann ausgeschlossen werden bei einem basalen Kortisolwert > 500 nmol/l (20 µg/dl). Die Bestimmung der Kortisol-Tagesproduktion im 24-h-Sammelurin ist insgesamt unzuverlässig und testet nicht die Stressreserve. Bei 75 % der Patienten ist der Einsatz eines Funktionstests erforderlich. Als Goldstandard zur Erfassung einer sekundären Nebenniereninsuffizienz gilt der Insulin-Hypoglykämietest, mit dem die funktionelle Integrität der gesamten Hypothalamus-Hypophysen-Nebennierenachse getestet wird. Eine Alternative stellt der CRH-Test dar (s. Kombinierter Releasing-Hormon-Test), der jedoch nicht die Funktionalität der hypothalamischen CRH-Sekretion und die des Hypophysenstils beurteilen lässt.

Bei länger bestehender kortikotroper Insuffizienz (> 3 Monate) ist als Folge einer Atrophie der Zona fasciculata auch die Kortisol-Antwort auf ACTH abgeschwächt, was einen diagnostischen Einsatz des ACTH-Tests ermöglicht. Allerdings kann dieser Test bei erst kurzfristig bestehender sekundärer Insuffizienz falsch normale Ergebnisse liefern.

Überprüfung der thyreotropen Funktion

Eine sekundäre Hypothyreose resultiert aus einer partiellen oder kompletten Insuffizienz des HVL, TSH zu sezernieren. Da in der Mehrzahl der Patienten mit sekundärer Hypothyreose (z. B. infolge eines Hypophysenadenoms) eine Restaktivität der thyreotropen Zellen erhalten ist, ist das basal gemessene TSH bei diesen Patienten häufig im (unteren) Normbereich. Die unzureichende Stimulation der Schilddrüse manifestiert sich durch ein erniedrigtes oder niedrig normales Thyroxin (fT4), das wahrscheinlich durch geringe Veränderungen in der pulsatilen oder zirkadianen TSH-Sekretion oder eine verringerte biologische Aktivität bedingt ist. Das Trijodthyronin (fT3) liegt bei der sekundären Hypothyreose meist im Normbereich. Der TRH-Test (s. Kombinierter Releasing-Hormon-Test) kann bei etwa 50% der Patienten mit sekundärer Hypothyreose einen verminderten Anstieg des TSH dokumentieren und zeigt damit insgesamt nur eine eingeschränkte Sensitivität.

Überprüfung der gonadotropen Funktion

Ein Ausfall oder eine Beeinträchtigung der gonadotropen HVL-Funktion resultiert in einem kompletten oder partialen sekundären Hypogonadismus (hypogonadotroper Hypogonadismus). Beim **erwachsenen Mann** beruht die Diagnose auf dem Nachweise eines erniedrigten Serum-Testosterons. Sind auch die Gonadotropine erniedrigt, liegt ein sekundärer Hypogonadismus vor. Ein GnRH-Test ist im Regelfall zur Diagnosesicherung nicht erforderlich.

Bei **Frauen im reproduktionsfähigen Alter** erfolgt die Beurteilung der Gonadenfunktion durch die Anamnese der Periodenblutung. Ein regelmäßiger Zyklus schließt eine Gonadeninsuffizienz aus. Bei Kontrazeptiva-Einnahme ist es für die Beurteilbarkeit notwendig, diese über mindestens 2 Monate abzusetzen. Bei Amenorrhoe erfolgt die Bestimmung von LH/FSH und den Sexualsteroiden 17β-Östradiol und Progesteron, die bei sekundärem Hypogonadismus erniedrigt sind. Bei beiden Geschlechtern ist durch die basale Messung des Prolaktins eine ursächliche Hyperprolaktinämie auszuschließen.

Bei **postmenopausalen Frauen** folgt aus der primären Ovarialinsuffizienz im Rahmen der Menopause physiologischerweise ein Anstieg der Gonadotropine, der infolge einer HVL-Insuffizienz vermindert sein kann. Wegen des sehr variablen Ausmaßes und der Altersabhängigkeit der postmenopausalen Gonadotropinerhöhung ist eine gonadotrope Insuffizienz in dieser Altersgruppe allerdings insgesamt nur eingeschränkt zu beurteilen und insgesamt meist ohne weitere klinische Relevanz.

Überprüfung der somatotropen Funktion

Die Bestimmung von IGF-1 als Suchtest für einen Wachstumshormonmangel ist nur sinnvoll, wenn alters- und geschlechtsbezogene Normbereiche für den eingesetzten Assay vorliegen. Allerdings schließen niedrig normale IGF-1-Werte eine somatotrope Insuffizienz nicht aus. Die Diagnose einer somatotropen Insuffizienz auf der Basis einer basalen GH-Messung ist nicht möglich. Vor dem Einsatz einer Substitutionstherapie mit GH beim isolierten GH-Mangel ist die Durchführung zweier verschiedener Stimulationstests zum Nachweis eines Wachstumshormonmangels erforderlich. Liegen weitere Achsenausfälle vor, ist die Durchführung eines zweiten Testverfahrens nicht erforderlich, da ein GH-Mangel höchst wahrscheinlich ist. Der Stimulationstest der ersten Wahl ist wegen der weltweit breitesten Validierung der Insulin-Hypoglykämie-Test. Als wesentliche Alternative wird der kombinierte Arginin-GHRH-Test empfohlen.

Diese Tests sollten vorgenommen werden, wenn für mindestens 3 Monate eine stabile und adäquate Substitution aller übrigen ausgefallenen Achsen besteht. Dies ist grundsätzlich für die Beurteilung der somatotropen Achse notwendig, da eine Hypothyreose sowie ein Androgenmangel zu niedrigen IGF-1-Spiegeln führen, während zum maximalen Resorptionszeitpunkt nach i. m.-Injektion von Testosteron-Depotpräparaten höhere IGF-1-Spiegel auftreten. Idealerweise sollte die Beurteilung daher in der zweiten Hälfte eines Testosteron-Dosisintervalls erfolgen.

Insulin-Hypoglykämie-Test

Der Insulin-Hypoglykämie-Test überprüft die hypophysäre Sekretion von ACTH und GH unter Einbezug des Hypothalamus.

 Da es sich um einen potenziell gefährlichen Test handelt, sollten beim Fehlen entsprechender Erfahrung oder bei ungenügenden ärztlichen Überwachungsmöglichkeiten alternative Stimulationsteste erwogen werden (z. B. CRH- oder ACTH-Test für die Nebennierenachse, GHRH-Arginin-Test für das Wachstumshormon).

Indikation. Die Indikation für diesen Test ist die Überprüfung der ACTH/Kortisol- und GH-Sekretion des HVL unter Einschluss der Hypothalamusfunktion; Differenzierung zwischen hypothalamischer und hypophysärer Ursache einer HVL-Insuffizienz.

Kontraindikationen. Dazu zählen zerebrales Anfallsleiden, koronare Herzerkrankung. Bei begründetem klinischen Verdacht auf eine Nebenniereninsuffizienz sind evtl. in Anschluss an den Test einmalig 50 mg Hydrokortison zu substituieren. Bei Diabetes mellitus wird häufig keine ausreichende Hypoglykämie erreicht.

Durchführung. Morgens ist beim nüchternen Patienten ein sicherer venöser Zugang zu legen. Die Blutentnahme folgt bei −15 und 0 min, danach die i. v.-Injektion von Normalinsulin (0,1–0,2 IE/kg Körpergewicht; höhere Dosis bei erwarteter Insulinresistenz bei Adipositas, Akromegalie, Diabetes mellitus; niedrige Dosis bei vermuteter Nebenniereninsuffizienz). Standardmäßige Blutentnahmen schließen sich nach 30, 60 und 90 min an, ggf. sind engermaschige Blutzuckermessungen (15–45 min nach Insulininjektion) zur Sicherung des Nadirs sinnvoll.

Nebenwirkungen/Überwachung. Wichtig ist eine **strikte Überwachung** durch einen Arzt während der hypoglykämen Phase (etwa 15–45 min nach Insulingabe), insbesondere bei Patienten mit den klinischen Zeichen eines Hypokortisolismus. Unmittelbar nach Ende des Tests sollte der Patient etwas essen, um Späthypoglykämien zu vermeiden. Die Beobachtung für eine weitere Stunde wird empfohlen. Bei zu ausgeprägter Hypoglykämie (mit Bewusstseinstrübung) ist eine i.v.-Glukosegabe indiziert (50 ml 20%ige Lösung müssen aufgezogen bereitliegen). Unmittelbar vor Glukoseinjektion sollte eine Blutentnahme für Hormonbestimmungen erfolgen. Der Test kann regelhaft beendet werden, unabhängig von einer Glukosegabe. Wird keine ausreichende Hypoglykämie erreicht, kann eine zweite Injektion mit der Hälfte der ursprünglichen Insulindosis verabreicht werden.

Beurteilung. Die Beurteilung des Tests erfolgt gemäß folgender Punkte:
- **Glukose** muss < 40 mg/dl (2,2 mmol/l) sinken, um eine adäquate Stimulation von ACTH/Kortisol und GH zu erreichen. Neben der Blutzuckererniedrigung müssen Symptome der Neurohypoglykämie auftreten (Schwitzen, Unruhe, Zittern, Müdigkeit).
- Ein Anstieg des **Kortisols** > 20 µg/dl bzw. auf den 2-fachen Basalwert wird als suffiziente Antwort der Nebennierenachse interpretiert.
- Ein Anstieg des **Wachstumshormons** (GH) auf > 3 ng/ml schließt einen substitutionsbedürftigen GH-Mangel aus.

An **Fehlerquellen** ist zu bedenken, dass bei ungenügender Glukosesenkung keine Aussage bezüglich der erreichten stimulierten Kortisol- und GH-Werte möglich ist. Insgesamt zeigt der Insulin-Hypoglykämie-Test (bei wiederholten Testungen z.B. im Rahmen von Studien) eine relativ hohe intra-individuelle Variabilität.

Kombinierter Releasing-Hormon-Test

Dieser Test prüft die Reaktion aller HVL-Hormone auf direkte Stimulation durch hypothalamische Releasing-Hormone. Wegen des potenziellen Nebenwirkungsprofils und der eingeschränkten Aussagekraft wird in den meisten Zentren auf die TRH-Stimulation verzichtet. Eine isolierte GHRH-Gabe (ohne Arginin-Gabe) ist nicht zur Diagnose eines hGH-Mangels geeignet. Der CRH-Test hat eine unzureichende Sensitivität und Spezifität für die Fragestellung.

Indikation. Die Indikation stellt die Überprüfung sämtlicher Achsen des HVL dar; der hypothalamische Teil der Rückkopplung wird hingegen **nicht** überprüft.

Kontraindikationen. Dazu zählen relativ große Hypophysentumoren (Tumornekrose?), instabile Angina pectoris, frischer Myokardinfarkt, schwere obstruktive Atemwegserkrankungen (jeweils für TRH-Stimulation).

Durchführung. Morgens werden dem nüchternen Patienten nach Legen eines sicheren venösen Zugangs die Basalwerte abgenommen. Danach erfolgt die sukzessive Gabe von:
- 100 µg humanem CRH,
- 100 µg GHRH,
- 100 µg GnRH,
- 200 µg TRH.

Weitere Blutentnahmen erfolgen nach 15, 30, 60 und 90 min zur Bestimmung von ACTH und Kortisol (0, 15, 30, 60 und 90 min), TSH (0 und 30 min), LH/FSH (0, 15 und 30 min), GH (0, 30, 60 und 90 min) und Prolaktin (0 und 30 min).

Nebenwirkungen/Überwachung. Nebenwirkungen sind Flush-Symptomatik, Harndrang, hämorrhagische Infarzierung von Hypopyhsenadenomen (jeweils auf TRH, selten). Eine Überwachung ist entsprechend wichtig. Bei Verdacht auf Nebennierenrinden-Insuffizienz nach Testende sollten 30 mg Hydrokortison oral gegeben werden.

Beurteilung. Die Beurteilung des Tests erfolgt gemäß folgender Punkte:
- Deutlicher Anstieg des **ACTH** zeigt eine suffiziente kortikotrope Funktion an (der CRH-abhängige ACTH-Anstieg weist große interindividuelle Unterschiede auf).
- Ein Anstieg des **Kortisols** > 20 µg/dl wird als suffiziente Antwort der Nebennierenachse interpretiert.
- Ein Anstieg des **Wachstumshormons** (GH) auf > 10 ng/ml wird als Ausschluss eines relevanten GH-Mangels gewertet.
- Für Frauen in der Follikelphase (Männer) wird ein Anstieg des **LH-Spiegels** auf das 2- bis 4-Fache des Basalwerts und ein Anstieg des **FSH-Spiegels** auf das 2-Fache des Basalspiegels als normale gonadotrope Antwort gewertet.
- Erwarter Anstieg des **TSH** (ΔTSH) liegt zwischen 2,5–20 mU/l. Die Interpretation ist nur in Kenntnis der peripheren Schilddrüsenhormone möglich.
- **PLR** steigt um > 100 % des Ausgangswerts bei Gesunden und bei funktioneller Hyperprolaktinämie. In der Regel ergibt sich kein Anstieg (< 100 %) bei Prolaktinomen.

An **Fehlerquellen** ist zu beachten, dass bei Adipositas der GH-Anstieg abgeschwächt sein kann. Bis zu 6 Monate nach Beginn einer Hyperthyreose-Therapie kann das TSH nach TRH nicht stimulierbar sein. Unter Einnahme von Kontrazeptiva oder unter Testosteronsubstitution ist ein verminderter LH-/FSH-Anstieg zu erwarten.

GHRH-Arginin-Test

Dieser Test prüft die Stimulationsfähigkeit der somatotropen Zellen und ist damit neben dem Insulin-Hypoglykämie-Test eine Alternative zur Verifizierung oder zum Ausschluss eines Wachstumshormonmangels. Die **Indikation** ist der Ausschluss eines GH-Mangels; **Kontra-**

2.8 Labordiagnostik und Therapie der Hypophysenvorderlappen-Insuffizienz

Tabelle 2.11 Therapie der Hypophysen-Insuffizienz im Kindes- und Erwachsenenalter

Achse	Therapie bei Kindern	Therapie bei Erwachsenen
Kortikotrop	Hydrokortison 10 mg/m² KOF, Dosisanpassung in Stresssituationen, Schulung der Eltern, Notfallausweis	Hydrokortison 15–25 mg/d (z. B. 10 – 5 – 0 mg), Dosisanpassung in Stresssituationen, Schulung, Notfallausweis
Thyreotrop	L-Thyroxin 100 µg/m² KOF Kontrollparameter: FT4 im oberen Drittel des Normbereichs	L-Thyroxin 50–150 µg/d (1–1,6 µg/kg KG) Kontrollparameter: FT4 im oberen Drittel des Normbereichs
Gonadotrop	abhängig vom Alter (13.-14. Lebensjahr): Jungen: Testosteron i. m. initial 50 mg/Monat, steigern auf 14-tägig 100–200 mg, Mädchen: anfangs niedrig dosierte Östrogene, dann Östrogen-Gestagen-Kombination	Männer: Testosteron (Injektionen monatlich, alle 3 Monate; Gele) Kontrolle: Testosteron, Blutbild, PSA Frauen: Östrogen-Gestagen-Kombination bis zum Menopausealter
Somatotrop	Rekombinantes humanes Wachstumshormon, 4 mg/m²/Woche bzw. 25 µg/kg/Tag, s. c.-Injektionen abends	Rekombinantes humanes Wachstumshormon, adaptiert nach alters- und geschlechtsbezogenem IGF-1-Wert, z. B. 0,5–1 mg/d s. c. abends
Diabetes insipidus	DDAVP (Minirin) 1–2 Hübe pro Tag Ziele: Trinkmenge 2–3 l, keine Polyurie, Natrium im Serum normal	DDAVP (Minirin) z. B. 1–2 Hübe pro Tag (0,05–0,15 ml über Rhinyle) Ziele: Trinkmenge 2–3 l, keine Polyurie, Natrium im Serum normal

indikationen sind Niereninsuffizienz und schwere Leberfunktionsstörungen.

Durchführung. Morgens werden dem nüchternen Patienten nach Legen eines sicheren venösen Zugangs die Basalwerte abgenommen. Danach werden folgende Substanzen verabreicht:
- 0,5 g Arginin/kg Körpergewicht langsam i. v., maximal 30 g (L-Arginin-Hydrochlorid 21%)
- 100 µg GHRH i. v.

Weitere Blutentnahmen erfolgen nach 30, 60 und 90 min zur Bestimmung von GH.

Nebenwirkungen/Überwachung. Nebenwirkungen sind Flush-Symptomatik, Geschmacksmissempfindung, Volumenbelastung, Späthypoglykämie; daher ist eine Überwachung notwendig.

Beurteilung. Die Beurteilung des Tests erfolgt gemäß folgender Punkte: ein Anstieg des Wachstumshormons auf > 10 ng/ml macht einen GH-Mangel unwahrscheinlich, zu beachten sind allerdings BMI-abhängige Normwerte (BMI < 25 kg/m²: Ausschluss GH-Mangel bei > 11,5 ng/ml; BMI > 30 kg/m² Ausschluss GH-Mangel bei > 4,2 ng/ml) wegen abgeschwächtem GH-Anstieg bei Adipositas.
Fehlerquellen sind interindividuelle Variabilität sowie BMI-abhängige Normwerte.

Genetische Tests

Defekte der hypophysären Transkriptionsfaktoren wie Pit-1 und PROP-1 führen in der Regel zum Ausfall mehrerer Hypophysenachsen und werden zumeist bereits im Kindesalter diagnostiziert. Isolierte Insuffizienzen einzelner hypophysärer Achsen können durch Mutationen in den kodierenden Genen der HVL-Hormonen (z. B. im GH- oder POMC-Gen) bedingt sein. Bei begründetem klinischen Verdacht oder positiver Familienanamnese ist eine genetische Untersuchung indiziert.

Bildgebende Verfahren

Eine Kernspindiagnostik der Hypothalamus-Hypophysen-Region sollte in allen Fällen einer erstdiagnostizierten HVL-Insuffizienz zur Frage einer hypothalamischen oder hypophysären Raumforderung, einer Hypophysitis oder einer strukturellen Anomalie der Sellaregion durchgeführt werden. Die Notwendigkeit zu bildgebenden Verlaufsbeobachtungen ergibt sich aus der Grunderkrankung.

Therapie

Medikamentöse Therapie

Eine spezifische medikamentöse Therapie ergibt sich in Abhängigkeit von der Grunderkrankung (z. B. dopaminerge Medikation bei Prolaktinom, tuberkulostatische Therapie bei Tbc etc.). Unabhängig hiervon leitet sich die Notwendigkeit zu einer hormonellen Substitutionstherapie aus den Ergebnissen der endokrinen Diagnostik ab (Tab. 2.11).

Substitution bei kortikotropher Insuffizienz

Die basale Hydrokortisonsubstitution erfolgt mit 15–25 mg/Tag p. o. (10 mg/m² Körperoberfläche). Zur Abbildung der zirkadianen Rhythmik werden zwei Drittel der Tagesdosis am Morgen, ein Drittel am Nachmittag eingenommen; ggf. ist eine individuelle Anpassung dieses Schemas erforderlich.

Eine **Anpassung der Substitutionsdosis** (auf das 2- bis 4-Fache der basalen Substitutionsdosis) ist bei fieberhaften Infekten, Traumata, operativen Eingriffen oder klinischen Zeichen, die eine Addison-Krise möglich erscheinen lassen (abdominelle Schmerzen mit Übelkeit, Diarrhoe, Myalgien, Arthralgien) zwingend notwendig. Bei unsicherer oraler Aufnahme wegen Diarrhoe oder Erbrechen ist die Substitution durch eine i. v.-Gabe (z. B. Hydrokortison 100 mg) sicherzustellen.

> Da die Erhöhung der Dosis in erster Linie durch den Patienten selbst erfolgt, sind Schulungen von Patienten und Angehörigen und Aushändigen eines Notfallausweises in jedem Fall erforderlich.

Bei Frauen mit kortikotroper Insuffizienz, die trotz optimierter Substitutionstherapie über verminderte Leistungsfähigkeit, Angespanntheit und Libidoverlust klagen, kann der Ausgleich eines nachgewiesenen DHEA-Mangels eine effiziente Behandlung darstellen. Langzeituntersuchungen zur Wirksamkeit und Sicherheit > 12 Monate liegen bisher nicht vor. Ebenso ist eine Präparation mit Medikamentenstatus nicht verfügbar, weshalb auf Nahrungsmittelergänzungsstoffe mit unsicherem DHEA-Gehalt zurückgegriffen werden muss. Eine Substitution mit einem Mineralokortikoid ist bei sekundärer Nebenniereninsuffizienz nicht erforderlich.

Als **Verlaufsparameter** dienen im Wesentlichen klinisch-anamnestische Angaben (Körpergewicht, Blutdruck, Leistungsfähigkeit). Die Bestimmung endokriner Parameter zur Dosisanpassung sind nicht richtungweisend (Ausnahme DHEAS unter Substitution).

Substitution bei thyreotroper Insuffizienz

Die Substitution erfolgt mit L-Thyroxin, in der Regel 75–150 µg/Tag p. o. Für die laborchemische Therapiesteuerung der sekundären Hypothyreose sind nur die peripheren Schilddrüsenhormone, nicht jedoch das TSH beurteilbar. Dabei sollten freie T_4-Werte in der oberen Hälfte des Normbereichs angestrebt werden. Als Richtgröße für den Substitutionsbedarf kann neben klinischen Parametern eine körpergewichtsadaptierte Thyroxindosis von ca. 1,6 µg/kg KG angesetzt werden. Neben einer Normalisierung der peripheren Schilddrüsenparameter ist auf klinische Zeichen einer Hypo- bzw. Hyperthyreose zu achten.

> Bei kombinierter HVL-Insuffizienz ist vor dem Ausgleich einer sekundären Hypothyreose eine evtl. vorhandene Nebenniereninsuffizienz zu therapieren, da sonst durch eine Thyroxin-abhängige Steigerung des Grundumsatzes die Gefahr besteht, eine Addison-Krise zu indizieren.

Substitution bei gonadotroper Insuffizienz

Bei prämenopausalen Frauen wird mit Antikontrazeptiva oder Östrogen/Gestagen-Kombinationen in Drei-Phasen-Präparaten substituiert. Bei postmenopausalen Frauen ist eine zeitlich begrenzte Substitution nur bei Wechseljahrsbeschwerden angezeigt. Bei Männern erfolgt eine Testosteronsubstitution mit 250 mg Testosteronenanthat i. m. alle 3–4 Wochen, Testosteronundecanoat 1000 mg alle 10–14 Wochen (in Abhängigkeit vom Talspiegel) oder in täglicher transdermaler Applikation. Bei Kinderwunsch ist die Substitution auf eine hCG/hMG-Therapie bzw. rekombinantes FSH umzustellen.

Substitution bei somatotroper Insuffizienz

Beim Erwachsenen mit nachgewiesener somatotroper Insuffizienz und klinischen Zeichen des Wachstumshormonmangels kann eine Substitution mit rekombinantem Wachstumshormon erfolgen (abendliche s. c.-Injektion in einschleichender Dosierung beginnend mit 0,5–1 IE pro Tag).

Laborchemische Zielgröße ist das Erreichen eines IGF-1-Werts um die 50. Perzentile der Altersnorm. Klinisch ist auf Körpergewicht, Leistungsfähigkeit und die Entwicklung von Ödemen und Arthralgien (als Zeichen einer Überdosierung) und Hyperglykämien zu achten.

■ Therapiekontrolle und Verlauf

Bei zugrunde liegendem Hypophysenadenom kann eine neurochirurgische Intervention durch Wegfall des lokalen Drucks und Verbesserung der Durchblutung die Funktion vorhandener Hypophysenreste verbessern. Daher sind nach solchen Eingriffen funktionsdiagnostische Verlaufskontrollen und ggf. Auslassversuche der Substitutionstherapie gerechtfertigt. Nach Ablauf von 1–2 Jahren nach neurochirurgischem Eingriff ist mit keiner weiteren Verbesserung der HVL-Funktion zu rechnen.

Eine Radiotherapie kann z. B. bei Lokalrezidiven von Hypophysenadenomen oder bei malignen Grunderkrankungen zum Einsatz kommen. Eine – auch späte – Verschlechterung der Hypophysenfunktion ist möglich; dieser Tatsache ist mit langfristigen Verlaufskontrollen Rechnung zu tragen.

Die Verlaufskontrolle der Substitutionstherapie richtet sich nach der Anamnese, dem klinischen Bild und ausgewählten Laborparametern (s. dort).

> **Prognose**
> Die Prognose ist abhängig von der Grunderkrankung. Auch wenn durch eine moderne Substitutionstherapie eine historisch gesehen tödliche verlaufende Erkrankung gut behandelbar wurde, bleiben allgemeine Leistungsfähigkeit und Wohlbefinden der Patienten häufig eingeschränkt.

Literatur

Regal M, Paramo C, Sierra SM, Garcia-Mayor RV. Prevalence and incidence of hypopituitarism in an adult Caucasian population in northwestern Spain. Clin Endocrinol (Oxf) 2001; 55:735–740.

Schneider HJ, Aimaretti G, Kreitschmann-Andermahr I, Stalla GK, Ghigo E. Hypopituitarism. Lancet 2007;369:1461–1470.

Kelberman D, Dattani MT. The role of transcription factors implicated in anterior pituitary development in the aetiology of congenital hypopituitarism. Ann Med 2006;38:560–577.

Arlt W, Callies F, van Vlijmen JC, et al. Dehydroepiandrosterone replacement in women with adrenal insufficiency. N Engl J Med 1999;341:1013–1020.

Corneli G, Di Somma C, Baldelli R, et al. The cut-off limits of the GH response to GH-releasing hormone-arginine test related to body mass index. Eur J Endocrinol 2005;153:257–264.

Slawik M, Klawitter B, Meiser E, et al. Thyroid Hormone Replacement for Central Hypothyroidism: A Randomized Controlled Trial Comparing Two Doses of Thyroxine (T4) with a Combination of T4 and Triiodothyronine. J Clin Endocrinol Metab 2007;92:4115–4122.

2.9 Wachstumshormonmangel im Kindesalter

M.B. Ranke

■ Definition und Ursachen

Der Wachstumshormonmangel im Kindesalter ist definiert als verminderte oder fehlende Sekretion des Wachstumshormons (GH) isoliert oder in Kombination mit anderen hypophysären Ausfällen. Der GH-Mangel kann angeboren oder aber erworben (Tumoren [Kraniopharyngeom], Trauma, Infektionen, Operationen, Bestrahlung) sein. Angeborene Defizite der Hypophysenfunktion können durch Fehlbildungen der Mittellinienstrukturen (z. B. septo-optische Dysplasie), genetisch bedingte Entwicklungsstörungen hypophysärer Zellstrukturen (z. B. Pit-1) oder defekte hormonelle Genstrukturen (z. B. Deletion des GH-/GHRH-Gens) bedingt sein. Ein perinatales Trauma – meist durch Spontangeburten aus Beckenendlage bei Knaben – galt bisher als eine der häufigsten Ursachen des konnatalen GH-Mangels. Vermutlich ist der GH-Mangel in diesen Fällen aber durch eine primäre Fehlbildung (Hypoplasie der Adenohypophyse plus Unterbrechung des Hypophysenstiels plus ektope Neurohypophyse) bedingt.

> In der Mehrheit der Fälle ist die Ursache des isolierten GH-Mangels unbekannt (idiopathisch).

■ Klinik

Leitsymptom des GH-Mangels im Kindesalter ist ein progressiver Kleinwuchs mit Minderwuchs im Erwachsenenalter (< 150 cm). Bei Säuglingen und Kleinkindern besteht eine Neigung zu Hypoglykämien mit der Gefahr einer zerebralen Schädigung. Ferner bestehen Veränderungen der Körperzusammensetzung (Adipositas, mangelnde Muskel- und Knochenmasse) sowie Veränderungen des Stoffwechsels wie sie ausgeprägter bei Erwachsenen mit GH-Mangel beschrieben sind.

■ Diagnostik

Der klassische GH-Mangel gilt als gesichert, wenn die maximalen Plasmakonzentrationen während zweier Standardstimulationstest (z. B. Insulin-, Arginin-Test) < 10 µg/l sind. Niedrige GH-abhängige Faktoren (IGF-1, IGFBP-3) sind die Regel. Gelegentlich kann der GH-Mangel nur durch die Überprüfung der spontanen GH-Sekretion gesichert werden. Bei der so genannten Neurosekretorischen Dysfunktion ist GH durch Standardstimulation stimulierbar, die spontane GH-Sekretion (z. B. während des Nachtschlafs) aber ist vermindert. Diese Form des GH-Mangels tritt nach ZNS-Bestrahlung, aber auch idiopathisch auf.

Mittels GHRH-Test kann der Ort der funktionellen Störung – hypophysär oder hypothalamisch – potenziell lokalisiert werden. Bei nachgewiesenem GH-Mangel ist ein MRT der Hypophysenregion heute in jedem Falle angezeigt.

■ Therapie

Rekombinantes humanes GH wird täglich (meist abends vor dem Schlafengehen) s. c. injiziert. Die Injektionen erfolgen mit schmerzarmen Injektionshilfen (z. B. so genannten Pens). Die Injektionstellen müssen variiert werden. Die Therapie dauert primär bis zum Ende vom Wachstum, welches durch eine Verminderung der Wachstumsrate (< 2 cm/Jahr) und/oder bis zum weitestgehenden Schluss der Epiphysenfugen (Knochenalter bei Jungen > 16 Jahre, bei Mädchen > 14 Jahre) gekennzeichnet wird. Nach Abschluss des Wachstums wird die Wachstumshormonsekretion bei idiopathischem GH-Mangel erneut überprüft und Pubertätsentwicklung durchgeführt. Bestätigt sich die Diagnose eines schweren GH-Mangels (GH < 5 µg/l) in der Adoleszenz, so kann die Therapie kontinuierlich ins Erwachsenalter fortgeführt werden.

Wirksamkeit. Die Wirksamkeit von GH ist sehr gut, was sich in einem deutlichen „catch-up"-Wachstum in den ersten beiden Behandlungsjahren zeigt. Das Wachstum blockierende Antikörper treten nur in den extrem seltenen Fällen eines Fehlens des GH-1-Gens (mangelnde Immuntoleranz gegen GH) auf.

Dosierung. In der Präpubertät beträgt die GH-Dosis 0,025–0,05 mg/kg KG/d (= 0,5–1,0 IE/kg KG/Woche). Sie richtet sich nach dem Therapieeffekt. In der Pubertät kann die Dosis – entsprechend der physiologischen Mehrsekretion – erhöht werden, sofern dies wegen einer eingeschränkten Wachstumsprognose zum Pubertätsbeginn erforderlich ist. Prediktionsalgorithmen können den Therapieprozess im Hinblick auf die Wirksamkeit und Kosteneffizienz optimierend unterstützen. Das Monitoring von IGF-1 während der Behandlung gewinnt auch im Kindes- und Jugendalter eine zunehmende Bedeutung für die Überprüfung von Wirksamkeit, Sicherheit und Compliance.

Nebenwirkungen. Die typischen Nebenwirkungen einer Ersatztherapie mit GH, wie sie im Erwachsenenalter beobachtet werden (Arthralgien, Hypertonus, Muskelschmerzen, Karpaltunnelsyndrom), treten beim Kind fast nie auf. Durch die genuine GH-Wirkung der Flüssigkeitsretention und/oder Mehrsekretion des Liquor cerebrospinalis kann es zu einem erhöhten intrakraniellen Druck mit (morgendlichen) Kopfschmerzen selten bis hin zum Erscheinungsbild eines ZNS-Tumors („pseudotumor cerebri"; BIH = benigne interkranielle Hypertension) kommen. Diese Erscheinungen sind nach Absetzen oder Dosisreduktion reversibel. Die während des beschleunigten Wachstums auftretende Verbreiterung der Epiphysenfugen kann zu Instabilitäten im Bereich der Beine mit uncharakteristischen Schmerzen, gelegentlich zur Epiphysiolysis capitis femoris führen. Maligne Erkrankungen oder Diabetes mellitus (Typ 1 oder 2) treten bei der Ersatztherapie des idiopathischen GH-Mangels nicht gehäuft auf. Das Risikoprofil bei organischem GH-Mangel ist durch die Grundkrankheit bedingt.

Kontraindikationen/Warnungen. Im Gegensatz zu früheren Vermutungen induziert GH Malignome nicht. Eine bei GH-Mangel weiterhin bestehende **maligne Erkrankung** stellt aber eine absolute Kontraindikation für eine Gabe von GH dar. Patienten, bei denen im Rahmen der Grundkrankheit oder der Therapie von malignen Erkrankungen ein GH-Mangel (z. B. ZNS-Bestrahlung) aufgetreten ist, können mit GH substituiert werden, sofern die maligne Erkrankung als nicht mehr bestehend gelten kann. Meist wird die Therapie in diesen Fällen erst dann begonnen, wenn das Risiko einer Relapses der Grundkrankheit deutlich vermindert ist (nach (1–) 2 Jahren). Die inkomplette Entfernung eines (histologisch benignen) Kraniopharyngeoms stellt keinen Grund für ein längerfristige Verzögerung der Substitution (> 6 Monate) mit GH dar.

Erfolgskontrollen/Verlaufskontrollen. Während der Behandlung mit GH müssen Kinder und Jugendliche regelmäßig (in der Regel alle 6 (–12) Monate) von einem erfahrenen Kinderendokrinologen betreut werden. Beim Übergang zum Erwachsenenalter ist die Kooperation mit dem internistischen Endokrinologen geboten.

Literatur
Ranke MB, Price DA, Reiter EO (Hrsg.). Growth Hormone Therapy in Pediatrics – 20 years of KIGS. Basel:Karger; 2007.
Zabransky S, Ranke MB (Hrsg.). Wachstumshormontherapie in der Therapie: Aktuelle und zukünftige Behandlungskonzepte. Mannheim: Palatium Verlag; 2002.
Clayton PE, Cuneo RC, Juul A, Monson JP, Shalet SM, Tauber M for the European Society of Paediatric Endocrinology: Consensus statement on the management of the GH-treated adolescent in the transition to adult care. Eur J of Endocrinology 2005;152:165–170.
Sizonenko PC, Clayton PE, Cohen P, Hintz RL, Tanaka T, Laron Z. Diagnosis and management of growth hormone deficiency in childhood and adolescence. Part 1: diagnosis of growth hormone deficiency. Growth Horm IGF Res 2001;11:137–65.

2.10 Diabetes insipidus (ADH-Mangel)

J. Hensen

■ Definitionen und Anmerkungen zur Pathogenese

Moses und Miller unterscheiden mittels Untersuchung der Urinosmolalität während Durstens **4 Formen** des Diabetes insipidus centralis:
1. Patienten mit komplettem Diabetes insipidus centralis haben einen absoluten ADH-Mangel (ADH: antidiuretisches Hormon). Auch bei sehr hohen Serumosmolalitäten steigen die ADH-Spiegel oder die Urinosmolalität nicht an. Dieser Typ ist der häufigste.
2. Andere zeigen zunächst ebenfalls keinen Anstieg von Vasopressin während Kochsalzinfusion, reagieren jedoch auf die Hypovolämie nach längerem Dursten mit einem plötzlichen Anstieg der Urinosmolalität. Dies weist auf einen defekten Osmorezeptor (Diabetes insipidus hypersalaemicus) hin, da die Freisetzung von Vasopressin durch Hypovolämie bei intaktem Barorezeptormechanismus noch funktioniert.
3. Bei einer weiteren Gruppe von Patienten steigt die Urinosmolalität mit steigender Serumosmolalität gering an. In diesen Fällen ist die Schwellen-Serumosmolalität deutlich angehoben. Als Ursache werden eine herabgesetzte Vasopressin-Freisetzung oder ein High-set-Osmorezeptor („upward setting") angenommen.
4. Schließlich lässt sich bei manchen Patienten allein eine subnormale Freisetzung von Vasopressin in Relation zur Serumosmolalität bei einer normalen osmotischen Schwellenkonzentration nachweisen, man spricht von herabgesetzter ADH-Reserve.

Der Diabetes insipidus centralis ist in mehr als zwei Drittel der Fälle erworben und meist Folge einer Störung

im Bereich der Sellaregion oder des Hypothalamus. Die Ursachen lassen sich wie folgt einteilen (Tab. 2.12):
- posttraumatische oder postoperative Störungen,
- benigne oder maligne Raumforderungen einschließlich Metastasen und Leukämien,
- entzündliche oder granulomatöse Erkrankungen (Hypophysitis, Enzephalitis, Sarkoidose, Langerhans-Zell-Granulomatose (Histozytosis X), Neurobrucellose) oder
- Gefäßerkrankungen (Aneurysma, Infarkte).

Insbesondere bei Kraniopharyngeomen ist der Diabetes insipidus häufig ein Frühsymptom. In der Erlanger Neurochirurgischen Klinik findet sich beim Kraniopharyngeom präoperativ bei etwa einem Viertel der Patienten ein Diabetes insipidus. Wenn operativ eine komplette Exstirpation des hypothalamischen Tumors angestrebt wird, steigt die Prävalenz eines permanenten Diabetes insipidus selbst bei Versuch der Kontinuitätserhaltung des Hypophysenstiels postoperativ auf knapp 70% der Patienten.

Weitere Ursachen des zentralen Diabetes insipidus sind Germinome, Pinealome und AIDS. Bei Patienten mit AIDS wurden Infektionen des zentralen Nervensystems mit Toxoplasma gondii, Zytomegalie, Herpes simplex oder lymphozytäre Infiltrationen des ZNS beschrieben.

Ein Diabetes insipidus centralis tritt bei einem Drittel der Patienten mit Wolfram-Syndrom auf. Hierbei handelt es sich um eine seltene autosomal-rezessiv vererbbare mitochondriale Erkrankung, die mit Diabetes insipidus (DI), Diabetes mellitus (DM), N.-opticus-Atrophie (OA) und Taubheit (D) einhergehen kann (DIDMOAD-Syndrom).

Der komplette Hirntod führt auch zu einem Untergang der vasopressinproduzierenden Neurone, ein substitutionsbedürftiger Diabetes insipidus ist bei diesen Patienten die Regel.

Der **familiäre Diabetes insipidus centralis** ist eine sehr seltene autosomal-dominant vererbte Erkrankung mit 100%iger Penetranz. Das besondere Merkmal der Erkrankung ist der verzögerte Beginn im Kleinkindesalter bzw. in früher Kindheit. Der Mangel an ADH ist nie komplett und kann interindividuell erheblich variieren. Das Vollbild der Erkrankung ist klinisch vom erworbenen Diabetes insipidus nicht zu unterscheiden. Autopsien von 5 Patienten aus verschiedenen Familien zeigten relativ kleine Hypophysenhinterlappen mit Gliose und eine Degeneration der magnozellulären Neuronen im Nucleus supraopticus sowie, weniger ausgeprägt, im Bereich des Nucleus paraventricularis. In den letzten Jahren wurden etwa zwei Dutzend verschiedene heterozygote Mutationen im Polypeptidpräkursor-Gen für AVP-Neurophysin-II (AVP-NP-II) nachgewiesen. Sie führen zum Austausch oder zur Deletion einer oder mehrerer Aminosäuren im Präprohormon. Diese Mutationen scheinen einheitlich den Transportprozess bzw. die Faltung und Selbstassoziation des Prohormons zu stören.

Ein partieller (kompensierter) Diabetes insipidus centralis kann in der **Schwangerschaft** aufgrund Bildung einer Vasopressinase in der Plazenta dekompen-

Tabelle 2.12 Ursachen des Diabetes insipidus centralis

Familiär	Erworben
Hereditär (autosomal-dominant)	▶ Trauma
Assoziation von Diabetes insipidus, Diabetes mellitus, optic atrophy, nerve deafness (DIDMOAD)	▶ Operation
	▶ Tumoren – Kraniopharyngeom – Germinom – Gliome – Metastasen
	▶ Autoimmunität
	▶ Idiopathisch
	▶ Granulomatöse Entzündungen – Tuberkulose – Histiozytose – Sarkoidose – Hypophysitis („Stalkitis")
	▶ Infektionen – Enzephalitis – Meningitis – Neurobrucellose
	▶ Vaskuläre Erkrankungen – Sheehan-Syndrom – Zerebrale Aneurysmata – Thrombotische thrombozytopenische Purpura

sieren. Vasopressinase (Oxytocinase) kann Oxytocin und ADH im Plasma schnell abbauen. Diese Patientinnen können deshalb auch nicht mit ADH behandelt werden, sprechen jedoch gut auf Desmopressin an.

Ein milder Diabetes insipidus bei **Simmonds-Sheehan-Syndrom** kann sich nach Substitution des Kortisoldefizits aufgrund der ADH-inhibitorischen Wirkung von Kortisol und aufgrund der kortisolinduzierten Verbesserung der Hämodynamik und der Nierenfunktion verschlechtern.

■ Diabetes insipidus nach Operationen im Sellabereich

Die operative Entfernung des Hypophysenhinterlappens alleine bewirkt allenfalls einen partiellen Diabetes insipidus, da > 10% der ADH sezernierenden Neuronen oberhalb des Hypophysenhinterlappens enden. Wenn < 10–20% der des magnozellulären ADH-sezernierenden Systems verbleiben, resultiert ein Diabetes insipidus. Je geringer die verbleibende Zellzahl unter dieser Schwelle ist, desto schwerer ist das Krankheitsbild. Das klinische Ausmaß der Polyurie hängt also nur von der verbleibenden Zahl der funktionstüchtigen Neuronen ab.

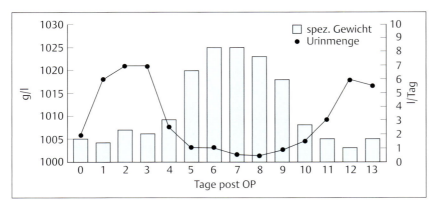

Abb. 2.**5** Schematischer Verlauf der Urinausscheidung und Urinkonzentration nach Transsektion des Hypophysenstiels beim Hund. Unmittelbar nach Transsektion kommt es zu einer Polyurie mit Ausscheidung eines hypotonen Urins. Im Mittel etwa eine Woche post operationem folgt für einige Tage eine „Interphase" mit Oligurie und Ausscheidung eines konzentrierten Urins. In dieser Phase kann eine Hyponatriämie entstehen, wenn die Wasseraufnahme nicht reduziert wird (nach O'Connor 1952).

Hypophysenadenome, auch mit extrasellärer Ausdehnung, bewirken ebenfalls nahezu nie einen Diabetes insipidus, da ausreichend ADH sezernierende Zellen fast immer verbleiben. Hingegen entwickelt nach transsphenoidaler Operation eines intrasellären oder extrasellären Hypophysenadenoms unmittelbar postoperativ etwa ein Drittel der Patienten eine passagere hypotone Polyurie (2500 ml, spezifisches Gewicht 1005 g/l). Als Ursache wird ein operativ bedingter Sekretionsarrest von ADH angenommen. Etwa zwei Drittel dieser Patienten benötigen zumeist nur vorübergehend (für 1–3 Tage) eine Therapie mit DDAVP (2 μg Desmopressin i.m. pro Tag), davon etwa die Hälfte nur einmal. Die polyurische Phase verschwindet meist sehr schnell wieder. Am 3. Tag sind noch 17 % der Patienten polyurisch, am 7. postoperativen Tag noch 6 %. Im Erlanger Patientenkollektiv sind nach 3 Monaten 0,9 % der operierten Patienten behandlungsbedürftig, nach einem Jahr sinkt die Prävalenz des permanenten Diabetes insipidus auf 0,25 %.

Nach transkraniellen Eingriffen ist die Prävalenz des permanenten Diabetes insipidus einem Jahr postoperativ etwas höher (2 % im Erlanger Kollektiv).

Die polyurische Phase nach Operation im Bereich der Sellaregion ist häufig durch eine Interphase eine Woche nach Operation unterbrochen, in der eine Oligurie besteht und sich vielfach auch eine Hyponatriämie entwickelt (Abb. 2.**5**). Die Interphase kommt durch ungeregelte verzögerte Freisetzung von ADH aus dem teilweise zerstörten Hypophysenhinterlappen sowie durch aufsteigende, retrograde Degeneration von Vasopressin sezernierenden Neuronen zustande, deren Axone bei der Operation beschädigt worden waren (Abb. 2.**6**). Die Hyponatriämie entspricht einem typischen SIADH (s.u.). Sie kann postoperativ auch isoliert, d.h. ohne vorangehende Hyponatriämie, auftreten, mit einem Maximum am 7. Tag postoperativ (Abb. 2.**7**). Die Prävalenz einer postoperativen Hyponatriämie (132 mmol/l) nach transsphenoidaler Operation eines Hypophysenadenoms liegt im Erlanger Kollektiv bei 8,4 % (5 % am 7. postoperativen Tag und 1,7 % am 1. postoperativen Tag).

Ein **Diabetes insipidus hypersalaemicus**, auch Hypodipsie-Hypernatriämie-Syndrom genannt, wird durch eine Läsion im Bereich des Osmorezeptors bzw. der osmosensitiven Neurone verursacht. In diesem Fall versiegen sowohl die osmotisch stimulierte ADH-Sekretion als auch das schützende Durstgefühl. Ursächlich können z.B. Aneurysmablutungen im Bereich der A. cerebri communicans anterior oder neurochirurgische Eingriffe im Hypothalamusbereich sein. Die resultierenden Hypernatriämien bei diesem Krankheitsbild sind oft beträchtlich (bis 190 mmol/l). Unbehandelt scheiden die Patienten zunächst weiter einen hypotonen Urin aus, und es kommt zur Hypernatriämie. Bei hohem Serum-Natrium und Dehydratation kann der Urin wieder konzentriert sein, zum einen durch nichtosmotisch bedingten ADH-Anstieg, zum anderen durch eine gesteigerte Empfindlichkeit gegenüber geringen noch vorhandenen ADH-Mengen oder gegenüber Oxytocin.

■ **Diabetes insipidus unklarer Ätiologie**

In etwa einem Drittel bis Viertel der Patienten mit Diabetes insipidus bleibt die Ätiologie zunächst unklar. Nicht selten ergibt die regelmäßige Kernspinkontrolle im Rahmen der Verlaufsbeobachtung einen pathologischen Befund, z.B. eine Verdickung des Hypophysenstiels („Stalkitis"), wobei die pathogenetische Zuordnung häufig nicht gelingt. Insgesamt ist die Ursache heute noch bei etwa einem Viertel bis einem Fünftel der Patienten nicht zu eruieren (idiopathischer Diabetes insipidus) – mit weiter abnehmender Tendenz.

■ **Häufigkeit und Bedeutung**

Ein Diabetes insipidus centralis entsteht erst, wenn mehr als 80 % der ADH (Arginin-Vasopressin) sezernierenden hypothalamischen Neuronen ausgefallen sind. Die auch als neurogener oder hypothalamischer Diabetes insipidus (DI) bezeichnete Erkrankung ist selten (Prävalenz etwa 125000) und betrifft beide Geschlechter gleich häufig. Der Vasopressinmangel kann absolut oder relativ sein.

2.10 Diabetes insipidus (ADH-Mangel)

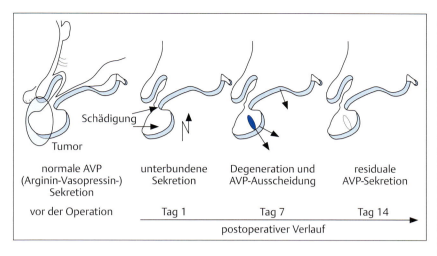

Abb. 2.6 Postulierter Mechanismus nach einer Operation im Bereich der Sella turcica auf die ADH-Sekretion. Eine Schädigung des Tractus supraopticus kann bereits unmittelbar postoperativ zu einem Diabetes insipidus centralis führen. Die „Interphase" ist vermutlich durch eine unregulierte Freisetzung von ADH aus degenerierenden terminalen Axonen des Hypophysenhinterlappens bzw. zu einem kleineren Anteil aus degenerierenden magnozellulären Neuronen proximal der Läsion bedingt. Während dieser unregulierten ADH-Freisetzung besteht die Gefahr einer Hyponatriämie. Die „Interphase" dauert meist nur einige Tage. Danach tritt je nach Ausmaß der Schädigung wieder ein Diabetes insipidus auf oder es kommt zur Ausheilung (aus Hensen 1999).

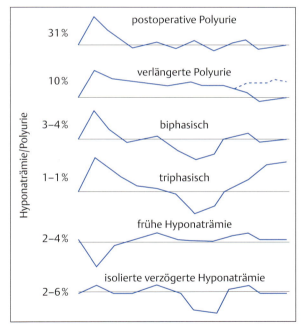

Abb. 2.7 Unterschiedliche Verläufe von Polyurie (Ausrichtung der Kurve nach oben) und Oligurie mit Hyponatriämie (Ausrichtung der Kurve nach unten) nach einer transsphenoidalen Operation im Bereich der Sella turcica. Angegeben sind die relativen Häufigkeiten bei einer großen Population. Ein permanenter Diabetes insipidus nach transsphenoidaler Operation ist selten (0,25 % aller Operationen). Die meisten Fälle von unmittelbar postoperativ auftretender hypotoner Polyurie sind vermutlich nicht durch einen Diabetes insipidus bedingt, sondern Folge vermehrter Infusion von Flüssigkeit perioperativ bzw. Folge des Nachlassens einer postoperativen Oligurie durch sympathoadrenale Aktivierung (aus Hensen 1999).

■ Klinik

Die erheblichen Wasserverluste (oft 10–20 l/Tag), insbesondere bei Diabetes insipidus centralis, stimulieren das Durstgefühl und bewirken so eine kompensatorische Steigerung der Wasseraufnahme (Polydipsie). Leitsymptome des ADH-Mangels bzw. der ADH-Resistenz sind somit die **persistierende Polyurie** und ihre konstanten Begleiter, **Durst und vermehrtes Trinken**. Der Durst bei Flüssigkeitsentzug hat Zwangscharakter (imperativer Durst). Polyurie und nachfolgende Polydipsie können sich langsam entwickeln, aber auch schlagartig auftreten. Nahezu immer ist die Nachtruhe durch eine Nykturie und nächtliches Trinken gestört. Bei Kindern ist eine neu aufgetretene Enuresis ein Hinweis auf die Erkrankung.

Polyurie und Wasserverluste, welche nicht immer durch Trinken voll kompensiert werden können, bedingen einige **indirekte Symptome** wie trockene Haut und Schleimhäute, Obstipation, durstbedingte Schlafstörungen und Gereiztheit. Nicht ausgeglichene Wasserdefizite führen bei Kindern zum „Durstfieber", welches typischerweise morgens am höchsten ist. Im Rahmen von schweren hypertonen Dehydratationen kann es zu zerebralen Leistungsschwächen kommen, insbesondere bei Patienten mit kongenitalem nephrogenem Diabetes insipidus. Langjährige Polyurie kann zur Erweiterung des Nierenbeckenkelchsystems mit Hydronephrose führen.

Defizite der Gedächtnisleistung wurden bei Patienten mit ADH-Mangel nicht nachgewiesen. Ob und wie häufig bei Diabetes insipidus gleichzeitig ein Oxytocindefizit vorliegt, ist nicht bekannt. Frauen mit Diabetes insipidus können normal gebären. Inwiefern ein fehlender Milcheinschuss der Gabe von Oxytocin bedarf, ist ebenfalls nicht bekannt.

Bei Patienten mit idiopathischem Diabetes insipidus mit normaler MR-Morphologie der Sellaregion ist die Hypophysenvorderlappen-Funktion in der Regel normal. Bei sekundärem Diabetes insipidus treten Visusminderungen, Gesichtsfeldausfälle, Augenmuskellähmungen oder eine begleitende Hypophysenvorderlappen-Insuffizienz in Abhängigkeit von der morphologischen Ausdehnung der Läsion auf. Eine milde Hyperprolaktinämie kann erster Hinweis auf einen suprasellären Prozess sein.

Anamnestisch und bei der körperlichen Untersuchung ist stets nach möglichen Ursachen des Diabetes insipidus zu fahnden: z. B. Traumata, Tumoren (Kopfschmerzen), Blutungen, Metastasen, vorangegangene neurochirurgische Eingriffe, entzündliche oder infiltrative Erkrankungen des Hypothalamus oder Hautläsionen bei Histiozytose. Die Laboruntersuchungen sollen zumindest ein Blutbild und die BKS als Hinweise auf ein Lymphom oder eine entzündliche Erkrankung einschließen.

Diagnostik

Biochemische Diagnostik

Suchtest. Als Such- bzw. Ausschlussdiagnostik wird die Messung des Harnvolumens und der Trinkmenge über eine oder zwei 24-h-Perioden nach Absetzen diuretischer oder antidiuretischer Medikation für mindestens 2 Tage empfohlen sowie die 1- oder 2-malige Bestimmung von Serumosmolalität und Serum-Natrium. Serum-Natrium und -osmolalität sind bei Diabetes insipidus morgens meist zu hoch normalen Konzentrationen verschoben. Eine Hypernatriämie weist auf einen Diabetes insipidus hypersalaemicus hin. Besteht eine hypotone Polyurie (Harnvolumen 30 ml/kg/24h, spezifisches Gewicht 1005 g/l bzw. Urinosmolalität 150 mosmol/kg) und liegen keine anderen offensichtlichen Ursachen für die Polyurie vor, wie Hyperglykämie, Hypokaliämie, Hyperkalzämie, chronisch polyurische Nierenerkrankung oder die polyurische Phase eines akuten Nierenversagens usw., sollte eine weiterführende stationäre Diagnostik erfolgen.

Durstversuch mit anschließender DDAVP-Gabe. Im Durstversuch werden ADH-Freisetzung und Wirkung indirekt überprüft. Der Durstversuch ist einfach und hat den Vorteil, dass er in jedem Krankenhaus preiswert durchgeführt werden kann. Der Durstversuch beginnt unter stationären Bedingungen nach einem Vorbereitungstag morgens um 6 Uhr. Während des Tests werden in 2-stündigem Abstand Harnmenge, Urinosmolalität, Körpergewicht, Blutdruck und Puls gemessen sowie zu Beginn und gegen Ende des Tests die Serumosmolalität und Serum-Natrium.

> **!** Eine ständige Überwachung des Patienten während des Durstversuchs ist erforderlich, da Patienten mit einem Diabetes insipidus sehr schnell ein bedrohliches Flüssigkeitsdefizit entwickeln können und um zu verhindern, dass Patienten während des Versuchs trinken.

Der Test muss spätestens abgebrochen werden, wenn Patienten > 3% ihres Körpergewichts verlieren oder hypotensiv werden oder wenn der Durst unerträglich wird. Normalpersonen konzentrieren nach etwa 12–16h Flüssigkeitsentzug den Urin auf ca. 900–1200 mosmol/kg, wohingegen Patienten mit komplettem Diabetes insipidus centralis ihren Urin meist nur auf < 250 mosmol/kg konzentrieren können. Bei Patienten mit primärer Polydipsie ist das maximale Urinkonzentrationsvermögen ebenfalls deutlich auf 450–700 mosmol/kg eingeschränkt.

Eine Abnahme der Hypertonizität des Nierenmarks, wahrscheinlich als Folge eines Anstiegs des medullären Blutflusses, wird für diesen Verlust an Urinkonzentrationskapazität verantwortlich gemacht. Mit dem Durstversuch und Messung der Urinosmolalität gelingt es deshalb nicht immer, Patienten mit partiellem Diabetes insipidus centralis und primärer Polydipsie eindeutig voneinander abzugrenzen. Nur bei Patienten mit einem Diabetes insipidus steigt nach Gabe von exogenem Desmopressin (4 µg DDAVP i. v.) die Urinosmolalität weiter an. Dies zeigt indirekt an, dass der Patient mit Diabetes insipidus noch nicht maximale Mengen von endogenem ADH sezerniert hat. Ein Defekt der ADH-Sekretion kann angenommen werden, wenn exogenes DDAVP die Urinosmolalität um > 10% nach Dursten stimuliert. Patienten mit komplettem Diabetes insipidus centralis zeigen einen mittleren Anstieg von 168 mosmol/kg auf 445 mosmol/kg (Anstieg um 180%), Patienten mit primärer Polydipsie und Normalpersonen zeigen dagegen am Ende des Durstversuchs nach DDAVP keinen weiteren Anstieg der Urinosmolalität.

Von Robertson konnte gezeigt werden, dass die indirekten Tests vielfach ungenau sind und falsch-positive wie falsch-negative Ergebnisse liefern, insbesondere bei partiellen Störungen. Er schlug vor, **direkte Testverfahren** für die ADH-Sekretion zu benutzen:

ADH-Bestimmung. ADH kann im Plasma von Erfahrenen unter Einhaltung bestimmter Regeln (eisgekühlte Abnahme, schnelle Separation) bestimmt werden. Die Interpretation muss jedoch immer in Bezug auf Serumosmolalität bzw. Serum-Natrium erfolgen. Niedrige ADH-Konzentrationen sind nur dann beweisend für einen zentralen Diabetes insipidus, wenn sie am Ende eines Durstversuchs bei einer Serumosmolalität von 300 mosmol/kg oder mehr nachgewiesen wurden.

Die Konzentration von ADH im Urin ist etwa 50-mal höher als im Serum. Die Bestimmung des Urin-ADH in der letzten Urinportion des Durstversuchs (z. B. 14.00–16.00 Uhr) mit einem kommerziellen Assay normaler Sensitivität ist auch ohne vorhergehende Extrak-

2.10 Diabetes insipidus (ADH-Mangel)

tion geeignet, die Krankheitsbilder Diabetes insipidus und primäre Polydipsie voneinander zu unterscheiden.

Copeptin-Bestimmung. Eine Alternative zur ADH-Bestimmung stellt die Messung der ADH-Precursor Neurophysin II und insbesondere Copeptin dar. Die Bestimmung von Copeptin ist insofern interessant, da es für mehrere Tage nach Blutentnahme stabil ist und die Bestimmung weniger kompliziert als die ADH-Bestimmung ist. Nach Insulinhypoglykämie steigt Copeptin bei Patienten mit Diabetes insipidus signifikant niedriger an. Der IHT erlaubt somit in einem Test die simultane Testung der Funktion von Hypothalamus-Hyophysenvorderlappen und Hypothalamus-Hypophysenhinterlappen.

Kochsalzinfusionstest. Wenn die Differenzierung z. B. zwischen primärer Polydipsie und partiellem zentralem Diabetes insipidus oder partiellem nephrogenem Diabetes insipidus nicht eindeutig möglich ist, kann der Kochsalzinfusionstest mit Messung von Serum-ADH weiterhelfen. Er ist als „Goldstandard" der Differenzialdiagnostik der Polyurie/Polydipsie anzusehen. 5%ige Kochsalzlösung (855 mmol/l) wird über eine großvolumige Vene, am besten über einen zentralen Zugang mit einer Geschwindigkeit von 0,06 ml/kg/min über 2h infundiert. Wenn keine ausreichend kräftige Vene nicht punktiert werden kann, sollte alternativ zur Venenschonung 3%ige Kochsalzlösung über 3h mit 0,06 ml/kg/min infundiert werden. Während des Tests kann das Durstgefühl zu den Blutentnahmezeiten nach einer linearen Durst-Skala registriert werden. Durch hypertone Kochsalzlösung steigt die Serumosmolalität theoretisch um maximal 20 mosmol/kg und das Serum-Natrium um etwa 10 mmol/l an, meist etwas weniger. Als Nebenwirkungen treten gelegentlich Schwindelgefühl, Benommenheit und Kopfschmerzen auf, wenn das Serum-Natrium zu sehr angehoben wird. Das Serum-Natrium sollte nicht über 155 mmol/l ansteigen, deshalb ist bei Ausgangswerten von Natrium > 145 mmol/l eine Dosisreduktion der infundierten Natriummenge angebracht, z. B. um 10% pro 1mmol/l von Serum-Natrium > 145 mmol/l. Serum-ADH steigt der erreichten Natriumkonzentration entsprechend bei Gesunden auf etwa 3–8 ng/l an. Bei Diabetes insipidus centralis findet sich kein, beim partiellen Diabetes insipidus ein subnormaler oder verzögerter Anstieg. Bei primärer Polydipsie liegt die basale Serumosmolalität oft im unteren Normbereich. ADH steigt auch hier deutlich an, wenn die Serumosmolalität auf 300 mosmol/kg stimuliert wird. Patienten mit Diabetes insipidus renalis haben basal meist schon eine hoch normale Serumosmolalität mit erhöhtem ADH und zeigen einen weiteren starken Anstieg von Serum-ADH.

■ Diagnostischer Therapieversuch

Der diagnostische Therapieversuch sollte nur dann vorgenommen werden, wenn die Funktionstestung eine klare Zuordnung zu Diabetes insipidus oder primärer Polydipsie nicht zulässt. Ein Therapieversuch mit Desmopressin zur Nacht, später auch morgens, zeigt bei Patienten mit Diabetes insipidus centralis eine sofortige Wirkung. Patienten mit Diabetes insipidus centralis verspüren sofort Erleichterung und sind glücklich, weil Polyurie, Nykturie, Durst und Polydipsie vergehen und weil sie wieder durchschlafen können. Patienten mit primärer Polydipsie verspüren jedoch keine oder nur wenig Linderung, sie werden unter Umständen durch die Wasserretention hyponatriämisch und entwickeln ein Hirnödem mit hyponatriämischer Hyponatriämie.

 Deshalb muss ein Therapieversuch gut überwacht werden: stationär mit täglicher Messung von Trinkmenge, Gewicht, Urinausscheidung und Serum-Natrium.

■ Lokalisationsdiagnostik

Ein Kernspintomogramm sollte bei gesichertem Diabetes insipidus immer durchgeführt werden. Der intakte Hypophysenhinterlappen stellt sich in der T1-gewichteten Spinechosequenz stets hyperintens als **„hot spot"** dar. Regenerate des Hinterlappens bzw. ADH-sezernierender Neuronen nach Hypophysektomie oder Hypophysenstielabriss lassen sich gelegentlich im Bereich der Eminentia mediana aufgrund ihrer Hyperintensität im T1-gewichteten Bild nachweisen.

■ Differenzialdiagnose des Diabetes insipidus

Polydipsie

Eine neurotisch bedingte primäre Polydipsie (Dipsomanie, Potomanie) ist gelegentlich mit anderen neurotischen Störungen verbunden; Frauen sind häufiger betroffen. Patienten mit Diabetes insipidus haben immer eine Nykturie mit nächtlichem Trinken, Patienten mit neurotischer Polydipsie oft nicht. Während Patienten mit Diabetes insipidus morgens meistens etwas unterhydriert sind und ihre Serumosmolalität um 300 mosmol/kg liegt, ist sie bei Patienten mit Polydipsie meist leicht erniedrigt. Die primäre Polydipsie bei organischen Läsionen im Bereich des Durstzentrums, z. B. bei Sarkoidose, ist eine Rarität.

■ Therapeutische Konzepte

■ Konservatives Vorgehen

Die Behandlung des Diabetes insipidus muss sich an dessen Ursache und Ausprägung orientieren. Patienten mit langjährigem mildem (partiellem) Diabetes insipidus centralis benötigen nicht immer eine medikamentöse Therapie. Eine Behandlung mit DDAVP ist absolut indiziert, wenn eine hypertone Dehydratation droht, z. B. wenn das Durstgefühl beeinträchtigt oder eine ausreichende Flüssigkeitszufuhr nicht möglich ist.

Medikamentöse Therapie

Genuines ADH ist in 2 parenteralen Formen erhältlich:
- als Präparat mit Depotwirkung (Pitressin Tannat, 5 IE/ml, Dosis 0,3–1 ml/Tag i. m. oder s.c) und
- als Präparat mit kurzer Wirkungsdauer (Pitressin, 1 ml enthält 20 IE). Dabei werden 20 IE ADH verdünnt in 100 ml physiologischer Kochsalzlösung über die gewünschte Wirkdauer langsam infundiert (wenigstens über 20 min).

Bei Patienten mit Diabetes insipidus centralis ist intranasales Desmopressin das Medikament der Wahl (DDAVP: 1-Desamino-8-D-Arginin-Vasopressin, Minirin). DDAVP bindet nur an den antidiuretischen V_2-AVP-Rezeptor und hat deshalb keine pressorischen Nebenwirkungen. Bedingt durch die fehlende α-Aminogruppe weist DDAVP auch im Vergleich zu ADH eine deutlich verlängerte Halbwertszeit (ca. 2–3 h) auf. Die Bioverfügbarkeit nach intranasaler Gabe beträgt etwa 10 % und nach oraler Gabe 1 %. 20 µg DDAVP intranasal, 1 µg DDAVP i. v. und 400–600 µg oral verhalten sich klinisch etwa gleichwertig, allerdings mit großen individuellen Schwankungen.

Die antidiuretische Wirkung einer intranasalen Gabe von 10–20 µg hält ungefähr 10 h an, bei manchen Patienten aber auch deutlich länger (bis 24 h). Die Dosierung lässt sich daher im Einzelfall nicht voraussagen. Die Wirkdauer beim jeweiligen Patienten lässt sich leicht anhand des Wiederauftretens von hypotoner Polyurie und Polydipsie feststellen.

Bei einer Dosierung von 2-mal 1 Hub intranasal reicht ein Dosierspray maximal 25 Tage. Die Rhinyle, ein Schläuchchen, mit dem eine kleine Menge der Substanz aufgezogen und dann in ein Nasenloch geblasen werden kann, hat den Vorteil, genauer und geringer dosieren zu können (0,025 bzw. 0,05 ml entsprechen 2,5 bzw. 5 µg). Für den Gebrauch bei Kindern und Säuglingen wird DDAVP weiter in physiologischer Kochsalzlösung verdünnt. Neuerdings steht DDAVP auch für die orale Therapie zur Verfügung und hat sich in vielen Fällen bewährt (0,1 mg–0,2 mg DDAVP (Desmopressin) oral 1- bis 2-mal täglich).

Ein Diabetes insipidus bei parenteral ernährten Patienten oder postoperativ kann i. m. mit Desmopressin (eine halbe Ampulle Minirin) 1- bis 2-mal pro Tag behandelt werden.

> **!** Bei Säuglingen und Kleinkindern kann ein Diabetes insipidus rasch zu einer lebensbedrohlichen Dehydratation führen. Die Flüssigkeitsbilanz muss daher durch die Eltern kontrolliert und gesichert werden.

Bei inadäquater Behandlung führt eine mangelhafte Kalorienzufuhr zur Gedeihstörung. DDAVP wird meist intranasal mittels Rhinyle – bei älteren Kindern auch als Sprühstoß oder mittels Tabletten – verabreicht. Die Dosierung sollte so gewählt werden, dass die Nachtruhe und der Kindergarten- bzw. Schulbesuch nicht gestört werden. Die Abenddosis muss meist höher als die Morgendosis sein. Um Überwässerungen bei Überdosierungen zu vermeiden, sollte eine kurze tägliche polyurische Phase (meist nachmittags) eingeplant werden. Wegen der im Kindesalter gehäuften HNO-Infekte variiert die pernasale Resorption von DDAVP öfter. Ist eine Verdünnung der DDAVP-Lösung bei sehr niedrigen Dosen erforderlich, so sind Galenik und die Gefahr der Keimbesiedlung (!) der Lösung zu berücksichtigen.

Therapiekontrollen

Bei Erwachsenen beginnt man mit DDAVP-Dosierspray in einer niedrigen Dosis, z. B. 1 Hub oder 0,1 ml zur Nacht (ca. 10 µg), da es für die Patienten am wichtigsten ist, nachts wieder durchschlafen zu können. Der Patient sollte auch vorsichtshalber darauf hingewiesen werden, in den ersten 3 h nach DDAVP-Einnahme keine großen Mengen zu trinken (z. B. Bier). Nach Abklingen der Wirkung kann morgens oder mittags eine zweite Dosis DDAVP zugegeben werden. Normalerweise gibt es bei erhaltenem Durstgefühl keinen Grund, die Flüssigkeitsaufnahme zu kontrollieren, außer zu Beginn der Therapie, um eine Überwässerung zu vermeiden. In den ersten Wochen sollte das Körpergewicht täglich kontrolliert werden, auch für die Langzeittherapie ist das regelmäßige Wiegen eine gute Kontrollmöglichkeit bei unsicheren Patienten. Serum-Natrium sollte im 1. Therapiemonat wöchentlich überwacht werden, später in größeren Abständen, z. B. alle 3–6 Monate.

Sehr selten kommt es unter DDAVP zu Bauchkrämpfen und lokalen Reaktionen an der Nasenschleimhaut (Perfusionssteigerung). Gewichtszunahme, Übelkeit, Schwindel, Müdigkeit, Kopfschmerzen und Krämpfe sind Hinweise auf eine Hyponatriämie, die auftreten kann, wenn ein Patient mit einer primären psychogenen oder organischen Hyperdipsie mit DDAVP behandelt wird, bei DDAVP-Überdosierung oder wenn ein Patient nach Gabe von DDAVP zuviel trinkt.

Gelegentlich sind sich die Patienten unsicher, ob sie noch wirklich ein Durstgefühl haben. In diesen Fällen sollte die Desmopressindosis zunächst reduziert werden.

Patienten mit Diabetes insipidus hypersalaemicus müssen zusätzlich zur DDAVP-Therapie zu einer regelmäßigen Wasseraufnahme, evtl. mit Dokumentation von Einfuhr, Ausfuhr und Gewicht, angehalten werden. Bei konstanter DDAVP-Dosierung werden eine konstante Trinkmenge von 1,5–2 l/Tag und eine tägliche Gewichtskontrolle mit Dokumentation von Einfuhr und Ausfuhr zur frühzeitigen Erfassung einer Überwässerung oder Hypernatriämie empfohlen. Regelmäßige (initial wöchentliche) Kontrollen von Serum-Natrium sind bei solchen Patienten unerlässlich.

Patientenschulung

Wie bei allen chronischen Erkrankungen ist die Aufklärung der Patienten und die Patientenschulung die beste Maßnahme, eine Langzeitbehandlung effektiv und ohne

2.10 Diabetes insipidus (ADH-Mangel)

Komplikationen durchzuführen. Viele Betroffene entwickeln während der Behandlung Ängste, die durch Aufklärung abgebaut werden können. Nur ein geschulter Patient ist in der Lage, auf besondere Situationen selbstständig und ohne Ängste zu reagieren. Im deutschsprachigen Raum bietet das Netzwerk Hypophysen- und Nebennierenerkrankungen, 91054 Erlangen, Waldstraße 34, mit seinen Gesprächsgruppen, diagnosespezifischen Gesprächskreisen und Abhaltung von Hypophysennebennierentagen eine Anlaufstelle. Das Netzwerk ist auch unter http://www.glandula-online.de erreichbar (Kapitel Internetadressen).

▪ Notfallbehandlung

Bei unbehandeltem Diabetes insipidus, insbesondere beim potenziell lebensbedrohlichen **Diabetes insipidus hypersalaemicus**, kann sich eine hypertone Dehydratation entwickeln. Die Hypernatriämie bewirkt ein Schrumpfen der Gehirnzellen mit neurologischer Symptomatik (Somnolenz, Verwirrtheit, Muskelkrämpfe, Kollaps, Durstfieber bei Säuglingen). Die Behandlung der hypertonen Dehydratation ist auf der Intensivstation durchzuführen und besteht in der vorsichtigen Zufuhr freien Wassers, z. B. durch Infusion 5 %iger Glukoselösung. Bei Volumendepletion (orthostatische Hypotension) wird zusätzlich zu 5 %iger Glukose mit physiologischer Kochsalzlösung behandelt, bis sich die hämodynamische Situation stabilisiert hat. Bei einem zentralen Diabetes insipidus wird auch DDAVP eingesetzt. Die Korrektur der Hypernatriämie muss jedoch langsam geschehen (max. 0,5 mmol/Tag; Korrektur nur bis in den oberen Normbereich).

> **!** Bei zu schneller Korrektur der extrazellulären Hypertonizität kommt es zu einem Hirnödem mit Krampfanfall, insbesondere, wenn mit DDAVP eine Antidiurese bewirkt worden ist.

Die Menge an freiem Wasser, die zur Korrektur erforderlich ist, kann unter der Annahme eines konstanten Gesamtkörperwassers (TBW) von 60 % nach folgender Formel abgeschätzt werden:

$$\text{Wasserkorrekturbedarf} = \frac{\text{TBW} \times \text{aktuelles Serum} - \text{Na}^+}{\text{gewünschtes Serum} - \text{Na}^+} - \text{TBW}$$

Bei einem 70 kg schweren Patienten mit einem Serum-Natrium von 165 mmol/l müssen danach zur Korrektur auf 150 mmol/l etwa 4 l freies Wasser appliziert werden. Bei einer angestrebten Korrekturrate von 0,5 mmol/h dürfen 4 l in 30 h infundiert werden.

> **Prognose des Diabetes insipidus centralis**
> Der idiopathische Diabetes insipidus centralis bildet sich nur selten zurück. Dagegen ist ein posttraumatischer Diabetes insipidus sehr häufig transient, vermutlich aufgrund einer Regeneration von zerstörten Axonen im Bereich des Hypophysenstiels. Die Wahrscheinlichkeit für einen permanenten Diabetes insipidus nimmt mit zunehmender Schwere des Schädelhirntraumas oder der Schädelbasisfrakturen zu. Je länger der Diabetes insipidus besteht, desto weniger wahrscheinlich ist eine Remission.

Literatur

Bartter FC, Schwartz WB. The syndrome of inappropriate secretion of antidiuretic hormone. Am J Med 1967;42:790–806.
Buchfelder, M. Hypophysenadenome. Onkologe 1999;5:94–102.
Burrell LM, Lambert HJ, Baylis PH. The effect of drinking on atrial natriuretic peptide, vasopressin and thirst appreciation in hyperosmolar man. Clin Endocrinol 1991;35:229–234.
Czernichow P, Garel C, Leger J. Thickened pituitary stalk on magnetic resonance imaging in children with central diabetes insipidus. Horm Res 2000;53(Suppl 3):61–64.
Hensen J, Henig A, Fahlbusch R, Meyer M, Boehnert M, Buchfelder M. Prevalence, predictors and patterns of postoperative polyuria and hyponatraemia in the immediate course after transsphenoidal surgery for pituitary adenomas. Clin Endocrinol (Oxf) 1999;50:431–439.
Katan M, Morgenthaler NG, Dixit KC, et al. Anterior and posterior pituitary function testing with simultaneous insulin tolerance test and a novel copeptin assay. J Clin Endocrinol Metab. 2007;92(7):2640–3.
Mayinger B, Hensen J. Nonpeptide vasopressin antagonists: a new group of hormone blockers entering the scene. Exp Clin Endocrinol Diabetes 1999;107:157–165.
O'Connor, WJ. The normal interphase in the polyuria which follows section of the supraoptico-hypophysical tracts in the dog. Quart J Exp Physiol 1952;37:1–10.
Oelkers W. Hyponatremia and inappropriate secretion of vasopressin (antidiuretic hormone) in patients with hypopituitarism. N Engl J Med 1989;321:492–496.
Robertson GL. Diagnosis of diabetes insipidus. In: Czernichow P, Robinson AG, editors. Diabetes insipidus in man (International Symposium on Diabetes insipidus in Man) Front. Horm. Res., vol 13 (Series editor: Tj.B. van Wimersma Greidanus). Basel: Karger;1985:176–189.
Verbalis JG. Hyponatremia: epidemiology, pathophysiology, and therapy. Curr Opin Nephrol Hypertens 1993;2:4–52.

2.11 ADH-Resistenz (nephrogener Diabetes insipidus)

J. Hensen

■ Definition und Anmerkungen zur Pathogenese

Man unterscheidet zwischen angeborener und erworbener Endorganresistenz gegenüber ADH.

■ Angeborene Formen

Zwei verschiedene Ursachen des angeborenen nephrogenen Diabetes insipidus sind heute bekannt:
- X-chromosomaler Diabetes insipidus renalis,
- autosomal rezessiver Diabetes insipidus renalis.

X-chromosomaler Diabetes insipidus renalis

Zahlreiche Mutationen im V_2-AVP-Rezeptor-Gen bewirken den X-chromosomal rezessiv vererbten Diabetes insipidus renalis (nephrogener Diabetes insipidus, NDI). Die Erkrankung betrifft nur Knaben und Männer. Konduktorinnen können gelegentlich in geringerem Ausmaß polyurisch und polydiptisch sein, was auf eine vermehrte (einseitige) X-chromosomale Inaktivation des gesunden Allels zurückgeführt wird.

Klinisch bewirkt die unbehandelte Erkrankung bei Kindern eine Hypernatriämie und Hyperthermie. Eine mentale Retardierung ist vermutlich durch mehrmalige Episoden von unbemerkter Dehydratation vor Diagnosestellung in frühester Kindheit bedingt. Typisch für das „Durstfieber" ist, dass es im Gegensatz zum Fieber bei Entzündungen meist am Morgen am höchsten ist. Wenn die Erkrankung frühzeitig entdeckt und behandelt wird, ist die mentale Entwicklung normal. Ob dies gleichermaßen für die Dilatation der ableitenden Harnwege gilt, ist fraglich.

Autosomal-rezessiver Diabetes insipidus renalis

Es wurden wenige Familien mit renalem Diabetes insipidus beschrieben, die auf DDAVP mit einer normalen fibrinolytischen und vasodilatatorischen Antwort reagierten. Dies ließ an eine auf Sammelrohrzellen beschränkte Postrezeptorstörung denken. Kürzliche Untersuchungen des Aquaporin-2 (AQP-2)-Gens konnten Mutationen bei diesen Familien nachweisen.

Klinisch lassen sich die beiden Patientengruppen nicht voneinander unterscheiden; es sind Frauen wie Männer betroffen.

■ Erworbener Diabetes insipidus renalis

Weitaus häufiger als der kongenitale Diabetes insipidus renalis ist die erworbene Form. Lithium bewirkt eine Polyurie durch Abnahme der ADH-abhängigen Insertion von Wasserkanälen (Aquaporin-2) in die luminale Zellmembran der Prinzipalzellen. Dadurch wird weniger Wasser aus dem Sammelrohr reabsorbiert. Auch die Hypokaliämie- oder Hyperkalzämie-induzierte Einschränkung der renalen Konzentrationskapazität ist durch eine Abnahme von AQP-2 verursacht. Demeclocyclin bewirkt einen Diabetes insipidus renalis über Inhibition der ADH-induzierbaren Adenylatzyklase. Der ADH-Effekt an der Niere ist auch dann abgeschwächt, wenn das Nierenmark durch übermäßiges Trinken (z. B. bei psychogener Polydipsie) ausgewaschen ist. Auch in der polyurischen Phase der akuten tubulären Nekrose ist die medulläre Hypertonizität herabgesetzt und damit die ADH-induzierte Rückdiffusion von Wasser vermindert.

■ Therapie des kongenitalen Diabetes insipidus renalis

Therapeutisch wirksam sind Diuretika vom Thiazidtyp oder Amilorid bzw. eine Kombination beider Substanzen. Durch die initial vermehrte Natriumausscheidung wird das Extrazellulärvolumen vermindert. Dies bedingt eine Abnahme der GFR und eine erhöhte proximale Resorption von Salz und Wasser, sodass der distale Wasserzufluss schließlich abnimmt. Somit gelangt weniger Wasser in die unter Kontrolle von ADH stehenden Sammelrohre und es wird insgesamt weniger Urin ausgeschieden.

Als therapeutisch effektiv hat sich auch der Prostaglandinsynthese-Hemmer Indomethacin in einer Dosis von 50 mg alle 8 h erwiesen.

Leider führt keine der obigen therapeutischen Methoden zu einer Urinosmolalität, welche die Serumosmolalität übersteigt. Der therapeutisch induzierbare Anstieg der Urinosmolalität von z. B. 50 auf 200 mosmol/kg kann aber u. U. die zur Exkretion der harnpflichtigen Substanzen benötigte obligatorische Urinmenge von z. B. 10–12 l auf tolerable 3–4 l pro Tag reduzieren und damit helfen, die Dilatation der ableitenden Harnwege zu vermeiden.

2.12 Syndrom der inappropriaten (inadäquaten) Überproduktion von ADH (SIADH)

J. Hensen

■ Definition und Anmerkungen zur Pathogenese

Das klassische „Syndrom der inappropriaten ADH-Sekretion" (SIADH) wurde als Ausschlussdiagnose von Schwartz und Bartter definiert: ein **SIADH im ursprünglichen Sinn** liegt vor, wenn andere Ursachen der Hyponatriämie ausgeschlossen werden können, d. h. wenn keine Hypovolämie vorliegt, keine mit Ödemen einhergehende Erkrankung und kein Nierenversagen bestehen. Ferner darf keine endokrine Dysfunktion, einschließlich einer primären oder sekundären Nebenniereninsuffizienz sowie einer Hypothyreose bestehen und es dürfen auch keine Medikamente, welche die Wasserausscheidung beeinflussen können, eingenommen werden.

Die Quelle der vermehrten ADH-Bildung kann sowohl ektop als auch eutop (hypothalamisch) sein (Tab. 2.**13**). Wenn das SIADH durch eine vermehrte eutope ADH-Sekretion aus dem Hypothalamus bedingt ist, liegt dies häufig an einer nichtosmolaren Stimulation, an der Baro- und Volumenrezeptoren wesentlich beteiligt sind. Diese liegen im Thorax im Bereich von Aorta, großen Gefäßen und Vorhof. Zahlreiche zentralnervös wirkende Medikamente sowie Tumoren, Infektionen, Trauma und Krankheiten im Bereich von Thorax und ZNS können ein SIADH auslösen.

> Ein typisches SIADH liegt bei paraneoplastischer ektoper ADH-Sekretion aus einem kleinzelligen Bronchialkarzinom vor.

Das **SIADH im erweiterten Sinne** kann als erhöhtes bzw. nicht entsprechend (adäquat) supprimiertes ADH trotz Hyponatriämie und milder (arterieller) Hypervolämie oder Euvolämie definiert werden. Die erweiterte Definition stellt die klinischen und laborchemischen Charakteristika des SIADH in den Vordergrund. Diese gleichen sich bei der Hyponatriämie bei sekundärer Nebenniereninsuffizienz (ADH-Entzügelung aufgrund des Wegfalls der ADH-inhibierenden Wirkung von Kortisol), bei der medikamentös induzierten Hyponatriämie (Psychopharmaka) und bei der Hyponatriämie aufgrund einer ektopen ADH-Sekretion aus einem Bronchialkarzinom. Diese erweiterte Definition darf aber nicht dazu verleiten, eine Wasserrestriktion therapeutisch dort einzusetzen, wo primär eine Hormonsubstitution oder ein Weglassen von Medikamenten sinnvoller wäre.

Die vermehrte Freisetzung von ADH führt zur Antidiurese und Ausscheidung eines konzentrierten Urins. Wird mehr Wasser getrunken als ausgeschieden, so kommt es zu einer Gewichtszunahme und Verdünnungshyponatriämie. Nach einigen Tagen erreichen Körpergewicht und Serum-Natrium ein neues Gleichgewicht. Als Folge der Volumenexpansion tritt eine Natriurese auf. Die Hyponatriämie wird durch Aktivierung natriuretischer Mechanismen weiter verstärkt. Dazu gehören eine Suppression von Renin und Aldosteron und eine Abnahme der proximalen tubulären Natriumreabsorption. Auch das atriale natriuretische Hormon (ANH) ist durch die Hypervolämie erhöht. Die Patienten sind leicht hypervolämisch, haben jedoch bedingt durch die Natriurese einen potenziellen Volumenmangel, d. h. der Gesamtbestand an Natrium ist vermindert, was sich nach Therapie durch Wasserrestriktion bemerkbar machen kann.

ADH bei Nebenniereninsuffizienz

Patienten mit primärer Nebenniereninsuffizienz weisen einen Mangel an Kortisol und Aldosteron auf und sind deshalb stets hypovolämisch. Diese hypovolämische Hyponatriämie bei primärer Nebenniereninsuffizienz ist keine Form des SIADH.

Patienten mit sekundärer Nebenniereninsuffizienz weisen in erster Linie nur zu wenig Kortisol auf. Aufgrund der fehlenden negativen Rückkopplung von Kortisol auf die ADH-Freisetzung kann so unter bestimmten Umständen eine hypervolämische Hyponatriämie wie beim SIADH-Syndrom entstehen. Eine gewisse hämodynamische und renale Komponente (Einschränkung der GFR und renalen Konzentrationskapazität ohne Kortisol)

Tabelle 2.**13** Ursachen des SIADH

Gruppe von Erkrankungen	Spezielle Erkrankungen
Pulmonale oder mediastinale Tumoren	Bronchialkarzinome Thymome Hodgkin-Lymphom Mesotheliom
Lungenerkrankungen	Tuberkulose Aspergillose Pneumonie/Empyem COLD
Karzinome von Pankreas, Duodenum, Ureter	
Porphyrie	
ZNS-Erkrankungen	
Tumor	
Abszess	
Subdurales Hämatom	
Infektiöse/entzündliche Erkrankungen	Meningitis, Enzephalitis HIV, SLE
Demyelinisierende/degenerative Erkrankungen	
Medikamente	Neuroleptika Carbamazepin, etc.
Interphase nach Operation im Sellabereich	

ist vermutlich auch an der Hyponatriämie bei sekundärer Nebenniereninsuffizienz mitbeteiligt.

Häufigkeit und Bedeutung

Das SIADH sieht man in größeren Kliniken etwa 1-mal täglich bis 1-mal pro Woche. Die Prävalenz ist vermutlich höher, aber damit die zur Erkennung notwendige Hyponatriämie überhaupt entstehen kann, muss eine relativ zur Urinausscheidung vermehrte Trinkmenge vorliegen.

Klinik

Das SIADH wird klinisch allein durch Symptome der **Hyponatriämie** auffällig. Sie hängen von der Schwere der Hyponatriämie und der Geschwindigkeit ab, mit der sie sich entwickelt haben. Die Symptome der akuten Hyponatriämie sind im Wesentlichen durch das Hirnödem mit **hyponatriämischer Enzephalopathie** bedingt. Die Patienten sind zunächst appetitlos, gefolgt von Übelkeit und manchmal von Erbrechen. Kopfschmerzen können auftreten. Eine Gewichtszunahme durch Wasserretention kann sich entwickeln; Ödeme sind typischerweise nicht vorhanden. Die Patienten wirken reizbar, später unkooperativ und verwirrt. Mit zunehmender Schwäche werden die Patienten apathisch, auch Muskelkrämpfe und extrapyramidale Störungen können auftreten, gefolgt von Krampfanfällen bis zum Koma. Frühe Symptome der Hyponatriämie bessern sich unmittelbar nach Korrektur.

Bei der chronischen Hyponatriämie normalisiert sich das Hirnvolumen, sodass sich die klinischen Symptome zurückbilden. Deshalb sind Patienten mit erheblicher, aber chronischer Hyponatriämie oft erstaunlich symptomarm.

> Beim SIADH fehlen im Gegensatz zu fast allen anderen Formen der Hyponatriämie jegliche klinische Zeichen der Dehydratation.

Patienten mit SIADH sind im arteriellen Stromgebiet euvolämisch oder leicht hypervolämisch. Periphere Ödeme treten bei Normovolämie auf der venösen Seite des Gefäßbaums praktisch nie auf. Patienten mit SIADH haben stets einen normalen (nicht erniedrigten) Blutdruck und Puls, der sich in Orthostase nicht im Sinne einer Hypovolämie verändert. Die Haut und Schleimhäute sind feucht, der Hautturgor ist normal, ebenso die Jugularvenenfüllung. Der ZVD, falls gemessen, liegt im Normbereich oder ist leicht erhöht. Auch auf endokrine Stigmata wie Hautbräunung oder das Fehlen von Axillar- und Schambehaarung ist zu achten.

Als Ursache des SIADH lassen sich anamnestisch häufig Medikamente (Psychopharmaka) identifizieren. Nach Hinweisen auf eine Lungen- oder ZNS-Erkrankung oder auf eine Hypophyseninsuffizienz (Regelanamnese) sollte stets gesucht werden.

Diagnostik

Biochemische Diagnostik

Laborbefunde. Die Bestimmungen von ADH, Copeptin oder Aquaporin-2 im Serum bringen wenig, da diese Parameter bei nahezu allen Formen der Hyponatriämie erhöht sind. Gute Anhaltspunkte für das leicht erhöhte arterielle Blutvolumen bei SIADH geben Serum-Kreatinin und -Harnsäure, die beim SIADH niedrig normal oder erniedrigt sind. Die Urin-Natriumexkretion ist trotz Hyponatriämie meist erhöht (> 20 mmol/l). Wenn Patienten mit SIADH jedoch natriumarm ernährt wurden oder gleichzeitig aus anderen Gründen hypovolämisch sind, kann die Urin-Natriumexkretion auch < 20 mmol/l sein. Der Urin ist nie maximal verdünnt (Urinosmolalität 150 mosmol/kg). Vielfach ist die Urinosmolalität höher als die Serumosmolalität, dies ist jedoch keine conditio sine qua non für die Diagnose des SIADH (s. u. Differenzialdiagnose).

Wasserbelastungstest. Der Wasserbelastungstest ist ein ADH-Suppressionstest und beruht auf der Messung der Ausscheidung von Wasser nach oraler Wasserbelastung (20 ml Wasser pro kg Körpergewicht in 15–20 min per os). Normalerweise werden im Liegen innerhalb von 5 h 80 % der Trinkmenge ausgeschieden. Die Urinosmolalität wenigstens einer Probe, meist der in der 2. Stunde, fällt < 100 mosmol/kg (spezifisches Gewicht 1005 g/ml). Patienten mit SIADH scheiden oft nur 40 % der zugeführten Menge aus. Vor dem Test muss das Serum-Natrium durch Wasserrestriktion oder durch eine andere adäquate Therapie (falls nötig Natriumgabe) auf 125 mmol/l angehoben werden. Patienten mit SIADH benötigen nach dem Test eine eingeschränkte Trinkmenge, bis das Serum-Natrium wieder auf Konzentrationen wie vor dem Test angestiegen ist (125 mmol/l). **Nachteil** des Wasserbelastungstests ist auch seine geringe Spezifität. Patienten mit einer Hyponatriämie anderer Genese (Leberzirrhose, Herzinsuffizienz) zeigen ebenfalls eine gestörte Wasserausscheidung. Außerdem verschlimmert der Test die Hyponatriämie.

Differenzialdiagnostik

Die Differenzialdiagnose des SIADH schließt die Differenzialdiagnose der Hyponatriämie ein. Nach Ausschluss einer Pseudohyponatriämie sollte systematisch mittels Anamnese, körperlicher Untersuchung und einfachen Laborparametern geklärt werden, ob das (effektive) arterielle Blutvolumen und/oder das venöse Blutvolumen erniedrigt bzw. erhöht sind. Auf die Konstellation des SIADH (arterielle Eu- oder Hypervolämie, venöse Euvolämie) wurde oben bereits eingegangen. Viel häufiger sind die Konstellation arterielle Hypovolämie/venöse Hypovolämie bei Volumenkontraktion (z. B. Diuretika) oder die Konstellation effektive arterielle Hypovolämie/venöse Hypervolämie bei dekompensierter Herzinsuffizienz oder Leberzirrhose. Wichtige Anhaltspunkte für ein erniedrigtes effektives arterielles Blutvolumen (EABV) sind anamnestische Salz- oder Volumenverluste, z. B. durch Erbrechen oder Diuretika (Kalium dann oft begleitend erniedrigt), Durst, trockene Schleimhäute sowie ein Blutdruckabfall und Pulsanstieg im Stehen. Periphere Ödeme weisen auf eine venöse Hypervolämie hin. Serum-Kreatinin, -Harnstoff und -Harnsäure liegen bei arterieller Hypovolämie im oberen Normbereich oder sind leicht erhöht. Die Natriumkonzentration im Urin ist bei Hypovolämie niedrig (meist < 10 mmol/l).

Die Messung der Urinosmolalität ist für die Differenzialdiagnostik der Hyponatriämie ohne große Bedeutung. Genau wie bei fast allen Fällen von Hyponatriämie Serum-ADH mehr oder weniger stark erhöht ist, so ist auch bei fast allen Formen der Hyponatriämie die Urinosmolalität erhöht (bzw. der Urin nicht maximal verdünnt) und der Vergleich der Urinosmolalität mit der Plasmaosmolalität diagnostisch nicht von Wert. Auch die Aquaporin-2-Konzentration im Urin ergibt keine zusätzlichen Hinweise, da sie ebenfalls bei verschiedenen Formen der Hyponatriämie parallel zum Serum-ADH erhöht ist, z. B. bei SIADH oder bei Leberzirrhose.

Die Zuordnung gelingt insbesondere bei älteren Patienten nicht immer zweifelsfrei. Auch kann ein Urin-Natrium von 50 mmol/l durch eine kürzliche Gabe von Diuretika bedingt oder Folge einer zugrunde liegenden renalen Störung sein. In diesen Zweifelsfällen sollte der Patient eher als hypovolämisch angesehen und ein diagnostischer Versuch mit physiologischer Kochsalzlösung durchgeführt werden. Kommt es nach Infusion von physiologischer Kochsalzlösung innerhalb von einigen Stunden zur Ausscheidung eines verdünnten Urins und zu einem Anstieg des Serum-Natriums, dann bestätigt dies, dass der Patient dehydriert war, und dass physiologische Kochsalzlösung die richtige Therapieentscheidung war. Wenn aber nach Kochsalz die Urin-Natriumexkretion ansteigt und das Serum-Natrium gleich bleibt oder sogar abnimmt, dann ist die Diagnose eines SIADH anzunehmen.

Zerebrales Salzverlustsyndrom als Differenzialdiagnose zum SIADH

Das zerebrale Salzverlustsyndrom („cerebral salt wasting syndrome", CSWS) beschreibt das gemeinsame Vorkommen von Hyponatriämie, Natriurese und Hypovolämie bei Patienten mit akuten Hirnerkrankungen. Im Gegensatz zum SIADH sind die Patienten hypovolämisch. Das CSWS wird u. a. bei Patienten mit Subarachnoidalblutungen beobachtet. „Brain natriuretic hormone" (BNH) wird erhöht gemessen und spielt möglicherweise eine Rolle in der Pathogenese. Entscheidend für die Differenzialdiagnose CSWS/SIADH ist, dass im Gegensatz zum SIADH Patienten mit CSWS stets hypovolämisch sind (zentraler Venendruck < 5 cm H_2O). Eine Wasserrestriktion wäre nicht korrekt, da die Patienten eine Therapie mit physiologischer oder hypertoner Kochsalzlösung benötigen, am besten ZVD-gesteuert.

Therapie

Konservatives Vorgehen

Die Therapie richtet sich ganz allgemein nach der Ursache des SIADH, dem Ausmaß der Hyponatriämie sowie nach der Geschwindigkeit, mit der sich die Symptomatik der Hyponatriämie entwickelt hat. Das Absetzen von Medikamenten, wenn möglich, Ersatz von Carbamazepin durch Phenytoin (Phenytoin hemmt die ADH-Freisetzung), Weglassen der Überdruckbeatmung (PEEP) oder die Gabe von Kortisol (bei Hypophysenvorderlappen-Insuffizienz) beseitigen die Störung unter Umständen sehr schnell. In seltenen Fällen ist eine kausale Therapie (z. B. Chemotherapie bei kleinzelligen Bronchialkarzinomen oder bei entzündlichen Erkrankungen des zentralen Nervensystems) möglich.

Die **Basistherapie** der Hyponatriämie beim SIADH ist die Trinkmengenbegrenzung auf 0,5–1 l/Tag in Verbindung mit einer kochsalzreichen Ernährung. Darunter wird bei vielen Patienten eine negative Wasserbilanz mit einem Anstieg von Serum-Natrium um etwa 1–2% pro Tag erreicht. Aufgrund der Natriurese beim SIADH kann die Gabe von physiologischer Kochsalzlösung die Hyponatriämie nur korrigieren, wenn das Plasmavolumen durch Flüssigkeitsrestriktion normalisiert wird. Ansonsten kann physiologische Kochsalzlösung durch Zunahme der arteriellen Hypervolämie die Natriurese und Hyponatriämie sogar weiter verstärken.

Medikamentöse Langzeittherapie einer chronischen Hyponatriämie bei SIADH

Einige Patienten lassen sich allein mit Trinkmengenbegrenzung nicht zufriedenstellend behandeln, sei es deshalb, weil diese nicht toleriert wird oder weil rezidivierend symptomatische Hyponatriämien auftreten. In diesen Fällen kann neben der Begrenzung der Trinkmenge eine zusätzliche medikamentöse Therapie sinnvoll sein. Früher wurden Lithium, Harnstoff oder Demeclocyclin mit allerdings nur mäßigem Erfolg eingesetzt. In den USA bereits zugelassen ist ein nichtpeptiderger V_2-ADH-Rezeptor Antagonist (so genanntes Aquaretikum). Die Zulassung von Aquaretika auch in Europa ist in Kürze zu erwarten. Damit lässt sich dosisabhängig eine Erhöhung der Frei-Wasser-Clearance und Normalisierung von Serum-Natrium erreichen. Da ADH nahezu bei allen Formen der Hyponatriämie erhöht ist, könnten die Aquaretika therapeutisch nicht nur bei SIADH, sondern auch bei Hyponatriämie aufgrund einer Herzinsuffizienz, einer Leberzirrhose und eines nephrotischen Syndroms hilfreich sein.

Zentrale pontine Myelinolyse (CPM)

Während der überschnellen und/oder überschießenden Korrektur einer ausgeprägten, mehr als 48 h bestehenden (und damit „chronischen") Hyponatriämie mit hypertoner Kochsalzlösung kann es zur zentralen pontinen Myelinolyse (CPM) mit der Entwicklung einer schlaffen

Para- oder Tetraplegie, Dysphagie, Dysarthrie und eines Komas kommen. Diese schwerwiegende Störung kann zum Tod führen und ist nur partiell reversibel. Ausgelöst wird die CPM durch ein Schrumpfen sensibilisierter Hirnzellen aufgrund des schnellen Anstiegs der Serumosmolalität. Dies bewirkt eine Ruptur der Myelinscheiden und setzt damit die Demyelinisierung über einen noch nicht geklärten Mechanismus in Gang.

> **!** Als besonders gefährdet für eine zentrale pontine Myelinolyse gelten unterernährte hypovolämische Alkoholiker mit kombinierten Elektrolytstörungen (Hypokaliämie und Hyponatriämie).

■ Differenzialtherapie der Hyponatriämie

Aus den obigen Ausführungen geht hervor, dass die Behandlung der Hyponatriämie stets eine Differenzialtherapie unter Berücksichtigung mehrerer Faktoren erfordert: ein Patient mit Hyponatriämie beim SIADH wird primär mit Wasserrestriktion behandelt. Ein hypovolämischer Patient hingegen benötigt eine Substitution mit NaCl und Wasser (physiologische Kochsalzlösung), ggf. das Weglassen von Diuretika.

Bei einem Patienten, der im Rahmen einer hyponatriämischen Enzephalopathie akut symptomatisch wird (Krampfanfall, Stupor), muss das Serum-Natrium ohne Verzug mit 3%iger Kochsalzlösung auf ca. 120 mmol/l angehoben werden bzw. so lange, bis die akute Symptomatik beherrscht ist („limited and controlled"). Besteht die Hyponatriämie bereits länger als 48 h, ist größte Vorsicht mit hypertoner Kochsalzlösung angebracht, die Natrium-Korrekturrate sollte 0,5 mmol/l/h nicht überschreiten. Sobald eine Besserung der akuten Symptomatik aufgetreten ist, sollte die Infusion abgebrochen werden, spätestens aber, wenn eine Natriumkonzentration von 120 mmol/l erreicht ist. Eine Überkorrektur muss wegen der Gefahr der CPM vermieden werden (s. o.).

Bei der **symptomatischen** Hyponatriämie kann man die initiale Infusionsgeschwindigkeit der 3%igen Kochsalzlösung nach folgender Formel abschätzen:

Angestrebte Korrekturgeschwindigkeit der Natriumkonzentration [mmol/l/h]×Körpergewicht [kg] = Infusionsrate [ml/h]

Bei einer gewünschten Anhebung der Natriumkonzentration von 1 mmol/l innerhalb von 1 h sollte somit bei einem 70 kg schweren symptomatischen Patienten initial 3%ige Kochsalzlösung mit 70 ml/h gegeben werden.

> **!** Die tatsächliche Infusionsrate muss individuell an die Entwicklung der Natriumkonzentration angepasst werden, die nicht immer voraussehbar ist. Veränderungen können durch das spontane Einsetzen einer Polyurie eintreten. Deshalb wird eine engmaschige Überwachung auf der Intensivstation empfohlen.

■ Besonderheiten im Kindes- und Jugendalter

Im Kindesalter wird das SIADH gelegentlich bei pulmonalen Erkrankungen (Peep-Beatmung, Pneumonien) und häufiger bei zerebralen Erkrankungen (Enzephalitis, Meningitis, Schädelhirntraumen, ZNS-Operationen, nach epileptischen Anfällen) beobachtet.

3 Schilddrüsenerkrankungen

Kapitelkoordination: G. Brabant, W. Karges

3.1 Diagnostik von Schilddrüsenerkrankungen 62
K. Mann, R. Gärtner, Ch. Reiners, K.W. Schmid, G. Brabant

3.2 Kongenitale Schilddrüsenerkrankungen 67
A. Grüters-Kieslich, W. Karges, K.W. Schmid

3.3 Autoimmunopathien 73
G. Kahaly, H. Dralle, K. Mann, Ch. Reiners

3.4 Struma diffusa und Knotenstruma 83
R. Paschke, G. Brabant, H. Dralle, Ch. Reiners

3.5 Funktionelle Autonomie 89
Ch. Reiners, R. Paschke, K. Mann

3.6 Andere funktionelle und morphologische
Schilddrüsenerkrankungen 92
W. Karges, R. Gärtner, G. Brabant

3.7 Maligne Schilddrüsentumoren 95
H. Dralle, W. Karges, Ch. Reiners, K.W. Schmid

3.8 Schilddrüse und Umwelt 107
R. Gärtner, Ch. Reiners

3 Schilddrüsenerkrankungen

3.1 Diagnostik von Schilddrüsenerkrankungen

K. Mann, R. Gärtner, Ch. Reiners, K.W. Schmid, G. Brabant

■ Anamnese und Klinik

> Schilddrüsenerkrankungen sind durch Störungen von Funktion und Morphologie charakterisiert. Pathogenetisch liegen unterschiedliche Krankheitsbilder zugrunde. Der klinische Schweregrad einer Funktionsstörung korreliert im Einzelfall nicht streng mit den Schilddrüsenhormonparametern und ist abhängig vom Alter und von Nebenerkrankungen des Patienten.

Die Anamnese berücksichtigt familiäre Struma- und Karzinomhäufigkeit, Risikofaktoren für ein Malignom, Iodexposition, Medikamente, Lokalbeschwerden, klinische Zeichen einer Schilddrüsenfunktionsstörung, Augensymptome, Rauchgewohnheiten sowie sonstige Vor- und Begleiterkrankungen.

Die körperliche Untersuchung beinhaltet Inspektion und Palpation der Schilddrüse einschließlich Isthmusbereich und Jugulum, die Messung des Halsumfangs, Beurteilung von Konsistenz der Schilddrüse und von Knoten, Schluckverschieblichkeit, Stridor, Einflussstauung, Heiserkeit, von Halslymphknoten und mögliche Augenbeteiligung sowie die klinische Einschätzung der Stoffwechsellage und von Begleiterkrankungen.

■ Labordiagnostik

Die Schilddrüsenfunktion wird durch hypothalamisch/hypophysäre Zentren gesteuert. Durch die enge Rückkopplung der freien, ungebundenen Schilddrüsenhormone auf Hypothalamus und Hypophyse wird die Sekretion von Thyreotropin (TSH) aus thyreotropen Zellen des Hypophysenvorderlappens kontrolliert. Dies gilt unter der Voraussetzung, dass keine hypothalamisch/hypophysäre Fehlregulation vorliegt. Schilddrüsenhormone liegen in freier, überwiegend aber in proteingebundener Form (Verhältnis 1:100) in der Zirkulation vor. Veränderungen der Proteinbiosynthese und insbesondere des Thyroxin-bindenden Globulins (TBG), unter Kontrazeptiva und in der Schwangerschaft können die Gesamthormonspiegel wesentlich verändern. Solche für die Schilddrüsenfunktion nicht relevante Veränderungen lassen sich durch die Bestimmung der freien Hormonkonzentrationen (fT3, fT4) vermeiden.

Basales TSH. Zentrale Bedeutung für die Beurteilung der Schilddrüsenfunktion hat die Bestimmung des basalen TSH. Es sollten immunradiometrische Assays (IRMA) bzw. immunluminometrische Assays (ILMA) der 3. Generation mit einer funktionellen Sensitivität von 0,1 bzw. 0,05 µU/ml angewendet werden. Der TRH-Test ist entbehrlich geworden. Zum Ausschluss einer Schilddrüsenfunktionsstörung ist unter der Voraussetzung einer normalen hypothalamisch/hypophysären Funktion die Bestimmung von TSH ausreichend.

Bei erniedrigtem TSH müssen die freien Hormone fT4 und fT3, bei erhöhtem TSH fT4 bestimmt werden. Bei Verdacht auf eine Immunthyreopathie mit Hyperthyreose wird die Bestimmung von TSH-Rezeptor-Antikörpern (TRAK), bei Hypothyreose von Schilddrüsenperoxidase-Antikörpern (TPO-Antikörper), bei negativen TPO-Antikörpern ergänzend Thyreoglobulin-Antikörper (Tg-Antikörper) empfohlen, bei akut-subakuter Thyreoiditis (de Quervain) die BSG oder CRP.

Kalzitonin. Bei Knoten ist ein Kalzitonin-Screening zum Ausschluss/Nachweis eines medullären Schilddrüsenkarzinoms gerechtfertigt. Falsch positive Ergebnisse können durch Protonenpumpeninhibitoren, Niereninsuffizienz, Sepsis, oder selten durch Hashimoto-Thyreoiditis bedingt sein. Werte > 10 pg/ml bis 100 pg/ml müssen durch einen Pentagastrintest weiter abgeklärt werden.

Thyreoglobulin. Die präoperative Bestimmung von Thyreoglobulin (Tg) bei Verdacht auf ein Schilddrüsenkarzinom ist dagegen nicht indiziert. Nach Thyreoidektomie dient der Tg-Spiegel als sensitiver und spezifischer Tumormarker für differenzierte Schilddrüsenkarzinome. Zu beachten ist bei der Messung des Thyreoglobulinspiegels die Interaktion mit evtl. vorhandenen Thyreoglobulin-Antikörpern, welche durch Parallelmessung ausgeschlossen werden sollten. Die Messung des Thyreoglobulinspiegels erfolgt postoperativ alle 6–12 Monate.

Bei Patienten mit niedrigem Rezidivrisiko für ein Schilddrüsenkarzinom und negativem Thyreoglobulinspiegel unter TSH-suppressiver Schilddrüsenhormontherapie wird nach 6–12 Monaten eine Stimulation der Thyreoglobulinspiegel durch entweder Absetzen der TSH-suppressiven Therapie oder rhTSH-Stimulation empfohlen. Ein stimulierter oder unstimulierter Thyreoglobulinspiegel von > 2 ng/ml weist auf eine persistierende Tumorerkrankung hin.

■ Sonografie

> Mit der Sonografie lassen sich unabhängig vom Funktionszustand und einer schilddrüsenspezifischen Therapie in jedem Lebensalter die Topografie der Schilddrüse in allen 3 Raumebenen – damit auch das Volumen – und morphologische Veränderungen erfassen. Ihre zentrale Bedeutung in der Schilddrüsendiagnostik als risikolose und beliebig wiederholbare morphologische Untersuchungsmethode ist unumstritten.

Untersuchung und Beurteilung. Die Untersuchung wird am liegenden Patienten bei leicht überstrecktem Hals durchgeführt. Für eine ausreichende Auflösung ist ein Schallkopf mit einer Frequenz von ≥ 7,5 MHz Voraussetzung.

Beurteilungskriterien, die formalisiert im Verlauf dokumentiert werden müssen, sind:
- Größe beider Lappen,
- Echogenität im Vergleich zur angrenzenden Halsmuskulatur (echonormal, echoreich, echoarm, echokomplex, echofrei),
- Verkalkungen (Mikro-, Makrokalk),
- fokale Veränderungen (Größenbestimmung in 3 Ebenen),
- Randbegrenzung (scharf, unscharf),
- echoarmer Randsaum,
- Merkmale der Vaskularisation sowie
- Größe und Struktur zervikaler Lymphknoten.

Die **Duplex-Sonografie** ist ein wesentlicher Bestandteil der Schilddrüsensonografie geworden. Sie liefert entscheidende Zusatzinformationen über eine verstärkte Vaskularisation des Organs bei der Basedow-Hyperthyreose, der Immunthyreoiditis, der Differenzialdiagnose der Amiodaron induzierten Hyperthyreose (Typ I verstärkte Vaskularisation, Typ II verminderte Vaskularisation). Eine verstärkte zentrale Durchblutung bei Knoten erhöht die Malignomwahrscheinlichkeit signifikant. Diagnosen sind mit der Sonografie alleine nicht möglich. Ebenso lassen sich keine Angaben zur Funktion oder Histologie treffen, jedoch kann der sonografische Befund auf bestimmte Schilddrüsenkrankheiten hinweisen.

Die **sonografische Volumetrie** ist die exakteste Methode zur Größenbestimmung der Schilddrüse. Die Gradeinteilung der Struma nach den WHO-Kriterien hat nur noch orientierenden Charakter. Die Schilddrüsengröße lässt sich aus der Summe beider Lappenvolumina bestimmen, die sich jeweils aus dem Produkt der maximalen Dicke, Breite, Länge und des Faktors 0,5 errechnen. Der systematische Fehler der sonografischen Volumenbestimmung liegt bei etwa 10%. Für die Intraobserver-Variabilität sind etwa 10% und die Interobserver-Variabilität bis zu 25% zu veranschlagen. Bei der Verlaufsbeobachtung sollten deshalb sonografische Untersuchungen möglichst immer vom selben Beobachter vorgenommen werden.

Differenzialdiagnostik. Je nach dem klinischen Befund und der Schilddrüsenfunktion lassen echoreiche Schallbilder an regressive Veränderungen und diffus echoarme Bilder an immunogene Schilddrüsenerkrankungen (Morbus Basedow oder lymphozytäre Thyreoiditis) denken, seltener an ein Malignom (Tab. 3.1). Unscharf begrenzte echoarme Bilder weisen ebenso wie echokomplexe Bilder auf ein Malignom oder eine subakute Thyreoiditis hin. Typische Malignomkriterien sind der Tab. 3.2 zu entnehmen.

Weitere Aussagemöglichkeiten der Schilddrüsensonografie sind der Nachweis vergrößerter, zervikaler Lymphknoten, Restvolumenbestimmung und Verlaufskontrolle nach Schilddrüsenoperation und/oder Radiojodtherapie oder medikamentöser Strumatherapie.

■ Szintigrafie und andere bildgebende Verfahren (PET, CT)

■ Beurteilung der Funktionstopografie der Schilddrüse

Für die nuklearmedizinische In-vivo-Diagnostik in der Primärdiagnostik von Schilddrüsenerkrankungen sind grundsätzlich kurzlebige, ausschließlich γ-Strahlung emittierende Radionuklide in Form von ^{99m}Tc-Pertechnetat oder ^{123}I-NaI anzuwenden. ^{99m}Tc weist als kurzlebiges Generatornuklid (Halbwertszeit 6h) den Vorteil der allgemeinen Verfügbarkeit und der geringsten Strahlenexposition auf (effektive Dosis für 75 MBq ^{99m}Tc-Pertechnetat ca. 0,9 mSv). Bei speziellen Fragestellungen (thyreoidale Iodid-Clearance, Darstellung dystopen Schilddrüsengewebes, Perchlorat-Depletionstest) ist ^{123}I das Radionuklid der Wahl (Halbwertszeit 13h, effektive Dosis für 10 MBq ca. 2 mSv). ^{131}I (Halbwertszeit 8 Tage) hat keine Bedeutung in der Primärdiagnostik von Schilddrüsenerkrankungen, sondern nur im Rahmen des Radiojodtests zur Vorbereitung einer Radiojodtherapie und in Form der Ganzkörperszintigrafie bei der Verlaufskontrolle des differenzierten Schilddrüsenkarzinoms.

Mit dem Radiojodtest werden der maximale Radiojod-Uptake und die effektive Halbwertszeit des Radiojods vor geplanter Radiojodtherapie für eine vorgegebene Energiedosis im Zielvolumen bei der Radiojodtherapie ermittelt. Hierzu sind niedrige Aktivitäten von 3–5

Tabelle 3.1 Echomuster und duplexsonografische Typisierung von Schilddrüsenknoten

Krankheitsbild	Typisches Echomuster	Vaskularisation
Autonomes Adenom oder inaktives Adenom	Echoarme Knoten (mit echoarmem Randsaum oft auch mit zystischen Anteilen)	Geringe/mäßige Randvaskularisation
Multifokale Autonomie	Multiple echoarme Knoten (nicht immer scharf abgrenzbar), oft mit zystischen Veränderungen echodichte Strukturen (Kalk)	Geringe/mäßige Randvaskularisation
Morbus Basedow	Meist diffuse Echoarmut	Diffuse, starke Hypervaskularisation
Lymphozytäre Thyreoiditis	Diffuse Echoarmut	Mäßige Hypervaskularisation
Subakute Thyreoiditis (de Quervain)	Umschriebene, unscharf begrenzte, echoarme bis echokomplexe Areale, seltener Echoarmut der ganzen Schilddrüse	Regionale Hypovaskularisation
Malignom	Echoarme, echokomplexe Areale/Knoten, Kalk Unscharfe Randbegrenzung	Zentrale Hypervaskularisation
Zyste	Echofreies Areal	Keine
Kalkherd	Echodichtes Areal, dorsaler Schallschatten	Keine
Kolloidvesikel	Echodichte Areale	Keine

Tabelle 3.2 Charakteristische sonografische Kriterien zur Dignitätsbeurteilung von Schilddrüsenknoten (aus Dietlein et al. 2007)

Kriterium	Benigner Knoten	Maligner Knoten
Rand	Scharf, abgrenzbar	Unscharf, schlecht abgrenzbar
Form	Regulär	Unregelmäßig konfiguriert
Echostruktur	Solider Knoten, reine Zyste, solide und zystische Anteile	Solider Knoten, solide und zystische Anteile
Echogenität	Echoreich, echoarm, echokomplex oder echonormal	Echoarm, seltener echokomplex
Verkalkung	Mikro- und Makroverkalkungen	Mikro- und Makroverkalkungen
Randsaum	Halozeichen	Kein Halo
Durchblutung	Geringe Vaskularisation Alleinige Randvaskularisation	Hypervaskularisation im Rand- und Binnenbereich
Zervikale Lymphknoten	Keine, <5 mm, oval Vaskularisation: Zentralgefäß	Vergrößert, >1 cm, rundlich Kein Zentralgefäß

MBq ^{131}I NaI ausreichend. Bereits diese niedrigen Aktivitäten können zu Schilddrüsendosen in der Größenordnung von 1–2 Gy führen.

■ Quantitative Schilddrüsenszintigrafie

Die quantitativ ausgewertete Szintigrafie dient der Beurteilung der Funktionstopografie der Schilddrüse. Der regelhaft zu bestimmende ^{99m}Tc-Thyreoidea-Uptake (TcTU) oder der Radiojod-Thyreoidea-Uptake (RiTU) zeigen eine gute Korrelation zur Iodidclearance, sodass man TcTU und RiTU auch als Clearance-Äquivalente bezeichnet.

Die quantitative Szintigrafie wird mit der Gammakamera und einem Computer als Kamera-Auswertesystem durchgeführt. Ein Kollimator mit hoher Auflösung ist zu verwenden. Die thyreoidale Iodavidität wird durch den zweistufigen Iodaufnahmeprozess bestimmt (unspezifische Ionenvolumen-abhängige Iodidanraffung = Iodination; spezifische organische Iodbindung = Iodisation). Sie läuft in erster Linie autoregulativ ab, wird darüber hinaus durch TSH gesteuert und kann durch TSH-stimulierende Rezeptorantikörper oder TSH-unabhängig (autonom) gesteigert sein. Zur quantitativen Bestimmung der thyreoidalen Iodavidität ist die Messung der Iodid-Clearance die genaueste Methode, da sie beide Schritte des zweistufigen Prozesses erfasst. Mit der Messung des TcTU wird nur die Iodination erfasst. **TcTU-Werte** sind jedoch einfacher zu bestimmen als die Iodidclearance. Bei normal großer Schilddrüse und Serum-TSH im Referenzbereich finden sich bei ausreichender Iodversorgung TcTU-Werte zwischen 0,5 und 2,0% (5–25 min. p. i.). In Abhängigkeit von der Strumagröße und dem Ausmaß eines Iodmangels sind bei unbehandelten euthyreoten Strumapatienten TcTU-Werte zwischen 1% und 8% zu erwarten.

Suppressionstest. Ein erhöhter TcTU kann also entweder durch Iodmangel oder durch eine global sowie regional gesteigerte Hormonsynthese mit erhöhtem Iodbedarf verursacht sein. Eine sichere Differenzierung zwischen diesen beiden Störungen ist bei Euthyreose nur mit dem Suppressionstest möglich. Hierfür werden unterschiedliche Suppressionsschemata benutzt:
- 60–100 µg/Tag Liothyronin über 7–14 Tage
- 150–250 µg/Tag Levothyroxin über 10–14 Tage
- 2 µg/Tag Levothyroxin/kg Körpergewicht über 4–6 Wochen

Bei bereits endogen supprimiertem TSH (< 0,1 mU/l) ist die Gabe von Schilddrüsenhormonen zur Suppression obsolet. Grundsätzlich führt eine längerfristige Suppression mit mittleren Hormondosen (z. B. 2 µg/kg Körpergewicht über 4–6 Wochen) zu verlässlicheren Ergebnissen als die kurzfristige Suppression mit hohen Dosen. Deshalb hat sich die Suppression mit einer Einzeldosis von 3 mg Levothyroxin nicht durchgesetzt.

Bei normal großen Schilddrüsen mit ungestörter Regulation finden sich unter Suppression TcTU-Werte < 1%. Bei Strumen mit euthyreoter Funktionslage sind supprimierte TcTU-Werte bis 3% zu beobachten. Durch die Verbesserung der alimentären Iodversorgung ist der Grenzwert des TcTU zur Diagnose einer funktionellen Autonomie auf > 1,5% gesunken. Kleine fokale funktionelle Autonomien gehen gelegentlich mit noch niedrigeren TcTU-Werten einher, sind jedoch bei visueller Beurteilung des Szintigramms zu erkennen.

Die Beurteilung des TcTU hat immer unter Berücksichtigung des Szintigramms und des basalen TSH zu erfolgen. Bei Patienten mit (euthyreoten) Knotenstrumen kann es sinnvoll sein, die Szintigrafie von vornerein unter Suppression durchzuführen, d. h. eine bereits eingeleitete TSH-suppressive Levothyroxintherapie muss nicht abgesetzt werden.

Depletionstest. Eine Sonderform der quantitativen Schilddrüsenszintigrafie stellt der so genannte Depletionstest unter Verwendung von ^{123}I-NaI dar, welcher zur Abklärung von Organifizierungsdefekten (z. B. im Rahmen des Pendred-Syndroms) eingesetzt wird. Bei der Iodfehlverwertung wird durch Gabe von Perchlorat (ca. 1 g oral etwa 1 h nach i.v.-Injektion des ^{123}I-NaI) mehr als die Hälfte des im Maximum des gespeicherten Radiojods ausgeschwemmt (^{123}Perchloratiod-Depletionstest).

Indikationen. Für die Schilddrüsenszintigrafie ohne quantitative Auswertung ergeben sich heute nur noch als Indikation der Nachweis und die Lokalisation von dystopem Schilddrüsengewebe (am besten unter Verwendung von ^{123}I). Die Indikationen für die quantitativ ausgewertete Schilddrüsenszintigrafie sind folgende:
- Nachweis/Ausschluss von „kalten" Bezirken bei Knoten bzw. sonografischen Herdbefunden > 1 cm,
- Nachweis/Ausschluss einer funktionellen Autonomie bei Knoten bzw. sonografischen Herdbefunden > 1 cm und/oder erniedrigtem TSH,

Tabelle 3.3 FNAZ-Charakteristika (nach AACE/AME Task Force on Thyroid Nodules)

Eigenschaft	Mittelwert (%)	Spannweite (%)
Sensitivität	83	65–98
Spezifität	92	72–100
Rate falsch-negativer Befunde	5	1–11
Rate falsch-positiver Befunde	5	0–7

- Differenzialdiagnose funktionelle Autonomie/Morbus Basedow,
- diagnostisch unklare Fälle in der Abgrenzung Morbus Basedow gegen chronisch lymphozytäre Thyreoiditis und
- Überprüfung des Erfolgs der definitiven Therapie der funktionellen Autonomie.

Feinnadelbiopsie (FNB)

Die Aufgabe der Feinnadelbiopsie (FNB) der Schilddrüse ist primär die Abklärung kalter Knoten ab einer Größe von 1 cm. Nach WHO-Angaben kann bei zytologisch „negativem Befund" in etwa 75% der Patienten auf eine weitere Abklärung bzw. Operation verzichtet werden. Die Einführung der FNB hat in Ländern mit niedriger Prävalenz an Knoten in der Schilddrüse die Anzahl der chirurgischen Eingriffe um etwa 50% reduziert. Die Ergebnisqualität der FNB hängt wesentlich von der Erfahrung des Punkteurs und des Pathologen und von der Interaktion der beiden Partner ab. Nach den in Tab. 3.3 dargestellten Ergebnissen für erfahrene Untersucher ist die FNB die beste Methode zur Differenzierung maligner und benigner Schilddrüsenknoten. Die routinemäßige Ultraschall-geleitete Durchführung der FNB kann diese Ergebnisse in der Regel noch weiter verbessern.

> Bei der Beurteilung steht im Gegensatz zur zytologischen Untersuchung anderer Organe, z. B. der Lunge, nicht die Vermeidung falsch-positiver Fälle im Vordergrund, sondern es besteht das Ziel, möglichst viele Karzinome der Operation zuzuführen.

Da zellreiche Hyperplasien und Adenome von gekapselten follikulären Schilddrüsenkarzinomen anhand zytologischer Kriterien nicht unterschieden werden können, werden zwangsläufig Operationsempfehlungen für histologisch gutartige follikuläre Neoplasien ausgesprochen. Für eine Reihe von Läsionen (Kolloidknoten, Blutungszysten, diverse Thyreoiditisformen, papilläre, medulläre, gering differenzierte und anaplastische Schilddrüsenkarzinome, sowie großzellige maligne Lymphome und Metastasen) gelingt es aber mittels der FNB bereits sehr häufig, eine eindeutige Diagnose mit dem entsprechenden Einfluss auf das weitere klinische Management dieser Patienten zu stellen.

In Deutschland finden sich altersabhängig bei mindestens 25% der Bevölkerung Knoten mit einer Größe > 0,5 cm. Bei einem Teil dieser Knoten handelt es sich um zellreiche adenomatoide Hyperplasien und Adenome, die zytologisch nicht von gekapselten (minimal invasiven) follikulären Karzinomen unterschieden werden können. Diese Läsionen werden zytologisch daher als „follikuläre Neoplasien" zusammengefasst. Im Endemiegebiet entsprechen 10–30% aller zytologisch als adäquat eingestuften Präparate dieser Kategorie und werden dementsprechend zur histologischen Abklärung (= Operation) empfohlen. Bei den tatsächlich Operierten dieser Patientengruppe werden allerdings „nur" 15–30% follikuläre Karzinome gefunden.

Unerwünschte Ereignisse. Komplikationen, wie in der Regel passagere Bradykardien oder Alterationen des N. laryngeus recurrens, werden bei der FNB der Schilddrüse ebenso selten beobachtet wie die Verschleppung von Tumorzellen entlang des Stichkanals. Differenzialdiagnostische Probleme bereiten gelegentlich nach FNB auftretende Nekrosen und/oder reaktive Plattenepithelmetaplasien onkozytärer Tumoren. Insgesamt sind die Risiken der FNB der Schilddrüse als minimal einzustufen, die einzige Kontraindikation der Punktionszytologie ist eine hämorrhagische Diathese. Die Einnahme von Salizylaten stellen in der Regel jedoch keinen Hinderungsgrund zur Durchführung einer FNB der Schilddrüse dar.

Materialgewinnung/-verarbeitung. Bei der FNB der Schilddrüse gibt es prinzipiell 2 Techniken der Materialgewinnung, deren diagnostische Treffsicherheit nahezu identisch ist. Die mit Abstand am häufigsten eingesetzte Methode ist die **Feinnadelaspiration**, bei der durch Erzeugung eines Unterdrucks das Material aus der Schilddrüse aspiriert wird (Kanülengröße 18, 20 ml Einmalspritze). In der Regel werden mechanische Hilfen wie Halter für die Spritze eingesetzt, es kommen aber auch spezielle Saugpumpen zur Verbesserung des Sogs zum Einsatz. Zunehmend wird auch die Technik der **Feinnadel-Nichtaspiration** eingesetzt, bei der die traumatische Schädigung sowie die Kontamination des Untersuchungsmaterials durch Blut deutlich reduziert werden. Hierbei werden Kanülen der Größe 17 langsam in den betreffenden Knoten vorgeschoben und anschließend zur Erzeugung einer Kapillarwirkung 5–10 s lang einige Millimeter ein- und herausgezogen. Dies induziert einen Fluss von Kolloid und Zellmaterial in die Kanüle, die anschließend herausgezogen und auf eine luftgefüllte Spritze gesteckt wird. Das in der Kanüle befindliche Material kann dann entweder auf einen Objektträger aufgespritzt oder in ein geeignetes Fixans eingebracht werden. Anschließend sollte die Nadel mittels RPMI oder spezieller Lyseflüssigkeiten gespült werden, um auch das Restmaterial für die Herstellung eines Zellblocks, einer Dünnschichtzytologie oder einem Zytospin verwenden zu können.

Bei der Feinnadelaspiration wird für jede punktierte Läsion unter Aufrechterhaltung des Sogs eine fächerförmige Nadelführung empfohlen. Insbesondere nichtpalpable, kleinere Läsionen werden mittels Ultraschall-Führung punktiert. Das Resultat der Materialgewinnung hängt neben der Größe und Natur der Läsion in hohem Maß von der Geschicklichkeit des punktierenden Arztes als auch von der Erfahrung des Zytopathologen ab, was nur bei einer entsprechenden jährlichen Mindestanzahl an Fällen sowie einer ausreichenden Zahl an Korrelationen der zytologischen Fälle mit den histologischen Befunden erworben werden kann.

Die **Abklatschzytologie** (Imprintzytologie) wird intraoperativ als Zusatzinformation zum Gefrierschnitt durchgeführt. Sie erlaubt u. a. auch die intraoperative Diagnose der follikulären Variante des papillären Karzinoms.

Fehler können im Rahmen der Punktion, aber auch beim konventionellen Ausstrichverfahren bei der weiteren **Verarbeitung des gewonnen Materials** auftreten. Durch rasche Weiterverarbeitung des Materials muss die Gerinnung des gewonnenen Materials in der Nadel verhindert werden, da sonst die vorhandenen Thyreozyten in Fibrinklumpen eingebettet und dadurch nur schwer oder gar nicht beurteilt werden können. Das Punktat muss so schonend wie möglich unter Vermeiden von zu hohem Druck der Spritze ausgestrichen werden, da dies zu Quetschartefakten führt. Durch zu wenig Druck wird das gewonnene Material zu dick aufgetragen, was insbesondere zu beträchtlich erschwerter Beurteilung von Kernstrukturen führt.

Die Problematik, dass zwar suffizientes Material aus der Schilddrüse aspiriert wurde, dieses aber im Anschluss durch mangelhafte Ausstrichtechnik (partiell) diagnostisch unbrauchbar gemacht wurde, führte zur Entwicklung von alternativen Methoden, bei denen nach umgehendem Transfer des gewonnenen Materials in entsprechende Fixier- und Lyselösungen ein automatisiertes und damit standardisiertes Aufbringen des zytologisch zu untersuchenden Materials auf Glasobjektträger erfolgt (Dünnschichtmethode).

■ Zytologische Beurteilung

Die zytologische Diagnosestellung erfolgt unter Einschluss der klinischen Angaben und dem makroskopischen Aspekt des Punktats. Das Untersuchungsmaterial wird als inadäquat eingestuft (= „zytologisch unverwertbar"), wenn weniger als 5 Zellverbände mit jeweils mindestens 10 Thyreozyten vorliegen (Ausnahmen: klinisches Bild eines Kolloidknotens oder einer Blutungszyste). Bei entsprechender Punktions- und Ausstrichtechnik ist mit 10–15% inadäquaten FNB zu rechnen; dieser Befund sollte zur Repunktion führen. In den als zytologisch adäquat eingestuften Präparaten wird sowohl die Beschaffenheit der vorhandenen Thyreozyten (Zellanordnung, Zellzahl und Morphologie der Zellen) als auch der Zellhintergrund (Kolloid, Blut, Lymphozyten, Riesenzellen, Epitheloidzellen etc.) zur Beurteilung herangezogen. Die abschließende Diagnose umfasst folgende Kategorien:

- „zytologisch negativ (= kein Hinweis für Mailignität)",
- „histologisch abklärungsbedürfig (= follikuläre Neoplasie)",
- „zytologisch malignitätsverdächtig" und
- „zytologisch positive (= sichere Malignität)".

Weiterführende Untersuchungen

Sowohl die DNA-Zytofotometrie als auch die Durchflusszytometrie ergeben im Einzelfall keine weiterführenden Erkenntnisse zur weiteren Diskriminierung follikulärer Neoplasie. Die Durchflusszytometrie kann jedoch zur Diagnosesicherung eines niedrig malignen Lymphoms beitragen. Die **Immunzytochemie** dient im Wesentlichen der Sicherung der zytologischen Diagnose und hat durch die Einführung der Dünnschichtzytologie deutlich an Aussagekraft gewonnen, da dabei das für die konventionelle Ausstrichzytologie obligatorische Ausdecken, Entfärben und immunzytochemische Neufärben der bereits befundeten Objektträger entfällt. Zur Differenzialdiagnose der follikulären Neoplasien kann nach heutigem Kenntnisstand allerdings auch die Immunzytochemie keinen entscheidenden Beitrag leisten. Da aus mittels FNB gewonnenen Material ausreichend DNA und RNA gewonnen werden kann, stehen **molekularpathologische Methoden** prinzipiell für weiterführende Untersuchungen zur Verfügung; insbesondere der Nachweis einer BRAF-Mutation oder eines RET/PTC-Rearrangements könnte in fraglichen Fällen die Diagnose eines papillären Karzinoms sichern.

Literatur

Dietlein M, Dressler J, Eschner W, et al. Procedure guideline for radioiodine test (Version 3). Nuklearmedizin 2007; 46: 1989–2002.

Dietlein M, Dressler J, Eschner W, et al. Procedure guideline for iodine-131 whole-body scintigraphy for differentiated thyroid cancer (Version 3). Nuklearmedizin 2007;46:206–212.

Dietlein M, Dressler J, Eschner W, Leisner B, Reiners C, Schicha H. Procedure guideline for thyroid scintigraphy (Version 3). Nuklearmedizin 2007;46:203–205.

Freudenberg LS, Jentzen W, Görges R, et al. 124I-PET dosimetry in advanced differentiated thyroid cancer: therapeutic impact. Nuklearmedizin;46:121–128.

Gotthard M, Stübinger M, Pansegrau J, et al. Decrease of (99 m)Tc-uptake in autonomous thyroid tissue in Germany since the 1970 s. Clinical implications for radioiodine therapy. Nuklearmedizin 2006;45:122–125.

Karges W, Dralle H, Raue F et al. Calcitonin measurement to detect medullary thyroid carcinoma in nodular goiter: German evidence-based consensus ecommendation. Exp Clin Endocrinol Diabetes 2004; 112:52–58.

Leboulleux S, Schroeder PR, Schlumberger M, Ladenson PW. The role of PET in follow-up of patients treated for differentiated epithelial thyroid cancers. Nat Clin Pract Endocrinol Metab 2007;3:112–121

Nanni C, Rubello D, Fanti S, et al. Role of 18F-FDG-PET and PET/CT imaging in thyroid cancer. Biomed Pharmacother 2006; 60:409–413.

Ronga G, Ventroni G, Montesano T, et al. Sensitivity of [(99 m) Tc]methoxyisobutylisonitrile scan in patients with metastatic differentiated thyroid cancer. O J Nucl Med Mol Imaging;51:364–371.

Spencer C. Thyroid testing guidelines. Nat Acad Clin Biochem 2001.

Teunissen JJ, Kwekkeboom DJ, Krenning EP. Staging and treatment of differentiated thyroid carcinoma with radiolabeled somatostatin analogs. Trends Endocrinol Metab 2006;17: 19–25.

Tharp I, Israel O, Hausmann J, et al. Impact of 131I-SPECT/CT images obtained with an integrated system in the follow-up of patients with thyroid carcinoma. Impact of 131I-SPECT/CT images obtained with an integrated system in the follow-up of patients with thyroid carcinoma. Eur J Nucl Med Mol Imaging 2004;31:1435–1442.

Tötsch M, Quadbeck B, Görges R, Mann K. Präoperative Punktionszytologie beim Schilddrüsenkarzinom, Onkologe 2005; 11:40–49.

Zoller M, Kohlfuerst S, Igerc I, et al. Combined PET/CT in the follow-up of differentiated thyroid carcinoma: what is the impact of each modality? Eur J Nucl Med Mol Imaging 2007;34:487–495.

3.2 Kongenitale Schilddrüsenerkrankungen

A. Grüters-Kieslich, W. Karges, K.W. Schmid

■ Entwicklung der Hypophyse und Schilddrüse

Die Organentwicklung sowie die Entwicklung der hypothalamischen-hypophysären Regulation der Schilddrüse erfolgt in den ersten 12 Schwangerschaftswochen. Hypothalamische Kerngebiete sind ab der 15.–18. Woche histologisch identifizierbar und TRH und Dopamin sind ab der 10.–14. Woche nachweisbar. Die Entwicklung von Hypothalamus und Hypophyse wird durch Transkriptionsfaktoren reguliert. Mutationen von Homeobox-Genen wie „sonic hedgehog" (SHH), SIX3 und ZIC 1 wurden als Ursache der Holoprosenzephalie beschrieben. Homozygote und heterozygote HESX1-Mutationen wurden bei Patienten mit septo-optischer Dysplasie mit zentraler Hypothyreose beschrieben.

Die **Hypophyse** entsteht aus 2 Anlagen: einem neuralen Anteil und der Rathke-Tasche, einer ektodermalen Struktur, die bereits ab der 5. Woche identifizierbar ist und sich mit 14–15 Wochen in die morphologisch ausgereifte Hypophyse entwickelt hat. Das Portalvenensystem ist ebenfalls ab diesem Zeitpunkt angelegt und reift bis zur 30.–35. Woche aus. Dies ist die anatomische Voraussetzung für die Funktion des Regelkreises. Die Entwicklung der spezifischen Zellen der Hypophyse ist abhängig von weiteren Transkriptionsfaktoren (Tpit, TTF1 (NKX2.1), LHX3, LHX4, Prop1 and Pit, wobei Knock-out-Mäuse für das TTF1 eine gestörte Hypophysen- und Schilddrüsenentwicklung aufweisen. Mutationen von LHX3, LHX4, Prop-1 oder Pit-1 wurden bei Patienten mit familiären oder sporadischen Formen

Tabelle 3.4 Genetik der angeborenen Hypothyreose

Gen	Protein/Funktion	Erbgang	SD Größe	Assoziierte Störungen
1. Zentrale (hypophysäre) Hypothyreose				
TSHB	TSH β	AR	↓–n	–
TRHR	TRH-Rezeptor	AR	↓–n	–
POU1F1	hypophysäre Transkriptionsfaktoren	AR/AD	↓–n	GH- und PRL-Mangel
PROP1		AR	↓–n	HVL-I, Hypophysentumor
LHX3		AR	↓–n	HVL-I, Hypophysentumor
LHX4		AD	↓–n	HVL-I, zerebraler Anlagedefekt
HESX1		AR/AD	↓–n	HVL-I, septo-optische Dysplasie
PHF6		X	↓–n	HVL-I, Epilepsie, septo-optische Dysplasie
2. Aplasie oder Hypoplasie der Schilddrüse				
TSHR	TSH-Rezeptor	AR	↓–↑–n	–
PAX8	Schilddrüsen-Transkriptionsfaktoren	AD	↓	renale Agenesie
TITF1		AD	↓–n	Choreoathetose, pulmonale Störungen
TITF2		AR	↓	Gaumenspalte, Choanalatresie
GNAS 1	Signaltransduktion	AD	N	Osteodystrophie
3. Störungen der Schilddrüsenhormonsynthese				
TPO	Peroxidase	AR	↑	–
THOX2	Oxidase	AR	↑–n	–
TG	Speicherprotein	AR	↑–n	–
Pendrin	Aniontransporter	AR	↑–n	sensineurale Hypakusis
NIS	Na⁺/I⁻-Symporter	AR	↑–n	–
DEHAL 1	Iod-Recycling	AR	↑–n	–
4. Störungen der Schilddrüsenhormonwirkung				
MCT8	Transmembran-T3-Transporter	X	↑–n	schwere neurologische Störungen
THRB	Schilddrüsenhormonrezeptor	AD/AR	↑–n	Hyperaktivität, Lernstörung

AR: autosomal-rezessiv; AD: autosomal-dominant; X: X-chromosomal; N: normal; GH: Wachstumshormon; PRL: Prolaktin; HVL-I: Hypophysenvorderlappen-Insuffizienz

des Hypopituitarismus mit zentraler Hypothyreose nachgewiesen.

Die menschliche **Schilddrüse** entwickelt sich aus einer medianen Anlage und 2 lateralen Anlagen. Diese Strukturen sind beim Menschen ab dem 16./17. Gestationstag nachweisbar. Mit 50 Tagen sind die lateralen Anlagen mit der medianen Anlage fusioniert und der Schilddrüsengang (Ductus thyreoglossus) verschwunden. Die Organogenese der Schilddrüse ist abhängig von einer sequenziellen Expression von **Transkriptionsfaktoren**: HOX-A3 and HOX-B3, NKX2.1 (TTF-1), NKX2.5, FOXE-1 (TTF2) und PAX8. NKX2.1-Knock-out-Mäuse haben eine Aplasie der Schilddrüse und PAX8-Knock-out-Mäuse haben eine Schilddrüsenhypoplasie, die fast ausschließlich aus C-Zellen bestehen. FOXE-1-Knock-out-Mäuse zeigen entweder eine Schilddrüsenaplasie oder eine Ektopie. Mutationen dieser Transkriptionsfaktoren wurden bei einzelnen Patienten mit familiärer oder sporadischer angeborener Hypothyreose beschrieben, allerdings insgesamt nur bei 2–3% der untersuchten Patientengruppen.

Ab dem 70. Tag der Gestation beginnt die Iodaufnahme; TSH-Rezeptor-, Thyreoglobulin- und TPO-mRNA und Protein können nachgewiesen werden. Folgende Prozesse der **Schilddrüsenhormonbiosynthese** werden durch die TSH-Bindung an den TSH-Rezeptor der Follikelzellen stimuliert:
- Iodaufnahme,
- Thyroglobulinsynthese,
- Iodoxidation und Iodorganifikation,
- Aktivierung der Endozytose,
- Hydrolyse des Thyroglobulin und Freisetzung von Monoiodotyrosin (MIT) und Diiodotyrosin (DIT) sowie T4 und T3),
- Deiodierung von MIT und DIT und
- Sekretion von T4 und T3.

15–20% aller Patienten mit angeborener Hypothyreose haben Defekte der Schilddrüsenhormonbiosynthese. Diese Erkrankungen werden in der Regel autosomal rezessiv vererbt. Bis auf die familiäre Häufung und die Tendenz zur Struma-Entwicklung bei verzögerter Diagnose oder mangelhafter Compliance ist die klinische

Manifestation nicht unterschiedlich von Patienten mit Entwicklungsstörungen der Schilddrüse. Für einige dieser Störungen (TSH-Rezeptor-, Natriumiodid-Symporter-, Pendrin-, TPO-, Thyreoglobulin -und Dehalogenasedefekt) sind molekulargenetische Untersuchungen möglich, um die Ursache der kongenitalen Hypothyreose festzustellen.

Kongenitale Hypothyreose

Hypothyreose-Screening

> Die angeborene Hypothyreose ist mit 1:3000–4000 Neugeborene die häufigste angeborene endokrine Erkrankung. Eine in den ersten Lebensmonaten unerkannte und unbehandelte Hypothyreose hat eine schwere mentale Retardierung zur Folge.

Seit mehr als 20 Jahren wird die Diagnose einer angeborenen Hypothyreose in den Industriestaaten und inzwischen auch in vielen Schwellenländern durch ein universelles Neugeborenen-Screening gestellt. Die Methode der Wahl für die Screening-Untersuchung zur Früherkennung der angeborenen Hypothyreose ist die Bestimmung von TSH in auf Filterpapier getrockneten Blutstropfen. Diese Untersuchung ist in der Bundesrepublik seit 1982 in einer Kinderrichtlinie des SGB V geregelt, die zuletzt im Jahre 2005 überarbeitet wurde. Sie erfolgt aus dem gleichen Material wie die ebenfalls vorgeschriebenen Screening-Untersuchungen zur Früherkennung anderer angeborener Stoffwechselstörungen und sollte prinzipiell nur in Screening-Zentren mit ausgewiesenen Laboratorien und einem entsprechend hohen Probendurchsatz von mindestens 50 000 pro Jahr durchgeführt werden.

Die Entnahme für das TSH-Screening erfolgt in der Regel zwischen dem 2. und 5. Lebenstag, aber eine Untersuchung ist auch zu einem früheren Zeitpunkt oder aus dem Nabelschnurblut möglich. Eine Blutentnahme nach dem 5. Lebenstag sollte vermieden werden, um die Behandlung nicht hinauszuzögern. Die Methode der TSH-Bestimmung im Rahmen des Neugeborenen-Screenings sollte mindestens eine Sensitivität von 3–5 mU/l aufweisen, da gezeigt wurde, dass hiermit die Häufigkeit von Kontrolluntersuchungen grenzwertiger Befunde signifikant reduziert wird.

> ! Eine zentrale Hypothyreose aufgrund einer verminderten Sekretion von TRH oder TSH wird in diesem Neugeborenen-Screening nicht erkannt, da mit der Screening-Methode eine Differenzierung zwischen normalen und erniedrigten TSH-Spiegeln nicht möglich ist.

Daher ist eine Untersuchung der Schilddrüsenfunktionsparameter im Serum indiziert, wenn bei einem Neugeborenen oder Säugling klinische Symptome einer Hypothyreose vorhanden sind, auch wenn das TSH-Screening einen normalen Befund ergeben hatte. In anderen Ländern wird daher ein Neugeborenen-Screening mit einer kombinierten Bestimmung von T4 und TSH durchgeführt. Allerdings ist die zentrale Hypothyreose selten (geschätzt 1:20 000) und die Recall-Rate ist bei Screening-Programmen, die T4 allein oder in Kombination mit TSH als Parameter hinzuziehen, höher als in TSH-Programmen mit einem Cut-off-Wert von 15 mU/l.

Nachweis einer angeborenen Hypothyreose

Der im Screening erhöhte TSH-Spiegel im Vollblut sichert die Diagnose der angeborenen primären Hypothyreose noch nicht. Dies wird erst durch die Bestimmung von TSH, T4 (fT4) und T3 in einer Serumprobe möglich, die vor Einleitung der Substitutionstherapie mit Levothyroxin entnommen wird. Die Inzidenz **transienter isolierter Hyperthyreotropinämien** im Neugeborenenalter ist mit 0,5–1% hoch und wird in einigen Fällen durch physiologische Adaptationsvorgänge, Iodmangel oder einer iatrogenen peripartalen Iodkontamination (z.B. durch Desinfektions- oder Kontrastmittel) erklärbar. Da bei diesen Patienten eine dauerhafte Substitutionstherapie mit Levothyroxin nicht indiziert ist, ist es wichtig, die Diagnose einer angeborenen primären Hypothyreose zu sichern.

Da eine hypophysäre oder hypothalamische Hypothyreose im Screening nicht erfasst wird, sind bei einem klinischen Verdacht auf eine Hypothyreose bei einem Neugeborenen immer die peripheren Schilddrüsenhormone zu bestimmen. Bei der Beurteilung müssen die altersentsprechenden Normwerte der angewendeten Methoden bekannt sein, da die physiologischen Konzentrationen von TSH und peripheren Schilddrüsenhormonen in den ersten Lebenswochen signifikant von Konzentrationen zu späteren Zeitpunkten abweichen. Diese Untersuchungen im Rahmen der Bestätigungsdiagnostik pathologisch erhöhter TSH-Werte im Neugeborenen-Screening müssen entsprechend der Richtlinie für das erweiterte Neugeborenen-Screening immer in Rückkopplung mit dem Screeningzentrum und einem Behandlungszentrum für pädiatrisch-endokrinologische Erkrankungen erfolgen, da hier auf Erfahrungen mit möglichen Störfaktoren in der Neugeborenenzeit und epidemiologischen Trends zurückgegriffen werden kann.

Bei Neugeborenen, bei denen eine Bluttransfusion oder gar Austauschtransfusion vorgenommen wird, muss die Blutentnahme für das Screening vor der Transfusion bzw. Austauschtransfusion erfolgen. Bei Frühgeborenen oder schwer kranken Reifgeborenen, die mit Dopamin behandelt werden, muss berücksichtigt werden, dass durch Dopamin die TSH-Sekretion gesenkt wird. Nach Beendigung der Dopamintherapie muss eine erneute Screening-Untersuchung durchgeführt werden. Bei sehr unreifen Frühgeborenen sollte ein zweites TSH-Screening erneut mit einem postkonzeptionellen Alter von mindestens 32 Schwangerschaftswochen erfolgen, da vorher die physiologische TSH-Sekretion aufgrund der noch nicht abgeschlossenen Reifungsvorgänge erniedrigt ist und eine Hypothyreose nicht mit Sicherheit diagnostiziert werden kann.

Ergibt die Bestätigungsdiagnostik des TSH-Screenings (erhöhtes TSH und erniedrigte periphere Schilddrüsenhormonspiegel) die eindeutige Befundkonstellation, die den Verdacht der angeborenen Hypothyreose bestätigt, sollte die Behandlung mit Levothyroxin unverzüglich eingeleitet werden. Es besteht jedoch auch bei erhöhtem TSH und normalen tT4 (fT4)- und tT3-Werten die Möglichkeit einer angeborenen primären Hypothyreose, z. B. bei einer ektopen Schilddrüse mit noch ausreichender Restfunktion oder bei kompensierten Biosynthesedefekten der Schilddrüsenhormone sowie die Möglichkeit einer hypothalamischen Entwicklungsstörung. Die Sonografie der Schilddrüse, die Bestimmung der Iodausscheidung, die Bestimmung von Schilddrüsen-Autoantikörpern sowie molekulargenetische Untersuchungen ermöglichen die Abgrenzung passagerer Hyperthyreotropinämien von diesen kompensierten neonatalen Hypothyreosen.

■ Untersuchung zur Ursache der angeborenen Hypothyreose

Bei Bestätigung der Verdachtsdiagnose der angeborenen primären Hypothyreose werden zur Differenzierung der zugrunde liegenden Störung zunächst eine **Schilddrüsen-Sonografie** und eine **Thyreoglobulin-Bestimmung** im Serum durchgeführt. Eine Szintigrafie oder ein TRH-Test im Neugeborenenalter ist nicht indiziert und wird – falls es nötig erachtet wird – auf den Zeitpunkt eines Auslassversuchs nach dem 2. Lebensjahr verschoben. Für die Prognose ist eine **Bestimmung des Knochenalters** des Neugeborenen durch Sonografie oder Röntgenaufnahme der Knochenkerne von Knie und Fuß von Bedeutung, da sie Rückschlüsse auf Dauer und Schwere einer möglichen fetalen Hypothyreose zulässt.

> ! Insbesondere bei einer Anamnese mit einer mütterlichen Schilddrüsenerkrankung empfiehlt sich die Bestimmung von Schilddrüsen-Autoantikörpern, Anti-TPO, Anti-TG und TSH-Rezeptor-Antikörpern, da bei Vorhandensein auf das Vorliegen einer nur transienten Hypothyreose des Neugeborenen geschlossen werden kann.

Nach dem 2. Lebensjahr wird, falls die Diagnose einer permanenten Hypothyreose im Neugeborenenalter nicht sicher gestellt werden konnte, nach 4-wöchiger Pause der Substitutionstherapie die Klärung der definitiven Diagnose durch erneute Untersuchung der Schilddrüsenhormone und des Thyreoglobulins im Serum sowie des basalen TSH und die Sonografie der Schilddrüse angestrebt. Auf einen Auslassversuch der Substitutionstherapie kann verzichtet werden, wenn bereits bei Geburt eine definitive Diagnose, z. B. bei fehlendem Nachweis von Schilddrüsengewebe im Ultraschall, gesichert wurde oder wenn unter der Behandlung bereits TSH-Erhöhungen auftraten, die eine Dosiserhöhung der Levothyroxinsubstitution nötig machten.

Bei Kindern mit angeborener Hypothyreose und vorhandener Schilddrüse an typischer Stelle kann der zugrunde liegende Biosynthesedefekt durch weitere Spezialuntersuchungen (z. B. ^{123}Perchloratiod-Depletionstest und molekulargenetische Untersuchungen) aufgeklärt werden.

■ Therapie der angeborenen Hypothyreose

Das Ziel der Behandlung von Neugeborenen mit primärer angeborener Hypothyreose, die durch das Neugeborenen-Screening entdeckt wurden, liegt in der raschen, ausreichenden Schilddrüsenhormonsubstitution. Daher sollte eine Behandlung so schnell wie möglich, möglichst innerhalb der ersten 2 Wochen begonnen werden. **Levothyroxin** ist in dieser Lebensphase für die Entwicklung des ZNS von besonderer Bedeutung, da die Bereitstellung von T3 aus der lokalen Deiodierung von T4 erfolgt. Darüber hinaus ist die Verabreichung von biologisch aktivem T3 schlechter steuerbar und geht häufig mit Überdosierungserscheinungen einher. Deshalb sollte T3 nicht zur Substitution in der Therapie der Hypothyreose in diesem Lebensalter angewandt werden.

Ziel ist die Anhebung der T4-Spiegel in den oberen Normbereich, da insbesondere bei Patienten mit Athyreose und kaum nachweisbaren T4-Spiegeln bei Geburt ansonsten eine verzögerte Normalisierung der Stoffwechsellage eintritt. Außerdem konnte schlüssig gezeigt werden, dass dies dann mit einer schlechteren mentalen und psychomotorischen Entwicklung der Kinder einhergeht. Eine Anhebung der T4-Spiegel in den oberen Normbereich für das Lebensalter ist bei Kindern mit einer Entwicklungsstörung der Schilddrüse oder mit einem kompletten Enzymdefekt auch deshalb erforderlich, weil die fehlende T3-Sekretion der Schilddrüse (20% der Gesamtsekretion) durch ein gesteigertes Substratangebot für die hepatische Monodeiodierung kompensiert werden muss.

> ! Bei der Behandlung der Hypothyreose im 1. Lebensjahr gilt es daher dringend zu beachten, dass in diesem Lebensalter physiologischerweise deutlich signifikant höhere T4- und T3-Konzentrationen im Serum vorliegen als im späteren Lebensalter.

Eine Behandlung der angeborenen Hypothyreose ist nur bei Zugrundelegung dieser altersspezifischen Normwerte möglich. Die Zugrundelegung von Normwerten des späteren Kindesalters bzw. Erwachsenenalters führt zu einer nicht ausreichenden Substitution dieser Patienten. Wenn bei reifen Neugeborenen mit einem durchschnittlichen Gewicht von 3,5–4,5 kg eine tägliche Dosis von 10–15 µg/kg verabreicht wird (dies entspricht einer täglichen Dosis von 50 µg bei einem reifen Neugeborenen), normalisieren sich die T4 (fT4)- und auch die TSH-Spiegel innerhalb von 2 Wochen. Werden hingegen nur

3.2 Kongenitale Schilddrüsenerkrankungen

6–8 µg/kg/Tag verabreicht, dauert es ggf. 2–3 Monate bis zur vollständigen Normalisierung der T4- und TSH-Werte.

Liegt bei Neugeborenen eine deutliche Restfunktion vor, kann in Ausnahmefällen die Dosis unter engmaschigem Monitoring und Zugrundelegung der für das Alter erhöhten T3- und T4-Spiegel die Dosis verringert werden. Bei wenigen Patienten genügen dann Dosen zwischen 8 und 10 µg/kg (25–37,5 µg/Tag). Die meisten Patienten mit angeborener Hypothyreose benötigen jedoch eine Substitutionstherapie mit 50 µg/Tag im 1. Lebensjahr.

Bei einigen Patienten bleiben die TSH-Spiegel trotz dieser Dosisempfehlung und Erreichen der T4 (fT4)-Konzentration im oberen Normbereich erhöht. Dies kann auf eine genetische Veränderung des TSH-Rezeptors hinweisen oder es besteht eine Veränderung des Schwellenwerts für die hypophysäre TSH-Sekretion, wobei der Pathomechanismus ungeklärt ist. Da jedoch bei einigen dieser Patienten deutlich niedrigere T3-Konzentrationen gefunden werden, besteht die Möglichkeit einer verminderten intrahypophysären und auch peripheren Monodeiodierung von T4 zu T3. Dies wird dadurch unterstützt, dass bei diesen Patienten eine Normalisierung der erhöhten TSH-Werte durch eine Erhöhung der T4-Dosis auf über 15 µg/kg/Tag bzw. zusätzlicher Gabe von T3 erzielt werden kann, ohne dass es zur Entwicklung von Symptomen einer Hyperthyreose kommt. Die Betreuung solcher Patienten sollte in der Hand von pädiatrischen Endokrinologen liegen.

Mit zunehmendem Alter erhöht sich die tägliche Gesamtdosis des T4, während die Dosis bezogen auf das Körpergewicht bis auf 2–3 µg/kg/Tag abnimmt:
- Initialdosis: 10–14 µg/kg/Tag
  - Reifgeborene: 50 µg/Tag
  - Frühgeborene: 25–37,5 µg/Tag

Die weitere Einstellung erfolgt anhand der TSH- und T4(fT4-) und T3-Spiegel:
- TSH 0,2–3 mU/l
- T4 /fT4) oberer Normbereich (altersbezogen!)

Ab dem Ende des 1. Lebensjahres ist eine Dosis von 5 µg/kg/Tag indiziert.

■ Verlaufskontrolle der Thyroxin-Substitutionstherapie

Zur Therapieüberwachung in regelmäßigen Abständen sind folgende Untersuchungen erforderlich; die in den ersten beiden Lebensjahren bis zum Erreichen der Euthyreose wöchentlich und dann in 3-monatlichen Abständen zu erfolgen haben. Ab dem 3. Lebensjahr können die Kontrollintervalle auch auf 6 Monate ausgedehnt werden. Folgende Untersuchungen sind erforderlich:
- basales TSH,
- tT4 (fT4) und tT3 (wobei zu beachten ist, dass die letzte Verabreichung einer Tablette am Vortag erfolgen sollte),
- Registrierung der Größen- und Gewichtsentwicklung,
- Überprüfung der psychomotorischen Entwicklung mit altersentsprechenden Testverfahren,
- Audiogramme im 1. und 3. Lebensjahr wegen der erhöhten Frequenz von Innenohrschwerhörigkeit und
- Bestimmung des Skelettalters mit Sonografie oder Röntgentechnik bei Abweichung der körperlichen und psychomotorischen Entwicklung bzw. bei pathologischen Ergebnissen der Funktionsdiagnostik im Verlauf.

■ Erworbene Hypothyreose im Kindes- und Jugendalter

Die Substitution einer erworbenen Hypothyreose im Kindes- und Jugendalter erfolgt mit einer Dosierung, die an Körpergewicht und Körpergröße angepasst wird. Als Anhalt kann eine Dosierung von 100 µg/m² gewählt werden. Bei Kindern und Jugendlichen mit einer Autoimmunthyreoiditis sollte die Therapie der kompensierten Form der Hypothyreose (erhöhtes TSH bei normalen peripheren Schilddrüsenhormonspiegeln) erwogen werden, da hierdurch die Ausbildung hypothyreoter Symptome vermieden wird. Eine Suppression der Autoantikörper-Produktion durch diese Schilddrüsenhormongabe wird zwar diskutiert, konnte aber bislang nicht schlüssig bewiesen werden.

> Eine isolierte TSH-Erhöhung bei normalen peripheren Schilddrüsenhormonkonzentrationen, insbesondere T3-Konzentrationen im oberen Normbereich bei Patienten mit Adipositas wird derzeit nicht als Indikation zur Therapie mit Schilddrüsenhormonen erachtet.

■ Angeborene Hyperthyreose

■ Fetaler und neonataler Morbus Basedow

Ätiopathogenese. Die Manifestation eines Morbus Basedow bei Feten und Neugeborenen durch den plazentaren Transfer mütterlicher Autoantikörper bei klinisch aktivem oder inaktivem Morbus Basedow der Schwangeren ist ein seltenes Ereignis (< 1 Fall auf 100 Schwangerschaften mit Morbus Basedow der Mutter). In einer Studie an 230 Morbus Basedow-Schwangerschaften wurde eine Häufigkeit von 16,3 % Schilddrüsenfunktionsstörungen berichtet (in ca. 5–6 % eine neonatale Hyperthyreose und in ca. 10 % eine transiente Hypothyreose). Die Folgen einer fetalen Hyperthyroxinämie sind:
- fetale Wachstumsretardierung,
- intrauterine Tachykardie und
- Suppression der hypothalamisch-hypophysären Regulation mit der Folge einer dauerhaften zentralen Hypothyreose.

Thyreostatika, die zur Behandlung der mütterlichen Hyperthyreose eingesetzt werden, können die Plazenta passieren, die fetale Schilddrüsenhormonbiosynthese blockieren und in einer fetalen Hypothyreose resultieren. Die Entwicklung einer fetalen Hyperthyreose oder Hypothyreose sollte durch regelmäßige fetale Wachstumskontrollen, Kontrollen der fetalen Herzfrequenz und Schilddrüsengröße erfolgen. Die Messung der mütterlichen Titer der TSH-Rezeptor-Antikörper ist prognostisch hinweisend.

Symptomatik. Die Symptome der neonatalen Hyperthyreose können Hyperexzitabilität, Tachykardie, Hypertonus, Gedeihstörung, Struma und Exophthalmus umfassen. Weitere Befunde sind Thrombozytopenie, Hepatosplenomegalie, Hyperbilirubinämie und Hypoprothrombinämie. Eine Herzinsuffizienz kann auftreten, wenn eine Behandlung nicht oder zu spät erfolgt.

Diagnostik. Die **Cordozentese** ist eine etablierte Methode zur Evaluierung der Schilddrüsenhormonkonzentrationen beim Feten. Normalwerte der fetalen Hormonkonzentrationen in Korrelation zum Gestationsalter sind verfügbar.

Therapie. Der neonatale Morbus Basedow ist prinzipiell eine selbstlimitierte Störung der Schilddrüsenfunktion, die sich mit dem Abbau der mütterlichen Immunglobuline normalisiert. Die Dauer der Schilddrüsenfunktionsstörung kann jedoch bis zu 12 Wochen andauern und ist daher therapiebedürftig.

Die Therapie einer fetalen Hyperthyreose besteht in der Verabreichung einer thyreostatischen Therapie an die Mutter, auch wenn deren Schilddrüsenfunktion euthyreot ist. Das bevorzugte Medikament ist Propythiouracil in einer Dosierung von 50–150 mg/Tag. Die Dosis wird alle 1–2 Wochen so angepasst, dass die fetale Herzfrequenz bei 140/min liegt.

Neben der thyreostatischen Behandlung des Neugeborenen ist oft eine symptomatische Behandlung mit Betablockern und eine Digitalisierung notwendig. Um eine schnelle Normalisierung der Schilddrüsenhormone zu erreichen oder bei nicht ausreichender Wirkung der Thyreostatika, kann 3-mal täglich 1 Tropfen einer Lugol-Lösung verabreicht werden (5% Iod und 10% Kaliumiodid entsprechend 126 mg Iod/ml). Methimazol wird einmal täglich in einer Dosis von 0,5–1 mg/kg verabreicht und Propylthiouracil in einer Dosierung von 5–10 mg/kg alle 8h. Nach 24–36h ist der Erfolg der Therapie bereits erkennbar. Bei schwerer Thyreotoxikose werden Glukokortikoide in einer anti-inflammatorischen Dosierung verabreicht.

■ Autosomal dominante neonatale Hyperthyreose

Ätiopathogenese. In einigen Familien wurde die neonatale Thyreotoxikose als autosomal dominant auftretend beschrieben; in diesen Familien konnte zudem keine autoimmune Schilddrüsenerkrankung der Mütter festgestellt werden. Als Ursache wurde eine konstitutiv aktivierende **Mutation des TSH-Rezeptor-Gens** beschrieben. Die betroffenen Kinder haben erhöhte Schilddrüsenhormonkonzentrationen (tT4 (ft4) und T3) und supprimierte TSH-Spiegel. Die TSH-Rezeptor-Mutationen liegen zumeist in der transmembranären Region des Rezeptors oder in den intrazellulären Schleifen. Nur eine Mutation wurde im extrazellulären Bereich des Rezeptors an Position 281 beschrieben.

Symptomatik/Therapie. Die meisten Patienten werden bereits in einem Alter von < 2 Jahren hyperthyreot, aber gelegentlich erfolgt die Manifestation oder Diagnose erst im Kindesalter. Die Behandlung dieser Kinder ist schwierig und im Gegensatz zum neonatalen Morbus Basedow handelt es sich nicht um eine transiente Störung. Eine thyreostatische Therapie ist nur begrenzt wirksam und müsste ein Leben lang erfolgen. Daher ist in der Regel die frühzeitige Thyreoidektomie die Therapie der Wahl.

■ Schilddrüsenhormonresistenz

Pathophysiologie/Ätiopathogenese. Die Wirkung des Schilddrüsenhormons wird durch nukleäre Rezeptoren mit Zinkfinger-DNA-bindenden Domänen und Schilddrüsenhormon-bindenden Domänen vermittelt. Diese Rezeptoren fungieren als DNA-transaktivierende Faktoren oder supprimierende Faktoren. Zwei unterschiedliche Gene kodieren für den Schilddrüsenhormonrezeptor β auf Chromosom 3 und Schilddrüsenhormonrezeptor α auf dem Chromosom 17; für beide Rezeptoren sind alternative Transkriptionsprodukte bekannt: TRα1, TRα2, TRβ1, TRβ2. TRα2 Rezeptoren können T3 nicht binden, haben aber funktionelle DNA-bindende Domänen. TRβ1-mRNA findet sich in höchsten Konzentrationen in ZNS, Leber, Niere und Herz. TRβ2-mRNA wird in der Hypophyse, der Retina und Cochlea nachgewiesen. TRα1- and TRα2-mRNA kommen nahezu ubiquitär vor.

Die Vererbung ist bis auf einen beschriebenen autosomal rezessiven Fall autosomal dominant. Die beim Menschen nachgewiesenen Defekte betreffen das TRβ1-Gen. Mehr als 90% haben Missense-Mutationen des karboxyterminalen Endes des Rezeptors, die eine breite Variabilität in der Ausprägung selbst in der gleichen Familie aufweisen. Da betroffene Patienten ein normales und ein mutiertes Allel aufweisen, kann ein Teil der Variabilität auf einen so genannten dominant negativen Effekt des mutierten Rezeptors auf den Wildtyprezeptor erklärt werden.

Neuere Untersuchungen bei Patienten mit hypophysärer Resistenz (PitRTH) haben gezeigt, dass diese ähnliche Mutationen und gestörte T3-Bindung wie bei GRTH-Patienten aufweisen. Dies legt nahe, dass diese mutmaßlich isolierte hypophysäre Resistenz und die generalisierte Resistenz keine eigenständigen Entitäten sind, sondern unterschiedliche Ausprägungen eines Spektrums der gleichen molekularen Defekte mit unterschiedlicher Gewebespezifität.

Epidemiologie. Die Häufigkeit der Schilddrüsenhormonresistenz ist unklar, bislang sind mehr als 1000 Fälle beschrieben und es wird von einer Häufigkeit von 1 auf 40 000 Neugeborene ausgegangen.

Diagnostik/Symptomatik. Patienten mit einer Schilddrüsenhormonresistenz fallen durch erhöhte periphere Serumkonzentrationen von T4(fT4) und T3 bei gleichzeitig messbaren normalen oder erhöhten TSH-Spiegeln auf. Diese Kinder können im TSH-Screening auffallen, meistens sind die TSH-Spiegel jedoch nur gering erhöht, sodass die Diagnose später gestellt wird. Die phänotypischen Ausprägungen wurden wie folgt klassifiziert:
- generalisierte Resistenz (GRTH),
- hypophysäre Resistenz (pit RTH) und
- periphere Resistenz (PRTH).

Die meisten Patienten sind asymptomatisch oder weisen unspezifische Symptome auf. Eine Innenohrschwerhörigkeit wird bei 20% der Patienten und ein ADHS wurde bei bis zu 50% der Patienten beschrieben. Hypothyreote Symptome, die seltener vorhanden sind, umfassen eine Wachstumsstörung (Kleinwuchs), eine verzögerte Knochenreifung und eine gering ausgeprägte mentale Retardierung. Einige Kinder haben Symptome einer Überfunktion der Schilddrüse (Gedeihstörung, beschleunigtes Wachstum und hyperkinetische Verhaltensstörungen).

Therapie. Die Behandlung von Kindern mit Schilddrüsenhormonresistenz ist kompliziert und erfolgt individualisiert. Das Ziel ist, Gewebe mit einer mangelnden Wirkung – insbesondere das ZNS – ausreichend mit Hormon zu versorgen. Bei einigen Patienten erfolgt dies durch eine kompensatorische endogene Steigerung der TSH-Sekretion, häufig gefolgt von Strumaentwicklung. Andere Patienten haben keine ausreichende Kompensation oder die Kompensation ist gewebespezifisch unterschiedlich. Die TSH-Werte sind bei GRTH erhöht oder normal. Bei erhöhtem TSH ohne klinische Symptome einer Hyperthyreose kann eine Indikation für eine Schilddrüsenhormongabe gegeben sein. Eine Gedeihstörung, eine Entwicklungsverzögerung, eine verzögerte Skelettreifung sind weitere Hinweise auf eine Indikation. Die Levothyroxin-Dosis kann 3- bis 6-mal so hoch wie bei Substitution sein und zielt auf eine Verkleinerung der Struma und eine Normalisierung der Entwicklung. Zur alleinigen Normalisierung der Schilddrüsengröße kann auch TRIAC eingesetzt werden.

> Die Behandlung dieses seltenen Krankheitsbildes sollte in der Hand des erfahrenen pädiatrischen Endokrinologen liegen.

Literatur
Grüters A, Krude H. Update in the management of congenital hypothyroidism Horm Res. 2007;68:107–111.
Grüters A, Krude H, Biebermann H. Molecular genetic defects in congenital hypothyroidism. Eur J Endocrinol 2004;151: 39–44.
Polak M. Hyperthyroidism in early infancy: pathogenesis, clinical features and diagnosis with a focus on neonatal hyperthyroidism. Thyroid 1998;8(12):1171–1177.
Rivekess SA, Dinauer C. An optimal treatment for pediatric Graves' disease is radioiodine. J Clin Endocrinol Metab. 2007 Mar;92(3):797–800.

3.3 Autoimmunopathien
G. Kahaly, H. Dralle, K. Mann, Ch. Reiners

■ Hashimoto-Thyreoiditis (lymphozytäre Thyreoiditis)

■ Definition und Epidemiologie

Die chronische Thyreoiditis Typ Hashimoto ist eine Autoimmunthyreopathie, bei der es durch partielle oder vollständige Zerstörung der Schilddrüse (SD) bzw. durch antikörperabhängige Hemmung der Schilddrüsenhormonbiosynthese zu einer Hypothyreose kommt. Der Immunprozess kann so ausgeprägt sein, dass eine Atrophie der gesamten SD entsteht. Übergänge von der hypertrophen Form mit lymphozytärer Infiltration zur atrophischen Form sind möglich. Bis zu 10% der Gesamtbevölkerung weisen die für eine Hashimoto-Thyreoiditis typischen Antikörper gegen die SD-Peroxidase (TPO) und/oder Thyreoglobulin (Tg) auf, bei Patienten >60 Jahre sind es noch mehr.

Von den Umwelteinflüssen ist die Iodversorgung in der Bevölkerung für die Prävalenz einer Hashimoto-Thyroiditis von Bedeutung. Die Verbesserung der Iodversorgung führt zu einer Zunahme von SD-Antikörper mit gesteigerter Inzidenz der Hashimoto-Thyreoiditis. Die Immunthyreoiditis entwickelt sich weiterhin häufiger bei Rauchern als bei Nichtrauchern. Etwa 2–4% euthyreoter Patienten mit SD-Antikörper entwickeln pro Jahr eine Hypothyreose.

■ Pathogenese

Der Hashimoto-Thyreoiditis liegt eine genetische Disposition zugrunde. Sowohl für die Hashimoto-Thyreoiditis als auch für die Postpartum-Thyroiditis wurde eine Assoziation mit den HLA-Markern DR3, HLA-DR4 und HLA-DR5 beschrieben. Der Entstehung einer Immunthyreoiditis liegt eine Aktivierung der zellulären und humoralen Immunantwort zugrunde. Auslöser ist möglicherweise eine durch Zytokine induzierte Präsentation eines SD-Antigens gleichzeitig mit einem HLA-Molekül und die resultierende Aktivierung von T-Zellen aufgrund einer Ähnlichkeit zwischen bakteriellen oder viralen Proteinen mit einem SD-Protein (molekulares Mimikry).

Nach einer anderen Theorie führt die Einwanderung von fetalen Zellen in die mütterliche SD während der Schwangerschaft zu einer durch das Fremdprotein induzierten Aktivierung von Helferzellen. Bei der Hashimoto-Thyreoiditis führt dies zu einer Aktivierung von B-Zellen, die in der Folge dann TPO-Antikörper und Tg-Antikörper produzieren. TPO-Ak binden Komplement und wirken direkt zytotoxisch auf die Thyreozyten.

Im Wesentlichen scheint aber die Destruktion der SD auf die Expression des Fas-Gens zurückzuführen sein. Durch eine Interaktion auf der Oberfläche der Thyreozyten kommt es zu einer Zelldestruktion und in der Folge zu einem Zelluntergang. Normale SD-Zellen exprimieren kein Fas-Gen.

Klinik

Alle Formen der Immunthyreoiditis können passager zu einer Hyperthyreose führen, die allerdings bei der Hashimoto-Thyreoiditis nur selten diagnostiziert wird, da hier die Symptome meist mild sind. Bei der klinischen Untersuchung imponiert im Allgemeinen eine mäßig vergrößerte, schmerzlose Struma. Bei Fortschreiten des Krankheitsprozesses schrumpft die SD und es bleibt eine atrophierte SD zurück.

Klinische Manifestationen der Hypothyreose sind Müdigkeit, Kälteintoleranz und Depressionen. Die Schweißneigung ist vermindert, die Stimme heiser und die Haut trocken. Der Appetit nimmt ab und es besteht eine Obstipation. Das Gewicht nimmt v. a. aufgrund von Wassereinlagerungen zu. Es kommt zu Zyklusstörungen bei der Frau. Häufig sind Arthralgien und Parästhesien zu erkennen. Weitere klinische Zeichen sind Bradykardie, Myxödem, Hyporeflexie.

Die klinische Symptomatik entwickelt sich langsam, ein Vollbild entspricht einer Spätdiagnose.

Diagnostik

Bei allen Patienten mit Hypothyreose und/oder charakteristischer Struktur im Sonogramm sollte nach einer chronischen Thyreoiditis gefahndet werden. Die SD-Sonografie mit der Farb-Doppler-Methode ist richtungweisend. Die SD imponiert als flächenhaft oder umschrieben echoarm. Die Feinnadelpunktion ist in differenzialdiagnostischen Problemfällen (Karzinom, malignes Lymphom, subakute Thyreoiditis) indiziert. Der zytologische Befund kann wesentlich zur Absicherung der Verdachtsdiagnose einer lymphozytären Thyreoiditis beitragen, insbesondere dann, wenn die Antikörper-Befunde negativ sind. Hohe TPO-Antikörper-Konzentrationen sind bei mehr als 90% aller Patienten mit Hashimoto-Thyreoiditis nachweisbar. Tg-Antikörper finden sich dagegen nur bei bis zu eine Hälfte der Patienten, insbesondere bei der iatrogenen iodinduzierten Form.

In der floriden Phase der Immunthyreoiditis ist das basale TSH supprimiert bei erhöhten freien T3 und T4. Während subklinische Formen der primären Hypothyreose nur über die Erhöhung der basalen TSH-Spiegel im Serum erfassbar sind, wird eine manifeste Hypothyreose neben den klinischen Zeichen durch die Bestimmung von freiem T4 und TSH im Serum festgestellt.

Therapie

Bisher gibt es keine ursächliche Therapie der Immunthyreoiditis; Glukokortikoide sind nicht indiziert. Der Verlauf der Erkrankung ist nicht vorhersehbar, Remissionen sind selten und meistens kommt es schließlich durch Atrophie des Organs zur Hypothyreose. Die Gabe von Selen (200 µg/Tag) kann den Autoimmunprozess positiv beeinflussen. Es kommt zu einem Abfall der SD-Antikörper bei der Mehrzahl der mit Selen behandelten Patienten. Ob der Immunprozess gestoppt bzw. bei euthyreoter Hashimoto-Thyreoiditis die Entwicklung einer Hypothyreose gehemmt werden kann, ist noch unklar. Bei richtiger Dosierung ist von Nebenwirkungen bei einer solchen Therapie nicht auszugehen.

In einigen Studien wurden Patienten mit Immunthyreoiditis bereits in der euthyreoten Phase mit **Levothyroxin** (LT4) behandelt. Ob die Entwicklung einer Hypothyreose dadurch aufgehalten werden kann, ist nicht gesichert und daher ist diese Therapie außerhalb von Studien nicht indiziert. In der Phase der subklinischen Hypothyreose (erhöhtes TSH bei normalen freien T3 und T4) kann die Indikation zur Aufnahme der SD-Hormontherapie gegeben sein. Gesichert ist, dass bei einem TSH > 10 mU/l und hohen SD-Antikörpern ein großer Anteil der Patienten innerhalb von 10 Jahren eine manifeste Hypothyreose entwickelt. Daher sollte die Indikation zur Behandlung mit LT4 von der Höhe des TSH-Spiegels und den Beschwerden der Patienten abhängig gemacht werden. Ein weiteres Argument für eine LT4-Therapie bei subklinischer Hypothyreose und Immunthyreoiditis ist eine Hypercholesterinämie. Bei manifester Hypothyreose ist eine Dauersubstitution mit LT4 erforderlich. Unter Therapie ist eine euthyreote Stoffwechsellage mit im Normalbereich liegenden Serum-TSH-Wert anzustreben, eine TSH-Suppression ist zu vermeiden.

Das LT4 wird bei Nüchterneinnahme zu ca. 90% resorbiert. Nahrungsaufnahme kann die Resorption beeinträchtigen, sodass die Hormoneinnahme 30–60 min vor einer Mahlzeit erfolgen sollte. Die bedarfsgerechte Konversion zum stoffwechselaktiven T3 erfolgt in extrathyreoidalen Geweben und geht bei einer biologischen Halbwertszeit des T4 im Blut von ca. 7 Tagen langsam vor sich. Damit lassen sich auch bei einer täglichen Einzeldosis weitgehend konstante T3-Spiegel erreichen. Die Wirkung ist nach 2–3 Tagen nachweisbar, der maximale Effekt nach 10 Tagen erreicht, bei einer Wirkdauer von bis zu 4 Wochen. T3 wird zu 80–100% resorbiert, wirkt rascher, hat eine biologische Halbwertszeit von ca. einem Tag und wirkt für ca. 10 Tage. Bei Störungen der Konversion bzw. der Resorption bestehen selten Indikationen für eine Therapie mit T3. Das Therapieziel ist der Ausgleich des Hormondefizits und die Wiederherstellung der Euthyreose. Die Therapiedosis liegt bei 1,5–1,8 µg LT4/kg KG. Es empfiehlt sich, die Initialdosis niedrig zu wählen und langsam bis zur Dauerdosis aufzubauen. Die Dosis hängt vom Alter, der Krankheitsdauer, dem Schweregrad des klinischen Bildes und von Begleiterkrankungen (besonders koronaren Herzerkrankungen) ab.

Bei jüngeren Patienten ohne Begleiterkrankungen, besonders bei kurzer Anamnese, kann man zügiger vorgehen. Die Initialdosis kann 50–100 µg/Tag LT4 betragen. Die Dosis wird alle 2 Wochen um 50 µg/Tag bis zur kalkulierten Erhaltungsmenge erhöht. Bei älteren Patienten, bei lange bestehender Hypothyreose, schwerem klinischen Bild und immer bei kardialen Erkrankungen, sollte die Initialdosis nur 25 µg/Tag LT4 betragen. Die Steigerungsraten alle 4 Wochen liegen gleichfalls nur bei 12,5–25 µg/Tag. Die Erhaltungsdosis wird bei solchen Patienten oft nur 100 µg/Tag LT4 betragen können, d. h. oft wird die erwünschte Dosis nicht toleriert, sodass man eine subklinische Hypothyreose in Kauf nehmen muss. Es sollte aber in diesen Fällen generell eine intensive koronare Diagnostik und Therapie angestrebt werden, der eine Optimierung der Hormonsubstitution folgen kann. Grund für den langsamen Dosisaufbau ist, dass ein rasch angehobener Stoffwechsel den Sauerstoffbedarf des Myokards erhöht und die koronare Perfusion damit nicht Schritt halten kann.

> Bis auf wenige Ausnahmen von passagerer Hypothyreose muss die Therapie lebenslang fortgeführt werden. Die Patienten sind über die Notwendigkeit der Dauertherapie aufzuklären. Lebenslange Kontrollen sind zu sichern, da es in bis zu 40 % der Fälle bei Abbruch der Therapie mit Rückfall in die Hypothyreose kommen kann.

Polyglanduläre Autoimmunität

Bei der Kombination einer Hypothyreose auf der Basis einer lymphozytären Thyreoiditis mit einem Morbus Addison (Schmidt-Syndrom) ist vor Beginn der LT4-Gabe eine Glukokortikoid- und Mineralokortikoidsubstitution erforderlich. Es gilt zu beachten, dass bei einem unzureichend behandelten Morbus Addison leicht erhöhte TSH-Spiegel vorkommen können, die sich unter Glukokortikoidtherapie bereits normalisieren.

Schwangerschaft

Die Therapie in der Schwangerschaft ist zwingend notwendig, da eine unbehandelte Hypothyreose den Schwangerschaftsverlauf und den Feten gefährdet. Die LT4-Dosis ist dem um bis zu 40 % höheren Bedarf anzupassen. Insbesondere im 2. und 3. Trimenon ist eine Steigerung der Dosis um 50–60 µg/Tag notwendig. TSH-Bestimmungen sollten in jedem Trimenon, in den Postpartalperioden sowie nach 3 und 6 Monaten erfolgen. Bei ausreichend mit LT4 substituierten Frauen besteht kein erhöhtes Risiko für den Verlauf der Schwangerschaft und die Entwicklung des Kindes. Bei bereits bestehender Immunthyreoiditis mit hypothyreoter Stoffwechsellage steht die ausreichende Iodversorgung des Feten im Vordergrund, die Verstärkung des Autoimmunprozesses durch die zusätzliche Iodgabe bei der Schwangeren steht dahinter zurück. Während der Gravidität und Laktation muss somit zusätzlich zur LT4-Substitution eine Iodprophylaxe für den Feten mit 150–200 µg/Tag durchgeführt werden. Die Kinder sind sorgfältig zu kontrollieren (TSH, SD-Antikörper).

■ Nebenwirkungen und Kontraindikationen

Insbesondere bei raschem Dosisaufbau können koronare Komplikationen auftreten. Überdosierungen führen zum reversiblen Bild der Thyreotoxicosis facticia und erfordern eine Dosiskorrektur nach kurzer Therapiepause. Eine physiologische Dosis hat keine negativen Auswirkungen auf den Knochenstoffwechsel. Zu beachten ist, dass sich ein Diabetes mellitus manifestieren bzw. der Insulinbedarf erhöht sein kann. Die Wirkung von Cumarin-Präparaten kann verstärkt werden. Für die Substitutionstherapie gibt es keine Kontraindikationen. Beim frischen Myokardinfarkt und anderen schweren extrathyreoidalen Erkrankungen empfiehlt sich eine vorübergehende Dosisreduktion. Wenn aufgrund einer akuten Erkrankung LT4 nicht appliziert werden kann, so ist das bis zu ca. 1 Woche ohne nachteilige Folgen, da die LT4-Wirkung nur langsam abklingt.

■ Therapiekontrolle und Verlauf

Bei florider Immunthyreoiditis sollten Kontrolluntersuchungen einschließlich klinischem Befund, Sonografie und SD-Hormonparametern alle 6–8 Wochen erfolgen. Neben der Normalisierung der Stoffwechsellage kann sich bei hypertropher Form der Immunthyreoiditis unter LT4-Therapie die Struma verkleinern. Kriterien zur Beurteilung des Behandlungseffekts sind Rückbildung der Symptomatik und Normalisierung der Hormonparameter. Am besten ist die TSH-Bestimmung geeignet. TSH soll im Normbereich liegen, supprimierte Werte sind zu vermeiden. Die fT4-Spiegel werden nach 24-stündiger LT4-Karenz bestimmt und liegen meist im oberen Normbereich (nach der Einnahme sind sie oft erhöht), während sich die T3- bzw. fT3-Konzentrationen in der Regel im unteren Normbereich bewegen. T3-Bestimmungen sind beim Verdacht auf eine Überdosierung nützlich. Ferner können sie Hinweise für eine Konversionsstörung geben. Nach guter Einstellung der Therapie sollte der Verlauf alle 12 Monate überwacht werden. Zu diesem Zeitpunkt erfolgt die Adaptation der LT4-Dosis.

> ! Die Gabe von Iodid ist bei der Hashimoto-Thyreoiditis nicht indiziert, da hierdurch der Autoimmunprozess stimuliert werden kann.

Bei Patienten mit Hinweisen auf eine Immunthyreoiditis (positive Antikörper, Sonografiebild), die euthyreot sind und daher keine Schilddrüsenhormonsubstitution benötigen, sollte lebenslang in 1-jährlichen Abständen eine TSH-Bestimmung erfolgen, um die Entwicklung einer Hypothyreose nicht zu übersehen. Die Entwicklung eines SD-Lymphoms ist sehr selten, aber bei einer Hashimoto-Thyreoiditis erheblich häufiger als in einer normalen SD. Deshalb sollte ein in einer Immunthyreoiditis entstehender und wachsender Knoten durch Feinnadelbiopsie weiter zytologisch abgeklärt werden.

> **Prognose**
> Primäre Hypothyreosen sind permanente Erkrankungen. Sie können aber im Rahmen einer Immunthyreoiditis passager auftreten, sodass nicht in jedem Fall eine lebenslange Substitutionstherapie erforderlich ist. Studien zur Verlaufsbeobachtung von subklinischen Hypothyreosen zeigen, dass ca. 50% der Patienten im Verlauf eine manifeste Hypothyreose entwickeln. Bei sachgemäßer Therapie kommt es in der Regel zur Euthyreose. Die Patienten erlangen ihre volle Berufsfähigkeit. Bei schweren Krankheitsbildern und spät einsetzender Therapie können Restsymptome bestehen bleiben (koronare Beschwerden, Myopathie, Gelenkbeschwerden).

Subklinische Hypothyreose als Folge einer Immunthyreoiditis

Als subklinische Hypothyreose wird ein Zustand bezeichnet, bei dem ein erhöhter basaler TSH-Spiegel vorliegt, während die fT4-Spiegel noch im Normbereich liegen. T3-Werte sind zur Erkennung der subklinischen Hypothyreose nicht geeignet. Die Prävalenz in der Bevölkerung wird mit 5–6% veranschlagt. Hauptursache ist die Immunthyreoiditis. Differenzierte Untersuchungsmethoden zeigen, dass die subklinische Hypothyreose klinisch nachweisbare Veränderungen im Vergleich zu Normalpersonen verursacht und darüber hinaus zu signifikanten Veränderungen in verschiedenen Organstrukturen führt. Die Indikation zur LT4-Substitution muss vom klinischen Befund abhängig gemacht werden. Folgen der subklinischen Hypothyreose sind Veränderungen von Parametern der kardiologischen Diagnostik, Verschiebungen des Fettstoffwechsels mit der Folge eines erhöhten koronaren Risikos, Regel- und Fertilitätsstörungen sowie Störungen des Schwangerschaftsverlaufs und gehäuft auftretende depressive Verstimmungen.

Unter dem Gesichtspunkt, dass die mit der subklinischen Hypothyreose zusammenhängenden Veränderungen durch eine **LT4-Substitution** normalisiert werden können, ist eine Schilddrüsenhormonbehandlung probatorisch für die Zeit von 3–6 Monaten zu empfehlen. Da keine absolute Behandlungsindikation besteht, ist ein Auslassversuch nach 6-monatiger LT4-Substitution notwendig, um zu entscheiden, inwieweit die LT4-Substitution dauerhaft fortgeführt werden sollte. Patienten mit einem hohen Risiko für den Übergang in eine permanente Hypothyreose (hohe SD-Antikörper, TSH > 10 mU/l, SD-Volumen < 5 ml) sollten frühzeitig mit LT4 behandelt werden.

Die subklinische Hypothyreose führt nicht zwangsläufig zur manifesten Erkrankung. Das 10-Jahresrisiko kann bei TSH-Werten < 20 mU/l und negativem Antikörperbefund (low risk) mit 22% und bei einem TSH > 20 mU/l bzw. mäßig erhöhtem TSH und positivem TPO-Antikörper-Nachweis (high risk) mit 63% veranschlagt werden.

Postpartum-Thyreoiditis

Definition und Epidemiologie

Bei der postpartalen Thyreoiditis handelt es sich um eine seltene Sonderform der Immunthyreoiditis, die bei genetischer Disposition bei bis zu 10% der Frauen innerhalb der ersten Monate nach der Geburt auftritt. Die Erkrankung tritt auf im Zusammenhang mit hohen TPO-Antikörpern im ersten Trimenon. Häufiger ist sie bei Frauen mit pluriglandulären Autoimmunerkrankungen, v. a. wenn in diesem Rahmen ein Typ-1-Diabetes besteht. Ebenso häufig ist sie bei familiärer Disposition für Autoimmunerkrankungen der SD.

Pathogenese

Ähnlich wie bei der Hashimoto-Thyreoiditis findet sich v. a. in der floriden Phase eine ausgeprägte lymphozytäre Infiltration der SD, wobei das destruktive Potenzial der intrathyreodalen aktivierten T-Zellen weniger ausgeprägt ist. Als Folge entwickeln weniger als ein Drittel der betroffenen Frauen eine definitive Hypothyreose. Eine genetische Disposition liegt ebenfalls vor, eine Assoziation mit dem HLA-Antigen DR4 wurde beschrieben.

Klinik

Charakteristisch ist eine mäßiggradige transiente leichte Hyperthyreose über 2–3 Monate, gefolgt von einer hypothyreoten Phase, die im Regelfall nach 6–8 Monaten beendet ist. Eine Metaanalyse von 371 Episoden einer Postpartum-Thyreoiditis, beschrieben in 13 Studien, ergab die Prävalenz einer Hypothyreose ohne vorausgegangene Hyperthyreose in 43% der Fälle, einer Hyperthyreose in 32% der Fälle und in 25% zunächst einer Hyperthyreose, gefolgt von einer Hypothyreose.

Die Symptome können in beiden Phasen sehr mild sein. Die **hyperthyreote Phase** der Postpartum-Thyreoiditis tritt im Allgemeinen zwischen dem 2. und 10. Monat postpartum auf. Typisch sind Herzklopfen, Müdigkeit, Hitzeintoleranz und Nervosität. Die Häufigkeit einer asymptomatischen Hyperthyreose wird auf etwa ein Drittel geschätzt. Unbehandelt kommt es zur Rückbildung der Symptomatik im Allgemeinen innerhalb von 2–3 Monaten. Die **hypothyreote Phase** einer Postpartum-Thyreoiditis tritt zwischen dem 2. und 12. Monat nach der Geburt auf und ist charakterisiert durch unspezifische Symptome, wie mangelnde Energie, allgemeine Inappetenz, Konzentrations- und Gedächtnisstörungen sowie trockene Haut.

> Eine mehr als 1 Jahr nach Geburt auftretende Hypothyreose wird nicht mehr als Postpartum-Thyreoiditis klassifiziert.

Diagnostik und Differenzialdiagnose

Diagnostisch findet sich ein erniedrigtes TSH bei erhöhtem freien T3 und T4 und signifikant erhöhten TPO-Antikörper. In der hypothyreoten Phase finden sich laborchemisch ein erhöhtes TSH, erniedrigte freie SD-Hormone und signifikant erhöhte TPO-Antikörper.

Therapie

Da meist die Symptome einer Hyperthyreose mild sind, ist im Allgemeinen eine Behandlung nicht erforderlich. Bei ausgeprägter Symptomatik ist zur Milderung der Symptome die Gabe eines Betablockers (z. B. Propranolol) indiziert. Eine thyreostatische Medikation ist nicht sinnvoll, da die Hyperthyreose durch eine destruktive Thyreoiditis und die daraus resultierende Freisetzung von SD-Hormonen bedingt ist. Während der Stillzeit ist eine niedrige Dosierung des Betablockers anzustreben.

In Abhängigkeit von der klinischen Symptomatik und den Hormonparametern ist die Substitution mit LT4 indiziert. Wenn bereits Symptome vorliegen, ist auch schon in der Phase einer subklinischen Hypothyreose die Aufnahme einer LT4-Substitution in niedrigen Dosen (50 µg) sinnvoll. Wird eine Hypothyreose mit LT4 substituiert, sollte nach 6 Monaten ein Auslassversuch erfolgen um zu prüfen, ob eine Dauertherapie erforderlich wird. Sollte die betroffene Frau während der hypothyreoten Phase der Postpartum-Thyreoiditis wieder schwanger werden, ist eine Erhöhung der LT4-Dosis notwendig, um die Gefahr eines Aborts und Schäden für das Kind zu verhindern.

Therapiekontrolle und Verlauf

Patientinnen mit Postpartum-Thyreoiditis sollten in der akuten Phase engmaschig (4-wöchentlich) überwacht werden. Da belegt ist, dass sich im Langzeitverlauf eine chronische Immunthyreoiditis mit Hypothyreose entwickeln kann, sind jährliche Kontrollen der SD-Funktion sowie des sonografischen Befundes der SD zu empfehlen.

> **Prognose**
> Langzeit-Follow-up-Studien zeigen eine erhöhte Prävalenz einer permanenten Hypothyreose. Prospektive Studien haben eine Prävalenz einer Hypothyreose von 23–29% in dem Zeitraum 3,5–8,7 Jahre nach Geburt nachgewiesen.

■ Morbus Basedow

Definition und Epidemiologie

Die autoimmune SD-Erkrankung Morbus Basedow ist für 50–60% der Hyperthyreosen verantwortlich, obwohl die Prävalenz zwischen den Bevölkerungen abhängig von der Iodaufnahme schwankt (eine hohe Iodaufnahme ist mit einer erhöhten Prävalenz des Morbus Basedow verknüpft). Der Morbus Basedow kommt bei bis zu 2% der Frauen vor, bei Männern ist er 10-mal seltener. Die Erkrankung beginnt selten vor dem Jugendalter, üblicherweise tritt sie zwischen dem 20. und 50. Lebensjahr auf, wobei sie sich auch beim älteren Menschen entwickeln kann.

Pathogenese

Pathophysiologisch entscheidend ist die biologische Aktivität von Antikörpern, die gegen den TSH-Rezeptor gerichtet sind und zu einer funktionellen Stimulation führen. Der TSH-Rezeptor stellt das Hauptantigen der Immunhyperthyreose dar. TSH-Rezeptor-Antikörper können die Plazenta passieren und sind Ursache einer vorübergehenden neonatalen Hyperthyreose, welche in ca. 1% bei Frauen mit aktivem oder früherem Morbus Basedow den Schwangerschaftsverlauf verkomplizieren kann. Die gegen die TSH-Rezeptoren gerichtete Autoimmunreaktion kann auch zur Bildung von Antikörpern führen, welche die TSH-Wirkung inhibieren und somit eine Hypothyreose verursachen (blockierende Antikörper). Tg- und TPO-Antikörper sind nützliche Marker für den Nachweis von Autoimmunerkrankungen der SD. Die pathogene Wirkung dieser Antikörper besteht v. a. darin, eine fortbestehende Autoimmunreaktion sekundär zu verstärken. Tg-Antikörper binden kein Komplement, sind aber an einer Antikörper-abhängigen, durch natürliche Killerzellen vermittelten Zytotoxizität beteiligt.

Klinik

Zu den häufigsten Symptomen der Thyreotoxikose gehören Nervosität, emotionale Labilität, Schlaflosigkeit, Tremor, exzessives Schwitzen und Hitzeintoleranz. Trotz eines gesteigerten Appetits ist ein Gewichtsverlust die Regel. Der Stuhlgang ist in der Frequenz gesteigert, es treten Diarrhoen auf. Eine proximale Muskelschwäche im Sinne einer Myopathie findet sich bei ausgeprägten Formen. Die Patienten wirken ängstlich, ruhelos, ihre Haut ist warm und feucht. Eine verstärkte Brüchigkeit von Nägeln und Haaren ist ein wichtiger Hinweis. Tachykardien, verbunden mit Vorhofflimmern, sind häufig.

Diagnostik

Die Abklärung der SD-Funktion erfolgt durch Bestimmung von basalem TSH, fT4/fT3, TPO- und TSH-Rezeptor-Antikörpern und Sonografie. Initial zeigt das relativ typische Ultraschallbild eine diffuse Struma mit echoar-

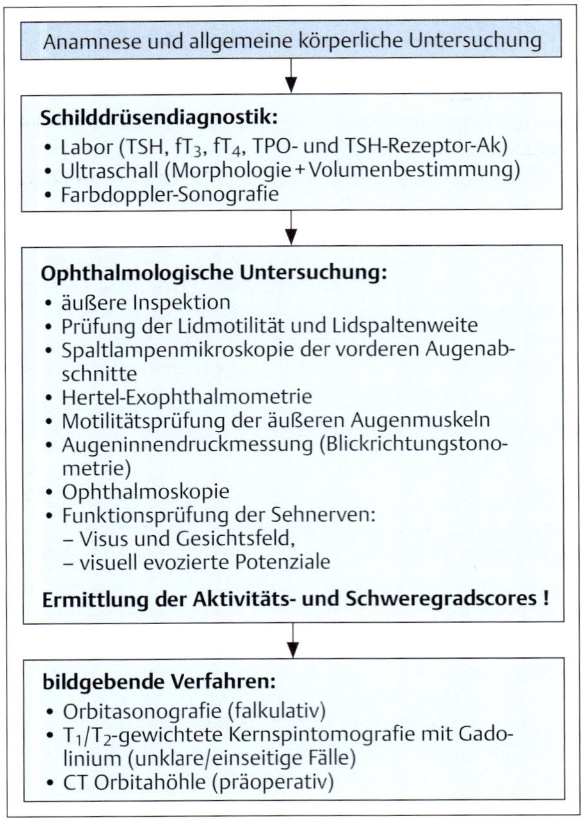

Anamnese und allgemeine körperliche Untersuchung

↓

Schilddrüsendiagnostik:
- Labor (TSH, fT_3, fT_4, TPO- und TSH-Rezeptor-Ak)
- Ultraschall (Morphologie + Volumenbestimmung)
- Farbdoppler-Sonografie

↓

Ophthalmologische Untersuchung:
- äußere Inspektion
- Prüfung der Lidmotilität und Lidspaltenweite
- Spaltlampenmikroskopie der vorderen Augenabschnitte
- Hertel-Exophthalmometrie
- Motilitätsprüfung der äußeren Augenmuskeln
- Augeninnendruckmessung (Blickrichtungstonometrie)
- Ophthalmoskopie
- Funktionsprüfung der Sehnerven:
  – Visus und Gesichtsfeld,
  – visuell evozierte Potenziale

Ermittlung der Aktivitäts- und Schweregradscores !

↓

bildgebende Verfahren:
- Orbitasonografie (falkulativ)
- T_1/T_2-gewichtete Kernspintomografie mit Gadolinium (unklare/einseitige Fälle)
- CT Orbitahöhle (präoperativ)

Abb. 3.1 Diagnostik des Morbus Basedow mit begleitender Orbitopathie.

mem, aufgelockertem Muster sowie eine erhöhte Vaskularisation (Abb. 3.1). Eine SD-Szintigrafie ist nicht generell indiziert. Sie kann aber bei der Klärung der Differenzialdiagnose „Hyperthyreose vom Typ des Morbus Basedow" versus „Zerfallshyperthyreose bei Hashimoto-Thyreoiditis" hilfreich sein.

■ Therapie der Immunhyperthyreose

Zur Behandlung der Immunhyperthyreose stehen 3 Verfahren zur Verfügung:
▶ thyreostatische Therapie,
▶ Radiojodtherapie und
▶ SD-Operation.

Sie unterscheiden sich in der Geschwindigkeit, in der das Therapieziel Euthyreose erreicht wird und der Dauerhaftigkeit ihrer Wirkung. Bei Immunprozessen wird initial thyreostatisch behandelt. Persistiert die Hyperthyrose unter einer üblichen Dosis an Thyreostatika, bleibt sie nach Absetzen bestehen oder kommt es zum Rezidiv, müssen ablative Verfahren angewandt werden. Die SD-Überfunktion wird 12 Monate thyreostatisch behandelt.

Bei ca. 50% der Fälle tritt danach eine Remission der Erkrankung ein. Die **Wahrscheinlichkeit eines Rezidivs** ist durch folgende Faktoren wesentlich determiniert:
▶ Größe der SD,
▶ initiale fT3-Werte,
▶ erhöhte TSH-Rezeptor-Antikörper-Spiegel,
▶ Nikotinkonsum,
▶ höheres Lebensalter und
▶ männliches Geschlecht.

Thyreostatika

Antithyreoidale Substanzen vom **Thionamid-Typ** (Methimazol: Mz; Carbimazol: Cz) und **Propylthiouracil** (PTU) hemmen dosisabhängig die durch die SD-Peroxydase katalysierte Jodination des Tyrosins. Damit wird der Jodeinbau in Thyreoglobulin gehemmt und die Schilddrüsenhormonsynthese inhibiert. Bei Jodkontamination ist die erforderliche Dosis von Thyreostatika deutlich erhöht und im Einzelfall eine thyreostatische Therapie nicht mehr möglich. Cz ist ein Vorläufermolekül und wird hepatisch in Mz umgewandelt. Mz ist deshalb heute das Thyreostatikum der Wahl. Mz wird rasch und vollständig resorbiert, reichert sich in SD, Leber und Niere an und ist ca. 24h pharmakologisch wirksam. Eine einmalige Gabe pro Tag ist deshalb ausreichend. PTU hat eine kürzere Plasmahalbwertszeit (12–24h) und muss 2-mal täglich eingenommen werden. Die Initialdosis richtet sich nach dem geschätzten Grad des Jodmangels und der Schwere des Krankheitsbildes. Es muss berücksichtigt werden, dass die Nebenwirkungsrate dosisabhängig ist. Bei unbekannter Jodversorgung ist eine Initialdosis von 20 mg/Tag Mz ausreichend. Unter 20 mg Mz lässt sich praktisch immer eine komplette Blockade erreichen.

Bei höherer Jodversorgung und bei ausgeprägtem Krankheitsbild sollte initial eine höhere Dosis (30–40 mg Mz/Tag) gegeben werden. Nach Jodkontamination sind 40 mg und mehr täglich nötig; in diesem Fall ist eine **Kombination von Mz mit Kaliumperchlorat** sinnvoll. Kaliumperchlorat ist ein spezifischer Inhibitor des Natriumjodid-Symporters und hat gleichzeitig Wirkungen auf die Ausschleusung von Jodid aus der SD. Übliche Dosierungen betragen 900–1200 mg/Tag.

Zur **symptomatischen Therapie** eignen sich Betablocker, Propranolol hemmt gleichzeitig die Konversion von T4 zu T3. Insbesondere bei Zeichen gesteigerter Adrenalinsensitivität mit Tachykardie und Rhythmusstörungen empfiehlt sich die Gabe von 80–160 mg Propranolol täglich. Die Kombination von Thionamiden und LT4 („block and replace") nach Erreichen einer peripheren Euthyreose ist bezüglich Rezidivrate und/oder Therapieerfolg einer Monotherapie mit Mz allein nicht überlegen. Diese Kombination wird allerdings in einigen Zentren zur Vermeidung eines TSH-Anstiegs mit konsekutiver SD-Vergrößerung verabreicht. Tägliche Dosen von 50–75 µg LT4 sind in der Regel ausreichend.

Nebenwirkungen

> Die Häufigkeit von durch Thyreostatika bedingten Nebenwirkungen ist dosisabhängig.

Bei 10 mg Mz pro Tag liegt die Nebenwirkungsrate < 10% und steigt auf über 30% bei 60 mg. Allergische Exantheme, Pruritus, Arzneimittelfieber, Gelenk- und/oder Muskelschmerzen, Geschmacksstörungen, Leberenzymerhöhungen, Cholestase, allergische Vaskulitis, Thrombopenie, aplastische Anämie, Leukopenie bis hin zu Agranulozytose können vorkommen, sind aber in der Regel reversibel. Eine Strumaentwicklung findet sich bei Überdosierung von Thyreostatika. 90% aller Nebenwirkungen treten innerhalb der ersten 3 Monate auf. Bei der Entwicklung schwerer Nebenwirkungen wird eine Umstellung der Thyreostatika vorgenommen und/oder eine definitive Therapie gewählt.

Besonderheiten in der Schwangerschaft

Die Entwicklung einer Hyperthyreose in der Schwangerschaft ist kein Grund zur Interruptio, erfordert aber eine prompte Therapie. Unbehandelt kommt es gehäuft zu folgenden Komplikationen:
- Aborten,
- Totgeburten,
- vorzeitige Entbindung,
- untergewichtige Säuglingen sowie
- eine erhöhten Missbildungsrate (Herzfehler) oder eine thyreotoxische Krise bei Geburt.

Therapie erster Wahl sind **Thyreostatika**. Eine Radiojodtherapie ist kontraindiziert. In seltenen Fällen (hoher Thyreostatikabedarf, allergische Reaktionen, große Struma, fehlende Compliance oder SD-Karzinom) ist eine Operation im 2. Trimenon indiziert. Thyreostatika sollten in der Schwangerschaft mit der niedrigst möglichen Dosierung appliziert werden. Ziel ist es, fT4 hochnormal zu halten bei einem TSH im unteren Normbereich. Bei Applikation von 10 mg Mz oder 100 mg PTU tritt schon innerhalb 1 Woche eine klinische Besserung auf. Da beide Präparate diaplazentar auf den Feten übertreten, kann eine Überdosierung zur fetalen Struma und Hypothyreose führen. Eine **pädiatrische Überwachung** ist erforderlich, da mütterliche Rezeptor-Antikörper die Plazenta passieren und auf die fetale SD wirksam sein können.

Da die Schwangerschaft selbst eine hemmende Wirkung auf den Immunprozess ausübt, kann sich während des Verlaufs der Schwangerschaft eine vorübergehende Remission einstellen. In der Postpartum-Phase muss engmaschig kontrolliert werden, um ein evtl. Rezidiv schnell entdecken und entsprechend reagieren zu können. Bei Schwangeren mit Morbus Basedow, auch nach vorausgegangener thyreoablativer Therapie bzw. in Remission, sollten die TSH-Rezeptor-Antikörper im Verlauf untersucht werden, da ein hoher Titer das Risiko für die Entstehung einer fetalen bzw. neonatalen Hyperthyreose erhöht. Daher gehört die Betreuung schwangerer Frauen mit Morbus Basedow in die Hände eines SD-Spezialisten.

Bei Neugeborenen von Müttern mit Morbus Basedow und thyreostatischer Behandlung während der Schwangerschaft muss, auch bei Fehlen einer klinischen Symptomatik, bei Geburt eine Bestimmung der TSH-Rezeptor-Antikörper und der SD-Hormone sowie des TSH erfolgen, da auch nach einem symptomfreien Intervall ein Risiko für die Entwicklung einer kindlichen Hyperthyreose besteht. Die Mutter überträgt beim Stillen kleine Thionamid-Dosen auf den Säugling. Bis 150 mg PTU beeinflussen jedoch die kindliche SD-Funktion in der Regel nicht und gelten als unbedenklich.

> Durch die Normalisierung der SD-Funktion wird das Missbildungsrisiko gesenkt. Allerdings gibt es Hinweise auf eine Teratogenität von Mz. Prospektiv sollte bei aktiver Immunhyperthyreose eine definitive Therapie vorzeitig angeboten werden.

Schilddrüsenoperation beim Morbus Basedow

Treten ernsthafte Nebenwirkungen der thyreostatischen Therapie auf, persistiert die Hyperthyreose unter thyreostatischer Therapie oder nach Absetzen, so kann eine SD-Operation indiziert sein. Einer Behandlung der Hyperthyreose und gleichzeitig sichere Rezidivverhütung wird durch die (fast) totale Thyreoidektomie erreicht. Die Durchführung einer herkömmlichen subtotalen Thyreoidektomie mit einem Rest von insgesamt < 5 ml wird heute nur noch bei einer Basedow-Struma mit niedrigem Rezidivrisiko und ohne endokrine Orbitopathie (s. u.) empfohlen. Nach ausgedehnter Resektion wird mit der SD-Hormonsubstitution unmittelbar postoperativ begonnen und diese lebenslang fortgeführt. Eine postoperative Nachsorge sollte 1 und 6 Monate, dann jährlich nach der Operation stattfinden. Angestrebt wird eine euthyreote Stoffwechsellage mit einem basalen TSH zwischen 0,5 und 1,0 mU/l.

Radiojodtherapie des Morbus Basedow

In Deutschland wird die Radiojodtherapie als Primärtherapie nur in etwa 35%, in den USA dagegen in 85% eingesetzt. Die hier geltenden Strahlenschutzbestimmungen (stationäre Behandlung erforderlich) behindern ihre Attraktivität. Ziel der Radiojodtherapie ist die Beseitigung der Hyperthyreose möglichst in einem Therapiekurs. Die Radiojodtherapie ist weitgehend nebenwirkungsfrei, gelegentlich kommt es infolge einer Strahlen-Thyreoiditis zu lokalen Beschwerden. Kurzfristig können nichtsteroidale Antiphlogistika eingesetzt werden. Als Zieldosis werden beim funktionsoptimierten Konzept 200 Gy angesetzt; hierbei ist in etwa 80% der Fälle mit einer dauerhaften Beseitigung der Hyperthyreose zu rechnen. 10–20% der Patienten bedürfen einer erneuten Radiojodbehandlung. Die Auslösung einer thyreotoxischen Krise ist nicht zu erwarten und liegt im Promillebereich.

Bewusst in Kauf genommen wird bei der genannten Dosierung eine erhöhte Rate einer bereits früh auftretenden Hypothyreose (40% der Patienten): die dosisunabhängige Hypothyreose-Rate liegt bei 3% pro Jahr. Eine entsprechende Überwachung und Substitutionsbehandlung ist daher erforderlich. Beim ablativen Konzept mit ca. 300 Gy wird die Hypothyreose von vornherein angestrebt.

Absolute **Kontraindikationen** für die Radiojodtherapie sind Gravidität, Laktation, Kinderwunsch innerhalb der nächsten 6 Monate und schwere Hyperthyreose ohne thyreostatische Vorbehandlung. Relative Kontraindikationen sind große Strumen (60 ml), insbesondere mit ausgeprägter Trachealeinengung und kalte Knoten mit Malignomverdacht. Beim Morbus Basedow gibt es keine sicheren Hinweise auf ein erhöhtes Krebsrisiko nach Radiojodtherapie. Bei hyperthyreoter Stoffwechsellage ist eine thyreostatische Vorbehandlung (Monotherapie) erforderlich. Das Thyreostatikum sollte allerdings möglichst 2–3 Tage vor der Anwendung von Radiojod abgesetzt werden. Bei bestehender aktiver und schwerer Begleitorbitopathie ist Prednisolon (0,5 mg/kg/KG/Tag initial) in abnehmender Dosierung über einen Zeitraum von ca. 6 Wochen indiziert, um eine Verschlechterung der Augenbeteiligung unter der Radiojodtherapie vorzubeugen.

Therapiekontrollen und Verlauf

Therapiekontrollen zielen auf die Überprüfung von SD-Stoffwechsellage, Größe der SD und Entwicklung von Nebenwirkungen. Für die Verlaufsbeobachtung während der thyreostatischen Therapie ist die Bestimmung von fT3 und fT4, basalem TSH, Blutbild und Leberwerten notwendig. Nach Erreichen einer Euthyreose sind Kontrollen bis zum Absetzen einer thyreostatischen Therapie ca. 3-monatlich sinnvoll. Bei persistierender Euthyreose können die Kontrollintervalle auf 6–12 Monate erweitert werden. Über mögliche Zeichen von Nebenwirkungen (Granulo- und Thrombozytopenie, Leberbeteiligung, Cholestase) müssen Patienten aufgeklärt werden.

Auf der Basis des humanen TSH-Rezepor-Antikörper-Zweitgenerationsassays lässt sich für einen Teil der Basedow-Patienten in Abhängigkeit des Abnahmezeitpunkts ein Rezidiv der Erkrankung mit hoher Wahrscheinlichkeit vorhersagen. Einen praktikablen Cut-Off stellt ein TSH-Rezeptor-Antikörper-Wert von > 10 IU/l, bestimmt mindestens 6 Monate nach Erstdiagnose der Erkrankung dar. Eine absolute Therapieempfehlung zu einer vorgezogenen Radiojodtherapie oder Operation kann allerdings nicht ausgesprochen werden, da prospektive Studien fehlen, bei denen die Entscheidung zur definitiven Therapie der SD-Überfunktion anhand der Antikörper-Werte gefällt wurden.

> **Prognose**
> Die Prognose des Morbus Basedow ist individuell unterschiedlich. Als günstige Faktoren werden das Erreichen der Euthyreose mit niedrigen Thyreostatika-Dosen, rasch abfallende TSH-Rezeptor-Antikörper-Titer, eine kleine SD und Nikotinabstinenz angesehen.

Endokrine Orbitopathie

Definition und Epidemiologie

Die endokrine Orbitopathie (EO) ist eine Autoimmunerkrankung, deren enge Verbindung zu einer immunogen bedingten SD-Funktionsstörung kürzlich durch Tierversuche mit Immunisierung gegen den TSH-Rezeptor belegt werden konnte. Die zeitliche Sequenz des Auftretens von SD-Funktionsstörungen und der EO zeigt, dass die Orbitamanifestation in 40% zeitgleich, in 20% vor und in weiteren 40% nach der Entwicklung der SD-Erkrankung auftritt.

Pathogenese

Es findet sich eine Infiltration der extraokulären Augenmuskeln durch aktivierte T-Zellen. Die Freisetzung von Zytokinen führt zu einer Aktivierung von Fibroblasten und einer vermehrten Synthese von Glykosaminoglykanen, die Wasser binden und zu Muskelschwellung und Ödem führen. Die Fibroblasten der Orbita sind gegenüber Zytokinen einzigartig empfindlich, was die anatomische Lokalisierung der Immunantwort erklärt. Die Expression von TSH-Rezeptoren liefert ein wichtiges Autoantigen in der Orbita. Gestützt wird diese Vorstellung dadurch, dass die Injektion von TSH-Rezeptoren im Tierexperiment sowohl eine Immunhyperthyreose auslöst als auch zu Merkmalen einer EO führt. Verschiedene Antikörper gegen Antigene von Orbitamuskeln und Fibroblasten sind bei Patienten mit EO nachgewiesen worden, welche in Abhängigkeit von T-Zell-vermittelten Autoimmunreaktionen auftreten. Nach dem akuten entzündlichen Prozess schließt sich ein chronisches Stadium an, welches histopathologisch durch Fibrosierung gekennzeichnet ist.

Klinik

Die Symptome und Zeichen der EO (starrer Blick, Zurückbleiben der Augenlider beim Abblick, Lidschwellung, konjunktivale Reizung, Exophthalmus, gestörte Augenbeweglichkeit als Folge der entzündlichen Beteiligung der extraokularen Augenmuskeln, Korneabeteiligung und Visusverschlechterung auf dem Boden einer Sehnervenbeteiligung) zeigen einen unterschiedlichen Verlauf. Im Einzelfall muss abgewogen werden, welche therapeutische Möglichkeit vor dem Hintergrund des Spontanverlaufs einzusetzen ist. Lidretraktion, periorbitale Ödeme und Konjunktivitis bessern sich spontan in etwa 80% der Fälle, während Augenmuskelbeteiligun-

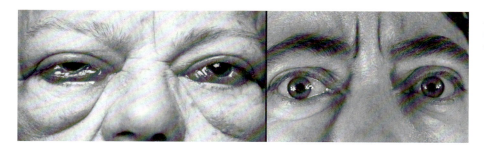

Abb. 3.2 Klinisches Bild einer aktiven und inaktiven endokrinen Orbitopathie.

gen eine Remissionsrate von 40% und eine Protrusio bulbi von < 10% aufweisen. Schwere Formen der EO können mit Hornhautschäden und Einklemmung des Sehnervens einhergehen.

> Die Gefährdung des Augenlichts stellt eine Notfallsituation dar und bedarf meist der operativen Entlastung der Augenhöhle.

Diagnostik

Die **Aktivität** der EO kann anhand eines **7-Punkte-Scores** (peribulbäre Schmerzen spontan oder bei Augenbewegung, Schwellung der Lider, der Bindehaut und der Karunkel, sowie Rötung der Bindehaut und der Lider, Tab. 3.5) beurteilt werden. Bei einem > 3 ist die EO aktiv, bei ≤ 2 ist die Erkrankung inaktiv. Klinisch aktiv ist die EO, wenn entzündliche Prozesse mit ödematöser Schwellung, Störung des venösen Abflusses und Verdickung der befallenen Muskeln dominieren (Abb. 3.2 s. Farbtafel I).

Der **Schweregrad** der EO wird anhand eines 6 Klassen-Schema klassifiziert:
- Klasse 0: Keine Zeichen oder Symptome
- Klasse 1: ophthalmologische Zeichen (z. B. Lidretraktion), keine Symptome
- Klasse 2: Weichteilbeteiligung
- Klasse 3: Exophthalmus
- Klasse 4: Muskelveränderungen
- Klasse 5: Hornhautkomplikationen
- Klasse 6: Sehstörungen

Innerhalb der Klassen 1–6 werden vom Untersucher zusätzlich die Schweregrade 0, A, B, C unterschieden, anhand derer ein Punktewert berechnet werden kann. Die Ergebnisse dieser Untersuchung bedürfen der Verifizierung durch den behandelnden Augenarzt, der den Schielwinkel exakt ausmisst. Bezüglich der Klassen 5 und 6 ist der Internist auf die Kooperation des Augenarztes angewiesen. Dieser kann durch spezifische und objektivierbare Untersuchungen die Diagnostik der EO vervollständigen. Bildgebende Verfahren der Orbitahöhle (CT und/oder MRT) sind nur präoperativ und in unklaren bzw. einseitigen Fällen notwendig.

Zur Differenzialdiagnostik Tab. 3.6.

Tabelle 3.5 Klinischer Aktivitätsscore der endokrinen Orbitopathie

Kriterium	Punkte
Subjektive Aktivitätssymptome	
Schmerzen (spontan) hinter dem Augapfel	1
Schmerzen bei Auf-, Ab- oder Seitblick	1
Objektive Entzündungszeichen	
Rötung der Augenlider	1
Rötung der Bindehaut	1
Schwellung der Augenlider	1
Schwellung der Bindehaut (Chemosis)	1
Schwellung der Karunkel	1
Gesamt	**7**
Zeichen der Progredienz	
Zunahme des Exophthalmus > 2 mm in den letzten 4–6 Wochen	1
Abnahme der Augenbeweglichkeit (> 5°) in den letzten 4–6 Wochen	1
Abnahme des Visus um > 1 Linie in den letzten 4–6 Wochen	1
Gesamtscore	**10**

Therapie

Ziele der Behandlung sind folgende:
- lokale Beschwerden zu lindern,
- Autoimmunphänomene innerhalb der Augenhöhle zu hemmen und
- mögliche Komplikationen zu verhindern.

Eine kausale immunmodulierende Therapie ist gegenwärtig nicht verfügbar. Basis jeglicher medikamentöser Therapie ist die Normalisierung der SD-Fehlfunktion, weil schon dadurch häufig eine Besserung der Symptomatik erreicht wird. Studien zeigen, dass die Radiojodtherapie häufiger mit einer Verschlechterung der Augenbeteiligung assoziiert ist. Unstrittig ist, dass eine Euthyreose erreicht und eine hypothyreote Stoffwechsellage vermieden werden muss. Außerdem sollten die Patienten nicht rauchen und psychischen Stress meiden, da beide Faktoren erwiesenermaßen den Autoimmunprozess verstärken. Medikamentöse therapeutische In-

Schilddrüsenerkrankungen

Tabelle 3.6 Differenzialdiagnose endokrine Orbitopathie (EO) und okuläre Myositis (M)/Pseudotumor orbitae (PT)

Symptom/Befund	Endokrine Orbitopathie	Myositis/ Pseudotumor
Anamnese		
Beginn	progredient	akut
Schmerzen periorbital	aktive EO	immer
systemische Erkrankung	nein	häufig (PT)
vermehrtes Tränen	ja	nein
Fremdkörpergefühl	ja	nein
Klinik		
Ptosis	nein	ja
Skleritis	nein	ja (PT)
Schwellung der Tränendrüsen	selten	ja (PT)
Lidretraktion	ja	nein
Augenbefall	bilateral	unilateral
Bildgebung		
Ultraschall ▶ Muster ▶ Reflexion ▶ Muskelverdickung	▶ heterogen ▶ hoch ▶ birnenförmig	▶ homogen ▶ niedrig (M) ▶ schlauchförmig
CT/MRT ▶ Sehnenbefall ▶ Muskelverdickung	▶ nein ▶ spindelförmig	▶ ja (M) ▶ elliptisch (M)
Laborparameter		
Hyperthyreose	häufig	nein
TSH-Rezeptor-Antikörper	häufig	nein
BSG	nein	erhöht
CRP	nein	erhöht (M)

Tabelle 3.7 Therapeutisches Vorgehen bei der endokrinen Orbitopathie

Klinik	Therapie
Aktive EO	
Milde EO ▶ geringe subjektive Beschwerden ▶ geringe entzündliche Zeichen	Symptomatisch ▶ Tränenersatzmittel, getönte Brillengläser ▶ Abwarten des Spontanverlaufs
Schwere EO ▶ hohe entzündliche Aktivität ▶ Motilitätsstörung und/oder Doppelbilder	Immunsuppressiv ▶ Glukokortikoide i. v. ▶ Bestrahlung
Optikusneuropathie	Methylprednisolon i. v. (0,5 g/Tag über 3–4 Tage)
progrediente EO mit Erblindungsgefahr	Orbita-Dekompression
Kontraindikationen zur Operation/Ablehnung der Operation	Alternative Verfahren: Ciclosporin + Steroide (erfahrene Zentren)
Inaktive EO (Korrektur bleibender Defekte)	
Exophthalmus	Ossäre Dekompression
Fettansammlung (Lider)	Fettgewebsresektion
Dauerhafte Diplopie	Operative Augenmuskelkorrektur
Lidretraktion	Lidchirurgie

terventionen sind nur im aktiven Stadium sinnvoll. Im chronischen Stadium sind chirurgische Eingriffe mit Verminderung des Retrobulbärvolumens oder Expansion der Orbita sinnvoll. Die Erkrankung erfordert eine interdisziplinäre Betreuung unter Beteiligung von Endokrinologen, Ophthalmologen, Strahlentherapeuten, Nuklearmedizinern, HNO-Ärzten und Neuroradiologen. Die verschiedenen Optionen fasst Tab. 3.7 zusammen.

 Voraussetzung für die Therapie sind stets Euthyreose und Nikotinabstinenz.

Lokale Maßnahmen dienen nur der subjektiven Erleichterung der Beschwerden, haben aber keinen Einfluss auf den Krankheitsverlauf. Beim Sicca-Syndrom sind Tränenersatzmittel indiziert. Bei ungenügendem Lidschluss während des Schlafs ist ein Okklusionsaugenverband zum Schutz der Hornhaut wichtig. Prismenfolien sind bei Doppelbildern eine erleichternde und kostengünstige Maßnahme.

Immunsuppression. Der Einsatz von Glukokortikoiden in der Akutphase der Erkrankung ist sinnvoll. Vergleichende Studien zeigen, dass ca. 60–70 % der Patienten von einer solchen Therapie profitieren. Die systemische Glukokortikoidgabe kann i. v. oder oral erfolgen, wobei eine deutliche Überlegenheit von Injektionen hinsichtlich Reduktion von Doppelbildern und Bekämpfung entzündlicher Prozesse besteht. Die bessere Wirksamkeit geht mit einer besseren Verträglichkeit einher. Unter der i. v.-Bolustherapie kommt es zu einer wesentlich geringeren Gewichtszunahme, die Patienten empfinden die Behandlung als weit weniger belastend. Bei einem Glukokortikoidschema über 2 Monate sollte in jedem Fall eine Substitutionstherapie mit Vitamin D (1000 IE) und 1500 mg Kalzium pro Tag erfolgen. Bei Patienten, welche durch Osteoporose gefährdet sind, sollte zusätzlich eine Bisphosphonattherapie flankierend durchgeführt werden.

Retrobulbärbestrahlung. Die Bestrahlung des hinteren Augenhöhlenabschnitts erfolgt unter Einschließung der Augenmuskulatur und der hinteren zwei Drittel des Augapfels. Die lokale Bestrahlung schädigt infiltrierende Lymphozyten und wirkt damit antientzündlich. Eine Herddosis von 20 Gray (10 Fraktionen à 2 Gray/Tag über 2 Wochen) wurde als optimale Strahlendosis lange anerkannt. Zwischenzeitlich sind Untersuchungen mit protrahiertem Bestrahlungsschema (1 Gray/Woche) durchgeführt worden, die eine überlegene Effektivität mit besserer Verträglichkeit zeigen. Die Bestrahlung der Orbita kann positive Effekte auf den Zustand der Augenmuskeln und damit auf das Schielen haben. Bei akuter Visusverschlechterung muss allerdings ein Konussyndrom durch Bestrahlung antizipiert werden. Eine Bestrahlung ist dann nicht indiziert, da wegen der anfänglich auftretenden ödematösen Zuschwellung die Gefahr einer Optikusschädigung als zu groß erachtet wird. Bei diabetischer Retinopathie sollte eine Bestrahlung wegen der Gefahr einer Blutung nicht durchgeführt werden. Eine Strahlen-Retinitis ist bei Fehldosierungen beschrieben. Der Erfolg der Behandlung wird durch eine Kombination von Bestrahlung und Steroidtherapie gesteigert.

Chirurgische Interventionen. Chirurgische Interventionen haben folgende **Ziele**:
- Verminderung des Orbitagewebes,
- Erweiterung des Orbitaraums sowie
- Korrektur der extraorbitalen Augenmuskeln bzw. Lider.

Während alle operativ korrigierenden Verfahren im Allgemeinen chronischen Verläufen vorbehalten sind, muss bei akuter Visusverschlechterung, bei Gesichtsfeldausfällen oder gar Visusverlust eine notfallmäßige operative knöcherne Entlastungsoperation durchgeführt werden, wenn eine medikamentöse Therapie mit hoch dosierten Steroiden nicht erfolgreich ist. Mehrere Dekompressionsverfahren stehen zur Verfügung, verlangen einen hohen Spezialisierungsgrad und werden nur in wenigen Zentren mit adäquater Frequenz durchgeführt. Bei stabilem Zustand, aber persistierenden Doppelbildern wird eine Korrektur der extraokularen Augenmuskeln mittels Schieloperation durchgeführt. Bei persistierender Lidretraktion besteht die Möglichkeit einer operativen Lidkorrektur durch Schwächung des Lidhebemuskels.

■ Kontrollen und Verlauf

Patienten mit EO müssen im akuten Stadium engmaschig und interdisziplinär überwacht werden, um eine drohende Visusverschlechterung, Gesichtsfeldeinschränkungen oder Hornhautläsionen frühzeitig zu erkennen. Mittels einer TSH-Rezeptor-Antikörper-Bestimmung auf der Basis des humanen Zweitgenerationsassays lässt sich eine Aggravation einer EO bei Patienten mit hohen Antikörperspiegeln vorhersagen. Diese Information kann Therapieentscheidungen beeinflussen, die allerdings von erfahrenen Spezialisten getroffen werden sollten.

Literatur

Brabant G, Kahaly GJ, Schicha H, Reiners C. Milde Formen einer Schilddrüsenfehlfunktion. Deutsches Ärzteblatt 2006;103: A2110–2115.

Dittmar M, Kahaly GJ. Immunoregulatory and susceptibility genes in thyroid and polyglandular autoimmunity. Thyroid 2005;15:239–250.

Dralle H, Sekulla C. Morbidität nach subtotaler und totaler Thyreoidektomie beim Morbus Basedow: Entscheidungsgrundlage für Operationsindikation und Resektionsausmaß. Z. ärztliche Fortbild. Qual Gesundh.wes. 2004;98 S 5:45–53.

Eckstein A, Mann K, Kahaly GJ, et al. Bedeutung der TSH-Rezeptor-Antikörper für die Diagnose des Morbus Basedow und die Prognoseabschätzung der Schilddrüsenüberfunktion und der endokrinen Orbitopathie. Med Klin 2008 (im Druck)

Gärtner R, Gasnier BC, Dietrich JW, Krebs B, Angstwurm MW. Selenium supplementation in patients with autoimmune thyroiditis decreases thyroid peroxidase antibodies concentrations. J Clin Endocrinol Metab 2002;87:1687–1691.

Kahaly GJ, Rösler HP, Pitz S, Hommel G. Low- versus high- dose radiotherapy for Graves' ophthalmopathy: a randomized, single blind trial. J Clin Endocrinol Metab 2000;85:102–108.

Kahaly GJ, Pitz S, Hommel G, Dittmar M. Randomized, single blind trial of intravenous versus oral steroid monotherapy in Graves' orbitopathy. J Clin Endocrinol Metab 2005;90: 5234–5240.

Prabhakar BS, Bahn RS, Smith TJ. Current perspectives on the pathogenesis of Graves' disease and ophthalmopathy. Endocrine Rev 2003;24:802.

Rees Smith B, Sanders J, Furmaniak J. TSH receptor antibodies. Thyroid 2007;17:923–938.

Stagnaro-Green A. Postpartum thyroiditis. J Clin Endocrinol Metab 2002;87:4042–4047.

Weetman AP. Graves' disease. N Engl J Med 2000;343:1236.

Wiersinga WM, Kahaly GJ. Graves' orbitopathy. A multidisciplinary approach. Basel: Karger publishers 2007.

Zimmermann J, Kahaly GJ. Erkrankungen der Schilddrüse. Harrisons Innere Medizin. 16. Auflage. Deutsche Ausgabe. McGraw Hill. ABW. Wissenschaftsverlag 2004.

3.4 Struma diffusa und Knotenstruma

R. Paschke, G. Brabant, H. Dralle, Ch. Reiners

■ Definition und Pathogenese

> Der Begriff Struma beschreibt eine vergrößerte Schilddrüse ohne Rücksicht auf deren Ursache und Funktion.

Bei Abwesenheit knotiger Veränderungen wird von einer Struma diffusa gesprochen. Als euthyreote Struma bezeichnet man eine diffuse oder knotige, nicht entzündliche, nicht maligne und nicht mit einer Schilddrüsenfunktionsstörung einhergehende Schilddrüsenvergrößerung. **Knotige Veränderungen** lassen sich wie folgt klassifizieren:

Tabelle 3.8 Täglicher Jodbedarf (Empfehlungen der Deutschen Gesellschaft für Ernährung)

Alter/Personen	Bedarf
Säuglinge bis 11. Monat	50–80 µg
Kinder 1–9 Jahre	100–140 µg
Kinder ab 10 Jahre, Jugendliche und Erwachsene	180–200 µg
Schwangere	230 µg

Tabelle 3.9 Ausschlussdiagnostik der sonografisch nachgewiesenen Struma (modifiziert nach Diagnostikempfehlungen der Sektion Schilddrüse von 1995)

Ausschluss	Rationales Programm
Hyperthyreose	Basales TSH (Messverfahren der 2./3. Generation)
Funktionelle Autonomie	Quantitative Szintigrafie (unter Suppression)
Thyreoiditis, chronisch	Schilddrüsenautoantikörper
Thyreoiditis, akut/subakut	BSG, Entzündungszeichen
Struma nodosa einschließlich maligner Knoten	Sonografie, Szintigrafie, Zytologie

Nota bene: Nicht immer ist alles, manchmal ist mehr erforderlich!

- solide Knoten,
- zystische Knoten,
- gemischte Knoten sowie
- funktionell aktive Knoten (autonome Adenome, knotig imponierender Morbus Basedow) und
- funktionell inaktive Knoten (Kolloidknoten, Schilddrüsenadenome, lympoztäre Thyreoiditis, Schilddrüsenkarzinome).

Für die Diskussion der autoimmun ausgelösten knotigen Veränderungen sowie der Autonomien und Schilddrüsenkarzinome sei auf die entsprechenden Teilkapitel verwiesen.

In Deutschland ist der **Jodmangel** weiterhin die Hauptursache der euthyreoten Struma. Auch nach flächendeckender Verbesserung der Jodversorgung liegt die Strumaprävalenz im ehemaligen Jodmangelgebiet Deutschland bei ca. 35 % (s. Kapitel 3.8 Schilddrüse und Umwelt). Den täglichen Jodbedarf fasst Tab. 3.8 zusammen. Neben dem Jodmangel sind als weitere ätiologische Faktoren der Selenmangel, das Rauchen, Schwangerschaften (ohne ausreichende Jodsubstitution), weibliches Geschlecht und eine familiäre (genetische) Prädisposition bekannt.

Als weitere seltene Strumaursachen sollten neben Immunthyreopathien, Zysten, Entzündungen, Schilddrüsentumoren, TSH-ome, eine Schilddrüsenhormonresistenz und eine Akromegalie ausgeschlossen werden. Im Verlauf von Jahren kommt es in einer vergrößerten Schilddrüse und insbesondere bei Fortbestand des Jodmangels häufig zur Ausbildung von knotigen Veränderungen und einer Zunahme der Prävalenz nichtautoimmuner Hyperthyreosen im Vergleich zur Normalpopulation. Durch die hohe Strumaprävalenz in Deutschland ist die Diagnose aller anderen Schilddrüsenkrankheiten durch die hohe Zahl der vorbestehenden Strumen erschwert. Die Ultraschalluntersuchung ermöglicht die genaue Definition der Schilddrüsengröße unter Berücksichtigung der geschlechts- und altersabhängigen Normalwerte sowie die Beschreibung der Morphologie.

■ Diagnostik

> Bei tast- und sichtbar vergrößerter Schilddrüse mit und ohne Knoten besteht in jedem Lebensalter Anlass zur morphologischen und funktionellen Abklärung des Befundes.

In Tab. 3.9 wird ein Basisprogramm für den Einsatz von Methoden zur Diagnostik bei sonografisch gesicherter Schilddrüsenvergrößerung aufgelistet, welches den aussagekräftigsten Minimalaufwand für die jeweils zur Diskussion stehende Differenzialdiagnose beinhaltet. Diagnostische Restunsicherheiten sind unvermeidbar, bei aufmerksamer Verlaufsbeobachtung jedoch akzeptabel.

> ! Ausschlussdiagnostik: nicht immer ist alles, manchmal ist mehr erforderlich!

Erforderlich sind: Anamnese einschließlich der Familienanamnese bzgl. benigner (Struma, Immunthyreopathien) und maligner Schilddrüsenerkrankungen (C-Zellkarzinom, Multiple endokrine Neoplasie Typ-2 (MEN-2), familiärer papillärer Schilddrüsenkarzinome, frühere Bestrahlungen des Halsbereichs) und Schwangerschaften. Zudem sollte die Wachstumsrate von Knoten erfragt werden. Weiterhin ist die körperliche Untersuchung, die Abklärung der Schilddrüsenfunktion (basales TSH), Sonografie mit Volumenberechnung und bei Knoten oder supprimiertem TSH die quantitativ ausgewertete Schilddrüsenszintigrafie erforderlich.

Die klinische Prädiktion eines **erhöhten Malignitätsrisikos** bei Schilddrüsenknoten (nach AACE/AME Task Force on Thyroid Nodules) orientiert sich an folgenden Faktoren:
- vorausgegangene Bestrahlung im Kopf- und Halsbereich,
- positive Familienanamnese für C-Zellkarzinom oder MEN-2,
- Alter < 20 oder > 70 Jahre,
- männliches Geschlecht,
- wachsender Knoten,
- feste oder harte Knotenkonsistenz oder schlechte Abgrenzbarkeit des Knotens bei der Palpation,
- Halslymphknoten,
- fixierter, nicht verschieblicher Schilddrüsenknoten sowie
- persistierende Heiserkeit, Dysphagie oder Husten.

Bei allen **Patienten mit palpablen Schilddrüsenknoten** sollte die Schilddrüsen-Ultraschalluntersuchung eingesetzt werden, um:
- sonografische Hinweise für Malignität zu identifizieren,
- das Volumen des Knotens und der Schilddrüse als Basis für Verlaufs- und Therapiekontrollen zu bestimmen,
- weitere Schilddrüsenknoten zu identifizieren,
- die Differenzialdiagnose der Hashimoto-Thyreoiditis in schwierigen Situationen zu unterstützen,
- eine FNB zu leiten.

Der Nachweis von eindeutig vergrößerten Halslymphknoten oder invasivem, die Schilddrüsengrenzen überschreitenden Wachstum können als deutliche Hinweise auf Malignität gewertet werden. Weitere, in Tab. 3.**1** und Tab. 3.**2** genannte sonografische Kriterien geben Hinweise (Mikrokalzifizierungen eines singulären Knotens beim Mann: ca. 50% Karzinomrisiko), sind aber aufgrund der geringen Sensitivität nicht für eine sichere Differenzierung benigner und maligner Schilddrüsenknoten geeignet.

> **!** Untersuchungen zur Interobserver-Variabilität bei der Bestimmung der Knotengröße zeigen, dass erst Volumenänderungen ab 50% als Knotenwachstum (bzw. -verkleinerung) als relevant betrachtet werden können. Dies muss bei der Ergebnisbeurteilung von Verlaufsuntersuchungen durch verschiedene Untersucher berücksichtigt werden.

Da bis zu 40% der Strumen in Regionen mit grenzwertiger Jodversorgung (wie Deutschland) autonome Areale aufweisen, die Häufigkeit autonomer Areale mit dem Alter wie der Anzahl der Knoten steigt und die Hyperthyreose bei älteren Menschen häufig oligo- oder asymptomatisch verläuft, sollte immer nach einer Hyperthyreose gesucht werden. Als sensitiver und kostengünstiger Screening-Parameter für Schilddrüsenfunktionsstörungen eignet sich der TSH-Wert. Bei einem erniedrigten (<0,3 mU/l), supprimierten (<0,1 mU/l) TSH erfolgt die Bestimmung der freien Hormonwerte fT3 und fT4. Bei erhöhtem TSH (>4 mU/l) TSH erfolgt nur die fT4-Bestimmung zusammen mit der Untersuchung von TPO-Antikörpertitern.

Kalzitonin sollte immer bei positiver Familienanamnese für C-Zellkarzinome oder MEN-2 und C-Zellkarzinom verdächtigem FNB-Befund bestimmt werden. Durch die **routinemäßige Anwendung der Kalzitoninbestimmung** bei der Differenzialdiagnostik des Schilddrüsenknotens kann das C-Zellkarzinom in früheren Stadien und damit besserer Prognose erfasst werden. Ob dies und andere Ergebnisse jedoch den empfohlenen routinemäßigen Einsatz der Kalzitoninbestimmung zum Ausschluss eines eher seltenen C-Zellkarzinoms bei der Differenzialdiagnostik des Schilddrüsenknotens rechtfertigen, wird derzeit international kontrovers diskutiert. Die Sektion Schilddrüse der Deutschen Gesellschaft für Endokrinologie empfiehlt die Bestimmung, da sie die Detektion von C-Zellkarzinomen mit einer Frequenz von 1 in 200–300 Schilddrüsenknoten mit einer besseren Sensitivität als die FNB erlaubt und die C-Zellkarzinome in einem früheren Stadium mit besserer Prognose detektiert werden.

In Jodmangelgebieten treten überwiegend multifokale Autonomien auf und seltener solitäre heiße Knoten. Eine Schilddrüsenszintigrafie ist in der Differenzialdiagnose der Dignität und der funktionellen Aktivität des Knotens hilfreich und wird im folgenden Kapitel 3.5 ausführlich erörtert.

Die **Feinnadelpunktion** ist bei einknotigen Strumen (in der Regel nicht bei „autonomen Adenomen"), in mehrknotigen oder Rezidivstrumen bei anamnestisch, palpatorisch, sonografisch verdächtigem Befund angezeigt. Nach allen Leitlinien und Consensus-Stellungnahmen sollten Knoten ab einer Größe von 1 cm (ultraschallgestützt) mit der Feinnadelaspirationszytologie (FNB) abgeklärt werden. Weitere prospektive Studien müssen zeigen, ob eine Selektion bzw. Priorisierung von Schilddrüsenknoten mittels klinischen und sonografischen Kriterien möglich ist, wobei erste Ergebnisse insbesondere in multinodösen Strumen zeigen, dass die Einbeziehung sonomorphologischer Kriterien, wie solider, punktueller Verkalkungen, Hypoechogenität, zu einer deutlichen Steigerung der FNB-Malignitätsrate führt.

Auch bei optimaler Technik lässt sich die Häufigkeit falsch-negativer Ergebnisse vermindern durch folgende Maßnahmen:
- Verlaufsuntersuchung zytologisch benigner Schilddrüsenknoten,
- Punktionen mehrerer Regionen des Knotens,
- Punktion mehrerer (suspekter) Knoten in multinodösen Schilddrüsen,
- erneute Punktion bei initial nicht diagnostischen Punktionsergebnissen (15–20%),
- Besprechung zytologischer Befunde durch Zytologen und Endokrinologen und
- zytologische Untersuchung von Zystenflüssigkeit.

Die Anwendung der FNB kann zu einer Reduktion der Schilddrüsenoperationen wegen eines Schilddrüsenknotens auf bis zu 10% bei einem Anstieg der Malignomrate der operierten Schilddrüsenknoten von 3 (ohne FNB) auf 34% (mit FNB) führen. Diese Zahlen lassen den Schluss zu, dass – trotz deutlich verringerter Anzahl an Schilddrüsenoperationen – Schilddrüsenkarzinome nicht übersehen werden.

Die **Röntgenuntersuchung** der Thoraxorgane, der Trachea und des Ösophagus sind bei klinischen Hinweisen auf mechanisch wirksame Schilddrüsenvergrößerungen erforderlich. Die ganzkörperplethysmografische Bestimmung der Atemwegswiderstände ist jedoch hinsichtlich der funktionellen Auswirkung wesentlich aussagekräftiger.

Tabelle 3.10 Obere altersabhängige Grenzwerte für das normale mittels Ultraschall gemessene Schilddrüsenvolumen für ausreichend jodversorgte Kinder im Alter von 6–15 Jahren

Alter (Jahre)	Schilddrüsenvolumen (ml)	
	Jungen	Mädchen
6	5,4	5,0
7	5,7	5,9
8	6,1	6,9
9	6,8	8,0
10	7,8	9,2
11	9,0	10,4
12	10,4	11,7
13	12,0	13,1
14	13,9	14,6
15	16,0	16,1

nach WHO & International Council for Control of Iodine Deficiency Disorders 1997

■ Therapie

Die Struma ist Symptom verschiedener möglicher Erkrankungen und muss daher vor einer Therapie ursächlich abgeklärt sein. Abgegrenzt werden müssen im Wesentlichen eine Knotenstruma, die thyreoidale Autonomie und Schilddrüsentumoren. Hierdurch gelingt eine ätiologische Abgrenzung zur häufigsten Entität der euthyreoten Jodmangelstruma. Eine begleitende Struma bei Autoimmunerkrankungen der Schilddrüse (Morbus Basedow, Hashimoto-Thyreoiditis) muss dem therapeutischen Konzept der Behandlung der Grunderkrankung folgen.

■ Therapie der euthyreoten diffusen Jodmangelstruma

Zahlreiche Studien belegen, dass eine medikamentöse Therapie der euthyreoten Jodmangelstruma mit dem Ziel einer Reduktion des Schilddrüsenvolumens grundsätzlich mit **3 Behandlungsmodalitäten** durchgeführt werden kann:
▶ Monotherapie mit Jodid,
▶ Monotherapie mit Levothyroxin sowie
▶ kombinierte Therapie mit Jodid und Levothyroxin.

Aufgrund des heutigen Verständnisses der Pathogenese der Jodmangelstruma, die den intrathyreoidalen Jodmangel als wesentlichen auslösenden Faktor der Entwicklung der endemischen Struma ausweist, muss Ziel der Therapie einer euthyreoten Jodmangelstruma die Beseitigung dieses intrathyreoidalen Jodmangels sein. Daraus ergibt sich, dass die Behandlung der euthyreoten Jodmangelstruma **immer die Komponente Jodid** enthalten sollte, um eine effektive Rückbildung der Schilddrüsenhyperplasie zu erreichen. Eine alleinige Behandlung mit Schilddrüsenhormonen führt ausschließlich zur Rückbildung der Hypertrophie; die Schilddrüsenhyperplasie und insbesondere der intrathyreoidale Jodmangel werden nicht beseitigt, sodass es nach einer Monotherapie mit Levothyroxin trotz messbarer Schilddrüsenvolumenreduktion zu einem raschen und ausgeprägten Strumarezidiv kommt.

Ist aufgrund unzureichender Jodprophylaxe die Entwicklung einer Struma diffusa belegt, muss eine medikamentöse Therapie mit dem Ziel einer Volumenreduktion der Jodmangelstruma eingeleitet werden. Tab. 3.**10** weist die oberen Grenzwerte für das sonografisch bestimmte Schilddrüsenvolumen aus; bei darüber liegenden Schilddrüsenvolumina ist die Therapieindikation gegeben.

Therapie mit Jodid

Eine Monotherapie mit Jodid (150–200 µg Jodid/Tag) ist insbesondere bei Kindern vor der Pubertät geeignet, eine sehr gute Volumenreduktion und in der Regel eine vollständige Rückbildung der Schilddrüsenvergrößerung zu erzielen. Auch bei Kindern in der Pubertät, Jugendlichen und Erwachsenen lässt sich mit einer Monotherapie mit Jodid in der genannten Dosierung häufig eine relevante Strumaverkleinerung erreichen. Inwieweit über lange Behandlungszeiträume von mehreren Jahren mit dieser Joddosierung auch beim Erwachsenen eine Rückbildung des Strumavolumens gelingt, ist nicht durch Studien belegt. Der Einsatz höherer Joddosen (400–500 µg/Tag) ist zu vermeiden, da damit insbesondere bei genetisch prädisponierten Individuen die Induktion bzw. Verstärkung von Autoimmunprozessen der Schilddrüse damit begünstigt wird.

> ! Von großer Bedeutung ist, dass nach erfolgreicher Jodidtherapie bei Kindern nach Normalisierung des Strumavolumens auf eine effektive Jodprophylaxe dauerhaft geachtet wird.

Kontraindikationen und Nebenwirkungen. Von einer Behandlung mit Jodid **auszuschließen sind folgende Patienten**:
▶ Patienten mit manifester oder latenter Hyperthyreose (Ausschlussdiagnostik durch basales TSH),
▶ Patienten mit Autoimmunerkrankungen der Schilddrüse (anamnestische Hinweise ggf. ergänzt durch Bestimmung von Schilddrüsenperoxidase-Antikörpern),
▶ Patienten mit relevanter Autonomie (Technetium-Uptake 2 % im Suppressionsszintigramm).

Sehr seltene Nebenwirkungen einer Jodidtherapie sind die Verschlechterung der sehr seltenen Dermatitis herpetiformis (Duhring), die die einzige eindeutige Kontraindikation darstellt. Eine Jodidallergie ist nicht bekannt, allergische Reaktionen kommen dagegen bei jodhaltigen Medikamenten und Röntgenkontrastmitteln vor.

Mit jodinduzierten Hyperthyreosen ist bei einer Dosierung bis 200 µg/Tag Jodid nicht zu rechnen, da selbst bei belegter Autonomie die Dosierung hierfür nicht ausreichend hoch ist. Im Unterschied hierzu werden bei Applikation jodhaltiger Medikamente, jodhaltiger Desinfektionsmittel oder Kontrastmittel mehr als 100-fach höhere Mengen verabreicht und um den Faktor 100–1000 höhere Serumspiegel an freiem Jodid als bei der Jodidtherapie erreicht.

Eine Jodidtherapie bei Patienten mit Disposition zu einer Autoimmunthyreoiditis oder bereits bestehender Autoimmunthyreoiditis kann eine Manifestation der Autoimmunthyreoiditis bzw. eine Hypothyreose auslösen. Daher sollte bei Patienten mit bestätigter Autoimmunthyreoiditis durch die Schilddrüsensonografie oder durch Bestimmung der Schilddrüsen-Antikörper auf eine Jodidtherapie verzichtet und der Therapie mit Levothyroxin der Vorzug gegeben werden. Jodsalz, Milch oder Fischverzehr ist für diese Patienten aber ohne Bedenken möglich

Behandlung mit einer Kombination von Jodid und Levothyroxin

Unter einer Monotherapie mit Levothyroxin bleibt der intrathyreoidale Jodgehalt unverändert bzw. nimmt weiter ab. Eine Kombinationsbehandlung mit Levothyroxin und Jodid führt im Vergleich zur Jodid-Monotherapie zu einer geringeren Jodaufnahme. Sie ist jedoch bei entsprechender Joddosierung geeignet, eine ausreichende Jodaufnahme der Schilddrüse (bei zusätzlicher TSH-Erniedrigung nicht Suppression) zu gewährleisten. Daher bilden sich unter der Kombinationstherapie aus Levothyroxin und Jodid bei Normalisierung des intrathyreoidalen Jodgehalts sowohl Hypertrophie als auch Hyperplasie des Schilddrüsengewebes zurück. Aus den zur Verfügung stehenden Kombinationspräparaten in freier oder fester Kombination von Levothyroxin und Jodid ist eine effektive Rückbildung der Struma in der Pubertät, bei Jugendlichen und Erwachsenen mit einer Dosierung von 75 µg Levothyroxin und 150 µg Jodid bei der überwiegenden Zahl der Patienten zu erreichen.

Ablative Behandlungsverfahren

Eine Indikation für die Anwendung eines ablativen Therapieverfahrens besteht bei der Struma diffusa in Abhängigkeit vom klinischen Beschwerdebild und der Größe der Struma. Wichtige Gesichtspunkte sind hierbei mechanische Beeinträchtigung der Luftwege und ein unzureichender Erfolg einer medikamentösen Behandlung. Therapie der Wahl ist die chirurgische Therapie, meist in Form einer beidseitigen subtotalen Strumaresektion. Bei subjektiv empfundener Atemnot muss ein Hyperventilationssyndrom ausgeschlossen werden. Auch eine Radiojodtherapie kann zu einer Volumenreduktion zwischen 30 und 50% führen. Insbesondere bei nicht operationsfähigen Patienten, bei Kontraindikationen oder auf besonderen persönlichen Wunsch (Angst vor Rekurrensparese) – kann auch die Radiojodtherapie der euthyreoten Struma empfohlen werden.

Operative Therapie der Knotenstruma

Eine absolute Indikation zur operativen Behandlung besteht bei malignem, suspektem oder nicht eindeutig beurteilbarem zytologischem Befund (follikuläre Neoplasie). Ferner empfiehlt sich die Operation auch bei zytologisch benigner FNB bei klinischen Malignomkriterien, wie eindeutiger Wachstumstendenz, derber Konsistenz oder dem Nachweis vergrößerter Halslymphknoten.

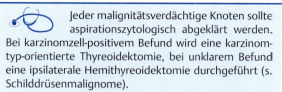

Jeder malignitätsverdächtige Knoten sollte aspirationszytologisch abgeklärt werden. Bei karzinomzell-positivem Befund wird eine karzinomtyp-orientierte Thyreoidektomie, bei unklarem Befund eine ipsilaterale Hemithyreoidektomie durchgeführt (s. Schilddrüsenmalignome).

Die operative Therapie der Knotenstruma richtet sich in erster Linie nach Größe, Anzahl und Lokalisation der Knoten. Szintigrafisch nachweisbare Aktivitätsanreicherungen außerhalb von Knotenbildungen sind darüber hinaus in das Resektionsausmaß mit einzubeziehen. Solitäre autonome Adenome in einer normalen Schilddrüse werden, je nach Größe und Lage im Schilddrüsenlappen sowie Vorhandensein anderer, das Resektionsausmaß bestimmender Knoten, parenchymschonend reseziert. Bei multinodulärer autonomer Knotenstruma ist in der Regel eine Thyreoidektomie angezeigt.

Das Risiko einer permanenten Rekurrensparese liegt in Abhängigkeit vom Resektionsausmaß beim Ersteingriff bei 1%, das eines permanenten Hypoparathyreoidismus bei 1–3%. Nach definitiver Therapie der Struma nodosa ist eine Kontrolle nach 3, 6 und 12 Monaten, später jährlich, sinnvoll. Neben der körperlichen Untersuchung ist die Bestimmung des basalen TSH und die Schilddrüsensonografie obligat.

■ Therapie des zytologisch benignen Knotens

Während die heißen Schilddrüsenknoten mittels Radiojod oder Chirurgie und die zytologisch malignen und suspekten Schilddrüsenknoten mittels Chirurgie therapiert werden, ist die Therapie der zytologisch benignen Schilddrüsenknoten auch wegen des bislang schlecht verstandenen Spontanverlaufs dieser Knoten kontrovers. **Ziele einer medikamentösen Therapie** sind insbesondere:
▶ Verhinderung weiterer Schilddrüsenknoten,
▶ Volumenreduktion der bestehenden Knoten mit dem Ziel der
  – Verhinderung von Schilddrüsenkarzinomen und
  – der Verminderung klinischer Symptome wie Druckgefühl usw. sowie
▶ rechtzeitige Diagnose von Schilddrüsenkarzinomen bei falsch negativen FNB-Ergebnissen.

Das Auftreten weiterer Schilddrüsenknoten lässt sich sowohl durch die Gabe von Jod als auch durch die Gabe von Schilddrüsenhormonen verhindern. Fast alle **Studien** mit dem Ziel einer Reduktion des Schilddrüsenknotenvolumens wurden bisher mit Schilddrüsenhormonen durchgeführt. Dies steht im Gegensatz zum fehlenden Nachweis eines erhöhten TSH bei Patienten mit nichtautonomen Schilddrüsenknoten und dem Fehlen eines pathophysiologischen Belegs, dass das gegenüber der normalen Schilddrüse vermehrte Wachstum der Schilddrüsenknoten TSH-abhängig ist. Die Untersuchungen zur Wirkung von Schilddrüsenhormonen zeigen nur bei einem kleinen Teil der Patienten (20%) eine signifikante Reduktion des Knotenvolumens (> 50%) und die Schilddrüsenknotenvolumenreduktion scheint insbesondere unter einer TSH-suppressiven Therapie aufzutreten. Insbesondere die kurze Therapiedauer bei diesen Studien ist ein Problem, da nur je eine Studie eine Therapiedauer von 5 bzw. 2 Jahren und fast alle anderen Studien eine Therapiedauer von < 1 Jahr aufweisen. Dagegen wachsen Schilddrüsenknoten sehr langsam und Veränderungen des Knotenwachstums zeichnen sich häufig erst nach 3–5 Jahren ab.

Die Schilddrüsenhormontherapie müsste wegen des Rezidivwachstums auf Dauer durchgeführt werden mit potenziellen negativen Einflüssen auf die Knochendichte und das Auftreten von Vorhofflimmern unter einer TSH-Suppression. Insbesondere in einer Risikogruppe von postmenopausalen Frauen und > 60-jährigen Männern kann eine Schilddrüsenhormontherapie daher nicht empfohlen werden. Da der Jodmangel einen wesentlichen exogenen pathogenetischen Faktor darstellt, ist dessen Beseitigung die wichtigste präventive kurative Therapie.

Wie oben ausgeführt, ist eine ist eine **alleinige Verlaufskontrolle** in folgenden Situationen gerechtfertigt:
- bei Knoten ohne Wachstumstendenz,
- bei kleinen Knoten < 1 cm oder aber
- bei lange bestehenden, in der Folge unveränderten Knoten.

Bei eindeutiger Volumenzunahme des Schilddrüsenknotens wird eine erneute FNB und ggf. die Operation empfohlen, obwohl bisher ein Zusammenhang zwischen Volumenzunahme von Schilddrüsenknoten und einem erhöhten Risiko für ein Schilddrüsenkarzinom nicht belegt ist.

■ **Rezidivprophylaxe nach Strumaresektion**

Die Rezidivprophylaxe nach einer chirurgischen Strumabehandlung orientiert sich an der aktuellen Schilddrüsenfunktion und Größe des verbliebenen Schilddrüsenrests. Die endgültige Aussage, inwieweit nach Operation einer benignen Struma zur Verhinderung eines Strumarezidivs eine reine Jodprophylaxe ausreicht oder inwieweit eine Substitutionstherapie mit Levothyroxin dauerhaft notwendig wird, kann frühestens 3 Monate nach der Schilddrüsenoperation festgelegt werden. Eine während dieser Zeit auftretende Hypothyreose sollte jedoch durch Kontrolle von TSH nach ca. 4–6 Wochen vermieden werden. Bei einem postoperativen Schilddrüsenvolumen von > 10 ml und normalem Restgewebe ohne Knoten ist zumeist eine reine Jodprophylaxe ausreichend (Joditherapie mit mindestens 100 µg/Tag). Bei postoperativen Schilddrüsenresten, die kleiner als 8–10 ml sind, oder nichtnormalem Schilddrüsengewebe ist von der Notwendigkeit einer Schilddrüsenhormonsubstitution auszugehen. Diese ist so zu dosieren, dass der Serum-TSH-Wert bei ca. 1,0 U/l liegt.

Eine effektive Rezidivprophylaxe nach Operation einer benignen Struma ist auch bei den Patienten, die eine postoperative Schilddrüsenhormonsubstitution benötigen, nur bei ausreichender Jodzufuhr sichergestellt, sodass in Ergänzung der Levothyroxinsubstitution 100–150 µg Jodid in freier oder fester Kombination zugeführt werden müssen.

■ **Alternative Behandlungsmethoden**

Neben den etablierten Behandlungsverfahren wurde alternativ die lokale Injektionsbehandlung autonomer Adenome mit hochprozentiger Ethanollösung empfohlen. Eine Wirksamkeit wurde zwar wahrscheinlich gemacht, schmerzhafte Injektionen sind jedoch wiederholt nötig; das Rekurrenspareserisiko ist nicht ausreichend dokumentiert.

Eine effektive Behandlung mit Ethanolinjektionen ließ sich nur bei kleinen autonomen Schilddrüsenadenomen nachweisen. Da vergleichende Untersuchungen zu den gut etablierten Methoden ausstehen, kann der Einsatz von Ethanolinjektionen gegenwärtig nur als Reservemethode erwogen werden.

■ **Schilddrüsenzysten**

Liegen punktionsfähige, größere Schilddrüsenpseudozysten vor, empfehlen sich eine Punktion und Entleerung des Zysteninhalts sowie eine zytologische Untersuchung des Sediments. Enthält die Zystenwand solides Gewebe, sollte unter sonografischer Kontrolle eine Feinnadelpunktion aus der Zystenwand gesondert erfolgen, da auch ein zystisch degeneriertes Schilddrüsenkarzinom vorliegen kann. Das Malignomrisiko solitärer und multipler Zysten ist vergleichbar. Da große Zysten häufig auch nach erfolgreicher Entleerung zum Rezidiv neigen, ist in der Regel eine operative Sanierung erforderlich. Alternativ kann eine Verklebung mit Fibrinkleber versucht werden. Kleine Zysten (< 1 cm Durchmesser) werden im Regelfall aus diagnostischer Indikation einmal punktiert und dann nur im Verlauf kontrolliert.

■ **Besonderheiten in der Schwangerschaft**

Wie bereits bei den Empfehlungen zur Prophylaxe der Jodmangelstruma ausgeführt, ist aktuell zu empfehlen, dass über die ärztliche und ernährungsmedizinische Beratung zum Thema Jodmangel hinaus bei Schwangeren eine Jodidprophylaxe mit 150–200 µg Jodid/Tag in Tablettenform zur effektiven Vermeidung einer Kropfentwicklung in der Schwangerschaft verordnet wird. Falls eine effektive Strumaprophylaxe mit Jodid in der Schwangerschaft nicht durchgeführt wurde, ist gehäuft mit einer Strumaentwicklung zu rechnen. Besteht eine hypothyreote Stoffwechsellage, so ist eine individuelle Levothyroxindosierung zur Stabilisierung der Funktionslage zu wählen. Im Hinblick auf eine ausreichende Strumaprophylaxe des ungeborenen Kindes ist immer und auch bei substitutionsbedürftiger Hypothyreose die zusätzliche Gabe von Jodid in der genannten Dosierung von mindestens 150 µg/Tag zu fordern.

Literatur

AACE/AME Task Force on Thyroid .Nodules, American Association of Clinical Endocrinologists and Associazione Medici Endocrinologi medical guidelines for clinical practice for the diagnosis and management of thyroid nodules. Endocr Pract. 2006;12(1):63–102.
Brauer VF, Hentschel B, Paschke R. [Euthyroid thyroid nodules. Aims, results and perspectives concerning drug therapy]. DMW 2003;128:2381–2387.
Cooper DS, Doherty GM, Haugen BR, et al. Management guidelines for patients with thyroid nodules and differentiated thyroid cancer. Thyroid 2006;16:109–142.
Dietlein M, Dressler J, Joseph K, et al. [Guidelines in thyroid diagnosis]. Nuklearmedizin 1999;38:215–218.
Frates MC, Benson CB, Charboneau JW, et al., Society of Radiologists in Ultrasound., Management of thyroid nodules detected at US: Society of Radiologists in Ultrasound consensus conference statement. Radiology. 2005;237(3):794–800.
Frates MC, Benson CB, Doubilet PM, et al. Prevalence and distribution of carcinoma in patients with solitary and multiple thyroid nodules on sonography. J Clin Endocrinol Metab 2006;91:3411–3417.
Karges W, Dralle H, Raue F, et al. Calcitonin measurement to detect medullary thyroid carcinoma in nodular goiter: German evidence-based consensus recommendation. Exp Clin Endocrinol Diabetes 2004;112:52–58.
Pacini F, Schlumberger M, Dralle H, Elisei R, Smit JW, Wiersinga W. European consensus for the management of patients with differentiated thyroid carcinoma of the follicular epithelium. Eur J Endocrinol 2006;154:787–803.
Paschke R, Reiners C, Fuhrer D, Schmid KW, Dralle H, Brabant G. [Recommendations and unanswered questions in the diagnosis and treatment of thyroid nodules. Opinion of the Thyroid Section of the German Society for Endocrinology]. DMW 2005;130:1831–1836.
Thamm M, Ellert U, Thierfelder W, Liesenkötter K-P, Völzke H. Jodversorgung in Deutschland. Ergebnisse des Jodmonitorings im Kinder und Jugendgesundheitssurvey (KIGGS), Bundesgesundheitsblatt – Gesundheitsforschung- Gesundheitsschutz 2007;50:744–749.
World Health Organization & International Council for Control of Iodine Deficiency Disorders: Recommended normative values for thyroid volume in children aged 6–15 years, Bulletin of the WHO 1997;75(2):95–97.

3.5 Funktionelle Autonomie

Ch. Reiners, R. Paschke, K. Mann

■ Definition, Pathogenese und Epidemiologie

Die funktionelle Autonomie ist gekennzeichnet durch eine TSH-unabhängige Schilddrüsenhormonproduktion.

> In Jodmangelregionen ist die funktionelle Autonomie sehr viel häufiger als bei ausreichender Jodversorgung. Sie stellt deshalb die häufigste Ursache der Schilddrüsenüberfunktion in Deutschland dar, während in Regionen mit ausreichender Jodversorgung (z. B. den USA) die immunogene Hyperthyreose vom Typ des Morbus Basedow wesentlich häufiger ist.

Nach dem derzeitigen Wissensstand entscheidet sehr wahrscheinlich die genetische Prädisposition, ob die jeweilige Schilddrüse auf Umwelteinflüsse wie Jodmangel mit adäquaten Kompensationsmechanismen oder mit einer Fehlanpassung mit vermehrter Proliferation, H$_2$O$_2$-Synthese usw. reagiert, die eine erhöhte Frequenz somatischer Mutationen induzieren. Je nachdem, welche somatische Mutation durch diese Prozesse induziert wird, entsteht dann sehr wahrscheinlich in den folgenden Jahren ein szintigrafisch kalter, heißer oder normofunktioneller Knoten; sehr viel seltener findet sich ein follikuläres, papilläres oder undifferenziertes Schilddrüsenkarzinom.

Für diese Prozesse sind sicherlich auch das Fortbestehen der o. g. Umwelteinflüsse, durch diese induzierte intrathyreoidale Wachstumsfaktoren sowie möglicherweise weitere somatische Mutationen verantwortlich. Bei der unifokalen Schilddrüsenautonomie wurden 1990 erstmals Mutationen im Gs-α-Protein-Gen entdeckt und 1993 die ersten TSH-Rezeptormutationen. Diese somatischen Mutationen führen zu einer konstitutiven Aktivierung der cAMP-Kaskade in der mutierten Schilddrüsenzelle und einer daraus folgenden Stimulation von Wachstum und Hormonproduktion. TSH-Rezeptormutationen sind dabei wesentlich häufiger als Mutationen im Gs-α-Protein-Gen; sie konnten in bis zu 50% der untersuchten Fälle von heißen Knoten bei multifokalen Schilddrüsenautonomien festgestellt werden.

Die funktionelle Autonomie kann **fokal** und **disseminiert** auftreten. Nach Untersuchungen von Bähre und Emrich 1988 finden sich in 50% der Fälle multifokale, in 25% unifokale und in 25% disseminierte Formen der funktionellen Autonomie. Die Wahrscheinlichkeit für das Auftreten einer funktionellen Autonomie hängt relativ stark vom Lebensalter, vom Volumen und knotigen Veränderungen der Schilddrüse ab. Die Diagnose der funktionellen Autonomie ist eine Domäne der quantitativ ausgewerteten Szintigrafie. Die disseminierte Form der funktionellen Autonomie ist durch einen erhöhten Technetium-Uptake unter Suppressionsbedingungen bei gleichzeitigem Fehlen von TSH-Rezeptorautoantikörpern und TPO-Antikörpern sowie ein supprimiertes TSH charakterisiert. Hingegen finden sich bei den leichter zu diagnostizierenden fokalen Formen szintigrafische Mehrspeicherungen im Vergleich zum umgebenden Gewebe.

Nach einer Populationsuntersuchung aus Dänemark stellen sich nur 6% aller solitären Schilddrüsenknoten „heiß", 44% „normal" und 46% „kalt" dar. Diese Angaben treffen jedoch nach einer aktuellen multizentrischen Untersuchung nicht auf die Situation spezialisierter Schilddrüsenambulanzen in Deutschland zu. Es fand sich im Rahmen der Erstdiagnostik sonografisch festgestellter solitärer Schilddrüsenknoten mit einem Durchmesser von > 10 mm folgende Verteilung des szintigrafischen Speichermusters:
- 19% heiß,
- 18% warm (fokal erhöhter Uptake ohne Suppression des Umgebungsgewebes),
- 39% normal und
- 24% kalt.

Nach Becker et al. 1992 beträgt der negative prädiktive Wert eines TSH-Werts von > 0,3 mU/l 80%, d. h. dass 20% der funktionellen Autonomien mit einem TSH im Normbereich einhergehen.

Diagnostik

Im Rahmen der Anamneseerhebung sollten Hinweise auf einen alimentären Jodmangel beachtet werden. Bei der klinischen Untersuchung sind sowohl der Lokalbefund (Palpation des Halsbereichs im Hinblick auf eine Schilddrüsenvergrößerung und/oder Knoten) als auch evtl. Symptome einer Hyperthyreose (typisch ist die Tachyarrhythmie bei älteren Patienten) zu erfassen. Genauer als durch Palpation kann der Lokalbefund mittels **Sonografie** erhoben werden. Bei der funktionellen Autonomie finden sich häufig glatt berandete, echoarme Knoten mit dopplersonografisch vermehrter Binnenperfusion; nicht selten enthalten diese Knoten zentral zystische Anteile.

Mittels der **quantitativ ausgewerteten Szintigrafie** mit ^{99m}Tc-Pertechnetat lassen sich „heiße" Knoten (früher „dekompensierte" autonome Adenome) und „warme" Knoten (früher „kompensierte" autonome Adenome) oberhalb eines Knotendurchmessers von etwa 10 mm recht präzise beschreiben. Im Falle „normofunktioneller" Knoten oberhalb dieses Durchmessers bei normalem Serum-TSH und der disseminierten Form der funktionellen Autonomie kann nur die quantitativ ausgewertete Szintigrafie unter Suppressionsbedingungen in bis zu 40% der Fälle die zugrunde liegende Störung des Jodstoffwechsels „demaskieren".

Bei den Schilddrüsen-Labortests spielt die **Bestimmung des TSH** eine entscheidende Rolle, um bereits latente Formen der Hyperthyreose entdecken zu können.

> Bei supprimiertem basalen TSH sollten sowohl fT4 als auch fT3 bestimmt werden, da sich Frühformen der funktionellen Autonomie als isolierte „T3-Hyperthyreose" manifestieren können.

Therapie

Medikamentöse Therapie

Bei hyperthyreoter Stoffwechsellage ist die Therapie mit Thyreostatika vom Typ der Thioharnstoffderivate das Verfahren der Wahl zum Erreichen einer euthyreoten Stoffwechsellage. Carbimazol wird nach der Resorption in Methimazol umgewandelt; 10 mg Carbimazol sind 6,7 mg Methimazol äquivalent. Die Behandlungseffektivität mit 30 mg Methimazol ist derjenigen von 300 mg PTU überlegen. Thyreostatika können aber die funktionelle Autonomie der Schilddrüse nicht ursächlich beseitigen. Darüber hinaus ist die funktionelle Autonomie – insbesondere bei älteren Patienten – häufig mit einer meist knotigen Schilddrüsenvergrößerung verbunden, sodass ablative Therapieverfahren, wie die Operation oder Radiojodtherapie, indiziert sind.

Chirurgische Therapie

Die Operation ist v. a. bei Strumen mit Autonomie und gleichzeitig vorliegenden kalten Knoten mit Malignitätsverdacht indiziert. Die Operation hat hierbei den Vorteil, dass sowohl der Malignitätsverdacht geklärt werden kann als auch autonomes Gewebe entfernt und die Funktionsstörung rasch beseitigt werden. Letzteres spielt v. a. bei Patienten mit symptomatischer Hyperthyreose, nach Jodexzess (z. B. Amiodaron) und Thyreostatika-Unverträglichkeit eine wichtige Rolle. Darüber hinaus besteht bei uninodaler symptomatischer Autonomie heute z. B. durch minimal-invasive Chirurgie eine vertretbare operative Alternative mit minimalem Morbiditätsrisiko zur Radiojodtherapie.

Hypothyreoserate und Morbiditätsrisiko nach Operation werden durch das Resektionsausmaß bestimmt. Das Risiko für Hypoparathyreoidismus und Rekurrensparese sollte bei entsprechender Erfahrung und Technik nicht höher als 1–3% liegen.

Radiojodtherapie

Die Radiojodtherapie ist eine schonende Methode zur Behandlung aller Formen der funktionellen Autonomie. Sie ist besonders effektiv bei kleinen und mittelgroßen Strumen (< 60 ml), in Einzelfällen kann sie jedoch durchaus auch bei größeren Strumen erfolgreich durchgeführt werden. Kalte Knoten stellen per se keine Kontraindikation dar; allerdings muss vor einer Radiojodtherapie die Malignität durch eine Feinnadelpunktion ausgeschlossen werden.

Die quantitativ ausgewertete Szintigrafie unter Suppressionsbedingungen ist ein wichtiges Verfahren zur

Indikationsstellung der ablativen Therapie v. a. der disseminierten Form der funktionellen Autonomie. Die Indikation ist oberhalb eines Suppressions-Uptakes von 2,5% (korrelierend mit einem „funktionell autonomen Volumen" von etwa 15 ml) gegeben. Eine Indikation zur Radiojodtherapie kann auch dann vorliegen, wenn bei nachgewiesener funktioneller Autonomie und peripher euthyreoten Laborparametern die klinischen Symptome einer Hyperthyreose vorliegen (z. B. Tachyarrhythmie). Nach der Therapie verschwinden diese Symptome häufig.

> Bei Patienten mit manifest hyperthyreoter Stoffwechsellage sollte vor der Radiojodtherapie durch Thyreostatika eine euthyreote Stoffwechsellage mit allerdings noch supprimiertem TSH erreicht werden. 3–4 Tage vor dem Radiojodtest, der der Aktivitätsermittlung für die Radiojodtherapie dient, sollte die thyreostatische Medikation allerdings abgesetzt werden.

Die Hypothyreosequote bei der Radiojodtherapie liegt nur bei 5% bis maximal 10%. Im Vergleich zur Operation stellt sich die Wirkung der Radiojodtherapie verzögert nach einigen Wochen (6–12 Wochen) ein. Nach Jodexzess (z. B. durch das jodhaltige Medikament Amiodaron) kann die Radiojodtherapie wegen der Verdrängung des Radiojods durch das jodhaltige Medikament häufig nicht durchführt werden. In vielen Fällen stellt sie aber gerade bei Patienten, die wegen anderweitig nicht behandelbarer Herzrhythmusstörungen mit diesem Medikament behandelt werden müssen, eine wichtige prophylaktische Maßnahme zur Vermeidung einer medikamentös induzierten Hyperthyreose dar.

Die Radiojodtherapie führt – im Gegensatz zur immunogenen Hyperthyreose vom Typ des Morbus Basedow – recht sicher zur Euthyreose (in etwa 80% der Fälle); die Hypothyreosequote ist hierbei gering (5–10%). In 10–15% der Fälle ist eine Wiederholung der Radiojodtherapie zur Erreichung des gewünschten Therapieziels erforderlich. Außerdem kommt es durch die Radiojodtherapie zu einer Volumenabnahme funktionell autonomen Gewebes von bis zu 50%.

■ Alternative Behandlungsmethoden

Als Alternative zur Operation bzw. Radiojodtherapie wird von einigen Autoren die **Sklerosierungsbehandlung** bei unifokalen funktionellen Autonomien propagiert. Dabei wird perkutan Ethanol injiziert, was zur Proteindenaturierung, Koagulationsnekrosen, Thrombosierung und nachfolgendem bindegewebigem Umbau des funktionell hyperaktiven Knotens führt. Nach den vorliegenden Daten kann bei rund drei Viertel der Patienten mit einer Hyperthyreose eine Euthyreose erreicht werden; darüber hinaus kommt es zu einer Verkleinerung des „autonomen Adenoms". Die Nebenwirkungen dieser Therapiemethode sind jedoch nicht unerheblich; außerdem muss die Behandlung unter Umständen mehrfach wiederholt werden. Sie hat sich deswegen bis heute nicht durchsetzen können.

■ Besonderheiten bei Jodexzess

Wegen des Risikos der Exazerbation der Stoffwechsellage sollten jodhaltige Medikamente und Röntgenkontrastmittel bei der funktionellen Autonomie der Schilddrüse unbedingt vermieden werden. Dies betrifft auch latente Funktionsstörungen, die nur z. T. labordiagnostisch anhand eines erniedrigten basalen TSH-Werts erkannt oder anhand knotiger Schilddrüsenveränderungen vermutet werden können. Ein sicherer Ausschluss der funktionellen Autonomie (insbesondere der disseminierten Form) ist – bei normalem Serum-TSH – eigentlich nur nach Durchführung einer quantitativ ausgewerteten Szintigrafie möglich (Suppressionsuptake < 1,0%); in diesen Fällen können Röntgenkontrastmittel sehr wahrschenlich ohne prophylaktische Maßnahmen injiziert werden (Fricke et al., 2004). Im Falle von notfallmäßig indizierten Röntgenkontrastmitteln bei Patienten mit Knotenstrumen (bei Knotenstrumen besteht ein hohes Risiko für kleine z. T. szintigrafisch nicht darstellbare heiße Areale) sollte ebenso wie bei erniedrigtem basalen TSH eine prophylaktische Gabe von Perchlorat (3-mal 30 Tropfen täglich über 7 Tage) erfolgen (Nolte et al., 1996). Dabei ist allerdings darauf hinzuweisen, dass diese so genannte Schilddrüsenblockade nicht immer sicher wirkt. In jedem Falle müsste der Verlauf des TSH (u. U. auch von fT4 und fT3) relativ engmaschig kontrolliert werden. Zudem sollte im Verlauf auf klinische Symptome einer Hyperthyreose geachtet werden; bei geringsten Hinweise müsste die Labordiagnostik wiederholt werden.

Literatur

Bähre M, Hilger R, Lindemann C, Emrich D. Thyroid autonomy: sensitive detection in vivo and estimation of its functional relevance using quantified high-resolution scintigraphy. Acta Endocrinol (Copenh.) 1988;117:145–153.

Becker W, Börner T, Rendl J. Is a TSH screening for the diagnosis or exclusion of functional thyroid autonomy meaningful? Nuklearmedizin 1992;31:132–136.

Dietlein M, Dressler J, Eschner W, Leisner B, Reiners C, Schicha H; Deutsche Gesellschaft für Nuklearmedizin; Deutsche Gesellschaft für Medizinische Physik. Procedure guideline for thyroid scintigraphy (version 3). Nuklearmedizin 2007;46: 203–205.

Dietlein M, Dressler J, Grünwald F, Leisner B, Moser E, Reiners C, Schicha H, Schneider P, Schober O; Deutsche Gesellschaft für Nuklearmedizin 2007;46:220–223.

Eszlinger M, Jaeschke H, Paschke R. Insights from molecular pathways: potential pharmacologic targets of benign thyroid nodules. Curr Opin Endocronol Diabetes Obes 2007;14: 393–397.

Fricke E, Fricke H, Esdorn E, Kammeier A, Lindner O, Kleesiek K, Horstkotte D, Burchert W. Scintigraphy for risk stratification of iodine-induced thyrotoxicosis in patients receiving contrast agent for coronary angiography: a prospective study of patients with low thyrotropin. J Clin Endocrinol Metab 2004;89:6092–6096.

Gharib H, Papini E, Paschke R. Thyroid nodules: a review of current guidelines, practices and prospects. Eur J endocrinol 2008;159:493–505.

Krohn K, Führer D, Bayer Y, Eszlinger M, Brauer V, Neumann S, Paschke R. Molecular pathogenesis of euthyroid and toxic multinodular goiter. Endocr Rev 2005;26:504–524.

Nolte, Müller R, Siggelkow H, Emrich D, Hufner M. Prophylactic application of thyrostatic drugs during excessive iodine exposure in euthyroid patients with thyroid autonomy: a randomized study. Eur J Endocrinol 1996;134:337–341.

3.6 Andere funktionelle und morphologische Schilddrüsenerkrankungen

W. Karges, R. Gärtner, G. Brabant

■ Akute Thyreoiditis

Die akute Thyreoiditis ist eine sehr seltene mikrobielle Infektion der Schilddrüse. Zu den **Ursachen** zählen:
- Sinus-piriformis-Fisteln (meist linksseitig),
- infizierte embryonale Zysten,
- zervikale Abszesse,
- selten auch Verletzungen, Schilddrüsenpunktionen oder eine hämatogene bakterielle Streuung.

Der Erkrankung geht häufig ein Infekt der oberen Atemwege voraus. Immunsupprimierte Patienten haben ein erhöhtes Risiko für eine akute Thyreoiditis.

■ Klinik und Diagnostik

Die akute Thyreoiditis ist charakterisiert durch plötzliches Auftreten von Schmerzen im Bereich der Schilddrüse, seltener durch Zeichen der lokalen Kompression mit Dysphagie und Dysphonie. Die Schilddrüse ist umschrieben vergrößert und druckempfindlich; der Hals ist gerötet und überwärmt. Es besteht meist ein schweres Krankheitsgefühl und Fieber. Eine Abszessbildung ist erkennbar an einem tastbaren Knoten mit Fluktuenz, die sich innerhalb von 1–3 Tagen entwickelt.

Zu den typischen Laborbefunden zählen Leukozytose, Erhöhung von CRP und BSG-Beschleunigung. Die Schilddrüsenfunktion ist in mehr als zwei Drittel der Fälle normal, Hypo- und Hyperthyreose können auftreten. Die obligate Sonografie zeigt typischerweise unscharf begrenzte, echoarme Zonen im Bereich der stärksten Druckschmerzhaftigkeit. **Differenzialdiagnostisch** müssen Abszesse, eingeblutete Zysten und das anaplastische Schilddrüsenkarzinom ausgeschlossen werden. Zur Identifikation von Sinus-piriformis-Fisteln und perithyreoidaler Abszesse ist der Einsatz von MRT oder CT erforderlich.

Die Feinnadelpunktion wird zur mikrobiologischen Diagnostik durchgeführt. Sie ist nicht obligat, kann aber wesentliche Hinweise auf Erreger und Resistenzlage liefern, v. a. bei fehlendem Ansprechen oder Rezidiven. Bei Erwachsenen sind Staphylococcus aureus und Streptococcus pyogenes die häufigsten Erreger der akuten Thyreoiditis, während bei Kindern α- und β-hämolysierende Streptokokken und Anaerobier überwiegen.

■ Therapie

Die empirische antibiotische Therapie erfolgt typischerweise mit einem Cephalosporin (3. Generation) oder Clindamycin i. v. bzw. nach Antibiogramm. Bei Entwicklung eines Abszesses ist die perkutane Drainage oder operative Intervention erforderlich. Bei Nachweis von zervikalen Fisteln ist eine chirurgische Exzision notwendig, um eine Ausheilung zu ermöglichen und Rezidive zu verhindern. Bei frühzeitiger und adäquater Therapie kommt es meist zur vollständigen Restitution. Bei ausgedehnter Gewebszerstörung kann eine transiente oder permanente Hypothyreose auftreten.

■ Subakute Thyreoiditis (Thyreoiditis de Quervain, Riesenzellthyreoiditis)

Die subakute Thyreoiditis ist eine schmerzhafte abakterielle Entzündung der Schilddrüse mit einem Spontanverlauf über Wochen und Monate. Als Ursache der Erkrankung wird eine virale Infektion vermutet, die genaue Ätiologie ist jedoch ungeklärt. Die in der Initialphase häufige Hyperthyreose ist Ausdruck der follikulären Destruktion und Hormonfreisetzung. Frauen sind 5-mal häufiger betroffen als Männer; der Erkrankungsgipfel liegt zwischen dem 40. und 60. Lebensjahr.

■ Klinik und Diagnostik

Charakteristisch für die subakute Thyreoiditis sind deutliche Schmerzen und Berührungsempfindlichkeit im Bereich der Schilddrüse, oft nach vorausgehendem allgemeinem Krankheitsgefühl, Myalgien und Fieber. Klinische Zeichen der Hyperthyreose sind häufig nachweisbar.

Leitbefund ist eine deutliche Beschleunigung der BSG (meist > 50 mm/h), auch CRP und Leukozyten sind oft erhöht. TAK und TPO-Antikörper können unspezifisch erhöht sein. Die Schilddrüsensonografie zeigt unregelmäßig begrenzte echoarme Areale, meist mit geringer Perfusion. Der Radionuklid-Uptake ist in der Regel stark erniedrigt, eine Szintigrafie ist diagnostisch aber selten erforderlich.

Therapie

Bei milden Formen kann die Behandlung allein mit NSAR (z. B. Diclofenac 50–150 mg/Tag) erfolgen. Meist ist der Einsatz von Kortikosteroiden notwendig, insbesondere bei sehr schmerzhaften Verläufen. Die Initialdosis von Prednisolon liegt zwischen 40–60 mg/Tag, mit einer wöchentlichen Dosisreduktion von etwa 5–10 mg und einer Behandlungsdauer von bis zu 3 Monaten, in Abhängigkeit vom klinischen Verlauf. Wenn unter Steroiden innerhalb von 1–2 Tagen keine deutliche Besserung zu verzeichnen ist, muss die Diagnose überprüft werden.

> **!** Ein typischer Behandlungsfehler ist die zu rasche Reduktion der Glukokortikoiddosis, die mit einem Rückfall der klinischen Krankheitsaktivität einhergeht.

Bei klinischen Symptomen der Hyperthyreose werden Betablocker empfohlen, Thyreostatika sind nicht effektiv.

Die subakute Thyreoiditis heilt in den meisten Fällen nach 3–6 Monaten vollständig und dauerhaft aus. Echte Rezidive sind selten. Die Entwicklung einer permanenten Hypothyreose kann in bis zu 15–30% der Fälle auftreten, sodass betroffene Patienten routinemäßig nachuntersucht werden sollten.

Seltene Formen der Thyreoiditis

Die **chronisch fibröse Thyreoiditis** (Riedel Thyreoiditis) ist eine sehr seltene, ätiologisch unklare Erkrankung, die durch eine progressive bindegewebige Umwandlung des Schilddrüsenparenchyms gekennzeichnet ist, oft mit Invasion des umgebenden Weichteilgewebes. Typische klinische Merkmale sind eine harte, schmerzlose Schilddrüse mit Zeichen der tracheoösophagealen Kompression. Innerhalb von 10 Jahren entwickeln 30% der Patienten eine retroperitoneale oder mediastinale Fibrose. Eine spontane Regression ist möglich. Therapeutisch wurden Glukokortikoiden und Tamoxifen eingesetzt. Bei lokaler Obstruktion oder Malignomverdacht ist eine chirurgische Intervention erforderlich.

Die **akute Strahlenthyreoiditis** kann im Rahmen einer hochdosierten Radiojodtherapie oder externen Bestrahlung der Halsregion bei etwa 10% der Patienten auftreten. Sie ist meist durch einen milden Verlauf mit leichten Schmerzen im Bereich der Schilddrüse am 2. und 3. Tag nach Radiojodgabe gekennzeichnet und erfordert nur selten eine Therapie. In schweren Fällen werden Antiphlogistika oder Prednisolon (20–100 mg/Tag) eingesetzt.

HCG-induzierte Hyperthyreose der Schwangerschaft

Definition und Pathogenese

Die transiente hCG-induzierte Hyperthyreose der Schwangerschaft ist eine nichtautoimmune Hyperthyreose variabler Ausprägung, die bei bis zu 2–3% der Schwangeren typischerweise gegen Ende des 1. Trimenons auftritt und häufig mit einer Hyperemesis gravidarum assoziiert ist. Humanes Choriogonadotropin (hCG) besitzt als partieller TSH-Agonist eine Thyroidea-stimulierende Wirkung, die durch die Strukturhomologie beider Peptidhormone und ihrer Rezeptoren erklärt wird. Während der 10.–12. Schwangerschaftswoche, d. h. zum Zeitpunkt maximaler hCG-Konzentrationen im Serum, können bei bis zu 18% aller Schwangeren erniedrigte TSH-Werte und seltener ein erhöhtes fT4 nachgewiesen werden. Bei Frauen mit Hyperemesis und hohen hCG-Werten sind diese Laborwertveränderungen und klinischen Krankheitszeichen deutlicher ausgeprägt. Vereinzelt wurden genomische TSH-Rezeptor-Mutationen mit Überempfindlichkeit des Rezeptors gegenüber hCG beschrieben.

Klinik und Diagnostik

Übelkeit und Erbrechen können im ersten Trimenon etwa bis zur 15. Schwangerschaftswoche auftreten, hiervon etwa bei 0,3–1,5% der Fälle schwer mit > 5% Gewichtsverlust, Dehydratation und Ketonurie. Klinische Zeichen der Hyperthyreose sind je nach deren Ausprägung nachweisbar, die Abgrenzung von schwangerschaftsassoziierten Symptomen ist teilweise schwierig. Die Diagnostik umfasst neben TSH, fT3 und fT4 die Bestimmung von TSH-Rezeptor-Antikörpern sowie die Sonografie, um andere Ursachen der Hyperthyreose auszuschließen.

Therapie

Die hCG-induzierte Hyperthyreose ist meist innerhalb von 4–8 Wochen selbstlimitierend und bedarf nur in schweren Fällen einer thyreostatischen Behandlung. Die symptomatische Therapie mit Betablockern sollte in der Frühschwangerschaft wegen der möglichen fetalen Wachstumsverzögerung zurückhaltend und niedrig dosiert eingesetzt werden. Die Behandlung der Hyperemesis durch Substitution von Flüssigkeit, Elektrolyten oder Antiemetika hat per se keinen Einfluss auf die Schilddrüsenfunktion.

Schilddrüsenfunktion bei Hypophysenerkrankungen (zentrale Hypo- und Hyperthyreose)

Hypothalamische und hypophysäre Erkrankungen mit inadäquat niedriger Sekretion von TSH sind die Ursache der **zentralen (sekundären) Hypothyreose**. Hierzu zählen folgende Erkrankungen:
- Hypophysenadenome,
- hypophysennahe Tumoren,
- Ischämien,
- Blutungen,
- Traumen,
- Infektionen oder
- iatrogene Ursachen nach Strahlentherapie oder Operation.

Angeborene Störungen der TSH-Synthese können durch genomische Mutationen der TSH-β-Untereinheit oder hypophysärer Transkriptionsfaktoren (z. B. PROP-1, Pit-1, HESX1) entstehen.

Die sehr seltene **zentrale Hyperthyreose** wird durch autonome Sekretion von TSH durch hormonaktive Hypophysenadenome (TSHome, Thyrotropinome) ausgelöst.

Klinik und Diagnostik

Typische klinische Zeichen der Hypothyreose sind Müdigkeit, Kälteintoleranz, Blässe, Obstipation, Bradykardie, Hypothermie sowie im Kindesalter Wachstums- und Entwicklungsstörungen. Das klinische Bild kann von anderen Folgen der Hypophyseninsuffizienz bestimmt sein.

Bei Patienten mit einem TSHom besteht eine milde bis schwere, nach Absetzen von Thyreostatika rezidivierende Hyperthyreose, die sich symptomatisch nicht von Hyperthyreosen anderer Ursache unterscheidet. Bei größeren TSHomen können Zeichen und Symptome des lokalen Tumorwachstums (Gesichtsfeldausfälle, Kopfschmerzen, Hypophyseninsuffizienz) vorherrschen.

> Bei zentraler Hypo- und Hyperthyreose ist die isolierte Bestimmung von TSH diagnostisch irreführend und zur Therapiekontrolle generell ungeeignet.

Die **zentrale Hypothyreose** ist gekennzeichnet durch erniedrigte Werte für T4 und fT4 bei niedrigem, normalem oder (selten) leicht erhöhtem TSH, das für den Schweregrad der Hypothyreose in jedem Fall inadäquat niedrig ist. Bei gesicherter Diagnose ist in stets eine vollständige hormonelle und bildgebende Hypophysendiagnostik erforderlich.

Die zentrale, TSH-induzierte **Hyperthyreose** ist charakterisiert durch ein erhöhtes freies und totales T4 und T3 in Verbindung mit inadäquat hohen, d. h. nicht supprimierten TSH-Werten. TSHome sezernieren oft signifikante Mengen der α-Untereinheit (α-Untereinheit/TSH-Quotient > 1), deren Bestimmung für die Routinediagnostik jedoch oft nicht zur Verfügung steht. TSH-Rezeptorantikörper sind in der Regel negativ. Die Schilddrüse ist sonografisch in über 90 % der Fälle vergrößert und echoarm ähnlich wie bei Autoimmunthyreopathien. Patienten mit TSHom, bei denen nicht indiziert eine Thyreoidektomie oder Radiojodtherapie durchgeführt wurde, weisen oft sehr hohe TSH-Werte bei niedrigeren fT3- und fT4-Werten auf.

Die Verdachtsdiagnose eines TSHoms wird durch MRT der Hypophyse gesichert. Hypophysenfunktion und Gesichtsfeld müssen in diesem Fall untersucht werden.

Eine schwierige Differenzialdiagnose des TSHoms ist die zumeist familiäre Schilddrüsenhormonresistenz, die ebenfalls mit erhöhten Werten von TSH und fT3 und fT4 einhergeht, jedoch durch negative MRT-Befunde und niedrige Serumkonzentrationen der α-Untereinheit gekennzeichnet ist.

Therapie

Patienten mit zentraler Hypothyreose werden mit Levothyroxin (LT4) substituiert. Die erforderliche Dosis von LT4 orientiert sich an Gewicht, Alter und Begleiterkrankungen des Patienten, wobei die Substitution in der Regel mit ansteigenden Thyroxin-Dosen über mehrere Wochen erfolgt („Einschleichen"). Therapieziel ist die Herstellung einer Euthyreose mit Anhebung des fT4-Werts in den mittleren bis oberen Normbereich. Die Bestimmung von TSH ist zur Therapiekontrolle ungeeignet.

> Bei Säuglingen und Kleinkindern werden höhere LT4-Dosen verwendet, um eine Euthyreose innerhalb von 2 Wochen zu erzielen und eine Verzögerung von Wachstum und Entwicklung zu vermeiden.

Eine Nebenniereninsuffizienz muss mit Hydrokortison substituiert werden, bevor die Thyroxingabe erfolgt. Neben der Substitution anderer endokriner Ausfälle muss die Ursache der hypophysären oder hypothalamischen Funktionsstörung adäquat behandelt werden.

Die Therapie des TSHoms erfolgt in der Regel durch transnasale-transsphenoidale Resektion. Bei persistierender TSH-Produktion kann eine postoperative Strahlentherapie erforderlich werden. Eine medikamentöse Therapie kann bei primärer Inoperabilität oder persistierender TSH-Sekretion mit Somatostatinanaloga und Dopaminagonisten durchgeführt werden. Postoperativ kann eine Hypophyseninsuffizienz entstehen, die ggf. substituiert werden muss. Nachuntersuchungen werden im ersten postoperativen Jahr alle 3 Monate und danach jährlich empfohlen.

■ Euthyroid-sick-Syndrom (Non-thyroidal-illness-Syndrom, Low-T₃-Syndrom)

Bei Patienten mit systemischer nichtthyroidaler Krankheit (nonthyroidal illness, NTI) sowie nach längerem Fasten oder Operationen treten häufig Veränderungen der Schilddrüsenfunktion auf, die als Euthyroid-sick-Syndrom, Nonthyroidal-illness-Syndrom (NTIS) oder Low-T$_3$-Syndrom bezeichnet werden. Der typische Abfall von fT3 bei normalem TSH und andere Laborwertveränderungen werden hierbei als Adaptationsphänomene aufgefasst, deren Ausmaß mit dem Schweregrad der Grunderkrankung korreliert. Die Entstehung des Euthyroid-sick-Syndrom ist komplex und umfasst Störungen der Hypothalamus-Hypophysen-Schilddrüsen-Achse sowie Veränderungen der Proteinbindung und des peripheren Metabolismus von Schilddrüsenhormonen. Das Syndrom besitzt v. a. differenzialdiagnostische Bedeutung.

■ Klinik und Diagnostik

Charakteristisch ist eine Erniedrigung des T3 und fT3 bei Patienten mit schwerer Allgemeinerkrankung oder Mangelernährung, verbunden mit normalen oder leicht erhöhtem fT4 und T4 und normwertigem TSH. Mit zunehmender Schwere der Erkrankung wird ein Abfall von fT4 und T4 mit schlechter Prognose beobachtet. Das reverse T3 (rT3) ist in der Regel erhöht. Typische Zeichen einer Schilddrüsenfunktionsstörung fehlen oder sind von der Grunderkrankung überlagert.

Die wichtigste Differenzialdiagnose ist die zentrale Hypothyreose im Rahmen einer Hypophyseninsuffizienz. Eine Dysproteinämie als Ursache für ein erniedrigtes totales T3 und T4 bei unauffälligem TSH lässt sich durch Bestimmung von fT3 und fT4 ausschließen.

■ Therapie

Bei kritisch kranken Patienten konnte in klinischen Studien kein Vorteil einer Behandlung mit L-Thyroxin oder Liothyronin (LT3) nachgewiesen werden, sodass eine Schilddrüsenhormontherapie beim Euthyroid-sick-Syndrom generell nicht empfohlen wird. Eine mögliche Ausnahme stellen Patienten nach kardiochirurgischen Eingriffen dar, jedoch ist der Stellenwert einer LT3-Therapie in diesem Kontext noch nicht hinreichend gesichert.

Literatur

Adler SM, Wartofsky L. The nonthyroidal illness synrome. Endocrinol Metab Clin North Am 2007;36:657–672.
Farwell AP, Braverman LE. Inflammatory thyroid disorders. Otolaryngol Clin North Am. 1996;29:541–556.
Farwell AP. Subacute thyroiditis and acute infectious thyroiditis. In: Werner and Ingbar's The Thyroid. Braverman L, Utiger R (eds.), 9th ed. 2005 Philadelphia: Lippincott: 536–547.
Fatourechi V, Aniszewski JP, Fatourechi GZ, Atkinson EJ, Jacobsen SJ. Clinical features and outcome of subacute thyroiditis in an incidence cohort: Olmsted County, Minnesota, study J Clin Endocrinol Metab. 2003;88:2100–2105.
Glinoer D. The regulation of thyroid function in pregnancy: pathways of endocrine adaptation from physiology to pathology. Endocr Rev 1997;18:404–433.

3.7 Maligne Schilddrüsentumoren

H. Dralle, W. Karges, Ch. Reiners, K.W. Schmid

■ Pathophysiologie und Histologie

Die Malignome der Schilddrüse sind überwiegend primäre Karzinome (>98%); selten finden sich Sarkome, maligne Lymphome oder Metastasen. Die primären Schilddrüsenkarzinome unterteilt man zweckmäßigerweise wie folgt (Tab. 3.**11**):
- Tumoren mit Follikelzelldifferenzierung (papilläre, follikuläre, gering differenzierte und anaplastische Karzinome),
- C-Zell-Differenzierung (medulläres Karzinom) und
- seltene Tumorentitäten.

Schilddrüsenkarzinome treten in allen Lebensaltern auf und sie zeigen ein bemerkenswert breites prognostisches Spektrum. Die Ursache der Entstehung von Schilddrüsenkarzinomen sowie auch die geschlechtsspezifische Disposition der Karzinome mit Follikelzelldifferenzierung sind trotz neuer molekularpathologischer Erkenntnisse nur teilweise geklärt. Jodmangel prädisponiert zur Entstehung von follikulären Karzinomen (FTC); Bestrahlung (Atombombentests, Reaktorunfälle, aber auch therapeutische Bestrahlungen im Kopf-Halsbereich) führen überwiegend zur Entstehung von papillären Karzinomen (PTC). Karzinome mit Follikelzelldifferenzierung können auch im Rahmen verschiedener Syndrome auftreten (familiäre intestinaler Polypose, FAP; Gardner-Syndrom; Cowden-Syndrom u. a.). Die medullären Karzinome (MTC) mit C-Zelldifferenzierung treten sporadisch ohne bekannte Ursache oder familiär auf; letztere werden durch eine Keimbahnmutation des RET-Protoonkogens verursacht.

Ca. 5% aller Schilddrüsenkarzinome mit Follikelzelldifferenzierung treten aber auch familiär ohne Zusammenhang mit einem dieser Syndrome auf und werden dann als familiäre nichtmedulläre Schilddrüsenkarzinome bezeichnet (FNMTC). FNMTC sind nach den bisher durchgeführten Studien aggressiver und mit einem kürzeren tumorfreien Überleben assoziiert; das Gesamtüberleben unterscheidet sich nach heutigem Kenntnisstand allerdings nicht von dem nichtfamiliär, nichtmedullärer Karzinome.

Tabelle 3.11   Klassifikation der Schilddrüsenkarzinome (Schmid et al, 2005)

I. Karzinome mit Follikelzelldifferenzierung		Karzinome mit C-Zelldifferenzierung	Andere primäre Schilddrüsenkarzinome

A Differenziertes Karzinom	**1. Papilläres Karzinom**
	a. Konventionelle Form
	b. Varianten
	   – nach der Größe: papilläres Mikrokarzinom
	   – histologische Varianten:
	      – follikuläre Variante
	      – makrofollikuläre Variante
	      – diffus sklerosierendes (multizentrisches) Karzinom
	      – tall cell (großzellige) Variante
	      – columnar cell (kolumnäre) Variante
	      – onkozytäre Variante
	      – klarzellige Variante
	      – solide Variante
	      – kribriforme Variante (kribriformes Karzinom)
	      – Variante mit Fasziitis-ähnlichem Stroma
	   – PTC mit geringer differenzierten Anteilen
	      – mit fokaler insulärer Komponente
	      – mit Plattenepithel- oder Mukoepidermoid-Karzinom
	      – mit Spindel- und Riesenzell-Karzinom
	      – kombiniertes papilläres und medulläres Karzinom
	2. Folliküläres Karzinom
	a. Minimal invasives Karzinom
	   – onkozytäre Variante
	   – klarzellige Variante
	b. Grob-invasives Karzinom
	   – onkozytäre Variante
	   – klarzellige Variante
	3. Karzinom NOS (not otherwise specified)
		1. Medulläres Karzinom
		a. familiär
		   – (Neoplastische) C-Zell-Hyperplasie
		b. sporadisch
		2. Gemischte C-Zell-Follikelzell-Differenzierung
			1. Plattenepithelkarzinom
			2. Mukoepidermoidkarzinom
			3. Sklerosierendes mukoepidermoides Karzinom mit Eosinophilen
			4. Muzinöses Karzinom
			5. Spindelzelltumor mit Thymus-ähnlicher Differenzierung
			6. Karzinom mit Thymus-ähnlicher Differenzierung

B Gering differenziertes Karzinom			
C Anaplastisches (undifferenziertes) Karzinom	▶ Variante mit osteoklastären Riesenzellen ▶ Karzinosarkom-Variante ▶ paucizelluläre Variante ▶ lymphoepitheliales Karzinom-ähnliche Variante		

■ **Histologie und Klassifikation**

Die histologische Einteilung der Schilddrüsenmalignome erfolgt nach der WHO-Klassifikation (2004); eine davon abgeleitete systematische Einteilung der Karzinome ist in Tab. 3.11 dargestellt. Die Tumorausbreitung der Karzinome erfolgt anhand der TNM-Kategorien (2002). Die prognoseorientierte Stadieneinteilung der AJCC bezieht das Lebensalter bei Diagnosestellung mit ein; die UICC-Stadien III und IV existieren nur bei Patienten, die bei Diagnosestellung > 45 Jahre sind.

Die Verschlüsselung der Schilddrüsenmalignome wird anhand der International Classification of Disease for Oncology (ICD-O) durchgeführt.

Papilläres Karzinom

Das PTC ist das häufigste Malignom der Schilddrüse (75–80%). Der überwiegende Teil der PTC tritt bei Erwachsenen zwischen dem 20. und 50. Lebensjahr auf, es kann jedoch bereits im Kindes- und auch noch im hohen Alter auftreten. Frauen sind ungefähr 4-mal häufiger betroffen; ab dem 50. Lebensjahr nimmt der Anteil der Männer jedoch kontinuierlich zu. Die Prognose des PTC ist als exzellent zu bezeichnen. Das entscheidende diagnostische Kriterium des PTC in der Histologie sind die typischen Kernveränderungen; papilläre Strukturen ohne diese Kernveränderungen sind nicht für die Diagnose eines PTC ausreichend (WHO 2004). In der WHO-Klassifikation (2004) werden neben der konventionellen Form des PTC insgesamt 15 verschiedene Varianten des PTC angeführt; neben 10 histologisch distinkten Varianten gibt es 4 Varianten, bei denen ein PTC-Anteil mit geringer differenzierten Tumoranteilen assoziiert ist. Als 15. Variante wird das papilläres Mikrokarzinom aufgeführt; als papilläre Mikrokarzinome werden PTC mit einer Größe ≤ 1 cm bezeichnet, die zufällig in der postoperativen Paraffinhistologie gefunden werden (so genanntes echtes inzidentelles Mikrokarzinom).

Follikuläres Karzinom

Das FTC hat weltweit einen Anteil von 10–15% aller Schilddrüsenkarzinome, wobei der Anteil in Jodmangelgebieten bis zu 40% betragen kann. Eine Verbesserung der Jodversorgung in Kropf-Endemiegebieten führt zur Abnahme der Inzidenz des FTC. Frauen sind 2- bis 4-mal häufiger betroffen als Männer; der Gipfel der Inzidenz liegt in der 6. Lebensdekade, wobei onkozytäre differenzierte FTC im Schnitt 10 Jahre später auftreten. Kinder sind kaum von einem FTC betroffen. Das FTC wird histologisch in eine minimal-invasive und eine breit-invasive Form unterteilt; das minimal-invasive FTC ist vollständig gekapselt und kann nur histologisch anhand von Gefäßeinbrüchen und/oder Kapseldurchbrüchen vom follikulären Adenom unterschieden werden. 20–25% aller FTC entsprechen der onkozytären Variante. Onkozytäre FTC bestehen vollständig oder prädominant (>75%) aus den histologisch typischen onkozytären Tumorzellen (WHO 2004).

Gering differenziertes Karzinom

Beim gering differenzierten Karzinom (PDTC) handelt es sich um einen malignen epithelialen Tumor der Schilddrüse mit nur gering ausgebildeten morphologischen Merkmalen der Follikelzelldifferenzierung (WHO 2004). PDTC können aus differenzierten Schilddrüsenkarzinomen oder de novo entstehen; das PDTC befindet sich sowohl morphologisch als auch in seinem klinischen Verhalten zwischen den differenzierten (FTC und PTC) und undifferenzierten (UTC) Karzinomen. Das PDTC macht mit deutlichen geografischen Unterschieden 4–7% der Karzinome mit Follikelzellursprung aus und betrifft mehr Frauen als Männer (2,5–2:1). Ebenso tritt ein PDTC überwiegend bei Patienten > 50 Jahre auf (mittleres Alter bei Diagnosestellung 55 Jahre). Die histologischen Kriterien (insbesondere die Abgrenzung gegenüber den differenzierten Karzinomen) sind nach wie vor Gegenstand von Diskussionen.

Anaplastisches/undifferenziertes Karzinom

Undifferenzierte Schilddrüsenkarzinome (UTC) sind hochmaligne Tumoren, die histologisch vollständig oder überwiegend aus undifferenzierten Zellen aufgebaut sind; immunhistochemisch oder ultrastrukturell zeigen die Tumorzellen Merkmale, die für eine epitheliale Differenzierung sprechen. Das UTC ist ein typischer Tumor des älteren Menschen; lediglich 25% treten vor dem 60. Lebensjahr auf. Das Geschlechtsverhältnis von Frauen zu Männern beträgt 1,5:1. Insgesamt macht das UTC < 5% aller Schilddrüsenmalignome aus, ist aber für mehr als die Hälfte der Todesfälle durch Schilddrüsenkarzinome verantwortlich. Die Mortalität beim UTC liegt weit über 90% und es ist mit einer mittleren Überlebensrate von < 6 Monaten assoziiert. Die meisten UTC entstehen aus vorbestehenden differenzierten oder gering differenzierten Schilddrüsenkarzinomen; ein Teil der UTC dürfte allerdings auch de novo entstehen.

Medulläres Schilddrüsenkarzinom

Das medulläre Schilddrüsenkarzinom (MTC) geht von C-Zellen neuroektodermalen Ursprungs aus, ein kleiner Teil könnte aber direkt aus pluripotenten ultimobranchialen Stammzellen entstanden sein. 60–70% der MTC produzieren endokrines Amyloid. 20–50% der medullären Schilddrüsenkarzinome sind genetisch determiniert und treten autosomal-dominant vererbt als isoliertes familiäres MTC (FMTC, MTC-only-Syndrom) oder im Rahmen eines MEN-2A- oder -2B-Syndroms auf. Die nichthereditären sporadischen MTC finden sich überwiegend bei über 45-jährigen Patienten, während das familiäre MTC bereits bei wenigen Jahren alten Kindern, hauptsächlich aber zwischen dem 20. und 30. Lebensjahr auftritt.

Obwohl MTC langsam wachsende Tumoren sind, weisen 60% der Patienten mit sporadischem MTC initial bereits Lymphknoten- und/oder Fernmetastasen auf. Die familiäre Form des MTC zeigt ein häufig bilaterales multifokales Karzinom mit unterschiedlich großen Tumorherden. Das breite histomorphologische Erscheinungsbild macht beim MTC den Einsatz immunhistochemischer Untersuchungen zwingend notwendig (Antikörper gegen Kalzitonin, Chromogranin und karzinoembryonales Antigen). Der ausschließliche Nachweis von Amyloid ist für die Diagnose eines MTC nicht ausreichend.

Das familiäre MTC entwickelt sich obligat aus einer (neoplastischen) C-Zellhyperplasie. Das seit mehreren Jahren empfohlene Kalzitonin-Screening führt neben der Entdeckung okkulter sporadischer MTC auch zur Thyreoidektomie bei Patienten mit Vermehrung von C-Zellen ohne genetischen Hintergrund (so genannte „physiologische C-Zellhyperplasie"), deren Krankheitswert als potenzielle Präneoplasie noch nicht ausreichend gesichert ist.

Seltene Schilddrüsenmalignome

Zu diesen zählen u. a.:
- das Karzinom mit Thymus-ähnlicher Differenzierung (CASTLE),
- der Spindelzelltumor mit Thymus-ähnlicher Differenzierung (SETTLE),
- das Plattenepithelkarzinom,
- das muzinöse Karzinom,
- das mukoepidermoide Karzinom,

Tabelle 3.12 TNM-Klassifikation der Schilddrüsenkarzinome (2002, Modifikation 2003)

Stadium	Beschreibung
T	
pT1a	Tumor ≤1 cm, beschränkt auf die Schilddrüse
pT1b	Tumor 1–≤2 cm, auf die Schilddrüse beschränkt
pT2	Tumor >2 cm und ≤4 cm, beschränkt auf die Schilddrüse
pT3a	Tumor >4 cm, beschränkt auf die Schilddrüse
pT3b	Alle differenzierten Tumoren mit organüberschreitendem Wachstum in den M. sternocleidomastoideus und/oder das perithyreoidale Weichgewebe
pT4a	Tumorausbreitung über die Schilddrüsenkapsel mit Invasion der folgenden Strukturen: subkutanes Weichgewebe, Larynx, Trachea, Ösophagus, N. laryngeus recurrens
pT4b	Tumorinvasion in die prävertebrale Faszie, mediastinale Gefäße, oder Einschluss der A. carotis
pT4a*	(nur anaplastisches Karzinom) Tumor (jeder Größe), auf die Schilddrüse begrenzt
pT4b*	(nur anaplastisches Karzinom) Tumor (jeder Größe), der über die Schilddrüsenkapsel hinauswächst
N	
pN0	keine regionalen Lymphknotenmetastasen
pN1	regionale Lymphknotenmetastasen
N1a	im Level IV (prätracheal und paratracheal, inklusive prälaryngeal und Delphische N.)
N1b	in anderen unilateralen, bilateralen oder kontralateralen zervikalen oder oberen/superioren mediastinalen Lymphknoten
pM0	keine Fernmetastasen
pM1	Fernmetastasen

(m) = multifokaler Tumor

- das sklerosierende mukoepidermoide Karzinom mit Eosinophilen und
- das Angiosarkom der Schilddrüse.

Metastasen in der Schilddrüse

Bei Obduktionen von Patienten mit disseminierter Tumorerkrankung werden Metastasen in der Schilddrüse in 25 % der Fälle gefunden; in Operationspräparaten der Schilddrüse kommen Metastasen deutlich geringer vor. Am häufigsten metastasieren Karzinome der Lunge, Mamma, Niere und des Gastrointestinaltrakts sowie maligne Melanome in die Schilddrüse.

■ TNM-Klassifikation der Schilddrüsenkarzinome

In die 2004 veröffentliche WHO-Klassifikation wurde die 2002 publizierte 6. Auflage des TNM-Systems (Sobin und Wittekind 2002) aufgenommen, die gravierende Änderungen gegenüber der 1997 erschienenen 5. Auflage aufweist. Aus diesem Grund wurde empfohlen, beide Klassifikationen nebeneinander in Befundberichten anzugeben. Die aktuelle TNM-Klassifikation (6. Auflage) wurde 2003 modifiziert (Wittekind et al., Tab. 3.12). Beim Lymphknotenstatus sollte – insbesondere dann, wenn es nicht gelingt, 6 Lymphknoten zur histologischen Begutachtung vorliegen zu haben – bindend die Anzahl der untersuchten Lymphknoten in der üblichen Form angegeben werden, z. B. pN0 (0/3).

Ebenfalls wurde die 2002 geänderte UICC-Stadieneinteilung der Schilddrüsenkarzinome in die neue WHO-Klassifikation übernommen (Tab. 3.13). Dabei werden Patienten mit PTC oder FTC <45 Jahren entweder in Stadium I (jedes T, jedes N, M0) oder Stadium II (jedes T, jedes N, M1) unterteilt, während Patienten >45 Jahren in Abhängigkeit der Tumorausdehnung in die Stadien I–IV eingeteilt werden. Anaplastische Karzinome entsprechen immer einem Stadium IV.

■ **Pathogenese**

Bis zu 10 % der differenzierten Schilddrüsenkarzinome und etwa 30 % der medullären Schilddrüsenkarzinome entstehen im Rahmen einer familiären, genetisch bedingten Tumordisposition. Eine genaue Familienanamnese muss daher bei jedem Patienten mit Schilddrüsenknoten erhoben werden, um eine familiäre Karzinomhäufung als Risikofaktor zu erfassen.

Zu den erworbenen Risikofaktoren für das Schilddrüsenkarzinom zählen eine frühere Therapie mit ionisierenden Strahlen im Halsbereich oder andere Formen der Strahlenexposition (z. B. nukleare Unfälle), v. a. im Kindes- und Jugendalter. Die Karzinomwahrscheinlichkeit ist bei jungen Patienten (<20 Jahre) mit Schilddrüsenknoten generell höher als bei älteren Patienten. Eine Ursache hierfür liegt in der niedrigeren Prävalenz (<10 %) benigner, jodmangelbedingter Knoten im jüngeren Alter. Schilddrüsenknoten, die nachweislich jenseits des 60. Lebensjahres aufgetreten sind, weisen ebenfalls ein erhöhtes Karzinomrisiko auf.

Tabelle 3.13   UICC-Stadieneinteilung (WHO 2004)

	Stadium	T	N	M
PTC oder FTC (bei Patienten < 45 Jahre)	Stadium I Stadium II	jedes T, jedes N M0 jedes T, jedes N M1		
PTC oder FTC (in Patienten > 45 Jahre)	Stadium I Stadium II Stadium III Stadium IV A Stadium IV B Stadium IV C	T1 T2 T3 T1–3 T4a T1–4a T4b jedes T, jedes N M1	N0 N0 N0 N1a N0–1a N1b jedes N M0	M0 M0 M0 M0 M0 M0
MTC	Stadium I Stadium II Stadium III Stadium IV A Stadium IV B Stadium IV C	T1 T2 T3 T1–3 T4a T1–3 T4b jedes T, jedes N M1	N0 N0 N0 N1a N0–1a/b N1b jedes N M0	M0 M0 M0 M0 M0 M0
ATC (alle Tumoren werden als Stadium IV klassifiziert)	Stadium IV A Stadium IV B Stadium IV C	T4a T4b T4a/b	jedes N M0 jedes N M0 jedes N M1	

PTC: papilläres Karzinom; FTC: follikuläres Karzinom; MTC: medulläres Karzinom; ATC: anaplastisches Karzinom

Klinik und Diagnostik

Anamnese und klinischer Befund

Schilddrüsenkarzinome sind in frühen Stadien meist symptomlos. Im späteren Verlauf können Symptome auftreten, die durch lokale Raumforderung, Infiltration und Verdrängung von benachbarten Strukturen oder extrem selten durch endokrine Aktivität des Tumors verursacht werden (Tab. 3.14). Heiserkeit, Stridor, Schluckstörungen oder venöse Einflussstauung sind typische, aber wenig sensitive oder spezifische Symptome des Schilddrüsenkarzinoms. Chronische Diarrhoen können beim metastasierenden medullären Schilddrüsenkarzinom bei sehr hohen Kalzitoninwerten auftreten. Allgemeinsymptome (Gewichtsverlust, Fieber) oder durch Metastasen bedingte Symptome (Hämoptysen, Knochenschmerzen) sind bei Diagnosestellung nur sehr selten vorhanden.

Der typische klinische Untersuchungsbefund des Schilddrüsenkarzinoms ist der **tastbare, meist derbe Knoten** im Bereich der Schilddrüse. Er ist in der Regel erst ab einer Größe von 1,5–2 cm palpabel. Kleinere Karzinome werden daher meist nicht klinisch, sondern durch Sonografie oder postoperativ durch histologische Aufarbeitung entdeckt. Palpatorisch sehr harte oder im Verlauf größenprogrediente Knoten sind grundsätzlich karzinomverdächtig, ebenso wie Schilddrüsenknoten in Assoziation mit tastbaren zervikalen Lymphknoten. Fehlende Schluckverschieblichkeit und Störungen der Phonation sind weitere seltene klinische Hinweise auf Malignität.

Tabelle 3.14   Frühe und späte klinische Symptome und Befunde beim Schilddrüsenkarzinom

Früh	Spät
meist symptomlos	▶ tastbarer/sichtbarer Schilddrüsenknoten
Knoten in SD-Sonografie	▶ palpatorisch harter, größenprogredienter Knoten
Serum-Kalcitonin erhöht (medulläres SD-Ca)	▶ Heiserkeit, Atemnot, Stridor ▶ Schluckbeschwerden ▶ Diarrhoe (medulläres SD-Ca) ▶ tastbarer zervikaler Lymphknoten (papilläres SD-Ca)

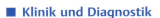 Trotz ihrer insgesamt geringen Sensitivität und Spezifität besitzen Anamnese und klinischer Befund einen hohen praktischen Stellenwert in der Primärdiagnostik des Schilddrüsenkarzinoms, da sie Art und Umfang diagnostischer Maßnahmen einschließlich der operativen und histologischen Abklärung von Schilddrüsenknoten wesentlich mitbeeinflussen können.

Labordiagnostik

Laboruntersuchungen besitzen zur Diagnosestellung des differenzierten papillären und follikulären Schilddrüsenkarzinoms eine untergeordnete Rolle. Die Bestimmung von Thyroglobulin (Tg) ist zur Differenzierung benigner und maligner Schilddrüsenknoten in der Primärdiagnostik nicht geeignet und wird nicht empfohlen. In der Nachsorge differenzierter Schilddrüsenarzinome besitzt Thyreoglobulin dagegen eine zentrale Rolle als sensitiver und spezifischer Tumormarker nach erfolgter totaler Thyreoidektomie und Radiojodtherapie (s. u.).

Mit der Messung von **Kalzitonin** im Serum steht ein sensitiver und spezifischer Marker für die Primärdiagnostik und postoperative Nachsorge des medullären Schilddrüsenkarzinoms (MTC) zur Verfügung. Es besteht eine positive Korrelation zwischen dem gemessenen Kalzitoninwert und der Tumormasse. In großen klinischen Studien wurde bei Patienten mit Schilddrüsenknoten eine Prävalenz des MTC von ca. 0,7 % beobachtet. Durch routinemäßige Kalzitoninbestimmung wurde die überwiegende Zahl der Karzinome bereits in frühen Tumorstadien entdeckt.

> Aufgrund dieser Daten wird in Europa die einmalige Bestimmung des Kalzitonins im Serum bei Patienten mit Schilddrüsenknoten empfohlen.

Jeder erhöhte Kalzitoninwert sollte mittels Pentagastrin-Stimulationstest bestätigt und ergänzt werden. Mögliche Quellen falsch positiver Kalzitoninwerte (Niereninsuffizienz, Einnahme von Protonenpumpen-Inhibitoren u. a.) müssen bei der Untersuchung berücksichtigt werden.

Bei der gesicherten Diagnose eines MTC ist präoperativ der biochemische Ausschluss eines gleichzeitig vorliegenden Phäochromozytoms (Katecholamine/Metanephrine im Urin) erforderlich, insbesondere bei nachgewiesener arterieller Hypertonie oder Verdacht auf ein familiäres MTC.

Die Bestimmung von TSH, fT3 und fT4 sollte als Basisdiagnostik bei allen funktionellen und morphologischen Schilddrüsenerkrankungen durchgeführt werden. Zur Erkennung von Störungen des Kalziumstoffwechsels (Hyper- und Hypoparathyreoidismus) ist prä- und postoperativ die Bestimmung von Kalzium und Parathormon sinnvoll.

Bildgebende Diagnostik

Die Sonografie mit hochauflösenden Schallköpfen (7,5–12,5 MHz mit Duplex) stellt heute bereits wenige Millimeter große Herdbefunde präzise dar. Zwar ist eine Differenzierung von benignen und malignen Läsionen nicht möglich, für maligne Knoten typisch sind jedoch Echoarmut, unregelmäßige Randbegrenzung und eine zentral verstärkte Vaskularisation. Medulläre Schilddrüsenkarzinome weisen oft charakteristische Kalzifikationen auf. Einen echoarmen Randsaum („Halo"-Zeichen) findet man bevorzugt bei benignen Läsionen. Lymphknotenmetastasen stellen sich als rundovale echoarme Raumforderungen entlang der großen Gefäße und supraklavikulär dar. Dopplersonografisch werden das Fehlen eines Zentralgefäßes mit diffuser Hypervaskularisation als malignitätssuspekt beurteilt.

Die Szintigrafie der Schilddrüse mit ^{99m}Tc- oder ^{123}I bildet mehr- oder minderspeichernde Knoten >ca. 10 mm ab und ist zur Funktionsbeurteilung sonografisch oder palpatorisch gesicherter Knoten indiziert. Mehranreicherungen stellen fokale Autonomien dar, die praktisch nie maligne sind. Knoten mit kühlen Anteilen oder überlagernde kalte Knoten, die szintigrafisch keine eindeutige Abgrenzung erlauben, können jedoch ein Schilddrüsenkarzinom bei gleichzeitig bestehender Autonomie beinhalten. Uni- oder multinodöse kalte Knoten haben ein erhöhtes Malignomrisiko und müssen punktionszytologisch abgeklärt werden.

Feinnadelbiopsie (FNB)

Da bei follikulären Neoplasien zytologisch keine Diskriminierung möglich ist, müssen in der Schilddrüsenzytologie die Begriffe „falsch-positiv" und „falsch-negativ" exakt definiert werden. Ein falsch-positiver zytologischer Befund liegt vor, wenn sich der Zytologe eindeutig auf „Malignität" festgelegt hat, die histologische Aufarbeitung des daraus resultierenden Operationspräparats jedoch eine gutartige Läsion ergeben hat. Die Rate falsch-positiver zytologischer Befunde wird in der Literatur mit 0–8 % (im Schnitt ~3 %) angegeben. Falsch-negative FNB-Befunde sind Fälle mit mitgeteiltem negativem zytologischem Ergebnis, bei denen histologisch ein Malignom gefunden wird und die Reevaluation des zytologischen Präparats primär eine Fehleinschätzung durch den Zytologen ergibt. Falls auch diese Reevaluation keine malignen Zellen zur Darstellung bringt, muss von einem Sampling-Error ausgegangen werden. Es liegt auch kein „falsch-negativer" Befund vor, wenn dem zytologischen Befund einer „follikulären Neoplasie/histologisch abklärungsbedürftig" der histologische Befund eines „(minimal invasiven) follikulären Karzinoms" folgt. Die Rate falsch-negativer Befunde wird in Abhängigkeit von der Anzahl der nach negativer Zytologie an der Schilddrüse operierten Patienten in der Literatur mit 1,5–11,5 % (im Schnitt < 5 %) angegeben.

Eine Metaanalyse der FNB (Tab. 3.**3**) ergibt eine Sensitivität der Methode von 68–98 % (im Mittel 83 %) und eine Spezifität von 72–100 % (im Mittel 92 %). Insgesamt erreicht die Methode eine knapp 95 %ige diagnostische Trefferquote, falls die zytologisch als „histologisch abklärungsbedürftigen" Fälle (= follikuläre Neoplasien) nicht als falsch-negativ bzw. falsch-positiv gewertet werden. Der positive prädiktive Wert der zytologisch als „histologisch abklärungsbedürftig" klassifizierten Befunde beträgt ca. 30 %, der zytologisch positiven Befunde > 95 %. Werden beide Befundkategorien zusammengefasst, so liegt der prädiktive Wert lediglich bei 50 %.

3.7 Maligne Schilddrüsentumoren

■ Molekulargenetische Diagnostik

In der klinischen Diagnostik von malignen Schilddrüsentumoren nehmen molekulargenetische Verfahren mit Ausnahme des medullären Schilddrüsenkarzinoms derzeit noch keine wesentliche Rolle ein. Zur Differenzierung benigner und maligner Knoten, insbesondere follikulärer Neoplasien und Karzinome, sind aussichtsreiche diagnostische Methoden in Entwicklung, die auf der Analyse einer differenziellen Genexpression in Feinnadelbiopsiematerial beruhen. Der mögliche klinische Stellenwert solcher Strategien, v. a. für die individuelle klinische Entscheidungsfindung, ist jedoch noch unklar. Auch für die genetische Diagnostik familiärer nichtmedullärer Schilddrüsenkarzinome stehen gegenwärtig noch keine Routineverfahren zur Verfügung.

Dagegen hat die **Molekulargenetik für das klinische Management des medullären Schilddrüsenkarzinoms** in den letzten Jahren eine zentrale und unverzichtbare Bedeutung erlangt. Bis zu 30% der Patienten mit medullärem Schilddrüsenkarzinom weisen heterozygote **Keimbahnmutationen des RET-Protoonkogens** und damit eine autosomal-dominant erbliche Tumordisposition im Sinne eines familiären medullären Schilddrüsenkarzinoms (fMTC) oder einer multiplen endokrinen Neoplasie Typ 2 (MEN-2) auf. Die klinische Erkrankungswahrscheinlichkeit bei vorhandener RET-Mutation (Penetranz) ist mit > 90% sehr hoch.

Aufgrund der engen Genotyp-Phänotyp-Korrelation können RET-Mutationen in **3 klinische Risikoklassen** eingeteilt werden, die sich bezüglich Tumormanifestationsalter und klinischem Verlauf unterscheiden:
- Patienten mit RET-Mutationen in Codon 918 (selten Codon 883 oder 922) sind durch Manifestation des medullären Schilddrüsenkarzinoms bereits im Kindesalter, mukokutane Neurome und einen ungünstigeren klinischen Verlauf gekennzeichnet (MEN-2B-Syndrom).
- Mutationen im Bereich von Exons 10 und 11 (Codons 634, 609, 611, 618, 620, u. a.) sind mit einem einem klassischen MEN-2A-Syndrom (medulläres Schilddrüsenkarzinom, fakultativ Phäochromozytom und primärer Hyperparathyreoidismus) oder einem isolierten familiären medullären Schilddrüsenkarzinom assoziiert.
- Patienten mit Mutationen in Exons 13–15 (Codons 790, 791, 768, 804, 844, 891 u. a.) weisen meist ein familiäres medulläres Schilddrüsenkarzinom mit Manifestation im Erwachsenenalter auf.

> Die Indikation zur RET-Mutationsanalyse ist nach internationalem Konsens bei jedem histologisch gesicherten medullären Schilddrüsenkarzinom gegeben, um familiäre Tumoren zu erfassen (Tab. 3.**15**).

Der positive Nachweis einer RET-Mutation ist mit 2 klinischen Konsequenzen verbunden. Für den betroffenen Patienten (so genannter Indexpatient) ist aufgrund der hereditären Tumordisposition eine spezielle klinische Nachsorge erforderlich, um mögliche endokrine Zweittumoren zu erkennen. Für seine Familie ergibt sich, dass alle erstgradig Verwandten des RET-positiven Indexpatienten ein Risiko von 50% besitzen, selbst Mutationsträger und damit tumorgefährdet zu sein. Aus diesem Grund ist bei jedem erstgradig Verwandten (Eltern, Geschwister, Kinder) eine molekulargenetische Untersuchung indiziert, um die familientypische RET-Mutation nachzuweisen oder auszuschließen. Im Falle eines positiven RET-Mutationsnachweises besteht die Indikation zur prophylaktischen Thyreoidektomie. Diese sollte wenn möglich bereits im Kindesalter erfolgen, wobei der Zeitpunkt der Operation u. a. durch den RET-Genotyp bestimmt wird.

Zur RET-Mutationsanalyse sind etwa 2–5 ml Blut (EDTA oder Heparin) des Patienten erforderlich, aus dem genomische DNA zur Sequenzierung von Exon 10, 12, 13, 14, 15 und 16 des RET-Protoonkogens gewonnen wird. Die Untersuchung wird bei korrekter Indikationsstellung von den meisten Kostenträgern übernommen und kann in zahlreichen Speziallabors routinemäßig durchgeführt werden. Sie sollte gemäß den Richtlinien der Bundesärztekammer mit einer genetischen Beratung verbunden sein.

Tabelle 3.**15** Indikationen zur RET-Genanalyse

Im Kontext der Primärdiagnostik	Im Kontext der Familienuntersuchung
▶ Gesichertes medulläres Schilddrüsenkarzinom ▶ Bilaterales Phäochromozytom ▶ Phäochromzytom und primärer Hyperparathyreoidismus	▶ Erstgradig Verwandte von MEN-2-/fMTC-Patienten ▶ Erstgradig Verwandte von RET-Mutationsträgern

■ Therapie

■ Operative Therapie

Regeleingriff beim Schilddrüsenkarzinom ist die **totale Thyreoidektomie** und bei Vorliegen von lokoregionären Lymphknotenmetastasen die Durchführung einer kompartmentorientierten Lymphknotendissektion. Der Ersteingriff beim Malignom sollte wenn möglich einzeitig unter Berücksichtigung der präoperativen Zytologie und intraoperativen Schnellschnittdiagnostik erfolgen. In Abhängigkeit vom Tumorstadium und Tumortyp kann von der Regeloperation bei folgenden Tumorsituationen abgewichen werden:

Papilläres Mikrokarzinom (< 1 cm) und minimal invasives follikuläres Karzinom. Beim solitären, nicht metastasierten, nicht organüberschreitenden papillären Mikrokarzinom und beim minimal-invasiven follikulären Karzinom ist eine totale Thyreoidektomie und prophylaktische Lymphknotendissektion nicht erforderlich, da die Prognose unabhängig vom Ausmaß der Primäroperation ist und sich von der Lebenserwartung der Normalbevölkerung kaum oder nicht unterscheidet. Im Fall der erst postoperativen pathohistologischen Diagnose ist somit auch keine Nachoperation mit anschließender Radiojodtherapie erforderlich.

C-Zell-Hyperplasie. Bei sporadischer und bei hereditärer C-Zellhyperplasie ist zusätzlich zur totalen Thyreoidektomie eine prophylaktische Lymphknotendissektion nicht erforderlich. Da bei der hereditären C-Zellhyperplasie der Übergang in ein Mikrokarzinom mit potenzieller Lymphknotenmetastasierung intraoperativ nicht mit ausreichender Sicherheit bestimmt werden kann, sollte auf eine Lymphknotendissektion nur bei stimuliert normalem bzw. nur leicht stimuliert erhöhtem Serumkalzitonin verzichtet werden. Bei Genträgern mit basal erhöhtem Serumkalzitonin liegt häufig bereits ein medulläres Mikrokarzinom vor, sodass hier eine totale Thyreoidektomie mit kompartmentorientierter Lymphknotendissektion durchgeführt werden sollte.

Undifferenzierte Karzinome, maligne Lymphome, Sarkome und Metastasen anderer Primärtumoren. Bei unilateral invasiven Malignomen der genannten Typen ist der Vorteil einer bilateralen Thyreoidektomie unter dem Aspekt eines in der Regel multimodalen Therapiekonzepts nicht gesichert.

■ Radiojodtherapie

Die differenzierten papillären und follikulären Schilddrüsenkarzinome sind der Radiojodtherapie zugänglich. Voraussetzung ist eine möglichst komplette Thyreoidektomie. Differenzierte Schilddrüsenkarzinome exprimieren im Allgemeinen den Natriumjod-Symporter und nehmen deshalb Radiojod auf, der Uptake ist jedoch im Vergleich zu normalem Schilddrüsengewebe geringer. Dies erklärt, warum maligne Knoten sich szintigrafisch in der Schilddrüse präoperativ kalt darstellen. Nach der Thyreoidektomie kann jedoch Karzinomgewebe ausreichend Radiojod aufnehmen, um therapiewirksam zu werden. Onkozytär differenzierte Karzinome zeigen eine schlechte oder fehlende Radiojodspeicherung.

Ziele der Radiojodtherapie sind die prophylaktische Ablation von postoperativ noch vorhandenem restlichen Schilddrüsengewebe und die kurative oder palliative Therapie Radiojod speichernder Lymphknoten- bzw. Fernmetastasen und/oder lokoregionärer Tumorreste bzw. Rezidive.

Die kurze Reichweite des β-Strahlers (maximal 2 mm im Gewebe) ^{131}I (Halbwertszeit 8 Tage) erlaubt die Gabe von Tumordosen >300 Gy, sofern das Schilddrüsenkarzinomgewebe Radiojod aufnimmt (Tumordosis ca. 60 Gy bei perkutaner Bestrahlung).

> Nur bei prognostisch sehr günstigen Formen eines papillären Schilddrüsenkarzinoms pT1N0M0 (Tumordurchmesser ≤1 cm) ist keine Radiojodtherapie erforderlich. Bei lokal invasiven Karzinomen pT4N1M0 ist eine zusätzliche perkutane Strahlentherapie nach der ersten Radiojodtherapie empfehlenswert.

Durchführung. Die erste Radiojodtherapie erfolgt 3–5 Wochen nach der Operation. Zu diesem Zeitpunkt sind infolge der postoperativen Hypothyreose TSH-Spiegel >30 mU/l zu erwarten, die zu einer ausreichenden ^{131}I-Aufnahme im Tumorgewebe führen. Alternativ kann die postoperative Ablation von Schilddrüsenrest- oder Tumorgewebe auch in Euthyreose nach exogener Stimulation mit rekombinantem humanem TSH erfolgen. In der Zwischenzeit dürfen weder jodhaltige Medikamente oder Röntgenkontrastmitel gegeben werden. Prätherapeutisch hat sich zum Ausschluss einer Jodkontamination der Urinjodschnelltest bewährt. Es darf keine Schwangerschaft und keine Lymphopenie (<600/l) vorliegen.

Zur prätherapeutischen Festlegung der einzusetzenden Aktivität wird ein ^{131}I-Test mit 24-h-Uptake-Messung durchgeführt. Ist beim postoperativen Radiojodtest der Uptake nach 24h größer als 20%, ist eine Reoperation vorzunehmen, um das für eine ablative Radiojodtherapie zu große Restgewebe zu entfernen. In Abhängigkeit vom Testergebnis wird eine Aktivität von 1–3 GBq ^{131}I entsprechend 300 Gy gegeben. Ausreichende Hydrierung zum Schutz der Nieren und den Speichelfluss anregende Maßnahmen sind obligate Begleittherapie. Zur Vermeidung einer radiogenen Gastritis erhält der Patient einen H_2-Blocker und zur Vermeidung einer Strahlenthyreoiditis nach Bedarf nichtsteroidale Antiphlogistika.

Anhand der posttherapeutischen Ganzkörperszintigrafie werden noch verbliebenes Restschilddrüsengewebe, ein lokalregionäres Rezidiv oder jodspeichernde Metastasen beurteilt. Von den Patienten mit Fernmetastasen zeigen zwei Drittel eine ^{131}I-Speicherung in den Metastasen, wovon ca. die Hälfte eine komplette Remission erreichen. Bei Wirbelkörpermetastasen mit Myelomkompressionssymptomatik müssen begleitend Kortikosteroide (z. B. Dexamethason 34 mg) gegeben werden.

Bei nicht ^{131}I speichernden Tumoren und onkozytär differenzierten Karzinomen kann zur weiteren Diagnostik die ^{201}Tl-Ganzkörperszintigrafie und/oder ^{99m}Tc-MIBI-Szintigrafie eingesetzt werden. Eine Therapie mit diesen Tracern ist nicht möglich.

Nach der Radiojodtherapie erhält der Patient eine TSH-suppressive Dosis von Levothyroxin (bei Erwachsenen ca. 2,5 g LT4/kg Körpergewicht).

Verlaufskontrolle. Nach jeder Radiojodtherapie wird der aktuelle Status durch ein so genanntes Posttherapie-Szintigramm 3–7 Tage nach Verabreichung der therapeutischen Aktivität dokumentiert (s. u.). Zu diesem Zeitpunkt lässt sich allerdings der Effekt der aktuellen Radiojodgabe noch nicht vollständig beurteilen, da dieser protrahiert im Verlauf der folgenden 6–8 Wochen eintritt. Zur Überprüfung des Erfolgs einer vorangegangenen Radiojodbehandlung ist somit ein Kontrollszintigramm 3–6 Monate später erforderlich.

Lässt sich im Kontrollszintigramm 3–6 Monate später noch Restgewebe nachweisen, so ist eine zweite Radiojodtherapie erforderlich. Dieses Vorgehen wird in der Regel so oft wiederholt, bis das diagnostische Szintigramm negativ ist und der Tumormarker Thyreoglobulin unter die Nachweisgrenze abgefallen ist. Die Levothyroxinbehandlung muss jeweils 4–6 Wochen vor einer Radiojodbehandlung abgesetzt werden, um eine ausreichende TSH-Stimulation zu erzielen; alternativ ist im Rahmen der Ablation von Schilddrüsenrestgewebe die oben erwähnte exogene Stimulation mit rekombinantem TSH möglich.

Zur Verringerung der für den Patienten häufig unangenehmen hypothyreosespezifischen Beschwerden sollte in der Absetzphase während der ersten 14 Tage ersatzweise das pharmakologisch kurzlebigere Trijodthyronin in einer Dosierung von 60–80 g/Tag verordnet werden. Die Radiojodgabe erfolgt dann nach 10-tägiger Hormonkarenz, das TSH ist zu diesem Zeitpunkt notwendigerweise erhöht.

Alternativ ist die Gabe von 0,9 mg rhTSH an 2 aufeinander folgenden Tagen möglich. Die Radiojodgabe erfolgt dann 24 h nach der letzten Injektion und das Szintigramm nach weiteren 48 h. Unannehmlichkeiten der Ab- und Umsetzphase von Schilddrüsenhormonen lassen sich so vermeiden; die Effektivität ist vergleichbar, der Preis jedoch hoch.

Kontraindikationen, Nebenwirkungen. Einzige absolute Kontraindikation für die Radiojodtherapie ist die Gravidität. Vor der therapeutischen ^{131}I-Gabe muss eine Schwangerschaft wegen der hohen Strahlenbelastung der fetalen Schilddrüse, die insbesondere nach Aufnahme des Jodstoffwechsels in der 12. Woche zum Tragen kommt, sicher ausgeschlossen werden. Unter den Nebenwirkungen der Radiojodtherapie sind kurzfristige passagere Effekte (Gastritis, Thrombo- und Leukopenie bei etwa 30% der Patienten), bleibende somatische Schäden (Sialadenitis und Xerostomie bei ebenfalls etwa 30% der Patienten) sowie die Möglichkeit einer strahleninduzierten Leukämie (in nur etwa 1% der Fälle) in Betracht zu ziehen.

■ Strahlentherapie

Differenzierte Schilddrüsenkarzinome sind prinzipiell wenig strahlensensibel. Die perkutan maximal erreichbaren Tumordosen liegen bei 60 Gy (Radiojodtherapie 300 Gy und mehr). Die Indikationen sind nicht Radiojod speichernde und lokal nicht resektable Metastasen. Hierzu gehören onkozytäre Karzinome, aber auch niedrig differenzierte papilläre Karzinome mit ausgedehnter zervikoviszeraler bzw. zervikomediastinaler Tumorinfiltration, anaplastische Schilddrüsenkarzinome, inoperable Fernmetastasen (z. B. Knochenmetastasen und inoperable Lokalrezidive). Appliziert werden 40–60 Gy Hochvoltbestrahlung auf 2 Gy/Tag verteilt.

■ Chemotherapie

Die Chemotherapie ist bei differenzierten Schilddrüsenkarzinomen nur selten nach Ausschöpfung aller operativen und strahlentherapeutischen Maßnahmen indiziert. **Indikationen einer palliativen Chemotherapie** bestehen bei folgenden Konstellationen:
▶ bei rascher Tumorprogression,
▶ bei inoperablen, nicht Radiojod speichernden Karzinomen wie oxyphiles und anaplastisches Karzinom und
▶ bei Patienten mit medullärem Schilddrüsenkarzinom und rasch ansteigenden Tumormarkern (Kalzitonin, CEA) und/oder deutlicher klinischer Progression ohne erkennbare oder resektable Tumoren (z. B. disseminierte, pulmonale Metastasierung).

Ein lebensverlängernder Effekt der Chemotherapie ist generell nicht belegt, in Einzelfällen sind jedoch eindrucksvolle passagere Remissionen beschrieben worden. Aufgrund der Seltenheit der Erkrankungen liegen keine größeren prospektiven randomisierten Studien zur Chemotherapie vor. Die aktuelle Literatur beschreibt komplette Remissionen in 10–20%, Teilremissionen in 20–30%.

Papilläre und follikuläre Karzinome. Aufgrund der geringeren Toxizität sollte der Monotherapie mit Doxorubicin gegenüber einer Polychemotherapie der Vorzug gegeben werden. Alternativ sind Epirubicin und Aclarubicin einsetzbar.

In Einzelfällen kann eine Kombination von Doxorubicin (60 mg/m^2) alle 3 Wochen und Cisplatin (40 mg/m^2) in kurativer Absicht oder Cisplatin (80 mg/m^2) und Etoposid (100 mg/m^2) erwogen werden. Die derzeit laufenden, internationalen klinischen Studien sind beim National Cancer Institute (http:/cancernet.nci.nih.gov/) einsehbar.

Medulläres Schilddrüsenkarzinom. Beim medullären Schilddrüsenkarzinom sind die individuellen Verläufe der Tumorprogression sehr unterschiedlich. Eine Dissoziation der Markerverläufe (Kalzitonin, CEA) und der Tumormasse wurde wiederholt beobachtet. Nutzen und Risiken einer Chemotherapie müssen anhand der eindeutig belegten raschen Tumorprogression, dem Gesamtzustand (Karnofsky-Index) und den zu erwartenden Nebenwirkungen abgewogen werden. Eine gesicherte lebensverlängernde Wirkung besteht bisher nicht. Die Monochemotherapie mit Doxorubicin (45–75 mg i. v. alle 3 Wochen) ergab Remissionsraten von 10–37%. Kombinationschemotherapien (Doxorubicin, Cisplatin, Vindesin u. a.) erwiesen sich der Monotherapie nicht als überlegen.

Eine Alternative ist das CVD-Schema (Cyclophosphamid 750 mg/m² i. v. Tag 1, Vincristin 1,4 mg/m² Tag 1, Dacarbazin (DTIC) 600 mg/m² Tag 1 und 2), das sehr gut tolerabel ist und ambulant durchgeführt werden kann.

Nur selten werden Vollremissionen erzielt und Teilremissionen halten meist nur wenige Monate an. Kommt es nach 3 Therapiezyklen zu keinem Ansprechen, sollte die Therapie abgebrochen werden. Die Therapie sollte nach Möglichkeit in hierfür spezialisierten Zentren und in Studienprotokollen durchgeführt werden.

Einzelfallbeobachtungen einer Wirksamkeit gibt es auch zur Therapie mit **Somatostatinanaloga** als Monotherapie oder in Kombination mit Interferon. Es wurden Abfälle der Tumormarker Kalzitonin und CEA und eine Besserung der kalzitoninbedingten Diarrhoen beobachtet. Die Therapie hat jedoch kaum einen Einfluss auf die Tumorgröße.

Die Therapie mit **Interferon** (IFN-α2a oder IFN-α2b) zusammen mit Octreotid führt in bis zu 25% (2/8 Patienten) zu einem Abfall der Kalzitoninspiegel um mehr als 50%, aber nicht zur Tumorremission. Diarrhoen können effektiv symptomatisch mit Tinctura opii (5–20 Tropfen) behandelt werden.

Mit **Vandetanib** (ZD 6474, Zactima) befindet sich derzeit eine neue molekular zielgerichtete Substanz zur Behandlung des fortgeschrittenen medullären Schilddrüsenkarzinoms in Entwicklung. Die antiproliferative und antiangiogenetische Wirkung von Vandetanib wird durch Inhibition der RET-Tyrosinkinase und des EGF-Rezeptors bzw. des VEGF-Rezeptors vermittelt. Eine Bewertung der Substanz wird erst nach Abschluss derzeit laufender klinischer Studien möglich sein.

Medulläre Schilddrüsenkarzinome speichern aufgrund ihrer Abstammung von den parafollikulären C-Zellen grundsätzlich kein Radiojod. Trotzdem gibt es in der Literatur Fallberichte über eine **Radiojodspeicherung in Tumorresten oder Metastasen**. Hierbei muss berücksichtigt werden, dass zumindest bei den Tumoren, die immunhistochemisch nicht als C-Zell-Karzinome verifiziert worden waren (Nachweis von Kalzitonin und/oder CEA), möglicherweise histologische Fehlbeurteilungen vorlagen. Bei den seltenen Radiojod speichernden medullären Karzinomen handelt es sich wahrscheinlich um echte Doppelkarzinome. Falls sich immunhistochemisch im Tumorgewebe eindeutig eine Positivität für Kalzitonin und Thyreoglobulin ergibt, kann u. U. eine Radiojodtherapie auch bei medullären Schilddrüsenkarzinomen versucht werden.

■ Multimodale Therapie beim anaplastischen Karzinom

Anaplastische Schilddrüsenkarzinome weisen ein extrem rasches Tumorwachstum auf und führen häufig innerhalb von Wochen oder Monaten zum Tod. Die therapeutischen Bemühungen müssen darauf abzielen, das lokale Tumorwachstum so gut wie möglich zu beherrschen, um die verheerenden Folgen einer Obstruktion von Trachea und Ösophagus sowie Tumorexulzerationen zu vermeiden.

Größere prospektive, randomisierte Studien liegen nicht vor. Die therapeutischen Empfehlungen basieren auf nur kleinen Fallzahlen. Kober empfahl 100 mg/m² Cisplatin und 20 mg/m² Mitoxantron bei Patienten < 75 Jahre und 1,5 mg/m² Vincristin und 20 mg/m² Mitoxantron bei Patienten > 75 Jahre. Als Alternative gilt Doxorubicin (60 mg/m²) ggf. kombiniert mit Cisplatin (60 mg/m²) und einer fraktionierten Radiatio mit nachfolgender Operation. In Bezug auf Wirksamkeit und Toxizität ist bevorzugt die Therapie nach Tennvall anzuwenden.

■ Thyroxintherapie und Therapie eines parathyreopriven Hypoparathyreoidismus

Nach Thyreoidektomie oder ablativer Radiojodtherapie ist generell eine **lebenslange Therapie mit Schilddrüsenhormon** erforderlich. Zur Schilddrüsenhormonsubstitution sollte Thyroxin (Levothyroxin, LT4) eingesetzt werden, da Trijodthyronin (Liothyronin, LT3) oder die Kombination von Trijodthyronin und Thyroxin mit potenziellen Nachteilen (u. a. kürzere Halbwertzeit) assoziiert sind und in klinischen Studien keine Überlegenheit gegenüber Thyroxin zeigten. Beim papillären und follikulären Schilddrüsenkarzinom erfolgte die Thyroxinsubstitution traditionell in TSH-suppressiver Dosierung, um eine potenziell proliferative Wirkung von TSH zu supprimieren. Die Bedarfsdosis hierfür liegt bei ca. 2,5 μg/kg Körpergewicht (100–250 μg/Tag), die Dosisfindung erfolgt individuell anhand von Hormonanalysen und der Verträglichkeit.

Potenzielle Nachteile einer langjährigen hochdosierten Thyroxinbehandlung (Osteoporoserisiko, Herzrhythmusstörungen) sind in letzter Zeit zunehmend in den Vordergrund getreten. Eine strikte TSH-suppressive Therapie mit TSH-Werten < 0,1 mU/l ist bei Patienten mit fortgeschrittener oder persistierender Tumorerkrankung auch weiterhin indiziert. Für Patienten, die klinisch tumorfrei sind, aber ein erhöhtes Risiko für ein Rezidiv aufweisen, wird eine TSH-Suppression zwischen 0,1–0,5 mU/l als ausreichend beurteilt. Bei Patienten mit initial niedrigem Tumorstadium (I–II) und niedrigem Rezidivrisiko wird ein TSH-Wert zwischen 0,3–2,0 mU/l als ausreichend angesehen.

Bei kleinen papillären Schilddrüsenkarzinomen (Größe < 10 mm) ist eine TSH-suppressive Therapie nicht indiziert. Auch beim medullären Schilddrüsenkarzinom ist lediglich eine substitutive Thyroxin Dosierung erforderlich, bei der ein TSH-Wert im mittleren Normbereich (0,3–2,0 mU/l) angestrebt werden sollte.

Nach jeder operativen Intervention (Thyreoidektomie) muss ein **parathyreopriver Hypoparathyreoidismus** ausgeschlossen werden. Im Fall einer signifikanten (< 2,0 mmo/l) oder klinisch manifesten Hypokalzämie ist die Behandlung mit Kalzium und ggf. einem Vitamin-D-Präparat (bevorzugt mit kurzer Halbwertzeit) unter Kontrolle des Serumkalziumwerts erforderlich.

3.7 Maligne Schilddrüsentumoren

■ Therapiekontrolle und Nachsorge

Die Verlaufskontrolle des Schilddrüsenkarzinoms sollte in enger Zusammenarbeit mit einem spezialisierten Zentrum erfolgen. Spätrezidive sind auch nach 10 Jahren noch möglich, dann häufig zunehmend entdifferenziert und nicht mehr Radiojod speichernd.

Die Kontrolluntersuchungen sollen in den ersten 5 Jahren alle 6–12 Monate, später alle 1–2 Jahre erfolgen. Obligat sind körperliche Untersuchung, die Halssonografie, TSH-, T_3-, fT_4-Bestimmungen, Tg-Bestimmungen basal und/oder unter TSH-Stimulation sowie Kalzitonin und CEA bei medullärem Karzinom. Fakultativ werden die Radiojodganzkörperszintigrafie, Röntgenthoraxaufnahmen und ggf. Thorax-CT (Lungenmetastasen?) und eine erweiterte Labordiagnostik (Blutbild, Kalzium, LDH, Leberenzyme) durchgeführt. Bei fehlender Radiojodspeicherung hat sich die ^{18}F-FDG-PET zur Tumor- bzw. Metastasenlokalisation als sensitive Methode zur Festlegung weiterer therapeutischer Maßnahmen (Operation, Chemotherapie) bewährt. Beim medullären Karzinom sind multiple Nachresektionen zu rechtfertigen, da die Patienten lange überleben könnten, auch wenn keine Tumorfreiheit erzielt wird.

■ Thyreoglobulin

Die TSH-Stimulation kann durch Schilddrüsenhormonentzug oder durch Gabe von rekombinantem TSH (rhTSH) erreicht werden. Sie führt zu einer etwa 10-fachen Tg-Sekretion der normalen Schilddrüse und von differenzierten Tumoren. Zunehmend setzt sich hierfür die Gabe von 0,9 mg rhTSH (Thyrogen) an 2 aufeinander folgenden Tagen mit einer Tg-Bestimmung am 5. Tag durch. Bleiben hierbei die Tg-Spiegel < 1 g/l, ist restliches Tumorgewebe praktisch ausgeschlossen. Eine Stimulation > 2 g/l bei basal nicht messbaren Tg-Spiegeln deckt in 18 % Tumorrestgewebe auf und gibt Anlass zu einer erweiterten Diagnostik mittels ^{131}I-Ganzkörper-Untersuchung und notwendiger Therapie.

Da der bisher übliche Wiederfindungstest wenig sensitiv ist, ist es notwendig zumindest initial die Tg-Antikörper mitzubestimmen.

■ Radiojod-Ganzkörperszintigrafie

> Standardverfahren in der Nachsorge des Schilddrüsenkarzinoms ist die ^{131}I-Ganzkörperszintigrafie zum Nachweis oder Ausschluss von Restschilddrüsenanteilen, jodspeichernden Rezidiven oder jodspeichernden Metastasen bei differenzierten Schilddrüsenkarzinomen.

Der Nachweis von Rezidiven und Metastasen bei differenzierten, von den Thyreozyten ausgehenden Schilddrüsenkarzinomen ist an die Fähigkeit der Tumorzellen zur Jodaufnahme gebunden. Diese Eigenschaft kann insbesondere bei den gering differenzierten papillären und follikulären Schilddrüsenkarzinomen und ihren Varianten (insulär, onkozytär) fehlen oder nur minimal vorhanden sein. Infolgedessen erreicht die Sensitivität der ^{131}I-Ganzkörperszintigrafie nur ca. 60 %. Da aber das Speicherverhalten von Tumorrestgewebe oder Metastasen für Jod die Indikation zur Radiojodtherapie wesentlich mitbestimmt, besitzt diese funktionelle Bildgebung einen hohen klinischen Stellenwert.

Zum einen gibt es die **posttherapeutische Ganzkörperszintigrafie**, die in der Regel 5–7 Tage nach Applikation von ^{131}I-NaI mit einer therapeutischen Aktivität in der Größenordnung von 3–7 GBq durchgeführt wird. Eine derartige Ganzkörperszintigrafie ist in Deutschland nach der Richtlinie Strahlenschutz in der Medizin zur Dokumentation der In-vivo-Distribution der therapeutischen Aktivität des Radiojods vorgeschrieben.

Zum anderen gibt es die nach der o. g. Richtlinie ebenfalls als obligat zu betrachtende **diagnostische Ganzkörperszintigrafie** mit niedrigen Aktivitäten (100–400 MBq) 3–6 Monate nach Radiojodtherapie. Voraussetzung ist jeweils eine ausreichende TSH-Stimulation von > 30 mU/l. Diese kann endogen (Hypothyreose) oder exogen (durch rekombinantes humanes TSH) erreicht werden.

In jüngster Zeit stehen für die Szintigrafie mit γ-Strahlung emittierenden Radionukliden wie ^{131}I so genannte Hybridsysteme zur Verfügung, die die nuklearmedizinische Schnittbildgebung (SPECT) mit der röntgenologischen Computertomografie (CT) kombinieren. Derartige Hybridkameras erweisen sich als vorteilhaft bei der anatomischen Lokalisation von Radiojod speichernden Lymphknoten- oder Fernmetastasen (insbesondere vor geplantem chirurgischen Eingriff).

■ Szintigrafie mit tumoraffinen Radiopharmaka

Im Gegensatz zu den Radiojod-Isotopen haben sich nicht tumorspezifische, aber tumoraffine Radiopharmaka, wie ^{201}Tl-Chlorid oder in jüngster Zeit insbesondere ^{99m}Tc-MIBI für die Primärdiagnostik von Schilddrüsenkarzinomen in der Abklärung von palpatorisch oder sonografisch lokalisierbaren Herdbefunden nicht bewährt. Die Szintigrafie mit ^{99m}Tc-MIBI (insbesondere in Form der SPECT) hat aber einen relativ hohen Stellenwert in der Nachsorge von nicht jodaviden Subtypen des differenzierten Schilddrüsenkarzinoms (onkozytäres bzw. oxyphiles Karzinom). In bis zu 80 % von progressiv verlaufenden oxyphilen Schilddrüsenkarzinomen, die sich durch erhöhte Serumspiegel des Tumormarkers Thyreoglobulin manifestieren können, lässt sich das Tumorgewebe mit der ^{99m}Tc-MIBI-Ganzkörperszintigrafie bzw. -SPECT lokalisieren.

Beim medullären, von den parafollikulären C-Zellen ausgehenden und damit primär nicht Radiojod speichernden Schilddrüsenkarzinom hat die Szintigrafie mit radioaktiv markierten Somatostatin-Rezeptor-Liganden einen relativ hohen Stellenwert. Im Falle des Nachweises der Speicherung von z. B. ^{111}In-Octreotide in Metastasen des medullären Karzinoms kann ein Therapieversuch mit β-Strahlung emittierenden Somatostatin-Rezeptor-Liganden, wie z. B. ^{90}Y-DOTATOC indiziert sein.

Positronenemissionstomografie (PET bzw. PET/CT)

Seit mehr als 10 Jahren wird **^{18}F-markierte Deoxyglukose** für die Positronenemissionstomografie zum Staging und der Verlaufskontrolle verschiedener Tumorerkrankungen eingesetzt. Etabliert ist dieses Verfahren u. a. beim Bronchialkarzinom. Auch beim Schilddrüsenkarzinom hat dieses Verfahren einen hohen Stellenwert, da die FDG-PET typischerweise zur Lokalisation von aufgrund von erhöhten Thyreoglobulinwerten zu vermutendem Tumorrestgewebe oder Metastasen führen kann, wenn die Ganzkörperszintigrafie mit ^{131}I versagt (so genanntes „Flip-Flop"-Phänomen). Darüber hinaus scheint die Intensität der Anreicherung von ^{18}F-FDG eine prognostische Bedeutung für den Verlauf der Erkrankung bei Patienten mit Metastasen des Schilddrüsenkarzinoms zu haben (Nanni et al. 2006).

Im Vergleich zur oben erwähnten Ganzkörperszintigrafie bzw. SPECT mit ^{99m}Tc-MIBI ist die FDG-PET sensitiver zum Nachweis von Tumorrestgewebe oder Metastasen des Schilddrüsenkarzinoms. Damit ist sie immer dann indiziert, wenn sich bei klinischem Verdacht auf Metastasen, suspekten sonografischen Befunden oder erhöhtem Thyreoglobulin ein Tumornachweis per Radiojoddiagnostik nicht erbringen lässt.

Als noch nicht allgemein etablierte Variante der ^{131}I-Ganzkörperszintigrafie kann die Positronenemissionstomografie unter Verwendung von **^{124}I-NaI** gelten. ^{124}I ist ein PET-Nuklid mit einer Halbwertszeit von 4,2 Tagen, das die Vorzüge der hohen Spezifität für differenzierte Schilddrüsenkarzinome mit der ausgezeichneten Bildqualität der Positronenemissionstomografie verbindet. Darüber hinaus erlaubt die Anwendung von ^{124}I aufgrund seiner physikalischen Eigenschaften genauere dosimetrische Analysen als ^{131}I. Da ^{124}I sich mit den üblicherweise für die Radionuklidproduktion von PET-Radiopharmaka verwendeten Zyklotrons nicht herstellen lässt, steht es nur sehr eingeschränkt zur Verfügung. Bei der Verwendung von Hybridscannern, die die konsekutive Durchführung der Positronenemissionstomografie und der Computertomografie auf dem gleichen Untersuchungsgerät erlauben, lassen sich die Vorteile der anatomisch korrekten Fusion von nuklearmedizinischen Funktionsbildern und radiologischer Darstellungen der Morphologie optimal nutzen: Nach den vorliegenden Daten führt die zusätzliche Information aus der CT zu einer Verbesserung der PET-Diagnose in drei Viertel der Fälle von Patienten mit Schilddrüsenkarzinom; bei rund einem Viertel der Patienten hat dies konkrete Auswirkungen auf die weitere Therapie.

Andere Verfahren

Die Computertomografie der Halsregion und des Thorax eignet sich zur exakten Größenangabe und Verlaufskontrolle von Metastasen, ist jedoch bei der Primärdiagnostik in der Regel entbehrlich. Die MRT ist die sensitivste Methode zur Suche nach Lebermetastasen bei MTC und zum Nachweis von Skelettmetastasen. Die Kombination der CT mit ^{18}F-FDG-PET erreicht eine Sensitivität bis zu 90%.

Besonderheiten bei malignen nicht-thyroidalen Tumoren der Schilddrüse

Je nach Selektion des Patientenguts sind in 5–10% der Fälle maligne Tumoren zu finden, die nicht primär von der Schildddrüse ausgehen. Hierbei handelt es sich einerseits um Metastasen extrathyreoidaler Malignome (wie des Nierenzellkarzinoms, des Bronchialkarzinoms und des Mammakarzinoms) und andererseits um maligne Lymphome. In all diesen Fällen ist eine eindeutige pathologisch-histologische Diagnose unter Einbeziehung der modernen Methoden der Immunhistochemie zu fordern, da die Möglichkeit besteht, dass z. B. Metastasen des Nierenzellkarzinoms mit der hellzelligen Variante des follikulären Schilddrüsenkarzinoms und ein malignes Lymphom mit einem anaplastischen Schilddrüsenkarzinom verwechselt werden.

Die früher relativ häufig abgegebene Fehlbeurteilung eines malignen Lymphoms als kleinzellige Variante des anaplastischen Karzinoms scheidet heute aus, da die gültige WHO-Klassifikation der Schilddrüsentumoren die kleinzellige Variante des anaplastischen Schilddrüsenkarzinoms nicht mehr vorsieht.

Die Therapie der Schilddrüsenmetastasen und malignen Lymphome richtet sich nach den Richtlinien für die Behandlung der entsprechenden Primärtumoren. Bei Lymphomen der Schilddrüse hat der Therapie, die in der Regel aus einer Kombination von perkutaner Bestrahlung, Chemotherapie und Operation besteht, ein adäquates Staging voranzugehen.

Literatur

Ain KB, Egorin MJ, de Simone PA. Treatment of anaplastic thyroid carcinoma with paclitaxel: Phase 2 trials using ninety-six-hour infusion. Thyroid 2000;10:587–594.

Brandt-Mainz K, Görges R, Bockisch A. Diagnostik und Therapie des Schilddrüsenkarzinoms. Tumordiagnostik und Therapie 2001;22:85–92.

Dralle H, Gimm O, Simon D. Prophylactic thyroidectomy in 75 children and adolescents with hereditary medullary thyroid carcinoma: The German and Austrian experience. World J Surg 1998;22:744–751.

Dralle H, Machens A, Brauckhoff M, et al. Chirurgie der Schilddrüsenkarzinome: Sollten nach Einführung der neuen TNM-Klassifikation die chirurgischen Leitlinien geändert werden? Onkologe 2005;11:58–69.

Hahm JR, Lee MS, Min YK, et al. Routine measurement of serum calcitonin is useful for early detection of medullary thyroid carcinoma in patients with nodular thyroid diseases. Thyroid 2001;11:73–80.

Harms E, Grüters A, Jorch G, et al. Richtlinien zur Organisation und Durchführung des Neugeborenenscreenings auf angeborene Stoffwechselstörungen und Endokrinopathien in Deutschland. Monatsschr Kinderheilkd 1997;145:770–773.

Hermanek P, Sobin LH. TNM classification of malignant tumors. New York: Springer 1997:33–34.

Hershman JM, Bladh WH, Gordon HE. In: Thyroid gland. Haskell CM (ed.). Cancer Treatment 3. Saunders: Philadelphia 1992: 406–413.

Hoelzer S, Reiners Ch, Mann K, et al. Patterns of care for patients with primary differentiated carcinoma of the thyroid gland treated in Germany during 1996. U.S. and German Thyroid Cancer Group. Cancer 2000;89:192–201.

Leboulleux S, Schroeder PR, Schlumberger M, Ladenson PW. The role of PET in follow-up of patients treated for differentiated epithelial thyroid cancers. Nat Clin Pract Endocrinol Metab 2007;3:112–121.

Leitlinien DGN zur Schilddrüsendiagnostik, RIT bei benignen Schilddrüsenerkrankungen, RIT beim differenzierten Schilddrüsenkarzinom. Nuklearmedizin 1999;38:215–222.

Möller L. Chemotherapie des metastasierenden medullären Schilddrüsenkarzinoms mit Cyclophosphamid, Vincristin und Dacarbazin. Exp Clin Endocrinol Diab 2000;108(Suppl 1):167.

Nanni C, Rubello D, Fanti S, et al. Role of 18F-FDG-PET and PET/CT imaging in thyroid cancer. Biomed Pharmacother 2006; 60:409–413.

Orlandi F, Caraci P, Berruti A, et al. Chemotherapy with dacarbazine and 5-fluorouracil in advanced medullary thyroid cancer. Ann Oncol 1994;5:763–765.

Reiners C, Farahati J. 131 J therapy of thyroid cancer patients. Quarterly J Nucl Med 1999;43:324–335.

Schlumberger M, Abdelmoumene N, Delisle MJ, Conette IE. Treatment of advanced medullary thyroid cancer with an alternating combination of 5 FU-streptozocin and 5 FU-dacarbacin. Brit J Cancer 1995;71:363–365.

Schlumberger MJ. Papillary and follicular thyroid carcinoma. New Engl J Med 1998;338:297–306.

Schmid KW. Schilddrüsenkarzinom. Schweizer Med Rundschau-Praxis 1998;87:367–374.

Sobin LH, Wittekind Ch. TNM Classification of Malignant Tumours. 6th ed, New York: Wiley-Liss 2002:52–56.

Spencer C. Thyroid testing guidelines. Nat Acad Clin Biochem 2001.

Wu LT, Averbuch SD, Ball DW, de Bustros A, Baylin SB, McGuire WP. Treatment of advanced medullary thyroid carcinoma with a combination of cyclophosphamide, vincristine, and dacarbazine. Cancer 1994;73:432–436.

3.8 Schilddrüse und Umwelt

R. Gärtner, Ch. Reiners

■ Schilddrüse und Jod

Zur Aufrechterhaltung einer normalen Schilddrüsenfunktion sind die Spurenelemente **Jod, Selen und Eisen** notwendig. Jod – für den körpereigenen Aufbau der Schilddrüsenhormone Thyroxin (T_4) und Trijodthyronin (T_3) essenziell – ist aber auch an der Regulation der Schilddrüsenfunktion und Wachstum direkt beteiligt. Ohne ausreichend Jod und damit Schilddrüsenhormon ist die normale fetale Entwicklung nicht möglich, und es entstehen die bekannten Jodmangelerkrankungen in Abhängigkeit von der Lebensphase, in der Jodmangel auftritt.

Die Quellen der Jodzufuhr sind vorwiegend Meeresfrüchte, Milch und Milchprodukte und mit Jodsalz hergestellte Nahrungsmittel. Trinkwasser enthält in Deutschland weniger als 10 µg Jod/l, aber heiße Quellen können ein Vielfaches an Jod enthalten.

Mit der Nahrung aufgenommenes organisches und anorganisches Jod wird im Dünndarm rasch resorbiert und von der Schilddrüse gegen einen Konzentrationsgradienten (1:100) aktiv über den „Natriumjodid-Symporter" (NIS) in die Zelle aufgenommen. Ein geringer Anteil des Iodids wird in Lipide der Zellmembran eingebaut und es entstehen Iodlipide. Iodhexadecanal (2-IHDA) hemmt die Schilddrüsenhormonsynthese, während die Iodlactone (Jodlacton) die Proliferation regulieren. Bei Jodmangel wird weniger, bei ausreichend Jodangebot mehr von diesen Jodlipiden gebildet, und damit wird sowohl die Schilddrüsenhormonproduktion als auch das Wachstum der Schilddrüse unabhängig von TSH durch das Angebot von Jod reguliert (Autoregulation der Schilddrüse).

Die Aktivität des NIS wird über TSH reguliert, aber auch hohe Joddosen hemmen direkt, unabhängig von TSH die NIS-Aktivität. Somit wird erreicht, dass bei gesunder Schilddrüse immer ausreichend, aber niemals zuviel an Jodid aufgenommen werden kann und eine Überfunktion der Schilddrüse zustande kommt.

Perchlorat, Nitrate und Cyanate blockieren kompetitiv zum Jodid die Jodidaufnahme über den NIS. Insbesondere Raucher entwickeln häufiger diffuse und knotige Strumen infolge der Hemmung der Jodaufnahme durch die im Rauch enthaltenen Cyanate. Da Raucher auch erhöhte Zytokinspiegel im Blut aufweisen, leiden sie auch häufiger an Autoimmunerkrankungen der Schilddrüse und bei immunogener Hyperthyreose entwickeln sie signifikant häufiger eine endokrine Orbitopathie, die therapeutisch nur beherrschbar ist, wenn das Rauchen eingestellt wird.

In der Schilddrüse wird Jodid durch H_2O_2, das durch die thyreozytenspezifische NADPH-abhängigen Oxidasen (ThOX1/2) an der apikalen Zellmembran entsteht, oxidiert und mittels der Thyreoperoxidase (TPO) an Tyrosinreste des Thyreoglobulin gebunden. Da die TPO im aktiven Zentrum **Eisen** enthält, ist bei ausgeprägtem Eisenmangel (Ferritin < 20 µg/l) die Jodverwertung gestört und kann mit zur Strumagenese beitragen.

Die am Thyreoglobulin synthetisierten Schilddrüsenhormone werden durch Proteasen abgespalten. Die Dejodinasen, welche die Umwandlung von T4 zum T3 und deren weiteren Abbau sowohl in der Schilddrüse als auch in den peripheren Geweben aktivieren, sind Selenoenzyme und somit ist deren Aktivität abhängig von der **Selenversorgung**.

Der **Jodbestand** Erwachsener wird auf 10–20 mg geschätzt, 70–80% davon befinden sich in der Schilddrüse. Etwa 80 µg Jodid (entspricht ca. 130 µg Schilddrüsenhormon) werden in Form von T4 und T3 (bei normaler Jodversorgung im Verhältnis 9:1) täglich sezerniert und von der Leber und anderen Geweben metabolisiert. Bei Jodmangel wird mehr T3 als T4 gebildet, es kommt zur so genannten kompensatorischen T3-Mehrsekretion. Höhere T3- und niedrigere T4-Spiegel im Plasma sind somit Zeichen eines Jodmangels.

Ein Teil des Jodids wird durch Dejodinasen aus den Schilddrüsenhormonen wieder freigesetzt und kann wieder verwendet werden. Die Schilddrüsenhormone werden nach Degradation über die Galle ausgeschieden, und ein Teil des Jodids steht über den enterohepatischen Kreislauf wieder zur Verfügung, während pro Tag etwa 15–20 µg Jod über die Faeces verloren gehen, der Rest wird mit dem Urin ausgeschieden. Daher ist die Jodurie ein gutes Maß für die Jodversorgung einer Bevölkerungsgruppe.

Strumigene Substanzen führen über verschiedene Wirkungsmechanismen, z. B. durch Hemmung des Jodidtransports nach Aufnahme von Perchlorat, Isothiocyanaten, Thiocyanat und Nitrat, zu einer Abnahme der Jodreserve in der Schilddrüse und damit zu einer Erhöhung des Jodbedarfs. Besonders gefährdet sind Personen, die sich vorzugsweise von Gemüse wie Blumenkohl, Kohl, Rettich (Thiocyanat) oder Maniok (Linamarin) und Hirse (C-Glycosylflavon) ernähren. Auch andere Umweltfaktoren wie Rauchen (Thiocyanat), Huminsäuren im Trinkwasser, Nitrataufnahme aus Nahrung (Gemüse) und Trinkwasser sowie Arzneimittel (z. B. Lithium) erhöhen das Risiko eines Jodmangels.

■ Jodversorgung und -prophylaxe

Suffiziente prophylaktische Maßnahmen, die eine ausreichende Jodversorgung garantieren, sind geeignet, mehr als 90% der Kropfentwicklungen zu verhindern. Die Jodprophylaxe muss die Schwangere, das ungeborene Kind und dann die gesamte Kindes- und Pubertätsentwicklung begleiten, um eine Strumaentwicklung und andere Folgen des Jodmangels vermeiden zu können. Bei Ausbleiben einer solchen Jodprophylaxe werden weiterhin große Bevölkerungsteile von einer Jodmangelstruma und deren Folgeerkrankungen mit den in diesem Zusammenhang bekannten Kosten für Diagnostik und Therapie dieser Jodmangelerkrankungen betroffen sein.

Obwohl durch jahrelange Bemühungen des Arbeitskreises Jodmangel der Deutschen Gesellschaft für Ernährung, der Sektion Schilddrüse der Deutschen Gesellschaft für Endokrinologie und anderer Gruppierungen eine forcierte Aufklärung der Bevölkerung über die Folgen des Jodmangels und die Notwendigkeit einer ausreichenden Jodprophylaxe betrieben wurde, ist es nur zu einer Verbesserung der Jodversorgung der deutschen Bevölkerung gekommen. Die auf dem Prinzip der Freiwilligkeit beruhende Prophylaxe der Jodmangelstruma mit Verwendung von jodiertem Speisesalz in Deutschland (durchschnittlicher Kochsalzverbrauch 2 g pro Kopf und Tag, entsprechend 40 µg Jodid/Tag; erforderliche Zusalzmenge: 5 g für 100 µg Jodid) hat ihr Ziel, nämlich eine ausreichende Jodversorgung der Bevölkerung, nicht gänzlich erreicht.

Aufgrund aktueller Untersuchungen in Deutschland ist zu erkennen, dass zwar die von der Weltgesundheitsorganisation (WHO) geforderte Menge von 150–200 µg Jodid/Tag für Kinder und Jugendliche erreicht wird. Aktuell ist die mittlere Jodversorgung mit Werten zwischen 100 und 120 µg/l deutlich besser, aber etwa die Hälfte der Jugendlichen haben eine Jodausscheidung < 100 µg/l und bei etwa 30% werden vergrößerte Schilddrüsen sonografisch nachgewiesen (Thamm et al, 2007). Zudem bedeuten diese Durchschnittswerte weiterhin für ca. 36% der Bevölkerung einen milden bzw. für 21% einen moderaten bis schweren Jodmangel und es müssen erhebliche regionale Schwankungen der Jodversorgung in Deutschland Berücksichtigung finden. Der tägliche Jodbedarf in den verschiedenen Lebensalterstufen ist in Tab. 3.**8** dargestellt.

Solange keine generell eingeführte Jodsalzprophylaxe in Deutschland eine ausreichende Jodaufnahme der Bevölkerung dauerhaft garantiert, müssen die **nachfolgenden Forderungen** zur Anwendung kommen:
▶ **Schwangerschaft und Stillzeit**: es ist zu fordern, dass über die 1995 in den Mutterschaftsrichtlinien aufgenommene ärztliche Beratung und ernährungsmedizinische Empfehlung zum Thema Jodmangel hinaus die Jodidprophylaxe mit mindestens 150 µg/Tag in Tablettenform generell verordnet wird.
▶ **Heranwachsendes Kind, Pubertät**: es ist zu fordern, dass im Zusammenhang mit den vorgeschriebenen Reguluntersuchungen des heranwachsenden Kindes eine Beratung bezüglich der Jodversorgung erfolgt. Diese muss eine Ernährungsberatung sowie die in Abhängigkeit vom Lebensalter notwendige Empfehlung der Jodzufuhr ggf. in Form von Jodidtabletten beinhalten.
▶ **Jugendliche, Erwachsene**: die Notwendigkeit einer ausreichenden Jodversorgung über die Ernährung bei Frauen und v. a. immer bei positiver Familienanamnese muss von ärztlicher Seite bzw. anderen beratenden Gesundheitsinstitutionen verlässlich vermittelt und durch die individuelle gezielte Jodidprophylaxe mit Tabletten ergänzt werden.

Dies wäre aufgrund der zurzeit in Deutschland noch nicht normalisierten Jodversorgung der Bevölkerung durch die generelle Verwendung von jodiertem Speisesalz in allen Grundnahrungsmitteln allein geeignet, die Jodversorgung der Bevölkerung dauerhaft zu normalisieren und die Entwicklung des Jodmangelkropfs völlig zu vermeiden.

■ Schilddrüse und andere Spurenelemente

Selen wird als Selenocystein, der 21. proteogenomischen Aminosäure in das aktive Zentrum von bisher 25 bekannten und klonierten Selenoenzymen eingebaut. Diese sind sowohl für die Homöostase der Redoxsysteme im Plasma, Zytosol und Zellkern aller Organe verantwortlich als auch für die Regulation von Transkriptionsfaktoren und den Schilddrüsenhormonmetabolismus. Die Aktivität der Selenoenzyme ist abhängig von der Selenaufnahme; es besteht aber eine Hierarchie, nach der die einzelnen Enzyme bei Mangel an Selen vorwiegend gebildet werden; dabei ist die Deiodase-Aktivität erst bei extremen Selenmangel ist.

Selen wird über die Nahrung aufgenommen, wobei der Hauptbestandteil des pflanzlichen Selens Selenomethionin ist, tierische Nahrung enthält vorwiegend Selenocystein. Die Menge der Selenaufnahme hängt somit ausschließlich vom Selengehalt der Böden für Nutzpflanzen bzw. dem Selengehalt der tierischen Nahrung ab.

Die Schilddrüse gehört zu den Organen mit dem höchsten Gehalt an antioxidativ wirksamen Selenoenzymen. In der Schilddrüse wird ständig Wasserstoffperoxid zur Synthese von Schilddrüsenhormonen generiert und das überschüssig gebildete H_2O_2 muss durch Glutathionperoxidasen (GPx) abgebaut werden, um eine oxidative Schädigung der Zellen zu verhindern. Die 3 Deiodasen, die den Schilddrüsenhormonmetabolismus regulieren, sind ebenfalls Selenoenzyme, sie sind aber im Gegensatz zur GPx in ihrer Aktivität erst bei sehr ausgeprägtem Selenmangel beeinträchtigt. **Selenmangel** kombiniert mit Jodmangel führt schon bei Kleinkindern zur Atrophie der Schilddrüse und verursacht den myxödematösen Kretinismus. Die GPx-Aktivität in diesen Schilddrüsen ist vermindert, die Konzentration der Sauerstoffradikale erhöht, und daher entstehen Nekrosen mit Entzündungsreaktionen. Bei mildem Selenmangel ist die Inzidenz von Autoimmunthyreoiditiden (AIT) erhöht, wahrscheinlich weil dabei häufiger Schilddrüsenzellen nekrotisch werden und eine chronische Autoimmunreaktion bei entsprechender genetischer Prädisposition ausgelöst werden kann. Ein milder Selenmangel ist offenbar auch mit einer erhöhten Inzidenz von papillären Schilddrüsenkarzinomen assoziiert. Inwieweit die so häufigen Neoplasien in der Schilddrüse ebenfalls durch Mutationen, hervorgerufen durch einen verringerten Abbau von Sauerstoffradikalen bei Selenmangel und damit erniedrigter GPx-Aktivität mitbegünstigt werden, wird derzeit diskutiert.

Mehrere kontrollierte Studien weisen darauf hin, dass eine **Therapie mit 200 µg Selen** als Natriumselenit oder auch als Selenomethionin pro Tag über einen Zeitraum von 3–6 Monaten die Konzentration von Schilddrüsenautoantikörpern im Serum reduzieren kann. In einer Studie konnte gezeigt werden, dass die postpartale Exazerbation und die Inzidenz der Funktionsstörungen bei Frauen mit einer AIT durch eine Selensubstitution signifikant reduziert werden kann. Die bislang bekannten Nebenwirkungen von Selen sind in diesen Dosierungen gering. Allerdings wurde kürzlich eine erhöhte Inzidenz von Typ-1-Diabetes mellitus berichtet. Der therapeutische Einsatz von Selen bei Patienten mit Autoimmunthyreoiditis kann aufgrund der verfügbaren wissenschaftlichen Evidenz derzeit noch nicht generell empfohlen werden.

Medikamenteninduzierte Schilddrüsenfunktionsstörungen

Amiodaron

Amiodaron wird häufig als Antiarrhythmikum bei ventrikulären und supraventrikulären Rhythmusstörungen eingesetzt. Amiodaron und seine Metabolite sind in der molekularen Struktur dem T3 ähnlich und hemmen kompetitiv die T3-Bindung am Kernrezeptor, aber auch die Konversion von T4 zu T3 durch Hemmung der 5'-Deiodase-Aktivität. Eine Tablette Amiodaron mit 200 mg enthält 6 mg frei verfügbares und etwa 70 mg gebundenes Jod. Die hohen Joddosen bewirken zu Beginn einer Amiodarontherapie nahezu in allen Fällen bei Schilddrüsengesunden eine transiente Blockierung der Schilddrüsenfunktion mit TSH-Erhöhung (Wolff-Chaikoff-Effekt), die sich innerhalb von einigen Wochen wieder normalisiert. Konstant bleibt aber die Konversionshemmung, und ein erhöhtes fT4 bei niedrig normalem fT3 ist die Folge.

Grundsätzlich gilt, dass vor Beginn einer Amiodarontherapie die Schilddrüsenfunktion abgeklärt werden muss. Denn bei Patienten mit Struma und Autonomie wird durch die hohe Jodzufuhr nahezu regelhaft eine Hyperthyreose ausgelöst, ebenso bei Patienten mit vorbestehender, bislang nicht erkannter immunogener Hyperthyreose (**Typ I der Amiodaron-induzierten Hyperthyreose**). Bei Patienten mit Autoimmunthyreoiditis und noch Euthyreose kommt es meist zur manifesten Hypothyreose.

Aber auch bei primär Schilddrüsengesunden kann Amiodaron bleibende Schilddrüsenfunktionsstörungen auslösen. Diese werden mit dem hohen Jodangebot, aber auch mit direkten toxischen Effekten auf die Thyreozyten und der Induktion von immunologischen Prozessen durch Amiodaron in Verbindung gebracht (**Typ II der Amiodaron-induzierten Hyperthyreose**). Der Mechanismus ist eine inflammatorisch-destruierende Entzündung, ähnlich der subakuten Thyreoiditis de Quervain, allerdings ohne Schmerzen, mit gesteigerter Freisetzung von Schilddrüsenhormonen.

Szintigrafische Verfahren zur **Diagnostik** sind wegen der hohen Jodkontamination wenig hilfreich. In der Duplex-Sonografie kann bei der Amiodaron-induzierten Hyperthyreose vom Typ I eine, wenn auch geringe Perfusion dargestellt werden, bei Typ II zeigt sich kein Blutfluss, und im Plasma kann Interleukin 6 erhöht gemessen werden.

Die **medikamentöse Therapie** der Amiodaron-induzierten Hyperthyreose Typ II kann mit Steroiden wie bei der subakuten Thyroiditis de Quervain versucht werden, in Kombination mit Thionamiden; Amiodaron muss nicht abgesetzt werden.

Bei der Amiodaron-induzierten Hyperthyreose Typ I können Thionamide allein oder in Kombination mit Perchlorat eingestzt werden. Da die Thionamide kompetitiv zum angebotenen Jod wirken, müssen diese in sehr hohen Dosen eingesetzt werden. Die Thyreoidektomie gilt heute als die geeignetste Therapieoption für schwere Formen der Typ-I-Hyperthyreose. Hauptvorteil der chirurgischen Sanierung ist die umgehende Behebung der Hyperthyreose, verbunden mit der Möglichkeit, eine kardial indizierte Amiodarontherapie weiterzuführen.

Bei der **Amiodaron-induzierten Hyperthyreose** muss das Präparat nicht abgesetzt werden. Die Therapie der manifesten Hypothyreose erfolgt mit Levothyroxin.

> Grundsätzlich gilt, dass bei Patienten unter Amiodarontherapie regelmäßig die Schilddrüsenfunktion überprüft werden muss, da sich auch nach Jahren eine Funktionsstörung manifestieren kann.

Lithium und andere Substanzen

Lithium hat vielfältige Wirkungen auf den Schilddrüsenstoffwechsel. Es hemmt nicht nur die Schilddrüsenhormonsekretion, sondern in geringerem Maße auch Jodaufnahme und -sekretion sowie die Kopplungsreaktion. Bei Patienten unter Lithiumtherapie sollte daher in regelmäßigen Abständen die Schilddrüsenfunktion untersucht werden.

Lithium kann auch therapeutisch eingesetzt werden. Interessant ist die verlängerte Verweildauer von ^{131}Jod in den Thyreozyten, was bei der Therapie von differenzierten Schilddrüsenkarzinomen Metastasen hilfreich sein kann. Zur adjuvanten Therapie bei der thyreotoxischen Krise kann es ebenfalls verwendet werden.

Medikamente wie **Phenytoin, Phenobarbital, Carbamazepin und v. a. Rifampicin** erhöhen die Aktivität unspezifischer Oxidasen in der Leber und beeinflussen damit auch den Schilddüsenhormonmetabolismus, und erhöhen damit den Bedarf an Thyroxin. Dies wird aber bei Schilddrüsengesunden durch TSH kompensiert. Manifeste Funktionsstörungen treten gewöhnlich nicht auf. Bei thyreoidektomierten Patienten allerdings muss aber evtl. die L-Thyroxin-Dosis angepasst werden.

Hohe Dosen von **Dexamethason** hemmen die TSH-Sekretion und auch die periphere Konversion von T4 zu T3. **Propranolol** hemmt nur die periphere Konversion von T4 zu T3. Beide Substanzen können daher adjuvant zur Therapie der schweren Hyperthyreose und thyreotoxischen Krisen eingesetzt werden.

Sucralfat, Antazida, aber auch Protonenpumpen-Inhibitoren hemmen die Schilddrüsenhormonresorption im oberen Gastrointestinaltrakt. **Colestyramin** bindet Schilddrüsenhormone und vermindert daher die Resorption. Daher müssen Patienten unter L-Thyroxin-Substitution, die gleichzeitig diese Medikamente bekommen, überwacht und die L-Thyroxin-Dosis evtl. angepasst werden, insbesondere Patienten ohne ausreichend funktionsfähiges Schilddrüsengewebe.

Schilddrüse und ionisierende Strahlung

Karzinominduktion durch radioaktives Jod

Zu den Spaltprodukten, die beim Betrieb von Kernreaktoren entstehen, gehören die verschiedenen radioaktiven Isotope des Jods. Da Jod bei den in Kernreaktoren vorhandenen Temperaturen in gasförmigem Zustand vorliegt, muss bei Unfällen unter ungünstigen Umständen mit der Abgabe von radioaktivem Jod in die Luft gerechnet werden. Dieses radioaktive Jod wird sich auf den Boden und auf Pflanzen niederschlagen. Von dort kann es mit den Nahrungsmitteln – insbesondere mit der Milch – in den Körper des Menschen gelangen. Bei einem kerntechnischen Unfall kann aber auch radioaktives Jod mit der Atemluft aufgenommen und in der Lunge resorbiert werden und so in die Blutbahn und in die Schilddrüse gelangen. Dort kann es – wie nicht zuletzt die Erfahrungen der Reaktorkatastrophe von Tschernobyl gezeigt haben – zur Induktion von Schilddrüsenkrebs kommen. Besonders gefährdet sind Kinder und Jugendliche.

Nach den vorliegenden Daten (WHO 2006) wurden zwischen 1992 und 2000 in Weißrussland, Russland und in der Ukraine ca. 4000 Fälle von Schilddrüsenkrebs bei Kindern und Jugendlichen < 18 Jahre diagnostiziert, wobei etwa 3000 Fälle in der Altersgruppe < 14 Jahre auftraten (die Angaben beziehen sich jeweils auf das Alter zum Zeitpunkt der Reaktorkatastrophe).

Jodblockade der Schilddrüse bei nuklearen Unfällen

Das Ausmaß der Speicherung von Radiojod in der Schilddrüse hängt von ihrem Funktionszustand ab, beim Euthyreoten insbesondere vom Jodangebot mit der Nahrung. Je geringer das Jodangebot in der Nahrung ist, desto höher ist die prozentuale Speicherung in der Schilddrüse. In Deutschland, wo die alimentäre Jodaufnahme immer noch nicht ausreichend ist, wird bei einem Euthyreoten zwischen 30% und 50% des resorbierten radioaktiven Jods in der Schilddrüse gespeichert. In Ländern mit ausreichender Jodversorgung ist die Aufnahme des radioaktiven Jods um den Faktor 2 bis 3 geringer.

> Hohe Jodiddosen, die den Bereich der alimentären Zufuhr um 2 bis 3 Größenordnungen übersteigen, können die Aufnahme radioaktiven Jods in die Schilddrüse praktisch vollständig blockieren.

Dabei kommt es sehr auf den Zeitpunkt der Verabreichung des stabilen Jods an: erfolgt diese innerhalb von 24h vor der Exposition mit Radiojod, so ist eine Verringerung des Uptakes radioaktiven Jods um > 95% möglich. 2h nach Exposition gegeben, beträgt diese Reduktion immer noch ca. 80%. Erfolgt die Jodgabe 8h nach Inkorporation, so lässt sich noch eine Reduktion der Speicherung radioaktiven Jods um 40% erzielen.

Im Gegensatz dazu hat die Verabreichung von stabilem Jod später als 24h nach abgeschlossener Inhalation oder Ingestion keinen erheblichen Einfluss mehr auf die Speicherung und damit auf die Strahlenbelastung der Schilddrüse durch das radioaktive Jod. Werden hohe Dosen von stabilem Jod wesentlich später als 24h nach Inkorporation eingenommen, verlängert sich sogar die Verweildauer des radioaktiven Jods in der Schilddrüse.

Feten nehmen etwa ab der **12. Schwangerschaftswoche** Jod in die Schilddrüse auf. Ab dem 6.–9. Monat ist die Jodspeicherung in der fetalen Schilddrüse erheblich. Damit ist auch die Notwendigkeit einer Blockade der Schilddrüse des älteren Feten gegeben. Jod wird während der Stillzeit in individuell unterschiedlicher Menge in die Muttermilch abgegeben. Da hierdurch eine ausreichende Jodblockade beim gestillten Kind nicht gewährleistet ist, sollten auch Neugeborene bzw. Säuglinge Jodtabletten erhalten (Dosierungsschema Tab. 3.**16**).

> ! Frauen, die während der Schwangerschaft und Stillzeit mit hohen Dosen Jod behandelt worden sind, sollten darauf hingewiesen werden, dies dem Geburtshelfer und dem Kinderarzt mitzuteilen, damit diese beim Neugeborenen besonders auf eine Kropfbildung oder mögliche Schilddrüsenfunktionsstörungen achten.

Nach den **Empfehlungen der Strahlenschutzkommission** zur Verwendung von Jodtabletten zur Jodblockade der Schilddrüse bei einem kerntechnischen Unfall (SSK 2004) wird für die im Rahmen der Notfallbevorratung vorrätig gehaltenen **65 mg-Kaliumjodidtabletten** folgendes Dosierungsschema empfohlen (bei Tabletten mit anderen Kaliumjodidgehalten bitte die jeweiligen Dosisangaben beachten; im Regelfall reicht eine einmalige Einnahme aus) (Tab. 3.**16**).

Jodtabletten sind nur nach Aufforderung durch die zuständige Behörde einzunehmen. Schwangere und Stillende erhalten die gleiche Joddosis wie die Gruppe der 13- bis 45-Jährigen. Im Regelfall ist eine einmalige Einnahme der Jodtabletten ausreichend, da sie im Wesentlichen nur vor der Inkorporation von Radiojod durch Inhalation schützen sollen. Gegen die Inkorporation von radioaktivem Jod mit Nahrungsmitteln (Milch, Blattgemüse) sind andere Maßnahmen zu ergreifen (Verbot des In Verkehr bringens).

Nebenwirkungen, Kontraindikationen. Dem Dosierungsschema ist zu entnehmen, dass Jodtabletten Personen, die > 45 Jahre sind, nicht empfohlen werden. Die Gründe dafür liegen in dem geringen Risiko der Karzinominduktion durch radioaktives Jod bei älteren Menschen und der zunehmenden Häufigkeit funktioneller Autonomien mit Krankheitswert bei fortschreitendem Lebensalter. Jod in hohen Dosen kann hier eine Hyperthyreose induzieren, die beim älteren Menschen unter Umständen sehr schwer verläuft.

Tabelle 3.**16** Jodblockade der Schilddrüse bei einem kerntechnischen Unfall

Personengruppe	Tagesabgabe in mg Jodid	Tagesabgabe in mg Kaliumjodid	Tabletten à 65 mg Kaliumjodid
< 1 Monat	12,5	16,25	0,25
1–36 Monate	25	32,5	0,5
3–12 Jahre	50	65	1
13–45 Jahre	100	130	2
> 45 Jahre	0	0	0

Personen mit einer bekannten Überempfindlichkeit gegenüber Jod dürfen die Tabletten mit hohem Jodgehalt nicht einnehmen (sehr seltene Erkrankungen wie echte Jodallergie, Dermatitis herpetiformis Duhring, Jododerma tuberosum, hypokomplementämische Vaskulitis, Myotonia congenita). Jodtabletten können selten auch zu Hautausschlägen, Gewebswassereinlagerungen, Halsschmerzen, Augentränen, Schnupfen, Speicheldrüsenschwellungen und Fieber führen. In sehr seltenen Fällen können sich Zeichen einer Überempfindlichkeit gegen Jod (echte Jodallergie), z. B. Jodschnupfen oder Jodexanthem, bemerkbar machen.

Bei Vorerkrankungen der Schilddrüse, auch wenn sie bis dahin asymptomatisch verliefen (v. a. bei Knotenkröpfen mit funktioneller Autonomie), kann eine Hyperthyreose innerhalb von Wochen bis Monaten ausgelöst werden. Wegen der hohen Prävalenz der funktionellen Autonomie bei älteren Menschen in Deutschland wird die Jodblockade der Schilddrüse bei Personen > 45 Jahre nicht empfohlen (s. o.). Umgekehrt neigen besonders Neugeborene und Säuglinge bei länger dauernder Jodverabreichung zu Hypothyreose.

Bei Kontraindikationen gegen die Verabreichung hoher Joddosen oder bei Patienten, die an einer Schilddrüsenüberfunktion leiden, kann alternativ Perchlorat eingesetzt werden. Empfohlen werden 60 Tropfen Natriumperchlorat (900 mg) initial sowie anschließend über 7 Tage alle 6h 15 Tropfen (entsprechend 900 mg/Tag).

Literatur

Beckett GJ, Arthur JR. Selenium and endocrine systems. J Endocrinol 2005;184:455–465.

Gärtner R, Dugrillon A, Bechtner G. Iodolipids and thyroid function and growth. In Naumann J, Glinoer D, Braverman LE, Hostalek U (eds.). The Thyroid and Iodine. Stuttgart-New York: Schattauer Verlag 1996:19–27.

Gärtner R. Die medizinische Bedeutung von Selen. J Lab Med 2006;30:201–208.

http://www.who.int/ionizing_radiation/a_e/_chernobyl/EGH Report in pdf.zip

http://www.who.int/ionizing_radiation/pub_meet/en/iodine_prohylaxis_guide.pdf

Köhrle J, Jakob F, Contempré B, Dumont JE. Selenium, the thyroid and the endocrine system. Endocrine Reviews 2005;26 944–984.

Martino E, Bartalena L, Bogazzi F, Braverman LE. The effect of Amiodarone on the thyroid. Endocrine Rev 2001;22: 240–254.

Meier ChA, Burger AG. Effects of drugs and other substances on thyroid hormone synthesis and metabolism. In: Werner & Ingbar´s The Thyroid (eds.: Braverman LE and Uttiger RD) Lippincott Williams and Wilkins 8th ed. 2000:265–280.

SSK-Empfehlungen zur Jodblockade der Schilddrüse bei kerntechnischen Unfällen. Veröffentlichungen der Strahlenschutzkommission 1997, Bd. 40.

Strahlenschutzkommission beim Bundesministerium für Umwelt, Naturschutz und Reaktorsicherheit: Verwendung von Iodtabletten zur Iodblockade der Schilddrüse 2004. www.ssk.de

World Health Organisation (WHO). Guidelines for Iodine Prophylaxis following Nuclear Accidents – Update 1999.

World Health Organisation (WHO). Health Effects of the Chernobyl Accident and special Healthcare Programmes. Report of the UN Chernobyl Forum Expert Group "Health" (EGH) Working draft August 31, 2005

Zimmermann MB. The influence of iron status on iodine utilization and thyroid function. Ann Rev Nutr 2006;26: 367–389.

4 Metabolische Osteopathien, Kalzium- und Phosphat-Stoffwechsel

Kapitelkoordination: J. Pfeilschifter

4.1 Primäre und sekundäre Formen der Osteoporose .. 114
J. Pfeilschifter

4.2 Osteomalazie und sonstige Formen der
Mineralisationsstörung 127
S. H. Scharla

4.3 Renale Osteopathie 133
D. Zehnder

4.4 Primärer Hyperparathyreoidismus 141
Ch. Kasperk

4.5 Sonstige Formen der Hyperkalzämie 145
H. Siggelkow

4.6 Morbus Paget, fibröse Dysplasie 150
S. H. Scharla

4.7 Störungen des Phosphatstoffwechsels 155
W. J. Faßbender

4.8 Seltene sonstige erbliche und erworbene
metabolische Osteopathien 159
H. Siggelkow

4 Metabolische Osteopathien, Kalzium- und Phosphat-Stoffwechsel

4.1 Primäre und sekundäre Formen der Osteoporose

J. Pfeilschifter

■ Definition

Nach der Definition des „NIH Consensus Development Panel on Osteoporosis" aus dem Jahr 2001 ist die Osteoporose eine systemische Skeletterkrankung, die durch eine unzureichende Knochenfestigkeit charakterisiert ist, welche zu einem erhöhten Frakturrisiko prädisponiert. Die Knochenfestigkeit spiegelt dabei primär das Zusammenwirken von Knochendichte und Knochenqualität wider.

Eine der beiden wesentlichen Charakteristika einer Osteoporose – die **Verminderung der Knochendichte** – ist messtechnisch gut zu erfassen. Nach einer operationalen Definition der WHO aus dem Jahr 1994 liegt eine Osteoporose bei einer postmenopausalen Frau unabhängig dann vor, wenn der mittels einer „Dual X-ray Absorptiometrie" (DXA) gemessene Knochenmineralgehalt an der Lendenwirbelsäule oder am proximalen Femur (Gesamtareal oder Schenkelhals) um mehr als **–2,5 Standardabweichungen** vom Mittelwert einer 30-jährigen Frau abweicht und keine andere Ursachen einer Erniedrigung des Knochenmineralgehalts vorliegen, z. B. eine Osteomalazie. Die in Standardabweichungen angegebene Abweichung der Knochendichte von der einer 30-jährigen Frau wird dabei als T-Wert bezeichnet. Diese Definition kann auf Männer ab dem 50. Lebensjahr übertragen werden.

Aus epidemiologischen Studien der letzten 10 Jahre wissen wir allerdings, dass viele osteoporotische Frakturen bereits bei T-Werten zwischen –2,0 und –2,5 auftreten können, sodass auch T-Werke zwischen –2,0 und –2,5 bei älteren Frauen und Männern die Diagnose einer Osteoporose rechtfertigen. Bei prämenopausalen Frauen oder jüngeren Männern ohne Frakturen sollte man andererseits auch bei T-Werten niedriger als –2,5 lediglich den Begriff einer „erniedrigten Knochendichte" verwenden und nicht den einer Osteoporose.

Das andere wesentliche Charakteristikum einer Osteoporose – die **Verminderung der Knochenqualität** – ist dagegen derzeit messtechnisch noch nicht ausreichend zu erfassen. Sie lässt sich aber aufgrund epidemiologischer Daten klinisch aus dem Vorliegen bestimmter klinischer Risikomerkmale, wie dem Lebensalter oder der Art und Zahl der Vorfrakturen, abschätzen.

■ Praxistipp zur Diagnosestellung einer Osteoporose

Die Diagnose einer Osteoporose umfasst sowohl eine Verminderung der Knochenquantität als auch der Knochenqualität. So kann man die Diagnose einer Osteoporose unabhängig vom Frakturstatus zum einen dann stellen, wenn die DXA-Knochendichtemesswerte bei einer postmenopausalen Frau oder einem Mann ab dem 50. Lebensjahr entweder an der Lendenwirbelsäule (Mittelwert aus mindestens 2 von 4 messbaren Wirbelkörpern L 1–L 4) **oder** am proximalen Gesamtfemur einen T-Wert von –2,0 bis –2,5 unterschreiten. Liegen typische osteoporotische Sinterungsfrakturen der Wirbelsäule ohne adäquates Trauma und ohne Hinweise für eine anderweitige Knochenerkrankung vor, kann auch schon ein T-Wert niedriger als –2,0 an der Lendenwirbelsäule oder am Gesamtfemur die Kriterien einer Osteoporose erfüllen. Die Diagnose einer Osteoporose bei Patienten mit Sinterungsfrakturen der Wirbelsäule und T-Werten oberhalb von –2,0 ist aber eine Einzelfallentscheidung. Hier sollte immer gewissenhaft geprüft werden, ob Artefakte den Messwert der DXA-Messung unterschätzen und ob die Frakturen traumatischer oder maligner Genese sein könnten.

Unabhängig von der Diagnose einer Osteoporose sollte immer auch das jeweilige 10-Jahresfrakturrisiko angegeben werden, denn dieses fällt je nach Lebensalter, Begleitrisiken und Frakturstatus sehr unterschiedlich aus (Tab. 4.**4**) und bestimmt die Prognose der Erkrankung.

4.1 Primäre und sekundäre Formen der Osteoporose

■ Epidemiologie

> Die in Klammern eingefügten Buchstaben A–D im Text geben den jeweiligen Empfehlungsgrad in Bezug auf eine nachgewiesene Frakturvorhersage bzw. Frakturensenkung nach den SIGN-Kriterien (Therapie) und Oxford-Kriterien (Diagnostik) an. A = sehr gute Evidenz, z. B. konsistente Ergebnisse randomisierter, kontrollierter Studien, D = geringe Evidenz, z. B. Fallserien oder Konsensusmeinung. Die dem Empfehlungsgrad zugrunde liegenden Einzelbewertungen und Literaturquellen sind der Langfassung der DVO-Leitlinie 2006 zu Prophylaxe, Diagnostik und Therapie der Osteoporose bei Frauen ab der Menopause und bei Männern ab dem 60. Lebensjahr zu entnehmen (http://www.dv-osteologic.org).

Die Osteoporose gehört zu den häufigen Erkrankungen der 2. Lebenshälfte. Epidemiologische Daten zur Inzidenz eines deutlich erhöhten Frakturrisikos gibt es derzeit noch nicht ausreichend. Es gibt aber einige Daten zur Prävalenz einer erniedrigten Knochendichte (T-Wert < –2,5) bei postmenopausalen Frauen. Diese liegt bei etwa 7% im Alter von 55 Jahren und steigt auf 19% im Alter von 80 Jahren an (C). Für Männer liegen für den deutschen Sprachraum keine ausreichenden Angaben vor. Die jährliche Inzidenz morphometrisch nachweisbarer Wirbelkörperbrüche beträgt in Deutschland bei den 50- bis 79-jährigen Frauen etwa 1%, bei den Männern im gleichen Alter 0,6%. Bei den häufig aus der Kombination aus Osteoporose und Sturz resultierenden peripheren Frakturen liegt die jährliche Inzidenz in dieser Altersklasse bei 1,9% bei den Frauen und 0,7% bei den Männern. Die Inzidenz beider Manifestationsformen der Osteoporose nimmt mit dem Lebensalter exponenziell zu (C).

■ Pathogenese

■ Primäre Osteoporose

Die Osteoporose ist in der Regel eine multifaktorielle Erkrankung. Einzelkomponenten, die für die Stabilität des Knochens wichtig sind, sind Knochengröße, Knochendichte, Mikroarchitektur des Knochens, und die jeweilige mechanische Krafteinwirkung, der der Knochen ausgesetzt ist. Man schätzt, dass 50–80% der Variabilität der Knochendichte und vermutlich ein ebenso großer Prozentsatz der Variabilität der Knochenqualität genetisch bedingt sind. Bisher sind aber nur wenige Genpolymorphismen bekannt, z. B. der Sp1-Polymorphismus im Kollagen-Typ-I-α1-Gen, die in einem nennenswerten Prozentsatz die genetische Variabilität erklären. Die wichtigsten beeinflussbaren Risikofaktoren der Knochenmasse sind die Sexualhormone und die Muskelkraft, die auf den Knochen einwirkt. Bei einem Kalzium- und Vitamin D-Mangel kommt es im höheren Lebensalter häufig zu einem sekundären Hyperparathyreoidismus als begünstigendem Faktor einer erhöhten Knochenbrüchigkeit. Welche Faktoren sich über die genannten altersabhängigen Risiken hinaus hinter der Verschlechterung der Knochenqualität im Alter verbergen, ist derzeit noch weitgehend unklar.

> Die hohe Gebrechlichkeit im Alter als Folge einer Osteoporose erfolgt in Zusammenspiel mit der zunehmenden Sturzgefährdung im Alter, sodass Osteoporose und Stürze im Alter bei der Diagnostik und Therapie immer gemeinsam betrachtet werden müssen.

■ Sekundäre Formen einer Osteoporose

Es gibt eine große Zahl von Erkrankungen bzw. von Konditionen, die mit einer verminderten Knochenfestigkeit und einem erhöhten relativen Risiko für osteoporotisch bedingte Frakturen einhergehen können (Tab. 4.1). Bei einigen dieser so genannten sekundären Osteoporosen besteht aufgrund der spezifischen Pathogenese ein erhöhtes Frakturrisiko überwiegend für eine spezielle Frakturart, z. B. für Hüftfrakturen beim Diabetes mellitus Typ I. Bei anderen Erkrankungen kann es auch zu Mischbildern zwischen einer Osteoporose und einer Osteomalazie kommen, z. B. bei einer Zöliakie, einer Gastrektomie oder bei einigen Formen der renalen Osteopathie.

■ Einteilung und klinisches Bild

Die Osteoporose manifestiert sich klinisch durch Frakturen und deren Folgekomplikationen. Sind im Rahmen einer Osteoporose Frakturen ohne ein adäquates Trauma aufgetreten, spricht man auch von einer „manifesten Osteoporose". **Sinterungsfrakturen der Wirbelsäule** gehören zu den charakteristischsten Manifestationen einer Osteoporose. Die dauernde Krafteinwirkung auf den mechanisch geschwächten Wirbelkörper führt zu einer Verformung der Vorderkante (Keilwirbel) oder der Deck- und Grundplatten (Fischwirbel) der Wirbelkörper.

Die häufigsten peripheren Frakturen im Rahmen einer Osteoporose sind Frakturen des Unterarms und des proximalen Humerus, Frakturen der Hüfte, des Beckens und der Tibia, sowie Rippen- und Klavikulafrakturen. Ob Knöchelfrakturen durch eine Osteoporose begünstigt werden, ist ungewiss. Frakturen der Finger und Zehen und im Kopfbereich fallen in der Regel nicht unter die Definition einer osteoporotisch mitbedingten Fraktur.

Eine niedrige Knochendichte ohne Frakturen ist klinisch symptomlos. In den meisten Fällen lassen sich nicht durch eine Fraktur bedingte Rückenschmerzen bei einer Osteoporose den in diesem Alter ubiquitären degenerativen Wirbelsäulenveränderungen zuordnen. Sinterungsfrakturen der Wirbelsäule können dagegen z. T. sehr starke und über Monate anhaltende **Schmerzen und Bewegungseinschränkungen** hervorrufen. Ob auch „Mikrofrakturen" der Wirbelkörper zu akuten oder

Tabelle 4.1 Ursachen sekundärer Formen der Osteoporose

Ursache	Literatur
Schwere chronische Nierenfunktionsstörungen	Miller 2005
Orale Glukokortikosteroideinnahme	Van Staa; 2006
Organtransplantation	Cohen et al. 2004
Cushing-Syndrom	Vestergaard et al. 2002
Hyperthyreose (solange bestehend)	Vestergaard et al. 2003
Chronisch entzündliche Darmerkrankungen (z. B. Morbus Crohn, Colitis ulcerosa)	Bernstein und Leslie 2004
Gastrektomie	Nevitt et al. 2005
Zöliakie	Green 2005
Rheumatoide Arthritis und andere chronisch entzündliche rheumatische Erkrankungen	Lodder et al. 2003
Primärer Hyperparathyreoidismus	Khosla et al. 1999
Antiepileptika	Pack 2003
Anorexia nervosa	Mehler et al. 2003
Längere Applikation von Heparinoiden	Hawkins und Evans 2005
Hypogonadismus beim Mann unterschiedlicher Genese (z. B. hormonablative Therapie beim Prostatakarzinom, Hämochromatose, Chemotherapie, Klinefelter-Syndrom)	Sharifi et al. 2005
Diabetes mellitus Typ I	Leidig-Bruckner und Ziegler, 2001; Schwartz et al. 2001
Thalassämia minor	Mahachoklertwattana et al. 2002
Systemische Mastozytose	Tefferi u. Pardanani, 2004
Aromatase-Inhibitoren	Eastell und Hannon 2005
Hemiplegie	Poole et al. 2004
Paraplegie	Zehnder et al. 2004
Muskeldystrophie	Bianchi et al. 2004
HIV	Vigano und Mora 2004
Idiopathische Hyperkalziurie	Caudarella et al. 2004
Kadmiumtoxizität	Kazantzis 2004

akut-rezidivierenden Schmerzsyndromen führen können, ist nicht belegt. Gut belegt ist dagegen, dass ein Teil der frischen Sinterungsfrakturen initial radiologisch nicht erkannt werden, sodass bei einem hochgradigen Verdacht auf eine frische Sinterungsfraktur, ohne dass der direkte radiologische Nachweis einer Fraktur gelingt, entweder Röntgenkontrollen im Verlauf oder eine MRT-Untersuchung sinnvoll sind.

Durch Sinterungsfrakturen der Wirbelkörper kann es zu leichten bis schwerwiegenden **Verformungen und Verkürzungen des Oberkörpers** kommen. Klinische Zeichen einer ausgeprägten Osteoporose mit Sinterungsfrakturen sind:
▶ eine deutliche Abnahme der Körpergröße,
▶ die Verringerung oder vollständige Aufhebung des Rippen-Becken-Abstands,
▶ eine Einengung des Brustkorbes,
▶ eine Kyphosierung der Brustwirbelsäule und
▶ eine Vorwölbung des Abdomens.

> In der Regel bleibt die Wirbelkörperhinterkante bei einer osteoporotischen Sinterung erhalten oder es kommt zu einem allmählichen Höhenverlust, sodass neurologische Komplikationen extrem selten sind.

Einschränkungen der Lebensqualität, der Mobilität und der sozialen Funktionen durch Wirbelkörperfrakturen und periphere Frakturen sind in einer Vielzahl von Studien beobachtet worden. Frische Sinterungsfrakturen sind oft mit erheblichen funktionellen Einschränkungen verbunden. In der FIT-Studie waren die Patientinnen mit frischen Frakturen der Lendenwirbelsäule im Mittel 26 Tage bettlägerig und litten an 158 Tagen an einer eingeschränkten Aktivität. In der Augsburger Kohorte der MONICA-Studie fanden sich bei Patienten im Alter von 65 und mehr Jahren nach Extremitätenfrakturen, und v. a. bei Femurfrakturen, Einschränkungen der Aktivitäten des täglichen Lebens. Proximale Femurfrakturen führen v. a. im ersten Jahr zu einem starken Verlust an Funktionsfähigkeit. Aber auch in den Folgejahren kommt es nicht zu einer vollständigen Wiederherstellung der Funktionsfähigkeit. Für die meist alten Patienten bedeutet das oft den Verlust ihrer Selbständigkeit. Osnes et al. fanden z. B. in einer Umfrage bei norwegischen Patienten mit einer proximalen Femurfraktur in 30% eine Aufnahme in Pflegeheime nach dem Ereignis. Betroffen waren v. a. Patienten im Alter von > 85 Jahren. Der Prozentsatz der Patienten, die ohne Gehhilfe gehen konnten, verminderte sich von 76% auf 36%. 43% der Patienten waren nach der Fraktur nicht mehr in der Lage, das Haus ohne fremde Hilfe zu verlassen (Osnes et al. 2004).

Die Auswirkungen älterer Wirbelkörperfrakturen auf die Lebensqualität werden unterschiedlich beschrieben. Während einige Untersuchungen bei Patienten mit > 4 Jahre alten Wirbelkörperfrakturen keine Einschränkung der Lebensqualität feststellen konnten, fand sich in der MORE-Studie auch bei älteren Wirbelkörperfrakturen eine Einschränkung der Lebensqualität. Die Lebensqualität nahm mit der Zahl der Wirbelkörperfrakturen und dem Lebensalter der Patientinnen ab. Der Schweregrad der Fraktur scheint für eine dauerhafte Einschränkung der Lebensqualität mitbestimmend zu sein. Je ausgeprägter die Deformität ist, desto größer ist die Einschränkung der Lebensqualität.

Differenzialdiagnostisch müssen neuromuskuläre und degenerative Folgeerscheinungen von Frakturen von rezidivierenden akuten Sinterungen abgegrenzt werden, was anamnestisch, bildgebend und durch den unterschiedlichen Verlauf der Beschwerdesymptomatik oft möglich ist.

Neben einer erhöhten Morbidität sind Osteoporose-assoziierte Frakturen auch mit einer erhöhten Mortalität verbunden. Der **Mortalitätsanstieg** ist im 1. Jahr nach der Fraktur am höchsten (A). Hüftgelenksnahe Frakturen weisen in den ersten 6 Monaten nach der Fraktur eine deutliche Übersterblichkeit von ca. 20–25 % auf. Auch andere periphere Frakturen und Wirbelkörperfrakturen sind unmittelbar im Anschluss an die Fraktur mit einer erhöhten Mortalität assoziiert. Der zeitliche Zusammenhang zwischen der Übersterblichkeit und den Frakturen legt eine kausale Beteiligung der Frakturen an der Übersterblichkeit nahe.

■ Diagnostik

Eine Sinterungsfraktur gehört zu den typischen Manifestationsformen einer Osteoporose. Auch periphere Frakturen bei einer relativ moderaten Krafteinwirkung, z. B. nach einem Sturz aus dem Stand, sollten bei postmenopausalen Frauen, älteren Männern und Risikopersonen für eine sekundäre Osteoporose an eine Osteoporose als Mitursache der Frakturen denken lassen. Es ist heute mit einer guten Spezifität aber auch möglich, aufgrund klinischer Risiken Personen zu identifizieren, bei denen eine Diagnostik auf eine Osteoporose gezielt schon vor dem Auftreten einer Wirbelkörperfraktur oder einer peripheren Fraktur durchgeführt werden sollte.

■ Wann sollte man klinisch an einen akuten osteoporotischen Wirbelkörperbruch denken?

Wenn ein Risikopatient für eine Osteoporose die folgenden **Symptome** hat, sollte man immer an einen akuten Wirbelkörperbruch denken: ein plötzlich einsetzender, vernichtender Schmerz in der gesinterten Wirbelregion, der z. B. beim Aufrichten, nach einer Drehbewegung oder beim Anheben eines Gegenstandes in voller Stärke unvermittelt auftritt und danach in unverminderter Stärke anhält. Die Schmerzen sind bewegungsabhängig und im Liegen mild oder gar nicht vorhanden. Bei Sinterungen der Vorderkante oder des gesamten Lendenwirbelkörpers ist v. a. das Aufrichten von der liegenden in die sitzende Position anfangs kaum erträglich. Deck- und Grundplattenfrakturen verursachen häufig einen dumpfen, konstanten Schmerz.

Bei der **körperlichen Untersuchung** ist die betroffene Wirbelregion im Gegensatz zu einer entzündlichen Genese oft nur gering klopfschmerzhaft. Durch den Erhalt der Wirbelkörperhinterkante sind neurologische Ausfallerscheinungen eine Rarität.

> ! Nächtliche Schmerzen, radikuläre Symptome und Symptome einer Rückenmarkkompression sollten immer an eine andere Genese der Fraktur als eine Osteoporose denken lassen.

■ Wann ist die Abklärung einer Osteoporose auch ohne Wirbelkörperfraktur indiziert?

Angesichts der unterschiedlichen Genese peripherer Frakturen nach einem Bagatelltrauma ist die Indikation zur Diagnostik bis zum 60. Lebensjahr bei Frauen und bis zum 70. Lebensjahr bei Männern eine Einzelfallentscheidung (D). Entscheidend ist der **klinische Gesamtkontext**.

Darüber hinaus empfehlen die Leitlinien eine Basisdiagnostik bei allen Personen, bei denen auf der Grundlage der derzeit vorliegenden epidemiologischen Daten das **geschätzte 10-Jahresrisiko** für osteoporotisch bedingte Wirbelkörperfrakturen und proximale Femurfrakturen unter Ausschöpfung der weiter unten aufgeführten allgemeinen Maßnahmen zur Osteoporose- und Frakturprophylaxe 20 % überschreitet (D). Dieses Risiko wird maßgeblich vom Lebensalter bestimmt (A). Männer haben ein 50 % niedrigeres Risiko, osteoporotische Wirbelkörperfrakturen zu erleiden, als Frauen (A). Bei 50- bis 60-jährigen Frauen und 60- bis 70-jährigen Mann ist die Wahrscheinlichkeit für ein hohes 10-Jahresfrakturrisiko ohne Frakturen trotz Vorliegen eines oder mehrerer Risikofaktoren so gering, dass eine Diagnostik ohne Vorliegen von Frakturen in der Regel nicht empfohlen wird. Bei 60- bis 70-jährigen Frauen und 70- bis 80-jährigen Männern wird eine Abklärung auch ohne Frakturen dann empfohlen, wenn zusätzlich als klinischer Risikofaktor entweder eine proximale Femurfraktur eines Elternteils, eine Immobilität, Nikotinkonsum, multiple Stürze oder ein Untergewicht vorliegen (A). Immobilität beschreibt dabei eine Person, die in ihrer Mobilität so stark eingeschränkt ist, dass sie nicht mehr die eigene Wohnung verlassen kann oder irgendwelchen Hausarbeiten nachgehen kann. Multiple Stürze sind Stürze, die ohne externe Einwirkung mehr als einmal in den letzten 12 Monaten vor der Anamneseerhebung aufgetreten sind.

> Bei Frauen > 70 Jahre und Männern > 80 Jahre ist das Lebensalter als Risikofaktor so dominant, dass die 10-Jahres-Wahrscheinlichkeit für eine Fraktur auch ohne weitere Risikofaktoren hoch ist. In dieser Altersgruppe wird deshalb generell eine Basisdiagnostik empfohlen, sofern dies für die betreffende Person eine therapeutische Konsequenz hat (Tab. 4.2).

■ Bestandteile der Basisdiagnostik

Die Basisdiagnostik besteht aus Anamnese, klinischem Befund, einer DXA-Knochendichtemessung und ggf. einem Basislabor und einer Röntgenuntersuchung der Brust- und Lendenwirbelsäule.

Anamnese und klinische Untersuchung

Die Anamnese und die klinische Untersuchung dienen der Erfassung von Schmerzen und funktionellen Ein-

Tabelle 4.2 Empfehlung für die Durchführung einer Basisdiagnostik

Alter (Jahre)		Risikoprofil, bei dem die Basisdiagnostik empfohlen wird, sofern der/die Risikofaktor(en) nicht behebbar ist (sind)
Frau	Mann	
50–60	60–70	Wirbelkörperfraktur (A) Periphere Fraktur als Einzelfallentscheidung (C)
60–70	70–80	Wirbelkörperfraktur (A) Periphere Fraktur (A) Proximale Femurfraktur eines Elternteils (B) Untergewicht (A) Nikotinkonsum (A) Multiple Stürze (A) Immobilität (A–B)
>70	>80	Lebensalter als Risiko ausreichend (A)

schränkungen. Konditionen oder Erkrankungen mit einem Einfluss auf das Skelett oder Stürze und Frakturrisiken sollten erfragt werden. Bei der körperlichen Untersuchung sollte nach Hinweisen für eine sekundäre Osteoporose gefahndet werden. Körpergewicht und -größe sind zu bestimmen. Der „Timed-up and go Test" und der „Chair rising Test" (s. u.) dienen der raschen Beurteilung von Muskelkraft und Koordination (A). Ggf. sollte sich ein umfangreicheres geriatrisches Assessment anschließen.

Durchführung des „Timed-up and go Tests". Ausrüstung: Stuhl (mit Armlehne), Streckenmarkierung (auf dem Fußboden) 3,0 m, Stoppuhr. Die Versuchsperson sitzt aufrecht auf einem Stuhl mit Armlehne. Die Aufforderung ist: Stehen Sie bitte aus diesem Stuhl auf, gehen bis zu dieser Markierung (3 m), drehen sich um und setzen sich wieder genauso hin (üblicherweise im Alltag verwendete Gehhilfen dürfen benutzt werden). Ich werde die Zeit messen, die Sie dafür brauchen."
Auswertung:
- ≤ 10 s: keine Mobilitätsstörung anzunehmen
- 11–29 s: Interpretation nur in der Zusammenschau mit anderen Parametern möglich
- ≥ 30 s: Mobilitätsstörung und Sturzgefährdung anzunehmen

Durchführung des „Chair rising Tests". Dieser Test prüft v. a. die Kraft der unteren Extremität. Ausrüstung: Stuhl (ohne Armlehne), Stoppuhr. Die Versuchsperson sitzt aufrecht auf einem Stuhl ohne Armlehne. Die Aufforderung ist: „Stehen Sie bitte 5-mal hintereinander so schnell Sie können ganz auf, die Beine sollen gestreckt sein! Sie sollen die Arme nicht zu Hilfe nehmen! (Wenn aus Sicherheitsgründen vertretbar: „Bitte kreuzen Sie die Arme vor der Brust!") Ich werde die Zeit messen, die Sie dafür brauchen."
Auswertung:
- Messung < 10 s: keine kraftbedingte Gangunsicherheit anzunehmen
- Messung > 11 s: Gangunsicherheit (hauptsächlich wegen Muskelschwäche) anzunehmen

Osteodensitometrie

Bei der Osteodensitometrie wird eine Messung der T-Werte an der LWS (L 1–L 4) und am proximalen Gesamtfemur („Total Hip") mithilfe der DXA-Technik als Standardverfahren empfohlen (A–D). Die Schätzungen des 10-Jahresfrakturrisikos in Tab. 4.4 legen den minimalen T-Wert dieser beiden Messungen zugrunde. Besteht radiologisch wenig Zweifel an einer manifesten Osteoporose mit Sinterungsfrakturen, kann vor einer medikamentösen Therapieeinleitung auf eine Knochendichtemessung verzichtet werden, wenn dies versorgungstechnisch schwierig ist (B). Bei der DXA-Messung wird aus dem Mineralgehalt pro Fläche auf die Knochendichte zurückgeschlossen. Die Methode kann deshalb zwischen einer Osteomalazie und einer niedrigen Knochendichte nicht unterscheiden. Die Diagnose einer niedrigen Knochendichte kann somit erst dann sicher gestellt werden, wenn eine Osteomalazie ausgeschlossen ist. Ohne besondere klinische Verdachtsmomente genügt hierzu aber die Messung von Kalzium, Phosphat und der alkalischen Phosphatase im Blut.

Als Referenz der Frakturrisikoberechnung in Tab. 4.4 wurden für den proximalen Femur die T-Werte der NHANES-Datenbasis zugrunde gelegt. Als Referenz für die Lendenwirbelsäule wurden die T-Werte der Datenbasen der DXA-Herstellerfirmen zugrunde gelegt. Ein T-Wert von −2,0 entspricht etwa einem T-Wert von −2,5 in den älteren Therapiestudien. Andere Methoden, Normwerte, Messbereiche oder Vorgehensweisen der Bestimmung der Knochendichte sind allenfalls bedingt auf die Risikoabschätzung der Tab. 4.4 übertragbar.

Einige der **quantitativen Ultraschallmethoden** an der Ferse haben eine ähnliche prognostische Wertigkeit in der Vorhersage osteoporotischer Frakturen wie eine DXA-Knochendichtemessung (A). Während die Messung der Knochendichte mit DXA aber auch zur Beurteilung der medikamentösen Risikoreduktion Aussagen macht, ist letzteres für den Ultraschall nicht ausreichend untersucht worden. Zur Frage der Therapierbarkeit einer Osteoporose ist die Messung der Knochendichte mit der DXA-Methode derzeit deshalb nicht ersetzbar.

Die **quantitative Computertomografie** an der Wirbelsäule und am Unterarm ist ebenfalls geeignet, Aussagen zum Wirbelkörperfrakturrisiko zu machen. Diese Methoden erlauben für wissenschaftliche Fragestellungen z. T. wesentlich mehr Detailaussagen als die DXA-Messung, sind hinsichtlich der Frakturvorhersage aber wesentlich schlechter evaluiert als die DXA-Methode.

> ! Die T-Werte der Ultraschallmessungen und der Computertomografie stimmen nicht mit denen der DXA-Messung überein. Die Risikotabelle der DVO-Leitlinien (Tab. 4.4) ist nur auf DXA-Messungen anwendbar.

4.1 Primäre und sekundäre Formen der Osteoporose

Tabelle 4.3 Basislabor

Laborparameter	Wichtige damit verbundene Fragestellungen
Serumkalzium (B)	↑ Primärer Hyperparathyreoidismus oder andere Ursachen einer Hyperkalzämie ↓ z. B. Sekundärer Hyperparathyreoidismus, Malabsorption
Serumphosphat (D)	↓ Sekundärer Hyperparathyreoidismus, Malabsorption
Alkalische Phosphatase (AP) (Serum) (B)	↑ Osteomalazie
γ-GT	Zur Differenzialdiagnose einer hepatisch bedingten AP-Erhöhung
Kreatinin-Clearance (C)	↑ Renale Osteopathie
BSG /C-Reaktives Protein (D)	↑ Differenzialdiagnose entzündlicher Ursachen von Wirbelkörperdeformitäten
Serum-Eiweißelektrophorese (C)	Hinweise für Multiples Myelom
TSH (B)	<0,3 mU/l endogen oder durch L-Thyroxin-Medikation bedingt als Risikofaktor für Frakturen

Basislabor

Das Basislabor dient zusammen mit der Klinik und der Anamnese dem weitgehenden Ausschluss der wichtigsten sekundären Formen einer Osteoporose und differenzialdiagnostisch infrage kommenden anderer Osteopathien, insbesondere einer Osteomalazie (B–D). Tab. 4.3 zeigt die Bestandteile des Basislabors und einige der wichtigsten damit zu klärenden Differenzialdiagnosen.

Sind Laborwerte im Basislabor verändert, sollte ggf. ein Spezialist in die weitere Diagnostik und Therapie einbezogen werden. Die nachfolgenden Empfehlungen zur Therapie gelten dann in vielen Fällen nicht mehr oder müssen modifiziert werden.

Biochemische Umbaumarker des Knochenstoffwechsels

Es gibt heute eine Vielzahl von Bestimmungsverfahren im Urin und im Serum, die biochemische Substanzen messen, die mit dem Knochenanbau und dem Knochenabbau assoziiert sind. Diese Bestimmungen erlauben eine Aussage über die Höhe des Knochenumbaus. Ein hoher Knochenumbau ist ein unabhängiges Frakturrisiko bei einer Osteoporose. Durch antiresorptive Osteoporosetherapeutika werden die Knochenabbaumarker gehemmt, sodass diese biochemischen Bestimmungen **auch zur Kontrolle der therapeutischen Wirkung** der Antiresorptiva eingesetzt werden können. Die Standardisierung der verfügbaren biochemischen Knochenmarker ist derzeit aber noch nicht flächendeckend umgesetzt, sodass diese Bestimmungen Spezialeinrichtungen vorbehalten bleiben sollten.

Genetische Marker

Genetische Untersuchungen sind als unabhängiger Risikofaktor für Frakturen noch nicht ausreichend evaluiert (D).

Röntgenuntersuchungen

Röntgenuntersuchungen der Brust- und Lendenwirbelsäule in 2 Ebenen dienen v. a. dem Nachweis prävalenter Wirbelkörperfrakturen. Eine Wirbelkörperfraktur ist außer durch morphologische Kriterien durch eine mehr als 20%ige Höhenminderung der Vorder-, Mittel-, oder Hinterkante eines Wirbelkörpers definiert. Neben differenzialdiagnostischen Erwägungen bei Rückenschmerzen und der Diagnosestellung ist die Erfassung von prävalenten Wirbelkörperfrakturen v. a. für die Abschätzung der Frakturgefährdung bei einer Osteoporose von großer Bedeutung, da der Nachweis von Wirbelkörpersinterungen je nach Grad der Verformung und Zahl der Deformitäten unabhängig von der Knochendichtemessung mit einem hohen Folgerisiko für osteoporotische Frakturen verknüpft ist.

Seitliche Darstellungen der Wirbelsäule mit hochauflösenden DXA-Messgeräten (vertebrales Fraktur-Assessment mit DXA) erlauben die Darstellung mittel- und schwergradiger Sinterungsfrakturen der LWS und BWS unterhalb von BWK 7 mit einer guten Sensitivität und Spezifität, sodass mit diesem Verfahren eine strahlungsarme Alternative zum Nachweis von Wirbelkörperdeformitäten zur Verfügung steht. **Indikationen für eine Röntgendiagnostik** sind:
▶ klinische Frakturhinweise,
▶ die Notwendigkeit des Ausschlusses differenzialdiagnostisch möglicher Erkrankungen und/oder
▶ eine hohe Wahrscheinlichkeit für das Vorliegen von Sinterungen.

Angesichts der großen Inzidenz unentdeckter prävalenter Sinterungsfrakturen auf Röntgenaufnahmen der Wirbelsäule ist eine Röntgendiagnostik bei der Abklärung eines Patienten mit einem hohen Frakturrisiko indiziert.

 Röntgenaufnahmen der Wirbelsäule haben dagegen allenfalls eine mäßige Sensitivität und Spezifität in der Erfassung frischer Sinterungsfrakturen. Bei hochgradigem klinischem Verdacht auf eine Sinterungsfraktur sollte deshalb entweder im Verlauf von einigen Wochen nochmals geröntgt werden oder ggf. ein MRT erfolgen.

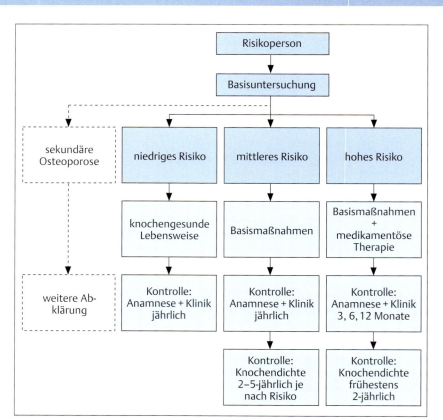

Abb. 4.**1** Algorithmus der Diagnostik und Therapie der Osteoporose.

Knochenbiopsie

Die Knochenbiopsie erlaubt über die Klinik und Laboruntersuchungen hinaus die Diagnose seltener sekundärer Formen einer Osteoporose (z. B. Mastozytose, asekretorisches multiples Myelom) und eine genaue Beurteilung von Mineralisationsstörungen bei unentkalkten Biopsien. In der Primärdiagnostik der Osteoporose hat sie keinen festen Stellenwert. Bei unplausiblen Befunden oder Verläufen sind Knochenbiopsien überlegenswert (D).

■ Therapie

Je nach Höhe des geschätzten 10-Jahresfrakturrisikos besteht die Therapie aus einer knochengesunden Lebensweise bis hin zu einer konsequenten Implementierung nichtmedikamentöser Maßnahmen zur Frakturbsenkung in Kombination mit einer spezifischen medikamentösen Langzeittherapie (Abb. 4.**1**).

■ Basismaßnahmen zur Osteoporose- und Frakturprophylaxe

Allgemeine Maßnahmen zur Verhütung von sturzbedingten peripheren Frakturen und zur Verbesserung der Knochenstabilität werden generell und unabhängig von diagnostischen Ergebnissen zur Senkung von osteoporotischen Frakturen empfohlen. Empfohlen wird eine **regelmäßige körperliche Aktivität** mit der Zielsetzung, Muskelkraft und Koordination zu fördern (B–D). Eine Immobilisation ist zu vermeiden (C). Ab einem Lebensalter von 70 Jahren wird eine jährliche Sturzanamnese empfohlen (D). Bei einem hohen Sturzrisiko sollten eine Abklärung der Ursachen und eine Therapie vermeidbarer Sturzursachen erfolgen. Medikamente, die Stürze begünstigen, wie Sedativa, Orthostase-auslösende Medikamente oder Antidepressiva sollten regelmäßig in Bezug auf Dosis und Notwendigkeit überprüft werden. Ggf. sollten adaptierte Hilfsmittel eingesetzt werden (A–D). Ein **Vitamin-D-Defizit** fördert das Auftreten von Stürzen (A) und ist deshalb zu vermeiden.

Untergewicht (Body Mass Index < 20) ist ein starker Risikofaktor für osteoporotische Frakturen (A). Eine Abklärung eines unklaren Untergewichts und eine ausreichende kalorische Ernährung werden deshalb empfohlen (A–D). Die Ernährung sollte 1000 mg an **Kalzium** pro Tag enthalten (D). Nur bei einer Unterschreitung der empfohlenen Kalziumzufuhr sollte eine Supplementierung stattfinden (A–D). Eine mindestens 30-minütige Sonnenlichtexposition dient der Vermeidung eines schweren **Vitamin-D**-Mangels (D). Bei geringeren Expositionszeiten sollte auch hier eine medikamentöse Supplementierung mit 1000 Einheiten Vitamin D 3 täglich erfolgen (A–D). Bei alten Patienten mit einer Osteoporose wird generell entweder eine Supplementierung mit

1000 Einheiten Vitamin D3 empfohlen oder eine Messung von 25-Hydroxy-Vitamin D3 im Serum und eine gezielte Supplementierung bei Serumwerten (20 ng/ml). Nikotin ist ein unabhängiger Risikofaktor für Frakturen und ist zu meiden (A–D).

Medikamente, die eine Osteoporose oder Stürze begünstigen können, wie Antiepileptika (C), Antidepressiva (C), sedierend (C) bzw. orthostatisch wirkende Medikamente Glitazone (A) oder orale Glukokortikoide (A) müssen bezüglich ihres Nutzen-Risiko-Verhältnisses regelmäßig in Bezug auf Dosis und Notwendigkeit kritisch überprüft werden. Eine L-Thyroxin-Medikation, die zu einer Erniedrigung des TSH führt (<0,3 mU/l) sollte mit Ausnahme spezieller Situationen in der Nachsorge differenzierter Schilddrüsenkarzinome vermieden werden (B–D).

Die wichtigsten Maßnahmen sind zusammengefasst:
1. Muskelkraft verbessern (üben, üben, üben),
2. Koordination verbessern (üben, üben, üben),
3. Stürze vermeiden (Katarakt?, schlechte Schuhe?, sturzfördernde Medikamente?),
4. wenn sinnvoll Hilfsmittel verwenden (Gehstütze, Rollator, Hüftprotektor),
5. orale Kortikoide kritisch und, wenn nötig, so niedrig dosiert wie möglich einsetzen,
6. Vitamin-D-Versorgung optimieren,
7. Untergewicht vermeiden,
8. Schilddrüsenhormone nicht zu hoch dosieren (TSH sollte >0,3 mU/l sein),
9. Kalziumzufuhr optimieren (Nahrung oder Supplement!),
10. Rauchen einstellen.

Alle genannten Maßnahmen der Osteoporose- und Frakturprophylaxe wirken sich innerhalb von wenigen Monaten günstig auf den Knochenstoffwechsel (A–C) bzw. die Sturzrate (C) aus. Sie sind daher auch (bzw. gerade) im hohen Lebensalter effektiv. Der Nachweis der Effektivität dieser Maßnahmen auf den Knochenstoffwechsel bzw. die Sturzrate ist auf eine fortlaufende Durchführung beschränkt. Es gibt derzeit keinen Beleg für eine nachhaltige Langzeitwirkung dieser Maßnahmen (C). Im Gegensatz zu anderen Organsystemen, bei denen eine Langzeitprophylaxe ein hohes Risiko nachhaltig verhindern kann, ist bei der Osteoporose die Senkung eines aktuell vorhandenen hohen Risikos durch kontinuierliche Einhaltung dieser Maßnahmen am besten belegt (C).

▪ Schmerztherapie bei akuten osteoporotischen Wirbelkörperbrüchen

Die Angst vor den „Gefahren" einer Schmerztherapie ist bei vielen Patienten groß. Metamizol (3-mal 500 mg täglich) oder Paracetamol (3-mal 500–1000 mg täglich) werden in der Regel gut vertragen. Für viele Patienten stellt dies ausreichend dosiert aber schon eine ausreichende medikamentöse Basistherapie dar. Nonsteroidale Antiphlogistika (z. B. Ibuprofen 3-mal 600 mg täglich) sind zwar vermutlich potenter, aber gerade bei den oft multimorbiden älteren Patienten mit einem höheren potenziellen Nebenwirkungsprofil in Bezug auf Magen, Niere und Gefäße behaftet. Bei unzureichender Schmerzlinderung sollte man nicht zögern, eine Kombination mit niedrigpotenten bis hochpotenten Opiaten durchzuführen. Freilich kommt es hierbei in der Anfangsphase bei einem Teil der Patienten zu erheblichen Nebenwirkungen (Übelkeit, Erbrechen, Schwindel, Müdigkeit). Gerade bei multimorbiden älteren Patienten mit starken Frakturschmerzen ist deshalb eine initiale stationäre Therapie sinnvoll. Kurzwirksame Analgetika bieten sich ergänzend für Zeitintervalle an, bei denen die Schmerzen besonders stark sind, z. B. beim morgendlichen Aufstehen.

In der ersten Phase des Frakturschmerzes bewirken auch physikalische Anwendungen und Entlastungsorthesen eine zusätzliche Linderung der Schmerzen. Später sollte dann ggf. eine Aufrichtungsorthese (B) benutzt werden. Die begleitende psychosoziale Unterstützung der Patienten ist v. a. bei Einschränkungen der alltäglichen Verrichtungen von entscheidender Bedeutung. **Ziel** der Schmerztherapie ist die rasche Wiederherstellung der normalen Aktivitäten des täglichen Lebens und die Vermeidung einer Immobilisation, die eine hohe Gefährdung für Pneumonien und Thrombosen birgt.

Kyphoplastie und Vertebroplastie

Der durch das akute Knochenmarködem und die anfängliche Mobilität der Fragmente verursachte Frakturschmerz lässt im Verlauf von 3 Monaten allmählich nach. Die Schmerzmedikation kann danach oft sogar vollständig beendet werden. Persistieren starke Schmerzen oder erweist sich die konservative Schmerztherapie als problematisch, sollte man eine rasch schmerzlindernde minimalinvasive Einbringung von Knochenzement in den gebrochenen Wirbelkörper durch eine Kyphoplastie oder eine Vertebroplastie erwägen (D). Neben seltenen schwerwiegenden Nebenwirkungen durch den Austritt von Zement in die Venen oder das Rückenmark sind es die fehlenden Erfahrungen zu den Auswirkungen der Zementeinbringung auf die zukünftige Stabilität der osteoporotischen Wirbelsäule, die derzeit noch die größte Limitation der beiden Verfahren darstellen.

Chronische Schmerzen nach Wirbelkörperbrüchen

Nach mehr als einem Jahr ist die Fraktur in der Regel konsolidiert. Die Ursache der bei einem Teil der Patienten vorhandenen residualen Schmerzen ist dann meistens eine chronische Überbeanspruchung der paravertebralen Muskulatur, der Bänder und/oder der kleinen Wirbelkörpergelenke durch die veränderte mechanische Belastung. Mit der Zahl und dem Schweregrad der Wirbelkörperfrakturen nimmt auch die Wahrscheinlichkeit für solche chronische Beschwerden zu. Koinzidente, Osteoporose-unabhängige Schädigungen von Muskulatur, Bändern und Gelenken, bestimmen die Ausprägung chronischer Schmerzen bei einer mani-

Tabelle 4.4 DXA-T-Werte in Abhängigkeit von Lebensalter und Geschlecht, die im Mittel mit einem 30%igen Frakturrisiko für Wirbelkörper- und proximale Femurfrakturen in 10 Jahren assoziiert sind

Lebensalter in Jahren		Niedrigster T-Wert LWK 1–4 und Gesamtfemur; Werte in Klammern: bei Vorliegen klinischer Risikofaktoren (s. Text)
Frau	Mann	
50–60	60–70	(bis –3,0) –4,0
60–65	70–75	(bis –2,5) –3,5
65–70	75–80	(bis –2,0) –3,0
70–75	80–85	(bis –2,0) –2,5
>75	>85	(bis –2,0) –2,0

festen Osteoporose entscheidend mit. Wie bei anderen Formen des Rückenschmerzes ist auch eine Depression ein wichtiger Modulator der Schmerzsymptomatik und sollte therapiert werden.

Die Schmerztherapie sollte multimodal sein und medikamentöse und nichtmedikamentöse Therapieansätze einbeziehen. Es sind verschiedene, speziell für Osteoporose-Patienten entwickelte Aufrichtungsorthesen verfügbar, die v. a. bei längerem Gehen und Stehen zu einer Schmerzlinderung beitragen können und im Gegensatz zu Entlastungsorthesen nicht zu einer Muskelatrophie führen.

■ Spezifische medikamentöse Therapie der Osteoporose

Medikamentös behandelte Osteoporose-Patienten haben seltener Schmerzen als nicht behandelte Patienten. Der Grund dafür liegt nicht in der schmerzlindernden Wirkung der Osteoporosemedikamente, sondern in der Vermeidung schmerzhafter Brüche. Die beste Schmerztherapie bei einer Osteoporose ist daher die „prophylaktische Schmerztherapie" über eine Vermeidung von Brüchen.

Die medikamentöse Therapie liefert bei Hochrisikopersonen auch einen entscheidenden Beitrag zur Vermeidung funktioneller Einschränkungen durch periphere Frakturen und Wirbelkörperfrakturen.

Indikation. Eine spezifische medikamentöse Therapie zur Sekundärprophylaxe weiterer Frakturen wird aufgrund des hohen Folgerisikos für Frakturen bei allen Personen nach einer osteoporotischen Wirbelkörperfraktur 2. oder 3. Grades oder multiple Wirbelkörperfrakturen 1–3. Grades empfohlen, bei denen der T-Wert der DXA-Knochendichtemessung an der LWS oder dem proximalen Gesamtfemur Werte < –2,0 aufweist und damit eine therapeutische Effizienz der Osteoporosetherapeutika belegt ist. Das Folgerisiko für Wirbelkörperfrakturen ist vermutlich aufgrund der veränderten Wirbelsäulenstatik in den ersten Monaten bis Jahren nach einer frischen osteoporotischen Wirbelkörperfraktur besonders hoch, sodass eine rasche Therapieeinleitung wichtig ist (C).

Die DVO-Leitlinien empfehlen eine spezifische medikamentöse Therapie auch dann, wenn das auf der Grundlage der derzeit verfügbaren epidemiologischen Daten geschätzte 10-Jahresrisiko für Wirbelkörper- und proximale Femurfrakturen > 30% beträgt und die T-Werte der DXA-Knochendichtemessung an der LWS oder am proximalen Gesamtfemur < –2,0 betragen und damit eine therapeutische Effizienz der Osteoporosetherapeutika belegt ist.

Wirksamkeit. Die medikamentöse Therapie ist rasch wirksam und ist auch oder gerade beim betagten Patienten mit seinem besonders hohen Risiko für Brüche wichtig! Umgekehrt gibt es derzeit keinen Beleg für eine persistierende Langzeitwirkung von medikamentösen Maßnahmen zur Frakturprophylaxe (C). Im Gegensatz zu anderen Organsystemen, bei denen eine Langzeitprophylaxe ein hohes Risiko für Folgeschäden nachhaltig verhindern kann, ist bei der Osteoporose eine vorbeugende Therapie mit medikamentösen oder nichtmedikamentösen Maßnahmen nicht belegt.

Risikofaktoren. Wenn einer der folgenden Risikofaktoren vorliegt, ist das Gesamtfrakturrisiko vermutlich um das 1,5- bis 2-Fache erhöht, sodass eine 30%ige Frakturwahrscheinlichkeit schon bei maximal um einen T-Wert höheren Messwerten erreicht wird (B–D). Entsprechend verschiebt sich die Empfehlung für eine medikamentöse Therapie bei Vorliegen eines dieser Risikofaktoren um einen halben T-Wert nach oben und bei 2 oder mehr Risikofaktoren um einen T-Wert nach oben. Zum Beispiel würde man einer 67-jährigen Frau mit zwei der nachfolgenden Risiken bereits bei T-Werten ab –2,0 eine Therapie empfehlen, während die Empfehlung ohne Zusatzrisiko erst bei –3,0 gegeben wäre.

Faktoren, die das Frakturrisiko unabhängig vom Lebensalter und der Knochendichte erhöhen, sind:
▶ proximale Femurfraktur eines Elternteils,
▶ singuläre Wirbelkörperfraktur 1. Grades
▶ periphere Fraktur nach Bagatelltrauma,
▶ Nikotinkonsum,
▶ multiple Stürze und
▶ Immobilität.

Untergewicht ist ein klinischer Risikofaktor der Basisuntersuchung, spielt aber als unabhängiger Risikofaktor bei der Beurteilung der Frakturrate nach Einbeziehung der DXA-Messung keine Rolle mehr, da das Gewicht eng mit der Knochendichtemessung assoziiert ist und nach Einbeziehung der Knochendichtemessung kein additives Risiko mehr darstellt (B).

Es gibt viele Situationen, z. B. eine Multimorbidität, eine kurze Lebenszeit oder der Wunsch des Patienten, in denen aus dem klinischen Gesamtkontext heraus eine höhere Zielvereinbarung des zu vermeidenden 10-Jahresfrakturrisikos getroffen werden kann. Entsprechend kann hier ein um bis zu einen T-Wert tiefere Therapieschwelle gewählt werden (D). Zum Beispiel würde man einer 67-jährigen Frau auch mit einem Zusatzrisiko in diesem Fall eine Therapie bei einem T-Wert von –3,0 und geringer empfehlen.

> Nach der bisherigen Evidenzlage ist ausschließlich die medikamentöse Behandlung eines aktuell hohen Frakturrisikos belegt, nicht jedoch eine prophylaktische medikamentöse Behandlung zur Vorbeugung eines in späteren Jahren erhöhten Frakturrisikos bei aktuell niedrigem Frakturrisiko.

Wirkungsmechanismen. Der menschliche Knochen ist zeitlebens einem Umbauprozess unterworfen, bei dem alte Knochenmatrix durch Osteoklasten abgebaut wird und neue Knochenmatrix durch Osteoblasten deponiert wird. Grundlage der medikamentösen Verbesserung der Knochenfestigkeit bei einer Osteoporose ist zum einen eine **Hemmung der osteoklastären Knochenresorption**, zum anderen die **Stimulation der osteoblastären Knochenneubildung**. Zu den Medikamenten, die die osteoklastäre Knochenresorption hemmen, gehören die Bisphosphonate (Alendronat, Ibandronat, Risedronat, Zoledronat), Raloxifen, Östrogenpräparate, Kalzitonin und Strontium-Ranelat. Durch eine Verminderung der Knochenresorption kommt es v. a. zu einer Verminderung der Zahl der Umbaueinheiten pro Knochenvolumen und damit zu einer Stabilisierung der Knochenarchitektur. Möglicherweise trägt auch die verbesserte Mineralisation des sich langsamer umbauenden Knochens zu einer verbesserten Festigkeit des Knochens bei. Die Auswirkungen dieser Medikamente auf die Kochenmasse sind gering bis mäßig. Anstiege der Knochendichte lassen sich teilweise über eine höhere Mineralisation des Knochens erklären.

Zu den Medikamenten, die als wesentlichen Wirkmechanismus den Knochenanbau stimulieren, gehören die heute nicht mehr gebräuchlichen Fluoride und die tägliche s. c.-Gabe von Parathormon 1–34 und 1–84. Beim Parathormon erfolgt die Verbesserung der Knochenstabilität überwiegend durch eine Zunahme der Knochenmasse und der dadurch bedingten Verbesserung der Knochenarchitektur.

Indikationen. Die in Bezug auf eine Fraktursenkung am besten belegten medikamentösen Therapieoptionen bei der postmenopausalen Frau sind Alendronat, Ibandronat, Risedronat, Zoledronat, Raloxifen, Strontium-Ranelat, und PTH 1–34 und 1–84 (Tab. 4.**5**). Für alle genannten Präparate ist eine Verminderung von Wirbelkörperfrakturen nachgewiesen (A). Für Alendronat, Risedronat, Zoledronat, Strontium-Ranelat und Teriparatid ist auch eine Verminderung peripherer Frakturen nachgewiesen (A). Die Zulassung von PTH 1–34 ist auf die manifeste Osteoporose mit Frakturen und für eine maximale Zeitdauer von 18 Monaten beschränkt, die Zulassung von PTH 1–84 auf 2 Jahre.

Bei **postmenopausalen Frauen**, die primär wegen vasomotorischer Symptome mit Östrogenen therapiert werden, ist mit Ausnahme sehr niedrig dosierter Präparate in der Regel keine weitere spezifische Osteoporosetherapie erforderlich (D).

Außerhalb der Indikation der vasomotorischen Symptome kann eine Kombinationstherapie mit Östrogenen und Gestagenen bei postmenopausalen Frauen mit hohem Frakturrisiko aufgrund des individuell unterschiedlichen, gesamt gesehen jedoch ungünstigen Nutzen-Risiko-Verhältnisses nur ausnahmsweise zur Frakturprävention empfohlen werden. Das Nutzen-Risiko-Verhältnis einer Östrogen-Monotherapie ist ausgeglichen. Beide Therapieprinzipien sind derzeit aber nur bei Unverträglichkeit oder Kontraindikationen gegenüber den anderen o. g. Osteoporosetherapeutika unter sorgfältiger individueller Abwägung von Nutzen und Risiken gemeinsam mit dem Patienten im Rahmen der Sekundärprävention einzusetzen (A). Bei Vorhandensein eines Uterus ist eine Zusatzbehandlung mit einem Gestagen obligatorisch.

Für **Männer** mit einer Osteoporose ist eine Therapie mit Alendronat, Risedronat, Zoledronat und PTH 1–34 zugelassen.

Therapieerfolg. Mit den derzeit zur Verfügung stehenden Osteoporosemedikamenten lässt sich die Inzidenz klinischer vertebraler Frakturen halbieren und die Inzidenz aller osteoporotischen Frakturen in typischen Kollektiven älterer osteoporotischer Patienten um etwa 20–30% reduzieren. Es gibt keine Belege für eine präferenzielle fraktursenkende Wirkung der o. g. Substanzen bei bestimmten Patientenuntergruppen. Die bisherigen Untergruppenanalysen deuten an, dass die therapeutische Effizienz unabhängig vom Alter, der Höhe des Knochenumbaus und des Ausmaßes der Osteoporose ist (B). Eine kombinierte oder sequenzielle Therapie von Osteoporosetherapeutika kann aufgrund unzureichender Daten derzeit nicht empfohlen werden.

Wahl des Wirkstoffs. Die einzelnen Präparate zeigen Unterschiede bezüglich der Art der Wirkung und der Pharmakokinetik. Sie sind auch unterschiedlich gut bezüglich der Wirkung auf verschiedene Frakturarten und der langfristigen Fraktursenkung bei kontinuierlicher oder diskontinuierlicher Einnahme belegt. Eine generelle oder bei bestimmten Patientenuntergruppen vorhandene Überlegenheit eines bestimmten Medikaments in Hinblick auf eine Fraktursenkung ist aber nicht belegt. Dies gilt insbesondere deshalb, weil eine Vergleichbarkeit der Studienkollektive in Bezug auf die unterschiedlich gut belegten Studienendpunkte nicht gewährleistet ist und unmittelbare Vergleichsstudien auf Frakturbasis nicht vorliegen. Für die individuelle Auswahl der Medikamente sollten die möglichen Neben- und Zusatzwirkungen und die Einnahmemodalität in die Überlegungen einbezogen werden.

Außer den in Tab. 4.**5** genannten Präparaten gibt es mehrere zusätzliche Osteoporose-Therapeutika, die zur Therapie der postmenopausalen Osteoporose zugelassen sind, deren Wirkung in Bezug auf eine Senkung von Wirbelkörperfrakturen aber mit einem niedrigeren **Evidenzgrad** (B–D) belegt ist, als dies bei den Medika-

Tabelle 4.5 Medikamentöse Therapie der Osteoporose

Wirkstoff (Handelsnamen)	Dosierung
Alendronat (Fosamax, verschiedene Generika)	10 mg 1-mal täglich p. o. 70 mg 1-mal wöchentlich p. o.
Alendronat + Vitamin D (Fosavance)	70 mg 1-mal wöchentlich p. o. + 2800 IE Vitamin D 3 1-mal wöchentlich p. o.
Ibandronat (Bonviva)	150 mg 1-mal monatlich p. o. 3 mg 1-mal 3-monatlich i. v.
Raloxifen (Evista)	60 mg 1-mal täglich p. o.
Risedronat (Actonel)	5 mg 1-mal täglich p. o. 35 mg 1-mal wöchentlich p. o.
Risedronat + Kalzium (Actonel Plus)	35 mg 1-mal wöchentlich p. o. + 500 mg Kalzium täglich Tag 1–6
Strontium-Ranelat (Protelos)	2 g täglich p. o.
Parathormon 1–34 (Teriparatid) (Forsteo)	20 µg täglich s. c. (die maximale zugelassene Therapiedauer beträgt 18 Monate)
Parathomon 1–84 (Preotact)	100 µg täglich s. c. (die maximale zugelassene Therapiedauer beträgt 24 Monate)
Zoledronat (Aclasta)	5 mg 1-mal jährlich i. v.

menten in der Tab. 4.5 der Fall ist. Zu diesen Präparaten zählen: Alfacalcidol (B), Calcitonin (B), Etidronat (B), Fluoride (B) und Nandrolon-Decanoat (D). Eine periphere Fraktursenkung ist für diese Präparate mit Ausnahme von Alfacalcidol nicht belegt.

Therapiekontrolle und Verlauf

Kontrollen

Die Chronizität der Osteoporose erfordert ein Therapiekonzept, das das gesamte restliche Leben des Patienten einbezieht. Patienten mit einem in der Basisuntersuchung mäßig erhöhten Risiko sollten bezüglich der Umsetzung der Basismaßnahmen, der Risikofaktoren und der zukünftigen Entwicklung des Frakturrisikos in Intervallen reevaluiert werden, die dem jeweiligen Risiko angemessen sind. Da über die Messfehlergrenze hinausgehende Abnahmen der Knochendichte vor Ablauf von 2 Jahren selten sind, sollten Kontrolluntersuchungen der Knochendichte in der Regel nicht vor Ablauf eines Zeitraums von 2 Jahren erfolgen (B). Eine dokumentierte Größenabnahme seit der letzten Untersuchung von > 2 cm oder akute Rückenschmerzen können Hinweise für neue Frakturen sein. In diesen Fällen wird eine radiologische Abklärung empfohlen (D). Bei Auffälligkeiten im Basislabor oder bei einem begründeten Verdacht auf Änderungen im Basislabor sollten entsprechende Laborkontrollen erfolgen (D).

Nach Einleitung einer spezifischen medikamentösen Therapie werden klinische Untersuchungen in anfangs 3- bis 6-monatlichen Abständen und später 6- bis 12-monatlichen Abständen empfohlen. Ziel ist die Erfassung von Schmerzen, Funktionalität, Risikofaktoren, Umsetzung der Basismaßnahmen, Gewicht und Größe (D). Knochendichtemessungen sollten in der Regel nicht vor einem Zeitraum von 2 Jahren wiederholt werden. Sie sind in Kombination mit klinischen Risikofaktoren sinnvoll zur fortlaufenden Orientierung über das Gesamtfrakturrisiko.

! Zur Abschätzung des medikamentösen Therapieerfolgs sind Knochendichtemessungen dagegen nur bedingt tauglich (B). Ein Nichtanstieg der Knochendichte unter einer antiresorptiven Medikation ist kein Hinweis für eine verminderte fraktursenkende Wirkung (B).

Therapiedauer

Die primäre Osteoporose ist eine chronische Erkrankung. Passagere Veränderungen einzelner Parameter unter einer medikamentösen Therapie wie der Knochendichte sollten keinesfalls eine „Heilung" suggerieren. Die medikamentöse Therapie sollte deshalb mindestens so lange erfolgen, wie sichere Aussagen zur fraktursenkenden Wirkung der Medikamente bei einer kontinuierlichen Einnahme getroffen werden können (A). Dies ist zum jetzigen Zeitpunkt je nach Präparat für 3–7 Jahre der Fall. Danach sollte der Patient erneut evaluiert werden. Die derzeitigen Konzepte der Langzeittherapie reichen von vorübergehenden Therapiepausen bis zu einer kontinuierlichen Therapie (D).

Einzelne Bisphosphonate wie Alendronat haben eine sehr lange Verweildauer im Knochengewebe, sodass bis zu 5 Jahren nach Therapieende noch biologische Wirkungen beobachtet werden können. Bei anderen Osteoporose-Medikamenten ist mit einem rascheren Wirkungsverlust im Verlauf von wenigen Monaten zu rechnen. Mit Ausnahme der Östrogene, bei denen ein Verlust der fraktursenkenden Wirkung schon wenige Monate nach Auslassen der Medikation beobachtet wurde, gibt es nur wenige Daten zu der Frage der Reversibilität der Wirkung nach Auslassen der Osteoporose-Medikamente.

Für Alendronat liegt der Vergleich einer 5-jährigen Therapiepause mit einer Therapiefortsetzung im Anschluss an eine 5-jährige Vortherapie vor. Unter der fortlaufenden Therapie mit Alendronat traten im Vergleich zu einer Therapiepause weniger klinische Wirbelkörperfrakturen auf bei einer allerdings ähnlichen Inzidenz morphometrisch nachweisbarer Wirbelkörperfrakturen. Die kleine Frakturfallzahl dieser Studie erlaubt aber keine definitiven Aussagen zur Effizienz einer Dauertherapie im Vergleich zu einer Therapiepause. Prinzipiell ist aber bei jeder medikamentösen Therapie der Osteoporose mittelfristig mit einem Verlust der fraktursenkenden Wirkung nach Beendigung der Therapie zu rechnen.

Bei den **sekundären Formen der Osteoporose**, bei denen eine umschriebene hormonelle Störung oder Noxe eine wesentliche Mitursache der Osteoporose ist, kommt es nach Beseitigung der Störung in der Regel zu einer weitgehenden und möglicherweise sogar vollständigen Beseitigung der zusätzlichen Frakturgefährdung. Dies lässt sich aus Studien zu einem internen und externen Glukokortikoidexzess, zum primären Hyperparathyreoidismus und zu einer Osteoporose nach Immobilisierung ableiten.

■ Wechsel der Medikation bei schlechtem Ansprechen der Therapie

Es gibt derzeit keine evaluierten Kriterien für ein medikamentöses Therapieversagen. Ein Therapieversagen ist aber zu vermuten bei folgenden Befunden:
- einem Abfall der Knochendichte im Verlauf über die populationsbezogene Messfehlergrenze hinaus (D),
- einer Frakturrate, die in Abhängigkeit von der absoluten Frakturrate deutlich über der zu erwartenden Senkung der Frakturrate unter einer Therapie liegt (D).

Eine fehlende Zunahme der Knochendichte bei einer Therapie mit einem Antiresorptivum oder das Neuauftreten einer Fraktur bei einem Patienten mit einer trotz Therapie hohen Frakturwahrscheinlichkeit sind dagegen nicht als Therapieversagen zu werten.

Biochemische Parameter des Knochenumbaus geben unter Studienbedingungen prognostische Hinweise für das Ausmaß der fraktursenkenden Wirkung einer antiresorptiven Medikation (B). Für den Einsatz im Praxisalltag sind diese Parameter noch nicht ausreichend standardisiert und evaluiert.

■ Prognose

Bei denjenigen Patienten mit einem nach Tab. 4.4 deutlich erhöhten Frakturrisiko wird das Frakturrisiko im weiteren Verlauf bei einer primären Osteoporose ohne zielgerichtete medikamentöse und nichtmedikamentöse Therapie weiter hoch sein und im Verlauf sogar weiter ansteigen. Der Prozentsatz der optimalen Verminderung der Frakturrate durch nichtpharmakologische Maßnahmen hängt v. a. von den spezifischen Risiken ab und kann bei < 10 % und > 50 % liegen. Bei T-Werten < –2,0 in der DXA-Knochendichte führt eine fortlaufende medikamentöse Therapie zu einer 50 %igen Frakturensenkung an der Wirbelsäule und einer 20–30 %igen Frakturensenkung peripherer osteoporotischer Frakturen. Insgesamt bestehen also gute Therapiemöglichkeiten. Dass auch unter einer optimalen Therapie aufgrund des hohen absoluten Frakturrisikos in den Folgejahren mehr Frakturen auftreten als bei gesunden Personen, ist in der Regel kein Zeichen eines Therapieversagens, sondern Folge des erhöhten Restrisikos.

■ Diagnostik und Therapie der sekundären Osteoporoseformen

Neben allgemeinen Frakturrisiken gibt es Krankheiten mit spezifischen Frakturrisiken (sekundäre Osteoporosen), bei denen die Abklärung und Therapie des Frakturrisikos ein Bestandteil der Gesamtdiagnostik und -therapie der Grunderkrankung bzw. -disposition ist. Die Empfehlungen zur Diagnostik und Therapie der postmenopausalen Osteoporose und der Osteoporose des älteren Mannes sind auf diese Erkrankungen nicht ohne weiteres übertragbar. Deshalb sollte hier eine Risikobeurteilung und ggf. Therapie evtl. durch den jeweiligen Fachspezialisten erfolgen.

■ Glukokortikoidinduzierte Osteoporose

Bei einer > 3 oder mehr Monate geplanten oder bereits laufenden Glukokortikoidtherapie ist bei einer Dosis ≥ 7,5 mg Prednisolonäquivalent ein deutlich erhöhtes Frakturrisiko nachgewiesen (A/B), sodass in diesen Fällen generell eine Diagnostik empfohlen wird (B).

Wird unter einer mindestens 3-monatigen Glukokortikoidtherapie oder bei bereits manifester osteoporotischer Fraktur im DXA ein T-Wert von < –1,5 nachgewiesen, ist eine medikamentöse Intervention indiziert (B). Für postmenopausale Frauen und den Mann sind aufgrund der nachgewiesenen frakturreduzierenden Wirkung Bisphosphonate die erste Wahl (Empfehlungsgrad A/B). Diese Therapie ist zunächst für 2–5 Jahre zu planen. Anschließend sollten eine Reevaluation und eine Entscheidung über eine weitere Therapie aufgrund des vorhandenen Risikos erfolgen (D). Bei oralen Prednisolon-Äquivalentdosen < 7,5 mg ist das Frakturrisiko mäßig erhöht. Hier wird eine Diagnostik ab dem 50. Lebensjahr bei Frauen und ab dem 60. Lebensjahr bei Männern empfohlen. Die Therapieschwelle sollte um einen T-Wert nach oben verschoben werden.

> **!** Für prämenopausale Frauen liegt für kein Bisphosphonat bisher eine Zulassung vor. Bei der Anwendung bei dieser Personengruppe oder der i. v.-Verabreichung sind die Modalitäten des „Off-label"-Gebrauchs zu berücksichtigen.

Das Frakturrisiko bei chronischer Anwendung inhalativer Glukokortikoide ist bei einer hohen Kortikoiddosis möglicherweise ebenfalls leicht erhöht. Das Frakturrisiko scheint aber deutlich geringer zu sein als bei einer oralen Glukokortikoidtherapie, sodass hier keine generelle Empfehlung zu einer Diagnostik und Therapie abgeleitet werden kann. Großflächige chronische dermale Glukokortikoidapplikationen können ebenfalls eine Osteoporose auslösen. Die Höhe des Frakturrisikos bei wiederholten lokalen Glukokortikoidinjektionen ist noch nicht ausreichend geklärt.

Andere Formen einer sekundären Osteoporose

Die adäquate Diagnostik und Therapie der diese Krankheiten/Konditionen begleitenden Knochenstoffwechselstörungen ist individuell sehr verschieden und z. T. auch noch wenig standardisiert. Einige der o. g. Krankheiten bzw. Konditionen erfüllen aber in Abhängigkeit vom Lebensalter die Voraussetzungen für ein „Case Finding" im Sinne einer gezielten Evaluation des Frakturrisikos unter Einschluss der Knochendichtemessung bei den betroffenen Personen. Voraussetzungen dafür sind:

- dass erstens nachgewiesen ist oder dass es zumindest als wahrscheinlich gelten kann, dass diese Erkrankungen/Konditionen ein mäßiges bis starkes Frakturrisiko bedingen und
- dass zweitens sich aus der Abschätzung des Frakturrisikos inkl. der Durchführung einer DXA-Messung in einem relevanten Prozentsatz eine unmittelbare therapeutische Konsequenz ergibt, die sich ohne diese Diagnostik nicht ergeben hätte.

Da es sich oft um Erkrankungen mit niedriger oder vergleichsweise niedriger Prävalenz handelt, ist die absolute Höhe des Frakturrisikos für keine der genannten Erkrankungen/Konditionen in prospektiven epidemiologischen Studien ähnlich gut evaluiert wie für die **Osteoporose nach der Menopause und im Alter**. Für einige der nachfolgenden Konditionen/Erkrankungen gibt es Konsensusempfehlungen, die sich aber auf eine geringe Evidenzlage stützen. Die DVO-Leitlinien 2009 empfehlen bei den nachfolgend aufgeführten Formen einer sekundären Osteoporose ein ähnliches Modell zur Abschätzung des 10-Jahres-Frakturrisikos wie bei der Osteoporose nach der Menopause und im Alter zu verwenden und die Krankheit/Kondition in der Tab. 4.**1** als ein Zusatzrisiko ähnlich wie Rauchen oder multiple Stürze zusätzlich zu möglichen anderen Risikofaktoren zu berücksichtigen.

Für einige der oben genannten Erkrankungen gibt es konsistente Daten aus mindestens einer Kohortenstudie oder Fall-Kontroll-Studie, die ein solches zusätzliches relatives Frakturrisiko für mehr als eine Frakturart unabhängig von Alter, Geschlecht und Frakturstatus wahrscheinlich machen. Dies ist bei den im Folgenden aufgeführten Krankheiten bzw. Konditionen der Fall:

1. Therapie mit Aromatase-Inhibitoren,
2. Antiandrogene Therapie bei Männern mit einem Prostatakarzinom,
3. Hypogonadismus bei Mann aus anderen Ursachen,
4. Cushing-Syndrom (manifest und subklinisch),
5. Zustand nach einem apoplektischen Insult mit Paresen,
6. Zustand nach Gastrektomie und B-II-Operation
7. Primärer Hyperparathyreoidismus (pHPT),
8. Zustand nach Organtransplantation
9. Einnahme von Antiepileptika
10. Rheumatoide Arthritis
11. Therapie mit Glitazonen
12. Epilepsie/Antiepileptika
13. Diabetes mellitus Typ 1
14. TSH-Werte <0,3 mU/l
15. Sturzbegünstigende Medikamente

Die Effizienz der therapeutischen Maßnahmen in Hinblick auf eine Verminderung der Frakturrate ist bei diesen sekundären Osteoporosen unterschiedlich gut belegt. Nur für den apoplektischen Insult gibt es eine randomisierte Studie, die explizit für diese Erkrankung auch zeigt, dass sich die erhöhte Frakturrate therapeutisch vermindern lässt. Für den primären Hyperparathyreoidismus liegen zumindest Daten aus einer Kohortenstudie vor, die eine Verminderung der Frakturrate durch die Therapie (in diesem Fall die operative Sanierung der Nebenschilddrüsen) nahelegen. Für die anderen aufgeführten Krankheiten/Konditionen stehen keine Daten zur therapeutischen Effizienz in Bezug auf eine Fraktursenkung zur Verfügung. Es liegen hier allenfalls Daten zu der therapeutischen Veränderung von Surrogatparametern wie der Knochendichte im Verlauf vor. Hier kann aber plausibel von den Daten der medikamentösen Therapie der Osteoporose nach der Menopause und im Alter auf die zu erwartende frakturensenkende Wirkung bei diesen sekundären Osteoporosen extrapoliert werden, zumal die sekundäre Osteoporose hier meist nur ein Zusatzrisiko darstellt und sich auch bei diesen Patienten das Gesamtrisiko zum großen Teil diejenigen Komponenten beinhaltet, die auch bei der Therapie der Osteoporose nach der Menopause und im Alter eine Rolle spielen.

Literatur

Bernstein CN, Leslie WD. Review article: Osteoporosis and inflammatory bowel disease. Aliment Pharmacol Ther. 2004; 19:941–5.

Bianchi ML, Mazzanti A, Galbiati E, et al. Bone mineral density and bone metabolism in Duchenne muscular dystrophy. Osteoporos Int. 2003;14:761–7.

Brazier JE, Green C, Kanis JA. A systematic review of health state utility values for osteoporosis-related conditions. Osteoporos 2002;Int 13:768–776.

Caudarella R, Vescini F, Buffa A, La Manna G, Stefoni S. Osteoporosis and urolithiasis. Urol Int. 2004;72 Suppl 1:17–9.

Cohen A, Sambrook P, Shane E. Management of bone loss after organ transplantation. J Bone Miner Res. 2004;19:1919–32.

Cranney A, Guyatt G, Griffith L, Wells G, Tugwell P, Rosen C. IX. Summary of meta-analysis of therapies for postmenopausal osteoporosis. Endocrine Rev 2002;23:570–578.

Cummings SR, Melton LJ. Epidemiology and outcomes of osteoporotic fractures. Lancet. 2002;359:1761–7.

Eastell R, Hannon R. Long-term effects of aromatase inhibitors on bone. J Steroid Biochem Mol Biol. 2005;95:151–4.

Green PH. The many faces of celiac disease: clinical presentation of celiac disease in the adult population. Gastroenterology 2005;128(4 Suppl 1):S 74–8.

Hawkins D, Evans J. Minimising the risk of heparin-induced osteoporosis during pregnancy. Expert Opin Drug Saf. 2005;4:583–90.

Kanis JA, Borgstrom F, De Laet C, et al. Assessment of fracture risk. Osteoporos Int. 2005;16:581–9.

Kazantzis G. Cadmium, osteoporosis and calcium metabolism. Biometals. 2004;17:493–8.

Khosla S, Melton III LJ, Wermers RA, Crowson CS, O'Fallon WM, Riggs BL. Primary hyperparathyroidism and the risk of fracture: a population-based study. J Bone Miner Res 1999; 14:1700–1707.

Leidig-Bruckner G, Ziegler R. Diabetes mellitus a risk for osteoporosis? Exp Clin Endocrinol Diabetes 2001;109, Suppl 2:S 493–514.

Lock CA, Lecouturier J, Mason JM, Dickinson HO. Lifestyle interventions to prevent osteoporotic fractures: a systematic review. Osteoporos Int. 2006;17:20–8.

Lodder MC, de Jong Z, Kostense PJ, et al. Bone mineral density in patients with rheumatoid arthritis: relation between disease severity and low bone mineral density. Ann Rheum Dis. 2004;63:1576–80.

Mahachoklertwattana P, Chuansumrit A, Choubtum L, Sriphrapradang A, Sirisriro R, Rajatanavin R. Bone mineral density in children and young adults with beta-thalassemia trait. J Pediatr Endocrinol Metab 2002;15:1531–5.

Mehler PS. Osteoporosis in anorexia nervosa: Prevention and treatment. Int J Eat Disord 2003;33:113–26.

Melton LJ 3 rd, Rajkumar SV, Khosla S, Achenbach SJ, Oberg AL, Kyle RA. Fracture risk in monoclonal gammopathy of undetermined significance. J Bone Miner Res. 2004;19:25–30.

Miller PD. Pitfalls in bone mineral density measurements. Curr Osteoporos Rep. 2004;2:59–64.

Miller PD. Treatment of Osteoporosis in Chronic Kidney Disease and End-stage Renal Disease. Curr Osteoporos Rep. 2005; 3:5–12.

Nevitt MC, Cummings SR, Stone KL, et al. Risk factors for a first-incident radiographic vertebral fracture in women > or = 65 years of age: the study of osteoporotic fractures. J Bone Miner Res. 2005;20:131–40.

Olszynski WP, Shawn Davison K, Adachi JD, et al. Osteoporosis in men: Epidemiology, diagnosis, prevention, and treatment. Clin Ther. 2004;26:15–28.

Osnes EK, Lofthus CM, Meyer HE, et al. Consequences of hip fracture on activities of daily life and residential needs. Osteoporos Int. 2004;15:567–74.

Pack AM. The association between antiepileptic drugs and bone disease. Epilepsy Curr.2003;3:91–95.

Poole KE, Warburton EA, Reeve J. Rapid long-term bone loss following stroke in a man with osteoporosis and atherosclerosis. Osteoporos Int. 2005;16:302–5.

Pfeilschifter J, Pientka L, Scheidt-Nave Ch. Osteoporose in Deutschland 2003 – Eine Bestandsaufnahme. MMW 2003; 145:42–43.

Prentice A. Diet, nutrition and the prevention of osteoporosis. Public Health Nutr. 2004;7(1A):227–43.

Schwartz AV; Sellmeyer DE; Ensrud KE; et al for the Study of Osteoporotic Fractures Research Group Older women with diabetes have an increased risk of fracture: A prospective study. J Clin Endocrinol Metab. 2001;86:32–8.

Seeman E. Pathogenesis of bone fragility in women and men. Lancet 2002;359:1841–1850.

Sharifi N, Gulley JL, Dahut WL. Androgen deprivation therapy for prostate cancer. JAMA 2005;294:238–44.

Tefferi A, Pardanani A. Systemic mastocytosis: current concepts and treatment advances. Curr Hematol Rep. 2004;3: 197–202.

Van Staa TP. The Pathogenesis, Epidemiology and Management of Glucocorticoid-Induced Osteoporosis. Calcif Tissue Int. 2006;79:129–37.

Vestergaard P, Lindholm J, Joregensen JOL, et al. Increased risk of osteoporotic fractures in patients with Cushing's syndrome. Eur J Endocrinol 2002;146:51–56.

Vestergaard P, Mosekilde L. Hyperthyroidism, bone mineral, and fracture risk – a meta-analysis. Thyroid. 2003;13:585–93.

Vigano A, Mora S. Adverse effects of antiretroviral therapy: focus on bone density. Expert Opin Drug Saf. 2004; 3:199–208.

Zehnder Y, Luthi M, Michel D, et al. Long-term changes in bone metabolism, bone mineral density, quantitative ultrasound parameters, and fracture incidence after spinal cord injury: a cross-sectional observational study in 100 paraplegic men. Osteoporos Int. 2004;15:180–9.

4.2 Osteomalazie und sonstige Formen der Mineralisationsstörung

S. H. Scharla

■ Definition, Epidemiologie

Die Osteomalazie ist eine Knochenstoffwechselerkrankung, die durch eine gestörte Mineralisierung der durch Osteoblasten gebildeten organischen Knochenmatrix und durch eine reduzierte Knochenneubildung gekennzeichnet ist. Es kommt zu einer Anhäufung von nicht mineralisiertem Knochengewebe. Das Krankheitsbild ist nicht einheitlich, da eine Vielzahl von Ursachen zur Osteomalazie führen kann, wobei Vitamin-D-Mangel oder Vitamin-D-Stoffwechselstörungen als Ursache dominieren. Typische klinische Zeichen sind Skelettschmerzen, Verbiegungen von Knochen, und Frakturen.

Genaue Zahlen zu Inzidenz und Prävalenz der Osteomalazie sind für Deutschland nicht erhältlich. Epidemiologische Daten gibt es zur **Häufigkeit von Vitamin-D-Mangel** als Prädisposition zur Osteomalazie: in einer randomisierten Bevölkerungsstichprobe hatte mehr als die Hälfte der Bevölkerung in Deutschland mit einem Alter > 50 Jahre im Winter einen Vitamin-D-Mangel mit 25-Hydroxyvitamin-D-Konzentrationen < 15 ng/ml (Scharla und Scheidt-Nave 1996).

Bei **älteren, immobilen Menschen**, insbesondere Altersheimbewohnern, beträgt die Prävalenz von Vitamin-D-Mangel fast 100%, in dieser Gruppe finden sich auch häufiger schwere Vitamin-D-Mangelsyndrome mit Osteomalazie. Bei älteren Patienten mit proximaler Femurfraktur fanden histologische Untersuchungen in mehr als einem Drittel der Fälle eine Osteomalazie (Aaron et al. 1974). In einer eigenen Untersuchung bei über 100 konsekutiven Patienten mit proximaler Femurfraktur hatten 67% einen erniedrigten Vitamin-D-Status (Scharla et al. 1999).

Bei Säuglingen und Kleinkindern ist der Vitamin-D-Mangel bzw. die Osteomalazie infolge der Präventionsmaßnahmen (Vitamin-D-Supplementation) nur noch selten.

Einwanderer mit dunkler Hautfarbe sind aufgrund der Absorption von UV-Licht durch das Melanin in der Haut besonders für Vitamin-D-Mangel gefährdet. Auch kulturelle Besonderheiten mit Tragen von verhüllender Kleidung prädisponieren zu Vitamin-D-Mangel. So betrifft die so genannte **Immigrantenosteomalazie** bis zu 10% der türkischen Einwanderer auch in jüngeren Altersgruppen (Erkal et al. 2003; Offermann 1978; Offermann u. Manhold 1978).

■ Pathogenese

Vitamin-D-Stoffwechsel und -Funktionen. Die Mineralisierung der organischen Knochenmatrix hängt von der Verfügbarkeit der mineralischen Bestandteile (v. a. Kalzium und Phosphat), von der Aktivität der Osteoblasten und von der Funktion der Enzyme wie der alkalischen Phosphatase ab. Dabei haben Vitamin D bzw. seine biologische aktiven Metabolite eine besonders wichtige Funktion: der biologisch aktivste Metabolit 1,25-Dihydroxyvitamin D (Synonym: **Calcitriol**) hat folgende Funktionen:
▶ er stimuliert die intestinale Kalziumabsorption,
▶ er stimuliert die Differenzierung von osteoblastären Zellen,
▶ er stimuliert die Knochenmatrixsynthese und
▶ er fördert die Mineralisierung der Knochenmatrix.

Vitamin-D-Mangel und Störungen des Vitamin-D-Stoffwechsels sind die häufigsten Ursachen von Osteomalazie. Vitamin D wird in der Haut unter Einfluss von UV-Licht (295–305 nm) aus 7-Dehydrocholesterol synthetisiert oder es wird aus der Nahrung aufgenommen. Über die Blutbahn gelangt Vitamin D in die Leber, wo es substratabhängig zum 25-Hydroxyvitamin-D hydroxyliert wird, welches die Speicherform von Vitamin D darstellt. In der Niere (zu einem geringen Teil auch in anderen Geweben, so auch in Knochenzellen) findet dann eine weitere Hydroxylierung zum 1α,25-Dihydroxyvitamin-D (Calcitriol) statt. Das zuständige Enzym, die 1α-Hydroxylase, ist streng reguliert und wird in ihrer Aktivität durch die Konzentrationen von Kalzium, Phosphat und anderen Hormonen (insbesondere Parathormon) reguliert. Alternativ kann in der Niere auch 24,25-Dihydroxyvitamin D entstehen, welches als kataboles Stoffwechselprodukt angesehen wird, dem aber auch eigene spezifische Wirkungen auf den Knochenstoffwechsel zugeschrieben werden.

Obwohl das 1,25-Dihydroxyvitamin-D die Hormonform und somit biologisch wirksamste Form von Vitamin D darstellt, hat auch die Vorstufe 25-Hydroxyvitamin-D bereits biologische Aktivität. Da die Serumkonzentration von 25-Hydroxyvitamin-D normalerweise 1000-fach höher ist (im Vergleich zur Hormonform), hat auch dieser Metabolit im Stoffwechsel bereits biologische Wirkungen. So ist z. B. die enterale Kalziumabsorption, die über die Aktivierung des Vitamin-D-Rezeptors gesteigert wird, besser mit dem 25-Hydroxyvitamin-D als mit dem 1,25-Dihydroxyvitamin-D korreliert.

Ein **Absinken der 25-Hydroxyvitamin-D-Konzentration** bei Vitamin-D-Mangel führt frühzeitig über eine verminderte enterale Kalziumabsorption und über ein (geringes) Absinken der Serumkalziumkonzentration zu einer gesteigerten Parathormonsekretion. Dieser **sekundäre Hyperparathyreoidismus** wiederum aktiviert die renale 1α-Hydroxylase, sodass auch bei zunehmendem Vitamin-D-Mangel noch lange Zeit der Spiegel von 1,25-Dihydroxyvitamin-D im Normbereich bleibt. Dies ist auch der Grund, weshalb es bei Vitamin-D-Mangel über den sekundären Parathormonanstieg und die dadurch gesteigerte Knochenresorption zunächst zu einer Osteoporose (Knochenmassenminderung) kommt. Erst bei ausgeprägtem Vitamin-D-Mangel, wenn auch die Konzentration von 1,25-Dihydroxyvitamin-D absinkt, treten Mineralisationsstörungen und verminderte Knochenmatrixsynthese hinzu, die Zeichen der Osteomalazie.

> Bei Kindern wird die Vitamin-D-Mangel-Erkrankung Rachitis genannt, die zusätzlich durch Skelettdeformierungen und Wachstumsstörungen gekennzeichnet ist.

Ursachen von Vitamin-D-Mangel bzw. Osteomalazie. Die häufigste Ursache von Vitamin-D-Mangel ist die verminderte kutane Vitamin-D-Bildung im Alter aufgrund verminderter Syntheseleistung der älteren Haut. Auch dunkle Hautpigmentierung oder verhüllende Bekleidung bedingen eine verminderte Hautsynthese von Vitamin D. Bei jüngeren Erwachsenen stellen Dünndarmerkrankungen (z. B. einheimische Sprue/Zöliakie) aufgrund verminderter enteraler Vitamin-D-Resorption und Unterbrechung des enterohepatischen Kreislaufs eine wichtige Ursache für Vitamin-D-Mangel dar. Auch Gastrektomie und chronisch entzündliche Darmerkrankungen (Morbus Crohn) bedingen Vitamin-D-Mangel.

Eine gestörte Metabolisierung von Vitamin D führt ebenfalls zur Osteomalazie. Lebererkrankungen und Medikamente (Antiepileptika) bedingen eine verminderte Bildung von 25-Hydroxyvitamin-D und/oder eine vermehrte Katabolisierung (Krause et al. 1982). Eine Niereninsuffizienz resultiert in einer verminderten Aktivität der 1α-Hydroxylase der Niere, weshalb Nierenerkrankungen zu Osteopathien mit osteomalazischer Komponente führen. Wegen der Komplexität des Krankheitsbildes (Mischbild aus Osteomalazie, Osteoporose, Hyperparathyreoidismus und Urämie) wird die so genannte renale Osteopathie jedoch als eigenständiges Krankheitsbild aufgefasst (Kapitel 4.3).

Sehr selten sind genetische Defekte der 1α-Hydroxylase, die zu einem Mangel an 1,25-Dihydroxyvitamin-D führen. Ebenso ist die Endorganresistenz aufgrund genetischer Defekte des Vitamin-D-Rezeptors selten.

Ein **extremer Kalziummangel** kann auch ohne Vorliegen eines Vitamin-D-Defizits zur Osteomalazie führen (Marie et al. 1982).

Häufiger ist **Phosphatmangel** eine Ursache der Osteomalazie. Dieser tritt im Rahmen von Nierenerkrankungen, renalen Tubulusfunktionsstörungen mit Phosphatverlust auf, oft begleitet von Veränderungen des Vitamin-D-Stoffwechsels (Kapitel 4.8). Ursachen sind u. a. Mutationen im Gen für FGF-23 (Fibroblastenwachstumsfaktor 23) und im PHEX-Gen (Phosphat-regulierendes Gen).

Tumoren können ebenfalls, durch die Sekretion von humoralen Faktoren wie FGF-23, zu einem renalen Phosphatverlust und zu einer verminderten Bildung von 1,25-Dihydroxyvitamin-D führen (weitere Faktoren sind frizzled-related protein 4 und matrix extracellular phosphoglycoprotein) (Carpenter 2003). Die für diese „onkogene Osteomalazie" verantwortlichen Tumoren sind meist benigne und mesenchymalen Ursprungs und oft schwierig zu lokalisieren.

Mineralisierungsstörungen können auch durch **Medikamente** hervorgerufen werden, wie Antiepileptika, Aluminium in Dialyseflüssigkeit oder in Phosphatbindern, Antazida, Fluor und Etidronat.

Ein eigenes Krankheitsbild stellt die **Hypophosphatasie** dar, die auf einem Mangel oder einem Defekt des in Leber, Knochen, und Knorpel gebildeten Isoenzyms der alkalischen Phosphatase beruht. Verschiedene Formen der Hypophosphatasie (aufgrund unterschiedlicher Mutationen) sind bekannt, die sich schon in Säuglingsalter oder erst im Erwachsenenalter durch Skelettdeformierungen und Ermüdungsbrüche manifestieren. Verschiedene Vererbungsmodi sind beschrieben.

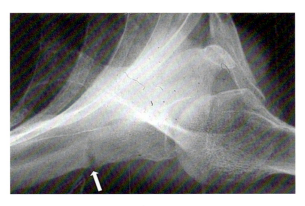

Abb. 4.2   Looser-Umbauzone; Schulterblatt.

■ Einteilung der Osteomalazie

Die Osteomalazie wird aufgrund der unterschiedlichen Pathogenese in unterschiedliche Gruppen eingeteilt:
- ▶ Osteomalazie bei Vitamin-D-Mangel:
  - nutritiv, mangelnde Sonnenexposition, Alter, Lebensstil
  - gastrointestinale Erkrankungen
    - Zustand nach Gastrektomie
    - einheimische Sprue (Zöliakie)
    - Chronisch-entzündliche Darmerkrankungen (Morbus Crohn)
  - Lebererkrankungen
    - Primär biliäre Zirrhose
    - chronisch aktive Hepatitis
    - alkoholische Leberzirrhose
  - totale parenterale Ernährung
  - Antiepileptika-Dauertherapie
- ▶ Renale Tubulusfunktionsstörungen (Vitamin-D-resistente Rachitis):
  - Phosphatdiabetes
    - X-chromosomal vererbte hypophosphatämische Rachitis
    - Hereditäre hypophosphatämische Rachitis mit Hyperkalziurie
    - Adulte Form der hypophosphatämischen Rachitis
    - Autosomal dominant vererbte hypophosphatämische Rachitis
  - Fanconi-Syndrom
  - Renal tubuläre Azidose
- ▶ Defekt der 1α-Hydroxylase (Vitamin-D-abhängige Rachitis Typ I)
- ▶ Endorganresistenz für Vitamin D (Vitamin-D-abhängige Rachitis Typ II)
- ▶ Hypophosphatasie
- ▶ Medikamentöse/toxische Effekte:
  - Fluor
  - Aluminium
  - Etidronat
  - Antazida
- ▶ Onkogene Osteomalazie

■ Klinisches Bild

Müdigkeit, Myalgien, und neuromuskuläre Koordinationsstörungen können schon bei leichtem Vitamin-D-Mangel auftreten, sind aber oft noch nicht klinisch auffällig. Bei ausgeprägtem, schweren Vitamin-D-Mangel kommt es zu den klassischen Zeichen wie Muskelschwäche (Gangstörungen, Watschelgang, Hängebauch), sowie generalisierten, diffusen Skelettschmerzen, die sich beim Anspannen der Muskeln, bei Tragen von Gewichten oder durch Druck verstärken. Man interpretiert diese Symptomatik als **Periostdehnungsschmerz** durch die Deformierung des Knochens bei Krafteinwirkung. Bei der klinischen Untersuchung kann man diesen Schmerz durch seitlichen Druck auf den Thorax oder durch Druck auf die Symphyse auslösen. Der Skelettschmerz bei Osteomalazie tritt auch ohne das Vorhandensein von eigentlichen Frakturen auf. Tragischerweise wird diese Symptomatik teilweise auch als psychogen fehldiagnostiziert. Ursache für den generalisierten Knochenschmerz ist möglicherweise die Aufquellung der hydrierten demineralisierten Matrix unter dem Periost (Holick 2007).

Bei ca. 5–10% der Patienten kommt es zu so genannten Pseudofrakturen (**Looser-Umbauzonen**), die sich im Röntgenbild als band- oder spaltförmige Aufhellungen oder Unschärfen darstellen (Abb. 4.2).

Psychische Symptome wie Leistungsschwäche und depressive Verstimmungen können mit Vitamin-D-Mangel assoziiert sein.

Ausgeprägte Hypokalziämien mit Tetanien und Konvulsionen treten bei der Osteomalazie des Erwachsenen selten auf. Bei Kindern mit Vitamin-D-Mangel kommt es aufgrund der Wachstumsstörungen zu Knorpelauftreibungen an den Rippen (rachitischer Rosenkranz) und Verbiegungen der langen Röhrenknochen.

Tabelle 4.6 Laborchemische Leitbefunde des Vitamin-D-Mangels (nach Scharla 2007)

Parameter	Kommentar
Urinkalziumausscheidung (24-h-Sammelurin) erniedrigt	Frühes Zeichen
Urinphosphatausscheidung niedrig	Bei Vitamin-D-Mangel niedrig, bei Phosphatverlust-Syndromen erhöht!
Serumkalzium erniedrigt	Bei leichtem, subklinischem Vitamin-D-Mangel liegt das Kalzium noch im untersten Normbereich
Serumphosphat im unteren Normbereich oder erniedrigt	
Alkalische Phosphatase-Aktivität erhöht	Kann bei leichtem Vitamin-D-Mangel noch im oberen Normbereich liegen
25-Hydroxyvitamin-D im Serum erniedrigt	Die Bestimmung von 25-(OH)-D ist zum Nachweis eines Vitamin-D-Mangels besser geeignet als die Messung von 1,25(OH)2-D, weil letzteres infolge der Parathormon-induzierten Enzymstimulation oft noch im Normbereich liegt.
Parathormon (intakt) erhöht	Steigt bereits bei leichtem Vitamin-D-Mangel frühzeitig an
Biochemische Knochenumbaumarker erhöht (z. B. Osteocalcin (Demiaux et al. 1992))	Nicht spezifisch für Vitamin-D-Mangel, in der Regel nicht erforderlich

Die Hypophosphatasie als Sonderform der Osteomalazie ist bei Auftreten im Kindesalter durch Skelettmissbildungen, Hyperkalzämie, Nephrokalzinose und Nierenfunktionsstörungen gekennzeichnet. Bei Erwachsenen mit Hypophosphatasie treten zu den Symptomen der Osteomalazie gehäuft schlecht heilende Stressfrakturen, Zahnverlust und Chondrokalzinose hinzu. Auch Osteomyelitis wurde beschrieben.

Die Endorganresistenz für Vitamin D (Vitamin-D-Rezeptordefekt) geht oft mit einer Alopezie einher.

■ Diagnostik

In der Anamnese ist gezielt nach Skelettbeschwerden, Skelettschmerzen, Muskelschwäche, Muskelschmerzen, Zahnstatus, Gelenkbeschwerden, psychischem Befinden, abdominellen Beschwerden und v. a. auch Medikamenten zu fragen. Wegen der hereditären Formen ist auch die Familienanamnese wichtig.

Die körperliche Untersuchung sollte Statur, Gangbild, Muskelkraft und evtl. Periostschmerz (Symphysendruckschmerz, Thoraxkompressionsschmerz) umfassen. Die Osteomalazie ist häufig durch typische Laborveränderungen gekennzeichnet, die bei den einzelnen Osteoporoseformen unterschiedlich ausfallen können. Die charakteristischen Laborbefunde bei Vitamin-D-Mangel sind in der Tab. 4.6 aufgeführt.

Für den direkten Nachweis eines Mangels eignet sich die Bestimmung von 25-Hydroxyvitamin-D (Speicherform des Vitamin D). Die Nachweismethoden sind jedoch immer noch recht aufwendig, auch wenn inzwischen nichtradioaktive Messmethoden wie Enzymbindungsproteinassays zur Verfügung stehen (Hawa et al. 1999).

Bei hinreichendem klinischem Verdacht auf Vitamin-D-Mangel (z. B. ältere Menschen mit Osteoporose) wird man deshalb eine Vitamin-D-Supplementation auch ohne Messung des 25-Hydroxyvitamin-D durchführen können.

Bei jüngeren Erwachsenen mit Vitamin-D-Mangel sollte eine Suchdiagnostik hinsichtlich Zöliakie erfolgen, geeignet sind hierfür die Antikörper gegen Gewebstransglutaminase (Sensitivität und Spezifität > 90%) (Scharla et al. 1994, Scharla 2003).

Bei typischer Konstellation für Osteomalazie, aber normalem 25-Hydroxyvitamin-D, sollte die Bestimmung von 1,25-Dihydroxyvitamin-D angeschlossen werden: bei niedrigem 1,25-Dihydroxyvitamin-D trotz niedrigem Kalzium und hohem Parathormon kann von einem Defekt der 1α-Hydroxylase der Niere ausgegangen werden (auch Nierenfunktionswerte zum Ausschluss einer renalen Osteopathie messen!). Bei hohen Werten für 1,25-Dihydroxyvitamin-D muss ein Defekt des Vitamin-D-Rezeptors vermutet werden.

Bei den Osteomalazieformen mit Phosphatverlust fällt der sehr niedrige Phosphatspiegel im Serum bei hoher Urinphosphatausscheidung auf. Die alkalische Phosphatase kann leicht erhöht sein, und das 1,25-Dihydroxyvitamin-D ist inadäquat niedrig. Ein charakteristischer Marker für die hypophosphatämischen Rachitisformen ist der FGF-23 (Jonsson et al. 2003; weitere Diagnostik s. Kapitel 4.8).

Die Hypophosphatasie geht mit leicht erhöhten Kalziumkonzentrationen im Serum einher. Wegweisend ist hier die niedrige Aktivität der alkalischen Phosphatase (bei gleichzeitigen gastrointestinalen Erkrankungen ist die Isoenzymauftrennung der Alkalischen Phosphatase sinnvoll). Charakteristische Laborveränderungen sind bei der Hypophosphatasie der erhöhte Vitamin-B6-Spiegel im Blut (Pyridoxal-5-Phosphat) und die vermehrte Urinausscheidung von Phosphoethanolamin.

> **!** Hohe Werte für Vitamin-B6-Spiegel im Blut (Pyridoxal-5-Phosphat) können auch Folge der Einnahme von Multivitaminpräparaten o. Ä. sein. Ebenso sind Zink- und Magnesium-Mangel auszuschließen.

■ Differenzialdiagnostik

Die Differenzialdiagnostik verschiedener Osteomalazieformen erfolgt anhand der Laborparameter (Tab. 4.7).

4.2 Osteomalazie und sonstige Formen der Mineralisationsstörung

Tabelle 4.7 Differenzialdiagnostik der Osteomalazie-Laborparameter

Basis-Laborparameter bei Verdacht auf Osteomalazie	Erweitertes Labor	Krankheitsbild
Serumkalzium ↓ ↔ Serumphosphat ↓ Alkalische Phosphatase ↑ Urinkalziumausscheidung ↓ Urinphosphatausscheidung ↓	Parathormon ↑ 25-OH-Vitamin D ↓	Vitamin-D-Mangel An gastroenterologische Ursachen denken: Antikörper gegen Gewebstransglutaminase (Sprue), Leberfunktionswerte, Stuhlfett, Pankreaselastase im Stuhl, Laktosetoleranztest
Serum-Kalzium ↔ Serum-Phosphat ↓ Alkalische Phosphatase ↑ Urin- Kalziumausscheidung ↓ ↑ Urin-Phosphatausscheidung ↑	Parathormon ↔ ↓ 25-OH-Vitamin D ↔ 1,25-dihydroxyvit. D ↓	Osteomalazie mit Phosphatverlust (renale Tubulusfunktionsstörung) Bei Manifestation im Erwachsenalter: an onkogene Osteomalazie denken, Bestimmung von FGF 23
Serumkalzium ↑ ↔ Serumphosphat ↑ ↔ Alkalische Phosphatase ↓ Urinkalziumausscheidung ↑ Urinphosphatausscheidung ↓	Parathormon ↔ ↓ 25-OH-Vitamin-D ↔ Knochenisoenzym AP ↓ Phosphoethanolamin im Urin ↑ Pyridoxal-5-Phosphat im Plasma ↑	Hypophosphatasie (DD: an primären Hyperparathyreoidismus denken, dort jedoch AP erhöht und Parathormon zumindest leicht erhöht)
Serumkalzium ↓ Serumphosphat ↓ Alkalische Phosphatase ↑ Urinkalziumausscheidung ↓ Urinphosphatausscheidung ↓ ↔	Parathormon ↑ 25-OH-Vitamin-D ↔ 1,25-Dihydroxyvitamin-D ↓	Vitamin D-abhängige Rachitis Typ 1 (Defekt 1α-Hydroxylase)
Serumkalzium ↓ Serumphosphat ↓ Alkalische Phosphatase ↑ Urinkalziumausscheidung ↓ Urinphosphatausscheidung ↓ ↔	Parathormon ↑ 25-OH-Vitamin-D ↔ 1,25-dihydroxyvit.-D ↑	Vitamin D-abhängige Rachitis Typ 2 (Endorganresistenz, Rezeptordefekt Vitamin D)

Genetische Tests und Molekularbiologische Analysen spielen in der Regel bei der Diagnostik der Osteomalazie nur eine geringe Rolle. Genanalysen können bei der Diagnostik seltener und hereditärer Osteomalazieformen hilfreich sein, sind aber bisher nicht allgemein verfügbar (Hypophosphatasie: www.sesep.uvsq.fr/index-anglais.html).

Histologisch ist eine Osteoidvermehrung kennzeichnend. Bis 6% Osteoid in Relation zum Gesamtvolumen an Knochenmatrix wird noch als normal angesehen, gestützt auf die Korrelation histologischer und biochemischer Befunde (Chalmers et al. 1969). Zu beachten ist, dass auch ein gesteigerter Knochenumbau, z. B. bei Hyperthyreose, mit vermehrtem Osteoid einhergeht. Eine klare Differenzierung kann nur mittels Tetrazyklin-Markierung erfolgen, die die Messung der Mineralisierungszeit ermöglicht.

Bildgebende Verfahren dienen der Erkennung von Frakturen und Skelettdeformationen. Allgemein ist die apparente Knochendichte sowohl des kortikalen als auch des spongiösen Knochens vermindert, und die vermehrte Osteoidmenge resultiert in typischen Befund des verwaschenen, milchglasartigen Knochens. Pathognomonisch für Vitamin-D-Mangel sind Pseudofrakturen (auch Looser-Umbauzonen genannt), die allerdings nur in einem geringen Prozentsatz (5–10%) auftreten. Typische Lokalisationen sind der laterale Skapularand (Abb. 4.2), das Becken (v. a. Schambeinäste), die Metatarsalien und die langen Röhrenknochen. In schweren Fällen kommt es zu Deformierungen stark belasteter Knochenabschnitte, z. B. zur Kartenherzform des Beckens, zu einer Protrusio acetabuli oder Platybasie (Abplattung der Schädelbasis).

Bei der **Hypophosphatasie** treten Ermüdungsfrakturen v. a. im Bereich der unteren Extremitäten auf (Abb. 4.3).

In der Osteodensitometrie mittels DXA-Methode findet man deutliche verminderte Werte. Die Szintigrafie zeigt eine vermehrte Nuklidspeicherung im gesamten Skelettsystem und kann der Aufspürung von Frakturen dienen.

Für die Suche nach Tumoren bei onkogener Osteomalazie können Positronemissionstomografie (PET) und gleichzeitige Computertomografie eingesetzt werden (Ruault et al. 2005, Hesse et al. 2007).

■ Therapie

■ Konservative Therapie

Vitamin-D-Mangel kann **nichtmedikamentös** durch Bestrahlung der Haut mit ultraviolettem Licht (UV-B-Strahlung 295–305 nm) behandelt werden, eine mit Erfolg bereits Anfang des 20. Jahrhunderts bei Kindern angewandte Methode (Huldschinsky 1919). Bei älteren Menschen ist die Vitamin-D-Synthese in der Haut je-

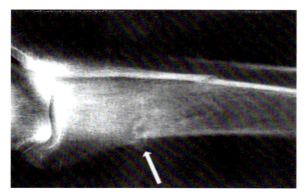

Abb. 4.3 Fraktur bei Hypophosphatasie.

doch vermindert, sodass Bestrahlung mit UV-Licht hier keinen Erfolg verspricht (Scharla et al. 2006).

Nahrungsmittel enthalten nur relativ wenig Vitamin D. Man müsste 3- bis 4-mal in der Woche Seefisch (Lachs, Makrele, Hering) oder jeden Tag 10 Eier essen, um den Vitamin-D-Bedarf zu decken. Dies dürfte kaum durchführbar sein und hätte u. U. auch unerwünschte Nebeneffekte.

Kalziumreiche Ernährung (Milch/Milchprodukte, bestimmte Gemüse, z. B. Broccoli, Mineralwässer) ist zur Verbesserung der durch Vitamin induzierten Mineralisierung notwendig.

In der Regel wird Vitamin-D-Mangel heute mit **Medikamenten** behandelt. Dabei wird man in den meisten Fällen mit einer oralen Vitamin-D-Supplementation oder -Medikation auskommen. Bei den leichteren Formen des Vitamin-D-Mangels, z. B. im Rahmen der Osteoporoseprävention oder -therapie sollten mindestens 400 IE Vitamin D 3 (= 10 µg) täglich gegeben werden (geringere Dosierungen hatten in Therapiestudien keinen Effekt). Um eine möglichst ausreichende Versorgung zu gewährleisten, können ohne weiteres 1000 IE Vitamin D 3 täglich gegeben werden. Als fettlösliches Vitamin ist eine Einnahme des Vitamin D mit Mahlzeiten sinnvoll. Wegen der Speicherung von Vitamin D im Körper ist es prinzipiell auch möglich, höhere Einzeldosen auch wochenweise oder monatsweise zu verabreichen. Vitamin-D 3-Präparate sind in der roten Liste unter der Substanzbezeichnung Colecalciferol aufgeführt.

Bei gastrointestinalen Erkrankungen mit Malabsorption können höhere orale Dosierungen bis 10 000 IE tgl. notwendig sein – alternativ kann Vitamin D parenteral auch i. m. gegeben werden (z. B. 100 000 IE i. m. 3- bis 4-mal im Jahr).

Auch bei antikonvulsiver Therapie sind Dosierungen von 4000 IE Vitamin D 3 notwendig.

> Bei einer Vitamin-D-Medikation muss auf eine gleichzeitige ausreichende Kalziumversorgung (1000–1500 mg Gesamtkalziumzufuhr pro Tag) geachtet werden.

Wenn eine ausgeprägte Osteomalazie vorliegt, kann bei Behandlungsbeginn eine noch höhere Kalziumzufuhr von 2000 mg täglich notwendig sein, da unter der Vitamin-D-Behandlung das vorher unverkalkte Osteoid schnell mineralisiert und dadurch die Serumkalziumkonzentration absinken kann („hungry bone"-Phänomen). Kontrollen des Serumkalziums sind in der Anfangsphase der Therapie deshalb sinnvoll.

Der **Therapieerfolg** kann bei Osteomalazie durch die Normalisierung der alkalischen Phosphatase und das Absinken des Parathormons dokumentiert werden (Scharla et al. 1994).

Kontraindikationen und Nebenwirkungen. Unterhalb der Dosierung von 10 000 IE täglich wurde bisher keine Akkumulation bzw. Intoxikation mit Vitamin D beschrieben (Vieth et al. 2001). Hyperkalzämie ist eine Kontraindikation für eine Kalziumsupplementation (vor Behandlung Serumkalzium messen!). Eine vermehrte Nierensteinbildung ist unter Kalzium-/Vitamin-D-Supplementation beschrieben worden (Jackson et al. 2006), allerdings im Rahmen einer präventiven allgemeinen Behandlung, nicht im Rahmen der gezielten Therapie bei Osteomalazie.

Bei Patienten mit Sarkoidose sollte vor Vitamin-D-Supplementation eine Hyperkalzämie ausgeschlossen werden. Das Arterioskleroserisiko wird durch übliche Dosen von Kalzium und Vitamin D nicht erhöht.

Sonderformen. Im Falle eines Defekts der 1α-Hydroxylase der Niere (Vitamin-D-abhängige Rachitis-Typ-1) ist eine Therapie mit 1,25-Dihydroxyvitamin D (Calcitriol) notwendig (meist 1 µg tgl.). Bei einem Defekt des Vitamin-D-Rezeptors im Sinne einer Endorganresistenz (Vitamin-D-abhängige Rachitis-Typ-2) kann eine hochdosierte Calcitrioltherapie (5–60 µg tgl.) den Rezeptordefekt in einem Teil der Fälle kompensieren. Alternativ müsste eine hochdosierte orale oder zentralnervöse Kalziumgabe versucht werden.

Bisher ist keine etablierte Therapie bei Hypophosphatasie bekannt. Kalzium und Vitamin D sind nicht indiziert (da ohnehin das Hyperkalzämierisiko erhöht ist). Einzelne kasuistische Behandlungen mit Teriparatid (humanes Parathormon 1–34) zeigten unterschiedlich erfolgreiche Ergebnisse (Scharla et al. 2007, Whyte et al. 2007). Eine begleitende Osteomyelitis kann mit nichtsteroidalen Antirheumatika (NSAR) behandelt werden (www.hypophosphatasie.net).

Bei Osteomalazie mit Phosphatverlust muss der Phosphatverlust durch orale Phosphatsupplementation ersetzt werden (1–2 g Phosphat/Tag in 4–5 geteilten Dosierungen, z. B. „Redukto"). Zusätzlich sollte bei zusätzlicher Störung der 1α-Hydroxylierung Calcitriol 1–2 µg täglich gegeben werden. Unter Therapie müssen die Kalzium- und Phosphatkonzentrationen regelmäßig überwacht werden.

Bei onkogener Osteomalazie kann eine Behandlung mit Octreotide erfolgreich sein (Seufert et al. 2001).

■ **Operative und radiologische Therapiemöglichkeiten**

Die onkogene Osteomalazie kann durch die Entfernung des verantwortlichen Tumors geheilt werden. Bei Deformierungen des Skeletts mit daraus resultierenden Behinderungen oder der Gefahr von Sekundärarthrosen sind korrigierende orthopädische Verfahren indiziert.

Eine strahlentherapeutische Zerstörung des verantwortlichen Tumors bei onkogener Osteomalazie ist in Einzelfällen möglich (Hesse et al. 2007).

Literatur

Aaron JE, Gallagher JC, Anderson J, et al. Frequency of osteomalacia and osteoporosis in fractures of the proximal femur. The Lancet 1974;1:229–233.
Chalmers J, Barclay A, Davison AM, Macleod DAD, Williams DA. Quantitative Measurement of Osteoid in Health and Disease. Clinical Othopaedics and Related Research 1969;63:196–209.
Carpenter TO. Oncogenic Osteomalacia – A Complex Dance of Factors. N Engl J Med 2003;348:1705–1708.
Demiaux B, Arlot ME, Chapuy M-C, Meunier PJ, Delmas PD. Serum osteocalcin is increased in patients with osteomalacia: Correlations with biochemical and histomorphometric findings. J Clin Endocrinol Metab 1992;74:1146–1151.
Dupond JL, Mahammedi H, Prië D, et al. Oncogenic osteomalacia: Diagnostic importance of fibroblast growth factor 23 and F-18 fluorodeoxyglucose PET/CT SCAN fort the diagnosis and follow up in one case. Bone 2005;36;375–378.
Erkal MZ, Stracke H, Bilgin Y, et al. Migranten-Osteomalazie in Deutschland. Osteologie 2003;12(Supplement 1):47.
Hawa G, Eichinger B, Friedl S, et al. Enzyme binding protein assay for 25-hydroxyvitamin D. Clin Lab 1999;45:611–615.
Hesse E, Rosenthal H, Bastian L. Radiofrequency Ablation of a Tumor Causing Oncogenic Osteomalacia. N Engl J Med 2007;357:422–424.
Hesse E, Moessinger E, Rosenthal H, et al. Oncogenic Osteomalacia: Exact Tumor Localization by Co-Registration of Positron Emission and Computed Tomography. J Bone Miner Res 2007;22:158–162.
Holick MF. Vitamin D Deficiency. Review Article. N Engl J Med 2007;357:266–281.
Huldschinsky K. Heilung der Rachitis durch künstliche Höhensonne. DMW 1919;26:712–713.
Jonsson KB, Zahradnik R, Larsson T, et al. Fibroblast Growth Factor 23 in Oncogenic Osteomalacia and X-Linked Hypophosphatemia. N Engl J Med 2003;348:1656–1663.
Krause KH, Berlit P, Bonjour JP, Schmidt-Gayk H, Schellenberg B, Gillen J. Vitamin Status in Patients on Chronic Anticorvulsant Therapy. Internat J Vit Nutr Res 1982;52:375–385.
Marie PJ, Pettifor JM, Ross FP, Glorieux FH. Histological osteomalacia due to dietary calcium deficiency in children. N Engl J Med 1982;307:584–588.
Offermann G. Immigrantenosteomalazie in Deutschland. DMW 1978;103:1387–8.
Offermann G, Manhold C. Osteomalazie bei türkischen Gastarbeitern in Deutschland. Inn Med 1978;5:103–111.
Scharla SH, Fliser D, Delling G, Ziegler R. Knochenschmerzen als Hauptsymptom eines Malabsorptionssyndroms bei einheimischer Sprue. Osteologie 1994;3:134–137.
Scharla SH, Scheidt-Nave C. Reference range of 25-hydroxyvitamin D serum concentration in Germany. Clin Lab 1996;42:475–7.
Scharla SH, Wolf S, Düll R, Lempert UG. Prevalence of low bone mass and endocrine disorders in hip fracture patients in southern Germany. Exp Clin Endocrinol Diabetes 1999;107:547–554.
Scharla S. Ursachen der Osteoporose: Zöliakie nicht vergessen. DMW 2003;128:916–919.
Scharla SH, Barth D, Lempert UG. Untersuchung zur Verbesserung des Vitamin-D-Stoffwechsels bei Altersheimbewohnern mittels einer Bestrahlung mit ultraviolettem Licht. Journal für Mineralstoffwechsel 2006;13:47–51.
Scharla SH, Mayer KH, Lempert UG. Treatment of hypophosphatasia with teriparatide (human parathyroid hormone 1–34). Exp Clin Endocrinol Diabetes 2007;115(Supplement 1): S 41.
Scharla S. Diagnostik und Therapie von Vitamin-D-Mangel: Schon der klinische Verdacht rechtfertigt die Behandlung. MMW-Fortschr. Med. 2007;149:37–40.
Seufert J, Ebert K, Müller J, et al. Octreotide therapy for tumor-induced osteomalacia. N Engl J Med 2001;345:1883–1888.
Vieth R, Chan PC, MacFarlane GD. Efficacy and safety of vitamin D3 intake exceeding the lowest observed adverse effect level. Am J Clin Nutr 2001;73:288–294.
Whyte MP, Mumm S, Deal C. Adult Hypophosphatasia treated with teriparatide. J Clin Endocrinol Metab 2007; online doi:10.1210/jc.2006–1902.

4.3 Renale Osteopathie

D. Zehnder

■ **Definition und Pathogenese**

Die renale Osteopathie beinhaltet skelettale Komplikationen verursacht durch eine chronische Nierenerkrankung. Die Akkumulation urämischer Toxine, aber auch der Verlust der metabolischen und endokrinen Funktion der Niere führt zu Störungen des normalen Knochenumbaus, der Kopplung des Knochenauf- und -abbaus, der Mineralisation und Zusammensetzung des Knochens. Auch die Behandlungsstrategien, die den Funktionsverlust der Niere ersetzen sollen, können bestimmte histologische Erscheinungsbilder der renalen Osteopathie fördern.

Regulation des Kalzium-Phosphat-Stoffwechsels. Dies illustriert die zentrale Rolle der Niere als regulatorisches und endokrines Organ zur Regulation des Kalzium-Phosphat-Stoffwechsels. Durch die zugleich präzise und komplexe Kontrolle durch das Parathormon (PTH), das in der Niere aktivierte Vitamin D (Calcitriol) und den im Knochen produzierten Fibroblast Growth Faktor 23 (FGF23) (Lui u. Charles, 2007) werden Serumkalzium und -phosphat innerhalb einer sehr engen Bandbreite gehalten, die für die Aufrechterhaltung lebenswichtiger Prozesse essenziell ist. Wie in Abb. 4.4 dargestellt bewirkt das durch Aktivierung in der Niere entstandene Calcitriol eine Zunahme der Kalzium- und Phosphatreabsorption im Darm, hemmt die PTH-Produktion und die FGF-23-Synthese. Das in der Nebenschilddrüse synthetisierte PTH bewirkt eine Zunahme der Kalzium- und Phosphatfreisetzung aus den Knochen und in synergistischer Wirkung über die vermehrte Produktion

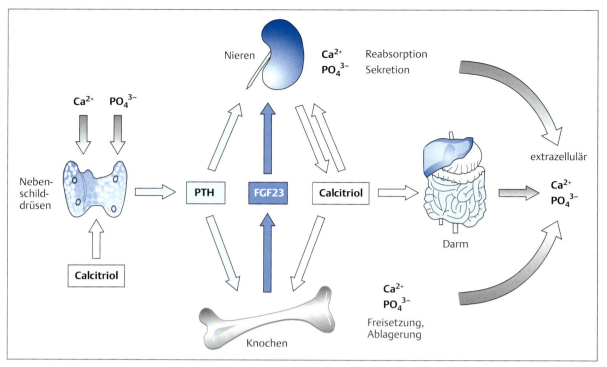

Abb. 4.4 Der Kalzium-Phosphat-Stoffwechsel unterliegt einer präzisen und komplexen Kontrolle durch Parathormon (PTH), Calcitriol und Fibroblast Growth Faktor 23 (FGF-23). Ca^{2+}: Serumkalzium, PO_4^{3-}: Serumphosphat.

von aktiviertem Vitamin D eine Steigerung der Kalzium- und Phosphatresorption aus dem Darm. Weiter führt PTH zu einem Anstieg der renalen tubulären Phosphatausscheidung und einer Erhöhung der renalen Kalziumrückresorption. Das im Knochen produzierte FGF-23 führt zu einem Anstieg der renalen Phosphatausscheidung und in synergistischer Wirkung über die verminderte Produktion von Calcitriol in der Niere zu einer Verminderung der Kalzium- und Phosphatresorption aus dem Darm. Die Ausschüttung des PTH und renale Synthese von aktivem Vitamin D wird auch direkt vom Serumkalzium mittels dem auf der Oberfläche der Hauptzellen der Nebenschilddrüsen vorhandenen kalziumsensitiven Rezeptor gesteuert.

Gestörte Regulation bei Niereninsuffizienz. Bei niereninsuffizienten Patienten wird das Serumkalzium nicht mehr adäquat über die Niere rückresorbiert, und es werden nur ungenügende Mengen an Calcitriol synthetisiert. Zusätzlich ist die Ausscheidung des Serumphosphats über die kranke Niere vermindert. Es kommt zu einer relativen Hypokalzämie und einer Hyperphosphatämie, der durch die verbleibenden Steuermechanismen, das PTH und das im Knochen synthetisierte FGF-23, entgegengewirkt werden muss. Dies führt zum renal bedingten sekundären Hyperparathyroidismus (sHPT) und der vermehrten Produktion von FGF-23 im Knochen.

Neben dem phosphaturischen Effekt hemmt FGF-23 jedoch auch die renale Calcitriolsynthese. Dieser endokrine Korrekturversuch erscheint früh im Verlauf einer chronischen Niereninsuffizienz (Abb. 4.5) und zieht bei den meisten Patienten mit terminaler Niereninsuffizienz ohne Behandlung klinisch potenziell schwerwiegende skelettale und extraskelettale Komplikationen nach sich. Wesentliche skelettale Konsequenzen sind vermehrte Knochenfrakturen. Auch die extraskelettalen Komplikationen, mit Verkalkung von Weichteilen, Gefäßen und Herzklappen, tragen zur stark erhöhten Mortalität dieser Patienten bei und müssen somit ins Behandlungskonzept miteinbezogen werden.

> Um diesem Zusammenhang zwischen gestörtem Kalzium-Phosphat-Stoffwechsel, extraskelettaler Verkalkung und renaler Osteopathie bei niereninsuffizienten Patienten Rechnung tragen zu können, wurde kürzlich von einer internationalen Arbeitsgruppe eine neue Definition dieses Syndroms vorgeschlagen: chronische Niereninsuffizienz – Mineral- und Knochenerkrankung (Moe et al. 2006).

Epidemiologie

Mit einer Nierenfunktionsabnahme um 50% (Glomeruläre Filtrationsrate (GFR) < 60 ml/min/1,75 m²) beginnen

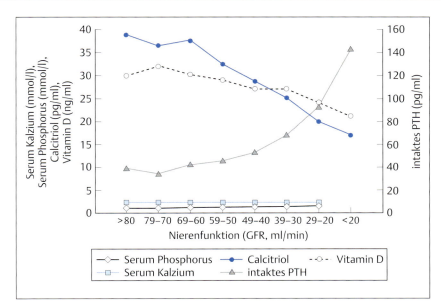

Abb. 4.5 Medianwerte für Serumkalzium, Phosphat, intaktes Parathormon (iPTH), Calcitriol und Vitamin D mit abnehmender Nierenfunktion. Steigende iPTH- und fallende Calcitriol-, aber auch Vitamin-D-Werte treten früh im Verlauf des Nierenfunktionsverlusts und vor Veränderungen des Serumkalzium und Phosphat auf. Glomeruläre Filtrationsrate (GFR, ml/min). (adaptiert von Levin A et al. 2007).

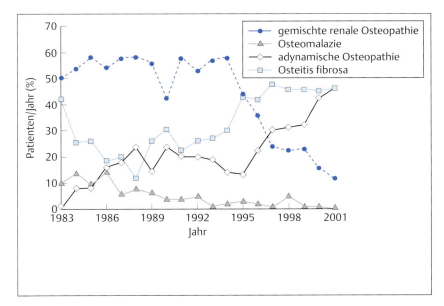

Abb. 4.6 Prävalenz der histologischen Subtypen der renalen Osteopathie in Patienten mit Nierenversagen (adaptiert von Malluche H.H. et al. 2004).

die Blutwerte für das PTH zu steigen und das aktive Vitamin D zu fallen (Abb. 4.5). Diese Blutveränderungen, zusammen mit zunehmender ossärer Rezeptorresistenz für diese Hormone, sind zentral für die Entwicklung der renalen Osteopathie. Wir können daher annehmen, dass die für die renale Osteopathie typischen histologischen Knochenveränderungen bereits bei einer GFR von 60 ml/min/1,75 m² auftreten. Zunächst stehen die hyperparathyroiden Knochenveränderungen im Vordergrund. Mit zunehmendem Nierenfunktionsverlust und Intensivierung der medikamentösen Behandlung werden vermehrt andere Erscheinungsformen diagnostiziert (Tab. 4.8), sodass mit terminaler Niereninsuffizienz bei 75–100% der Patienten die typischen Knochenveränderungen beobachtet werden (Elder 2002).

Über die letzten 2 Jahrzehnte hat sich das histologische Erscheinungsbild der renalen Osteopathie stark verändert. Bei Dialysepatienten, bei denen die hyperparathyroiden Knochenveränderungen (erhöhter Knochenumbau, Osteitis fibrosa cystica) im Vordergrund standen, werden nun die adyname Knochenerkrankungen (stark verminderter Knochenumbau) vermehrt beobachtet (Abb. 4.6). Mögliche Gründe dafür sind die Einführung neuer medikamentöser Therapien der renalen Osteopathie, neuer Dialysetechniken und auch die sich ändernden Patientenpopulationen. Die adynamen Knochenerkrankungen werden häufiger bei älteren und diabetischen Patienten beobachtet (Malluche et al. 2004).

Um 1990, nach der Beschreibung der **Aluminiumtoxizität** (stark verminderter Knochenumbau, Enzephalo-

Tabelle 4.8   Histomorphometrische Einteilung der renalen Osteopathie mit den zu erwartenden Serumwerten für Parathormon (PTH) als indirekter Marker (ausgedrückt als x-fach oberer Grenzwert für normale PTH-Werte)

Knochenerkrankung	Beschreibung	Ursache	Serum-PTH
Erhöhter Umbau			
Osteitis fibrosa cystica (Mineralisation abnormal, Volumen erhöht)	Erhöhter Knochenumbau Desorganisierte nichtlamelläre Kollagenablagerung Erhöhte Osteoidablagerung Erhöhte Knochenablagerung Knochenmarkfibrose	Sekundärer Hyperparathyreoidismus	> 6-fach
Verminderter Umbau			
Osteomalazie (Mineralisation abnormal, Volumen erhöht)	Verminderte Osteoidablagerung Aluminiumablagerung Verminderte Knochenbildungsrate Akkumulation von Ostoid	Aluminiumexzess Vitamin-D-Mangel Andere Faktoren	< 3-fach
Adynamisch (Mineralisation normal, Volumen erhöht)	Wenig Knochenumbauzonen Verminderte Knochenbildungsrate Verminderte Osteoidablagerung	Manchmal Aluminiumablagerung Relativer Hypoparathyreoidismus Häufiger bei älteren Patienten, Diabetikern und Patienten unter der Therapie mit Peritonealdialyse	Oberer Grenzwert für normale PTH-Werte
Erhöhter und verminderter Umbau			
Gemischt (Mineralisation abnormal, Volumen erhöht)		Sekundärer Hyperparathyreoidismus Aluminium Andere Faktoren	3- bis 6-fach

pathie, mikrozytäre Anämie), nahm der Gebrauch aluminiumhaltiger Phosphatbinder stark ab. Dies führte zur starken Abnahme der dadurch verursachten adynamen Knochenerkrankung und Osteomalazie. Aluminium ist als schwer lösliches Salz in der Umwelt weit verbreitet. Nur eine geringe Menge wird jedoch intestinal aufgenommen, welches die Niere wieder ausscheidet. Ist jedoch die Nierenfunktion stark vermindert (GFR < 30 ml/min), akkumuliert Aluminium im Körper. Neben aluminiumhaltigen Phosphatbindern führen auch aluminiumhaltige Antazida zur vermehrten Aufnahme von Aluminium. Seit der deutlichen Reduktion des Aluminiumgehalts im Dialysat (< 10 µg/l) und der kontrollierten und stark limitierten Einnahme aluminiumhaltiger Phosphatbinder wurden nur noch selten Nierenpatienten mit Aluminiumtoxizität beobachtet. Nach **Einführung kalziumhaltiger Phosphatbinder** um 1995 führten die dadurch erhöhten Serumkalziumwerte, insbesondere mit der gleichzeitigen Einnahme von Vitamin-D-Produkten, jedoch zur Suppression des PTH und erneut zur starken Zunahme der adynamen Osteopathie. Heute stehen daher bei Dialysepatienten die adyname und die hyperparathyroide Knochenerkrankung (Osteitis fibrosa cystica) im Vordergrund.

■ Einteilung und klinisches Bild

Einteilung. Die Knochenstärke wird durch die Knochenqualität und Knochendichte bestimmt. Bei der Niereninsuffizienz steht die qualitative Veränderung des Knochens im Vordergrund. Daher wird die renale Osteopathie histologisch mithilfe einer Knochenbiopsie eingeteilt (Tab. 4.8). Die wichtigen histomorphometrischen Kriterien für die Einteilung sind Knochenumsatz, -mineralisation und -volumen, wie von der American Society for Bone and Mineral Disease (ASBMR) empfohlen (Parfitt et al. 1987). Diese Klassifikation ermöglicht eine klinisch relevante Beschreibung der Knochenveränderungen, welche zudem hilft, die Pathophysiologie und damit die Therapie zu definieren.

Frakturen und Risikofaktoren. Knochenfrakturen sind eine wichtige Komplikation der verminderten Knochenqualität bei renaler Osteopathie. Die Frakturen treten nicht nur häufiger, sondern auch viel früher auf. Terminal niereninsuffiziente Patienten beider Geschlechter erfahren eine Frakturhäufigkeit, die ähnlich hoch ist wie die von 10–20 Jahre älteren Personen ohne Niereninsuffizienz. Die Hüftfrakturhäufigkeit von 0,89% und die Häufigkeit irgendeiner Fraktur von 2,6% (Jadoul et al. 2006) steht im Gegensatz zur Allgemeinbevölkerung mit einer jährlichen Hüftfrakturhäufigkeit von 0,07–0,22% (Kanis et al. 2002). Weitere Risikofaktoren, die auf dem Hintergrund einer renalen Osteopathie zu erhöhter Frakturhäufigkeit führen sind in Abb. 4.7 dargestellt. Neben den für Osteoporose allgemein bekannten Risikofaktoren, wie Alter, Geschlecht, frühere Hüftfraktur und sedierende Medikamente bestehen nierenpatientenspezifische Risikofaktoren. Vor allem verminderte Albuminspiegel, als Charakterisierung des Ernährungszustandes, wie eine Vitamin-D-Defizienz

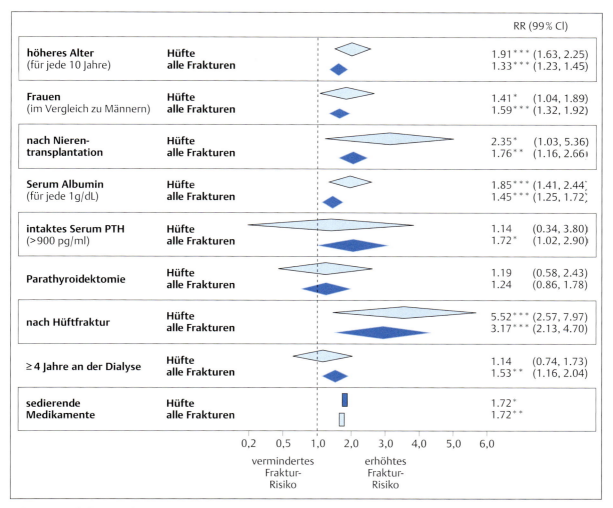

Abb. 4.7 Risikofaktoren für neue Frakturen in Patienten mit terminaler Niereninsuffizienz: relatives Risiko einer Hüftfraktur (Hüfte) oder einer Fraktur an irgendeinem Knochen (alle). Prospektive Beobachtung an 12 782 Dialysepatienten in Amerika, Australien, Japan und Europa während der Jahre 2002–2004. RR=relatives Risiko, CI=Confidence Interwall.
* P ≤ 0,05, ** P ≤ 0,01, *** P ≤ 0,0001 (adaptiert von Jadoul et al. 2006).

oder frühere Nierentransplantation mit Knochenschädigung durch Kortikosteroide erhöhen die durch eine renale Osteopathie bedingte Frakturhäufigkeit. Die Dialyse selber und der schwere sHPT scheinen nur einen Einfluss auf andere Frakturen, nicht auf Hüftfrakturen zu haben (Jadoul et al. 2006).

Das Ereignis einer Fraktur, insbesondere einer Hüftfraktur ist für Dialysepatienten insofern wichtig, da die Einjahresmortalität nach einer Hüftfraktur mit 50 % doppelt so hoch wie für Dialysepatienten ohne Fraktur ist (Mittalhenkle et al. 2004).

Lebenserwartung. Die Lebenserwartung niereninsuffizienter Patienten ist, im Vergleich zur Allgemeinbevölkerung, durch verschiedene Gründe sehr stark vermindert (Abb. 4.8) (Go et al. 2004; O'Hare et al. 2006; Raymond et al. 2007). Beinahe 50 % der Dialysepatienten sterben direkt in Folge kardiovaskulärer Ereignisse. Eine wichtige Ursache für diese hohe kardiovaskuläre Mortalität sind die mit der renalen Osteopathie im Zusammenhang stehenden **extraskelettalen Komplikationen**, insbesondere **Gefäß- und Herzklappenverkalkungen**. Die vaskulären Verkalkungen finden sich im Bereich der Intima und der Media der Arterienwand. Intimaverkalkungen treten oft früh und vermehrt im Verlauf der Nierenerkrankung im Bereich von atherosklerotischen Läsionen auf. Die Mediaverkalkungen (Mönckeberg-Sklerose) sind meist diffus und haben das Erscheinungsbild einer aktiven und regulierten extraskelettalen Knochenformation, welche zum Verlust der Elastizität und somit der Windkesselfunktion der Arterien führt.

Sind Hautarterien betroffen, spricht man von einer urämischen kalzifizierenden Arteriolopathie (Kalziphy-

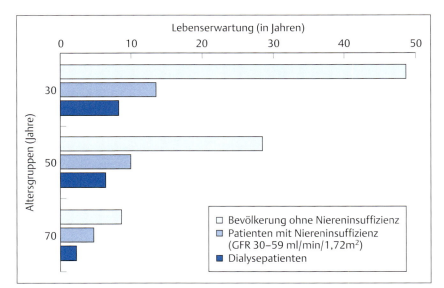

Abb. 4.8 Die Lebenserwartung ist im Vergleich zu einer durchschnittlichen Lebenserwartung der Allgemeinbevölkerung von 78,5 Jahren bei Patienten mit Niereninsuffizienz und Dialysepatienten stark vermindert.

laxie), insbesondere wenn diese seltene Komplikation mit Nekrosen der Haut, des subkutanen Fettgewebes und der Muskulatur einhergeht. Neben der durch die renale Osteopathie und deren Behandlung bedingten positiven Kalzium-, Phosphatbilanz und sHPT sind Übergewicht und Diabetes mellitus weitere wichtige Risikofaktoren dieser schwerwiegenden und oft letalen Komplikation.

■ Diagnostik

Da die verschiedenen Untergruppen der renalen Osteopathie histomorphometrisch definiert sind (Tab. 4.8), ist für die Diagnose eine Knochenbiopsie mit deren histologischen Aufarbeitung notwendig. Dies ist im klinischen Alltag jedoch oft schwierig durchführbar. Seit mehreren Jahren wurden einfach zu messende **biochemische Marker** gesucht, welche indirekt eine Aussage über die Knochenqualität bei niereninsuffizienten Patienten erlauben. PTH ist maßgeblich an der Regulation des Knochenumbaus und der skelettalen zellulären Aktivität beteiligt. Messungen des iPTH im Serum zusammen mit Serumkalzium und -phosphat sind daher die am meisten gebrauchten Marker (Abb. 4.5). Ein weiterer hilfreicher, aber nicht unbedingt spezifischer Marker des Knochenumbaus ist die gesamte alkalische Phosphatase. In gewissen Situationen, wie einer Lebererkrankung mit erhöhter gesamter alkalischer Phosphatase, wird auf die knochenspezifische alkalische Phosphatase zurückgegriffen.

In folgenden Situationen sind jedoch **Knochenbiopsien** zur weiteren Abklärung der renalen Osteopathie empfohlen:

▶ Inkonsistenz zwischen biochemischen Parametern, welche eine definitive Interpretation nicht möglich machen,
▶ nicht erklärbare Knochenbrüche oder Knochenschmerzen,
▶ schwere und fortschreitende Gefäßverkalkungen,
▶ unerklärbare Hyperkalzämie,
▶ Verdacht auf Toxizität durch Aluminium oder möglicherweise durch andere Metalle,
▶ vor einer operativen Entfernung der Nebenschilddrüsen, wenn zuvor viel Aluminium verabreicht wurde, oder die biochemischen Werte nicht mit der Diagnose eines sHPT vereinbar sind, sowie
▶ möglicherweise vor der Behandlung mit Biphosphonaten.

Andere biochemische Marker, wie Kollagenabbauprodukte oder Osteokalzin, sind von wenig Nutzen, da diese durch die Niere ausgeschieden werden und mit fortschreitendem Nierenfunktionsverlust akkumulieren.

Die DEXA-Osteometrie und andere Techniken zur **Quantifizierung der Knochendichte** sind zur Charakterisierung der renalen Osteopathie nicht geeignet, da sie wohl die Dichte, jedoch die Qualität des Knochens nur ungenügend beschreiben. Eine Ausnahme ist möglicherweise die Messung der Knochendichte des distalen Radius, wo eine Korrelation mit Frakturen gefunden wurde (Yamaguchi et al. 1996). Es ist möglich, dass diese Techniken für die longitudinale Beobachtung niereninsuffizienter Patienten hilfreich sein könnten. Dazu fehlen jedoch zu diesem Zeitpunkt wissenschaftliche Daten.

■ Therapie

Die Therapie hat 2 Ziele:
1. die Knochenqualität zu normalisieren und
2. die extraskelettalen Verkalkungen zu verhindern oder wenigstens zu vermindern und damit die damit assoziierte Morbidität und Mortalität zu verbessern.

Tabelle 4.9 Behandlungsmöglichkeiten der renalen Osteopathie mit den therapeutischen Effekten und potenziellen Nachteilen

	Medikamentgruppen	Tagesdosis* (%Kalzium)	Serumphosphat	Serumkalzium	Serum-Vitamin-D	Serum-PTH	Potenzielle Nachteile
Phosphatarme Ernährung		800–1000 mg	↓			↓	Mangelernährung
Phosphatbinder							
▶ kalziumhaltige	▶ Ca-Karbonat**	▶ 1,25–7,5 g (40%)	↓↓	↑↑			Positive Kalziumbilanz mit extraskelettaler Verkalkung
	▶ Ca-Acetat**	▶ 1–12 g (25%)	↓↓	↑↑			
▶ nichtkalziumhaltige							
– Metalle	– Aluminium***	– 475 mg–9,5 g	↓↓				– Aluminiumtoxizität
	– Lanthanum	– 1,5–3 g	↓↓				– noch nicht lange in Gebrauch
– nicht absorbiertes Polymer	– Sevelamer	– 2,4–12 g	↓↓				– -hydrochlorid, führt zur Übersäuerung
Dialyse			↓↓	↑ oder ↓		↓	Entsprechend dem Kalziumgehalt im Dialysat – positive Kalziumbilanz
Vitamin-D-Substitution	Cholecalciferol Ergocalciferol	10 μg–1 mg			↑↑	↓	
Vitamin-D-Therapie	Alfacalcidol Calcitriol Paricalcidol	0,5–1,0 μg 0,25–1,0 μg	↑ ↑ (↑)	↑ ↑↑ (↑)		↓↓ ↓↓ ↓↓	Vermehrte intestinale Kalzium- und Phosphataufnahme: Calcitriol >Alfacalcidol>Paricalcidol
Medikamentöse Parathyroidektomie	Cinacalcet	30–180 mg	↓↓	↓↓		↓↓↓	Hypokalzämie Adynamer Knochen
Chirurgische Parathyroidektomie		Subtotal Total	↓↓	↓↓↓		↓↓↓↓	Hypokalzämie Adynamer Knochen
Biphosphonate	Ausnahme: Ibandronic Acid	Wenn Kreatininclearance <30 ml/min, 2 mg alle 3–4 Wochen	↓↓	↓↓		↑↑↑	Sollten nicht verabreicht werden, wenn Kreatininclearance <30 ml/min

→→→ starke, ↓ schwache Abnahme; ↑↑↑ starke, ↑ schwache Zunahme. PTH=Parathormon.
* Dosierungsinformation wurde der Britischen National Formulary 54 entnommen.
** Die K/DOQI-Richtlinien empfehlen die Menge des medikamentös eingenommenen Kalziums auf 1,5 g/Tag zu beschränken.
*** Um Aluminiumtoxizität zu verhindern, sollte auf eine regelmäßige Verabreichung verzichtet werden und Blutspiegel alle 3–6 Monate gemessen werden (K/DOQI clinical practice guidelines 2003)

Die im Jahr 2003 von der amerikanischen „National Kidney Foundation" veröffentlichten K/DOQI-Richtlinien für den Knochenstoffwechsel sind die international am besten akzeptierte Grundlage für die therapeutische Beeinflussung des Kalzium-Phosphat-Stoffwechsels bei Patienten mit Niereninsuffizienz. Das iPTH korreliert eng mit der Knochenumbaurate: niedrige Werte weisen auf einen verminderten Knochenumsatz (adyname Knochenerkrankung) hin, während hohe Werte typisch sind für einen gesteigerten Knochenum- und abbau (Osteitis fibrosa cystica). Die empfohlenen Zielwerte beruhen auf dieser medizinischen Evidenz.

Aufgrund der erhöhten PTH-Resistenz des Knochens beim Dialysepatienten entsprechen die Zielwerte dem 3- bis 4-Fachen des Normalwerts beim Gesunden. Das **Ziel** ist demnach, die iPTH-Werte zu korrigieren, ohne die Kalzium- und Phosphatspiegel zu erhöhen. Die empfohlenen Zielwerte für Kalzium- (2,1–2,4 mmol/l) und Phosphatspiegel (1,2–1,8 mmol/l) beruhen auf einem klar erwiesenen Zusammenhang einer erhöhten Mortalität mit Werten außerhalb der Referenzbereiche in retrospektiven (Block et al. 2004; Teng et al. 2003) und prospektiven Studien (Block et al. 2007).

Die **therapeutischen Optionen** sind in Tab. 4.9 aufgelistet. Die Hauptansatzpunkte der Behandlung sind folgende:
▶ Verminderung der oralen und intestinalen Aufnahme von Phosphat,
▶ Verminderung der Freisetzung von Phosphat und Kalzium aus dem Knochen und
▶ mit Hilfe der Dialyse die Entfernung von Phosphat aus dem Blut und die Korrektur des Kalziumspiegels.

Der Phosphatretention wird zuerst mit diätetischen Maßnahmen entgegengewirkt, durch Reduzierung des Phosphatgehalts in der Nahrung (Protein). Phosphatbinder binden das sich in der Nahrung befindende Phosphat und vermindern dadurch dessen intestinale Resorption. Bei kalziumhaltigen Phosphatbindern, die preiswert sind und daher gerne eingesetzt werden, wird jedoch im Darm teilweise der Kalziumanteil resorbiert. Dadurch kann eine Hyperkalzämie verursacht werden, insbesondere wenn sie zusammen mit aktivem Vitamin D verabreicht werden. Neuere Produkte wie das kalziumfreie Metall Lanthanum-Karbonat und das nicht absorbierte Polymer Sevelamer-Hydrochlorid helfen diese vermehrte intestinale, potenziell schädliche Kalziumabsorption zu vermindern. Die damit einhergehende verminderte vaskuläre Kalzifikation führt zur Verbesserung der hohen kardiovaskulären Mortalität (Block 2007).

Die Korrektur der erhöhten Freisetzung von Kalzium und Phosphat aus dem Knochen und damit die direkte Therapie der renalen Osteopathie wird durch die Behandlung des sHPT und der Korrektur der häufig auftretenden alimentären Vitamin-D-Defizienz erreicht. Aktive Vitamin-D-Produkte bewirken eine signifikante Abnahme der iPTH-Spiegel, gleichzeitig nimmt jedoch die Kalzium- und Phosphatabsorption im Darm zu. In retrospektiven Studien wurde jedoch, trotz dieser Nebenwirkung und unabhängig von den Kalzium-, Phosphat- und PTH-Spiegeln eine Reduktion der Mortalität von 20% beobachtet (Teng et al. 2003; Teng et al. 2005; Wolf et al. 2007). Paricalcitriol, ein synthetisches, aktives Vitamin D zeigte die besten Resultate (Wolf et al. 2007). Prospektive Studien stehen noch aus.

Seit kurzem steht nun eine weitere Behandlungsmöglichkeit zur Verfügung, die **medikamentöse Parathyroidektomie** mit dem Kalzimimetikum **Cinacalcet** (Block et al. 2004). Cinacalcet erhöht die Sensitivität der auf der Oberfläche der Hauptzellen der Nebenschilddrüse vorhandenen kalziummessenden Rezeptoren. Dieser Rezeptor spielt eine zentrale Rolle bei der Kontrolle der PTH-Sekretion. In Studien an Dialysepatienten hat sich Cinacalcet in der Kontrolle des sHPT als sehr effektiv erwiesen (Block et al. 2004). Inwieweit die Cinacalcettherapie zu einer Vebesserung der Knochenfrakturhäufigkeit und kardiovaskulär bedingten Mortalität führt, ist noch nicht bekannt.

Eine Überlappung der renalen Osteopathie mit der Osteoporose ist wahrscheinlich. Es bestehen jedoch keine Daten, die diese Fragestellung in genügendem Umfang beantworten. Daher ist der mögliche Nutzen von Biphosphonaten nicht bekannt. Es bestehen auch keine Daten, die deren Nutzen für die Behandlung der renalen Osteopathie, insbesondere bei schwerer Niereninsuffizienz, untersucht haben. Die meisten Biphosphonate sollte man wegen der fehlenden Kurz- und Langzeiteffekte bei schwerer Niereninsuffizienz (Kreatininclearance < 30 ml/min) nicht verwenden.

■ Verlauf

Supprimieren die zur Verfügung stehenden medikamentösen Behandlungen den sHPT nur ungenügend und führen zu iatrogenen Komplikationen, wie Hyperkalzämie oder -phosphatämie, ist ein therapieresistenter Zustand eingetreten. Dieser kann nur mit der chirurgischen Entfernung der meist hyperplastischen und autonomen Nebenschilddrüsen angegangen werden. Trotz verbesserter medikamentöser Therapien haben die **Parathyroidektomien** in der USA in den Jahren 1998 (6,8 pro 1000 Patienten-Jahre) bis 2002 (11,8 pro 1000 Patienten-Jahre) stark zugenommen (Foley et al. 2005). In Deutschland wurden während derselben Beobachtungsperiode ähnlich viele Parathyroidektomien durchgeführt (10 pro 1000 Patienten-Jahre) (Young et al. 2005). Die postoperative Mortalität ist während der ersten 6 Monate mit 30% erhöht. Danach findet sich jedoch ein Überlebensvorteil von etwa 20% (Foley et al. 2005). Vermutlich senkt die medikamentöse Behandlung die Frakturrate, Studien dazu fehlen jedoch. Einzig Cinacalcet zeigte in einer Sekundäranalyse eine Frakturreduktion (Cunningham et al. 2005).

Durch Überbehandlung des sHPT kann eine adyname Osteopathie verursacht werden, die nicht nur vermehrt zu Frakturen führt, sondern auch mit einer erhöhten Mortalität einhergeht. Für die Parathyroidektomie konnte ein solcher Zusammenhang jedoch nicht festgestellt werden. Patienten nach einer Parathyroidektomie hatten eine Reduktion neuer Hüftfrakturen von 32% und anderer Frakturen (vertebral, radial) von 31% (Rudser et al. 2007).

Literatur

Block GA, Klassen PS, Lazarus JM, et al. Mineral metabolism, mortality, and morbidity in maintenance hemodialysis. J Am Soc Nephrol 2004;15:2208–2218.

Block GA, Martin KJ, de Francisco AL, et al. Cinacalcet for secondary hyperparathyroidism in patients receiving hemodialysis. N Engl J Med 2004;350:1516–1525.

Block GA, Raggi P, Bellasi A, et al. Mortality effect of coronary calcification and phosphate binder choice in incident hemodialysis patients. Kidney Int 2007;71:438–441.

Cunningham J, Danese M, Olson K, et al. Effects of the calcimimetic cinacalcet HCl on cardiovascular disease, fracture, and health-related quality of life in secondary hyperparathyroidism. Kidney Int 2005;68:1793–1800.

Elder G. Pathophysiology and recent advances in the management of renal osteodystrophy. J Bone Miner Res 2002;17: 2094–2105.

Foley RN, Li S, Liu J, et al. The fall and rise of parathyroidectomy in U.S. hemodialysis patients, 1992 to 2002. J Am Soc Nephrol 2005;16:210–218.

Go AS, Chertow GM, Fan D, et al. Chronic kidney disease and the risks of death, cardiovascular events, and hospitalization. N Engl J Med 2004;351:1296–1305.

Jadoul M, Albert JM, Akiba T, et al. Incidence and risk factors for hip or other bone fractures among hemodialysis patients in the Dialysis Outcomes and Practice Patterns Study. Kidney Int 2006;70:1358–1366.

K/DOQI clinical practice guidelines for bone metabolism and disease in chronic kidney disease. Am J Kidney Dis 2003; 42:S1–201.

Kanis JA, Johnell O, De Laet C, et al. International variations in hip fracture probabilities: implications for risk assessment. J Bone Miner Res 2002;17:1237–1244.
Kestenbaum B, Sampson JN, Rudser KD, et al. Serum phosphate levels and mortality risk among people with chronic kidney disease. J Am Soc Nephrol 2005;16:520–528.
Levin A, Bakris GL, Molitch M, et al. Prevalence of abnormal serum vitamin D, PTH, calcium, and phosphorus in patients with chronic kidney disease: results of the study to evaluate early kidney disease. Kidney Int 2007;71:31–38.
Liu S, Quarles LD. How fibroblast growth factor 23 works. J Am Soc Nephrol 2007;18:1637–1647.
Malluche HH, Mawad H, Monier-Faugere MC. The importance of bone health in end-stage renal disease: out of the frying pan, into the fire? Nephrol Dial Transplant 2004;19 Suppl 1:i9–13.
Mittalhenkle A, Gillen DL, Stehman-Breen CO. Increased risk of mortality associated with hip fracture in the dialysis population. Am J Kidney Dis 2004;44:672–679.
Moe S, Drueke T, Cunningham J, et al. Definition, evaluation, and classification of renal osteodystrophy: a position statement from Kidney Disease: Improving Global Outcomes (KDIGO). Kidney Int 2006;69:1945–1953
O'Hare AM, Bertenthal D, Covinsky KE, et al. Mortality risk stratification in chronic kidney disease: one size for all ages? J Am Soc Nephrol 2006;17:846–853.
Parfitt AM, Drezner MK, Glorieux FH, et al. Bone histomorphometry: standardization of nomenclature, symbols, and units. Report of the ASBMR Histomorphometry Nomenclature Committee. J Bone Miner Res 1987;2:595–610.
Raymond NT, Zehnder D, Smith SC, et al. Elevated relative mortality risk with mild-to-moderate chronic kidney disease decreases with age. Nephrol Dial Transplant, 2007
Rudser KD, de Boer IH, Dooley A, et al. Fracture risk after parathyroidectomy among chronic hemodialysis patients. J Am Soc Nephrol 2007;18:2401–2407.
Teng M, Wolf M, Lowrie E, et al. Survival of patients undergoing hemodialysis with paricalcitol or calcitriol therapy. N Engl J Med 2003;349:446–456.
Teng M, Wolf M, Ofsthun MN, et al. Activated injectable vitamin D and hemodialysis survival: a historical cohort study. J Am Soc Nephrol 2005;16:1115–1125.
Wolf M, Shah A, Gutierrez O, et al. Vitamin D levels and early mortality among incident hemodialysis patients. Kidney Int 2007.
Yamaguchi T, Kanno E, Tsubota J, et al. Retrospective study on the usefulness of radius and lumbar bone density in the separation of hemodialysis patients with fractures from those without fractures. Bone 1996;19:549–555.
Young EW, Albert JM, Satayathum S, et al. Predictors and consequences of altered mineral metabolism: the Dialysis Outcomes and Practice Patterns Study. Kidney Int 2005; 67:1179–1187.

4.4 Primärer Hyperparathyreoidismus

Ch. Kasperk

■ Epidemiologie

Der primäre Hyperparathyreoidismus ist nach dem Diabetes mellitus und den Schilddrüsenerkrankungen die dritthäufigste endokrinologische Erkrankung. Die Prävalenz liegt in Europa etwa bei 3:1000, wobei insbesondere Frauen nach dem 50. Lebensjahr (3:1) betroffen sind (Adami et al. 2002).

■ Pathophysiologie

Beim primären Hyperparathyreoidismus handelt es sich um eine über Jahre langsam progrediente, autonome und exzessive Parathormonsekretion eines Epithelkörperchenadenoms, wobei in der Regel (80%) nur eines der meistens 4 vorhandenen Epithelkörperchen adenomatös verändert ist. Die zugrunde liegenden **genetischen Defekte** sind uneinheitlich (Palanisamy N et al. 1998; Agarval et al. 1998; Farnebo et al. 1999).

Eine Vierdrüsenerkrankung mit einer Hyperplasie aller Epithelkörperchen tritt in etwa 15% der Patienten mit primärem HPT auf (Bilezikian u. Silverberg 2003).

Ist mehr als nur ein Epithelkörperchen adenomatös vergrößert, so sollte bedacht werden, dass möglicherweise eine genetische Form eines primären HPT als eine Mitbeteiligung der Nebenschilddrüsen im Rahmen einer Multiplen Endokrinen Neoplasie I oder II (MEN I und II) vorliegt. Anders als bei der MEN I und II ist bei der seltenen familiären Form des primären HPT kein anderes endokrines Organ betroffen (Simonds et al. 2002). Sehr selten ist das HPT-Kiefertumor-Syndrom, wobei diese genetische Form eines primären HPT bereits bei Kindern oder Jugendlichen manifest wird und gelegentlich zusammen mit ossifizierenden Fibromen im Kieferbereich auftritt (Carpten et al. 2002).

 Bei allen diesen hereditären Formen eines primären HPT ist eine totale Parathyreoidektomie anzustreben.

Ein **Nebenschilddrüsenkarzinom** ist eine sehr seltene Form der Entartung bei primärem HPT, die sich histologisch kaum von einem Epithelkörperchenadenom unterscheidet, sondern lediglich durch die Infiltration in umgebende Strukturen sowie Lymphknoten- und Fernmetastasen (Shane, 2001).

Die molekularen Grundlagen der Entstehung eines Epithelkörperchenadenoms sind nicht bekannt (Cetani et al. 1999). Eine Assoziation einer malignen Knochenerkrankung mit einem primären HPT ist unwahrscheinlich. Es sind in der Weltliteratur < 10 Patienten beschrieben worden, bei denen ein primärer HPT gemeinsam mit einer malignen Knochenneoplasie vorlag. Das Chondrosarkom ist ein Tumor, der ebenfalls gehäuft, so wie der primäre HPT, bei > 50-jährigen Patienten auftritt, was das zufällig gleichzeitige Auftreten dieser beiden Erkrankungen erklären könnte (Bhatia et al. 2004). Auch zwischen den beiden Entitäten primärer HPT und Osteosarkom wurde kein epidemiologischer Zusammenhang beobachtet (Pickarf et al. 2002; Cinamon u. Turcotte 2006), wenn es auch Einzelfälle gibt, bei denen ein Osteosarkom zusammen mit einem primären HPT beobachtet wurde (Betancourt et al. 2003).

Klinische Symptomatik

Die PTH-induziert gesteigerte Knochenresorption und renale Kalziumretention führen zur **Hyperkalzämie** mit den möglichen Konsequenzen von Nierensteinen, gesteigerter gastraler Gastrin- und Säuresekretion und dadurch bedingten Magenschmerzen bis hin zur Entstehung von Magenulzera und ggf. einer Pankreatitis durch Kalksalzbildungen im Pankreasgangsystem. Kalzinosen, z. B. in der Lunge oder am Perikard, können auf der Basis der Hyperkalzämie bei nutritiv erhöhten Phosphatserumspiegeln auftreten.

Das führende klinische Symptom der Hyperkalzämie kann Polyurie und Polydipsie auslösen (ähnlich der Symptomatik bei einer Neumanifestation eines Diabetes mellitus), kann aber auch für ein Psychosyndrom mit Phasen depressiver Verstimmung und Antriebsarmut verantwortlich sein. Wegen der heutzutage in der Regel frühen Diagnosestellung eines primären HPT (aufgrund der inzwischen überall routinemäßig durchgeführten Serumkalziumbestimmungen) werden ossäre Manifestationen eines primären HPT, z. B. eine Osteoporose, braune Knochentumoren im Rahmen der „Ostitis fibrosa cystica generalisata Recklinghausen", radialseitige subperiostale Usurierungen der Mittelphalangen, Zahnlockerungen durch Resorption der Zahnalveole und ein kleinfleckig radioluzenter Schädel-Röntgenbefund („Salz-und-Pfeffer-Schädel") heute selten beobachtet.

Eine **hyperkalziämische Krise** ist eine sehr seltene Komplikation im Rahmen eines spät diagnostizierten primären HPT einhergehend mit einer Niereninsuffizienz, Oligurie bis hin zur Anurie und einem somnolenten bis komatösen Bewusstseinszustand.

Diagnostik

Laborparameter. In der Regel wird der primäre Hyperparathyreoidismus frühzeitig durch die unverzichtbare Abklärung einer zufällig entdeckten Hyperkalzämie diagnostiziert. Ein erhöhter oder hochnormaler Serumkalziumspiegel zusammen mit einem erhöhten oder hoch-normalen Intakt-Parathormonserumspiegel und einer Hyperkalziurie können in der Regel als ein erster Hinweis auf einen manifesten oder sich entwickelnden primären HPT gelten, da ein erhöhter Serumkalziumspiegel immer zu einer Verminderung oder Suppression der Parathormonspiegel führen müsste, wie es z. B. bei der Tumorhyperkalzämie stets der Fall ist.

Der Serumphosphatspiegel bei primären HPT ist nur in etwa der Hälfte der Fälle vermindert, sehr häufig noch normal oder bei progredienter Niereninsuffizienz sogar erhöht. Neben den klassischen skelettalen, renalen oder gastrointestinalen Organbeteiligungen gelten folgende Befunde als **Indikationen für die operative Sanierung**:

▶ Serumkalziumspiegel > 2,85 mmol/l,
▶ Urinkalziumausscheidung > 400 mg/24h,
▶ Reduktion der Creatininclearance um > 30% vom Normalkollektiv
▶ und ein Alter des Patienten mit laborchemisch diagnostiziertem primären HPT < 50 Jahren (Bilezikian et al. 2002).

Knochendichtemessung. Eine Knochendichtemessung bei diagnostiziertem HPT ist eine sinnvolle messtechnische Ergänzung der Diagnostik, um ein aktuelles Frakturrisiko an Hand der Knochenfestigkeit einschätzen und ggf. auch eine nach WHO-Definition osteoporotische Knochenmassenminderung feststellen zu können. Dies kann dann (in Abhängigkeit von der individuellen Befundkonstellation eines Patienten) als skelettale Manifestation des primären HPT interpretiert werden.

Differenzialdiagnose FHH. Die einzige Differenzialdiagnose zur Laborkonstellation im Serum beim primären Hyperparathyreoidimus ist die Familiäre Hypokalziurische Hyperkalzämie (FHH).

> Diese Differenzialdiagnose ist wichtig, da es sich bei der FHH um keine therapie- oder interventionsbedürftige Situation handelt.

Bei der FHH liegt eine autosomal-dominant vererbte desensibilisierende Mutation im Kalziumrezeptor der Epithelzellen in den Nebenschilddrüsen und in den renalen Tubuluszellen vor. Dies führt dazu, dass eine erhöhte Serumkalziumkonzentration erforderlich ist, um über den veränderten Kalziumrezeptor an den Nebenschilddrüsen eine Hemmung der PTH-Sekretion zu bewirken und so an den renalen Tubuluszellen deutlich weniger Kalzium für die transepitheliale Kalziumexkretion (mit konsekutiv erhöhter Kalziumretention) gebunden wird.

Das dimensionslose Verhältnis aus Kalzium- zu Creatininclearance ist daher bei der FHH vermindert (< 0,01) und beim primären Hyperparathyreoidismus mit der typischen Hyperkalziurie > 0,01. Dieses Verhältnis wird mit folgender Formel berechnet:

$$\frac{CaCl}{CrCl} = \frac{\frac{Ca_U \times V}{Ca_S}}{\frac{Cr_U \times V}{Cr_S}} = \frac{Ca_U \times Cr_S}{Cr_U \times Ca_S}$$

Dabei gilt: Ca=Kalzium, Cr=Kreatinin, U=Urin, V=Volumen, S=Serum, Cl=Clearance.

Bei 90% der Patienten mit einer FHH findet sich eine heterozygote Mutation im Kalziumrezeptor, sonst in den nichtkodierenden Regionen oder auf einem anderen Chromosom (Thakker 2004). Familienangehörige sind ebenfalls über die vorliegende FHH mit einer Nicht-Therapiebedürftigkeit zu informieren, auch die Einhaltung einer kalziumarmen Diät ist nicht erforderlich oder sinnvoll (Raue et al. 2006).

Bildgebung. Unverzichtbar für die Lokalisationsdiagnostik des Epithelkörperchenadenoms bei festgestelltem primärem HPT ist eine Sonografie der Nebenschilddrüsen. Eine Nebenschilddrüsenszintigrafie zur

Darstellung eines Nebenschilddrüsenadenoms kann dem Chirurgen zusätzliche Sicherheit beim Auffinden des Epithelkörperchenadenoms geben, wenn der Ultraschallbefund nicht eindeutig die Lokalisation des Epithelkörperchenadenoms anzeigt. Neben den Epithelkörperchen sollte die Sonografie auch die Schilddrüsenmorphologie beurteilen, damit sinnvollerweise ggf. in einem Eingriff auch eine knotig veränderte oder stark vergrößerte Schilddrüse mitsaniert werden kann. Eine computer- oder kernspintomografische Untersuchung im Rahmen der Lokalisationsdiagnostik ist nur in Ausnahmefällen erforderlich oder zielführend. Ein selektiver Halsvenenkatheter mit stufenweiser Bestimmung der PTH-Konzentrationen an definierten Venenabgangsstellen aus der Jugularvene ist eine Untersuchung, die im Falle eines „persistierenden Hyperparathyreoidismus" nach erfolgloser Erstoperation (gelegentlich auch bei einem Zustand nach Strumaoperation) erforderlich sein sollte (Mundschenk et al. 1999).

Therapie

Operation. Die einzige kurative und damit anzustrebende Therapie des symptomatischen primären HPT ist die **operative Entfernung des Epithelkörperchenadenoms** (Clark, 1995), bei klarer präoperativer Kenntnis der Lokalisation auch in Form einer minimalinvasiven Resektion des vergrößerten Epithelkörperchens (Lorenz et al. 2001). Im Fall einer Vierdrüsenhyperplasie wird eine 7/8-Resektion der Adenome oder eine totale Parathyreoidektomie mit folgender Replantation eines Epithelkörperchenanteils in den Unterarm oder in den Sternokleidomastoideus-Muskel vorgenommen. Biopsien von Nebenschilddrüsengeweben sind nicht sinnvoll, da zytopathologisch nicht zwischen normalem, hyperplastischem, adenomatösem oder gar kanzerösen Nebenschilddrüsenzellen unterschieden werden kann und zudem die Gefahr des postoperativen Hypoparathyreoidismus zunimmt (Krause et al. 1993). Bei einem metastasierten Nebenschilddrüsenkarzinom ist eine möglichst vollständige Resektion auch der Metastasen anzustreben, da durch die Reduktion der Tumormasse am ehesten eine Hyperkalzämie bei einem Nebenschilddrüsenkarzinom beherrscht werden kann und das Nebenschilddrüsenkarzinom auf eine Chemotherapie oder eine Bestrahlung wenig anspricht.

Bei **Patienten mit einer Hyperkalzämie** > 3 mmol/l ist zur Vermeidung einer Exsikkose und möglichst präoperativen Normalisierung der Kalziumspiegel eine vermehrte Flüssigkeitsaufnahme von 2–3 l pro Tag mit kalziumarmen Mineralwasser zu empfehlen; sollte dies auf oralem Wege nicht möglich oder nicht ausreichend zur Normalisierung der Serumkalziumspiegel sein, empfiehlt sich eine i.v.-Flüssigkeitszufuhr mit physiologischer Kochsalzlösung. Hierbei ist eine mögliche Hypokaliämie und eine Volumenbelastung zu beachten, sodass evtl. zur Senkung einer gravierenden Hyperkalzämie begleitend mit Schleifendiuretika behandelt und eine forcierte Diurese durchgeführt werden muss.

Eine weitere forcierte Senkung der Serumkalziumspiegel bei stark erhöhten Kalziumspiegeln (> 3,0 mmol/l) kann in potenter Weise mit i.v.-verabreichten Bisphosphonaten (z.B. als Kurzinfusionen 4 mg Zoledronat oder 6 mg Ibandronat; als mehrstündige Infusionen 300 mg Clodronat oder 60 mg Pamidronat) oder auch mit Calcitonin erzielt werden. Eine Hämodialyse zur Kalziumsenkung ist in der Regel nur bei fortgeschrittener Niereninsuffizienz oder parathyreotoxischer Hyperkalzämiekrise erforderlich, darf aber die in dieser Situation lebensrettende Resektion der Epithelkörperchen nicht verzögern.

> ❗ In der Hyperkalzämie sind Digitalispräparate, Thiaziddiuretika und Lithiumpräparate kontraindiziert, da sie in dieser Situation zu Herzrhythmusstörungen bis hin zum Herzstillstand bzw. zu weiterer Kalziumretention führen können.

Medikamentöse Therapie. Eine dauerhafte medikamentöse Behandlung einer Hyperkalzämie durch einen primären Hyperparathyreoidismus ist **nur in Ausnahmesituationen** vertretbar, z.B. wenn wegen des Allgemeinzustandes des Patienten eine operative Sanierung nicht möglich ist. Bisphosphonate und Östrogenrezeptormodulatoren werden gelegentlich in solchen Situationen eingesetzt, ohne dass klinische Studien über derartige Behandlungssituationen vorlägen. Für Östrogene oder Phosphat besteht in diesen Situationen keine Indikation mehr. Kalzimimetika mögen in Einzelfällen (Rezidiv eines Nebenschilddrüsen-Karzinoms) eine Möglichkeit zur Senkung der PTH-Spiegel in der Zukunft bieten, sind aber derzeit auch aus Kostengründen nicht als eine greifbare Alternative zu dem etablierten operativ-kurativen Therapiekonzept bei primärem HPT zu sehen (Silverberg et al. 1997; Antoniucci et al. 2002).

Postoperativer Verlauf. Nach einer erfolgreichen Entfernung eines Epithelkörperchenadenoms bei primärem HPT kann es passager zu einer gelegentlich einige Wochen anhaltenden, auch mit Kribbelparästhesien einhergehenden Hypokalzämie kommen, sodass nach einer Epithelkörperchenadenomentfernung für einige Wochen die Gabe von Kalzium (1000 mg/Tag) und Vitamin D (1000 IE Vitamin D 3) sinnvoll sein kann, um den „Kalziumhunger" des Knochengewebes nach Normalisierung der PTH-Serumspiegel zu befriedigen. Dies ist so lange nötig, bis die verbliebenen normalen Epithelkörperchen wieder ihre normale Kalziumsensitivität erlangt haben.

Therapieerfolg. Nach einer erfolgreichen Epithelkörperchenadenomentfernung tritt eine rasche Zunahme der beim primären HPT häufig verminderten Knochendichte auf (Christiansen et al. 1999; Silverberg et al. 1999; Steiniche et al. 2000). Auch das bei primärem HPT präoperativ erhöhte Frakturrisiko ist nach einer erfolgreichen Entfernung eines Epithelkörperchenadenoms normalisiert (Vestergaard et al. 2000; Khosla et al. 1999).

■ **Vorgehen bei asymptomatischem primären Hyperparathyreoidismus**

Bei nachgewiesenem primären HPT, aber ohne jede weitere skelettale, renale, gastrointestinale oder psychische Symptomatik kann bei einigen Patienten in einem reduzierten Allgemeinzustand mit stabilen Serumkalziumspiegeln < 2,85 mmol/l auch zunächst nicht operiert und der natürliche Verlauf der Erkrankung abgewartet und begleitende Verlaufskontrollen 2-mal jährlich (Serumkalzium, intakt-PTH-Spiegel, Kalziurie und Nierenfunktion, Knochendichte) durchgeführt werden. Patienten mit einem asymptomatischen primären HPT sollen keine kalziumreduzierte Diät einhalten, um die PTH-Sekretion nicht noch zu stimulieren; die generell empfohlene tägliche Kalziumaufnahme von 1000 mg Kalzium und 500–800 IE Vitamin D 3 gilt auch für dieses Patientenkollektiv.

> Das Auftreten einer Niereninsuffizienz, einer Hyperkalziurie, eines osteodensitometrischen T-Werts <-2,5 Standardabweichungen (Silverberg et al. 1996) und das Auftreten eines primären HPT bei jüngeren Patienten (< 50. Lebensjahr) sind jedoch Indikationen für eine operative Sanierung (Bilezikian et al. 2002).

Adenomresektion. Viele Patienten mit einem so genannten asymptomatischen primären HPT profitieren allerdings von einer Adenomresektion hinsichtlich einiger präoperativ primär nicht wahrgenommener Befindlichkeitsstörungen (Müdigkeit, Antriebsschwäche, Vergesslichkeit, Reizbarkeit, Lustlosigkeit), wie eine gezielte Verlaufsbeurteilung bei dieser Patientengruppe ergab (Hasse et al. 2000). Die operative Sanierung eines normokalzämischen primären HPT trägt darüber hinaus zu einer Verbesserung der metabolischen Situation und der Kreislaufsituation bei, indem sich Parameter des Lipid- und Zuckerstoffwechsels verbessern (Hagström et al. 2006). Zudem unterstützen Berichte über eine Verbesserung einer linksventrikulären Hypertrophie nach Parathyreoidektomie (Stefenelli et al. 1997)), einer erhöhten Mortalität bei nicht operierten Patienten mit primärem HPT (Hedback u. Oden 1998; Vestergaard et al. 2003; Wermers et al. 1998) sowie einer endothelialen Dysfunktion bei Patienten mit primärem HPT (Kosch et al. 2000) das Konzept, jeden Patienten mit einem laborchemischen Nachweis eines primären HPT auch ohne die anamnestische Angabe klassischer Symptome der operativen Heilung des primären HPT zu zuführen.

Spontanremission. In einigen wenigen Fällen wurde eine Spontanremission eines Epithelkörperchenadenoms beobachtet, die zu einer vollständigen laborchemischen Normalisierung und zu einem Verschwinden des Nebenschilddrüsenadenoms führte (Schinner et al. 2007). Solche Spontanremissionen ereignen sich (selten) wahrscheinlich durch Infarzierung insbesondere größerer Nebenschilddrüsenadenome mit > 2 cm Durchmesser (Kovacs u. Gay, 1998).

Literatur

Adami S, Marcocci C, Gatti D. Epidemiology of primary hyperparathyroidism in Europe. J Bone Min Res 2002;17:N18–N23.
Agarwal S, Schrock E, Kester M Comparative genomic hybridization analysis of human parathyroid tumors. Cancer Genet Cytogenet 1998;106:30–36.
Antoniucci D, Shoback D. Calcimimetics in the treatment of primary hyperparathyroidism. J Bone Miner Res 2002; 17(Suppl2):N141–N145.
Betancourt M, Wirfel K, Raymond A, Yasko A, Lee J, Vassilopoulou-Sellin R. Osteosarcoma of bone in a patient with primary hyperparathyroidism: a case report. J Bone Miner Res 2003; 18:163–166.
Bhatia A, Cannon S, Briggs T, Keen R. J Bone Min Res 2004; 19:1200–1203.
Bilezikian J, et al. Summary statement from a workshop on asymptomatic primary hyperparathyroidism: a perspective fort he 21st century. J Bone Miner Res 2002;17:S 2,N2–N11.
Bilezikian J, Potts J, Fuleihan G. Summary statement from a workshop on asymptomatic primary hyperparathyroidism: a perspective fort he 21-century. J Bone Miner Res 2002; 17(Suppl2):N2–N11.
Bilezikian J, Siverberg S. Primary Hyperparathyroidism. In: Primer on the metabolic bone diseases and disorders of mineral metabolism. American Society for Bone and Mineral Research 2003.
Carpten JD, et al. HRPT2, encoding parafibromin, is mutated in hyperparathyroidism-jaw tumor syndrome. Nat Genet 2002;32:676–680.
Cetani F, Pinchera A, Pardi E, et al. No evidence for mutations in the calcium sensing receptor gene in sporadic parathyroid adenomas. J Bone Min Rs 1999;14:878–882.
Christiansen P, Steiniche T, Brixen K, et al. Bone 1999;25: 237–244 und 589–595.
Cinamon U, Turcotte R. Primary hyperparathyroidism and malignancy: studies by nature. Bone 2006;39:420–423.
Clark O. Surgical treatment of primary hyperparathyroidism. Adv Endocrinol Metab 1995;6:1–16.
Farnebo F, Teh B, Kytola S. Alternative genetic pathways in parathyroid tumorigenesis. J Clin Endocrinol Metab 1999; 84:3775–3780.
Hagström E, Lundgren E, Rastad J, Hellman P. Metabolic abnormalities in patients with normocalcemic hyperparathyroidism detected at a population based screening. European J Endocrinol 2006;155:33–39.
Hasse C, Sitter H, Bachmann S, et al. How asymptomatic is asymptomatic primary hyperparathyroidism? Exp Clin Endocrinol Diabetes 2000;108:265–274.
Hedback G, Oden A. Increased risk of death from primary hyperparathyroidism – an update. Eur J Clin Invest 1998;28: 271–276.
Khosla S, Melton L, Wermers R, Crowson C, O'Fallon W, Riggs L. Primary hyperparathyroidism and the risk of fracture: a population based study. J Bone Miner Res 1999;14: 1700–1707.
Kosch M, Hausberg M, Kisters K, Barenbrock M. Funktionelle Gefäßwandveränderungen bei Hyperparathyreoidismus. Medizin Klinik 2000;95:267–272.
Kovacs K, Gay J. Remission of primary hyperparathyroidism due to spontaneous infarction of a parathyroid adenoma. Case report and review of the literature. Medicine (Baltimore) 1998;77:398–402.
Krause U, Olbricht T, Eigler S. Ursachen der Hypokalzämie nach Operationwegen eines primären Hyperparathyreoidismus. Aktuelle Chirurgie 1993;28:277.

Lorenz K, Miccoli P, Monchik J, Düren M, Dralle H. Minimally invasive video-assisted parathyroidectomy: multiinstitutional study. World J Surg 2001;25:704–707.

Mundschenk J, Klose S, Lorenz K, Dralle H, Lehnert H. Diagnostic strategies and surgical procedures in persistent or recurrent primary hyperparathyroidism. Exp Clin Endocrinol Diabetes 1999;107:331–336.

Palanisamy N, Imanishi Y, Rao P, Chaganti R, Arnold A. Novel chromosomal abnormalities identified by comparative genomic hybridization in parathyroid adenomas. J Clin Enocrinol Metab 1998;83:1766–1770.

Pickard A, Gridley G, Mellemkjae L, et al. Hyperparathyridism and subsequent cancer risk in Denmark. Cancer 2002; 95:1611–1617.

Raue F, Haag C, Rondot S, Clausmeyer S, Schulze E, Frank-Raue K. Hereditäre Formen des primären Hyperparathyreoidismus. Osteologie 2006;15:25–32.

Schinner S, Fritzen R, Schott M, Willenberg H, Scherbaum W. Spontaeous remission of primary hyperparathyroidism. Exp Clin Endocrinol Diabetes 2007;115:619–621.

Shane E. Parathyroid carcinoma. In: Bilezikian J, Marcus R, Levine M (eds.) The Parathyroids. 2nd ed. New York: Raven Press 2001:515–526.

Silverberg J, Locker F, Bilezikian J. Vertebral osteopenia: a new indication for surgery in primary hyperparathyroidism. J Clin Endocrinol Metab 1996;81:4007–4012.

Silverberg S, Marriott T, Bone H, et al. Short term inhibition of parathyroid hormone secretion by a calcium receptor agonist in primary hyperparathyroidism. N Engl J Med 1997; 307:1506–1510.

Silverberg S, Shane E, Jacobs T, Siris E, Bilezikian J. The natural history of treated and untreated asymptomatic primary hyperparathyroidism: a ten year prospective study. N Engl J Med 1999;41:1249–1255.

Simonds W, James-Newton L, Agarwal S, et al. Familial isolated hyperparathyroidism: clinical and genetic characteristics of 36 kindreds. Medicine (Baltimore) 2002;81:1–26.

Stefenelli T, Abela C, Frank H, et al. Cardiac abnormalities in patients with primary hyperparathyroidism: implicatons for follow-up. J Clin Endocrinol Metab 1997;82:106–112.

Steiniche T, Christiansen P, Vesterby A, et al. Primary hyperparathyroidism: bone structure, balance, and remodeling before and 3 years after surgical treatment. Bone 2000; 26:535–543.

Thakker R. Diseases associated with the extracellular calcium-sensing receptor. Cell Calcium 2004;35:275–282.

Vestergaard P, Mollerup C, Froekjaer V, Christiansen P, Blichert-Toft M, Mosekide L. Cohort study of risk of fracture before and after surgery for primary hyperparathyroidism. BMJ 2000;321:598–602.

Vestergaard P, Mollerup C, Froeksjaer V, Christiansen P, Blichert-Toft M, Mosekilde L. Cardiovascular events before and after surgery for primary hyperparathyroidism. World J Surg 2003;27:216–222.

Wermers R, Khosla S, Atkinson E, et al. Survival after the diagnosis of hyperparathyroidism: a population based study. Am J Med 1998;104:115–122.

4.5 Sonstige Formen der Hyperkalzämie

H. Siggelkow

Eine Hyperkalzämie kann sich als milde asymptomatische, biochemische Veränderung während einer Routineuntersuchung oder auch als eine lebensbedrohliche Notfallsituation darstellen. Die häufigste Diagnose neben dem primären Hyperparathyreoidismus ist die Tumorhyperkalzämie. In 10% der Fälle gibt es seltene Gründe einer Hyperkalzämie, an die dann gedacht werden sollte, wenn weder ein primärer Hyperparathyreoidismus noch eine maligne Erkrankung in Frage kommt.

■ Tumorhyperkalzämie

■ Definition/Epidemiologie

Die Tumorkalzämie ist der häufigste Grund für eine Kalziumerhöhung bei stationären Patienten und eine häufige Todesursache bei Patienten mit Tumorerkrankungen. Sie ist eine ernsthafte, lebensbedrohliche Komplikation und spiegelt eine schlechte Prognose wider. Das Krankheitsbild ist nicht homogen, es werden folgende Formen unterschieden
▶ eine lokal osteolytische Hyperkalzämie und
▶ eine humorale Tumorhyperkalzämie.

Maligne Formen der Hyperkalzämie können auch durch erhöhte Konzentrationen von Calcitriol oder eine authentische ektope Sekretion von Parathormon entstehen.

■ Pathogenese

Die **lokal osteolytische Tumorhyperkalzämie** tritt v. a. bei Mammakarzinom, multiplem Myelom, Lymphomen und Leukämie auf. Mammakarzinomzellen haben eine besondere Affinität zum Knochen und produzieren lokal PTH-ähnliches Peptid (PTHrP). Diese lokale PTHrP-Produktion durch Mammakarzinomzellen wird durch die resultierende Freisetzung von knochenspezifischen Zytokinen, z. B. TGF-β stimuliert. Es entwickelt sich ein Teufelskreis, der zu einer erhöhten Knochenresorption mit Freisetzung von Kalzium führt. Die multiplen Myelomzellen produzieren lokal spezifische Zytokine, z. B. Interleukine 1 und 6, PTHrP, Receptor activator of NFκB-Ligand (RANKL) u. a., die die Osteoklasten stimulieren und damit zur Hyperkalzämie führen.

Bei der **humoralen Tumorhyperkalzämie** besteht als Ursache die Überproduktion von PTHrP. Typischerweise haben die Patienten keine oder sehr wenig Knochenbeteiligung der Tumorerkrankung. Die humorale Tumorhyperkalzämie ist für ca. 80% der Fälle mit Tumorhyperkalzämie verantwortlich. Die Tumorerkrankung ist üblicherweise fortgeschritten, klinisch evident und hat eine begrenzte Prognose. Im Gegensatz zur Hyperkalzämie durch lokal osteolytische Tumoren haben diese Patienten häufig Plattenepithelkarzinome (z. B. Lunge, Ösophagus, HNO, Zervix, Vulva und Haut). Weiterhin kommt diese Art der Hyperkalzämie bei Karzinomen der Niere, der ableitenden Harnwege oder bei ovariellen Karzinomen vor.

Tabelle 4.10 Ähnlichkeiten und Unterschiede bei Patienten mit primärem Hyperparathyreoidismus und Tumorhyperkalzämie

Befund	Primärer Hyperparathyreoidismus	Humorale Tumorhyperkalzämie	Lokalosteolytische Hyperkalzämie
Erhöhte osteoklastäre Knochenresorption	+	+	+
Erhöhte renale Kalziumreabsorption	+	+	–
Hypophosphatämie	+	+	–
Phosphaturie	+	+	–
Nephrogene CAMP-Erhöhung	+	+	–
Erhöhter Calcitriolspiegel	+	–	–
Erhöhte osteoblastäre Knochenformation	+	–	±
Erhöhtes zirkulierendes immunreaktives PTH	+	–	–
Erhöhtes zirkulierendes PTHrP	–	+	–
Hyperkalzämie durch renale und gastrointestinale Veränderungen	+	–	–
Hyperkalzämie durch kombinierte Effekte auf Niere und Knochen	–	+	–
Hyperkalzämie hauptsächlich durch Knochenveränderungen	–	–	+

Das Mammakarzinom kann typischerweise beide Arten der Hyperkalzämie auslösen.

■ **Einteilung und klinisches Bild**

Das klinische Bild des hyperkalzämischen Patienten kann mehrere Organsysteme betreffen. Die Symptome sind ähnlich und unabhängig von der Ätiologie der Hyperkalzämie (Kapitel 4.4). Da eine optimale extrazelluläre Kalziumkonzentration für eine normale neurologische Funktion notwendig ist, dominieren oft neurologische Symptome. Es können Konzentrationsstörungen oder Schlafstörungen auftreten, der erhöhte Kalziumspiegel kann sich aber auch als Depression, Verwirrung bis hin zum Koma manifestieren. Eine Muskelschwäche ist häufig. Gastrointestinale Symptome mit Obstipation, Anorexie, Übelkeit und Erbrechen sind üblich, Pankreatitis oder Gastritis eher selten. Eine Polyurie, insbesondere in einer frühen Phase, stellt ein typisches Symptom dar. Eine Kombination einer Polyurie mit einer verminderten Flüssigkeitsaufnahme führt zu einer ernsthaften Dehydratation. Die meisten Patienten zeigen keine klinischen Symptome unterhalb eines Kalziumspiegels von 12 mg/dl (3 mmol/l) und sind symptomatisch bei Werten > 14 mg/dl (3,5 mmol/l). Die Symptomatik variiert jedoch, einige Patienten sind auch bei höheren Werten asymptomatisch, während andere bereits bei niedrigeren Werten Symptome zeigen.

> Patienten mit einer Tumorhyperkalzämie sind üblicherweise schwer symptomatisch und zeigen die ausgeprägten Symptome einer Hyperkalzämie.

■ **Diagnostik**

In der biochemischen Diagnostik sind typisch eine Hyperkalzämie, eine Hypophosphatämie sowie ein Phosphatverlust über die Niere. Bei Patienten mit Tumorhyperkalzämie ist der Parathormonspiegel supprimiert. PTHrP dagegen ist bei der Tumorhyperkalzämie erhöht, bei Patienten mit primärem Hyperparathyreoidismus normal (Tab. 4.10).

■ **Therapie**

Patienten mit einer milden Hyperkalzämie (< 12 mg/dl, < 3 mmol/l), die keine Symptome haben, profitieren nicht von der Normalisierung des Kalziumspiegels. Diese Patienten sollten viel trinken, sich mit einer kalziumarmen Nahrung ernähren und Medikamente absetzen, die zur Hyperkalzämie beitragen können (z. B. Thiazide). Bei Serumkalziumwerten > 14 mg/dl muss eine medikamentöse Therapie unabhängig von den Symptomen eingeleitet werden (Tab. 4.11). Werte zwischen 12 und 14 mg/dl (3–3,5 mmol/l) sollten dann intensiv behandelt werden, wenn Symptome der Hyperkalzämie vorliegen.

Die Therapie besteht in der Behandlung der Ursache, Verhinderung einer oralen Dehydratation, Mobilisation und Absetzen von Medikamenten, die eine Hyperkalzämie mitbedingen können. Häufig eingesetzte medikamentöse Therapien sind in Tab. 4.11 dargestellt.

> **!** Patienten mit einer metastatischen Erkrankung, denen eine weitere Antitumor-Chemotherapie jedoch nicht gegeben werden soll, profitieren langfristig nicht von der Senkung der Hyperkalzämie. In diesen Fällen ist im Interesse des Betroffenen evtl. ein Therapieverzicht zu überlegen.

4.5 Sonstige Formen der Hyperkalzämie

Tabelle 4.11 Akuttherapie der Hyperkalzämie

Medikament	Wirkungs-beginn	Wirkungs-dauer	Vorteile	Risiken
NaCl 3–6 l i. v. täglich für 1–3 Tage	Stunden	Während der Infusion	Rehydratation, erhöhte Filtration und Ausscheidung von Kalzium	Volumenüberlastung, Herzinsuffizienz
Furosemid 10–20 mg i. v. (nur in Notfällen und nur nach Volumensubstitution)	Stunden	Während der Behandlung	Verhindert Volumenbelastung, fördert die renale Kalziumausscheidung	Hypokaliämie und Dehydratation (Intensivüberwachung)
Calcitonin 4–8 i. U./kg i. m.-Injektion alle 6–8h	Stunden	2–3 Tage	Schnelle Wirkung	Limitierter Effekt, kurze Wirkungsdauer, Flush, Übelkeit, Wirkungsverlust
Zoledronsäure 4 mg i. v. über 15 min	1–3 Tage	Wochen	Wirkungsvollstes Bisphosphonat, lang dauernde Aktion	Renale Insuffizienz, grippeähnliche Symptome, Hypophosphatämie, asymptomatische Hypokalzämie
Pamidronat 60–90 mg i. v. über 2–4 h	1–3 Tage	Wochen	Wirkungsvoll, billiger als Zoledronsäure	Renale Insuffizienz, grippeähnliche Symptome, Hypophosphatämie, asymptomatische Hypokalzämie
Glukokortikoide 200–300 mg i. v. (z. B. Hydrokortison täglich für 3–5 Tage)	Tage	Tage bis Wochen	Insbesondere bei hämatologischen Erkrankungen, Sarkoidose, Calcitriol-Überdosierung	Nicht effektiv bei Hyperkalzämie durch solide Tumoren
Dialyse	Stunden	ca. 2 Tage während der Dialyse	Schnell wirksam, insbesondere bei Patienten mit Niereninsuffizienz	Invasiv, komplizierte Methode

■ Prognose

Für die Diagnose der Tumorhyperkalzämie ist die Grunderkrankung entscheidend. Die symptomatische Kalziumsenkung durch Bisphosphonate kann zur Verbesserung der Lebensqualität über Monate beitragen. Bei bestehender Hyperkalzämie ist eine Lebensverlängerung durch Bisphosphonate nicht belegt.

■ Seltene Formen der Hyperkalzämien

Bei 10 % der Formen der Hyperkalzämie ist eine seltene Erkrankung ursächlich. Möglichkeiten, die in die Differenzialdiagnose mit einbezogen werden sollten, werden im Folgenden dargestellt.

■ Familiäre hypokalziurische Hyperkalzämie (FHH)

Definition

Bei der familiären hypokalziurischen Hyperkalzämie handelt es sich um eine autosomal-dominante Erkrankung mit Hyperkalzämie und relativer Hypokalziurie. Die Prävalenz beträgt ca. 2–3/100 000 und die FHH verursacht ca. 2 % der Fälle einer asymptomatischen Hyperkalzämie.

Pathogenese

Es handelt sich um eine Keimbahnmutation im Kalzium-Sensing-Rezeptor (SASR). Je nach Inhibition oder Aktivierung des Rezeptors kann es zu Hyperkalzämie bzw. Hypokalzämie kommen. Ursache ist eine „Setpoint"-Verstellung der physiologischerseits bestehenden inversen Regulation von Kalzium und Parathormon. Erst durch einen höheren Kalziumspiegel kommt es zu einer Suppression von Parathormon.

Klinisches Bild

Betroffene Individuen sind **häufig asymptomatisch**. Sehr selten werden Müdigkeit, Schwäche, eingeschränkte Konzentrationsfähigkeit und Polydipsie beschrieben. Es scheint eine erhöhte Inzidenz für wiederkehrende Pankreatitiden zu bestehen. Die Inzidenz von Magenerkrankungen, Nephrolithiasis oder idiopathischer Hyperkalziurie ist nicht erhöht. Eine Operation der Nebenschilddrüsen führt nicht zu einer Normalisierung des Serumkalziumspiegels.

Diagnostik

Biochemisch findet sich neben der Hyperkalzämie oft ein leichter Hyperparathyreoidismus. Schlüsselbefund ist eine relative Hypokalziurie gemessen an der Hyperkalzämie. Hierbei ist das Verhältnis von Kalzium zur Kreatininclearance entscheidend, dieses liegt bei < 0,01. Eine normale Kalziumausscheidung bei einer Hyperkalzämie zeigt eine relative Hypokalziurie. Das Serummagnesium ist hoch normal oder diskret erhöht, das Serumphosphat diskret erniedrigt, die Kreatininclearance ist normal. Parathormon und Calcitriol sind typischerweise normal, in 5–10% der Fälle erhöht. Eine Bestimmung des Serumkalziumspiegels bei Angehörigen und eine molekulargenetische Untersuchung sichern die Diagnose.

Bei der genetischen Diagnostik lassen sich Mutationen im Kalzium-Sensing-Rezeptor nachweisen. Diese Untersuchung ist in molekulargenetischen Labors aktuell erhältlich. Zahlreiche verschiedene Mutationen sind bekannt, ständig werden neue Mutationen beschrieben. Ein negativer Mutationsnachweis kann bedeuten, dass eine bisher nicht beschriebene Mutation vorliegt.

> Differenzialdiagnostisch muss an eine Autoimmun-FHH durch Autoantikörper gedacht werden, andere FHH-Mutationen ähneln dem primären Hyperparathyreoidismus und profitieren von einer Operation.

Therapie

Eine Therapie ist üblicherweise nicht erforderlich. Der benigne Verlauf und der fehlende Profit von einer subtotalen Parathyreoidektomie sprechen gegen diese Operation. Medikamentöse Versuche mit Diuretika, Bisphosphonaten und Östrogenen waren nicht erfolgreich. Kalzimimetika könnten ggf. Einfluss nehmen.

> Bei allen Patienten mit Verdacht auf primären Hyperparathyreoidismus ist die Kalziumausscheidung zu überprüfen. Bei einer Kalzium/Kreatininclearance <0,01 sollte eine molekulargenetische Untersuchung des Kalzium-Sensing-Rezeptorgens (CASR-Gen) vorgenommen werden. Eine subtotale Parathyreoidektomie führt zu einer persistierenden Hyperkalzämie und sollte nicht durchgeführt werden. Auch wenn diskrete Symptome möglich sind, ist nur selten eine Intervention erforderlich.

▪ Weitere endokrine Ursachen einer Hyperkalzämie

Hyperthyreose

Eine Hyperkalzämie ist in 50% der Fälle mit Thyreotoxikose beschrieben, der Kalziumwert scheint aber bei jeder Form einer Hyperthyreose anzusteigen. Für diesen Effekt wird sowohl der direkte Effekt der Schilddrüsenhormone am Knochen als auch der Wegfall eines suppressiven Effekts von TSH auf die Knochenresorption verantwortlich gemacht. Typischerweise sollten PTH und Calcitriol reaktiv auf die Hyperkalzämie niedrig sein, die Kalziumausscheidung erhöht.

Therapie. Betablocker scheinen effektiv zu sein; die Therapie der Hyperthyreose beseitigt auch die Hyperkalzämie.

Phäochromozytom

Bei Phäochromozytomen kann eine Hyperkalzämie durch den primären Hyperparathyreoidismus im Rahmen einer multiplen endokrinen Neoplasie auftreten. Weiterhin scheinen Katecholamine direkt den Knochenumbau zu beeinflussen. Phäochromzytome sezernieren in einigen Fällen auch PTHrP und die resultierende Hyperkalzämie ähnelt der humoralen Tumorhyperkalzämie.

Therapie. Symptomatisch, die Grunderkrankung ist zu behandeln.

Nebenniereninsuffizienz

Die Ursache der Hyperkalzämie bei akuter primärer und sekundärer Nebenniereninsuffizienz ist unbekannt. Eine Hämokonzentration und Hypovolämie mögen dazu beitragen. Es gibt auch Fälle mit erhöhten Kalziumwerten.

Therapie. Glukokortikoidsubstitution, i.v.-Volumengabe.

Endokrine Pankreastumoren

Inselzelltumoren des Pankreas können auch PTHrP sezernieren und über diesen Mechanismus zur Hyperkalzämie führen. In 90% der Patienten mit Vasopressinproduktion kommt es zur Hyperkalzämie, der Mechanismus ist allerdings unklar, er scheint aber unabhängig von PTH zu sein. Vermutet werden direkte Effekte des Vasopressin.

Therapie. Symptomatisch, Grunderkrankung behandeln.

▪ Calcitriol-induzierte Hyperkalzämie

Bei granulomatösen Erkrankungen führt die gesteigerte Konversion von 25-Hydroxyvitamin-D zu erhöhten Calcitriolspiegeln. Bei der Sarkoidose konnte nachgewiesen werden, dass dafür eine erhöhte Aktivität der 1α-Hydroxylase in den Zellen verantwortlich ist. Diese Art der Hyperkalzämie wurde bei Sarkoidose und Tuberkulose und einigen Pilzinfektionen beschrieben, weitere Erkrankungen sind eine granulomatöse Pneumonie und hepatische Granulome. Auch granulomatöse Veränderungen durch Fremdkörperreaktionen (Talg, Silikon) können in einer Hyperkalzämie resultieren.

Therapie. Symptomatisch bei hohen Spiegeln. Die Therapie der zugrunde liegenden Erkrankung führt zur Verringerung der Calcitriolspiegel und zur Normalisierung der Hyperkalzämie.

Milch-Alkali-Syndrom

Üblicherweise ist anamnestisch die Aufnahme von Kalzium und alkalischer Substanzen bekannt. Beispiele sind eine Betelnussaufnahme in Kombination mit Austernschalenpuder, die Aufnahme großer Mengen von gepufferten Aspirintabletten, eine Hyperkalzämie durch massive Käseaufnahme bei metabolischer Alkalose und Dehydratation durch wiederholtes Erbrechen und den Gebrauch von Thiaziddiuretika (Essstörung). Auch die Kombination von Kalziumkarbonat mit Thiaziddiuretika kommt als Ursache in Frage.

Therapie. Symptomatisch. Absetzen der verursachenden Medikamente.

Immobilisation

Im Rahmen von Bettlägerigkeit oder Schwerelosigkeit kommt es durch die fehlende mechanische Belastung des Knochens zu einer Entkopplung des Knochen-Turnovers mit einem erhöhten Knochenabbau. Die resultierende Kalziumfreisetzung führt zu einer Suppression von PTH und Calcitriol oder zur Hyperkalzurie. Eine präexistente Nierenfunktionseinschränkung oder ein bereits zuvor erhöhter Knochenumsatz scheinen die Entstehung der Immobilisationshyperkalzämie zu begünstigen.

Therapie. Die Wiederherstellung mechanischer Belastung steht im Vordergrund. Falls dies nicht möglich ist, kommen Hydratation, forcierte Diurese und Bisphosphonate infrage.

PTHrP bei gutartigen Erkrankungen

Auch bei gutartigen Erkrankungen wird eine Sekretion von PTHrP als Ursache der Hyperkalzämie beschrieben. Ein Patient mit systemischen Lupus erythematodes mit renaler und zentralnervöser Beteiligung sowie pleuraler Infiltration zeigt erhöhte PTHrP-Werte als Ursache der Hyperkalzämie. Auch bei einer HIV-assoziierten Lymphadenompathie konnte PTHrP als Ursache nachgewiesen werden. Auch eine Hyperkalzämie mit niedrigen Parathormonwerten während der Schwangerschaft wurde beschrieben. Als Ursache hierfür wurde PTHrP nachgewiesen. Bei einigen Patientinnen mit bestehendem Hypoparathyreoidismus kam es postpartal während der Stillzeit zu Hyperkalzämien, die zum Absetzen der Kalzium- und Calcitriol-Medikation führte. Patientinnen mit Hypoparathyreoidismus, die pharmakologische Dosen von Vitamin D einnehmen, scheinen ein höheres Risiko für eine Hyperkalzämie während der Laktation zu haben. Hier kann evtl. eine Dosisreduktion erforderlich sein. Gutartige ovarielle Tumoren, renale Adenome und Phäochromozytome wurden mit Hyperkalzämie und erhöhten PTHrP-Werten beschrieben.

Therapie. Therapie der Grunderkrankung. Symptomatisch ggf. Reduktion der Substitutionstherapie.

Hyperkalzämie durch Medikamente

Die häufigste Ursache für eine Hyperkalzämie durch Medikamente sind Vitamin-A- und Vitamin-D-Präparate, Teriparatid, Lithium und Thiaziddiuretika sowie die Verwendung von Antiöstrogenen bei Patientinnen mit Mammakarzinommetastasen. Aber auch andere Medikamente/Substanzen sind in seltenen Fällen mit einer Hyperkalzämie assoziiert; dazu gehören:
- Omeprazol bei akuter interstitieller Nephritis,
- Theophyllinüberdosierung,
- Wachstumshormontherapie auf Intensivstation,
- parenterale Ernährung,
- Foskarnet,
- Hepatitis-B-Impfung,
- 8-CL-cAMP Chemotherapie,
- Manganvergiftung und
- Fibrinkleber bei Neugeborenen mit Pneumothorax.

Therapie. Absetzen der Medikation, ggf. symptomatisch.

Hyperkalzämie unklarer Ursache

Für einige beschriebene Hyperkalzämien konnte keine Ursache gefunden werden; hier sind Hyperkalzämien bei folgenden Erkrankungen zu nennen:
- Eosinophiles Granulom
- Lepra
- Tuberkulose bei AIDS,
- Zytomegalie-Virusinfektion bei AIDS,
- chronische Berylliose,
- Perikarditis durch Nocardia asteroides,
- diffuse Osteoklastose,
- Paraffingranulomatose,
- Brucellose,
- isolierte ACTH-Defizienz,
- Glukokortikoidentzug (z. B. nach Cushing-Syndrom),
- hypokalorische Diät bei Hypoparathyreoidismus,
- fortgeschrittene chronische Lebererkrankung,
- Typ-I-Morbus Gaucher mit akuter Pneumonie,
- Lymphödem bei systemischem Lupus erythematodes,
- juvenile rheumatoide Arthritis sowie
- Lymphadenopathie mit hohen IL6-Werten.

Therapie. Therapie der Grunderkrankung, ggf. symptomatisch.

Erbliche Erkrankungen im Kindesalter

Eine Anzahl erblicher Erkrankungen werden durch eine Hyperkalzämie kompliziert (Tab. 4.**12**). Die Pathogenese der Hyperkalzämie ist je nach Erkrankung sehr unterschiedlich, eine etablierte Therapie existiert nicht.

Tabelle 4.**12** Seltene Gründe einer Hyperkalzämie im Kindes- und Jugendalter

Bei erblichen Erkrankungen im Kindesalter	Bei erworbenen Krankheiten im Kindesalter
Jansen's Osteodystrophie	Renal-tubuläre Azidose
Hypophosphatasie	Phosphatverlust bei Frühgeborenen
Williams-Beuren Syndrom	
Primäre Oxalose	Subkutane Fettnekrose des Neugeborenen
Kongenitale Laktasedefizienz	
Down-Syndrom	Infantile Hypothyreose

■ Pseudohyperkalzämie

Erhöhtes Serumkalzium bei normalen ionisierten Serumkalziumwerten ist selten und wird als Peudohyperkalzämie beschrieben. Unter normalen Bedingungen ist die Hälfte des Serumkalziums an Albumin gebunden. Bei Patienten mit Erhöhung von Serumalbumin kann somit eine milde Hyperkalzämie bei normalem freien Serumkalzium beobachtet werden. Als seltene Ursache wird dieses Phänomen bei einer essenziellen Thrombozythämie beschrieben oder bei IgM- und IgG-Plasmozytom. Als Ursache wird eine abnormale Kalziumbindung durch die Paraproteine oder ein Messproblem mit den Kalziummessungen angenommen.

> Sonstige Hyperkalzämien: 90% aller Hyperkalzämien sind durch den primären Hyperparathyreoidismus oder die Tumorhyperkalzämie bedingt. Typischerweise kann die Tumorhyperkalzämie durch eine Tumorerkrankung in der Vorgeschichte bereits vermutet werden. Ergeben sich klinisch und laborchemisch keine Hinweise für einen primären Hyperparathyreoidismus oder eine Tumorhyperkalzämie und bestehen keine typischen Medikamentennebenwirkungen, muss an eine der seltenen Ursachen einer Hyperkalzämie gedacht werden.

Literatur

Albert K. Evaluating bone metastases. Clin J Oncol Nurs 2007;11:193–7.
Beall DP, Henslee HB, Webb HR, Scofiled RH. Milk-alkali syndrome: a historical review ans description of the modern version of the syndrome. Am J Med Sci 2006;331:233–42.
Body JJ. Breast cancer: bisphosphonate therapy for metastatic bone disease. Clin Cancer Res 2006;12:6258 s–6263 s.
Body JJ, Coleman R, Clezardin P, Ripamonti C, Rizzoli R, Aapro M. International Society of Geriatric Oncology (SIOG) clinical practice recommendations for the use of bisphosphonates in elderly patients. Eur J V´Cancer 2007;43:852–8.
Grill V, Ho P, Body JJ et al. Parathyroid-related protein: elevated levels in both humoral hypercalcemia of malignancy and hypercalcemia complicating metastatic breast cancer. J Clin Endocrinol Metab. 1991;73:1309–1315.
Horwitz MJ, Stewart AF. Hypercalcemia associated with malignancy. Primer on the metabolic bone diseases and disorders of mineral metabolism. Favus MJ. Washington: American Society of Bone and Mineral Research 2006;195–199.
Jacobs TP, Bilezikian JP. Clinical Review: rare causes of hypercalcemia. J Clin Endocrinol Metab 2005;90:6316–22.
Marx SJ. Familial hypocalciuric hypercalcemia. Primer on the metabolic bone diseases and disorders of mineral metabolism. Favus MJ. Washington: American Society of Bone and Mineral Research 2006;188–190.
Orwoll E. The milk-alkali syndrome current concepts. Annal of Internal Med 1982;97:242–248.
Potts J. Diseases of the parathyroid gland and other hyper- and hypocalcemic disorders. Harrison's principles of internal medicine. kasper D, Braunwald E, Fauci A, et al. New York: McGraw-Hill:2249–2268.
Raue F, Haag C, Schulze E, Frank-Raue K. The role of the extracellular calcium-senisng receptor in health and disease. Exp Clin Endocrinol Diabetes 2006;114:397–405.
Shane E, Dinaz I. Hypercalcemia: Pathogenesis, clinical manifestations, differential diagnosis, and management. Primer on the metabolic bone diseases and disorders of mineral metabolism. Favus MJ. Washington: American Society of Bone and Mineral Research 2006:176–180.
Stewart AF. Hypercalcemia associated with cancer. N Engl J Med 2005;352:373–379.
Strewler GJ. The physiology of parathyroid-hormone related protein. N Engl J Med 2000;342:177–185.
Wysolmerski JJ. Miscellanous causes of hypercalcemia. Primer on the metabolic bone diseases and disorders of mineral metabolism. Favus MJ. Washington: American Society of Bone and Mineral Research 2006:203–308.

4.6 Morbus Paget, fibröse Dysplasie

S. H. Scharla

■ Definition, Epidemiologie

Morbus Paget. Der Morbus Paget des Knochens (Synonym: Ostitis deformans Paget) ist eine mono- oder polyostotische, progrediente Skeletterkrankung vor dem Hintergrund einer genetischen Prädisposition, charakterisiert durch lokal erhöhte Knochenumbauvorgänge mit dem Risiko von Verformungen, chronischen Schmerzen und Frakturen sowie artikulären, neurologischen, und kardiologischen Komplikationen (Jakob et al. 2006).

Nur etwa 10% der Patienten mit einem Morbus Paget leiden an klinischen Symptomen im Sinne von lokalen Schmerzen in dem vom Morbus Paget betroffenen Skelettareal, während 90% der Patienten mit einem Morbus Paget über Jahre symptomlos bleiben. Zahlen zur Prävalenz und Inzidenz des Morbus Paget sind deshalb mit einer hohen Unsicherheit behaftet. Am häufigsten scheint der Morbus Paget in Populationen mit britischen bzw. englischen Vorfahren zu sein. Für Großbritannien wurde in einer Studie in den 1970er Jahren eine Prävalenz von 5,4% in der Bevölkerung mit einem Alter > 55

Jahre angegeben (Barker 1977). Dabei war die Prävalenz mit dem Alter deutlich zunehmend. Verschiedene Studien aus unterschiedlichen Ländern legen nahe, dass in neuerer Zeit (innerhalb der letzten 20–30 Jahre) die Prävalenz und Inzidenz des Morbus Paget geringer wird (Cooper et al. 1999; Cundy et al. 1997; Poór et al. 2006).

Für Deutschland fand eine ältere Sektionsstudie aus Dresden bei nichtselektierten Personen (Alter > 40 Jahre) eine Prävalenz von 3% (Schmorl 1932). Ringe und Mitarbeiter publizierten 1984 für Personen im Alter von > 40 Jahren anhand einer Untersuchung von Röntgenbildern eine Prävalenz des Morbus Paget von 1,8% (Ringe et al. 1984).

Fibröse Dysplasie. Die Fibröse Dysplasie des Knochens ist eine genetische, nicht vererbte Erkrankung aufgrund einer somatischen Mutation im Gen für die α-Untereinheit des stimulatorischen G-Proteins. Sie kann einen (monostotisch) oder mehrere Knochen betreffen (polyostotische Form). Bei den betroffenen Knochenarealen liegen fibröse Läsionen vor, mit abnormalem fibrösen Gewebe, das auch irregulären trabekulären Knochen enthalten kann. Wenn zusätzlich variable Endokrinopathien (meist vorzeitige Pubertät) und Hautläsionen (Café-au-lait-Flecken) auftreten, wird das Krankheitsbild als McCune-Albright-Syndrom bezeichnet (Glorieux u. Rauch 2006).

■ Pathogenese

Morbus Paget. Der lokal erhöhte Umbau des Knochens wird durch pathologische Riesenosteoklasten mit stark erhöhter Resorptionsaktivität ausgelöst. Kompensatorisch besteht eine überstürzte Knochenformationsaktivität der Osteoblasten. Es entsteht ein hypervaskularisierter Knochen, der eine verminderte mechanische Stabilität aufweist. Die Ursache der gesteigerten Osteoklastenaktivität ist nicht vollständig aufgeklärt. Bei erblichen Formen des Morbus Paget des Knochens wurden Mutationen in Komponenten des NFκB-Signalweges nachgewiesen (Laurin et al. 2002). Bei sporadischen Erkrankungen diskutiert man eine virale Ätiologie und eine genetische Komponente.

Fibröse Dysplasie und McCune-Albright-Syndrom. Die fibröse Dysplasie und das McCune-Albright-Syndrom sind Folge von somatischen Mutationen der aktivierenden Gsα-Untereinheit des G-Proteins, die zu einer gesteigerten Aktivierung der Adenylatzyklase und zu einer vermehrten intrazellulären cAMP-Produktion führen. Die Mutationen treten in einem frühen Entwicklungsstadium auf und resultieren aus einem Mosaik von normalen und die Mutation tragenden Zellen. Dies erklärt das variable klinische Bild. Die Aktivierung der Gsα-Untereinheit führt zu einer Aktivierung des Rezeptors auch bei geringer Hormonkonzentration und erklärt die variablen Endokrinopathien und die Hautläsionen. In den betroffenen Knochenarealen kommt es zu einer Anhäufung von unreifen mesenchymalen osteoblastären Vorläuferzellen (Weinstein 2006).

■ Einteilung und klinisches Bild

Morbus Paget. Man unterscheidet spontan auftretende Erkrankungen und familiär gehäuft auftretende Formen (häufig genetisch definierbar). Die klinische Symptomatik ist grundsätzlich ähnlich. Vor allem an Knochen, die direkt unter der Hautoberfläche liegen, kommt es durch Hypervaskularisation, Gefäßerweiterung und Inflammation zu einer Überwärmung und Rötung der Haut (Abb. 4.9, s. a. Farbtafel I). Die verminderte mechanische Stabilität der Knochen führt, besonders in Bereichen statischer Belastung (Femur, Tibia), zur Deformierung. Folgen sind:
▶ vermehrter mechanischer Stress (Ursache für kortikale Fissuren und auch manifeste Frakturen),
▶ Sekundärarthrosen der angrenzenden Gelenke und
▶ Muskelfehlbelastungen mit Verkrampfungen und hartnäckigen Muskelschmerzen.

Durch die Verformung/Vergrößerung des Paget-Knochens kann insbesondere bei Befall der Wirbelkörper und der Schädelbasis eine Einengung der Nervenkanäle und Durchtrittsstellen mit Nervenkompression auftreten. Bei Schädelbefall tritt häufig eine Hypakusis auf infolge von Schallempfindungsstörungen und seltener Schallleitungsstörungen durch ankylosierte Ohrknöchelchen oder eine Kompression des Hörnerven.

 Durch den z. T. erheblich gesteigerten Blutfluss in hypervaskularisierten Knochen kann es zu einer kardiovaskulären Volumenüberlastung kommen.

Eine **maligne Entartung** (histologische meist Osteosarkom) tritt bei deutlich < 1% der symptomatischen Fälle auf (klinische Zeichen sind plötzliche Zunahme des Beschwerdebildes auf, rapid progrediente Osteolysen oder auch eine vermehrte Formation). Befallen werden v. a. Becken, Femur und Humerus.

Fibröse Dysplasie und McCune-Albright-Syndrom. Die Knochenläsionen führen zu Knochendeformierungen, Frakturen, Knochenschmerzen, bei Läsionen im Bereich des Schädels auch zu neurologischen Symptomen. Entsprechende Behinderungen mit Verlust der Mobilität sind die Folgen. Die monostotische Form manifestiert sich meist in der 2. oder 3. Lebensdekade, die polyostotische Form meist schon in der 1. Dekade. Die Progression der Erkrankung kann unterschiedlich schnell verlaufen, mit auch stabilen Stadien, spontane Rückbildungen treten nicht auf. Beim McCune-Albright-Syndrom treten zusätzlich Endokrinopathien (meist Pubertas praecox, Thyreopathien), Hautsymptome (Café-au-lait-Flecken) und auch renaler Phosphatverlust auf.

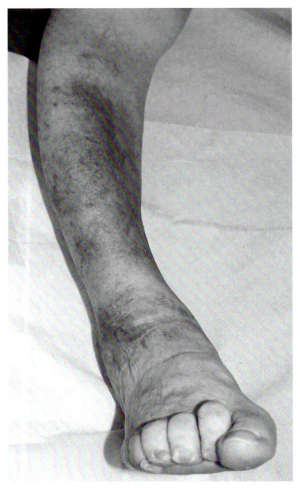

Abb. 4.**9** Überwärmung und Rötung der Haut durch Hypervaskularisation bei Morbus Paget.

■ Diagnostik

■ Morbus Paget

Laboruntersuchungen. Die Aktivität der alkalischen Phosphatase (AP) im Serum hat den höchsten Stellenwert bei der Diagnose und Verlaufsbeobachtung und ist in über 85 % der Fälle mit unbehandeltem Morbus Paget erhöht (Eastell 1999). Zwischen Ausmaß und Schweregrad der Erkrankung und der Höhe der AP gibt es bei unbehandelten Patienten eine gute Übereinstimmung (Meunier et al. 1987).

> Die obere Grenze des statistischen Normbereichs kann für den einzelnen Patienten bereits eine deutliche Erhöhung der AP bedeuten, wenn seine individuelle AP vor Manifestation der Paget-Erkrankung niedriger war. Sind nur sehr begrenzte Knochenareale vom Morbus Paget befallen, kann die AP auch bei aktiver Erkrankung noch im statistischen Normbereich liegen.

Jede isolierte Erhöhung der AP sollte nach Ausschluss eines Vitamin-D-Mangels oder nach Persistenz trotz Vitamin-D-Behandlung mittels Knochenszintigrafie weiter abgeklärt werden (Leitlinien des DVO, Jakob et al. 2006). Bei gleichzeitig vorliegenden gastrointestinalen Erkrankungen wird die Bestimmung der knochenspezifischen Isoform der AP empfohlen (Alvarez et al. 1995).

Eine Erhöhung der alkalischen Phosphatase kann auch bei der fibrösen Dysplasie auftreten.

Bei Morbus Paget sind genetische Untersuchungen nur bei familiären Formen sinnvoll (Collet et al. 2007).

Bildgebende Verfahren. Die Diagnose des Morbus Paget ist in der Regel **radiologisch** zu stellen. Dabei sollten jedoch nur knöcherne Areale mit Beschwerden, nicht aber ein „Ganzkörperröntgen" durchgeführt werden.

Die Frühmanifestationen sind osteolytischer Natur (Osteolysis circumscripta cranii, V-förmige Osteolyse im Bereich des medio-anterioren Schafts von langen Röhrenknochen). In der zweiten, häufigsten Phase liegt ein Mischbild aus lytischen und sklerotischen Bezirken vor. Die dritte Phase ist vorwiegend durch Sklerosierungen gekennzeichnet. Hier sind dann regelhaft Auftreibungen und Deformierungen der befallenen Knochen zu sehen. Die Kompakta der Konkavseite ist verdickt, die der Konvexseite aufgeblättert und streifig. Die Spongiosa zeigt sich verplumpt und vergröbert, von einzelnen osteolytischen Herden durchsetzt. Auf der Konvexseite können quer verlaufende Infrakturen auftreten (Khairi et al. 1974; Steinbach 1961; Freyschmidt 1990).

Bei jedem Patienten mit Morbus Paget sollte im Rahmen der Erstdiagnostik eine Szintigrafie mit einem radioaktiv markierten Bisphosphonat (^{99m}Technetium) zum Aufspüren weiterer Herde durchgeführt werden. Fokale Mehrspeicherungen müssen dann allerdings röntgenologisch als Paget-Befall identifiziert werden.

Zur Abklärung spinaler oder neurologischer Komplikationen, bei unklarer Differenzialdiagnose (auch bei V. a. maligne Entartung) und zum Ausschluss anderer Läsionen können Computertomografie oder Magnetresonanztomografie hilfreich sein.

Biopsie. Eine Biopsie aus dem betroffenen Areal wird in Zweifelsfällen empfohlen, um eine Diagnose zu sichern (z. B. Ausschluss ossärer Metastasen).

■ Fibröse Dysplasie

Im Röntgenbild treten lytische und zystische Läsionen auf. Zusätzlich liegt eine Reduktion der kortikalen Dicke und manchmal eine Aufweitung der Diaphyse vor. Die Läsionen können durchscheinend oder milchglasartig sein.

Therapie

Morbus Paget

Ziele der Behandlung des Morbus Paget sind die Linderung der Schmerzen im betroffenen Skelettareal und die Verminderung des chronisch-progredienten, lokal gesteigerten Knochenumbaus. Dadurch sollen die weitere Ausbreitung der Paget-Erkrankung in dem betroffenen Knochen und damit die ggf. auftretenden Sekundärkomplikationen (s. o. unter Symptomatik) verhindert werden. Daraus ergeben sich folgende **Therapieindikationen** gemäß der Leitlinien des DVO (Jakob et al. 2006):
1. Schmerzen im Pagetareal oder anderen beeinträchtigten Arealen,
2. Befall von Skelettanteilen, die mechanisch belastet sind und deformiert werden können (z. B. Becken, Femur, Tibia) oder bei Gefahr von funktionellen Störungen an Nerven, ZNS, Gehör, Gelenken,
3. alle klinischen Situationen, die nicht durch 1. oder 2. beschrieben sind, stellen trotz gesicherter Diagnose eines Morbus Paget grundsätzlich keine Indikation zur medikamentösen Therapie dar. Einzelfallentscheidungen mit spezieller Begründung sind möglich.

Medikamentöse Therapie. Die medikamentöse Behandlung des Morbus Paget setzt an der gesteigerten Osteoklastenaktivität an und erfolgt deshalb antiresorptiv mit Bisphosphonaten oder in einigen Fällen auch mit Kalzitonin. Für die Behandlung des Morbus Paget sind in Deutschland die in Tab. **4.13** aufgeführten Medikamente zugelassen. Eine offene, unkontrollierte Studie mit dem Bisphosphonat Risedronat hatte unter Therapie eine Verbesserung der Knochenläsionen, insbesondere an Gewicht tragenden Knochen anhand röntgenologischer Kriterien zeigen können (Brown et al. 2000). Für die meisten medikamentösen Prinzipien wurde die Wirksamkeit anhand des Surrogatparameters alkalische Phosphatase belegt. Die in Deutschland für die Behandlung des Morbus Paget zugelassenen Bisphosphonate Pamidronat, Risedronat und Zoledronsäure haben dabei eine stärkere Wirkung auf die Normalisierung der bei vielen Patienten erhöhten Aktivität der alkalischen Phosphatase im Serum als die ebenfalls in Deutschland zugelassenen Bisphosphonate Etidronat und Tiludronat.

Wenn mit einem der Präparate in einem vertretbaren Zeitraum kein ausreichender Therapieeffekt erreicht wird, ist entweder die Dosis zu erhöhen, sind die Applikationsintervalle zu verkürzen, oder es sollte auf ein anderes Präparat gewechselt werden. Es hat sich gezeigt, dass es keine allgemeine Bisphosphonatresistenz als Klasseneffekt gibt, sondern dass eine Nichtansprechen vielmehr substanzspezifisch zu sein scheint (Joshua et al. 2003).

5 mg Zoledronsäure einmalig bei 177 Patienten im Vergleich zu 172 Patienten mit Risedronat 30 mg tgl. über 60 Tage zeigte nach 6 Monaten eine AP-Normalisierung bei 89 % in der Zoledronsäuregruppe und bei 58 % der Patienten in der Risedronatgruppe (Reid et al.

Tabelle 4.13 In Deutschland zugelassene Medikamente zur Behandlung des Morbus Paget des Knochens

Wirkstoff	Dosis	Dauer
Kalzitonin	100 E/Tag s. c. gefolgt von bis zu 300 E/Woche s. c.	1 Monat weiter für 6 Monate
Etidronat	5 mg/kg KG (max. 20 mg/kg KG)/Tag oral	6 Monate
Pamidronat	30 mg/Woche i. v. über 4 h	6 Wochen
Tiludronat	400 mg/Tag oral	3 Monate
Risedronat	30 mg/Tag oral	2 Monate
Zoledronsäure	5 mg Kurzinfusion 15 min	einmalig

2005). Die Schmerzreduktion war in der mit Zoledronat behandelten Gruppe größer. Zoledronsäure zeigte in der offenen Verlängerung der Studie über 6 Monate eine länger anhaltende Wirksamkeit als Risedronat (Hosking et al. 2007).

Nebenwirkungen und Kontraindikationen. Orale Bisphosphonate können gastrointestinale Beschwerden und Übelkeit verursachen, bis in etwa 10 % der Fälle. Etidronat kann auch bereits bei kurzzeitiger Behandlung zu einer Osteomalazie führen (Gibbs et al. 1986).

Bisphosphonatinfusionen können in etwa 15 % der Fälle grippeähnliche Symptome (Akutphase-Reaktion) wie Temperaturanstieg, Gelenk- und Gliederschmerzen, geringe Flushsymptomatik und leichte Knochenschmerzen auslösen. Diese Symptomatik hält in der Regel nur 1–2 Tage an. Bei der Wiederholung einer Bisphosphonatinfusion ist die Symptomatik meist deutlich geringer ausgeprägt oder tritt nicht mehr auf. Diese Symptomatik kann durch Aspirin, Paracetamol oder NSAR gemildert werden.

Im Einzelfall wurde bei Langzeitanwendung von Pamidronat mit für Morbus Paget ungewöhnlich hoher kumulativer Gesamtdosis eine Kieferknochennekrose beobachtet (Carter et al. 2005).

S.c.-Injektionen von Kalzitonin führen in 30–50 % der Fälle zu einer milden Flushsymptomatik oder können leichte Übelkeit bis hin zu Blutdruckanstiegen und Kopfschmerzen verursachen. **Kontraindikationen** bestehen für die Bisphosphonate in der Schwangerschaft und bei einer gravierend eingeschränkten Nierenfunktion mit einer Kreatininclearance < 30 ml/min.

Operative Therapie. Anhaltende Schmerzzustände infolge zunehmender Knochendeformierungen, pathologische Frakturen und Arthrosen sekundär zum Morbus Paget (vornehmlich der unteren Extremitäten) machen häufig die orthopädisch-chirurgische Mitbehandlung der Patienten erforderlich. Beispiel: dekomprimierende Eingriffe an der Wirbelsäule bei neurologischen Symptomen aufgrund von Kompressionen durch Knochendeformierungen im Bereich des Spinalkanals. Vor operativen Eingriffen erscheint nach derzeitigem Konsens eine präoperative medikamentöse Therapie indiziert. Mögliche Komplikationen sind ein erhöhtes Risiko von Endoprothesenlockerung (Literatur nicht einheitlich, s. Leitlinie des DVO, Jakob et al. 2006), heterotope Ossifikationen, gesteigerter perioperativer Blutverlust, Pseudarthrosen.

Physikalische Therapie. Mit konservativ physikalischen Maßnahmen, wie Krankengymnastik, Massage, Elektro- und Balneotherapie sowie mit lokalen Injektionen kann eine Verbesserung der Symptomatik bei den meisten Patienten erreicht werden.

■ Fibröse Dysplasie

Medikamente. Es gibt keine kontrollierten Studien zur medikamentösen Therapie. Fallberichte legen jedoch einen therapeutischen Effekt von Bisphosphonaten nahe, die die Ausbreitung der Läsionen begrenzen und v.a. auch den Knochenschmerz verringern. Pamidronat ist das am besten untersuchte Bisphosphonat (60 mg i.v. pro Tag, über 3 Tage in einem Zyklus, Wiederholung alle 6 Monate) (Pfeilschifter u. Ziegler 1998).

Chirurgische Intervention. Bereits in der Kindheit werden korrigierende orthopädische Operationen zur Verbesserung der Mobilität empfohlen. Die Implantation von metallischen Implantaten kann die Stabilität verbessern und die Schmerzen reduzieren.

■ Therapiekontrolle und Verlauf

Morbus Paget. Messung der alkalischen Phosphatase erfolgt 3 Monate nach Therapiebeginn, danach alle 6 Monate. Damit soll der Nadir der alkalischen Phosphatase erfasst werden. Bei einem erneuten Anstieg der S-AP über mindestens ca. 25% des minimalen S-AP-Werts hinaus mit Lage oberhalb des Normbereichs wird empfohlen, eine erneute medikamentöse Behandlung durchzuführen.

Weitere Therapieindikationen nach erfolgter erster medikamentöser Therapie sind erneut auftretende Schmerzen in einem Pagetareal oder eine radiologische Progredienz, die benachbarte Strukturen bedrohen könnte (z.B. Gelenke, Rückenmark, Nervenaustrittsstellen am Schädel). Bei fortbestehenden klinischen Beschwerden sollte ggf. auch erneut geröntgt werden, um andere Ursachen der Beschwerden (z.B. Malignom) nicht zu übersehen.

Fibröse Dysplasie. Beobachtet werden Verlauf der alkalischen Phosphatase, klinischer Befund/Schmerzen, Röntgenkontrolle. Es gibt keine generellen Empfehlungen.

> **Prognose**
> Mit der modernen Bisphosphonattherapie erscheint die Prognose des Morbus Paget günstig. Langzeitstudien fehlen jedoch noch.

Literatur

Alvarez L, Guanabens N, Peris P, et al. Discriminative value of biochemical markers of bone turnover in assessing the activity of Paget`s disease. J Bone Miner Res 1995;10:458–65.

Barker DJ, Clough PW, Guyer PB, Gardner MJ. Paget´s disease of bone in 14 British towns. Br Med J 1977;1:1181–1183.

Brown JP, Chines AA, Myers WR, Eusebio RA, Ritter-Hrncirik C, Hayes CW. Improvement of Pagetic Bone Lesions with Risedronate Treatment: A Radiologic Study. Bone 2000; 26:263–267.

Carter G, Goss AN, Doecke C. Bisphosphonates and avascular necrosis of the jaw. A possible association. MJA 2005;182: 413–415.

Collet C, Michou L, Audran M, et al. Paget´s Disease of Bone in the French Population: Novel SQSTM1 Mutations, functional analysis, and Genotype-Phenotype Correlations. J Bone Miner Res 2007;22:310–317.

Cooper C, Schafheutle K, Dennison E, Kellingray S, Guyer P, Barker D. The epidemiology of Paget´s disease in Britain: Is the prevalence decreasing? J Bone Miner Res 1999;14: 192–197.

Cundy T, McAnulty K, Wattie D, Gamble G, Rutland M, Ibbertson HK. Evidence for secular change in Paget´s disease. Bone 1997;20:69–71.

Eastell R. Biochemical markers of bone turnover in Paget`s disease of bone. Bone 1999;24(Suppl.5):49–50.

Freyschmidt J. Ostitis deformans Paget In: Freyschmidt J, Hrsg. Röntgenatlas. Stuttgart, New York: Springer 1990:387–422.

Gibbs CJ, Aaron JE, Peacock M. Osteomalacia in Paget's disease treated with short term high dose sodium etidronate. BMJ 1986;292:1227–9.

Glorieux FH, Rauch F. Medical Therapy of Children With Fibrous Dysplasia. J Bone Miner Res 2006;21(Suppl 2):P110–P113.

Hosking D, Lyles K, Brown JP, et al. Long-Term control of Bone Turnover in Paget´s Disease with Zoledronic Acid and Risedronate. J Bone Miner Res 2007;22:142–148.

Jakob F, Kasperk C, Kurth AA, et al. Leitlinien zur Diagnostik und Behandlung des Morbus Paget des Knochens. Osteol 2006; 15:1–8.

Joshua F, Epstein M, Major G. Bisphosphonate resistance in Paget's disease of bone. Arthritis & Rheumatism. 2003;48(8): 2321–3.

Khairi MR, Robb JA, Wellman HN, Johnston CC. Radiographs and scans in diagnosing symptomatic lesions of Paget`s disease of bone (osteitis deformans). Geriatrics 1974;29:49–54.

Laurin N, Brown JP, Morissette J, Raymond V. Recurrent mutation of the gene encoding sequestosome 1 (SQSTM1/p62) in Paget disease of bone. Am J Hum Genet 2002;70:1582–1588.

Meunier PJ, Salson C, Mathieu L, et al. Skeletal distribution and biochemical parameters of Paget`s disease. Clin Orthop Rel Res 1987;217:37–44.

Pfeilschifter J, Ziegler R. Effect of pamidronate on clinical symptoms and bone metabolism in fibrous dyplasia and McCune-Albright syndrome. Med Klin 1998;93:352–359.

Poór G, Donáth J, Fornet B, Cooper C. Epidemiology of Paget´s Disease in Europe: The Prevalence Is Decreasing. J Bone Miner Res 2006;21:1545–1549.

Reid IR, Miller P, Lyles K, et al. Comparison of a single infusion of zoledronic acid with risedronate for paget´s disease. N Engl J Med 2005;353:898–908.

Ringe JD, Jend HH, Becker H. Epidemiologie der Ostitis deformans Paget. MMW 1984;126:683–686.
Schmorl G. Über Ostitis deformans Paget. Virchow Arch path Anat 1932;283:694.
Steinbach HL. Some roentgen features of Paget`s disease. Am J Radiol 1961;86:950–64.
Weinstein LS. Gsa-Mutations in fibrous dysplasia and McCune-Albright Syndrome. J Bone Miner Res 2006;21(Suppl.2): P120–P124.

4.7 Störungen des Phosphatstoffwechsels

W. J. Faßbender

■ Physiologie des Phosphatstoffwechsels

Phosphat spielt eine Rolle in vielen biologischen Prozessen und stellt eine wesentliche Komponente des Hydroxylapatit dar. Weiter ist Phosphat in Nukleinsäuren, bioaktiven Proteinen, phosphorylierten Enzymen und Zellmembranen vorhanden. Ein prolongiertes pathologisches Defizit von anorganischem Phosphat führt zu einer gestörten Mineralisation des Knochens (Osteomalazie/Rachitis) sowie zu einer hämatologischen Dysfunktion und auch zu einer veränderten Integrität von Zellmembranen und verminderter kardialer Auswurfleistung. Die Phosphathomöostase ist essenziell für das physiologische Gleichgewicht des Organismus. Sowohl im Skelettwachstum als auch bei physiologischen Knochenumbauvorgängen (Remodelling) werden Kalzium und Phosphat zur Bildung von Hydroxylapatit und weiteren mineralischen Komponenten benötigt. Die Mineralisationsrate ist abhängig von der Verfügbarkeit von Phosphor und Kalzium.

■ Verteilung von Phosphat im Organismus

Etwa 17 500 mmol (ca. 550 g) Phosphat befinden sich im Körper des Erwachsenen. 85% der Gesamtmenge sind ossär an Hydroxylapatitkristalle gebunden, etwa 15% finden sich als Phosphatester gebunden im Weichteilgewebe. Nur etwa 0,1% der Gesamtmenge lassen sich in extrazellulären Flüssigkeiten nachweisen. Es gibt nur einen geringen Zellmembrangradienten (ca 10^{-4} mol extrazellulär gegenüber 2×10^{-4} mol intrazellulär). In Abhängigkeit von Geschlecht, Alter, nutritieller Phosphataufnahme, Wachstum und Hormonen variieren die Serumphosphatwerte. Die Regulation erfolgt über die Effizienz der Reabsorption des renal filtrierten Phosphats. Über einen insulinvermittelten zellulären Phosphattransportmechanismus sinken die Serumphosphatwerte postprandial oder auch nach einer i. v.-Glukosegabe ab. Phosphat im Serum liegt meist in der anorganischen Form als PO_4 vor und lässt sich in 3 unterschiedlichen Fraktionen nachweisen:
▶ ionisiertes Phosphat (55%),
▶ proteingebundenes Phosphat (10%),
▶ mit Natrium/Kalzium und Magnesium komplexiertes Phosphat (35%).

Zur **ossären Mineralisierung** wird eine adäquate Phosphatkonzentration und konsekutives Kalziumphosphat-Ionenprodukt im Serum benötigt. Ein erniedrigtes Phosphat führt zu einer ossären Untermineralisation; hingegen trägt ein pathologisch erhöhtes zur Entstehung ektoper oder extraskelettaler Kalzifikationen im Weichteilgewebe bei.

 Die Phosphatspiegel zeigen eine zirkadiane Variation, mit einem Punctum minimum um die Mittagszeit. Aufgrund des ständigen Phosphataustauschs zwischen den zellulären und extrazellulären Kompartments reflektieren die aktuellen Serumkonzentrationen von Phosphat nicht den Phosphatspeicherstatus.

■ Basisdiagnostik

Die hormonelle Regulation des Kalzium und damit in Verbindung stehenden Phosphatmetabolismus ist komplex. Miteinander verzahnt sind die Funktionen des Dünndarms, des Skeletts, der Nieren, des endokrinen Systems, hier speziell der Nebenschilddrüse, welche die Kalzium- und Phosphathomöostase in engen Grenzen gewährleisten. Oft wird die Diagnose einer Störung im Kalzium- und Phosphatmetabolismus inzidentiell bei Routineuntersuchungen festgestellt, speziell auch wenn sekundäre Veränderungen aufgrund von Nieren- oder metabolischen Skeletterkrankungen vorliegen. Die Bestimmung des Serumkalzium und Phosphats wird empfohlen für die Frühdiagnose und Differenzierung von Störungen des Kalzium- und Phosphatmetabolismus. Die Bestimmung des intakten Parathormons ist ein weiterer zusätzlicher Schritt in der Differenzialdiagnose. Die wesentlichen basalen als auch weiterführenden Laboruntersuchungen sind in Tab. 4.**14** dargestellt.

■ Hyperphosphatämie

Der normale Serumphosphatspiegel liegt zwischen 2,5 und 4,5 mg/dl (Erwachsene) und bei Kindern zwischen 6 und 7 mg/dl bis zum 2. Lebensjahr. Eine Hyperphosphatämie kann Folge einer erhöhten Phosphataufnahme, erniedrigten Phosphatausscheidung oder auch Resultat eines vermehrten Einstroms in die Extrazellulärflüssigkeit sein. Phosphat wird über einen weiten Konzentrationsbereich suffizient renal ausgeschieden, daher stellt die Hyperphosphatämie oft die Folge einer Niereninsuffizienz dar.

Tabelle 4.14 Basis- sowie weiterführende Laboruntersuchungen zur Überprüfung des Phosphatstoffwechsels

Basisuntersuchung	Weiterführende Untersuchungen
Kalzium	Intaktes Parathormon (PTH)
Phosphat	Urinkalziumausscheidung
Gesamteiweiß	Urinphosphatausscheidung
Albumin	cAMP im Urin
Kreatinin	25-Hydroxyvitamin-D
Chlorid	1,25-Dihydroxyvitamin-D
Alkalische Phosphatase	FGF-23
Natrium, Kalium, Magnesium	

■ Pathogenese

Vermehrte Phosphataufnahme

Eine Hyperphosphatämie kann direkt durch eine erhöhte Phosphataufnahme oder die therapeutische Gabe bedingt sein. Eine i. v.-Gabe von Phosphat während einer parenteralen Ernährung, die Behandlung einer Phosphatverminderung oder auch eine Hyperkalzämie können zur Hyperphosphatämie führen, speziell bei niereninsuffizienten Patienten. Orale Phosphatgaben oder phosphathaltige Einläufe können eine Rolle spielen, da Phosphat substanziell passiv von der Kolonschleimhaut resorbiert wird. Auch die therapeutische Gabe von Vitamin D und seinen Metaboliten kann für die Entwicklung einer Hyperphosphatämie bedeutend sein, hier können auch die Suppression von PTH und das Hyperkalzämie-induzierte Nierenversagen eine Rolle spielen.

Verminderte Phosphatexkretion

Die Hyperphosphatämie ist zumeist Folge einer eingeschränkten Nierenfunktion. Auf diese Aspekte der Niereninsuffizienz wird in einem anderen Kapitel eingegangen.

Störungen der Phosphatexkretion, unabhängig von der Nierenfunktion, können beim primären wie auch beim **Pseudohypoparathyreoidismus** (PHP) auftreten. Beim **primären Hypoparathyreoidismus** besteht zumeist eine Hypokalzämie in Verbindung mit einer Phosphaterhöhung. Der PHP ist gekennzeichnet durch eine Hypokalzämie und Hyperphosphatämie, die durch eine Resistenz der renalen Tubuli gegenüber Parathormon begründet ist. Der Pseudohypoparathyreoidismus Typ 1a (PHP-1a) wird durch eine Mutation in dem Heterotrimären G-Protein, GS-α verursacht, während die molekulare Pathogenese des PHP-1b in Abnormalitäten im epigenetischen Imprinting maternaler GS-α-Allele besteht. Die Genese von PHP-2 ist derzeit noch nicht bekannt. Diese molekularen Veränderungen führen dazu, dass das Parathormon nicht den proximalen renalen tubulären Phosphattransport verhindern kann, was zur Hyperphosphatämie führt.

Eine weitere sekundäre Störung der Phosphatausscheidung ist die **Tumorkalzinose**. Während eine Form mit ektoper gelenknaher Kalzifikation und einer vermehrten tubulären Reabsorption von Kalzium und Phosphat bei normaler Parathormonfunktion einhergeht, sind weitere familiäre Formen der Tumorkalzinose durch Mutationen des Gens einer Galakto-Aminyl-Transferase 3 (GALNT 3) bedingt oder durch **Missensmutationen** von Fibroblast growth factor (**FGF-23**). Neben Parathormon stellt FGF-23 einen sekundären hormonellen Regulator des renalen Phosphattransports dar.

Weitere pathophysiologische Konditionen stellen sekundäre tubuläre Defekte des Phosphattransports dar, wie sie beim Hypoparathyreoidismus und bei hohen Wachstumshormonserumwerten bei Akromegalie gefunden werden.

Auch die therapeutische Gabe von Bisphosphonaten kann zu einer Hyperphosphatämie führen.

Zelluläre Verschiebungen von Phosphat

Erhöhter Katabolismus oder große Zerstörungen von Gewebe (z. B. systemische Infektionen, schwere Hyperthermie, Polytraumata, traumatische Rhabdomyolyse oder Chemotherapien) können zu einer Verschiebung von Phosphat aus dem zellulären in den extrazellulären Raum führen. Dies ist besonders bei der Zytostatika-induzierten Tumorlyse anhand höherer Serumphosphatspiegel 10–12 Tage nach dem Therapiebeginn zu beobachten.

Die diabetische Ketoazidose ist häufig mit einer Hyperphosphatämie vergesellschaftet, obwohl die Phosphatspeicher entleert sein können. Bei der Laktatazidose resultiert die Hyperphosphatämie aus einer Gewebehypoxie mit einer Spaltung von ATP zu AMP und Phosphat. Eine Hyperphosphatämie kann auch artifiziell durch unterschiedliche präanalytische Handhabung des Asservats verursacht sein.

Die unterschiedlichen Ursachen der Hyperphosphatämie sind zusammenfassend in Tab. 4.15 dargestellt.

■ Klinik der Hyperphosphatämie

Die häufigsten klinischen Symptome der endogen wie exogen verursachten Hyperphosphatämie (Serumphosphatspiegel > 6 mg/dl) sind Hypokalzämie und Tetanie. Im Gegensatz zu diesen akuten Symptomen stellen die ektope und die Weichteilkalzifizierung sowie der sekundäre Hyperparathyreoidismus langfristige Folgen der Hyperphosphatämie dar, welche zumeist bei niereninsuffizienten Patienten mit verminderter renaler Phosphatausscheidung auftreten.

Die Hyperphosphatämie führt zu einer Veränderung des Kalziumphosphat-Ionenprodukts mit einer konsekutiven Kalziumablagerung in den Weichteilgeweben und einer Inhibition der 1α-Hydroxylase in der Niere. Dies führt zu niedrigeren Spiegeln von 1,25-Dihydroxyvitamin-D3, was die Hypokalzämie verstärkt, da die intestinale Absorption von Kalzium vermindert wird. Die Phosphat-induzierte Hypokalzämie bei niereninsuffizienten Patienten entwickelt sich langsam und asymptomatisch. Ausnahme ist die Tetanie nach akuter Steigerung des Plasma-pH und Erniedrigung von ionisiertem zirkulierendem Kalzium.

Häufig werden die Hypokalzämie und Tetanie in der frühen Phase einer Tumorlyse oder Rhabdomyolyse beobachtet.

Heterotope/extraossäre Kalzifikationen. Extraskelettale Kalzifikationen, die mit einer Hyperphosphatämie einhergehen, werden auch bei Patienten mit Diabetes mellitus, schwerer Arteriosklerose und auch im Alter beobachtet. Es gibt zahlreiche Inhibitoren vaskulärer heterotoper Kalzifizierungen, wie Osteoprotegerin (OPG), Osteopontin, Matrix-GLA-Protein, sowie das Genprodukt von klotho und smad 6. Aber vaskuläre Zellen sind in der Lage, eine osteogene Differenzierung unter dem Einfluss der osteoblastenspezifischen Transskriptionsfaktoren RUNX 2/Cbfa 1, Osterix, MSX 2, und D1X5 durchzumachen. Experimentelle Modelle konnten zeigen, dass die erhöhten Serumphosphatspiegel einen direkten Stimulus dieser Transformation darstellen.

Die **Kalzifizierung der Neointima** oder der **Tunica media** der großen Blutgefäße, der Koronararterien, auch der Herzklappen bei Niereninsuffizienz und Diabetes sind assoziiert mit einer hohen Morbidität und Mortalität im Hinblick auf kardiovaskuläre Endpunkte. Die vaskuläre Kalzifikation und Hyperphosphatämie sind unabhängige Risikofaktoren für kardio- und zerebrovaskuläre Erkrankungen und Mortalität.

Der sekundäre Hyperparathyreodismus bei renaler Osteodystrophie wird in Kapitel 4.3 beschrieben.

■ Behandlung der Hyperphosphatämie

Behandlungsziel sollte die Korrektur des pathogenetischen Defekts sein. Wird eine Hyperphosphatämie aufgrund vermehrter Phosphataufnahme diagnostiziert, sollte die Phosphatsupplementierung sistiert werden und auf ein adäquates Diuresevolumen zur Ausscheidung geachtet werden. Die suffizient arbeitende Niere wird den Phosphatüberschuss ausscheiden. Auch die Hyperphosphatämie, die durch eine transzelluläre Verschiebung von Phosphat verursacht wurde, sollte ursächlich behandelt werden: am Beispiel der Hypophosphatämie bei Ketoazidose ist eine Insulintherapie Mittel der Wahl, da Insulin die zelluläre Aufnahme von Phosphat stimuliert.

Die Hyperphosphatämie, die mit einer Tumorzelllyse oder einer Rhabdomyolyse einhergeht, sollte durch Limitierung der Phosphataufnahme und Verstärkung der Diurese behandelt werden; bei intakter Nierenfunktion wird das überschüssige Phophat ausgeschieden werden.

Die chronischen Hyperphosphatämien bei niereninsuffizienten Patienten werden im Kapitel „Renale Osteopathie" behandelt, hier sei erwähnt; dass neben dem routinemäßigen Einsatz von Phosphatbindern auch neue therapeutische Optionen, z.B. Kalzimimetika erfolgreich eingesetzt werden können.

Tabelle 4.**15** Ursachen der Hyperphosphatämie

Pathogenese	Ursache
Vermehrte Aufnahme	i. v.-Gabe von Natrium- oder Kaliumphosphat Orale Zufuhr Rektal: phosphathaltige Einläufe
Verminderte renale Exkretion	Chronische oder akute Niereninsuffizienz Pseudohypoparathyreoidismus Tumorkalzinose Hypoparathyreoidismus Akromegalie Bisphosphonattherapie Kleinkindesalter
Vermehrte Resorption aus dem Knochen	Zelluläre Verschiebung von intra- nach extrazellulär Katabole Zustände Hyperthermie Rhabdomyolyse (traumatisch, nichttraumatisch) Chemotherapie – Tumorzerfall Akute Leukämie Diabetische Ketoazidose Hämolytische Anämie Azidose, metabolisch oder respiratorisch
Artefiziell	

■ Hypophosphatämie

Erniedrigte Serumphosphatspiegel müssen nicht eine Entleerung der Phosphatspeicher reflektieren, da nur 1% des gesamten Körperphosphats in der Extrazellulärflüssigkeit zirkuliert. Eine milde Hypophosphatämie, die mit Serumphosphatkonzentrationen zwischen 1,0 und 2,5 mg/dl definiert ist, ist häufig asymptomatisch.

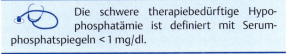 Die schwere therapiebedürftige Hypophosphatämie ist definiert mit Serumphosphatspiegeln < 1 mg/dl.

Die Hypophosphatämie ist oft vergesellschaftet mit einem chronischen Alkoholismus: bis zu 10% der Patienten, die wegen eines äthylischen Leidens stationär aufgenommen werden, weisen auch eine Hypophosphatämie auf.

■ Pathogenese

Wir unterscheiden 3 pathophysiologische Konditionen, die sowohl zur Hypophosphatämie wie auch zur Depletierung an Phosphat führen können:
▶ die verminderte intestinale Absorption,
▶ der vermehrte renale Verlust und
▶ eine Umverteilung vom extrazellulären in das intrazelluläre Kompartment.

Häufig sind auch Kombinationen dieser 3 Störungen. Die Ursachen und Mechanismen der schweren Hypophosphatämie sind in Tab. 4.**16** dargestellt.

Tabelle 4.16 Risikofaktoren für eine ausgeprägte Hypophosphatämie

Ursache	Krankheitsbild
Alkoholentzug	
Ernährungsbedingt bei Risikopatienten	Anorexia nervosa, Essstörungen Marasmus bei Malabsorption, Alkoholismus, Kriegsgefangenschaft AIDS oder chronische Infektionen Massiver Gewichtsverlust bei morbider Adipositas
Behandlung der diabetischen Ketoazidose	
Patienten auf Intensivstation	Sepsis Polytrauma Ausgedehnte Verbrennungen

Verminderte intestinale Resorption. Beim Vitamin-D-Mangel mit der Folge der **klassischen Rachitis** können eine milde Hypokalzämie und auch eine Hypophosphatämie auftreten, die durch die Gabe geringer Gaben Vitamin D normalisiert werden können.

Anders ist dies bei der **Vitamin-D-resistenten Rachitis**, wobei es sich um eine X-chromosomal erbliche Erkrankung mit der klassischen Trias Hypophosphatämie, Deformitäten der unteren Extremitäten und vermindertes Wachstum handelt. Bei dieser Erkrankung sind bereits nach der Geburt niedrige Serumphosphatspiegel nachweisbar. Im weiteren Wachstum kommt es dann zur Deformität von Ober- und Unterschenkeln und zu dem typischen Watschelgang. Bei der frühen Behandlung im Kindesalter kann diese Verformung rückbildungsfähig sein. Häufig findet man hier neben der Hypophosphatämie und der Hypokalzämie auch erhöhte Serumspiegel für die alkalische Phosphatase und in einzelnen Fällen auch eine generalisierte Aminoazidurie und ausgeprägte Knochenbeteiligung. Hier werden 2 Typen unterschieden:
▶ Typ 1 ist durch eine Mutation im Gen der 1α-Hydroxylase begründet; diese Erkrankung spricht auf hohe Dosen von Vitamin D2 und D3 an.
▶ Typ 2 ist charakterisiert durch eine Endorganresistenz gegenüber 1,25 Dihydroxy-Cholecalciferol; hierbei sind die Plasmaspiegel von 1,25 Dihydroxy-Cholecalciferol erhöht.

Zahlreiche Studien haben gezeigt, dass bei Typ-2-Vitamin-D-resistenter Rachitis ein genetischer Defekt den Vitamin-D-Rezeptor betrifft. Im Falle dieser Erkrankung ist eine Therapie mit hohen Dosen von Kalzium möglich und sinnvoll.

Weitere Ursachen der Hypophosphatämie sind der Antazida-Abusus und die Malabsorption, hier kommt es bei ersterer zu einer Phosphatbindung und damit zu einer Depletierung für Phosphat. Auch Alkohol ist eine häufige Ursache der Hypophosphatämie, einerseits durch verminderte Phosphataufnahme und auch durch gesteigerten Phosphatverlust. Patienten mit chronischem Alkoholgenuss weisen häufig Defekte in der renalen tubulären Funktion auf, die eine reversible Verminderung der Ausscheidungsschwelle für Phosphat einschließen. Im katabolen Status kommt es häufig zu einer Ketonurie, die die Phosphaturie begünstigt.

Verstärkter renaler Verlust. Weitere Erkrankungen führen zu einem verstärkten renalen Phosphatverlust: der primäre Hyperparathyreoidismus, eine Vielzahl von renalen tubulären Defekten, die X-chromosomal vererbte hypophosphatämische Rachitis, die autosomal dominante hypophosphatämische Rachitis, die onkogene Osteomalazie, das McCune-Albright-Syndrom (fibröse Dysplasie) und die diabetische Ketoazidose. Bei allen diesen Krankheitsentitäten spielen Phosphatonine ein dominante Rolle, z. B. FGF-23.

Transzelluläre Verschiebung von Phosphat. Bei der transzellulären Verschiebung von Phosphat spielt die **respiratorische Alkalose** eine pathogenetische Rolle: eine stark anhaltende Hyperventilation kann Serumphosphatwerte auf unter 1 mg/dl erniedrigen. Dies kann sowohl bei Patienten mit Alkoholentzug und Phosphatdepletion als auch bei exogener Bikarbonatgabe beobachtet werden. Eine Kompensation von respiratorischer und metabolischer Alkalose kann diese Effekte noch verstärken. Zudem finden sich schwere Hypophosphatämien bei ausgedehnten Verbrennungen oder bei Patienten mit einer Blastenkrise bei fortgeschrittener Leukämie.

■ Klinische Erscheinungsbilder der schweren Hypophosphatämie

Die klinischen Konsequenzen einer schweren Hypophosphatämie schließen eine zentralnervöse Dysfunktion (Enzephalopathie, Anfälle, Koma, Parästhesien), eine Dysfunktion der roten Blutzellen (Hämolyse, Gewebehypoxie), eine Leukozyten- und Thrombozytendysfunktion bis hin zur Thrombozytopenie und Hämorrhagien wie auch eine Dysfunktion des Skelettmuskels mit Muskelschwäche, respiratorischem Versagen und Rhabdomyolyse ein. Weitere Folgen der prolongierten Hypophosphatämie können eine Kardiomyopathie oder kongestive Herzinsuffizienz wie auch die metabolische Azidose und im Bereich des muskuloskelettalen Systems die Osteomalazie/Rachitis darstellen.

■ Behandlung der Hypophosphatämie

Die adäquate Behandlung der Hypophosphatämie und des Phosphatverlusts beinhaltet, die zugrunde liegende Ursache zu erkennen und die Grunderkrankung zu behandeln. Wenn es notwendig ist, sollte eine Phosphatsupplementierung durchgeführt werden. Aufgrund der Variabilität der klinischen Befunde sollte bei Patienten mit multiplen Organproblemen eine symptomatische Hypophosphatämie mit in Erwägung gezogen werden. Bei multimorbiden Patienten, die eine Intensivbehandlung erfordern, wird die klinische Manifestation der Hypophosphatämie und Phosphatdepletion häufig zu wenig beachtet. Während eine milde Hypophosphatämie mit Plasmaphosphatspiegeln > 2 mg/dl häufig transient ist und keiner Behandlung bedarf, sollte bei Patienten mit einer Hypophosphatämie und Serumspiegeln < 1,0 mg/dl (Erwachsene) oder 2,0 mg/dl (Kinder) neben der Behandlung der Grunderkrankung eine Supplementierung mit Phosphat durchgeführt werden.

Milch ist beispielsweise eine gute Phosphatquelle, die pro Liter 1 g (33 mmol) anorganischen Phosphats enthält. Bei Kindern und unterernährten Patienten wie auch bei begleitenden Laktose- und Fettintoleranzen wird häufig eine Magermilch besser toleriert. Als Alternative kommen zahlreiche Präparate in oraler Darreichungsform zur Anwendung. Bei Patienten mit schwerer Symptomatik und Unmöglichkeit der enteralen Phosphataufnahme ist die parenterale Gabe von jeweils 1 g Phosphat/l Infusionsflüssigkeit über 8–12 h eine sichere und effektive Methode der Supplementierung. Hiermit kann der Serumphosphatspiegel auf > 1 mg/dl gehoben werden. Unter regredienter Symptomatik muss keine volle parenterale Ausgleichstherapie angestrebt werden.

> **!** Eine Phosphattherapie kann zur Hyperphosphatämie, zu Diarrhoen, zu Hypokalzämie und Hyperkaliämie führen. Im Hinblick auf diese potenziellen Nebeneffekte ist der Patient klinisch sorgfältig zu überwachen.

Präventiv kann bei Patienten mit parenteraler Ernährung einer Hypophosphatämie vorgebeugt werden, indem eine tägliche Erhaltungsdosis (ca. 1000 mg/24h) entsprechend der klinischen und metabolischen Situation angepasst appliziert wird.

Literatur
Amanzadeh J. Reilly RF, Jr. Hypophosphatemia: an evidence-based approach to its clinical consequences and management. Nat.Clin Pract.Nephrol. 2006;**2**:136–48.
Beck L, Karaplis AC, Amizuka N, Hewson AS, Ozawa H, Tenenhouse HS. Targeted inactivation of Npt2 in mice leads to severe renal phosphate wasting, hypercalciuria, and skeletal abnormalities. Proc. Natl. Acad. Sci. U.S.A. 1998;95:5372–7.
Berndt T,.Kumar R. Phosphatonins and the regulation of phosphate homeostasis. Annu.Rev Physiol. 2007;69:341–59.
Berndt TJ, Schiavi S, Kumar R. „Phosphatonins" and the regulation of phosphorus homeostasis. Am J Physiol Renal Physiol. 2005;289:F1170–F1182.
Favus MJ, Bushinsky DG, Lehmann J. Mineral homeostasis: Regulation of Calcium, Magnesium and Phosphate Metabolism. Primer on the Metabolic Bone Diseases and disorders of Mineral Metabolism 2006;ASBMR:76–83.
Hubbard SR.Till JH. Protein tyrosine kinase structure and function. Annu.Rev Biochem. 2000;69:373–98.
Ketteler M, Westenfeld R, Schlieper G, Brandenburg V. Pathogenesis of vascular calcification in dialysis patients. Clin Exp. Nephrol. 2005;9:265–70.
Ketteler M.Giachelli C. Novel insights into vascular calcification. Kidney Int Suppl. 2006;S 5–S 9.
Krebs EG,.Beavo JA. Phosphorylation-dephosphorylation of enzymes. Annu.Rev Biochem. 1979;48:923–59.
Neumann W. Bone material and calcification mechanisms. In: Urist MR, ed. Fundamental and Clinical Bone Physiology, Philadelphia, 1980: pp 83–107.
Schiavi SC,.Kumar R. The phosphatonin pathway: new insights in phosphate homeostasis. Kidney Int. 2004;65:1–14.
Thomas L, ed. Clinical Laboratory Diagnosis. Use and Assessment of Clinical Laboratory Results, 1. Aufl, Frankfurt/Main: TH-Books-Verl.-Ges. 1998.

4.8 Seltene sonstige erbliche und erworbene metabolische Osteopathien

H. Siggelkow

■ Osteogenesis imperfecta

■ Definition/Epidemiologie

Bei der Osteogenesis imperfecta (OI, Synonym: Glasknochenkrankheit) handelt es sich um eine genetische Erkrankung des Bindegewebes, die durch eine erhöhte Frakturrate schon bei normaler Belastung charakterisiert ist. Es werden verschiedene Formen beschrieben, von einer nahezu asymptomatischen Form bis hin zu einer bereits intrauterin letalen Erkrankung.

Die Häufigkeit wird für alle Formen auf ca. 4–7 Fälle pro 100 000 Einwohner geschätzt, sodass man in der Bundesrepublik Deutschland von ca. 2500–4500 Betroffenen ausgehen muss.

■ Pathogenese

Es liegt ein Defekt im Typ-1-Kollagen vor, welches der Hauptkomponente der extrazellulären Matrix von Knochen, Haut und Sehnen darstellt. Kollagen-1 lagert sich aus 3 linksgängigen α-Tropokollagenketten zu einer rechtsgängigen Helix zusammen. Bei der OI-Typ-I kommt es durch die verminderte Produktion von Typ-1-Kollagen (COL 1A1 Allel) zu einem relativen Anstieg von Kollagen 3. Außerdem wird die richtige „Verdrillung" der Kollagentripelhelix behindert, wodurch es zum Verlust der Stabilität kommt. Quantitative Defekte im Typ-1-Kollagen verursachen eine milde OI, während strukturelle Defekte in einer der 2 Ketten die schwereren Formen verursachen. Die OI wird autosomal dominant vererbt.

■ Einteilung und klinisches Bild

Betroffene Individuen haben je nach Typ der OI eine unterschiedliche Kombination von Symptomen. Das klinische Bild basiert immer noch auf der Klassifikation von Sillence (Tab. 4.**17**).

Tabelle 4.17 Klassifikation der OI nach Sillence

Typ der OI	Klinisches Bild	Vererbung
I	Normale Statur, wenig oder nur geringe Deformierung, blaue Skleren, Hörverlust in 50% der Familien. Zahnbildungsstörungen sind selten, evtl. in Untergruppen.	Autosomal-dominant
II	Letal in der perinatalen Periode, minimale Mineralisation des Schädels, perlschnurartige Rippen, Kompressionsfrakturen des Femurs, ausgeprägte Deformität der Röhrenknochen und Plattwirbel.	Autosomal-dominant (neue Mutationen), elterliches Mosaik
III	Progressiv sich verformende Knochen, nur eingeschränkte Deformität bei Geburt, variabler Farbton der Skleren, oft mit dem Alter heller werdend. Häufig Zahnentwicklungsstörungen und Hörverlust. Minderwuchs.	Autosomal-dominant, selten autosomal-rezessiv, elterliches Mosaik
IV	Mild bis moderate Knochendeformitäten und variabler Minderwuchs. Zahnentwicklungsstörungen häufig und Hörverlust in einigen Familien. Weiße oder blaue Skleren.	Autosomal-dominant, elterliches Mosaik
Nichtkollagene Typen der OI		
V	Phänotypisch, identisch zu Typ IV. Histologisch unterschiedlich. Hypertrophe Kallusformation, dichte metaphysäre Linien. Ossifikation der interossären Membran des Unterarms. Normales Typ-1-Kollagen, keine Mutation identifiziert.	Unbekannt
VI	Phänotypisch nicht unterscheidbar von Typ IV. Histologisch diagnostizierbar. Erhöhte Aktivität der Alkalischen Phosphatase. Fischschuppenähnliche Erscheinung des Knochens im Mikroskop.	Unbekannt
VII	Moderate bis ernsthafte Knochenerkrankung. Blaue Skleren. Verkürzung der Oberarme und Oberschenkel. Isolierte Erkrankung bei indianischen Ureinwohnern Kanadas und autosomal rezessiv vererbt.	Autosomal-rezessiv

Diagnostik

Biochemische und histologische Diagnostik. Kalzium- und Knochenstoffwechselparameter sind häufig normal. Die Alkalische Phosphatase kann nach einer Fraktur erhöht sein. In der Knochenhistomorphometrie sind Veränderungen im trabekulären und kortikalen Teil des Knochens beschrieben.

Genetische Diagnostik. Die DNA-Sequenzierung vom Typ-1-Kollagen ist in spezialisierten Laboratorien möglich.

Bildgebung. Im Röntgenbild erscheint der Knochen osteopenisch. Die radiologischen Veränderungen korrelieren zum Typ der OI und zum z-Score in der Knochendichtemessung. Die Osteodensitometrie hilft bei der Diagnose leichter Fälle und ermöglicht eine Verlaufsbeurteilung. Individuen mit OI Typ I liegen meist im Bereich des z-Scores –1,0 bis –2,0, Individuen mit OI Typ IV bei –2,0 bis –4,0 und Typ III bei –3,0 bis –6,0.

Therapie

Die Behandlung basiert auf einer Kombination aus operativer Versorgung, Physiotherapie und Bisphosphonattherapie. Eine allogene Knochenmarkstransplantation führte zu neuem Knochenaufbau und klinischer Verbesserung, der Effekt war jedoch nicht von Dauer. Eine Gentherapie wurde bei dieser Erkrankung ebenfalls mit Erfolg versucht. Empfohlen werden: Wachstumshormon bei Minderwuchs, Bisphosphonate über 2–3 Jahre, sekundäre Folgen der OI, z. B. Lungenfunktionseinschränkung, Schwerhörigkeit und andere Komplikationen werden symptomatisch therapiert.

Osteonekrose des Kiefers

Definition, Epidemiologie

Bei der Osteonekrose des Kiefers handelt es sich um avaskuläre, aber auch vaskuläre Nekrosen mit oder ohne bakterielle Infektion des Kieferknochens. Das Auftreten einer Osteonekrose wird bei 4–10% verschiedener Tumorerkrankungen beschrieben. Die Prävalenz bei der Bisphosphonattherapie von Osteoporose-Patienten beträgt deutlich unter 1/1000.

Pathogenese

Die Osteonekrose des Kiefers tritt vorwiegend im Zusammenhang mit einer hochdosierten i.v.-Applikation von stickstoffhaltigen Bisphosphonaten bei Tumorpatienten auf. Vermutet wird eine Koinzidenz verschiedener Faktoren wie die Tumorerkrankung, eine vorausgehende Chemotherapie mit einer antiangiogenen Wirkung im betroffenen Bereich und eine reduzierte Immunabwehr.

Einteilung und klinisches Bild

Klinisch werden Zahnschmerzen, Halitose, Abszesse mit Fistelbildung, Schwellung und Rötung des Zahnfleischs, rezidivierende und schlecht heilende Zahnfleischgeschwüre, Taubheits- und Schweregefühl im Kiefer, gefühlte Größenzunahme des Kiefers, schmerzhafter, freiliegender Kieferknochen, Schwierigkeiten beim Essen und Sprechen, Kiefersperre, Parästhesien der Unterlippe und Zahnlockerungen beschrieben.

■ Diagnostik

Röntgenuntersuchungen dieses Bereichs, bakteriologische Untersuchungen und eine Histologie sichern die Diagnose bei entsprechender Anamnese.

■ Therapie

Die Behandlung erfolgt konservativ durch lokale und systemische Antibiotikabehandlung sowie lokale Spülungen. Chirurgisch wird das Areal schonend ausgeräumt und lokal gedeckt. Zum Teil sind partielle Entfernungen der nekrotischen Kieferabschnitte erforderlich.

■ Therapieempfehlung

Bei Tumorpatienten ist die Zahnsanierung vor einer Bisphosphonattherapie ohnehin obligat. Bei Interventionen im Zahnbereich während eine laufenden Bisphosphonattherapie sollte diese bis 8 Wochen nach der Intervention ausgesetzt werden. Für Patienten mit Bisphosphonattherapie wegen Osteoporose besteht kein nennenswertes Risiko für eine Osteonekrose. Eine prophylaktische Zahnsanierung kann zum jetzigen Zeitpunkt anhand der Datenlage nicht generell empfohlen werden.

■ Hypophosphatasie

■ Definition, Epidemiologie

Bei der Hypophosphatasie handelt es sich um eine seltene erbliche Erkrankung einer Osteomalazie. Die Inzidenz der ernsten Form ist 1:100000 Geburten, milde Formen sind häufiger.

■ Pathogenese

Mehrere genetische Defekte auf einem bestimmten Gen (1p34–36) resultieren in einer subnormalen Aktivität der gewebsunspezifischen gesamtalkalischen Phosphatase. Das durch den Enzymdefekt vermindert abgebaute anorganische Pyrophosphat hemmt aktiv die Knochenmineralisation und führt zur Ausschüttung von Prostaglandinen und damit zu Entzündungsreaktionen in Knochen und Muskeln. Als zusätzliche Folge können sich Pyrophosphatkalziumkristalle außerhalb des Knochens im Organismus ansammeln und zu Veränderungen in Gelenken, den Nieren oder auch in Blutgefäßen führen. Die schweren Formen werden autosomal-rezessiv vererbt, die milderen Formen autosomal-dominant oder -rezessiv.

■ Einteilung und klinisches Bild

Es werden 6 Formen der Hypophosphatasie unterschieden, und zwar abhängig davon, zu welchem Zeitpunkt die Knochenveränderungen entdeckt werden. Je früher die Symptome anfangen, umso ernsthafter ist der klinische Verlauf. Vor allem die Zähne und das Skelett sind betroffen, das klinische Bild ist jedoch sehr uneinheitlich. Die Symptome reichen von asymptomatischen Verläufen bis zu intrauterinem Tod. Die Hypophosphatasie des Erwachsenen ist assoziiert mit Osteopenie, metatarsalen Stressfrakturen, Chondrokalzinose und proximalen Femurpseudofrakturen.

■ Diagnostik

Biochemische Diagnostik. Die Diagnose ist wahrscheinlich, wenn eine erniedrigte Alkalische Phosphatase im Serum in Kombination mit klinischen oder radiologischen Zeichen einer Osteomalazie bestehen. Die Kalzium- und Phosphatwerte sind normal, eine Hyperkalzämie, Hyperkalziurie und Hyperphosphatämie kommen vor. Die Vitamin-D-Metabolite sind normal, PTH kann erniedrigt sein. Als spezifischere Untersuchungen können Phosphoethanol (erhöhte Werte in Blut und Urin), anorganisches Pyrophosphat (erhöht in Blut und Urin) und Pyridoxal-5-Phosphat (erhöhte Werte im Blut) bestimmt werden.

Eine **genetische Diagnostik** steht bisher in spezialisierten Forschungseinrichtungen zur Verfügung.

Bildgebung. Je nach Ausprägung der Erkrankung kommt es nur zu einem sehr gering ossifizierten Skelett.

■ Therapie

Es existiert keine etablierte Therapieform, Teriparatid ist in Einzelfällen erfolgreich, die Knochenmarktransplantation bei der infantilen Form Erfolg versprechend. Eine Phosphatrestriktion ist bei Hyperphosphatämie indiziert, Vitamin-D-Derivate sind nicht sinnvoll. Bei Hyperkalzämie sind Reduktion von Kalzium in der Nahrung, Calcitonin oder Glukokortikoide indiziert. Die Frakturheilung kann beeinträchtigt sein, die Frakturversorgung erfolgt mit intramedullären Prothesen. Es ist eine regelmäßige Zahnversorgung erforderlich. Für die medikamentöse Schmerztherapie scheinen Prostaglandinsyntheseblocker wie z.B. nonsteroidale anti-entzündliche Medikamente (NSAIDs), Acetylsalicylsäre, Diclofenac, Ibuprofen oder Naproxen (Letztere beide v.a. im Kindesalter) am besten geeignet. Neben der symptomatischen Therapie scheinen sie auch Effekte auf den Krankheitsverlauf zu haben.

Osteopetrose

Definition

Die Osteopetrose (Synonym: Marmorknochenkrankheit, Albers-Schönberg Erkrankung, generalisierte kongenitale Osteosklerose) gehört zu den osteosklerotischen Knochenerkrankungen. Ca. 300 Fälle sind weltweit beschrieben.

Pathogenese

Eine genetische Veränderung in verschiedenen Genen führt zu einer verminderten Osteoklasten-mediierten Knochenresorption. Als Konsequenz bleibt der kalzifizierte Knorpel bei der enchondralen Knochenformation als histopathologischer Marker erhalten. Es gibt autosomal-dominante und -rezessive Formen.

Einteilung und klinisches Bild

Die autosomal dominante adulte Form macht relativ wenig Symptome, die autosomal-rezessive infantile Form verläuft häufig unbehandelt bereits in der Kindheit tödlich. Frühe Symptome sind schnupfenähnlichen Beschwerden, Seh- und Hörstörungen, häufig gefolgt von Wachstumsstörungen, Blindheit, Hydrozephalus und Schlafapnoe. Infektionen und Blutungsstörungen sind Komplikationen des fehlenden Markraums. Der Knochen erscheint radiologisch dicht, ist aber brüchig. Betroffene Erwachsene können bei der leichten Form asymptomatisch sein, aber auch eine erhöhte Frakturrate wird beschrieben.

Diagnostik

Biochemische Diagnostik. Diese ist oft unauffällig, evtl. ist PTH erhöht. Eine Hypokalzämie tritt bei der infantilen Form auf, begleitet von rachitischen Veränderungen, sekundärem Hyperparathyreoidismus mit erhöhten Calcitriolwerten, erhöhte Saure Phosphatase.

Genetische Diagnostik steht bisher nur in spezialisierten Forschungseinrichtungen zur Verfügung.

Bildgebung. Eine symmetrische Steigerung der Knochenmasse ist der radiologische Befund bei Osteopetrose. Der trabekuläre und kortikale Knochen erscheint verdickt. Die Skelettszintigraphie kann Frakturen und Osteomyelitis nachweisen. Das typische radiologische Zeichen sind alternierende sklerotische und luzide Linien.

Therapie

Eine Spontanheilung ist möglich. Die Knochenmarktransplantation ist bei infantiler Osteopetrose erfolgreich, Calcitriol und Teriparatid sind in Einzelfällen (Aktivierung der Osteoklasten) indiziert. Interferon-γ1b ist eine Option für die schwere Form der Osteopetrose (Zulassung in den USA). Prednison in Kombination mit phosphatreicher und kalziumarmer Diät ist als Alternative zur Knochenmarkstransplantation möglich. Symptomatische Therapie erfolgt bei Komplikationen. RANKL könnte bei Osteoklasten-armen Formen eine mögliche Therapieoption werden.

Osteochondrodysplasien

Bei diesen Erkrankungen handelt es sich um eine Gruppe von >80 verschiedenen Formen skelettaler Dysplasien. Diese sind charakterisiert durch ein abnormes Wachstum von Knochen und/oder Knorpel. Die Unterteilung erfolgt nach der Region der Röhrenknochen, die hauptsächlich betroffen ist, z.B. Epiphysen, Metaphysen oder Diaphysen. Auch die Wirbelkörper können verändert sein. Durch die Möglichkeiten der DNA-basierten Technologien konnten zahlreiche Gene und deren Mutationen als Ursache für skelettale Dysplasien gefunden werden, z.B. ist bei der metaphysären Dysplasie Jansen-Typ eine Mutation im PTHR-Gen ursächlich. Für die kleidokraniale Dysplasie konnte ein Defekt im Core-Binding-Faktor-α1 (CBFA 1) nachgewiesen werden. Zahlreiche Proteine, die für die Entwicklung des Knochens relevant sind, sind betroffen.

Sklerosierende Knochenerkrankungen

Osteosklerosen und Hyperostosen werden durch Verdickung von trabekulärem und kortikalem Knochen verursacht. Hierfür sind viele seltene erbliche Erkrankungen verantwortlich, aber auch endokrine, metabolische, hämatologische, infektiöse und neoplastische Erkrankungen können diese lokalisierten oder systemischen Knochenveränderungen verursachen. Unter den >50 beschriebenen Erkrankungsformen haben bestimmte Mutationen des LRP5-Gens, die für das Low-Density-Lipoprotein-Receptor-related-Protein5 kodieren, große Aufmerksamkeit erregt. Diese Veränderung führt zu einem Phänotyp mit erhöhter Knochenmasse; die Erkrankung scheint gutartig zu sein, allerdings treten Hirnnervenbeeinträchtigungen oder oropharyngeale Exostosen auf. Eine aktivierende Mutation führt zu einer kontinuierlichen Stimulation des so genannten Wnt-Signalwegs und damit zur Stimulation der Knochenformation.

Literatur

Beck C, Morbach H, Richl P, Stenzel M, Girschick HJ. How can calcium pyrophosphate crystals induce inflammation in hypophosphatasia or chronic inflammatory joint diseases? Rheumatol Int. 2009 Jan;29(3):229-38.

Boyden LM, Mao J, Belsky J, et al. High bone density due to a mutation in LDL-receptor-related protein 5. N Engl J Med. 2002;346:1513–1521.

Cahill RA, Wenkert D, Perlman SA, et al. Infantile Hypophosphatasia: Transplantation Therapy Trial Using Bone Fragments and Cultured Osteoblasts. J Clin Endocrinol Metab. 2007

Chamberlain JR, Schwarze U, Wang PR, Hirata RK, Hankenson KD, Pace JM, Underwood RA, Song KM, Sussman M, Byers PH and Russell DW. Gene targeting in stem cells from individuals with osteogenesis imperfecta. Science. 2004;303: 1198–1201.

Felsenberg D. Osteonecrosis of the jaw–a potential adverse effect of bisphosphonate treatment. Nat Clin Pract Endocrinol Metab. 2006; 2:662–663.

Girschick HJ, Schneider P, Haubitz I, Hiort O, Collmann H, Beer M, et al. Effective NSAID treatment indicates that hyperprostaglandinism is affecting the clinical severity of childhood hypophosphatasia. Orphanet J Rare Dis. 2006;1:24.

Horwitz EM, Gordon PL, Koo WK, et al. Isolated allogeneic bone marrow-derived mesenchymal cells engraft and stimulate growth in children with osteogenesis imperfecta: Implications for cell therapy of bone. Proc Natl Acad Sci U S A. 2002;99:8932–8937.

Juppner H. Role of parathyroid hormone-related peptide and Indian hedgehog in skeletal development. Pediatr Nephrol. 2000;14:606–611.

Khosla S, Burr D, Cauley J, et al. Bisphosphonate-Associated Osteonecrosis of the Jaw: Report of a Task Force of the American Society for Bone and Mineral Research. J Bone Miner Res. 2007.

Little RD, Carulli JP, Del Mastro RG, et al. A mutation in the LDL receptor-related protein 5 gene results in the autosomal dominant high-bone-mass trait. Am J Hum Genet. 2002; 70:11–19.

Marini JM (2006). Osteogenesis imperfecta. Primer on the metabolic bone diseases and disorders of mineral metabolism. Favus MJ. Washington, American Society of Bone and Mineral Research: 418–421.

Migliorati CA, Casiglia J, Epstein J, Jacobsen PL, Siegel MA, Woo SB. Managing the care of patients with bisphosphonate-associated osteonecrosis: an American Academy of Oral Medicine position paper. J Am Dent Assoc. 2005;136: 1658–1668.

Mundlos S, Otto F, Mundlos C, et al. Mutations involving the transcription factor CBFA1 cause cleidocranial dysplasia. Cell. 1997; 89: 773–779.

Schipani E, Kruse K and Juppner H. A constitutively active mutant PTH-PTHrP receptor in Jansen-type metaphyseal chondrodysplasia. Science. 1995;268:98–100.

Sillence DO, Senn A and Danks DM. Genetic heterogeneity in osteogenesis imperfecta. J Med Genet. 1979;16:101–116

Sobacchi C, Frattini A, Guerrini MM, et al. Osteoclast-poor human osteopetrosis due to mutations in the gene encoding RANKL. Nat Genet. 2007;39:960–962.

Whyte MP. Chondrodystrophies and mucopolysaccharidosis. Primer on the metabolic bone diseases and disorders of mineral metabolism. Favus MJ. Washington, American Society of Bone and Mineral Research 2006;421–425.

Whyte MP. Hyppphosphatasia. Primer on the metabolic bone diseases and disorders of mineral metabolism. Favus MJ. Washington, American Society of Bone and Mineral Research 2006: 351–353.

Whyte MP. Ischemic bone disease. Primer on the metabolic bone diseases and disorders of mineral metabolism. Favus MJ. Washington, American Society of Bone and Mineral Research 2006: 428–431.

Whyte MP. Sclerosing bone disorders. Primer on the metabolic bone diseases and disorders of mineral metabolism. Favus MJ. Washington, American Society of Bone and Mineral Research 2006: 398–414.

Whyte MP, Kurtzberg J, McAlister WH, et al. Marrow cell transplantation for infantile hypophosphatasia. J Bone Miner Res. 2003;18:624–636.

Whyte MP, Mumm S and Deal C. Adult hypophosphatasia treated with teriparatide. J Clin Endocrinol Metab. 2007; 92: 1203–1208.

Woo SB, Hande K and Richardson PG. Osteonecrosis of the jaw and bisphosphonates. N Engl J Med. 2005;353:99–102; discussion 99–102.

5 Nebenniere

Kapitelkoordination: H. Lehnert

5.1 Mineralokortikoidhypertonie 166
    J. Hensen

5.2 Phäochromozytom 173
    H. Lehnert

5.3 Androgen/Östrogen produzierende Nebennierentumoren 182
    H. Lehnert

5.4 Inzidentalome 182
    H. Lehnert

5.5 Nebennierenrindenkarzinom 186
    H. Lehnert

5.6 Primäre Nebennierenrinden-Insuffizienz
    (Morbus Addison) 188
    H. Lehnert

5.7 Isolierter Hypoaldosteronismus 193
    H. Lehnert

5.8 Das Adrenogenitale Syndrom.................... 194
    F. G. Riepe, O. Hiort

5.9 Therapie mit Glukokortikoiden 203
    J. Hensen

5.10 Autonome Dysfunktion 205
    H. Lehnert

5 Nebenniere

5.1 Mineralokortikoidhypertonie

J. Hensen

■ Einleitung

> Unter einer primären Mineralokortikoidhypertonie versteht man eine Hypertonie durch Mehrsekretion von Mineralokortikoiden, die nicht durch eine Aktivierung des Renin-Angiotensin-Systems bedingt ist.

So produziert und sezerniert ein **Aldosteron produzierendes Adenom** (APA, **Aldosteronom**) unabhängig von Renin und Angiotensin II (AII) das Mineralokortikoid Aldosteron, vergleichbar mit einem autonomen Schilddrüsenadenom. Im Vollbild der Erkrankung führt dies zum klassischen „**Conn-Syndrom**" mit arterieller Hypertonie, Hypokaliämie und metabolischer Alkalose.

Bei einer zweiten Form des primären Hyperaldosteronismus (PHA), der **bilateralen Nebennieren-Hyperplasie (BAH)**, reagiert die Zona glomerulosa zwar besonders empfindlich auf Angiotensin 2, jedoch bleibt die erhöhte Aldosteronsekretion auch noch (autonom) erhöht bestehen, wenn Angiotensin 2 niedrig ist.

 APA und BAH machen zusammen etwa 95% aller Fälle von Mineralokortikoidhochdruck aus.

■ Epidemiologie

Das operativ kurierbare Aldosteronom wird insgesamt recht selten diagnostiziert, in deutlich < 1 % aller Hypertoniefälle. Die zweite, Angiotensin-2-hypersensitive Form des PHA, die BAH, scheint heute mit verfeinerten endokrinologischen Parametern zunehmend häufiger diagnostiziert zu werden. Die Abgrenzung letzterer hypersensitiver Störung von der „low renin essential hypertension" (LREH, Niedrig-Renin-Hochdruck) ist aufgrund eines fließenden Übergangs nicht immer eindeutig möglich. Publikationen der vergangenen Jahre weisen auf eine Prävalenz des PHA von bis zu 5–10% und auf eine hohe Dunkelziffer hin (Diederich et al, 2007).

■ Definition und Klassifikation

Zu den klinisch bedeutsamen Mineralokortikoiden gehören Aldosteron und Desoxycorticosteron (DOC). Desoxycorticosteron verfügt über etwa 5% der mineralokortikoiden Aktivität von Aldosteron. Die verschiedenen Krankheitsbilder, die eine Mineralokortikoidüberproduktion und einen „Renin-unabhängigen" Mineralokortikoidhochdruck bewirken können, sind in Tab. 5.1 aufgeführt.

> **!** Bei einem primärem Hyperaldosteronismus (PHA) sind Plasmareninaktivität (PRA) oder Plasmareninkonzentration (PRC) und Angiotensin 2 erniedrigt bzw. supprimiert. Beim sekundären Hyperaldosteronismus ist die Erhöhung von Plasma-Aldosteron hingegen eine Folge der Erhöhung von Renin (z. B. bei Nierenarterienstenose, so genannte maligne Nephrosklerose, nach Diuretikatherapie oder sehr selten beim Reninom).

■ Klinik

Die Symptome bei primärem Hyperaldosteronismus ergeben sich aus den Symptomen der arteriellen Hypertonie und den Symptomen der nicht konsistent vorhandenen Hypokaliämie, sowie in Abhängigkeit von der Ausprägung und Dauer der Hypertonie.

Der Blutdruck ist bei ausgeprägtem PHA mäßig bis schwer erhöht, ein maligner arterieller Hypertonus mit schweren vaskulären Schäden kann durchaus vorkommen. Als Symptom eines ausgeprägten Hochdrucks sind bei etwa der Hälfte der Patienten Kopfschmerzen vorhanden. Symptome einer ausgeprägten Hypokaliämie sind Müdigkeit, Muskelschwäche, Paresen einzelner Muskelgruppen, tetanisches Syndrom, Arrhythmien (Extrasystolen) sowie eine Polyurie/Polydipsie mit Isosthenurie (Tab. 5.2). Viele Patienten mit PHA haben jedoch keine oder wenig ausgeprägte subjektive Symptome oder klinische Zeichen, die sie von Patienten mit primärer (essenzieller) Hypertonie unterscheiden.

Tabelle 5.1 Klassifikation des „Renin-unabhängigen" Mineralokortikoidhochdrucks

Hauptgruppe	Untergruppe

Aldosteron als Mineralokortikoid (primärer Hyperaldosteronismus; PHA; Conn-Syndrom)	▶ Bilaterale homogene oder mikronodoläre Hyperplasie (Bilaterale adrenale Hyperplasie) (BAH)
	▶ Unilaterales Aldosteron-produzierendes Adenom (APA)
	  – autonom (Angiotensin 2-unabhängig, häufig)
	  – PRA-Angiotensin-2-abhängig (APA-RA, selten)
	▶ einseitige oder doppelseitige primäre makronoduläre Nebennierenhyperplasie (autonom) (PMH, selten)
	▶ Glukokortikoid-supprimierbarer Hyperaldosteronismus (GSH, FH Typ 1, selten)
	▶ Aldosteron produzierendes Karzinom (entweder adrenal oder ektop, z. B. ovarielles Arrhenoblastom, selten)

Desoxycorticosteron als Mineralokortikoid (selten)	▶ 11β-Hydroxylasemangel ▶ 17α-Hydroxylasemangel ▶ DOC-produzierender Tumor ▶ Cushing-Syndrom (insbesondere bei ektoper ACTH-Produktion) ▶ Primäre Kortisolresistenz

Kortisol als Mineralokortikoid (selten)	Apparenter Mineralokortikoidexzess (AME)
	▶ Familiär (Typ I AME, Typ II AME)
	▶ Erworben:
	  – Lakritze, Carbenoxolon (Typ I AME)
	  – Cushing-Syndrom (Typ II AME)

Pseudohyperaldosteronismus	Liddle-Syndrom

Dabei ist bei den 3 unteren Hauptgruppen Aldosteron im Plasma niedrig.

■ Pathogenese und Pathophysiologie

Die Hauptwirkung von Aldosteron besteht in einem Austausch von Kalium- und Wasserstoffionen (H^+) gegen Natriumionen im distalen Nierentubulus. Nach Applikation von Aldosteron kommt es zunächst zu einer Natrium- und Volumenretention mit einem Anstieg des Herzminutenvolumens. Nach einigen Wochen kommt es wieder zu einer Zunahme der Natriurese durch Erhöhung des arteriellen Blutdrucks. Somit stellt sich nach einigen Wochen ein neues Gleichgewicht zwischen Na^+-Retention und Na^+-Ausscheidung ein, allerdings auf Kosten einer **arteriellen Hypertonie**.

Die **Hypokaliämie** entsteht durch den gesteigerten Na^+-K^+-Austausch im distalen Nierentubulus unter dem Einfluss von Aldosteron. Hält ein Patient eine natriumarme Diät ein, so bessert sich die Hypokaliämie, da im distalen Nierentubulus weniger Natrium für den Austausch mit Kalium zur Verfügung steht. Umgekehrt nimmt die Hypokaliämie unter einer kochsalzreichen Diät weiter zu. Das Ausmaß der Hypokaliämie zeigt nur die Spitze des Eisbergs, da die Abnahme des Gesamtkörperkaliums – überwiegend intrazellulär – wesentlich größer ist.

Der intrazelluläre Kaliummangel bedingt durch Verschiebung von H^+ in den Intrazellulärraum eine intrazelluläre Azidose. Dies und die durch Aldosteron erhöhte renale H^+-Ausscheidung (im Austausch mit Natrium) bewirken eine (Chlorid-insensitive) **metabolische Alkalose** mit Anstieg der renalen Generierung von Hydrogencarbonat und Ammoniak.

Die Hypokaliämie geht mit verschiedenen **Stoffwechselveränderungen** einher. Sie führt zu einer ver-

Tabelle 5.2 Häufigkeit von Beschwerden und klinischen Befunden bei primärem Hypoaldosteronismus

Beschwerden/Befunde	Häufigkeit
Beschwerden	
Polyurie, Nykturie	73%
Muskelschwäche	71%
Kopfschmerzen	53%
Polydipsie	48%
Lähmungen, intermittierend	25%
Parästhesien	24%
Tetanische Anfälle	21%
Müdigkeit	
Palpitationen	
Obstipation	
Keine Beschwerden	5%
Klinische Befunde	
Hypertonie, benigne	100%
Retinopathie bis III	53%
Herzvergrößerung	42%
Trosseau	17%
Chvostek	8%
Schlaffe Paresen	4%
Arrhythmien (Extrasystolen)	

zögerten Sekretion von Insulin und inhibiert die Bildung von Glykogen. Deshalb besteht bei etwa der Hälfte der Patienten mit ausgeprägtem PHA eine pathologische Glukosetoleranz. Durch die Hypokaliämie kommt es zu einem renalen Konzentrationsdefekt mit Polyurie und Polydipsie, an der auch eine verminderte Wirkung von ADH und eine verminderte Expression von Aquaporin-2 beteiligt ist. Eine prolongierte Hypokaliämie kann eine Abnahme der GFR, sowie interstitielle und proximal tubuläre vakuoläre Schädigungen und eine Proteinurie verursachen.

■ Aldosteron-produzierendes Adenom (APA)

Das APA war vor Einführung differenzierter Screening-Diagnostik die häufigste Form des PHA. Die Erkrankung ist klinisch meist schwerer und wurde über die vermehrt ausgeprägte Hypokaliämie häufiger entdeckt. Bei Serum-Kaliumwerten < 2,7 mmol/l ist von Vornherein ein APA sehr wahrscheinlich (Oelkers u. Holzhäuer 1990). Die Adenome sind eher klein und haben meist einen Durchmesser von 0,5–2,5 cm. Die Aldosteronsekretion ist weitgehend autonom, d.h. Angiotensin 2-unabhängig und nicht durch exogenes Angiotensin 2 stimulierbar. Aldosteron ist hingegen durch ACTH stimulierbar und kurzzeitig durch Dexamethason supprimierbar.

■ Bilaterale adrenale Hyperplasie (BAH) (Idiopathischer Hyperaldosteronismus)

Die Aldosteronsekretion reagiert meist **überempfindlich** auf endogenes und exogenes Angiotensin 2. Obwohl PRA und Angiotensin 2 supprimiert sind, spielt endogenes AII durchaus noch eine Rolle als endogener Regulator der Aldosteronsekretion. Während bei Patienten mit APA die Korrelation zwischen Aldosteron und PRA negativ ist, ist sie bei BAH, wie bei Gesunden und bei Patienten mit essenzieller Hypertonie, positiv. Pathologisch-anatomisch ist bei BAH die Nebennierenrinde homogen bis kleinknotig hyperplastisch. Die Ursache für die erhöhte Sensitivität der Nebenniere gegenüber Angiotensin 2 ist weiterhin unklar. Die Abgrenzung von der Variante der essenziellen Hypertonie, bei der PRA niedrig-normal oder erniedrigt ist, während Aldosteron im Plasma oder die Aldosteronexkretionsrate hochnormal sein kann (Niedrig-Renin-Hochdruck; low-renin-essential hypertension), ist nicht immer eindeutig.

■ Glukokortikoid-supprimierbarer Hyperaldosteronismus (GSH)

Der sehr seltene GSH wird auch als **familiärer Hyperaldosteronismus Typ I (FH Typ I)** bezeichnet. Dabei liegt eine autosomal dominant vererbte Anomalie der Steroidbiosynthese vor. Ein wichtiger klinischer Hinweis ist die positive Familienanamnese. Beide Nebennieren sind geringgradig bilateral (knotig) hyperplasiert. Aldosteron wird aus der Zona glomerulosa und aus einer ungewöhnlich breiten Übergangszone („transition zone") zwischen Zona fasciculata und Zona glomerulosa unter dem Einfluss normaler Plasma-ACTH-Konzentrationen vermehrt sezerniert. Dabei werden charakteristische Hybridsteroide, nämlich **18-Hydroxycortisol** und **18-Oxocortisol** in hoher Menge sezerniert und über die Nieren ausgeschieden. Diese Steroide entstehen aufgrund einer Fusion der Gene für die 11β-Hydroxylase und der Aldosteron-Synthase. Aufgrund dieser Fusion wird ein chimäres Gen gebildet, welches am 5'-Anfang identisch mit dem 11β-Hydroxylasegen und am 3'-Ende identisch mit dem Gen für die Aldosteron-Synthase ist. ACTH kann die 11β-Hydroxylase-Promoterregion des Hybridgens stimulieren, es entsteht allerdings ein Enzym mit Aldosteron-Synthase-Aktivität. Dieses Enzym kann sowohl Kortikosteron als auch Kortisol am C_{18}-Kohlenstoff oxidieren. Nicht geklärt ist die variable Penetranz der Erkrankung. Während beim Gesunden die Aldosteronsekretion durch supraphysiologische Dosen von ACTH nur vorübergehend stimuliert wird, wird bei GSH Aldosteron ohne „escape" stimuliert.

■ Makronoduläre Hyperplasie (PMH)

Der Hyperaldosteronismus bei PMH ist eine Form des autonomen Hyperaldosteronismus mit entweder unilateraler oder bilateraler makronodulärer Hyperplasie. Er ist meist ausgeprägt und ähnelt in seiner Abhängigkeit von regulatorischen Hormonen (Angiotensin 2 und ACTH) demjenigen bei APA. Bisher wurden nur wenige Fälle beschrieben.

■ Diagnostik

Indikation zur Diagnostik. Zu unterscheiden ist zwischen Suchtest und gezielter Diagnostik. Da die Kenntnis der Diagnose eine kurative operative Therapie bzw. eine effektive Therapie mit Aldosteronantagonisten erlaubt, sollte die Indikation zu einem Suchtest eher großzügig gestellt werden. Besonderes Augenmerk sollten Patienten ohne Risikofaktoren für das Auftreten einer arteriellen Hypertonie sowie ohne Komorbiditäten erhalten, insbesondere jüngere Patienten, sowie Patienten mit schwer einstellbarem Hochdruck oder mit ausgeprägter Familienanamnese.

■ Labordiagnostik

Laboranalytisch ist **Kalium im Serum** bei ausgeprägter PHA in Abwesenheit von kaliumsparenden Diuretika und/oder einer sehr kochsalzarmen Diät häufig niedrig normal oder erniedrigt. Bei einem milden PHA kann Kalium nur leicht erniedrigt sein oder durchaus normal sein, bei ausgeprägter Erkrankung liegt Kalium < 3 mmol/l und nicht selten sogar um 2–2,5 mmol/l. Normales Kalium tritt bei Kochsalzdiät oder unter kaliumsparenden Diuretika sowie bei Patienten mit sehr mildem BAH (Übergang zum Niedrig-Renin-Hochdruck) oder bei Patienten mit GSH auf. Die Urin-Kaliumausscheidung ist bei PHA unter normaler Natriumzufuhr selbst bei kaliumarmer Ernährung meist auf > 20 mmol/Tag erhöht. Auch die Urin-Chloridexkretion beträgt > 20 mmol/Tag, was die Hypokaliämie bei PHA von anderen (Chlorid-sensitiven) Hypokaliämieformen (Diuretika, Laxanzien) abgrenzt.

Die **Natriumkonzentration im Serum** liegt bei PHA meist im mittleren bis oberen Normbereich. Verantwortlich ist zum einen eine verminderte ADH-Freisetzung aufgrund der Expansion des Plasma-Volumens bzw. aufgrund des Hochdrucks, zum anderen eine Hypokaliämie-induzierte Reduktion der ADH-Freisetzung und der Wirkung von ADH an der Niere.

Hypokaliämie

Die Kombination von **Hypertonie und Hypokaliämie** ist ein starker Hinweis auf das Vorhandensein eines primären Hyperaldosteronismus. Prinzipiell soll bei jedem Hypertoniker 2- oder 3-mal Kalium als Hinweis auf einen Hyperaldosteronismus bestimmt werden. Falsch negative Befunde können unter kochsalzarmer Diät oder nach Einnahme kaliumsparender Diuretika entstehen. Ist Kalium < 3,7 mmol/l, dann sollte eine weitergehende endokrinologische Diagnostik angeschlossen werden.

> ! Patienten mit milden Erkrankungen sind nicht immer hypokaliämisch und fallen somit in diesem Screening nicht auf. Wie oben bereits diskutiert, sind etliche Patienten mit PHA, insbesondere Patienten mit mildem BAH und Patienten mit GSH nicht oder nicht immer hypokaliämisch (< 3,7 mmol/l).

Aldosteron-Renin-Ratio (ARR)

Die gemeinsame Bestimmung von Aldosteron im Serum sowie Renin im Plasma und Errechnung eines Aldosteron-Renin-Quotienten erleichtert die Erkennung von Patienten mit einem primären Hyperaldosteronismus sehr. Ideal sollten diese Bestimmungen – unbeeinflusst von allen Medikamenten – unter „Normalkost" (ca. 100–200 mmol Na$^+$, mindestens 7 g pro Tag), d. h. unter einer kochsalzreichen Diät erfolgen. Die Natriumausscheidung im 24-h-Urin sollte idealerweise hoch (> 200 mmol) sein, um die ausreichende Natriumrepletion zu dokumentieren. Da unter der kochsalzreichen Diät die Kaliurese zunimmt, muss evtl. Kaliumchlorid oral substituiert werden. Da Progesteron als Aldosteronantagonist die Aldosteronsekretionsrate etwas erhöht, sollte bei Frauen die Diagnostik optimal in der ersten Zyklushälfte durchgeführt werden.

Es hat sich gezeigt, dass auch ein ohne diese komplexen Vorkehrungen abgenommenes Screening eine geeignete Maßnahme zur Diagnostik des Conn-Syndroms darstellen kann. Nach unserer Erfahrung stellt unter ambulanten Bedingungen ein Aldosteron-Plasmarenin-Quotient von ≥ 50 (Einheiten beachten) eine sensitive Diskriminierungsgrenze dar. Wenn zusätzlich eine Aldosteronkonzentration von 200 ng/l (554 pmol/l)

überschritten wird, wird eine Spezifität von 100 % erreicht (Trenkel et al, 2002). Ein Absetzen aller Antihypertensiva, was sich in der Praxis nicht immer einfach erweist, scheint nicht unbedingt erforderlich.

Großen Einfluss auf Renin haben allerdings β-Blocker, die über eine Erniedrigung von Renin eine deutliche falsch positive Erhöhung des Aldosteron-Renin-Quotienten bewirken. Der β-Blocker sollte deshalb, wenn möglich, einige Tage vor der diagnostischen Maßnahme abgesetzt werden. Spironolacton stört ebenfalls sehr und führt zu falsch negativen Befunden. Dieses Medikament muss mindestens 3 Wochen vor Diagnostik abgesetzt werden. Die üblichen Diuretika sowie ACE-Hemmer oder AT1-Blocker haben eher einen geringeren Einfluss auf den Quotienten. Am geringsten scheint der Einfluss von Kalziumantagonisten zu sein (Seifarth et al, 2002).

■ Weiterführende Diagnostik – Bestätigung der Verdachtsdiagnose

Bei positiver ARR sollte ein **Bestätigungstest** erfolgen; Bestätigungstests für den primären Hyperaldosteronismus nach positivem Screening sind:
- ▶ **Kochsalzbelastungs-Test:** 2 l 0,9 % NaCl über 4 h i. v. im Liegen
  - Positiv: Plasma-Aldosteron nach 4 h > 85 pg/ml („50–100")
- ▶ **Fludrocortison-Suppressionstest:** 4-mal 0,1 mg Fludrocortison (alle 6 h 0,1 mg) über 4 Tage
  - Positiv: Plasma-Aldosteron am 5. Tag > 50 pg/ml
- ▶ **24-h-Urin auf Aldosteron-18-Glucuronid** unter kochsalzreicher Ernährung
  - Positiv: Erhöhte Urin-Aldosteron-18-Glucuronid-Ausscheidung

Für die Bestätigung der Verdachtsdiagnose PHA ist die Bestimmung von **Aldosteron-18-Glucuronid** im 24-h-Harn (nach Hydrolyse zu Aldosteron bei pH = 1, deshalb auch pH 1-Aldosteron genannt) besser geeignet als die einmalige Bestimmung von Aldosteron im Plasma. Heute wird vielfach die Bestimmung von Renin und Aldosteron nach einer i. v.-Kochsalzbelastung, meist 2 oder 3 l 0,9 % NaCl (18 g bzw. 27 g NaCl) über 4 oder 6 h per infusionem eingesetzt. Alternativ wird eine viertägige Behandlung mit 4-mal 0,1 mg/Tag Fludrocortison durchgeführt. Nebenwirkungen können Hypokaliämie, eine hypertensive Entgleisungen und eine Herzinsuffizienz sein.

Die Suppressionstests supprimieren bei Patienten mit primärem Aldosteronismus die Plasmareninaktivität, ohne die Plasma-Aldosteron-Konzentration unter einen Wert von 5 ng/dl abzusenken. Bei BAH lässt sich Aldosteron meist absenken, denn hier ist die Aldosteronsekretion noch partiell Angiotensin 2-abhängig, nicht aber bei APA.

Ein weniger gebräuchlicher Test beruht auf der unterschiedlichen Reaktion von PRA und Aldosteron im Plasma 2 h nach Einnahme des ACE-Hemmers **Captopril** (25 mg) bei Gesunden und Patienten mit PHA. Bei

PHA fällt Aldosteron im Plasma nach Captopril meist nicht unter 15 ng/100 ml ab, während dies bei Gesunden und essenzieller Hypertonie der Fall ist. Auch wird der Unterschied des Quotienten Aldosteron/PRA zwischen PHA und essenzieller Hypertonie nach Captopril deutlich.

> ❗ Zwischen Patienten mit BAH und solchen mit Niedrig-Renin-Hochdruck (LREH) gibt es keine scharfe Trennlinie, sodass es in einigen Fällen Ermessenssache bleibt, ob man den Patienten als PHA oder als LREH klassifiziert.

■ Differenzialdiagnose des primären Hyperaldosteronismus

Ist die Diagnose PHA biochemisch gesichert, dann muss differenzialdiagnostisch geklärt werden, welche Form der Erkrankung vorliegt. Insbesondere muss zwischen APA und BAH unterschieden werden.

Computertomografie der Nebennieren

Das differenzialdiagnostisch wichtigste Verfahren ist die axiale Computertomografie (CT) der Nebennierenregion. Kleine Tumoren (<0,5 cm im Durchmesser) können zwar dem Nachweis entgehen, insgesamt werden die Adenome jedoch heutzutage in >90 % der Fälle im Dünnschicht-CT sichtbar gemacht. Die Knoten sind in der Regel hypodens (cholesterinreiche Adenome). Bei BAH sehen die Nebennieren im CT normal oder gelegentlich kleinknotig verändert aus. Sind Hyperaldosteronismus (und auch die Hypokaliämie) stark ausgeprägt und zeigt das CT einen eindeutigen hypodensen Knoten von typischer Größe oder gar einen größeren Tumor (Verdacht auf Karzinom), dann ist in der Regel die Diagnostik abgeschlossen und nach Vorbehandlung mit Spironolacton die Indikation zur einseitigen laparoskopischen Adrenalektomie gegeben. Alternativ kann die isolierte Tumorentfernung durchgeführt werden.

Oft sind die Befunde allerdings nicht so eindeutig. Nicht selten werden diese **Fehler** gemacht:
1. Ein BHA wird allein aufgrund eines oder mehrerer knotiger Areale in einer oder beiden Nebennieren im CT einer Adrenalektomie zugeführt.
2. Ein APA wird aufgrund einer bilateralen Multinodularität (mit mindestens einem Knoten in jeder Nebenniere) oder aufgrund normal erscheinender Nebennieren als BAH klassifiziert und/oder
3. ein Nebennierenzufallstumor wird fälschlicherweise als APA eingestuft.

> ❗ Um unnötige Fehldiagnosen zu vermeiden, sollte in nicht eindeutigen Fällen als zweites Standbein der Differenzialdiagnostik neben einem bildgebenden Verfahren zusätzlich ein endokrinologischer Funktionstest eingesetzt werden.

Orthostasetest

Der Orthostasetest ist als einfacher Test zur Differenzialdiagnose zwischen APA und BAH geeignet. Der kochsalzreich ernährte, möglichst nicht mit Diuretika, Spironolacton, β-Blockern oder ACE-Hemmern vorbehandelte Patient bleibt über Nacht bis zur ersten Blutentnahme (Aldosteron und Renin im Plasma) um 8.00 Uhr liegen. Nach 2 oder 4 h Orthostase (Herumlaufen) erfolgt um 10.00 Uhr oder 12.00 Uhr die zweite Blutentnahme. Bei BAH ist Aldosteron hoch-normal oder leicht erhöht und reagiert auf Orthostase wie bei Normalpersonen mit einem Anstieg. Bei APA ist basales Aldosteron im Plasma im Liegen meist bereits stärker erhöht als bei BAH. Beide Hormone bleiben bei APA nach 2 h Orthostase dagegen unverändert oder fallen, bedingt durch die Tagesrhythmik von ACTH, sogar ab.

Der Test ist oft bei Messung von PRA und Aldosteron allein schon aufschlussreich, die Bestimmung von 18-OH-Corticosteron (18-OH-B) verbessert die Aussage jedoch weiter. Selten kommt es bei Patienten mit APA, die Renin-sensitiv sind, wie bei Patienten mit BAH zu einem Anstieg der Kortikosteroide nach Orthostase. Ein Anstieg von Aldosteron im Plasma bei APA kann jedoch auch vorkommen, wenn eine längere Vorbehandlung mit Diuretika (z. B. Spironolacton) über einen Anstieg von PRA das gesunde Nebennierengewebe wieder reaktiviert hatte.

Nebennierenrindenszintigrafie

Die szintigrafische Darstellung wird meist mithilfe von ^{131}J-19-Jod-Cholesterin nach Suppression des nicht-autonomen Nebennierengewebes mit Dexamethason durchgeführt. Da die gonadale Strahlenbelastung durch die Nebennierenszintigrafie wesentlich höher ist als die des CT, sollte auf diese Methode insbesondere bei jüngeren Patienten nur in differenzialdiagnostisch schwierigen Fällen zurückgegriffen werden.

Aldosteronbestimmung im Nebennierenvenenblut

Nach Einführen eines Katheters über die V. femoralis in die Nebennierenvenen (dies ist rechts oft nur einem erfahrenen Untersucher möglich) wird Blut für die Bestimmung von Aldosteron **und** Kortisol aus den Nebennierenvenen und zusätzlich vor und nachher aus der unteren V. cava caudalis entnommen. Bei Vorliegen eines APA ist der Quotient Aldosteron/Kortisol im Venenblut der Adenom-tragenden Nebenniere deutlich höher als im peripheren Venenblut, während der Quotient im Venenblut der Gegenseite niedriger ist als im peripheren Venenblut. Bei BAH ist der Quotient in beiden Nebennierenvenen etwas kleiner oder etwas größer als im peripheren Venenblut. Manche Autoren empfehlen eine Durchführung der Untersuchung unter einer Infusion mit ACTH (5 IU/h), um die Sensitivität weiter zu erhöhen.

Urinausscheidung von 18-Hydroxycortisol und 18-Oxocortisol

Die Hybridsteroide 18-Hydroxycortisol und 18-Oxocortisol sind bei GSH stark erhöht (s. o.). Bei Patienten mit APA, nicht aber bei BAH, sind beide Steroide im Urin ebenfalls nachweisbar, allerdings in wesentlich geringeren Konzentrationen als bei GSH. Die C-18 oxidierten Kortisolderivate entstehen bei APA durch eine noch nicht geklärte Besonderheit der Steroidbiosynthese im Adenom, die dazu führt, dass das normale Substrat Kortikosteron im terminalen Oxidasesystem der Biosynthese von Aldosteron und 18-OH-B teilweise durch Kortisol ersetzt wird. Mit empfindlichen Methoden, die jedoch nicht allgemein verfügbar sind, soll sich durch Bestimmung von 18-Hydroxycortisol im Urin eine gute Abgrenzung von APA zu BAH erreichen lassen.

Probatorische Dexamethasonbehandlung

Bei Patienten mit **primärem Hyperaldosteronismus und positiver Familienanamnese** ohne APA oder makronoduläre Veränderung der Nebenniere(n) kann durch mehrwöchige Behandlung mit 2-mal 0,5 mg bis 2-mal 1 mg Dexamethason pro Tag ein GSH ausgeschlossen bzw. diagnostiziert werden. Alternativ ist eine Diagnostik über eine Bestimmung der Exkretion von 18-Hydroxycortisol möglich (>3000 nmol/24h) oder über eine Genanalyse.

■ Differenzialdiagnose des Mineralokortikoid-Hypertonus

Mineralokortikoidhypertonus durch Desoxycorticosteron (DOC)

Wie Aldosteron können auch schwache Mineralokortikoide, in erster Linie Desoxycorticosteron (DOC), eine hypokaliämische Hypertonie bewirken. Selten kommt es bei angeborenen adrenalen Enzymdefekten zu milder Hypertonie und Hypokaliämie.

Beim **11β-Hydroxylasemangel** bestehen wie beim 21-Hydroxylasemangel ein Glukokortikoidmagel und ein Exzess an adrenalen Androgenen, sodass die klassischen klinischen Symptome der **kongenitalen adrenalen Hyperplasie**, Virilisierung bei Mädchen und eine „Pseudopubertas praecox" bei Jungen im Vordergrund stehen. Bei 11β-Hydroxylasemangel ist die Plasmakonzentration von Desoxycorticosteron und 11-Desoxycortisol erhöht.

Beim **17α-Hydroxylasemangel** können weder im Ovar, in den Testes noch in der Nebenniere Androgene und Östrogene gebildet werden. So stehen Zeichen der **Gonadeninsuffizienz** (Ovarialinsuffizienz bei Frauen und Pseudohermaphroditismus bei Männern) im Vordergrund. Es kommt auch zu einer erniedrigten Produktion von Glukokortikoiden mit einem Anstieg von ACTH. Dieses stimuliert die Mineralokortikoide, welche die 17-Hydroxylierung ja nicht benötigen (17-Desoxy-Weg).

Beim 17α-Hydroxylasemangel sind Desoxycorticosteron und Kortikosteron erhöht.

Hohe ACTH-Konzentrationen, wie bei ektoper ACTH-Überproduktion mit schwerem Cushing-Syndrom, können ebenfalls eine Überproduktion von DOC bewirken. Auch ein Kortisol-Rezeptordefekt kann über eine Erhöhung der Plasma-Konzentration von DOC eine hypokaliämische Hypertonie bewirken (Kino u. Chrousos, 2004).

Mineralokortikoidhypertonus durch Kortisol

Definition. Beim sehr seltenen Syndrom des „**apparenten Mineralokortikoid-Exzesses**" (AME) liegt ein Hypertonus mit hypokaliämischer Alkalose, Hypervolämie und niedriger PRA vor, wobei aber die Plasmakonzentrationen von Aldosteron und allen anderen bekannten Mineralokortikoiden ebenfalls niedrig sind. Die Diagnose wird meist im Kindesalter gestellt, der Hochdruck ist oft schwer. Es handelt sich nicht um eine **primäre Erkrankung** der Nebenniere, sondern **der Niere**: Die Konzentration des zirkulierenden freien Kortisols ist 100- bis 1000-fach höher als die von Aldosteron.

Ätiologie. Bis vor kurzem wurde angenommen, dass die Struktur des Mineralokortikoid-Rezeptors für seine Spezifität verantwortlich ist. Neuere Studien konnten zeigen, dass der Typ-I-Mineralokortikoid-Rezeptor unspezifisch ist und nicht zwischen Kortisol und Aldosteron unterscheidet. Die 11β-Hydroxysteroid-Dehydrogenase (11β-HSD) ist ein mikrosomaler Enzymkomplex, welcher die Umwandlung des aktiven Kortisol (F) zum inaktivem Kortison (E) bewirkt. Hohe 11β-HSD-2-Aktivität findet man in Aldosteron-selektiven Geweben wie z. B. in der Niere, nicht aber in nichtselektivem Gewebe wie im Herzen. Ist die Inaktivierung von Kortisol zu inaktivem Kortison gestört, so kann Kortisol den Mineralokortikoidrezeptor erreichen und wie ein Mineralokortikoid wirken. Im Urin beträgt das Verhältnis von 5β-Tetrahydrocortisol (THF) und 5α-Tetrahydrocortisol (allo-THF) zu Tetrahydrocortison (THE) in diesem Fall 7:1, während es bei Normalpersonen etwa 1:1 beträgt (Edwards 1990). Neben dem Typ I „apparent mineralocorticoid excess" wurde eine zweite Form beschrieben, die durch eine verringerte Ring-A-Reduktion von Kortisol durch die 5α- oder 5β-Reduktase charakterisiert ist (Typ II-AME) (Mantero et al, 1990).

Therapie. Das Syndrom des apparenten Mineralokortikoid-Exzesses lässt sich durch Dexamethason, welches nur an Typ-II-Kortikosteroid(Glukokortikoid-)-Rezeptoren bindet, behandeln. Dexamethason supprimiert die Sekretion des potenziell Mineralokortikoid-wirkenden Kortisol. Eine Therapie mit Hydrocortison dagegen reproduziert das Syndrom.

Weitere Ursachen. Ein dem „apparent mineralocorticoid exzess" vergleichbarer Mechanismus liegt bei Patienten vor, die große Mengen der aus der Süßholzwurzel gewonnen **Glyzyrretinsäure** (z. B. in Lakritze, Kautabak bei Baseballspielern) oder von seinem Hemisuccinatderivat **Carbenoxolon** einnehmen. Früher wurde angenommen, dass Carbenoxolon und Glyzyrretinsäure aufgrund ihrer mineralokortikoiden Eigenschaften direkt die hypokaliämische Hypertonie induzieren. Beide Substanzen haben jedoch nur eine sehr geringe intrinsische Mineralokortikoid-Aktivität. Außerdem konnte mit diesen Substanzen keine Natriumretention bei Patienten mit Morbus Addison erzeugt werden. Es ist heute bekannt, dass beide Substanzen die 11β-HSD-2 und damit den Abbau von Kortisol inhibieren. Der Verlust des „Shuttle-Mechanismus" in der Niere führt zu einer Exposition des Typ-I-Rezeptors gegenüber Kortisol mit Entwicklung des gleichen klinischen Bildes wie beim primären Hyperaldosteronismus, nämlich zu Hypertension, Hypervolämie, niedriger Plasmareninaktivität bei allerdings adäquat erniedrigten Aldosteron-Spiegeln.

Auch beim schweren Cushing-Syndrom (z. B. bei ektoper ACTH-Produktion) wurde eine Überladung der Kortisol-Inaktivation im Sinne eines Typ-II-AME beschrieben.

Pseudo-Mineralokortikoidhypertonus

1963 wurde von **Liddle** eine **familiäre Erkrankung mit Symptomen des Mineralokortikoidexcesses** beschrieben, wobei wie beim AME Aldosteron und andere Mineralokortikoide erniedrigt waren. Spironolacton und Inhibitoren der Steroidbiosynthese brachten keine Besserung.

Da Triamteren und Amilorid, welche die Natriumreabsorption im distalen Tubulus inhibieren, wirksam waren, wurde vermutet, dass das Syndrom auf einer konstitutiv aktivierenden Mutation im Bereich eines Proteins liegt, welches für die Reabsorption von Natrium zuständig ist, z. B. im Natriumkanal (Na$^+$/K$^+$-ATPase). Dies hat sich bestätigt. Die Erkrankung beruht auf einer Genmutation der epithelialen renalen Natriumkanäle (ENaC), welche zu einer „Funktionssteigerung" führen („gain-of-function"-Mutation). Normalerweise befinden sich Synthese, Membranintegration und -desintegration sowie der Abbau des Natriumkanals in einem beständigen Fließgleichgewicht. Die Mutation bedingt jedoch eine Veränderung einer Untereinheit auf der zytosolischen Seite des Natriumkanals, wodurch die Endozytose und damit sein Abbau stark vermindert sind. Die Folgen sind eine erhöhte Dichte dieses Kanals in der Membran sowie eine daraus resultierende übermäßig gesteigerte Natriumrückresorption in der Niere.

■ Therapie

■ Aldosteron-produzierendes Adenom

Die Behandlung des APA (inkl. APA-RA) besteht in der Regel in der einseitigen laparoskopischen Adrenalektomie oder auch in der selektiven Adenomektomie. Wegen der chronischen Plasmareninaktivität und Angiotensin-2-Suppression ist die nicht adenomatöse Zona glomerulosa der ipsilateralen und kontralateralen Nebenniere morphologisch und funktionell „atrophisch", sodass ein mehrere Monate anhaltender **postoperativer sekundärer Hypoaldosteronismus** mit arterieller Hypotension und Hyperkaliämie resultieren kann. Bei sachgemäßer Überwachung des Patienten (engmaschig Blutdruck, Kalium, Plasmareninaktivität) wird die Komplikation rechtzeitig erkannt und mit 50–100 µg 9α-Fluoro-Hydrocortison (Fludrocortison, starkes Mineralokortikoid) behandelt. Diese Therapie ist manchmal für 6–10 Monate erforderlich. Zur postoperativen Kompensation der hypokaliämischen Hypertonie und Verhinderung eines vorübergehenden postoperativen Hypoaldosteronismus nach Entfernung eines APA sollten die Patienten etwa 2 Monate vor der Adenomentfernung mit Spironolacton (2-mal 100 mg/Tag bis 2-mal 200 mg/Tag) vorbehandelt werden. Bei doppelseitiger PMH sollen zunächst konservative Behandlungsmöglichkeiten (s. BAH) ausgeschöpft werden. Bei Patienten mit einseitiger PMH ist die unilaterale Adrenalektomie die Therapie der Wahl.

Nach erfolgreicher Adrenalektomie normalisiert sich der Hochdruck in etwa zwei Drittel der Fälle innerhalb einiger Wochen bis Monate. Bei etwa 20% tritt eine Besserung ein, beim Rest ist die Hypertonie durch renale Schädigung fixiert.

■ Bilaterale adrenale Hyperplasie (BAH; Idiopathischer Hyperaldosteronismus)

Patienten mit BAH werden **nicht operiert**, weil dies in der Regel nicht zu einer deutlichen und dauerhaften Besserung führt. Die bilaterale Adrenalektomie wäre ein zu gravierender Eingriff, da die Patienten lebenslang mit Hydrocortison und Fludrocortison substituiert werden müssten. Basismedikament der antihypertensiven und kaliumsparenden Pharmakotherapie bei BAH (aber auch bei nicht operablen Patienten mit APA) ist Spironolacton. Mit Spironolacton kann man bei APA wie bei BAH Blutdruck und Kalium weitgehend normalisieren. Als Dauertherapie tolerieren die meisten Patienten wegen unerwünschter Nebenwirkungen (z. B. gastrointestinal, Mastodynie, Gynäkomastie, Abnahme von Libido und Potenz, Zyklusstörungen, Stimmveränderungen) meist nur 50 bis höchstens 200 mg Spironolacton. Mit diesen niedrigeren Dosen werden Blutdruck und Kalium nicht immer normalisiert. Man kann zusätzlich mit kaliumsparenden Diuretika (Amilorid 5–20 mg/Tag oder Triamteren 50–200 mg/Tag) therapieren. Alternativ kann auch Eplerenone eingesetzt werden. Außerdem können zur Normalisierung des Blutdrucks neben kochsalzbeschränkter Diät und Hydrochlorothiazid weitere Antihypertonika, z. B. Nifedipin oder ACE-Hemmer eingesetzt werden.

- **Glukokortikoid-supprimierbarer Hyperaldosteronismus**

Die Behandlung erfolgt mit niedrigen Dosen Dexamethason (0,5–1 mg) zur Nacht. Die volle Wirkung tritt erst nach einigen Wochen auf. Sie kann inkomplett sein und nachlassen, sodass bei einigen Patienten die zusätzliche Gabe von Antihypertensiva erforderlich wird.

Literatur

Diederich SM, Bidlingmaier M, Quinkler M, Reincke M. [Diagnosis of primary hyperaldosteronism]. Med Klin (München) 2007;102:16

Edwards CR. Renal 11-beta-hydroxysteroid dehydrogenase: a mechanism ensuring mineralocorticoid specificity. Horm Res 1990;34:114–117

Kino T, Chrousos GP. Glucocorticoid and mineralocorticoid receptors and associated diseases. Essays Biochem 2004; 40:137–155

Mantero FD, Armanini A, Biason M, et al. New aspects of mineralocorticoid hypertension. Horm Res 1990;34:175–180

Oelkers W, Holzhäuer H. Hypertonie bei Hypersekretion von Mineralokortikoiden. In: Allolio B, Schulte H-M (Hrsg). Moderne Diagnostik und therapeutische Strategien bei Nebennierenerkrankungen. Schattauer Verlag 1990:40–52

Seifarth C, Trenkel S, Schobel H, Hahn EG, Hensen J. Influence of antihypertensive medication on aldosterone and renin concentration in the differential diagnosis of essential hypertension and primary aldosteronism. Clin Endocrinol (Oxf) 2002;57:457–465

Trenkel S, Seifarth C, Schobel H, Hahn EG, Hensen J. Ratio of serum aldosterone to plasma renin concentration in essential hypertension and primary aldosteronism. Exp Clin Endocrinol Diabetes 2002;110:80–85

5.2 Phäochromozytom

H. Lehnert

Einleitung

> Das Phäochromozytom ist ein Katecholamin produzierender Tumor, der von den chromaffinen Zellen des Nebennierenmarks ausgeht. Phäochromozytome, die den extraadrenalen chromaffinen Zellen entstammen, werden als Paragangliome bezeichnet.

Die unterschiedlichen Lokalisationen, aber auch die biochemische und klinische Heterogenität des Phäochromozytoms erklären sich embryologisch. Chromaffine Zellen kommen bei Feten in vielen Organen vor; nach der Geburt degenerieren die meisten Zellen und bleiben lediglich noch im Nebennierenmark und in den sympathischen Ganglien erhalten. Wichtig sind klinisch v. a. die Unterscheidung von benignen und malignen Phäochromozytomen sowie die Einteilung in sporadische Tumoren und solche mit einem familiären Hintergrund. Diese pathogenetische und morphologische Vielfalt ist dann auch Grundlage unterschiedlicher therapeutischer Konzepte.

Epidemiologie

Exakte Daten zur Inzidenz und Prävalenz des Phäochromozytoms PCC und Paraglioms PGL liegen nicht vor. Bei Patienten mit einer diastolischen Hypertonie beträgt die Prävalenz 0,1–0,4%. Die geschätzte Inzidenz liegt bei 1–2 Fällen pro 100000 Einwohner und Jahr. Das Phäochromozytom kann in jedem Lebensalter auftreten, eine Geschlechtspräferenz besteht nicht. Ein Häufigkeitsgipfel scheint zwischen dem 30. und 40. Lebensjahr zu bestehen. Etwa 10% aller Inzidentalome sind Phäochromozytome; dies bedeutet, dass hier die Abklärung von einem zufällig gefundenen Nebennierentumor außerordentlich bedeutsam ist. Etwa 85–90% aller Phäochromozytome zeigen eine intraadrenale Lage, 20–25% treten bilateral auf. Etwa drei Viertel aller Tumoren sind sporadisch, ein Viertel familiärer Genese (s. u.).

Das **Risiko einer Malignität** des Phäochromozytoms liegt bei 10–15% bis maximal 25%, bezogen auf extraadrenale Tumoren bei 30–40%.

Definition und Klassifikation

Wie eingangs erwähnt, sprechen wir von einem Phäochromozytom, wenn dieser Tumor von den chromaffinen Zellen des Nebennierenmarks ausgeht. Tumoren, die aus den extraadrenalen Zellen stammen, werden als Paragangliome bezeichnet. Die Sekretion von Katecholaminen ist keine notwendige Voraussetzung für das Vorliegen eines Phäochromozytoms; bei Sonderformen familiären Phäochromozytoms kommen auch asekretorische Tumorformen vor.

Neben der Lokalisation wird unterschieden in benigne und maligne Phäochromozytome; die Einteilung richtet sich in erster Linie nach dem Vorhandensein von Metastasen in Organen, die normalerweise kein chromaffines Gewebe enthalten. Histologische Kriterien, z. B. Gefäßinvasionen, sind kein striktes Kriterium der Malignität.

Weiterhin ist von wesentlicher Bedeutung die Einteilung des Phäochromozytoms in sporadische und familiäre Formen. Die familiären Formen, die Häufigkeit eines Phäochromozytoms und das Risiko der Malignität sind in Tab. 5.3 dargestellt.

Pathogenese und Pathophysiologie

Die Pathogenese des Phäochromozytoms ist immer nur noch in Teilaspekten verstanden; insbesondere ist die Entstehung sporadischer Tumoren weitgehend unklar.

Tabelle 5.3 Klassifikation des familiären Phäochromozytoms

Syndrom	Gen	Locus	Exons	Phäo	Malignität
Multiple endokrine Neoplasie Typ 2a/b	RET	12q 11.2	21	50%	3–5%
Von-Hippel-Lindau-Syndrom	VHL	3 p 25–26	3	20%	5%
Morbus Recklinghausen (Neurofibromatose Typ I)	Nf1	17q 11.2	59	2%	10%
Paragangliom-Syndrom Typ 1	SDHD	11q 23	4	4–7%	23%
Paragangliom-Syndrom Typ 2	SDHB	1 p 36	8	3–10%	50%

Tabelle 5.4 Wichtigste Begleitsymptome beim Phäochromozytom

Symptom	Häufigkeit
Hypertonie	95–100%
Kopfschmerzen	60–90%
Palpitationen	50–70%
Schwitzen	55–75%
Blässe	40–45%
Übelkeit	20–40%
Gewichtsverlust	20–40%
Müdigkeit	20–40%
Hyperglykämie	20–40%
Quelle: Lenders et al. Lancet 2005	

Zahlreiche Arbeiten beschreiben die vermehrte Expression von z. B. Enzymen der Katecholamin-Biosynthese oder auch Wachstumsfaktoren in Phäochromozytomen, ohne dass Klarheit über die transkriptionelle Regulation oder präzise Bedeutung für die Tumorformation besteht.

Ein definierter und bekannter molekulargenetischer Hintergrund besteht dafür eindeutig bei den familiären Tumorsyndromen, so resultiert die Aktivierung des RET-Protoonkogens im Rahmen einer MEN-2b oder die Inaktivierung der Genkopien des von Hippel-Lindau-Tumor-Supressor-Gens in der adrenalen, aber auch extraadrenalen Tumorformation. Die Entdeckung der SDH-Gene hat die genetische Klassifikation des Phäochromozytoms ebenfalls erheblich verändert; die Inaktivierung der Succinatdehydrogenase führt zu einer Heraufregulierung von hypoxie-induzierbaren Genen, die z. B. auch zu der ausgeprägten Tumorvaskularisierung führt. Von großer klinischer Bedeutung sind die SDH-Phänotyp-Genotyp-Korrelationen, beispielsweise ausweislich des Malignitätsrisikos. So sind z. B. die trunkierenden Mutationen des SDHB-Gens mit einem deutlich malignieren Phänotyp assoziiert.

■ Klinik

Nach wie vor ist das **Leitsymptom** des Phäochromozytoms die **schwere, praktisch immer therapierefraktäre Hypertonie** als Ausdruck der Katecholamin-Mehrsekretion. In etwa jeweils der Hälfte der Fälle liegt ein Dauerhochdruck beziehungsweise intermittierender Hochdruck vor. Typisch ist auch die Beschwerde-Trias von **Kopfschmerzen, Schwitzen und Tachykardien**. Die wesentlichen Begleitsymptome des Phäochromozytoms sind in Tab. 5.4 genannt.

Nur selten werden Verläufe ohne eine Hypertonie beobachtet, bei denen dann infolge einer katecholamin-induzierten Kardiomyopathie beispielsweise eine Herzinsuffizienz entstanden ist. In diesen Fällen finden sich allerdings auch weitere Stoffwechselstörungen, wie etwa eine Hyperglykämie oder Hyperlipidämie.

> ! Allerdings werden immer wieder Fälle von klinisch sehr untypischen Phäochromozytomen beobachtet, sodass bei den meisten, unbedingt aber den klinisch auffälligen und therapieresistenten Hypertonie-Patienten, eine gründliche Abklärung möglicher Ursachen erfolgen muss.

Klinisch findet sich im Rahmen einer multiplen endokrinen Neoplasie 2a/b mit dem Leitsymptom des medullären Schilddrüsenkarzinoms bei der MEN2a zusätzlich ein primärer Hyperparathyreoidismus, bei der MEN2b auch nicht-endokrine Zeichen, wie insbesondere knöcherne Veränderungen und eine Ganglioneuromatose des Gastrointestinaltrakts. Beim vom Hippel-Lindau-Syndrom finden sich je nach zugrunde liegender Mutation besonders Hämangiome im ZNS, der Retina sowie auch Tumoren des Pankreas, der Nieren, Hoden und Nebenhoden. Bei Mutationen im SDH-Gen bilden sich typischerweise Paragangliome, bei einer Mutation des SDHB-Gens v. a. auch maligne Tumore.

Prinzipiell ähneln bei malignen Phäochromozytomen die klinischen Zeichen denen des benignen Tumors; sie sind auch hier Folge der erhöhten Hormonsekretion. Patienten mit einem malignen Phäochromozytom weisen größere Tumoren auf (9,0 cm versus 5,5 cm Durchmesser) und sind im Übrigen durch die Lokalisierung der Metastasen charakterisiert. Der häufigste Metastasierungsort ist das Skelett; zusätzlich metastasiert der Tumor in Leber, Retroperitoneum, Lymphknoten, ZNS, Pleura und Niere.

Tabelle 5.5 Sensitivität und Spezifität biochemischer Testverfahren in der Diagnostik des Phäochromozytoms

	Sensitivität		Spezifität	
	Hereditäres P.	Sporadisches P.	Hereditäres P.	Sporadisches P.
Plasma				
Metanephrine	98%	99%	96%	82%
Katecholamine*	68%	92%	89%	72%
Urin				
Fraktionierte Metanephrine	97%	99%	82%	45%
Katecholamine*	76%	90%	96%	75%
Gesamt-Metanephrine	60%	88%	97%	89%
Vanillinmandelsäure	43%	76%	99%	86%

* Abnahme bei gleichzeitig erhöhten RR-Werten; Manger et al. 2006

Diagnostik

Biochemische Diagnostik

In der biochemischen Diagnostik hat sich ein eindeutiger Wechsel von der Bestimmung der freien Katecholamine Adrenalin und Noradrenalin im 24-h-Urin als Screeningverfahren hin zur Bestimmung der Plasma-Metanephrine ergeben. Hier zeigen aktuelle Untersuchungen eine extrem hohe Sensitivität bei ausreichend hoher Spezifität.

Die Bedeutung der Bestimmung des Metanephrins (Metabolit des Adrenalins) und des Normetanephrins (Metabolit des Noradrenalins) beruht darauf, dass in Tumorzellen kontinuierlich über die Katecholamin-O-Methyl-Transferase diese Substanzen gebildet werden. Damit liegt die große Bedeutung der Bestimmung darin, dass unabhängig von der Blutdrucksituation pathologische und damit diagnostisch verwertbare Befunde erzielt werden. Sollte diese Diagnostik nicht etabliert sein, kann alternativ noch die Bestimmung der freien Katecholamine im Urin durchgeführt werden. Obsolet ist die Bestimmung der Vanillin-Mandelsäure.

Die Bestimmung der freien Katecholamine im Plasma ist nur dann sinnvoll, wenn gleichzeitig ein erhöhter Blutdruckwert vorliegt (Tab. 5.5).

Insbesondere bei Grenzwerten (d.h. bis etwa zum Doppelten des oberen Referenzwerts) wird zur Bestätigung der **Clonidin-Suppressionstest** angewandt. Clonidin ist ein zentral wirksamer präsynaptischer α2-Agonist, der die Freisetzung von Noradrenalin aus sympathischen Nervenendigungen supprimiert. Ein pathologisches Ergebnis liegt mit hoher Spezifität vor, wenn das Normetanephrin weder in den Normbereich noch um mindestens 40% des Ausgangswerts abfällt.

Für die familiären Phäochromozytome gilt weiterhin, dass die Metanephrin-Konzentrationen sehr sicher zwischen MEN2 (erhöht) und von Hippel-Lindau-Syndrom (normal) diskriminieren. Ein weiterer diagnostischer Marker kann Chromogranin A sein, das mit einer Sensitivität von bis zu 90% bei Phäochromozytom-Patienten erhöht ist. Allerdings ist die Spezifität gering, sodass hier die diagnostische Bedeutung überschaubar ist.

Ein immer unter α-Blockade durchzuführender selektiver Venenkatheter mit seitengetrennter Blutentnahme der Katecholamine aus den Nebennierenvenen ist nur noch in extrem seltenen Fällen indiziert; eine Indikation wäre ein negatives MIBG-Szintigramm bei nicht eindeutigem CT/MRT-Befund.

> **!** Bei der Bestimmung der Katecholamine und Metabolite ist darauf zu achten, dass einige Medikamente mit den Testergebnissen interferieren. Falsch-positive Werte können aus der Einnahme von α-Blockern (z. B. Phenoxybenzamin, Doxazosin), trizyklischen Antidepressiva und MAO-Inhibitoren resultieren. Paracetamol und Levodopa können mit der Analytik interferieren. ACE-Hemmer, Kalziumantagonisten, Diuretika, aber auch β-Blocker beeinflussen die Testergebnisse nicht.

Genetische Diagnostik

Die genetische Diagnostik beim Phäochromozytom ist unverzichtbar; offensichtlich liegt rund einem Viertel aller vermeintlich sporadischen Phäochromozytome eine genetische Mutation zugrunde. Die genetische Diagnostik umfasst daher die sichere und rechtzeitige Identifizierung von Genträgern bei familiären Phäochromozytomerkrankungen, also insbesondere bei der MEN2a/b, von Hippel-Lindau-Syndrom und den Succinatdehydrogenasen-Genmutationen (SDH). Eine genetische Diagnostik der Neurofibromatose Typ 1 ist aufgrund der typischen klinischen Symptomatik verzichtbar.

Bei der MEN2a liegen die Phäochromozytome häufig bilateral; das genetische Screening für eine Mutation des RET-Protoonkogens umfasst:
- die Exone 10 (Kodons 609, 611, 618, 620),
- Exon 11 (Kodons 630, 634),
- Exon 13 (Kodons 768, 790, 791),

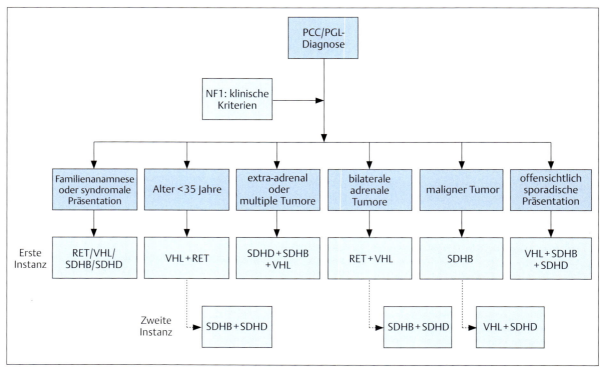

Abb. 5.1 Genetischer Screening-Algorithmus bei Phäochromozytom (ENS@T-PCC/PGL) (nach Gimenez-Roqueplo et al. 2006).

- Exon 14 (Kodon 804),
- Exon 15 (Kodons 883, 891) und
- Exon 16 (Kodon 918).

Bei der **MEN2a** liegen bei 99% aller bekannten Familien Mutationen im RET-Protoonkogen vor, die häufigsten entsprechen dabei den Mutationen in der zysteinreichen Region des Exons 10 sowie des Exon 11 auf Kodon 634.

Das **von Hippel-Lindau-Syndrom** ist charakterisiert durch eine heterozygote Mutation des Tumorsupressorgens (VHL-Gen) und anschließendem somatischen Verlust des Wildtyp-Allels im Tumorgewebe. Genomische VHL-Mutationen werden in nahezu 100% der VHL-Familien gefunden, mehr als 96% der Patienten weisen Missense-Mutationen auf. Klinisch werden VHL-Familien nach Abwesenheit (Typ 1) oder Anwesenheit des Phäochromozytoms (Typ 2) klassifiziert; beim Typ 2c finden sich ausschließlich ein Phäochromozytom, nicht die weiteren klinischen Charakteristika des VHL-Syndroms wie retinale Angiome, zerebrale Angioblastome, Nierenkarzinome oder Inselzelltumoren.

Mutationen der Succinatdehydrogenasen (SDH), die mitrochondriale Komplex-2-Untereinheiten konstituieren, sind in erster Linie für die Entwicklung des Phäochromozytom-/Paragangliom-Syndroms verantwortlich. Mutationen der SDHC (funktional und nicht funktional) führen zu Paragangliomen im Kopf-/Nackenbereich, Mutationen der SDHB zu extraadrenalen Phäochromozytomen mit hohem Malignitätsrisiko, Mutationen der SDHD und ebenfalls zu Paragangliomen im Hals- und Nackenbereich mit und ohne assoziiertes Phäochromozytom. Der Erbgang bei der SDHD-Genmutation erfolgt über maternales Imprinting, der der SDHB und SDHC über maternale oder paternale Vererbung. Insbesondere bei extraadrenalen und malignen Phäochromozytomen ist das genetische Screening auf eine SDH-Mutation unverzichtbar. Ein Entscheidungsbaum für das diagnostische Vorgehen ist in der Abb. 5.1 zusammengefasst.

■ Lokalisationsdiagnostik und bildgebende Verfahren

Hinsichtlich der Lokalisation bestehen erhebliche Unterschiede zwischen Kindern und Erwachsenen. So treten bei Kindern in über 30% der Fälle multiple Tumoren auf, in etwa 70% intraadrenale. Bei Erwachsenen sind die Tumoren in ca. 80–85% intraadrenal und in 15–20% extraadrenal. Auch die extraadrenalen Phäochromozytome verteilen sich überwiegend auf intraabdominelle Paraganglien. Raritäten sind mediastinale und andere intrathorakale Lokalisationen sowie Befall der Prostata, Blase oder des Rektums.

Ein weiteres, diagnostisch und v. a. prognostisch außerordentlich bedeutsames Problem ist das **Malignitätsrisiko der Phäochromozytome**. Etwa 10–15% aller Phäochromozytome sind maligne. Nach Sicherung der

Tabelle 5.6 Mit der MIBG-Szintigrafie interferierende Medikamente

Interferierende Medikamente (d. h. szintigrafische Darstellung vermindernd)	Mechanismus
Trizyklische Antidepressiva	Aufnahmehemmung
Reserpin	Aufnahmehemmung
Antipsychotische Substanzen (Phenothiazine, Butyrophenone, Thioxanthiene)	Aufnahmehemmung
Labetolol	Aufnahmehemmung, Depletion der Granula
Sympathomimetika	Depletion der Granula
Kalziumantagonisten	Unbekannt

Keine wesentliche Interferenz mit:
- α-adrenergen Blockern (Phenoxybenzamine, Phentolamin, Prazosin)
- α-Methyldopa
- α-Methylparatyrosin
- ACE-Hemmern
- β-adrenergen Blockern
- Clonidin
- Diuretika
- Analgetika
- Benzodiazepinen

klinischen Diagnose eines Phäochromozytoms kommen daher zur Klärung der Lokalisation bildgebende Verfahren (Sonografie, Computertomografie, MIBG-Szintigrafie, ggf. Magnetresonanztomografie) zum Einsatz. Die sonografische Lokalisation zeigt je nach Größe des untersuchten Kollektivs und natürlich auch in Abhängigkeit von der Erfahrung des Untersuchers eine Sensitivität zwischen 75 und 95%. Die vergleichsweise hohe Sensitivität der meisten Untersuchungen beruht auf der geringen Zahl von Phäochromozytomen mit einem Durchmesser von < 1–2 cm. Die Sonografie bietet sicher gegenüber den anderen Verfahren keine zusätzliche diagnostische Präzision, ist aber wegen der fehlenden Nebenwirkungen grundsätzlich einzusetzen. Als sensitivstes Verfahren gelten (v. a. für die intraadrenalen Tumoren) Computertomografie und MRT, die Sensitivität liegt hier zwischen 90 und 100%, die Spezifität zwischen 75 und 90%. Wie erwähnt, werden v. a. intraadrenale Tumoren ab einer Größe von 1–2 cm mit nahezu 100%iger Genauigkeit erfasst. Falsch negative Befunde resultieren also wesentlich aus extraadrenal lokalisierten Phäochromozytomen.

Unverzichtbar für die Lokalisationsdiagnostik ist die **Szintigrafie mit ^{123}Metaiodobenzylguanidin** (^{123}I-MIBG). Diese Substanz ist ein Guanethidin- und Noradrenalinanalog mit hoher intrinsischer Affinität für chromaffine Zellen und wird über einen energie- und natriumabhängigen spezifischen Transportmechanismus in die Zellen aufgenommen; zu einem geringeren Teil erfolgt die Aufnahme unspezifisch, also per diffusionem. MIBG kann mit ^{123}I und ^{131}I markiert werden, wobei heute für die Diagnostik nur ^{123}I-MIBG verwandt werden sollte. Gründe hierfür sind v. a. die zur Abbildung notwendige nahezu optimale Photonenenergie (159 keV), die kürzere Halbwertzeit von 13,2 h und ein besseres Verhältnis von Strahlungsdosimetrie pro µCi. Die Standard-Dosis beträgt für Erwachsene 185 MBq, für Kinder je nach Gewicht zwischen 75 und 185 MBq. Ein weiterer Vorteil der Szintigrafie ist auch, dass zur Durchführung nicht auf die Therapie mit den üblichen α-adrenergen Blockern verzichtet werden muss. Eine Aufstellung interferierender Medikamente ist in der Tab. 5.6 gegeben.

Als **Indikationen für den Einsatz der Szintigrafie** sind hauptsächlich die Folgenden zu nennen:
- „biochemische" Lokalisierung der mit anderen bildgebenden Verfahren nachgewiesenen Raumforderung,
- spezifische Diagnose eines Phäochromozytoms,
- Nachweis eines extraadrenalen Tumors, und/oder
- Diagnose und Behandlung bei malignem Phäochromozytom.

Entscheidend für die Indikationsstellung zur MIBG-Szintigrafie ist die Erkenntnis, dass dieses Verfahren extraadrenale Tumoren besser visualisiert als das CT. In etwa 80–85% der Tumoren besteht eine Übereinstimmung beider Verfahren, während in 15–20% der Tumornachweis durch eines der Verfahren gelingt. Übereinstimmend liegt in den Untersuchungen mit einer Patientenzahl von > 30 die Sensitivität der Szintigrafie zwischen 85 und 90%, die Spezifität zwischen 96 und 100%. Falsch negativen Befunden der Szintigrafie liegen dabei in erster Linie entweder nekrotisch zerfallende Tumoren, die das Radiopharmakon nicht aufnehmen oder speichern können (Verlust der Reuptake-Kapazität), oder physiologische Überlagerungen zugrunde.

> *Es muss daher dringend darauf hingewiesen werden, dass CT bzw. MRT und MIBG-Szintigrafie als komplementäre Verfahren zu sehen sind; v. a. angesichts der Möglichkeit einer multiplen Tumorbildung und malignen Entartung ist dies zu fordern. Dabei sollte primär ein MRT (wegen der diagnostischen Signalintensität in den T2-gewichteten Bildern) durchgeführt werden, ersatzweise ein CT.*

Die **Somatostatinrezeptorszintigrafie** (^{111}In-Octreotid-Szintigrafie) ist eine sehr wertvolle Ergänzung der Lokalisationsdiagnostik, insbesondere bei Verdacht auf maligne Phäochromozytome. Die Sensitivität und Spezifität ist niedriger als MIBG-Szintigrafie, aber sie kann MIBG-negative Tumoren und Metastasen entdecken. Diese Technik sollte daher beim malignen Phäochromozytom routinemäßig eingesetzt werden. Weitere Lokalisationsmethoden, die ebenfalls ihren Platz bei MIBG-negativen Läsionen hat, sind das FDG-PET und – vorzugsweise – das Fluorodopamin-PET (Abb. 5.2).

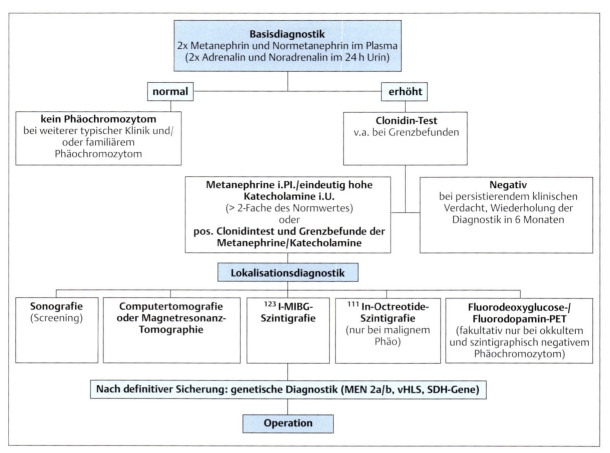

Abb. 5.**2** Zusammenfassung des diagnostischen Vorgehens bei Phäochromozytom.

■ Differenzialdiagnostik

Bei dem Leitsymptom Hochdruck müssen unterschiedliche Differenzialdiagnosen berücksichtigt werden. Häufig muss natürlich die essenzielle Hypertonie abgegrenzt werden. Besonders auch bei jungen Männern kommt gelegentlich im Rahmen der essenziellen Hypertonie eine vermehrte Katecholaminausscheidung im 24-h-Urin vor. Hier hilft in den meisten Fällen der Clonidintest zur Differenzierung. Die Abgrenzung weiterer endokriner Hochdruckformen wird in den entsprechenden Kapiteln diskutiert. Zusammenfassend muss v. a. an die folgenden Differenzialdiagnosen gedacht werden:
- „Hyperadrenerge" essenzielle Hypertonie,
- Panikattacken,
- Hyperthyreose,
- Einnahme von MAO-Hemmern (Tyramineffekt),
- Alkoholentzugssymptomatik,
- Hyperventilation,
- akute intermittierende Poryphyrie und
- Hypoglykämie.

■ Therapie

■ Benignes Phäochromozytom

Prä- und perioperative internistische Therapie. Ziel der präoperativen Behandlung ist es, die biologische Wirkung der sezernierten Katecholamine mit α-Rezeptor-blockierenden Substanzen aufzuheben. Hierzu wird meistens Phenoxybenzamin (nichtspezifischer α-Rezeptor-Antagonist), seltener Prazosin (postsynaptischer $α_1$-Antagonist) eingesetzt ist (s. u.). Mit der Therapie wird 10–14 Tage vor der Operation begonnen, um eine ausreichende Normalisierung des Blutdrucks und Blutvolumens und damit eine Senkung des intraoperativen Risikos zu erreichen. Unerwünschte Wirkungen der α-Blockade, z. B. Tachykardien, können dann mit einem β-Blocker behandelt werden. Die Gabe eines β-Blockers ohne gleichzeitige α-Blockade ist kontraindiziert. Eine **optimale präoperative Einstellung** wird mit folgenden Kriterien erreicht:
- Blutdruckwerte konstant < 160/90 mmHg über die letzten 2–3 Tage präoperativ,
- einer pathologischen ST-Streckensenkung oder T-Wellen im Langzeit-EKG,
- maximal eine ventrikuläre Extrasystole im EKG in 5 min.

Tabelle 5.7 Behandlung der prä- und intraoperativ auftretenden Blutdruckspitzen

Wirkstoff	Wirkung	Dosierung	Nebenwirkungen
Phenoxybenzamin	Hemmung prä-/postsynaptischer α-Rezeptoren	Beginnend mit 2-mal 10 mg am Tag Maximal 140–200 mg am Tag, verteilt auf 4 Einzeldosen Nur in Einzelfällen Dosierung mit 240 mg am Tag notwendig	Orthostatische Hypotonie Reflextachykardie Schwellung der Nasenschleimhaut (guter Hinweis auf eine effektive Blockade) Gastrointestinale Beschwerden
Prazosin	Spezifischer postsynaptischer $α_1$-Antagonist	Beginnend mit 0,5 mg (abends Beginn!) Gesamtdosis: 6–10 mg am Tag verteilt auf 4 Einzeldosen	Ausgeprägte orthostatische Hypotonie Synkopale Zustände etwa 30–90 min nach Einnahme der Initialdosis
Phentolamin	$α_1$- und $α_2$-Rezeptoren-Blocker	Beginnend mit 5 mg i. v. als Bolus Anschließend Infusion mit 1 mg/min Maximal 120 mg/h	Gastrointestinale Beschwerden Alternative zu Phentolamin (da in Deutschland nur noch über Auslandsapotheken zu beziehen): Nitroprussid-Natrium in einer Dosierung von 0,5–1,5 μg/kg/min

Prä- und intraoperativ auftretende Blutdruckspitzen mit systolischen Werten > 200 mmHg werden am besten mit Phentolamin (Tab. 5.7) oder Nitroprussid-Natrium, intraoperativ auftretende Arrhythmien mit Lidocain oder Propanolol behandelt.

Unmittelbar präoperativ wird der α-Blocker bis einschließlich des Vorabends der Operation gegeben, bei frühzeitiger Operation am kommenden Morgen kann auf die Gabe am Operationstag verzichtet werden. Die Prämedikation sollte üblicherweise mit einem Benzodiazepin am Vorabend erfolgen, vermieden werden sollten Atrophin- und Morphinderivate (aufgrund der Tachykardien bzw. der Freisetzung von Katecholaminen). Die Einleitung erfolgt zumeist mit Thiopental, die Aufrechterhaltung mit Stickstoff oder einem Halogenäther (Enfluran oder Isofluran). Halothan sollte wegen der proarrythmogenen Effekte hier nicht verwandt werden. Da Laryngoskopie und nachfolgende endotracheale Intravention einen starken Stimulus für die Freisetzung von Katecholaminen darstellen, wird die Applikation von Lidocain (1,5 mg/kg i. v.) 3 min vorher empfohlen.

Operative Therapie. Operatives Verfahren der Wahl ist bei unilateralen Tumoren die einseitige minimal-invasive videoassistierte **endoskopische Adrenalektomie**. Es stehen dabei prinzipiell retroperitoneale (dorsal oder lateral) und transperitoneale (anteriore und laterale) Zugangswege zur Auswahl. Wir favorisieren den transperitonealen anterioren Zugang, da er leichter erlernbar ist und optimale Übersicht bietet. **Kontraindikationen** für die minimal-invasive Vorgehensweise sind:
▶ Voroperationen im ipsilateralen Oberbauch,
▶ eine Tumorgröße von > 6 cm und
▶ der Malignomverdacht.

Hauptvorteil der minimal-invasiven Verfahren gegenüber den konventionell-offenen Verfahren sind schnellere Rekonvaleszenz und ein niedrigerer Bedarf an perioperativen Analgetika. Bei abdominellen Voroperationen wird beim Phäochromozytom abweichend zu den Nebennierenadenomen der transperitoneale Zugangsweg über eine quere Oberbauchlaparotomie gewählt, da bei dieser Technik die Nebennierengefäße wesentlich einfacher vor ausgiebiger Manipulation am tumortragenden Organ dargestellt und ligiert werden können.

> **!** Beim sporadischen unilateralen Phäochromozytom sollte aufgrund der häufigeren Malignominzidenz (5–10%) die unilaterale totale Adrenalektomie erfolgen.

Bei hereditären Formen sollten parenchymsparende Operationsverfahren zur Anwendung kommen. Grundsätzlich sollte im Rahmen der operativen Strategien beim Phäochromozytom vor jeder Operation geklärt sein, ob ein sporadischer oder familiärer Tumor vorliegt. Dann gilt (Adx: Adrenalektomie):
▶ Sporadisch und unilateral → totale Adx
▶ MEN-2/VHLS und unilateral → subtotale Adx (Rezidiv in ca. 25% der Fälle möglich)
▶ Sporadisch und bilateral → subtotale Adx
▶ Familiär und bilateral → unilateral totale Adx, kontralateral subtotal

Die früher oft durchgeführte bilaterale Adrenalektomie erfordert notwendigerweise eine lebenslange Substitutionstherapie und bedingt damit auch eine Einschränkung der Lebensqualität. Die partielle Adrenalektomie kann die Notwendigkeit einer Hormonsubstitution und das Risiko einer Addison-Krise vermeiden. Natürlich ist grundsätzlich ein Rezidivrisiko gegeben, die langen Intervalle des Auftretens von metachronen Phäochromozytomen sprechen aber eindeutig gegen die „prophylaktische Entfernung" der kontralateralen normalen Nebenniere. Bei bilateralem Befall sollte zumindest auf einer Seite parenchymerhaltend operiert werden. Bislang hat sich die totale Adrenalektomie und heterotope Transplantation von medullafreiem Kortexgewebe gegenüber der subtotalen Adrenalektomie noch nicht als erfolgreiche Alternative erwiesen. Bei simultaner Diagnose eines medullären Schilddrüsenkarzinoms und eines Phäochromozytoms im Rahmen einer MEN-2 sollte zunächst der katecholaminproduzierende Tumor entfernt werden.

Präoperativ auftretende Hochdruckspitzen werden mt Phentolamin oder Nitroprussid-Natrium (s. o.) beherrscht. Intraoperativ auftretende Arrhythmien werden durch Gabe von Lidocain (50–100 mg) oder Propanolol (0,5–1 mg) behandelt. Unmittelbar postoperativ tritt eine Hypotonie auf; die Behandlung der Wahl besteht hier in der Repletion des Plasmavolumens durch physiologische Kochsalzlösung und kolloidhaltige Lösungen.

Gelegentlich tritt **postoperativ** eine Hypertonie auf, der im Wesentlichen folgende Ursachen zugrunde liegen:
- intravasale Volumenbelastung,
- persistierend hohe Konzentration von Katecholaminen,
- Resttumor und/oder Metastasen des Phäochromozytoms,
- vorbestehende essenzielle Hypertonie und Hypertonie aufgrund struktureller Gefäßwandadaptation bei lange bestehendem Phäochromozytom.

Sollte eine bilaterale totale Adrenalektomie notwendig geworden sein (bei 10% aller Phäochromozytome des Erwachsenen liegt ein bilaterales Phäochromozytom vor, bei Kindern wesentlich häufiger) muss selbstverständlich eine Dauersubstitution mit Hydrocortison oder Cortisonacetat und Mineralokortikoiden begonnen werden (Nebenniereninsuffizienz, Kap. 5.6).

■ Malignes Phäochromozytom

Prä- und perioperative internistische Therapie. Die medikamentösen Strategien zur präoperativen und perioperativen Behandlung sind identisch mit denen, die bei der Behandlung des benignen Phäochromozytoms genannt wurden.

Operative Therapie. Die chirurgische Resektion ist die Behandlung der Wahl, wann immer sie möglich ist. Auch wenn eine komplette Entfernung des Tumors nicht möglich ist, können „Debulking"-Operationen indiziert sein, um die Voraussetzung für nachfolgende radioablative oder medikamentöse Verfahren zu verbessern und um die hormonelle Symptomatik besser beherrschen zu können. Bei Malignomverdacht erfolgt der Eingriff immer transperitoneal, ggf. auch abdominothorakal als Zweihöhleneingriff. Wesentlich ist die Vermeidung der intraoperativen Tumoreröffnung mit Zellaussaat. Einen belegten prognostischen Vorteil bringt nur die radikale R0-Resektion und diese ist daher auch mit hohem operativem Aufwand anzustreben. Bei Invasion in benachbarte Organe (Zwerchfell, Milz, Magen, Kolon, Pankreas, Leber oder Niere) und fehlenden Fernmetastasen besteht die Indikation zu multiviszeralen En-bloc-Resektionen. Die paraaortale und parakavale En-bloc-Lymphadenektomie ist obligater Bestandteil der Operation. Die Resektion von isolierten Fernmetastasen kann im Einzelfall sinnvoll sein. Häufig treten Fernmetastasen allerdings multifokal und disseminiert auf.

Radiotherapie. Die Behandlung mit ^{131}I-MIBG ist eine gut dokumentierte therapeutische Option und die Behandlung der Wahl für alle nichtresezierbaren, MIBG-positiven Phäochromozytome. Einzeldosen betragen 3,7 und 9,8 GBq, die über 2–3 h gegeben werden; kumulative Dosen liegen zwischen 3,8 und 85 GBq. Die Hochdosistherapie wird hier derzeit diskutiert. Behandlungsintervalle liegen zwischen 3 und 6 Monaten, anschließend erfolgt eine Reevaluation und Festlegung der Notwendigkeit der erneuten Gabe. Die MIBG-Behandlung verlängert eindeutig das Überleben und ist insbesondere in der palliativen Behandlung effektiv. Nebenwirkungen bestehen nicht, bei der Hochdosisgabe ist auf eine Knochenmarksuppression zu achten.

Nach dem jetzigen Kenntnisstand ist bei etwa 40% aller mit MIBG behandelten Patienten ein partieller Tumorresponse zu erwarten. Da nicht alle Patienten aufgrund MIBG-negativer Läsionen ansprechen, sollte zukünftig auch die Gabe von spezifischen submarkierten Somatostatinanaloga exploriert werden. Somatostatinrezeptoren finden sich im Phäochromozytomgewebe, insbesondere SST2- und SST4-Rezeptoren sind beschrieben worden, kürzlich aber auch SST3-Rezeptoren.

Eine externe Strahlentherapie ist nur bei Skelettmetastasen zur Stabilisierung und Prävention von pathologischen Frakturen sinnvoll.

Medikamentöse Therapie. Eine begleitende medikamentöse Therapie hat die Blutdruck- und symptomatische Kontrolle zum Ziel. Auch hier ist die Gabe von Phenoxybenzamin Therapie der Wahl. Die Langzeitdosierung benötigt niedrigere Dosen als die präoperative Therapie, etwa 30–50 mg/Tag, ebenfalls auf 4 Dosen verteilt. In seltenen Fällen eines unkontrollierten Katecholaminexzesses kann α-Methylparatyrosin in Dosen bis zu 4 g/Tag gegeben werden; diese Substanz inhibiert die Tyrosin-Hydroxylase und blockiert damit die Katecholaminbiosynthese. Das wesentliche Problem sind zentralnervöse Nebenwirkungen (Sedierung, Parkinsonismus, Alpträume). Kalziumantagonisten können ebenfalls die Katecholaminsynthese reduzieren und sind effektiv in der begleitenden Hochdrucktherapie.

Die chemotherapeutischen Therapieoptionen beruhen leider nach wie vor auf sehr spärlichen Studiendaten. Das etablierteste Therapieregime wurde von Averbuch vorgeschlagen:
- Cyclophosphamid (750 mg/m^2 KOF an Tag 1),
- Vincristin (1,4 mg/m^2 KOF an Tag 1) und
- Dacarbazin (600 mg/m^2 KOF an den Tagen 1 und 2).

Kürzlich veröffentlichte Langzeitdaten (Huang et al, Cancer 2008) zeigten ein komplettes Ansprechen bei 11%, partielles Ansprechen bei 44%, minimalen Response bei 16% und keinen Response bei 28%.

Wenngleich dieses Schema nach wie vor den Goldstandard darstellt und andere Protokolle bestenfalls in Einzelfallberichten mitgeteilt wurden, besteht ein sehr

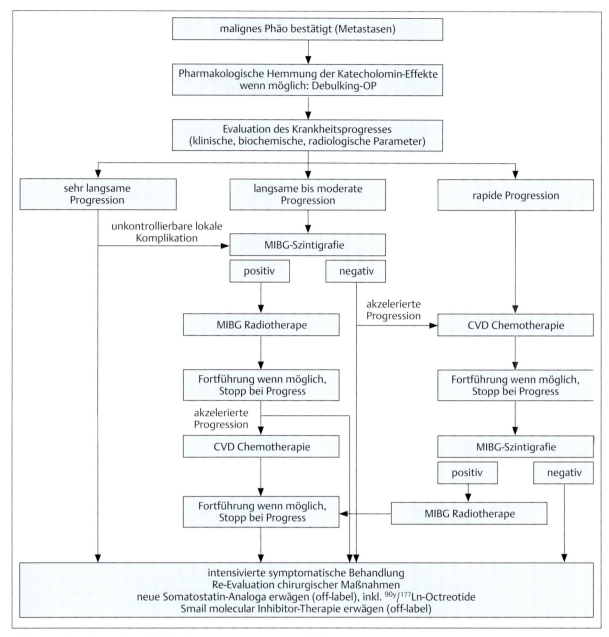

Abb. 5.3 Algorithmus für die Behandlung des metastasierten Phäochromozytoms.

hoher Bedarf an der **Entwicklung neuer Substanzen** zur Behandlung des malignen Phäochromozytoms. Diese umfassen v. a.:
- Tyrosin-Kinase-Inhibitor mit Modifizierungen des Imatinib-Moleküls
- Multikinase-Inhibitoren für folgende molekulare Ziele:
  - KIT
  - PDGF-R
  - VEGF
  - Andere Kinasen
- mTOR-Inhibitoren (möglicherweise in Kombination mit Kinase-Inhibitoren)
- HSP90-Inhibitoren

Ein Vorschlag zum Vorgehen bei metastasiertem Phäochromozytom ist in Abb. 5.3 dargestellt.

Die **Therapiekontrolle und Nachsorge** ist von größter Bedeutung, v. a. wegen der Rezidivgefahr des sporadischen Phäochromozytoms, der Entwicklung eines malignen Phäochromozytoms, des familiär gehäuften Auftretens dieser Tumoren und weiterhin erhöhter Blutdruckwerte.

Literatur

Gimenez-Roqueplo AP, Lehnert H, Mannelli M, Neumann H, Opocher G, et al: Phaeochromocytoma, new genes and screening strategies. Clinical Endocrinology 2006,65: 699–705.

Hahner S, Stuermer A, Kreissl M et al. 123I Iodometonidate for Molecular Imaging of Adrenocortical Cytochrome P450 Family 11B Enzymes. J Clin Endocrinol Metab 2008;93: 2358–2365

Huang H, Abraham J, Hung E, Averbuch S, Merino M, et al. Treatment of malignant pheochromocytoma/paraganglioma with cyclophosphamide, vincristine, and dacarbazine: recommendation from a 22-year follow-up of 18 patients. Cancer 2008;113:2020–2028.

Lenders JW, Eisenhofer G, Mannelli M, Pacak K. Phaeochromocytoma. Lancet 2005;366:665–675

Manger WM. An overview of pheochromocytoma: history, current concepts, vagaries, and diagnostic challenges. Ann N Y Aca Sci. 2006,1073:1–20

Scholz T, Eisenhofer G, Pacak K, Dralle H, Lehnert H. Clinical Review: Current Treatment of Malignant Pheochromocytoma, J Clin Endocrinol Metab. 2007,92:1217–1225

5.3 Androgen/Östrogen produzierende Nebennierentumoren

H. Lehnert

■ Einleitung und Epidemiologie

Androgen und Östrogen produzierende Tumoren sind seltene endokrin aktive Tumoren der Nebenniere, die zu einer distinkten, von der Hormonproduktion abhängenden Symptomatik führen. Aufgrund der Seltenheit und nur wenigen vorliegenden Fallberichten lassen sich keine validen Angaben zur Inzidenz oder Prävalenz machen; die Schätzungen zur Inzidenz liegen bei 1:1 Mio Einwohner. Sie werden ohne Bevorzugung eines bestimmten Lebensalters gefunden.

■ Definition, Klassifikation und Klinik

Die Tumoren werden über ihre dominante Hormonproduktion definiert. Bei Jungen können die Androgen produzierenden Tumoren zur Pseudopubertas praecox, bei Mädchen zur verfrühten Pubertät führen. Bei Frauen findet sich eine zunehmende Virilisierung mit ausgeprägtem Hirsutismus. Bei Männern werden diese Tumoren seltenst diagnostiziert, da hier auch die phänotypischen Veränderungen (Virilisierung) weniger auffallen. Die Tumoren können sowohl benigne wie auch maligne sein. Eine Kosekretion von Kortisol ist häufig.

Östrogen produzierende Tumoren sind ebenfalls außerordentlich selten. Bei Männern führen sie zu Gynäkomastie, bei Mädchen zur isosexuellen Pseudopubertas praecox. Bei Männern werden sie aufgrund von Beschwerden wie z.B. Gynäkomastie, Potenzstörungen, Verkleinerung der Hoden festgestellt.

■ Diagnostik

Anamnese und einige wesentliche klinische Symptome sind oben dargestellt, die biochemische Diagnostik beruht auf der Bestimmung zirkulierender Androgene und Östrogene. Als Marker des adrenalen Androgenexzesses und zur Verlaufskontrolle sollte immer DHEA-S bestimmt werden. Bei Kosekretion von Kortisol muss an die Durchführung des Dexamethason-Kurztests gedacht werden.

Die Lokalisationsdiagnostik umfasst in erster Linie das Dünnschicht-CT der Nebennieren, bei den extrem seltenen Formen eines ektop gelegenen HCG-produzierenden Tumors sollte auch eine Octreotide-Szintigrafie durchgeführt werden.

■ Therapie

Die Therapie entspricht prinzipiell der anderer Nebennierentumoren und damit schließlich der Tumorentfernung (Adrenalektomie). Bei Hormon produzierenden Tumoren muss ebenso wie beim Kortisol sezernierenden Nebennierenadenom präoperativ Hydrocortison infundiert und postoperativ Hydrocortison oral appliziert werden.

5.4 Inzidentalome

H. Lehnert

■ Einleitung

Die Abklärung von zufällig gefundenen Nebennierentumoren (Inzidentalomen) stellt wegen der variablen Funktionalität (endokrin-inaktiv versus aktiv) und der häufig unklaren Dignität eine besondere Herausforderung dar. Zudem zählen Inzidentalome zu den häufigsten differenzialdiagnostischen Problemen in der Endokrinologie. Durch den vermehrten Einsatz von bildgebenden Verfahren mit immer höherer Auflösung sind adrenale Inzidentalome ein klinisches Problem von wachsender Bedeutung. Die Chance einer Früherkennung gravierender Erkrankungen (z.B. Phäochromozytom, Nebennierenrindenkarzinom) muss abgewogen werden gegen das Risiko der Überdiagnostik und der Übertherapie mit den damit verbundenen Risiken und Kosten.

5.4 Inzidentalome

■ Epidemiologie

Nebennierentumoren sind häufig. Autopsiestudien konnten sie in 1,4–8,7 % aller Fälle nachweisen. Die meisten dieser Tumoren sind kleine Adenome (im Durchschnitt 1 cm). Der Einsatz der Computertomografie ergab in unterschiedlichen Studien eine Prävalenz von Nebennierenraumforderungen zwischen 0,6 und 4,4 %. Fasst man alle vorliegenden Studien zusammen, so beträgt die Prävalenz einer im CT gut darstellbaren Nebennierenraumforderung ca. 1 %. Dies bedeutet, dass in Deutschland ungefähr 800000 Personen einen mit der Computertomografie darstellbaren Nebennierentumor aufweisen. Zirka 80 % dieser Tumoren haben einen Durchmesser < 2 cm. Männer und Frauen sind gleich häufig betroffen. Die Prävalenz steigt mit dem Lebensalter an; dabei wird in amerikanischen bei älteren Patienten eine Prävalenz bis zu 10 % beschrieben.

■ Definition, Klassifikation, Ätiologie

> Unter einem Inzidentalom der Nebenniere versteht man eine adrenale Raumforderung, die vor Durchführung des bildgebenden Verfahrens, das zu ihrer Entdeckung geführt hat, nicht vermutet wurde.

Patienten, bei denen im Rahmen eines Tumorstagings eine Nebennierenraumforderung nachgewiesen wurde, haben daher per definitionem niemals ein Inzidentalom, da vor einem Staging stets die Möglichkeit von Nebennierenmetastasen in Betracht gezogen wird. In dieser Patientengruppe werden auch Nebennierenadenome entdeckt, jedoch ist die Häufigkeit von Nebennierenmetastasen hoch.

Metanalytisch ergeben sich für die verschiedenen Ätiologien eines Inzidentaloms die folgenden Zahlen:
▶ ca. 40 % Ademone,
▶ 20 % Metastasen,
▶ 10 % adrenokortikale Karzinome,
▶ 10 % Myelolipome und
▶ 10 % Phäochromozytome.

Weitere gutartige Läsionen, darunter auch Zysten, bilden den restlichen Prozentsatz.

■ Pathogenese und Pathophysiologie

Die Knotenbildung in der Nebennierenrinde steigt mit dem Alter an und eine noduläre Hyperplasie kann als Manifestation der alternden Nebenniere angesehen werden. Nebennierenknoten gehen häufig mit einer Arteriopathie der Kapselgefäße einher und werden teilweise als fokale Hyperplasie nach Ischämie erklärt. Größere Knoten der Nebenniere sind jedoch überwiegend monoklonal und damit Ausdruck einer klonalen Expansion nach somatischen onkogenen Mutationen. Bei Patienten mit adrenalen Enzymdefekten (z. B. 21-Hydroxylasemangel) werden bei inadäquater medikamentöser Therapie gehäuft Nebennierenknoten nachgewiesen. Patienten mit adrenalem Inzidentalom weisen häufig eine arterielle Hypertonie, Übergewicht, eine pathologische Glukosetoleranz und sogar einen Diabetes mellitus Typ 2 auf. Dies sind **Charakteristika des Metabolischen Syndroms**. Bei Diagnosestellung weist die Mehrheit aller Patienten mit Inzidentalom eine Insulinresistenz und eine Hyperinsulinämie auf. Man kann daher davon ausgehen, dass Nebennierenknoten eine Manifestation des Metabolischen Syndroms sein können.

■ Klinik

Wurde durch die Bildgebung zufällig eine Raumforderung der Nebennieren entdeckt, so ist eine erneute anamnestische Befragung und klinische Untersuchung notwendig, um gezielt Zeichen einer adrenalen Mehrsekretion zu erkennen (Hypertonieanamnese, Gewichtszunahme, Hautatrophie, episodische Kopfschmerzen etc.). Viele Patienten zeigen die Symptome des Metabolischen Syndroms mit Adipositas, Diabetes mellitus Typ 2, Hyperlipidämie und arterieller Hypertonie.

■ Diagnostik

Der Nachweis einer adrenalen Raumforderung ist grundsätzlich eine Indikation zur Diagnostik mit dem Ziel der Klärung einer endokrinen Aktivität der Raumforderung und einer Abschätzung des Malignitätsrisikos. Ausgenommen werden können hiervon Tumoren mit einem Durchmesser von 1 cm ohne klinische Hinweise auf eine endokrine Aktivität (z. B. arterielle Hypertonie, Hypokaliämie). Auch bei solchen kleinen Knoten sind allerdings Verlaufsbeobachtungen notwendig zur Abschätzung des Wachstumspotenzials.

■ Biochemische Diagnostik

Ziel der endokrinen Diagnostik ist der Nachweis einer klinischen und subklinischen adrenalen Hypersekretion durch eine begrenzte Zahl von informativen Untersuchungen. Die endokrine Aktivität steht in einer Beziehung zur Tumorgröße. Inzidentalome mit einem Durchmesser 1 cm bedürfen keiner biochemischen Diagnostik bei Normotonie und Normokaliämie. Die endokrinologische Diagnostik erfolgt als Stufendiagnostik (Tab. 5.**8**).

Phäochromozytome werden bei Inzidentalomen in einer Frequenz bis 11 % gefunden. Der Nachweis der endokrinen Aktivität gelingt am besten durch die Bestimmung der Metanephrine im Serum oder im 24-h-Urin. Plasmamessungen und Suppressionstests (Clonidintest) sind selten erforderlich. Bei nachgewiesener Katecholaminexkretion wird ergänzend eine [123]Metaiodobenzylguanidin(MIBG)-Szintigrafie zur Metastasensuche durchgeführt.

Tabelle 5.8 Endokrinologische Diagnostik beim Nebennieren-Inzidentalom

Stufe 1
- Katecholamin-/Metanephrinausscheidung im 24-h-Urin
- Messung des Serumkortisols im Dexamethason-Kurztest (1–2 mg Dexamethason um 23.00 Uhr per os)
- Bestimmung des spontanen Serumkaliums und wiederholte Blutdruckmessungen
- Im Falle einer spontanen Hypokaliämie oder einer arteriellen Hypertonie Bestimmung des Aldosteron-Renin-Quotienten, Kaliumausscheidung im 24-h-Urin, Messung des Serum-DHEAS

Stufe 2

(nur wenn die korrespondierenden Testergebnisse in Stufe 1 pathologisch ausgefallen sind)
- ^{123}I-MIBG-Szintigrafie bzw.
- CRH-Test, Analyse der Kortisol-Tagesrhythmik und hoch dosierter (8 mg) Dexamethason-Suppressionstest bzw. Orthostasetest mit Messung der PRA und des Serumaldosterons, NaCl-Suppressionstests in ausgewählten Fällen: bilaterale Katheterisierung der Nebennierenvenen mit Bestimmung von Aldosteron und Kortisol

Bei vielen Tumoren lässt sich eine **autonome Kortisolsekretion** nachweisen. In Abhängigkeit davon, welcher Anteil des täglichen Glukokortikoidbedarfs durch die autonome Sekretion gedeckt wird, zeigt sich eine lediglich abgeschwächte Kortisol-Tagesrhythmik oder eine vollständige Atrophie der kontralateralen und ipsilateralen paranodulären Nebenniere. Im letzteren Fall führt die unilaterale Adrenalektomie zu einer lang anhaltenden postoperativen Nebennierenrinden-Insuffizienz. Die beste Methode, um eine autonome Kortisolsekretion nachzuweisen, ist der Dexamethason-Kurztest. Ein supprimiertes Serumkortisol (< 3 ug/dl, 80 nmol/l) nach Dexamethason schließt eine klinisch relevante Kortisolsekretion durch den Tumor aus. Bei ungenügender Suppression des Kortisols im Dexamethasontest erfolgt ergänzend ein CRH-Test. Bei Patienten, die im CRH-Test keinen Anstieg von ACTH und Kortisol zeigen (subklinisches Cushing-Syndrom), muss postoperativ nach unilateraler Adrenalektomie eine anhaltende Nebennierenrinden-Insuffizienz erwartet werden.

Eine **autonome Aldosteronsekretion** (Conn-Adenom) ist nur ausnahmsweise bei einem Inzidentalom nachweisbar. Bei Patienten mit Hypertonie und/oder Hypokaliämie erfolgt als Screening die Bestimmung des Aldosteron-Renin-Quotienten. Zu weiterführenden Details dieser Diagnostik s. Kapitel 5.1. und 5.2 (Mineralokortikoid-Hypertonie und Phäochromozytom).

Typischerweise findet man bei Patienten mit einem Nebennierenrindenadenom ein niedriges Dehydroepiandrosteronsulfat (DHEA-S). Sehr hohe Konzentrationen von DHEA-S sprechen für das Vorliegen eines Nebennierenrindenkarzinoms, sodass die Bestimmung des DHEA-S für das therapeutische Vorgehen bedeutsam werden kann. Allerdings schließt eine niedrige Konzentration das Vorliegen eines Nebennierenkarzinoms nicht aus.

■ Bildgebung

Die Bildgebung ist nicht nur der erste Schritt, der zur Entdeckung des Nebennierentumors geführt hat, sondern auch ein wichtiges Hilfsmittel, um die Raumforderung zu charakterisieren. Ist der Nebennierentumor mit Ultraschall nachgewiesen worden, so wird man in der Regel eine computertomografische oder kernspintomografische Diagnostik anschließen, um die Morphologie besser bewerten zu können.

Die Computertomografie ist der Goldstandard in der Diagnostik von Nebennierenprozessen. Zur gezielten Abklärung wird in der Regel die Spiral-CT-Technik mit enger Schichtdicke eingesetzt. Im CT erscheinen Nebennierenadenome typischerweise homogen mit hohem Fettgehalt und einer Dichte, die niedriger liegt als Wasser (0–15 Houndsfield-Einheiten). Im Gegensatz dazu sind Nebennierenrindenkarzinome in der Regel größer, inhomogen und zeigen Weichteildichte. Unregelmäßige Abgrenzungen, zentrale Nekrosen, Einblutungen und Verkalkungen erhöhen die Wahrscheinlichkeit, dass ein Malignom vorliegt. Allerdings können auch benigne Phäochromozytome sich als inhomogene Tumoren mit Einblutungen darstellen.

In schwierigen Fällen kann die Kernspintomografie (MRT) dazu beitragen, die Nebennierentumoren noch besser zu charakterisieren. Die Differenzierung gelingt am besten mit T2-gewichteten Sequenzen. Mit einer zusätzlichen dynamischen Untersuchung nach Kontrastmittelapplikation von Gadolinium-DTPA wird die Treffsicherheit weiter erhöht. Nebennierenadenome und Nebennierenkarzinome unterscheiden sich deutlich im Fettgehalt. Dieser Unterschied kann durch Chemical-Shift-MRT nachgewiesen werden. Metastasen sind in der T1-Wichtung typischer Weise hypointens und hyperintens in der T2-Wichtung.

Von großer Bedeutung ist die Bedeutung der **Beziehung zwischen Größe und Dignität**. Adrenokortikale Karzinome repräsentieren 2 % aller Tumoren bis zu 4 cm Durchmesser, 6 % der Tumoren mit einem Durchmesser von 4,1–6 cm und 25 % der mit einem Durchmesser > 6 cm.

Eine weitere zukünftige Möglichkeit der Bildgebung ist die Nebennierenszintigrafie mit (^{123}I) Iodometomidate. Hierdurch könnten spezifisch adrenokortikale Tumoren nachgewiesen werden.

> ❗ Es muss darauf hingewiesen werden, dass bislang mit keinem der aufgeführten Verfahren eine absolut sichere Trennung zwischen benigner und maligner Raumforderung möglich ist.

Differenzialdiagnostik

Die Differenzialdiagnose der zufällig diagnostizierten Nebennierenraumforderung ist umfangreich. In den häufigsten Fällen liegt ein endokrin inaktives Adenom vor. Tab. 5.9 gibt eine Übersicht über die differenzialdiagnostischen Möglichkeiten und die Häufigkeit der einzelnen Diagnosen. Kortisol produzierende Adenome ohne klassische Cushing-Symptomatik und Phäochromozytome werden in zunehmender Häufigkeit als Inzidentalome entdeckt.

Therapie

> Nur bei einer Minderheit der zufällig entdeckten Nebennierenraumforderungen sind therapeutische Maßnahmen notwendig. Die Indikation ist bei einer relevanten endokrinen Aktivität und bei hohem Malignitätsverdacht gegeben.

Endokrin aktive Tumoren werden grundsätzlich operativ entfernt. Eine Ausnahme besteht bei der autonomen Kortisolsekretion. Falls klinisch kein Cushing-Syndrom nachweisbar ist, ist die Indikation zur Operation relativ. Grundsätzlich sollte aber eine operative Entfernung erfolgen, wenn ein subklinisches Cushing-Syndrom vorliegt: nicht supprimierbares Serumkortisol, fehlender Anstieg des Kortisols im CRH-Test und supprimiertes Plasma-ACTH. Der Nachweis einer autonomen Kortisolsekretion ohne Suppression des Plasma-ACTH im CRH-Test ist keine Indikation zur Tumorentfernung.

Neben morphologischen Aspekten der Bildgebung sind Tumorgröße und Tumorwachstum die entscheidenden Parameter zur Indikationsstellung einer Tumorentfernung. Bei endokrin inaktiven Tumoren von 3 cm besteht keine Operationsindikation und das Vorgehen beschränkt sich auf sonografische oder computertomografische Verlaufskontrollen. Bei Tumoren von 5 cm besteht eine absolute Operationsindikation wegen eines hohen Risikos der Malignität. Die Frage, ob eine Adrenalektomie bei Tumoren zwischen 3 und 5 cm angestrebt werden sollte, lässt sich nicht verbindlich beantworten, sondern muss aufgrund der Gesamtsicht der individuellen Daten getroffen werden. Hier spielen insbesondere die Bewertung der morphologischen Diagnostik und das individuelle Operationsrisiko eine wichtige Rolle.

Im **Verlauf** bleiben die meisten Nebennierentumoren weitgehend größenkonstant. Bei rascher Größenzunahme bei Kontrolluntersuchungen nach 3–6 Monaten ist ebenfalls eine Operationsindikation gegeben. Bleibt der Tumor über 1–2 Jahre größenkonstant, so sollten alle 1–2 Jahre sonografische Verlaufskontrollen erfolgen.

Die **operative Technik** richtet sich nach der Ausgangslage. Bei benignen endokrin aktiven Tumoren kann bis zu einer Größe von 5 cm eine laparoskopische Adrenalektomie durchgeführt werden. Bei klarem Ma-

Tabelle 5.9 Differenzialdiagnose der zufällig entdeckten Nebennierenraumforderung

- Nebennierenrindenadenom:
  - Endokrin inaktiv
  - Kortisol produzierendes Adenom
  - Aldosteron produzierendes Adenom
  - Androgen produzierendes Adenom (sehr selten)
  - Östrogen produzierendes Adenom (sehr selten)
- Nebennierenrindenkarzinom
- Phäochromozytom
- Knotige Nebennierenrindenhyperplasie
- Nebennierenzyste
- Myelolipom
- Metastasen
- Malignes Lymphom
- Fibröse Histiozytome
- Hämatom
- Nierenzellkarzinom
- Leiomyom des Magens
- Retroperitoneale Sarkome
- Ganglioneurom
- Neurolemmom
- Neuroblastom
- Schwannom

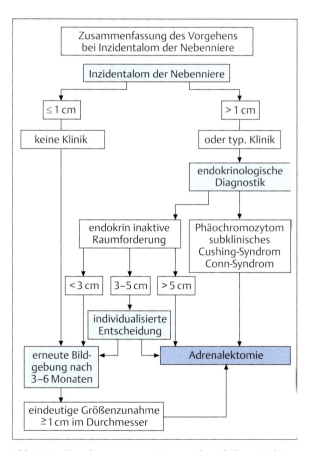

Abb. 5.4 Flussdiagramm zur Diagnostik und Therapie beim adrenalen Inzidentalom.

lignitätsverdacht wird der operative Eingriff als offene Laparotomie durchgeführt.

Zusammenfassend ist das Vorgehen in Abb. 5.4 dargestellt (weitere Informationen unter: http:/consensus.nih.gov).

Literatur
Mansmann G, Lau J, Balk E, Rothberg M, Miyachi Y, Bornstein SR. The clinically inapparent adrenal mass. Update in diagnosis and management. Endocrine Reviews 2004;25:309–340

5.5 Nebennierenrindenkarzinom

H. Lehnert

■ Einleitung

Das Nebennierenkarzinom (NNR-Ca) ist ein seltener Tumor mit einer schlechten, vom Tumorstadium abhängenden Prognose. Hinsichtlich der therapeutischen Möglichkeiten sind allerdings in den vergangenen Jahren erhebliche Fortschritte gemacht worden.

■ Epidemiologie

Die Inzidenz des Nebennierenrindenkarzinoms wird mit 1–2:1 Mio. Einwohner angegeben, die geschätzte Prävalenz liegt bei 4–12 auf 1 Mio Einwohner. Der Tumor tritt bevorzugt in der 4. oder 5. Dekade auf.

■ Definition und Klassifikation

Das Nebennierenrindenkarzinom bezeichnet die von adrenokortikalen Zellen ausgehende maligne Raumforderung. Hinsichtlich der Klassifikation wurde kürzlich eine Revision der Einteilung der International Union against Cancer (UICC) des European Network for the Study of Adrenal Tumors vorgeschlagen; Stadium III ist danach definiert als Anwesenheit von Lymphknoten, Stadium IV als Nachweis von Fernmetastasen.

■ Pathogenese und Pathophysiologie

Das Nebennierenrindenkarzinom ist heterogen und umschließt hochdifferenzierte Tumoren mit hoher endokriner Aktivität bis hin zu entdifferenzierten rasch wachsenden Malignomen ohne nachweisbare Hormonproduktion. Dazwischen existieren alle Übergänge. Die Pathogenese ist weitgehend unklar. genetische und epigenetische Veränderungen mit erhöhter IGF-2-Expression werden im Rahmen des NNR-Ca beim Beckwith-Wiedmann-Syndrom, Keimbahnmutationen des Tumorsupressor-Gens p53 beim Li-Fraumeni-Syndrom beobachtet. Auch sporadische Veränderungen des Wnt-Catenin Signalwegs sind beschrieben worden. Im Rahmen einer MEN-1-Erkrankung und des Carney-Komplexes ((PRKAR1A-Mutationen) wurden sehr selten NNR-Karzinome beschrieben.

■ Klinik

Bei klinisch endokrin inaktiven Nebennierenrindenkarzinomen ist die Anamnese wenig ergiebig, da die unspezifischen Symptome einer Tumorerkrankung regelhaft fehlen. Meist wird die Diagnose aufgrund uncharakteristischer abdomineller Beschwerden durch die Bildgebung geführt, wobei typischer Weise eine große Raumforderung nachgewiesen wird.

Bei signifikanter endokriner Aktivität stehen bei Frauen häufig die Zeichen der Virilisierung im Vordergrund. Daneben können die Symptome des adrenalen Cushing-Syndroms beobachtet werden. Große Nebennierenrindenkarzinome gehen gelegentlich mit Hypoglykämien einher.

Östrogen produzierende Nebennierenrindenkarzinome führen beim Mann zur Gynäkomastie, Hodenatrophie und Impotenz. Ein primärer Hyperaldosteronismus ist selten. Eine hypokaliämische Hypertonie findet sich aber häufiger als Folge einer Mehrsekretion von Steroidvorstufen mit mineralokortikoider Wirkung.

■ Diagnostik

■ Biochemische Diagnostik

Die klinische Präsentation des Patienten leitet die zielgerichtete endokrine Diagnostik. Andererseits ist auch bei klinisch endokrin inaktiven Tumoren eine biochemische Diagnostik sinnvoll, um eine subklinische endokrine Aktivität aufzudecken und einen geeigneten Tumormarker zur Überwachung der Therapie zu identifizieren. Gemessen werden daher nicht nur DHEAS, sondern auch Vorstufen wie 17-OH-Progesteron und Androstendion im Serum. Sinnvoll ist auch die Bestimmung der Steroidsekretion im 24-h-Urin (17-Ketosteroide, freies Kortisol). Ein subklinisches Cushing-Syndrom muss präoperativ durch einen Dexamethason-Suppressionstest abgeklärt werden, um das Auftreten einer postoperativen Nebennierenrinden-Insuffizienz abschätzen zu können. Auch die Messung der Steroidvorstufen erfolgt idealerweise unter Dexamethasonsuppression, um die Autonomie dieser Sekretion zu dokumentieren.

In Abhängigkeit von der klinischen Präsentation ist die Analyse eines Mineralokortikoidexzesses (Bestimmung von Plasmareninaktivität und Aldosteron, ggf. auch Desoxycorticosteron im Serum) sinnvoll. Fakultativ bei entsprechender klinischer Symptomatik erfolgt die Bestimmung von Testosteron und 17-Estradiol (Virilisierung/Feminisierung). Unter den Standardlaborparametern ist die LDH häufig als Tumormarker geeignet.

■ Bildgebende Verfahren

Ein Nebennierenrindenkarzinom kann mit allen bildgebenden Verfahren gut dargestellt werden. Der Durchmesser beträgt bei Diagnosestellung in der Regel > 8 cm, das Gewicht liegt meist > 500 g. Sonografisch findet sich eine variable Echotextur mit heterogenem Muster und Nachweis von Tumornekrosen, Einblutungen und Kalzifizierungen. Computertomografische Kriterien für das Vorliegen eines Nebennierenrindenkarzinoms sind wechselnde Dichtewerte als Ausdruck der Nekrose und eine unregelmäßige Kontrastmittelanreicherung. Randnahe Kalzifizierungen sind ebenfalls typisch. In der Kernspintomografie zeigen sich eine hohe Signalintensität in T2-gewichteten Bildern sowie ein lang anhaltendes Kontrastmittel-Enhancement nach Gabe von Gadolinium-DTPA.

Bei Verdacht auf Nebennierenrindenkarzinom sind weitere bildgebende Untersuchungen zur Metastasensuche (Staging) indiziert (Thorax-CT, Skelettszintigrafie). Auf die Möglichkeit der Metomidate-Szintigrafie wurde bereits oben hingewiesen.

■ Feinnadelpunktion

Beim Nebennierenrindenkarzinom stellt die Tumorgröße bereits in aller Regel eine zwingende Operationsindikation dar, sodass eine Feinnadelpunktion nicht indiziert ist, zumal Abtropfmetastasen zu befürchten sind. Es ist wichtig, die Tumorkapsel intakt zu lassen.

■ Differenzialdiagnostik

Große benigne Tumoren der Nebennierenrinde können in der Bildgebung wie ein Nebennierenrindenkarzinom imponieren. Dies gilt auch für das benigne Phäochromozytom. Bei sehr großen Raumforderungen ohne endokrine Aktivität ist es oft schwierig, die adrenale Genese definitiv anhand der Bildgebung festzulegen. Mesenchymale retroperitoneale große Tumoren und Nierenzellkarzinome können als Nebennierenrindenkarzinome fehlgedeutet werden. Ausnahmsweise können auch Nebennierenrindenmetastasen und ein primäres Lymphom der Nebenniere als Nebennierenrindenkarzinom fehlinterpretiert werden.

■ Therapie

Der Verdacht auf ein Nebennierenrindenkarzinom ist grundsätzlich eine Therapieindikation. Auch bei nachgewiesenen Metastasen ist eine Tumormassenreduktion sinnvoll. Hierdurch lassen sich oft auch lokale Komplikationen verhindern. Die Operation ist bei nicht metastasiertem Tumor die einzige therapeutische Maßnahme, die Aussicht auf Heilung bietet. Die Tumorchirurgie kann auch eine effektive Palliation bei endokriner Überaktivität darstellen.

Die Therapie hat zwei Ziele: Beseitigung der durch den Tumor ausgelösten Endokrinopathie und Entfernung des Tumorgewebes. Wenn möglich, sollte ein kuratives chirurgisches Vorgehen angestrebt werden. Auch eine Metastasenchirurgie kann im Einzelfall gerechtfertigt sein.

Operative Therapie. Der einzig kurative Ansatz in der Behandlung des Nebennierenrindenkarzinoms ist die vollständige chirurgische Entfernung allen Tumorgewebes. Laparoskopische Operationstechniken sind daher kontraindiziert. Die beste Übersicht bietet der konventionelle thorakoabdominelle Zugang. In den meisten Fällen lässt sich zwischen Tumor und angrenzenden Organen (Leber, Niere) eine gute Trennung erreichen. Eine Nephrektomie oder Leberresektion kann aber erforderlich werden. Eine Verletzung der Tumorkapsel muss unbedingt vermieden werden (Tumorzellaussaat). Eine regionäre Lymphadenomektomie wird angeschlossen.

Medikamentöse Therapie. Eine medikamentöse Therapie des Nebennierenrindenkarzinoms, deren gute Wirksamkeit in prospektiven randomisierten Phase-III-Studien etabliert wurde, gibt es nicht. Die Standardtherapie besteht weiterhin in der Anwendung von **Mitotane** (o,p'-DDD). Kürzlich wurde eindrucksvoll nachgewiesen, dass die adjuvante Therapie mit Mitotane das rezidivfreie Überleben verlängert. Mitotane wirkt selektiv adrenotoxisch und führt zur Zerstörung von Nebennierengewebe sowie zur Hemmung der Steroidproduktion. Somit kann nicht nur die endokrine Aktivität des Tumors unterdrückt werden, sondern auch das Tumorwachstum. Man behandelt in aufsteigender Dosierung bis maximal 10 g/Tag. Die therapeutische Dosis ist durch Nebenwirkungen (Übelkeit, Erbrechen, Schwäche, Sprechstörungen und Ataxie) begrenzt. Dosierungen über 3–6 g werden langfristig selten erreicht wegen dieser Nebenwirkungen. Die Wirksamkeit der Therapie hängt vom Erreichen wirksamer therapeutischer Spiegel ab (Zielbereich 14–20 g/ml).

Serumspiegelkontrollen sind angezeigt, um subtherapeutische und toxische Dosierungen zu vermeiden. Eine Transaminasenerhöhung ist nicht ungewöhnlich und zwingt nur ausnahmsweise zur Beendigung der Therapie. Unter Mitotane ist der Steroidmetabolismus beschleunigt. Eine hoch dosierte Glukokortikoidsubstitution ist in der Regel notwendig. Ein mildes Cushing-Syndrom mit ACTH-Suppressionswirkung kann in Kauf genommen werden, da auch die Verträglichkeit besser wird.

Mitotane hat eine außerordentliche Halbwertszeit. Dies bedeutet, dass bei konstanter Dosierung über einen längeren Zeitraum ansteigende Serumspiegel erreicht werden. Die Substanz wird im Fettgewebe gespeichert und nach Absetzen kommt es nur sehr langsam zu einem Abklingen der Nebenwirkungen. Die Ansprechrate

Tabelle 5.10 Kombinationstherapie von Mitotane und Polychemotherapie beim Nebennierenrindenkarzinom (Berruti et al, 1998)

Tag 1	Adriamycin 200 mg/m², Cisplatin 40 mg/m²
Tag 5–7	Etoposid 100 mg/m²
Tag 8	Adriamycin 20 mg/m²
Tag 9	Cisplatin 40 mg/m², Mitotane 4 g/Tag kontinuierlich ab Tag 1 (Zyklusabstand 28 Tage)

Tabelle 5.11 Palliative Chemotherapie beim metastasierten Nebennierenrindenkarzinom

Tag 1	Cisplatin 75–100 mg/m² i. v. oder äquivalente Dosis Carboplatin
Tag 1–3	Etoposid 100 mg/m² i. v. (Zyklusabstand 28 Tage)

wird mit bis zu 20% angegeben. Der Behandlungserfolg ist meist nur passager. Dauerhafte Vollremissionen sind aber im Einzelfall berichtet worden.

In einem neueren Chemotherapieprotokoll (**EDP-Protokoll**) wird die Mitotanetherapie mit einer Polychemotherapie kombiniert (Tab. 5.**10**). Ein Ansprechen wurde in 54% der Fälle berichtet. Die Kombinationsbehandlung ist mit einer erhöhten Nebenwirkungsrate assoziiert. Als palliative Chemotherapie kann eine Kombination von Cisplatin und Etoposid eingesetzt werden, die mit weniger Nebenwirkungen assoziiert ist, aber auch eine geringere Ansprechrate aufweist (Tab. 5.**11**). In der FIRM-ACT Studie wird derzeit das EDP-Protokoll gegen Streptozotocin/Doxorubicin verglichen.

Kinder und Jugendliche sollten im Rahmen einer Therapiestudie der Gesellschaft für Pädiatrische Onkologie und Hämatologie „Maligne endokrine Tumoren im Kindes- und Jugendalter" behandelt werden.

Gelingt mit Mitotane nicht die Kontrolle der endokrinen Aktivität, so ist der Einsatz anderer Adrenostatika (Ketoconazol, Metyrapon, Aminoglutethimid, Etomidat) zu erwägen. Experimentelle Therapien sind Zentren mit besonderer Erfahrung vorbehalten.

Strahlentherapie. Lokale Rezidive der Erkrankung sind typisch, insbesondere, wenn es im Rahmen der Operation zu einem Einriss der Tumorkapsel kam. Eine Bestrahlung des Tumorbetts sollte in diesem Fall und als palliative Maßnahme bei nicht vollständiger Entfernung des Tumors grundsätzlich erwogen werden (40–55 Gy über 4–6 Wochen). Die Strahlentherapie ist auf jeden Fall zur symptomatischen Therapie von Knochenmetastasen sinnvoll.

Postoperativ ist ein Restaging erforderlich, um frühzeitig ein Rezidiv und eine Fernmetastasierung aufzudecken. Die Behandlung mit Mitotane oder mit anderen Adrenostatika bedarf einer engmaschigen und kompetenten Überwachung. Die Möglichkeit einer Nebennierenrinden-Insuffizienz muss erwogen werden.

Literatur
Fassnacht M, Johansson S, Quinkler M, et al. Limited prognostic value of the 2004 International Union Against Cancer Staging Classification for Adrenocortical Carcinoma: Proposal for a Revised TNM Classification. Cancer 2009;15(115): 243–250
Libè R, Fratticci A, Bertherat J. Adrenocortical Cancer. Pathophysiology and Clinical Management. Endocrine-Related Cancer 2007;14:13–28
Terzolo M, Angeli A, Fassnacht M, et al. Adjuvant Mitotane Treatment for Adrenocartical Carcinoma. N Engl J Med 2007;356:2372–2380

5.6 Primäre Nebennierenrinden-Insuffizienz (Morbus Addison)

H. Lehnert

■ Einleitung

Die Insuffizienz der Nebenniere ist eine Erkrankung, die sich häufig als Notfall manifestiert und dann der raschen und zielgerichteten Diagnostik und Therapie bedarf. Im chronischen Verlauf steht die adäquate Hormonsubstitution mit dem Ziel der optimalen Lebensqualität im Vordergrund.

■ Epidemiologie

Die Prävalenz der primären Nebennierenrindeninsuffizienz beträgt in Europa 1:10000 Einwohner, die Häufigkeit der endogenen sekundären NNR-Insuffizienz liegt in der gleichen Größenordnung (1–2:10000 Einwohner). Häufiger ist die prinzipiell reversible iatrogene NNR-Insuffizienz unter einer Therapie mit exogenen Glukokortikoiden.

> **!** Die nicht erkannte Nebennierenrinden-Insuffizienz bedroht die betroffenen Patienten vital, da es durch Infektionen oder andere Belastungen rasch zu einer akut lebensbedrohlichen krisenhaften Verschlechterung kommen kann.

■ Definition und Klassifikation

Als primäre Nebennierenrinden-Insuffizienz wird der vollständige oder teilweise Verlust der Nebennierenrindenfunktion durch Zerstörung der Nebennierenrinde bezeichnet. Eine sekundäre oder tertiäre Nebennierenrinden-Insuffizienz ist durch primäre Störungen der Hypophyse bzw. im Hypothalamus bedingt, die zu einer ungenügenden Sekretion von ACTH und anderen POMC-Peptiden führen.

5.6 Primäre Nebennierenrinden-Insuffizienz (Morbus Addison)

Tabelle 5.12 Ursachen der primären Nebennierenrinden-Insuffizienz

Häufige Ursachen	▶ Autoimmunadrenalitis (isoliert oder im Rahmen der polyglandulären Insuffizienz Typ I oder Typ II) ▶ Tuberkulose
Seltene Ursachen	▶ Zustand nach bilateraler Adrenalektomie ▶ Blutungen bzw. adrenaler Infarkt mit sekundärer Hämorrhagie; septischer Schock (z. B. Waterhouse-Friderichsen-Syndrom), hypovolämische Schockzustände, Antiphospholipidsyndrom u. a. ▶ Infiltration: Metastasen, leukämische Infiltrate/Lymphome, Sarkoidose, Amyloidose, Hämochromatose, Mykosen ▶ Gendefekte: Adrenomyeloneuropathie (AMN), X-chromosomale kongenitale adrenale Hypoplasie, ACTH-Resistenz-Syndrome, kongenitale Lipoidhyperplasie ▶ AIDS: HIV, CMV, atypische Mykobakteriose, Cryptococcus neoformans, Nocardia asteroides, Histoplasmose ▶ Medikamente: Adrenolytika (o,p'DDD), Steroidbiosynthese-Inhibitoren (Ketoconazol, Etomidat, Aminogluthemid, Metyrapon), Steroidantagonisten (RU 486)

■ Pathogenese und Pathophysiologie

Die Ursachen der Zerstörung der Nebennierenrinde sind vielfältig (Tab. 5.12). Bei der Meningokokkensepsis (Waterhouse-Friderichsen-Syndrom) oder nach Nebennierenblutungen kann eine primäre Nebennierenrinden-Insuffizienz akut auftreten. Wesentlich häufiger ist die allmähliche Zerstörung durch eine Autoimmunadrenalitis (80–90% der Fälle) oder eine Tuberkulose (häufigste Ursache in den Entwicklungsländern).

Die Autoimmunadrenalitis tritt häufig im Rahmen einer polyglandulären Insuffizienz vom Typ II, seltener vom Typ I in Verbindung mit anderen Autoimmunerkrankungen auf. Bei der polyglandulären Insuffizienz Typ II sind die häufigsten weiteren Endokrinopathien eine Autoimmunthyreopathie, ein Diabetes mellitus Typ 1 und eine Ovarialinsuffizienz. Beim Typ I (APECED) findet sich regelhaft ein Hypoparathyreoidismus und eine mukokotane Candidiasis. Weitere Autoimmunerkrankungen, die im Rahmen polyglandulärer Insuffizienzen auftreten können, sind Vitiligo, Alopezie, chronisch-atrophische Gastritis, Zöliakie, chronisch aktive Hepatitis, Polymyalgia rheumatica und Myasthenia gravis.

Als pathogenetische Ursache bei der Adrenoleukodystrophie und der Adrenomyeloneuropathie findet sich eine Mutation auf dem X-Chromosom, die zur Expression eines defekten peroxisomalen Membrantransportproteins führt. Die X-chromosomal vererbte kongenitale adrenale Hypoplasie ist durch Mutation im X-chromosomal lokalisierten DAX1-Gen bedingt.

Bilaterale adrenale Metastasen führen nur selten zu einer Nebennierenrinden-Insuffizienz. Im Rahmen von opportunistischen Infektionen kann es bei AIDS zur Destruktion der Nebenniere kommen.

Die kongenitale Lipoidhyperplasie ist durch eine fehlende Synthese aller gonadalen und adrenalen Steroide gekennzeichnet. Ursache sind Mutationen im StAR (steroidogenic acute regulatory protein)-Gen, das den Transfer von Cholesterin in die Mitochondrien kontrolliert.

ACTH-Resistenz-Syndrome haben verschiedene Ursachen. Neben Mutationen im ACTH-Rezeptor wurden beim Triple-A-Syndrom (adrenal insufficiency, alacrimia, achalasia) Mutationen in einem Gen für ein neues regulatorisches Protein nachgewiesen (WD-repeat-Protein). Bei etwa der Hälfte der Patienten mit ACTH-Resistenz bleibt die Ursache unklar.

■ Klinik

Die klinischen Symptome und Befunde bei primärer Nebennierenrinden-Insuffizienz sind in Tab. 5.13 wiedergegeben. Sie sind die Folge des Glukokortikoidmangels mit konsekutiver Erhöhung des Plasma-ACTH, Ausdruck des Mineralokortikoidmangels und eine Konsequenz der verminderten DHEA-Sekretion mit Abnahme der zirkulierenden Androgene (insbesondere bei Frauen).

Die charakteristische Dunkelpigmentierung der Haut ist eine Folge der gegenregulatorisch erhöhten ACTH-Konzentration, die zur Stimulation der Melanozyten führt. Prädilektionsstellen sind Handlinien, Narben, mechanisch belastete Areale. Charakteristisch ist die Pigmentierung der Mundschleimhaut. Der Mineralokortikoidmangel begünstigt Hypotonie und Dehydratation mit der Gefahr des prärenalen Nierenversagens.

Die adrenalen Androgene sind insbesondere bei Frauen eine wesentliche Quelle der zirkulierenden Androgenkonzentrationen. Das Defizit an Androgenen führt zu einer Einschränkung der Sexualität und zur Abnahme der Achsel- und Schambehaarung.

Klinische Verdachtsmomente ergeben sich insbesondere aus der zunehmenden Dunkelpigmentierung der Haut auch an nicht sonnenexponierten Stellen, aus Adynamie, Leistungsabnahme, Anorexie, Erbrechen und orthostatischer Hypotonie. Mitunter kann eine zufällig entdeckte unklare Hyperkaliämie mit Hyponatriämie auf die Krankheit hindeuten. Es besteht eine Neigung zur Hypoglykämie, Hyperkalzämie, zur relativen Lymphozytose und Eosinophilie.

Die adrenalen Androgene sind insbesondere bei Frauen eine wesentliche Quelle der zirkulierenden Androgenkonzentrationen. Das Defizit an Androgenen führt zu einer Einschränkung der Sexualität und zur Abnahme der Achsel- und Schambehaarung.

Tabelle 5.13 Klinische Symptome und Befunde bei primärer Nebennierenrinden-Insuffizienz

Hormonmangel	Symptome
Glukokokortikoidmangel	– Müdigkeit, Abgeschlagenheit, Leistungsknick (100%) – Diffuse Bauchschmerzen, Übelkeit, Erbrechen (60–80%) – Gewichtsabnahme (90–100%) – Hyperpigmentation von Haut (generalisiert, Handlinien, Narben) und Schleimhäuten (fleckige Pigmentierung der Mundschleimhaut) (90%)* – Muskel- und Gelenkschmerzen (10%) – Normochrome Anämie, Lymphozytose, Eosinophilie
Mineralokortikoidmangel	– Arterielle Hypotonie (RR systol 100 mmHg) (80–95%), orthostatische Dysregulation (15%) – Elektrolytstörungen (90–95%): Serumnatrium (80%), Serumkalium (65%), Kalium im Urin, Natrium im Urin – Erhöhte Retentionswerte
Adrenaler Androgenmangel	– Verlust der sekundären Geschlechtsbehaarung (bei Frauen) – Trockene, raue Haut – Psychische Veränderungen (verminderte Belastbarkeit, vermehrte Reizbarkeit) – Einschränkung oder Verlust der Libido

* fehlt bei sekundärer NNR-Insuffizienz

Diagnostik

Biochemische Diagnostik

Endokrinologische Diagnostik. Wichtigster Test ist der ACTH-Kurztest; er ist im Kap. 18, Endokrinologische Testverfahren beschrieben. Bei primärer Nebennierenrinden-Insuffizienz ist das Serumkortisol erniedrigt und wird durch exogene ACTH-Gabe nicht oder nur unwesentlich stimuliert, da die endogene ACTH-Sekretion bereits maximal ist. Das basale Plasma-ACTH ist bei primärer Nebennierenrinden-Insuffizienz regelhaft deutlich erhöht. Ist bei fehlendem Anstieg des Kortisols im ACTH-Test das basale Plasma-ACTH niedrig normal oder nicht nachweisbar, so liegt eine sekundäre oder tertiäre Nebennierenrinden-Insuffizienz vor, die auf eine pathologische Veränderung im Hypophysen-/Hypothalamusbereich hinweist. Auch nach längerfristiger exogener Glukokortikoidgabe kann die Konstellation der sekundären Nebennierenrinden-Insuffizienz vorliegen – mit niedrigem Plasma-ACTH und fehlendem Anstieg des Serumkortisols im ACTH-Kurztest.

Bei der primären Nebennierenrinden-Insuffizienz findet sich typischerweise eine erniedrigte (oder niedrig normale) Konzentration des Serum-Aldosterons bei gleichzeitig deutlich stimulierter Plasmareninaktivität. Das Serum-DHEAS ist regelhaft erniedrigt.

Ist das Plasma-ACTH bei pathologischem ACTH-Kurztest normal oder erniedrigt, so kann zwischen der sekundären und der tertiären Nebennierenrinden-Insuffizienz mit dem CRH-Test differenziert werden: bei hypothalamischer Läsion lässt sich ACTH nach CRH-Gabe stimulieren, bei hypophysärer Läsion in der Regel nicht. In beiden Fällen ist eine gezielte Diagnostik der Hypophysen-/Hypothalamusfunktion anzuschließen.

Labordiagnostik der Grunderkrankung. Der Nachweis von Autoantikörpern gegen Nebennierenrindenzellen gelingt in 40–80% der Fälle bei der isolierten Autoimmunadrenalitis und noch häufiger bei einem polyglandulären Insuffizienzsyndrom. Bei den betroffenen Patienten lassen sich Antikörper gegen intrazelluläre Antigene wie die Cytochrom-P450–21-Hydroxylase nachweisen.

Hilfreich kann auch eine HLA-Typisierung sein, da die Autoimmunadrenalitis mit bestimmten Genotypen des Majorhistocompatibilitykomplexes assoziiert ist. Bei Vorliegen von HLA B8 besteht ein 4-fach erhöhtes und ein bis > 40-fach erhöhtes Erkrankungsrisiko bei gleichzeitigem Vorhandensein von HLA DR3 und HLA DR 4.

Bei männlichen Patienten mit Morbus Addison sollte grundsätzlich eine Bestimmung der langkettigen Fettsäuren im Blut erfolgen, um eine Adrenoleukodystrophie oder Adrenomyeloneuropathie auszuschließen bzw. nachzuweisen.

Molekulare Diagnostik. Wird bei Neugeborenen oder Kleinkindern eine primäre Nebennierenrinden-Insuffizienz diagnostiziert, so müssen genetisch bedingte Störungen der Kortikoidsteroidbiosynthese vermutet werden, die in der Regel durch Mutationen der für diese Synthese von Steroiden erforderlichen Enzyme bedingt sind (Kapitel 5.8, Adrenogenitales Syndrom). Durch molekulargenetische Diagnostik können diese Enzymdefekte charakterisiert werden. Neben den typischen Formen des adrenogenitalen Syndroms können bei der kongenitalen Lipoidhyperplasie inaktivierende Mutationen im Gen für das StAR-Protein nachgewiesen werden oder sonst möglicherweise inaktivierende Mutationen im DAX1-Gen. In seltenen Fällen können auch inaktivierende Mutationen des ACTH-Rezeptors gefunden werden.

5.6 Primäre Nebennierenrinden-Insuffizienz (Morbus Addison)

Tabelle 5.14 Therapie der primären NNR-Insuffizienz

Glukokortikoidsubstitution:
Hydrocortison 20–25 mg/Tag (z. B. 15–10–0 oder 10–10–0 mg)

Mineralokortikoidsubstitution:
Fludrocortison 0,05–0,2 mg/Tag (Tbl. à 0,1 mg) Glukokortikoid-Notfallausweis, regelmäßige Schulung (Angehörige!)

Bei erhöhtem Stress (z. B. viraler Infekt):
Verdopplung bis Verdreifachung der Tagesdosis bis zur Gesundung (bei Gastroenteritis, d. h. Erbrechen und/oder Durchfall ggf. i. v.-Hydrocortisongabe)

■ Bildgebung

Bei Nachweis einer primären Nebennierenrinden-Insuffizienz ist eine adrenale Bildgebung nicht zwingend erforderlich. Bei klinischem Verdacht auf eine tuberkulöse Adrenalitis kann inital eine Vergrößerung der Drüsen mit zystoiden Arealen und verkäsenden Nekrosen nachgewiesen werden, später Atrophie und Verkalkung. Bei entsprechendem Verdacht ist natürlich eine ergänzende Röntgenthoraxaufnahme (und ein Tuberkulintest!) indiziert.

Eine Computertomografie kann auch geeignet sein, Einblutungen in die Nebennieren- oder große Nebennierenmetastasen nachzuweisen.

■ Differenzialdiagnostik

Insbesondere die unspezifischen Anfangssymptome des Morbus Addison sind vieldeutig (Müdigkeit, Gewichtsverlust, Leistungsschwäche, Anorexie), sodass auch an eine Depression, konsumierende Erkrankungen, chronisches Müdigkeitssyndrom etc. gedacht werden muss. Die bei der primären Nebennierenrinden-Insuffizienz so charakteristische Hautpigmentierung fehlt bei der sekundären und tertiären Form der Nebennierenrinden-Insuffizienz, sodass letztlich die Klärung immer durch die endokrinologische Funktionsdiagnostik (ACTH-Kurztest) erfolgen wird.

■ Therapie

Eine Nebennierenrinden-Insuffizienz ist umgehend behandlungsbedürftig, um eine krisenhafte Verschlechterung zu vermeiden. Die Addison-Krise ist eine Notfallsituation, die unmittelbares Handeln auch vor biochemischer Sicherung der Diagnose erfordert. Bei der Therapie der Nebennierenrinden-Insuffizienz werden 3 Situationen unterschieden:
▸ Basissubstitution,
▸ Stressadaptation und
▸ Nebennierenkrise.

■ Basissubstitution

Glukokortikoidsubstitution. Die Kortisolsekretionsrate beim Menschen beträgt 9–11 mg/m² KOF. Dies entspricht einem durchschnittlichen Glukokortikoidsubstitutionsbedarf von 20 (15)–25 (30) mg Hydrocortison täglich (Tab. 5.14). Alternativ kann Kortisonacetat eingesetzt werden, wobei die Äquivalenzdosis 20 mg Hydrocortison (= 37,5 mg Cortisonacetat) beträgt. Wenig üblich ist die Glukokortikoidsubstitution mit Prednisolon. Hierbei wird eine Tagesdosis zwischen 5 und 7,5 mg eingesetzt. Ungünstig sind hier die fehlende Mineralokortikoidaktivität und die längere Halbwertszeit.

Um den zirkardianen Rhythmus der endogenen Kortisolsekretion nachzuahmen, erfolgt eine Aufteilung auf 2–3 Tagesdosen: Die erste früh morgendlich mit dem Aufstehen, die zweite 6–8 h später, in der Regel am frühen Nachmittag. Eine abendliche Dosis ist nicht immer erforderlich. Bei Diagnosestellung wird initial kurzfristig eine höhere Dosis zum Ausgleich des länger bestehenden Glukokortikoiddefizits eingesetzt.

 Bei gleichzeitig festgestellter Hypothyreose muss die Glukokortikoidsubstitution vor der L-Thyroxin-Substitution begonnen werden, da Thyroxin die Halbwertszeit von Kortisol herabsetzt und damit zur Dekompensation einer vorher noch kompensierten Nebennierenrinden-Insuffizienz führen kann.

Mineralokortikoidsubstitution. Die Mineralkortikoidsubstitution erfolgt durch Fludrocortison einmal täglich in einer Dosis von 0,05–0,2 mg.

Ausgleich des adrenalen Androgenmangels. Der Ersatz der adrenalen Androgene gehört bisher nicht zur Standardtherapie der Nebennierenrinden-Insuffizienz. Die endogene DHEA-Sekretion kann durch orale Gabe von 25–50 mg DHEA einmal täglich ausgeglichen werden. Der Einsatz kann insbesondere bei Patientinnen erwogen werden, die trotz optimierter Mineralokortikoidsubstituion über Beeinträchtigungen ihrer Belastbarkeit und ihrer Sexualität klagen.

■ Anpassung an Stress

Die Anpassung an Stressereignisse erfolgt durch eine vorübergehende Erhöhung der Glukokortikoiddosis. Bei kurzfristigen, nicht sehr belastenden Ereignissen erfolgt eine Verdopplung bis Verdreifachung der Tagesdosis (z. B. fieberhafter grippaler Infekt) (Tab. 5.14). Ab Tagesdosen 50 mg Hydrocortison kann dabei auf eine zusätzliche Mineralokortikoidgabe verzichtet werden. Bei besonderen Belastungen (z. B. Entbindung) ist eine parenterale Verabreichung von Hydrocortison in einer Dosierung von 100–200 mg erforderlich.

Eine parenterale Glukokortikoidgabe ist auch bei Erbrechen und/oder Diarrhoe wegen der Gefahr mangelnder gastrointestinaler Resorption indiziert. Bei stärkerer körperlichen Anstrengungen mit perkutanem Flüssigkeits- und Mineralverlust ist eine vorübergehende Erhöhung der Fludrocortison-Dosis sinnvoll.

Tabelle 5.15 Symptome und Befunde mit Hinweischarakter auf eine Unter- bzw. Übersubstitution mit Gluko- (1.–7.) bzw. Mineralokortikoiden (8., 9.)

Untersubstitution	Übersubstitution
1. Müdigkeit, Schwäche	Schlafstörungen
2. Antriebsmangel	Akne
3. Appetitlosigkeit	Appetitsteigerung
4. Übelkeit	Ödeme
5. Muskelschmerzen	Stammbetonte Adipositas
6. Hyperpigmentation	Diabetische Entgleisung/pathologische Glukosetoleranz
7. Gewichtsabnahme	Gewichtszunahme
8. Arterielle Hypotonie	Arterielle Hypertonie
9. Serumnatrium, -kalium	Serumnatrium, -kalium

> Jeder Patient muss mit einem Notfallausweis versehen werden und bezüglich der Dosisanpassung bei Stress ausführlich geschult werden. Die Angehörigen des Patienten sollen in die Schulung mit einbezogen werden.

In der **Schwangerschaft** wird im letzten Trimenon die Glukokortikoidsubstitution erhöht (z. B. um 50%). Durch die Antimineralokortikoidwirkung des Progesterons ist gleichzeitig eine Fludrocortison-Dosisanpassung erforderlich (Kontrollen von Blutdruck und Plasmareninaktivität). Unter der Geburt erfolgt, wie oben angegeben, eine hoch dosierte parenterale Hydrocortisongabe (100–200 mg i. v.).

■ Addison-Krise

Hinweisend auf eine krisenhafte Verschlechterung der Nebennierenrinden-Insuffizienz sind eine arterielle Hypotonie bis hin zum Schock, ausgeprägte gastrointestinale Beschwerden mit Zeichen der Pseudoperitonitis, Fieber, Verwirrtheit bzw. Somnolenz. Die Therapie besteht in unmittelbarer hoch dosierter parenteraler Glukokortikoidgabe (initial 100 mg Hydrocortison als Bolus i. v., anschließend 100–200 mg Hydrocortison in 5% Glukose als kontinuierliche Infusion über 24 h) sowie in der Verabreichung von 0,9%igem NaCl zum Ausgleich der Dehydratation (initial 3 l/6 h). Eine intensive Überwachung ist erforderlich, um ggf. zusätzliche symptomatische Maßnahmen durchzuführen.

■ Therapiekontrolle

Glukokortikoid-Substitution. Entscheidend für die Bewertung, ob die richtige Basissubstitutionsdosis gewählt wurde, ist das klinische Befinden des Patienten. Gezielt wird nach Hinweisen auf eine Untersubstitution oder Übersubstitution gesucht (Tab. 5.15).

Der Versuch, über 24 h normale Kortisolkonzentrationen unter Hydrocortisonsubstitution zu erreichen, ist aufgrund der pharmakokinetischen Eigenschaften des Hydrocortisons zum Scheitern verurteilt. **Kortisolmessungen unter Substitution** sind nur dann sinnvoll, wenn der Einnahmezeitpunkt des Hydrocortisons und die Pharmakokinetik des Kortisols unter Hydrocortisontherapie in die Überlegungen mit einbezogen werden. Die Bestimmung des Serumkortisols vor Einnahme der morgendlichen Substitutionsdosis ist sinnlos, da prinzipiell vor Einnahme der morgendlichen Hydrocortisondosis aus pharmakokinetischen Gründen subnormale Kortisolkonzentrationen erwartet werden müssen. Entsprechend findet man bei primärer Nebennierenrinden-Insuffizienz morgens regelhaft ein erhöhtes Plasma-ACTH. Die Normalisierung der ACTH-Konzentration ist damit ebenfalls kein Therapieziel. Auch die Messung der Ausscheidung von freiem Kortisol im 24-h-Urin ist wenig aussagekräftig.

Bei Hydrocortison-Tagesdosen über 30 mg/Tag ist ein Risiko für Osteoporose berichtet worden. Bei einer Regeldosis von 20 mg/Tag ist ein Osteoporose-Screening nicht erforderlich.

Mineralokortikoid-Substitution. Zur Kontrolle der Mineralokortikoidsubstitution erfolgen regelmäßige Messungen des arteriellen Blutdrucks und Bestimmungen von Serumkalium und Serumnatrium. Außerdem ist es sinnvoll, in Abständen die Plasmareninaktivität zu bestimmen, die im oberen Normbereich liegen sollte.

Substitution der adrenalen Androgene. Falls man sich zum Einsatz von DHEA entschließt, so sollten Kontrollen des Serum-DHEAS erfolgen, das unter Substitution im Normbereich liegen sollte. Bei zu hoher DHEA-Dosierung kann es zu Akne, Hirsutismus und androgentischem Haarausfall kommen. In diesem Fall ist eine Unterbrechung der Therapie bzw. eine Dosisreduktion notwendig.

Bei korrekt durchgeführter Substitutionstherapie ist die Prognose für die Patienten ausgezeichnet und eine normale Lebenserwartung ist gegeben. Lebensbedrohliche krisenhafte Verschlechterungen sind in der Regel die Folge einer ungenügenden Anpassung der Substitutionstherapie an besondere Belastungen (z. B. fehlende Dosiserhöhung bei Operationen oder schweren Infekten). Patienten, die nach Diagnosestellung in eine Addison-Krise geraten sind, haben ein erhöhtes Risiko, sich erneut krisenhaft zu verschlechtern und müssen besonders intensiv geschult werden. Angehörige und Hausarzt müssen dann unbedingt in die Schulung mit einbezogen werden.

> Epidemiologische Untersuchungen zeigen, dass Kinder in den ersten 6 Lebensjahren besonders gefährdet sind, sich rasch zu verschlechtern und in eine Nebennierenkrise zu geraten. In dieser Lebensphase sind daher besondere Vorsichtsmaßnahmen und Überwachungsmaßnahmen zu treffen.

5.7 Isolierter Hypoaldosteronismus

H. Lehnert

■ Definition und Klassifikation

> Beim isolierten Hypoaldosteronismus ist die ACTH-Kortisol-Achse intakt, während zu wenig Aldosteron aus der Zona glomerulosa freigesetzt wird. Man unterscheidet einen primären oder hyperreninämischen und einen sekundären oder hyporeninämischen Hypoaldosteronismus.

Ein isolierter Hypoaldosteronismus entsteht, wenn eine der beiden Enzymaktivitäten (18-Hydroxylase, 18-Oxidase) fehlt, die für die Umwandlung von Kortikosteron zu Aldosteron notwendig sind. Heute wird das vom CYP-11B2-Gen-kodierte Enzym als Aldosteron-Synthase bezeichnet. Unterschiedliche Gendefekte wurden hier aufgeklärt (z. B. Deletionen im Exon 1, des CYP-11B2-Gens). Bei manchen Patienten mit 18-Oxidase-Mangel (Aldosteron-Synthase-Mangel Typ II) werden allerdings keine Mutationen im CYP-11B2-Gen gefunden.

Bei Erwachsenen mit sekundärem idiopathischem Hypoaldosteronismus findet sich eine Nephropathie (diabetische Nephropathie, Analgetikaschädigung).

■ Klinik

Hauptmerkmal des isolierten Hypoaldosteronismus ist eine **Hyperkaliämie**, die nicht durch Pharmaka, höhergradige Niereninsuffizienz oder Azidose zu erklären ist. Der Aldosteron-Synthase-Mangel wird besonders häufig bei iranischen Juden beobachtet. Beim Neugeborenen macht er sich durch ein Salzverlustsyndrom bemerkbar, bei fehlenden Zeichen der verstärkten Androgensynthese oder des Kortisolmangels.

Der sekundäre Hypoaldosteronismus tritt häufig bei älteren Menschen auf, bei denen ein langjähriger Diabetes mellitus bekannt ist oder auch eine Analgetikanephropathie. Durch die Schädigung der juxtaglomerulären Zellen kommt es zu einer Beeinträchtigung der Sekretion von Renin. Häufig sind Pharmaka (z. B. ACE-Hemmer) manifestationsfördernd.

■ Diagnostik

Basis ist die erniedrigte Aldosteronkonzentration im Serum und die verminderte Aldosteronausscheidung. Beim primären Hypoaldosteronismus geht dies mit einer exzessiv erhöhten Plasmareninaktivität einher. Durch genetische Analyse der Aldosteron-Synthase können im Einzelfall spezifische Defekte nachgewiesen werden.

Bei einer gestörten 18-Hydroxylierung werden im Urin vermehrt Kortikosteronmetaboliten ausgeschieden, ist eine Hemmung der Dehydrogenierung der dominierende Defekt, so wird vermehrt 18-Hydroxycorticosteron (18-OH-B) gebildet. Das Verhältnis von 18-OH-B zu Aldosteron im Serum ist dann erhöht und die Urinmetaboliten von 18-OH-B werden vermehrt ausgeschieden. Die Kortisolsekretion im ACTH-Kurztest und die 17-Hydroxyprogesteron-Konzentration im Serum sind normal.

Beim sekundären Hypoaldosteronismus des Erwachsenen findet man neben der Hyperkaliämie häufiger auch eine Hyponatriämie und ein geringgradig erhöhtes Serumkreatinin. Der Blutdruck ist variabel. Plasma- und Urinaldosteron sind erniedrigt oder niedrig normal. Die Plasmareninaktivität ist erniedrigt oder niedrig normal. Im Orthostase-Test (s. S. 170) zeigt sich kein oder nur ein geringer Anstieg beider Hormone unter Orthostase. Die Kortisolsekretion der Nebenniere ist intakt.

■ Differenzialdiagnostik

Differenzialdiagnostisch müssen alle Formen des adrenogenitalen Syndroms mit Salzverlust, die kongenitale Nebennierenhypoplasie, der transitorische Hypoaldosteronismus beim Neugeborenen (Unreife der Zona glomerulosa) sowie der Pseudohypoaldosteronismus Typ I abgegrenzt werden.

■ Therapie

Bei Aldosteron-Synthase-Mangel besteht die Behandlung in der oralen Substitution von Kochsalz (z. B. 2 g/Tag NaCl) und von Mineralokortikoiden (Fludrocortison 0,1–0,3 mg/Tag). Darunter lassen sich die Elektrolyte normalisieren, die Kinder gedeihen und zeigen ein Aufholwachstum.

Der sekundäre hyporeninämische Hypoaldosteronismus ist nicht in jedem Fall therapiebedürftig. Allerdings muss auf bestimmten Pharmaka (Spironolacton, andere kaliumsparende Diuretika, ACE-Hemmer etc.) unbedingt verzichtet werden. In Abhängigkeit von der Blutdrucksituation erfolgt die Substitution mit Mineralokortikoiden (Fludrocortison 0,05–0,2 mg/Tag).

5.8 Das Adrenogenitale Syndrom

F. G. Riepe, O. Hiort

■ Definition und Pathogenese

Der Begriff Adrenogenitales Syndrom (AGS) beschreibt autosomal rezessiv vererbte enzymatische Störungen der Steroidbiosynthese der Nebennierenrinde (NNR). Folgen des AGS sind veränderte Syntheseraten von Glukokortikoiden, Mineralokortikoiden und Androgenen, welche in ihrer Ausprägung abhängig von der Art des Enzymdefekts sind. Unter dem AGS sind heute also verschiedene adrenale Erkrankungen zusammengefasst.

Synthesewege der adrenalen Steroide

Um die **Entstehung** der unterschiedlichen AGS Formen zu erfassen und die hieraus erwachsenden Folgen abschätzen zu können, ist die Kenntnis der Synthesewege der adrenalen Steroide essenziell (Abb. 5.**5**). Ausgangssubstanz der adrenalen Steroidsynthese ist Cholesterin. Dieses wird mithilfe des StAR-Proteins zur inneren Mitochondrienmembran transportiert, an der die ersten Syntheseschritte stattfinden. Durch Abspaltung der Cholesterinseitenkette durch das Cytochrom-P450-Enzym 20,22-Desmolase (side chain cleavage Enzym) entsteht Pregnenolon, welches Grundsubstanz der Mineralokortikoidsynthese mit deren Endprodukt Aldosteron ist. Pregnenolon wird durch die 17-Hydroxylase am Kohlenstoffatom 17 hydroxyliert und wird so als 17-Hydroxypregnenolon Ausgangssubstanz der Glukokortikoidsynthese mit Kortisol als aktiver Substanz. Die 17,20-Lyase-Aktivität des gleichen Enzyms erzeugt mit Dehydroepiandrosteron (DHEA) die Grundsubstanz der adrenalen Androgensynthese. Für die adrenale Steroidbiosynthese werden als Redoxpartner Adrenodoxin und Adrenodoxin-Reduktase für die mitochondrialen Enzyme (20,22-Desmolase, 11-Hydroxylase), und P450-Oxidoreduktase für die mikrosomalen Enzyme (21-Hydroxylase, 17-Hydroxylase/17,20-Lyase) benötigt.

Im Falle einer insuffizienten Kortisolbiosynthese resultiert eine dauerhafte Aktivierung des Hypothalamus-Hypophysen-Nebennieren-Regelkreises (HHN-Regelkreis) mit erhöhten ACTH-Konzentrationen. Diese führt zu einer gesteigerten Synthese verschiedener Steroidvorstufen in der NNR, welche in den intakten adrenalen Synthesewegen weiter verstoffwechselt werden.

AGS-Formen

Abhängig von der Lokalisation eines Enzymdefekts unterscheidet man **2 große AGS-Gruppen**:
▶ solche mit erhöhter Androgenproduktion und Virilisierung und
▶ solche mit unzureichender Androgensynthese und konsekutivem Virilisierungsdefizit.

Virilisierende AGS-Formen sind der 21-Hydroxylasemangel und der 11-Hydroxylasemangel. Das Enzym 21-Hydroxylase katalysiert sowohl die Synthese von 11-Desoxycortisol aus 17-Hydroxyprogesteron (17-OHP) in der Glukokortikoidsynthese als auch die Bildung von 11-Desoxycorticosteron aus Progesteron in der Mineralokortikoidsynthese. Somit ist bei einem **21-Hydroxylasemangel** sowohl die Bildung von Kortisol als auch

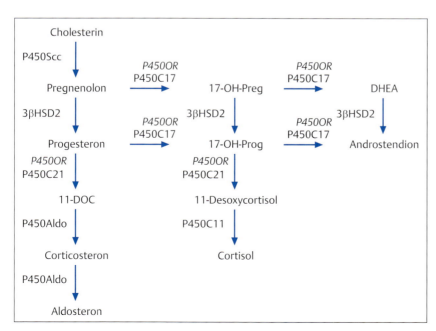

Abb. 5.**5** Schematische Darstellung der Steroidbiosynthese der Nebennierenrinde. Steroide: 11-DOC = 11-Desoxycorticosteron, 17-OH-Preg = 17-Hydroxypregnenolon, 17-OH-Prog = 17-Hydroxyprogesteron, DHEA = Dehydroepiandrosteron. Trivialnamen der Enzyme: P450Scc = 20,22 Desmolase, 3βHSD 2 = 3β-Hydroxysteroiddehydrogenase Typ 2, P450C 17 = 17-Hydroxylase/17,20-Lyase, P450C 21 = 21-Hydroxylase, P450Aldo = Aldosteronsynthase, P450C 11 = 11-Hydroxlyase, P450OR = Oxidoreduktase (Elektronendonator für P450C 21 und P450C 17).

die Synthese von Aldosteron beeinträchtigt. Durch die Aktivierung der HHN-Achse kommt es zum vermehrten Anfall von Steroidpräkursoren wie Progesteron und 17-OHP, die über die 17,20-Lyaseaktivität der 17-Hydroxylase/17,20-Lyase in Androstendion verstoffwechselt werden, welches direkt und durch eine weitere periphere Konversion in Testosteron bereits pränatal zur Virilisierung führen kann. Ob ein signifikanter Aldosteronmangel besteht, hängt von der verbleibenden Restaktivität der mutierten 21-Hydroxylase ab. Hierdurch erklären sich die klinischen Varianten des 21-Hydroxylasemangels.

Klinisch teilt man den 21-Hydroxylasemangel ein in:
- ein klassisches AGS mit Salzverlust,
- ein klassisches einfach virilisierendes AGS und
- ein nichtklassisches (late-onset) AGS.

Genotyp

Das Cytochrom-P450-Enzym 21-Hydroxylase wird durch das Gen CYP21A2 kodiert, und ist in Serie mit einem inaktiven Pseudogen (CYP21A1) auf Chromosom 6p21.3 zu finden (Tab. 5.**16**). Ebenfalls benachbart liegt das Humane Leukozytenantigen-System (HLA-System). Der Bereich des HLA-Systems unterliegt zur Erzeugung der genetischen Individualität einer hohen Rekombinations- und Mutationsrate in der Meiose. Nach der heutigen Vorstellung kommt es deshalb auch zum gehäuften Austausch von genetischem Material zwischen aktivem und inaktivem 21-Hydroxylasegen. Durch die Übertragung von inaktivierenden Punktmutationen aus dem Pseudogen in das aktive Gen oder durch einen vollständigen Verlust des aktiven Gens kommt es dann zum 21-Hydroxylasemangel. Dieser Mechanismus erklärt die Häufigkeit der einzelnen CYP21A2-Mutationen, da das Pseudogen innerhalb einer Population die gleichen inaktivierenden Mutationen trägt. Wesentlich seltener sind neue Punktmutationen des aktiven Gens, die dann familiär auftreten.

21-Hydroxylasemangel. Der 21-Hydroxylasemangel zeigt eine recht gute Übereinstimmung von Genotyp und Salzverlust-Phänotyp. Somit erlaubt die genetische Diagnostik mit gewisser Sicherheit eine Vorhersage, ob ein manifester Salzverlust zu erwarten ist. Mutierte Enzyme ohne relevante Restaktivität führen zu einem klassischen AGS mit Salzverlust. Genkonversionen, Deletionen und Punktmutationen (z. B. F306+t, Q318X oder R356W) gehören in diese Gruppe. Die Mutation I172N hingegen führt aufgrund der verbleibenden Restaktivität zu einem einfach virilisierenden klassischen AGS. Die Punktmutationen P30L, V281L und P453S besitzen noch 20–50% der Wildtyp-Aktivität, sodass es zu einem nichtklassischen AGS kommt. Meistens findet man Mutationen nicht in homozygoter Form, sondern in Form einer so genannten **Compound-Heterozygotie**. Das bedeutet, dass die beiden Allele durch 2 unterschiedliche Mutationen inaktiviert sind. Über den klinischen Schweregrad des AGS entscheidet dann die Mutation mit der höheren Restaktivität.

11-Hydroxylasemangel. Der 11-Hydroxylasemangel verursacht eine insuffiziente Kortisolbiosynthese (Tab. 5.**16**). Ein Salzverlust wird aufgrund der mineralokortikoiden Wirkung verschiedener Steroidvorstufen (v. a. 11-Desoxycorticosteron und 19-Nor-Desoxycorticosteron) in aller Regel nicht beobachtet. Diese Steroide führen allerdings nicht selten zu einem arteriellen Hypertonus. Der stimulierte HHN-Regelkreis verursacht eine überschießende adrenale Androgensynthese. Ursache des 11-Hydroxylasemangels sind inaktivierende Punktmutationen und Deletionen des kodierenden CYP11B1-Gens auf Chromosom 8q21. Aufgrund der großen Homologie und chromosomalen Nähe zu dem die Aldosteronsynthase kodierenden CYP11B2-Gen kann es durch ungleiches crossing over zu chimären CYP11B1/B2-Genen kommen, die das Krankheitsbild des Glukokortikoid-sensiblen Hyperaldosteronismus verursachen.

20,22-Desmolase- und 17-Hydroxylase/17,20-Lyasemangel. Sowohl der Mangel an 20,22-Desmolase als auch die Insuffizienz der 17-Hydroxylase/17,20-Lyase führen zu AGS-Formen mit **unzureichender Virilisierung**. Die 20,22-Desmolase-Insuffizienz führt weiter zu einer insuffizienten Mineralokortikoid- und Glukokortikoidsynthese. Aufgrund des weit proximal gelegenen Enzyms 20,22-Desmolase werden keine relevanten Steroidvorstufen synthetisiert und es fehlen somit sämtliche adrenalen und auch gonadalen Steroide. Das Enzym 20,22-Desmolase wird durch das Gen CYP11A1 auf Chromosom 15q23–24 kodiert. Der 17-Hydroxylase/17,20-Lyasemangel führt meist zu einem klinisch kompensierten Kortisolmangel. Da die Mineralokortikoidsynthese intakt ist, entsteht aufgrund der HHN-Stimulation dieses Syntheseweges häufig ein Hypertonus. Die Blockade der adrenalen und gonadalen Androgensynthese führt zur unzureichenden oder fehlende Virilisierung des Jungen. Sporadisch sind Fälle eines isolierten 17,20-Lyasemangels beschrieben worden, die zu einem Virilisierungsdefizit bei intakter Mineralokortikoid- und Glukokortikoidbiosynthese führen. Das bifunktionale Enzym 17-Hydroxylase/17,20-Lyase wird durch das CYP17A1-Gen auf Chromosom 10q24.3 kodiert.

3β-Hydroxysteroid-Dehydrogenase-Typ 2- und Oxidoreduktasemangel. Der 3β-Hydroxysteroid-Dehydrogenase-Typ 2-Mangel und der Oxidoreduktasemangel führen beim männlichen Geschlecht zu einem Virilisierungsdefizit und beim weiblichen Geschlecht zur partiellen Virilisierung. Als Ursache für die Virilisierung muss man beim 3β-Hydroxysteroid-Dehydrogenase-Mangel von einer peripheren Konversion von 17-Hydroxypregnenolon durch Isoenzyme der 3β–Hydroxysteroid-Dehydrogenase und beim Oxidoreduktasemangel von einem alternativen, peripheren pränatal aktiven Androgensyntheseweg ausgehen. Letzterer ist noch nicht endgültig bewiesen. Der 3β–Hydroxysteroid-Dehydrogenasemangel führt weiterhin zur unzureichenden Synthese von Mineralokortikoiden und Glukokortikoiden. Die 3β–Hydroxysteroid-Dehydrogenase Typ 2 wird vom HSD3B2-Gen auf Chromosom 1p13.1 kodiert. Der

Tabelle 5.16 AGS-Formen und Charakteristika

AGS-Form	Gen	Markersteroide im Plasma	Glukokorti-koidmangel	Salzverlust	Genitale Fehlbildung XX	Genitale Fehlbildung XY
21-Hydroxylasemangel	CYP21A2	17-Hydroxyprogesteron +	+	+/–	+	–
11-Hydroxylasemangel	CYP11B1	11-Desoxycortisol +	+	–	+	–
17-Hydroxylase/17,20-Lyasemangel	CYP17A1	Pregnenolon +, Progesteron +	+	–	–	+
17,20-Lyasemangel	CYP17A1	17-Hydroxypregnenolon + 17-Hydroxyprogesteron +	–	–	–	+
3β-Hydroxysteroid-Dehydrogenasemangel	HSD 3B2	17-Hydroxypregnenolon + DHEA(-S) +	+	+/–	+/–	+
20,22-Desmolasemangel	CYP11A1	Adrenale Steroide insgesamt –	+	+	–	+
Oxidoreduktasemangel	POR	Pregnenolon + Progesteron + 17-Hydroxyprogesteron +	+	–	+/–	+/–

+ erhöht bzw. vorhanden, – erniedrigt bzw. nicht vorhanden

Oxidoreduktasemangel zeigt eine große klinische Variabilität und führt neben einer häufig kompensierten Kortisoldefizienz unter Umständen zu Fehlbildungen des Skelettsystems (Antley-Bixler Syndrom). Das Oxidoreduktasegen POR ist auf Chromosom 7q11.2 kodiert.

> Der isolierte Hypoaldosteronismus wird ebenfalls durch eine enzymatische Störung der adrenalen Steroidbiosynthese auf Höhe der Aldosteronsynthase ausgelöst, welche durch das Gen **CYP11B2** kodiert wird. Aufgrund der fehlenden genitalen Störungen wird dieser Defekt jedoch nicht unter der Begrifflichkeit Adrenogenitales Syndrom subsummiert (Kapitel 5.7).

■ Epidemiologie

Die Häufigkeit des klassischen **21-Hydroxylasemangels** lässt sich aufgrund des flächendeckenden Neugeborenenscreenings recht genau einschätzen. Die Inzidenz liegt in westlichen Ländern zwischen 1:13000 und 1:15000. Hieraus lässt sich eine Heterozygotenfrequenz von ca. 1:55 errechnen, was bedeutet, dass ca. 2% der Bevölkerung Überträger des klassischen 21-Hydroxylasemangels sind. Da im Neugeborenenscreening die nichtklassischen Fälle nicht verlässlich erkannt werden können, muss insgesamt von einer noch höheren Frequenz von Betroffenen und Heterozygoten ausgegangen werden.

Die übrigen AGS-Formen werden ebenfalls nicht im Neugeborenenscreening erfasst, weswegen Inzidenzen nur geschätzt werden können. Beim 11-Hydroxylasemangel geht man von einer Häufigkeit von 1:100000 aus, während die Häufigkeit eines 20,22-Desmolase, 3β-Hydroxysteroid-Dehydrogenase Typ 2 oder 17-Hydroxylase/17,20-Lyasemangel weit darunter liegt.

■ Klinik

Bei allen **klassischen virilisierenden AGS-Formen** (21-Hydroxylasemangel, 11-Hydroxylasemangel) hat der hochgradige adrenale Enzymdefekt bereits intrauterin während der Schwangerschaft Folgen. Die gesteigerte Synthese adrenaler Androgene zum Zeitpunkt der Differenzierung des äußeren Genitales führt in der der Frühschwangerschaft zur **Virilisierung der äußeren Geschlechtsorgane des Mädchens**. Der Schweregrad der Veränderungen wird nach der Klassifikation von Prader eingeteilt (Abb. 5.6). Die Bandbreite erstreckt sich von einer leichten Klitorishypertrophie (Prader Stadium 1) bis hin zur kompletten Fusion der Labioskrotalfalten mit Ausbildung einer phallusartigen Klitoris, auf deren Glans die Urethra mündet (Prader Stadium 5). Die inneren Genitalorgane sind bei AGS-Mädchen selbst bei einem Prader Stadium 5 komplett weiblich, da für die Involution der Uterus- und Tubenstrukturen Anti-Müller-Hormon erforderlich wäre, welches nur von der männlichen Gonade gebildet wird. Inwiefern die pränatal einwirkenden Androgene zu einer Prägung des ZNS führen, ist derzeit Gegenstand von Studien.

> ❗ Der Schweregrad der antenatalen Virilisierung korreliert nur gering mit dem vorliegenden Genotyp. Wahrscheinlich spielt hier die lokale Wirkungsvermittlung der Androgene als Modulator eine nicht unerhebliche Rolle. Beim 3β-Hydroxysteroid-Dehydrogenase- und Oxidoreduktasemangel ist die pränatale Virilisierung sehr variabel und kann auch komplett fehlen.

Männliche Neugeborene mit klassischen virilisierenden AGS-Formen sind bei Geburt in der Regel klinisch unauffällig. Sie weisen allenfalls ein hyperpigmentiertes und relativ großes äußeres Genitale auf.

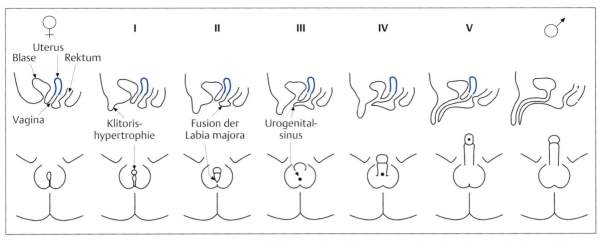

Abb. 5.6 Schematische Darstellung des normalen weiblichen und männlichen Genitales und Schweregrade der Virilisierung nach Prader 1–5.

Beim klassischen **17-Hydroxylasemangel und dem 20,22-Demolasemangel** führt die fehlende Androgenproduktion beim männlichen Kerngeschlecht meist zu einem normalen weiblichen äußeren Genitale. Die inneren Genitalorgane sind aufgrund der Anwesenheit von Anti-Müller-Hormon männlich differenziert. Beim 17-Hydroxylasemangel fällt diese Konstellation postnatal bis zur Pubertät nicht auf, da weder ein Salzverlustsyndrom noch ein relevanter Kortisolmangel besteht. Sowohl beim 46,XY- als auch beim 46,XX-Patienten manifestiert sich ein 17-Hydroxylasemangel mit einer Pubertas tarda mit primärer Amenorrhö und z. T. mit einer arteriellen Hypertonie. Beim Jungen mit klassischem 3β-Hydroxysteroid-Dehydrogenase- und Oxidoreduktasemangel ist das Virilisierungsdefizit meist geringer ausgeprägt. Man beobachtet Hypospadien unterschiedlichen Schweregrades, ein Scrotum bipartitum mit Hodenhochstand, aber auch komplett weibliche Genitale.

Führt eine fehlende antenatale Virilisierung postnatal nicht zur Einleitung einer AGS-Diagnostik und Therapie, z. B. beim Jungen, ist ein **Salzverlustsyndrom** die erste klinische Manifestation. Ein AGS mit Salzverlustsyndrom aufgrund eines Mineralokortikoidmangels (21-Hydroxylasemangel, 3β-Hydroxysteroid-Dehydrogenasemangel, 20,22-Desmolasemangel) zeigt sich klinisch ab der 2. Lebenswoche. Vorher scheinen Steroide mit mineralokortikoider Wirkung, z. B. aus der fetalen Nebennierenrinde, einen klinisch manifesten Salzverlust zu verhindern. Die Neugeborenen zeigen zunächst unspezifische Symptome wie Trinkschwäche, Erbrechen und zunehmende Apathie. Laborchemisch findet sich eine Hyponatriämie, Hyperkaliämie, metabolische Azidose und arterielle Hypotonie. Erfolgt keine umgehende, suffiziente Therapie, verläuft die Salzverlustkrise letal. Neugeborene und Säuglinge sind besonders gefährdet Salzverlustkrisen zu erleiden, da die renalen Mechanismen zur Salzretention in den ersten Lebensmonaten noch ausreifen müssen, die Ernährung der Kinder mit Muttermilch salzarm ist und sie nicht selbstständig zusätzliches Kochsalz aufnehmen können.

> ! Patienten mit salzverlierendem AGS sind lebenslang von einer Salzverlustkrise bedroht.

Sämtliche **klassischen AGS-Formen** können aufgrund der inadäquaten Glukokortikoidproduktion zu **Addison-ähnlichen Krisen** führen, wenn ihre Substitutionstherapie nicht adäquat ist oder einem erhöhten Bedarf nicht angepasst wird. Zur Addison-Krise gehören Müdigkeit, Apathie, verminderte Stresstoleranz, Hypoglykämien und arterielle Hypotonie. Meistens sind jedoch die Virilisierung bzw. Virilisierungsstörung und der Salzverlust klinisch führend.

Neben den klassischen AGS-Formen sind so genannte **nichtklassische Formen** beim 21-Hydroxylasemangel, 11-Hydroxylasemangel und 3β-Hydroxysteroid-Dehydrogenasemangel beschrieben, die sich im Schulkindalter, der Adoleszenz oder im Erwachsenenalter durch eine **vermehrte Androgenproduktion** manifestieren. Diese führt zu einer Entwicklungsbeschleunigung mit Großwuchs, akzeleriertem Knochenalter, prämaturer Pubarche oder Klitorishypertrophie beim Mädchen. Eine Pseudopubertas praecox des Jungen mit Hochwuchs, akzeleriertem Knochenalter und praematurer Pubarche bei kleinen Hodenvolumina wird meistens nur bei ausgeprägten Varianten zur Diagnostik führen, da die klinische Manifestation eines nichtklassischen AGS beim Jungen nicht selten mit dem Pubertätsbeginn zusammenfällt. Im Erwachsenenalter beobachtet man beim weiblichen Geschlecht z. B. Hirsutismus, Akne, Seborrhoe, Haarausfall, Oligomenorrhö, ggf. Klitorishypertrophie und Stimmbruch. Typisch ist bei beiden Geschlechtern ein relativer Kleinwuchs im Erwachsenenalter.

Diagnostik

Indikation zur Diagnostik. Eine AGS-Diagnostik ist indiziert bei jedem **Neugeborenen** mit intersexuellem Genitale. Im weiteren **Verlauf der Entwicklung** stellen folgende Auffälligkeiten eine Indikation zur Diagnostik dar:
- beim Mädchen eine Entwicklungsbeschleunigung mit Großwuchs, akzeleriertem Knochenalter, praematurer Pubarche oder Klitorishypertrophie und
- beim Jungen eine Pseudopubertas praecox mit Hochwuchs, akzeleriertem Knochenalter, praematurer Pubarche mit kleinen Hodenvolumina

Im **Erwachsenenalter** sind Hirsutismus, Akne, Seborrhoe, Haarausfall, Oligomenorrhö, Klitorishypertrophie oder Stimmbruch Auffälligkeiten, die eine Diagnostik erfordern.

Sämtliche Symptome sind Zeichen einer vermehrten Androgensynthese. AGS-Formen ohne erhöhte Androgenproduktion können beim adoleszenten Mädchen als Pubertas tarda manifestieren. Eine neonatale Salzverlustkrise beider Geschlechter muss eine AGS-Diagnostik nach sich ziehen. Sie ist Ausdruck des Mangels an Mineralokortikoiden.

Hormonelle und genetische Diagnostik

Im Rahmen des **Neugeborenenscreenings** wird bei jedem Neugeborenen 17-OHP als Markersteroid des 21-Hydroxylasemangels aus Trockenblut bestimmt. Die Messung erfolgt derzeit über einen Fluoreszenz-Immunoassay, der den Nachteil hat, relativ viele falsch positive Ergebnisse zu generieren. Ursächlich ist die Kreuzreaktivität des benutzten Antikörpers mit Steroiden, die ihren Ursprung in der fetalen Nebennierenrinde haben. Mit dem Neugeborenenscreening können alle klassischen Formen des 21-Hydroxylasemangels erfasst werden. Sehr selten kommt es zu falsch negativen Resultaten. Nichtklassische Formen werden in der Regel nicht detektiert.

Der Goldstandard der weiterführenden AGS-Diagnostik ist die **Messung der adrenalen Steroide bzw. ihrer Abbauprodukte**. Zur Diagnostik kommt heute die Bestimmung der Plasma- oder Urinsteroide in Frage. Vor allem in der Neugeborenenperiode ist eine möglichst spezifische Messmethode zu wählen (Flüssigkeitschromatografie-Tandem-Massenspektrometrie bzw. Gaschromatografie-Massenspektrometrie), da es aufgrund der noch aktiven fetalen Nebennierenrinde ansonsten zu falschen Ergebnissen kommen kann. Die Bestimmung so genannter 17-Ketosteroide im Urin ist obsolet.

Für die Diagnose des klassischen 21-Hydroxylasemangels, 11-Hydroxylasemangels und 3β-Hydroxysteroid-Dehydrogenasemangels reicht die Messung der Markersteroide (17-OHP, bzw. 11-Desoxycortisol, bzw. 17-Pregnenolon) in einer basalen Plasmaprobe. Es ist sinnvoll eine Bestimmung der adrenalen Androgene (Androstendion) vorzunehmen, um weitere Sicherheit in der Diagnostik zu erhalten. Im Idealfall werden sämtliche Steroidvorstufen bestimmt. So finden sich beim 17-Hydroxylasemangel erhöhte Konzentrationen von Pregnenolon und Progesteron. Nur beim 20,22-Desmolasemangel kann auf keinen spezifischen Steroidpräkursor zurückgegriffen werden.

Für den Nachweis nichtklassischer Störungen ist ein **ACTH-Test** erforderlich (Kapitel 18). Dieser empfiehlt sich auch immer dann, wenn die Kapazität der Glukokortikoidbiosynthese eingeschätzt werden soll. **Urinsteroide** erlauben zusätzlich die Einschätzung der basalen Glukokortikoidsynthese, falls ein 24h-Sammelurin untersucht wird. Jede AGS-Form kann anhand typischer Steroidspektren im Urin detektiert werden.

Die **genetische Verifizierung** des Defekts ist zur Diagnosestellung nicht erforderlich. Es ist jedoch aus verschiedenen Gründen empfehlenswert, eine genetische Diagnosesicherung anzustreben. So kann der Schweregrad der Erkrankung aufgrund der guten Genotyp-Phänotyp-Korrelation eingeschätzt werden und es stehen Daten für eine dezidierte genetische Beratung zur Verfügung. Dieses ist v. a. beim nicht-klassischen 21-Hydroxylasemangel wichtig, da – falls es sich um einen compound-heterozygoten Status mit einer klassischen und einer nichtklassischen Mutation handelt – bei den Nachkommen klassische AGS-Fälle auftreten könnten. Essenziell ist die Kenntnis des Genotyps des Index für die Überprüfung des Genotyps eines Ungeborenen in Schwangerschaften von AGS-Anlageträgern. Die Gene sämtlicher AGS-Formen können in spezialisierten Laboratorien analysiert werden. Hierzu sind je nach Erkrankung direkte DNA-Sequenzierungen und Southern-Blot-Verfahren zum Nachweis von Punktmutationen bzw. Deletionen und Konversionen notwendig.

Differenzialdiagnostik

Die Diagnose AGS lässt sich anhand spezifischer Steroidprofile zweifelsfrei stellen. Die molekulargenetische Analyse verifiziert die Diagnose und bietet die Grundlage für die genetische Beratung der Familien. Klinisch kommen differenzialdiagnostisch virilisierende Tumoren der Nebennierenrinde, androgensynthetisierende Gonadentumoren, die Pubertas praecox des Knaben und die isolierte prämature Pubarche des Mädchen (z. B. gehäuft bei ehemaligen SGA-Neugeborenen) sowie eine exogene Androgenzufuhr (z. B. Anabolika) infrage.

Salzverlustsyndrome beobachtet man auch bei anderen angeborenen oder erworbenen NNR-Störungen, beim Aldosteron-Synthasemangel (Hypoaldosteronismus) oder bei genetischen Defekten des Mineralokortikoidrezeptors (Pseudohypoaldosteronismus).

Therapeutische Situation und Indikation zur Therapie

Die therapeutische Situation und Indikation zur Therapie sind von der AGS-Form und dem Schweregrad der Erkrankung abhängig. Der **klassische 21-Hydroxylase-**

mangel zeigt sich beim Mädchen in Form eines virilisierten Genitales mit oder ohne Salzverlust, während beim Jungen nur der Salzverlust klinisch auffällig ist. Ziel des Neugeborenenscreenings ist, einen Salzverlust zu vermeiden, indem die Diagnose vorher gestellt und eine Therapie eingeleitet wird. Langfristig sind alle Patienten mit klassischem 21-Hydroxylasemangel von einer Addison-Krise bedroht oder können bei entsprechendem Genotyp einen Salzverlust erleiden, wenn die langfristige Therapie nicht an akute Stressoren angepasst wird. Ein unbehandelter klassischer 21-Hydroxylasemangel führt im Kleinkindalter zur Pseudopubertas praecox mit fortschreitender Virilisierung, Hochwuchs und Skelettalterakzeleration. Bereits im Grundschulalter kommt es zum Epiphysenschluss, woraus ein Kleinwuchs im Erwachsenenalter resultiert. Folge der hohen Androgenspiegel bei Frauen ist eine Suppression der Hypothalamus-Hypophysen-Gonaden (HHG) Achse mit einer primären Amenorrhö. Männer haben aufgrund des gestörten testikulären Androgenniveaus häufig eine Oligoazoospermie. Eine verspätete Therapieeinleitung im Kindesalter, welche eine lange bestehende Suppression der HHG-Achse aufhebt, kann zu einer echten Pubertas praecox führen. Langfristige Folgen eines nicht oder unzureichend therapierten 21-Hydroxylasemangels können autonome Adenome der Nebennierenrinde und testikuläre Resttumore sein, wobei letztere sich aus testikulären Zellen entwickeln, die adrenale Charakteristika besitzen.

Der **klassische 11-Hydroxlasemangel** führt zu einem Glukokortikoidmangel. Ein klinischer Salzverlust wird nur in extrem seltenen Fällen beobachtet, da 11-Desoxycorticosteron und andere Metaboliten eine mineralokortikoide Potenz besitzen. Somit besteht das klinische Problem beim 11-Hydroxylasemangel v. a. im Androgenexzess. Ähnlich dem 21-Hydroxylasemangel kommt es zur fortschreitenden Virilisierung mit ihren Folgen. Hinzu kommt ein im Kindesalter manifestierender Hypertonus, der unbehandelt zu Linksherzbelastung und Arteriosklerose führt. Viele Jungen mit 11-Hydroxylasemangel entwickeln peripubertär eine Gynäkomastie.

Ein **20,22-Desmolasemangel** und ein **klassischer 3β-Hydroxysteroid-Dehydrogenasemangel** manifestieren sich früh mit einer Salzverlustkrise. Der 20,22-Desmolasemangel entspricht einem steroidfreien Zustand, sodass sowohl die weibliche als auch die männliche Pubertätsentwicklung ausbleibt. Es besteht aus dem gleichem Grund ein hohes Risiko für Addison- und Salzverlustkrisen. Beim 3β-Hydroxysteroid-Dehydrogenasemangel besteht meist ein intersexuelles Genitale. Unbehandelt kann er in der Adoleszenz zur Virilisierung beim Mädchen führen.

Beim **17-Hydroxylase/17,20-Lyasemangel** findet sich meist ein rein weibliches Genitale. Eine Pubertätsentwicklung findet aufgrund der fehlenden Androgen bzw. Östrogenbiosynthese nicht statt. Beim 17-Hydroxylase/17,20-Lyase-Mangel kann erschwerend ein arterieller Hypertonus hinzu kommen.

■ Therapie

■ Klassisches AGS

Ziele der AGS-Therapie sind:
▶ die Vermeidung von Addison- und Salzverlustkrisen sowie
▶ die Sicherstellung eines normalen Längenwachstums, einer normalen Pubertätsentwicklung und die Entwicklung einer normalen Sexualität und Fertilität.

Grundpfeiler der Therapie ist die **lebenslange Substitution** mit einem Glukokortikoid und bei 21-Hydroxylasemangel, 3β-Hydroxysteroid-Dehydrogenasemangel und 20,22-Desmolasemangel zusätzlich mit einem Mineralocorticoid. AGS-Formen mit verminderter Synthese von Sexualsteroiden bedürfen einer altersgerechter Therapie mit Androgenen bzw. Östrogenen und Gestagenen.

Basistherapie

Vor Abschluss des Längenwachstums ist das physiologische **Hydrocortison** (= Kortisol) das Glukokortikoid der Wahl. Als Richtdosis kann man bei 21-Hydroxylasemangel 10–15 mg/m^2 Körperoberfläche und Tag annehmen, die auf 3 Einzeldosen verteilt werden sollten. Beim 11-Hydroxylasemangel sind eher Dosen von 15–20 mg/m^2 Körperoberfläche und Tag ausreichend wirksam. AGS-Formen ohne Virilisierung sollten mit 7,5–10 mg/m^2 Körperoberfläche und Tag ausreichend eingestellt sein. Die individuelle Dosierung muss für jeden Patienten titriert werden.

Momentan gibt es noch keinen internationalen Konsens bzgl. der Dosisverteilung über den Tag. In Anlehnung an den zirkadianen Rhythmus erscheint eine Dosisverteilung von 50%–25%–25% sinnvoll, wobei die morgendliche Dosis möglichst früh gegeben werden sollte.

Nach Abschluss des Längenwachstums kann die Glukokortikoidtherapie auf das länger und stärker wirksame **Prednisolon** (2–4 mg/m^2 Körperoberfläche und Tag) oder auch **Dexamethason** (0,125–0,375 mg/m^2 Körperoberfläche und Tag) umgestellt werden. Eine Feindosierung während der Kindheit ist aufgrund der im Handel verfügbaren Tablettenzubereitungen sehr schwierig, auch deshalb sollte nur Hydrocortison im Wachstumsalter verwendet werden.

Als **Mineralokortikoid** stehen 9α-Fluorcortison oder sein Acetat zur Verfügung. In klinischen Studien konnte nachgewiesen werden, dass jede Form des 21-Hydroxylasemangels mit einem subklinischen Salzverlust einhergeht. Deshalb sollten auch Patienten mit einfach virilisierendem AGS vom Typ des 21-Hydroxylasemangels mit Fluorcortison behandelt werden, da hierdurch Glukokortikoide eingespart werden können. Die Mineralokortikoiddosis ist altersabhängig. Als Dosisbereich im späteren Kindesalter, der Adoleszenz und Erwachsenenalter gelten 50–200 μg/Tag. Neugeborene, Säuglinge und

Kleinkinder benötigen höhere Dosierungen als ältere Kinder und Jugendliche. Gelegentlich ist die zusätzliche Gabe von Kochsalz in den ersten 6 Lebensmonaten erforderlich (Richtdosis 0,5–1 g/Tag).

Therapiemonitoring

Eine gute Einstellung mit Glukokortikoiden und Mineralokortikoiden sollte zu keinen Nebenwirkungen führen. Überdosierungen und Unterdosierungen verursachen allerdings Nebenwirkungen, die vermieden werden müssen. Jeder Patient bedarf einer individualisierten Einstellung und Therapieführung. Die Therapieführung sollte je nach Alter in den Händen eines erfahrenen pädiatrischenbzw. internistischen Endokrinologen liegen. Eine regelmäßige klinische Untersuchung der betroffenen Kinder ist extrem wichtig. Wachstum und Entwicklung stellen die besten Parameter der Therapiekontrolle dar. Es gilt die Regel: je jünger das Kind, desto häufiger die Kontrollen. Wir sehen Neugeborene und Säuglinge 6-mal jährlich, im weiteren Verlauf dann 4-mal jährlich, bei Problemen wie z. B. verlangsamtem oder beschleunigtem Wachstum, Knochalterakzeleration, Adipositas, Zyklusstörungen oder eingeschränkter Compliance häufiger. Bei den Vorstellungen müssen Gewicht, Körperlänge, Blutdruck und Reifestatus nach Tanner dokumentiert werden. Weiterhin sollten einmal jährlich eine Bestimmung des Knochenalters und eine Sonografie der Nebennieren erfolgen. Ab der Adoleszenz sollte bei Jungen auch eine regelmäßige Sonografie der Hoden erfolgen, um hier Tumoren aus versprengtem NNR-Gewebe aufzuspüren, welches sich vergrößern und die Fertilität beeinträchtigen kann. Eine unnötige Kontrolle eines bekannten Genitalstatus sollte bei Mädchen vermieden werden.

Neben den klinischen Parametern der Entwicklung kann man für die medikamentöse Einstellungskontrolle auf verschiedene Methoden zurückgreifen, als beste erscheint die Bestimmung spezifischer Steroidabbauprodukte im **24-h-Sammelurin**. Für den 21-Hydroxylasemangel sind dies Pregnantriol, 17-Hydroxy-Pregnanolon und Pregnantriolon. Ein Sammelurin kann unter häuslichen Alltagsbedingungen stressfrei gewonnen werden und erlaubt auch eine gute Kontrolle der Compliance. Bei kleineren Kindern können auch Spontanurinproben benutzt werden. Fast vergleichbar gute Ergebnisse liefern Bestimmungen von **17-OHP-Tagesprofilen im Speichel**. Auch hier gelingt eine stressfreie häusliche Gewinnung der Proben. Speichelmessungen anderer adrenaler Steroide haben sich bisher nicht in der Routine durchgesetzt. Die Bestimmung von Plasmasteroiden wie 17-OHP, Androstendion oder Dehydroepiandrosteron-Sulfat und des ACTH kann nur als punktueller Therapieparameter herangezogen werden, wobei die Blutprobe morgens gewonnen und der Stress der Blutentnahme bei der Beurteilung mit einbezogen werden muss.

> Für alle Methoden gilt, dass das AGS immer im Sinne leicht erhöhter Werte erkennbar bleiben soll. Normale oder gar supprimierte Pregnantriol- oder 17-OHP-Spiegel sprechen für eine Überdosierung.

Die Dosierung der Mineralokortikoidsubstitution lässt sich anhand des Blutdrucks, der Elektrolyte und der Plasmareninaktivität oder des direkten Renins steuern. Ebenso kann man ergänzend den Na/K-Quotienten im Urin bestimmen (Norm 0,5–6,5). Plasmareninaktivität oder direktes Renin sollen bei AGS-Patienten im Normbereich liegen. Überdosierungen führen zur Hypertension, wahrscheinlich aber nicht zur Beeinträchtigung des Längenwachstums. Beim 11-Hydroxylasemangel und 17-Hydroxylase-/17,20-Lyasemangel spricht eine supprimierte Plasmareninaktivität bzw. ein supprimiertes direktes Renin für eine unzureichende Glukokortikoidsubstitution.

Stressdosierung und Akuttherapie bei Salzverlust- und Addisonkrise

Kortisol ist ein lebenswichtiges Stresshormon. Aus diesem Grunde sind AGS-Patienten in Phasen psychischen und körperlichen Stresses immer von einer Addison- und/oder Salzverlustkrise bedroht. Im Kindesalter zählen zu den bekannten Stresssituationen z. B. Infekte, Fieber, Operationen und Leistungssport.

> Die Eltern bzw. die Patienten müssen regelmäßig und wiederholt geschult werden, dass unter solchen Umständen die Hydrocortison- bzw. Glukokortikoiddosis eigenständig und kurzfristig auf das 3- bis 5-Fache erhöht werden muss.

Wichtig ist weiterhin die regelmäßige **Zufuhr von gut resorbierbaren Kohlenhydraten**, um einer Hypoglykämieeigung im Stress zu begegnen. Weiterhin müssen die Patienten wissen, dass eine umgehende parenterale Glukokortikoidgabe erforderlich ist, falls eine orale Aufnahme oder Resorption (z. B. bei Gastroenteritis) nicht möglich ist. Bei körperlichen Anstrengungen oder Erkrankungen, die zu einem deutlich erhöhten Flüssigkeits- und Salzverlust führen, ist auch eine kurzfristige Erhöhung der Mineralokortikoidtherapie sinnvoll. Regelhaft erhalten die Patienten einen **Notfallausweis** sowie Notfallmedikamente wie Prednison-Suppositorien und Hydrokortisonampullen für die häusliche i. m.-Injektion. Die AGS-Therapie darf niemals unterbrochen werden!

Eine **manifeste Salzverlustkrise und/oder Addisonkrise** bedarf der intensivmedizinischen Therapie auf spezialisierten pädiatrischen bzw. internistischen Stationen. Neben allgemeinen Maßnahmen wie Volumenexpansion und Glukosetherapie ist die Zufuhr von Hydrocortison essenziell. Ist kein Hydrocortison vorhanden, sollte Prednisolon verwendet werden, bei welchem jedoch eine höhere Natriumsubstitution nötig ist. Aldosteron gibt es leider nicht mehr als i. v.-Medikament. Um eine ausreichende mineralokortikoide Wirkung zu erzielen, hat sich das folgende Schema bewährt:

- **initialer Hydrocortison-Bolus** i. v.
  - bei Alter < 6 Monaten 25 mg,
  - bei 6 Monaten bis 6 Jahren 50 mg,
  - > 6 Jahren 100 mg.
- Darauf folgt eine **Hydrocortisondauerinfusion** mit 150 mg/m² Körperoberfläche und Tag.

Schwere Hyperkaliämien müssen mit Glukose/Insulin oder Ionenaustauschern behandelt werden.

Operative Therapie

Erkenntnisse zum Geschlechtsrollenverhalten, zur Geschlechtsidentität und zur sexuellen Orientierung und deren Störungen bei klassischen AGS-Formen sind nur sehr begrenzt vorhanden. Mädchen mit 21-Hydroxylasemangel zeigen bereits als Kinder ein eher männliches Spielverhalten, woraus sich jedoch kein Problem der Geschlechtsidentität ableiten lässt. Es scheint keine Korrelation zwischen dem Schweregrad des genitalen Phänotyps und dem Vorhandensein von Problemen der Geschlechtsidentität zu geben. Studien zeigen jedoch, dass bis zu 5% der 46,XX-Frauen und bis zu 12% der 46,XX-Männer mit 21-Hydroxylasemangel Probleme mit der Geschlechtsidentität berichten. Für die selteneren AGS-Formen sind keine Zahlen bekannt. Insgesamt sollte man sich einer möglichen psychologischen Problematik bei AGS bewusst sein. Für die Bearbeitung sollte ein hierin erfahrener Psychologe zur Verfügung stehen.

Unter Berücksichtigung der Datenlage zum psychischen Geschlecht (Kapitel 9, DSD) und weil die inneren Geschlechtsorgane beim **Mädchen mit virilisierendem AGS** (21-Hydroxylasemangel, 11-Hydroxylasemangel) weiblich sind und betroffene Frauen unter entsprechender Therapie fertil sind, ist es derzeit unbestritten, dass bei pränatal virilisierten Mädchen eine korrigierende, feminisierende Operation des äußeren Genitale durchgeführt wird. Diese Operation gehört in die Hände eines hierin speziell erfahrenen Kinderchirurgen bzw. -urologen. Leider gibt es bislang keine Studien, die erlauben, ein optimales operatives Vorgehen zu propagieren. Momentan wird eine frühe, einzeitige Korrektur mit Klitorisreduktionsplastik und Vaginaleingangsplastik im 1. Lebensjahr favorisiert, wobei es erst beschränkte Langzeitergebnisse hierzu gibt. Ein gefürchtetes Problem ist das Auftreten von Narben, die eine regelmäßige Bougierung des Introitus erfordern können. Dieses sollte unbedingt vermieden werden, da ein solches Vorgehen zu erheblicher psychischer Traumatisierung der dann präpubertären Mädchen führt. Bei dem im frühen Säuglingsalter noch physiologisch östrogenisierten Genitalgewebe scheint die postoperative Vernarbungstendenz geringer zu sein. Konsens besteht darüber, dass Klitorektomien heutzutage obsolet sind.

Geschlechtsanpassende Operationen bei **feminisierenden AGS-Formen** (3β-Hydroxysteroid-Dehydrogenasemangel, 17-Hydroxylase/17,20-Lyasemangel) bedürfen als definitive Maßnahmen einer dezidierten Abwägung im erfahrenen Therapeutenteam, da es bisher keine validen Erfahrungen bzgl. der Geschlechtsidentität für diese AGS-Gruppe gibt und die Fertilität in keiner Geschlechtsrolle erreicht werden wird. Gleiches gilt für die Entfernung der karyotypisch männlichen Gonaden bei weiblicher Geschlechtszuweisung. Die meisten Zentren befürworten aufgrund der bestehenden Entartungstendenz die Gonadektomie bei 46,XY Karyotyp. Änderungen der Geschlechtszuweisung sollten möglichst vermieden werden.

Pränatale Therapie

Der **klassische 21-Hydroxylasemangel** ist eine der wenigen genetischen Erkrankungen, bei der eine pränatale Therapie bei genetisch gesichertem Indexfall oder gesichertem Konduktorenstatus der Eltern möglich und erfolgreich ist. Durch eine pränatale Therapie mit dem plazentagängigen Glukokortikoid **Dexamethason** wird die HHN-Achse supprimiert und die pränatale Virilisierung vermindert oder sogar vermieden. Die empfohlene Dosis liegt bei 20 μg/kg und Tag verteilt auf 3 gleiche Einzeldosen. Problem der Therapie ist, dass sie so früh wie möglich mit Feststellung einer Schwangerschaft, am besten vor der 6. SSW begonnen werden muss. Zu diesem Zeitpunkt gibt es bislang noch keine sichere Möglichkeit einer pränatalen Diagnostik, sodass die Therapie zunächst blind erfolgt. Da aber nur betroffene Mädchen behandelt werden müssen, ergibt sich aus den Regeln der Vererbung, dass 7 von 8 Kindern für wenige Wochen unnötig behandelt werden. Die Diagnose wird heute durch eine DNA-Analyse aus einer Chorionzottenbiopsie in der 9.–11. SSW gesichert. Zukünftig könnte die Rate der unnötig behandelten Kinder durch eine frühe Geschlechtsbestimmung aus fetaler DNA in der mütterlichen Zirkulation deutlich gesenkt werden, die in der 4.–6. Schwangerschaftswoche denkbar ist. Einer pränatalen Diagnostik sollte unbedingt eine genetische Beratung vorausgehen. Bei weiblichem Karyotyp und nachgewiesenem 21-Hydroxylasemangel wird die Therapie bis zur Geburt durchgeführt. In allen anderen Fällen, also auch bei einem betroffenen Jungen, wird die Therapie sofort nach der Diagnosestellung beendet.

Die Dexamethason-Therapie in der Schwangerschaft bedarf einer sehr engmaschigen Kontrolle durch ein hierin erfahrenes Team von Gynäkologe, Genetiker und Endokrinologe. In verschiedenen Studien wurden für die Mutter keine schwerwiegenden Nebenwirkungen registriert. Gelegentlich kam es zur gesteigerten Gewichtszunahme, Ödemen und Striae, die nach Geburt wieder rückläufig waren. Die Kinder zeigen keine Wachstumsretardierung oder andere signifikant gehäuften Fehlbildungen. Erste psychologische Untersuchungen der langfristigen Auswirkungen der pränatalen Therapie mit Dexamethason lassen vermuten, dass es diskrete Einschränkungen des Wortverständnisses und -Gedächtnisses sowie einiger sozialer Kompetenzen (größere Schüchternheit und Introvertiertheit) bei behandelten Gesunden, nicht jedoch AGS-Patienten geben kann. Hier sind weitere Untersuchungen zur endgültigen Beurteilung erforderlich.

> **!** Aus diesem Grund muss die pränatale Therapie heute immer noch als experimentell betrachtet werden und sollte nur im Rahmen von Studienprotokollen entsprechender Fachgesellschaften durchgeführt werden.

Theoretisch ist die pränatale Therapie bei sämtlichen virilisierenden AGS-Formen denkbar, wurde bisher aber nur in Einzelfällen durchgeführt, sodass die Erfahrungen sehr begrenzt sind.

Nichtklassiches AGS

Die Indikation zur Therapie einer nichtklassischen Form muss gestellt werden, wenn klinische Zeichen wie Virilisierung, drohender Kleinwuchs oder Zyklusstörungen erkenntlich sind. Da bei den nichtklassischen AGS Formen der Glukokortikoidmangel nicht im Vordergrund steht, sollten nur Patienten mit **klinischen Problemen** behandelt werden. Andernfalls besteht das Risiko, dass man aufgrund einer Glukokortikoidtherapie iatrogen eine Nebenniereninsuffizienz herbeiführt. Unter dieser Vorstellung ist es pragmatisch, behandelten Patienten mit nichtklassischen AGS-Formen die Einnahme eine Stressdosis zu empfehlen. Die Basistherapie besteht aus einem niedrig dosierten Glukokortikoid. Mittel der Wahl ist im Wachstumsalter Hydrocortison in einer Dosis von 7,5–10 mg/m^2 KOF/Tag, wobei eine morgendliche Einmalgabe in der Regel ausreicht. Erwachsene Frauen können auch Dexamethason (0,125–0,25 mg/Tag) erhalten. Stehen Zyklusprobleme im Vordergrund, ist auch die Gabe eines Antiandrogens wie Cyproteronacetat (10–50 mg/Tag) in Kombination mit einer Gestagen-Östrogen-Medikation erfolgreich. Erwachsene Männer mit nichtklassischem AGS werden nicht behandelt.

> **Prognose**
> Die Prognose des AGS ist heute bei adäquater Therapie quod vitam gut. Die Mortalitätsrate im Kleinkindsalter liegt in westlichen Ländern bei ca. 1,5–4%. Meist sind Todesfälle durch Organisations- und Therapiefehler zu erklären. Aus diesem Grund ist eine detaillierte Schulung der Eltern und später dann der Kinder bzw. Erwachsenen im Umgang mit dem AGS dringend erforderlich. Im Vorschulalter ist eine kontinuierliche Überwachung durch im AGS geschulte Erwachsene unabdingbar, um beginnende Entgleisungen oder Stresssituationen sofort zu erkennen. Besonderer Beratungsaufwand ist auch im Pubertätsalter vonnöten. Die Längen- und die Pubertätsentwicklung sollten bei früh diagnostiziertem und optimal behandeltem AGS heute im Bereich der Bevölkerungsnorm liegen. Die Fertilität ist v. a. beim klassischen AGS mit Salzverlust reduziert. Dies liegt an vielerlei Faktoren. Zu nennen sind hier zum einen der Genitalstatus nach operativer Korrektur, die Entwicklung eines polyzystischen Ovarsyndroms oder die Einschränkung der Spermiogenese beim Mann durch adrenale Resttumoren im Hoden.

Literatur

Clayton PE, Miller WL, Oberfield SE, Ritzen EM, Sippell WG, Speiser PW. Consensus statement on 21-hydroxylase deficiency from the European Society for Paediatric Endocrinology and the Lawson Wilkins Pediatric Endocrine Society. Horm Res 2002;58:188–195

Dessens AB, Slijper FM, Drop SL. Gender dysphoria and gender change in chromosomal females with congenital adrenal hyperplasia. Arch Sex Behav 2005;34:389–397

Grosse SD, Van Vliet G. How many deaths can be prevented by newborn screening for congenital adrenal hyperplasia? Horm Res 2007;67:284–291

Higashi Y, Tanae A, Inoue H, Fujii-Kuriyama Y. Evidence for frequent gene conversion in the steroid 21-hydroxylase P-450(C21) gene: implications for steroid 21-hydroxylase deficiency. Am J Hum Genet 1988;42:17–25

Hirvikoski T, Nordenstrom A, Lindholm T, et al. Cognitive functions in children at risk for congenital adrenal hyperplasia treated prenatally with dexamethasone. J Clin Endocrinol Metab 2007;92:542–548

Jaaskelainen J, Hippelainen M, Kiekara O, Voutilainen R. Child rate, pregnancy outcome and ovarian function in females with classical 21-hydroxylase deficiency. Acta Obstet Gynecol Scand 2000;79:687–692

Janzen N, Peter M, Sander S, et al. Newborn Screening for Congenital Adrenal Hyperplasia: Additional Steroid Profile using Liquid Chromatography-Tandem Mass Spectrometry. J Clin Endocrinol Metab 2007;92:2581–2589

Krone N, Dhir V, Ivison HE, Arlt W. Congenital adrenal hyperplasia and P450 oxidoreductase deficiency. Clin Endocrinol (Oxf) 2007; 66:162–172

Merke DP, Bornstein SR. Congenital adrenal hyperplasia. Lancet 2005;365:2125–2136

Merke DP, Chrousos GP, Eisenhofer G, et al. Adrenomedullary dysplasia and hypofunction in patients with classic 21-hydroxylase deficiency. N Engl J Med 2000; 343:1362–1368

New MI. Extensive clinical experience: nonclassical 21-hydroxylase deficiency. J Clin Endocrinol Metab 2006;91: 4205–4214

Riepe FG, Krone N, Viemann M, Partsch CJ, Sippell WG. Management of congenital adrenal hyperplasia: results of the ESPE questionnaire. Horm Res 2002;58:196–205

Riepe FG, Sippell WG. Recent advances in diagnosis, treatment, and outcome of congenital adrenal hyperplasia due to 21-hydroxylase deficiency. Rev Endocr Metab Disord 2007: Sep 21 (Epub ahead of print)

Stikkelbroeck NM, Hermus AR, Braat DD, Otten BJ. Fertility in women with congenital adrenal hyperplasia due to 21-hydroxylase deficiency. Obstet Gynecol Surv 2003;58:275–284

White PC, Speiser PW. Congenital adrenal hyperplasia due to 21-hydroxylase deficiency. Endocr Rev 2000;21:245–291

5.9 Therapie mit Glukokortikoiden

J. Hensen

■ Wirkungen von Glukokortikoiden

Allein in Deutschland werden jährlich > 1 Mio Patienten mit Glukokortikoiden behandelt, zumeist mit synthetischen Steroiden im Sinne einer pharmakodynamischen Therapie. Die **biologischen Hauptwirkungen** der Glukokortikoide sind:
▶ die Induktion von Enzymen der Glukoneogenese in der Leber,
▶ die Suppression der zellularen Immunität durch Hemmung der Eiweißsynthese in Lymphozyten,
▶ antiphlogistische Wirkungen sowie
▶ begünstigende Effekte auf die Wirkung von Katecholaminen an der glatten Gefäßmuskulatur.

Vor allem die immunmodulatorischen und antiphlogistischen Eigenschaften von Kortikosteroiden führten zu ihrer breiten Verwendung in der Pharmakotherapie. Neben dem natürlichen Glukokortikoiden Kortisol und Kortison stehen heute zahlreiche synthetische Derivate für die Therapie zur Verfügung. Die 11-Ketosteroide Kortison und Prednison werden dabei erst nach Konversion in der Leber durch die 11β-Hydroxysteroid-Dehydrogenase 1 zu Kortisol bzw. Prednisolon wirksam.

Die **Glukokortikoidwirkung** der synthetischen Steroide hängt von der Bioverfügbarkeit, der metabolischen Clearance, der Rezeptoraffinität und der Modulation durch die 11β-Hydroxysteroid-Dehydrogenasen ab. Letztere sind auch maßgeblich für die Mineralokortikoidwirkung des eingesetzten Präparats verantwortlich.

Die Besonderheit des natürlichen Hormons Kortisol, neben seinen glukokortikoiden auch mineralokortikoide Wirkungen zu haben, ist bei Substitution der Nebenniereninsuffizienz sehr erwünscht; beim Einsatz als Antiphlogistikum oder Antiallergikum aber ungünstig, denn Flüssigkeitsretention mit Ödembildung, Hypokaliämie und Hypertonus gehören zu den unangenehmen, schnell auftretenden Nebenwirkungen der Kortisoltherapie. Eines der ersten synthetischen Glukokortikoide, Prednisolon, besitzt eine 4- bis 5-mal stärkere antientzündliche Wirkung als Kortisol, bei gleichzeitig deutlich verminderter mineralokortikoider Wirkung, und gilt auch heute noch für viele Therapieanwendungen als Standard.

Tab. 5.**17** gibt eine Übersicht über die am häufigsten eingesetzten Derivate. Cortisonacetat ist nicht mehr im Handel (1 mg Cortisonacetat entsprechen 0,65 mg Hydrocortison). Eine prinzipielle Überlegenheit einzelner Glukokortikoidpräparate ist nicht ausreichend belegt. Allerdings werden je nach **klinischem Einsatz** unterschiedliche Präparate vorzugsweise eingesetzt:
▶ Das natürliche Glukokortikoid **Hydrocortison** wird hauptsächlich zur Substitution der Nebennierenrinden-Insuffizienz eingesetzt, da die Halbwertszeit kurz ist und damit eine gewisse Steuerung gegeben

Tabelle 5.**17** Approximative Dosisäquivalenz bei einer systemischen Therapie mit Glukokortikoiden (nach Kaiser und Kley, 1992)

Wirkstoff	Dosisäquivalenz
Hydrocortison	25,0 mg
Prednison/Prednisolon	5,0 mg
Prednyliden	6,0 mg
6-Metylprednisolon	4,0 mg
Cloprednol	2,5 – 5 mg
Fluocortolon	5,0 mg
Triamcinolon	4,0 mg
Paramethason	2,0 mg
Dexamethason	0,785 mg
Betamethason	0,75 mg

ist und ferner auch die deutliche Mineralokortikoidwirkung erwünscht ist.
▶ Hochwirksame Glukokortikoide mit langer Halbwertszeit, wie Dexamethason, werden z. B. zur Behandlung des perifokalen Ödems bei Hirntumoren eingesetzt, bei denen eine anhaltend hohe Glukokortikoidwirkung über einen längeren Zeitraum erforderlich ist.

Das **schrittweise Absetzen** einer Therapie („Ausschleichen") ist bei einem Präparat mit guter Rezeptoraffinität und kürzerer Halbwertszeit (z. B. Prednison, Prednisolon) erleichtert, evtl. auch unter Einsatz eines noch kürzer wirkenden Präparats wie Hydrocortison.

Mineralokortikoide Wirkung von synthetischen Glukokortikoiden. Hydrocortison (Cortisol) bindet mit gleicher Affinität wie Aldosteron an den Mineralokortikoidrezeptor. Die relative Spezifität der Rezeptoraktivierung durch Aldosteron wird durch die Torhüterfunktion der 11ß-HSD-2 aufrechterhalten, welche Cortisol zum inaktiven Cortison umwandelt. Dennoch weist Hydrocortison im Vergleich zu den übrigen Glukokortikoiden die größte mineralokortikoide Potenz auf, vom synthetischen Fludrocortison abgesehen, welches fast ausschließlich über mineralokortikoide Wirkungen verfügt. Die mineralokortikoide Potenz von oral gegebenem Hydrocortison wird mit etwa 1/400 der Potenz von Fludrocortison geschätzt, somit wären 20 mg Hydrocortison (oral gegeben) etwa äquivalent zu 0,05 mg Fludrocortison (½ Tablette der Standarddosis). 100 mg Predniso(lo)n haben nach Liddle eine Salz-retinierende Aktivität, die etwa 75 mg Hydrocortison entsprechen. Im Gegensatz zum schwachen Mineralokortikoid Prednisolon verfügen Dexamethason und Triamcinolon über keine mineralokortikoide Wirkung.

Tabelle 5.18 Nebenwirkungen einer Glukokortikoidtherapie

Stoffwechsel	Diabetes mellitus, Hyperlipidämie, Eiweißkatabolismus
Bewegungsapparat	Osteoporose, Myopathie, aseptische Knochennekrosen, Minderwuchs
Haut	Wundheilungsstörung, Atrophie, Striae rubrae, Lanugobehaarung, Ekchymosen, Katarakt, Glaukom
Psyche	Euphorie, Steroidpsychose, Depression
Gastrointestinaltrakt	Ulkuskrankheit, Pankreatitis
Elektrolyte	Hypokaliämie, Natriumretention, Hyperkalziurie
Kardiovaskuläres System	Arterielle Hypertonie, vorzeitige Arteriosklerose, Thrombose, Ödeme
Sonstiges	NNR-Insuffizienz, Infektionsneigung, Fettumverteilung, Allergie

100 mg Prednisolon haben eine mineralokortikoide Aktivität, die etwa 30 mg Hydrocortison bzw. 0,0375 mg Fludrocortison (⅓ Tablette Astonin H) entspricht. Auf der anderen Seite haben 100 mg (80 mg) Hydrocortison eine mineralokortikoide Aktivität, die etwa 0,125 mg (0,1 mg) Fludrocortison entspricht. Im Gegensatz zum schwachen Mineralokortikoid Prednisolon verfügen Dexamethason und Triamcinolon über keine mineralokortikoide Wirkung.

■ Unerwünschte Wirkungen von Glukokortikoiden

Die längerdauernde Gabe von Glukokortikoiden in supraphysiologischer Dosierung führt zum iatrogenen exogenen Cushing-Syndrom. Im Allgemeinen besteht eine Abhängigkeit von der Therapiedauer und der eingesetzten Dosis, wobei unterhalb der so genannten **Cushing-Schwellendosis** (etwa 5 mg Prednison/Prednisolon pro Tag) Nebenwirkungen in der Regel fehlen, wobei individuelle Unterschiede zu beachten sind. Über die häufigsten Nebenwirkungen gibt Tab. 5.**18** eine Übersicht.

Bei **langfristiger Glukokortikoidtherapie** kann es zu einer tertiären Nebennieren-Insuffizienz durch Suppression der CRH-Sekretion kommen. Dies beeinträchtigt die ACTH-Sekretion der Hypophyse und damit die Steroidproduktion der Nebennierenrinde. Nach Beendigung einer langfristigen Glukokortikoidbehandlung kann noch für Monate eine eingeschränkte Funktion der Hypothalamus-Hypophysen-NNR-Achse mit Nebennierenatrophie resultieren. Insbesondere unter starken Belastungen, bei fieberhaften Infekten, Sepsis oder Operationen kann sich eine vital bedrohliche NNR-Insuffizienz entwickeln, sodass eine Hormonersatztherapie mit Glukokortikoiden erforderlich werden kann.

Bei einer **Glukokortikoid-Stoßtherapie** für kurze Zeit sind die Nebenwirkungen in der Regel geringgradig und reversibel. Eine Störung der CRH-ACTH-NNR-Achse ist bei kurzzeitiger Therapie in der Regel so wenig ausgeprägt, dass ein abruptes Absetzen der Glukokortikoid-Pharmakotherapie möglich ist und ein „Ausschleichen" nicht nötig ist.

■ Maßnahmen zur Vermeidung von unerwünschten Wirkungen

Wenn immer möglich, sollte einer lokalen Glukokortikoidtherapie der Vorzug vor einer systemischen Steroidtherapie gegeben werden, da dies die systemische Exposition bei hoher lokaler Wirksamkeit vermindert (z. B. inhalative Glukokortikoidtherapie bei Asthma bronchiale, lokale Anwendung von Steroiden bei entzündlichen Darmerkrankungen).

■ Zirkadiane Therapie, alternierende Therapie

Durch die einmalige morgendliche Verabreichung von Glukokortikoiden im Rahmen einer Langzeittherapie wird die Suppression der endogenen Nebennierenrindenfunktion vermieden oder deutlich verringert. Auch bei einer Stoßtherapie (z. B. 1 g Prednisolon an 3 aufeinander folgenden Tagen im Abstand von 4 Wochen) kommt es zu einer nur geringen suppressiven Wirkung auf die Nebennierenrindenfunktion. In der Langzeitbehandlung kann auch der Versuch gemacht werden, eine alternierende Therapie einzusetzen. Die Dosis wird dabei jeweils morgens um 8.00 Uhr verabreicht. Man benutzt mittellang wirkende Steroide, wie Prednison oder Methylprednisolon. Der Übergang von einer täglichen zu einer alternierenden Therapie erfolgt ohne Reduktion der Gesamtdosis.

> **!** Eine Dosisaufteilung der Glukokortikoide (Morgendosis plus Abenddosis) ist mit einem erhöhten Risiko einer Nebennierenrinden-Insuffizienz assoziiert. Im Einzelfall wird man aber ein solches Dosierungsschema zur optimalen pharmakodynamischen Wirkung und zur Minimierung von Nebenwirkungen benötigen.

■ Sonstige Maßnahmen zur Verringerung der unerwünschten Wirkungen einer Glukokortikoidtherapie

Durch verschiedene Maßnahmen lassen sich die unerwünschten Wirkungen einer Glukokortikoidtherapie verringern. Regelmäßige Bewegung und eine eiweißreiche Kost vermindern die katabole Wirkung der Glukokortikoide. Eine Gewichtszunahme kann durch Kalorienrestriktion und vermehrte Bewegung vermindert werden. Eine kaliumreiche Ernährung wirkt einer Hypokaliämie entgegen. Eine kochsalzarme Kost kann den Blutdruckanstieg vermindern.

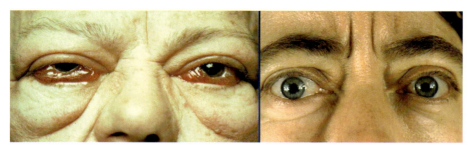

Abb. 3.**2** Klinisches Bild einer aktiven und inaktiven endokrinen Orbitopathie.

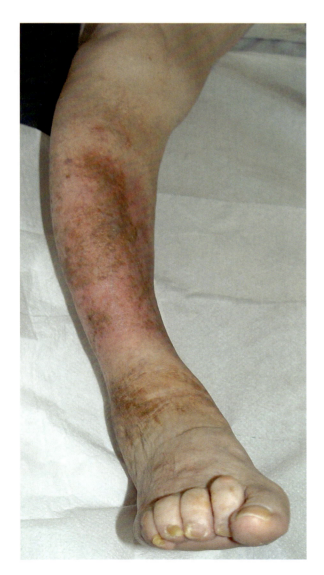

Abb. 4.**9** Überwärmung und Rötung der Haut durch Hypervaskularisation bei Morbus Paget.

Farbtafel II

	0	1	2	3	4	5
A	prä- oder post-ulzerative Läsion	oberflächliche Wunde	Wunde bis zur Ebene von Sehne oder Kapsel	Wunde bis zur Ebene von Knochen oder Gelenk	Nekrose von Fußteilen	Nekrose des gesamten Fußes
B	mit Infektion					
C	mit Ischämie					
D	mit Infektion und Ischämie					

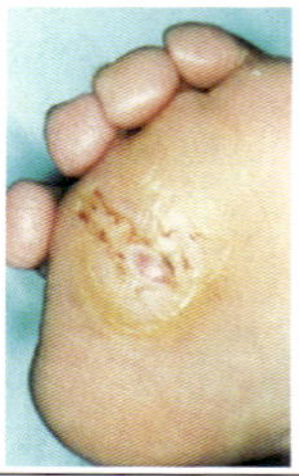

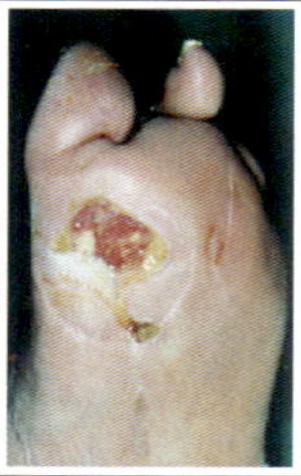

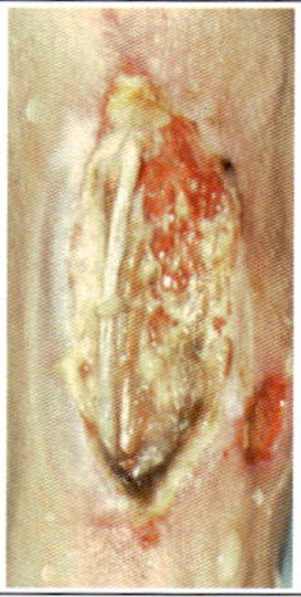

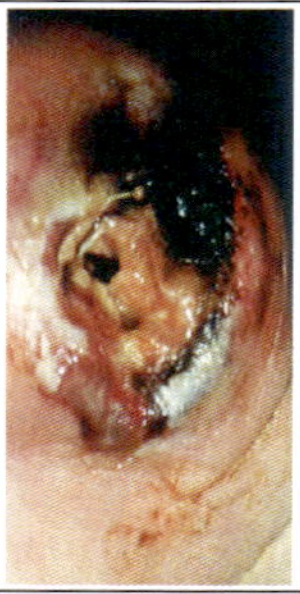

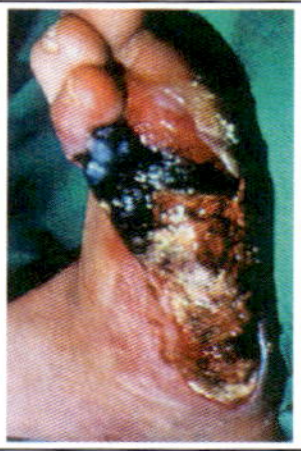

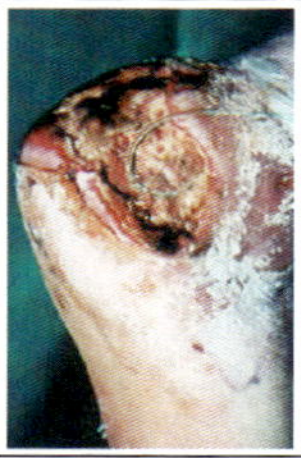

Abb. 10.15 Wagner-Armstrong-Klassifikation des diabetischen Fußes.

Eine Osteoporoseprophylaxe ist bei längerer Therapie stets sinnvoll. Als Basistherapie erfolgt die Verabreichung von Kalzium (500–1000 mg/Tag) und die Gabe von Vitamin D (1000 IE/Tag). Bei Risikopatienten (z. B. postmenopausalen Frauen) wird zur Verhinderung der steroidinduzierten Osteoporose mit Wirbelkörperfrakturen der Einsatz von Bisphosphonaten (z. B. Alendronat, Riesedronat) empfohlen. Regelmäßiges körperliches Training (z. B. Gymnastik) ist günstig zur Verringerung von Myopathie und Osteoporoseneigung.

Bei Patienten mit gestörter Glukosetoleranz kommt es regelmäßig zu einem manifesten Diabetes mellitus. Eine Diabetesdiät kann erforderlich werden. Die einmalig morgendliche Gabe von Prednison führt v. a. nachmittags zu einer deutlichen Blutzuckererhöhung, wobei die morgendlichen Blutzuckerwerte wieder normal sein können. Bei Patienten mit Diabetes mellitus kann eine Aufteilung der Tagesdosis von Glukokortikoiden sinnvoll sein, um die Blutzuckereinstellung mit Insulin stabiler kontrollieren zu können.

■ Beendigung einer Glukokortikoidtherapie

Die Beendigung einer Glukokortikoidtherapie kann verschiedene **Probleme** bereiten. Dazu gehören:
▶ Exazerbation der Grunderkrankung,
▶ Nebennierenrinden-Insuffizienz und
▶ Steroidentzugssyndrom.

Probleme einer **NNR-Insuffizienz** treten erst nach mehrwöchiger Therapie auf und erst dann, wenn die Glukokortikoiddosis den physiologischen Glukokortikoidbedarf (etwa 7,5 mg Prednison-Äquivalent) unterschreitet. Der Glukokortikoidbedarf kann allerdings unter besonderen Belastungen höher sein (z. B. Operation). Ist das therapeutische Ziel ganz alleine die Vermeidung einer NNR-Insuffizienz, so kann eine wenige Tage dauernde Kortikoidtherapie auch bei Verabreichung höchster Dosierung schnell beendet werden. Bei mehrwöchiger Steroidbehandlung ist es möglich, die Dosis rasch auf etwa 10 mg Prednison-Äquivalent abzubauen. Diese Dosierung kann dann als täglich alternierende Therapie weiter verabreicht werden. Bei einer Reduktion um etwa 2,5 mg/Woche ist dann nicht mit einer NNR-Insuffizienz zu rechnen. Ist hingegen die Behandlung über viele Monate bis Jahre durchgeführt worden, so muss mit Erreichen eines Prednison-Äquivalents von 7,5–10 mg langsamer reduziert werden. Unter diesen Bedingungen ist auch eine Überprüfung der endogenen Glukokortikoidproduktion sinnvoll (ACTH-Kurztest, CRH-Test). Beim Nachweis einer NNR-Insuffizienz (Serumkortisol 30 oder 60 min nach Injektion von Synacthen <20 µg/dl) werden langsamere Dosisverringerungen um etwa 1–2,5 mg Prednison-Äquivalent pro Monat empfohlen. Eine signifikante NNR-Insuffizienz ist noch Monate nach Beendigung einer langjährigen Steroidtherapie bei extremen Belastungen möglich und muss bei Bedarf durch Verabreichung von Glukokortikoiden substituiert werden.

Manche Patienten entwickeln bei einer Reduzierung der Steroiddosis klinische Symptome wie bei einer Nebennierenrinden-Insuffizienz, auch wenn die noch verabreichte Dosis dem physiologischen Bedarf entspricht oder sogar deutlich übersteigt. Besonders deutlich wird dies bei Patienten mit Morbus Cushing, die erfolgreich operiert wurden und unter einer „normalen" Substitutionsdosis mit 30 mg Hydrocortison erhebliche Beschwerden entwickeln, v. a. Myalgien. Das **Steroidentzugssyndrom** ist neben Myalgien und Arthralgien durch Anorexie, Adynamie, Übelkeit und Kopfschmerzen charakterisiert. Eine vorübergehende Dosiserhöhung von Glukokortikoiden ist notwendig. Die erneute Dosisreduktion muss dann über einen längeren Zeitraum in kleineren Schritten erfolgen.

5.10 Autonome Dysfunktion

H. Lehnert

■ Definition, Klassifikation und Pathogenese

Bei den Erkrankungen, die auf einer Unterfunktion des katecholaminergen Systems beruhen, handelt es sich definitionsgemäß um Störungen, die entweder auf einer verminderten Produktion der Katecholamine oder einem verminderten Ansprechen auf ihre Wirkung beruhen. Hierbei können diese Störungen entweder allein auf der Ebene des sympathischen Nervensystems oder in Verbindung mit Störungen weiterer Systeme auftreten. Zudem kann die Unterfunktion Ausdruck einer Dysfunktion des zentralen wie auch des peripheren Nervensystems sein.

Zur Entstehung wie auch zur Einteilung ist bedeutsam, dass von primären und sekundären autonomen Dysfunktionen gesprochen werden kann. Die sekundären autonomen Dysfunktionen sind dabei Konsequenz definierter Grunderkrankungen, z. B. ein Diabetes mellitus, eine multiple Sklerose, ein Morbus Parkinson oder eine Amyloidose. Grundsätzlich ist unter pathogenetischen Aspekten eine Einteilung sinnvoll, die Entwicklungsdefekte, degenerative und erworbene Erkrankungen trennt (Tab. 5.**19**).

■ Epidemiologie

Valide Angaben zur Epidemiologie können kaum gemacht werden, da die Erkrankungen (mit Ausnahme der Dysfunktion im Rahmen eines Diabetes mellitus und eines Morbus Parkinson) mit einer geschätzten Inzidenz von 1 auf 100000–200000 außerordentlich sel-

Tabelle 5.**19** Einteilung der autonomen Dysfunktion unter pathogenetischen Aspekten

Entwicklungsdefekte des autonomen Nervensystems
- Kongenitale Schmerzunempfindlichkeit
- Kongenitale Schmerzunempfindlichkeit mit Anhidrosis
- Familiäre autonome Dysfunktion (Rily-Day-Syndrom)
- Dopamin-Hydroxylasemangel
- Multiple mukosale Neurome

Degenerative Erkrankungen des autonomen Nervensystems
- Autonome Dysfunktion bei multipler Systematrophie (inkl. Shy-Drager-Syndrom)
- Degeneration des peripheren sympathischen Nervensystems (pure autonomic failure)
- Orthostatische Hypotonie mit Endorganresistenz

Erworbene Störungen des autonomen Nervensystems (Auswahl)
- Diabetische autonome Neuropathie
- Akute Pandysautonomie (z. B. Guillain-Barré-Syndrom),
- Lambert-Eaton-Syndrom, Holmes-Adie-Syndrom
- Neuropathie bei Amyloidose

ten sind. In diesem Zusammenhang sollen nur die Erkrankungen besprochen werden, die als Leitsymptom eine (orthostatische) Hypotonie aufweisen.

■ Klinik

Bei den genannten Störungen mit z. T. sehr unterschiedlichen Phänomenen kommt es zu folgenden Problembereichen und Symptomatiken:
▶ So findet sich bei der **kongenitalen Schmerzunempfindlichkeit** neben einer ausgeprägten verminderten Schmerzwahrnehmung eine verlangsamte Reflexvasodilatation und fehlende Reflexbradykardie. Die Hypotonie ist eher mäßig ausgeprägt. Zusätzlich besteht eine Form mit Anhidrosis (aufgehobene Schweißbildung).
▶ Bei **der familiären autonomen Dysfunktion** findet sich häufig eine paradoxe Blutdruckreaktion mit orthostatischer Hypotonie und belastungsinduzierter Hypertonie. Eine Abnahme der Nierenfunktion tritt mit fortgeschrittenem Lebensalter auf. Diese Patienten sind außerordentlich gefährdet durch eine gestörte Schlafarchitektur und Schlafapnoe. Plötzlicher Herztod wird hier beobachtet.
▶ Beim **Dopamin-Hydroxylasemangel** findet sich klinisch eine z. T. schwerste orthostatische Hypotonie, während die sympathischen cholinergen Funktionen (z. B. Schwitzen) erhalten sind.
▶ Die **multiplen mukosalen Neurome** stellen eine sehr seltene Sonderform der multiplen endokrinen Neoplasie Typ 2b dar. Es liegen eine ausgeprägte Hautpigmentierung, multiple Neurome, ein medulläres Schilddrüsenkarzinom und ein Phäochromozytom vor. Symptomatisch sind die Patienten hinsichtlich ihrer autonomen Dysfunktion durch eine verminderte Tränenproduktion und eine ausgeprägte orthostatische Hypotonie.
▶ Unter den **degenerativen Erkrankungen** des autonomen Nervensystems ist die häufigste die autonome Dysfunktion im Rahmen eines Morbus Parkinson, wenngleich diese Problematik nur bei einer kleineren Zahl der Patienten mit dieser Grunderkrankung auftritt. Klinisch stehen eine orthostatische Hypotonie, Impotenz, Hitzeintoleranz, exzessives Schwitzen und Sphinkterstörungen im Vordergrund. Ebenso besteht bei diesen Patienten eine erhöhte Inzidenz des Schlaf-Apnoe-Syndroms.
▶ Die **multiple Systematrophie** weist klinisch zahlreiche Beschwerden und Unterfunktionsstörungen des autonomen Nervensystems auf. Auch hier stehen eine schwere orthostatische Hypotonie und ein gestörter Muskeltonus im Vordergrund. Zusätzlich wurden Impotenz, Inkontinenz, Anisokorie, Muskelatrophie, Reflexverlust und Tachykardien beschrieben. Unter diesen Formenkreis fällt auch das früher so genannte Shy-Drager-Syndrom.
▶ Bei der **Degeneration des peripheren sympathischen Nervensystems** stehen die Hypotonie und weiterhin ein ähnlicher Symptomkomplex wie bei der multiplen Systematrophie im Vordergrund. Bei diesen Patienten fehlen allerdings in aller Regel Hinweise für Störungen der zentralnervösen Neurotransmission.
▶ Bei der **orthostatischen Hypotonie mit Endorganresistenz** handelt es sich um eine seltene Erkrankung, deren Symptomatik im Wesentlichen der der Degeneration des peripheren sympathischen Nervensystems entspricht.

Die klinischen Symptome der erworbenen Störungen des autonomen Nervensystems sind Ausdruck der jeweiligen Grunderkrankung (Diabetes mellitus, Guillain-Barré-Syndrom, Bronchialkarzinom mit Lambert-Eaton-Syndrom, Amyloidose) und sollen daher hier im Detail nicht besprochen werden.

Der Verdacht auf eine autonome Dysfunktion liegt dann nahe, wenn ein Abfall des systolischen Blutdrucks in Orthostase über 20 mmHg bei einem symptomatischen Patienten besteht. Insbesondere die entwicklungsbedingten und die erworbenen Erkrankungen lassen sich aufgrund der häufig sehr typischen o. g. neurologischen Symptome abgrenzen. Die körperliche Untersuchung umfasst daher ein sehr ausführliches Fahnden insbesondere nach: einer Störung der Schweißsekretion, Sphinkterstörungen, Muskelatrophien, Anisokorie und Erfassung einer möglicherweise gestörten Schlafarchitektur. Die degenerativen Erkrankungen des autonomen Nervensystems (autonome Dysfunktion des Morbus Parkinson, multiple Systematrophie, „pure autonomic failure" und Endorganresistenz) lassen sich durch laborchemischen Verfahren voneinander abgrenzen.

Diagnostik

Biochemische Diagnostik

Dopamin-Hydroxylasemangel. Bei Patienten mit einem Dopamin-Hydroxylasemangel finden sich deutlich erniedrigte basale Noradrenalinwerte im Plasma sowie entsprechend hohe Dopaminwerte und nicht messbare Konzentrationen der Dopamin-Hydroxylase.

Multiple Systematrophie. Bei der multiplen Systematrophie sind die Basalwerte für Noradrenalin im Plasma erhöht und die Sensitivität der glatten Gefäßmuskulatur gegenüber exogen appliziertem Noradrenalin normal. Eine normale Reaktion ist hierbei definiert als Anstieg des systolischen Blutdrucks um etwa 20 mmHg nach Infusion einer Dosis von 25–50 ng/kg KG/min Noradrenalin. Als Ausdruck einer zentralnervösen Beteiligung ist der Anstieg des Wachstumshormons nach Gabe von Clonidin (1,5 g/kg KG) aufgehoben. Der Clonidintest mit der Bestimmung von Wachstumshormon ist ein relevanter Test für die Integrität des zentralen adrenergen Systems. Schließlich werden bei den Patienten mit einer multiplen Systematrophie auch ACTH und Endorphin nach einer Insulinhypoglykämie vermindert sezerniert.

Degeneration des peripheren sympathischen Nervensystems. Im Rahmen einer Degeneration des peripheren sympathischen Nervensystems („pure autonomic failure") finden sich erniedrigt Werte für Noradrenalin im Plasma, die Tests für die zentralnervöse adrenerge Funktion (Clonidintest) sind intakt. Von wissenschaftlichem Interesse ist der Nachweis einer erhöhten Dichte von Rezeptoren auf Lymphozyten bei dieser Erkrankung.

Orthostatische Hypotonie mit Endorganresistenz. Bei einer orthostatischen Hypotonie mit Endorganresistenz finden sich normale Werte für Noradrenalin im Plasma, nach Infusion von Noradrenalin bleibt der Blutdruckanstieg aus.

Bildgebende Verfahren

In einigen Fällen sind ergänzend Untersuchungen mithilfe bildgebender Verfahren sinnvoll. Eine Szintigrafie mit ^{123}I-Methyliodbenzylguanidin (MIBG) kann zum Nachweis einer Intaktheit der adrenergen Neurotransmission durchgeführt werden. So wurde für Patienten mit einer autonomen Dysfunktion ein verminderter MIBG-Uptake beschrieben; allerdings kann mithilfe dieser Methode nicht zwischen den einzelnen Formen, beispielsweise einer degenerativen Erkrankung unterschieden werden.

Ein zerebrales CT oder besser noch ein MRT ist für die Diagnose einer multiplen Systematrophie hilfreich. So können mit dieser Untersuchung hiermit assoziierte Veränderungen im Striatum nachgewiesen werden.

Differenzialdiagnostik

Die Differenzialdiagnostik ist grundsätzlich bei der Einteilung der unterschiedlichen Störungen genannt worden. Wesentlich ist, dass insbesondere an die genannten zugrunde liegenden Erkrankungen im Rahmen einer erworbenen Störung des autonomen Nervensystems gedacht wird. Hier stehen ganz im Vordergrund:
- Diabetes mellitus,
- die akut auftretende Störung im Rahmen eines Guillain-Barré-Syndroms,
- eine Paraneoplasie, z. B. bei Bronchialkarzinom im Rahmen eines Lambert-Eaton-Syndroms,
- Morbus Parkinson,
- Amyloidose.

Die oben getroffene Definition des Blutdruckabfalls in Orthostase über 20 mmHg in Verbindung mit einer klinischen Symptomatik ist hilfreich, um die Patienten mit diesen spezifischen Dysfunktionen von der großen Gruppe der Patienten mit nichtpathologischer Hypotonie abzugrenzen.

Therapie

Prinzipiell stehen nichtmedikamentöse und medikamentöse Verfahren zur Behandlung dieser Probleme zur Verfügung.

Nichtmedikamentöse Maßnahmen. An nichtmedikamentösen Maßnahmen sind diätetische Intervention (eher salzreiche Kost) und Schlafen in – soweit vertretbar – aufrechter Körperhaltung zu nennen.

Medikamentöse Therapie. Der Einsatz von Medikamenten ist im Wesentlichen empirisch und aufgrund der geringen Fallzahl von Patienten nicht studienbegründet. So gibt es eine Reihe von vasokonstriktorischen Substanzen, die zur Blutdruckerhöhung eingesetzt werden können: Pharmaka, die Ephedrin und Phenyledrin enthalten. Die Substanzen DL-Dehydroxyphenylserin und L-Dehydroxyphenylserin (DL-DOPS bzw. L-DOPS) werden bei Patienten mit einem DBH-Mangel eingesetzt. Hier handelt es sich um die Präkursorsubstanzen, die über eine DOPA-Decarboxylase zu Noradrenalin metabolisiert werden und damit den enzymatischen Block überbrücken. Weiterhin ist Fludrocortison in einer Dosis von 1- bis 2-mal 0,1 mg zu nennen, das einen Mineralokortikoideffekt auf das Plasmavolumen ausübt und Adrenorezeptoren gegenüber endogenem Noradrenalin sensitivieren kann; weitere Optionen sind Substanzen wie Metoclopramid (blockiert Dopaminrezeptoren) in einer Dosis von etwa 3-mal 10 mg, Indomethacin als Hemmer der Prostaglandinsynthese in einer Dosis von 1- bis 3-mal 50 mg, Yohimbin als präsynaptischer α_2-Adrenorezeptor-Antagonist. Grundsätzlich soll aber bei diesen seltenen Erkrankungen Kontakt zu einem erfahrenen endokrinologischen Zentrum aufgenommen werden.

6 Neuroendokrine Tumoren des Gastrointestinaltrakts

Kapitelkoordination: M. Schott, B. Wiedenmann, U. Plöckinger

6.1 Allgemeine Grundlagen 210
   M. Schott, B. Wiedenmann, U. Plöckinger

6.2 Neuroendokrine Tumoren des Mitteldarms 212
   M. Schott, B. Wiedenmann, U. Plöckinger

6.3 Gastrinom 226
   M. Schott, B. Wiedenmann, U. Plöckinger

6.4 Insulinom 231
   M. Schott, B. Wiedenmann, U. Plöckinger

6.5 Glukagonom, Somatostatinom, VIPom, Ppom 236
   M. Schott, B. Wiedenmann, U. Plöckinger

6.6 Chirurgische Therapie neuroendokriner Tumoren des GI-Trakts 239
   N. Begum, H.-P. Bruch, C. Bürk

6 Neuroendokrine Tumoren des Gastrointestinaltrakts

6.1 Allgemeine Grundlagen

M. Schott, B. Wiedenmann, U. Plöckinger

■ Definition, Epidemiologie

■ Definition

Das neuroendokrine Zellsystem des Gastrointestinaltrakts (GI-Trakt) umfasst endokrine Zellen mit neuronalen Merkmalen, die in der Lage sind, spezifische Markerproteine, Hormone, und/oder Poly- bzw. Neuropeptide zu synthetisieren (Tab. 6.1). Wurden diese Zellen früher dem APUD-System (**A**mine **P**recursor **U**ptake and **D**ecarboxylation) zugeordnet, so erfolgt ihre Klassifizierung heute immunhistochemisch und anhand ihrer Lokalisation im GI-Trakt. Diese Tumoren werden heutzutage als **gastroenteropankreatische neuroendokrine Tumoren** (GEP-NET) bezeichnet. Einteilungen nach dem Färbeverhalten werden noch häufig angegeben, spielen jedoch bei der Klassifikation der Tumoren keine Rolle mehr.

■ Epidemiologie

Neuroendokrine Tumoren des GI-Trakts sind selten. Die Inzidenz beträgt in Abhängigkeit des betroffenen Organs < 0,1–2/100 000/Jahr.

■ Pathogenese

Die Ätiologie der nichthereditären GEP-NETs konnte nach wie vor nicht geklärt werden; für die hereditären GEP-NETs, insbesondere für pankreatische und duodenale neuroendokrine Tumoren, ist die Assoziation mit dem multiplen endokrinen Neoplasie-1-Syndrom (MEN-1) von Bedeutung. Hierbei besteht eine Mutation im so genannten Menin-Gen. Die einzelnen Entitäten werden im folgenden Kapitel im Detail dargestellt.

■ Einteilung und klinisches Bild

■ Einteilung

Eine ältere Klassifikation unterteilt die neuroendokrinen Tumoren nach embryogenetischen Gesichtspunkten in Vorderdarm-, Mitteldarm- und Enddarm-Karzinoide. Diese wird heutzutage nicht mehr angewendet. Die **neue WHO-Klassifikation** wählt den neutralen und umfassenden Begriff des neuroendokrinen Tumors und des neuroendokrinen Karzinoms. Im Einzelnen wird hierbei unterschieden zwischen folgenden Tumoren:

Tabelle 6.1 Neuroendokrine Marker, Klassifikation des Gewebes als neuroendokrin, unabhängig von der Hormonproduktion

Zytosolischer Marker	Neuronenspezifische Enolase (NSE)	Unspezifisch
Markerprotein kleiner synaptischer Vesikelanaloga (SSV-Analoga)	Synaptophysin	Präsynaptische Vesikel der Neurone und kleine Vesikel neuroendokriner Zellen
Markerprotein der Sekretgranula	Granine, v. a. Chromogranin A, evtl. auch B oder Sekretogranin	Matrixprotein der Sekretgranula, universeller neuroendokriner Marker
Lokalisation entsprechend dem embryonalen Ursprung		
Vorderdarm (foregut)	Ösophagus bis Treitz-Band	
Mitteldarm (midgut)	Treitz-Band bis linke Kolonflexur	
Hinterdarm (hindgut)	Distal der linken Kolonflexur	
Klassifikation nach Färbeverhalten		
Silberaufnahme nach Behandlung mit reduzierenden Substanzen	Argyrophil	Vorderdarmtumoren
Unmittelbare Aufnahme von Silber	Argentaffin	Mitteldarmtumoren
	Argyrophil (60–70%) oder argentaffin (8–16%) oder ohne Färbung (14–32%)	Hinterdarmtumoren

6.1 Allgemeine Grundlagen

Tabelle 6.2 Sekretionsprodukte neuroendokriner gastrointestinaler Tumoren

Amine	Polypeptid-hormone	(Neuro-)Peptide	Prosta-glandine	Ver-packungs-proteine sekretori-scher Vesikel
Serotonin	ACTH	Bradykinin	Prosta-glandin E	Granin, ZBZ etc.
5-Hydroxy-indolessig-säure (Sero-toninmeta-bolit)	Glukagon	Gastrin		
Norepi-nephrin	Kallikrein	Somato-tropes Hormon		
Histamin	Neuro-peptid K	Motilin		
Dopamin	Neurokinin A	Neurotensin		
	Pankrea-tisches Polypeptid	Neurokinin B		
	Somato-statin	Peptid YY		
	Vasoaktives intestinales Peptid (VIP)	Substanz P		

Tabelle 6.3 Vorschlag einer neuen TNM-Klassifikation der neuroendokrinen Tumoren des Pankreas

Klassifika-tion	Merkmale
T – Primärtumor	
TX	Primärtumor kann nicht beurteilt werden
T0	Kein Hinweis auf Primärtumor
T1	Tumor begrenzt auf Pankreas und < 2 cm
T2	Tumor begrenzt auf Pankreas und 2–4 cm
T3	Tumor begrenzt auf Pankreas und > 4 cm oder Invasion von Duodenum oder Gallengang
T4	Tumorinvasion in benachbarte Strukturen (Magen, Milz, Kolon, Nebenniere) oder die Wand großer Gefäße (zöliakale Achse oder A. mesenterica superior)
Zusatz „m", z. B. T1 m, T2 m etc	Multiple Tumoren
N – regionale Lymphknoten	
NX	Regionale Lymphknoten können nicht beurteilt werden
N0	Keine regionalen Lymphknotenmetastasen
N1	Regionale Lymphknotenmetastasen
M – Fernmetastasen	
MX	Fernmetastasen können nicht beurteilt werden
M0	Keine Fernmetastasen
M1	Fernmetastasen

- dem hochdifferenzierten neuroendokrinen Tumor, mit dem sich ein benignes Verhalten oder eine fragliche Dignität verbindet,
- dem hochdifferenzierten neuroendokrinen Karzinom, welches durch ein niedrigmalignes Verhalten charakterisiert ist, und
- dem niedrigdifferenzierten neuroendokrinen Karzinom, welches eine hohe Malignität aufweist.

Diese Einteilungen sind abhängig vom histologischen Proliferationsindex Ki-67. Des Weiteren geht in die Klassifikation die Funktionalität ein (funktionell/nichtfunktionell), wobei hierbei die klinische Symptomatik durch die Hypersekretion von Hormonen oder Neurotransmittern entscheidend ist (Tab. 6.2). Bei fehlender klinischer hypersekretionsbedingter Symptomatik wird auch bei einem positiven Nachweis neuroendokriner Sekretionsprodukte im Plasma und/oder Tumorgewebe der Tumor als nichtfunktionell eingestuft.

Kürzlich wurde ein Vorschlag für eine neue TNM-Klassifikation für die NETs des Vorderdarms veröffentlicht. Hierbei wird zusätzlich zum WHO-Konzept die Tatsache berücksichtigt, dass GEP-NET sich je nach anatomischer Lokalisation und zellulärer Herkunft auch klinisch sehr heterogen verhalten. Zudem wurde die WHO-Definition um weitere Malignitätskriterien ergänzt, z. B. die Tumorgröße. Es handelt sich hierbei bisher um einen Vorschlag und nicht um eine gültige neue TNM-Klassifikation (Tab. 6.3–Tab. 6.5).

■ Klinisches Bild

Das klinische Bild ist von der Lokalisation des Primarius, dem lokalisationsspezifischen Sekretionsmuster sowie vom Wachstumsverhalten und Differenzierungsgrad des Tumors abhängig. Die Malignität korreliert mit dem Proliferationsindex, der Lage und der Größe des Primärtumors. Die Sekretionsprodukte sind bei ausreichender Plasmakonzentration mit spezifischen Leitsymptomen assoziiert (Tab. 6.6). Die einzelnen Subformen werden im Folgenden im Detail dargestellt.

Tabelle 6.4 Staging

Krankheits-stadium	Klassifikation		
Stadium I	T1	N0	M0
Stadium IIa	T2	N0	M0
Stadium IIb	T3	N0	M0
Stadium IIIa	T4	N0	M0
Stadium IIIb	T-unabhängig	N1	M0
Stadium IV	T-unabhängig	N-unabhängig	M1

Tabelle 6.5 Grading bei neuroendokrinen Tumoren des Vorderdarms *

Grad	Mitosenzahl (10 HPF) **	Ki-67-Index (%) ***
G1	< 2	2
G2	2–20	3–20
G3	> 20	> 20

* Aktueller Vorschlag (2007) einer Expertengruppe
** HPF: high power field = 2 mm², mindestens 40 Felder (bei 40-facher Vergrößerung) untersucht in Bereichen höchster mitotischer Dichte
*** MIB-1-Antikörper; % von 2000 Tumorzellen in Bereichen höchster Proliferationsaktivität (nuclear labeling)

Tabelle 6.6 Sekretionsprodukte und assoziierte Symptome/Syndrome bei neuroendokrinen Tumoren des GI-Trakts

Sekretionsprodukt	Tumor	Symptom/Syndrom
Vorderdarmtumoren		
Insulin	Insulinom	Hypoglykämie
Gastrin	Gastrinom	Peptische Ulzera/Diarrhö (ZES)
Glukagon	Glukagonom	Diabetes mellitus, Exanthem
Somatostatin	Somatostatinom	Diabetes mellitus, Gallensteine
VIP	VIPom	Wässrige Durchfälle/WDS
Histamin		Atypischer Flush
Mitteldarmtumoren (Jejunum, Ileum, Colon ascendens, Colon transversum)		
Serotonin, Neurotensin B, Histamin	Funktionell aktiv bei Lebermetastasen	Karzinoid-Syndrom (Diarrhö, Flush)
Enddarmtumoren (Colon descendens, Sigma, Rektum)		
Chromogranin A	Nichtfunktionell	

6.2 Neuroendokrine Tumoren des Mitteldarms

M. Schott, B. Wiedenmann, U. Plöckinger

Definition, Epidemiologie

Definition

Neuroendokrine Tumoren des Mitteldarms manifestieren sich als nichtfunktionelle bzw. funktionelle neuroendokrine Tumoren. Die funktionellen NETs des Mitteldarms manifestieren sich als Karzinoid-Syndrom, das bei 10–20 % der Patienten nachweisbar ist. Es handelt sich dabei um Serotoninproduzierende Tumoren mit resultierender, anfallsartig auftretender Flush-Symptomatik und teilweise schweren Diarrhöen. Die Symptome sind erst bei Auftreten von Lebermetastasen nachweisbar.

Epidemiologie

Neuroendokrine Tumoren des Mitteldarms finden sich am häufigsten im distalen Ileum (68 %), häufiger auch im proximalen Ileum (37 %), am seltensten im Jejunum (6 %). Multiple Primärtumoren werden im Mitteldarm bei 35 % aller Fälle beschrieben. Die Inzidenz beträgt 2,8–21/1 000 000/Jahr. Im Sektionsmaterial liegt die Inzidenz mit 659/100 000 deutlich höher. Dies weist darauf hin, dass diese Tumoren häufig entstehen, die Tumoren jedoch langsam wachsen und häufig nicht klinisch manifest werden. Die Diagnose wird in der Regel zwischen dem 50. und 60. Lebensjahr gestellt. Beide Geschlechter sind in gleichem Ausmaß betroffen.

Neuroendokrine Tumoren des Vorderdarms mit Lokalisation im Magen bzw. Duodenum machen 3,8 % und 5 % aller neuroendokrinen Tumoren des GI-Trakts aus.

25 % aller neuroendokriner Tumoren sind neuroendokrine Tumoren der Lunge mit einem deutlichen Geschlechtsunterschied für die Inzidenz (M/F-Ratio 0,66–0,88). Das Durchschnittsalter bei Diagnose liegt 10 Jahre vor dem gastrointestinaler neuroendokriner Tumoren.

Pathogenese

Diätetisch zugeführtes Tryptophan wird beim gesunden Menschen zu 1 % in Serotonin überführt. Bei Patienten mit Karzinoid-Syndrom kann die enzymatische Umwandlung auf 70 % gesteigert sein. Dies führt neben einem Mangel an Tryptophan zu einer erhöhten Serotoninkonzentration im Blut und zu vermehrter Ausscheidung des Serotoninmetaboliten 5-Hydroxyindolessigsäure im 24-h-Urin. Die **erhöhte Serotoninkonzentration** steigert die gastrointestinale Sekretion und Motilität, vermindert die intestinale Absorption und ist damit neben anderen weniger bekannten Komponenten Ursache der **Diarrhö**. Eine vermehrte Sekretion von Prostaglandinen wird als weiterer ätiopathogenetischer Faktor der Diarrhö diskutiert. So ist die Prostaglandinkonzentration bei Patienten mit Karzinoid-Syndrom höher als bei Patienten mit nichtfunktionellem Tumor des Mitteldarms.

Es wird vermutet, dass die erhöhte Serotoninkonzentration zu einer gesteigerten Fibroblastenproliferation und -fibrogenese führt. In der Folge entstehen eine **peritoneale und/oder kardiale Fibrose**. Der gesteigerte Tryptophanabbau führt zu Nikotinsäuremangel, klinisch zu Pellagra, mit rauer Haut, Glossitis, Stomatitis und selten zu Verwirrtheitszuständen. Die bei Tryptophanmangel verminderte Proteinsynthese kann Ursache einer Hypalbuminämie und Muskelschwäche sein. Die Flush-Symptomatik wird auf die vermehrte Sekretion von Kallikrein zurückgeführt. Kallikrein spaltet Kininogen zu Kininen. Bradykinin, mit kurzer Halbwertszeit, ist ein potenter Vasodilatator und spielt möglicherweise bei der Pathogenese des Flushs eine Rolle. Bei Patienten mit Mitteldarmtumor wird ein Karzinoid-Syndrom erst in der Spätphase der Erkrankung mit dem Auftreten von Lebermetastasen manifest. Die Sekretionsprodukte des Primärtumors werden in die Leber drainiert, dort metabolisiert und inaktiviert. Die gebildeten Polypeptidhormone und/oder Neurotransmitter gelangen somit nicht in die periphere Zirkulation. Im Gegensatz hierzu erfolgt bei Lebermetastasen eine venöse Drainage der Sekretionsprodukte in die periphere Zirkulation. Die in den Metastasen gebildeten Polypeptidhormone und/oder Neurotransmitter werden damit auch peripher wirksam.

> Ein Karzinoid-Syndrom ist bei 10% aller neuroendokrinen Tumoren des Dünndarms nachweisbar; 1% aller neuroendokrinen Tumoren des Appendix führen zu einem Karzinoid-Syndrom. Andererseits ist bei >75% der Patienten mit einem Karzinoid-Syndrom ein neuroendokriner Tumor des Dünndarms nachweisbar.

Abgrenzung zu anderen neuroendokrinen Tumoren. Vorderdarmtumoren (Magen und Duodenum) oder die seltenen neuroendokrinen Tumoren der Ovarien sezernieren im Gegensatz zu den beschriebenen Mitteldarmtumoren vasoaktive Substanzen unter Umgehung der Leber unmittelbar in die periphere Zirkulation. Hier kann sich in sehr seltenen Fällen ein Karzinoid-Syndrom auch ohne Lebermetastasen manifestieren. Vorderdarmtumoren verfügen über keine aromatische Aminosäure-Decarboxylase, sie bilden somit kein Serotonin, sondern 5-Hydroxytryptophan und Histamin. Dies erklärt die etwas unterschiedliche klinische Symptomatik des Karzinoid-Syndroms bei Vorderdarmtumoren.

Neuroendokrine Tumoren des Bronchialsystems fallen neben ihrer Manifestation als atypisches Karzinoid-Syndrom, durch eine ektope Hormonsekretion (ACTH, STH) mit dem entsprechenden klinischen Bild eines Cushing-Syndroms oder einer Akromegalie auf.

Tabelle 6.7 Symptomatik und ihre Häufigkeit beim Karzinoid-Syndrom

Symptom	Häufigkeit (%)
Flush	85–90
Diarrhö	80–85
Herzbeteiligung	30–35
Teleangiektasien	25
Bronchokonstriktion	15–20
Zyanose	18
Hautveränderungen (Pellagra)	5–10
Psychiatrische Störungen (Schlaflosigkeit, Depressionen)	3–10

■ Klinisches Bild

Wesentliche Symptome des Karzinoid-Syndroms sind teilweise schwere Diarrhöen und eine Flush-Symptomatik (Tab. 6.7).

Diarrhö. Die Diarrhö ist häufig (75% der Patienten). Die Stuhlfrequenz kann zwischen einigen breiigen Stühlen bis zu multiplen wässrigen Entleerungen pro Tag liegen. Die begleitenden krampfartigen Schmerzen werden auf die häufig zusätzlich vorliegende mesenteriale Fibrose zurückgeführt. Die Diarrhö hat keinen zeitlichen Bezug zum Flush.

Flush. 85–90% der Patienten zeigen ein typisches Flush-Syndrom mit plötzlich auftretender Hautrötung im Gesicht, an Hals und oberer Thoraxapertur. Die Hautveränderungen sind zunächst hellrot, mit zunehmender Dauer der Erkrankung wird die Verfärbung livide. In Einzelfällen kann sich im Verlauf der Krankheit ein persistierender flächiger Flush entwickeln. Normalerweise beginnt der Flush plötzlich und dauert initial nur Sekunden bis wenige Minuten. Im Rahmen des Flush wird u. a. von den Patienten über brennende Missempfindungen der Haut und Hitzegefühl berichtet. Ein Flush kann auch mit ausgeprägtem Angstgefühl, Tremor und vermehrtem Tränen- oder Speichelfluss einhergehen. Systemische Auswirkungen der Vasodilatation sind Blutdruckabfall, selten auch Blutdruckanstieg sowie Tachykardie und Bewusstseinsverlust. Bei starker Ausprägung systemischer Effekte spricht man von malignem Flush. Dyspnoe und Bronchospasmus sind selten (10–20%).

> Grundsätzlich tritt der Flush bei Leberbeteiligungen auf (Ausnahme: Bronchialkarzinoid).

Ein Flush tritt meist spontan auf. Mögliche **auslösende Faktoren** sind: Nahrungszufuhr, Alkohol, psychische Belastung, Defäkation, Palpation der Leber und Anästhesie. **Differenzialdiagnostisch** muss hierbei an eine Gesichts- und Halsrötung während des Beginns der Menopause oder bei emotionaler Belastung gedacht werden.

Die Rötung ist dabei diffuser und weniger ausgeprägt. Medikamente wie Diltiazem, Nikotinsäure, Bromocriptin und Levodopa können einen Flush auslösen. Ein Flush kann auch bei systemischer Mastozytose, bei hypertensiven Phasen und beim medullären Schilddrüsenkarzinom (protrahiert, Gesicht und obere Extremität, häufig mit Diarrhö einhergehend, durch Indometacin blockierbar) auftreten.

Atypischer Flush. Die fehlende aromatische Aminosäure-Decarboxylase in Vorderdarmtumoren führt zu vermehrter Bildung von 5-Hydroxytryptophan und Histamin. Serotonin wird nicht vermehrt gebildet. Dieses unterschiedliche Sekretionsmuster wird für die von Mitteldarmtumoren abweichende Flush-Symptomatik verantwortlich gemacht. Der Flush bei neuroendokrinen Tumoren des Magens ist fleckig, kirschrot, serpinginös und mit gut abgrenzbarer Verfärbung der Haut. Ätiologisch spielt möglicherweise die vermehrte Histaminsekretion eine Rolle. Vorderdarmtumoren sind seltener mit Diarrhöen assoziiert. Ebenso selten ist eine kardiale Beteiligung.

> Prinzipiell sei jedoch nochmals darauf hingewiesen, dass ein Flush bei neuroendokrinen Tumoren des Magens, Pankreas und Duodenum extrem selten ist (5% aller Fälle).

Patienten mit einem neuroendokrinen Tumor des Bronchialsystems neigen zu einer ausgeprägten z. T. über Stunden anhaltenden Flush-Symptomatik. Zusätzliche Symptome wie ausgeprägtes Angstgefühl, Tremor, verstärkter Tränen- und Speichelfluss, Hypotension mit Tachykardie sowie Dyspnoe und Asthmaanfälle sind beschrieben.

> **!** Rezidivierende Hämoptysen bei jungen Nichtrauchern sollten differenzialdiagnostisch an einen bronchialen neuroendokrinen Tumor denken lassen.

Abdominelle Schmerzen. Die Patienten klagen lange Zeit über unspezifische abdominelle Beschwerden. Intermittierende, krampf- oder kolikartige, aber auch konstante, abdominelle Schmerzen werden berichtet. Gastroskopie und transabdomineller Ultraschall ergeben meist einen Normalbefund. Gelegentlich lässt die Symptomatik an eine intestinale Obstruktion denken. Im Falle einer explorativen Laparotomie wird dann der intestinale Tumor diagnostiziert. Abdominelle Schmerzen werden von 50–75% der Patienten berichtet.

Venöse Teleangiektasien. Diese treten erst spät im Verlauf eines Karzinoid-Syndroms auf und werden auf die anhaltende Vasodilatation zurückgeführt. Prädilektionsstellen sind Nase, Wangen und Oberlippe.

Kardiale Manifestationen. Diese sind bei 3–4% aller Patienten mit einem neuroendokrinen Tumor und bei 25–50% aller Patienten mit Karzinoid-Syndrom nachweisbar. Es finden sich pathognomische, plaqueartige Bindegewebsablagerungen an Prädilektionsstellen des Herzens. Die Läsionen lassen sich am Klappenendokard, in den Herzkammern und selten auch der Intima der Pulmonalarterien nachweisen. Überwiegend sind sie im rechten Herzen lokalisiert und finden sich nur bei Rechts-Links-Shunt oder pulmonalem neuroendokrinen Tumor auch im linken Herzen. Im weiteren Verlauf entwickelt sich bei bis zu 90% der Patienten eine Trikuspidalinsuffizienz mittleren bis schweren Ausmaßes. 50% weisen eine Pulmonalstenose auf und rund 80% zeigen eine leichte Pulmonalinsuffizienz. Ätiologisch ist vermutlich eine Serotonin-induzierte Fibrose für die beschriebenen Läsionen verantwortlich. Die Serotonin-Plasmakonzentration von Patienten mit neuroendokrinem Tumor und Herzbeteiligung ist 2- bis 4-fach höher als bei Patienten ohne Herzbeteiligung. Ähnliche Manifestationen finden sich bei Serotonin-Wiederaufnahmehemmern wie Fenfluramin oder Dexfenfluramin, die als anorektische Medikamente eingesetzt wurden. Die Herzerkrankung tritt spät im Verlauf auf, ist dann jedoch häufig entscheidend für die Prognose der Patienten und weist einen eigenständigen, von der Tumormassenentwicklung unabhängigen Verlauf auf.

Assoziierte Krankheitsmanifestationen

Patienten mit neuroendokrinem Tumor und einem Karzinoid-Syndrom weisen häufiger peptische Ulzerationen auf als Patienten ohne Karzinoid-Syndrom.

Pellagra, bedingt durch vermehrten Tryptophanabbau, ist selten. Bei Patienten mit gleichzeitiger Malabsorption und ausgeprägter Diarrhö muss daran gedacht werden.

Die mesenteriale Fibrose kann zu Strikturen der Ureteren führen.

Selten weisen Patienten mit ausgeprägtem Flush auch diffuse, leicht bräunlich erscheinende Ödeme auf.

Synchrone oder metachrone Neoplasien

Die Inzidenz von Zweittumoren bei Patienten mit neuroendokrinen Tumoren des GI-Trakts ist erhöht. Sowohl klinisch als auch im operativen oder pathologischen Untersuchungsmaterial wird die Prävalenz von Zweittumoren mit 13–40% angegeben. Die überwiegende Anzahl dieser Zweittumoren sind Adenokarzinome des GI-Trakts, gefolgt von Lungen-, Zervix- und Ovarialkarzinomen. Ein regelmäßiges Screening der Patienten wird empfohlen.

Diagnostik

Biochemische Diagnostik

Chromogranin A. Eine erhöhte Chromogranin-A-Konzentration im Serum spricht für einen neuroendokrinen Tumor. Chromogranin A ist ein sensitiver, jedoch relativ unspezifischer Marker neuroendokrinen Gewebes. Als Bestandteil der Membran der Sekretgranula wird es vom Tumorgewebe mit Peptid- und Polypeptidhormonen kosezerniert. Leicht erhöhte Chromogranin-A-Konzentrationen findet man bei Niereninsuffizienz, ausgeprägtem Malabsorptionssyndrom, Morbus Whipple und einheimischer Sprue. Hohe Chromogranin-A-Konzentrationen finden sich bei Patienten mit neuroendokrinem Tumor und Karzinoid-Syndrom. Die Chromogranin-A-Konzentration verläuft meist parallel zu der 5-Hydroxyindolessigsäure-Ausscheidung im Harn.

5-Hydroxyindolessigsäure (5-HIES). Der Nachweis einer erhöhten Konzentration von 5-Hydroxyindolessigsäure, einem Abbauprodukt des Tryptophanstoffwechsels im 24-h-Urin ist spezifisch (100%) und sensitiv (75%) für Mitteldarmtumoren, jedoch nicht in gleichem Ausmaß für Tumoren des Vorder- oder Enddarms. **Differenzialdiagnostisch** findet man leicht erhöhte Werte bei ausgeprägtem Malabsorptionssyndrom, Morbus Whipple, und einheimischer Sprue. Die Konzentration der 5-Hydroxyindolessigsäure im Urin ist altersabhängig und nimmt mit höherem Alter ab. Dies ist bei der Beurteilung der Werte zu berücksichtigen. Um falsch hohe Werte zu vermeiden, sollte vor der Sammelperiode tryptophanhaltige Nahrung vermieden werden (Tab. 6.8).

> *!* Die Bestimmung der 5-Hydroxyindolessigsäure hat bei Vorderdarmtumoren, die einen anderen Tryptophanmetabolismus haben, keine Bedeutung. Hier muss 5-Hydroxytryptophan im 24-h-Urin bestimmt werden.

Serotonin. Die Bestimmung des Serotonins kann in Einzelfällen wie einer nur grenzwertig erhöhten 5-Hydroxyindolessigsäure-Konzentration im Urin, hilfreich sein. Insgesamt ist die Aussagekraft dieser Untersuchung wegen der kurzen Halbwertszeit des Serotonins, der intraindividuell stark schwankenden Werte und Störanfälligkeit der Bestimmungsmethode gering.

Genetische Diagnostik

Genetische Assoziationen zwischen neuroendokrinen Tumoren des Mitteldarms und andere endokrinen Erkrankungen sind bisher nicht beschrieben.

Bildgebende Verfahren

Vor Manifestation des Tumors mit einem Karzinoid-Syndrom sind abdominelle Schmerzen das Leitsymptom der Erkrankung. Meist ist der Schmerz nicht scharf lokalisiert und eher unspezifisch. Bis zu 25% der Patienten zeigen Symptome einer intermittierenden Obstruktion. Eine in der Folge veranlasste Kontrastmitteldarstellung zeigt dann gelegentlich einen kleinen Füllungsdefekt als Hinweis auf die Raumforderung.

Tabelle 6.8 Substanzen, die die 5-Hydroxyindolessigsäure-Bestimmung beeinflussen

Konzentration falsch hoch	Konzentration falsch niedrig
Medikamente: Acetaminophenon, Cumarin, Reserpin, Nikotin, Coffein, Fluorouracil, Melphalan, Methysergid, Phenacetin, Phenobarbital, Reserpin	Medikamente: Alkohol, Aspirin, Heparin, Imipramin, INH, Ketanserin, MAO-Hemmer, Methyldopa, Phenothiazine, Promethazin, Ranitidin, Streptozotocin
Nahrung: Avocados, Ananas, Artischocken, Bananen, Kiwi, Melonen, Pekannüsse, Pflaumen, Walnüsse	Nahrung: Alkohol

Computertomografie. Das Computertomogramm kann in fortgeschrittenen Fällen den Primärtumor darstellen. Bei erfahrenen Untersuchern ist die Darmsonografie in der Darstellung des Primärtumors dem CT überlegen. Der Nachweis der charakteristischerweise ausgeprägt vaskularisierten Lebermetastasen im Computertomogramm oder Oberbauchsonogramm legt bereits aufgrund ihrer besonderen Struktur den Verdacht auf einen neuroendokrinen Tumor nahe. Die Sensitivität des CT liegt bei mehr als 80% für den Nachweis mindestens einer der 3 Manifestationen:
- Primärtumor,
- Lebermetastasen (immer vorhanden bei Patienten mit Karzinoid-Syndrom) und/oder
- mesenteriale Infiltrationen.

Octreotidszintigrafie. Nach Injektion von 100–185 MBq ^{111}In-Octreotid (Somatostatinanalogon) werden planare Ganzkörperszintigramme sowie SPECT-Aufnahmen (Single-Photonenemissionstomografie=Schnittbilder) nach 4h und 24h angefertigt. Durch die SPECT wird die Nachweiswahrscheinlichkeit von rezeptorpositiven Herden deutlich gesteigert. Spätaufnahmen nach 24h sind erforderlich, da nach Internalisation des Radiopharmakons im Wesentlichen über den STR2- und STR5-Rezeptor das Radionuklid intrazellulär verbleibt und das nichtgebundene Radiopharmakon renal eliminiert wird. Das erhöht die Nachweiswahrscheinlichkeit insbesondere kleiner Herde.

Die Octreotidszintigrafie bei Patienten mit Karzinoid erkennt 80 bis nahezu 100% aller Läsionen (Primärtumoren und Metastasen). Negative Ergebnisse sind v. a. bei Tumoren mit einem Durchmesser von < 0,3–0,5 cm oder fehlender Rezeptorexpression zu erwarten. Die Octreotidszintigrafie sollte ohne laufende Somatostatinmedikation durchgeführt werden, d. h. diese für ca. 48–72h pausiert werden. Für Patienten mit Langzeitpräparaten ist eine Therapiepause von ca. 6–7 Wochen anzustreben. Falls dies aufgrund der klinischen Beschwerdesymptomatik nicht möglich sein sollte, so ist eine Umstellung auf ein Kurzzeitpräparat vonnöten mit der oben erwähnten Therapiepause von ca. 48–72h. Festzustellen bleibt, dass für die Notwendigkeit, die Somatostationtherapie zu unterbrechen, keine klare Datenlage besteht und die Empfehlung ausschließlich auf Erfahrung beruht.

> Unter Kosten-Effektivität-Betrachtungen zeigen Daten, dass sich durch die Kombination aus Szintigrafie, Röntgenthorax und Oberbauchsonografie alle Läsionen bei betroffenen Patienten lokalisieren lassen und dies damit effektivstes Vorgehen ist.

Bei 15% der Patienten erlaubt die Szintigrafie Läsionen zu detektieren, die mit keinem anderen Verfahren nachweisbar waren. Da dies für Operabilität und/oder systemische Therapie relevant ist, sollte die Somatostatinrezeptorszintigrafie heute immer Bestandteil des Primärstagings, aber auch des Follow-up der Patienten sein.

Auch in der Verlaufskontrolle hat heute die Somatostatinrezeptor-Szintigrafie wegen der hohen Sensitivität einen festen Platz. Sie erlaubt neben der Lokalisation von Läsionen eine Entscheidungshilfe, ob eine Operation oder eine systemische Therapie sinnvoll ist.

Die Dokumentation des Rezeptorstatus ist für die potenzielle ^{90}Y-DOTATOC-Therapie Voraussetzung.

■ Therapie

■ Operative Therapie

Neuroendokrine Tumoren des Gastrointestinaltrakts werden abhängig von ihrer Lokalisation und Ausdehnung chirurgisch unterschiedlich behandelt.

Neuroendokrine Tumoren des Magens. Benigne neuroendokrine Tumoren des Magens sind meist < 1–2 cm im Durchmesser, ohne Angioinvasion und Tumorausdehnung jenseits der Submukosa. Diese Tumoren können endoskopisch abgetragen werden. Regelmäßige jährliche gastroskopische Kontrollen sind erforderlich. Niedrigmaligne neuroendokrine Tumoren des Magens sind häufig > 1–2 cm groß, sie gehen gehäuft mit Lymphknoten- und z. T. mit Lebermetastasen einher. Entsprechend der Lokalisation besteht die chirurgische Therapie in einer (sub)totalen Gastrektomie mit regionaler Lymphadenektomie und ggf. Lebermetastasenresektion. Hochmaligne neuroendokrine Tumoren des Magens werden unabhängig von ihrer Größe nach den Regeln des Adenokarzinoms des Magens behandelt, d. h. durch Gastrektomie und regionale Lymphadenektomie.

Neuroendokrine Tumoren des Duodenums. Sie treten am häufigsten in der Pars 1 und 2 des Duodenums auf, überwiegend handelt es sich um Gastrinome, hormoninaktive Duodenalkarzinoide sind selten. Im Bereich der Papilla vateri werden typischerweise Somatostatin-produzierende neuroendokrine Tumoren beobachtet, zum Zeitpunkt der Diagnose liegen häufig Lymphknotenmetastasen vor. Im Bereich der Papille kommen auch schlecht differenzierte kleinzellige neuroendokrine Karzinome vor, die in der Regel eine ungünstige Prognose haben und einer radikalen chirurgischen Therapie bedürfen (partielle Duodenopankreatektomie). Bei einer Tumorinfiltration noch nicht über die Submukosa hinaus sind auch lokale Resektionsverfahren möglich. Im Übrigen richtet sich die chirurgische Therapie der malignen neuroendokrinen Tumoren des Duodenums nach den onkologischen Prinzipien ihrer anatomischen Lage.

Neuroendokrine Tumoren des Dünndarms. Sie treten nicht selten multipel auf. Lymphknotenmetastasen bestehen oft schon bei einer Tumorgröße < 1 cm. Typisch ist die Entwicklung desmoplastischer Gewebsreaktionen im Mesenterium, welche im fortgeschrittenen Stadium zur Obstruktion des Darmlumens führen können. Zur perioperativen Vorbereitung von Patienten mit Karzinoid-Syndrom ist zur Prophylaxe einer lebensbedrohlichen Herzkreislaufkrise mit und ohne Bronchialobstruktion die Gabe von Octreotid angezeigt (24h vor dem Eingriff 3500 g Octreotid s. c. und intraoperativ 100 g Octreotid/h i. v.). Die chirurgische Therapie besteht in der radikalen En-bloc-Resektion des befallenen Dünndarmabschnitts mit ausreichenden tumorfreien Resektionsrändern und lokoregionärer Lymphadenektomie bis zum mesenterialen Gefäßstamm. Der **radikalen Lymphadenektomi**e kommt eine besondere prognostische Bedeutung zu, da Rezidive häufig von den regionären Lymphknoten ausgehen. Ist diese Vorgehensweise nicht bereits im Rahmen des Ersteingriffs erfolgt, wird eine Komplettierungsoperation empfohlen. Bei Vorliegen von Lebermetastasen und geplanter Chemoembolisation wird die Durchführung einer synchronen Cholezystektomie erforderlich.

Neuroendokrine Tumoren des Appendix. Sie werden zumeist als Zufallsbefund einer Appendektomie entdeckt (ca. 1/300). Trotz häufiger Infiltration der Muscularis propria bis hinein in die Mesoappendix zeigen sie in der Regel ein benignes Verhalten. Da eine Metastasierung bei neuroendokrinen Tumoren des Appendix mit einer Größe < 2 cm und einer Infiltration in den Mesoappendix bis 3 mm extrem selten ist, wird bei dieser Tumorgröße die Durchführung einer Standard-Appendektomie als ausreichend angesehen. Bei einer Tumorgröße > 2 cm oder einer weitergehenden Infiltration des Mesoappendix ist die Hemikolektomie erforderlich. Diese wird nach onkologischen Kriterien durchgeführt.

Neuroendokrine Tumoren des Kolons. Sie sind extrem selten. Sie treten meist im rechten Hemikolon auf, sind häufig niedrig differenziert und weisen oft bereits Metastasen auf. Bei Tumoren mit einem Durchmesser von 2 cm kann eine endoskopische Abtragung oder eine Segmentresektion erfolgen, wenn keine Metastasen vorliegen. Bei Tumoren > 2 cm oder Metastasen ist eine onkologisch adäquate Kolonresektion einschließlich regionärer Lymphadenektomie erforderlich.

Neuroendokrine Tumoren des Rektums. Sie sind meist klein, sie werden zufällig oder bei symptomatischen Blutungen festgestellt. Bei Tumoren > 2 cm und Infiltration der Muscularis propria liegen bei Diagnosestellung meist Fernmetastasen vor. Neuroendokrine Tumoren des Rektums sind immer hormoninaktiv. Wie beim Adenokarzinom des Rektums ist eine Koloskopie des gesamten Darms obligat. Die transrektale Endosonografie liefert Hinweise auf die Infiltration der Muscularis propria und auf regionale Lymphknotenbeteiligung. Tumoren einer Größe von 1–2 cm werden endoskopisch entfernt; die Behandlung solcher Tumoren entspricht in Abhängigkeit vom Tumorsitz dem Vorgehen beim Adenokarzinom.

Lebermetastasen. Die Indikation zur Lebermetastasenchirurgie ist nur dann gegeben, wenn durch die funktionelle Symptomatik von Lebermetastasen, die anderweitig nicht behandelt werden kann (medikamentös etc.) eine Volumenreduktion zum Überleben des Patienten und Verringerung der Symptomatik erforderlich ist. Alle weiteren Indikationen gelten derzeit als noch nicht gesichert. Die Metastasenchirurgie der Leber sollte nur zur Anwendung kommen, wenn eine R0-Resektion in Aussicht steht oder zumindest 90% der Metastasen entfernt werden können. Distale weitere Metastasen müssen ausgeschlossen sein. Die Operation muss in einem Zentrum mit Erfahrung in der Leberchirurgie durchgeführt werden. Prinzipiell kommen verschiedene Methoden zur Anwendung, darunter:
- Enukleation,
- Ein- oder Mehrsegmentresektionen und
- Hemihepatektomie und erweiterte Hemihepatektomie.

■ Medikamentöse Therapie

Für Patienten mit metastatischer Erkrankung ist eine kurative operative Therapie nur noch in seltenen Fällen möglich. Therapieziele einer Bio- oder Chemotherapie sind Symptomreduktion, Stabilisierung der Erkrankung und Verlängerung des Lebens.

Die Biotherapie wird mit Somatostatinanaloga oder Interferon einzeln oder in Kombination durchgeführt. Für eine Chemotherapie stehen 5-Fluorouracil (5-FU), Doxorubicin, Streptozotocin oder Cisplatin in Verbindung mit VP-16 allein oder in verschiedenen Kombinationsregimes zur Verfügung. Darüber hinaus kann ein Hypersekretionssyndrom symptomatisch behandelt werden.

Meist geht der systemischen, medikamentösen Therapie eine zytoreduktive Therapie voraus. Neben operativen Ansätzen stellen Tumorembolisation, Chemoembolisation oder Thermotherapie, für sich oder in Kombination mit einer Chemotherapie, eine therapeutische Option dar. Neuere (experimentelle) Strategien sind die Embolisation mit radioaktiven beladenen Embolisationspartikeln oder die Radiorezeptortherapie. Eine Lebertransplantation ist bei fehlender extrahepatischer Beteiligung vereinzelt mit wechselndem Erfolg zum Einsatz gekommen.

Biotherapie

Somatostatinanaloga (SSA)

Somatostatin hemmt die Sekretion von Hormonen und Peptiden im GI-Trakt. Zusätzlich ist ein antiproliferativer Effekt mit partieller Hemmung des Zellzyklus in der G1-Phase nachweisbar. Die Stimulation von Somatostatinrezeptoren aktiviert intrazelluläre Signaltransduktionswege über heterotrimere G-Proteine, die in eine Hemmung des Kalziumeinstroms und damit zur Reduktion der Sekretion führen. In vitro induzieren hohe Dosen von Somatostatin die Apoptose von Somatostatinrezeptor-3-positiven Tumorzellen und verlangsamen möglicherweise auf diesem Wege das Wachstum. Zusätzlich könnte die Hemmung der Freisetzung von Wachstumsfaktoren wie Insulin-like-growth-factor-1 (IGF-1), oder Gastrin-releasing-peptide (GRP) den antiproliferativen Effekt verstärken.

Von den bisher charakterisierten 5 Somatostatinrezeptoren (SSR) weisen SSR-2 und SSR-5 eine hohe Bindungsaffinität für die klinisch relevanten Somatostatinanaloga Octreotid und Lanreotid auf. Da sich in neuroendokrinen Tumoren eine höhere Rezeptordichte als im umgebenden Gewebe findet, kann man von einer gewissen Spezifität der gegen den Tumor gerichteten Therapie sprechen. Das neuere, ebenfalls sehr effektive Somatostatinanalogon SOM230 (Pasireotid) bindet insbesondere an den SSR-5. Die Affinität von SOM230 zu dem SSR-5 ist 40-mal höher als das herkömmliche Octreotid. Es handelt sich dabei um keine Standardtherapie. Aktuell ist das Medikament auch noch nicht erhältlich.

Somatostatinanaloga haben eine längere Halbwertszeit (90 min) im Vergleich zum nativen Somatostatin (HWZ 2 min). Die Entwicklung von Depotpräparaten, Somatuline-Depot und Sandostatin LAR, ermöglicht die Therapie mit einer i.m.-Injektion alle 2 bzw. 4 Wochen. Die Dosierung orientiert sich an der klinischen Symptomatik und wird bis zur Beschwerdefreiheit langsam gesteigert. Die antisekretorischen Eigenschaften der Somatostatinanaloga sind hervorragend. 50–75% der Patienten weisen eine biochemische Remission auf, bei 80% kommt es zur klinischen Besserung. Die Dauer des Therapieeffekts ist auf 12–18 Monate beschränkt und auch früheres Auftreten einer Tachyphylaxie ist nicht selten. Andererseits gibt es durchaus Patienten mit lang anhaltendem Effekt der Therapie. Eine Tumorgrößenreduktion durch SSA konnte nur bei 10% (12/124) der Patienten beobachtet werden, während der Übergang in eine stabile Phase der Erkrankung bei 50% der Patienten nachweisbar ist (36% bei Patienten mit vor Therapie nachgewiesenem Progress). Die Dauer der stabilen Phase lag bei 18 Monaten (Median). Bei ausgewählten Patienten mit progressiven metastasierten gastroenteropankreatischen Tumoren ließ sich mit extrem hohen Dosen (15 mg Lanreotid/Tag) für 46% der Patienten eine Stabilisierung der Erkrankung erreichen. Auch bei neuroendokrinen Tumoren des Dünndarms scheinen sehr hohe Dosen den konventionellen Dosierungsschemata überlegen zu sein (8/10 Patienten stabile Erkrankung).

SOM230 wurde im Rahmen einer Dosis-Titrationsstudie bei 44 Patienten mit metastasiertem neuroendokrinem Karzinom eingesetzt, die refraktär oder resistent gegenüber Octreotid waren. Die Initialdosis lag bei 2-mal 300 µg SOM230/Tag, wobei diese in Abhängigkeit des Ansprechens auf bis zu 2-mal 900 µg SOM230/Tag gesteigert wurde. 20% der Patienten erreichten hierunter ein partielles Ansprechen, d. h. die Stuhlfrequenz lag bei < 4-mal pro Tag und Flush-Ereignisse < 2-mal pro Tag. Zwei von 44 Patienten zeigten ein komplettes Ansprechen.

Initial auftretende **Nebenwirkungen** wie Meteorismus, abdominelle Schmerzen und Fettstuhl sind meist passager und durch eine Hemmung der exokrinen Pankreasfunktion bedingt. Bei Persistenz der Steatorrhoe kann ein Versuch mit Pankreasenzym-Substitution hilfreich sein. Die Reduktion v. a. der frühen Phase der Insulinsekretion kann sich nachteilig auf den Glukosemetabolismus auswirken. Somatostatin induziert die Bildung einer lithogenen Galle, hemmt die Ausschüttung von Cholezystokinin und damit die Gallenblasenmotilität. In der Folge ist eine Gallensteinbildung bei bis zu 60% der Patienten nachweisbar. Eine prophylaktische Therapie mit Chenodeoxy- und Ursodeoxygallensäuren kann die Inzidenz von Gallensteinen bei Patienten mit Langzeittherapie reduzieren. Die intestinale Malabsorption bei Steatorrhoe kann zu verringerter Resorption von Vitamin D und Kalzium führen. Bei Langzeittherapie nimmt die Resorption des Vitamins B_{12} ab, vermutlich durch die direkte Hemmung der Intrinsic-Faktor-Sekretion aus der Parietalzelle bedingt. Häufige, meist milde oder moderate Nebenwirkungen einer SOM230-Therapie sind Bauchschmerzen, Übelkeit, Gewichtsverlust und Müdigkeit. Außerdem hat SOM230 auch Auswirkungen auf den Glukosemetabolismus.

Zusammengefasst sind die Somatostatinanaloga eine exzellente Möglichkeit der symptomatischen Behandlung der Hypersekretionssyndrome bei Patienten mit Karzinoid-Syndrom. Eine Tumorvolumenreduktion ist selten nachweisbar, eine Stabilisierung der Erkrankung scheint bei einem hohen Prozentsatz der Patienten erreichbar. Ob extrem hohe Dosen tatsächlich effektiver sind, ist noch nicht eindeutig geklärt, ebenso wenig, ob die Therapie mit Somatostatinanaloga tatsächlich zu einer Verlängerung der Überlebenszeit führt. Die Nebenwirkungen der Therapie sind in Anbetracht der deutlichen Zunahme der Lebensqualität der Patienten vertretbar und in der Regel gut beherrschbar.

Interferon

Interferone induzieren über spezifische, an der Zelloberfläche gelegene Rezeptoren eine intrazelluläre Signaltransduktions-Kaskade, die zur Transkription bestimmter durch Interferon induzierbarer Gene führt. Zum Teil handelt es sich hierbei um Tumorsuppressor-Gene oder Onkogene. Der wachstumshemmende Effekt des α-Interferon wird über eine 2',5'-A-Synthetase und p86-Kinase vermittelt. Beide induzieren den Abbau der mRNA von Wachstumsfaktoren und Peptidhormonen. Damit wird Wachstum reduziert. Die Aktivität der 2',5'-A-Synthetase korreliert mit dem klinischen Effekt und kann als Indikator der therapeutischen Effizienz eingesetzt werden. Hemmende Effekte auf den Zellzyklus, eine Reduktion des Übergangs von G0–G1 und eine Verlängerung der S-Phase durch die Hemmung der Cyclin-B-Expression mit verminderter CDC-2-Kinase-Aktivität sind weitere Angriffspunkte. Zusätzliche Mechanismen sind möglicherweise die Induktion der Apoptose, Ersatz der Tumorzellen durch Bindegewebe und die verstärkte Expression von Klasse-1-Histokompatibilitätsantigenen (MHC) als Angriffspunkt für zytotoxische T-Lymphozyten. Der Reduktion des Tumorvolumens geht eine radiologisch nachweisbare verminderte Aufnahme von Kontrastmittel voraus, sodass ein antiangiogener Effekt des α-Interferon möglich ist.

α-Interferon ist zur Therapie einer Vielzahl solider Tumoren eingesetzt worden. Bei neuroendokrinen Tumoren des Mitteldarms war eine Stabilisierung des Tumorwachstums in bis zu 40% der Fälle nachweisbar. Die **Therapieindikation** für α-Interferon ist die Stabilisierung der Erkrankung bei progressiven metastasierten neuroendokrinen Tumoren. Die Beeinflussung des Hypersekretionssyndroms stellt eine sekundäre Indikation dar.

Die Therapieeffekte zeigen keine eindeutige Dosis-Wirkungs-Beziehung. Damit muss die Dosis individuell angepasst werden. Der **effektive Dosisbereich** für neuroendokrine Tumoren des GI-Trakts liegt zwischen 3 und 10 Mio. IE pro Woche, verteilt auf 3–7 Injektionen pro Woche. Die Dosis wird entsprechend der Leukozytenzahl titriert, die 3×10^9/l nicht unterschreiten sollte. Dosen > 12 Mio. IE pro Woche haben keinen wesentlich größeren Effekt, erhöhen aber die Toxizität der Medikation erheblich.

In einer Metaanalyse von 30 Studien aus den Jahren 1986–2003 wurden insgesamt 302 Patienten ausgewertet; 92% von diesen hatten Mitteldarmtumoren. Ein biochemisches und symptomatisches Ansprechen wurde bei etwa 50% der Patienten gesehen. Eine partielle Remission wurde nur bei etwa 10% der Patienten registriert. Die mediane Zeit bis zum erneuten Fortschreiten der Erkrankung lag bei ~12 Monaten. Die Mediane Überlebenszeit lag in Abhängigkeit der Studien bei 44–80 Monaten. Dies entspricht einem Vielfachen gegenüber einer Chemotherapie. Bei der Interpretation dieser aus verschiedenen Studien stammenden Überlebenszeitangaben muss jedoch die Selektionsbias für die jeweilige Therapie in Betracht gezogen werden. Pegyliertes Interferon (PEG-Interferon) ist derzeit noch nicht für die Therapie neuroendokriner Tumoren zugelassen.

Bei der Analyse der Ergebnisse einer Interferontherapie spiegelt möglicherweise die radiologische Evaluation der Tumorverkleinerung die tatsächlichen Effekte auf die Tumorvolumenreduktion nur eingeschränkt wider. Die Zunahme an Bindegewebe kann eine Tumorvolumenreduktion maskieren. Eine Tumorverkleinerung bei 10% der Patienten ist geringer, die Remissionsrate von 40% jedoch höher als mit konventioneller Chemotherapie. Die Behandlung mit Interferon ist nicht kurativ, andererseits ist die Therapie in der Lage, das Tumorwachstum über lange Zeit hinweg zu kontrollieren. Dies trifft insbesondere zu, wenn die Tumorlast zu Beginn der Therapie gering ist.

> Interferon sollte daher früh im Verlauf der Erkrankung eingesetzt oder mit einer zytoreduktiven Therapie kombiniert werden.

Interferon-neutralisierende Antikörper (Inzidenz: 1–38%) sind beschrieben. Sie treten v. a. bei der Verwendung rekombinanten α-2a-Interferons auf, gelegentlich nach α-2b-Interferon-Therapie. Neutralisierende Antikörper können den Therapieeffekt mindern, ihre Bestimmung sollte daher in die Überwachung der Patienten mit einbezogen werden. Bei Auftreten von Antikörpern kann der Wechsel zu humanem Leukozyteninterferon die Wirksamkeit der Medikation wieder herstellen.

Nebenwirkungen der Interferontherapie treten innerhalb der ersten 5 Tage als „grippeartige" Symptomatik bei nahezu allen Patienten auf. Paracetamol ist hier effektiv. Appetitlosigkeit, Gewichtsverlust (60%) und Müdigkeit (50%) beeinträchtigen die Lebensqualität. Knochenmarktoxizität (Anämie 31%, Leukozytopenie (2109/l) 7%, Thrombozytopenie (100×10^9/l) 18% und Hepatotoxizität (31%) sind dosisabhängig. Autoimmunreaktionen lassen sich bei 20% der Patienten nachweisen. In einer Gruppe von 135 Patienten, die mit α-Interferon behandelt wurden, traten bei 19% der Patienten Autoimmunerkrankungen auf (Hyperthyreose N=3, Hypothyreose N=10, Thyreoditiden N=5, perniziöse Anämien N=4 und systemischer Lupus erythematodes N=3). Zu den selteneren Nebenwirkungen zählen Depressionen oder eine Visusminderung. Interferon sollte bei Patienten mit mittelgradigen bis schweren Einschränkungen der Nieren- und Leberfunktion oder bei mäßiger Herzinsuffizienz nicht verabreicht werden. Bei vorbestehender Autoimmunerkrankung ist eine kontinuierliche Überwachung erforderlich. Trotz dieser Einschränkungen ist die Lebensqualität der Patienten bei individualisierter Dosierung akzeptabel.

Bei der **Interpretation der in** Tab. 6.9 **metaanalytisch zusammengeführten Daten** muss das breite Tumorspektrum in Betracht gezogen werden, das den zitierten Studien zugrunde liegt. Häufig wurden Patienten mit Vorderdarmtumoren bzw. unbekanntem Primärtumor eingeschlossen und die Ergebnisse sind selten nach Tumorart differenziert. Für diese Zusammenstellung wurden im Wesentlichen Untersuchungen und Ergebnisse zu Tumoren des Mitteldarms aufgenommen. Darüber hinaus kombinierten die einzelnen Studien unterschiedlichste Therapiemodalitäten (α-Interferon als Primär- oder Sekundärtherapie, nach Operation, nach Embolisation ohne oder mit systemischer Chemotherapie). Zusätzlich sind die verwendeten Interferon-Dosen oder Interferon-Arten (rekombinantes α-Interferon, rekombinantes α-2b-Interferon, humanes Leukozyten-Interferon) sowie die Behandlungsdauer zwischen den Studien nicht vergleichbar. Veränderungen können bei dieser so langsam wachsenden Tumorart oft erst nach langer Ver-

laufsperiode nachgewiesen werden und nicht alle angegebenen Studien decken lange Beobachtungszeiträume ab.

Kombinationstherapie: Somatostatinanaloga und α-Interferon

Die Kombination von Somatostatinanaloga und α-Interferon wird eingesetzt, um Folgendes zu erreichen:
▶ den antiproliferativen Effekt der Interferontherapie zu verstärken,
▶ den antisekretorischen Effekt der Somatostatinanaloga auszunutzen,
▶ die Dosis des α-Interferons und damit die Nebenwirkungen zu reduzieren.

Während in der ersten Untersuchung keine Zunahme des antiproliferativen Effekts nachgewiesen werden konnte, zeigen neuere Untersuchungen einen Anstieg der stabilen Erkrankung (30–75%) und eine Zunahme der Remission oder Stabilität der biochemischen Parameter (77–92%). Ein Wachstum des Tumors, auch bei biochemischer Remission, ist nicht ausgeschlossen, sodass eine engmaschige radiologische Nachsorge gewährleistet sein muss.

> Interessanterweise gelang es durch die Kombination, einen erneuten biochemischen Effekt bei Patienten zu erzielen, die während einer früheren Biomonotherapie resistent geworden waren.

Trotz noch nicht ganz ausreichender Datenlage kann die **Indikation** für eine Kombinationstherapie von Somatostatinanalogon und α-Interferon gegeben sein, wenn Folgendes zutrifft.
▶ es unter Monotherapie mit α-Interferon zum Tumorwachstum kam,
▶ wenn sich während der Somatostatintherapie eine Tachyphylaxie entwickelt hatte,
▶ wenn die Interferontherapie wegen nicht tolerabler Nebenwirkungen abgesetzt werden musste.

Die Kombinationstherapie erlaubt dann die Fortführung der Medikation in reduzierter Dosierung mit entsprechend geringeren Nebenwirkungen. Die geschätzte mediane Überlebenszeit seit Beginn der Kombinationstherapie ist, verglichen mit konventioneller Chemotherapie, deutlich länger (58 Monate vs. 8 Monate). Da die Kombinationstherapie keinen wesentlichen zusätzlichen Effekt auf die Tumorausdehnung hat, macht diese Differenz deutlich, wie wichtig die Kontrolle des Hypersekretionssyndroms für die Lebensverlängerung ist (Tab. 6.**10**).

Weitere Therapieverfahren: mTOR-Inhibitoren

Das Protein mTOR spielt eine zentrale Rolle in der Signaltransduktion der Rezeptoren von Wachstumsfaktoren wie IGF-1 und VEGF. Diese können durch mTOR-Inhibitoren gehemmt werden. In einer Studie mit 31 NET-Patienten wurden der mTOR-Inhibitor RAD 001 (Everolimus; 5 mg pro Tag) und Octreotid (30 mg/Mo-

Tabelle 6.9 Therapie mit α-Interferon: Dosierung, Effekt auf Tumorvolumen und Tumormarker

Patienten	Patienten mit erhöhter 5-HIES	Remission des Tumorvolumens		Remission der 5-HIES					Symptomremission	
Anzahl		partiell		stabil		partiell		stabil		
14	10	0/14		n.i.		5/10	(50%)	4/10	(40%)	n.a.
11	–[b]	2/11	(18%)	2/11	(18%)	–[b]		–[b]		n.a.
9	9	0/9		n.a.		5/9	(56%)	3/9	(33%)	6/9 (67%)
29	25	3/29	(10%)	25/29	(86%)	13/25	(52%)	9/25	(36%)	21/29 (72%)
14	14	0/14		n.a.		5/14	(36%)			6/9c (67%)
14[d]	14	0/14		6/8[e]	(75%)	4/9	(44%)	n.a.		50%F 55%Df
27[g]	23	4/20	(20%)	n.a.		9/23	(39%)	n.a.		65%F 33%D
13	13	1/13	(8%)	10/13	(77%)	1/13	(8%)	4/13	(31%)	50%F 0%D
8[h]	8	0/8		4/8	(50%)	2/8	(40%)	n.a.		2/7 (29%)
16[i]	9	0/16		10/15[j]	(66%)	1/6	(16%)	3/6	(50%)	4/15 (50%)
174	125	10/148	(2%)	57/84	(68%)	45/117	(39%)	23/63	(37%)	39/69 (57%)

a Partielle Remission: Tumorvolumen-Reduktion 50%, stabile Erkrankung: Patienten mit geringer Remission eingeschlossen, geringe Remission, Tumorvolumen-Reduktion 50%, stabile Erkrankung: keine Zunahme des Tumorvolumens 25%
b 5-HIES-Konzentration nicht angegeben für Patienten mit neuroendokrinem Tumor des Mitteldarms
c von 14 Patienten mit erhöhter 5-HIES im Urin hatten 9 Patienten ein Karzinoid-Syndrom
d 3 Patienten mit neuroendokrinem Tumor der Lunge, 2 Patienten mit unbekanntem Primärtumor eingeschlossen
e bezieht sich ausschließlich auf Patienten mit Mitteldarmtumoren
f F, Flush, D, Diarrhö
g 2 Patienten mit neuroendokrinem Tumor der Lunge, 3 Patienten mit je einem neuroendokrinem Tumor des Rektums, Magens, Thymus und 4 Patienten mit unbekanntem Primarius
h 1 Patient mit neuroendokrinem Tumor der Lunge eingeschlossen
i 2 Insulinome, 1 Gastrinom, 1 Glukagonom, 1 nichtfunktioneller Tumor eingeschlossen
j Für die ersten 3 Monate der Therapie, danach nahm die Anzahl der Patienten mit stabiler Erkrankung ab
n.a.: nicht angegeben, 5-HIES: 5-Hydroxyindolessigsäure

Tabelle 6.10 Kombinationstherapie Somatostatinanaloga und α-Interferon: objektive und biochemische Remission und mediane Zeit bis zum Progress bei neuroendokrinen Tumoren des GI-Trakts

Patientenzahl	Patienten mit erhöhter 5-HIES	Dosierung		Tumorvolumen	Remission der 5-HIES		Mediane Zeit (Monate) bis zum Progress (Bereich)
		OCT	IFN-α	stabil	partiell	stabil	
24[a]	22	300 g/Tag	1,5–7 Mio. IE/Tag an 3 Tagen/Woche	15/20 (75%)[b]	17/22 (77%)[c]	4/22 (18%)	12 (5–46)
6	6	600 g/Tag	5 Mio. IE/Tag an 3 Tagen/Woche	2/6 (30%)	1/8 (13%)	5/8 (63%)	7–11

a Ein Patient mit neuroendokrinem Tumor der Lunge eingeschlossen.
b Tumorvolumen wurde nur bei 20 Patienten evaluiert.
c Angabe für partielle und vollständige Remission zusammengenommen
5-HIES: 5-Hydroxyindolessigsäure

nat) eingesetzt, wobei ein partielles Ansprechen in 12% der Fälle und eine stabile Erkrankung in 82% der Fälle gesehen wurde. Häufige Nebenwirkungen waren aphthöse Ulzerationen sowie verstärkte Müdigkeit bei einigen der behandelten Personen. Dieses Medikament steht derzeit nur in Studien zur Verfügung.

Zytoreduktive Therapieverfahren

Chemotherapie

Indikation zur systemischen Chemotherapie besteht bei Patienten mit progredienter metastasierender Erkrankung, nach Biotherapie oder nachdem andere zytoreduktive Optionen erschöpft sind. Der Effekt einer Chemotherapie nimmt mit dem Entdifferenzierungsgrad des Tumors zu, d. h. für gut differenzierte neuroendokrine Tumoren besteht keine Indikation zur Chemotherapie. Die Ansprechrate wird häufig mit < 10% angegeben, in älteren Studien wurden allerdings auch höhere Ansprechraten mit > 20% für Monotherapien mit 5-Fluorouracil (5-FU) oder Doxorubicin angegeben. Die Nebenwirkungen der Chemotherapie müssen gegen die Überlebenszeit individuell abgewogen werden. Der Einsatz der systemischen Chemotherapie ist palliativ. Verwendet werden überwiegend Streptozotocin, 5-FU, Doxorubicin und Cisplatin in Kombination mit VP-16 sowie in Einzelfällen DTIC (Dacarbazin).

5-Fluorouracil. 5-FU wirkt als intrazellulärer Metabolit und hemmt die Thymidylat-Synthetase. Dies führt zu Thymidinmangel und Zelltod. Die Inkorporation von 5-FU-Monophosphat in die mRNA stört die Proteinsynthese. Übliche Dosierung ist 500 mg/m^2/Tag an 5 aufeinander folgenden Tagen, Wiederholung des Zyklus alle 5 Wochen.

Doxorubicin. Diese Substanz bindet an die DNA und hemmt aus sterischen Gründen die RNA- und DNA-Synthese. Ein ähnlicher Wirkungseffekt liegt möglicherweise dem Cisplatin zugrunde. Übliche Dosierung ist 60 mg/m^2 alle 3–4 Wochen.

Streptozotocin. Diese alkylierende Substanz hat eine mit geringe Knochenmarktoxizität. Die Aufnahme in die Zelle erfolgt über Glukosetransporter, doch ist der genaue molekulare Wirkungsmechanismus nicht bekannt. Streptozotocin ist die am häufigsten eingesetzte Substanz. Übliche Dosierung (i. v.) ist 1500 mg/m^2 wöchentlich oder 500 mg/m^2/Tag an 5 aufeinander folgenden Tagen, Wiederholung des Zyklus alle 6 Wochen; alternativ 500 mg/m^2/Tag an 5 aufeinander folgenden Tagen, im Anschluss 1000 mg/m^2 alle 3–4 Wochen. Überwiegend wird diese Therapie bei neuroendokrinen Tumoren des Pankreas eingesetzt. Die Wirksamkeit bei Mittel- und Enddarmtumoren ist relativ gering.

Kombinierte Chemotherapie. Die Standardchemotherapien stellen Kombinationen bestehend aus Streptozotocin und 5-FU oder aus Streptozotocin und Doxorubicin dar. Bei Tumoren des Mitteldarms mit geringer Differenzierung kann auch die Kombinationstherapie bestehend aus Cisplatin und Etoposid angewendet werden. Unter dieser Therapie kann es zu hormonellen Krisen kommen. Bei gut differenzierten Tumoren ist diese Therapie wirkungslos. Die Kombinationschemotherapie bestehend aus 5-FU, Dacarbazine und Epirubicin zeigte Ansprechraten mit einer partiellen Remission in 50% der Fälle und eine Tumorstabilisierung in 25% der Fälle. Auf der Basis eines vergleichbaren Polychemotherapie-Regimes bestehend aus 5-FU, Dacarbazine und Leukovorin mit einer Ansprechrate von 1 von 9 behandelten Patienten konnten diese Ergebnisse allerdings nicht nachvollzogen werden. Eine Therapie mit Paclitaxel ist mit größeren Nebenwirkungen und einer schlechteren Ansprechrate verbunden.

Mit **Nebenwirkungen** ist bei systemischen Chemotherapien zu rechnen. Bis zu 90% der Patienten mit Streptozotocintherapie klagen über Übelkeit und Erbrechen 1–4 h nach Beginn der Therapie. Odensatron oder andere Serotonin-Wiederaufnahmehemmer sind bei der symptomatischen Therapie hilfreich. 20–75% der Patienten erleiden unter der Therapie eine Nierenfunktionseinschränkung, wobei die Nephrotoxizität (glomeruläre und tubuläre Funktionseinschränkungen) mit der Dauer der Medikamentenapplikation zunimmt. Bei einer Proteinausscheidung > 500 mg/24 h muss die Therapie unterbrochen werden, bis die Proteinausscheidung wieder unterhalb dieses Grenzwerts liegt. Die zentralnervöse Toxizität äußert sich in Depression und Verwirrtheitszuständen. Herzrhythmusstörungen können auftreten. Eher selten sind Hauterscheinungen oder Durchfälle. Da eine Knochenmarkschädigung (Leukozytopenie oder Thrombozytopenie 9%) bei der Therapie mit Streptozotocin selten ist, bietet sich die Kombination mit 5-FU oder Doxorubicin an.

> **!** In Kombination mit Streptozotocin ist die Halbwertszeit des Doxorubicins verlängert und die Toxizität vermehrt; hier muss daher die Dosis des Doxorubicins reduziert werden.

Doxorubicin kann sich negativ auf eine vorbestehende, auch klinisch noch nicht manifeste Herzerkrankung auswirken. Bei der Kombinationstherapie mit Etoposid und Cisplatin/Carboplatin kommt es zur Alopezie und in Abhängigkeit der Dosis zu einer Knochenmarkdepression. Außerdem sind die Wirkstoffe nephro- und neurotoxisch.

Zusammenfassend muss festgestellt werden, dass es weiterhin schwierig ist, allgemeine Empfehlungen aus den vorliegenden Studien zu ziehen. Die meisten Untersuchungen schließen nur kleine Patientenzahlen ein, die Gruppen sind heterogen im Hinblick auf Tumorlokalisation, Tumorausdehnung, Karzinoid-Syndrom oder kardiale Beteiligung sowie auf die Art der Vorbehandlung (Tab. 6.**11**, Tab. 6.**12**). Die systemische Chemotherapie bei Patienten mit einem neuroendokrinen Tumor des Mitteldarms ist von untergeordneter Bedeutung. Die Ansprechraten sind häufig gering, die Remissionsdauern sind kurz und die Überlebenszeiten werden nicht wesentlich verlängert, wohingegen die Nebenwirkungen der Therapie erheblich sein können. Einzig Patienten mit undifferenzierten, anaplastischen, neuroendokrinen Tumoren des Mitteldarms könnten von einer Medikation mit insbesondere Cisplatin und Etoposid profitieren.

Weitere zytoreduktive Therapieverfahren

Die Einschränkung der Lebensqualität ist bei Patienten mit neuroendokrinen Tumoren des Mitteldarms häufiger durch das Karzinoid-Syndrom bestimmt als durch

Tabelle 6.11 Chemotherapie bei neuroendokrinen Tumoren des Mitteldarms: Ansprechrate und Dauer der Remission bei Monotherapie

Medikament	Dosierung	Patientenzahl	Remissionsrate (%)[a]	Mediane Dauer der Remission (Monate)[b]	Referenz
Doxorubicin	60 mg/m² alle 3–4 Wochen	81	21	6	Engström 1984
	60 mg/m² alle 3–4 Wochen	33	21	3,5	Moertel 1987
5-FU	500 mg/m²/Tag an 5 Tagen alle 5 Wochen	19	26	3	Moertel 1987
	500 mg/m²/Tag an 5 Tagen alle 5 Wochen	11	18	n.a	Moertel 1979
Streptozotocin	1000 mg/m²/Tag an 5 Tagen alle 6 Wochen	6	17	(2)	Moertel 1987
	500–1000 mg/m²/Tag an 5 Tagen alle 2 Wochen	8	0	–	Schein 1974
Dacarbazin	250 mg/m²/Tag an 5 Tagen alle 4–5 Wochen	15[c]	13	4,5	van Hazel 1983
Cisplatin	45–90 mg/m² alle 3–4 Wochen	16	6	4,5	Moertel 1986

a Tumorvolumen Reduktion in Prozent des Tumorvolumens vor der Behandlung.
b In Klammern: Der Mittelwert oder Median konnte aufgrund der kleinen Patientenzahl nicht berechnet werden.
c 3 Patienten mit unbekanntem Primarius.
d 5 Patienten mit unbekanntem Primarius, ein neuroendokriner Tumor des Magens, ein neuroendokriner Tumor der Lunge.
Streptozotocin wird üblicherweise mit einer Dosis von 1,5 g/m² in wöchentlichen Intervallen oder 0,5 g/m²/Tag mal 5 Tage alle 6 Wochen verabreicht. Seit kurzem wird auch folgendes Schema angegeben: 0,5 g/m²/Tag an 5 Tagen gefolgt von 1 g/m² jede 3. oder 4. Woche.

die Tumorerkrankung per se. Für diese Patienten kann die Reduktion der Tumormasse zu einer spürbaren klinischen Verbesserung und Verlängerung der Überlebenszeit führen. Eine Zytoreduktion, d.h. eine Verminderung der Tumormasse, kann durch operative Eingriffe, Tumorembolisation bei hepatischen Metastasen ohne oder mit lokaler Chemotherapie (Chemoembolisation) durchgeführt werden. Kryo- und Thermoablation, Embolisation mit radioaktiven Partikeln oder Radiorezeptortherapie für Somatostatinrezeptor-positive Tumoren sind an einigen Zentren verfügbar. Für ausgewählte Patienten wird auch die Lebertransplantation diskutiert.

Operative Zytoreduktion. Die Indikation zur operativen Therapie von Lebermetastasen sollte vor einer systemischen Chemotherapie, bei Patienten, die auf eine Chemotherapie nicht ansprachen, oder bei Patienten mit therapierefraktärem Karzinoid-Syndrom gestellt werden. Um eine effektive Palliation zu erreichen, müssen rund 90% des betroffenen Lebergewebes entfernt werden. Aufgrund der diffusen Lebermetastasierung ist die Möglichkeit zum operativen Eingriff nur in 5–8% der Patienten gegeben. Die Überlebenszeit nach dem Eingriff betrug 10 Monate für 62% (8/13); 23% (3/13) der Patienten verstarben nach einem medianen Zeitintervall von 16 Monaten. Die vorliegenden Untersuchungen schließen nur kleine Patientenzahlen ein, sind retrospektiv, mit einer Nachbeobachtungszeit von nur 2 Jahren. Dies ist in die Beurteilung der Ergebnisse einzubeziehen.

Tumorembolisation. Während die A. hepatica rund 35–50% des Sauerstoffbedarfs des Leberparenchyms deckt, sind Lebermetastasen zu 90% auf die Versorgung durch die A. hepatica angewiesen. Ein Verschluss der A. hepatica induziert damit eine relativ selektive, ischämische Nekrose der Tumormetastasen. Die Indikation zum Verschluss der A. hepatica kann bei bilobulären, hepatischen Metastasen oder bei rasch progredientem, metastatischem Krankheitsverlauf gestellt werden. Technisch kann die Ischämie mittels Ligatur der A. hepatica (meist in Kombination mit einer Cholezystektomie zur Vermeidung eines ischämischen Gallenblaseninfarkts) oder mittels Embolisation erfolgen. Aufgrund der raschen Entwicklung von Umgehungskreisläufen nach operativer Ligatur zusätzlich zu dem erheblichen operativen Risiko hat sich die spezifisch auf das Tumorgewebe gerichtete, **periphere Embolisation** mit länger anhaltender Ischämie im Tumorgebiet als effektiver gezeigt. Der Eingriff kann – im Gegensatz zur operativen Ligatur – auch wiederholt werden. Die **Kombination mit einer systemischen Chemotherapie** konnte die Überlebenszeit signifikant verbessern: die mediane Überlebenszeit für Patienten mit neuroendokrinen Tumoren des Mitteldarms nach Verschluss der A. hepatica betrug 27 Monate, mit nachfolgender Chemotherapie 49 Monate.

Chemoembolisation. Dies bezeichnet die Kombination der Embolisation der A. hepatica mit einer lokal zytotoxischen Chemotherapie, in der Regel Doxorubicin 50 mg/m². Wenn möglich wird der Vorgang in 3-monatlichen Abständen wiederholt. In einer Gruppe von Patienten mit neuroendokrinen Tumoren unterschiedlichster Herkunft ließ sich bei 6/18 Patienten eine Reduktion der Tumormasse (12–58%) erreichen. Ein Progress der Erkrankung wurde bei nur 3 Patienten

Tabelle 6.12 Chemotherapie bei neuroendokrinen Tumoren des Mitteldarms: Ansprechrate und Dauer der Remission bei Kombinationstherapie

Medikamente und Dosierung	Patientenanzahl	Remissionsrate (%)	Mediane Dauer der Remission (Monate)	Referenz
STZ und 5-FU				
STZ 500 mg/m² i. v. Tag 1–5 alle 6 Wochen, 5-FU 400 mg/m² Tag 1–5 alle 6 Wochen	22	36[b]	7[c]	Moertel 1979
STZ 500 mg/m² i. v. Tag 1–5, 5-FU 400 mg/m² Tag 1–5 und Tag 35–40	80	22	7,5	Engström 1984
STZ 500 mg/m²/Tag an 5 Tagen i. v. und 5-FU 400 mg/m² i. v., dann 2 g STZ und 400 mg 5-FU einmal jede 3.–4. Woche	24[d]	8	2,7	Öberg 1987
STZ und Cyclophosphamid				
STZ 500 mg/m²/Tag an 5 Tagen i. v. jede 6. Woche und CTX 100 mg/m² i. v. einmal jede 3. Woche	24	39[b]	6,5[e]	Moertel 1979
STZ und Doxorubicin				
STZ 1000 mg/Woche und Doxorubicin 20–25 mg/m²/Woche für 4 Wochen, dann jede 2. Woche	10	40	5–9	Kelsen 1982
5-FU und Cyclophospamid und Streptozotocin mit oder ohne Doxorubicin				
5-FU 400 mg/m²/Tag Tag 1 i. v. und Tag 8, Doxorubicin 30 mg/Tag i. v., Cyclophosphamid 75 mg/m² p. o. Tag 1–14 und Streptozotocin 400 mg/m² Tag 1 und Tag 8	44	27	5 (1–24)[f]	Bukowski 1987
5-FU 500 mg/m² und Dacarbazine 200 mg/m² und Epirubicin 30 mg/m², jeweils Tag 1–3, alle 3 Wochen	12	50	38 (12–47)	Bajetta 2002
Etoposide und Cisplatin				
Etoposide 130 mg/m²/Tag mal 3 Tage und Cisplatin 45 mg/m²/Tag Tag 2 und 3, Zyklus alle 4 Wochen	13	0	–	Moertel 1991

a % der Patienten mit objektiver Tumorvolumenreduktion.
b Remissionsrate bezieht die Reduktion des Tumorvolumens und die Remission der 5-HIES ein.
c Die mediane Dauer der Remission ist für alle behandelten Patienten berechnet, d. h. 3/11 Patienten mit unbekanntem Primarius, 2/7 Patienten mit einem neuroendokrinem Tumor der Lunge und ein Patient mit einem Pankreastumor.
d 6 Patienten mit neuroendokrinem Tumor der Lunge, mediastinalem Karzinoid und unbekanntem Primarius eingeschlossen. Die Art des Tumors konnte nicht mit Patienten korreliert werden, die eine Monotherapie oder Kombinationschemotherapie erhielten.
e Die Dauer der Remission ist für alle Patienten mit Therapie berechnet, d. h. 2/5 Patienten mit pankreatischem Primärtumor und 1 Patient mit einem neuroendokrinem Tumor des Ovars.
f Angabe der medianen Ansprechzeit aller Patienten mit objektivem Ansprechen auf die Therapie (19/65). STX: Streptozotocin, 5-FU: 5-Fluorouracil, CTX: Cyclophosphamid.
Die Kombinationschemotherapie bestehend aus 5-FU, Dacarbazine und Epirubicin zeigte Ansprechraten mit einer partiellen Remission in 50% der Fälle und eine Tumorstabilisierung in 25% der Fälle (##).

beobachtet, eine stabile Erkrankungsphase ließ sich bei 72% der Patienten erreichen. In Zusammenhang mit dem Eingriff treten Übelkeit, Schmerzen und Temperaturerhöhungen auf. Ein Anstieg der Leberenzyme ist meist passager. Ernsthafte **Komplikationen** sind ischämischer Infarkt der Gallenblase, Pankreatitis, Leberabszess, Gefäßverletzungen und Aneurysmen. Bis zu 5% therapiebedingter Todesfälle wurden berichtet. **Kontraindikationen** sind eine Thrombose der Pfortader, Gerinnungsstörungen, vorbestehende Einschränkungen der Leber- oder Nierenfunktion sowie eine Herzinsuffizienz. Beträgt die Tumorlast > 50% des Lebergewebes, so ist das Verfahren nicht mehr indiziert. Die Vorteile der Chemoembolisation im Vergleich zur Embolisation allein oder gefolgt von einer systemischen Chemotherapie müssen noch durch weitere Studien belegt werden. Die Überlebensraten von Patienten mit Chemoembolisation werden im Mittel mit 59–64 Monaten nach dem ersten Auftreten von Symptomen eines Karzinoid-Syndroms angegeben.

> Die Chemoembolisation muss unter Somatostatinanaloga-Schutz durchgeführt werden.

Kryoablation. Der Effekt der Kyrotherapie beruht auf einer intra- und extrazellulären Kristallbildung, zellulärer Dehydratation und Zellruptur. Zusätzlich wird ein Versagen der Mikrozirkulation mit nachfolgender Ischämie als Ursache der Zellschädigung diskutiert. Das Verfahren stellt einen interessanten Ansatz dar, der bisher jedoch nur an wenigen Zentren experimentell zur Verfügung steht. Durch Kombination mit einer Radiofrequenzablation kann die Morbidität (Koagulopathie, Thrombozytopenie) des Verfahrens gesenkt werden. Läsionen >3 cm lassen sich möglicherweise besser mit diesem Verfahren gegenüber der Radiofrequenzablation therapieren.

Radioembolisation. Ein bisher ebenfalls noch weitgehend experimentelles Verfahren ist die Radioembolisation: Mikrosphären werden mit radioaktiven Partikeln (Yttrium) beladen und im Embolisationsverfahren eingesetzt. Vor dem breiten Einsatz des Verfahrens sind noch die Probleme der Dosimetrie und der sicheren Lokalisation der radioaktiven Mikrosphären zu klären.

Radiorezeptortherapie. Das Verfahren nutzt die höhere Dichte an Somatostatinrezeptoren (SSR), insbesondere des SSR-2, auf dem Tumorgewebe im Vergleich zum umgebenden Gewebe aus. Der radioaktive markierte Ligand wird in den malignen Zellen akkumuliert und führt dort zu lokaler Radiotherapie. Bisher eingesetzt wurden insbesondere [90Y-DOTA-Tyr3]-Octreotid (DOTATOC) und [177Lu-DOTA-Tyr3]-Octreotad (DOTATATE). Partielle Tumorregressionen, so genanntes minimales Ansprechen und eine Tumorstabilisierung bei Patienten mit initialem Tumorprogress wurden bei 12–34%, 12–14% bzw. bei 28–56% gesehen. Die mediane Zeit bis zur erneuten Progression der Erkrankung liegt für die DOTATOC-Therapie bei etwa 30 Monaten und das mediane Gesamtüberleben bei > 59 Monaten. Die Daten für die DOTATATE-Therapie scheinen noch etwas günstiger. Allerdings sind die Nachverfolgungszeiten geringer, sodass noch keine abschließende Beurteilung möglich ist.

Lebertransplantation. Die Indikation zur Lebertransplantation kann nur bei sicherem Fehlen extrahepatischer Metastasen gestellt werden. Mit den zur Verfügung stehenden bildgebenden Verfahren ist der Ausschluss extrahepatischer Metastasen nicht immer mit ausreichender Sicherheit zu gewährleisten. In einer Metaanalyse der weltweit publizierten Lebertransplantationen bei 30 Patienten mit neuroendokrinen Tumoren betrug die nach Kaplan-Meier berechnete Überlebenszeit 1 Jahr für 52% der Patienten, nach 2 Jahren lebten noch 6, nach 3 Jahren 3 Patienten. 17% der Patienten starben innerhalb des ersten Jahres an perioperativen Komplikationen.

> Damit ist die Lebertransplantation zurzeit keine gesicherte Therapieoption, sie sollte ebenfalls nicht bei schnell wachsenden Tumoren zur Anwendung kommen.

Symptomatische Therapie des Hypersekretionssyndroms

Somatostatinanaloga sind die Therapie der Wahl zur symptomatischen Behandlung des Karzinoid-Syndroms. Sie sind wegen der geringeren Ausprägung der Nebenwirkungen und besseren Effektivität dem α-Interferon eindeutig überlegen. Mit Somatostatinanaloga lassen sich Ansprechraten von 87% (Flush) bzw. 77% (Diarrhö) erreichen. Eine vollständige Suppression der Symptome wird bei ca. 15% bzw. 30% der Patienten erreicht. α-Interferon reduziert den Flush bei ca. 70% und die Diarrhö bei ca. 50% der Patienten.

Der durch Histamin ausgelöste Flush kann auch mit Histaminrezeptorantagonisten behandelt werden. Auslöser der Flush-Symptomatik, wie Alkohol, α-Blocker und Phenothiazine, sind zu meiden. Gelegentlich führen Somatostatinanaloga durch die Hemmung der exokrinen Pankreassekretion zu einer Verschlechterung der Diarrhö, hier können Pankreasenzyme hilfreich sein. Bei Patienten mit segmentaler Resektion des terminalen Ileums, der Ileozökalklappe oder bei Patienten mit ileokolischer Anastomose kann ein Gallensäuren-Verlustsyndrom die Ursache der Diarrhö sein. Diese Patienten profitieren von einer Therapie mit Cholestyramin und Ersatz der langkettigen Fettsäuren in der Nahrung durch mittelkettige Fettsäuren. Bei Persistenz der Diarrhö sollte an eine bakterielle Fehlbesiedelung gedacht werden.

> Für Patienten mit Herzbeteiligung, insbesondere der Trikuspidalklappe, ist die symptomatische Therapie häufig entscheidend für den weiteren Krankheitsverlauf. Ein herzchirurgischer Eingriff mit Klappenersatz ist bei Patienten mit gutem Allgemeinzustand in Betracht zu ziehen.

Zusammenfassend ist die symptomatische Therapie in Tab. 6.**13** dargestellt.

■ Therapiekontrolle und Verlauf

Nachsorge-Untersuchungen sind bei gering differenzierten Tumoren mit hoher Proliferation im 3-Monatsrhythmus, alle anderen Tumoren im 6-Monatsrhythmus vorgegeben. Im Vordergrund stehen dabei CT- und MRT-Untersuchungen, alternativ hierzu können auch Ultraschallkontrollen durchgeführt werden. Für die Verlaufsbeurteilung von Knochenmetastasen kommen Skelettszintigrafien, Octreotid-Szintigrafien und/oder kernspintomografische Untersuchungen zum Einsatz. Die 5-Hydroxyindolessigsäure im angesäuerten 24-h-Urin und auch Chromogranin-A im Serum sind sensitive Tumormarker, die zur Verlaufsbeurteilung ebenfalls dienlich sind. Allerdings sind hierbei die Tumormarker beeinflussende Faktoren zur beachten (Tab. 6.**8**).

> **Prognose**
> Die Diagnose eines kleinen, asymptomatischen neuroendokrinen Tumors des Mitteldarms ist selten, entsprechend gering sind die Chancen eines kurativen operativen Eingriffs. 30–40% der zufällig entdeckten Tumoren sind zum Zeitpunkt der Diagnose multizentrisch. Häufige Rezidive nach geplant kurativem Eingriff weisen auf das Vorhandensein nicht erfasster Mikrometastasen hin.

Tabelle 6.13 Karzinoid-Syndrom bei Patienten mit neuroendokrinem Tumor des Mitteldarms: symptomatische Therapie

Symptom	Pathophysiologisch wirksame Substanz	Therapie	Medikament	Dosierung
Flush	Tachykinin (Neuropeptide K, A, Substanz P) vasoactive kinine	SSA	– Octreotid	50–200 µg/Tag t.i.d., s.c.
			– Octreotid LAR	20–30 mg alle 4 Wochen i.m.
			– Lanreotid	30 mg alle 2 Wochen i.m.
		IFN-α		
	Histamin	H$_1$- und H$_2$-Blocker	– Ranitidin	150 mg t.i.d.
Bronchospasmus				
Diarrhö	Serotonin	SSA		
	Prostaglandine E, F	Serotoninantagonisten	– Odensatron	8 mg 2-mal/Tag
			– Methysergid	2–4 mg 2- bis 3-mal/Tag
			– Cyptroheptadin	4–8 mg 3-mal/Tag
		Morphinanalogon	– Loperamid	2 mg 3-mal/Tag
		IFN-α		3 Mio. IE/Tag 3-mal/Woche, s.c.
	Bedingt durch Gallensäurenverlust	Cholestyramin		4 g 3-mal/Tag
	Bakterielle Fehlbesiedelung	Doxycyclin		200 mg 2-mal/Tag
Krampfartige Bauchschmerzen	Dünndarmverschluss	Dekompression		
	Gefäßverschluss (Serotonin?)	Chirurgie		
Herzbeteiligung bei Karzinoid-Syndrom		SSA? IFN-α?		200 mg 3-mal/Tag
Pellagra	Niacinmangel			

SSA: Somatostatinanaloga; LAR: long acting repeatable; IFN: Interferon

Nach primärer, kurativ intendierter, operativer Therapie können bis zu 16 Jahre später Metastasen auftreten. Nach 35 Jahren sind nur weniger als ein Viertel der Patienten krankheitsfrei. Andererseits ist die Lebenserwartung von Patienten mit oben angegebener langer Verlaufsbeobachtung normal. Die 5-Jahresüberlebensrate von Patienten mit nicht resezierbaren abdominellen und hepatischen Metastasen beträgt 30%. Allgemein hängt das Überleben von der Lokalisation des Primarius und vom Ausmaß der Tumorerkrankung ab. Für lokalisierte Tumoren des Mitteldarms (Ausnahme Appendix) liegt die 5-Jahresüberlebensrate zwischen 65 und 75%. Fasst man lokalisierte und metastasierte Erkrankungen zusammen, so beträgt die 5-Jahresüberlebensrate 55%. Mit Manifestation eines Karzinoid-Syndroms reduziert sich die Überlebenswahrscheinlichkeit auf 20%.

In einer retrospektiven Analyse neuroendokriner Tumoren des Dünndarms wird die „Metastasen-Wahrscheinlichkeit" für Patienten mit primär lokalisierter Erkrankung mit 0,25 angegeben. Liegen bei Erstdiagnose mesenteriale Metastasen vor, so beträgt die Wahrscheinlichkeit von Lebermetastasen rund 50%, umgekehrt bei Erstmanifestation mit Lebermetastasen die Wahrscheinlichkeit mesenterialer Metastasen bei 60%. Die Zeit bis zur Entwicklung von Metastasen jeder Lokalisation betrug 12 Jahre für Patienten ohne Metastasen und 4,3 Jahre bei bereits vorbestehenden Lebermetastasen. Zusätzliche Faktoren sind von prognostischer Bedeutung:

- Tumordifferenzierung: Für Patienten mit undifferenzierten anaplastischen neuroendokrinen Tumoren ist die Prognose schlecht (mittleres Überleben 6 Monate).
- Karzinoid-Syndrom: In 2 großen Serien mit 3632 bzw. 209 Patienten mit neuroendokrinen Tumoren unterschiedlicher Primärlokalisation lag die Prävalenz eines Karzinoid-Syndroms zwischen 1 und 7%. Die 5-Jahresüberlebenswahrscheinlichkeit ist dann etwa 20%. Nach dem ersten Flush bzw. nach dem Nachweis einer erhöhten 5-Hydroxyindolessigsäure-Konzentration beträgt die mittlere Überlebenszeit ca. 2 Jahre und mehr. Die Prävalenz einer karzinoidbedingten Herzerkrankung lag bei 30–65%. Die Hälfte der betroffenen Patienten starb an den Folgen der Herzerkrankung.
- Retroperitonealfibrose: Eine ausgeprägte Fibrose kann zu wiederholten Obstruktionen führen, die einen operativen Eingriff erfordern.
- Zweittumoren entwickeln sich in bis zu 30%.

6.3 Gastrinom

M. Schott, B. Wiedenmann, U. Plöckinger

■ Definition und Epidemiologie

■ Definition

Gastrinome sind neuroendokrine (NE) Tumoren des Vorderdarms. Pathognomonisch ist die ektope, autonome Gastrinsekretion bei gastraler Hyperazidität. Das Zollinger-Ellison-Syndrom (ZES) kennzeichnet folgende Trias:
▶ Gastrin produzierender Tumor mit Hypergastrinämie,
▶ vermehrte Säuresekretion des Magens und
▶ Ulzerationen im oberen GI-Trakt.

> Der Terminus Gastrinom ist auf Gastrin-produzierende NE-Tumoren **mit** Hypergastrinämie begrenzt. NE-Tumoren mit immunhistochemischem Nachweis einer Gastrinproduktion, jedoch ohne Hypergastrinämie, sind keine Gastrinome.

■ Epidemiologie

Gastrinome gehören zu den häufigsten funktionell aktiven, malignen Tumoren des Pankreas. Die Inzidenz beträgt 1–5/1Mio./Jahr. Gastrinome sind damit etwa gleich häufig wie Insulinome oder nichtfunktionelle Tumoren des Pankreas, jedoch deutlich häufiger als VIPome oder Glukagonome. Die Prävalenz wird mit 0,1% aller Patienten mit Ulzera duodeni angegeben.

Sporadische Gastrinome werden zwischen dem 2. und 5. Lebensjahrzehnt manifest, mit einer leichten Präferenz für Männer (60%). Zwischen ersten Symptomen der Erkrankung und Sicherung der Diagnose vergehen in der Regel 4–6 Jahre. Zum Zeitpunkt der Diagnose weisen 25–30% der Patienten Metastasen auf. 60% aller sporadischen Gastrinome sind maligne, gut differenzierte Tumoren mit einer Wachstumsfraktion 10%, ein Viertel der Gastrinome sind schnell wachsende Tumoren.

■ Pathogenese

Gastrinome leiten sich von pluripotenten Stammzellen des enteropankreatischen Systems ab. Histologisch sind sie gut differenziert und ähneln endokrinen Tumoren des Pankreas. Entsprechend finden sich in den Tumorzellen Markerproteine neuroendokriner Tumoren wie Chromogranin A und Synaptophysin. Immunhistochemisch lässt sich in den Gastrinomzellen zusätzlich zu Gastrin häufig auch Insulin, pankreatisches Polypeptid oder Somatostatin nachweisen.

Eine Assoziation mit der multiplen endokrinen Neoplasie 1 (MEN-1) ist für 25% aller Gastrinome nachweisbar. Gastrinome finden sich dann multipel, überwiegend im Duodenum (70–80%). Unabhängig hiervon können bei MEN-1 zeitgleich multiple nichtfunktionelle Tumoren im Pankreas nachgewiesen werden. Das Auftreten eines Gastrinoms bei MEN-1 ist mit einer Keimzellmutation des Menin-Gens assoziiert. Nur bei 27–39% der sporadisch auftretenden Gastrinomen können somatische Mutationen im Menin-Gen nachgewiesen werden.

Peptische Ulzerationen. Gastrin hat einen trophischen Effekt auf die im Magenfundus gelegenen Parietalzellen und die Histamin produzierenden enterochromaffinen (ECL) Zellen. Die Freisetzung von Histamin aus den ECL-Zellen stimuliert wiederum die Säuresekretion aus den Parietalzellen.

Ursache des ZES ist die ektope, autonome Gastrinhypersekretion. Die Gastrinsekretion ist abgekoppelt von der negativen Feedback-Regulation des Regelkreises Säureproduktion – Gastrin. Trotz bereits vermehrter Säuresekretion persistiert die Hypergastrinämie. Ulzerationen im distalen Ösophagus, Magen, Duodenum bis einschließlich Jejunum sind die Folge. Kennzeichnend für das ZES ist das Auftreten rezidivierender Ulzerationen.

Diarrhö. Die Diarrhö ist bei etwa 20% der Patienten das Erstsymptom der Erkrankung. Ursache der Diarrhö ist Folgendes: das bei vermehrter Säuresekretion entstehende Flüssigkeitsvolumen überschreitet die Rückresorptionskapazität der durch den niedrigen pH geschädigten Darmschleimhaut. Der niedrige pH des Darminhalts inaktiviert Verdauungsenzyme, reduziert den Effekt der Gallensäuren auf die Resorption von Fetten und denaturiert Proteine der intestinalen Schleimhaut mit der Folge einer partiellen oder kompletten intestinalen Zottenatrophie. Die resultierende Maldigestion und Malabsorption führen zur Steatorrhoe.

Hohe Gastrinkonzentrationen hemmen zusätzlich die Resorption von Natrium und Wasser im Dünndarm und verursachen somit zusätzlich eine sekretorische Diarrhö. Zum Zeitpunkt der Diagnose weist rund ein Drittel der Patienten Metastasen auf. Bevorzugte Lokalisation ist die Leber. Knochenmetastasen finden sich seltener und nur bei Patienten mit Lebermetastasen. Symptome der Tumorerkrankung treten erst spät im Verlauf der Krankheit auf.

Das Zollinger-Ellison-Syndrom im Rahmen der multiplen endokrinen Neoplasie 1. MEN-1 ist eine autosomal-dominante Erkrankung; ihr liegt eine Mutation des MEN-Gens auf Chromosom 11q13 zugrunde. Die Funktion des Genprodukts Menin ist wahrscheinlich die eines Tumorsuppressor-Gens. Die Penetranz des MEN-1-Gens nimmt mit dem Alter zu und liegt bei >50% im 20. Lebensjahr. Das klinische Bild der MEN-1-Patienten ist durch einen primären Hyperparathyreoidismus (90%) bei hyperplastischen oder adenomatös veränderten Nebenschilddrüsen gekennzeichnet. Pankreastumoren lassen sich bei 75% der Patienten nachweisen, die Hälfte dieser Tumoren sind Gastrinome (30% maligne, 20% benigne). Gastrinome sind häufig multipel, mit bevorzugter Lokalisation im Duodenum. Insulinome treten bei 10–20% der Patienten auf. Zusätzlich finden sich bei 10–20% der Patienten klinisch manifeste Hypophysenadenome. Mit Einsatz des MRT lassen sich in 60% der MEN-1-Patienten Hypophysenadenome nachweisen (Prolaktinome 50%, nichtfunktionelle Tumoren in 40–50%, STH-sezernierende Tumoren 15%). Äußerst selten finden sich multiple Hypophysenadenome. Patienten mit ZES bei MEN-1 sind jünger als Patienten mit sporadischen Gastrinomen (34 vs. 43 Jahre). Lymphknotenmetastasen sind häufig, aber nicht gleichbedeutend mit schlechter Prognose. Eine Diarrhö tritt selten auf. Zum Zeitpunkt der Diagnose des Gastrinoms liegt meist auch ein primärer Hyperparathyreoidismus vor und weist auf das MEN-1-Syndrom als Grunderkrankung hin.

Einteilung und klinisches Bild

Einteilung

Sporadische Gastrinome finden sich im Pankreas (38%) oder Duodenum (38%), selten in duodenalwandnahen Lymphknoten (4%) oder anderen Lokalisationen (20%) wie Magen, Jejunum, Gallenwege, Leber, Ovar, Pylorus oder sogar Lunge. Werden in die Lokalisationsanalyse die Ergebnisse der operativen Exploration mit routinemäßiger Duodenotomie einbezogen, so ergibt sich eine etwas veränderte Verteilung der Primärtumoren: Duodenum 49%, Pankreas 24%, Lymphknoten 11%, andere Lokalisation oder unbekannter Primärtumor 25%. Hierbei ist jedoch zu beachten, dass – bedingt durch die häufiger nachweisbaren Lebermetastasen bei pankreatischen Gastrinomen – diese in der operativen Analyse unterrepräsentiert sind. 80–90% aller Gastrinome finden sich – meist rechts der A. mesenterica superior – im so genannten „**Gastrinom Dreieck**" (kraniale Achse entlang des Ductus cysticus und Ductus hepatis communis, kaudale Achse entsprechend den distalen zwei Dritteln des Duodenums und mediale Achse mit der Grenze zwischen Pankreaskopf und -korpus).

Klinisches Bild

Das klinische Bild ist insbesondere gekennzeichnet durch abdominelle Beschwerden bedingt durch peptische Ulzerationen und eine gastroösophageale Refluxerkrankung. Diarrhöen treten weit seltener auf.

Peptische Ulzerationen. Die Erkrankung beginnt in 90% der Fälle mit Symptomen der vermehrten Säuresekretion. Abdominelle Schmerzen bei Ulkuserkrankung oder gastroösophagealem Reflux treten bei >75% der Patienten auf. Im Verlauf der Erkrankung werden die Beschwerden therapierefraktär, Komplikationen der Ulkuserkrankung werden manifest. Die Symptomatik der Ulkuserkrankung unterscheidet sich nicht von der des sporadischen Ulcus duodeni. Dessen 1000-fach höhere Inzidenz erklärt die lange Latenz zwischen ersten Symptomen und Diagnose des ZES.

Gastroösophageale Refluxerkrankung. Die gastroösophageale Refluxerkrankung mit ösophagealer Schleimhautläsion ist bei rund 40% der Patienten das erste Symptom.

Diarrhö. Diarrhö als einziges Symptom findet sich bei 10–20% der Patienten, die Kombination von Diarrhö mit abdominellen Schmerzen ist bei rund 50–65% initial nachweisbar.

Ulcus duodeni. Hinweise auf ein ZES bei einem Patienten mit Ulcus duodeni sind:
▶ fehlender H. pylori-Nachweis, ineffektive Eradikationstherapie bzw. ineffektive Therapie mit Histaminrezeptorantagonisten, rezidivierende Ulzerationen, zusätzliche Diarrhö, der Nachweis eines Pankreastumors, Nierensteine oder zusätzliche Endokrinopathie;
▶ ausgeprägte, rezidivierende Ulkuserkrankung mit Komplikationen;
▶ multiple duodenale Ulzerationen oder Ulzera in ungewöhnlichen Lokalisationen;
▶ schwere und/oder therapierefraktäre Refluxerkrankung;
▶ gastroösophagealer Reflux mit Diarrhö;
▶ chronisch-sekretorische Diarrhö und/oder
▶ eine Familienanamnese mit MEN-1.

Diagnostik

Biochemische Diagnostik

Eine erhöhte Nüchtern-Gastrinkonzentration ist bei >90% der Patienten nachweisbar. Die Bestimmung der Plasma-Gastrinkonzentration ist damit der sensitivste Screeningtest.

> Die Kombination eines Nüchterngastrinwerts >1000 pg/ml (475 pmol/l) mit einem intragastralen pH <2,5 ist beweisend für ein Gastrinom.

Differenzialdiagnostisch findet sich eine entsprechend hohe Gastrinkonzentration auch bei Patienten mit atrophischer Gastritis oder perniziöser Anämie. Der gleichzeitige Nachweis der vermehrten Säuresekretion ist daher für die Diagnose unabdingbar.

Liegt die Gastrinkonzentration bei Hyperazidität zwischen 150 und 1000 pg/ml (71–475 pmol/l), muss die Diagnose durch einen Sekretintest und die Bestimmung der basalen Magensäuresekretion bestätigt werden. Die basale Magensäuresekretion ist bei als 70% der Patien-

Tabelle 6.14 Ursachen einer Hypergastrinämie

Mit Hypo-/Achlorhydrie	Ohne Hypo-/Achlorhydrie
Atrophische Gastritis, perniziöse Anämie	H. pylori-Infektion
H$_2$-Rezeptor-Antagonisten, PPI	Magenausgangsstenose
Niereninsuffizienz (häufig)	G-Zell-Hyperplasie
H. pylori-Infektion	Niereninsuffizienz (selten)
Nach Vagotomie, Billroth II Operation	Kurzdarmsyndrom Zollinger-Ellison-Syndrom

ten größer 15 mval/h, bei vorheriger Vagotomie oder Billroth-Operation 5 mval/h.

Nüchterngastrinwerte zwischen 150 und 1000 pg/ml (71–475 pmol/l) finden sich auch bei Achlorhydrie, G-Zell-Hyperplasie bei Zustand nach Vagotomie oder Billroth-II-Operation, Patienten mit Kurzdarmsyndrom, Niereninsuffizienz (Kreatinin 300 µmol/l) oder Patienten mit Protonenpumpen-Inhibitor (PPI)- oder H$_2$-Rezeptor-Antagonisten-Medikation. Vor Bestimmung der Gastrinkonzentration müssen daher Histamin-Rezeptorantagonisten mindesten 24h, Protonenpumpen-Inhibitoren (PPI) mindestens 5 Tage abgesetzt sein (Tab. 6.14).

Pathognomonisch ist der **Sekretintest** (Sekretin 2 IE/kg Körpergewicht i. v.), wenn bei Nüchternhypergastrinämie die Differenz der basalen zur stimulierten Gastrinkonzentration 200 pg/nl überschreitet. Der Test ist einfach durchführbar (Blutentnahmen –15, 0, 2,5, 10, 15, 20 und 30 min); Kontraindikationen sind eine akute Pankreatitis oder ein akuter Schub einer chronischen Pankreatitis. Während des Tests können Hitzewallungen, Übelkeit, Bauchschmerzen und Schwindel auftreten. Allergische Reaktionen kommen vor. Glukokortikoide, Östrogene, Gestagene, Opiate und Anticholinergika können die Wirkung des Sekretins abschwächen. Ein falsch-negativer Test kommt bei rund 10% der Patienten mit Gastrinom vor.

Die Plasmakonzentration des **Chromogranin A** ist bei 80–100% der Patienten mit Gastrinom vermehrt. Chromogranin A kann als Tumormarker hilfreich sein, insbesondere, wenn während der Therapie mit Protonenpumpeninhibitoren die Gastrinkonzentration nicht mehr allein durch den Tumor, sondern auch therapiebedingt erhöht sein kann. Zu beachten ist allerdings, dass Chromogranin-A-Werte auch durch andere Faktoren maßgeblich beeinflusst werden können, die zu falsch-positiven Resultaten führen.

> Zum **Ausschluss eines MEN-1-Syndroms** sollte die Bestimmung des Prolaktins, des Insulin-like-growth-factor-1 (IGF-1) und des Kalziums (ggf. auch des Parathormons) erfolgen. Da in seltenen Fällen das ZES die Erstmanifestation des MEN-1 sein kann, wird die Bestimmung dieser Parameter für die Routinenachsorge empfohlen.

■ Genetische Diagnostik

Im Falle von klinischen oder laborchemischen Hinweisen auf eine MEN-1-Erkrankung sollte eine Mutationsanalyse des Menin-Gens erfolgen.

■ Lokalisationsdiagnostik und bildgebende Verfahren

Nach laborchemischer Bestätigung der Diagnose erfolgt die Lokalisationsdiagnostik als Entscheidungshilfe für das weitere Vorgehen: Resektion des Primärtumors, zytoreduktiver Eingriff bei ausgedehnter Erkrankung oder medikamentöse Therapie. Die präoperative Lokalisation ist wesentlich, da Gastrinome meist klein, intraoperativ schwierig nachzuweisen und häufig multipel sind. Nichtinvasive Verfahren der Diagnostik mit unterschiedlicher Sensitivität für Primärtumor oder Metastasen sind:
▶ Ultraschall (US),
▶ Computertomografie (CT),
▶ Magnetresonanztomografie (MRT) und
▶ Somatostatinrezeptorszintigrafie (SRS).

An invasiven Methoden stehen folgende Verfahren zur Verfügung:
▶ der endoskopische Ultraschall mit einer Sensitivität von 70% für die Lokalisation des Primärtumors und
▶ die Angiografie (Sensitivität 43–68%, Spezifität 89%).

Das diagnostische Ergebnis ist im Wesentlichen von der Größe des Primärtumors abhängig. Tumoren mit einem Durchmesser von < 1 cm sind mit den zur Verfügung stehenden Verfahren kaum darstellbar. Für Gastrinome zwischen 1 und 3 cm steigt der Erfolg auf bis zu 30% und ist 100% bei einer Tumorgröße von > 3 cm. Die Kombination aller nichtinvasiver Verfahren (US, CT, MRT) mit der Angiografie diagnostiziert 48% aller Gastrinome.

Die **Somatostatinrezeptorszintigrafie** mit ^{111}In-Octreotid hat sich in prospektiven Studien an 122 Patienten mit Gastrinom im Vergleich zu US, CT, MRI, Angiografie und Knochenszintigrafie als jedem dieser Verfahren überlegen gezeigt und hat damit das Patientenmanagement in 47% geändert. Die Sensitivität der Methode betrug 71%, die Spezifität 86%, positiv und negativ prädiktive Werte lagen bei 85 und 52%.

> Wegen dieser hohen Treffsicherheit in der Lokalisationsdiagnostik mit Ganzkörpertechnik und SPECT sollte die Szintigrafie als erstes lokalisationsdiagnostisches Verfahren zum Einsatz kommen.

Nach Lokalisation von Primärtumor und Metastasen sollten diese gezielt mit den radiologischen Verfahren anatomisch prätherapeutisch genau lokalisiert werden. Unter Kosteneffektivitätsbetrachtungen ist dies das günstigste Vorgehen, da die Lokalisation des Primärtumors mit Erfassung der Resektabilität, das Staging (operatives oder primär systemisches Vorgehen) und die

Tabelle 6.15 Sensitivität und Spezifität der Lokalisationsdiagnostik bei Gastrinomen

Verfahren	Sensitivität (%)	Spezifität (%)
Extrahepatische Raumforderung		
Ultraschall	13–23	92
CT	38	90
MRT	22–44	100
SRS	69–72	86
Lebermetastasen		
Ultraschall	14–46	100
CT	42–54	99
MRT	63–71	92
SRS	92–97	90–100

Aufgrund der unterschiedlichen Lage und Häufigkeit multifokaler Tumoren ist bereits präoperativ eine **Differenzierung in sporadische vs. hereditäre Gastrinome** (im Rahmen der MEN-1-Erkrankung) vorzunehmen. 20–40 % der Patienten mit einem duodenalen Gastrinom weisen ein MEN-1-Syndrom auf. Fast alle MEN-1-Gastrinome liegen im Duodenum und sind multipel. Die präoperative Lokalisationsdiagnostik hat einerseits zum Ziel, den Primärtumor und andererseits das Vorhandensein von Lymphknoten- und/oder Lebermetastasen nachzuweisen. Obligate bildgebende Verfahren sind Somatostatinrezeptorszintigrafie, Endosonografie, Ösophagogastroduodenoskopie und Computertomografie. Fakultative Verfahren sind perkutane Ultraschalldiagnostik, Kernspintomografie und, insbesondere bei MEN-1-Syndrom und okkultem Gastrinom die selektive arterielle Katheterisierung mit Sekretininjektion und anschließender Gastrinbestimmung aus der Lebervene.

> ! Die operative Therapie ist bei nichtmetastasierten Gastrinomen das einzige Therapieverfahren mit kurativem Ansatz. Im Gegensatz zum Insulinom sollte beim Gastrinom aufgrund des höheren Malignitätsrisikos bei kurativer Intention der Tumor mit einem Randsaum normalen Pankreasgewebes entfernt werden, dies gilt auch für Duodenalgastrinome.

Dokumentation des Rezeptorstatus mit einer Untersuchung dokumentiert werden können.

Fügt man zu den o. g. Verfahren den intraoperativen Ultraschall hinzu, so werden ca. 85 % der Gastrinome korrekt lokalisiert. Bei Verdacht auf ein duodenales Gastrinom hat die intraoperative transduodenale Illumination die höchste Sensitivität und erlaubt das Erkennen von Läsionen mit wenigen Millimetern Ausdehnung.

Knochenmetastasen (bevorzugte Lokalisation Hüfte > Skapula > Rippen > axiales Skelett) lassen sich mit SRS oder MRT nachweisen (Tab. 6.15).

Der Einsatz bildgebender Verfahren sollte die Prognose des Patienten und die therapeutischen Folgen der Diagnostik berücksichtigen. Der Einsatz der Somatostatinrezeptorszintigrafie bei einem Patienten mit bekannten Lebermetastasen und fehlender operativer Therapiemöglichkeit ist ohne therapeutische Konsequenz, erhöht aber die Kosten der Diagnostik. Umgekehrt kann die SRS mit höchster diagnostischer Sensitivität – wird sie zu Beginn der Untersuchung eingesetzt – weitere Diagnostik ersetzen.

Duodenale Gastrinome werden durch intraoperative Duodenoskopie mit Diaphanoskopie diagnostiziert, eine Längsduodenotomie ist damit in der Regel nicht erforderlich. Im Falle des Nichtauffindens des gesuchten Gastrinoms sind blinde Resektionen obsolet. Bei größeren Gastrinomen und Malignität ist eine Standardresektion entsprechend den Adenokarzinomen des Duodenums und Pankreas angezeigt.

Beim MEN-1-Gastrinom bestehen sowohl hinsichtlich der Indikationsstellung als auch des operativen Vorgehens wesentliche Unterschiede zum sporadischen Gastrinom. Bei biochemischem Tumorverdacht ist auch bei negativer Lokalisationsdiagnostik in der Regel die Indikation zur Operation gegeben; diesbezüglich bestehen jedoch unterschiedliche Therapiekonzepte. In jedem Fall ist beim MEN-1-Gastrinom und gegebener Operationsindikation eine Duodenalexploration obligat, da hereditäre Gastrinome nahezu immer (auch) in der Duodenalwand lokalisiert sind. Beim MEN-1-Gastrinom mit assoziiertem primärem Hyperparathyreoidismus sollte letzterer zuerst behandelt werden, da die Hyperkalzämie die Hypergastrinämie verstärkt.

■ Therapie

■ Operative Therapie

Für **Patienten ohne Lebermetastasen** ist die operative Therapie das Vorgehen der Wahl. Dies trifft sowohl für sporadische Gastrinome als auch für Gastrinome bei MEN-1 zu. Die Indikation zur Operation kann einerseits mit kurativen Zielsetzung, andererseits als zytoreduktive Maßnahme gegeben sein. Ist die Operation unvollständig oder die Erkrankung ausgedehnt metastasiert, sind eine Biotherapie und/oder Chemotherapie zu erwägen. Protonenpumpeninhibitoren reduzieren effektiv die gastrale Hyperazidität. Damit lassen sich die Komplikationen der vermehrten Säuresekretion verhindern, die den Krankheitsverlauf vor dem Einsatz der PPI entscheidend bestimmt haben.

■ Medikamentöse Therapie

Da die Säuresekretion medikamentös kontrolliert werden kann, ist der Progress der Tumorerkrankung der entscheidende prognostische Parameter. Zytoreduktive Therapieansätze, Biotherapie, Chemotherapie, Chemoembolisation der Lebermetastasen und Radiorezeptortherapie können zur Behandlung eingesetzt werden. Details dieser Therapieansätze sind im Abschnitt „Neuroendokrine Tumoren des Mitteldarms" ausgeführt. Die Indikation für die einzelnen Therapiestrategien bzw. der Zeitpunkt, zu dem diese Therapien im Krankheitsverlauf bei Gastrinomen begonnen werden sollten, sind nicht eindeutig geklärt. Der Progress bei Lebermetastasen ist individuell sehr verschieden. Kein Wachstum der Metastasen (29%), langsames Wachstum (32%, Volumenzunahme 50% innerhalb eines Monats) oder rasches Tumorwachstum (42%, Volumenzunahme 50% innerhalb eines Monats) wurden über einen Zeitraum von 4,2 Jahren bei unbehandelten Patienten beobachtet. Die Verlaufskontrolle dient damit der Feststellung des individuellen Tumorwachstums.

Chemotherapie. Die First-line-Chemotherapie ist eine Kombinationstherapie bestehend aus Streptozotocin in Kombination mit 5-FU oder Doxorubicin. Die Ansprechrate hängt vom Proliferationsindex ab. Bei schlecht differenzierten Tumoren kommt auch häufig ein aggressiveres Protokoll mit Etoposid und Cisplatin/Carboplatin zu Anwendung.

Weitere zytoreduktive Therapieverfahren. Wie bei den neuroendokrinen Tumoren des Mitteldarms kommen noch andere Therapieverfahren zur Anwendung. Hierzu zählen die Somatostatinanaloga-Therapie, die allerdings nicht für die Therapie von nichtfunktionellen Tumoren zugelassen ist. Weiterhin können Radiorezeptortherapien und Radioembolisationen zur Anwendung kommen. Diese sollten allerdings nur in erfahrenen Zentren durchgeführt werden. Insbesondere beim Gastrinom ist die Radiorezeptortherapie als sehr effektiv beschrieben worden.

Symptomatische Therapie. Die Indikation zum **Einsatz von PPI** besteht bereits bei Verdacht auf das Vorliegen eines ZES, um Komplikationen der gastralen Hyperazidität zu verhindern. Ziel der medikamentösen Therapie ist eine basale Säuresekretion < 10 mval/h 1h vor erneuter Medikamenten-Einnahme (< 5 mval/h, wenn der medikamentösen Therapie eine Vagotomie oder Billroth-II-Operation vorausging). Bei ausgeprägtem gastroösophagealem Reflux wird eine Hemmung der Säuresekretion auf < 5 mval/h, in Einzelfällen < 1 mval/h, angestrebt. Der Effekt der Therapie muss einmal jährlich kontrolliert werden.

> ! Trotz kurativer Operation kann bei bis zu 40% der Patienten eine Weiterführung der antisekretorischen Medikation erforderlich sein. Die als Folge der Hypergastrinämie aufgetretene Hyperplasie der Parietalzellen führt hier zur Persistenz der Hyperazidität. Die Patienten müssen daher postoperativ entsprechend nachuntersucht werden.

In den meisten Fällen (75%) kann das Therapieziel initial mit 40 mg Omeprazol einmal täglich erreicht werden. Sind höhere Dosen erforderlich, werden 2-mal täglich 40–60 mg gegeben. Bei ca. 45% der Patienten waren im Verlauf Dosen von 60 mg/Tag, bei 5% 80 mg/Tag und bei ca. 25% 100–120 mg/Tag und mehr erforderlich. Da die Effektivität der Sekretionshemmung durch PPI innerhalb der ersten Tage zunimmt, wird Folgendes empfohlen: Beginn mit Omeprazol 60 mg/Tag und Titration der Dosis anhand der basalen Säuresekretion.

Neben Omeprazol stehen weitere PPI zur Verfügung (Lansoprazol, Pantoprazol, Rabeprazol). In äquivalenter Dosierung ist ihr Effekt dem Omeprazol vergleichbar. Die Erfahrungen mit diesen Substanzen sind jedoch noch gering.

Nebenwirkungen der oralen Therapie mit PPI sind selten. Während einer effektiven Langzeittherapie kann durch die verminderte Säuresekretion die Resorption des proteingebundenen Vitamin B_{12} reduziert sein. Daraus ergibt sich die Notwendigkeit einer regelmäßigen Kontrolle der Vitamin B_{12}-Konzentration.

Die Hemmung der Säuresekretion führt reaktiv zur Hypergastrinämie und Hyperplasie der enterochromaffinen Zellen. Eine Langzeittherapie mit Omeprazol über > 2 Jahre führte bei Ratten zur Entwicklung eines neuroendokrinen Tumors des Magens. Während beim Menschen durchaus eine Hyperplasie des ECL-Zellen nachweisbar ist, sind bisher ECLome nur in Zusammenhang mit dem MEN-1-Syndrom gesehen worden. Inwieweit der neuroendokrine Tumor des Magens Folge der Säuresekretionshemmung mittels PPI ist oder als Teil des MEN-1 interpretiert werden muss, ist zurzeit unklar. Diskutiert wird u.a. die direkte Wirkung von Gastrin auf den Zell-Zell-Kontakt (über E-Cadherin) und die damit zu erklärende kanzerogene Wirkung.

> Mit der hohen Effektivität der PPI und den geringen Nebenwirkungen dieser Therapie ist keine Indikation für den Einsatz von H_2-Rezeptor-Antagonisten oder Anticholinergika gegeben.

Therapiekontrolle und Verlauf

In Analogie zu Tumoren des Mitteldarms sind Nachsorge-Untersuchungen bei gering differenzierten Tumoren mit hoher Proliferation im 3-Monatsrhythmus, alle anderen Tumoren im 6-Monatsrhythmus vorgegeben. Im Vordergrund stehen auch hier CT- und MRT-Untersuchungen. Der Serum-Gastrinspiegel und das Chromogranin A sind sensitive Parameter zur Verlaufkontrolle, wobei die die Tumormarker beeinflussenden Faktoren zu beachten sind.

> **Prognose**
> Gastrinome weisen im Wesentlichen 2 Wachstumsmuster auf:
> - 75% der Patienten zeigen ein wenig aggressives,
> - 25% ein aggressives Tumorwachstum.
>
> Die 10-Jahresüberlebensrate beträgt 96% für Patienten mit nichtaggressivem Tumor, während bei aggressivem Tumorwachstum nach 10 Jahren nur noch 30% der

Patienten am Leben sind. Kennzeichen eines aggressiv wachsenden Tumors sind Lebermetastasen bei Diagnose (19%) oder das rasche Auftreten von Lebermetastasen im weiteren Verlauf der Erkrankung. Hinweise für einen raschen Krankheitsverlauf sind weibliches Geschlecht, seltener Assoziation mit einem MEN-1-Syndrom, eine kurze Latenz der Erkrankung bis zur Diagnose (3 Jahre), eine hohe Gastrinkonzentration (Mittel 5160 pg/ml) und ein großer pankreatischer Primärtumor (3 cm).

Flowzytometrisch zeigt ein aggressiver Tumor vermehrt Aneuploidie im Vergleich zur langsam wachsenden Verlaufsform. Hinweise auf eine schlechte Prognose sind das Vorhandensein von Lebermetastasen und deren rasche Größenzunahme. Lymphknotenmetastasen sind ohne prognostische Relevanz. Weitere negative prognostische Faktoren sind der Nachweis von Knochenmetastasen oder die Manifestation eines ektopen Cushing-Syndroms (4% der Fälle mit Gastrinom).

Die Überlebenswahrscheinlichkeiten innerhalb eines Zeitraums von 5, 10 oder 15 Jahren nach Diagnose betragen 93%, 90% und 83%, bei lokalisierten Lebermetastasen 100%, 78% und 58% und sinken bei diffuser Lebermetastasierung auf 46% und 16%; keiner dieser Patienten erreicht dann eine Überlebenszeit von >15 Jahren. Patienten mit einem ZES bei MEN-1 haben eine signifikant bessere Prognose als Patienten mit sporadischem Gastrinom.

6.4 Insulinom

M. Schott, B. Wiedenmann, U. Plöckinger

■ Definition, Epidemiologie

■ Definition

Es handelt sich um einen von den α-Zellen der Langerhans-Inseln ausgehenden neuroendokrinen Tumor mit autonomer Produktion von Insulin. Das Insulinom wird in ähnlicher Häufigkeit wie das Gastrinom diagnostiziert, im Gegensatz zum Gastrinom ist die Lokalisation der Insulinome praktisch auf das Pankreas beschränkt. Das Insulinom stellt die bedeutsamste Differenzialdiagnose innerhalb der Nüchternhypoglykämien dar, abgesehen von der durch Insulin oder Sulfonylharnstoff induzierten Hypoglykämie ist auch der endogene Hyperinsulinismus die häufigste Ursache einer Nüchternhypoglykämie.

■ Epidemiologie

Zur Häufigkeit kann aufgrund fehlender valider Daten kaum Stellung genommen werden; die Inzidenz beträgt ca. 1:500 000.

■ Pathogenese

Bei einem Insulinom ist die Insulinsekretion entkoppelt vom Serumglukosespiegel. Aufgrund der vom Insulin abhängigen verstärkten Aufnahme von Glukose in Fett- und Muskelzellen und der Hemmung der hepatischen Glukoneogenese kommt es zu Hypoglykämien. Diese bewirken die u. g. klinischen Symptome.

■ Einteilung und klinisches Bild

■ Einteilung

Innerhalb der Insulinome überwiegen deutlich die benignen Tumoren, von einer Malignitätsrate von 5–10% kann ausgegangen werden; multiple Insulinome werden etwa in 7–8% der Fälle gefunden. Die Lokalisation bevorzugt gleichermaßen den Pankreaskopf und die übrigen Abschnitte des Pankreas. Der Tumordurchmesser liegt überwiegend zwischen 1 und 3 cm. Insulinome werden nur extrem selten ektop gefunden.

■ Klinisches Bild

Zur Gruppe der neuroglukopenischen Beschwerden gehören v. a. Konfusion, Schwindel, Kopfschmerzen, Sehstörungen, Bewusstseinsverlust bis hin zu Krämpfen. Zu adrenergen Symptomen gehören hauptsächlich Tachykardien, Angst, Schwitzen, Palpitationen. In der Häufigkeit führend ist die **Bewusstlosigkeit**, die in 75–80% der Fälle zumindest einmal geschildert wird, Schwächeanfälle mit etwa 50–60%, Schwindel mit ebenfalls 50–60% Gewichtszunahme mit 40%, Krampfanfälle mit 40% und mit jeweils 5–10% Heißhunger, Sprachstörungen, Inkontinenz, Kopfschmerzen, Paresen, aggressives Verhalten, intellektuelle Beeinträchtigung.

Diese Symptome müssen sorgfältig erfragt werden; zudem gilt es zwischen neuroglukopenischen und adrenergen Symptomen zu differenzieren. Die Evaluation des jeweiligen Symptomkomplexes ist von größter Bedeutung, um zum einen funktionelle Probleme anamnestisch so weit wie möglich auszuschließen und um zum anderen nach reaktiven Hypoglykämien und solchen, die mit der Einnahme von Medikamenten in einem Zusammenhang stehen, zu fahnden. Es ist ganz entscheidend, dass hier an die Applikation (iatrogen oder faktitiell) von Insulin, Sulfonylharnstoffen, anderen

Tabelle 6.**16** Differenzialdiagnostik der Nüchternhypoglykämie

Endokrine Ursachen
Inselzelltumor
Inselzellhyperplasie*
Nesidioblastose*
– Extrapankreatische Tumoren (IGF)?
– Mesenchymale Tumoren
– Sarkome
– Hepatozelluläres Karzinom
– Karzinoid
Hypophyseninsuffizienz
Nebenniereninsuffizienz
Wachstumshormonmangel
Metabolische Ursachen
Glykogenspeicherkrankheiten*
Störung der Glukoneogenese*
(Fruktose-1,6-Diphosphatasemangel)
Störung der Fettsäureoxidation* (z. B. Carnitinmangel)
Galaktosämie*
Fruktoseintoleranz*
Ahornsirupkrankheit*
Hepatische Ursachen
Hepatitis
Leberversagen
Reye-Syndrom
Autoimmunbedingte Ursachen
Anti-Insulin-Antikörper-Syndrom
Antiidiotypische Antikörper mit Stimulation von Insulinrezeptoren
Exogene Ursachen
Extreme Mangelernährung
Alkoholinduzierte Hypoglykämie
Extreme Muskelarbeit
Medikamente
– Insulin
– Sulfonylharnstoffe
– Acetaminophen
– Disopyramid
– Pentamidin
– Salicylate (Reye-Syndrom)

* bevorzugte Manifestation im Kindesalter

Medikamenten und Alkohol gedacht wird (Tab. 6.**16**). Eine sorgfältige Diätanamnese dient der Beschreibung möglicherweise unbewusst umgestellten Ernährungsverhaltens, das hypoglykämischen Episoden begegnen soll.

Eine Gewichtszunahme als Teil der Whipple-Trias wird nur in etwa 40 % beobachtet, eine Gewichtszunahme schließt selbstverständlich ein Insulinom nicht aus, bei sonst typischen Prodromi und Symptomen lässt dies v. a. an einen malignen Inselzelltumor denken.

Diagnostik

Indikation zur Diagnostik

Leitsymptom des endogenen Hyperinsulinismus ist die Hypoglykämie, die wiederum eine komplexe neuroglukopenische und adrenerge Symptomatik provoziert. Bevor eine umfangreiche endokrinologische Diagnostik durchgeführt wird, sollte Folgendes gelten:
1. Es sollten neuroglukopenische Symptome beobachtet worden sein, z. B. Konfusion, Schwindelattacken bis hin zur Bewusstlosigkeit oder auch Krampfanfällen,
2. es sollten zumindest einmalig niedrige Blutzuckerkonzentrationen gemessen worden sein und
3. diese Probleme sollten durch Gabe von Glukose behoben worden sein.

Ein Blutzuckerwert < 40 mg/dl gilt hierbei als der beste Indikator einer Hypoglykämie.

Grundsätzlich sind solche beobachteten Hypoglykämien in **Nüchternhypoglykämien** und **reaktive (postprandiale) Hypoglykämien** zu trennen. Hier muss die Anamnese sehr sorgfältig durchgeführt werden, insbesondere soll die Beziehung zu einer vorangegangenen Mahlzeit, die etwa 2–3 h vor der Symptomatik erfolgt sein muss, hergestellt werden. Zudem sind die beobachteten und geschilderten Symptome nur in Einzelfällen so schwer, dass sie z. B. mit Bewusstseinsverlust einhergehen. Hier ist zur weiteren Differenzierung die Durchführung einer oralen Glukosebelastung über 3 h mit Messung von Blutzucker und Insulin sinnvoll. Innerhalb des hier geschilderten differenzialdiagnostischen Vorgehens sollen aber die Nüchternhypoglykämien im Vordergrund stehen.

Biochemische Diagnostik

Nach Ausschluss einer reaktiven Hypoglykämie durch sorgfältige Anamnese und ggf. Durchführung einer oralen Glukosebelastung steht bei der Abklärung einer möglichen Nüchternhypoglykämie die Demonstration pathologisch niedriger Blutzuckerwerte bei inadäquat hohen Insulinwerten im Vordergrund. Dies wird am sichersten durch einen ausreichend langen **Hungerversuch** (s. u.) erzielt. Innerhalb dieses Zeitraums ist ebenfalls von primordialer Bedeutung, dass faktitielle Ursachen (Insulin- und/oder Sulfonylharnstoffzufuhr) ausgeschlossen werden.

Über den Hungerversuch hinaus sind nur wenige weitere endokrinologische Testverfahren notwendig. Aus unserer Sicht sind die Stimulationsverfahren mit Kalzium und Glukagon zur Diagnosesicherung ebenso obsolet wie auch der C-Peptid-Suppressionstest (insulininduzierte Hypoglykämie), da sie nicht ausreichend scharf trennen. Ein Kalzium-Stimulationstest kann nur zur Lokalisationsdiagnostik im Falle eines laborchemisch gesicherten Insulinoms bei fehlender Lokalisation mittels Endosonografie, Computertomografie und Kernspintomografie durchgeführt werden.

Nachweisdiagnostik

Zu Beginn der Diagnostik steht hier das mit Abstand sensitivste Testverfahren: der Hungerversuch über 48 h (in Zweifelsfällen über 72 h).

Hungerversuch

Prinzip. Bei gesunden Personen kommt es während einer 48-stündigen Hungerperiode so gut wie nie zu einem Abfall des Blutzuckers unterhalb von 40 mg/dl und ebenfalls nicht zu neuroglukopenischen Symptomen. Dagegen wird die Insulinsekretion aus einem Inselzelltumor während der Nüchternphase nicht durch die fallenden Blutzuckerwerte supprimiert; die Patienten mit einem Insulinom werden während dieser Phase hypoglykämisch, da die Nüchternglukosespiegel von der hepatischen Glukoseproduktion abhängen. Ziel ist es daher, eine pathologische Hypoglykämie gemeinsam mit im Vergleich hierzu zu hohen Insulin- und C-Peptid-Werten zu demonstrieren.

Kontraindikation. Bei gewährleisteter sorgfältiger stationärer Beobachtung des Patienten und ggf. rascher Terminierung des Tests sowie Gabe von Glukose bei Auftreten schwerer Symptome bestehen keine relevanten Kontraindikationen.

Durchführung. Diese Untersuchung wird nur unter stationären Bedingungen durchgeführt, der Patient sollte während der Zeit liegen und ggf. eine glukosefreie Infusionslösung erhalten. Die Möglichkeit einer sofortigen i. v.-Glukose-Infusion (20 %) sollte stets gewährleistet sein. Testbeginn sollte idealerweise an einem Wochenanfang sein, damit die späte Testphase nicht auf ein Wochenende fällt und ggf. noch eine Fahrradergometrie angeschlossen werden kann. Der Test beginnt in der Regel um Mitternacht nach einer eingenommenen Abendmahlzeit, Blutproben zur Abnahme von Glukose, Insulin und C-Peptid sollten tagsüber alle 2 h, nachts alle 4 h erfolgen. Während der Nüchternphase dürfen die Patienten nichtkalorische Getränke, z. B. ungesüßten Tee oder schwarzen Kaffee oder auch Süßstoffgetränke zu sich nehmen. Bei Blutzuckerwerten < 40 mg/dl sollten die Blutabnahmen in kürzeren Intervallen erfolgen, etwa alle 15–30 min; zu diesem Zeitpunkt muss auch unbedingt eine zusätzliche Blutentnahme zur Bestimmung von Sulfonylharnstoffen erfolgen. Der Test wird entweder regulär nach 48 h beendet oder jederzeit früher, wenn ausgeprägte neuroglukopenische Symptome auftreten.

Bei 90 % der Insulinom-Patienten findet sich hier eine Hypoglykämie innerhalb dieser Periode von 48 h. Falls ein dringender Verdacht auf ein Insulinom besteht und innerhalb dieser Zeitphase keine signifikante Hypoglykämie erfolgte, muss der Test auf 72 h ausgedehnt werden; innerhalb dieser Periode reagieren dann 95 % der Patienten mit einer signifikanten Hypoglykämie.

Beurteilung. Prinzipiell erfordert ein negativer Ausfall eines Hungerversuchs niedrige oder nicht detektierbare Insulinkonzentrationen (6 U/ml) bei Blutzuckerwerten um 40 mg/dl. Bei Insulinom-Patienten finden sich deutlich höhere Insulinwerte, assoziiert mit erhöhten C-Peptid-Werten bei Blutzuckerwerten in der genannten Größenordnung.

> Sehr hilfreich ist die Berechnung eines Insulin-Glukose-Quotienten; ein Wert > 0,3 während der Testphase weist dringend auf das Vorliegen eines Insulinoms hin.

Niedrige C-Peptid-Werte weisen auf eine faktitielle Zufuhr von Insulin hin; bei Einnahme von Sulfonylharnstoffen sind C-Peptid- und Insulinwerte erhöht, sodass hier der Nachweis dieser Substanz im Serum Bedeutung besitzt (Serum asservieren!).

Fehlerquellen. Falsch-positive Ergebnisse können bei Patienten mit einer Insulinresistenz im Hinblick auf diesen Quotienten beobachtet werden, hier ist dann für die Interpretation die Berücksichtigung der Absolutwerte für Blutzucker und Insulin bedeutsamer. Zu beachten ist ferner, dass Frauen niedrigere Glukosewerte während der Nüchternperiode entwickeln können, mit Werten < 40 mg/dl in den zweiten 24 h, ohne dass ein Insulinom vorliegt. Entsprechend sind diese Patientinnen dann auch asymptomatisch. Nur sehr selten kommt es auch bei einem Insulinom zu einer Suppression der Insulinsekretion als Reaktion auf die Hypoglykämie, sodass hier in diesen Fällen die Hungerperiode bis zu dem Zeitpunkt ausgedehnt werden muss, an dem moderate neuroglukopenische Symptome auftreten können.

Genetische Diagnostik

In Analogie zu anderen neuroendokrinen Tumoren des Pankreas sollte im Fall klinischer oder laborchemischer Hinweise auf eine MEN-1-Erkrankung eine Mutationsanalyse des **Menin-Gens** erfolgen.

Bildgebung

Grundsätzlich stehen hinsichtlich der Lokalisationsdiagnostik die auch beim Karzinoid und Gastrinom geschilderten Diagnosen zur Verfügung, dies sind in erster Linie die Magendarmpassage mit hypotoner Duodenografie, Pankreassonografie, Computertomografie, Angiografie mit selektiver Darstellung der A. pancreaticoduodenalis sowie darüber hinaus die perkutane transhepatische Pfortadersondierung mit selektiver Bestimmung von Insulin und C-Peptid.

Die Sensitivität des Ultraschalls liegt nur bei etwa 20–40 %, dies schränkt die Aussagefähigkeit der Untersuchung ein; wegen des nichtinvasiven Charakters sollte sie aber dennoch in jedem Fall durchgeführt werden. Hier liegt insbesondere auch die Bedeutung der Endosonografie. In der Hand eines erfahrenen Untersuchers wird die Endosonografie von vielen Autoren als das sensitivste Detektionsverfahren angesehen. Durch die Entwicklung neuer Sequenzprotokolle der MRT und die Einführung des Spiral- oder Mehrzeilen-CT wurden mittlerweile auch für diese Untersuchungsverfahren Sensitivitäten von über 90% bei einer Spezifität um 75% erreicht.

Die Wertigkeit der Somatostatinrezeptor-Szintigrafie bei Insulinomen wird als eher enttäuschend berichtet. Dies wird einerseits mit der oft geringen Tumorgröße trotz deutlich klinischer Symptomatik, andererseits mit der oft fehlenden Somatostatinrezeptor-Expression begründet (besonders der STR2- und STR5-Expression, die von diesem Radiopharmazeutikum erkannt werden).

 Anzumerken ist, dass erst ab einer Tumorgröße von etwa 1 cm und positivem Rezeptorstatus neuroendokrine Tumoren einschließlich Insulinoma mittels einer Octreotidszintigrafie sicher erkannt werden.

Die planare Somatostatinrezeptor-Szintigrafie hat auch nur eine Sensitivität von 42%. Die SPECT-Technik erkennt aber Insulinome in 87,5% der Fälle, planare Szintigrafie und MRT in 43,8% und CT nur in 31,3%. Die Methode des Image-Fusion, also der Bildüberlagerung von CT/MRT und Szintigramm erlaubt dann eine genaue anatomische Herdzuordnung vor geplanter chirurgischer Intervention.

Bei Insulinomen ist somit die SPECT unbedingt einzusetzen.

Falls keine eindeutige Lokalisation mit diesen Methoden gelingt, sollte eine transhepatische portale Blutentnahme in spezialisierten Zentren unter Berücksichtigung der Kontraindikationen und Komplikationen erfolgen.

Obgleich die Lokalisationsdiagnostik auch von chirurgischer Seite kontrovers diskutiert wird, halten wir eine präoperative sichere Lokalisation mit nachfolgender Minimierung der operativen Exploration und Operationsdauer für notwendig.

Differenzialdiagnostik

Wie erwähnt, repräsentiert das Insulinom die wesentliche Ursache der Nüchternhypoglykämien, abgesehen von der faktitiellen Zufuhr von Insulin und Sulfonylharnstoffen. Die in Tab. 6.**16** dargestellte Differenzialdiagnostik der Hypoglykämien nennt die bedeutenden anderen abzugrenzenden Ursachen.

Besonderheiten im Kindesalter

Im Kindesalter (Tab. 6.**17**) ist insbesondere auf das Vorliegen einer Inselzellhyperplasie und Nesidioblastose hinzuweisen, ebenso auf die erhöhte Leucinsensitivität; die letztgenannte Ursache repräsentiert dabei eine postprandiale Hypoglykämie. Eine Nesidioblastose ist außerordentlich selten (in etwa 1–2%) die Ursache eines endogenen Hyperinsulinismus beim Erwachsenen.

Tabelle 6.**17** Akutmaßnahmen bei Hypoglykämie

Bei klarem Bewusstsein	Bei Bewusstseinsstörung
Zuckerwasser, Cola, Kekse, Kuchen, Zwieback, Weißbrot.	– Glucose i. v. (40–60 ml 50% Glucoselösung), anschließend 5% Glucose i. v. und orale Zufuhr von Kohlenhydraten – Glucagon i. v., i. m., s. c. (1–2 mg, evtl. mehrfach)

Therapie

Therapeutische Situation und Indikation zur Therapie

Nach der laborchemischen Sicherung der Diagnose eines Insulinoms und Beurteilung einer vorhandenen oder fehlenden Metastasierung besteht aufgrund der dringlichen klinischen Symptomatik (Hypoglykämien) die Indikation zur Therapie. Auch hier gilt, dass – wenn die präoperative Diagnostik die Möglichkeit zur Resektabilität zeigt – der chirurgische Eingriff erfolgen muss. Nur in den seltenen Fällen, in denen eine ausgedehnte Metastasierung zum Zeitpunkt der Diagnosestellung besteht, sind primär medikamentöse Therapieverfahren anzuwenden.

Chirurgische Therapie

Bei allen Insulinomen ohne Hinweis auf eine Metastasierung ist die operative Entfernung unabhängig von der Schwere der Symptomatik durchzuführen, da hierdurch bei den bis zu 95% benignen solitären Läsionen eine definitive Heilung erreicht werden kann. Eine Exploration der Leber sowie der regionären Lymphknoten ist zum Ausschluss einer in der präoperativen bildgebenden Diagnostik nicht festzustellenden Metastasierung obligatorisch.

Ebenso muss das gesamte Pankreas bimanuell exploriert werden, da **multizentrische Tumore** bei ca. 10% der Patienten und hier insbesondere bei solchen mit MEN-1-Syndrom vorkommen. Anschließend sollte die intraoperative Sonografie des Pankreas durchgeführt werden.

Es sollte bei einer durch konservative Therapie nicht zu beherrschenden endokrinen Symptomatik die weitestgehende Resektion auch von malignen Insulinomen angestrebt werden, da dies mit der radikalen Entfernung peripankreatischer Lymphknoten bei fehlender Metastasierung in die Leber eine kurative Maßnahme darstellen kann bzw. bei vorhandenen Leberfiliae neben einer deutlichen Linderung der endokrinen Symptomatik die konservative palliative Therapie durch Tumormassenreduktion erleichtert.

Bei Patienten mit einem MEN-1-Insulinom finden sich neben dem für die Symptome hauptverantwortlichen Insulinom häufig weitere, hormoninaktive neuroendokrine Pankreastumoren. Nach der Insulinomlokalisation ist das chirurgische Vorgehen mit dem Ziel der sicheren Beseitigung des Hyperinsulinismus und der ggf. zusätzlich vorhandenen anderen neuroendokrinen Pankreastumoren funktions- und morphologiegerecht zu wählen. Dies kann in der Enukleation mehrerer neuroendokriner Tumoren bestehen, u. U. auch in Kombination mit einer partiellen oder subtotalen Pankreasresektion.

Bei der Neugeborenen-Nesidioblastose ist in der Regel eine 95%ige Resektion des Pankreas erforderlich. Bei dieser Erkrankung wird eine präoperative transhepatische portalvenöse Blutentnahme empfohlen, um präoperativ zwischen einer fokalen und einer disseminierten Nesidioblastose zu differenzieren.

Typische **postoperative Komplikationen** sind in abnehmender Häufigkeit pankreatische Fisteln, Abszesse und Infektionen.

▪ Medikamentöse Therapie

Somatostatinanaloga. Mit einem lang wirksamen Somatostatinanalogon kann versucht werden, die schweren Hypoglykämien beim Insulinom zu kontrollieren. Empfohlen wird die Gabe von ca. 200–500 µg Octreotid subkutan als Einleitungstherapie über ca. 6 Tage, dann ggf. gefolgt von Somatostatin-LAR. Kontrollierte Studien liegen hierzu nicht vor. Dabei ist die Wirkung der Somatostatinanaloga von der Expression der Somatostatinrezeptoren abhängig, insbesondere der Rezeptorsubtypen 2 und 5. Da nur eine kleine Gruppe der Insulinome sst2 exprimiert, ist auch die Therapie mit Somatostatinanaloga nur in etwa der Hälfte der Fälle erfolgreich. Ein Problem ist dabei auch, dass durch die gleichzeitige Hemmung des Hormons Glukagon aus den α-Zellen des Pankreas, dem „Gegenspieler" des Insulin, die Hypoglykämiesymptomatik noch verstärkt werden kann.

Weitere symptomatische Therapie. Neben der regelmäßigen Einnahme kohlenhydrathaltiger Mahlzeiten insbesondere in den späten Abendstunden kann auch als weitere medikamentöse Maßnahme Diazoxid eingesetzt werden. Dies ist ein Benzothiadiazin-Derivat, das die Insulinfreisetzung durch direkte Wirkung an der β-Zelle supprimiert. Eine Tagesdosis von 200–600 mg wird empfohlen, allerdings treten häufige problematische Nebenwirkungen auf. Dies sind insbesondere eine Natriumretention, damit Ödeme und Gewichtszunahme, zudem Hirsutismus, Hyperurikämie und Hypokaliämie mit der Problematik von Rhythmusstörungen. Der Effekt der Behandlung mit Diazoxid wird durch Thiaziddiuretika verstärkt, die auch schon deswegen mitappliziert werden müssen, da sie die Natrium retinierende Wirkung von Diazoxid (Ödembildung) verhindern.

Neben diesen Substanzen wurde eine Reihe von hyperglykämisierenden Pharmaka bei benignem und malignem organischem Hyperinsulinismus eingesetzt. Dies sind z. B. Propanolol, Diphenylhydantoin oder Chlorpromazin. Sie haben aber alle eine relativ inkonstante Wirkung und/oder eine Reihe gefährlicher Nebenwirkungen wie starke Sedierung oder Verminderung der Erkennung von Hypoglykämien, sodass der Einsatz hier limitiert ist.

Therapie der akuten Hypoglykämie. Die Akutmaßnahmen bei einer Hypoglykämie unterscheiden sich nicht von denen bei Hypoglykämien anderer Genese; es sind:

- bei klarem Bewusstsein: Zuckerwasser, Cola, Kekse, Kuchen, Zwieback, Weißbrot;
- bei Bewusstseinsstörung: Glukose i. v. (40–60 ml 50% Glukoselösung), anschließend 5% Glukose i. v. und orale Zufuhr von Kohlenhydraten, Glukagon i. v., i. m., s. c. (1–2 mg, evtl. mehrfach).

Therapie des metastasierten Insulinoms. Für das metastasierende Insulinom gilt, dass endokrine Pankreastumoren abhängig von der Hormonsekretion (hier z. B. Gastrinom vs. Insulinom) etwa gleich gut auf eine Kombinationschemotherapie ansprechen. Die Kombination der Wahl besteht daher derzeit auch in dem Einsatz von Streptozotocin und Doxorubicin. Die biochemische Ansprechrate der neuroendokrinen Pankreastumoren im Allgemeinen liegt bei >50% bei einer medianen Nachbeobachtungszeit von >2 Jahren. Ein partielles Tumoransprechen mit Tumormassenreduktion um mehr als 50% wird bei 20–35% der Patienten beobachtet. Die Hauptnebenwirkungen mit Übelkeit und Erbrechen können häufig mittels Serotonin-Wiederaufnahmehemmern effektiv behandelt werden. Dosislimitierend ist u. a. die Kardiotoxizität; eine ausreichende Hydratation ist daher wichtig.

▪ Therapiekontrolle und Verlauf

Bei der postoperativen Kontrolle des benignen Insulinoms steht die klinische Nachsorge ganz im Vordergrund, nur bei der dauerhaften Nachsorge im Rahmen des malignen Insulinoms sind auch biochemische Parameter wie Insulin-Glukose-Quotient und Proinsulin sinnvoll. Bei dauerhafter Therapie mit Octreotid dient die Nachkontrolle der Erkennung der genannten Nebenwirkungen dieses Präparats, im Übrigen sind hier die bereits zuvor erwähnten bildgebenden Verfahren in der Nachsorge zu nennen. Der Chromogranin-A-Spiegel stellt einen sensitiven Parameter zur Verlaufkontrolle dar, wobei auch hier die die Tumormarker beeinflussenden Faktoren zu beachten sind.

> **Prognose**
> Bei benignen Tumoren liegt die Heilungsrate bei 85%, wobei bei ausgedehnten Pankreasresektionen (ca. 10%) ein insulinpflichtiger Diabetes mellitus auftritt. 15% der Patienten haben entweder eine persistierende oder rekurrierende Hypoglykämie, was eine erneute operative Intervention notwendig machen kann.
> Bei den malignen Insulinomen beträgt die mittlere Überlebenszeit etwa 60 Monate, mit einer Rezidivrate von ebenfalls etwa 60%. Bei Rezidivtumoren liegt dann die mittlere Überlebenszeit bei etwa 19 Monaten. Individuelle Voraussagen sind aber gerade beim malignen Insulinom sehr schwer zu treffen und die Erfolge der Kombinationschemotherapie wie auch die der Therapie mit Octreotid bewirken sehr individuelle Verläufe. Daher sollte auch die Indikation zur Therapie in jedem Fall großzügig gestellt werden.

6.5 Glukagonom, Somatostatinom, VIPom, Ppom

M. Schott, B. Wiedenmann, U. Plöckinger

■ Definition, Epidemiologie

Glukagonom. Bei dem Glukagon produzierenden Tumor handelt es sich um einen fast ausschließlich im Pankreas lokalisierten Tumor, der sehr selten nur im Duodenum zu finden ist. In bis zu 80% der Fälle allerdings handelt es sich um metastasierende Tumoren; bevorzugte Metastasierungsorte sind die Leber, selten die regionären Lymphknoten, Skelettsystem und Mesenterium.

Somatostatinom. Auch das Somatostatinom gehört zu den seltenen endokrinen Tumoren des GI-Trakts und umfasst nicht mehr als 1% aller neuroendokrinen Tumoren dieser Organe. Sie entstehen aus gut differenzierten Somatostatin enthaltenden D-Zellen. Etwa 55–75% der Fälle sind im Pankreas und hier v. a. im Pankreaskopf lokalisiert, die restlichen Tumoren finden sich überwiegend im Duodenum.

VIPom. Die VIPome sind ebenfalls seltene Tumoren des GI-Trakts, die durch eine Überproduktion des vasoaktiven intestinalen Polypeptids (VIP) gekennzeichnet sind. Sie repräsentieren < 2% aller neuroendokrinen Tumoren des GI-Trakts. Zu 90% sind sie im Pankreas und etwa 10% im Nebennierenmark lokalisiert, darüber hinaus sehr selten im Retroperitoneum, den Lungen, dem Ösophagus oder dem Jejunum. Im Pankreas selbst sind die Tumoren zu 25% im Pankreaskopf und zu 75% im Pankreaskorpus oder -schwanz gelegen. Beim Erwachsenen handelt es sich in 60%, bei Kindern jedoch nur in etwa 10% um maligne Tumoren, d. h. bei Erwachsenen werden zum Zeitpunkt der Erstdiagnose sehr viel häufiger Metastasen gefunden.

PPom. PPome sind extrem seltene Läsionen, die in etwas > 90% im Pankreas und hier bevorzugt im Kopf lokalisiert sind. Meistens handelt es sich um singuläre große Tumoren, wobei die Wahrscheinlichkeit der Malignität ab einem Größendurchmesser von > 5 cm deutlich zunimmt.

■ Klinisches Bild

Glukagonom. Obgleich diese Tumoren über die Hyperglukagonämie zu einer Glukoseintoleranz führen, ist diese üblicherweise eher mild und nicht unbedingt diagnoseweisend. Nur selten entsteht eine Insulinpflichtigkeit. Aufgrund der ausgeprägten katabolen Wirkung präsentieren sich die Patienten häufig mit einem ausgeprägten Gewichtsverlust, auch einer Anämie. Hinzukommen Durchfälle, wechselnd mit Obstipation, und v. a. die für das Glukagonom typische kutane neoplastische Symptomatik, das **nekrolytische migratorische Erythem**. Auch eine Glossitis und Stomatitis sind häufig.

Somatostatinom. Nur selten ist ein ausgeprägtes Somatostatinomsyndrom vorhanden (Diabetes, Diarrhö, Steatorrhoe, Hypochlorhydrie oder Achlorhydrie, Anämie und Gallensteine). Die Symptome sind aber sehr variabel und häufig ist auch die Klinik sehr inapparent. In jedem Fall repräsentiert die Symptomatik die ubiquitäre inhibitorische Wirkung endogenen Somatostatins.

VIPom. Die Mehrprodukte von VIP führen zu einem klassischen Syndrom (WHDA) mit wässrigen Durchfällen, Hypokaliämie, Dehydratation und Hypochlorhydrie.

PPom. Obgleich pharmakologische Dosen von PP Effekte auf die Gallenblasenkontraktion und Sekretion von Pankreasenzymen besitzen, wurden bisher keine wesentlichen klinischen Symptome des PPoms beschrieben. Dies gilt auch dann, wenn die Plasmaspiegel etwa das 1000-Fache der Normalwerte betragen. Andererseits ist Plasma-PP bei etwa der Hälfte aller Patienten mit einem neuroendokrinen Pankreastumor erhöht und besitzt daher auch eine gewisse Bedeutung als Tumormarker. Dies bedeutet aber auch, dass die Spezifität sehr gering ist.

■ Diagnostik

■ Biochemische Diagnostik

Glukagonom. Die Diagnose wird nahezu immer klinisch aufgrund der typischen dermatologischen Veränderungen gestellt, gesichert wird sie durch die Bestimmung der Konzentrationen von Glukagon im Serum. Die Konzentrationen sind hierbei so deutlich erhöht (> 50 pmol/l), dass hier keine wesentlichen differenzialdiagnostischen Schwierigkeiten bestehen.

> ! Eine differenzialdiagnostische Ausnahme ist die benigne familiäre Hyperglukagonämie.

Gering erhöhte Glukagonkonzentrationen finden sich auch bei Patienten mit Nierenversagen, einer chronischen Mangelernährung und Diabetes mellitus; hier liegen die Konzentrationen allerdings deutlich unter jenen bei einem Glukagonom.

Somatostatinom. Die Diagnose wird ebenfalls über die Bestimmung von Somatostatin im Serum gestellt, mehrere molekulare Formen des Peptids wurden beschrieben. Die Lokalisationsdiagnostik erfolgt wie oben dargestellt.

VIPom. Die Diagnose wird über die klassische Symptomatik des VIPoms (WDHA-Syndrom) gestellt. Biochemisch erfolgt die Diagnosestellung durch die erhöhten

Plasmakonzentrationen von VIP, die üblicherweise > 200 pg/ml im Nüchternzustand sind. Von größter Bedeutung ist die korrekte Entnahme der Blutprobe, ein Inhibitor der Proteolyse (z. B. Aprotinin) muss hinzugegeben werden, das Blut wird sofort zentrifugiert und bei –20 °C oder kälter bis zur Zeit des Assays aufbewahrt. Zusätzlich ist auch eine Bestimmung des Stuhlvolumens von Bedeutung; bei einem Volumen von < 700 ml/Tag ist ein VIPom so gut wie ausgeschlossen.

Da häufig eine Hyperkalzämie beobachtet wird, muss differenzialdiagnostisch ein primärer HPT im Rahmen einer MEN-1 ausgeschlossen werden. Folgende endokrine Tumoren können VIP produzieren:
▶ Ganglioneuroblastome (Kinder),
▶ Phäochromozytome und
▶ weitere pankreatische endokrine Tumoren.

PPom. Erhöhte Konzentrationen von pankreatischem Polypeptid werden oft bei anderen endokrin aktiven Tumoren beobachtet, am häufigsten beim VIPom, am seltensten beim Insulinom. Tumoren, die nur oder überwiegend PP produzieren, sind typischerweise klinisch asymptomatisch und werden damit erst aufgrund des Tumorwachstums diagnostiziert. Wegweisend sind erhöhte Nüchternkonzentrationen von PP (Werte > 600 pg/ml). Als dynamisches Testverfahren kann auch der Atropintest gelten, da die erhöhten Konzentrationen von PP bei Vorliegen eines Pankreastumors nicht sinken, während dies bei erhöhten Werten ohne Vorliegen eines Tumors der Fall ist.

■ Bildgebung

Glukagonom, Somatostatinom, VIPom, PPom. Selten werden multiple Tumoren beim Glukagonom beobachtet, allerdings ist der Tumor bereits zum Zeitpunkt der Diagnosestellung groß und hat in der Hälfte der Fälle metastasiert, typischerweise in die Leber.

Die Lokalisationsdiagnostik wird dann durch Ultraschall (Endosonografie), CT, MRT und ggf. Angiografie durchgeführt.

Weil diese neuroendokrinen Tumoren so selten sind, sind die szintigrafischen Publikationen auf Einzelfallberichte beschränkt. Wie bei anderen neuroendokrinen Tumoren ist eine hohe Sensitivität der Octreotidszintigrafie zu erwarten, insbesondere beim Einsatz von SPECT.

■ Therapie

■ Chirurgische Therapie

Glukagonom. Präoperativ können die Glukagonome häufig sehr zuverlässig diagnostiziert werden, da sie bereits zum Diagnosezeitpunkt eine Größe von durchschnittlich 7 cm erreicht haben. Eine Computertomografie und Angiografie stehen hier im Vordergrund. Es empfiehlt sich jedoch auch eine bimanuelle intraoperative Exploration mit intraoperativer Sonografie. Ausgedehnte Tumoren mit einer ausgedehnten Metastasierung werden auch unter palliativen Gesichtspunkten operiert; hier sollte auch eine Lymphadenektomie und Lebermetastasenentfernung angestrebt werden. Bei multizentrischen Tumoren ist eine subtotale Pankreatektomie sinnvoll.

Somatostatinom. Auch hier ist aufgrund der Größe des Tumors zum Zeitpunkt einer Diagnosestellung die Bildgebung bei etwa 85 % der Tumoren erfolgreich; zum Einsatz kommen Ultraschall, CT und Angiografie. Die meisten Studien legen nahe, dass eine weitreichende Resektion angestrebt werden sollte, wobei je nach Tumorlokalisation und Ausdehnung bei den v. a. im Pankreaskopf lokalisierten Tumoren sowie den duodenalen Somatostatinomen eine Pankreatikoduodenektomie nach Whipple, bei Tumoren in Körper oder Schwanz eine Links- bzw. Schwanzresektion jeweils mit Metastasenresektion durchgeführt wird. Auch bei inoperablen Tumoren wird eine größtmögliche Tumormassenreduktion angestrebt werden. Benigne pankreatische Tumoren sollten sparsam exzidiert oder, falls möglich, enukleiert werden; duodenale benigne papillenferne Tumoren lassen sich durch eine sparsame Duodenalwandexzision entfernen. Tumoren im Bereich der Papille erfordern eine Whipple-Operation.

VIPom. Auch hier reichen bei den meist großen Tumoren zum Zeitpunkt der Diagnosestellung Sonografie, CT und Angiografie aus. Bei der intraoperativen Exploration sind neben dem Pankreas das gesamte Retroperitoneum und beide Nebennieren zum Ausschluss eines Zweittumors bimanuell und intraoperativ sonografisch zu untersuchen. VIPome ohne präoperativen Anhalt für eine Metastasierung sind in jedem Fall operativ zu entfernen, wobei bei im Pankreasschwanz und -korpus gelegene Läsionen eine Schwanz- bzw. Linksresektion, bei im Kopf lokalisierten Tumoren auch eine Pankreatikoduodenektomie durchzuführen ist. Zeigt sich bei der intraoperativen Exploration sowie der intraoperativen Sonografie kein Anhalt für Metastasen, kann bei kapselnahe gelegenen Tumoren unabhängig von der Lokalisation auch eine Enukleation vorgenommen werden.

Postoperativ kommt es zu einem augenblicklichen Sistieren der endokrin verursachten Symptomatik. Bei malignen Tumoren ist eine Tumor- und größtmögliche Metastasenentfernung unter palliativen Gesichtspunkten anzustreben.

PPom. Auch hier reichen die geschilderten präoperativen Verfahren zur Lokalisationsdiagnostik aus. Bei kleinen benignen Tumoren ist eine lokale Exzision adäquat, große maligne Tumoren sollten lokalisationsabhängig durch eine Pankreatikoduodenektomie (Kopf), Links- (Körper) oder Schwanzresektion mit Metastasenentfernung operiert werden.

Medikamentöse Therapie

Symptomatische Therapie

Glukagonom. Beim Glukagonom hat sich **Octreotid** insbesondere hinsichtlich der Beeinflussung von Dermatitis und Diarrhö als außerordentlich effektiv erwiesen; die Behandlung erfolgt hier üblicherweise beginnend mit ca. 3-mal 100 µg am Tag, die Gabe von Octreotid-LAR hat sich hier auch in Einzelfallberichten als sehr sinnvoll und effektiv gezeigt. Neben dem Einsatz von Somatostatinanaloga steht die symptomatische Behandlung insbesondere des ausgeprägten Katabolismus, des Diabetes und der Hautprobleme im Vordergrund. Eine optimale Diabetestherapie einschließlich Sulfonylharnstoffen und Insulintherapie ist auch hinsichtlich des Katabolismus und der häufig schlecht heilenden nekrotisierenden Dermatitis von großer Bedeutung. Zusätzliche Eiweißzufuhr ist sicher sinnvoll. Neben einer effektiven Lokalbehandlung der Hauterkrankung bei Therapieresistenz kann als weitere Maßnahme die Gabe von Zink, entweder topisch oder oral (600 mg/Tag), über mehrere Wochen erfolgreich sein. Schließlich ist auch ein Mangel an essenziellen Aminosäuren bei diesen Patienten beschrieben worden und wird für die Entstehung der Dermatose verantwortlich gemacht. Daher sollte an eine ausreichende Zufuhr, ggf. parenteral, gedacht werden. Das neuere Somatostatinanalogon SOM230 ist derzeit in Erprobung; zuverlässige Studien sind noch nicht verfügbar.

Schließlich erscheint auch die systemische Gabe von Glukokortikoiden und von topischen Antibiotika (z. B. Tetracycline), insbesondere bei ausgeprägter Dermatitis, sinnvoll. Da beim Glukagonom häufig eine paraneoplastische Phlebothrombose auftritt, ist eine niedrig dosierte Therapie mit Plättchenaggregationshemmern sicher sinnvoll, wenngleich der Effekt im venösen System noch nicht eindeutig belegt ist.

Eine Eisen-, Vitamin-B12- und Folsäurebehandlung der häufig beobachteten Anämie ist nicht sinnvoll. Die Behandlung der hohen Glukagonspiegel führt auch zum Sistieren der Anämie.

Somatostatinom. Da hier keine typischen klinischen Symptome und Beschwerden bestehen (endogene Somatostatin-Mehrsekretion) erübrigt sich auch eine symptomatische Therapie.

VIPom. Im Vordergrund der therapeutischen Bemühungen steht die Beseitigung der Ursache für die profusen Durchfälle; dies geschieht in aller Regel sehr effektiv durch Somatostatinanaloga. Andere Maßnahmen wie die systemische Gabe von Glukokortikoiden, Indomethacin oder α2-Rezeptoragonisten sind hier deutlich weniger effektiv. Gleichzeitig muss bei den häufig sehr ausgeprägten Durchfällen eine entsprechende Substitution von Flüssigkeit und Elektrolyten erfolgen.

PPom. Auch hier besteht aufgrund der fehlenden klinischen Symptomatik keine Notwendigkeit zur Durchführung einer symptomatischen Therapie.

Chemotherapie

Grundsätzlich gilt für die Chemotherapie – und hier insbesondere für die Kombinationschemotherapie –, dass auch endokrine Pankreastumoren, die Glukagon, Somatostatin, VIP oder PP produzieren, auf Streptozotocin basierende Verfahren durchaus ansprechen. Dies gilt besonders für VIP produzierende Tumoren, die neben dem Insulinom das beste Ansprechen zeigen. Dagegen sind Glukagonome sehr häufig auch therapierefraktär gegenüber der Chemotherapie. Einschränkend muss natürlich gesagt werden, dass die Zahl der mitgeteilten Fälle klein ist.

> Grundsätzlich sehen wir aber eine dringliche Indikation zur Durchführung der Kombinationschemotherapie beim malignen endokrinen Pankreastumor, der in die Gruppe dieser 4 genannten Tumoren einzuordnen ist. Dies gilt auch für die Durchführung der Leberarterienokklusion in Kombination mit einer sequenziellen Chemotherapie.

Als systemische Chemotherapie schnell wachsender anaplastischer neuroendokriner Karzinome kann auch die Kombination von Etoposid und Cisplatin empfohlen werden. Etoposid wird hierbei in einer Dosierung von 130 mg/m^2 als 24-h-Dauerinfusion an 3 aufeinander folgenden Tagen gegeben, Cisplatin in einer Dosis von 45 mg/m^2 als 24-h-Dauerinfusion an Tag 2 und 3, Wiederholung alle 4 Wochen.

Therapiekontrolle und Verlauf

Die morphologische Therapiekontrolle der malignen, metastasierten Glukagonoma, Somatostatinome, VIPome und PPome erfolgt in Analogie zu o. g. pankreatischen neuroendokrinen Tumoren. Die synthetisierten Polypeptidhormone dienen gleichfalls als Tumormarker. Gleiches gilt für den Chromogranin-A-Spiegel.

> **Prognose**
> Das Glukagonom weist zwar einerseits häufig ein refraktäres Verhalten gegenüber der Therapie auf, andererseits zeigen diese Tumoren ein recht langsames Wachstum. Es kommt insbesondere auch durch eine effektive symptomatische Therapie (sei es Tumormassenreduktion oder Octreotid) zu einem längeren rezidivfreien Intervall. 5-Jahresüberlebensraten können nur geschätzt werden und liegen etwa zwischen 10 und 40%. Beim Somatostatinom wurden bei Kombination einer Chemotherapie mit einer Resektion 5-Jahresüberlebensraten von bis zu 60% erreicht. Auch dies unterstreicht die Bedeutung einer möglichst weitreichenden chirurgischen Resektion.

Für VIPome und PPome können keine eindeutigen prognostischen Angaben gemacht werden; beim VIPom muss ähnlich wie beim Glukagonom davon ausgegangen werden, dass eine systemische Therapie mit Octreotid lange rezidivfreie Intervalle und auch eine Verbesserung der Prognose bewirken kann.

Literatur

Bajetta E, Ferrari L, Procopio G, et al. Efficacy of a chemotherapy combination for the treatment of metastatic neuroendocrine tumors. Ann. Oncol 2002;13:614–621.

Bilchik AJ, Wood TF, Allegra D, et al. Cryosurgical ablation and radiofrequency ablation for unresectable hepatic malignant neoplasm. Arch. Surg. 2000;135:657–664.

Gibril F, Reynolds JC, Chen CC, et al. Specificity of somatostatin receptor scintigraphy: A prospective study and effects of false positive localisations on management in patients with gastrinomas. J. Nucl. Med. 1999;40:539–553.

Goldfinger SE. Management and prognosis of the Zollinger-Ellison Syndrome (Gastrinoma). UpToDate 2000;8.1.

Jensen RT. Zollinger-Ellison Syndrom. In: Doherty GM, Skögseid B, eds. Surgical Endocrinology. Philadelphia: Lippincott Williams & Wilkins 2001:291–344.

Jensen RT. Neuroendocrine gastroenteropancreatic tumors. A new cause of Zollinger-Ellison Syndrome: Non-Small Cell Lung Cancer. Gastroenterology 2001;120:1271–1278.

Kalkner KM, Janson ET, Nilsson S, Carlsson S, Oberg K, Westlin JE. Somatostatin receptor scintigraphy in patients with carcinoid tumors: comparison between radioligand uptake and tumor markers. Cancer Res. 1995;55:5801–5804.

Moertel CG. An odyssey in the land of small tumors. J. Clin. Oncol. 1987;5:1503–1522.

Öberg K. The use of chemotherapy in the management of neuroendocrine tumors. Endocrinol. Metab. Clin. North. Am. 1993;22:941–952.

Öberg K. Chemotherapy and biotherapy in the treatment of neuroendocrine tumors. Ann. Oncol. 2001;12(suppl. 2): 111–114.

Pelley R, Bukowski RM. Recent advances in systemic therapy forgastrointestinal neuroendocrine tumors. Curr. Opin. Oncol. 1999;11:32–37.

Plöckinger U. Rindi G, Arnold R, et al. Guidelines for the diagnosis and treatment of neuroendocrine gastrointestinal tumors. Neuroendocrinology 2004;80:394–424.

Plöckinger U, Wiedenmann B. Systemic therapy for metastatic or residual extrapancreatic neuroendocrine tumors. In: Doherty GM, Skögseid B, eds. Surgical Endocrinology. Philadelphia: Lippincott Williams & Wilkins 2001:461–476.

Rindi G, Kloppel G, Alhman H, et al. and all other Frascati Consensus Conference participants; European Neuroendocrine Tumor Society (ENETS).: TNM staging of foregut (neuro)endocrine tumors: a consensus proposal including a grading system. Virchows Arch 2006;395–401.

Rougier P, Mitry E. Chemotherapy in the treatment of neuroendocrine tumors. Digestion 2000;62(suppl. 1):73–78.

Schillaci O, Scopinaro F, Anglietti, S et al. SPECT improves accuracy of somatostatin receptor scintigraphy in abdominal carcinoid tumors. J. Nucl. Med. 1996;37:1452–1456.

Spitzweg C, Göke B. Therapie endokriner gastrointestinaler Tumoren. Internist 2002;43:219–229.

Termini J, Gibril F, Reynolds JC, et al. Value of somatostatin receptor scintigraphy: a prospective study in gastrinomas of its effect on clinical management. Gastroenterology 1997;112:335–347.

Tiling N, Ricke J, Wiedenmann B. Neuroendokrine Tumoren des gastropankreatischen Systems (GEP-NET). Internist 2002; 43:210–218.

Waldherr C, Pless M, Maecke HR, et al. Tumor response and clinical benefit in neuroendocrine tumor after 7.4 GBq (90)Y-DOTATOC. J. Nucl. Med. 2002;43:610–616.

6.6 Chirurgische Therapie neuroendokriner Tumoren des GI-Trakts

N. Begum, H.-P. Bruch, C. Bürk

■ Allgemeine Prinzipien

Die Primariusresektion sollte prinzipiell bei neuroendokrinen Tumoren angestrebt werden. Sie erfolgt nach radikal-onkologischen Kriterien mit Lymphadenektomie, da 50–80% der Tumoren synchron oder metachron lymphatisch metastasieren. Auch bei synchronen Lebermetastasen scheint die Primariusresektion eine bessere Prognose und einen günstigeren Spontanverlauf zu erzielen (Hellmann et al, 2000; Nguyen et al, 2007).

Bei resektablen Lebermetastasen erfolgt die R0-Resektion ein- oder zweizeitig.

Ein medikamentös nicht beherrschbares Hormonsekretionssyndrom kann eine Debulking-Operation von Lebermetastasen oder auch von hormonaktivem, pankreatischen Primarius rechtfertigen. Die Tumormasse sollte um eine Zehnerpotenz, d. h. um 90% reduziert werden können, um eine Kontrolle der hormonellen Symptomatik zu erzielen.

■ Chirurgische Therapie bei NET des Magens

Die Therapieoptionen bei neuroendokrinen Tumoren des Magen sind abhängig vom Tumortyp und beinhalten eine Bandbreite von der endoskopischen, lokalen Tumorabtragung über die offen-chirurgische, lokale Resektion bis zur radikalen Gastrektomie mit Lymphadenektomie. Es werden 3 Tumortypen unterschieden:

Typ-1-Tumoren. Diese treten in Zusammenhang mit der chronisch-atrophischen Gastritis auf und sind häufig klein und multipel im Korpus verteilt. Sie gehen einher mit einer Hypergastrinämie und können mit einer perniziösen Anämie vergesellschaftet sein.

Typ-2-Tumoren. Diese treten in Zusammenhang mit dem MEN-1-Syndrom auf im Magenkorpus und können mit Gastrinomen beim Zollinger-Ellison-Syndrom vergesellschaftet sein. Bei polypoiden Tumoren bis 1 cm, die auf die Mukosa beschränkt sind, ist eine endoskopische Abtragung ausreichend, gefolgt von jährlichen endoskopischen Nachsorgen.

Bei Tumoren > 1 cm oder Infiltration der Submukosa ist die lokale Resektion in Form der Magenteilresektion oder subtotalen Magenresektion durchzuführen (Bektas et al, 2002; Storck et al, 1991; Stuart 1991). Abhängig vom Lokalbefund und von Lymphknotenmetastasierung ist die Gastrektomie mit D 2-Lymphadenektomie, bei Sitz des Primarius im Fundus mit Splenektomie, durchzuführen.

Typ-3-Tumoren. Diese sind sporadische neuroendokrine Tumoren, die nicht mit einer Hypergastrinämie oder MEN-1 vergesellschaftet sind und in der Regel maligne sind. Hier entspricht das operative Vorgehen dem der soliden Magenkarzinome und beinhaltet die radikale Gastrektomie einschließlich D 2-Lymphadenektomie und evtl. Splenektomie.

■ Chirurgische Therapie bei NET des Mitteldarms

Pathogenese und Klinik. NET des Dünndarms machen ca. 25% aller Tumoren des Dünndarms aus (Hatzaras et al, 2007); die häufigste klinische Manifestation der neuroendokrinen Tumoren im Jejunum und Ileum ist der **Ileus**. Bis zu 50% der Patienten werden im Notfall mit einem Ileus operiert (Hoffmann u. Jauch, 2007; Catena et al, 2005). Bei häufig kleinen Primärtumoren können große Lymphknotenmetastasen zu intestinaler Durchblutungsstörung und zu abdominellen Schmerzen führen. Typisch ist eine desmoplastische Reaktion im Mesenterium, die zur Verkürzung und typischen weißlich-gelblichen Verfärbung des Mesenteriums führt. Dieses führt zu krampfartigen, abdominellen Schmerzen und letztlich zur lokalen Obstruktion (Hoffmann u. Jauch 2007). Der Pathomechanismus ist möglicherweise auf eine parakrine Wirkung des Serotonins zurückzuführen.

Chirurgisches Verfahren. Die **radikale Tumorentfernung mit Dünndarmteilresektion und Lymphadenektomie** bis zum Hauptstamm der A. mesenterica superior ist die Therapie der Wahl und sollte auch zweizeitig nach inkompletter Notfall-Operation nach histologischer Diagnosestellung durchgeführt werden (Kerstrom et al, 2005). Diese ist immer, auch bei synchroner diffuser Lebermetastasierung, durchzuführen, um lokale Komplikationen wie Stenose, Ileus und abdominelle Schmerzen zu vermeiden. Außerdem verändert die Resektion des Primarius die Tumorbiologie und könnte mit einer besseren Prognose einhergehen (Hellmann et al, 2000). Die intraoperative bimanuelle Exploration des Dünndarms zum Ausschluss von Zweittumoren oder multipler Manifestation des NET erfolgt standardmäßig. Eine Koloskopie zum Ausschluss von Zweitmalignomen sollte Bestandteil des prä- oder postoperativen Staging sein.

Lymphknotenrezidive kommen bei nicht ausreichend radikaler Primäroperation nach Intervallen von > 10 Jahren vor. Auch hier ist die erneute operative Therapie mit dem Ziel der R0-Resektion anzustreben.

Bei sehr kleinem Primarius im Ileum kann ein fortgeschrittenes Tumorstadium mit Lymphknoten- und Lebermetastasierung vorliegen. Häufig imponieren diese als kleine, multiple, gelblich-derbe Stippchen im terminalen Ileum. Bei einem Carcinoma of unknown primary (CUP) mit Lebermetastasen sollte daran gedacht werden und eine offene Exploration angeschlossen werden.

■ Chirurgische Therapie von Gastrinomen

Lokalisation. Unterschieden werden muss zwischen sporadischen und hereditären Gastrinomen in Zusammenhang mit dem ZES bei MEN-1-Syndrom. Etwa 75% sind sporadische Gastrinome. Diese haben ein höheres malignes Potenzial und sind in ca. 80% bei Erstdiagnose in Lymphknoten metastasiert. Sporadische Gastrinome zeigen eine breitere Lagestreuung im so genannten Gastrinom-Dreieck: zwischen Magenantrum, Ductus cysticus, A. mesenterica superior und Pars horizontalis des Duodenum.

Wenn ein MEN-1-Gastrinom nicht im Pankreas liegt, so ist es mit 99%iger Wahrscheinlichkeit im Duodenum gelegen. Etwa 95% der duodenalen Gastrinome liegen im proximalen Abschnitt des Duodenums und sind häufig unter 1 cm groß (Norton et al, 1999; You et al, 2007). Etwa 20% der MEN-1-Gastrinome liegen im Pankreas und 4–13% kommen in paraduodenalen Lymphknoten vor.

Chirurgisches Verfahren. Ist die präoperative Lokalisationsdiagnostik negativ, erfolgt die explorative Laparotomie mit bimanueller Palpation des Pankreas, intraoperativem Ultraschall und Transillumination des Duodenum bis zum Abschnitt IV. Die manuelle Exploration des Duodenums erfolgt über die Längsduodenotomie. Kleine mukosale Tumoren werden mit einem Randsaum exzidiert. Ein Jejunum-Patch kann zum sicheren Verschluss der Duodenotomie eingesetzt werden.

Bei MEN-1-Gastrinomen wird neben der Resektion der Tumoren im Pankreaskopf oder Processus uncinatus unter Mitnahme eines kleinen Saums Normalgewebe die distale, milzerhaltende Pankreatektomie bis zur V. mesenterior superior durchgeführt. Es erfolgt die Duodenotomie mit Resektion aller Tumoren der Duodenalwand im ersten bis zum 4. Abschnitt einschließlich der Lymphknotendissektion peripankreatisch bis zum Truncus coeliacus und im Lig. hepatoduodenale (Bahra et al, 2007).

Bei Infiltration der Submukosa oder ausgedehnterem Tumor erfolgt die Whipple-Operation, evtl. mit multiviszeraler Resektion mit Gefäßrekonstruktion.

> **!** Bei sporadischen Gastrinomen sollte die Whipple-Operation die Pylorusresektion beinhalten, um die Gefahr von Rezidivgastrinomen im Antrum zu vermeiden (You et al, 2007).

Chirurgische Therapie von Insulinomen

Da maligne Insulinome selten sind, ist die Enukleation des Tumors ausreichend. Der intraoperative Ultraschall und die bimanuelle Exploration sind als Standardtechniken bei häufig multipler Tumormanifestation einzusetzen. Bei präoperativ eindeutiger Lokalisation ist eine laparoskopische Enukleation der Tumoren in entsprechend ausgewiesenen Zentren als Möglichkeit zu betrachten.

Chirurgische Therapie von Glukagonom, Somatostatinom, Vipom, Ppom

Da diese Tumoren häufig bei Erstdiagnose groß und lokal fortgeschritten sind, erfolgt die Whipple-Operation oder Pankreaslinksresektion mit entsprechender Lymphadenektomie. Auch ein Debulking des Primarius kann zur Symptombeherrschung indiziert sein.

Chirurgische Therapie der NET der Appendix vermiformis

Bei Tumoren bis zu einer Größe von 1 cm ist die Appendektomie die definitive, kurative Therapie und bedarf keiner weiteren Nachsorge.

Bei Tumoren ab >2 cm Größe, basisnaher Lokalisation oder Infiltration der Mesoappendix erfolgt die onkologische Hemikolektomie rechts, da in über 30% bereits Lymphknotenmetastasen vorliegen (Stinner et al, 1996; Thompson et al, 1985; MacGillivray et al, 1999). Bei Tumoren zwischen 1 und 2 cm Größe ist die Datenlage unklar. In Einzelfällen wurden auch hier Lymphknotenmetastasen beschrieben. Bei basisnahem Tumorsitz, Infiltration der Mesoappendix, subserosaler Lymphangioinvasion ist die Hemikolektomie unabhängig von der Größe anzuraten. Ca. 10% dieser Patienten entwickeln im Verlauf ein Adenokarzinom des Kolons. Bei den sehr seltenen Becherzellkarzinoiden, die häufig und früh eine Lymphknotenmetastasierung zeigen, ist die Hemikolektomie rechts mit Lymphadenektomie größenunabhängig zu empfehlen.

Chirurgische Therapie bei NET des Dickdarms und des Rektums

NET des Kolon sind selten und weisen bei Diagnosestellung häufig eine Lebermetastasierung auf. Es erfolgt die radikal-onkologische Kolonresektion wie bei den Adenokarzinomen (Stinner et al, 1996).

Ausnahmen bilden kleine, polypoide neuroendokrine Tumoren des Rektum, die als Zufallsbefund bei der Endoskopie vorkommen. Die endoskopische Abtragung ist die definitive Therapie und bedarf keiner weiteren Umfelddiagnostik, da Tumoren < 1 cm nur selten metastasieren. Bei Tumoren > 2 cm erfolgt die onkologische Resektion mit anteriorer Rektumresektion und totaler mesorektaler Exzision (TME).

Literatur

Bahra M, Jacob D, Pascher A, et al. Surgical strategies and predictors of outcome for malignant neuroendocrine tumors of the pancreas. J of Gastroenterology and Hepatology 2007; 22:930–935.

Bektas H, Piso P, Werner U, et al. Neurendokrine Tumoren des Magens – Chirurgische Therapie und Prognose. Chirurg 2002;73:331–335.

Catena F, Ansaloni L, Gazzotti F, et al. Small bowel tumours in emergency surgery: specificity of clinical presentation. ANZ J Surg 2005;75:997–999.

Ellison CE, Sparks J, Verducci JS, et al. 50-Year Appraisal of Gastrinoma: Recommendations for Staging and Treatment. J Am Coll Surg 2006;2002(6):897–905.

Hatzaras I, Paleesty A, Abir F, et al. Small bowel tumors: epidemiology and clinical characteristics of 1260 cases from the Connecticut tumor registry. Arch Surg 2007;14:229–235.

Hellmann P, Lundstrom T, Ohrvall U, et al. Effect of surgery on the outcome of midgut carcinoid disease with lymph node and liver metastases. World J Surg 200#;6:991–997

Hoffmann JN, Jauch KW. Chirurgische Therapie neuroendokriner nicht pankreatischer Tumoren des Gastrointestinaltrakts. Chir Gastroenterol 2007;23:127–132.

Kerstrom G, Hellmann P, Hessmann O. Midgut carcinoid tumours: surgical treatment and prognosis. Best Pract Res Clin Gastroenterol 2005;19:717–728

MacGillivray DC, Heaton RB, Rushin JM, Cruess DF. Distant metastases from a carcinoid tumor of the appendix less than one centimeter in size. Surgery 1999;111:466.

Nguyen SQ, Angel LP, Divino CM, Schluender St, Warner RRP. Surgery in Malignant Pancreatic Neuroendocrine Tumors. J Surg Onc 2007;96:397–403.

Norton AJ et al. Surgery to Cure the Zollinger-Ellison Syndrome. NEJM 1999;635:341–349.

Stinner B, Kisker O, Zielke A, Rothmund M. Surgical Management for Carcinoid Tumors of small Bowel, Appendix, Colon, and Rectum. World J. Surg 1996;183–188

Storck M, Jauch K, Wiebeke B, Denecke H. Carcinoid tumor of the stomach – aspects of surgical therapy. Chirurg 1991; 6:284.

Stuart RC. Primary gastric carcinoids. Br J Surg 1991;78(1): 122–123.

Thompson GB, von Heerden JA, Martin JK, Schutt AJ, Ilstrup DM, Carney JA. Carcinoid tumors of the gastrointestinal tract: presentation, management and prognosis. Surgery 1985; 98:1054–1063.

You YN, Thompson GB, Young WF, et al. Pancreatoduodenal surgery in patients with multiple endocrine neoplasia type 1: Operative outcomes, long-term function, and quality of life. Surgery 2007,142(6):829–836

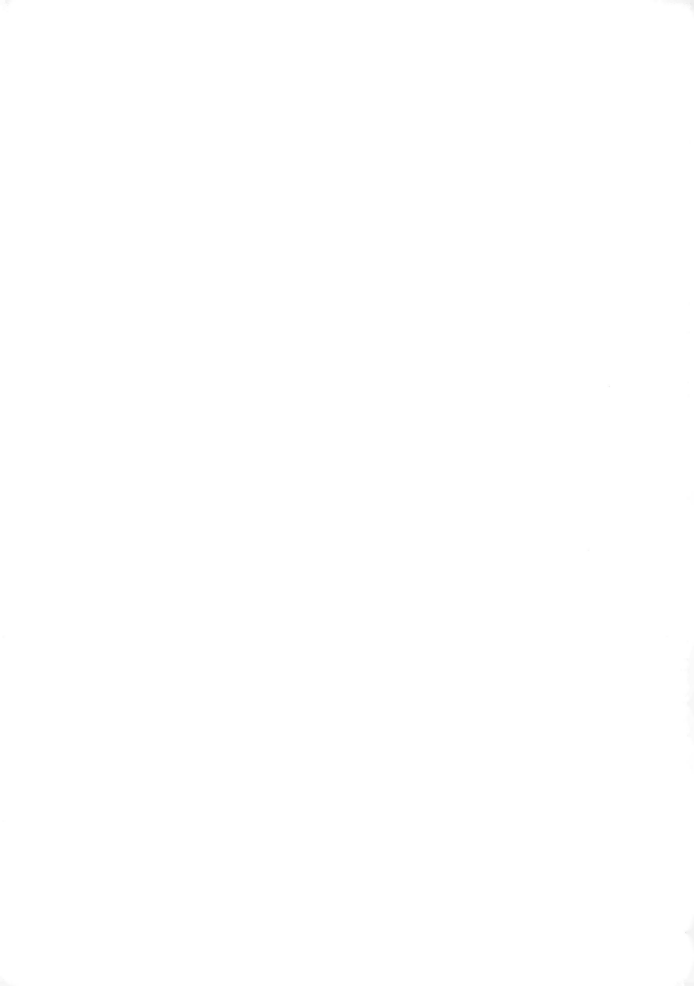

7 Männliche Gonaden

Kapitelkoordination: E. Nieschlag

7.1 Hypogonadismus und Infertilität 244
 E. Nieschlag

7.2 Störungen der Pubertätsentwicklung 261
 O. Hiort, P.-M. Holternus

7.3 Gynäkomastie 264
 E. Nieschlag

7 Männliche Gonaden

7.1 Hypogonadismus und Infertilität

E. Nieschlag

■ Definition und Anmerkungen zur Pathogenese

Jede Beeinträchtigung der Hodenfunktion wird als Hypogonadismus bezeichnet, betrifft also sowohl Störungen der Hormon- als auch der Samenproduktion, deren klinischer Ausdruck Androgenmangel und Infertilität sind. Infertilität ist als ungewollte Kinderlosigkeit eines Paares trotz ungeschützten, regelmäßigen Geschlechtsverkehrs über 1 Jahr definiert. Bei der Mehrzahl der Patienten mit Infertilität besteht kein Androgenmangel, wohingegen Androgenmangel meist auch mit Infertilität einhergeht.

Liegt die Ursache des Hypogonadismus in den Testes selbst, spricht man vom **hyper**gonadotropen oder **primären Hypogonadismus**. Hypothalamisch oder hypophysär bedingte Hodenfunktionsstörungen werden zum **hypo**gonadotropen oder **sekundären Hypogonadismus** zusammengefasst. Der mit zunehmendem Alter häufiger auftretende Altershypogonadismus („late-onset hypogonadism") stellt eine Mischform aus primärem und sekundärem Hypogonadismus dar. Eine Übersicht über die verschiedenen Krankheitsbilder, ihre Ursachen und ihre Charakterisierung durch Symptome des Androgenmangels und/oder Infertilität liefert Tab. 7.**1**.

■ Häufigkeit und Bedeutung

In Deutschland weisen etwa 5–7 % aller Männer Fertilitätsstörungen der verschiedensten Ursachen auf. Allerdings besteht bei < 10 % der Betroffenen gleichzeitig ein Androgenmangel. Die häufigste Form des Hypogonadismus ist das **Klinefelter-Syndrom** mit 1:500 männlichen Neugeborenen.

■ Indikation zur Diagnostik

Die Indikation zur Diagnostik ergibt sich zunächst aus dem unerfüllten Kinderwunsch oder aus dem klinischen Bild des Androgenmangels; dieses ist abhängig vom Zeitpunkt des Auftretens des Androgenmangels und dem Ausmaß des Androgendefizits (Tab. 7.**2**).

Fetalzeit. Fehlende Androgenwirkung während der Phase der sexuellen Differenzierung (9.–14. Schwangerschaftswoche) führt zu Störungen der Geschlechtsentwicklung („Disorders of Sexual Development" = DSD) mit unzureichender oder fehlender Maskulinisierung der externen Genitalien (Kapitel 9). DSD beinhaltet nach der neuen Nomenklatur von 2006 sowohl die Störungen der Gonadenentwicklung oder Hormonsynthese und -wirkung, die zu genitalen Fehlbildungen führen, als auch die Störungen, die zwar mit einer isosexuellen Genitalentwicklung einhergehen, jedoch im Verlauf der weiteren Entwicklung zu einem Hypogonadismus führen (z. B. Klinefelter-Syndrom, Kallmann-Syndrom). Während erstere in Kapitel 9 detailliert dargelegt werden, werden letztere in diesem Kapitel aufgeführt, da die Abklärung erst während der Pubertät oder sogar später erfolgt.

Pubertät. Die Pubertät ist ein komplexer Vorgang unter hypothalamisch-hypophysärer Kontrolle, der innerhalb bestimmter genetisch definierter Zeitgrenzen abläuft. Der normale männliche Pubertätsverlauf beginnt frühestens im Alter von 9 Jahren und ist spätestens mit 14 Jahren mit der Zunahme des Hodenvolumens und dem Eintritt in das Genitalstadium G2 nach Tanner evident. Von den normalen Varianten der konstitutionellen Verzögerung oder Beschleunigung von Wachstums und Entwicklung sind die pathologische Pubertas praecox oder Pubertas tarda mit dem vorzeitigem oder verzögerten (oder ausbleibenden) Verlauf der Pubertät abzugrenzen.

Beginnt der Testosteronmangel nach der Geburt, aber vor der Pubertät, bleibt die Virilisierung aus und es resultiert das charakteristische Bild des **Eunuchoidismus**. Der Epiphysenfugenschluss unterbleibt, sodass die Röhrenknochen weiter wachsen. Dadurch wird die Unterlänge (= Höhe Symphysenoberkante über dem Boden) größer als die Oberlänge (Verhältnis Ober- zu Unterlänge 0,84, so genannte „Stehriesen", „Sitzzwerge", Normbereich für 18 Jahre: 0,84–1,02). Die Armspannweite übertrifft meist die Rumpflänge um > 5 cm. Die subkutane Fettverteilung weist mit der Betonung von Hüften, Nates und Unterbauch weibliche Züge auf. Die

Tabelle 7.1 Krankheitsbilder mit Hypogonadismus beim Mann, ihre Ursachen und Auswirkungen auf die Androgen- und Spermienproduktion

Lokalisation der Störung	Krankheitsbild	Ursache	Androgen-mangel	Infertilität
Hypothalamus	Idiopathischer hypogonadotroper Hypogonadismus (IHH)	Anlagebedingte Defekte in KISS-Peptin, GPR-54-Rezeptor, GnRH-Rezeptor	+	+
	Kallmann-Syndrom	KAL-1 (X-chromosomal) FGFR1 (autosomal-dominant) KAL-3 (autosomal-rezessiv)	+	+
	Kongenitale NNR-Hyperplasie	Defekt des DAX1-Gens	+	+
	Prader-Labhart-Willi-Syndrom	Chromosom 15	+	+
	Bardet-Biedl-Syndrom (BBS) Familiäre Kleinhirnataxie	Mutationen in 12335 Genen	+	+
	Konstitutionelle Entwicklungsverzögerung (KEV)	„Nachgehende biologische Uhr"	+	-
	Sekundäre GnRH-Sekretionsstörungen	Raumforderungen (Tumore, Infiltrationen), Traumen, Infektionen, Bestrahlung, Unterernährung, Medikamente, Drogen, Ischämie, Hypopituitarismus	+	+
Hypophyse	Hypopituitarismus	Infiltrationen, Adenome, Kraniopharyngeom, Empty-Sella-Syndrom, Strahlen, Drogen, postoperativ, Medikamente	+	+
	Hyperprolaktinämie	Adenome, Medikamente	+	+
	Biologisch inaktives LH	Mutation im LH-Gen	+	+
	Biologisch inaktives FSH	Mutation im FSH-Gen	-	+
Testes (primärer Hypogonadismus)	Angeborene Anorchie	Fetaler Hodenverlust	+	+
	Erworbene Anorchie	Trauma, Torsion, Operation	+	+
	Reine Gonadendysgenesie	Defekt des SRY-Gen	+	+
	Gemischte Gonadendysgenesie	Gonosomales Mosaik	+	+
	Partielle Gonadendysgenesie	Diverse Gendefekte (z. B. WT1, SOX9) Synthesestörung des fetalen Hodens		
	Oviduktpersistenz	MIH-Rezeptor-Mutation	(–)	
	Germinalzellaplasie (Sertoli-cell-only-Syndrom)	Anlagebedingt oder erworben (Strahlen, Medikamente, Infektionen)	–	+
	Leydig-Zellaplasie	Mutation im LH-Rezeptorgen	+	(+)
	46XY, Störungen der Androgenbiosynthese	Enzymdefekte der Testosteronbiosynthese	+	+
	Klinefelter-Syndrom	Nummerische Chromosomenaberration	+	+
	XYY-Syndrom	Nummerische Chromosomenaberration	(+)	(+)
	XX-Mann-Syndrom	Unvollständige Translokation eines Y-Chromosomenstücks mit SRY-Gen	+	+
	Noonan-Syndrom	Gendefekt chromos. 12q	+	+
	strukturelle Chromosomenanomalien	Deletionen, Translokationen etc.	–	+
	Lageanomalien der Testes	Anlagebedingt, fetaler Testosteronmangel	(+)	+
	Hodentumoren	Unbekannt	+	+
	Varikozele	Durchblutungsstörung des Hodens infolge Veneninsuffizienz	(–)	+
	Orchitis	Infektion (viral, bateriell)	(–)	+
	Globozoospermie	Spermiogenesestörung	–	+
	Syndrom der immotilen Zilien	Spermiogenesestörung	–	+
	Oligoasthenoteratozoospermie	Gendefekte (u. a. Mikrodeletionen auf dem Y-Chromosom)	–	+

Tabelle 7.1 Krankheitsbilder mit Hypogonadismus beim Mann, ihre Ursachen und Auswirkungen auf die Androgen- und Spermienproduktion (Fortsetzung)

Lokalisation der Störung	Krankheitsbild	Ursache	Androgen-mangel	Inferti-lität
Testes (primärer Hypogonadismus)	idiopathische Infertilität	Unbekannt	–	+
	Allgemeinerkrankungen	z. B. Niereninsuffizienz, Hämochromatose, Leberzirrhose, HIV-Infektion, Diabetes mellitus und viele weitere	+	+
	Exogene Noxen	Medikamente, Strahlen, Umweltgifte, Drogen	+	+
Gemischt zentral und testikulär	Altershypogonadismus	Multifaktoriell	+	+
Ableitende Samenwege und akzessorische Geschlechtsdrüsen	Infektionen	Bakterien, Chlamydien, Viren	–	+
	Obstruktionen	angeborene Missbildung, Infektion, Vasektomie	–	+
	Zystische Fibrose u. CBAVD	Mutation im CFTR-Gen	–	+
	Liquifizierungsstörung	Unbekannt	–	+
	Immunologisch bedingte Infertilität	Autoimmunerkrankung	–	+
Samendeposition	Penisdeformation	Angeboren, erworben	–	+
	Hypo-, Epispadie	Angeboren, embryonaler Testosteronmangel	(+)	(+)
	Ejakulationsstörungen	Angeboren/erworben	–	+
	Phimose	Angeboren	–	(+)
	Erektile Dysfunktion	Durchblutungsstörungen, Testosteronmangel, neurogen, psychogen	(–)	(+)
Androgen-Zielorgane	Komplette Androgenresistenz	Defekt des Androgenrezeptor-Gens mit komplettem Funktionsverlust	+	+
	Partielle Androgenresistenz	Defekt des Androgenrezeptor-Gens mit weitgehendem Funktionsverlust Defekt des Androgenrezeptor-Gens mit mäßigem Funktionsverlust	+	+
	Minimale Androgenresistenz	Defekt des Androgenrezeptor-Gens mit geringem Funktionsverlust	–	+
	5α-Reduktasemangel	Mutation im Gen der 5α-Reduktase	+	+
	Aromatasemangel	Defekt im Gen der Aromatase	–	(+)
	Östrogenresistenz	Defekt des Östrogenrezeptor-Gens	–	(+)
Gynäkomastie		Multifaktoriell	(+)	(+)

Muskulatur bleibt unterentwickelt, die Haut infolge fehlender Sebumproduktion trocken. Ein Stimmbruch tritt nicht ein. Bartwuchs und Körperbehaarung sind spärlich oder fehlen völlig. Die Schambehaarung ist gering und weist eine horizontale Begrenzung auf. Das Hodenvolumen, die Penis-, und Prostatagröße bleiben infantil. Die Spermatogenese wird nicht initiiert und Erektionen fehlen. Libido und andere männliche Verhaltensweisen sind nicht ausgeprägt. Mitunter besteht eine milde normochrome Anämie.
Häufigste Ursachen sind:
▶ konstitutionelle Entwicklungsverzögerung,
▶ idiopathischer hypogonadotroper Hypogonadismus (IHH),
▶ seltener Hypopituitarismus, Anorchie oder Klinefelter-Syndrom.

Erwachsenenalter. Beginnt der Hypogonadismus erst nach der Pubertät, so ändern sich Körperproportionen, Penisgröße und Stimmlage nicht mehr, wohingegen Körperbehaarung und Bartwuchs schwinden. **Potenz- und Libidomangel** stellen wie **Infertilität** infolge sistierender Spermatogenese häufig das klinisch führende Symptom dar. Die Hodengröße und -konsistenz nehmen ab. Langwährender Androgenmangel verursacht regelmäßig eine schwere **Osteoporose** mit erhöhter Frakturneigung, oft auch eine normochrome, normozytäre Anämie mit Blässe, Müdigkeit und Leistungsschwäche. Kraftlosigkeit und Leistungseinbuße sind auch Folge der atrophierenden Muskelmasse, der die anabole Wirkung der Androgene fehlt. Die Haut ist trocken und oft periorbital und -oral fein gefältet (Tab. 7.2). Häufigste Ursachen sind Formen des primären Hypogonadismus und ein Hypopituitarismus. Die Inzidenz des Altershypogonadismus (LOH) nimmt ab dem 50. Lebensjahr kontinuierlich zu.

Hinweise auf die Infertilität gibt ein unerfüllter Kinderwunsch. Eine Diagnose erlaubt erst die Untersuchung des Ejakulats. Hierbei ist jedoch zu berücksichtigen, dass eingeschränkte Ejakulatparameter durch optimale weibliche reproduktive Funktionen kompensiert und zur Schwangerschaft ausreichen können, während sich bereits leichte, aber gleichzeitig auftretende Störungen auf männlicher und weiblicher Seite verstärken können.

! Daher muss Fertilitätsdiagnostik immer beide Partner berücksichtigen. Auch eindeutig erscheinende männliche Ursachen für einen unerfüllten Kinderwunsch dürfen nicht zu einer Vernachlässigung der Untersuchung der Partnerin führen und vice versa.

Hodenhochstand. Wegen der drohenden Beeinträchtigung der späteren Fertilität spielt der Hodenhochstand im Säuglings- und Kleinkindalter eine praktisch wichtige Rolle. Der Descensus testiculorum erfolgt pränatal unter dem Einfluss von hCG, LH, AMH (Anti-Müller-Hormon der fetalen Sertoli-Zellen), INSL 3 (Insulin-ähnlicher Faktor 3) und Testosteron (durch gezielte Involution des Gubernaculum testis). Bei etwa 5% der reifen Neugeborenen sind die Hoden noch nicht deszendiert, bei einem kleinen Teil findet im 1. Lebenshalbjahr noch ein spontaner Deszensus statt. Inwieweit es sich bei Maldescensus testis um primär dysplastische (und damit infertile) Hoden handelt, welche deshalb nicht deszendierten, ist noch offen. Auch ist bei solchen Testes die Rate späterer Hodenmalignome deutlich erhöht.

Im retinierten Hoden, teilweise sogar im kontralateralen, deszendierten Hoden fällt nach dem 2. Lebensjahr die Zahl der Spermatogonien stark ab.

Pendelhoden („Retractile testis"). Er liegt spontan in Ruhe und warmer Umgebung (Bad) skrotal und steigt durch Cremasterzug, ausgelöst durch mechanischen Reiz oder Kälte, bis in den Leistenkanal auf. Er lässt sich ohne Spannung bleibend ins Skrotum verlagern und ist nicht behandlungsdürftig. Wegen der Möglichkeit eines sekundären Hodenhochstands sollten Pendelhoden nachuntersucht werden.

Gleithoden. Er liegt spontan nie im Skrotum, sondern präskrotal oder inguinal und lässt sich nur unter Anspannung der Samenstranggebilde kurzfristig ins obere/mittlere Skrotalfach verlagern, gleitet dann aber rasch wieder in seine Ausgangslage zurück. Gleithoden sind stets behandlungsbedürftig.

Leistenhoden (Retentio testis inguinalis). Hierbei lässt sich der Hoden im Bereich des Leistenkanals palpieren, jedoch höchstens bis zum Skrotalansatz verlagern. Eine Abgrenzung gegenüber einer suprafaszialen Hodenektopie ist klinisch nicht sicher möglich.

Tabelle 7.2 Symptome eines Hypogonadismus in Abhängigkeit vom Manifestationsalter

Organ/Funktion	Testosteronmangel-Symptome vor Beendigung der Pubertät	Testosteronmangel-Symptome nach Beendigung der Pubertät
Knochen	Eunuchoider Hochwuchs, Osteoporose	Osteoporose
Kehlkopf	Ausbleibender Stimmbruch	Keine Änderung
Behaarung	Horizontale Pubeshaargrenze, gerade Stirnhaargrenze, mangelnder Bartwuchs	Nachlassende sekundäre Geschlechtsbehaarung
Haut	Fehlende Sebumproduktion, ausbleibende Akne, Hautfältelung	Atrophie, Blässe, Hautfältelung
Knochenmark	Leichte Anämie	Leichte Anämie
Muskulatur	Unterentwickelt	Atrophisch
Penis	Infantil	Keine Größenänderung
Prostata	Unterentwickelt	Atrophisch
Hoden	Evtl. Maldescensus testis, kleines Hodenvolumen	Hodenvolumenabnahme
Spermatogenese	Nicht initiiert	Sistiert
Ejakulat	Anejakulation oder geringes Volumen	Abnehmendes Ejakulatvolumen
Libido	Nicht entwickelt	Verlust
Potenz	Nicht entwickelt	Erektile Dysfunktion
Lipidstoffwechsel	HDL↑, LDL↓, VLDL↑	HDL↑, LDL↓, VLDL↑

Kryptorchismus. Hier ist ein- oder beidseitig ein Hoden palpatorisch nicht nachweisbar. Es kann sich dabei um eine Retentio testis abdominalis (Bauchhoden) oder aber um eine Anorchie handeln. Auch Fälle echter Störungen der Geschlechtsentwicklung können sich dahinter verbergen, z. B. ein vollständig virilisiertes Mädchen mit AGS (Prader-Typ 5).

Die bilaterale Anorchie wird durch den fehlenden Testosteronanstieg im hCG-Test diagnostisch gesichert; chirurgische Exploration ist bei negativem Ausfall nicht mehr indiziert.

Hodenektopie. Hier liegt der Hoden außerhalb der physiologischen Deszensuswege, z. B. perineal. Bei der häufigen suprafaszialen Ektopie ist der Hoden um den äußeren Leistenring nach oben geschlagen und dort bindegewebig fixiert.

■ Anamnese und Klinik

Der Anamnese (einschließlich Sexualanamnese) folgt eine komplette internistische körperliche Untersuchung, speziell auch der Genitalorgane und sekundären Geschlechtsmerkmale:

- **Körperproportionen**: Verhältnis Ober- zu Unterlänge und Spannweite zu Körperlänge, Fettverteilung, Brustdrüse (Gynäkomastie/Lipomastie?) und Muskulatur;
- **Behaarung/Haut**: Bartwuchs (Ausdehnung, Dichte, Häufigkeit der Rasur), Stirnhaargrenze (Geheimratsecken), Achsel-, Thorax-, Extremitäten- und Pubesbehaarung sowie Pubeshaargrenze (Reifestadium nach Tanner). Hautfältelung periorbital, perioral, Akne/Trockenheit;
- **Larynx und Stimmlage**: Adamsapfel, Stimmbruch?
- **Rhinenzephalon**: Riechvermögen (Frage nach aromatischen Geruchsstoffen, z. B. Kaffee, ggf. Riechtest);
- **Geschlechtsorgane**: Lage, Größe (Orchidometer und/oder Sonografie) und Konsistenz der Testes und Nebenhoden, Ductus deferentes, Beurteilung des Plexus pampiniformis (Varikozele?) mit Valsalva-Versuch (Dokumentation durch Doppler-Sonografie bzw. Sonografie), Penis (Länge, Deformationen, Urethramündung, Phimose), Prostata (Größe, Konsistenz, evtl. transrektale Sonografie).

Volumen und Lage der Testes haben eine wichtige prognostische Bedeutung für die Ejakulatparameter; es muss festgehalten werden, ob die Testes beidseitig oder einseitig skrotal, hochskrotal, inguinal oder intraabdominal (kryptorch) positioniert sind und ob sie zwischen einer Lage im Skrotum und einer höheren Position hin- und herpendeln („Pendelhoden"). Auch wenn die Testes zum Untersuchungstermin skrotal liegen sollten, ist anamnestisch festzuhalten, ob sie früher anders positioniert waren und ob deshalb eine Therapie (Orchidopexie? Hormone?) vorgenommen wurde.

Hodenuntersuchung bei Kindern. Die Hodenpalpation muss in einer warmen Umgebung mit warmen Händen und in einer geduldigen, entspannten Atmosphäre erfolgen. Ein großer zeitlicher Aufwand bei der Untersuchung eines sich wehrenden, evtl. kitzligen Kindes muss berücksichtigt werden. Die Untersuchung soll sowohl im Liegen, im Stehen als auch im Schneidersitz (Cremasterreflex gehemmt) erfolgen. Es sollte für die Beurteilung mit berücksichtigt werden, wenn die Eltern Hoden unter entspannten Bedingungen (Bad, Wickeln) im Skrotum finden. Bei unsicherer Befunderhebung sollte nicht gezögert werden, einen erfahrenen Kollegen zu konsultieren. In palpatorisch unklaren Fällen kann die Sonografie bei der Lokalisierung hilfreich sein.

■ Labordiagnostik

Die hier gemachten Angaben beziehen sich auf Erwachsene und heben Besonderheiten bei Kindern hervor. Hormonanalysen sind gerade bei Kindern nur bei gezielter Fragestellung als Ergänzung zum klinischen Untersuchungsbefund sinnvoll. Die Hormonuntersuchungen bei Kindern sollten in speziell auf die pädiatrische Endokrinologie ausgelegten Laboratorien erfolgen, da sowohl die analytischen Gegebenheiten (Extraktion von Steroiden, Probenmengen) als auch die Interpretation sich deutlich von den Bestimmungen bei Erwachsenen unterscheiden. Fast alle endokrinologischen Parameter sind alters- bzw. reifungs- und geschlechtsabhängig, viele unterliegen einer zirkadianen Rhythmik.

> **!** Daher sind immer Größe, Gewicht, exakter Reifestatus (Tanner) und Zeitpunkt der Blutentnahme, außerdem eine evtl. medikamentöse Therapie anzugeben, insbesondere Hormontherapie mit Dosierung und Zeitpunkt der Applikation. Nur mit diesen Angaben ist eine sinnvolle Interpretation des Laborergebnisses möglich!

■ Endokrinologische Diagnostik

Testosteron

Testosteron im Serum ist der wichtigste Parameter zur Überprüfung der endokrinen Aktivität der Hoden und steht daher immer am Anfang der Diagnostik.

Standardisiert sollte die Blutabnahme am Vormittag zwischen 7.00 und 11.00 Uhr erfolgen, da entsprechend der zirkadianen Rhythmik dann die höchsten Werte gemessen werden. Diese Rhythmik ist auch bei älteren Männern erhalten, wenn auch auf einem niedrigeren Niveau (Diver et al, 2005). Morgendliche Werte liegen im Schnitt 20% höher als abendliche. Kurze intensive körperliche Anstrengung kann zu einer Erhöhung, längerfristige, erschöpfende körperliche Arbeit zu einem Abfall der Konzentration führen. Schwere Erkrankungen (z. B. Niereninsuffizienz, Herzinfarkt, Leberzirrhose), Stress, Operationen, übermäßiger Alkoholkonsum und zahlreiche Medikamente (u. a. Glukokortikoide) können zu einem Abfall des Testosterons führen. Nikotin beeinflusst im Gegensatz zu Rauschdrogen Testosteron nicht.

Ältere Männer weisen im Vergleich zu jungen Männern häufig erniedrigte Werte auf. Dies ist auf den physiologischen, altersassoziierten Abfall wie auch durch die Häufung von verschiedenen Krankheiten (Multimorbidität) bedingt, die die Hodenfunktionen beeinträchtigen. Allerdings sollte beim gesunden älteren Mann der für jüngere Männer geltende untere Normwert nicht unterschritten werden. Unter Berücksichtigung dieser Einflüsse genügt für die Routinediagnostik meist eine einzige Testosteronbestimmung.

Beim erwachsenen Mann sind **morgendliche Werte zwischen 12 und 30 nmol/l normal**, Werte < 10 nmol/l sicher pathologisch. Kastraten und Jungen vor der Pubertät haben Werte < 4 nmol/l. Während der Pubertät sollten die Testosteronwerte in Bezug zum klinischen Pubertätsstadium gesetzt werden. Bei grenzwertig normalen oder pathologischen Befunden kann die Bestimmung eines einzelnen Testosteronwerts nicht ausreichen. In diesen Fällen sollten entweder an verschiedenen Tagen gewonnene Proben oder ein Poolserum aus 2 oder 3 in 15-minütlichen Abständen gewonnenen Blutproben bestimmt werden. Erst in jüngster Zeit stellte sich heraus, dass die Grenze zwischen normalen und pathologischen Testosteronwerten nicht starr, sondern fließend ist und symptomspezifische Schwellenwerte die Diagnostik komplizieren können. So kann Libidoverlust bereits im untersten Normbereich beobachtet werden, während vollständiger Erektionsverlust erst bei Werten um 8 nmol/l eintritt. Noch fehlen hierzu weitergehende Untersuchungen, die die Formulierung allgemeiner diagnostischer Richtlinien erlauben.

> Die langjährige Beobachtung der Ergebnisse der externen Qualitätskontrolle und unmittelbare Vergleiche zeigen, dass die seit 30 Jahren routinemäßig eingesetzten immunologischen Verfahren zur Testosteronbestimmung nach wie vor eine hohe Schwankungsbreite für in verschiedenen Laboratorien ermittelte Werte aufweisen. Um exakte Werte zu erhalten, muss auf Methoden der „gas liquid chromatography/mass spectrometry (GLC/MS)" umgestellt werden.

Tabelle 7.3 Ursachen veränderter SHBG-Serumkonzentrationen

Stimulation der SHBG-Serumkonzentrationen	Hemmung der SHBG-Serumkonzentrationen
Östrogeneinnahme	Androgentherapie
Androgenmangel	Ausgeprägte Adipositas
Wachstumshormonmangel	Akromegalie
Hepatitis	Nephrotisches Syndrom
Leberzirrhose	Glukokortikoide
Phenytoin	Hyperinsulinämie
	Gestagene

Freies Testosteron, Testosteron im Speichel, Sexualhormon bindendes Globulin (SHBG)

Testosteron ist in wässriger Lösung kaum löslich und wird daher im Serum an Proteine gebunden transportiert (60% mit hoher Affinität an SHBG, 38% mit niedriger Affinität an Albumin). Nur die etwa 2% freies Testosteron stehen unmittelbar für die biologische Wirkung zur Verfügung. Die Testosteronwerte im Speichel (Normalwert 200–500 pmol/l) korrelieren mit dem freien Testosteron. Sowohl die Messung des freien im Serum wie des Testosterons im Speichel werden zwar angeboten, da die Konzentrationen aber noch um ein Vielfaches kleiner sind als die des Gesamttestosterons, ist die Fehlerbreite der Messverfahren so hoch, dass sie für diagnostische Zwecke unbrauchbar sind. Wenn das freie Testosteron in Grenzfällen zur Diagnostik herangezogen werden soll, kann es aus dem Gesamttestosteron und dem SHBG berechnet werden. Dabei ist zu berücksichtigen, dass die hepatische SHBG-Produktion durch verschiedene Faktoren beeinflusst werden kann (Tab. 7.3). Das so berechnete freie Testosteron sollte > 250 pmol/l betragen.

Sowohl die freie Testosteronfraktion im Serum als auch SHBG und das Testosteron im Speichel können bestimmt werden. Für die Routine sind diese Verfahren entbehrlich, da das freie Testosteron fast immer mit dem Gesamttestosteron korreliert. Etliche Faktoren beeinflussen die hepatische SHBG-Produktion (Tab. 7.3), sodass hierdurch zwar das Gesamttestosteron gleichsinnig mitverändert wird, jedoch das freie, biologisch aktive Testosteron bei intakter Hodenfunktion im Normbereich bleibt. Wenn Auskunft über das freie Testosteron gewünscht wird, empfiehlt sich die Bestimmung des SHBG. Aus Gesamttestosteron, SHBG und Albumin lässt sich dann das freie Testosteron berechnen; es sollte > 250 pmol/l liegen.

Androgenrezeptor

Die Transaktivierungsaktivität des Androgenrezeptors wird durch die Anzahl der Trinukleotid-Repeats, insbesondere der CAG-Repeats im Exon 1 des Rezeptors bestimmt. Bei Europäern beträgt die mittlere Anzahl der Repeats 21–22, bei Ostasiaten ist die Zahl höher, bei Afrikanern niedriger. Niedrige Anzahl geht mit hoher Testosteronaktivität einher und vice versa. Wenn Gesamttestosteron und Symptomatik auseinanderklaffen, kann die Bestimmung der CAG-Repeats Klärung schaffen. So kann z. B. bei noch normalen Serumwerten, aber hoher CAG-Zahl eine Symptomatik des Testosteronmangels erklärt werden.

hCG-Test

Durch Stimulation mit humanem Choriongonadotropin (hCG) kann die endokrine Kapazität der Hoden überprüft werden. Die Domäne des hCG-Tests ist die Differenzialdiagnose zwischen Anorchie (fehlender Testosteronanstieg) und Kryptorchismus (vorhandener, jedoch oft eingeschränkter Anstieg).

Der Test kann in verschiedenen Modifikationen durchgeführt werden, wobei hCG jedoch ausschließlich i. m. verabreicht werden sollte. Die versehentliche Injektion von hCG ins Fettgewebe, z. B. bei adipösen Patienten, führt zu unzureichender Stimulation von Testosteron (falsch-negatives Resultat). Eine zu hohe Dosierung kann zu einer Down-Regulation und damit zu paradoxen Effekten führen. Für jede Modifikation müssen Referenzbereiche etabliert werden, ohne die eine Interpretation nicht möglich ist.

Bewährt hat sich die Abnahme einer basalen Blutprobe zwischen 8.00 und 10.00 Uhr an Tag 1 mit unmittelbar darauf folgender einmaliger Injektion von 5000 IE hCG i. m. (z. B. Choragon, Predalon, Pregnesin, Primogonyl). Kinder erhalten in Deutschland häufig 5000 IE hCG/m^2 KOF, maximal jedoch 5000 IE. Nach 48 und/oder 72 h folgt eine 2. bzw. 3. Blutabnahme zur Testosteronbestimmung. Beim Erwachsenen sollte der Anstieg das 1,5- bis 2,5-Fache des Basalwerts betragen,

Tabelle 7.4 Typische Konstellationen der Hormondiagnostik beim Hypogonadismus des Mannes (Tab. 7.1)

Konstellation	(Verdachts-)Diagnose
T↔, LH↑, FSH↑	V. a. primären Hypogonadismus (z. B. Klinefelter-Syndrom, Anorchie)
T↓, LH↓, FSH↓	V. a. sekundären Hypogonadismus, GnRH-Test, ggf. Hypophysen-Diagnostik (z. B. IHH, Kallmann-Syndrom, Prolaktinom, Hypopituitarismus)
T n., LH↑, FSH n. oder ↑	Kompensierte Leydig-Zellinsuffizienz (z. B. Klinefelter-Syndrom, Zustand nach Radiatio, Chemotherapie, viraler Orchitis, Hodenhochstand)
T n., LH n., FSH↑	V. a. Störungen der Spermatogenese (z. B. „Sertoli-cell-only-Syndrom", Zustand nach Radiatio, Chemotherapie, viraler Orchitis, Hodenhochstand)
T n., LH n., FSH n.	Keine endokrine Hodeninsuffizienz, Störungen der Spermatogenese mit Infertilität nicht ausgeschlossen (z. B. idiopathische Infertilität, Globozoospermie, Syndrom der immotilen Zilien), bei hochgradiger Oligozoospermie auch V. a. Obstruktion der ableitenden Samenwege
T↑, LH↑, FSH↑	V. a. Androgenresistenz, spezialisiertes Zentrum zur Gendiagnostik kontaktieren

(T = Testosteron, ↓ = erniedrigt, ↑ = erhöht, n. = normal, V. a. = Verdacht auf)

bei Kindern vor der Pubertät sollte das Inkrement des Testosterons >3,5 nmol/l ansteigen. Werte darunter weisen auf einen primären, Werte darüber auf einen sekundären Hypogonadismus hin. Völlig fehlender Anstieg ist hinweisend auf eine Anorchie, die eine weitere Abklärung erforderlich macht. Beim Kind sind bildgebende Untersuchungen (Sonografie oder MRT) zur Abklärung der Anorchie meist nicht ausreichend. Werden die Hoden nicht nachgewiesen, so sollte eine laparoskopische Abklärung durch einen erfahrenen Kinderchirurgen oder -urologen erfolgen.

! Wenn gleichzeitig ein GnRH-Test bzw. LH-Bestimmungen durchgeführt werden sollen, müssen diese **vor** der hCG-Gabe erfolgen!

Dihydrotestosteron (DHT), Androstendion, DHEA, Estradiol, Inhibin, Leptin

In der Routineabklärung des Hypogonadismus beim Mann haben die Bestimmungen von DHT, Androstendion, DHEA und Estradiol keinen Stellenwert. Patienten mit DHT-Mangel fallen bereits postnatal mit einem intersexuellen Genitale auf. Die Bestimmung von 17OH-Progesteron, Androstendion und DHEA ist bei Männern mit adrenogenitalem Syndrom von Relevanz, die Estradiolmessung bei der Abklärung von Gynäkomastien.

Dem Peptidhormon **Inhibin**, das als Produkt der Sertoli-Zellen eine negative Rückkopplung auf FSH ausübt, kommt bisher kaum eine diagnostische Relevanz zu. Die Bestimmung kann in der Abklärung der Anorchie oder schwerer Differenzierungsstörungen des Hodens bei Kindern zusätzlich zum hCG-Test hilfreich sein. Das Adipozytenhormon **Leptin** ist bei Androgenmangel erhöht, und wird mit der Testosteronsubstitution normalisiert. Somit ist Leptin als Verlaufsparameter für die Beurteilung der Testosteronsubstitution geeignet, wird jedoch angesichts wichtigerer Kriterien (z. B. Blutbild, Testosteronserumspiegel, klinisches Befinden) und seiner Varianz infolge anderer Einflüsse (u. a. Nahrungsaufnahme, Fettmasse, Insulin) nicht in der Routine eingesetzt. Die 17-Ketosteroide geben keine zuverlässige Aussage über die endokrine Hodenfunktion und sind nur in der Abklärung spezifischer Störungen der Geschlechtsentwicklung von Bedeutung.

Gonadotropine: luteinisierendes Hormon (LH) und Follikel stimulierendes Hormon (FSH)

Gemeinsam mit niedrigen basalen Testosteronwerten geben LH und FSH im Serum Aufschluss über den Ursprung des Hypogonadismus. Hohe Werte weisen auf eine testikuläre (primärer Hypogonadismus), niedrige auf eine zentrale Ursache (sekundärer Hypogonadismus) hin. Die Bestimmung von FSH ist ferner bei pathologischen Ejakulatbefunden indiziert, um Aufschluss über die Störung der Spermatogenese zu erhalten. Zur Differenzierung von niedrig normalen und pathologisch erniedrigten LH- und FSH-Spiegeln empfiehlt sich der Einsatz von hochsensitiven Immunofluoroassays. Bioassays und DNA-Analysen sind wissenschaftlichen Fragestellungen und der Abklärung von Einzelfällen mit Verdacht auf Mutationen der Gene von LH und FSH bzw. ihrer Rezeptoren vorbehalten.

Zur Interpretation der **basalen LH-Werte** müssen die starken spontanen LH-Schwankungen berücksichtigt werden. Beim gesunden Mann weist LH bis zu 20 Pulse pro 24h mit hohen Sekretionsspitzen und dazwischen liegenden tiefen Minima auf. Beim Mann mit primärem Hypogonadismus steigt nicht nur die mittlere LH-Konzentration, sondern auch die Pulsfrequenz an, während bei einem Ausfall der hypothalamischen GnRH-Sekretion LH keine oder nur ganz vereinzelte Pulse aufweist. Die Abnahme von 3 Proben in 20-minütlichen Abständen, die dann zur Bestimmung des LH zusammengeführt werden, vermeidet Fehlinterpretationen aufgrund der Pulsatilität. In der Routinediagnostik genügt meist ein einzelner Serumwert (Tab. 7.4).

FSH im Serum weist nur geringe Schwankungen auf und reagiert empfindlich auf Störungen der Gametogenese, sodass auch einer Einzelbestimmung hohe Aussagekraft zukommt. FSH unterliegt nicht nur der negativen Rückkopplung von Testosteron, sondern auch von Inhibin, das in den Sertoli-Zellen, den „Ammenzellen" der Spermatogenese gebildet wird. Schwere Beeinträchtigungen der Sertoli-Zellfunktion bedingen regelmäßig eine Spermatogenesestörung mit Infertilität, die durch erhöhtes Serum-FSH angezeigt wird.

Höchste FSH-Werte werden bei der Anorchie, -(SCO)-Syndrom und beim Klinefelter-Patienten gemessen. Daher lassen hohe FSH-Werte in Gegenwart kleiner, fester Testes (< 6 ml Volumen) und eine Azoospermie ein Klinefelter-Syndrom vermuten. Liegt bei Azoospermie oder sehr schlechten Ejakulatparametern das Hodenvolumen > 6 ml und ist das FSH erhöht, so handelt es sich um eine primäre Störung der Spermatogenese.

Bei Azoospermie in Verbindung mit normalen FSH-Werten und normaler Hodengröße besteht der Verdacht auf Verschluss der ableitenden Samenwege. Die gleichzeitige Erniedrigung des im Seminalplasma sezernierten Nebenhodenmarkers α-Glucosidase erhärtet die Vermutung und gibt zur Hodenbiopsie Anlass, um bei normalem Biopsiebefund die Indikation entweder für die rekonstruktive Mikrochirurgie der Samenwege oder die testikuläre Spermienextraktion (TESE) mit anschließender intrazytoplasmatischer Spermieninjektion (ICSI) zu stellen (Tab. 7.**4**).

Patienten mit subnormalen Ejakulatparametern in Gegenwart normaler oder erhöhter FSH-Werte machen den größten Teil der fertilitätsgestörten Patienten aus (idiopathische Infertilität). Die Pathogenese bleibt meist unklar. Genetische Ursachen werden in den meisten Fällen vermutet, konnten aber bisher nur in wenigen Fällen nachgewiesen werden (s. 7.1.5.3 Genetische Diagnostik).

GnRH-Test (LHRH-Test) Prinzip

Die Injektion von Gonadotropin-releasing-Hormon (GnRH = LHRH) stimuliert in den gonadotropen Zellen der Hypophyse die Produktion und Sekretion von LH und FSH. Der Stimulationstest mit GnRH ist daher immer indiziert, wenn eine Differenzierung zwischen niedrig normalen und pathologisch niedrigen LH- und FSH-Werten oder eine Differenzierung zwischen hypothalamischem und hypophysärem Hypogonadismus erforderlich erscheint. Bei Kindern und Jugendlichen dient der Test zur Feststellung des Reifegrades der Hypothalamus-Hypophysen-Gonaden-Achse sowie zur Differenzialdiagnose der Pubertas praecox vera, Pseudopubertas praecox und prämaturen Pubarche. Bei lang bestehendem hypothalamisch bedingten Hypogonadismus ist oft nach einmaliger Injektion infolge Hypotrophie der gonadotropen Hypophysenzellen kein ausreichender Anstieg zu erzielen, sodass dann eine Wiederholung des Tests nach 36-stündiger pulsatiler GnRH-Vorbehandlung (5 g alle 90 min, Beginn 18.00 Uhr, Ende 6.00 Uhr am übernächsten Tag) erforderlich ist (ohne derartige Vorbehandlung ist die Wiederholung wertlos).

Der GnRH-Test wird ferner zur Differenzierung zwischen konstitutioneller Pubertas tarda und idiopathischem hypogonadotropem Hypogonadismus (IHH) und im Rahmen eines kombinierten Hypophysenvorderlappen-Funktionstests bei Panhypopituitarismus eingesetzt. Bei erhöhten basalen Gonadotropinwerten erübrigt sich der GnRH-Test.

Durchführung. Bei **Erwachsenen** i.v.-Injektion von 100 μg GnRH (z.B. LHRH-Ferring, Relefact LHRH 0,1), Blutabnahmen vor und 30 und 45 oder 60 min nach Injektion. In einigen Zentren wird nur der 30- oder 45-Minutenwert abgenommen. Bei **Kindern** beträgt die injizierte Dosis 60 μg/m² Körperoberfläche, mindestens jedoch 25 μg, maximal 100 μg.

Auswertung. Adulte Männer weisen regelmäßig einen Anstieg des LH um das 1,5- bis 2-Fache auf, während FSH auch bei Gesunden manchmal nur wenig stimulierbar ist. Völlig fehlender Anstieg selbst nach pulsatiler GnRH-Vorbehandlung beweist die hypophysäre Insuffizienz. Ein Anstieg spätestens nach GnRH-Vorbehandlung belegt die hypothalamische Genese. Bei **Kindern** ist der LH-Anstieg stark vom chronologischen Alter und vom Pubertätsstadium abhängig (Normalwerte bei Partsch et al, 1990). Im pubertären GnRH-Test steigt LH normalerweise auf über 5 IE/l an; dabei ist der LH/FSH-Quotient normalerweise größer als 1. Nach 36-stündiger pulsatiler GnRH-Vorbehandlung liegt der LH-Anstieg im Bolustest < 2,5 bei IHH (Depletion der gonadotropen Zellen), > 4,0 IE/l bei KEV (Tab. 7.**1**), Serumtestosteron kann bei KEV durch Hypophysenstimulation über 36 h ansteigen, bei IHH praktisch nicht.

Prolaktin

Die Bestimmung von Prolaktin ist bei jedem Verdacht auf eine Hyperprolaktinämie indiziert. Wegen der Häufigkeit der Hyperprolaktinämie und Mikroadenomen der Hypophyse gehört die Prolaktinbestimmung zur Routinediagnostik jedes Hypogonadismus.

■ Weitere klinisch-chemische Labordiagnostik

Testosteronmangel kann eine Anämie verursachen, sodass bei Hypogonadismus immer eine Blutbildbestimmung erfolgen sollte. Obwohl die empfohlenen Testosteronpräparate zur Substitutionstherapie keine hepatotoxische Wirkung aufweisen, empfiehlt es sich, vor Therapieeinleitung die Leberwerte (Transaminasen, Bilirubin) zu bestimmen, um vorbestehende Lebererkrankungen zu dokumentieren. Testosteronsubstitution: rektale Untersuchung der Prostata und Bestimmung des PSA sollten vor jeder Testosteronsubstitution zum Ausschluss eines Prostatakarzinoms und als Basiswert erfolgen. Beim Patienten > 45 Jahre muss dies geschehen. Bei Patienten unter Testosteronsubstitution sollte ab dem 50. Lebensjahr jährlich das prostataspezifische Antigen (PSA) gemessen werden.

Genetische Diagnostik

Nummerische Chromosomenaberrationen sind schon seit langem der Untersuchung zugänglich (Klinefelter-Syndrom; [47, XXY]; XYY-Mann; XX-Mann). Zur schnellen Orientierung beim Klinefelter-Syndrom kann auch eine Darstellung der Barr-Körperchen vom Mundepithel (Kamischke et al, 2004) oder eine Anfärbung der X-Chromosomen durch Fluoreszenz-in-situ-Hybridisierung (FISH) vorgenommen werden, die allerdings die Karyotypisierung nicht ersetzen kann.

Molekulargenetische Untersuchungen sollten zum Nachweis von Mutationen bei **definierten monogenen Störungsbildern** eingesetzt werden. Eine Vielzahl von entsprechenden Genloci sind in den letzten Jahren identifiziert worden. Generell sollten molekulargenetische Untersuchungen nur gezielt nach genauer klinischer und laborchemischer Einordnung und entsprechender genetischer Beratung erfolgen. Beim hypogonadotropem Hypogonadismus sind sowohl die Gene der Gonadotropine bekannt und deren Untersuchung ist sinnvoll bei Verdacht auf biologisch inaktives FSH bzw. LH (Mutation im FSH- bzw. LH-Gen). Ebenso können inaktive Gonadotropinrezeptoren (Mutation im FSH- bzw. LH-Rezeptor-Gen) molekularbiologisch abgeklärt werden. Die Gene der Gonadotropine sind bekannt und deren Untersuchung ist sinnvoll bei Verdacht auf hypogonadotropem Hypogonadismus. Ebenso können Gonadotropinrezeptoren (Mutation im FSH- bzw. LH-Rezeptor-Gen) molekularbiologisch abgeklärt werden. Ferner sind verschiedene Gendefekte der Androgenbiosynthese-Enzyme und Mutationen des Androgenrezeptors nachweisbar, sodass beim Verdacht auf minimale Störungen der Geschlechtsentwicklung eine entsprechende Abklärung erfolgen kann. Deletionen im AZF-Bereich des langen Arms des Y-Chromosoms können zu Azoospermie und schwerer Oligozoospermie führen. Bei Patienten mit Kallmann-Syndrom kann die Untersuchung des KAL-Gens oder des FGF-1 Gens sinnvoll sein.

Die Untersuchung kürzlich identifizierter, neuer **mit Kallmann-Syndrom assoziierter Gene** wie der G-Protein gekoppelte Prokineticin-Rezeptor-2 (PROKR2) und einer seiner Liganden, Prokineticin 2 (PROK2), sollten zur Zeit noch speziellen wissenschaftlichen Fragestellungen vorbehalten bleiben. Bei diesen seltenen Erkrankungen sollte zur Optimierung der Therapie und des wissenschaftlichen Erkenntnisgewinns immer die Kooperation mit speziellen Zentren erfolgen.

In spezialisierten Zentren ist eine entsprechende Diagnostik möglich, die bei der Beratung der Paare über eine evtl. Vererbbarkeit bei Einsatz von assistierter Fertilisation von Bedeutung ist.

In der Gruppe der Patienten mit **idiopathischer Infertilität** werden ebenfalls zahlreiche verschiedene Gendefekte vermutet. Auf dem langem Arm des Y-Chromosoms werden derzeit 4 Regionen (Azoospermie Faktor a–d) mit mehr als 20 verschiedenen Genen besonders detailliert untersucht, wovon 4 als Kandidatengene (RBM, DAZ, DFFRY, CDY) für die Ursache von Spermatogenesestörungen gelten. So finden sich bei Patienten mit Azoospermie oder Oligozoospermie mit Spermienkonzentrationen < 1 Mio/ml in etwa 2% Mikrodeletionen im AZF-Bereich des Y-Chromosoms (AZF a, b oder c). Dies führt wie auch die weitere endokrinologische Diagnostik zu keinen Ansätzen für eine rationale kausale Therapie. Es bleibt nur der Versuch einer symptomatischen Therapie mit TESE/ICSI.

Bei isolierter kongenitaler beidseitiger Aplasie der Samenleiter (CBAVD) liegt eine Minimalform der **zystischen Fibrose** vor, sodass eine molekulargenetische Untersuchung des CFTR-Gens erfolgen sollte. Neben dem palpatorischen Befund und einer Azoospermie finden sich charakteristischerweise ein niedriges Ejakulatvolumen, ein niedriger PH-Wert und sehr niedrige Fruktose- und Glukosidase-Werte. Bei dieser Ejakulatkonstellation, aber tastbaren Ductus deferentes können auch CFTR-Mutations-bedingte Obstruktionen im Bereich der Samenblasen vorliegen.

> Vor einer evtl. TESE/ICSI-Behandlung muss auch die Partnerin auf CFTR-Mutationen untersucht werden, um das Risiko einer zystischen Fibrose für das Kind abschätzen zu können.

Ejakulatuntersuchung

Die Untersuchung des Ejakulats dient zur Abklärung von Fertilitätsstörungen mit oder ohne Symptome des Androgenmangels. Die Ejakulatuntersuchung ist zentraler Bestandteil der Abklärung jeden Paares mit unerfülltem Kinderwunsch und sollte auch dann erfolgen, wenn bereits bei der Frau eine mögliche Ursache der Infertilität aufgedeckt wurde, da bei etwa der Hälfte der infertilen Paare Störungen auf beiden Seiten gefunden werden.

Die Interpretation des Ejakulatbefundes sollte stets in Kombination mit der Bestimmung von Testosteron, FSH, LH und Prolaktin erfolgen. Die hier gegebenen Empfehlungen orientieren sich am „WHO Laboratory Manual for the Examination and Processing of Human Semen" (5th edition, 2009), das detaillierte Beschreibungen zur Durchführung aller Untersuchungen enthält. Zur Standardisierung, Qualitätskontrolle und Vergleichbarkeit der Untersuchungen sollten Analysen nur nach diesen Richtlinien der WHO durchgeführt werden. Das durchführende Labor sollte an ein externes Qualitätsprogramm angeschlossen sein, z. B. QuaDeGA, das Programm der Deutschen Gesellschaft für Andrologie (Cooper et al, 2007).

Die zuerst 1971 aufgelegten Richtlinien der WHO haben in ihrer 5. Auflage (2009) eine wesentliche Änderung im Hinblick auf die **Referenzwerte** erfahren. Während die Grenzwerte des Normalen bisher weitgehend Erfahrungswerte waren, sind sie jetzt evidenz-basiert, d. h. es wurden erstmalig ausreichend große Kohorten von Männern mit erwiesener Fertilität ausgewertet. Manche der jetzt als Grenzen geltenden Werte muten im Vergleich zu den bisherigen Werten niedrig an. Dies hat sicher nichts mit einem „säkularen Trend" oder ökologischen Faktoren zu tun, sondern geht lediglich auf die wissenschaftliche Gewinnung der Werte zurück.

Die **Gewinnung des Ejakulats** erfolgt nach einer **Karenzzeit** von 48 h bis 7 Tagen. Wegen erheblicher spontaner Schwankungen sollten mindestens 2–3 Ejakulatuntersuchungen im Verlauf von 3 Monaten erfolgen, um eine Diagnose zu etablieren.

Die physikalische Untersuchung beurteilt das Aussehen, die Farbe, den pH-Wert, die Liquefizierungszeit (normal 20–45 min), das Ejakulatvolumen und die Viskosität der Probe.

Die mikroskopische Untersuchung erfasst die Spermienkonzentration unter Hinzuziehung des Ejakulatvolumens die Spermienzahl, die Spermienmotilität, die Spermienmorphologie und evtl. Agglutinationen von Spermien sowie die Anzahl der Leukozyten (Tab. 7.**5**). Die Konzentration der Spermien wird in einer Hämozytometerkammer bestimmt. Die **Spermienmotilität** unterscheidet 4 Kategorien:
- PR = progressive Motilität,
- NP = nichtprogressive Motilität (Bewegung auf der Stelle oder in kleinen Kreisen) und
- IM = keine Beweglichkeit.

Wenn der Anteil der unbeweglichen Spermatozoen 40% übersteigt, erfolgt eine Vitalfärbung mit Eosin, die vitale von toten Spermatozoen unterscheidet. Während tote Zellen den Farbstoff aufnehmen, verhindern intakte Membranen das Eintreten des Farbstoffs.

Die Morphologie der Spermien wird in einem nach Papanicolaou gefärbten frischen Ausstrich untersucht, wobei v. a. der Anteil der normal geformten Spermatozoen erfasst wird. Durch Spezialfärbung werden andere Zellen, z. B. Spermatogenesezellen und Leukozyten identifiziert. Der Befund wird entsprechend den Tab. 7.**5** und Tab. 7.**6** beurteilt und beschrieben.

Die Verfahren der **computerassistierten Spermienanalyse** (CASA) versuchen, mittels per Mikroskopkamera erfasster bewegter und unbewegter Bilder computergestützt die Spermienzahl, -morphologie und insbesondere die Spermienmotilitätsmessungen zu objektivieren.

Mit **biochemischen Methoden** werden Markersubstanzen für die akzessorischen Geschlechtsdrüsen bestimmt. Zitrat, Zink oder saure Phosphatase dienen als Marker für die Prostatafunktion, Fruktose als Marker für die Samenbläschen und -1,4-Glukosidase als Marker für die Nebenhodenfunktion.

Zur Untersuchung auf **Spermienantikörper** im Ejakulat hat sich v. a. der „Mixed-Antiglobulin-Reaction-Test" (MAR-Test) bewährt. Da eine Korrelation zwischen dem Auftreten von Spermienantikörpern im Blut und Fertilitätsstörungen noch nicht eindeutig gesichert ist, sind Ergebnisse derartiger Untersuchungen mit Vorsicht zu interpretieren.

Bei einer Leukozytenkonzentration > 10^6/ml Seminalplasma oder bei begründetem Verdacht auf Infektion des männlichen Genitaltrakts werden Kulturen zum Nachweis aerober Bakterien oder Spezialverfahren

Tabelle 7.**5** Untere Konfidenzgrenzen (95%) (SF Perzentilen) des Ejakulats fertiler Männer oder Konsensuswerte (*) bei Untersuchung entsprechend WHO-Richtlinien (2009)

Parameter	Grenzwert
Ejakulatvolumen	≥1,5 ml
Spermienkonzentration	≥15 × 10^6/ml
Gesamtspermienzahl	≥39 × 10^6/Ejakulat
Motilität total (PR+NP)	≥40% (38–42)
Progressivmotilität (PR)	≥32% (31–34)
Morphologie	≥3% (2–4) normale Formen
Vitalität	≥59% (54–65)
Leukozyten	≤1 × 10^6/ml Seminalplasma*
MAR-Test	<50% der Spermatozoen mit adhärenten Zellen
α-1,4-Glukosidase	≤20 mU/Ejakulat
Zink	≤2,4 mol/Ejakulat
Fruktose	≤13 mol/Ejakulat

MAR=Mixed-antiglobulin-reaction-Test

Tabelle 7.**6** Beschreibende Terminologie der Ejakulatbefunde

Terminus	Beschreibung
Normozoospermie	Alle Parameter oberhalb der unteren Grenzwerte in Tab. 7.5
Oligozoospermie	Gesamt-Spermzahl an der Untergrenze
Teratozoospermie	<3% normal geformter Spermien
Asthenozoospermie	Progressivmotilität <32%
Oligoasthenoteratozoospermie	Gleichzeitiges Vorliegen der 3 vorher genannten Befunde
Kryptozoospermie	Keine Spermien im nativen Präparat, jedoch im Zentrifugat (3000 g für 15 min)
Azoospermie	Keine Spermien im Ejakulat (unter Angabe der Sensitivität der benutzten Methode)
Aspermie	Kein Ejakulat

zum Nachweis von Chlamydia trachomatis, Ureaplasma urealyticum und Mycoplasma hominis eingesetzt.

Die Spermienfunktionstests (Hamster-Ovum-Penetrationstest = HOP-Test, hyperosmotischer Schwelltest = HOS-Test, Hemi-Zona-Bindungsassay) sowie der Postkoitaltest und In-vitro-Spermien-Mukus-Penetrationstest haben ihren Wert in der Routinediagnostik verloren.

■ Lokalisationsdiagnostik und bildgebende Verfahren

Sonografie. Die Sonografie der Skrotalorgane ergänzt die somatische Untersuchung des Patienten. Wichtig sind folgende Punkte:
- die exakte Erfassung des Hodenvolumens, der Binnenstruktur (Mikrolithiasis? Schneegestöber? echoreiche und -arme Areale? Tumorverdacht?) und

- die Beurteilung des Nebenhodens (Verkalkungen als Hinweis auf eine abgelaufene Epididymitis mit evtl. Obstruktion) sowie des Plexus pampiniformis (Varikozele?).

Im Valsalva-Versuch kann eine pathologische Erweiterung des Venendurchmessers dokumentiert werden. Ferner wird die Sonografie transrektal zur Beurteilung der Prostata (Binnenstrukturen und Volumen) eingesetzt (TRUS). Diese Untersuchung ist in Kombination mit PSA und digitaler Palpation bei Männern > 45 Jahren unter Testosterontherapie unerlässlich.

MRT. Bei Patienten mit sekundärem Hypogonadismus ist die Darstellung der Hypothalamus- und Hypophysenregion notwendig, wobei die Magnetresonanztomografie im Nachweis von Mikroadenomen die Computertomografie abgelöst hat. Ferner kann beim Erwachsenen die MRT zur Hodensuche bei ein- oder beidseitiger Anorchie eingesetzt werden. Bei Kindern ist diese Untersuchung hingegen meist nicht erfolgreich, sodass eine laparoskopische Abklärung erfolgen muss.

Hodenbiopsie. Eine Hodenbiopsie ist bei Verdacht auf Verschluss der ableitenden Samenwege (Azoo- oder hochgradige Oligozoospermie bei normalem FSH, normalem Hodenvolumen und niedrigem Nebenhodenmarker) indiziert. Ferner ist bei Verdacht auf Hodentumor eine Hodenbiopsie mit Schnellschnittbeurteilung und in Bereitschaft auf Erweiterung des Eingriffs angezeigt. Bei Kinderwunsch und sehr schlechten Ejakulatparametern oder Azoospermie wird die Hodenbiopsie als kombiniertes diagnostisch/therapeutisches Verfahren vorgenommen. Dabei wird ein Teil des Biopsats histologisch untersucht, und aus weiteren Teilen wird versucht, Spermien zu extrahieren, die zur ICSI verwandt werden können. Das Gewebe kann auch bis zum Einsatz in der assistierten Fertilisation kryokonserviert werden.

Osteodensitometrie. Testosteronmangel kann eine Osteopenie/Osteoporose verursachen. Daher sollte bei allen Männern mit Androgendefizit eine Osteodensitometrie erfolgen, die wegen des bevorzugten Verlusts von Knochenmasse an der Wirbelsäule dort mittels Computertomografie oder Dualphotonenabsorptiometrie (DEXA) erfasst werden kann (s. „Nebenschilddrüsen" und „Kalziumhomöostase"). Neben diesen als Standard geltenden Verfahren hat sich in der Hypogonadismus-Diagnostik und Therapiekontrolle die (weit ökonomischere) Osteosonografie der Phalangen oder des Kalkaneus bewährt. Bei Kindern und Jugendlichen sind diese Methoden nicht validiert.

> ! Wird eine Osteodensiometrie durchgeführt, so ist der Vergleich mit altersgemäßen Referenzwerten obligat zu fordern!

Therapeutische Situation und Indikation zur Therapie

Endokrine Störungen der Hodenfunktion sind durch Substitutionstherapien gut behandelbar; diese vermitteln den Patienten eine hohe Lebensqualität. Viele Fertilitätsstörungen sind dagegen oft einer rationalen Therapie nicht zuzuführen. In diesen Fällen sollte auf „empirische" Therapieverfahren und den oft geübten Polypragmatismus verzichtet werden.

> Gleichzeitig darf nicht vergessen werden, dass es sich bei Fertilisationsstörungen um das Problem eines Paares handelt und dass ein Partner mit besonders guten reproduktiven Funktionen die Defizite des anderen bis zu einem gewissen Grad kompensieren kann. Daher muss die Optimierung der weiblichen reproduktiven Funktionen essenzieller Bestandteil jeder Strategie zur Behandlung männlicher Fertilisationsstörungen sein.

Schließlich darf der Wert des ärztlichen Gesprächs (inkl. Erklärung pathophysiologischer Zusammenhänge, berufliche und Umweltexpositionen, Besprechung von Lebensgewohnheiten und Sexualpraktiken, Abbau von Ängsten und falschen Erwartungen) und der Führung durch den Arzt nicht unterschätzt werden. Wenn auch in der Wirkungsweise letztlich nicht geklärt, hat der Therapeut hier zweifelsfrei eine „Plazebofunktion" hinsichtlich des Zustandekommens einer Schwangerschaft.

Therapeutische Konzepte

Testosteronsubstitution

Alle Formen des Hypogonadismus bedürfen langfristig der Substitution mit Testosteron, die i. m., transdermal, oral oder buccal durchgeführt werden kann (Tab. 7.7). Zur Substitution sollte ausschließlich das „natürliche" Testosteron verwandt und physiologische Serumwerte angestrebt werden. 17α-Methyltestosteron und andere 17α-alkülierte Androgene sind wegen der Lebertoxizität obsolet. Weitere synthetische Androgene und anabole Steroide haben nicht das volle Wirkspektrum des Testosterons und sind deshalb für die Behandlung des Hypogonadismus nicht geeignet. Selektive Androgenrezeptor-Modulatoren (SARMs) befinden sich erst in der Entwicklung und ihre Bedeutung für die Behandlung des Hypogonadismus ist nicht abzusehen.

Testosteronenanthat. Über 5 Dekaden war die i. m.-Verabreichung von Testosteronenanthat die am häufigsten praktizierte und lange Zeit ausschließlich zur Verfügung stehende Form der Testosteronsubstitution. Zur vollen Substitution sind intragluteale Injektionen von 250 mg alle 2–3 Wochen erforderlich. Kurz nach Injektion steigen die Werte auf suprahysiologisches Niveau an, um dann innerhalb der nächsten Tage wieder abzufallen. Der Patient registriert dieses Auf und Ab als unange-

7.1 Hypogonadismus und Infertilität

Tabelle 7.7 Verfügbare Testosteronpräparate und Dosierung bei Erwachsenen

Applikationsmodus	Handelsname	Substanz	Dosierung
Oral	Andriol Testocaps 40 mg	Testosteronundecanoat	2–4 Kps/Tag mit fetthaltiger Mahlzeit
Buccal	Striant (30 mg)	Testosteron	1 Buccaltabl. alle 12 h
Transdermal Pflaster	Testopatch (1,2; 1,8; 2,4 mg)	Testosteron	2 Pflaster alle 2 Tage
Transdermal Gel	Androtop (25 od. 50 mg) Testim (50 mg Tube) Testogel (25 oder 50 mg) Tostran (Mehrdosenbehälter)	Testosteron	1-mal tgl. auf Rumpf oder Arme auftragen
Intramuskulär	Testosteron-Depot 250 mg Nebido 1000 mg	Testosteronenanthat Testosteronundecanoat	Alle 2–3 Wochen Aufsättigung 0–6–18, dann alle 12 (10–14) Wochen

nehme Schwankungen in Libido, Stimmung und Aktivität. Daher besteht oft der Wunsch nach ausgeglichenen Präparaten.

Testosteronimplantate. Testosteronimplantate, die unter die Bauchhaut eingesetzt werden, können eine Depotwirkung über mehrere Monate entfalten, sind in Deutschland aber nicht handelsüblich. Der Einsatz der Implantate unter die Bauchhaut erfordert einen kleinen operativen Eingriff, und die Implantate können gelegentlich extruieren.

Intramuskuläres Testosteronundecanoat. Mit i. m. verabreichten Testosteronundecanoat (Nebido) verfügen wir heute über ein echtes Depotpräparat. Nach einer initialen Injektion von 1000 mg in 4 ml öliger Lösung wird diese Dosis erneut nach 6 Wochen, danach in 3-monatlichen Abständen verabreicht. Die gelegentlichen Messungen des Serumtestosteron unmittelbar vor der nächsten Injektion zeigt, ob die Injektionsintervalle bis auf 10 Wochen verkürzt oder bis auf 14 Wochen verlängert werden können. Die Injektionen sollten wegen des relativ großen Volumens langsam erfolgen, und es ist – wie bei allen i. m.-Injektionen – eine akzidentelle i. v.-Verabreichung strikt zu vermeiden.

Während für die Testosteronundecanoat-Injektionen ein Arzt aufgesucht werden muss, können die folgenden Präparate vom Patienten selbstständig angewandt werden.

Transdermales Testosteron. Als erstes Präparat, das physiologische Serum-Testosteronwerte produzierte, stand ein selbsthaftender Skrotalfilm (TestoDerm) zur Verfügung, der bald von einem auf die Rumpfhaut aufgetragenen System (AndroDerm) verdrängt wurde. Alle 24 h werden morgens oder abends ein bzw. 2 Systeme vom Patienten selbst appliziert. Bei TestoDerm kam es gelegentlich, bei AndroDerm häufig zu Hautirritationen, die den Patienten zum Absetzen veranlassten. Hautirritationen sollen bei dem jüngst eingeführten Testopatch vernachlässigbar sein, da es keinen Alkohol enthält. Dieses transparente Pflaster wird auf Oberarme, die Hüften oder die untere Rückenpartie aufgetragen; um gleich-

mäßige Spiegel für 2 Tage zu erhalten, müssen 2 Pflaster simultan aufgetragen werden. Da Testopatch in 3 Dosierungen erhältlich ist (1,2, 1,8 und 2,4 mg/24h), ist eine individuelle Dosierung möglich.

Hautirritationen sind auch bei den jetzt führenden transdermalen Testosteron-Gelen (AndroGel, TestoGel, Tostran) sehr selten. Die 1–2%igen Testosteron-Gele werden auf die Haut des Rumpfs oder der Oberarme aufgetragen. Nach Eintrocknen und evtl. Abwaschen der Hautpartien ist die Gefahr der Kontamination (Partnerin, Kinder) gering. Weitere Gele befinden sich in der Entwicklung.

Orales Testosteronundecanoat. Eine orale Substitution kann mit Testosteronundecanoat (Andriol) 2- bis 3-mal 40 mg/Tag durchgeführt werden. Zur besseren Resorbierbarkeit müssen die Kapseln mit einer Mahlzeit eingenommen werden. Nachteile dieser Therapie sind die sehr stark schwankenden, intra- und interindividuell variablen Testosteronserumspiegel. Die orale Substitution empfiehlt sich v. a., wenn noch eine gewisse Eigenproduktion von Testosteron vorhanden ist oder wenn anfangs bzw. vorübergehend auf Injektionen verzichtet werden muss, z. B. wegen Markumarisierung bzw. bei der einschleichenden Pubertätseinleitung bei Jungen mit Hypogonadismus.

Buccale Anwendung. Eine weitere Form der Testosteronsubstitution bieten mucoadhäsive testosteronhaltige Tabletten (Striant), die auf die Gingiva oberhalb der Inzisoren appliziert werden und dort über 12 h Testosteron in den Kreislauf vor Inaktivierung in der Leber abgeben. Um eine volle Substitution zu erreichen, müssen die Tabletten 2-mal täglich angewandt werden. So lassen sich gleichmäßige Serumwerte im physiologischen Bereich erzielen.

Wahl des Präparats

Mit den genannten Vor- und Nachteilen sind grundsätzlich alle erwähnten Präparate für eine Substitution geeignet. Dies gilt insbesondere für den Mann im jüngeren und mittleren Alter. Beim Patienten >50 Jahre sollte

Tabelle 7.8 Zielparameter und Überwachungsmodalitäten einer Androgensubstitution

Zielparameter	Messgröße	Kontrollintervall 1. Jahr#	Intervalle folgende Jahre*	Grenzwert/notwendige Aktion
Rotes Blutbild	Hämoglobin/Hämatokrit	alle 3 Monate	1- oder 2-mal pro Jahr	18,0 g/dl oder 52% (Dosisreduktion)
Prostata	Größe (TRUS+)	alle 3 Monate	1- oder 2-mal pro Jahr	Symptome des Harnverhalts (Dosisreduktion oder urologisch-med. Therapie)
	Palpation	alle 3 Monate	1- oder 2-mal pro Jahr	Pathologisches Ergebnis (Absetzen/Biopsie)
	PSA	alle 3 Monate	1- oder 2-mal pro Jahr	4 ng/ml oder „PSA velocity" > 0,4 ng/ml/Jahr nach dem 1. Jahr und absoluter PSA-Wert > 1 ng/ml (Absetzen/Biopsie)
Haar	Beobachtung	alle 6 Monate	jährlich	Unerwünschter Haarausfall (Dosisreduktion oder anderes Präparat)
Schlaf	Nachfrage oder Schlafapnoe-Monitoring	alle 6 Monate	jährlich	Schlafapnoe (Dosisreduktion oder anderes Präparat, adäquate Therapie)
Haut	Beobachtung	alle 3 Monate	jährlich	Akne/Rötung (Dosisreduktion oder anderes Präparat)
Lipidprofil	Gesamtcholesterin, Triglyceride, HDL-C, LDL-C	alle 6 Monate	jährlich	Bei diesen Parametern sind keine negativen Änderungen bekannt
Knochen	Densitometrie	nach 1 Jahr	alle 2 Jahre	
Sexualität	Nachfrage	alle 3 Monate	1- oder 2-mal pro Jahr	
Stimmung	Nachfrage	alle 3 Monate	1- oder 2-mal pro Jahr	

#: Bei Männern < 40 Jahre kann die Überwachung im ersten Therapiejahr nach 3 und dann nach 9 Monaten nach Beginn der Therapie stattfinden.
*: Nur im Falle normaler Zielparameter, sonst Intervalle des 1. Behandlungsjahrs.
+: TRUS: Transrektale Ultraschalluntersuchung der Prostata

eher ein kurzwirkendes Präparat gewählt werden, um auf evtl. Nebenwirkungen (z. B. Polyzythemie) oder interkurrente Ereignisse (z. B. Prostatakarzinom) schnell durch Dosisanpassung oder Absetzen reagieren zu können (Nieschlag et al, 2005). Abgesehen von dieser grundsätzlichen Überlegung kann die Wahl des Präparats dem Patienten in Interaktion mit seinem Arzt überlassen werden.

Überwachung der Testosteronsubstitution

Die Dosierung der einzelnen Testosteronpräparate orientiert sich am allgemeinen Wohlbefinden und den Aktivitäten des Patienten, an Informationen über Libido, Erektionsfähigkeit, Koitusfrequenz, an phänotypischen Angaben (sekundäre Geschlechtsbehaarung, Rasurfrequenz, Sebumproduktion, Muskelkraft) sowie an gelegentlichen Testosteronmessungen im Serum am Ende eines Therapieintervalls (Tab. 7.8).

Eine effektive Testosteron-Substitution führt zu einer **Steigerung der Erythropoese** und lässt sich durch das rote Blutbild dokumentieren. Während eine niedrige Dosierung die für den Hypogonadismus charakteristische leichte Anämie nicht behebt, kann eine Überdosierung zu mäßiger Polyglobulie und erhöhtem Hämatokrit führen. Die Überprüfung des roten Blutbildes gehört daher zu den regelmäßigen Kontrollparametern (mindestens 1-mal pro Jahr). Ein **Ejakulatvolumen** im Normalbereich (2 ml) gibt Aufschluss über eine ausreichende Stimulation der akzessorischen Geschlechtsdrüsen.

Unter der Testosterontherapie steigt das bei Androgenmangel kleine **Prostatavolumen** in wenigen Monaten in den altersentsprechenden Normalbereich an, ohne diesen jedoch zu übersteigen, wie Volumenmessungen mittels transrektaler Sonografie zeigen. Das prostataspezifische Antigen (PSA) ist beim hypogonadalen Mann sehr niedrig, oft nicht messbar, und steigt mit der Substitution in den physiologischen Bereich an.

! Digitale Prostata-Untersuchung und PSA-Messung sollten bei jedem Mann und müssen bei jedem Mann > 45 Jahre vor jeder Testosteronsubstitution durchgeführt werden. Jährliche Wiederholungen gehören zur Überwachung.

Zusätzlich werden diese Untersuchungen – zusammen mit dem roten Blutbild – beim Mann > 45 Jahre 3 und 6

7.1 Hypogonadismus und Infertilität

Tabelle 7.9 Therapieoptionen zur Stimulation der Spermatogenese bei sekundärem (hypogonadotropen) Hypogonadismus

Substanz	Applikationsform	Dosierung	Handelsname
Humanes Chorion-Gonadotropin (hCG)	s. c. oder i. m.	1500–3000 IE 2-mal pro Woche	Choragon, Predalon
In Kombination mit humanem Menopausen-Gonadotropin (hMG)	s. c. oder i. m.	150 IE 3-mal pro Woche	Menogon
Oder in Kombination mit hochgereinigtem oder rekombinantem FSH	s. c.	75–150 IE 3-mal pro Woche	Gonal F, Puregon
Alternativ bei hypothalamischer Störung GnRH pulsatil	s. c. durch externe Minipumpe (Zykl. Pulse-Set)	5–20 g/Puls alle 2 h	Lutrelef

Monate nach Initiierung der Testosteronsubstitution vorgenommen.

Da Testosteronmangel zur Osteoporose führt, die durch Testosteronsubstitution verhindert oder behoben werden kann, ist die Bestimmung der **Knochendichte** ein weiterer entscheidender Parameter in der Therapieüberwachung. Es zeigt sich unter einer adäquaten Androgentherapie eine Zunahme der bei hypogonadalen Patienten verminderten Knochendichte. Für Verlaufskontrollen sind Osteosonografien in 2-jährlichen Abständen ausreichend (s. o.).

■ Therapie des Kinderwunschs bei sekundärem Hypogonadismus

So effektiv und für Patient und Arzt befriedigend eine Testosteronsubstitution auch sein mag, kann sie in Fällen mit primärem Hypogonadismus, bei dem keine Keimzellen vorhanden sind (z. B. Anorchie, komplettes „Sertoli-cell-only-Syndrom"), Fertilität nicht herbeiführen.

Wenn bei sekundärem Hypogonadismus Kinderwunsch besteht, kann die Hodenfunktion durch Ersatz der ausgefallenen tropen Hormone substituiert werden. Nach Sicherung der Diagnose und einleitender Testosterontherapie zur zügigen Virilisierung wird bei idiopathischem hypogonadotropem Hypogonadismus, bei HH mit kongenitaler NNR-Hypoplasie und bei Kallmann-Syndrom mit GnRH oder hCG/hMG (humanes Chorion- bzw. Menopausen-Gonadotropin) und bei Hypophyseninsuffizienz mit hCG/hMG behandelt. Während der Stimulationstherapie ist eine zusätzliche Behandlung mit Testosteron nicht erforderlich, da die Leydig-Zellen zur Eigenproduktion angeregt werden (Tab. 7.9).

> Vor Beginn der aufwendigen Therapie müssen die reproduktiven Funktionen der Partnerin untersucht und evtl. behandelt werden.

GnRH-Therapie. GnRH wird über eine am Körper getragene Infusionspumpe alle 2 h als **GnRH-Puls** subkutan injiziert. Die Anfangsdosis von 4–5 µg kann entsprechend der erreichten LH-, FSH- und Testosteronspiegel bis auf 20 µg gesteigert werden (Tab. 7.9). Die s. c.-Injektionsnadel wechselt der Patient alle 2 Tage, um Infektionen und Verstopfungen des Injektionssystems vorzubeugen.

Aufgrund der langen Spermatogenesedauer und anschließender Nebenhodenpassage sind Effekte im Ejakulat frühestens 12 Wochen nach Beginn der GnRH-Therapie nachweisbar. Die Therapie kann sich über 12–24 Monate erstrecken. Als Hinweis für ein Ansprechen der Therapie dient die Zunahme der Hodenvolumina, die dem Erscheinen von Spermien im Ejakulat vorausgeht und die im Vergleich mit einem Orchidometer oder sonografisch bestimmt werden. Beide Verfahren sind nur in der Hand des geübten Untersuchers zuverlässig.

Ernste **Nebenwirkungen** neben lokaler Rötung, Schwellung oder Druckschmerz an der Injektionsstelle treten bei der pulsatilen GnRH-Therapie nicht auf. Selten kann es zur Antikörperbildung gegen GnRH mit nachfolgendem Wirkungsverlust der Substanz kommen.

hCG/hMG-Therapie. Bei IHH und Kallmann-Syndrom kann alternativ die Behandlung auch durch eine kombinierte hCG-(LH-Aktivität) und hMG-Verabreichung (= FSH-Aktivität) erfolgen. Bei der **hCG/hMG-Therapie** können zunächst 1000–2500 IE hCG 2-mal wöchentlich i. m. oder s. c. über 4–8 Wochen verabreicht werden (Tab. 7.9). Die Dosis wird entsprechend den Testosteronwerten angepasst. Anschließend wird unter Fortsetzung der hCG-Injektionen 3-mal wöchentlich 150 IE hMG i. m. oder s. c. injiziert (Tab. 7.9).

Allgemein hat sich ein Schema bewährt, bei dem hMG-Injektionen montags, mittwochs und freitags und die hCG-Injektion zusätzlich montags und freitags verabreicht werden. Die Injektionslösungen können jeweils zusammen aufgezogen und injiziert werden. hCG und hMG können sowohl i. m. als auch s. c. verabreicht werden. Bei guter Compliance können somit die s. c.-Injektionen vom Patienten selber vorgenommen werden, wodurch die Therapie wesentlich erleichtert wird.

Ebenso wie bei der GnRH-Therapie sollte 12 Wochen nach Therapiebeginn eine erste Ejakulatuntersuchung durchgeführt werden. Auch hier kann sich die Therapie über 12–24 Monate erstrecken. Sichtbarer Ausdruck einer adäquaten Therapie noch vor Erscheinen von Spermien im Ejakulat ist die Zunahme des Hodenvolumens.

257

Schwerwiegende **Nebenwirkungen** werden nach i.m.- oder s.c.-Applikation von hCG/hMG nicht beobachtet; es ist jedoch in seltenen Fällen mit Antikörperbildung gegen hCG und so mit einem Wirkungsverlust zu rechnen. hMG kann inzwischen auch durch rekombinantes humanes FSH ersetzt werden, das in der Effektivität keinen wesentlichen Unterschied zu den urinären hMG-Präparaten aufweist. Wenn ausreichende Spermienparameter erreicht sind, kann für einige Monate auch mit hCG alleine die Spermienproduktion aufrechterhalten werden.

Fazit. Beide Therapieformen (GnRH und hCG/hMG) sind bei hypothalamischen Störungen gleichermaßen wirksam und können dem Patienten als echte Alternative angeboten werden. Weder ein Hodenhochstand in der Vorgeschichte noch ein initial sehr geringes Hodenvolumen von 1 ml stellt eine Kontraindikation für diese Therapie dar. Es zeigt sich jedoch, dass es umso schneller zur Entwicklung der Spermatogenese kommt, je größer das Ausgangsvolumen des Hodens ist.

Es ist mit einer **Behandlungsdauer** zwischen 12 und 24 Monaten und manchmal auch darüber hinaus zu rechnen. Die Therapie ist in den meisten Fällen trotz subnormaler Ejakulatparameter erfolgreich, und der Eintritt einer Gravidität wird häufig bereits bei Spermakonzentrationen zwischen 1 und 5 Mio/ml gesehen, wenn die reproduktiven Funktionen der Frau optimal sind. Die Kosten beider Therapieformen sind bezüglich des Medikamentenverbrauchs vergleichbar. Bei der GnRH-Behandlung kommen jedoch einmalig die Kosten für die Anschaffung der GnRH-Infusionspumpe dazu, wobei die Krankenkassen in der Regel nach Abschluss der Therapie die Pumpen übernehmen und weiter verwenden können.

Nach erfolgreichem Abschluss der Therapie und Eintritt einer Schwangerschaft wird dann wieder auf Testosteron umgestellt. Die Behandlung kann bei erneutem Kinderwunsch wiederholt werden. Danach schließt sich wieder eine lebenslange Testosteronsubstitution an.

Alternativ kann am Ende eines Behandlungszyklus an eine Kryokonservierung eines oder mehrerer Ejakulate gedacht werden. Die Spermien können dann später bei erneutem Kinderwunsch für Verfahren der assistierten Fertilisation verwandt werden. Ob die Kosten für die Dauerlagerung in einer kommerziellen Kryobank (gegenwärtig € 300 pro Jahr) von der Krankenkasse angesichts der dann entfallenden Kosten für eine evtl. weitere Stimulationstherapie übernommen werden, muss im Einzelfall geklärt werden.

Durch die primäre Testosteronsubstitution wird die Möglichkeit, die Spermatogenese durch GnRH oder Gonadotropine zu stimulieren, nicht verschlechtert, wie früher häufig angenommen wurde. Da eine einmal initiierte Spermatogenese jedoch bei einer erneuten Behandlung schneller auf die Therapie anspricht, empfiehlt es sich, bei Patienten, die das 18.–20. Lebensjahr überschritten und nicht eine spontane Pubertätsentwicklung durchgemacht haben (IHH und Kallmann-Syndrom), eine Stimulationsbehandlung bis zur Größenzunahme der Testes und bis zum Erscheinen von Spermien im Ejakulat durchzuführen. Eine so durchgeführte erste erfolgreiche Behandlung gibt dem Patienten (und dem Arzt) eine größere Sicherheit, dass die Behandlung im Falle des aktuellen Kindeswunschs gelingen wird.

■ Therapie der Infektionen der Samenwege

Klassische Geschlechtskrankheiten wie die Gonorrhoe können zu Verschlüssen der Samenwege und damit zu Infertilität führen, wenn sie nicht frühzeitig behandelt werden. Da die frühzeitige Therapie heutzutage meist üblich ist, kommen sie als Ursache von Fertilitätsstörungen seltener in Betracht. Vielmehr bestimmen heute E. coli, Chlamydien, Ureaplasmen und Mykoplasmen das Erregerspektrum Infertilität verursachender Urogenitalinfektionen. Bei Keimnachweis aus der Seminalflüssigkeit erfolgt eine gezielte antibiotische Behandlung, ansonsten gibt man Tetracycline oder Erythromycin.

> ! Gleichzeitig muss die Partnerin untersucht und behandelt werden!

Viren können akute Orchitiden mit Infertilität und seltener auch Androgenmangel als Spätfolgen hervorrufen. Klinisch am wichtigsten ist die postpubertale Mumpsorchitis, bei der es keine spezifische Therapie gibt. Prophylaxe durch die Impfung sollte daher bereits im frühen Kindesalter durchgeführt werden. Bakterielle Orchitiden werden entsprechend Resistogramm der aus dem Seminalplasma gezüchteten Keime behandelt.

■ Therapie der Obstruktionen der Samenwege

Obstruktionen im Bereich der Nebenhoden und Samenleiter können als Folgen von Infektionen, Vasektomien und akzidenteller Durchtrennung (z.B. bei Herniotomien) sowie bei CBAVD vorkommen. Es resultiert Azoospermie. Zur Behebung des Verschlusses kann mikrochirurgisch der Versuch einer Vasovasostomie oder Epididymovasostomie erfolgen.

Wenn der zu überbrückende Defekt zu lang und eine Anastomose nicht durchführbar ist, kann eine Hodenbiopsie mit TESE und anschließender ICSI vorgenommen werden. Dieses Verfahren wird von manchen Patienten auch primär bevorzugt, hat aber den Nachteil für die Partnerin, dass eine assistierte Fertilisation notwendig ist (s. Symptomatische Therapie).

■ Präventive Therapie

Lageanomalien der Testes. Gleithoden, Leistenhoden und kryptorche (= abdominelle) Hoden sind, auch wenn im Schulalter eine Korrektur vorgenommen wurde, oft mit Fertilitätsstörungen assoziiert und weisen ein höheres Risiko der malignen Entartung auf. Deshalb wird gefordert, dass Lageanomalien möglichst bis zum Ende des ersten Lebensjahres korrigiert werden sollten (Kapitel 9). Eine Verbesserung der Ejakulatparameter beim erwachsenen Patienten mit Lageanomalien der Testes ist nicht möglich. Hier kommen lediglich Verfahren der assistierten Fertilisation in Frage (s. Symptomatische Therapie).

Allerdings bedürfen dystope Hoden der **regelmäßigen Überwachung** mittels Palpation und Ultrasonografie, da sich Carcinoma in situ und Hodentumoren entwickeln können, die frühzeitig erkannt werden sollten. Die sonografische Kontrolle sollte einmal jährlich erfolgen. Bei Verdacht sollte biopsiert und bei Bestätigung des Verdachts ein Tumor entfernt werden. Bei intraabdominaler Lage eines oder beider Hoden sollte wegen der schlechten diagnostischen Zugänglichkeit eine operative Entfernung mit evtl. nachfolgender Testosteronsubstitution erwogen werden.

Man versucht daher durch **Frühdiagnose und -therapie** vor dem ersten Geburtstag die bislang schlechte Fertilitätsprognose zu verbessern. Die deutsche S2-Leitlinie propagiert dies auch weiterhin (AWMF-Leitlinie Hodenhochstand: www.leitlinien.net/). In den skandinavischen Ländern hingegen wird von der hormonellen Therapie Abstand genommen (Ritzen et al. 2007). Hier müssen weitere kontrollierte Studien abgewartet werden. Im zweiten Lebenshalbjahr wird in Deutschland eine sequenzielle GnRH/hCG-Therapie empfohlen. Zunächst wird ein GnRH-Analogon in einer Dosis von 3-mal 400 µg täglich intranasal über 3 Wochen gegeben, gefolgt von hCG 500 IE pro Woche über 3 Wochen. Eine wiederholte hormonelle Therapie bei ausbleibendem Erfolg ist nicht vorgesehen. Vielmehr sollte vor Ende des ersten Lebensjahres operiert werden. Für ältere Kinder wird primär eine Operation vorgesehen.

Kryokonservierung von Spermien. Durch verbesserte Therapieverfahren haben Patienten mit Malignomen heute bessere Überlebenschancen. Chemotherapie und Bestrahlung können jedoch gonadotoxisch sein und spätere Infertilität bedingen. Auch die Entfernung beider Testes (z. B. wegen Hodentumor oder nach bilateraler Hodentorsion/-kontusion) führt selbstverständlich zu Infertilität. Daher sollte vor derartigen Maßnahmen die Kryokonservierung von Spermien zur Zeugungsreserve angeboten werden. Dies gilt auch für adoleszente Patienten. Die so asservierten Spermien können später bei Verfahren der assistierten Fertilisation eingesetzt werden und den Patienten Vaterschaft ermöglichen. Gegenwärtig werden die Kosten für die initiale Konservierung und die Dauerlagerung in einer Kryobank nur in Einzelfällen von Kassen und Beihilfen übernommen.

■ Empirische und umstrittene Therapien

Bei über der Hälfte der Patienten mit unerfülltem Kinderwunsch werden eine Varikozele (16%), immunologische (4%) oder idiopathische (31%) Infertilität diagnostiziert (Zahlen basierend auf über 10000 Patienten des Instituts für Reproduktionsmedizin der Universität Münster). Diese Diagnosen zeichnen sich dadurch aus, dass es hier bisher keine gesicherten effektiven Therapieverfahren gibt. Einige Behandlungen werden zwar seit Jahren praktiziert, ein Wirksamkeitsnachweis in kontrollierten Studien wurde aber entweder bisher nicht durchgeführt oder verlief negativ. Da auch in offenen Studien Verbesserungen der Ejakulatparameter und Schwangerschaften beobachtet werden können, müssen diese Therapieverfahren in plazebokontrollierten, randomisierten Studien überprüft werden, die Schwangerschaftsraten als Endparameter zum Gegenstand haben und die deshalb so schwierig sind, weil 2 Personen, Patient und Partnerin, die Einschlusskriterien strikt erfüllen müssen. Bis der Effektivitätsnachweis geführt wurde, sollten solche Therapieverfahren nur in klinischen Studien eingesetzt werden.

Diese Forderung verlangt strenge Disziplin aller Therapeuten, da sonst die unter Behandlung zufällig eingetretene Schwangerschaft einer Patientin, die bei fehlerhafter Aufklärung nicht diskriminieren kann, fälschlicherweise der Heilkunst des Arztes zugeschrieben wird. Gleichzeitig sollte der hohe Anteil ungeklärter Fertilisationsstörungen ein Ansporn sein, die Pathophysiologie und sich daraus ergebende rationale Therapieansätze zu erforschen.

Varikozele. Die Varikozele kommt wahrscheinlich durch Insuffizienz der Venenklappen zustande und führt über venösen Rückstau, Hypoxämie und gestörte Temperaturregulation zu Beeinträchtigungen der Spermatogenese und Infertilität. Seit über 50 Jahren wird versucht, die Situation durch Unterbrechung des venösen Rückstroms zu korrigieren. Nach der chirurgischen Ligatur wurde die angiografische Embolisation (mit Kunststoffen, Spiralen oder Ballons) und retrograde Sklerosierung der V. spermatica eingeführt. Der Erfolg dieser Verfahren wurde in zahllosen offenen Studien beschrieben, nur wenige bezweifelten die Effektivität. Jüngere kontrollierte Studien stellen diese Behandlungsformen im Hinblick auf Schwangerschaften infrage und betonen den Wert der ärztlichen Beratung und der Optimierung der reproduktiven Funktion der Partnerin, sodass die Indikation zu interventioneller Behandlung der Variokozele heute zurückhaltend gestellt werden sollte.

Immunologische Infertilität. Infektionen, Traumen und Obstruktionen können zur Entstehung von Spermienantikörpern im Seminalplasma und Infertilität führen. Wenn möglich sollten diese Zustände behoben werden. Darüber hinaus bleibt die Ursache der Antikörper meist unklar. Trotz klarer pathophysiologischer Konzepte wurde über viele Jahre eine immunsuppressive Therapie mit Glukokortikoiden, teils in hohen Dosen, empfohlen. Neuere doppelblinde, plazebokontrollierte Studien konnten jedoch zeigen, dass durch diese nicht nebenwirkungsfreie Therapie eine Erhöhung der Schwangerschaftsraten nicht erzielt werden konnte. Da bei Agglutinationen im MAR-Test > 50% eine Schwangerschaft unwahrscheinlich und > 90% praktisch ausgeschlossen ist, sollte bei dieser Konstellation zur ICSI-Behandlung geraten werden. Deutlich verbesserte Schwangerschaftsraten wurden unter Anwendung von Verfahren der assistierten Befruchtung berichtet. Auch hier steht eine endgültige Evaluierung noch aus.

Idiopathische Infertilität. In Ermangelung rationaler Therapieansätze wurden und werden bei idiopathischer Infertilität die verschiedensten Verfahren empirisch eingesetzt. Dabei lag es nahe, zunächst die bei richtiger Indikation, d. h. bei sekundärem Hypogonadismus so erfolgreiche endokrine Therapie zu erproben. Nach jahrelangem empirischen Einsatz der hCG/hMG-Therapie ließ sich in kontrollierten Studien keine Verbesserung der Schwangerschaftsraten nachweisen. Auch die Verabreichung von FSH führte zu keiner signifikanten Erhöhung der Schwangerschaftsraten. Dasselbe gilt für die pulsatile GnRH-Therapie, die bei Patienten mit erhöhten FSH-Werten propagiert wird. Auch für Androgene (Mesterolon, orales Testosteronundecanoat, Testosteron-rebound-Therapie) konnte ein Effektivitätsnachweis nicht erbracht werden. Neben dem fehlenden Wirkungsnachweis lassen mögliche Nebenwirkungen den Einsatz bedenklich erscheinen. Die fehlende Effektivität im Hinblick auf Ejakulatparameter und Schwangerschaftsraten konnte auch für das früher verordnete Kallikrein nachgewiesen werden. Gegenwärtig werden Antiöstrogene (Tamoxifen), Carnitin und Vitaminkombinationen (z. B. Orthomol) sowie Zink vielfach in der Praxis eingesetzt, ohne dass Wirksamkeitsnachweise vorliegen.

■ **Symptomatische Therapie: assistierte Fertilisation**

Die bisher beschriebenen Therapieverfahren zielen darauf ab, die Spermatogenese zu stimulieren oder die Ejakulatparameter zu verbessern, um so eine Schwangerschaft zu erzielen. Da dies jedoch nur in den wenigsten Fällen rational begründbar und effektiv gelingt, liegt der Versuch nahe, Spermien und Eizelle einander näher bzw. in unmittelbaren Kontakt zu bringen. Hierzu dienen die Verfahren der assistierten Fertilisation. Bei der Durchführung dieser Verfahren sind die berufsrechtlich bindenden Richtlinien der BÄK (2006) und der LÄKs sowie das zum Strafrecht gehörende Embryonenschutzgesetz von 1991 zu beachten.

Homologe Insemination. Am längsten praktiziert wird die homologe Insemination. Diese sollte nur mit aufbereiteten Spermien (z. B. Swim-up-Präparation) und in stimulierten und überwachten Zyklen (zur Erhöhung der Eizellzahl und Terminierung des Inseminationszeitpunkts am Follikelsprung) vorgenommen werden. Überstimulation und Mehrlingsschwangerschaften sind zu vermeiden.

In-vitro-Fertilisation. Die Domäne der In-vitro-Fertilisation (IVF) ist die tubare Sterilität der Frau. Sie wird aber alternativ zur ICSI auch bei männlichen Fertilitätsstörungen eingesetzt (oft aus finanziellen Gründen). Die Fertilisations- und Schwangerschaftsraten bei aus männlicher Indikation durchgeführter IVF bleiben jedoch deutlich hinter der Erfolgsrate bei tubarer Sterilität und normalen Spermienparametern zurück. Ferner muss berücksichtigt werden, dass bei der Frau ein Überstimulationssyndrom durch Gonadotropintherapie, Komplikationen beim so genannten Ovum-pickup, ektope und multiple Schwangerschaften auftreten können.

Intrazytoplasmatische Spermieninjektion. Diese Risiken müssen auch bei der intrazytoplasmatischen Spermieninjektion direkt in die Eizelle berücksichtigt werden. Mit diesem Verfahren gelingt es auch noch mit einzelnen Spermien, die aus dem Ejakulat oder aus Nebenhodenpunktaten gewonnen werden, Schwangerschaften zu erzielen. Die Sorge, es könnte eine erhöhte Fehlbildungsrate auftreten, hat sich nicht bestätigt. Da selbst bei nichtobstruktiver Azoospermie in vielen Fällen noch Spermien in Hodenbiopsaten gefunden werden können, wird die testikuläre Spermienextraktion (TESE) mit anschließender ICSI zur Herbeiführung einer Schwangerschaft eingesetzt. Auch bei Klinefelter-Patienten, bei denen eine Azoospermie in > 90% obligat zum Krankheitsbild gehört, können auf diese Weise im Hodenbiopsat vereinzelt Spermien gefunden und damit Vaterschaften induziert werden (Lanfranco et al, 2004, Schiff et al, 2005).

> In größeren Nachuntersuchungsserien liegen die Missbildungsraten bei durch ICSI gezeugten Kindern leicht über denen auf natürlichem Wege konzipierter Kinder. Dies wird aber weniger auf das Verfahren selbst, als auf den genetischen Hintergrund der Eltern zurückgeführt, für deren Störung die Infertilität nur ein Symptom ist (Bertelsmann et al. 2008).

Heterologe Insemination. ICSI (evtl. in Kombination mit TESE) eröffnet somit die Möglichkeit der Vaterschaft auch in den Fällen, bei denen bisher eine Schwangerschaft nur durch heterologe Insemination herbeigeführt werden konnte, und drängt dieses Verfahren noch mehr in den Hintergrund. Die heterologe Insemination, bei der der Samenspender anonym bleibt, wird ohnehin vielfach abgelehnt, da sie dem Grundsatz widerspricht, alle an der Fortpflanzung beteiligten Personen sollen im Hinblick auf ihre personalen Beziehungen identifizierbar bleiben.

7.2 Störungen der Pubertätsentwicklung

O. Hiort, P.-M. Holterhus

■ Pubertas tarda

■ Definition und Anmerkungen zur Pathogenese

Ist der Pubertätsbeginn (Gonadarche) um mehr als 2,5 Standardabweichungen (SD) gegenüber dem Mittelwert der Norm verzögert, spricht man von Pubertas tarda. Diese kommt bei Jungen weitaus häufiger vor als bei Mädchen. Abzugrenzen von der echten Pubertas tarda und dem pathologischen Hypogonadismus ist die konstitutionelle Verzögerung von Wachstum und Entwicklung, bei der ein temporärer hypogonadotroper Hypogonadismus besteht und die eine Normvariante darstellt.

■ Indikation zur Diagnostik

Zur klinischen Einschätzung des Pubertätsbeginns gehört obligat die Bestimmung des Hodenvolumen, das beim Pubertätsbeginn > 3,0 ml liegt (Orchidometer erforderlich – die Epididymis gehört bei der Volumenschätzung nicht dazu). Alternativ kann auch eine sonografische Größenbestimmung erfolgen, dabei beträgt die Länge des Hodens bei Pubertätsbeginn > 2,5 cm. Die klinische Entwicklung entspricht dann Stadium G2 nach Tanner. Das Ausbleiben der Pubertät ist häufig mit einer Verzögerung des Längenwachstums (gekennzeichnet durch eine verminderte Wachstumsgeschwindigkeit < 25. Perzentile, manchmal auch Kleinwuchs) kombiniert. Denn die Sekretion der Sexualsteroide führt zu einer Steigerung der Amplitude und Menge der Wachstumshormonausschüttung und damit auch zu einer Erhöhung der IGF1-Spiegel im Serum. Eine erweiterte Diagnostik ist zunächst nur dann notwendig, wenn die typische Familienanamnese des verzögerten Pubertätsbeginns fehlt.

■ Diagnostik der zugrunde liegenden Erkrankung und Differenzialdiagnostik

Ausschlussdiagnostik. Durch exakten Reifestatus bzw. Anamnese bei Unterschreiten der oben genannten Altersgrenzen. Bei der konstitutionellen Verzögerung von Wachstum und Entwicklung (KEV) zeigt sich im Verlauf eine im normalen Zeitrahmen ablaufende, jedoch verzögert eingesetzte Pubertät, sodass die KEV letztendlich erst mit dem Abschluss der Pubertät ohne Handlungsmaßnahmen sicher diagnostiziert werden kann.

Nachweisdiagnostik. Dies kommt bei Überschreiten der oben genannten Altersgrenzen infrage. Weitaus häufigste Störung ist die konstitutionelle Entwicklungsverzögerung (KEV) = transitorischer hypothalamischer Hypogonadismus. Besonders häufig tritt diese bei Jungen auf, es findet sich die gleiche Anamnese beim Vater und/oder Mutter; dabei zeigt sich eine Wachstumsverzögerung (in Bezug auf familiäre Zielgröße) sowie ein Knochenalterrückstand um > 1 Jahr. Die Anamnese sollte unbedingt assoziierte Fehlbildungen und Ausfallserscheinungen mit erfassen, um eine genetische Störung mit Hypogonadismus zu erkennen (Tab. 7.9).

Nach genauer Aufnahme der körperlichen Reife kann die Bestimmung der Skelettreife mithilfe eines Röntgenbildes der linken Hand hilfreich sein, das Ausmaß der allgemeinen Entwicklungsverzögerung abzuschätzen. In diesem Kontext ist die basale Analyse der endokrinen Parameter LH, FSH und Testosteron nur mit Einschränkungen hilfreich, da diese sowohl bei der KEV als auch bei der Pubertas tarda niedrig sind.

Der einfache GnRH-Test eignet sich zur prognostischen und therapeutisch wichtigen Unterscheidung zwischen KEV und permanentem idiopathischem hypogonadotropem Hypogonadismus (IHH) nur bei positivem Ausfall (= deutlicher Anstieg der Gonadotropine). Bei negativem Ausfall muss der Test nach Vorbehandlung mit pulsatiler GnRH-Stimulation (Zyklomatminipumpe) über 36h wiederholt werden. Bei erneutem negativem Ausfall (LH-Anstieg < 2,5 IE/l) ist ein IHH gesichert. Differenzierung einer gonadalen (= hypergonadotropen) von einer hypothalamischen/hypophysären (= hypogonadotropen) Störung gelingt mithilfe des GnRH-Tests.

> ! Eine umfassende Diagnostik der Hypophysenfunktion muss bei hypogonadotropem Hypogonadismus erfolgen, um weitere Ausfälle oder auch einen verdrängenden hormonproduzierenden Tumor (Prolaktinom) zu erkennen. Eine bildgebende Diagnostik ist obligat, um einen zerebralen Tumor und eine Fehlbildung abzugrenzen.

Bei Verdacht auf hypergonadotropem Hypogonadismus kann die Durchführung eines hCG-Tests (Dosis im Kindes- und Jugendalter: 5000 IE/m^2 KOF, maximal 5000 IE i. m.) mit Testosteronbestimmungen vorher und 3 Tage später sinnvoll sein, um die Reserve der Testosteronbiosynthese zu erfassen. Inhibin B und Anti-Müller-Hormon (AMH) sind als Marker der Sertolizell-Funktion auch im Jugendalter geeignet.

Eine erweiterte Diagnostik ist bei hypogonadotropem Hypgonadismus mit Olfaktoriusprüfung, ggf. molekulargenetischer Diagnostik angezeigt, eine Chromosomenanalyse bei Verdacht auf Klinefelter-Syndrom,

Lokalisationsdiagnostik. Diese kommt je nach vermuteter Grunderkrankung in Betracht, z. B. Verdacht auf Hypophysentumor, MRT der Sellaregion unter Einschluss des Hypothalamus.

Verlaufskontrollen. Wichtig sind hier Untersuchungen, Tests der Pubertätsentwicklung (Tanner-Stadien, Orchidometer), Wachstumskurve, Knochenreifung und ggf. Testosteron und LH/FSH, später Spermiogramm, sobald es produziert werden kann.

Therapeutische Konzepte

Testosteron hat sich auch bei der Behandlung der häufigsten Form der Pubertas tarda, der **konstitutionellen Entwicklungsverzögerung**, bewährt. Nach Sicherung der Diagnose und Ausschluss anderer Ursachen wird eine initiale Testosterontherapie mit 3 i. m.-Injektionen von Testosteronenanthat 100 (allerdings sind nur noch Ampullen mit 250 mg im Handel) im Abstand von je 4 Wochen durchgeführt. Nach diesem Therapiezyklus wird der Spontanverlauf über weitere 3 Monate beobachtet. Die Behandlung kann bei Bedarf 1- bis 2-mal wiederholt werden. Die Testosteroninjektionen führen zu einer deutlichen Virilisierung und induzieren oft den Beginn der Pubertät. Eine negative Beeinflussung der zu erwartenden Körpergröße erfolgt bei dieser Dosierung nicht.

Alternativ kann auch Testosteron transkutan (Testogel, Testim) verabreicht werden, allerdings sind bislang weder kontrollierte Studien zur Dosisfindung der Pubertätsinduktion erfolgt noch sind die entsprechenden Präparate für das Jugendalter zugelassen. Erfahrungsgemäß hat sich die Verabreichung von 25 mg Testosteron alle 2 Tage transkutan initial bewährt. Je nach Klinik sollte die Dosis nach 3 Monaten erhöht werden. Auch Testosteronundecanoat oral kann zur Pubertätsinduktion verwendet werden. Hier kann zunächst mit 40 mg täglich begonnen werden und dann nach Klinik eine Dosissteigerung erfolgen.

Alternativen sind hCG (1000 IE, 2-mal wöchentlich über 3 Monate) oder GnRH als pulsatile Gabe. Diese Therapieverfahren bieten grundsätzlich gegenüber der Testosterontherapie keine Vorteile. Wird eine spontane Weiterentwicklung der Pubertät nach der Therapie bei dem Verdacht auf schwere KEV nicht beobachtet, muss die Diagnose erneut überprüft und die Therapie evtl. angepasst und in eine Dauerbehandlung überführt werden.

Pubertas praecox

Definition und Anmerkungen zur Pathogenese

Erstes Auftreten sekundärer Geschlechtsmerkmale bzw. Gonadarche um > 2,5 Standardabweichungen vor der mittleren Altersnorm bezeichnet man als Pubertas praecox. Eine Pubertas praecox tritt bei Knaben etwa 5-mal seltener als bei Mädchen auf (Kapitel 8).

Indikation zur Diagnostik

Eine diagnostische Abklärung ist indiziert bei beschleunigter Wachstumsgeschwindigkeit (Knick der Wachstumskurve nach oben), Knochenalterakzeleration, Pubarche = Stadium P2 nach Tanner und/oder Gonadarche (Stadium G2) = Testisvolumen über 3,0 ml (Orchidometer!) vor dem 9. Geburtstag.

Diagnostik

Zentrale (hypothalamische) Pubertas praecox vera (immer isosexuell). Pubertär finden sich erhöhte LH- (und FSH-)Serumspiegel im GnRH-Test mit stimuliertem LH/FSH-Quotient über 1,0, Serum-Testosteron liegt im pubertären Bereich (> 30 ng/dl bzw. 1 nmol/l), ggf. sind mehrere morgens gewonnene Proben erforderlich, Testisvergrößerung (über 3,0 ml), beschleunigte Wachstumsgeschwindigkeit (> 75. Perzentile), beschleunigte Knochenreifung. Bei zentraler Pubertas praecox sollte immer eine Bildgebung des Gehirns mittels MRT zum Nachweis einer kausalen Entität (z. B. Hamartom) erfolgen.

Periphere Pseudopubertas praecox (gonadal, adrenal oder exogen, z. B. durch Anabolika induziert). Präpubertär liegen niedrige, durch GnRH nicht oder nur subnormal stimulierbare LH- und FSH-Serumspiegel vor, meist deutlich über der präpubertären Norm liegende Androgene (Testosteron, Androstendion, DHEA-Sulfat im Blut), die Testes sind im Allgemeinen nicht vergrößert (außer bei Tumor/bzw. bei familiärer Leydig-Zell-Hyperplasie). Weiterhin finden sich eine beschleunigte Wachstumsrate (> 75. Perzentile), beschleunigte Knochenreifung. Angezeigt ist die Bildgebung von Testes und Nebenniere, zunächst per Sonografie, bei Verdacht auf Nebennierenrindentumor ist auch die MRT oder bei Kleinkindern die CT notwendig. Bei testikulären Adenomen muss ggf. auch seitengetrenntes venöses Sampling erfolgen.

Diagnostik der zugrunde liegenden Erkrankung

Zur Diagnostik gehören Anamnese inklusive Familienanamnese (z. B. autosomal-dominante familiäre Leydig-Zell-Hyperplasie, familiäre männliche Pseudopubertas praecox, FMPP) klinische Untersuchung mit exaktem Reifestatus (Tanner) einschließlich Testispalpation und -volumenbestimmung, Beurteilung assoziierter Fehlbildungen oder Besonderheiten, z. B. flächenhafte, unregelmäßig begrenzte, zumeist asymmetrische Hautpigmentierung und Skelettveränderungen (fibröse Dysplasie bei McCune-Albright-Syndrom, oftmals klinisch spät zu entdecken). Zur Beurteilung der Dauer und Intensität des Prozesses sollte ein Röntgenbild der linken Hand zur Festlegung des Skelettreifeindex angefertigt werden.

Bei Verdacht auf zentrale Pubertas praecox sollte ein GnRH-Test durchgeführt werden (s. o.). Ein LH/FSH-Quotient > 1 gilt als Hinweis auf den Pubertätseintritt. Vielfach wird auch ein stimuliertes LH > 5 IE/ml mit einer zentralen Pubertät als vereinbar angesehen.

> **!** Eine zentrale Pubertas praecox kann auch sekundär durch periphere Sexualsteroide und schnelles Voranschreiten der körperlichen Reife induziert werden.

Bei Verdacht auf Pseudopubertas praecox sollten basale Hormonprofile sowohl die testikulären Steroide inklusive Vorstufen als auch Östradiol enthalten, wie auch die Nebennierenrindenandrogene (17-OH-Progesteron, DHEAS, Androstendion). Hilfreich kann auch ein Urinsteroidprofil sein, insbesondere bei Nebennierenrindenstörungen. Ein ACTH-Test sollte bei Verdacht auf Nebennierenstörungen erfolgen; bei Verdacht auf Tumoren sollten Tumormarker (hCG, α-Fetoprotein, CEA) mitbeurteilt werden. Bei FMPP ist die molekulargenetische Analyse des LH-Rezeptorgens indiziert. Der molekulargenetische Nachweis der zu grunde liegenden Mutation ist beim McCune-Albright-Syndrom (GNAS-Gen) und auch bei Leydig-Zell-Adenomen (LH-Rezeptorgen) durch den somatischen Charakter der Mutation sehr viel schwieriger und bedarf der Untersuchung betroffener Gewebe in einem Speziallabor.

■ Weitere Lokalisationsdiagnostik

Zwecks Tumorausschluss sind insbesondere bei Jungen immer folgende Verfahren erforderlich:
▶ MRT des Schädels,
▶ Sonografie der Nebennieren bzw. Hoden und des Abdomens (Leber),
▶ ggf. abdominales MRT bzw. CT,
▶ Gesichtsfeld und Augenfundus und
▶ EEG.

■ Differenzialdiagnostik

Präpubertär niedrige LH-Serumspiegel im GnRH-Test, normale Wachstumsrate und normales Knochenreifungstempo sprechen gegen Pubertas praecox, jedoch für isolierte prämature Pubarche. Genauso wie die KEV eine Normvariante der Pubertas tarda darstellt, ist eine konstitutionelle Beschleunigung von Wachstum und Entwicklung als Normvariante möglich.

■ Therapie

■ Therapie der Pubertas praecox vera

Indikation zur Therapie ist neben den psychologischen Problemen der gerade bei Jungen oft rasant fortschreitenden vorzeitigen Pubertätsentwicklung der durch den vorzeitigen Epiphysenschluss bedingte, im Erwachsenenalter drohende Kleinwuchs (meist deutlich unter der 3. Perzentile, d.h. Körperhöhe < 165 cm).

Die seit Anfang der 1960er Jahre übliche Therapie mit Gestagenpräparaten (Medroxyprogesteronacetat, Chlormadinonacetat) oder mit dem Antiandrogen Cyproteronacetat supprimiert die mature Gonadotropin- und Testosteronsekretion nicht ausreichend, führt nicht zu einer anhaltenden Verlangsamung der akzelerierten Knochenreifung und verbessert daher die ungünstige Endgrößenprognose nicht. Außerdem fanden sich beim Cyproteronacetat teilweise deutliche Nebenwirkungen: Gewichtszunahme, Müdigkeit, leichte Gynäkomastie, potenziell lebensbedrohliche Nebennierenrinden-Suppression.

Heute sind **GnRH-Agonisten** als Depotpräparate die Mittel der Wahl, da sie die pubertär gesteigerte Aktivität der Hypophysen-Gonaden-Achse vollständig und selektiv supprimieren, das Fortschreiten der Reifezeichen und der Knochenreifung verlangsamen bzw. anhalten, die pathologisch erhöhte Wachstumsrate normalisieren und – bei entsprechend langer Therapiedauer – eine normale Endgröße innerhalb des jeweiligen genetischen Zielgrößenbereichs ermöglichen. Zudem normalisieren sich unter dieser Therapie die erheblichen psychischen Probleme dieser Kinder eindrucksvoll und es treten weder ernste Nebenwirkungen noch Antikörper auf, auch nach über 10-jähriger Therapiedauer.

> ! Die empfohlenen Injektionsintervalle von 28–30 Tagen sollten **keinesfalls überschritten** werden, da der GnRH-Agonist sonst immer wieder zur schädlichen Stimulation der Gonadotropin- und Testosteronsekretion führt!

Verfügbare Präparate sind: Triptorelin (Decapeptyl N Depot) oder Leuprorelin (Enantone Monats-Depot), jeweils s.c.; Dosierung: 1 Amp. (3,75 mg) bei ≥20 kg Körpergewicht bzw. 1/2 Amp. bei <20 kg Körpergewicht.

Die **Effektivität der Therapie** sollte durch den speziell erfahrenen Kinderendokrinologen alle 3–6 Monate kontrolliert werden (Reifestatus nach Tanner, Testesvolumina, Wachstumsgeschwindigkeit, Tempo der Knochenreifung, Plasmatestosteron sowie LH und FSH im GnRH-Test). Der Zeitpunkt des Therapieendes richtet sich nach der erreichten Wachstumsprognose sowie der psychosozialen Situation des Jungen. Da die wenigsten Patienten nach Therapieende einen (zweiten) Pubertätswachstumsschub aufweisen, liegt die tatsächliche Endgröße fast immer um einige Zentimeter unterhalb der letzten, während der Therapie errechneten Prognose.

Operative Maßnahmen sind bei zentraler Pubertas praecox vera in der Regel nicht indiziert. Die Hamartome im Bereich des posterioren Hypothalamus (Tuber cinereum) sind operativ nur schwer zugänglich, darüber hinaus nicht strahlensensibel, wachsen aber nur selten expansiv.

Auch nach prolongierter Therapie ist die hypophysärgonadale Suppression voll reversibel: Anhaltspunkte für eingeschränkte Fertilität (z.B. erhöhte FSH-Anstiege im GnRH-Test) ergaben sich nach Therapieende bisher nicht. Körperproportionen, Körperzusammensetzung und Knochendichte sind normal.

■ Therapie der Pseudopubertas praecox

Die Behandlung der Pseudopubertas praecox orientiert sich am jeweiligen Grundleiden: operative Exstirpation beim Hoden- bzw. NNR-Tumor; bei malignen Tumoren (z.B. hCG produzierende, extragonadale Keimzelltumoren, Dysgerminome, Pinealome) ist zusätzlich Chemo- und/oder Radiotherapie entsprechend den pädiatrisch-onkologischen Therapieprotokollen erforderlich. Bei der familiären Leydig-Zell-Hyperplasie („Testotoxikose") kann die autonom gesteigerte testikuläre Androgenproduktion durch den Aromatase-Inhibitor Testolacton normalisiert werden. Die häufigste Ursache der Pseudopubertas praecox beim Jungen, ein adrenogenitales Syndrom ohne neonatalen Salzverlust, wird durch lebenslange Substitution mit Hydrokortison behandelt. Auf die Suppression bzw. Elimination der vorzeitig vorhandenen Androgenquelle kann der hypothalamische GnRH-Pulsgenerator nach einigen Monaten mit einer zentralen Pubertas praecox vera antworten: dann ist die zusätzliche Behandlung mit einem GnRH-Depot-Agonisten erforderlich.

■ Therapie der prämaturen Pubarche

Nach Ausschluss adrenaler bzw. gonadaler Ursachen ist bei isolierter prämaturer Pubarche eine Therapie nur in Fällen progredienter Virilisierung bzw. Wachstums- und Knochenreifungsbeschleunigung indiziert: Hydrokortison 5–10 mg/m^2 KOF pro Tag (als Einzeldosis früh morgens).

■ Therapiekontrolle

Zur Therapiekontrolle gehören Wachstums- und Knochenreifungskurve (Perzentilen), Dokumentation der Reifeentwicklung (Tanner-Stadien), Sonografie, MRT und/oder CT. Sexualsteroide und Gonadotropine (ggf. GnRH-Test) im Plasma bzw. bei AGS 17-OH-Progesteron im Speichel-Tagesprofil bzw. Pregnantriol im Sammelurin.

Für Diagnostik und Therapieüberwachung ist ein pädiatrisch-endokrinologisches Labor erforderlich, welches ausreichend spezifische und sensitive Hormonbestimmungsmethoden einschließlich eigener Normbereiche für alle Altersklassen, auch für das frühe Säuglingsalter sowie für die einzelnen Pubertätsstadien (z. B. LH und FSH im GnRH-Test), zur Verfügung hat. Die Beurteilung muss durch einen pädiatrischen Endokrinologen erfolgen.

7.3 Gynäkomastie

E. Nieschlag

■ Definition und Anmerkungen zur Pathogenese

Unter Gynäkomastie versteht man die Ausbildung eines Mammadrüsenkörpers beim männlichen Geschlecht. Sie ist von einer Lipomastie zu unterscheiden, die lediglich in einer Fettsammlung im Brustbereich ohne Ausbildung eines Drüsenkörpers besteht.

> Eine Gynäkomastie ist nicht als eigenständiges Krankheitsbild, sondern als ein Symptom für endokrine Störungen aufzufassen.

Die Diagnostik muss die vielfältigen Ursachen einer Gynäkomastie berücksichtigen (Tab. 7.**10**). Physiologischerweise kann eine transitorische Gynäkomastie bei **Neugeborenen** („Hexenbrust") auftreten, gelegentlich auch mit geringer Milchsekretion („Hexenmilch"). Häufig bildet sich eine Gynäkomastie in der Pubertät mit einem Prädilektionsalter von 14 Jahren aus und verschwindet wieder innerhalb von 2–3 Jahren. Diese **Pubertätsgynäkomastie** geht meist nicht über das Stadium 2 oder 3 hinaus. Eine begleitende Adipositas verstärkt und verlängert die Symptomatik („Pseudogynäkomastie"). In wenigen Fällen persistiert diese Gynäkomastie zeitlebens, ohne dass ihr Krankheitswert zukommt. Die Pubertätsgynäkomastie bedarf keiner weiteren Labor- oder radiologischen Diagnostik.

Selten wird eine Gynäkomastie in der **Seneszenz** beobachtet, ohne dass eine eindeutige Ursache festgelegt werden kann.

Bei sehr kleinen Testes ist an ein **Klinefelter-Syndrom** zu denken, bei dem eine Gynäkomastie in etwa 40% der Fälle beobachtet wird. Auch bei anderen Formen des primären Hypogonadismus kann es zur Ausbildung einer Gynäkomastie kommen.

Bei Defekten in den Androgenzielorganen bilden sich Gynäkomastien aus: z. B. Reifenstein-Syndrom, testikuläre Feminisierung, Kennedy-Syndrom.

Bei der Ausbildung einer Gynäkomastie ist stets auch an einen **Hodentumor** zu denken. Die Symptom-Trias Gynäkomastie, Libidoverlust und Hodentumor ist charakteristisch für den Leydig-Zell-Tumor. Auch bei anderen Hodentumoren, insbesondere solchen, die hCG bilden, kann sich eine Gynäkomastie ausbilden (embryonales Karzinom, Teratokarzinom, Chorionkarzinom, Kombinationstumor). Diese Tumore führen entweder direkt oder über hCG-Bildung zu einer vermehrten Östrogenproduktion der Leydig-Zellen. Dies kann auch bei paraneoplastischem Syndrom der Fall sein. Selten können auch Nebennierenrindentumoren vermehrt Östrogene produzieren und zu einer Gynäkomastie führen.

Bei **Hyperprolaktinämie** kann es zu einer Gynäkomastie und selten zu Galaktorrhoe kommen. Auch bei **chronischen Systemerkrankungen** kann es zur Ausbildung einer Gynäkomastie kommen. Besonders häufig erfolgt dies durch vermehrte Östrogenbildung bei Leberzirrhose. Ferner kann bei Patienten mit terminaler Niereninsuffizienz unter Hämodialysebehandlung eine Gynäkomastie beobachtet werden. Auch bei Hyperthyreose tritt sie vermehrt auf. Bei Hungerdystrophie, insbesondere in der Erholungsphase, kann ebenfalls eine Gynäkomastie entstehen. In seltenen Fällen kann sich hinter einer Gynäkomastie ein Mammakarzinom verbergen.

Tabelle 7.10   Differenzialdiagnose der Gynäkomastie

Form der Gynäkomastie	Ursachen/Pathogenese
Pseudogynäkomastie	Lipomastie, Mammatumor
Physiologische Gynäkomastie	Gynäkomastie bei Neugeborenen, Pubertätsgynäkomastie, Gynäkomastie in der Seneszenz
Pathologische Gynäkomastie ▶ Überwiegen von Östrogenen	
▶ Gesteigerte Sekretion von Östrogenen	▶ Hodentumoren, hCG-produzierende Tumoren, Hermaphroditismus verus
▶ Gesteigerte periphere Aromatisierung	▶ Lebererkrankungen, adrenogenitales Syndrom, Hyperthyreose, Unterernährung
▶ Verminderte Testosteronproduktion oder -wirkung	▶ Klinefelter-Syndrom, idiopathischer hypogonadotroper Hypogonadismus, Kallmann-Syndrom, Anorchie, Defekte des Androgenrezeptors, Defekte der Androgensynthese
▶ Erworbener Androgenmangel	▶ Hypophysentumor, Orchitis, Traumata, Orchidektomie, Niereninsuffizienz
▶ Nebenwirkung von Medikamenten/Drogen	▶ ACE-Hemmer, Amphetamine, Anabolika, Antiandrogene, Chemotherapeutika, Calciumantagonisten, Cimetidin, Diazepam, Digitalis, Östrogene, hCG, Isoniacid, Ketoconazol, Marihuana, Methyldopa, Metronidazol, Omeprazol, Opiate, Penicillamin, Reserpin, Spironolacton, trizyklische Antidepressiva
▶ Idiopathische Gynäkomastie	

Eine große Anzahl von **Medikamenten** mit den verschiedensten Wirkungsmechanismen kann Gynäkomastien bedingen. An erster Stelle sind die Östrogene zu nennen. Aber auch unter einer Testosteronsubstitution kann es durch vermehrte Umwandlung in Östrogene gelegentlich zu einer Gynäkomastiebildung kommen. Durch eine Überstimulierung der Leydig-Zellen kann sich auch unter hCG eine Gynäkomastie ausbilden. Durch eine Hemmung der Testosteronbiosynthese können Medikamente wie Ketoconazol zu einer Gynäkomastie führen, ebenso durch eine Schädigung der Leydig-Zellen durch Zytostatika. Durch Wirkung auf Östrogenrezeptoren können Digitalis, Marihuana und Heroin zur Brustdrüsenentwicklung führen. Cyproteronacetat, Cimetidin und Spironolactone entfalten eine antiandrogene Wirkung und kommen damit als Ursache für eine Gynäkomastie in Frage. Über eine Prolaktinerhöhung und Störung der Gonadotropinensekretion führen Medikamente wie Methyldopa, Reserpin, Isoniacid, Phenotiazin, trizyklische Antidepressiva und Amphetamine zu einer Gynäkomastie. Unbekannt ist der Wirkungsmechanismus bei Kalziumantagonisten, Phenytoin, Amiodaron, Metronidazol, ACE-Hemmern, Penicillamin und Diazepam.

■ Indikation zur Diagnostik

Die vielfältigen Ursachen unterstreichen die Wichtigkeit einer sorgfältigen und ausführlichen Diagnostik und Anamnese, die nach sämtlichen Medikamenten und möglichen Erkrankungen fahndet. Der häufig erhebliche psychische Leidensdruck v. a. bei jungen Männern verdeutlicht ebenfalls die Notwendigkeit zu einer zielgerichteten Diagnostik.

■ Diagnostik

■ Anamnese und Klinik

Die Palpation mit sorgfältiger Abgrenzung von Fett- und Drüsengewebe sowie einer exakten **Größen- und Konsistenzbestimmung** schließt sich an die Anamnese an. Eine Gynäkomastie tritt meist beidseitig, seltener einseitig ohne Seitenpräferenz auf. Gynäkomastie kann zu Spannungsgefühl der Brüste und Berührungsempfindlichkeit der Mamillen führen, ist meist jedoch völlig asymptomatisch. Selten kommt es zu geringer Milchsekretion (Galaktorrhoe), die auch sanguinolent sein kann. Subjektive Beschwerden treten v. a. bei sehr schnell wachsenden Gynäkomastien auf.

Größe und Erscheinungsbild können entsprechend der Entwicklung der weiblichen Brust in Stadien nach Tanner B1–B5 klassifiziert werden. Im Stadium B1 ist kein Drüsenkörper vorhanden. Im Stadium B2 besteht lediglich eine Brustknospe, der Warzenhof (Areale) ist vergrößert und die Drüse im Bereich des Warzenhofs vorgewölbt. Im Stadium B3 überschreitet das Drüsenparenchym die Areale deutlich, im Stadium B4 grenzt sich die Mamma als eigenes Organ vom übrigen Integument ab. Das Stadium B5 entspricht einer reifen weiblichen Brust.

■ Biochemische Diagnostik

Auch die Laboruntersuchungen müssen die möglichen Ursachen berücksichtigen. Hier stehen die Bestimmungen von Testosteron, Estradiol, LH, FSH und Prolaktin im Vordergrund, evtl. muss SHBG bestimmt werden. Bei Verdacht auf einen Hodentumor müssen hCG, Estradiol und weitere Tumormarker hinzugezogen werden. Bei Verdacht auf Klinefelter-Syndrom, Androgenresistenz der Zielorgane, Nebennierenrindentumoren und Hyperthyreose sei auf die Diagnostik in den entsprechenden Kapiteln verwiesen.

■ Bildgebende Verfahren

Eine allgemeine somatische Untersuchung ist unabdingbar, die auch eine Untersuchung der Testes beinhalten muss. Um frühzeitig Hodentumoren zu entdecken, muss die Untersuchung die Sonografie der Testes beinhalten. Die Sonografie kann auch zur Größenbestimmung und zur Verlaufskontrolle der Gynäkomastie herangezogen werden. Bei sehr großen Gynäkomastien und verdächtigen Tastbefunden kann eine Mammografie zur Entdeckung eines evtl. Mammakarzinoms führen. Eine Röntgenaufnahme oder ein MRT des Thorax sollte zum Ausschluss von Tumoren und Metastasen veranlasst werden.

■ Therapeutische Konzepte

Die Therapie muss sich an der Ursache der Gynäkomastie ausrichten. Moduliert werden die Entscheidungen durch Ausprägungsgrad, den vom Patienten subjektiv empfundenen Krankheitswert und dem zu erwartenden Spontanverlauf. Die Korrektur eines Östrogenüberschusses oder Testosteronmangels ist selbstverständlich indiziert, wird aber bei einer größeren Ausprägung der Gynäkomastie nicht immer zum vollen Therapieerfolg führen. Eine langfristig vorhandene Gynäkomastie weist häufig fibröse Strukturen auf, die einer medikamentösen Therapie nicht mehr zugänglich sind.

Auch wenn keine Imbalancen im Sexualhormonhaushalt nachgewiesen werden, kann ein Therapieversuch mit dem Antiöstrogen Tamoxifen (20 mg/Tag) oder einem selektiven Aromatasehemmer (z. B. Anastrozol) erfolgreich sein. Hierzu gibt es allerdings keine kontrollierten Studien. Stellt sich innerhalb von 3 Monaten keine Richtung gebende Befundbesserung ein, sollte die operative Maßnahme der Gynäkomastektomie erwogen werden. Diese sollte von einem erfahrenen Chirurgen vorgenommen werden, da das Resultat sonst häufig kosmetisch ungünstiger als der Ausgangszustand ist. Besonders unregelmäßige Konturen oder eine asymmetrische Position der Brustwarzen sind hier zu nennen. Die vollständige Abklärung einer Gynäkomastie ist vor einem operativen Eingriff unbedingt notwendig, damit nicht ein wichtiges Indikatorsymptom einer Grunderkrankung entfernt wird.

Die Prognose richtet sich nach der Grunderkrankung und ist bei der „idiopathischen Gynäkomastie" bezüglich der Lebensqualität recht gut.

Literatur

Abshagen K, Behre HM, Cooper TG, Nieschlag E. Influence of sperm surface antibodies on spontaneous pregnancy rates. Fertil Steril. 1998;70:355–56.

AWMF Leitlinie zum Hodenhochstand: www.leitlinie.net/

Bertelsmann H, de Carvalho Gomes H, Mund M, Bauer S, Matthias K. Fehlbildungsrisiko bei extrakorporaler Befruchtung. Dtsch Ärzte Bl. 2008;105:11–17.

Bhasin S. Approach to the infertile man, J Clin Endocrinol Metab. 2007;92:1995–2004.

Braunstein GD. Clinical practice. Gynecomastia. N Engl J Med. 2007;357:1229–37.

Büchter D, Behre HM, Kliesch S, Nieschlag E. Pulsatile GnRH or human chorionic gonadotropin/human menopausal gonadotropin as effective treatment for men with hypogonadotropic hypogonadism: a review of 42 cases. Eur J Endocrinol. 1998;139:298–303.

Bundesärztekammer. Musterrichtlinie zur Durchführung der assistierten Reproduktion. Dtsch Ärzte Bl. 2006;104: 1392–1403.

Cooper TG, Hellenkemper B, Nieschlag E. External quality control of semen analysis in Germany: Qualitätskontrolle der Deutschen Gesellschaft für Andrologie, QuaDeGA – the first 5 years. J Reprod Endocr. 2007;5:331–5.

Davenport M, Brain C, Vandenberg C, Zappala S, Duffy P, Ransley PG, Grant D. The use of the hCG stimulation test in the endocrine evaluation of cryptochidism. Br J Urol. 1995; 76:790–4.

Depenbusch M, von Eckardstein S, Simoni M, Nieschlag E. Maintenance of spermatogenesis in hypogonadotropic hypogonadal men with human chorionic gonadotropin alone. Europ J Endocrinol. 2002;147:617–24.

Diver MJ, Imtiaz KE, Ahmad AM, Vora JP, Fraser WD. Diurnal rhythms of serum total, free and bioavailable testosterone and of SHBG in middle-aged men compared with those in young men. Clin Endocrinol. 2003;58:710–7.

ESHRE Capri Workshop Group. Optimal use of infertility diagnostic tests and treatments. Hum Reprod. 2000;15:723–32.

ESHRE Capri Workshop Group. Diagnosis and management of the infertile couple: missing information. Hum Reprod Update. 2004;10:295–307.

ESHRE Capri Workshop Group. Intracytoplasmic sperm injection (ICSI) in 2006: Evidence and Evolution. Hum Reprod Update. 2007;13;515–26.

European Metrodin HP Study Group. Efficacy and safety of highly purified urinary follicle-stimulating hormone with human chorionic gonadotropin for treating men with isolated hypogonadotropic hypogonadism. Fertil Steril. 1998; 70:256–62.

Hiort O, Holterhus PM, Horter T, et al. Significance of mutations in the androgen receptor gene in males with idiopathic infertility. J Clin Endocrinol Metab 2000;85:2810–2815.

Hiort O, Wünsch L, Holterhus PM. Differenzialdiagnostische Überlegungen beim Hodenhochstand. Monatsschr Kinderheilkd. 2005;153:430–5.

Kamischke A, Nieschlag E. Analysis of medical treatment of male infertility. Hum Reprod. 1999;14(Suppl 1):1–23.

Kamischke A, Nieschlag E. Varicocele treatment in the light of evidence-based andrology. Mini-symposium on varicocele-associated infertility. Hum Reprod Update. 2001;7:65–9.

Kamischke A, Baumgardt A, Horst J, Nieschlag E. Clinical and diagnostic features of patients with suspected Klinefelter syndrome. J Androl. 2003;24;41–8.

Lanfranco F, Kamischke A, Zitzmann M, Nieschlag E. Klinefelter syndrome. (Seminar). Lancet 2004;364:273–83.

Liu PY, Turner L, Rushford D, et al. Efficacy and safety of recombinant human follicle stimulating hormone (Gonal-F) with urinary human chorionic gonadotrophin for induction of spermatogenesis and fertility in gonadotrophin-deficient men. Hum Reprod. 1996;14:1540–5.

Nieschlag E. Testosterone treatment comes of age – new options for hypogonadal men. Clin Endocrinol. 2006;65:275–81.

Nieschlag E. Das Klinefelter Syndrom – oft unerkannt, selten therapiert. In: Bundesärztekammer (Hrsg.), „Fortschritt und Fortbildung in der Medizin", Band 31 (2007/2008), Deutscher Ärzte-Verlag Köln. 2007:51–59.

Nieschlag E, Behre HM (Hrsg.) Andrologie. Grundlagen und Klinik der reproduktiven Gesundheit des Mannes, 2. Aufl. Berlin: Springer 2000.

Nieschlag E, Behre HM (eds). Testosterone: Action, Deficiency, Substitution. 3. ed. Cambridge: Cambridge University Press 2004.

Nieschlag E, Swerdloff R, Behre HM, et al. Diagnostik, Therapie und Überwachung des Altershypogonadismus (Late-onset-Hypogonadismus) des Mannes: ISA, ISSAM, und EAU-Empfehlungen. J Repromed Endokrinol 2005;2:269–71. www.kup.at/reproduktionsmedizin.

Partsch CJ, Sippell WG. Pathogenesis and epidemiology of precocious puberty. Effects of exogenous oestrogens. Hum Reprod Update. 2000;7:292–302.

Partsch CJ, Hermanussen M, Sippell WG. Differentiation of male hypogonadotropic hypogonadism and constitutional delay of puberty by pulsatile administration of gonadotropin releasing hormone. J Clin Endocrinol Metab. 1985;60; 1196–1203.

Reiter EO, Norjavaara E. Testotoxicosis: Current Viewpoint. Pediatric Endocr Rev. 2005;3:17–26.

Richmond EJ, Rogol AD. Pubertal development and the role of androgen therapy. Nat Clin Practice Endcrinol Metab 2007;3: 338–43.

Ritzén EM, Bergh A, Bjerknes R, Christiansen P, Cortes D, Haugen SE, Jörgensen N, Kollin C, Lindahl S, Läckgren G, Main KM, Nordenskjöld A, Rajpert-De Meyts E, Söder O, Taskinen S, Thorsson A, Thorup J, Toppari J, Virtanen H. Nordic consensus on treatment of undescended testes. Acta Paediatr. 2007;96:638–43.

Roth CL, Ojeda SR. Genes involved in the neuroendocrine control of normal puberty and abnormal puberty of central origin. Pediatric Endocr Rev. 2005;3:7–16.

Rosner W, Auchus RJ, Azziz R, Sluss PM, Raff H. Position statement: Utility, limitations, and pitfalls in measuring testosterone: an Endocrine Society position statement. J Clin Endocrinol Metab. 2007;92: 405–13.

Schiff JD, Palermo GD, Veeck LL, Goldstein M, Rosenwaks Z, Schlegel PN. Success of testicular sperm extraction and intracytoplasmic sperm injection in men with Klinefelter syndrome. J Clin Endocrinol Metab. 2005; 6263–7. Epub 2005 Aug 30. Erratum in: J Clin Endocrinol Metab. 2006;91:4027.

Simoni M, Bakker E, Krausz C. EAA/EMQN best practice guidelines for molecular diagnosis of Y-chromosomal microdeletions. State of the art 2004. Int J Androl. 2004;27:240–9.

Simoni M, Nieschlag E. Genetics of hypogonadotropic hypogonadism. Horm Res. 2007;67:149–54.

Simoni M, Tüttelmann F, Gromoll J, Nieschlag E. Clinical consequences of microdeletions of the Y-chromosome: the extended Münster experience. RBM Online 2008; 289–303

Vermeulen A, Verdonck G. Representativeness of a single point plasma testosterone level for the long term hormonal milieu in men. J Clin Endocrinol Metab. 1992;74:828–42.

Vermeulen A, Verdonck L, Kaufmann JM. Critical evaluation of simple methods for estimation of free testosterone in serum. J Clin Endocrinol Metab. 1999;84:3666–72.

WHO laboratory manual for the examination and processing of human semen, 5th ed. WHO, Geneva 2009.

Zitzmann M, Nieschlag E. Testosterone levels in healthy men and their relation to behavioural and physical characteristics: facts and constructs. Eur J Endocrinol. 2001;144:183–97.

Zitzmann M, Nieschlag E. Der Altershypogonadismus des Mannes: Diagnose und Therapie. Reproduktionsmedizin 2002; 18:241–6.

Zitzmann M, Nieschlag E. Androgen receptor gene CAG repeat length and body mass index modulate the safety of long-term intramuscular testosterone undecanoate therapy in hypogonadal men. J Clin Endocrinol Metab. 2007;92: 3844–53.

Zitzmann M, Brune M, Vieth V, Nieschlag E. Monitoring bone density in hypogonadal men by quantitative phalangeal ultrasound. Bone 2002;31:422–9.

Zitzmann M, Faber S, Nieschlag E. Association of specific symptoms and metabolic risks with serum testosterone in older men. J Clin Endocrinol Metab. 2006;91:4335–43.

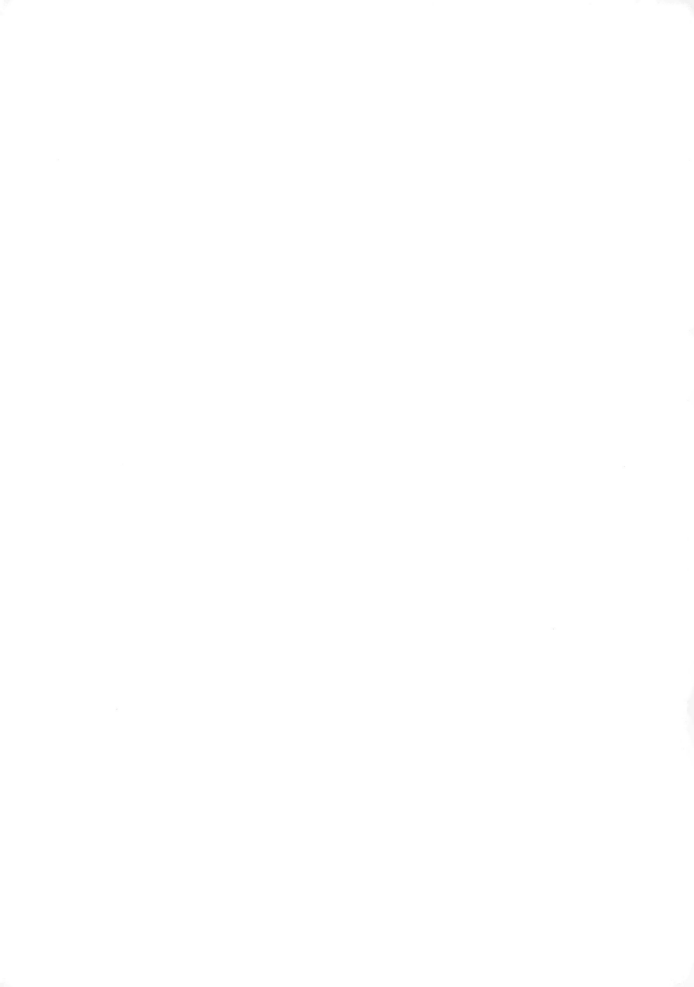

8 Gynäkologische Endokrinologie

G. Emons, Th. Gudermann, B. Hinney, V. Mattle, C.-J. Partsch, W. G. Sippell, L. Wildt, W. Wuttke

Kapitelkoordination: G. Emons

8.1 Physiologie des weiblichen Zyklus, des Klimakteriums und der Postmenopause 270

8.2 Endokrinologische Erkrankungen in Kindesalter und Pubertät 274

8.3 Zyklusstörungen 281

8.4 Steroidproduzierende Ovarialtumoren 288

8.5 Reproduktionsmedizin 289

8.6 Hormonelle Kontrazeption 292

8.7 Klimakterium, Postmenopause und Senium 298

8 Gynäkologische Endokrinologie

G. Emons, Th. Gudermann, B. Hinney, V. Mattle, G. Partsch, W. G. Sippell, L. Wildt, W. Wuttke

8.1 Physiologie des weiblichen Zyklus, des Klimakteriums und der Postmenopause

■ Grundlagen

Nur das geregelte Zusammenspiel aller beteiligten Strukturen im hypothalamo/hypophysio/ovariellen Regelkreissystem (Abb. 8.1) ermöglicht das normale Heranreifen eines Follikels, die Ovulation und die normale Funktion des Corpus luteums. Das Regelkreissystem besteht aus 3 Ebenen:
▶ dem Hypothalamus,
▶ dem Hypophysenvorderlappen (HVL) und
▶ dem Ovar.

In allen 3 Ebenen können Störungen auftreten. In einer relativ kleinen Anzahl von Nervenzellen im Hypothalamus wird das Gonadotropin Releasing Hormone (GnRH) gebildet, welches in der Eminentia mediana in das portale Gefäßsystem ausgeschüttet wird. Auf diesem Wege gelangt es an die HVL-Zellen und stimuliert die Sekretion des follikelstimulierenden Hormons (FSH) und des luteinisierenden Hormons (LH); das sind die beiden gonadotropen Hormone. FSH bewirkt das Heranreifen einer Kohorte von Follikeln, von denen in der Regel einer dominant und ovulationsbereit wird. Die heranreifenden Follikel, v. a. aber der dominante Follikel, sezernieren unter dem Einfluss von LH und FSH große Mengen an Östradiol. Östradiol führt im Uterus zur Proliferation des abgebluteten Endometriums, des Weiteren hemmt es zunächst über eine negative Rückkopplung zur Hypophyse und zum Hypothalamus die Gonadotropinausschüttung. Mit weiterhin steigenden Östradiolspiegeln signalisiert der Follikel die Sprungbereitschaft.

Vom Hypothalamus wird jetzt vermehrt GnRH ausgeschüttet, es bewirkt den präovulatorischen Anstieg der beiden gonadotropen Hormone FSH und LH. Der präovulatorische LH-Peak führt zur Endreifung der Oozyte und zur Ovulation.

Aus den Theka- und Granulosazellen des ovulierten Follikels entwickelt sich dann das Corpus luteum, welches neben Östradiol nun auch große Mengen von Progesteron produziert. Östradiol und Progesteron koppeln in Hypophyse und Hypothalamus zurück und beenden so die präovulatorische Gonadotropinausschüttung.

Östradiol bewirkt zusammen mit Progesteron die sekretorische Umwandlung des proliferierten Endometriums, sodass ein Embryo optimale Nidationsbedingungen vorfindet, d. h. ein gut durchblutetes Endometrium. Das Corpus luteum hat eine Lebensdauer von ca. 10–12 Tagen. Während dieser Zeit werden große Mengen von Progesteron gebildet, danach treten regressive Veränderungen auf (Luteolyse), deren Ursachen im Einzelnen noch nicht geklärt sind. Die Progesteronsekretion wird geringer und im Durchschnitt am 14. Tag nach der Ovulation kontrahieren sich die Spiralarterien des Endometriums, sodass dieses abblutet. Definitionsgemäß ist der erste Tag der Menstruationsblutung Tag 1 des Zyklus. Regelmäßig alle 25–34 Tage wiederkehrende Blutungen bezeichnet man als Eumenorrhö, kürzere Blutungsabstände als Polymenorrhö, längere als Oligomenorrhö. Das Ausbleiben der Zyklusaktivität über 3 Monate wird als Amenorrhö bezeichnet. Die zeitlichen Abläufe der Hormonveränderungen im Blut, ihre ovariellen Ursachen und die uterinen Wirkungen sind in Abb. 8.2 dargestellt. Sowohl Östrogene als auch Gestagene wirken auch in zahlreichen anderen Organsystemen. Mit hochsensibler Polymerasekettenreaktion ist die Genexpression beider Östrogenrezeptoren und die des Progesteronrezeptors in nahezu allen Zellen des Körpers nachgewiesen worden.

Mit dem regelhaften postovulatorischen Anstieg des Progesterons steigt auch die basale Körpertemperatur um ca. 0,5 °C an (= thermogenetischer Effekt von Progesteron), um mit Sistieren der Corpus-luteum-Funktion wieder abzufallen. In dieser hyperthermen Phase des Zyklus ist eine Ovulation unwahrscheinlich, sodass bei ungeschütztem Geschlechtsverkehr Schwangerschaften unwahrscheinlich sind.

■ Der GnRH-Pulsgenerator

Die Sekretion der Gonadotropine erfolgt in Pulsen. Da die Halbwertszeit von FSH wesentlich länger (ca. 2,5 h) als die von LH (einige Minuten) ist, sind die LH-Pulse besonders augenfällig. In Abb. 8.3 ist die pulsatile Sekretion von LH und Prolaktin während der Follikelphase, während des präovulatorischen LH-Peaks und in der Lutealphase dargestellt. Die pulsatile LH-Sekretion hat ihren Ursprung im Sekretionsmodus der GnRH-Neurone

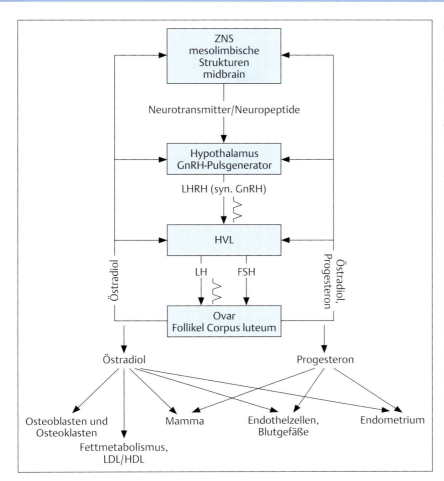

Abb. 8.1 Hypothalamische GnRH-Neuronen sind die wichtigsten Bestandteile des GnRH-Pulsgenerators. Dessen Aktivität wird durch andere hypothalamische, aber auch durch extrahypothalamische Neuronen gesteuert. Als Folge der phasischen und synchronisierten Aktivierung der GnRH-Neuronen wird GnRH in pulsatiler Form zur Hypophyse geschickt, wo es pulsatile LH-Sekretion (und FSH-Sekretion) bewirkt. Dieses pulsatile GnRH-Signal ist essenziell für eine normale Funktion der Hypophyse. Durch die LH- und FSH-Sekretion gelangen Follikel zur Reifung und sezernieren Östradiol, nach der Ovulation auch Progesteron. Beide Steroidhormone koppeln in den hypophysenvorderlappen (HVL), in den Hypothalamus und in suprahypothalamische Strukturen zurück. So werden Verhalten und die Funktion des GnRH-Pulsgenerators gesteuert. Beide gonadalen Steroide haben auch wichtige Funktionen außerhalb dieses neuroendokrinen Regelkreises. Östradiol reguliert Osteoblasten- und Osteoklastentätigkeit. Die Funktion der Endothelzellen in Blutgefäßen sowie der Fettzell- und Lipidmechanismus werden beeinflusst. An der Mamma bewirkt Östradiol eine Proliferation des tubuloalveolären Gewebes. Progesteron hat in vielen dieser Organe ebenfalls eine wichtige Rolle, die besonders maßgeblich für die Vorbereitung des Endometriums für eine evtl. bevorstehende Schwangerschaft ist.

des Hypothalamus. Diese GnRH-Neurone formen den so genannten GnRH-Pulsgenerator. Der „Neurotransmitter-Cocktail", der die GnRH-Neurone stimuliert, sorgt dafür, dass sie ihr Peptid, das GnRH, bolusartig in das portale Gefäßsystem ausschütten. Diese GnRH-Boli sind essenziell wichtig für die Aufrechterhaltung der GnRH-Rezeptorsensibilität an den hypophysären FSH- und LH-produzierenden Zellen, den gonadotropen Zellen. Ganz offensichtlich sorgt die relativ hohe Frequenz des GnRH-Pulsgenerators in der Follikelphase dafür, dass LH-Pulse ca. alle 90 min stimuliert werden, deren Amplitude jedoch niedrig ist (Abb. 8.3a). Präovulatorisch unter dem Einfluss der hohen Östrogenspiegel schütten die GnRH-Neurone mit gleicher Frequenz (also etwa alle 90 min) GnRH-Pulse aus, wobei die Menge von GnRH pro Puls erhöht ist (Abb. 8.3b). Diese höheren GnRH-Pulse treffen auf eine östrogensensibilisierte Hypophyse, sodass massiv LH ausgeschüttet wird. In der Lutealphase bewirkt das Progesteron eine Verlangsamung des GnRH-Pulsgenerators. GnRH-Pulse gelangen nunmehr nur noch alle 3–5 h zur Hypophyse, dafür ist die LH-Pulshöhe deutlich erhöht (Abb. 8.3c).

Ein weiteres für das Verständnis von Zyklusstörungen wichtiges Hormon ist das Prolaktin. Es steht unter tonisch inhibitorischer Kontrolle durch hypothalamische dopaminerge Neurone. Die hohe Dopaminausschüttung dieser Nervenzellen in das portale Gefäßsystem hemmt die Prolaktinsekretion tonisch. Zu einer vermehrten Prolaktinausschüttung der Hypophyse kommt es entweder durch reduzierte dopaminerge Inhibition oder durch vermehrte Ausschüttung anderer, noch nicht näher identifizierter Prolaktin-Releasingfaktoren vom Hypothalamus. Eine direkt stimulierende Wirkung von Prolaktin haben der Thyreotropin-Releasingfaktor (TRH) und das vasoaktive intestinale Peptid (VIP), aber auch andere hypothalamische und hypophysäre Peptide, wie

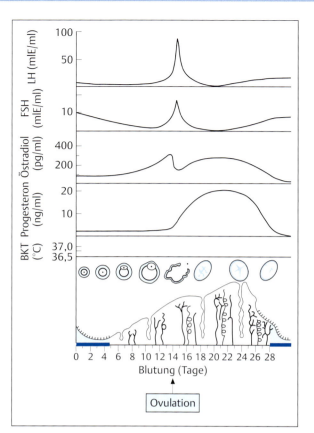

Abb. 8.2 Spiegel der für die Reproduktion relevanten Hormone im Verlauf des Menstruationszyklus.

β-Endorphin und „pituitary adenylate cyclase stimulating peptide" (PACAP), stimulieren die Prolaktinsekretion.

Die LH-Pulse in der Follikelphase und die präovulatorischen LH-Pulse auf hohem Niveau sind für die Reifung des dominanten Follikels und dessen Ovulation vermutlich unbedeutend; die niedrigfrequenten, hochamplitudigen LH-Pulse während der Lutealphase dagegen sind von essenzieller Wichtigkeit für die normale Funktion des Corpus luteums. Wie in der Abb. 8.**3c** zu sehen, stimuliert jeder einzelne LH-Puls die luteale Progesteronsekretion für mehrere Stunden. Danach sinkt die Progesteronsekretion wieder ab. Unterschreiten eines Schwellenwerts führt dann zur erneuten Aktivität des GnRH-Pulsgenerators. Die Aktivierung des GnRH-Pulsgenerators bewirkt nicht nur vermehrte LH- und FSH-Sekretion, sondern auch die pulsatile Prolaktinsekretion ist in der Follikelphase locker, in der Lutealphase recht strikt vom GnRH-Pulsgenerator gesteuert, sodass besonders in der Lutealphase, zusammen mit LH-Pulsen, auch hohe Prolaktinpulse gemessen werden. Die Kenntnis der Funktion des GnRH-Pulsgenerators für die LH/FSH- und für die Prolaktinsekretion ist klinisch aus mehreren Gründen wichtig:

▶ Störungen der GnRH-Pulsgeneration können zu Zyklusstörungen führen. Ausbleiben von pulsatiler GnRH-Sekretion führt zu kleinkindlicher, also sehr niedriger LH- und FSH-Ausschüttung und damit zum Sistieren des Zyklus, zur Amenorrhö.
▶ Die Kenntnis, dass die hypophysären gonadotropen Zellen GnRH in Pulsen „sehen" müssen, um mit ausreichender Sensibilität zu reagieren, hat zu der Erkenntnis geführt, dass eine Dauerapplikation von GnRH die hypophysäre Gonadotropinsekretion zwar initial für einige Stunden stimuliert, dann jedoch die GnRH-Rezeptoren downreguliert werden, sodass die Gonadotropinsekretion sistiert. Mit diesem Instrument kann die ovarielle Tätigkeit (auch die Hodentätigkeit des Mannes) zum Erlöschen gebracht werden. Das sind klinisch wünschenswerte Effekte bei der Therapie von zahlreichen Erkrankungen, bei denen man die Ovarien (bzw. die Hoden beim Mann) ruhig stellen möchte. Theoretisch wären also Dauerinfusionen von GnRH notwendig, wenn man nicht durch Veränderung der molekularen Struktur von GnRH in der Lage wäre, abbauresistente GnRH-Analoga (so genannte Superanaloga) zu synthetisieren, die aufgrund ihrer langen Verweildauer im Körper eine Dauerapplikation von GnRH imitieren. Heutzutage sind auch GnRH-Antagonisten erhältlich, die den oftmals unerwünschten initialen stimulatorischen Effekt der Superanaloga (den Flare-up-Effekt) nicht haben.
▶ Die Tatsache, dass während der Lutealphase die Progesteronwerte erst absinken müssen, bevor ein neuer GnRH- und damit LH-Puls ausgelöst wird, der dann die Progesteronsekretion wieder stimuliert, ist für die hormonelle Diagnostik wichtig. In etwa 15 % aller Fälle wird man eine Blutprobe zu einer Zeit entnehmen, zu der die Progesteronwerte so niedrig sein können, dass man fälschlicherweise eine Corpus-luteum-Insuffizienz diagnostizieren würde. Deshalb empfehlen sich mehrfache Progesteronbestimmungen während der Lutealphase. Das verteuert zwar die Diagnostik, macht aber häufig eine Therapie einer Lutealinsuffizienz unnötig, da sie ja nicht existiert.
▶ Die besonders in der Lutealphase gemeinsam mit LH-Pulsen auftretenden Prolaktin-Pulse können so hoch sein, dass eine zum Zeitpunkt eines solchen Pulses entnommene Blutprobe fälschlicherweise als eine Hyperprolaktinämie (s. Tumoren und latente Hyperprolaktinämie) fehlgedeutet werden kann. Da Prolaktin ein „Stresshormon" ist, wird es auch während Stresssituationen vermehrt ausgeschüttet, deshalb werden bei Blutentnahmen (Venenpunktion = Stress) häufig unphysiologisch hohe Prolaktinspiegel gemessen. Auch postprandial und Tiefschlafphasen-gekoppelt treten Prolaktinepisoden auf, die z.T. recht hoch sein können, sodass Interpretationen leicht erhöhter Prolaktinwerte genaue Kenntnis von Zyklusstand, Tageszeit etc. erfordert.

8.1 Physiologie des weiblichen Zyklus, des Klimakteriums und der Postmenopause

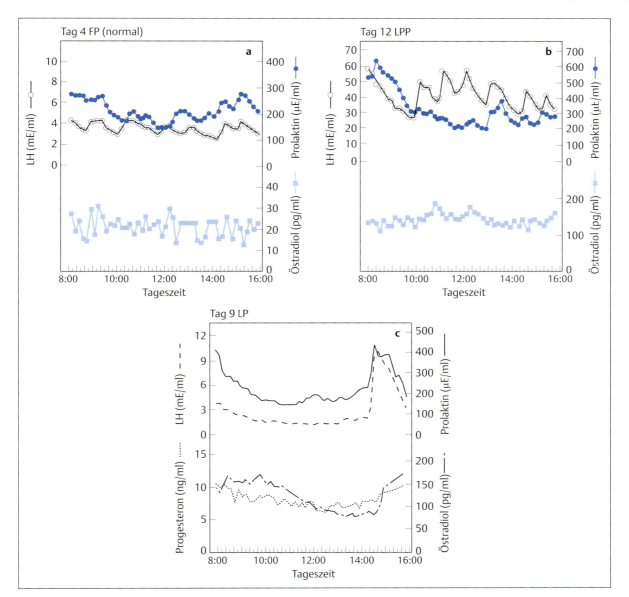

Abb. 8.3a–c   Sekretionsprofile. a Pulsatiles LH- und Prolaktinsekretionsprofil in der Follikelphase (FP). LH- und Prolaktinpulse mit niedriger Amplitude, aber hoher Frequenz (etwa alle 90 min) sind charakteristisch für die Aktivität des GnRH-Pulsgenerators in der Abwesenheit von Gestagenen. b Das pulsatile Sekretionsmuster von LH wird auch während des mittzyklischen LH-Peaks beibehalten, wobei die pulsatile LH-Sekretion auf hohem Niveau stattfindet, sodass die LH-Werte in der Regel um den Faktor 10–20 höher sind als in der Follikelphase. c Postovulatorisch, unter dem Einfluss von Progesteron, wird die Aktivität des GnRH-Pulsgenerators verlangsamt, wobei die LH- und die häufig assoziierten Prolaktinpulse eine deutlich höhere Amplitude aufweisen. Fast bei allen Frauen findet man zu Beginn der Blutentnahme (als Folge der Stresssituation unter Venenpunktionsbedingungen) erhöhte Prolaktinspiegel. Die LH-Pulse (und die Prolaktinpulse?) sind essenziell für den Anstieg von Progesteron und Östradiol und damit für eine normale Sekretion gonadaler Steroide.

■ Postmenopause

Im Verlauf des geschlechtsreifen Lebens einer Frau gelangen immer viele tausend – eine Kohorte – von Follikeln zur Anreifung, von denen meistens jedoch nur einer ovulationsbereit wird. Die anderen Follikel werden atretisch. Statistisch gesehen ist mit dem 52. Lebensjahr wegen dieses „follicular waste" der Follikelbesatz der Ovarien aufgebraucht, sodass die Östrogenproduktion sistiert und damit die negative Feed-back-Wirkung von Östradiol nicht mehr vorhanden ist. Als Folge dessen „denkt" der hypothalamische Pulsgenerator, dass mehr GnRH ausgeschüttet werden muss, um mehr Gonadotropine zur Ausschüttung zu bringen, die die Ovarien

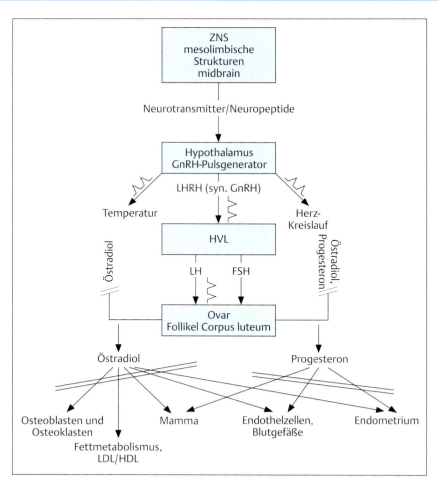

Abb. 8.**4** Nach Aufhören der Ovartätigkeit fehlen die rückkoppelnden Informationen von Östradiol und Progesteron in das Zentralnervensystem (Funktion des GnRH-Pulsgenerators bei der geschlechtsreifen Frau, Abb. 8.**1**). Demzufolge „denkt" der hypothalamische Pulsgenerator, er müsse mehr GnRH ausschütten, damit FSH und LH die Ovarien stimulieren. Dadurch kommt es zum postmenopausalen Gonadotropinanstieg und LH-Pulsen auf hohem basalen Niveau mit hoher Amplitude. Die Neurotransmitter, die den GnRH-Pulsgenerator treiben, werden in derart großen Mengen ausgeschüttet, dass benachbarte Temperatur und Herz regulierende Nervenzellen ebenfalls pulsatil stimuliert werden, sodass es zu den aufsteigenden Hitzewallungen verbunden mit Tachykardieanfällen kommen kann. Das Fehlen der Östrogene macht sich auch in zahlreichen peripheren Organen bemerkbar.

stimulieren sollen. Diese sind aber wegen des fehlenden Follikelbesatzes nicht mehr stimulierbar. Deshalb ist bei der postmenopausalen Frau die Gonadotropinsekretion hoch, das pulsatile Sekretionsmuster von LH bleibt erhalten (Abb. 8.4).

Der Neurotransmittercocktail, der den GnRH-Pulsgenerator auf diesem hohen Funktionsniveau hält, bewirkt nun, dass auch benachbarte Temperatur- und Herz/Kreislauf-regulierende Neurone mitbeeinflusst werden, sodass es mit jeder Aktivierung des GnRH-Pulsgenerators zu aufsteigenden Hitzewallungen („hot flushes"), verbunden mit anfallsweisem Herzjagen (Tachykardie) kommen kann. Zahlreiche mesenzephale und limbische Strukturen sind östrogenrezeptiv und erfahren nun, wie die hypothalamischen östrogenrezeptiven Nervenzellen, einen Östrogenmangel. Das kann zu erheblichen Veränderungen der Leistungen des Zentralnervensystems führen, wie Verstimmungszustände, Depression, Angst etc.

8.2 Endokrinologische Erkrankungen in Kindesalter und Pubertät

■ Pubertas praecox

■ Definition und Anmerkungen zur Pathogenese

Die Pubertas praecox ist als das Auftreten sekundärer Geschlechtsmerkmale vor dem 8. Geburtstag definiert. Das Eintreten der Menarche vor dem 9. Geburtstag kann als zusätzliches diagnostisches Kriterium gelten. Für die diagnostischen Altersgrenzen sind Zeichen der gonadalen Aktivität zugrunde zu legen (Thelarche, Menarche). Sekundäre Geschlechtsmerkmale der Behaarung (Pubes, Axillarbehaarung) sind streng genommen keine Symptome einer zentralen Pubertas praecox, können aber auf prämature Teilentwicklungen oder auf kontrasexuelle Formen hinweisen.

Die Pubertas praecox ist prinzipiell in 2 Kategorien einzuteilen:

- die zentrale (**gonadotropinabhängige**) Pubertas praecox (ZPP) oder Pubertas praecox vera, die durch die vorzeitige Aktivierung der Hypothalamus-Hypophysen-Gonaden-Achse hervorgerufen wird,
- die periphere (**gonadotropinunabhängige**) Pubertas praecox (PPP) oder Pseudopubertas praecox, die durch eine Sexualsteroidproduktion ohne zentrale Stimulation (d. h. niedrige oder erniedrigte Gonadotropine) gekennzeichnet ist.

> Die Unterscheidung in diese beiden Kategorien ist von besonderer Bedeutung für den weiteren diagnostischen Gang und entscheidend für die Wahl der Therapie.

Entsprechend der Reihenfolge der hormonellen Abläufe ist die zentrale Pubertas praecox isosexuell, während die periphere Pubertas praecox auch kontrasexuell sein kann. Bei der zentralen Pubertas praecox lassen sich **primäre** Formen von **sekundären** Formen, die nach Behandlung einer peripheren Pubertas praecox auftreten können, unterscheiden. Außerdem kann die zentrale Pubertas praecox **organisch** bedingt sein oder sie ist **idiopathisch**. Auch mit moderner bildgebender Diagnostik mittels MRT bleibt ein relativ hoher Anteil ätiologisch ungeklärt und wird als idiopathisch bezeichnet. Bei Mädchen liegt der Anteil der idiopathischen zentralen Pubertas praecox bei 69–98 % (während es bei Jungen nur 0–60 % sind). Das Risiko für eine Läsion des ZNS als Ursache für eine zentrale Pubertas praecox ist umso höher, je jünger das Mädchen ist.

Ferner muss die **komplette** und progrediente zentrale Pubertas praecox von **inkompletten** oder **transitorischen** Formen abgegrenzt werden.

Die **Pathogenese der zentralen Pubertas praecox** ist bisher nicht in allen Einzelheiten geklärt. In den meisten Fällen handelt es sich um eine vorzeitige Aktivierung des GnRH-Pulsgenerators im Nucleus arcuatus des Hypothalamus. Diese kann durch ganz verschiedene Ereignisse oder ZNS-Erkrankungen ausgelöst werden. Bei hypothalamischen Hamartomen geht man von einem ektopen Pulsgenerator aus, der dem Rückkopplungsmechanismus des Regelkreises entzogen ist. Eine Pubertätsauslösung ist auch durch eine verminderte Hemmung der GnRH-Ausschüttung möglich. Eine Übersicht über die Ätiologie der zentralen Pubertas praecox gibt Tab. 8.1.

Für die periphere Pubertas praecox kommen eine ganze Reihe von Ursachen in Frage. Diese sind in Tab. 8.2 dargestellt.

Prämature Thelarche. Die prämature Thelarche (PT) tritt häufig in den ersten beiden Lebensjahren im Rahmen der transitorischen Aktivierung der Hypothalamus-Hypophysen-Gonaden-Achse bei Mädchen („Babypubertät") auf. Bei der PT findet sich nicht das Vollbild der Symptome der ZPP: kein Wachstumsschub, keine Knochenalterakzeleration, keine Uterusvergrößerung. Die PT ist durch einen erhöhten FSH-Anstieg im GnRH-

Tabelle 8.1 Ätiologie der zentralen Pubertas praecox vera bei Mädchen

Kategorie	Ursache
I. Permanente ZPP	
1. Mit Erkrankung des ZNS	▶ Hypothalamisches Hamartom ▶ Tumoren: Astrozytom, Kraniopharyngeom, Ependymom, Gliom, LH-sezernierendes Adenom, Pinealom ▶ Kongenitale Malformationen: Arachnoidalzyste, suprasellare Zyste, Phakomatosen, Hydrozephalus (± Spina bifida), septooptische Dysplasie ▶ Erworbene Erkrankungen: ZNS-Infektionen, ZNS-Abszess, Schädelbestrahlung, Trauma
2. Ohne Erkrankung des ZNS ▶ Vorzeitige Reifung des ZNS	▶ Adrenogenitales Syndrom ▶ Steroid produzierender Tumor ▶ Syndromal: z. B. Williams-Beuren-Syndrom ▶ Adoptierte Mädchen aus Entwicklungsländern
▶ Idiopathisch	▶ Sporadisch ▶ Familiär
II. Transitorische ZPP	▶ Idiopathisch sporadisch ▶ Arachnoidalzyste ▶ Hydrozephalus
III. Normalvarianten der Pubertätsentwicklung	▶ Prämature Thelarche ▶ Prämature Pubarche ▶ (Prämature Menarche)

ZPP; gonadotropinabhängig

Tabelle 8.2 Ätiologie der peripheren (Pseudo-)Pubertas praecox bei Mädchen

Kategorie	Ursache
I. Isosexuelle PPP	▶ Mc-Cune-Albright-Syndrom ▶ Ovarialtumoren: Granulosazelltumor, Thekazelltumor, Teratom, Luteom, Mischtumor, Lipoidtumor ▶ Andere Tumoren: Teratom/Teratokarzinom, Dysgerminom mit Aromataseaktivität, SCTAT mit Aromataseaktivität bei Peutz-Jeghers-Syndrom ▶ Autonome Ovarialzyste ▶ Exogen: iatrogene oder akzidentelle Östrogenexposition (oral, dermal etc.)
II. Kontrasexuelle PPP	▶ Adrenogenitales Syndrom (21-Hydroxylase-Defekt, 11β-Hydroxylase-Defekt) ▶ 3β-Hydroxysteroid-Dehydrogenase-Defekt: nichtklassische Form ▶ Androblastom, Granulosazelltumor des Ovars ▶ Nebennierenrindenadenom oder -karzinom ▶ Exogen: iatrogene oder akzidentelle Androgenexposition

PPP; gonadotropinunabhängig

Test charakterisiert (stimulierter LH/FSH-Quotient 1,0). Ein Übergang der PT in eine ZPP ist möglich.

Prämature Pubarche. Die prämature Pubarche ist Zeichen einer vermehrten Androgenproduktion oder -exposition.

Isolierte prämature Menarche. Bei der isolierten prämaturen Menarche (Auftreten vor dem 9. Geburtstag) ist weniger an eine endokrine Störung als an genitale Fehlbildungen, Tumoren oder Fremdkörper und ganz wesentlich auch an sexuellen Missbrauch zu denken.

■ Häufigkeit und Bedeutung

Die zentrale Pubertas praecox ist selten. Sie ist bei Mädchen 3- bis 20-mal häufiger als bei Jungen. Die geschätzte Inzidenz liegt bei 1:15000 bis 1:110000. Es besteht eine Prädisposition für die Entwicklung einer zentralen Pubertas praecox bei Patientinnen mit Meningomyelozele (5–33%), mit Hydrozephalus (10–11%), mit Neurofibromatose Typ 1 (2,4–5%), mit neonataler Enzephalopathie (4,3%) und nach niedrig dosierter ZNS-Bestrahlung, z.B. bei Leukämie mit Hochrisiko und bei malignen Hirntumoren. Kinder mit syndromalen Erkrankungen können ebenfalls überproportional häufig eine zentrale Pubertas praecox entwickeln (z.B. Williams-Beuren-Syndrom). Ferner tritt eine zentrale Pubertas praecox gehäuft bei adoptierten Mädchen aus Entwicklungsländern auf (bis zu 45%).

Die zentrale Pubertas praecox ist umso seltener, je jünger die Mädchen sind, d.h., dass viele Mädchen ihre Pubertas praecox kurz vor dem 8. Geburtstag entwickeln. Bei diesen stellt sich dann die Frage, ob es sich um eine extreme Variante der Norm oder um einen pathologischen Zustand handelt.

Frauen, die als Kinder eine progrediente zentrale Pubertas praecox durchgemacht haben und keine Therapie oder eine unzureichende Therapie, z.B. mit Cyproteronacetat, erhielten, sind häufig als Erwachsene kleinwüchsig, dysproportioniert (zu kurze Beine) und adipös. Über die Fertilität nach Pubertas praecox liegen erst wenige gesicherte Daten vor, die zeigen, dass sie in der Regel nicht eingeschränkt ist.

■ Indikation zur Diagnostik

Eine Pubertas praecox sollte immer dann vermutet werden, wenn Zeichen der Gonadarche (Thelarche, Menarche) vor dem 8. Geburtstag auftreten. An eine Pubertas praecox ist auch zu denken, wenn andere Symptome, die mit einem Pubertätsbeginn einhergehen können, zur Vorstellung führen:
▶ Wachstumsschub,
▶ Knochenalterakzeleration,
▶ „pubertäres" Verhalten,
▶ androgenabhängige Symptome (z.B. Akne, Pubes, fettiges Haar).

> Das Auftreten sekundärer Geschlechtsmerkmale vor dem 8. Geburtstag bedarf immer der diagnostischen Klärung.

■ Diagnostik

Anamnese und Klinik

Die Anamnese enthält Alter bei Beginn erster Pubertätszeichen, Geschwindigkeit des Fortschritts der Entwicklung sekundärer Geschlechtsmerkmale, zusätzliche Zeichen einer Pubertätsentwicklung (Akne, fettige Haut, vaginaler Fluor, Menarche, Wesensveränderung, Leistungsknick in der Schule), bisheriger Wachstumsverlauf (Wachstumskurve anlegen), Familienanamnese hinsichtlich früher Pubertät (familiäre Fälle).

Die Untersuchung soll Pubertätsstadien nach Tanner, Körperhöhe, Gewicht, Körperproportionen (Sitzhöhe, Ober-/Unterlängen-Quotient), Berechnung der Wachstumsgeschwindigkeit (meist 75. Perzentile bei ZPP), Knochenalterbestimmung anhand des Röntgenbildes der linken Hand mit distalem Unterarm umfassen. Wann immer möglich, sollte der Quotient Knochenalter/chronologisches Alter über einen Zeitraum von wenigstens 6 Monaten berechnet werden.

Hormonelle und genetische Diagnostik

Die initiale hormonelle Diagnostik besteht aus dem GnRH-Test (z.B. 60 µg GnRH/m^2 KOF i.v.; Bestimmung von LH und FSH bei 0 und 30 min) und der Bestimmung von Östradiol im Plasma (vorzugsweise mehrere morgendliche Blutproben). Mehrere Proben im GnRH-Test erhöhen den diagnostischen Wert nicht. Ein Östradiolplasmaspiegel im präpubertär niedrigen Bereich schließt eine ZPP nicht aus (in ca. 50%).

> Der GnRH-Test ist das entscheidende diagnostische Instrument zur Unterscheidung zwischen zentraler und peripherer Pubertas praecox.

Die ZPP ist durch einen pubertären LH-Anstieg nach GnRH-Stimulation (die Grenzwerte für einen pubertären LH-Spiegel sind abhängig vom verwendeten LH-Assay) mit einem stimulierten LH/FSH-Quotienten > 1,0 charakterisiert. Dabei ist bemerkenswert, dass der stimulierte LH-Spiegel im Plasma nicht nur höher als der präpubertäre Wert liegt, sondern bei ca. 50% der Mädchen mit ZPP auch den Normbereich für den individuell erreichten Reifestatus übersteigt. Bei der PPP findet sich ein blockierter oder ein erniedrigter LH-Anstieg.

Bei klinischem Verdacht auf ein McCune-Albright-Syndrom (Trias aus Café-au-lait-Flecken, polyostotisch-fibröser Knochendysplasie und Pubertas praecox, häufig mit Ovarialzysten) kann eine molekulargenetische Analyse des Gsα-Gens durchgeführt werden (vorzugsweise in DNA aus betroffenem Gewebe). Bei einer sekundären ZPP mit Verdacht auf ein adrenogenitales Syndrom erfolgt neben der 17-OH-Progesteron-Bestimmung die molekulargenetische Analyse des CYP21-Gens (Kap. 5).

Lokalisationsdiagnostik und bildgebende Verfahren

Die **transabdominelle Ultraschalluntersuchung** des inneren Genitales durch einen in der Sonografie von Kindern erfahrenen Untersucher ist ein wichtiger Bestandteil der Diagnostik eines Mädchens mit Pubertas praecox. Die Volumina von Uterus und Ovarien lassen sich mit altersspezifischen Referenzbereichen vergleichen. Zeichen einer Pubertas praecox sind:
- bilaterale Vergrößerung der Ovarien,
- Vergrößerung des Uterus (hohe Sensitivität und Spezifität für die ZPP),
- erhöhte Uteruslänge,
- Uterusform: birnenförmig (statt tubulär in der Präpubertät),
- Ovarialstruktur: multizystisch oder makrozystisch/follikulär (statt homogen oder mikrozystisch in der Präpubertät),
- Nachweis von Endometrium und Endometriumdicke.

Die sonografische Untersuchung des Abdomens und des kleinen Beckens ist auch zum Ausschluss/Nachweis von adrenalen, ovariellen oder abdominellen Tumoren indiziert.

Die **Magnetresonanztomografie (MRT) des Gehirns** ist bei jedem Mädchen mit ZPP notwendig, um eine ZNS-Läsion als Ursache auszuschließen. Die MRT bietet die Chance, auch neurologisch asymptomatische Tumoren frühzeitig zu entdecken. Die häufigste ZNS-Fehlbildung bei der ZPP ist das hypothalamische Hamartom.

■ Indikation zur Therapie

Ein genereller Konsens über die Indikation zur Therapie der ZPP besteht nicht. Als Indikation zur Therapie können psychosoziale Gründe, Verhaltensgründe (z. B. frühe sexuelle Aktivität) und/oder auxologische Gründe (im Vergleich zur Zielgröße verminderte Wachstumsprognose oder rasch abnehmende Wachstumsprognose) herangezogen werden. Vor allem bei Patienten mit mentaler Retardierung und/oder Körperbehinderung und/oder spezifischen Charaktereigenschaften (z. B. Meningomyelozele, Williams-Beuren-Syndrom) stellt die frühe sexuelle Aktivität und/oder die Menstruationshygiene ein großes Problem dar. Die psychosoziale Indikation muss individuell gemeinsam mit der Familie gestellt werden.

Bei der PPP wird die Indikation zur Therapie durch die Ursache der PPP bestimmt (Tab. 8.2).

■ Therapie

Die Therapie der ZPP besteht in der s. c.-Injektion eines GnRH-Agonisten in Depotform (Decapeptyl N 3,75 mg bzw. Enantone Monats-Depot: bis 20 kg Körpergewicht eine halbe Ampulle, ab 20 kg Körpergewicht eine Ampulle à 3,75 mg, Richtdosis: 60–90 µg/kg Körpergewicht). Das vorgesehene 28-tägige Injektionsintervall darf nicht um mehr als 2 Tage überschritten werden. Aus Praktikabilitätsgründen ist eine Verkürzung des Intervalls aber problemlos möglich.

Die früher verwendeten Gestagene Medroxyprogesteronacetat und Cyproteronacetat sind aufgrund ihrer klaren Nachteile gegenüber den GnRH-Agonisten (Nebenwirkungen, unzureichende Wirkung, keine auxologische Verbesserung) heute obsolet. Ein hypothalamisches Hamartom als Ursache einer ZPP sollte nur dann neurochirurgisch angegangen werden, wenn eindeutig neurologische Symptome (z. B. Hirndruck) vorhanden sind.

Die Therapie der PPP ist bei den tumorbedingten Ursachen chirurgisch. Die exogene Steroidexposition muss abgestellt werden. Das AGS und die primäre Hypothyreose werden entsprechend behandelt. Bei autonomen Ovarialzysten ist meist eine abwartende Haltung möglich. Ein chirurgisches Eingreifen ist nur bei sehr großen Zysten, Gefahr der Stieldrehung oder anhaltenden und progredienten Symptomen der Pubertas praecox indiziert.

■ Therapiekontrolle und Nachsorge

Die Kontrolle der Therapie der ZPP erfolgt durch klinische, auxologische, sonografische, radiologische und hormonelle Untersuchungen:
- ambulante Untersuchungen alle 3–6 Monate.
- Der GnRH-Test ist nach wie vor der Standard zur Überprüfung der hormonellen Suppression; er ist nach 3, 6 und 12 Monaten Therapie und danach halbjährlich bis Therapieende durchzuführen.
- Sonografische Untersuchungen des inneren Genitales halbjährlich bis jährlich,
- Knochenalterbestimmungen jährlich.
- Ein regelmäßiges Follow-up nach Therapie einer PPP ist für die Erkennung einer sekundären ZPP notwendig.

> **Prognose**
> Die Therapie mit GnRH-Agonisten führt zu folgenden Ergebnissen:
> - vollständige Suppression von LH (auch nach GnRH-Stimulation) am Ende des 28-tägigen Injektionsintervalls (stimuliertes LH 5 U/l gilt als ausreichende Suppression),
> - Normalisierung der Wachstumsgeschwindigkeit,
> - Bremsung der Knochenreifung (Quotient Knochenalter/chronologisches Alter 1,0),
> - Verbesserung der Endgrößenprognose (bzw. des Körperhöhen-SDS),
> - Verbesserung der psychologischen Situation des Mädchens und der Familie.
>
> Langfristig sind bei konsequenter Therapiedurchführung folgende Ergebnisse zu erwarten:
> - Erwachsenenkörperhöhe im Zielgrößenbereich (erreichbar in Abhängigkeit von Alter und Knochenalter

bei Therapiebeginn bei etwa 75% der Mädchen),
- normale Körperproportionen,
- normale Knochendichte,
- normale Fertilität (Nachuntersuchung der ersten 50 langzeitbehandelten Patientinnen),
- GnRH-Agonisten führen nicht zu Adipositas und verursachen kein PCO-Syndrom.

Pubertas tarda

Definition und Anmerkungen zur Pathogenese

Die Pubertas tarda ist definiert als Fehlen jeglicher Brustdrüsenentwicklung nach dem 13. Geburtstag (normales Alter bei B2: $10{,}9 \pm 1{,}2$ Jahre). Weitere diagnostische Grenzen, die auf eine Pubertas tarda hinweisen können, sind Ausbleiben der Menarche bis zum 15. Geburtstag (normales Alter bei Menarche: $13{,}4 \pm 1{,}1$ Jahre) und das Sistieren der einmal begonnenen Pubertätsentwicklung für > 1,5 Jahre (**pubertal arrest**).

Der Pubertas tarda können Normvarianten der Pubertätsentwicklung (konstitutionelle Entwicklungsverzögerung), Störungen der Hypothalamus-Hypophysen-Achse oder Störungen der Gonaden zugrunde liegen.

Die Pubertas tarda lässt sich entsprechend in 2 Kategoriesysteme einteilen:
▶ 1.
  - a) **Temporäre** Pubertas tarda (Entwicklungsverzögerung) versus
  - b) **permanente** Pubertas tarda (Hypogonadismus).
▶ 2.
  - a) **Hypothalamische** Störung (tertiärer Hypogonadismus) und
  - b) **hypophysäre** Störung (sekundärer Hypogonadismus), die beide durch eine verminderte Gonadotropinsekretion auffallen versus
  - c) **gonadale** Störung (primärer Hypogonadismus), die durch eine erhöhte Gonadotropinsekretion gekennzeichnet ist.

> Die Unterscheidung in diese Kategorien ist von besonderer Bedeutung für das weitere diagnostische Vorgehen. Ein Einfluss auf die Wahl der Therapie ist mit der Differenzierung in diese diagnostischen Gruppen nicht unbedingt verbunden.

Die Pubertas tarda entsteht entweder durch die unzureichende oder fehlende GnRH-Sekretion (hypothalamische Störung), durch verminderte oder fehlende Gonadotropinsekretion (hypophysäre Störung) oder durch verminderte Sexualsteroidsekretion (gonadale Störung). Eine Übersicht über die Ätiologie der Pubertas tarda gibt Tab. 8.**3**.

Häufigkeit und Bedeutung

Die Pubertas tarda ist bei Mädchen wesentlich seltener als bei Jungen. Genaue Zahlen zur Inzidenz liegen nicht vor (Prävalenz einschließlich der konstitutionellen Formen ca. 3%).

> Da sich hinter einer Pubertas tarda in einem hohen Prozentsatz chromosomale Störungen verbergen, kommt der Pubertas tarda als Symptom besondere Bedeutung zu.

Indikation zur Diagnostik

Eine Pubertas tarda sollte immer dann weiter untersucht werden, wenn Zeichen der Gonadarche (Thelarche, Menarche) bis zum 13. bzw. bis zum 15. Geburtstag noch nicht aufgetreten sind. An eine Pubertas tarda ist auch zu denken, wenn andere Symptome vorhanden sind, die nicht unmittelbar mit der ausbleibenden Pubertätsentwicklung in Verbindung stehen, z. B. Kleinwuchs, syndromale Stigmata, Gewichtsabnahme, Riechstörung.

Diagnostik

Anamnese und Klinik

Die Anamnese enthält Familienanamnese hinsichtlich Pubertätsentwicklung, Wachstumsverlauf und Fertilität (ungewollte Kinderlosigkeit, Sterilitätsbehandlung). Eigenanamnese hinsichtlich Erkrankung mit Ovarbeteiligung, Gewichtsentwicklung und Ernährungsverhalten, Leistungssport, Symptome für einen ZNS-Prozess, Riechvermögen.

Die Untersuchung soll Pubertätsstadien nach Tanner, Körperhöhe, Gewicht, Berechnung des Body-Mass-Index, Körperproportionen (Sitzhöhe, Ober-/Unterlängen-Quotient), Berechnung der Wachstumsgeschwindigkeit, Knochenalterbestimmung anhand des Röntgenbildes der linken Hand mit distalem Unterarm, Symptome des Ullrich-Turner-Syndroms (Häufigkeit etwa 1 auf 12 500 weibliche Neugeborene), neurologische Untersuchung, evtl. ophthalmologische Untersuchung umfassen.

Hormonelle und genetische Diagnostik

An erster Stelle steht der Ausschluss einer chronischen Grunderkrankung. Die initiale hormonelle Diagnostik zielt auf den Ausschluss einer Hypothyreose (TSH) und einer Hyperprolaktinämie (PRL). Es folgt der GnRH-Test, der die Unterscheidung in tertiäre/sekundäre (hypogonadotrope) oder primäre (hypergonadotrope) Formen des Hypogonadismus erlaubt. Die Bestimmung von Östradiol im Plasma ergibt bei der Pubertas tarda präpubertär niedrige Werte (zur Nachweisdiagnostik nicht geeignet).

Tabelle 8.3 Ätiologie der Pubertas tarda bei Mädchen

Kategorie	Ursache
I. Temporäre Pubertas tarda	▶ Konstitutionelle Entwicklungsverzögerung ▶ Chronische Erkrankungen: Darmerkrankungen, zystische Fibrose, Niereninsuffizienz ▶ Ernährungsstörungen: Fehlernährung, Malabsorption ▶ Psychiatrisch: Anorexia nervosa ▶ Hormonelle Störungen: Hypothyreose, Cushing-Syndrom, Prolaktinom
II. Permanenter Hypogonadismus	
1. Tertiär/sekundär	▶ GnRH-Defizienz (z. B. Kallmann-Syndrom, septooptische Dysplasie, hypothalamische Amenorrhö) ▶ Inaktivierende GnRH-Rezeptor-Mutation ▶ Isolierter LH- bzw. FSH-Mangel ▶ Panhypopituitarismus (konnatal, z. B. Prop-1-Defekt) ▶ Supraselläre Tumoren (z. B. Kraniopharyngeom) ▶ Hypophysenerkrankungen (Adenome, Trauma, Zustand nach Operation) ▶ ZNS-Erkrankung, -fehlbildung oder -beteiligung (systemisch, entzündlich, Thalassämie, Tumor, Radiatio) ▶ Syndromal (z. B. Prader-Willi-, Bardet-Biedl-, Laurence-Moon-Syndrom)
2. Primär	▶ Ullrich-Turner-Syndrom (45,X und Varianten bzw. Mosaike) ▶ Noonan-Syndrom ▶ Reine Gonadendysgenesie (Swyer-Syndrom) ▶ Ovarialagenesie oder -hypoplasie ▶ Ovarbeteiligung bei anderen Grunderkrankungen (Galaktosämie, CDG-Syndrom Typ II) ▶ Ovarielle Noxen (Chemotherapie, Radiatio) ▶ Autoimmunpolyendokrinopathie mit Ovarbeteiligung ▶ Inaktivierende FSH-Rezeptor-Mutation ▶ Testosteronbiosynthesedefekte (Karyotyp 46,XY)

Bei klinischem Verdacht auf ein Ullrich-Turner-Syndrom muss eine Chromosomenanalyse an peripheren Lymphozyten durchgeführt werden. Je nach klinischem Verdacht sind weitere genetische Untersuchungen indiziert:
▶ bei familiärem hypogonadotropem Hypogonadismus ohne Anosmie die molekulargenetische Analyse des GnRH-Rezeptor-Gens und GPR-54-Gens,
▶ bei familiärem hypogonadotropem Hypogonadismus mit Anosmie/Hyposmie die Analyse des KAL-1-Gens,
▶ bei konnatalem Panhypopituitarismus mit erniedrigten Werten von STH, PRL, TSH und Gonadotropinen die Analyse des Prop-1-Gens,
▶ bei primärer Amenorrhö mit erhöhten Gonadotropinspiegeln und positiver Familienanamnese hinsichtlich männlicher Mitglieder mit Spermatogenesestörung die Analyse des FSH-Rezeptor-Gens.

Bildgebende Verfahren

Transabdominelle Ultraschalluntersuchung des kleinen Beckens mit Uterus (Größe, Konfiguration) und Ovarien (Volumen, Binnenstruktur, Agenesie?), Magnetresonanztomographie (MRT) des Gehirns mit Dünnschichtdarstellung der Hypothalamus-Hypophysen-Region (immer indiziert bei Verdacht auf ZNS-Tumor, auf ZNS-Fehlbildung oder auf hypogonadotropen Hypogonadismus).

■ Indikation zur Therapie

Die Indikation zur Therapie ist aus psychosozialen Gründen gegeben, um den Mädchen eine möglichst altersgerechte und dem physiologischen Verlauf angepasste Pubertätsentwicklung mit allen körperlichen und psychischen Reifungsvorgängen zu ermöglichen. Als zusätzliche Indikation kann die Verhinderung einer Osteopenie oder Osteoporose und das Erreichen einer normalen „peak bone mass" angesehen werden. Bei den syndromalen Formen kommen außer der Sexualhormonsubstitution noch weitere therapeutische Maßnahmen hinzu (z. B. STH-Therapie bei Ullrich-Turner-Syndrom).

■ Therapie

Konstitutionelle Entwicklungsverzögerung

Die Therapie soll die Entwicklung sekundärer Geschlechtsmerkmale einleiten und die spontane weitere Pubertätsentwicklung ermöglichen. Die Behandlung mit Östradiolvalerat (0,2–0,3 mg/Tag) ist als Therapiezyklus zeitlich auf 3–6 Monate zu limitieren.

Pubertätseinleitung (Substitution des Hypogonadismus)

Therapieziel ist eine im zeitlichen Ablauf physiologische Pubertätsentwicklung. Entsprechend einem multidisziplinären Konsens erfolgt die pubertätseinleitende Behandlung nach folgendem Schema (Tab. 8.4).

Therapiekontrolle und Nachsorge

Die Kontrolle der Therapie der Pubertas tarda und des Hypogonadismus erfolgt durch klinische, auxologische, sonografische, radiologische und hormonelle Untersuchungen:
- ambulante Vorstellungen alle 3–6 Monate (Reifestatus, Wachstumsverlauf, Hormonspiegel),
- transabdominelle Sonografie des inneren Genitales halbjährlich bis jährlich,
- Knochenalterbestimmungen jährlich,
- Knochendichte vor Therapie und in 2-jährlichen Abständen.

> **Prognose**
> Die Substitutionstherapie mit Sexualsteroiden soll zu folgenden Ergebnissen führen:
> - normale Entwicklung der sekundären Geschlechtsmerkmale; adulter Reifestatus nach 3–4 Jahren,
> - Normalisierung der Wachstumsgeschwindigkeit,
> - normale Körperhöhe im Zielgrößenbereich,
> - Ausreifung des Uterus (z. B. bei Ullrich-Turner-Syndrom nicht immer erreichbar),
> - Verbesserung/Normalisierung der psychologischen Situation des Mädchens und seiner Familie,
> - normale Knochendichte/ normale „peak bone mass".

Tabelle 8.4 Schema der pubertätseinleitenden Behandlung

Dauer/Hormonpräparat	Zyklustage	Tagesdosis (mg)	
Bis 6. Monat			
Östradiolvalerat	Kontinuierlich	0,2	oder
Konjugierte Östrogene	Kontinuierlich	0,3	
6.–12. Monat			
Östradiolvalerat	Kontinuierlich	0,5	oder
Konjugierte Östrogene	Kontinuierlich	0,6	und
Chlormadinonazetat	14.–25. 26.–28. Tag	2,0 Pause	
2. Therapiejahr			
Östradiolvalerat	Kontinuierlich	1,0–1,5	oder
Konjugierte Östrogene	Kontinuierlich	0,9–1,25	und
Chlormadinonazetat	14.–25. 26.–28. Tag	2,0 Pause	
3. Therapiejahr			
Östradiolvalerat	1.–25.	2,0	oder
Konjugierte Östrogene		0,9–1,25	und
Chlormadinonazetat oder Kombinationspräparate (Sequenzpräparate)	14.–25. Tag	2,0	

An Stelle von Chlormadinonazetat sind als Gestagene auch geeignet: Medroxyprogesteronazetat: 5,0 mg; Medrogeston: 5,0 mg; Retroprogesteron: 10 mg; Progesteron: 200 mg; Kombinationspräparate: Östradiolvalerat + Medroxyprogesteronazetat; konjugierte Östrogene + Medrogeston

Großwuchs beim Mädchen

Definition

Körperhöhe > 97. Altersperzentile bzw. >+ 2 SD. Bei Körperhöhen >+ 3 SD kann man von Riesenwuchs (Gigantismus), bei Endgrößenprognosen >+ 3 SD (ca. 182,5 cm) von „drohendem Riesenwuchs" sprechen. Beim „familiären Großwuchs" liegt die genetische Zielgröße des Mädchens (mittlere Elterngröße minus 6,5 cm) > 97. Perzentile (> 179 cm nach Brandt/Reinken bzw. 175 cm nach Prader).

Indikation zur Diagnostik

Als Indikationen gelten:
- Körperhöhe (Stadiometer!) > 97. Perzentile bzw. >+ 2 SD,
- erhöhte Wachstumsgeschwindigkeit (> 75. Perzentile): perzentilenflüchtiges Wachstum, „Knick nach oben" in der Wachstumskurve,
- Endgrößenprognose von 185 cm und mehr („drohender Riesenwuchs"): Röntgenbild der linken Hand in Standardtechnik, Knochenalter nach Greulich und Pyle, Endgrößenprognose nach Bayley und Pinneau, Tanner et al. oder mithilfe speziell für den Hochwuchs entwickelter Regressionsformel.

 Von größter Bedeutung ist die exakte Beurteilung des Knochenalters. Sie setzt langjährige Erfahrung voraus.

Differenzialdiagnostik

Pathologischer Großwuchs. Bei diesem ist die Wachstumsgeschwindigkeit zumeist erhöht, die Endgrößenprognose liegt oft oberhalb der genetischen Zielgröße. Es müssen wenige endokrine und einige nichtendokrin bedingte Ursachen berücksichtigt werden:
- endokrin bedingt:
  - hypophysärer Riesenwuchs (STH-Exzess, GnRH-sezernierende Tumoren),
  - Hyperinsulinismus,
  - Hyperthyreose,
  - Pubertas praecox vera und Pseudopubertas praecox (s. o.),
  - Sexualhormondefizienz oder -resistenz (Testosteronbiosynthesedefekte, Androgenresistenz, Östrogenresistenz, Aromatasemangel),
- nichtendokrin bedingt:
  - Marfan-Syndrom, MEN-2b, Homozystinurie: eunuchoide Proportionen, typische Stigmata,

- Wiedemann-Beckwith-Syndrom: Nabelbruch, Makroglossie, Tumorprädisposition,
- Sotos-Syndrom (zerebraler Gigantismus): typische Fazies, leichte mentale Retardierung,
- weitere seltene syndromale Erkrankungen (z. B. Simpson-Golabi-Behmel-Syndrom, Weaver-Syndrom).

Konstitutioneller Großwuchs. Hier ist die Wachstumsgeschwindigkeit meist normal, die Endgrößenprognose liegt im (oberen) genetischen Zielgrößenbereich. Weitaus die häufigste Großwuchsform (2,5%).

■ **Indikation/Kontraindikationen zur Wachstum begrenzenden Therapie**

Die **Indikation** sollte gerade beim konstitutionellen Großwuchs (eigentlich gesunde Mädchen!) sehr streng und nach möglichst mehrjähriger auxologischer Vorbeobachtungsphase gestellt werden.

> Drohend riesenwüchsige Mädchen sollten daher spätestens bei einer Größe von 160–165 cm dem pädiatrischen Endokrinologen vorgestellt werden, damit die Therapieindikation in Ruhe abgewogen werden kann.

Möglichst 2 „pathologische" Endgrößenprognosen > 185 cm sollten im Abstand von 6–12 Monaten der Entscheidung zur Wachstum begrenzenden Therapie vorausgehen:
▶ Knochenalter möglichst nicht > 12–12,5 Jahre,
▶ Nachweis der gerade eben erfolgten Gonadarche (Reifestatus nach Tanner, ggf. GnRH-Test).

Zu den **Kontraindikationen** zählen:
▶ Thrombophilie (z. B. APC-Resistenz),
▶ Hepatopathie, Hypertension,
▶ Fehlbildungen im Genitaltrakt (Sonografie Unterbauch, bei Bedarf kindergynäkologische Untersuchung).

■ **Therapiekonzepte**

Durch hoch dosierte Östrogengabe **vor oder am Beginn des Pubertätswachstumsschubs** kann dieser verkürzt und damit der Epiphysenfugenschluss und der Wachstumsabschluss (normalerweise bei Knochenalter 15 Jahre) vorverlegt werden.

Höhere Östrogendosen (z. B. 0,3–0,5 mg/Tag EE_2 oder 7,5 mg/Tag konjugierte Östrogene, letztere oft besser verträglich) scheinen trotz kürzerer Therapiedauer einen höheren initialen Gewichtsanstieg zu verursachen als niedrigere Östrogendosen (0,1 mg EE_2/Tag), die jedoch wesentlich länger verabreicht werden müssen, um einen Wachtumsstopp am langen Röhrenknochen zu erreichen. Gleichzeitig werden zyklisch Gestagene für 7–11 Tage gegeben (5–10 mg Medroxyprogesteronacetat), um regelmäßige Entzugsblutungen sicherzustellen.

> Die Patientinnen und ihre Eltern müssen sorgfältig aufgeklärt werden. Sie sollten ihren Wunsch nach einer solchen das Wachstum begrenzenden Therapie in der Aufklärungsbescheinigung ausdrücklich dokumentieren.

Obsolete Therapie. Dopaminagonisten (Bromocriptin) und Somatostatinanaloga haben sich wegen deutlich geringerer Therapieeffekte und höherer Nebenwirkungsraten in der oben genannten Indikation nicht durchgesetzt.

■ **Therapiekontrolle und Nachsorge**

Wegen der möglichen Nebenwirkungen (Nausea, Kopfschmerzen, Wadenkrämpfe, Gewichtsanstieg, Thromboembolierisiko) und der häufigen auxologischen Kontrollen zur exakten Festlegung des Therapieendes (Knemometrie, Knochenreifungsverlauf) **gehört diese Therapie unbedingt in die Hand des erfahrenen pädiatrischen Endokrinologen.**

> **Prognose**
> Durch die das Wachstum begrenzende Therapie lässt sich eine Reduktion der Endgröße um 3–12 cm erreichen, im Allgemeinen umso mehr, je niedriger das Knochenalter zu Therapiebeginn ist.
> Bei strenger Indikationsstellung, sorgfältiger Überwachung und Nachkontrolle dieser Therapie besteht bislang kein wesentlich erhöhtes Risiko für unerwünschte Spätfolgen, auch hinsichtlich der Fertilität (spontane Remenses meist innerhalb der ersten 6 Monate nach Therapieende, Amenorrhö >6 Monate bei ca. 5% der Patientinnen). Dennoch wird diese Therapie insbesondere in den USA in den letzten Jahren sehr kontrovers diskutiert.

8.3 Zyklusstörungen

■ **Definition/Grundlagen**

Da Störungen des neuroendokrinen Regelkreises in allen 3 Ebenen (Hypothalamus, Hypophyse, Ovar) liegen können, sind endokrin bedingte Störungen der Ovarialfunktion nur durch Messen der klinisch relevanten Messgrößen wie Steroidhormone (Östrogene, Gestagene, Androgene), Gonadotropine (FSH und LH) sowie Prolaktin erkennbar.

Die schwersten Formen der ovariellen Funktionsstörungen äußern sich klinisch als Amenorrhö. Man spricht von primärer Amenorrhö bei Nichteintritt der Menarche

Tabelle 8.5 Definitionen und Charakteristika der Menstruation

Tempoanomalien		
Amenorrhö	Ausbleiben der Blutung	primär und sekundär
Oligomenorrhö	Zu seltene Blutung	> 35 Tage Abstände
Polymenorrhö	Zu häufige Blutungen	< 25 Tage Abstände
Metrorrhagie	Zwischenblutungen	Bei erhaltenem Zyklus
Dauerblutung	Kein Zyklus erkennbar	
Typusanomalien		
Hypomenorrhö	Zu schwache Blutung	< 10 ml Blutverlust
Hypermenorrhö	Zu starke Blutung	> 80 ml Blutung
Menorrhagie	Zu lange Blutung	> 6 Tage Blutungsdauer
Dysmenorrhö		
	Schmerzhafte Blutung primär und sekundär	

bis zum 16. Lebensjahr und von einer sekundären Amenorrhö beim Ausbleiben der Regelblutung über mindestens 3 Monate. Nur etwa 4% aller Sterilitätspatientinnen sind amenorrhoisch.

Mit hoher Regelmäßigkeit auftretende Menstruationsblutungen sind eher die Ausnahme, v. a. postmenarchal und prämenopausal häufen sich verkürzte oder verlängerte Zyklen. Auch extreme körperliche und psychische Belastungen können zu Zyklusstörungen führen. Zyklusstörungen sind der häufigste Grund, weswegen Frauen medizinische Hilfe in Anspruch nehmen (Tab. 8.5).

Bevor eine ausführliche und somit teure endokrinologische Abklärung von Zyklusstörungen erfolgt, sollten stets 2 andere Ursachen in Betracht gezogen werden:
▶ Schwangerschaft: In den allermeisten Fällen führt die Schwangerschaft zur Amenorrhö, jedoch können insbesondere bei gestörter Frühschwangerschaft nahezu alle Blutungsstörungen auftreten.
▶ Gut- und bösartige Erkrankungen der Genitalorgane.
▶ Ektopien, Polypen, Zervix- und Korpuskarzinome können zu irregulären Blutungen führen und müssen daher stets am Beginn einer Abklärung von vaginalen Blutungen stehen.

Ovarialinsuffizienz

Definition

Eine Ovarialinsuffizienz ist definiert als eine Störung der Ovarialfunktion, die mit einer Störung der Eizellreifung und mit endokrinen Ausfallserscheinungen bzw. Dysfunktionen verbunden ist. Sie geht häufig, aber nicht notwendigerweise mit Störungen des Blutungsrhythmus im Sinne einer Oligo- bzw. Amenorrhö einher. Unabhängig von der Ursache stellt die Ovarialinsuffizienz ein pathophysiologisches Kontinuum dar, welches sich von der Corpus-luteum-Insuffizienz über den anovulatorischen Zyklus bis hin zur Amenorrhö erstreckt.

Die Corpus-luteum-Insuffizienz stellt die leichteste Form der Ovarialfunktionsstörung dar. Sie ist charakterisiert durch eine erniedrigte Produktion von Progesteron durch das Corpus luteum und eine oft gegenüber der Norm verkürzte Corpus-luteum-Phase.

Der anovulatorische Zyklus ist durch einen verzögerten oder ausbleibenden Anstieg des Östradiols im Serum gekennzeichnet. Dies ist als Ausdruck einer gestörten Follikelreifung anzusehen. Die Blutungsabstände können dabei normal oder im Sinne einer Oligomenorrhö verlängert sein. Das vollständige Ausbleiben der Follikelreifung führt schließlich zur Oligomenorrhö mit fließendem Übergang zur Amenorrhö.

Corpus-luteum-Insuffizienz, anovulatorischer Zyklus, Oligo- und Amenorrhö sind demnach Symptome einer Ovarialinsuffizienz, deren Ursache eine differenzialdiagnostische Abklärung erforderlich macht. Hinsichtlich der Ursachen lassen sich die hyperandrogenämische, die hypothalamische, die hyperprolaktinämische und die primäre Ovarialinsuffizienz unterscheiden (Abb. 8.5).

Hyperandrogenämische Ovarialinsuffizienz

Die Hyperandrogenämie stellt die häufigste Ursache einer Ovarialinsuffizienz dar. Sie ist gekennzeichnet durch erhöhte Plasmaspiegel von Androgenen.

Im Gegensatz zu anderen Formen der Ovarialinsuffizienz verläuft die Hyperandrogenämie progredient. Die Auswirkungen der hyperandrogenämischen Ovarialinsuffizienz bleiben nicht nur auf die Ovarialfunktion beschränkt, sondern betreffen auch den Stoffwechsel, das Herzkreislaufsystem, die Haut und ihre Anhangsgebilde und das äußere Erscheinungsbild.

Abhängig vom Ausmaß, der Dauer und dem Zeitpunkt des Einsetzens der Androgenüberproduktion manifestiert sich die Hyperandrogenämie durch charakteristische klinische Zeichen, die unter den Begriffen der **Androgenisierung** und der **Virilisierung** zusammengefasst werden.

Die Erhöhung der Androgenspiegel im Plasma führt über nicht weiter bekannte Mechanismen zu einer Steigerung der LH-Sekretion durch die Hypophyse und zu einer Bremsung der FSH-Freisetzung, woraus eine Verschiebung des Verhältnisses von LH zu FSH zuungunsten des FSH resultiert. Die erhöhten LH-Spiegel stimulieren wiederum die Androgenproduktion durch die ovariellen Thekazellen.

Durch den relativen FSH-Mangel können die Androgene intraovariell nicht aromatisiert werden. Sie gehen daher ins Blut über und führen zum Anstieg der zirkulierenden Androgene. Dabei kommt es unabhängig vom Ausgangspunkt der initialen Androgenüberproduktion immer zu einer Mitbeteiligung des Ovars. Die erhöhten intraovariellen Androgenspiegel führen nämlich zu einer Arretierung der Follikelreifung im Stadium des an-

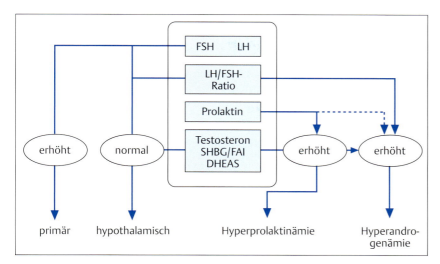

Abb. 8.5 Differenzialdiagnose der Ovarialinsuffizienz: Abklärung der 4 Ovarialinsuffizienzen. Die Bestimmung von LH, FSH, Prolaktin, Testosteron, DHEAS und SHBG ist für die Differenzialdiagnose ausreichend.

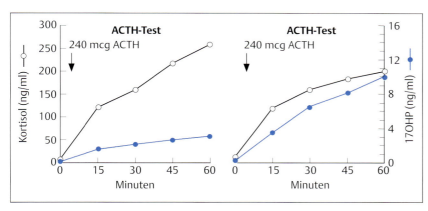

Abb. 8.6 Darstellung der Ergebnisse des ACTH-Test bei einer gesunden Frau (linker Panel) und bei einer Frau mit Verdacht auf ein heterozygotes AGS (rechter Panel). Der Kortisolanstieg ist bei beiden Frauen vergleichbar, während der Anstieg von 17-OHP bei jener Patientin mit Verdacht auf ein heterozygotes AGS verstärkt ist (nach Mattle et al, Journal für Reproduktionsmedizin und Endokrinologie, 5/2006).

tralen Follikels. Dies führt schließlich zum morphologischen Bild der polyzystischen Ovarien.

Der initiale Anstieg der Plasmaandrogenkonzentrationen, welcher den Circulus vitiosus auslöst, kann funktionell bedingt sein oder durch hormonproduzierende Tumore der Ovarien, der Nebennieren und der Hypophyse sowie durch ovarielle und adrenale Enzymdefekte in der Steroidbiosynthese oder auch durch akzidenzielle Zufuhr von Substanzen mit androgener Wirkung verursacht werden. Zu den Enzymdefekten gehören der C 21-Hydroxylase-Mangel, der 3β-Hydroxysteroid-Dehydrogenasemangel sowie der 11β-Hydroxylase-Mangel.

Diagnostik

Die Verdachtsdiagnose einer Hyperandrogenämie wird durch die klinischen Befunde gestellt und durch die entsprechende Labordiagnostik bestätigt (Abb. 8.**6**).

Klinik. Zu den wesentlichen klinischen Befunden, die unbedingt erhoben werden sollten, gehören Größe, Gewicht, Body-Mass-Index, Hüfte-Taille-Quotient, das Zählen ausgefallener Haare und die Dokumentation des Hirsutismus, z. B. nach dem von Ferriman und Gallway angegebenen Schema.

Labor. Die Labordiagnostik zeigt bei hyperandrogenämischen Patienten erhöhte Werte von LH bei erniedrigten FSH-Konzentrationen, der LH/FSH-Quotient steigt daher > 1 an. Die Testosteronwerte überschreiten die obere Normgrenze von 0,4 ng/ml.

Die Plasmaspiegel des Sexualhormonbindungsglobulins (SHBG) können erniedrigt sein, da Androgene die Synthese des SHBG in der Leber hemmen.

Die Bestimmung von DHEAS dient dem Ausschluss einer adrenalen Komponente der Hyperandrogenämie.

Zum Ausschluss eines heterozygoten adrenogenitalen Syndroms als Ursache der Hyperandrogenämie kann ein **ACTH-Test** vorgenommen werden, der bei entsprechendem Verdacht durch molekulargenetische Untersuchungen ergänzt wird. Dem Test liegt die Tatsache zugrunde, dass Träger eines adrenalen Enzymdefekts eine insgesamt verminderte Enzymaktivität aufweisen. Die Stimulation mit ACTH führt zu einem verstärkten Anfluten der Produkte der Kortisolbiosynthese, die vor dem partiellen Enzymblock akkumulieren, während hinter dem Block erniedrigte Werte gemessen werden.

Beim 21-Hydroxylasedefekt akkumuliert **17-OHP**, während Kortisol relativ vermindert ist.

Im Folgenden ist die **Indexberechnung** aus dem Verhältnis des molaren Anstiegs von 17-OHP zu Kortisol dargestellt. Die in die Formel einzusetzenden Werte sind sowohl für Kortisol als auch für 17-OHP in ng/ml anzugeben. Mithilfe dieses Index können heterozygote Träger des CYP21-Hydroxylasemangels identifiziert werden (nach Mattle et al, Journal für Reproduktionsmedizin und Endokrinologie, 5/2006):

1. Berechnung von Δ 17-OHP:
   Δ1 [17-OHP-15]–[17-OHP-0]
   Δ2 [17-OHP-30]–[17-OHP-0]

2. Berechnung von ΔF:
   Δ1 [F-15]–[F-0]
   Δ2 [F-30]–[F-0]

$$\sum \Delta 1 + \Delta 2$$

1. Berechnung des Index:

$$\frac{\sum \Delta 17-OHP}{\sum \Delta F} \cdot 1{,}096$$

Ab einem Grenzwert von 0,017 ist eine molekulargenetische Abklärung indiziert.

Bei Durchführung eines **oralen Glukosetoleranztests** mit Bestimmung von Glukose und Insulin weisen 50% junger, auch nicht adipöser Patientinnen, eine Insulinresistenz auf, daher gehört der Ausschluss einer Insulinresistenz zum Bestandteil der diagnostischen Abklärung einer Hyperandrogenämie. Der pathogenetische Zusammenhang zwischen Insulinresistenz und Hyperandrogenämie ist nicht völlig geklärt.

Auch **Schilddrüsenhormone** beeinflussen den Androgenstoffwechsel v. a. über eine Stimulation der SHBG-Synthese. Eine hypothyreote Stoffwechsellage spiegelt sich deshalb in einer Erniedrigung der SHBG-Werte wider. Daher sollten bei allen hyperandrogenämischen Frauen die Schilddrüsenhormone mitbestimmt werden.

Bildgebung. Einen wesentlichen Bestandteil der Abklärung stellt die Ultrasonografie der Ovarien mit dem Nachweis von polyzystischen Veränderungen dar. Das polyzystische Ovar erkennt man an randständigen, perlschnurartig angeordneten Follikeln mit einem Durchmesser von < 10 mm und an der sonografisch hyperdensen Innenzone.

■ Hypothalamische Ovarialinsuffizienz

Die hypothalamische Ovarialinsuffizienz ist Folge einer mehr oder weniger stark reduzierten Sekretion von GnRH aus dem mediobasalen Hypothalamus. Nach der Hyperandrogenämie stellt die hypothalamische Ovarialinsuffizienz die häufigste Ursache von Ovarialfunktionsstörungen dar.

Die Reduktion der hypothalamischen GnRH-Sekretion kann verschiedene Ursachen haben: neben genetisch bedingten Störungen und Tumoren im Bereich des Hypothalamus-Hypophysen-Systems kommen eine ganze Reihe funktioneller Störungen als Auslöser einer hypothalamischen Ovarialinsuffizienz in Betracht.

Diagnostik

Anamnese. Wichtig bei der Anamneseerhebung ist eine ausführliche Familien-, und Zyklusanamnese, das Erfragen von Belastungssituationen und von Gewicht und Körpergröße. Das auf die Größe bezogene Gewicht liegt meist unterhalb des Normbereichs oder im unteren Normbereich. Meist besteht ein zeitlicher Zusammenhang zwischen dem Auftreten der Zyklusstörungen und dem Gewichtsverlust.

Labor. Die Laboratoriumsdiagnostik ist eine Ausschlussdiagnose, die gestellt wird, wenn LH, FSH, Prolaktin, Testosteron, DHEAS im Serum nicht erhöht sind. Der freie Androgenindex kann als Folge der niedrigen SHBG-Spiegel im oberen Normbereich liegen.

Der Diagnose schließt sich die Ermittlung des Schweregrades durch den Gestagen-, Clomifen-, und GnRH-Test an. Diese Funktionsteste müssen standardisiert und in fester zeitlicher Reihenfolge durchgeführt werden (Abb. 8.**7**, Abb. 8.**8**). Am Beginn steht der Gestagentest, bei dem täglich 10 mg Medroxyprogesteronacetat für 10 Tage eingenommen werden. Ist der Gestagentest negativ, d. h. tritt innerhalb einer Woche nach Einnahme der letzten Tablette keine Blutung ein, schließt sich innerhalb von 6 Wochen der GnRH-Test an. Tritt eine Blutung ein, wird am 5. Blutungstag mit dem Clomifentest begonnen. 100 mg Clomifenzitrat werden täglich für 5 Tage eingenommen und die ovarielle Reaktion durch Ultraschall oder Hormonbestimmungen kontrolliert. Der Test ist positiv, wenn innerhalb von 3 Wochen nach Einnahme der letzten Tablette eine Blutung erfolgt. Der so bestimmte Schweregrad der hypothalamischen Amenorrhö steht in enger Beziehung zum 24-h-Muster der pulsatilen Gonadotropinsekretion.

> Die Ermittlung des Schweregrades erlaubt Rückschlüsse auf den Grad der Einschränkung der GnRH-Sekretion und ist für die Wahl der adäquaten Therapie von Bedeutung.

Bildgebung. Die Ultraschalluntersuchung der Ovarien zeigt meist das Bild der multizystischen Ovarien. Das **multizystische Ovar** unterscheidet sich vom polyzystischen durch die Lokalisation der Follikel, die über die gesamte Schnittfläche verteilt sind und das Fehlen einer dichten Innenzone im Zentrum des Ovars.

Eine Untersuchung der Hypothalamus-Hypophysen-Region mithilfe der Magnetresonanztomografie sollte zum Ausschluss einer Raumforderung vorgenommen werden.

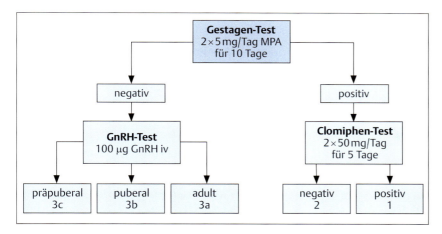

Abb. 8.**7** Ermittlung des Schweregrades der hypothalamischen Ovarialinsuffizienz mittels Gestagen-, Clomifen- und GnRH-Test.

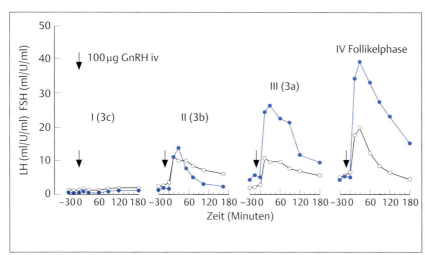

Abb. 8.**8** Ausfall des GnRH-Tests mit 100 μg GnRH i. v. während der Präpubertät (I), der Pubertät (II) und beim Vorhandensein eines nahezu (III) oder völlig (IV) adulten Sekretionsmuster von LH und FSH. Die Reaktionen im GnRH-Test entsprechen den Graden 3c, 3b und 3a bei hypothalamischer Amenorrhö. Bei Grad 3b kommt es zu einem Anstieg von LH und FSH. Die LH-Spiegel fallen jedoch rasch wieder ab, während die FSH-Konzentrationen längere Zeit erhöht bleiben und es zum „Überkreuzen" der der LH und FSH-Konzentrationen kommt (nach Mattle et al., Journal für Reproduktionsmedizin und Endokrinologie, 3/2005).

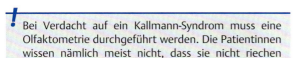

Bei Verdacht auf ein Kallmann-Syndrom muss eine Olfaktometrie durchgeführt werden. Die Patientinnen wissen nämlich meist nicht, dass sie nicht riechen können.

■ Hyperprolaktinämische Ovarialinsuffizienz

Eine Hyperprolaktinämie kann bei ca. 20% der Patientinnen mit einer Ovarialinsuffizienz nachgewiesen werden. Ovarialinsuffizienz und Galaktorrhö stellen die Leitsymptome der Hyperprolaktinämie dar.

Prolaktin steht im Gegensatz zu allen anderen Hypophysenhormonen primär unter inhibitorischer Kontrolle durch den Hypothalamus. Diese Hemmung der Prolaktinsekretion durch den Hypothalamus wird durch das in das Portalgefäßsystem abgegebene Dopamin vermittelt. Stimuliert wird die Prolaktinfreisetzung durch sensorische Impulse z. B. von der Brust, durch Östrogene, TRH und unter bestimmten Umständen auch durch GnRH und andere Releasingfaktoren. Durch einen Angriff am Hypothalamus führen die erhöhten Prolaktinspiegel zu einer Hemmung der pulsatilen GnRH-Sekretion und damit zur Ovarialfunktionsstörung.

Unter der funktionellen Hyperprolaktinämie wird eine Prolaktinerhöhung verstanden, für die sich keine physiologische, pathoanatomische oder auf Pharmaka beruhende Ursache nachweisen lässt.

Zu 50% ist die Hyperprolaktinämie auf ein Adenom des Hypophysenvorderlappens zurückzuführen. Der Prolaktinspiegel im Plasma korreliert mit der Größe des Adenoms.

Die Begleithyperprolaktinämie entsteht durch Tumore, die keine Hormone produzieren, jedoch durch eine veränderte Zirkulation innerhalb der Hypophyse die Versorgung bestimmter Areale des Hypophysenvorderlappens mit dopaminreichem Blut aus dem Portalgefäßsystem blockieren.

> Bestimmte Pharmaka mit psychotroper Wirkung, zentral angreifende antisympathikotone Medikamente zur Hypertoniebehandlung oder zur Behandlung von Übelkeit und Erbrechen und Antihistaminika führen zur Stimulation der Prolaktinsekretion. Bei Erhebung der Anamnese ist deshalb gezielt nach der Einnahme solcher Medikamente zu fragen.

Diagnostik

Anamnese und klinischer Befund stellen wesentliche Teile der Diagnostik der Hyperprolaktinämie dar. Spezifische Fragen betreffen das Auftreten einer Galaktorrhö und deren Ausmaß, zeitlicher Zusammenhang mit einer Entbindung oder der Laktation, Zyklusanamnese, Trauma, v. a. Schädel-Hirn-Trauma oder Thoraxtrauma. Zum Nachweis der Galaktorrhö sollte man sich nicht auf eine Angabe der Patientin verlassen, sondern durch vorsichtigen Druck auf die Brust prüfen, ob nach Provokation Sekret aus der Mamille austritt.

Die Sicherung der Verdachtsdiagnose erfolgt durch die Bestimmung von Prolaktin im Serum. Die Normwerte des Prolaktins in der frühen Follikelphase des Zyklus liegen bei < 25 ng/ml. Werden Konzentrationen von > 25 ng/ml gemessen und bei Kontrolle bestätigt, liegt eine Hyperprolaktinämie vor.

Differenzialdiagnostisch wichtig und erforderlich ist die Abgrenzung der primären Hyperprolaktinämie von der Begleithyperprolaktinämie bei Hyperandrogenämie.

Zusätzliche differenzialdiagnostische Probleme ergeben sich aus der Tatsache, dass bei Hyperprolaktinämie häufig erhöhte Werte von DHEA und DHEAS gemessen werden. Dies wird durch eine direkte Wirkung von Prolaktin an der Nebennierenrinde erklärt.

Nach Sicherung der Diagnose einer Hyperprolaktinämie stellt sich die Frage, ob es sich um eine tumorbedingte oder funktionelle Hyperprolaktinämie handelt:
- Bei Prolaktinwerten > 200 ng/ml ist das Vorliegen eines Tumors wahrscheinlich.
- Der sichere Ausschluss eines Tumors ist nur mit bildgebenden Verfahren möglich. Die empfindlichste Methode stellt dabei die Magnetresonanztomografie dar, mit der Mikroadenome ab einem Durchmesser von 2–3 mm erkannt werden können.

> Bei Nachweis eines Hypophysentumors sollte eine augenärztliche Untersuchung mit Bestimmung des Gesichtsfeldes veranlasst werden.

Wichtig ist auch der Ausschluss von Schilddrüsenfunktionsstörungen, v. a. einer Hypothyreose. Häufig ist ein meist leichter Anstieg der Prolaktinkonzentrationen das erste Symptom einer Schilddrüsenunterfunktion.

■ Primäre Ovarialinsuffizienz

Definition/Pathogenese

Die primäre Ovarialinsuffizienz ist durch die fehlende Follikelreifung und die geringe Östrogenproduktion bei erhöhten Gonadotropinkonzentrationen im Serum gekennzeichnet. Die Ursache der Störung liegt im Ovar selbst, welches entweder keine Follikel enthält, oder darin, dass die in ausreichender Zahl vorhandenen Follikel resistent sind gegenüber der Stimulation durch Gonadotropine (Resistant-Ovary-Syndrom). Das Eintreten einer primären Ovarialinsuffizienz vor dem 40. Lebensjahr wird als **Klimakterium praecox oder vorzeitige Menopause** bezeichnet. Diese Form der Ovarialinsuffizienz macht zwischen 5 und 10% aller Fälle von Ovarialinsuffizienz aus.

Als Leitsymptom finden sich als Folge des Östrogenmangels Hitzewallungen und andere klimakterische Ausfallserscheinungen.

> Hitzewallungen treten allerdings nur dann auf, wenn die Patientinnen einmal eine normale Ovarialfunktion zeigten oder mit Östrogenen behandelt wurden. Ohne vorherige Östrogenexposition treten Hitzewallungen nicht auf.

Ätiologisch kommen folgende Störungen infrage und müssen durch Spezialuntersuchungen ausgeschlossen werden:
- Gonadendysgenesie,
- chromosomale Störungen,
- Autoimmunerkrankungen,
- Galaktosämie,
- Resistant-Ovary-Syndrom,
- Enzymdefekte (17-α-Hydroxylase, 17–20-Lyase oder Desmolase),
- Infektionen (Mumps, Röteln) sowie
- Noxen (polyzyklische aromatische Kohlenwasserstoffe, organische Lösungsmittel, Chemo- oder Radiotherapie).

In seltenen Fällen kann eine primäre Ovarialinsuffizienz auch idiopathisch bedingt sein.

Diagnostik

Die Diagnose einer primären Ovarialinsuffizienz wird gestellt, wenn die Gonadotropinkonzentrationen im Serum bei mehreren Messungen erhöht sind und die klinischen Zeichen einer Ovarialinsuffizienz wie Oligomenorrhö und Amenorrhö nachzuweisen sind.

Die Postmenopause stellt eine physiologische Form der primären Ovarialinsuffizienz dar.

Die beginnende primäre Ovarialinsuffizienz ist durch den Anstieg der FSH-Konzentrationen im Serum gekennzeichnet, der zunächst in der frühen Follikelphase des Zyklus nachweisbar ist. Mit dem weiteren Verlust funktionsfähiger ovarieller Follikel steigen die Gonado-

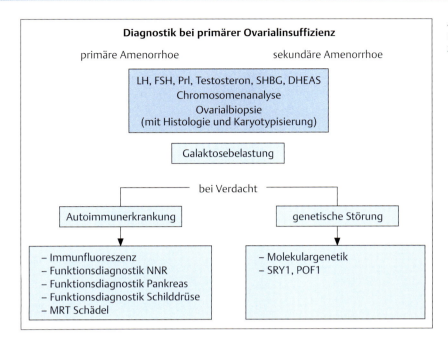

Abb. 8.9 Diagnostische Maßnahmen bei primärer Ovarialinsuffizienz.

tropinkonzentrationen im Serum weiter an, wobei die FSH-Konzentrationen meist stärker erhöht sind als die LH-Konzentrationen. FSH-Werte zwischen 15 und 20 mIU/ml sind verdächtig, Werte > 20 mIU/ml sind sicher im Sinne der primären Ovarialinsuffizienz pathologisch erhöht. Der Befund sollte im Abstand von 1–2 Wochen kontrolliert werden um ausschließen zu können, dass die FSH-Erhöhung durch den mittzyklischen Gipfel der Gonadotropine bedingt war.

Differenzialdiagnostisch wichtig ist der Ausschluss von heterophilen Human-Anti-Maus, Human-Anti-Rabbit, Human-Anti-Goat und Antikörpern gegen γ-Globuline anderer Spezies, die im verwendeten Assay eingesetzt werden. Vor allem nach Durchführung von Frischzellenbehandlungen, aber auch nach Impfungen scheint es nicht selten zum Auftreten solcher Antikörper zu kommen, die dann das Vorliegen exzessiv hoher Hormonkonzentrationen vortäuschen.

> In jedem Fall bedürfen erhöhte FSH-Spiegel bei Frauen vor der Vollendung des 35. Lebensjahres weiterer Abklärung (Abb. 8.9), da sich aus den Ergebnissen der Untersuchungen unter Umständen weitreichende Konsequenzen ergeben.

Zu den diagnostischen Maßnahmen gehören die Karyotypisierung zum Ausschluss einer Monosomie und von Mosaiken, Deletionen, Translokationen oder anderen Chromosomenanomalien. Die diagnostische Laparoskopie mit Ovarialbiopsie und histologischer sowie Chromosomenanalyse der Biopsate ist bei allen Frauen indiziert. Mithilfe der Laparoskopie kann das innere Genitale überprüft werden, Tumore bei dysgenetischen Ovarien können ausgeschlossen werden.

Die histologische Untersuchung der Biopsate zeigt, ob Primordialfollikel vorhanden sind und ob bei Verdacht auf ein polyglanduläres Autoimmunsyndrom chronisch lymphozytäre Infiltrate oder Autoantikörper nachweisbar sind. Finden sich in der Ovarialbiopsie zahlreiche Primordialfollikel, aber wenige oder gar keine antralen Follikel, liegt mit hoher Wahrscheinlichkeit ein Resistant-Ovary-Syndrom vor, das durch die molekulargenetische Analyse des FSH-Rezeptors oder durch Bestimmungen der Serum-FSH-Aktivität im Rezeptorassay weiter abgeklärt werden muss. Zudem sollte ein Galaktosebelastungstest bei allen Frauen durchgeführt werden.

Zum Ausschluss eines Polyglandulären Autoimmunsyndroms oder eines Enzymdefekts sind v. a. bei entsprechendem klinischen Verdacht Funktionsuntersuchungen der Nebenniere, der Schilddrüse, der Nebenschilddrüse und des Pankreas durchzuführen.

■ Praktische Durchführung der Diagnostik

Die endokrine Abklärung der Ovarialinsuffizienz besteht in der Hormonbasisdiagnostik, zu der die Bestimmung von LH, FSH, LH/FSH Ratio, Östradiol, Progesteron, Prolaktin, Testosteron, DHEAS, SHBG und freier Androgenindex gehört. Die Resultate der Hormonbasisdiagnostik erlauben die differenzialdiagnostische Zuordnung zu einer der vier Grundkategorien der Ovarialinsuffizienz und bilden die Grundlage für eine ausführliche weiterführende Diagnostik.

Gynäkologische Endokrinologie

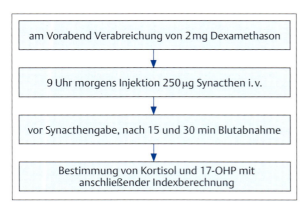

Abb. 8.**10** ACTH-Test: Methode nach Lejeune Lenain.

Tabelle 8.**6** Referenzwerte der Hormonbasisdiagnostik.

LH [mIU/ml]	<10
FSH [mIU/ml]	<20
LH/FSH-Ratio	<1
Östradiol [mIU/ml]	<16–100
Progesteron [mIU/ml]	<0,5
Prolaktin [ng/ml]	1,9–25
Testosteron [ng/ml]	0,0–0,4
DHEAS [ng/ml]	500–3000
SHBG [µgDHT/dl]	>4,5
Freier Androgenindex = Testosteron/SHBG	0–4,5

Tabelle 8.**7** Untersuchungen bei Verdacht auf Hyperandrogenämische Ovarialinsuffizienz

Anamnese	▸ Verlauf progredient, stationär ▸ Beginn prä- oder postpuberal ▸ Familiäre Belastung ▸ Hinweise auf exogene Androgenzufuhr
Befund	▸ Größe, Gewicht, Body-Mass-Index ▸ Hüfte-Taille-Quotient ▸ Body-composition ▸ Blutdruck ▸ Zählen ausgefallener Haare (Dokumentation des Hirsutismus nach Ferriman u. Gallway)
Bildgebende Verfahren	▸ Ultrasonografie der Ovarien, PCO-Bild ▸ Nierennieren-Sonografie/NMR oder CT bei Tumorverdacht
Endokrine Funktionsfunktionsdiagnostik	▸ Basisdiagnostik: LH, FSH, Prolaktin, Testosteron, DHEAS, freies Testosteron, SHBG, Androstendion ▸ Tagesprofil ▸ ACTH-Test, OGTT ▸ Schilddrüsenhormone

> Es ist im Sinne einer rationellen Diagnostik dringend zu empfehlen, die initiale Hormonbasisdiagnostik unter Bestimmung aller oben genannten Parameter aus einer Serumprobe durchzuführen. Die sequenzielle Bestimmung führt erfahrungsgemäß zu höheren Kosten und einer Verzögerung der Diagnosestellung.

Bei Patientinnen mit Spontanblutungen wird die Hormonbasisdiagnostik zu einem Zeitpunkt abgenommen, zu dem noch kein Follikel mit einer Größe > 10 mm vorhanden ist. Dies ist normalerweise innerhalb der ersten 10 Zyklustage der Fall. Bei Patientinnen mit einer Amenorrhö kann die Blutabnahme zu einem beliebigen Zeitpunkt erfolgen.

Von besonderer Bedeutung ist v. a. bei der Bestimmung des Testosterons bei der Frau die Auswahl des entsprechend sensitiven Nachweisverfahrens, da auch erhöhte Androgenspiegel bei der Frau in den meisten Nachweissystemen an der unteren Grenze der Empfindlichkeit liegen. Die Verwendung des Nachweisverfahrens ist mit dem entsprechenden Labor im Einzelnen zu klären.

Tab. 8.**6** zeigt die in der Innsbrucker Universitätsfrauenklinik an > 5000 Patientinnen zwischen Zyklustag 3 und 8 ermittelten Referenzbereiche für Patientinnen mit einem normalen Zyklus. Anhand dieser Bestimmungen kann in beinahe allen Fällen eine Zuordnung zu den verschiedenen Grundkategorien der Ovarialinsuffizienz erfolgen.

Die weiterführende Diagnostik ist in den folgenden Tabellen dargestellt (Tab. 8.**6**, Tab. 8.**7**, Abb. 8.**10**).

8.4 Steroidproduzierende Ovarialtumoren

■ Definition

Steroidproduzierende Tumoren („sex cord stromal tumors") des Ovars gehen vom endokrin differenzierten Mesenchym aus. Sie werden von der WHO in folgende Gruppen klassifiziert:
▸ A. Granulosa-Stromazelltumoren:
 – 1. Granulosazelltumoren,
 – 2. Tumoren der Thekom-Fibrom-Gruppe,
▸ B. Sertoli-Stromazelltumoren:
 – 1. Sertoli-Zell-Tumoren,
 – 2. Leydig-Zell-Tumoren,
 – 3. Sertoli-Leydig-Zell-Tumoren
▸ C. Gynandroblastome,
▸ D. Steroidzelltumoren.

■ Häufigkeit und Bedeutung

Etwa 8% aller Ovarialtumoren sind Stromatumoren. In differenzierten Stromatumoren können Granulosa- und Thekazellen, Sertoli- und Leydig-Zellen sowie morphologisch undifferenzierte Zellen und Stroma-Derivate unterschiedlichen Anteils und Differenzierung vorkommen. Je nach Zusammensetzung variiert die Steroidproduktion von reiner Östrogensekretion zu reiner Androgensekretion und gemischten Formen. Die Tumoren haben in der Regel ein niedriges malignes Potenzial und eine gute Langzeitprognose. Sekundär können sie Endometriumkarzinome induzieren.

■ Indikation zur Diagnostik

Die typischen Symptome variieren mit dem Lebensalter und der Art der produzierten Steroide:
▶ Isosexuelle oder kontrasexuelle Pubertas praecox im Kindesalter,
▶ Blutungsstörungen (Menometrorrhagien, Amenorrhö), Infertilität, Virilisierung im reproduktiven Alter,
▶ Blutungen in der Postmenopause und im Senium, Virilisierung.

Größere Tumoren verursachen mechanische abdominelle Beschwerden.

■ Diagnostik

Bei androgenproduzierenden Tumoren finden sich die typischen Zeichen der Defeminisierung bis hin zur Virilisierung. Häufig wird auch eine Zunahme der Libido berichtet. Im frühen Stadium liegt oft nur eine Zyklusstörung vor.

Bei den östrogenproduzierenden Tumoren stehen Blutungsstörungen und evtl. Brustspannen im Vordergrund. Auch sie können als Frühsymptom Infertilität verursachen. Größere Tumoren können bei der gynäkologischen Untersuchung getastet werden.

Biochemisch sind supprimierte Gonadotropine und je nach Art des Tumors erhöhte Östrogen- (Östron/Östradiol) und/oder Androgenspiegel charakteristisch.

Bei Granulosazelltumoren sind häufig die Inhibinspiegel erhöht.

Durch transvaginale Sonografie können die Tumoren meist dargestellt werden. Empfehlenswert ist eine bildgebende Abklärung der Nebennieren aus differenzialdiagnostischen Gründen. Bei unklaren Fällen ist eine selektive Venenkatheterisierung indiziert. Zeigt sich in der Sonografie eine Verdickung des Endometriums, sollte eine histologische Abklärung (Abrasio) erfolgen, damit ein Karzinom oder eine Präkanzerose nicht übersehen werden.

■ Therapeutische Konzepte

Durch operative Entfernung der Tumoren wird in der Regel eine onkologische und endokrine Heilung erzielt. Das Ausmaß der Operation richtet sich nach der Dignität und der Ausbreitung des Tumors. Bei Rezidiven oder primär fortgeschrittenen Tumoren ist ggf. eine Chemotherapie indiziert. Bei nichtoperablen Patientinnen oder disseminierten Tumoren sind endokrine Manipulationen (GnRH-Analoga, Tamoxifen, hochdosierte Gestagene) teilweise erfolgreich eingesetzt worden.

■ Therapiekontrolle und Nachsorge

Ideal eignet sich hierfür die Messung der präoperativ erhöhten Steroide (z. B. Androstendion) sowie in der Postmenopause der Gonadotropine. Bei Granulosazelltumoren ist die Messung von Inhibin sinnvoll. Manche Tumoren rezidivieren ohne Erhöhung der Steroidspiegel. Die Erfassung von CA125 (Tumormarker, Ovar) kann hilfreich sein. Die klinische und apparative Nachsorge erfolgt wie bei Ovarialkarzinomen, allerdings über 5 Jahre hinaus, da lebenslang Rezidive auftreten können.

> **Prognose**
> Die Langzeitprognose ist bei diesen Tumoren nach adäquater Operation gut. Tumoren mit höherem Malignitätsgrad können jedoch auch zum Tode führen.

8.5 Reproduktionsmedizin

■ Häufigkeit und Bedeutung

Schätzungen zufolge sind in Industrienationen 10–15% der Paare ungewollt kinderlos bzw. nicht in der Lage, die gewünschte Kinderzahl zu erreichen.

■ Ätiologie und Pathogenese

Die Ursachen der ungewollten Kinderlosigkeit liegen zu jeweils etwa 40% auf Seiten der Frau bzw. des Mannes, in etwa 20% sind die Ursachen bei beiden Partnern zu finden. Die Abklärung sollte somit von Beginn an beide Partner einschließen.

Klinik und Diagnostik

Auf weiblicher Seite stehen Störungen der Ovar- und Tubenfunktion im Vordergrund. Da die Überprüfung der Tubenfunktion nur durch invasive Maßnahmen möglich ist, beginnt die Diagnostik mit der Abklärung der Ovarfunktion. Hinweise auf die Ovarfunktion ergeben sich aus der Zyklusanamnese: Bei Amenorrhö kommt es normalerweise nicht zur Ovulation, bei Oligomenorrhö ist die Wahrscheinlichkeit ovulatorischer Zyklen deutlich herabgesetzt. Nicht selten sind aber auch regelmäßige Zyklen anovulatorisch, des Weiteren findet sich häufig eine Corpus-luteum-Insuffizienz.

Zur hormonellen Basisdiagnostik gehören bei Kinderwunsch folgende Parameter: Prolaktin, LH, FSH, Östradiol, Testosteron, und DHEA-Sulfat sowie T_3, T_4 und TSH_{basal}. Prolaktinerhöhungen werden in Kap. 2 behandelt. Erhöhte Gonadotropinspiegel (FSH > 12 mE/ml) deuten auf eine primäre Störung der Ovarialfunktion hin. In diesen Fällen ist die Wahrscheinlichkeit des Eintritts einer Schwangerschaft deutlich vermindert. Zur Sicherung der Diagnose sollte die Bestimmung im Abstand von einigen Wochen mehrfach wiederholt werden. Zusätzliche Informationen kann die Bestimmung des Anti-Müller-Hormons (AMH) liefern, erniedrigte Werte sprechen für eine eingeschränkte ovarielle Funktionsreserve. Ein erhöhter LH-FSH-Quotient (> 2) ist, insbesondere in Verbindung mit erhöhten Androgenspiegeln, Indikator für das PCO-Syndrom. Niedrige Gonadotropinspiegel in Verbindung mit niedrigem Östradiolspiegel lassen an eine hypothalamisch/hypophysäre Störung denken. Schilddrüsenfunktionsstörungen sollten korrigiert werden, dies gilt auch für subklinische Veränderungen.

Hinweise auf ovulatorische Zyklen ergeben sich aus der Basaltemperaturkurve (BTK). Aussagekräftiger ist ein sonografisches und endokrinologisches Zyklusmonitoring; aus den zu verschiedenen Zeitpunkten des Zyklus entnommenen Blutproben mit gleichzeitig durchgeführter sonografischer Beurteilung der Ovarien und des Endometriums kann die Ovarialfunktion beurteilt werden.

Therapie

> Vor Beginn einer hormonellen Therapie muss das Spermiogramm des Partners überprüft werden, des Weiteren sollte die Tubenfunktion bekannt sein.

Bei der Hormontherapie müssen 2 **Therapieziele** unterschieden werden:
- Bei gestörter Ovarialfunktion steht die Förderung der Follikelreifung im Vordergrund. Behandlungsziel ist in diesen Fällen das Heranreifen von einem oder zwei dominanten Follikeln.
- Falls eine extrakorporale Befruchtung (IVF oder ICSI) geplant ist, wird das Heranreifen mehrerer Follikel, die so genannte Superovulation, angestrebt.

Die Art der ovariellen Stimulation richtet sich nach dem jeweiligen Therapieziel. Bei leichten Störungen (Follikelreifungsstörung, Corpus-luteum-Insuffizienz, anovulatorischer Zyklus, gestagenpositive Amenorrhö) werden primär Antiöstrogene, vornehmlich Clomifen, eingesetzt. Durch die antiöstrogene Wirkung kommt es zur vermehrten Gonadotropinausschüttung und damit zur Förderung der Follikelreifung und nachfolgend zu einer verbesserten Lutealfunktion. Nachteilig sind antiöstrogene Effekte auf die Zervixdrüsen sowie das Endometrium. Die durch Beeinflussung des Zervixsekrets gestörte Spermienaszension kann durch eine intrauterine Insemination (IUI) überwunden werden, von einigen Autoren wird alternativ eine mittzyklische Östrogengabe empfohlen.

Die Therapie beginnt mit der Gabe von tgl. 50 mg **Clomifen** (1 Tbl.) vom 5. bis zum 9. Zyklustag, die Follikelreifung wird sonografisch überwacht. Anschließend kann der spontane LH-Peak abgewartet werden, vielfach wird jedoch die Ovulation zur besseren Terminierung der IUI bei einem Durchmesser des führenden Follikels von ca. 18 mm mit hCG ausgelöst. Zur Ovulation kommt es ca. 36–40h nach Gabe von 5000 E hCG.

Die sonografischen Kontrollen sind auch erforderlich, um das Heranreifen mehrerer Follikel rechtzeitig zu erkennen. Bei unzureichendem oder fehlendem Ansprechen der Therapie kann die tägliche Clomifendosis auf 100 mg bzw. 150 mg erhöht werden.

> Falls es nach maximal 6 Behandlungszyklen nicht zum Eintritt einer Schwangerschaft gekommen ist, sollte die Clomifentherapie beendet werden. Bei längerer Behandlungsdauer ist die Erfolgswahrscheinlichkeit sehr gering. Zusätzlich wird bei längerer Anwendung von Clomifen ein erhöhtes Ovarialtumorrisiko diskutiert.

Bei der hypothalamischen Amenorrhö empfiehlt sich die **pulsatile GnRH-Therapie** unter Einsatz einer elektronisch gesteuerten Pumpe. GnRH wird mit 5–20 μg pro Puls alle 90 min s.c. oder i.v. appliziert, die pulsatile GnRH-Ausschüttung des Hypothalamus wird damit imitiert. Die Pumpe muss bis zur Ovulation am Körper getragen werden, nach der Ovulation kann die Lutealfunktion durch wiederholte hCG-Gaben unterstützt werden. Vorteilhaft ist bei dieser Methode die geringe Wahrscheinlichkeit einer Polyovulation, allerdings sind nur wenige Patientinnen für die pulsatile GnRH-Therapie geeignet.

Falls die Clomifentherapie nicht zum Erfolg führt und eine pulsatile GnRH-Therapie nicht angezeigt ist, werden **Gonadotropine** eingesetzt. Gonadotropine stehen zur i.m.- und s.c.-Applikation in Form einer Mischung aus LH und FSH (hMG = humanes Menopausen Gonadotropin) sowie als reines FSH und LH zur Verfügung. hMG wird aus dem Urin postmenopausaler Frauen isoliert, inzwischen steht auch ein gentechnologisch hergestelltes Präparat zur Verfügung. FSH wird entweder durch Reinigung aus urinärem hMG gewonnen oder gentechnologisch hergestellt, LH wird ebenfalls gentechnologisch hergestellt.

Falls eine **Monoovulation** angestrebt wird, beginnt die Therapie üblicherweise am 3. Zyklustag oder am 3. Tag einer Gestagen- oder Östrogen/Gestagenentzugsblutung mit 37–75 E hMG oder FSH täglich. Die Behandlung muss durch Kontrollen des Serumöstradiols sowie sonografisch überwacht werden. Bei fehlendem Ansprechen wird die Tagesdosis schrittweise erhöht. Ziel der Behandlung ist das Heranreifen eines Follikels zu einem Durchmesser von ca. 18 mm. Bei dieser Größe und einem adäquaten Östradiolspiegel (> 150 pg/ml) wird die Ovulation mit der einmaligen Injektion von 5000 E hCG ausgelöst, 30–40 h später ist die Ovulation zu erwarten. Falls es zum Heranreifen von mehr als 2 oder 3 Follikeln kommt, muss die Behandlung wegen des erhöhten Mehrlingsrisikos abgebrochen werden. Alternativ können 36 h nach hCG-Gabe eine oder mehrere Eizellen transvaginal abpunktiert und verworfen werden.

Erfahrungsgemäß korreliert die notwendige Gonadotropindosis mit dem Alter der Patientin. Mit zunehmendem Alter müssen normalerweise höhere Gonadotropindosen eingesetzt werden. Besonders empfindlich reagieren Frauen mit polyzystischen Ovarien auf eine Gonadotropintherapie. Um das Heranreifen vieler Follikel zu vermeiden, ist es bei diesen Patientinnen häufig empfehlenswert, die Gonadotropindosis in Wochenabständen vorsichtig zu steigern. Falls es wiederholt zu polyfollikulären Reaktionen kommt, kann das Risiko höhergradiger Mehrlinge durch eine In-vitro-Fertilisation (IVF) reduziert werden, da bei dieser Methode die Anzahl der übertragenen Embryonen auf 2 (maximal 3) begrenzt werden kann. PCO-Patientinnen sind auch hinsichtlich der Entstehung eines ovariellen Überstimulationssyndroms (OHSS) besonders gefährdet (s. u.).

Gonadotropine haben keine antiöstrogenen Effekte. Nachteilig sind die hohen Therapiekosten und die Notwendigkeit der täglichen Injektion. Hinsichtlich der Erhöhung des Risikos von Ovarialtumoren gibt es bisher keine gesicherten Erkenntnisse.

Falls eine so genannte **„Superovulation"** zum Zwecke der extrakorporalen Befruchtung (IVF oder ICSI) angestrebt wird, ist das Heranreifen zahlreicher Follikel gewünscht. Die hormonelle Stimulation wird in diesen Fällen vorwiegend mit Gonadotropinen, in erster Linie mit FSH, durchgeführt. Bezüglich der Dosis gelten die zuvor erwähnten Hinweise, allerdings wird die Therapie meist mit 150 E tgl. begonnen. Bei unzureichender Reaktion der Ovarien („bad responder") müssen höhere Dosen gegeben werden.

Während der Stimulation kann es zum vorzeitigen LH-Anstieg und damit zur vorzeitigen Luteinisierung der Follikel kommen. Dieses Risiko wird durch die rechtzeitige Applikation von GnRH-Analoga reduziert. Diese „Downregulation" der Hypophyse führt anfangs zum „Flare-up"-Effekt, d. h. zu einer vermehrten Gonadotropinausschüttung. Erst nach einigen Tagen sinken die Gonadotropinspiegel ab. Da sich der „Flare-up"-Effekt ungünstig auf die Follikelreifung auswirkt, hat sich der Beginn der GnRH-Therapie in der mittleren Lutealphase des vorangehenden Zyklus bewährt (langes Protokoll). Nachteilig sind die dadurch bedingten längere Behandlungsdauer und der häufig erhöhte Gonadotropinbedarf. Insgesamt wird die Stimulationsbehandlung durch die vorherige „Downregulation" mit GnRH-Analoga verteuert. Die Rate von Zyklusabbrüchen wird jedoch signifikant vermindert. Problematisch ist die Erhöhung der OHSS-Rate nach vorheriger „Downregulation" der Hypophyse.

Zur „Downregulation" stehen auch GnRH-Antagonisten zur Verfügung. Gegenüber den Agonisten haben diese Präparate den Vorteil des fehlenden „Flare-up"-Effekts. Mit der „Downregulation" der Hypophyse kann daher während der hormonellen Stimulation begonnen werden.

Die „Downregulation" der Hypophyse wird zwar am Tage der hCG-Gabe zur Ovulationsauslösung beendet, dennoch ist die LH-Ausschüttung noch während der Lutealphase blockiert, dies gilt insbesondere nach Gabe eines GnRH-Analoga-Depotpräparats. In den ersten Tagen der Lutealphase werden die Corpora lutea zunächst noch durch das zur Ovulationsauslösung gegebene hCG stimuliert, mit Absinken des hCG-Spiegels kommt es dann jedoch ggf. in der mittleren Lutealphase zur Corpus-luteum-Insuffizienz. Der Progesteronabfall kann durch wiederholte hCG-Gaben vermieden werden, dies führt allerdings zur Erhöhung des OHSS-Risikos. Es hat sich daher durchgesetzt, Progesteron nach dem Embryotransfer direkt zu substituieren. Üblich sind vaginale Gaben von bis zu 600 mg täglich. Im Gegensatz zur oralen Gabe ist die Halbwertszeit durch die protrahierte Resorption deutlich verlängert, außerdem sind die im Genitalbereich erreichten Wirkspiegel höher. Alternativ kann 17-OH-Progesteron i. m. verabreicht werden.

Prognose
Die Erfolgsraten der verschiedenen Behandlungen variieren wegen der unterschiedlichen Indikationen erheblich. Am besten sind die Erfolgsraten nach erfolgreich behandelter Anovulation, die Schwangerschaftsrate entspricht dann der natürlichen Konzeptionsrate von etwa 30% pro Zyklus. Mit IVF- und ICSI-Behandlungen werden in Deutschland im Mittel Schwangerschaftsraten von etwa 26,4% pro Zyklus erzielt. Die Zahl der Lebendgeburten (Baby take home rate) wird auf ca. 17% pro Zyklus geschätzt. Mit homologen Inseminationsbehandlungen werden nur etwa 10% pro Zyklus erreicht. Diese niedrigen Schwangerschaftsraten sind allerdings auf die meist ungünstigen Voraussetzungen der behandelten Paare (eingeschränkte Spermaqualität, langjährige Sterilitätsanamnese) zurückzuführen.

Gynäkologische Endokrinologie

■ Ovarielles Überstimulationssyndrom (OHSS)

Das OHSS ist eine in der Lutealphase und v. a. auch in der Frühgravidität auftretende Komplikation der ovariellen Stimulationstherapie. In der Mehrzahl der Fälle kommt es zum OHSS nach Gonadotropintherapie, ausnahmsweise wird ein OHSS auch nach Clomifentherapie beobachtet. Im Vordergrund stehen Ovarialzysten, Aszites, Pleuraergüsse, abdominale Beschwerden und Hämokonzentration. Das OHSS wird in 3 Grade eingeteilt, gefährlich ist das in etwa 1% nach Polyovulation auftretende OHSS Grad III, welches u. a. durch die massive Hämokonzentration zu venösen und arteriellen Thrombosen führen kann. Todesfälle durch Hirninfarkte sind beschrieben.

Therapeutisch steht die ausreichende Flüssigkeitszufuhr im Vordergrund, da es durch bisher nicht ausreichend geklärte Vorgänge zur Volumenverschiebung vom intravasalen in den extravasalen Raum kommt. Wesentlicher Kontrollparameter ist der Hämatokrit (Hkt). Der Hkt sollte < 42% liegen. Bei erhöhtem Hkt sollte ausreichend Flüssigkeit i. v. verabreicht werden, bei schwerer Symptomatik werden Plasmaexpander bzw. Humanalbumin verabreicht. Zur Vermeidung eines Lungenödems sollte diese Therapie allerdings unter Kontrolle des zentralen Venendrucks erfolgen. Zusätzlich ist eine Antikoagulation mit Heparin angezeigt. Häufig ist auch die Nierenfunktion beeinträchtigt. Da Diuretika nur mit äußerster Vorsicht eingesetzt werden dürfen und in der Frühschwangerschaft weitgehend kontraindiziert sind, kann die Nierenperfusion durch Dopamin verbessert werden.

Falls es aufgrund des Aszites zu nicht mehr tolerablen Beschwerden kommt, muss die Flüssigkeit abpunktiert werden.

Das OHSS bildet sich normalerweise mit der nächsten Regelblutung zurück. Bei eingetretener Schwangerschaft nimmt es jedoch meist an Intensität zu. Zur spontanen Rückbildung kommt es dann erst nach der 7.–8. SSW. Die Rückbildung des OHSS führt zur restitutio ad integrum. Allerdings neigen vom OHSS betroffene Frauen bei erneuter Stimulation wieder zum OHSS. Neben den genannten Komplikationen kann es durch Stieldrehung der zystisch vergrößerten Ovarien zum akuten Abdomen kommen. Eine Operation ist dann nicht zu vermeiden. In allen anderen Fällen sollte eine operative Intervention wegen der erhöhten Blutungsgefahr möglichst unterbleiben.

8.6 Hormonelle Kontrazeption

■ Häufigkeit und Bedeutung

Hormonelle Kontrazeptiva werden in Deutschland von etwa einem Drittel der Frauen im reproduktionsfähigen Alter verwendet. Im Vordergrund stehen die kombinierten oralen Kontrazeptiva (COC) (Tab. 8.8).

Hormonelle Kontrazeptiva werden in COC, orale Gestagenpräparate (Minipillen), langwirkende Gestagenapplikationen (Dreimonatsspritze, gestagenhaltiges IUP, subdermales Gestagendepot) und Präparate zur postkoitalen Kontrazeption (Pille danach) unterschieden. Die Pearl-Indizes (Schwangerschaften pro 100 Frauenjahre) der verschiedenen Anwendungen gehen aus Tab. 8.9 hervor. Anzumerken ist, dass auch Anwendungsfehler, z. B. Vergessen der Pille, in den Pearl-Index eingehen.

■ Kombinationspräparate (COC)

Kombinationspräparate bestehen aus oral wirksamem Östrogen und Gestagen. Östrogene und Gestagene hemmen in synergistischer Weise das Heranreifen von Follikeln und die Ovulation. Die kontraceptive Wirkung wird in erster Linie durch das Gestagen gewährleistet, die Kombination mit dem Östrogen ist v. a. für die Zykluskontrolle von Bedeutung. Als Östrogen enthalten alle Präparate Äthinylöstradiol (EE).

Alle zur Kontrazeption verwendeten Gestagene sind **funktionell** wirksame Östrogenantagonisten. Insbesondere hemmen sie die östrogeninduzierte Endometriumproliferation. Sie führen zur sekretorischen Umwandlung des Endometriums und beeinflussen den Zervixschleim und die Tubenmotilität. Gestagene binden mit unterschiedlicher Affinität nicht nur an den Progesteron-, sondern auch an den Androgen-, Glukokortikoid- und Mineralokortikoidrezeptor.

Die meisten der in COC enthaltenen Gestagene stammen entweder vom 19-Nortestosteron oder vom 17-OH-Progesteron. Grundsätzlich haben die vom 19-Nortestosteron stammenden Gestagene eine mehr oder minder ausgeprägte androgene Restwirkung (Ausnahme

Tabelle 8.8 Heutige Methoden zur Kontrazeption in Deutschland (AWMF, 2004)

	Millionen	% aller Frauen im reproduktiven Alter
COC-Anwenderinnen, gesamt	6,6	38,5
▶ COC < 50 µg EE (Mikropille)	6,2	36,1
▶ COC = 50 µg EE	0,4	2,3
Vaginalring	ca. 0,13	ca. 0,8
Östrogenfreier Ovulationshemmer	ca. 0,19	1,1
Hormonspirale	ca. 1	6
Minipille	ca. 0,01	0,06
Dreimonatsspritze	ca. 0,2	1
Hormonimplantat	ca. 0,15	ca. 0,9
Postkoitale Kontrazeption (Pille danach)	0,2	1

Dienogest), die 17-α-Hydroxyprogesteronderivate wirken dagegen antiandrogen. Das 19-Nortestosteronderivat Dienogest hat keine androgene, sondern eine antiandrogene Wirkung. Neu entwickelt wurde kürzlich das Spironolaktonderivat Drospirenon. Drospirenon ist den Progesteronderivaten verwandt, außerdem verhindert es eine vermehrte Wassereinlagerung (Tab. 8.**10**).

Einphasenpräparate enthalten die Kombination aus EE und dem Gestagen in allen 21 Pillen. **Zweiphasenpräparate** enthalten in den ersten 7 Pillen lediglich EE, in den folgenden 15 Pillen ist zusätzlich das Gestagen enthalten.

Unterschiede zwischen den einzelnen Präparaten gibt es v. a. hinsichtlich der EE-Menge: Hochdosierte Präparate enthalten 50 µg EE, die niedrigst dosierten 20 µg EE pro Pille. Präparate mit einer EE-Dosis von bis zu 35 µg pro Pille werden als **Mikropillen** bezeichnet. Da bei Einphasenpräparaten 21 Pillen pro Zyklus genommen werden (anschließend folgt eine 7-tägige Einnahmepause, in der es zur Entzugsblutung kommt) werden pro Zyklus 420–1050 µg EE eingenommen. Bei Zweiphasenpräparaten beträgt die Pillenzahl pro Zyklus 22, das einnahmefreie Intervall wird auf 6 Tage verkürzt, die EE-Dosis erhöht sich entsprechend.

Mit dem Ziel, die Gesamthormondosis pro Zyklus bei Erhalt der Zyklusstabilität zu vermindern, enthalten einige Einphasenpräparate im Verlauf des Zyklus unterschiedliche Mengen EE und Gestagen (Zwei- bzw. Dreistufenpräparate). Vorteile dieser Anwendung sind nicht bewiesen.

> EE hat eine dem Östradiol vergleichbare Bindungsaffinität zum Östrogenrezeptor, wird aber wesentlich langsamer inaktiviert, da die Äthinylgruppe metabolisierende Enzyme blockiert. Besonders ausgeprägt ist die Wirkung auf den hepatischen Metabolismus und auf die Gerinnungsparameter. Diese Wirkungen werden z. T. für das erhöhte Thromboserisiko unter COC verantwortlich gemacht.

■ Therapeutische Anwendung

Anwendungsgebiete der COC sind:
- Blutungsstörungen: Menorrhagien können durch Einnahme von Ovulationshemmern günstig beeinflusst werden. Im Mittel wird eine Reduktion des Blutverlusts um 50 % erreicht.
- Dysmenorrhö: Ovulationshemmer führen bei primärer Dysmenorrhö vermutlich durch eine verminderte Prostaglandinfreisetzung zu einer deutlichen Reduktion der Beschwerden.
- Endometriose: Eine Abnahme der Beschwerden wird auch bei einer durch Endometriose verursachten sekundären Dysmenorrhö erreicht. Empfehlenswert ist bei diesen Indikationen die kontinuierliche Einnahme bzw. der Dreimonatszyklus.
- Funktionelle Ovarialzysten: zur Prophylaxe eignen sich Einstufenpräparate mit 30 µg EE.

Tabelle 8.**9** Sicherheit verschiedener hormonaler Kontrazeptiva

Methode	Pearl-Index
COC (Einphasenpräparate)	0,03–1,0
COC (Zweiphasenpräparate)	0,2–1,4
Vaginalring	1,2
Verhütungspflaster	0,7
Orales Gestagen (Minipille)	0,4–4,3
Depot-Gestagen (Dreimonatsspritze)	0,03–1,0
Gestagenhaltiges IUP	0,1–0,2
Subdermales Gestagenimplantat	0,5
Postkoitale Kontrazeption: 1,5 mg Levonorgestrel	1,1 %*

* Für die postkoitale Kontrazeption kann kein Pearl-Index angegeben werde. Es wird stattdessen die mittlere Versagerquote in % genannt.

Tabelle 8.**10** In COC enthaltene Gestagene

Nortestosteronderivate	17-OH-Progesteronderivate	Spironolaktonderivat
Norethisteronacetat Lynestrenol Levonorgestrel Gestoden Desogestrel (Etonorgestrel) Norgestimat Dienogest*	Cyproteronacetat* Chlormadinonacetat*	Drospirenon*

Die mit * markierten Gestagene wirken antiandrogen. Desogestrel wird nach oraler Aufnahme in Etonorgestrel umgewandelt.

- Benigne Brusterkrankungen werden durch COC günstig beeinflusst.
- Hyperandrogenämie: COC eignen sich zur Therapie der Hyperandrogenämie und hyperandrogenämisch bedingter Erkrankungen (Hirsutismus, Akne, Seborrhö). Sie wirken antiandrogen durch Suppression der Gonadotropine und durch direkte Hemmung der Steroidproduktion in den Ovarien und der NNR. Zusätzlich bewirkt EE einen Anstieg des SHBG und senkt damit das freie Testosteron. Antiandrogen wirksame Gestagene blockieren den Androgenrezeptor und vermindern damit die Wirkung von Testosteron und Dihydrotestosteron.

Verschiebung der Menstruation. Bei Anwendung von Einstufenpräparaten wird die Einnahme ohne Pause bis zur erwünschten Blutung fortgesetzt. Die Vorverlegung der Menstruation kann durch Weglassen der letzten Pillen (maximal 7) erreicht werden. Die Verschiebung der Menstruation bei Frauen, die keine COC einnehmen, ist möglich, wenn rechtzeitig in der Lutealphase (ab 21.–23. Tag) mit der Einnahme eines Einstufenpräparats begonnen wird.

Gynäkologische Endokrinologie

Tabelle 8.11 Eigen- und Familienanamnese vor COC-Verordnung

Allgemeine Anamnese	Spezielle gynäkologische Anamnese	Familienanamnese (Angehörige 1. Grades)
Thrombosen/Embolien	Zyklusanamnese	Thrombosen/Embolien
Bluthochdruck	Brustbeschwerden	Bluthochdruck
Herzerkrankungen	Operationen	Herzinfarkt
Fettstoffwechselstörungen	Familienplanung	Schlaganfall
Diabetes mellitus	Bisherige Kontrazeption	Fettstoffwechselstörungen
Nikotinabusus		Diabetes mellitus
Lebererkrankungen		
Migräne		
Medikamente		

Tabelle 8.12 Kontraindikationen gegen COC-Einnahme

Problem	Kategorie
Bis 21 Tage post partum (nicht stillend)	3
Stillende Frauen: ▶ < 6 Wochen post partum ▶ 6 Wochen bis 6 Monate post partum	▶ 4 ▶ 3
Alter > 34 Jahre und < 15 Zigaretten tgl.	3
Alter > 34 Jahre und > 14 Zigaretten tgl.	4
Multiple kardiovaskuläre Risikofaktoren, z. B. höheres Alter, Rauchen, Diabetes, Hypertonus	3,4
Adäquat eingestellter Hypertonus	3
Hypertonus: systolisch 140–159 mmHg oder diastolisch 90–99 mmHg	3
Hypertonus: systolisch > 160 mmHg, diastolisch > 100 mmHg	4
Gefäßerkrankungen	4
Bestehende oder anamnestische tiefe Venenthrombose und/oder Lungenembolie	4
Große Operation mit längerer Immobilisation	4
Bekannte Thrombophilie (Faktor-V-Leiden, Prothrombinmutation, Protein-C-, Protein-S-, Antithrombin-Mangel	4
Bestehende oder anamnestische ischämische Herzerkrankung	4
Bestehendes oder anamnestisches zerebrovaskuläres Ereignis	4
Bekannte Hyperlipoproteinämie	2,3
Komplizierte Herzklappenerkrankung (pulmonale Hypertonie, Risiko für Vorhofflimmern, anamnestisch subakute bakterielle Endokarditis)	4
Migräne ohne Aura bei Frauen < 35 Jahre	E2, F3
Migräne ohne Aura bei Frauen > 34 Jahre	E3, F4
Migräne mit Aura	4
Bestehender Brustkrebs	4
Anamnestischer Brustkrebs, seit 5 Jahren rezidivfrei	3
Diabetes mellitus mit Nephropathie/Retinopathie/Neuropathie	3,4
Diabetes mellitus mit anderen Gefäßerkrankungen oder seit > 20 Jahren bestehender Diabetes	3,4
Bestehende Gallenblasenerkrankung	3
Medikamentös therapierte Gallenblasenerkrankung	3
Anamnestisch Cholestase nach COC-Einnahme	3
Aktive virale Hepatitis	4
Milde Leberzirrhose	3
Dekompensierte Leberzirrhose	4
Benigne Lebertumoren	4
Maligne Lebertumoren	4
Rifampicin-Einnahme	3
Verschiedene Antikonvulsiva: Phenytoin, Carbamazepin, Barbiturate, Primidon, Topiramat, Oxcarbazepin	3

Kategorien: 1 = keine Einschränkung, 2 = Nutzen höher als Risiken, 3 = Risiko höher als Nutzen, 4 = inakzeptables Risiko. In der Tabelle sind nur die Besonderheiten mit den Kategorien 3 und 4 dargestellt.
E = Erstverordnung, F = Folgeverordnung

■ Praktische Anwendung

Der Beginn der erstmaligen Anwendung erfolgt am besten ab dem ersten Tag der Regelblutung. Die Einnahme erstreckt sich über 21 oder 22 Tage und wird von einer 7 oder 6-tägigen Einnahmepause gefolgt, in dieser Einnahmepause kommt es zur Abbruchblutung. Die erneute Einnahme beginnt unabhängig von der Blutung an dem Wochentag, an dem auch die erste Pille genommen wurde. Da es im einnahmefreien Intervall zum Heranreifen eines Follikels kommen kann, lässt sich die Sicherheit der Kontrazeption durch Wegfall oder Verkürzung des einnahmefreien Intervalls verbessern. Diese Variante kann auch bei zyklusabhängigen Beschwerden empfohlen werden. Die Einnahme kann sowohl kontinuierlich ohne Pause als auch über 3 Monate mit sich daran anschließender 7-tägiger Pause erfolgen. Unter kontinuierlicher Einnahme kommt es meist zur Atrophie des Endometriums und zur Amenorrhö. In einem Cochrane Review fanden sich bezüglich der kontrazeptiven Wirkung keine Unterschiede zwischen der konventionellen Einnahme und dem Langzyklus. Im Langzyklus wurden die verminderten Menstruationsbeschwerden als vorteilhaft empfunden.

■ Erstverordnung

Anamnese. Grundsätzlich sollten niedrig dosierte Präparate verordnet werden, die Verordnung von höher dosierten Präparaten (> 35 µg EE) ist nur bei Zusatzindikationen gerechtfertigt. Vor der Erstverordnung sind **Kontraindikationen** durch Erhebung einer gründlichen Eigen- und Familienanamnese auszuschließen (Tab. 8.11, Tab. 8.12). Laboruntersuchungen und insbesondere Hormonbestimmungen sind nur selten erforderlich. Das geeignete Präparat kann durch Hormonbestimmungen nicht ermittelt werden. Unter Einnahme von COC werden meist niedrige Östradiolspiegel gemessen, da EE mit dem Östradiolassay nicht erfasst wird.

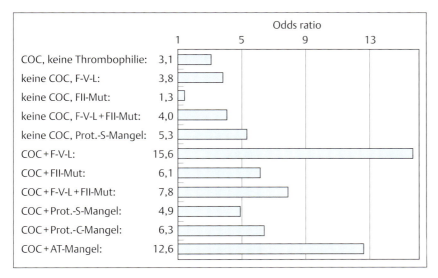

Abb. 8.11 Odds-Ratio für venöse Thrombosen in Abhängigkeit von Thrombophilie und COC-Einnahme (modifiziert nach Blickstein und Blickstein, 2007) (COC = COC-Einnahme, F-V-L = Faktor-V-Leiden-Mutation heterozygot, FII-Mut = Prothrombin 20210 Mutation heterozygot, Prot-S-Mangel = Protein-S-Mangel, Prot-C-Mangel = Prot-C-Mangel, AT-Mangel = Antithrombin-Mangel).

Untersuchung. Zu bestimmen sind Gewicht, Größe, Blutdruck, Protein und Glukose im Urin. Hinweise auf Schilddrüsenerkrankungen, Ödeme, Hepatomegalie, Hyperandrogenämie sind zu berücksichtigen. Wichtig ist zudem eine gynäkologische Untersuchung einschließlich zytologischem Abstrich, Untersuchung der Mammae, ggf. Ausschluss einer Gravidität.

■ Gründe zum sofortigen Absetzen von COC

Schädigende Wirkungen der synthetischen Sexualhormone auf eine bestehende Schwangerschaft sind nicht bekannt, dennoch sollte die Pille bei bestehender Schwangerschaft sofort abgesetzt werden. Akute Sehstörungen, flüchtige und anhaltende zerebrale Attacken sowie erstmalige oder ungewohnt heftige Migräneattacken können Prodromi eines Apoplexes sein und sollten ebenfalls zum sofortigen Absetzen der Pille führen. Des Weiteren müssen Hinweise auf eine Venenthrombose und/oder eine Embolie sowie einen Herzinfarkt ernst genommen werden.

■ Nebenwirkungen/Risiken

Thromboserisiko

Venöse Thrombosen. Östrogene in pharmakologischen Dosen steigern die Synthese von Gerinnungsfaktoren. Alle COC führen somit unabhängig vom Typ des enthaltenen Gestagens zu einem Anstieg des Risikos für venöse Thrombosen. Das Risiko ist jedoch abhängig von der Menge des enthaltenen Östrogens. Die Inzidenz von venösen Thrombosen beträgt bei 15- bis 44-jährigen Frauen 5–10 pro 100 000 und Jahr. Unter Einnahme der Mikropille erhöht sich das Risiko auf 12–20 und unter Einnahme hochdosierter COC auf 24–50 Fälle pro 100 000 Frauen und Jahr.

Da die routinemäßige Untersuchung aller Risikofaktoren nicht möglich ist, muss zumindest eine sorgfältige Eigen- und Familienanamnese erhoben werden. Kontraindiziert sind COC bei Frauen mit vorausgegangenen venösen Thrombosen und auch dann, wenn enge Verwandte (Eltern oder Geschwister) betroffen sind. Die Erhöhung des Thromboserisikos durch Einnahme von COC bei Frauen mit und ohne Thrombophilie geht aus Abb. 8.11 hervor. Nach den heutigen Empfehlungen sollten COC bei bekannter Thrombophilie nicht verordnet werden.

Mitte der 1990er Jahre häuften sich Hinweise auf eine erhöhte Rate thromboembolischer Komplikationen nach Anwendung von Ovulationshemmern mit Gestagenen der so genannten 3. Generation. Nach einer Metaanalyse liegt die Rate venöser Thrombosen bei Einnahme von Ovulationshemmern mit Desogestrel und Gestoden signifikant höher als bei Präparaten, die Levonorgestrel enthalten:

▶ Desogestrel versus Levonorgestrel: Odds-Ratio 1,9 (Konfidenzintervall 1,5–2,3),
▶ Gestoden versus Levonorgestrel: Odds-Ratio 1,7 (Konfidenzintervall 1,3–2,2).

In einer neueren Studie wurde das erhöhte Thromboserisiko zumindest für Desogestrel bestätigt (Jick, Kaye et al., 2006).

Arterielle Thrombosen. Myokardinfarkte sind bei jungen Frauen sehr seltene Ereignisse. Niedrig dosierte COC erhöhen das Risiko minimal. Zu einem Anstieg des Risikos kommt es bei zusätzlichen Risikofaktoren (Rauchen, Hypertonus, Hypercholesterinämie).

Ischämische Hirninfarkte sind bei jungen Frauen ebenfalls sehr selten. Bei COC-Einnahme besteht eine Dosiswirkungsbeziehung zwischen der Östrogendosis und dem Infarktrisiko. Zusätzlich erhöht wird das Risiko durch Hypertonus, Diabetes, Hypercholesterinämie und Nikotinabusus. Ein weiterer Risikofaktor ist eine bestehende Migräne.

KH-Stoffwechsel

COC erhöhen die periphere Insulinresistenz. Die meisten Frauen gleichen dies durch eine erhöhte Insulinsekretion aus und es findet sich kein signifikanter Unterschied im oGTT, wenngleich die 1-h-Werte leicht erhöht sind. Die Insulinresistenz wird in erster Linie durch die Gestagenkomponente beeinflusst. Bei Verordnung von niedrigdosierten COC ist kein Effekt auf den Insulinbedarf von Diabetikerinnen zu erwarten.

Leber

Absolute Kontraindikationen für die Einnahme von COC sind akute oder chronische cholestatische Lebererkrankungen. Zirrhose und vorausgegangene Hepatitis werden nicht beeinflusst. Nach Ausheilung einer akuten Lebererkrankung können COC verordnet werden. In den ersten Jahren der COC-Einnahme kann es zur Zunahme von Gallensteinen kommen. Allerdings beruht diese Zunahme vermutlich darauf, dass bereits vorbestehende Erkrankungen durch COC schneller manifest werden.

Leberadenome und fokal noduläre Hyperplasie (FNH) können sowohl durch Östrogene als auch durch Androgene verursacht werden. Das Problem besteht in der möglichen Blutungsgefahr. Das Risiko für das Auftreten derartiger Läsionen hängt offenbar von der Dauer und der Menge der verabreichten Östrogene ab. Die gelegentlich vermutete Beziehung zwischen der Einnahme von COC und einer Erhöhung des Risikos für Leberkarzinome ist nicht bewiesen.

Andere metabolische Effekte

Übelkeit, Brustbeschwerden und Gewichtszunahme gehören zu den unerwünschten Wirkungen. Diese Effekte sind normalerweise in den ersten Einnahmemonaten besonders ausgeprägt und dann rückläufig. Das Auftreten eines Chloasmas ist bei niedrig dosierten Präparaten deutlich seltener geworden. Gelegentlich kommt es unter COC zum Auftreten von Depressionen und zu Libidoverlust. In diesen Fällen dürfte allein das Absetzen des Präparats zu einer Besserung führen.

Krebsrisiko

Ovarial-, Endometrium- und Zervixkarzinom. Verwenderinnen von COC haben gegenüber Nichtverwenderinnen ein um 40% erniedrigtes Risiko für das Auftreten eines Ovarialkarzinoms. Dieser Effekt nimmt mit der Dauer der Einnahme zu. COC schützen weiterhin vor einem Endometriumkarzinom. Eine 1-jährige Anwendung reduziert das Risiko um 20%, eine 10-jährige Anwendung um 80%.

Unter Einnahme von COC steigt allerdings das Zervixkarzinomrisiko mit der Einnahmedauer. Das relative Risiko für Frauen nach 5 Jahren Einnahme gegenüber Frauen, die keine COC genommen haben, beträgt 1,9 (95% CI 1,69–2,13). Das Risiko sinkt nach Beendigung der Einnahme.

Brustkrebs. Angesichts der hohen Prävalenz von Brustkrebs ist eine mögliche Erhöhung des Risikos für die Anwenderinnen von COC von großer Bedeutung. Die Auswertung einer großen Studie an insgesamt 53 297 Frauen mit Brustkrebs und 100 239 Kontrollen ergab ein relatives Risiko von 1,24 (95% CI 1,15–1,33) für Frauen unter COC-Einnahme gegenüber Frauen ohne COC-Einnahme.

Eine neuere Studie an 4575 Frauen mit Brustkrebs und 4682 Kontrollen im Alter von 35–64 Jahren ergab dagegen keine Hinweise auf eine Erhöhung des Brustkrebsrisikos durch COC-Einnahme. Offenbar wird auch die Überlebenszeit nach Brustkrebs durch die zuvor erfolgte COC-Einnahme nicht beeinflusst.

■ Nuva-Ring

Bei dem Nuva-Ring handelt es sich um einen Plastikring (Ethinylvinylacetat) mit einer Stärke von 4 mm und einem Ringdurchmesser von 54 mm. Der Ring enthält EE und Etonorgestrel. Nach Einlage in das hintere Scheidengewölbe durch die Anwenderin gibt der Ring ca. 15 µg EE und 120 µg Etonorgestrel tgl. ab. Der Ring kann 3 oder 4 Wochen in der Vagina verbleiben, anschließend wird ein neuer Ring eingelegt. Wirkungen und Nebenwirkungen entsprechen weitgehend den COC. Der Pearl-Index beträgt 1,2. Vorteilhaft gegenüber COC ist die geringere Rate von Anwendungsfehlern, ferner ist die Zyklusstabilität aufgrund der kontinuierlichen Hormonabgabe besser als bei COC. Nachteilig sind u. U. lokale Reaktionen.

■ Verhütungspflaster

Das Verhütungspflaster EVRA entspricht hinsichtlich Wirkungen und Nebenwirkungen weitgehend den COC. Das Pflaster gibt über eine Membran EE und Norelgestromin (Norgestimatderivat) ab. Die Wirkdauer beträgt 7 Tage, dann muss es gewechselt werden. Nachteilig sind mögliche Hautreaktionen im Pflasterbereich. Bei Frauen mit einem Körpergewicht >90 kg ist die kontrazeptive Sicherheit herabgesetzt. Einige Studien zeigen bei Pflasteranwenderinnen eine erhöhte Thromboserate.

Vorteile des Nuva-Rings als auch des EVRA-Pflasters sind v. a. die gegenüber der täglichen Pilleneinnahme geringere Rate von Anwendungsfehlern und die Vermeidung des „First-pass-Effekts" über die Leber. Besonders geeignet sind die Anwendungen für Frauen mit unregelmäßigen Arbeitszeiten (Schichtdienst, Flugpersonal).

■ Minipille

Unter der Minipille versteht man ein kontinuierlich in niedriger Dosis einzunehmendes Gestagenpräparat. Zur Anwendung kommen Levonorgestrel und Desogestrel. Im Gegensatz zu COC wirkt die Minipille in erster Linie durch Beeinträchtigung des Zervixschleims und eine dadurch eingeschränkte Aszension der Spermien sowie durch Veränderung des Endometriums und der Tubenmukosa. Häufig, v. a. bei Desogestrel, kommt es aber auch zusätzlich zu einer Ovulationshemmung. Da die Wirkung nur 24h anhält, ist die regelmäßige Einnahme besonders wichtig. Abweichungen der täglichen Einnahme dürfen 3h nicht überschreiten. Der Pearl-Index ist höher als bei den COC.

Indiziert ist die Minipille für Frauen, bei denen Kontraindikationen gegen EE bestehen. Besonders empfehlenswert ist die Verwendung bei stillenden Frauen und bei Frauen jenseits des 40. Lebensjahres, da in diesen Fällen die Konzeptionswahrscheinlichkeit ohnehin herabgesetzt ist. Ein möglicher Anstieg des endogenen Östrogenspiegels unter der Minipille ist bei Frauen mit Endometriose, Uterus myomatosus oder Mastopathie zu berücksichtigen.

Der Hauptgrund für die seltene Verwendung der Minipille ist die schlechte Zykluskontrolle. Bei etwa der Hälfte der Anwenderinnen kommt es zu Schmier- und Durchbruchsblutungen, bei etwa 20% zu längerfristigen Amenorrhöen. Zusätzlich kann es zu funktionellen Ovarialzysten und Mastodynien kommen.

■ Gestagenimplantat

Vergleichbar mit der Minipille ist das subdermale Gestagenimplantat (Implanon). Das Präparat wird als Stäbchen subdermal am Oberarm implantiert und setzt das Gestagen Etonogestrel über einen Zeitraum von 3 Jahren kontinuierlich frei. Anschließend muss das Implantat entfernt werden. Die Wirkungen und Nebenwirkungen entsprechen weitgehend der Minipille. Allerdings ist die kontrazeptive Sicherheit wesentlich besser, da Anwendungsfehler nicht vorkommen. Der Pearl-Index wird zurzeit mit ca. 0,1 angegeben.

■ Dreimonatsspritze

Depot-Gestagene stehen in Form von Depot-Medroxyprogesteronacetat (Depot-Clinovir) und Norethisteronenanthat (Noristerat) zur Verfügung. Die Präparate werden im Abstand von 3 Monaten intramuskulär injiziert, bei Norethisteronenanthat müssen die ersten 4 Injektionen im Abstand von jeweils 8 Wochen gegeben werden. Depot-Gestagene hemmen in höherer Dosis die Follikelreifung und die Ovulation. Bei abnehmenden Serumspiegeln wird die Konzeption durch die der Minipille vergleichbare Gestagenwirkung auf den Zervixschleim, das Endometrium und die Tubenmukosa verhindert.

Während es zunächst zu Zwischenblutungen kommen kann, ist bei längerer Anwendung mit dem Auftreten einer Amenorrhö zu rechnen. Die Amenorrhö kann auch nach Absetzen des Präparats relativ lange anhalten. Im Mittel dauert es nach Absetzen der Kontrazeption 9 Monate bis zum Eintritt einer Schwangerschaft. Als unerwünschte Wirkungen werden v. a. eine Zunahme des Körpergewichts, Übelkeit, Mastodynie und Depressionen beschrieben. Bei disponierten Frauen kann es zur Zunahme von Akne kommen. Als Kontraindikationen gelten ein erhöhtes Risiko für Arteriosklerose und andere arterielle Erkrankungen, schwer einstellbarer Hypertonus, akute Hepatitis, Lebertumoren, Leberzirrhose und chronische systemische Erkrankungen. Nach längerer Depot-Gestagengabe wurde eine Verminderung der Knochendichte beschrieben.

■ Gestagenhaltiges IUP

In Deutschland ist ein levonorgestrelhaltiges IUP verfügbar (Mirena). Täglich werden zunächst 20 µg, nach längerer Liegezeit 15 µg Levonorgestrel freigesetzt. Die lokale Gestagenwirkung führt zu einer Atrophie des Endometriums, hinzu kommen die bereits für die Minipille erwähnten Gestagenwirkungen. Kontraindikationen und Risiken gelten wie für andere IUP-Systeme. Die gestagenbedingten Nebenwirkungen sind wegen der niedrigen Serumkonzentration gering. Problematisch kann das Auftreten unregelmäßiger Blutungen sein. Durch die Atrophie des Endometriums nimmt die Blutungsstärke jedoch deutlich ab. Die wichtigste Indikation ist daher die Reduktion des Blutverlusts bei Menorrhagie, v. a. bei Frauen jenseits des 35. Lebensjahrs.

■ Postkoitale Kontrazeption

Zur postkoitalen Kontrazeption werden 1,5 mg Levonorgestrel (LNG) als Einmaldosis verabreicht. Die Einnahme sollte spätestens 72h nach dem ungeschützten Verkehr erfolgen. Die Wirkungsweise der LNG-Gabe ist bisher unklar. Es werden Störungen der Ovulation, des Spermientransports, der Tubenmotilität, der Corpus-luteum-Funktion und des Endometriums angenommen. LNG wirkt jedoch nicht abortiv.

Die Effektivität der Behandlung wird als Präventivfraktion angegeben:

1 − (Zahl der beobachteten Schwangerschaften/geschätzte Zahl der ohne Therapie zu erwartenden Schwangerschaften).

Für die LNG-Therapie wurde eine Präventivfraktion von 89% ermittelt. Von besonderer Bedeutung ist der nach dem ungeschützten Verkehr vergangene Zeitraum. Die Schwangerschaftsrate steigt kontinuierlich von 0,5% innerhalb der ersten 12h auf 4,1% nach 61–72h.

Die Risiken der Behandlung sind gering, in manchen Ländern ist das Präparat daher frei verkäuflich. Zu Übelkeit und Erbrechen kommt es bei 18% bzw. 4% der Anwenderinnen.

Arzneimittelinteraktionen

Die Wirkung hormonaler Kontrazeptiva kann durch verschiedene Medikamente beeinträchtigt werden. Im Vordergrund stehen Barbiturate, Antikonvulsiva und Tuberkulostatika. Diese Medikamente bewirken eine Enzyminduktion in der Leber und führen damit zu einem verstärkten Abbau der Steroide. Antibiotika beeinflussen die Darmflora und damit die enterohepatische Zirkulation. Zu Zwischenblutungen kann es durch gleichzeitige Einnahme von Johanniskraut kommen. Bei allen Verordnungen muss daher auf die entsprechenden Hinweise geachtet werden.

8.7 Klimakterium, Postmenopause und Senium

Definitionen und Anmerkungen zur Pathogenese

Der Zeitraum des Übergangs von der reproduktiven Lebensphase in die Periode der erloschenen reproduktiven und endokrinen Ovarialfunktion ist das **Klimakterium**. In dieser Lebensphase ist die **Menopause** der Zeitpunkt der letzten, vom Ovar gesteuerten uterinen Blutung. Das mittlere Menopausealter liegt bei 52 Jahren. In den Jahren vor der Menopause können bereits Corpus-luteum-Insuffizienzen, anovulatorische Zyklen und Follikelpersistenzen Blutungsstörungen und vegetative Symptome verursachen. Dieser Zeitraum wird als **Prämenopause** definiert. Die Phase von 10–15 Jahren nach der Menopause wird als **Postmenopause** bezeichnet. In der frühen Postmenopause (5 Jahre nach der Menopause) stehen die vegetativen Symptome (Hitzewallungen, verminderte Belastbarkeit, Schlafstörungen usw.) im Vordergrund. In der späten Postmenopause nehmen diese wieder ab. Es beginnt nun die Manifestation der Atrophie der östrogenabhängigen Gewebe (Vagina, Urethra, Blase, Haut). Die Phase ab dem 65. Lebensjahr wird als **Senium** definiert. Hier manifestieren sich die langfristigen Folgen des Östrogenmangels (Osteoporose, Arteriosklerose, möglicherweise demenzielle Erkrankungen). Die Atrophie urogenitaler Gewebe und der Haut schreitet voran.

Häufigkeit und Bedeutung

Das klimakterische Syndrom (Hitzewallungen, psychische Labilität, Neigung zu Depressionen, Schlafstörungen, Vergesslichkeit, Libidoverminderung usw.) tritt in unterschiedlicher Ausprägung bei 30–90% der betroffenen Frauen auf. Kultureller Hintergrund, soziale Faktoren (z. B. intakte oder auseinander brechende Familie), die Primärpersönlichkeit und die Einstellung zur eigenen Körperlichkeit spielen eine wichtige Rolle für den Schweregrad des subjektiven Erlebens dieser Symptome. Auch die endogene extraovarielle Östrogenproduktion bei adipösen Frauen (periphere Aromatisierung ovarieller und adrenaler Androgene) kann die Ausprägung klimakterischer Beschwerden deutlich abschwächen. Die klimakterischen Symptome sind in der frühen Postmenopause am stärksten ausgeprägt und verlieren sich meist in der späten Postmenopause.

Die urogenitale Atrophie beginnt in der späten Postmenopause und betrifft im Senium nahezu alle Frauen. Bei den 60- bis 65-Jährigen liegt ohne Therapie in ca. 60%, bei den > 65-jährigen Frauen in 95% eine Vaginalatrophie vor, die zur Dyspareunie führt. Harninkontinenzbeschwerden bestehen bei mindestens 50% der > 65-jährigen Frauen, wobei die Dunkelziffer hoch ist.

Der Östrogenmangel führt zu einer Demineralisierung des Knochens. Schon in der frühen Postmenopause treten vermehrt Radiusfrakturen auf, während die Häufigkeit von Wirbelfrakturen erst mit einer weiteren Latenzzeit von 5–10 Jahren zunimmt. Bei fortschreitender Demineralisierung ist das Senium durch häufige Schenkelhalsfrakturen gekennzeichnet. Schätzungsweise erkrankt jede 3. postmenopausale Frau an Osteoporose. Die Wahrscheinlichkeit einer Fraktur hängt aber von zahlreichen anderen Faktoren ab (genetische Prädisposition, Ernährung und körperliche Aktivität in der Jugend, der reproduktiven Phase sowie in der Postmenopause).

Bei Frauen treten 89% der Herzinfarkte in der Postmenopause auf. Ein relevanter Anstieg der Infarktrate beginnt mit dem 50. Lebensjahr und wird am steilsten nach dem 60. Lebensjahr. Wegen der hohen Mortalität der Herzinfarkte bei Frauen sind kardiovaskuläre Erkrankungen ab dem 60. Lebensjahr die führende Todesursache beim weiblichen Geschlecht. In zahlreichen experimentellen und klinischen Studien wurden bei Östrogenmangel gefäßständige und systemische Veränderungen beschrieben, die für die Entstehung von Herzkreislauferkrankungen bei Frauen relevant sind.

> Östrogenmangel ist aber nach neueren Erkenntnissen nur einer von vielen endogenen Risikofaktoren für die Entwicklung einer Arteriosklerose neben zahlreichen exogenen Faktoren, die in der Lebensführung begründet sind.

Indikationen zur Diagnostik

Blutungsstörungen im **Klimakterium** (insbesondere Zwischen- und Dauerblutung) sollten histologisch abgeklärt werden (Hysteroskopie, fraktionierte Abrasio), da sie in relevanter Häufigkeit Symptom einer Endometriumhyperplasie mit Entartungsrisiko oder eines Endometriumkarzinoms sein können. Zeigt sich eine glandulär zystische (einfache) Endometriumhyperplasie oder ein überwertig proliferiertes Endometrium, ist der Gestagenmangel ausreichend belegt. Zusätzliche Progesteronbestimmungen sind nicht sinnvoll.

Klimakterische Symptome in der Prämenopause können von Monat zu Monat als Folge schwankender Östrogenproduktion der prämenopausalen Ovarien unterschiedlich stark ausgeprägt sein. Auch hier ist eine biochemische Diagnostik wenig sinnvoll. Wenn die FSH-Spiegel erhöht sind, bestätigt sie lediglich die klinisch offenkundige Diagnose. Lediglich bei jüngeren Frauen ist bei entsprechender Symptomatik die Bestimmung von Östradiol und FSH sinnvoll, um ein Klimakterium praecox zu erkennen oder auszuschließen. Bei hysterektomierten Frauen im klimakterischen Alter und entsprechenden Symptomen ist eine Bestimmung von E2 und FSH ebenfalls sinnvoll, um ein Erlöschen der Ovarialfunktion zu objektivieren. Durch transvaginalen Ultraschall können persistierende Follikel erkannt und durch Verlaufsbeobachtung von echten Neoplasien des Ovars abgegrenzt werden.

Blutungen in der **Postmenopause und im Senium** müssen histologisch abgeklärt werden. Sie können zwar in der frühen Postmenopause Ausdruck einer nochmaligen Follikelreifung sein, sind aber in relevanter Häufigkeit Symptom einer Präkanzerose (atypische Endometriumhyperplasie), eines Endometriumkarzinoms, eines Östrogen produzierenden Tumors oder einer pathologischen Östrogenproduktion des Ovars bei einem Ovarialkarzinom. Finden sich in der Postmenopause und im Senium histologisch ein proliferiertes Endometrium oder eine Endometriumhyperplasie, muss durch biochemische Diagnostik (LH, FSH, Östradiol, Östron, Androgene, CA-125) sowie durch bildgebende Verfahren (transvaginaler Ultraschall) ein Ovarialtumor oder ein anderer steroidproduzierender Tumor (CT, MRT) z. B. der Nebennieren ausgeschlossen werden. Bei persistierend erhöhten Östrogen- bzw. Androgenwerten ist eine selektive Venenkatheterisierung und bei unklaren Situation eine operative Exploration indiziert, in der Regel mit Hysterektomie und beidseitiger Adnektomie.

Bei nicht hysterektomierten Frauen, die im typischen Alter amenorrhöisch werden und unter klimakterischen Beschwerden leiden, ist eine biochemische Diagnostik in der Regel überflüssig, da sie lediglich die klare klinische Diagnose bestätigt. Sinnvoll kann jedoch eine Bestimmung von TSH sein, um differenzialdiagnostisch eine Schilddrüsenfunktionsstörung auszuschließen. Wird schon eine Therapie mit Schilddrüsenhormonen durchgeführt, sollte die Dosierung überprüft werden, da diese möglicherweise nicht mehr adäquat ist und klimakterische Beschwerden aggravieren kann.

Bei klinischen Zeichen der Hyperandrogenämie empfiehlt sich eine Überprüfung der Androgenspiegel. Bei diffuser Alopezie im Klimakterium und in der Postmenopause sollten neben den Schilddrüsen- und Androgenwerten die Parameter des Eisenstoffwechsels überprüft werden.

> Vorsicht ist bei **depressiven Symptomen** geboten; diese sind zwar häufig Folge des Östrogenmangels, können aber auch Ausdruck einer psychiatrischen Erkrankung sein, die eine entsprechende fachpsychiatrische Diagnostik und Therapie erforderlich macht.

Die genitale Atrophie und Senkungsprobleme werden durch gynäkologische Untersuchung, Inkontinenzprobleme durch Urodynamik und perinealen Ultraschall objektiviert und klassifiziert.

Kardiovaskuläre Risikofaktoren werden durch einschlägige Labor- und apparative Untersuchungen definiert. Die Knochendichte sollte mit der Menopause und nach 1–2 Jahren bestimmt werden, um die Ausgangssituation und Frauen mit raschem Verlust der Knochenmasse zu erfassen.

■ Therapeutische Konzepte

■ Nichtmedikamentöse Therapie

> Die Therapie mit Östrogenen und Gestagenen in der Peri- und Postmenopause (Hormontherapie, HT) hat ein deutlich ungünstigeres Nutzen-/Risikoprofil als noch vor 10 Jahren vermutet. Deshalb sollten nichtmedikamentöse Konzepte an den Anfang der Beratung einer Frau mit klimakterischen Problemen gestellt werden.

Empfehlenswert ist neben einer entsprechenden Ernährungs- und Lebensberatung eine Substitution mit 1000 mg Kalzium und 800–1000 IE Vitamin D/Tag. Vorher sollte durch Bestimmung des Kalzium im Serum eine Störung der Nebenschilddrüsenfunktion ausgeschlossen werden.

■ Medikamentöse Therapie, Hormontherapie (HT)

Die Ergebnisse prospektiv randomisierter Studien, die in den letzten Jahren publiziert wurden, zeigten, dass viele positive Wirkungen einer Hormontherapie, die in den früher durchgeführten Fallkontroll- und Kohortenstudien gefunden worden waren, nicht bestätigt werden konnten. Gleichzeitig fanden sie bis dahin unterschätzte Risiken und Nebenwirkungen. Dies führte zu einem massiven Rückgang der Verordnung von Östrogen- und Gestagenpräparaten an peri- und postmenopausale Frauen. Dies geschah auch in dem Kontext, dass inzwischen pharmakologische und nichtpharmakologische Therapien zur Prävention von Herzkreislauferkrankungen und Osteoporose zur Verfügung standen, deren Wirksamkeit in randomisierten Studien eindeutig belegt worden waren. Viele Frauen wehren sich auch gegen die Medikalisierung des Klimakteriums und der Postmenopause und sehen darin physiologische Lebensphasen, die keiner pharmakologischen Intervention bedürfen. Konsequenterweise wird der Terminus „Hormonersatztherapie", der einen pathologischen Hormonmangel impliziert, international zunehmend durch den Begriff „Hormontherapie" (HT) ersetzt.

> Neuere epidemiologische Studien und weitere Analysen der großen prospektiv randomisierten Studien führten zu differenzierteren Ergebnissen. Nutzen und Risiken einer Hormontherapie mit Östrogenen und Gestagenen können nun gut definiert werden. Bei geeigneter Indikation und Beachtung der Kontraindikationen überwiegen die Nutzen einer korrekt durchgeführten Hormontherapie meist ihre Risiken.

Nutzen der HT: Klimakterisches Syndrom

Eine Therapie mit Östrogenen (± Gestagene) ist die wirksamste Behandlung für Hitzewallungen und Schweißausbrüche, die durch Östrogenmangel bedingt sind.

Herzkreislauferkrankungen

Es besteht Einigkeit darüber, dass eine Hormontherapie nicht zur Sekundärprävention von Herzkreislauferkrankungen geeignet ist. Hinsichtlich der Primärprävention zeichnet sich ein differenzierteres Bild ab: weitgehend gesunde Frauen, die eine HT im Alter von 50–59 Jahren im Rahmen der WHI-Studien durchführten, hatten dadurch kein erhöhtes Risiko für Koronarerkrankungen und Schlaganfälle. Bei reiner Östrogentherapie (hysterektomierte Frauen) war sogar eine fast signifikante Verminderung der Häufigkeit koronarer Ereignisse und der Gesamtmortalität zu verzeichnen. In einer Zusatzanalyse der WHI-Studie, die bei hysterektomierten Frauen mit reiner Östrogentherapie durchgeführt wurde, konnte gezeigt werden, dass Frauen, bei denen im Alter von 50–59 Jahren eine Östrogenbehandlung begonnen wurde, die computertomografisch nachgewiesene Verkalkung der Koronararterien signifikant geringer ausgeprägt war als in der Plazebogruppe. Bei der Analyse der WHI-Daten der Frauen, die im Alter von > 60 Jahren mit der HT begonnen hatten, fand sich sowohl in der reinen Östrogen- als auch in der Östrogen/Gestagengruppe eine signifikante Erhöhung der Inzidenz von Schlaganfällen, bei den > 70-Jährigen zusätzlich eine signifikante Häufung von koronaren Ereignissen in der Östrogen+Gestagen-Gruppe.

Diese Daten zeigen, dass für Frauen ohne relevante kardiale Risikofaktoren, die im Alter zwischen 50 und 59 Jahren eine HT durchführen, das Risiko für kardiovaskuläre Erkrankungen und Schlaganfälle nicht erhöht wird. Einige Autoren ziehen aus diesen Daten die Schlussfolgerung, dass ein Beginn einer reinen Östrogentherapie im Klimakterium zu einem Zeitpunkt, an dem die Gefäße noch nicht durch Östrogenmangel geschädigt seien, einen protektiven Effekt habe und die Entstehung von Plaques verhindern könne. Diese Hypothese wird jedoch nicht durch ausreichende Daten untermauert. Es ist v. a. völlig unklar, ob bei einer über das 60. Lebensjahr hinaus fortgeführten HT die bekannten negativen Effekte auf das Gefäßsystem überwiegen.

> Für Frauen im Alter zwischen 50 und 59 Jahren, die keine Risikofaktoren aufweisen, scheint eine HT hinsichtlich des kardiovaskulären Risikos relativ sicher zu sein.

Mammakarzinom

Nach einer neuen Metaanalyse von Shah et al., die auf Daten von 700000 Frauen beruht, führt eine reine Östrogentherapie zu einer Odds Ratio (OR) für ein Mammakarzinom von 1,16 (95% CI; 1,06–1,28). Die Metaanalyse von Daten von 650000 Frauen ergab für die kombinierte Östrogen/Gestagentherapie eine OR von 1,39 (1,12–1,72). Interessanterweise ist der Anstieg der Mammakarzinominzidenzen schon nach kurzfristiger HT-Anwendung zu verzeichnen und normalisiert sich nach Absetzen einer HT. Dies spricht dafür, dass hier meist eine durch die HT-bedingte **Promotion von präexistenten Karzinomen** bzw. deren Vorstufen wirksam wird und nicht eine Induktion von neuen Karzinomen.

Im letzten Jahr zeigten neue epidemiologische Daten einen deutlichen Rückgang der Inzidenz von Mammakarzinomen in mehreren Datenbanken der USA in den Jahren 2003–2004. Dieser Abfall der Inzidenz war zu verzeichnen bei östrogenrezeptorpositiven Mammakarzinomen und Frauen in der Altersgruppe von 50–69 Jahren. Dieser Abfall der Inzidenz dieser speziellen Mammakarzinome verlief parallel zum massiven Einbruch der Verordnung von HT-Präparaten in den USA (minus 75%). Ähnliche Daten wurden auch in Schleswig-Holstein sowie vom gemeinsamen Krebsregister der Länder Berlin, Brandenburg, Mecklenburg-Vorpommern, Sachsen-Anhalt und der Freistaaten Sachsen und Thüringen erhoben.

In der WHI-Studie führt die reine Östrogentherapie (hysterektomierte Frauen) zu keiner Erhöhung der Mammakarzinominzidenz, sondern eher zu einer nicht signifikanten Reduktion, die in der per-protocol-Analyse sogar signifikant wurde (HR: 0,67; 95% CI: 0,47–0,97; p= 0,03).

Dieses Ergebnis hat bei den Befürwortern und Kritikern der WHI-Studien zu Verwirrung und zahlreichen Erklärungsversuchen geführt, die hier aus Platzgründen nicht diskutiert werden können. Auch in der Nurses Health Study, einer prospektiven Kohortenstudie, führte eine Therapie mit reinen Östrogenen erst zu einer signifikanten Erhöhung des Mammakarzinomrisikos, wenn diese über mindestens 20 Jahre durchgeführt wurde.

Andere Karzinome

Die Inzidenz von Endometriumkarzinomen wird durch die korrekte Durchführung einer HT (bei nichthysterektomierten Frauen mindestens 10, besser 12–14 Tage Gestagene/Monat) nicht erhöht. Die Inzidenz von Ovarialkarzinomen steigt leicht an. Die Inzidenz von kolorektalen Karzinomen wird durch eine kombinierte Östrogen/Gestagentherapie vermindert.

Kognitive Fähigkeiten/Demenz

Bei Frauen > 65 Jahren, die eine Östrogen/Gestagen-HT einnahmen, wurde das Risiko einer Demenz statistisch signifikant erhöht. Bisher konnte nicht belegt werden, dass eine früher begonnene HT die kognitiven Fähigkeiten verbessert bzw. erhält oder das Auftreten einer Demenz verhindert.

Osteoporose

Durch die WHI-Studien konnte der osteoprotektive Effekt einer HT mit Östrogenen alleine und in Kombination mit Gestagenen eindeutig belegt werden.

Urogenitale Atrophie

Eine vaginale, orale oder parenterale Östrogengabe ist zur Therapie und Prophylaxe der urogenitalen Atrophie geeignet. Eine systemische HT verhindert nicht die Harninkontinenz und die Neigung zu Harnwegsinfekten. Lediglich 2 Studien, die vaginale Östrogenanwendung mit Plazebo verglichen, fanden eine Reduktion der Häufigkeit rezidivierender Harnwegsinfekte.

Schlussfolgerung

2005 kam eine Analyse der prospektiv randomisierten Studien durch die Cochrane Foundation zu folgendem Ergebnis:
- Für Frauen mit unerträglichen klimakterischen Symptomen, die ein geringes Risiko für kardiovaskuläre Erkrankungen oder Brustkrebs haben, ist das geringe absolute Risiko durch eine kurzfristige Anwendung einer Hormontherapie zur Linderung der Wechseljahresbeschwerden vertretbar. In der Gruppe der 50–59 Jahre alten Frauen, die eine kontinuierlich kombinierte Hormontherapie mit Östrogenen und Gestagenen einnahmen, trat lediglich eine leichte Erhöhung des Risikos für venöse Thrombosen und Embolien auf.
- Zu berücksichtigen ist bei einer Östrogen/Gestagentherapie auch die leichte Erhöhung des Brustkrebsrisikos.
- Bei den > 60-jährigen Frauen ist dann gehäuft mit venösen Thromboembolien, koronaren Ereignissen und Schlaganfällen zu rechnen.

Konsequenterweise haben viele Fachgesellschaften und Institutionen die Indikationen für die Hormontherapie eingeschränkt. Auch die Deutsche Gesellschaft für Gynäkologie und Geburtshilfe sprach sich im Konsens mit dem Berufsverband der Frauenärzte für eine zurückhaltende Anwendung einer Hormontherapie bei peri- und postmenopausalen Frauen aus (Tab. 8.13, die dort angegebenen Empfehlungen beziehen sich also nicht auf

Tabelle 8.13 Empfehlungen für die Anwendung der HT (Deutsche Gesellschaft für Gynäkologie und Geburtshilfe im Konsensus mit dem Berufsverband der Frauenärzte)

Eine HT im Klimakterium und in der Postmenopause soll nur bei bestehender Indikation eingesetzt werden.
Eine Nutzen-Risiko-Abwägung und Entscheidung zur Therapie muss gemeinsam mit der Rat suchenden Frau erfolgen. Dies muss regelmäßig überprüft werden.
Die HT ist die wirksamste medikamentöse Behandlungsform vasomotorischer Symptome. Damit assoziierte klimakterische Symptome können verbessert werden.
Die vaginale, orale oder parenterale Gabe von Östrogenen ist zur Therapie und Prophylaxe der Urogenitalatrophie geeignet.
Bei nicht hysterektomierten Frauen muss die systemische Östrogentherapie mit einer ausreichend langen Gabe von Gestagenen (mind. 10 Tage pro Monat) in suffizienter Dosierung kombiniert werden.
Hysterektomierte Frauen sollten nur eine Monotherapie mit Östrogenen erhalten.
Die Östrogendosis sollte so niedrig wie möglich gewählt werden.
Derzeit besteht keine ausreichende Evidenz für die Bevorzugung bestimmter für die HT zugelassener Östrogene oder Gestagene bzw. ihrer unterschiedlichen Darreichungsformen.
Die HT ist zur Prävention der Osteoporose und osteoporosebedingter Frakturen geeignet. Dazu wäre allerdings eine Langzeitanwendung erforderlich, die mit potenziellen Risiken verbunden ist.
Die HT ist nicht zur Primär- bzw. Sekundärprävention der koronaren Herzkrankheit und des Schlaganfalls geeignet.

Frauen mit einer prämaturen Menopause). Das Bundesinstitut für Arzneimittel und Medizinprodukte BfArM änderte die Zulassung für Östrogene und östrogen/gestagenhaltige Arzneimittel zur Hormonsubstitution in diesem Sinne: „Anwendungsgebiete für die Hormonsubstitution sind Östrogenmangelsymptome nach der Menopause, welche die Lebensqualität beeinträchtigen sowie die Prävention einer Osteoporose bei postmenopausalen Frauen mit hohem Frakturrisiko, die eine Unverträglichkeit oder Kontraindikation gegenüber anderen zur Osteoporoseprävention zugelassenen Arzneimitteln aufweisen. Sowohl für den Beginn als auch für die Fortführung einer Behandlung postmenopausaler Symptome ist die niedrigste wirksame Dosis und die kürzestmögliche Therapiedauer anzuwenden".

Indikationen

Nach der aktuellen Studienlage können zurzeit folgende Empfehlungen zu Indikationen und Kontraindikationen für eine HT gegeben werden:
1. Unumstritten ist der Nutzen einer Östrogen- bzw. Östrogen/Gestagentherapie bei der Behandlung von vasovegetativen Beschwerden, insbesondere von Hitzewallungen.

Tabelle 8.14 Kontraindikationen gegen eine Hormontherapie mit Östrogenen bzw. Östrogenen und Gestagenen

Bestehendes, behandeltes oder vermutetes Mammakarzinom
Bestehende, behandelte oder vermutete östrogenabhängige maligne Tumoren (v. a. Endometriumkarzinom)
Ungeklärte vaginale Blutungen
Unbehandelte Endometriumhyperplasie
Frühere idiopathische oder bestehende venöse thromboembolische Erkrankungen
Bestehende oder vorhergehende arterielle thromboembolische Erkrankungen (v. a. Angina pectoris, Myokardinfarkt)
Unbehandelte Hypertonie
Akute Lebererkrankungen oder zurückliegende Lebererkrankungen, so lange sich die relevanten Leberenzymwerte nicht normalisiert haben
Bekannte Überempfindlichkeit gegenüber den Wirkstoffen oder einen der Trägerstoffe
Porphyria cutanea tarda

2. Eine klare Indikation ist auch die Behandlung von klimakterischen Blutungsstörungen. Hier sollte nach histologischem Ausschluss einer (Prä-) Neoplasie des Endometriums entweder eine zyklische Gestagen- oder eine zyklische Östrogen/Gestagensubstitution zur Vermeidung von weiteren Blutungsstörungen durchgeführt werden.
3. Für die Prävention bzw. Therapie der Vaginalatrophie und rezidivierender Kolpitiden ist eine HT geeignet. Eine systemische HT ist nicht geeignet zur Therapie bzw. Prävention der Harninkontinenz und rezidivierender Harnwegsinfekte. Bei letzterer Indikation scheinen lokale Östrogene wirksam zu sein. Wenn die Atrophie der Scheide und daraus resultierende Entzündungen die einzige Indikation sind, sollten deshalb unbedingt lokale Östrogenapplikationen bevorzugt werden.
4. Eine Hormontherapie ist zur Prävention der Osteoporose und osteoporosebedingter Frakturen geeignet. Hierzu ist allerdings eine Langzeittherapie erforderlich, die mit potenziellen Risiken verbunden ist. Das BfArM hat für diese Indikation die Zulassung eingeschränkt auf Frauen, die ein hohes Frakturrisiko und eine Unverträglichkeit oder Kontraindikation gegenüber anderen zur Osteoporoseprävention zugelassenen Arzneimitteln aufweisen.

Kontraindikationen sind in Tab. 8.**14** zusammengefasst.

Identifikation von Risikopatientinnen

Die Kontraindikationen (Tab. 8.**14**) sollten durch sorgfältige Anamnese und entsprechende Untersuchungen ausgeschlossen werden. Hierzu gehören:
▶ Krebsvorsorge durch kompetente gynäkologische Untersuchung inklusive Zervixzytologie und Ultraschall des Endometriums und der Ovarien, Test auf okkultes Blut im Stuhl.
▶ Patientinnen mit Risikofaktoren für Brustkrebs sollten anhand einer sorgfältigen Anamnese identifiziert werden. Die Durchführung einer suffizienten Mammadiagnostik (inklusive Mammografie) ist vor Einleitung einer Hormontherapie und jährlich im Verlauf dringend zu empfehlen.
▶ Patientinnen mit Risiko für kardiovaskuläre Erkrankungen sollten durch sorgfältige Eigen- und Familienanamnese, Blutdruckmessungen sowie ggf. entsprechende Laboruntersuchungen (Thrombophilieabklärung) und kardiologische Diagnostik definiert werden.

Praktische Durchführung einer Hormontherapie

Behandlungsbeginn. Eine Hormontherapie sollte begonnen werden, wenn relevante klimakterische Beschwerden auftreten und die Rat suchende Frau sich nach Definition ihres individuellen Risikos und nach Abwägung des Nutzens und Risikos für eine Hormontherapie entscheidet.

In der Perimenopause sollten nach histologischer Abklärung Gestagene in der zweiten Zyklushälfte gegeben werden, wenn Menstruationsstörungen das Hauptsymptom sind. Wenn zusätzlich vasomotorische Beschwerden bestehen, sollten gestagenbetonte Östrogen/Gestagen-Sequenzpräparate angewendet werden, um regelmäßige Entzugsblutungen auszulösen. Später kann eine blutungsfreie kontinuierlich kombinierte Östrogen/Gestagen-Therapie empfohlen werden. Hierfür sollten folgende Kriterien erfüllt sein:
▶ die Patientin ist wahrscheinlich postmenopausal (Alter > 50 Jahre),
▶ die Patientin sollte unter einer sequenziellen Hormontherapie regelmäßige Entzugsblutungen und keine unregelmäßigen Blutung gehabt haben oder die Patientin hatte unter einer sequenziellen Hormontherapie keine Blutungen,
▶ bei hysterektomierten Frauen sollten keine Gestagene gegeben werden, da diese das Brustkrebsrisiko zusätzlich erhöhen.

Empfohlene Dosierungen. Als Anfangsdosis werden empfohlen:
▶ 0,5–1 mg 17-β-Östradiol
▶ 0,3–0,45 mg konjugierte equine Östrogene
▶ 25–37,5 µg transdermales Östradiol (Pflaster)
▶ 0,5 mg Östradiol Gel
▶ 150 µg intranasales Östradiol

Die Beschwerden sollten nach 8- bis 12-wöchiger Behandlung erneut beurteilt und die Dosis, wenn nötig, angepasst werden. Die Notwendigkeit höherer Dosierung sollte von Zeit zu Zeit überprüft und wenn möglich die Dosis reduziert werden.

Bei nicht hysterektomierten Frauen ist die Gabe einer suffizienten Gestagendosis über mindestens 10 Tage pro Monat obligat.

Die parenterale Applikationsweise (Pflaster, Gel, Nasenspray) hat – aufgrund des fehlenden First-Pass-Effekts in der Leber – bei Frauen mit Hypertriglyzeridämie, Lebererkrankungen, Migräne und erhöhtem Risiko für venöse Thrombosen möglicherweise Vorteile.

Bei Patientinnen, die lediglich atrophische Erscheinungen des Urogenitaltrakts aufweisen, ist eine niedrig dosierte vaginale Östrogenbehandlung zu empfehlen (z. B. 0,5 mg Östriol ein- bis zweimal pro Woche, hier ist eine Gestagenbehandlung nicht erforderlich).

Unter einer systemischen Therapie können manche Frauen weiterhin an Symptomen im Urogenitaltrakt leiden, für diese ist eine zusätzliche vaginale Therapie zu empfehlen.

Behandlungsdauer. Indikation, Dosis und Art der Hormontherapie sollten jährlich überprüft werden. Dies sollte nicht in Form eines Auslassversuchs erfolgen, da hierdurch viele Frauen massive klimakterische Beschwerden bekommen. Vielmehr sollte versucht werden, die Östrogendosis zu reduzieren, um zu prüfen, ob die Frau mit dieser niedrigeren Dosis eine vernünftige Lebensqualität hat. Mit diesem Vorgehen gelingt es in der Regel innerhalb weniger Jahre, die Östrogen- bzw. Östrogen/Gestagen-Substitution auszuschleichen.

Neben der Überprüfung, ob die Indikation weiter besteht, sollten regelmäßig die üblichen gynäkologischen Vorsorgeuntersuchungen – inklusive Mammografie und Vaginalultraschall – durchgeführt werden. Bei abnormen vaginalen Blutungen, die unter einer sequenziellen Hormontherapie auftreten sowie bei Blutungen, die unter kontinuierlich kombinierter Hormontherapie über mehr als 6 Monate bestehen, ist eine Abklärung erforderlich.

Durch sorgfältige Zwischenanamnesen, Blutdruckmessungen und ggf. entsprechende Spezialuntersuchungen sollte das Auftreten von kardiovaskulären Risikofaktoren frühzeitig erkannt und einer suffizienten Therapie zugeführt werden.

> Basis einer jeden Therapie und Beratung von Frauen in der Peri- und Postmenopause ist ein gesunder Lebensstil (gesunde Ernährung, körperliche Bewegung, Verzicht auf Tabakkonsum, geringer Alkoholkonsum sowie ausreichende Kalzium- und Vitamin-D 3-Zufuhr).

Literatur

Appleby P, Beral V, Berrington dG, et al. Cervical cancer and hormonal contraceptives: collaborative reanalysis of individual data for 16,573 women with cervical cancer and 35,509 women without cervical cancer from 24 epidemiological studies. Lancet 2007;370:1609–1621.

AWMF. Leitlinien Empfängisverhütung. http://awmf.org/ . 2004. Blickstein, Blickstein 2007 ##

Drop SL, De Waal WJ, Muinck Keizer-Schrama SM. Sex steroid treatment of constitutionally tall stature. Endocr.Rev. 1998;19:540–558.

Edelman AB, Gallo MF, Jensen JT, Nichols MD, Schulz KF, Grimes DA. Continuous or extended cycle vs. cyclic use of combined oral contraceptives for contraception. Cochrane Database Syst. Rev. 2005,CD 004695.

Emons, G. Hormontherapie mit Östrogenen und Gestagenen in der Peri- und Postmenopause. Internist 2008;49:355–362.

Emons, G, Fleckenstein G, Hinney, B. Hormonproduzierende Ovarialtumoren. Gynäkologe 2005;38:304–309.

Guzick DS, Sullivan MW, Adamson GD, et al. Efficacy of treatment for unexplained infertility. Fertil. Steril. 1998;70: 207–213.

Heger S, Sippell WG, Partsch CJ. Gonadotropin-releasing hormone analogue treatment for precocious puberty. Twenty years of experience. Endocr Dev 2005;8:94–125.

Heger S, Müller M, Ranke M, et al. Long-term GnRH agonist treatment for female central precocious puberty does not impair reproductive function. Mol Cell Endocrinol 2006; 264-255;217–220.

Jick SS, Kaye JA, Russmann S, Jick H. Risk of nonfatal venous thromboembolism with oral contraceptives containing norgestimate or desogestrel compared with oral contraceptives containing levonorgestrel. Contraception 2006;73:566–570.

Kemmeren JM, Algra A, Grobbee DE. Third generation oral contraceptives and risk of venous thrombosis: meta-analysis. BMJ 2001;323:131–134.

Kuhl H, Jung-Hoffmann C. Kontrazeption 2. Stuttgart: Thieme, 1999.

Leidenberger F, Strowitzki T, Ortmann O. Klinische Endokrinologie für Frauenärzte, 2. Auflage, Berlin: Springer, 2005.

Mattle V, Hadziomerovic D, Krieg J, et al. Ätiologie, Physiopathologie, Diagnostik und Therapie der Pubertas tarda bei der Frau. Journal für Reproduktionsmedizin und Endokrinologie 2005;3:163–172.

Mattle V, Kraus-Kinsky E, Schulze E, Doerr HG, Witsch-Baumgartner M, Wildt L. Heterozygote adrenale Enzymdefekte mit Hyperandrogenämie. Journal für Reproduktionsmedizin und Endokrinologie 2006;5:319–323.

Perrotta C, Aznar M, Mejia R, Albert X, Ng CW. Oestrogens for preventing recurrent urinary tract infection in postmenopausal women.. Cochrane Database of Systematic Reviews 2008, Issue 2. Art. No.: CD 005131. DOI: 1002/14651858. CD 005131.pub2

Santamaria A, Mateo J, Oliver A, et al. Risk of thrombosis associated with oral contraceptives of women from 97 families with inherited thrombophilia: high risk of thrombosis in carriers of the G20210A mutation of the prothrombin gene. Haematologica 2001;86:965–971.

Shah NR, Borenstein J, Dubois RW. Postmenopausal hormone therapy and breast cancer: a systematic review and meta-analysis. Menopause. 2005; 12(6):668–78

Speroff L, Fritz MA (eds). Clinical gynecologic endocrinology and infertility, 7. Auflage. Lippincott Williams & Wilkins, 2005.

Stolecke HH. Störungen der Pubertätsentwicklung. In: Stolecke HH. (ed.). Endokrinologie des Kindes- und Jugendalters. Berlin: Springer 1997:378–403.

9 Störungen der Geschlechtsentwicklung

Kapitelkoordination: O. Hiort, G. K. Stalla

9.1 „Disorders of Sex Development".............................. 306
P.-M. Holterhus, O. Hiort

9.2 Transsexualität... 319
C. Sievers, H. J. Schneider, G. K. Stalla

9 Störungen der Geschlechtsentwicklung

9.1 „Disorders of Sex Development"

P.-M. Holterhus, O. Hiort

■ Einleitung

Die Geburt eines Kindes mit intersexuellem Genitale stellt eine interdisziplinäre Herausforderung für das klinische Management auf Basis umfassender Kenntnisse der normalen Geschlechtsentwicklung des Menschen und ihrer Abweichungen dar. Störungen der Geschlechtsentwicklung (Disorders of Sex Development, DSD) umfassen eine heterogene Gruppe angeborener Abweichungen der geschlechtlichen Determinierung und Differenzierung sowie komplexere Syndrome mit Einbeziehung der Genitalentwicklung, die früher übergreifend als „Intersexualität" bezeichnet wurden. Grundsätzlich ist etwa bei 1 von 4500 Geburten mit einer Störung der Geschlechtsentwicklung zu rechnen. In den letzten Jahren sind deutliche Fortschritte in der Diagnostik, bei den mikrochirurgischen genitalen Operationstechniken, dem Verständnis der psychosozialen Adaptation Betroffener und ihrer Familien sowie im Hinblick auf einen verbesserten Dialog mit Selbsthilfegruppen erreicht worden.

■ Grundlagen

Störungen der Geschlechtsentwicklung (Disorders of Sex Development, DSD) umfassen eine sehr uneinheitliche Gruppe zumeist seltener angeborener Abweichungen der geschlechtlichen Determinierung und Differenzierung. Die Gesamtzahl der Patienten mit schwerwiegenderen Abweichungen in der Geschlechtsentwicklung wird in Deutschland auf etwa 8000–10 000 geschätzt (Thyen et al. 2006). Damit kommen in Deutschland etwa 150 Kinder mit entsprechenden Auffälligkeiten pro Jahr zur Welt. In etwa ein Drittel der Fälle werden weitere Malformationen beobachtet (Thyen et al. 2006). Der frühere Begriff „Intersexualität" sollte heute keine Verwendung mehr finden, da er von vielen Betroffenen als unangemessen den sexuellen Aspekt hervorhebend empfunden wurde. Der neue Begriff „Disorders of Sex Development, DSD" steht im Mittelpunkt einer umfassenden Überarbeitung der Nomenklatur und Einteilung von Störungen der Geschlechtsentwicklung, die im Rahmen einer internationalen Konsensuskonferenz unter Einbeziehung von Selbsthilfegruppen erarbeitet wurden (Tab. 9.1, Hughes et al. 2006).

Störungen der Geschlechtsentwicklung umfassen sowohl **chromosomale** als auch **monogen vererbte Störungen**, die entweder primär genetisch oder aber über hormonelle Mechanismen zu einer Abweichung von der normalen Geschlechtsentwicklung führen. Inwieweit der Einfluss endokriner Disruptoren eine Rolle bei genitalen Fehlbildungen spielt, ist bislang nicht sicher geklärt. Störungen der Hormonbereitstellung können sowohl isoliert die gonadale Androgenbiosynthese betreffen, aber auch die adrenale Steroidbiosynthese umfassen, sodass neben der Störung der Geschlechtsentwicklung gleichzeitig eine Nebenniereninsuffizienz vorliegen kann. Besonders bei den Störungen der Gonadenentwicklung (Gonadendysgenesie) muss zudem mit einem erhöhten Entartungsrisiko (Gonadoblastom) gerechnet werden. Bei einem Großteil der Fälle ist auch heute noch keine genaue diagnostische Einordnung möglich. Die Geburt eines Kindes mit einer genitalen Fehlbildung stellt daher weiterhin eine große Herausforderung für alle Beteiligten dar und es besteht vielfach eine erhebliche Unsicherheit bei den Eltern betroffener Kinder bzw. bei den Betroffenen selbst und auch bei den betreuenden Behandlungsteams hinsichtlich des „richtigen" Vorgehens.

Obwohl meistens kein medizinischer Notfall vorliegt, sollte die erforderliche Diagnostik und Entscheidungsfindung, welchem Geschlecht das Kind angehört oder angehören soll, zeitnah und stringent erfolgen. Wird die Diagnose einer Störung der Geschlechtsentwicklung erst im Laufe der Kindheit oder im Pubertätsalter gestellt, erfordert sie gleichermaßen eine qualifizierte medizinische und psychologische Betreuung der betroffenen Kinder und Jugendlichen sowie von deren Eltern. Im Vordergrund stehen neben der Diagnosestellung v. a. die Beratung und Begleitung der Betroffenen bzw. der Eltern durch ein qualifiziertes interdisziplinäres Team aus Ärzten verschiedenster Fachrichtungen sowie psychosozialen Experten.

Tabelle 9.1 Nomenklatur und Klassifikation von Störungen der Geschlechtsentwicklung (Hughes et al, 2006)

DSD durch nummerische Aberrationen der Geschlechtschromosomen	46,XY-DSD	46,XX-DSD
A: 47,XXY Klinefelter-Syndrom und Varianten **B: 45,X** Ullrich-Turner-Syndrom und Varianten **C: 45,X/46XY Mosaik** Gemischte Gonadendysgenesie **D: 46,XX/46XY** Chimerismus	**A: Störungen der Gonaden-/Hodenentwicklung** ▸ Ovotestikuläre DSD ▸ Komplette oder partielle Gonadendysgenesie (z. B. SRY, SOX9, SF1, WT1, DHH, WNT4-Duplikation, DAX1-Duplikation u. s. w.) ▸ Gonadenregression	**A: Störungen der Gonaden-/Ovarentwicklung** ▸ Gonadendysgenesie ▸ Ovotestikuläre DSD ▸ Testikuläre DSD (z. B. SRY+, SOX9-Duplikation)

	B: Störungen der Androgenbiosynthese oder der Androgenwirkung
	▸ Störungen der Androgenbiosynthese
	  – LH-Rezeptor-Mutationen
	  – Smith–Lemli-Opitz-Syndrom
	  – Steroidogenic Acute Regulatory Protein (STAR)
	  – P450 Side Chain Cleavage (SCC)
	  – 3β-Hydroxysteroid-Dehydrogenase-Typ-2
	  – 17α-Hydroxylase/17,20-Lyase
	  – P450-Oxidoreduktase
	  – 17β-Hydroxysteroid-Dehydrogenase-Typ-3
	  – 5α-Reduktase-Typ-2
	▸ Störungen der Androgenwirkung
	  – komplette und partielle Androgenresistenz
	  – endokrine Disruptoren
		B: Androgenexzess
		▸ Fetaler Androgenexzess
		  – 3β-Hydroxysteroid-Dehydrogenase-Typ-2
		  – 21-Hydroxylase
		  – P450-Oxidoreduktase
		  – 11β-Hydroxylase
		  – Glukokortikoidresistenz
		▸ Fetoplazentarer Androgenexzess
		  – Aromatasemangel
		  – P450-Oxidoreduktase
		▸ Maternaler Androgenexzess
		  – Virilisierender Tumor (Luteom)
		  – Einnahme androgen wirksamer Substanzen

	C: Andere
	▸ Syndromale Formen
	  – Kloakenfehlbildungen
	  – Arskog-Syndrom
	  – Hand-Foot-Genital Syndrom
	  – u. a.
	▸ Syndrom der persistierenden Müller-Gänge (Störungen von AMH und AMH-Rezeptor)
	▸ Vanishing Testis Syndrom
	▸ Isolierte Hypospadie
	▸ Kryptorchismus
	▸ u. a.
		C: Andere
		▸ Syndromale Formen
		  – Kloakenfehlbildungen
		  – u. a.
		▸ Agenesie/Hypoplasie der Müller-Strukturen (MURCS)
		▸ Vaginalatresie (McKusick-Kaufmann-Syndrom)
		▸ Labiensynechie
		▸ u. a.

■ Physiologie der normalen Geschlechtsentwicklung

■ Genetisches Geschlecht, Geschlechtsdeterminierung und gonadales Geschlecht

Zum Zeitpunkt der Befruchtung der Eizelle durch das Spermium wird der Karyotyp des Embryos festgelegt. Somit besteht normalerweise entweder ein männlicher 46,XY-Karyotyp oder ein weiblicher 46,XX-Karyotyp. Die Gonaden werden beim 4 Wochen alten Embryo als Genitalleisten zwischen der Urniere und dem dorsalen Mesenterium angelegt (Langman 1989) und sind zunächst bipotent angelegt, d. h. sie können sich sowohl in die männliche Richtung als auch in die weibliche Richtung weiterentwickeln. Bis zur 6. Woche post conceptionem existieren im menschlichen Embryo noch keine geschlechtsspezifischen morphologischen Unterschiede.

Männliche Entwicklung. Danach kommt es in Gegenwart eines männlichen 46, XY-Karyotyps normalerweise zur Expression des Hoden-determinierenden Faktors SRY (Sex Determining Region Y) (Sinclair et al. 1990). Dadurch wird eine komplexe Entwicklungskaskade eingeleitet, die schließlich zur Entwicklung des männlichen Hodens führt. In den zurückliegenden Jahren ist eine Vielzahl an Genen identifiziert und funktionell charakterisiert worden, die als **Transkriptionsfaktoren für die normale Entwicklung des Hodens** notwendig sind, z. B.:

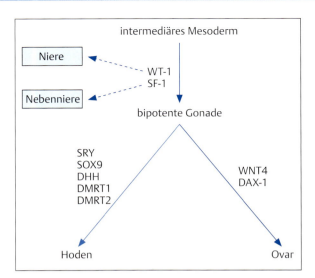

Abb. 9.1 Stark vereinfachte Übersicht der entwicklungsgeschichtlichen Zuordnung der Transkriptionsfaktoren für die normale Entwicklung der Hoden.

▶ SOX 9 (SRY-related HMG-box gene 9, Foster et al. 1994),
▶ WT1 (Wilms tumor 1 gene, Pelletier et al. 1991),
▶ SF-1 (steroidogenic factor 1, Luo et al. 1994),
▶ DMRT1 (Doublesex-and MAB3-related transcription factor 1, Raymond et al. 1998),
▶ DMRT2 (Doublesex-and MAB3-related transcription factor 2, Raymond et al. 1999) und
▶ DHH (Desert Hedgehog, Umehara et al. 2000).

Die meisten dieser Transkriptionsfaktoren beeinflussen im Konzert mit zusätzlichen Faktoren (WNT4, DAX1, s. u.) in komplexer Weise gegenseitig ihre Expression in einem zeitlich, örtlich und bezüglich der exakten Gendosis streng abgestimmten Programm. Abb. 9.1 zeigt eine stark vereinfachte Übersicht der entwicklungsgeschichtlichen Zuordnung der genannten Transkriptionsfaktoren. Mutationen in den genannten Genen können zu einer Störung der empfindlichen Abläufe der Gonadendeterminierung und damit zu einer Störung der Hodenentwicklung im Sinne einer Gonadendysgenesie als Ursache einer Störung der Geschlechtsentwicklung führen. Aufgrund des gewebespezifischen Expressionsmusters können weitergehende funktionelle Störungen und Fehlbildungen assoziiert sein (z. B. Wilmstumor, Nebenniereninsuffizienz, Skelettdysplasie, Neuropathie), die diagnostisch wegweisend sein können.

Weibliche Entwicklung. Unterbleibt die Initiation der testikulären Entwicklungskaskade durch Abwesenheit von SRY, z. B. im Falle eines normalen weiblichen Karyotyps, so entwickelt sich die indifferente Gonadenanlage ab der 10. Woche post conceptionem zum Ovar. Bisher sind nur wenige Gene identifiziert worden, die eine aktive Rolle bei der ovariellen Determinierung spielen.

WNT4 (Wingless-type MMTV integration site family, member 4) unterdrückt aktiv die Hodenentwicklung durch Suppression der Entwicklung von Leydig-Zellen und unterstützt damit die geschlechtsspezifische Entwicklung der Gonadenanlage in Richtung Ovar bei der weiblichen Entwicklung (Vainio et al. 1999). Homozygote Mutationen des WNT4-Gens verursachen entsprechend eine Virilisierung genetisch weiblicher Mäuse (Vainio et al. 1999). Beim Menschen führt die Genduplikation von WNT4 zu 46,XY-DSD (Jordan et al. 2001). Eine Genduplikation von DAX-1 (DSS-AHC critical region on the X chromosome 1, gene 1) führt über eine verstärkte Antagonisierung von SRY ebenfalls zu einer Unterdrückung der Hodenentwicklung und damit zu 46,XY-DSD (Swain et al. 1998).

> Das genetische Geschlecht des Menschen entspricht somit seinem entweder männlichen oder weiblichen Chromosomensatz. Das gonadale Geschlecht entspricht dem Zustand der Gonaden, wie er nach der Gonadendeterminierung vorliegt. Im Normalfall stimmen diese beiden Zuordnungen überein.

Geschlechtsdifferenzierung und somatisches Geschlecht

Unter der Sexualdifferenzierung versteht man diejenigen Vorgänge der Geschlechtsentwicklung, die von der Biosynthese der Sexualsteroide und ihrer zellulären und gewebespezifischen Wirkung abhängig sind. Der geschlechtliche Dimorphismus, der während der Sexualdifferenzierung irreversibel implementiert wird, ist streng abhängig von der An- oder Abwesenheit der ungestörten Bildung von Testosteron in den Leydig-Zellen und von Anti-Müller-Hormon (AMH) in den Sertolizellen des embryonalen Hodens. Ovarielle Hormone spielen nach heutigem Kenntnisstand keine aktive Rolle bei der weiblichen Geschlechtsdifferenzierung. Somit stellt die normale männliche Sexualdifferenzierung eine aktive Änderung der ontogenetischen Entwicklungsrichtung der primär bipotent angelegten Gewebe des äußeren und inneren Genitales beim Jungen dar.

Inneres Genitale. Bei beiden Geschlechtern sind in der Frühschwangerschaft zunächst 2 paarige Geschlechtsgänge vorhanden, aus denen später das innere männliche Genitale oder das innere weibliche Genitale entstehen. Dieses sind die Wolff-Gänge beim Jungen und die Müller-Gänge beim Mädchen. Die Wolff-Anlagen sind für die Ausbildung von Samenleitern, Nebenhoden, Samenbläschen und Prostata erforderlich. Wenn die normale Hodenfunktion ab etwa der 7. Schwangerschaftswoche einsetzt, wird in den Sertolizellen das Peptidhormon Anti-Müller-Hormon (AMH) gebildet. AMH wirkt über die Bindung an den membranständigen AMH-Rezeptor und sorgt dadurch für die Unterdrückung der Differenzierung der Müller-Gänge zu Uterus und Eileitern. Seine Expression wird durch den oben beschriebenen Transkriptionsfaktor SF1 reguliert.

Wenn kein Hoden vorhanden ist, wie dies bei der normalen weiblichen Entwicklung oder auch bei einer kompletten Gonadendysgenesie der Fall ist, kommt es zu einer Regression der Wolff-Gänge, während die Müller-Gänge zu Eileiter, Uterus und oberem Drittel der Vagina ausdifferenzieren.

Äußeres Genitale. Ebenso wie die Anlagen von Gonaden und innerem Genitale ist auch die äußere Genitalanlage vor der 7. Woche post conceptionem noch indifferent und entwicklungsbiologisch bipotent angelegt. Die Entwicklung des männlichen äußeren Genitales ist streng abhängig von folgenden Mechanismen:
▶ von der normalen Testosteronbildung in den Leydig-Zellen des embryonalen Hodens,
▶ von der normalen Aktivierung von Testosteron zu Dihydrotestosteron durch die 5α-Reduktase-Typ-2 in den Zielgeweben des äußeren Genitales sowie
▶ von der unbeeinträchtigten zellulären Wirkungsvermittlung der Androgene über den Androgenrezeptor.

Als Folge der normalen Androgenwirkung entwickelt sich aus dem Genitalhöcker der spätere Penis. Die Urethralfalten und Labioskrotalwülste verschmelzen in der Mittellinie unter Bildung von Corpus cavernosum und Skrotum. Diese Entwicklung ist bis zur 12. Woche post conceptionem abgeschlossen. Nach der 12. Woche endet das morphogenetisch sensitive Zeitfenster für die androgenabhängige Verschmelzung der Mittellinie. Androgene werden später zwar zu weiterem Phallus- und Prostatawachstum führen, jedoch kann eine bis dahin nicht vorhandene oder unvollständige Fusion der Mittellinie nicht mehr vervollständigt werden. Eine mangelnde Androgenbildung oder mangelnde Androgenwirkung in dieser frühen Entwicklungsphase muss deshalb bei 46,XY Karyotyp zu einer gestörten Differenzierung des äußeren Genitales führen (46,XY-DSD).

Umgekehrt wird ein Androgenexzess bei weiblichem 46,XX Karyotyp z.B. beim Adrenogenitalen Syndrom (AGS) in diesem Zeitfenster zu einer genitalen Virilisierung mit unterschiedlichem Grad einer labioskrotalen Fusion führen (46,XX-DSD). Sind keine funktionsfähigen Hoden vorhanden, z.B. bei der normalen weiblichen Entwicklung oder bei einer kompletten Gonadendysgenesie, so bleibt der phänotypisch weibliche Aspekt des bipotenten äußeren Genitales erhalten. Der Genitalhöcker wird zur späteren Klitoris, die Labioskrotalwülste entwickeln sich zu den späteren großen Labien.

> Das somatische bzw. phänotypische Geschlecht entspricht somit dem anatomischen Erscheinungsbild des äußeren Genitales und kann entweder normal weiblich oder überwiegend weiblich, normal männlich oder überwiegend männlich sowie bei Zwischenformen uneindeutig zuzuordnen sein.

■ Psychisches Geschlecht

Der Begriff Psychisches Geschlecht beinhaltet die Aspekte Geschlechtsidentität, Geschlechtsrollenverhalten und sexuelle Orientierung. Dabei gelten folgende Definitionen:
▶ Unter **Geschlechtsidentität** versteht man die subjektive Einschätzung einer Person, einem bestimmten Geschlecht zuzugehören, sich also als Mann oder Frau (oder dazwischen) zu erleben.
▶ **Geschlechtsrollenverhalten** umfasst demgegenüber die kulturell erwarteten Verhaltensweisen, Interessen, Einstellungen und Persönlichkeitszüge, die in einer Gesellschaft mit Männlichkeit und Weiblichkeit assoziiert sind.
▶ **Sexuelle Orientierung** bezieht sich auf die bevorzugte Wahl eines Sexualpartners.

Geschlechtsidentität, Geschlechtsrollenverhalten und sexuelle Orientierung werden beim Menschen sowohl durch biologische Faktoren, also genetische Faktoren und Hormone, bestimmt, als auch in erheblicher Weise durch psychische, soziale und kulturelle Faktoren modifiziert (Berenbaum 1998, Bosinski 2000). Das bei Menschen mit DSD deutlich häufiger als in der Normalbevölkerung auftretende Phänomen der mangelnden Identifizierung mit dem zugewiesenen Geschlecht bis hin zum Wunsch nach Änderung des Geschlechts lässt vermuten, dass sehr verschiedene Faktoren zur Entwicklung der Geschlechtsidentität beitragen müssen. Insbesondere die pränatale Hormonexposition mit Androgenen, aber auch anderen Steroiden scheint eine wichtige Rolle in der Prägung des menschlichen Gehirns zu spielen. Dies belegen u. a. Forschungen über geschlechtsspezifisches Kinderspiel und seine spezifische Modifikation bei DSD-Formen (Hines 2003, Jürgensen et al. 2007). Derzeit existiert nur wenig Wissen darüber, welche Rolle genetische, von den Geschlechtschromosomen abhängige Faktoren, pränatale und postnatale hormonelle Faktoren, soziale Geschlechtszuweisung, Präferenzen der Umwelt, frühkindliche Identifikations- und Interaktionsprozesse oder soziales Lernen spielen.

■ DSD durch Störungen der Androgenbildung oder Androgenwirkung

Die Basis für die Steroidhormonbildung ist eine ausreichende Bereitstellung von Cholesterin in der Zelle. Defekte der Cholesterinsynthese sind beim autosomal-rezessiven Smith-Lemli-Opitz-Syndrom beschrieben. Diese Patienten weisen bei 46,XY-Karyotyp auch genitale Fehlbildungen auf. Die ersten Schritte der Steroidhormonsynthese betreffen Nebennieren und Gonaden gemeinsam (Abb. 9.**2**). Sie sind die Basis für die Synthese der Glukokortikoide, Mineralokortikoide und der Sexualsteroide. Die Testosteronsynthese im sich entwickelnden Hoden wird zunächst durch die plazentare Sekretion des humanen Choriongonadotropins (hCG) und erst später durch das fetale Hypophysenhormon

Tabelle 9.2 Formen von DSD und deren Charakteristika

Diagnose	Prognose/psychisches Geschlecht
46,XX Andrenogenitales Syndrom	>90% der als Kinder weiblich aufgezogenen Patienten haben eine weibliche Geschlechtsidentität. Es wird empfohlen, selbst stark virilisierte 46,XX AGS-Patienten als Mädchen aufzuziehen.
46,XY, komplette Androgenresistenz	100% der als Kinder weiblich aufgezogenen Patienten haben weibliche Identität.
5α-Reduktase-Typ-2-Mangel	Fast 60% der als Kinder weiblich aufgezogenen Patienten, die in der Pubertät virilisieren, haben später eine männliche Geschlechtsidentität. Mögliche Fertilität.
17β-HSD-3-Defekt	Männliche Geschlechtsidentität möglich. Fertilität?
Partielle Androgenresistenz	In etwa 25% unzufrieden mit dem zugewiesenen Geschlecht, unabhängig von einer initial männlichen oder weiblichen Geschlechtszuweisung.
Androgen-Biosynthesestörung	In etwa 25% unzufrieden mit dem zugewiesenen Geschlecht, unabhängig von einer initial männlichen oder weiblichen Geschlechtszuweisung.
Inkomplette Gonadendysgenesie	In etwa 25% unzufrieden mit dem zugewiesenen Geschlecht, unabhängig von einer initial männlichen oder weiblichen Geschlechtszuweisung.
Mikropenis	Empfehlung der männlichen Geschlechtszuweisung, Fertilität möglich.
Ovotestikuläre DSD	Option der Fertilität; im Zusammenhang mit der gonadalen Differenzierung und dem genitalen Aspekt diskutieren.
Gemischte Gonadendysgenesie	Ausmaß der pränatalen Androgenwirkung, mögliche Hodenfunktion während und nach der Pubertät, Phallusentwicklung und Gonadenlokalisation sollten berücksichtigt werden.
Blasenexstrophie	Patienten, die als Mädchen aufgezogen wurden, haben ein variables Outcome der Geschlechtsidentität, mehr als 65% scheinen als Frauen zu leben.

Luteinisierendes Hormon (LH) gesteuert (Hiort u. Holterhus 2004). Sowohl hCG als auch LH stimulieren die Testosteronbiosynthese über den LH-Rezeptor, der auf den Leydig-Zellen lokalisiert ist (Abb. 9.2). Inaktivierende Mutationen des LH-Rezeptors führen deshalb zu einer Störung der gonadalen Testosteronbildung und in der Folge zu einem intersexuellen Genitale bei 46,XY-Chromosomensatz (Tab. 9.2, Richter-Unruh et al. 2002).

Defekte in den ersten Syntheseschritten. Defekte in den ersten, die gonadale und adrenale Steroidbiosynthese gemeinsam betreffenden Schritten führen zu einer Kombination aus Nebennierenrindeninsuffizienz sowie zu einer mangelnden oder fehlenden Bildung der Geschlechtshormone. Steroidhormone werden in den Mitochondrien steroidsezernierender Zellen synthetisiert. Dazu muss Cholesterin zunächst aktiv über die innere Mitochondrienmembran transportiert werden, um dort am P450scc-Komplex (CYP11A1) zu Pregnenolon synthetisiert zu werden. An diesem Prozess ist das Steroidogenic-acute-regulatory-Protein (StAR) beteiligt. Mutationen im zugrunde liegenden Gen führen zu einem schweren Defekt der Nebennierensteroidhormonsynthese sowie zu einer Störung der Vermännlichung von 46,XY-Kindern (Lipoidhypertrophie der Nebenniere, Stocco 2002). Bei StAR-Defekten ist jedoch die plazentare Pregnenolonsynthese und damit die Bereitstellung des Progesterons zur Aufrechterhaltung der Schwangerschaft des betroffenen Feten nicht gestört, sodass die Patienten erst postnatal auffällig werden. Erst kürzlich wurde das komplette Fehlen des P450scc-Komplexes aufgrund einer Mutation beschrieben, das neben einer massiven Nebennierenrindeninsuffizienz und einem völligen Fehlen jeglicher Steroidhormone auch mit Frühgeburtlichkeit assoziiert ist (Hiort et al. 2005).

Defekte in den folgenden Syntheseschritten. In den folgenden enzymatischen Schritten werden ebenfalls z. T. oder gänzlich die adrenale und die gonadale Steroidbiosynthese beeinträchtigt. Inaktivierende Mutationen im P450-c17-Enzymkomplex (CYP17, Abb. 9.2) beeinträchtigen nur teilweise die adrenale Steroidbiosynthese, blockieren aber die Testosteronbiosynthese im Hoden komplett. Durch die vermehrte Bildung von Mineralokortikoiden kann eine arterielle Hypertonie (Peter et al. 1993) bis hin zur hypertensiven Krise auftreten. Bei einem 3β-Hydroxysteroid-Dehydrogenasedefekt-Typ-2 (HSD 3B2, Abb. 9.2) entsteht durch eine Beeinträchtigung aller adrenalen Wege der Steroidbiosynthese bei beiden Geschlechtern eine Nebennierenrindeninsuffizienz mit Mineralokortikoidmangel und Glukokortokoidmangel. Aufgrund der beeinträchtigten testikulären Testosteronsynthese kommt es bei Kindern mit männlichem Kerngeschlecht zu einem Virilisierungsdefizit (46,XY-DSD, Tab. 9.1; Simard et al. 1995). Bei chromosomal weiblichen Feten kann das vermehrt vorhandene Dehydroepiandrostendion (DHEA) über das in der Plazenta und in peripheren Geweben exprimierte Typ-1-Isoenzym der HSD 3B2–1 zu Testosteron synthetisiert werden, sodass eine genitale Virilisierung resultiert (46,XX-DSD, Tab. 9.1).

AGS. Beim klassischen Adrenogenitalen Syndrom (AGS) ist durch eine Störung auf Ebene der 21-Hydroxylase (CYP21, Abb. 9.2) die Synthese von 11-Desoxycortisol aus 17α-Hydroxyprogesteron beeinträchtigt und die

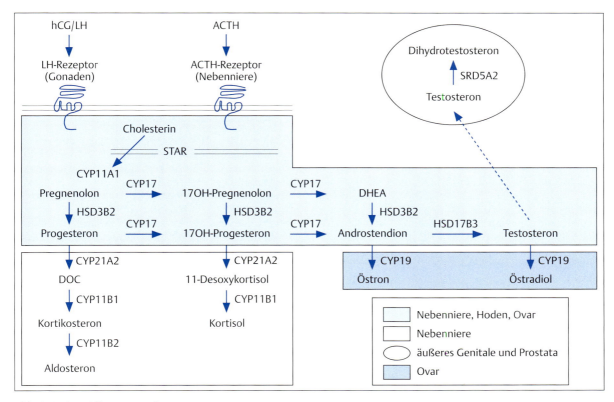

Abb. 9.2 Steroidhormonsynthese.

Synthese von 11-Desoxycorticosteron aus Progesteron. Dadurch kommt es zu einer Nebennierenrindeninsuffizienz mit Glukokortikoid- und Mineralokortikoidmangel (Kapitel 5.5, AGS), der sich abhängig vom funktionellen Ausmaß des zugrunde liegenden Enzymdefekts klinisch in Form einer lebensbedrohlichen Salzverlustkrise äußern kann. Die z. T. massive Erhöhung von 17α-Hydroxyprogesteron führt über die intakten Enzyme der adrenalen Sexualsteroidsynthese zu einer deutlich vermehrten Bildung von DHEA und letztlich Testosteron, welches zu einer variablen Virilisierung des äußeren Genitales des genetisch weiblichen Embryos führt (46,XX-DSD, Tab. 9.1; Krone et al. 2000). Seltener ist der 11β-Hydroxylasedefekt (CYP11B1). Basal oder im ACTH-Test fällt die Erhöhung von 11-Desoxycorticosteron (DOC) und 11-Desoxycortisol auf. Durch das mineralokortikoid wirksame DOC entsteht in etwa zwei Drittel der Fälle in den ersten Lebensjahren ein arterieller Hypertonus (Zachmann et al. 1983). Wie bei 21-Hydroxylasemangel virilisiert das Genitale des kerngeschlechtlich weiblichen Embryos durch eine vermehrte adrenale Androgenproduktion.

Kürzlich wurden **Mutationen im Elektronendonor P450-Oxidoreduktase** identifiziert, die bei Patienten vorlagen, die anhand ihres Plasmasteroidprofils einen „kombinierten CYP17- und CYP21-Defekt" aufweisen müssten (Arlt et al. 2004). Patienten mit P450-Oxidoreduktase-Mangel weisen einen komplexen Phänotyp auf, der neben Skelettmalformationen (Antley-Bixler-Syndrom) DSD bei beiden Kerngeschlechtern verursacht. Trotz der stets niedrigen Androgenkonzentrationen im Plasma können 46,XX-Neugeborene ein virilisiertes Genitale aufweisen und die Mutter während der Schwangerschaft selbst virilisieren. Diese Beobachtung weist auf die Möglichkeit alternativer Stoffwechselwege der Androgenbereitstellung hin (Kapitel 5.5, AGS).

Defekte der späten Schritte der Testosteronsynthese. Von den zuvor genannten enzymatischen Schritten der Steroidbiosynthese, die jeweils die adrenale Steroidbiosynthese umfassen und daher zu einer Nebennierenrindeninsuffizienz führen, müssen die späten Störungen der Testosteronbiosynthese abgegrenzt werden. Insofern kann bei 46,XY-Individuen die Testosteronbildung durch einen auf die Gonaden beschränkten **Enzymdefekt der 17β-Hydroxysteroiddehydrogenase-Typ-3** bedingt sein (Twesten et al. 2000) (Abb. 9.2). Betroffene Individuen sind nicht in der Lage, Androstendion ausreichend zu Testosteron zu metabolisieren, was im hCH-Test durch einen erhöhten Androstendion/Testosteron-Quotienten (> 1) widergespiegelt wird. Die meisten betroffenen 46,XY-Individuen weisen bei Geburt ein überwiegend weibliches äußeres Genitale auf, die Hoden sind im Inguinalkanal palpabel, Wolff-Derivate (Ductus deferens und Nebenhoden) sind angelegt, der Vaginalkanal ist verkürzt und endet blind. Während der Pubertät kommt es jedoch zu einer relevanten Virilisierung der Patienten, die durch erhöhte Konzentrationen des androgen wirksamen Androstendions und DHEA oder aber auch durch eine vermehrte Testosteronbereitstellung über Isoenzyme der 17βHSD 3 erklärt werden kann.

Beim **5α-Reduktase-Typ-2-Mangel** (SRD 5A2) ist die Umwandlung von Testosteron zu Dihydrotestosteron in den genitalen Zielgeweben beeinträchtigt (Sinnecker et al. 1996; Abb. 9.**2**). Patienten mit 46,XY-Karyotyp weisen ein variables genitales Virilisierungsdefizit auf, das bei Geburt von komplett weiblich bis hin zu intersexuellen Phänotypen reichen kann. Die Testosteronbildung und -wirkung ist völlig unbeeinträchtigt. Im hCG-Test fällt daher ein erhöhter Testosteron/Dihydrotestosteron-Quotient auf (> 16), wobei die Grenzwerte nicht sicher validiert sind und vom verwendeten hCG-Testprotokoll, vom Assay der Testosteron- und Dihydrotestosteronbestimmung und bei Neugeborenen und Säuglingen vom zeitlichen Bezug zur Minipubertät abhängen dürfte (Hiort et al. 1996).

> Die Interpretation der Steroidhormone sollte immer vom durchführenden endokrinologischen Speziallabor erfolgen, welches alters- und geschlechtsspezifische Normalwerte vorhalten muss.

Bei der Untersuchung von Neugeborenen sollten extraktive Verfahren der Androgenbestimmung angewendet werden, um unspezifische Kreuzreaktionen zu minimieren. Ebenso wie beim 17β-Hydroxysteroiddehydrogenase-Typ-3-Mangel ist beim 5α-Reduktase-Typ-2-Mangel häufiger von einem Wechsel der zugeordneten Geschlechtsidentität im Erwachsenenalter berichtet worden, was auf die Schwierigkeit der Entscheidungsfindung gerade bei diesen beiden Diagnosen hinweist (Cohen-Kettenis 2005).

Enzymdefekte der Östrogensynthese. Enzymatische Störungen der Östrogenbildung sind extrem selten. Bekannt ist der Aromatase-Defekt, der die Umwandlung von Testosteron zu Östradiol behindert und damit zu einer ausgeprägten Virilisierung eines 46,XX-Kindes führen kann (Shozu et al. 1991; 46,XX-DSD, Tab. 9.**1**).

Androgenrezeptor-Defekt. Bei Kindern mit 46,XY-Karyotyp ist die häufigste Störung der sexuellen Differenzierung der Androgenrezeptordefekt. Der Androgenrezeptor ist ein intrazellulärer Rezeptor, der als Transkriptionsfaktor die Wirkung der androgenen Steroidhormone vermittelt. Unterschiedliche Mutationen des X-chromosomal vererbten Gens können zu einer sehr variablen Beeinträchtigung der Androgenwirkungsvermittlung führen. Das Störungsbild der Androgenresistenz ist damit in seiner phänotypischen Ausprägung sehr veränderlich (Quigley et al. 1995, Holterhus et al. 2000).

> Die Androgenresistenz ist deshalb von anderen Entitäten abzugrenzen, weil es zum Zeitpunkt der Pubertätsentwicklung zu einer Feminisierung (Brustentwicklung, weibliche Körperformen) durch die Konversion von Testosteron zu Östradiol kommt. Dies wurde früher als „testikuläre Feminisierung" bezeichnet.

Mutationen des Androgenrezeptorgens können je nach ihrer Lokalisation auf allen Ebenen des Androgenrezeptormechanismus zu Störungen führen, z. B. bei der Androgenbindung, der DNA-Bindung oder der Transaktivierung. Komplette oder partielle Gendeletionen, die ein Exon oder mehrere Exons betreffen, gehen bis auf extrem seltene Ausnahmen mit einer kompletten Androgenresistenz einher. 90 % der Androgenrezeptorgendefekte sind Punktmutationen (Aminosäureaustausch-, Spleißfehler oder Nonsense-Mutationen). Die Folge kann sowohl ein kompletter als auch partieller Funktionsverlust des Androgenrezeptorproteins sein. Bei Missense-Mutationen wird das gesamte klinische Spektrum der Androgenresistenz beobachtet. Eine konstante Genotyp-Phänotyp-Korrelation gibt es nicht. Trotz gleicher Punktmutation kann der Phänotyp sogar innerhalb der gleichen Familie deutlich variieren (Holterhus et al. 2000).

■ DSD mit Störungen der Gonadenentwicklung

Nummerische Aberrationen der Geschlechtschromosomen sowie Mutationen, Deletionen oder Duplikationen von Transkriptionsfaktoren und Entwicklungsgenen der Gonadendeterminierung können zur Gonadendysgenesie führen (Übersicht und Einteilung Tab. 9.**1**).

Mutationen des SRY-Gens oder Deletionen des kurzen Arms des Y-Chromosoms können zur **kompletten Gonadendysgenesie** (Swyer-Syndrom, 46,XY-Gonadendysgenesie) führen. Aufgrund der fehlenden embryonalen Androgenproduktion haben Betroffene ein äußerlich weibliches Genitale. Vielfach besteht ein Hochwuchs. Aufgrund der fehlenden AMH-Produktion durch die dysgenetischen Hoden sind die Müller-Strukturen nicht zurückgebildet und es lassen sich Uterus und Eileiter nachweisen, was für die diagnostische Einteilung als Gonadendysgenesie wegweisend ist. Inhibin B als Sertolizellmarker ist typischerweise erniedrigt. Die dysgenetischen Gonaden haben ein signifikantes Entartungsrisiko (10–20 %, Gonadoblastom, Germinom). Eine Brustentwicklung wie bei Androgenresistenz kommt bei reiner Gonadendysgenesie normalerweise nicht vor. Sollte dennoch Brustwachstum auftreten, muss an das Vorliegen eines östrogenbildenden gonadalen Tumors gedacht werden.

Gegenüber der reinen Gonadendysgenesie führen 45X0/46XY-Mosaike zu einer **gemischten Gonadendysgenesie**. Die endokrinen Funktionen des Hodens sind in einem sehr variablen Ausmaß betroffen, sodass unterschiedliche klinische Bilder vom überwiegend männlichen Phänotyp über intersexuelle äußere Genitalien bis hin zu überwiegend oder sogar komplett weiblichem äußeren Erscheinungsbild beobachtet werden. Auch die AMH-Sekretion ist in unterschiedlichem Ausmaß betroffen, sodass variable Konstellationen Müller-Derivate gefunden werden. Die Hodenfunktion ist vielfach asymmetrisch vermindert, was zu den typischen seitendifferenten Befunden führt.

Mutationen im WT1-Gen (Wilms Tumor Suppressor Gen) führen zu unterschiedlichen klinischen Erscheinungsbildern (Lim und Hawkins 1998). Neben der Störung der gonadalen Determinierung kann die Nierenanlage gestört sein (Nephropathie) und es kann zur Entwicklung von Wilms-Tumoren kommen. WT1 entfaltet seine Wirkung sehr früh bereits auf Ebene der Entstehung der bipotenten Gonadenanlage. Darum kann die Gonadendysgenesie sowohl bei 46,XX- als auch bei 46,XY-Individuen auftreten. Eine Störung der Geschlechtsentwicklung wird jedoch durch den Androgenmangel nur bei 46,XY-Kindern beobachtet und führt zu unterschiedlich stark ausgeprägter genitaler Fehlentwicklung, z. B. Hypospadie. Durch die frühe Anlagestörung der Keimdrüsen kommt es bei Störungen in WT1 jedoch bei beiden Geschlechtern in der Pubertät zu einer fehlenden oder verminderten Ausprägung sekundärer Geschlechtsmerkmale. Unterschiedliche Genveränderungen von WT-1 resultieren in spezifischen Entitäten:
- WAGR-Syndrom (Wilms-Tumor, Aniridie, Genitale Fehlbildung, mentale Retardierung),
- Denys-Drash-Syndrom (Wilms-Tumor, schwere Nierenerkrankung mit mesangialer Sklerose, Gonadendysgenesie) und
- Frazier-Syndom (komplette Gonadendysgenesie, spät einsetzender Glomerulumschaden mit fokaler Glomerulosklerose, erhöhtes Gonadoblastomrisiko im Gegensatz zum Auftreten von Wilmstumoren).

Im Gegensatz zu WT1 wirken sich **Mutationen im SF-1-Gen** auf die Gonadenentwicklung und auf die Nebennierenentwicklung aus. 46,XY-Individuen weisen typischerweise eine Nebennierenrindeninsuffizienz durch Nebennierenrindenhypoplasie in Kombination mit einer genitalen Virilisierungsstörung auf (Achermann et al. 1999). Die Gendosis spielt eine wichtige Rolle in der Ausprägung des Phänotyps. SF-1-Mutationen werden auch ohne Nebennierenrindeninsuffizienz bei isolierter genitaler Fehlbildung durch Hypogonadismus gefunden (Köhler et al. 2007). Die hohe Bedeutung der Gendosis für die Gonadendeterminierung wird durch die Beobachtung illustriert, dass Duplikationen von DAX1 oder WNT4 die testikuläre Determinierung inhibieren, sodass eine Gonadendysgenesie mit Virilisierungsstörung bei 46,XY-Individuen resultiert. Die Haploinsuffizienz von SOX9 führt ebenso zur Gonadendysgenesie. Aufgrund der Expression von SOX9 im embryonalen Skelettsystem entsteht durch diesen Gendefekt das klinische Bild der kampomelen Dysplasie.

■ Diagnostik

Die Diagnostik bei DSD zielt darauf ab, die zugrunde liegende Störung zeitnah zuzuordnen (Tab. 9.1) und eine drohende Stoffwechselentgleisung durch eine Nebennierenrindeninsuffizienz mit Salzverlustkrise rechtzeitig zu erkennen und zu behandeln. Aus der Diagnostik ergeben sich wichtige Hinweise für die Geschlechtszuweisung (Albers et al. 1997, Hughes et al. 2006). Die Diagnostik bei DSD sollte die nach aktuellem Kenntnisstand notwendigen Basisinformationen für die Beratung der Eltern oder die Betroffenen selbst und damit für die Planung des langfristigen Managements liefern.

■ Anamnese

Beim Neugeborenen sollte zunächst eine Schwangerschaftsanamnese der Mutter durchgeführt werden. Wichtig sind Fragen nach Einnahme von Medikamenten mit potenziell androgener Wirkung (46,XX-DSD durch Androgenexzess, Tab. 9.1): Anabolika, Salben, androgen wirksame Gestagene (Duck und Katayama 1981, Grumbach et al. 1959 u. 1960) (Abb. 9.4). Eine Virilisierung der Mutter während der Schwangerschaft kann auf einen plazentaren Aromatasemangel, einen P450-Oxidoreduktasemangel oder ein Schwangerschaftsluteom hinweisen (Mazza et al. 2002). Aufgrund der genetischen Grundlage der meisten Formen von DSD ist die Erhebung eines Familienstammbaums essenziell (Indexfälle?). Aufgrund des vielfach autosomal-rezessiven Erbgangs sollte die potenzielle Konsanguinität der Eltern erfragt werden.

■ Körperliche Untersuchung

Die körperliche Untersuchung umfasst die Erhebung des Genitalbefundes sowie einen allgemeinen pädiatrisch-internistischen Status. Dabei ist insbesondere auf assoziierte Fehlbildungen und Dysmorphien zu achten. Ein interdisziplinärer Ansatz unter Mitbeurteilung durch einen geschulten klinischen Genetiker kann bei der Einordnung syndromaler und chromosomaler Formen hilfreich sein. Die Untersuchung des äußeren Genitales muss den Grad der Virilisierung dokumentieren. Bei 46,XY-DSD sollte das Ausmaß der Virilisierungsstörung nach Sinnecker (1997) Verwendung finden, bei 46,XX-DSD durch Androgenexzess sollte die Einteilung nach Prader angewendet werden (Abb. 9.3). Auf das Vorhandensein eines Sinus urogenitalis ist zu achten (gemeinsame Öffnung von Urethra und Vaginalanlage). Es sollte gezielt nach palpablen Gonaden gesucht werden (z. B. in den Labioskrotalfalten), bei denen es sich dann um Testes handeln muss. Exprimierbares Scheidensekret weist auf das Vorhandensein eines Uterus hin.

■ Bildgebende Diagnostik

Die sonografische Darstellung des inneren Genitales ist im Hinblick auf das Vorhandensein von Müller-Derivaten (Uterus, obere Vagina) erforderlich. Dabei sollte auch

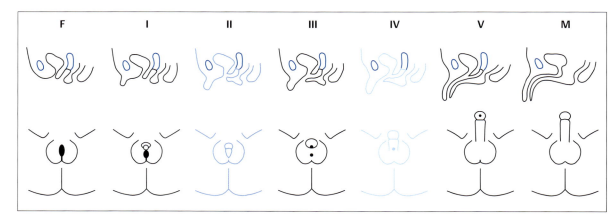

Abb. 9.3 Untersuchung des Genitales – Einteilung nach Prader.

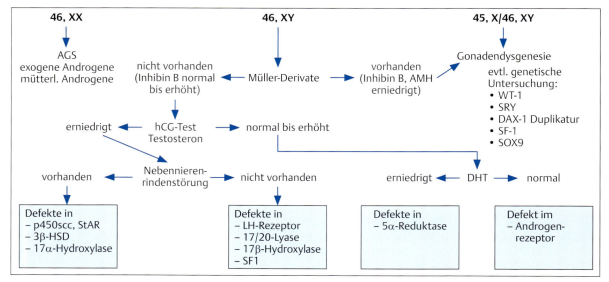

Abb. 9.4 Familienanamnese, körperliche Untersuchung, Karyotyp, Darstellung des inneren Genitale.

versucht werden, die Gonaden darzustellen, was jedoch häufig sonografisch alleine nicht möglich ist (s. u.). Aufgrund der oben beschriebenen Assoziation der Gonadenentwicklung mit der Entwicklung der Nieren und der ableitenden Harnwege müssen auch diese sonografisch mituntersucht werden. Weiterhin sollte im gleichen Untersuchungsgang eine Darstellung der Nebennieren erfolgen. Eine MRT-Untersuchung des Abdomens kann zur weitergehenden Klärung hilfreich sein. Eine Vaginoskopie mit Zystoskopie in Narkose kann im Verlauf notwendig sein, um bei unklaren Befunden zu einer eindeutigen Klärung der anatomischen Verhältnisse des Genitales zu kommen. In gleicher Narkose kann das innere Genitale auch laparoskopisch inspiziert und dokumentiert werden. Bei dieser Gelegenheit lassen sich die Gonaden makroskopisch beurteilen und eine Gonadenbiopsie zur Diagnosesicherung und Malignitätsausschluss durchführen (Histologie). Der vergleichsweise hohen Invasivität der Untersuchung steht die hohe Aussagekraft der Untersuchung gegenüber, sodass belastende, wiederholte genitale Inspektionen der Patienten minimiert werden können.

Mittels Genitografie kann eine Kontrastmitteldarstellung der urogenitalen Ausführungsgänge vorgenommen und so das Ausmaß der Virilisierung des Sinus urogenitalis und die anatomischen Beziehungen eingeschätzt werden.

■ Zytogenetik und Chromosomenanalyse

Die Klassifikation von DSD richtet sich entscheidend nach dem vorhandenen Kerngeschlecht des Patienten (Tab. 9.1). Der rasche Nachweis von Y-spezifischem Genmaterial sollte durch die Bestimmung von SRY mittels FISH oder PCR auf Basis genomischer DNA aus Blutleukozyten erfolgen. Dennoch muss immer auch eine klassische Chromosomenanalyse zur definitiven Bestimmung des Karyotyps durchgeführt werden.

- **Hormonelle Diagnostik**

> Der initial dringlichste hormonelle Parameter bei einem Neugeborenen mit DSD ist die Bestimmung von 17-Hydroxyprogesteron, damit ein klassisches AGS als häufigste Differenzialdiagnose mit möglicherweise drohender Salzverlustkrise zeitnah ausgeschlossen werden kann.

Wird das Kind später vorgestellt, sollte zusätzlich der Befund des Neonatalscreenings dokumentiert werden. Die Bestimmung von Natrium, Kalium, Blutgasanalyse und Glukose sollte im Hinblick auf eine möglicherweise vorliegende Nebennierenrindeninsuffizienz beim Neugeborenen ebenfalls durchgeführt werden.

Die weitergehende hormonelle Diagnostik dient der Eingrenzung der Störungsebene im Hinblick auf die adrenale und gonadale Bereitstellung der Steroidhormone und der zellulären Wirkungsvermittlung von Testosteron. Zu den wichtigsten **basalen Hormonwerten** gehören neben dem genannten 17OH-Progesteron (AGS?):
- Kortisol (Nebennierenrindeninsuffizienz?),
- Testosteron (Biosynthesestörung?),
- Östradiol (ovarielles Gewebe?) sowie
- LH und FSH (erhöht bei partieller Androgenresistenz?).

Die Interpretation der Parameter muss strengen Bezug zum Alter bei Blutentnahme haben (Minipubertät?) und ist insbesondere bei Neugeborenen und Säuglingen nur möglich, wenn das bestimmende Labor die alters- und geschlechtsspezifischen Besonderheiten und dementsprechende Normwerte berücksichtigt. Eine genaue diagnostische Einteilung bedarf neben der basalen Hormonbestimmung jedoch fast immer einer weitergehenden Klärung durch einen endokrinen Funktionstest.

ACTH-Test

Zur Untersuchung der adrenalen Steroidbiosynthese sollten die relevanten Steroidhormone sowohl basal als auch nach Stimulation mit ACTH bestimmt werden. Beim Neugeborenen und Säugling werden 125 µg ACTH, ab dem 2. Lebensjahr werden 250 µg ACTH i. v. gespritzt. Der stimulierte Wert wird nach 60 min abgenommen. Die wichtigsten zu bestimmenden Parameter sind Kortisol und 17-Hydroxyprogesteron. Die Eingrenzung einer spezifischen adrenalen Biosynthesestörung (CYP11B1, CYP17) ist allerdings nur durch die Erstellung eines Steroidprofils mit allen relevanten adrenalen Steroidhormonen möglich (zusätzlich Progesteron, 11-Desoxycorticosteron (DOC), 11-Desoxycortisol, Kortikosteron, Kortisol, Kortison, Aldosteron) (Sippell et al. 1978). Die Erhöhung der Δ5-Steroide DHEA und 17-Hydroxypregnenolon gegenüber dem Δ4-Steroid Androstendion kann auf einen HSD 3B2-Defekt hinweisen. Alternativ ist die Bestimmung eines Urinsteroidprofils mittels Massenspektrometrie etabliert (Wudy et al. 2000).

HCG-Test und HMG-Test

Der hCG-Test dient der Untersuchung der testikulären Androgenbiosynthese. Er wird meist mit 5000 IE/m² KOF i. m. durchgeführt (Abb. 9.**4**). Dabei erfolgt eine basale Blutentnahme vor Injektion sowie eine 2. Blutentnahme nach 72 h. Bestimmt werden Testosteron, Androstendion und Dihydrotestosteron. Ein insgesamt verminderter Testosteronanstieg wird bei Gonadendysgenesien oder beim LH-Rezeptordefekt als Ausdruck der fehlenden oder eingeschränkten Leydig-Zellfunktion bzw. -differenzierung gefunden. Ein erhöhter Anstieg von Androstendion bei vermindertem Testosteronanstieg ist typisch für den 17β-HSD 3-Defekt (Quotient > 1). Ein verminderter Anstieg von Dihydrotestosteron trotz guten Testosteronanstiegs (Quotient > 16) kann auf einen 5α-Reduktase-Typ-2-Defekt (SRD 5A2) hinweisen.

Ein **diagnostisches Dilemma** besteht darin, dass die Festlegung von Grenzwerten der normalen Hodenfunktion letztlich arbiträr ist, sodass im Überlappungsbereich bei anscheinend normaler Hodenfunktion Fälle mit leichten Gonadendysgenesien übersehen werden können. Dafür spricht beispielsweise die große Anzahl von Patienten mit hormoneller Konstellation einer Androgenresistenz ohne zugrunde liegende Mutation im Androgenrezeptorgen (Deeb et al. 2005).

> Im Einzelfall ist daher Vorsicht geboten, damit nicht etwa leichte Formen von Gonadendysgenesie mit möglicherweise höherem assoziierten Malignitätsrisiko übersehen werden.

In jedem Fall sollte die Interpretation der basalen und stimulierten Androgene in enger Absprache mit dem bestimmenden Labor durchgeführt werden. Bei Neugeborenen und Säuglingen sollte bis auf Weiteres darauf geachtet werden, dass extraktive Bestimmungsverfahren zur Erhöhung der Spezifität verwendet werden. Der HMG-Test kann bei Verdacht auf eine ovotestikuläre Störung der Geschlechtsentwicklung funktionell durch Anstieg des Östradiols ovarielles Gewebe nachweisen (Mendez et al. 1998).

Inhibin B und AMH

Inhibin B und AMH sind Marker der Sertolizell-Funktion (Kubini et al. 2000). Erniedrigte Werte werden bei Gonadendysgenesien gefunden (Abb. 9.**4**).

- **Molekulargenetische Diagnostik**

Eine molekulargenetische Untersuchung sollte erst nach vorheriger sorgfältiger klinischer und endokrinologischer Evaluation gezielt durchgeführt werden. Für viele Formen von DSD sind heute die monogenetischen Grundlagen bekannt, sodass eine definitive Diagnosesicherung erfolgen kann. Die Bewertung der molekulargenetischen Analyse muss von dem die Analyse durchführenden Labor vorgenommen werden. Bei bisher nicht bekannten Missense-Mutationen, die im Rahmen von Routineuntersuchungen festgestellt werden, ist die funktionelle Relevanz stets zurückhaltend zu interpretieren. Dies stellt einen Überlappungsbereich zwischen Patientenversorgung und wissenschaftlichen Fragestellungen dar. Die Ergebnisse molekulargenetischer Untersuchungen müssen im Rahmen einer genetischen Beratung besprochen werden.

Genitalhautbiopsie und Kultur von Genitalhautfibroblasten

Die Genitalhautbiopsie war früher ein wichtiges diagnostisches Instrument, da durch die Bestimmung der spezifischen Androgenbindung und durch die Bestimmung der 5α-Reduktase-Typ-2-Aktivität die Diagnose einer Androgenresistenz oder eines 5α-Reduktasemangels funktionell gestellt werden konnte (Schweikert et al. 1993). Da die Diagnosesicherung dieser beiden Entitäten heute wenig invasiv molekulargenetisch erfolgt, ist die rein diagnostische Genitalhautbiopsie obsolet. In einzelnen, unklaren Fällen kann jedoch die Genitalhautbiopsie auch heute zur Diagnosesicherung beitragen (Holterhus et al. 2005). Sollte bei einem DSD-Patienten eine genitale Operation erfolgen, so ist insbesondere bei bis dahin unklarer Diagnose die gleichzeitige Durchführung einer Genitalhautbiopsie zur Anlage einer Fibroblastenkultur zu empfehlen. Standardmäßig erfolgt die Biopsie immer aus labioskrotalem Gewebe.

Therapie

Interdisziplinäres Management

Das klinische Vorgehen bei Kindern mit einer Störung der Geschlechtsentwicklung hängt vom Alter und vom Untersuchungsbefund bei der Erstvorstellung ab. Bei Neugeborenen mit ambivalentem Genitale sollte eine Geschlechtszuordnung so lange vermieden werden, bis eine Evaluation durch einen Experten erfolgt ist. Betreuung, Evaluation und Diagnosemitteilung können am besten in einem ausgewiesenen Zentrum durch ein multidisziplinäres Team gewährleistet werden. Das Team sollte aus Kinder- und Jugendendokrinologen, Kinderchirurgen oder Kinderurologen, Psychologen und/oder Kinder- und Jugendpsychiatern sowie Gynäkologen, Genetikern, ggf. Neonatologen und Sozialarbeitern sowie Medizinethikern bestehen. Die jeweilige Zusammenstellung richtet sich nach den individuellen Gegebenheiten. Ein solches Team muss Erfahrung im Umgang mit Kindern, Jugendlichen und Familien mit DSD haben, um professionell beraten und schlüssige Entscheidungswege aufzeigen zu können. Der Erstkontakt mit den Eltern eines Kindes mit DSD ist von außerordentlicher Wichtigkeit, da der erste Eindruck und die erste Beratung von den Familien als richtungsweisend empfunden wird. In der weiteren Behandlung sollte altersgerecht eine kontinuierliche Aufklärung der betroffenen Kinder und Jugendlichen, aber auch eine Information der Familie sichergestellt werden. Das Prinzip des „informed consent" erfordert es, die Familie und die Betroffenen (je nach Alter des Kindes) möglichst in alle Entscheidungen aktiv mit einzubeziehen.

Wegen der Seltenheit von DSD, der Heterogenität der klinischen Symptome und der großen Unterschiede hinsichtlich der chirurgischen und medizinischen Behandlungsverfahren gibt es noch keine evidenzbasierten Leitlinien, d. h. die Behandlung ist noch weitgehend an den Erfahrungen und Einstellungen der Experten orientiert.

Geschlechtszuordnung

Die Geschlechtszuordnung muss sich an einer möglichst exakten Einordnung der zugrunde liegenden endokrinen oder genetischen Störung auf dem Boden der dargestellten Diagnostik orientieren. Überlegungen, die in den Entscheidungsprozess einbezogen werden, sind neben der endokrinen Diagnose die folgenden:
▶ das Aussehen des Genitales,
▶ chirurgische Therapieoptionen,
▶ die Notwendigkeit einer lebenslangen Hormonersatztherapie,
▶ Fertilität sowie
▶ familiäre, gesellschaftliche und kulturelle Gegebenheiten (Hughes et al. 2006).

Es muss berücksichtigt werden, dass genetische und hormonelle Faktoren abhängig von der zugrunde liegenden Diagnose zu einer sehr unterschiedlichen Beeinflussung des psychischen Geschlechts und damit der Geschlechtsidentität der Betroffenen führen (z. B. AGS, Androgenresistenz, 5α-Reduktasemangel, Tab. 9.2). Die Entscheidungsfindung bei der Geschlechtszuweisung darf Patienten mit DSD somit nicht auf die genitale Entwicklungsstörung und ihre rein operativen oder hormonellen Behandlungsmöglichkeiten reduzieren. Ziel der „richtigen" Geschlechtszuweisung sollte eine optimale soziokulturelle Adaptation des Individuums mit guter gesellschaftlicher Integration und maximaler gesundheitsbezogener Lebensqualität sein. Das persönliche Erleben der Behandlung spielt bei diesem Prozess eine nicht unerhebliche Rolle (Johannsen et al. 2006). Tab. 9.2 gibt Hinweise zu verschiedenen DSD-Diagnosen, die in diese Überlegungen einbezogen werden können (Hughes et al. 2006).

Medikamentöse Therapie

Bei Neugeborenen ist eine medikamentöse Therapie nur indiziert, wenn eine Geschlechtsentwicklungsstörung mit einer Nebennierenrindeninsuffizienz einhergeht. Sie besteht aus der Substitution von Hydrokortison, Fludrokortison und NaCl (Kapitel 5.5, AGS). Eine systemische oder lokale Behandlung des Genitales mit Testosteron- oder Dihydrotestosteron-Gel (2,5% Dihydrotestosterongel) kann beim Säugling mit geplanter Zuweisung zum männlichen Geschlecht in Frage kommen, um das Ansprechen des Phallus auf Androgene zu prüfen oder um eine präoperative Phallusvergrößerung bei geplanter Hypospadiekorrektur zu erreichen (z. B. 25 mg Testosteron i. m. alle 3 Wochen, maximal 3 Dosen) (Warne et al. 2005).

> Eine partielle oder komplette Sexualhormonersatztherapie ist erst ab dem pubertätsreifen Alter erforderlich.

Bei einer Sexualhormonersatztherapie erfolgt je nach Diagnose ein differenziertes Vorgehen. Bei kompletter Androgenresistenz kommt es bei Belassung der Gonaden in situ zu einer spontanen weiblichen Pubertätsentwicklung durch die Aromatisierung des pubertär vermehrt in den Hoden gebildeten Testosterons (testikuläre Feminisierung). Bei **weiblicher Geschlechtszuweisung** und fehlender Möglichkeit zur gonadalen Sexualhormonsynthese (z. B. bei StAR-Defekt, P450scc-Defekt oder CYP17-Defekt) oder bei Zustand nach präpubertärer Gonadektomie (z. B. bei partieller Androgenresistenz, bei Gonadendysgenesie, bei 17β-HSD-3 oder 5α-Reduktasemangel) ist eine pubertätseinleitende Therapie mit Östrogenen indiziert. Diese wird ab etwa 12 Jahren mit niedrig dosierten konjugierten Östrogenen (z. B. 0,3 mg Presomen) oder mit Östradiolvalerat (Progynovatropfen 2 Tropfen = 0,2 mg) begonnen und nach 6 Monaten und nach 12 Monaten weiter gesteigert. Mit Beginn des 3. Jahres wird üblicherweise auf die Substitutionsdosis übergegangen (z. B. Cyclo-Progynova N, Presomen 1,25/5 mg compositium (je mit Medikamentenpause) oder Trisequenz (durchgehende Gabe)).

Ob bei fehlendem Uterus die zyklische Gabe mit Medikamentenpause Vorteile hat und ob die Kombination mit zyklischem Gestagen erforderlich ist, ist nicht klar. Möglicherweise hat die Gestagengabe Vorteile im Hinblick auf ein niedrigeres Mammakarzinom-Risiko. Es sind Fälle beschrieben worden, bei denen Östrogene bei drohendem Riesenwuchs aufgrund eines retardierten Knochenalters peripubertär in wachstumsbegrenzender Dosis gegeben worden sind.

Bei **Zuweisung zum männlichen Geschlecht** wird in den meisten Fällen bei Geburt eine relevante Virilisierung des Genitales vorhanden gewesen sein, die auf eine Restfunktion der Leydig-Zellen oder – bei partieller Androgenresistenz – auf eine relevante Restfunktion des Androgenrezeptors in den genitalen Zielgeweben hinweist. Somit ist ein spontaner Pubertätsbeginn grundsätzlich zunächst möglich. Vielfach wird man sich jedoch für eine pubertätseinleitende Therapie entscheiden, um eine adäquate und zeitgerechte Entwicklung sicherzustellen. Diese beginnt im Alter von etwa 12–13 Jahren mit Injektionen von 50 mg Testosteron i. m. als Depotpräparat 1-mal pro Monat. Die Pubertätsinduktion durch tägliche transdermale Applikation von Testosterongel ist derzeit Gegenstand klinischer Studien. Nach 12 Monaten erfolgt die Steigerung der Therapie auf 125 mg Testosteron i. m. Im 3. Jahr wird auf die Erhaltungsdosis von 1-mal 250 mg alle 3–4 Wochen umgestellt. Die Therapiekontrolle orientiert sich am Pubertätsfortschritt unter besonderer Berücksichtigung des Genitalwachstums, Entwicklung der sekundären Geschlechtsbehaarung und später dem beginnenden Bartwuchs und Stimmbruch. Bei Androgenresistenz können deutlich höhere Dosierungen zur Überwindung des Rezeptordefekts notwendig sein.

Bei Jugendlichen und Adoleszenten sollte auch die Sexualität gezielt angesprochen werden. Dies spielt nicht nur für Überlegungen zur Testosterondosis eine Rolle, sondern bestehende Ängste und Unsicherheiten zur Sexualität sollten im Rahmen der DSD-Sprechstunde bearbeitet werden können. Gelegentlich sollten Kontrollen des Testosteronspiegels erfolgen und helfen bei der Interpretation der klinischen Befunde.

■ **Chirurgische Therapie**

Im Neugeborenenalter ist in der Regel keine chirurgische Therapie des Genitales indiziert. Die **Ziele** der chirurgischen Therapie bei DSD umfassen folgende Punkte:
▶ Aussehen und Funktion des Genitales,
▶ eine mögliche Fertilität sowie
▶ die potenzielle Entartung der Gonaden.

> Grundsätzlich werden genitale Korrekturoperation jeglicher Art kontrovers diskutiert, da kontrollierte Studien nicht vorliegen und insbesondere Untersuchungen zur langfristigen Prognose unzureichend sind.

Klassischerweise erfolgt bei ambivalentem Genitalbefund und **Entscheidung zur männlichen Geschlechtszuordnung** eine Maskulinisierungsoperation. Dies bedeutet die Aufrichtung des Phallus sowie die Korrektur der Hypospadie. Nach Abschluss der Diagnostik kann einem Operationszeitpunkt vor dem 2. Lebensjahr zugestimmt werden, jedoch gibt es für diesen Zeitpunkt keine Evidenz.

Bei uneindeutigem Genitalbefund und **Zuordnung zum weiblichen Geschlecht** erfolgt eine Feminisierungsoperation (Klitorisreduktionsplastik, Labienplastik, Vaginalplastik). Während aus chirurgischer Sicht ein früher Operationszeitpunkt einschließlich Vaginalplastik aus technisch-anatomischen Gründen bevorzugt wird, spricht die Vermeidung psychisch belastender regelmäßiger vaginaler Bougierungen beim Kind für ein zweizeitiges Vorgehen. Dabei erfolgt zunächst nur die Klitorisreduktionsplastik, sodass äußerlich ein zweifelsfrei weibliches Genitale resultiert. Aufgrund der vielfach unsicheren Langzeitprognose sollte jede Operationsindikation sehr zurückhaltend gestellt werden.

Entartungsrisiko. Eine häufige Operationsindikation bei DSD ist die mögliche Entartung der Gonaden. Die Literaturangaben zum Risiko gonadaler Tumore sind jedoch spärlich. Das höchste Tumorrisiko scheinen Y-positive Gonadendysgenesien zu haben und Patienten mit partieller Androgenresistenz und intraabdominellen Gonaden. Bei der Gonadendysgenesie und weiblicher

Zuordnung sollte eine frühzeitige Gonadektomie erfolgen, da bereits im Säuglingsalter Gonadoblastome beschrieben worden sind. Bei Gonadendysgenesie und Zuordnung zum männlichen Geschlecht sollten eine frühzeitige Gonadenbiopsie und eine Verlagerung der Gonaden in das Skrotum bzw. die Resektion bei dysgenetischer Gonade erfolgen. Danach sind jährliche klinische und sonografische Kontrollen bis zur Pubertät erforderlich, danach eine erneute Gonadenbiopsie und abhängig davon weitere Verlaufskontrollen.

Ein geringes Risiko für eine gonadale Entartung besteht bei DSD durch:
- Ullrich-Turner-Syndrom,
- komplette Androgenresistenz,
- ovotestikulären DSD,
- 5α-Reduktasemangel und
- LH-Rezeptordefekten.

Bei Testosteron-Biosynthesedefekten sowie bei partieller Androgenresistenz und Zuordnung zum weiblichen Geschlecht sollte die Gonadektomie vor dem Pubertätsalter zur Vermeidung einer unerwünschten Virilisierung erfolgen (Hughes et al. 2006).

Literatur

Achermann JC, Ito M, Ito M, Hindmarsh PC, Jameson JL. A mutation in the gene encoding steroidogenic factor-1 causes XY sex reversal and adrenal failure in humans. Nat Genet 1999;22:125–126.

Albers N, Ulrichs C, Gluer S, et al. Etiologic classification of severe hypospadias: implications for prognosis and management. J Pediatr 1997;131:386–392.

Arlt W, Walker EA, Draper N, et al. Congenital adrenal hyperplasia caused by mutant P450 oxidoreductase and human androgen synthesis: analytical study. Lancet 2004;363: 2128–2135.

Berenbaum, SA. How hormones affect behavioral and neural development: introduction to the Special Issue on "Gonadal Hormones and Sex Differences in Behavior". Dev Neuropsychol 1998;14:175–196.

Bosinski HAG. Determinanten der Geschlechtsidentität. Neue Befunde zu einem alten Streit. Sexuologie 2000;7:96–140.

Cohen-Kettenis PT. Gender change in 46,XY persons with 5alpha-reductase-2 deficiency and 17beta-hydroxysteroid dehydrogenase-3 deficiency. Arch Sex Behav 2005;34: 399–410.

Deeb A, Mason C, Lee YS, Hughes IA. Correlation between genotype, phenotype and sex of rearing in 111 patients with partial androgen insensitivity syndrome. Clin Endocrinol 2005;63:56–62.

Duck SC, Katayama KP. Danazol may cause female pseudohermaphroditism. Fertil Steril 1981;35:230–231.

Foster JW, Dominguez-Steglich AM, Guioli S, et al. Campomelic dysplasia and autosomal sex reversal caused by mutations in an SRY-related gene. Nature 1994;372:525–530.

Hines M. Sex steroids and human behavior: prenatal androgen exposure and sex-typical play behavior in children. Ann NY Acad Sci 2003;1007:272–282.

Hiort O, Holterhus PM. Molecular and hormone dependent events in sexual differentiation; in Henry A, Norman A, (eds). Encyclopedia of Hormones. Los Angeles: Academic Press 2004:349–356.

Hiort O, Holterhus PM, Werner R, et al. Homozygous disruption of P450scc (CYP11A1) is associated with prematurity, complete 46,XY sex reversal and severe adrenal failure. J Clin Endocrinol Metab 2005;90:538–541.

Hiort O, Willenbring H, Albers N, et al. Molecular genetic analysis and human chorionic gonadotropin stimulation tests in the diagnosis of prepubertal patients with partial 5 alpha-reductase deficiency. Eur J Pediatr 1996;155(6):445–51.

Holterhus PM, Werner R, Hoppe U, et al. Molecular features and clinical phenotypes in androgen insensitivity syndrome in the absence and presence of androgen receptor gene mutations. J Mol Med 2005;83:1005–1013.

Holterhus PM, Sinnecker GH, Hiort O. Phenotypic diversity and testosterone-induced normalization of mutant L712F androgen receptor function in a kindred with androgen insensitivity. J Clin Endocrinol Metab 2000;85:3245–3250.

Hughes IA, Houk C, Ahmed SF, Lee PA, LWPES Consensus Group; ESPE Consensus Group: Consensus statement on management of intersex disorders. Arch Dis Child 2006;91:554–563.

Johannsen TH, Ripa CP, Mortensen EL, Main KM. Quality of life in 70 women with disorders of sex development. Eur J Endocrinol 2006;155:877–885.

Jordan BK, Mohammed M, Ching ST, et al. Up-regulation of WNT-4 signaling and dosage-sensitive sex reversal in humans. Am J Hum Genet 2001;68:1102–1109.

Jürgensen M, Hiort O, Holterhus PM, Thyen U. Gender role behavior in children with XY karyotype and disorders of sex development. Horm Behav 2007;51:443–453.

Köhler B, Lin L, Ferraz-de-Souza B, et al. Five novel mutations in steroidogenic factor 1 (SF1, NR5A1) in 46,XY patients with severe underandrogenization but without adrenal insufficiency. Hum Mutat 2007;##.

Krone N, Braun A, Roscher A, Knorr D, Schwarz HP. Predicting phenotype in steroid 21-hydroxylase deficiency? Comprehensive genotyping in 155 unrelated, well defined patients from southern Germany. J Clin Endocrinol Metab 2000;85: 1059–1065.

Kubini K, Zachmann M, Albers N, et al. Basal inhibin B and the testosterone response to human chorion gonadotropin correlate in prepubertal boys. J Clin Endocrinol Metabol 2000;85:134–138.

Langman J. Urogenitalsystem. In: Langman J. Medizinische Embryologie. Stuttgart New York: Thieme:153–192.

Lim HN, Hawkins JR. Genetic control of gonadal differentiation. Baillieres Clin Endocrinol Metab 1998;12:1–16.

Luo X, Ikeda Y, Parker KL. A cell-specific nuclear receptor is essential for adrenal and gonadal development and sexual differentiation. Cell 1994;77:481–490.

Mazza V, Di Monte I, Ceccarelli PL, et al. Prenatal diagnosis of female pseudohermaphroditism associated with bilateral luteoma of pregnancy: case report. Hum Reprod 2002;17: 821–823.

Mendez JP, Schiavon R, Diaz-Cueto L, et al. A reliable endocrine test with human menopausal gonadotropins for diagnosis of true hermaphroditism in early infancy. J Clin Endocrinol Metab 1998;83:3523–3526.

Pelletier J, Bruening W, Kashtan CE, et al. Germline mutations in the Wilms' tumor suppressor gene are associated with abnormal urogenital development in Denys-Drash syndrome. Cell 1991;67:437–447.

Peter M, Sippell WG, Wernze H. Diagnosis and treatment of 17-hydroxylase deficiency. J Steroid Biochem Mol Biol 1993;45: 107–116.

Quigley CA, De Bellis A, Marschke KB, el-Awady MK, Wilson EM, French FS. Androgen receptor defects: historical, clinical, and molecular perspectives. Endocr Rev 1995;16:271–321.

Raymond CS, Shamu CE, Shen M, et al. Evidence for evolutionary conservation of sex-determining genes. Nature 1998;391: 691–695.

Raymond CS, Parker ED, Kettlewell JR, et al. A region of human chromosome 9p required for testis development contains two genes related to known sexual regulators. Hum Molec Genet 1999;8:989–996.

Richter-Unruh A, Martens JW, Verhoef-Post M, et al. Leydig cell hypoplasia: cases with new mutations, new polymorphisms

and cases without mutations in the luteinizing hormone receptor gene. Clin Endocrinol 2002;56:103–112.
Schweikert HU. The androgen resistance syndromes: clinical and biochemical aspects. Eur J Pediatr 1993;152:S 50–57.
Shozu M, Akasofu K, Harada T, Kubota Y. A new cause of female pseudohermaphroditism: placental aromatase deficiency. J Clin Endocrinol Metab 1991;72:560–566.
Simard J, Rheaume E, Mebarki F, et al. Molecular basis of human 3 beta-hydroxysteroid dehydrogenase deficiency. J Steroid Biochem Mol Biol 1995;53:127–138.
Sinclair AH, Berta P, Palmer MS, et al. A gene from the human sex-determining region encodes a protein with homology to a conserved DNA-binding motif. Nature 1990;346:240–244.
Sinnecker GH, Hiort O, Dibbelt L, et al. Phenotypic classification of male pseudohermaphroditism due to steroid 5 alpha-reductase 2 deficiency. Am J Med Genet 1996;63:223–230.
Sinnecker GH, Hiort O, Nitsche EM, Holterhus PM, Kruse K. Functional assessment and clinical classification of androgen sensitivity in patients with mutations of the androgen receptor gene. German Collaborative Intersex Study Group. Eur J Pediatr 1997;156:7–14.
Sippell WG, Bidlingmaier F, Becker H, et al. Simultaneous radio-immunoassay of plasma aldosterone, corticosterone, 11-deoxycorticosterone, progesterone, 17-hydroxyprogesterone, 11-deoxycortisol, cortisol and cortisone. J Steroid Biochem 1978;9:63–74.
Stocco DM. Clinical disorders associated with abnormal cholesterol transport: mutations in the steroidogenic acute regulatory protein. Mol Cell Endocrinol 2002;191:19–25.
Swain A, Narvaez V, Burgoyne P, Camerino G, Lovell-Badge R. Dax1 antagonizes Sry action in mammalian sex determination. Nature 1998;391:761–767.
Thyen U, Lanz K, Holterhus PM, Hiort O. Epidemiology and initial management of ambiguous genitalia at birth in Germany. Horm Res 2006;66:195–203.
Twesten W, Holterhus PM, Sippell WG, et al. Clinical, Endocrine, and Molecular Genetic Findings in Patients with 17β-Hydroxysteroid Dehydrogenase Deficiency. Horm Res 2000;53: 26–31.
Umehara F, Tate G, Itoh K, Yamaguchi N, Douchi T, Mitsuya T, Osame M. A novel mutation of desert hedgehog in a patient with 46,XY partial gonadal dysgenesis accompanied by minifascicular neuropathy. Am J Hum Genet 2000;67: 1302–1305.
Vainio S, Heikkila M, Kispert A, Chin N, McMahon AP. Female development in mammals is regulated by Wnt-4 signalling. Nature 1999;397:405–409.
Warne GL, Grover S, Zajac JD. Hormonal therapies for individuals with intersex conditions: protocol for use. Treat Endocrinol 2005;4:19–29.
Wudy SA, Hartmann M, Homoki J. Hormonal diagnosis of 21-hydroxylase deficiency in plasma and urine of neonates using benchtop gas chromatography-mass spectrometry. J Endocrinol 2000;165:679–683.
Zachmann M, Tassinari D, Prader A. Clinical and biochemical variability of congenital adrenal hyperplasia due to 11 beta-hydroxylase deficiency. A study of 25 patients. J Clin Endocrinol Metab 1983;56:222–229.

9.2 Transsexualität

C. Sievers, H. J. Schneider, G. K. Stalla

■ Einleitung

Das Phänomen der Transsexualität ist in den verschiedensten Kulturkreisen seit der Antike beschrieben. Da Geschlechtsidentitätsstörungen, Intersexsyndrome und sexuelle Orientierung jedoch bis zu Beginn des 20. Jahrhunderts häufig nicht näher differenziert wurden, sind historische Beschreibungen den heute verwendeten Kategorien häufig schwer zuzuordnen. Die ersten grundlegenden wissenschaftlichen Arbeiten zur „Theorie der sexuellen Zwischenstufen" wurden von Hirschfeld veröffentlicht, der auch die ersten operativen transformierenden Eingriffe beschrieb (Hirschfeld, 1923).

Transsexualität kommt in jeder Bevölkerungsschicht vor und Ergebnissen aktuellerer epidemiologischer Studien zufolge wird derzeit von Prävalenzen der Mann-zu-Frau-Transsexualität zwischen 1:10000 und 1:30000 und der Frau-zu-Mann-Transsexualität zwischen 1:15000 und 1:100000 ausgegangen – abhängig von der Definition, der wissenschaftlichen Untersuchungsmethode und der Region (Hoenig u. Kenna, 1974; van Kesteren et al. 1996; Costa-Santos u. Madeira, 1996).

■ Definition/Ätiologie

Üblicherweise erfolgt die Geschlechtszuweisung auf mehreren Ebenen. Man unterscheidet das chromosomale, gonadale, endokrine, genitale und möglicherweise sogar das zerebrale Geschlecht.

Liegt ein eindeutiger Phänotyp vor bei gleichzeitig bestehendem Wunsch, als Angehöriger des anderen Geschlechts zu leben und anerkannt zu werden, verbunden mit dem Unbehagen oder dem Gefühl der Nichtzugehörigkeit zum eigenen anatomischen Geschlecht, so liegen nach der Internationalen Statistischen Klassifikation der Krankheiten und verwandter Gesundheitsprobleme, 10. Revision (ICD 10), die Kriterien einer Geschlechtsidentitätsstörung im Sinne eines **Transsexualismus** vor.

Die diagnostischen Leitlinien fordern, dass die transsexuelle Identität dauerhaft bestehen muss (mindestens 2 Jahre) und nicht Ausdruck einer anderen psychischen Erkrankung (z. B. einer Schizophrenie) oder einer somatischen Störung (z. B. eines intersexuellen Syndroms) ist (Bosinski 2006). Die sexuelle Orientierung kann wie bei Nicht-Transsexuellen heterosexuell, homosexuell, bisexuell oder asexuell sein (Schilder et al. 2001; Smith et al. 2005). Bosinski und andere bezeichnen dabei einen gynäphilen Frau-zu-Mann-Transsexuellen als homosexuell, eine gynäphile Mann-zu-Frau-Transsexuelle als heterosexuell (Bosinski 2006).

Abzugrenzen gegen den Transsexualismus sind folgende Störungen (Internationale Statistische Klassifikation der Krankheiten und verwandter Gesundheitsprobleme):

- der Transvestitismus unter Beibehaltung beider Geschlechtsrollen,
- die Störungen der Sexualpräferenz beispielsweise mit fetischistischem Transvestitismus sowie
- psychische und Verhaltensstörungen in Verbindung mit der sexuellen Entwicklung und Orientierung (mit sexuellen Reifungskrisen und Unsicherheit bzgl. der Geschlechtsidentität beispielsweise bei Heranwachsenden).

Die **Ätiologie** der Transsexualität ist bis heute weitestgehend ungeklärt. Da pathologisch relevante, biologische Parameter bei transsexuellen Patienten nicht nachweisbar sind, wurde lange Zeit davon ausgegangen, dass Transsexualität vornehmlich ein psychologisches Phänomen ist, das z. B. durch Konditionierung entsteht. Dementsprechend wurde die therapeutische Strategie ausgerichtet.

Die Entdeckung, dass in der pränatalen Entwicklungsphase dieselben Sexualhormone sowohl die Morphologie der Genitalien wie auch die Funktion des Gehirns beeinflussen, inspirierte weitere Forschung hinsichtlich einer biologischen bzw. neuroendokrinen Hypothese der Ätiologie von Transsexualität. Zhou et al. zeigten strukturelle Unterschiede bei Transsexuellen in einem für das Sexualverhalten wichtigen Kern des limbischen Systems, dem BSTc (bed nucleus of the stria terminalis) (Kruijver et al. 2000; Zhou et al. 1995). Der normalerweise bei Männern größer angelegte BSTc entsprach bei Mann-zu-Frau-Transsexuellen der Größe der BSTc bei Frauen.

Ebenso sprechen Unterschiede bei Transsexuellen in der D2/D4-Fingerlängen-Ratio, die abhängig von der pränatalen Androgenexposition ist, für eine biologische Hypothese der Transsexualität (Schneider et al. 2006).

In Deutschland sind die **Grundlagen für eine Änderung der Geschlechtsidentität** seit 1980 mit dem Inkrafttreten des so genannten „Transsexuellengesetzes" geregelt (Gesetz über die Änderung der Vornamen und Anerkennung der neuen Geschlechtszugehörigkeit in besonderen Fällen, Transsexuellengesetz TSG, 1980: kleine Lösung §§ 1 ff., große Lösung, Personenstandsänderung, §§ 8 ff.). Seit dem Grundsatzurteil des Bundessozialgerichts vom August 1987 sind die Krankenkassen zur Kostenübernahme der geschlechtsangleichenden Maßnahmen verpflichtet, sofern die Diagnose gutachterlich belegt ist.

Interdisziplinäres therapeutisches Vorgehen bei Transsexualität

Der Wunsch der transsexuellen Patienten nach körperlicher Geschlechtsumwandlung ist häufig kompromisslos. Psychotherapeutische Therapieversuche mit dem Ziel, die Transsexualität zurückzudrängen, waren in der Vergangenheit nicht erfolgreich. Selbstverstümmelungen, Depressionen und Suizidalität führten gleichzeitig das Ausmaß des Leidensdrucks der Patienten vor Augen (Eicher 1992).

Daher hat sich in Deutschland und weltweit zwischenzeitlich die geschlechtsangleichende Therapie in interdisziplinärer Kooperation von Endokrinologen, Psychiatern/Psychotherapeuten, Operateuren und Hausärzten durchgesetzt, die in einem schrittweisen Vorgehen erfolgen sollte (Becker et al. 1998; Schlatterer et al. 1999; Schlatterer et al. 1996; Meyer et al. 2001). Der Stufenplan zum therapeutischen Vorgehen bei Transsexualität umfasst folgende Stufen:
1. Einleitung der Psychotherapie, ausführliche Diagnostik
2. Alltagstest
3. gegengeschlechtliche Hormontherapie
4. geschlechtsanpassende Operation (nicht obligat)
5. Nachbetreuung (psychiatrisch, endokrinologisch)

1. Stufe. Im Vordergrund der ersten Phase des Stufenplans steht die Diagnostik. Transsexualität ist eine Eigendiagnose des Patienten, häufig durch die Umwelt wie Freunde und Familie bestätigt, durch keine biologischen Tests belegbar und charakteristischerweise nicht „heilbar".

Psychiatrische sowie somatische (genetische, endokrinologische und internistische) Differenzialdiagnosen sollen ausgeschlossen werden. In der Anamneseerhebung sollte auch die Einnahme von nicht rezeptierten Hormonpräparaten (Internet, „schwarzer Markt") erfragt werden, da dies die Differenzialdiagnose erschweren kann und für den Patienten ein Risiko darstellt. Parallel wird die unterstützende Psychotherapie eingeleitet, die den Patienten auf die sekundären Veränderungen nach der Geschlechtsumwandlung vorbereiten soll.

2. Stufe. In dem so genannten „Alltagstest" (zweite Stufe) leben die transsexuellen Patienten in der neuen Geschlechtsrolle unter begleitender Psychotherapie, um das Rollenverhalten zu konsolidieren. Da die folgenden Therapiemaßnahmen häufig irreversibel sind, sollte in dieser Phase umsichtig evaluiert werden, ob die weitere Therapie dem Patienten zum Vorteil gereichen und ihm die Integration in die Gesellschaft ermöglichen wird.

3. Stufe. Anschließend kann mit der gegengeschlechtlichen Hormontherapie begonnen werden. Die hormonelle Therapie verfolgt 2 Ziele: sie soll die hormonell induzierten sekundären Geschlechtsmerkmale des anatomischen Geschlechts reduzieren und gleichzeitig die sekundären Geschlechtsmerkmale des neuen Geschlechts induzieren (Gooren 2005). Besonders in der Anfangsphase sollten v. a. Wirkung, Verträglichkeit und Dosierungen der Therapie unter engmaschiger endokrinologischer und psychiatrischer Betreuung evaluiert werden.

4. Stufe. Nach mehrmonatiger gegengeschlechtlicher Hormontherapie erfolgt häufig, jedoch nicht obligat, die geschlechtsangleichende Operation. Die Deutsche Gesellschaft für Sexualforschung empfiehlt folgende Kriterien, die als **Vorbedingungen** erfüllt sein sollten:

- abgeschlossene psychosexuelle Entwicklung (Mindestalter 18 Jahre),
- erfolgte interdisziplinäre Diagnostik,
- mindestens 2-jährige präoperative Beobachtung einschließlich psychotherapeutischer Betreuung,
- Nachweis eines Alltagstests sowie einer kontinuierlichen gegengeschlechtlichen Hormontherapie,
- 2 unabhängige psychiatrische Gutachten, die Diagnose und Operationsindikation stützen,
- erfolgte Aufklärung über Operationsrisiken und rechtliche Implikationen sowie
- gesicherte ärztliche und psychotherapeutische Nachsorge.

Eine Übersicht über Vorgehensweisen, Operationsmethoden und Langzeitergebnisse in der Chirurgie der Genitalangleichung bei Mann-zu-Frau- und Frau-zu-Mann-Transsexualität geben beispielsweise Spehr, Schaff, Goodard und Selvaggi et al. (Goddard et al. 2007; Spehr 2006; Schaff 2006; Selvaggi et al. 2005; Sohn u. Bosinski 2007).

5. Stufe. An die Operation schließt sich die psychiatrisch/psychotherapeutische und endokrinologische Nachbetreuung mit regelmäßiger Überprüfung der Hormonspiegel an. Die postoperative Hormonbehandlung erfolgt in der Regel lebenslang, da ansonsten Zeichen des Hormonmangels, wie Antriebslosigkeit, Depressionen, Osteoporose, Muskelabbau, Schweißausbrüche und Hitzewallungen auftreten können (Schneider u. Stalla 2006).

Weitere Behandlungen sekundärer Geschlechtsmerkmale wie der Stimme (durch logopädische Stimmfunktionstherapie oder phonochirurgische Eingriffe) sowie des Haarwuchses (durch dermatologische Behandlungen) können sinnvoll und notwendig werden (Brown et al. 2000; Giltay u. Gooren, 2000; Neumann 2006; Möhrenschlager u. Köhn, 2006; Carew et al. 2007).

Aufgaben der Betreuung transsexueller Patienten auf endokrinologischem Fachgebiet

Die **endokrinologische Erstvorstellung** hat **2 Ziele**: zum einen sollen Differenzialdiagnosen der Transsexualität, also andere Störungen der sexuellen Differenzierung (z. B. Intersex-Syndrome wie Hermaphroditismus verus, Pseudohermaphroditismus femininus einschließlich adrenogenitalem Syndrom, Pseudohermaphroditismus masculinus oder Gonadendysgenesien) ausgeschlossen, zum anderen mögliche Risiken für Begleiterkrankungen vor Einleitung einer Hormontherapie beurteilt werden (Schneider u. Stalla, 2006; Krege 2003).

In der Anamnese sollten Vorerkrankungen, insbesondere Lebererkrankungen und thromboembolische Ereignisse sowie ein möglicherweise vorliegender Substanzabusus (v.a. Alkohol-/Nikotinkonsum) erfragt werden. Die körperliche Untersuchung dient der Bestätigung der phänotypischen Geschlechtszuordnung und der Beurteilung des allgemeinen Gesundheitsstatus.

Im Rahmen der initialen Blutuntersuchung sollten neben dem Hormonstatus (Testosteron, Östradiol, LH, FSH, Prolaktin, TSH ggf. Progesteron in der Lutealphase) auch Leberwerte (Transaminasen, GGT, alkalische Phosphatase) und das Blutbild beurteilt werden. Bei Verdacht auf eine Thromboseneigung sollte eine zusätzliche Thrombophiliediagnostik erfolgen. Das chromosomale Geschlecht wird durch eine Karyotypisierung bestätigt.

Hormonelle Therapie bei Mann-zu-Frau-Transsexualität

Im Anschluss an unauffällige diagnostische Befunde und die gutachterlich bestätigte Diagnose Transsexualität wird eine gegengeschlechtliche Hormonbehandlung eingeleitet. Bei der Aufklärung sollte besonders auf die Irreversibilität der auftretenden Veränderungen hingewiesen werden.

Aufgrund fehlender randomisierter Studien gibt es keine standardisierten Therapieschemata. Die Empfehlungen basieren auf Erfahrungen großer Zentren und Consensus-Beschlüssen (Becker et al. 1998; Moore et al. 2003). In den USA und Niederlanden wird die perorale Gabe von Ethinylöstradiol 50–100 µg/Tag oder konjugierten equinen Östrogenen 1,25–10 µg/Tag empfohlen. Andere Zentren haben gute Erfahrungen mit der Applikation von transdermalen Östrogenpräparaten gemacht. Gegenüber der oralen Einnahme kann so möglicherweise das Risiko thromboembolischer Ereignisse gesenkt werden (Cohen-Kettenis u. Gooren, 1999). Zusätzlich werden in vielen Zentren antiandrogen wirkende Substanzen wie das Gestagenpräparat Cyproteronacetat (Androcur) oder Spironolakton zur Suppression von LH und FSH gegeben.

Wir favorisieren derzeit folgendes Therapieschema: Applikation transdermaler Östradiol-Präparate (z. B. Gynokadin Gel 2–4 Hub/Tag oder alternativ Östradiolpflaster, z. B. Estraderm Pflaster TTS 100) in Kombination mit Cyproteronacetat (Androcur bis zu 2-mal 50 mg/Tag) in der Anfangsphase (erste 3–6 Monate), das bei Erreichen von Testosteronwerten im weiblichen Zielbereich reduziert und abgesetzt wird.

Weitere Therapieregime können den genannten Übersichtsarbeiten entnommen werden (Becker et al. 1998; Moore et al. 2003). So besteht z. B. alternativ zur hochdosierten Antiandrogentherapie die Möglichkeit, bei erhöhtem Thromboserisiko oder bei einer Depression GnRH-Analoga (z. B. Synarela intranasal oder Decapeptyl Gyn 1-mal monatlich i. m.) mit niedrig dosierten Antiandrogenen zu kombinieren (Dittrich et al. 2005).

Im Verlauf der Therapie sollte die Östradioldosierung nach Hormonwerten (LH, FSH, Östradiol) und Klinik auf eine Dosis zwischen 2 und 8 mg 17β-Östradiol angepasst werden. Eine relative Kontraindikation für die hochdosierte Östrogentherapie stellen bestehende Leberparenchymschäden, eine venöse Insuffizienz, Thromboembolien in der Vorgeschichte oder das Vorhandensein von hormonabhängigen Tumoren dar; in diesen Fällen sollten deutlich niedrigere Hormondosen eingesetzt werden (Levy et al. 2003).

- **Wirkungen und Nebenwirkungen der hormonellen Therapie bei Mann-zu-Frau-Transsexualität**

Die niedrige Ausgangsmorbidität und -mortalität der im Mittel eher jungen transsexuellen Patienten, die vergleichsweise niedrige Fallzahl sowie das Fehlen von placebo-kontrollierten, prospektiven Studien erschwert die Beurteilung spezifischer Therapieeffekte und Risiken (Levy et al. 2003; van Kesteren et al. 1997).

Gynäkomastie. Die zweifelsohne erwünschte Folge der Östrogentherapie ist das Entstehen einer Gynäkomastie. Von einem Großteil der Patienten wird diese jedoch als nicht ausreichend empfunden, weshalb sich viele einer zusätzlichen brustaufbauenden Operation unterziehen. Eine Übersicht über Vorgehensweisen und Techniken der Brustchirurgie bei Mann-zu-Frau-Transsexuellen geben beispielsweise Peek und Kanhai et al. (Peek 2006; Kanhai et al. 2001).

Hypophyse/Prolaktin. Eine nicht selten unerwünschte Wirkung ist eine über Wochen bis Monate andauernde, bis zur Schmerzhaftigkeit gesteigerte Sensibilität der Brustwarzen. Bedingt durch die gesteigerte Wirkung der Antiandrogene sowie die direkten Effekte der Östrogene ist das Auftreten einer Hyperprolaktinämie, ggf. mit Galaktorrhoe (v. a. beim abrupten Absetzen von Östradiol), eine weitere mögliche Nebenwirkung (van Kesteren et al. 1997).

Haut/Haare/Fettgewebe. Im Verlauf lassen sich außerdem eine Verfeinerung der Hautstruktur sowie eine Auflockerung des Unterhautfettgewebes und eine Umverteilung des Fettgewebes nach dem weiblichen Verteilungsmuster feststellen. Die Abnahme des Bartwuchses erreicht meist keine befriedigenden Ausmaße, sodass häufig wiederholte Epilationsbehandlungen notwendig werden. Besteht eine androgenetische Alopezie, kann eine topische Behandlung mit östrogenhaltigen Haarwassern (z. B. Ell-Cranell alpha), die Therapie mit dem 5α-Reduktase-Hemmer Finasteride (Propecia) oder dem Kaliumkanalöffner Minoxidil (Regaine) erfolgen.

Testis/Prostata/Fertilität. Mit interindividuellen Unterschieden tritt nach Gabe von Östrogenen bei Mann-zu-Frau-Transsexuellen eine testikuläre Atrophie auf, die eine dauerhafte Infertilität zur Folge haben kann, auch wenn die gegengeschlechtliche Therapie vorzeitig beendet wird. Auch die Prostatagröße nimmt in vielen Fällen ab. Weitere Effekte der Hormonbehandlung sind die Reduktion der Libido und der Potenz, die sich sogar in einem völligen Erektionsverlust und Anorgasmie äußern können. Diese Nebenwirkungen sollten Inhalte des Aufklärungsgesprächs sein.

Thromboembolische Komplikationen/Blutbild. An schwerwiegenden Nebenwirkungen sind insbesondere das erhöhte Risiko thromboembolischer Komplikationen (man geht von einer Zunahme des Risikos mit steigender Östrogendosis aus) sowie das in Einzelfällen beschriebene Auftreten von Mammakarzinomen zu nennen (Pritchard et al. 1988; Grabellus et al. 2005).

Durch Metabolisierung der Östrogene in der Leber zeigt sich oft ein Transaminasenanstieg (van Kesteren et al. 1997). Zusätzlich können sich Blutbildveränderungen zeigen (Hb-Anstieg bei Testosterontherapie und Hb-Abfall bei der Therapie von Mann-zu-Frau-Transsexuellen). Daher sollten neben den Hormonparametern LH/FSH, Prolaktin, Östradiol und Testosteron auch Leberenzyme und Blutbild regelmäßig kontrolliert werden (zu Beginn alle 3–6 Monate, später einmal im Jahr).

- **Hormonelle Therapie bei Frau-zu-Mann-Transsexualität**

Für die gegengeschlechtliche Hormonbehandlung der Frau-zu-Mann-Transsexuellen stehen verschiedene Testosteronpräparate zur Verfügung. Am häufigsten wird das i. m. zu applizierende Testosteronenanthat (Testoviron 250 mg) eingesetzt, dass meist in 2-wöchentlichem Intervall appliziert wird. Nachteilig wirken sich allerdings die zu Beginn des Applikationsintervalls supraphysiologischen und am Ende des Intervalls erniedrigten Testosteronspiegel aus (Schneider u. Stalla 2006). Dies kann sich bei einigen Patienten in Form von Stimmungs- und Libidoschwankungen bemerkbar machen. Da die Metabolisierung von Testosteron in der Leber stattfindet, bewirkt eine Erhöhung der Dosierung eine Belastung der metabolischen Leberfunktion und zusätzlich kann es über eine vermehrte Aromatisierung von Testosteron im Fettgewebe zu einem unerwünschten Östrogenanstieg und Brustwachstum kommen. Alternativ werden in diesem Falle die transdermalen Gel-Applikationsformen empfohlen (Testim 50 mg/Tag oder Testogel 50 mg/Tag).

Die i.m.-Gabe von Testosteronundekanoat (Nebido 1000 mg i. m., initial 2. Injektion 6 Wochen nach der ersten, danach 12-Wochenintervalle, ggf. Intervall anpassen nach Spiegeln) führt zu stabilen Testosteronplasmaspiegeln und ist praktikabel, jedoch in der Anfangsphase der Hormonbehandlung weniger gut steuerbar (Müller et al. 2007).

- **Wirkungen und Nebenwirkungen der hormonellen Therapie bei Frau-zu-Mann-Transsexualität**

Amenorrhoe, Stimmlage, Muskelmasse. Zu den erwünschten Wirkungen der Androgentherapie zählt die sekundäre Amenorrhoe nach einigen Wochen bis Monaten mit Atrophie des Endometriums und Vaginalepithels. Bei persistierender Zyklusblutung kann, sofern noch Spielraum besteht, die Testosterondosis erhöht oder mit hochdosierten Gestagen (z. B. Proluton depot

2-mal 250 mg i. m. im Abstand von 3 Tagen), alternativ mit GnRH-Analoga (z. B. Synarela intranasal) behandelt werden (Schneider u. Stalla 2006). Zusätzlich kommt es zur erwünschten Veränderung der Stimmlage, einem typisch männlichen Behaarungsmuster sowie einer Zunahme der Muskelmasse (besonders in Kombination mit Krafttraining).

Akne. Akne (14%) gehört zu den häufigsten unerwünschten Nebenwirkungen der Testosterontherapie, die bei manchen Patienten sogar antibiotisch behandelt werden muss (z. B. mit Vibramycin: anfänglich 200 mg, dann 100 mg tgl.).

Weitere allgemeine Nebenwirkungen. Weiterhin stehen Transaminasenerhöhungen (12%), vegetative Symptome (3%) sowie Libido- und Aggressionssteigerung im Vordergrund.

Knochen. Die Datenlage zum Osteoporose-Risiko bei Frau-zu-Mann-Transsexuellen ist heterogen. Während sich bei unseren Patienten und in anderen Studien keine Veränderung der Knochendichte unter Androgentherapie zeigte, beobachteten van Kesteren et al., dass eine Testosterontherapie die mit Östrogenmangel einhergehende Knochendichteminderung bei Frau-zu-Mann-Transsexuellen nicht vollständig verhindern konnte (Lips et al. 1996; Schlatterer et al. 1998; van Kesteren et al. 1997).

Literatur

an Kesteren PJ, et al. Mortality and morbidity in transsexual subjects treated with cross-sex hormones. Clin Endocrinol (Oxf). 1997;47(3):337–342.

Becker S, et al. Standards for treatment and expert opinion on transsexuals. The German Society for Sexual Research, The Academy of Sexual medicine and the Society for Sexual Science. Fortschr Neurol Psychiatr 1998;66(4):164–169.

Bosinski H. Nosologie, Symptomatik, Verlauf und Differentialdiagnostik transsexueller Geschlechtsidentitätsstörungen (GIS). Hrsg. Stalla GK. Bremen: Uni-Med Science 2006.

Brown M, et al. Pitch change in male-to-female transsexuals: has phonosurgery a role to play? Int J Lang Commun Disord 2000;35(1):129–136.

Carew L, Dacakis G, Oates J. The Effectiveness of Oral Resonance Therapy on the Perception of Femininity of Voice in Male-to-Female Transsexuals. J Voice 2007;21(5):591–603.

Cohen-Kettenis PT, Gooren LJ. Transsexualism: a review of etiology, diagnosis and treatment. J Psychosom Res 1999;46(4):315–333.

Costa-Santos J, Madeira R. Transsexualism in Portugal: the legal framework and procedure, and its consequences for transsexuals. Med Sci Law 1996; 36(3):221–225.

Dittrich R, et al. Endocrine treatment of male-to-female transsexuals using gonadotropin-releasing hormone agonist. Exp Clin Endocrinol Diabetes 2005;113(10):586–592.

Eicher W. Transsexualism. Dtsch Krankenpflegez 1992;45(3):183–187.

Giltay EJ, Gooren LJ. Effects of sex steroid deprivation/administration on hair growth and skin sebum production in transsexual males and females. J Clin Endocrinol Metab 2000;85(8):2913–2921.

Goddard JC, et al. Feminizing genitoplasty in adult transsexuals: early and long-term surgical results. BJU Int 2007;100(3):607–613.

Gooren L. Hormone treatment of the adult transsexual patient. Horm Res 2005;64(Suppl 2):31–36.

Grabellus F, et al. ETV6-NTRK3 gene fusion in a secretory carcinoma of the breast of a male-to-female transsexual. Breast 2005;14(1):71–74.

Hirschfeld M. Die intersexuelle Konstitution. In: J.S. Zwischenstufen, ed. Stuttgart: Puttmann 1923.

Hoenig J, Kenna JC. The prevalence of transsexualism in England and Wales. Br J Psychiatry 1974;124(579):181–190.

Kanhai RC, Hage JJ, Karim RB. Augmentation mammaplasty in male-to-female trans-sexuals: facts and figures from Amsterdam. Scand J Plast Reconstr Surg Hand Surg 2001;35(2):203–206.

Krege S. Störungen der sexuellen Differenzierung. Arbeitsgemeinschaft der Wissenschaftlichen Medizinischen Fachgesellschaften, Hrsg. ed. L.d. Deutschen Gesellschaft für Urologie 2003.

Kruijver FP, et al. Male-to-female transsexuals have female neuron numbers in a limbic nucleus. J Clin Endocrinol Metab 2000;85(5):2034–2041.

Levy A, Crown A, Reid R. Endocrine intervention for transsexuals. Clin Endocrinol (Oxf). 2003;59(4):409–418.

Lips P, et al. The effect of androgen treatment on bone metabolism in female-to-male transsexuals. J Bone Miner Res, 1996;11(11):1769–1773.

Meyer W, Bockting WO, Cohen-Kettenis P, et al. Standards of Care for Gender Identity Disorders. Vol. 6th Edition. 2001: http://www.hbigda.org/soc.html

Möhrenschlager M, Köhn, F M. Dermatologische Behandlung der androgenetischen Alopezie, der Akne und des Hirsutismus. Therapieleitfaden Transsexualität. Hrsg. Stalla GK. 1. Aufl,. Bremen: Unimed Science 2006.

Moore E, Wisniewski A, Dobs A. Endocrine treatment of transsexual people: a review of treatment regimens, outcomes, and adverse effects. J Clin Endocrinol Metab 2003;88(8):3467–3473.

Mueller A, et al. Long-term administration of testosterone undecanoate every 3 months for testosterone supplementation in female-to-male transsexuals. J Clin Endocrinol Metab 2007.

Neumann K. Behandlung des sekundären Geschlechtsmerkmals Stimme bei Mann-zu-Frau-Transsexualismus. Therapieleitfaden Transsexualität. Hrsg. Stalla GK, 1. Aufl., Bremen: Unimed Science 2006.

Peek A. Brustchirurgie bei Transsexualität. Therapieleitfaden Transsexualität. Hrsg. Stalla GK. 1. Aufl., Bremen: Unimed Science 2006.

Pritchard TJ, et al. Breast cancer in a male-to-female transsexual. A case report. Jama 1988;259(15):2278–2280

Schaff J. Chirurgie der Genitalangleichung bei Frau-zu-Mann-Transsexualität. Therapieleitfaden Transsexualität. Hrsg. Stalla GK, 1. Aufl., Bremen: Unimed Science 2006.

Schilder AJ, et al. "Being dealt with as a whole person." Care seeking and adherence: the benefits of culturally competent care. Soc Sci Med 2001;52(11):1643–1659.

Schlatterer K, Bronisch T, Stalla, GK. Transsexuality – a multidisciplinary problem. Which therapeutic methods proved to be successful?. MMW Fortschr Med 1999;141(23):32–36.

Schlatterer K, et al. Transsexualism and osteoporosis. Exp Clin Endocrinol Diabetes 1998;106(4):365–368.

Schlatterer K, von Werder K, Stalla GK. Multistep treatment concept of transsexual patients. Exp Clin Endocrinol Diabetes 1996;104(6):413–419.

Schneider HJ, Pickel J, Stalla GK. Typical female 2nd-4th finger length (2 D:4 D) ratios in male-to-female transsexuals-possible implications for prenatal androgen exposure. Psychoneuroendocrinology 2006;31(2):265–269.

Schneider HJ, Stalla GK, Hormonelle Therapie. Therapieleitfaden Transsexualität. Hrsg. Stalla GK, 1. Aufl., Bremen: Unimed Science 2006.

Selvaggi G, et al. Gender identity disorder: general overview and surgical treatment for vaginoplasty in male-to-female transsexuals. Plast Reconstr Surg 2005;116(6):135e-145e.

Smith YL, et al. Transsexual subtypes: clinical and theoretical significance. Psychiatry Res 2005;137(3):151–160.

Sohn M, Bosinski, HA. Gender Identity Disorders: Diagnostic and Surgical Aspects (CME). J Sex Med 2007;4(5):1193–208.

Spehr C. Chirurgie der Genitalangleichung bei Mann-zu-Frau-Transsexualität. Therapieleitfaden Transsexualität. Hrsg.: Stalla GK, 1. Aufl. Bremen: Unimed Science 2006.

van Kesteren P, et al. Long-term follow-up of bone mineral density and bone metabolism in transsexuals treated with cross-sex hormones. Clin Endocrinol (Oxf) 1998;48(3): 347–354.

van Kesteren P, et al. The effect of one-year cross-sex hormonal treatment on bone metabolism and serum insulin-like growth factor-1 in transsexuals. J Clin Endocrinol Metab 1996;81(6):2227–2232.

van Kesteren PJ, Gooren LJ, Megens JA. An epidemiological and demographic study of transsexuals in The Netherlands. Arch Sex Behav 1996;25(6):589–600.

WHO, DIMDI, eds. Internationale Statistische Klassifikation der Krankheiten und verwandter Gesundheitsprobleme, 10. Revision. Vierstellige Ausführliche Systematik – Deutsche Übersetzung, 2007.

Zhou JN, et al. A sex difference in the human brain and its relation to transsexuality. Nature 1995;378(6552):68–70.

10 Metabolisches Syndrom und Diabetes mellitus

Kapitelkoordination: M. Stumvoll

10.1 Metabolisches Syndrom 326
M. Blüher, A. Körner, W. Kiess, M. Stumvoll

10.2 Diabetes mellitus 335
M. Stumvoll, N. Stefan, A. Fritsche, B. Gallwitz,
K. Müssig, W. Kiess, A.-G. Ziegler, H. Börschmann,
M. Hummel, A. Körner

10.3 Komplikationen des Diabetes mellitus 376
R. Lobmann

10 Metabolisches Syndrom und Diabetes mellitus

10.1 Metabolisches Syndrom

M. Blüher, A. Körner, W. Kiess, M. Stumvoll

■ Definition

Der Begriff Metabolisches Syndrom bezeichnet das überzufällig gehäufte gemeinsame Auftreten (Cluster) von folgenden Erkrankungen:
- stammbetonte (viszerale) Adipositas,
- erhöhte Glukose-Plasmaspiegel,
- Dyslipoproteinämie, bestehend aus niedrigen HDL-Cholesterin- und erhöhten Triglyzeridspiegeln, sowie
- essenzielle Hypertonie (Eckel et al. 2005).

> Das Metabolische Syndrom bezeichnet sowohl bereits das **Risikocluster** dieser Faktoren als auch das **gemeinsame Vorkommen der verschiedenen Krankheitskomponenten**. Das Metabolische Syndrom gilt als wichtigste Vorstufe sowohl für Diabetes mellitus-Typ-2 als auch für kardiovaskuläre Erkrankungen.

Das Konzept für das Metabolische Syndrom existiert seit mindestens 80 Jahren, als in den 1920er Jahren der Schwedische Arzt Kylin ein Cluster aus Hypertonie, Hyperglykämie und Gicht beschrieb. In den 1950er Jahren erkannte Jean Vague, dass eine oberkörperbetonte Adipositas (androide Adipositas) häufiger mit Diabetes, Gicht und Arteriosklerose assoziiert ist als die Adipositas des Unterkörpers (gynäkoide Adipositas). Hanefeld und Leonhardt (1981) führten 1981 den Begriff Metabolisches Syndrom ein, wobei international das Metabolische Syndrom auch als Syndrom X oder Insulinresistenz-Syndrom bezeichnet wird. Obwohl das Konzept des Metabolischen Syndroms eine so lange Geschichte hat, wurde eine international anerkannte Definition erst im Jahr 1998 entwickelt, wobei zurzeit 5 Definitionen für das Metabolische Syndrom gültig sind (Tab. 10.1).

■ Epidemiologie

Auf der Grundlage einer repräsentativen Untersuchung des Robert Koch-Instituts (7124 18- bis 79-jährige Männer und Frauen) ergab sich eine Prävalenz des Metabolischen Syndroms in Deutschland definiert nach den ATP-III-Kriterien (Grundy et al., 2004) von 23,8% (Frauen 21,0%, Männer 26,6%). Die Prospective Cardiovascular Münster Study (PROCAM) zeigte eine starke Altersabhängigkeit der Prävalenz des Metabolischen Syndroms mit einer Häufigkeit von ca. 10% im Alter zwischen 26 und 35 Jahren (Männer 13,4%, Frauen 6,5%) und einem Häufigkeitsgipfel im Alter von 56–65 Jahren von ca. 26,5% (Männer 27,1%, Frauen 25,9%). Die Prävalenz von Adipositas und Typ-2-Diabetes wird auf mehr als 350 Mio. im Jahr 2030 steigen, was einem Anstieg der Prävalenz des Metabolischen Syndroms von 42% entspricht.

Epidemiologische Studien zeigen neben der deutlichen Zunahme des Metabolischen Syndroms eine Verschiebung zu einem immer jüngeren Manifestationsalter. Inzwischen lässt sich auch bei Kindern und Jugendlichen eine Prävalenz des Metabolischen Syndroms von 5–10% nachweisen.

■ Pathogenese

An der Entwicklung eines Metabolischen Syndroms sind genetische Faktoren, Lebensgewohnheiten und Umwelteinflüsse und deren Wechselwirkung beteiligt. Obwohl davon ausgegangen wird, dass das Metabolische Syndrom bis zu 50% genetisch bedingt ist, sind die genauen genetischen Veränderungen bisher nicht bekannt. Hyperkalorische Ernährung und Bewegungsmangel sind beeinflussbare Risikofaktoren für die Entstehung des Metabolischen Syndroms. Ein einzelner ätiologischer Faktor für das Metabolische Syndrom scheint nicht zu existieren. Insulinresistenz, viszerale Adipositas, Dyslipidämie und arterielle Hypertonie sind die wesentlichen Pathomechanismen und Komponenten in der Pathogenese des Metabolischen Syndroms. Die Pathomechanismen des Metabolischen Syndroms sind eng verknüpft mit Faktoren, die zur Entstehung von Typ-2-Diabetes und Arteriosklerose führen (Abb. 10.1). Zu diesen Faktoren gehören auch ein proinflammatorischer, ein prothrombotischer Status sowie ein atherogenes Adipokinprofil. Der Begriff „Adipokin" umfasst alle vom Fettgewebe produzierten und sezernierten Moleküle, die sowohl lokale (autokrine/parakrine) als auch systemische (endokrine) Wirkungen haben.

Tabelle 10.1 Fünf aktuelle Definitionen des Metabolischen Syndroms (nach Blüher, Stumvoll 2006)

Parameter	NCEP/ATP III, 2005	IDF, 2005	AACE, 2003	EGIR, 1999	WHO, 1999
Gefordert		Taille > 94 cm (M) oder > 80 cm (F)*	Insulinresistenz oder BMI > 25 kg/m² oder Taille > 102 cm (M) oder > 88 cm (F)	Insulinresistenz oder Hyperinsulinämie in der oberen Quartile	Insulinresistenz in der oberen Quartile Glukose > 6,1 mmol/l 2-h-OGTT > 7,8 - mmol/l
Kriterien erfüllt:	> 3 von:	und > 2 von:	und > 2 von:	und > 2 von:	und > 2 von:
Glukose	> 5,6 mmol/l oder antidiabetische Therapie	> 5,6 mmol/l oder Diagnose Diabetes mellitus	Glukose > 6,1 mmol/l 2-h-OGTT > 7,8 - mmol/l	6,1–6,9 mmol/l	Glukose > 6,1 mmol/l 2-h-OGTT > 7,8 mmol/l
Adipositas	Taille > 102 cm (M) oder > 88 cm (F)*	Taille > 94 cm (M) oder > 80 cm (F)	BMI > 25 kg/m² oder Taille > 102 cm (M) oder > 88 cm (F)	Taille > 94 cm (M) oder > 80 cm (F)	WHR > 0,9 (M) WHR > 0,85 (F) oder BMI > 30 kg/m²
HDL-Cholesterin	< 1,0 mmol/l (M) < 1,3 mmol/l (F) oder Therapie**	< 1,0 mmol/l (M) < 1,3 mmol/l (F) oder Therapie	< 1,0 mmol/l (M) < 1,3 mmol/l (F)	< 1,0 mmol/l	< 0,9 mmol/l (M) < 1,0 mmol/l (F)
Triglyzeride	> 1,7 mmol/l oder Therapie**	> 1,7 mmol/l oder Therapie	oder > 1,7 mmol/l	oder > 2,0 mmol/l oder Therapie	oder > 1,7 mmol/l
Hypertonie	> 130/85 mmHg oder antihypertensive Therapie	> 130/85 mmHg oder antihypertensive Therapie	> 130/85 mmHg	> 140/90 mmHg oder antihypertensive Therapie	> 140/90 mmHg

* Für Südostasien und China gelten: Taillenumfang > 90 cm (M) und > 80 cm (F).
** Behandlung mit Fibraten oder Niacin.
2-h-OGTT: 2 h Glukosekonzentration nach oraler 75 g Glukosebelastung; AACE: American Association of Clinical Endocrinologists; ATP: Adult Treatment Panel; BMI: Body Mass Index; EGIR: Group for the Study of Insulin Resistance; F: Frauen; HDL-C: high density lipoprotein cholesterol; IDF: International Diabetes Federation; M: Männer; NCEP: National Cholesterol Education Program; WHR: waist-to-hip-ratio; WHO: World Health Organization

■ Insulinresistenz

Insulinresistenz wird als ein früher ätiologischer Faktor bei der Entstehung des Metabolischen Syndroms angesehen. Insulinresistenz führt in der Skelettmuskulatur zu verminderter Glukoseaufnahme, in der Leber zu verstärkter Glukoneogenese und Hemmung der Glykogenolyse und damit zu erhöhten Plasmaglukose-Konzentrationen. Erhöhte Plasmaglukose Spiegel – als häufigste metabolische Veränderung beim Metabolischen Syndrom – verursachen per se Insulinresistenz. Insulinresistenz bewirkt im Fettgewebe eine vermehrte Lipogenese und eine verminderte Hemmung der Lipolyse durch Insulin. Dadurch werden aus dem Fettgewebe vermehrt freie Fettsäuren freigesetzt, die in der Leber zu einer erhöhten Synthese von VLDL-Partikeln führen und damit die Dyslipidämie im Rahmen des Metabolischen Syndroms bedingen.

■ Viszerale Adipositas

Das Metabolische Syndrom ist gekennzeichnet durch eine Vermehrung der viszeralen Fettmasse. Viszerale Adipositas ist ein unabhängiger Risikofaktor für die Entstehung kardiovaskulärer Erkrankungen und des Typ-2-Diabetes. Diesem Zusammenhang liegen sehr wahrscheinlich biologische Eigenschaften des viszeralen Fettgewebes zugrunde, die es grundlegend vom subkutanen Fettgewebe unterscheiden. Dabei spielt die anatomische Lokalisation des viszeralen Fettgewebes eine besondere Rolle, da Metaboliten und Adipokine aus dem viszeralen Fett in das Pfortadersystem freigesetzt werden und damit unverdünnt in der Leber wirken. Zusätzlich unterscheidet sich das viszerale vom subkutanen Fettgewebe durch eine niedrigere Insulinsensitivität, höhere Katecholaminempfindlichkeit und damit höhere Lipolyserate, die zur verstärkten Freisetzung freier Fettsäuren führt.

Zu den molekularen Mechanismen, die den Zusammenhang zwischen viszeraler Adipositas und erhöhtem kardiometabolischen Risiko erklären, gehören spezifische Eigenschaften viszeraler Fettzellen, die sich in der Expression beziehungsweise Sekretion von Rezeptoren, Signalproteinen und direkt oder indirekt atherogen wirkender Adipokine von Adipozyten anderer Fettgewebslokalisationen unterscheiden.

■ Dyslipidämie

Je nach dem Blickpunkt der Beschreiber des Metabolischen Syndroms war der Stellenwert der Dyslipidämie jeweils unterschiedlich erfasst (Tab. 10.1). Die neueren Definitionen des Metabolischen Syndroms fokussieren auf die Hypertriglyzeridämie und niedriges HDL-Cholesterin als die wichtigsten Lipidstoffwechselveränderungen beim Metabolischen Syndrom. Niedrige HDL-Cho-

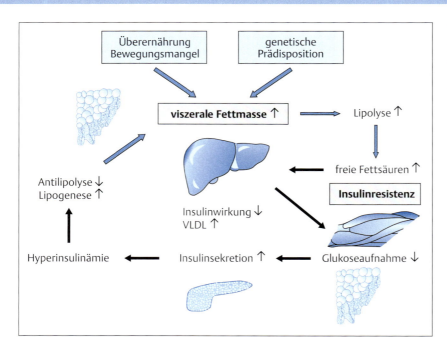

Abb. 10.1 Pathomechanismen des Metabolischen Syndroms. Faktoren, die die intraabdominale Fettakkumulation und periphere Insulinresistenz beeinflussen und zu metabolischen Veränderungen bei viszeraler Adipositas führen.

lesterinspiegel sind ein unabhängiger kardiovaskulärer Risikofaktor. Dabei spielen bei der Entwicklung der Dyslipidämie im Rahmen des Metabolischen Syndroms, die Hyperglykämie und Insulinresistenz eine kausale Rolle, da hohe Triglyzerid- und niedrige HDL-Cholesterinwerte eng mit der Dauer und einer schlechten Einstellung des Typ-2-Diabetes assoziiert sind.

Außerdem spielt wahrscheinlich die viszerale Adipositas durch einen vermehrten Fluss freier Fettsäuren zur Leber und der damit verbundenen erhöhten Produktion Apo-B-haltiger triglyzeridreicher VLDL (very low density lipoproteins) eine kausale Rolle bei der Entstehung der Dyslipidämie. Vergleichbar mit der postprandialen Glukoseerhöhung sind postprandiale Anstiege der Triglyzeridspiegel atherogen, wobei das Maximum erst nach 4–6h erreicht ist. Dabei sind Nüchterntriglyzeride und abdominale Fettmasse die wichtigsten Determinanten der postprandialen Hypertriglyzeridämie.

■ Arterielle Hypertonie

Der Zusammenhang zwischen Insulinresistenz, Adipositas und arterieller Hypertonie wurde in zahlreichen Studien sehr gut belegt. Es konnte dabei gezeigt werden, dass Insulinresistenz und viszerale Adipositas additive Effekte hinsichtlich der zusätzlichen Entwicklung einer arteriellen Hypertonie haben. Die Aktivität des sympathischen Nervensystems scheint beim Metabolischen Syndrom das Bindeglied zwischen Insulinresistenz, vermehrter (viszeraler) Fettmasse und arterieller Hypertonie darzustellen. Hyperinsulinämie steigert die Sympathikusaktivität. Insulinresistenz erhöht die NaCl-Retention und steigert die Sensitivität gegenüber Reizen des sympathischen Nervensystems. Die Steigerung der Sympathikusaktivität führt zu einer Steigerung des Herzzeitvolumens und langfristig zu einer Vasokonstriktion. Die sympathikusvermittelte Vasokonstriktion führt über eine Abnahme der peripheren Glukoseutilisation zu Hyperglykämie und Insulinresistenz. Außerdem erhöht Adipositas das Risiko für eine obstruktive Schlafapnoe, die eine weitere Sympathikusaktivierung hervorruft. Zusätzlich spielen periphere sympathische Innervationsstörungen und Katecholamine eine wichtige pathophysiologische Rolle bei der Entwicklung von Insulinresistenz und Prädiabetes. Gerade bei Übergewichtigen spielen die aus dem Fettgewebe stammenden Zytokine, aber auch das Renin-Angiotensin-Aldosteron-System (RAS), eine wichtige Rolle, da z. B. das aus Adipozyten freigesetzte Angiotensinogen den systemischen Blutdruck erhöht.

■ Einteilung und klinisches Bild

Der typische Patient mit Metabolischem Syndrom ist adipös, im mittleren oder höheren Lebensalter und wird zufällig bei Routineuntersuchungen entdeckt, ohne dass klinische Symptome bestehen. In fortgeschrittenen Stadien suchen Patienten mit Metabolischen Syndrom aufgrund von Stenokardien, Bluthochdruck oder Typ-2-Diabetes den Arzt auf.

Folgende anamnestische und klinische **Befunde** sollten Anlass sein, systematisch nach den Erkrankungen des Metabolischen Syndroms zu suchen:
▶ Leitkrankheiten des Metabolischen Syndroms,
▶ Fettleber,
▶ Gallensteine,
▶ Schlafstörungen,

- erhöhte Harnsäure und Leberenzyme im Serum,
- positive Familienanamnese für Typ-2-Diabetes mellitus,
- Fettstoffwechselstörungen,
- Häufung kardiovaskulärer Ereignisse vor dem 60. Lebensjahr,
- Adipositas und
- Hypertonie.

■ Diagnostik

Die Diagnose Metabolisches Syndrom wird nach dem gemeinsamen Auftreten von >2 bzw. 3 (NCEP/ATP-III-Kriterien) der Leitsymptome gestellt. Als Leitsymptome gelten (Tab. 10.1):
- erhöhter Taillenumfang und/oder Body-Mass-Index (BMI),
- erhöhte Nüchtern-Plasmaglukose,
- erhöhte Triglyzeridspiegel,
- erniedrigte HDL-Cholesterinkonzentration und
- arterielle Hypertonie.

> Grundsätzlich sollte bei Manifestation einer Komponente des Metabolischen Syndroms stets nach den anderen gesucht werden, da diese häufig schon im Latenzstadium nachweisbar sind und hier die besten Aussichten für eine primäre Prävention der anderen Krankheiten und Gefäßkomplikationen gegeben sind.

Die Erkennung des Metabolischen Syndroms erfolgt über die Diagnostik seiner einzelnen Komponenten.

■ Diagnostik der viszeralen Adipositas

Zur Diagnose der Adipositas dient die Gewichtsklassifikation bei Erwachsenen anhand des BMI:
- Normalgewicht: $18{,}5 - < 25\,kg/m^2$
- Übergewicht: $25 - < 30\,kg/m^2$
- Adipositas: $\geq 30\,kg/m^2$

Wichtiger als das Ausmaß des Übergewichts ist das **Fettverteilungsmuster**, da die abdominale (viszerale) Adipositas das metabolische und kardiovaskuläre Risiko entscheidend mitbestimmt. Die Diagnose viszerale Adipositas kann nur sicher über bildgebende Verfahren, wie CT oder MRT-Querschnitte auf der Ebene von L4–L5 gestellt werden. Da es keine Normwerte für die viszerale Fettfläche im Querschnittsbild gibt, wird zu wissenschaftlichen Zwecken das Verhältnis von abdominal viszeraler (Vis) zu subkutaner (SC) Fettfläche berechnet. Es wurde gezeigt, dass eine Vis/SC-Ratio >0,4 mit einem signifikant höheren metabolischen Risiko assoziiert ist als eine subkutan betonte Fettverteilung mit einer Vis/SC Ratio <0,4.

Für klinisch-praktische Zwecke stellt die **Messung des Taillenumfangs** eine ausreichend gute Methode dar, um Patienten mit hohem Risiko für das Metabolische Syndrom zu identifizieren. Die Messung des Taillenumfangs erfolgt zwischen unterem Rippenbogen und Crista iliaca. Von einer viszeralen (intraabdominalen) Adipositas (NCEP-ATP-III-Kriterien) geht man aus bei einem Taillenumfang von:
- >102 cm (Männer),
- >88 cm (Frauen).

■ Diagnostik der Hyperglykämie

Gestörte Glukosetoleranz und Typ-2-Diabetes auf dem Boden einer Insulinresistenz und einer gestörten Insulinsekretion zählen zu den Hauptkomponenten des Metabolischen Syndroms. Die Entwicklung und Progression der Störung erfolgt in der Regel langsam, sodass es in vielen Fällen erst mit jahrelanger Verzögerung zur Diagnosestellung und zur Einleitung einer adäquaten antihyperglykämischen Therapie kommt. Bereits im Stadium der gestörten Glukosetoleranz ist das Risiko für makroangiopathische Komplikationen der Hyperglykämie um 50–100% erhöht (Wirth und Hauner 2006). Eine frühzeitige Diagnosestellung ist deshalb gerade für den Nachweis der Hyperglykämie von entscheidender Bedeutung. Die **Diagnose der Hyperglykämie** erfolgt über die **Bestimmung der Nüchtern-Plasmaglukose**. Bei einem Wert $\geq 5{,}6\,mmol/l$ ($\geq 100\,mg/dl$) für die Nüchtern-Plasmaglukose gilt diese Komponente des Metabolischen Syndroms als erfüllt (NCEP/ATP-III-Kriterien, Tab. 10.1). Bei einer Nüchtern-Plasmaglukose $\geq 6{,}1\,mmol/l$ (>110 mg/dl) sollte ein oraler Glukosetoleranz-Test (75 g) zur Erkennung einer gestörten Glukosetoleranz durchgeführt werden (Kapitel Diabetes mellitus).

■ Diagnostik des erhöhten Blutdrucks

Mit zunehmendem Körpergewicht steigen auch systolischer und diastolischer Blutdruck (Wirth u. Hauner 2006). Ein erhöhter Blutdruck liegt nach der Definition des Metabolischen Syndroms bereits ab >130/85 mmHg vor. In Abhängigkeit von weiteren Begleitkomponenten des Metabolischen Syndroms und anderen Risikofaktoren kardiovaskulärer Erkrankungen sind sogar noch niedrigere Zielwerte in der antihypertensiven Therapie anzustreben (Tab. 10.2).

■ Diagnostik der Fettstoffwechselstörung

Erhöhte Triglyzerid- und erniedrigte HDL-Cholesterin-Serumkonzentrationen sind zentrale Komponenten des Metabolischen Syndroms. Das Metabolische Syndrom ist häufig auch mit erhöhten LDL-Cholesterinwerten und mit einer Vermehrung der kleinen, dichten LDL (small dense LDL particle) assoziiert. Die LDL-Cholesterinerhöhung ist zwar ein eigenständiger kardiovaskulärer Risikofaktor, gehört aber nicht zur Definition des Metabolischen Syndroms. Die Diagnose der Fettstoffwechselstörung im Rahmen des Metabolischen Syndroms erfolgt durch die Bestimmung der Triglyzerid-, HDL- und LDL-Cholesterin-Serumkonzentrationen nach mindestens 12-stündiger Nahrungskarenz. Dabei sind

Tabelle 10.2 Therapiezielwerte beim Metabolischen Syndrom (MS)

Zielparameter	Hohes Risiko: 3 Faktoren des MS; aber kein Diabetes mellitus Typ 2	Sehr hohes Risiko: >3 Faktoren des MS, oder 1–2 Faktoren + Diabetes mellitus Typ 2
	Zielwert	Zielwert
Taillenumfang (cm) Männer Frauen	102 88	94 80
Nüchtern-Plasmaglukose (mmol/l)	6,0	5,6
Blutdruck (mmHg)	130/85	120/80
HDL-Cholesterin (mmol/l) Männer Frauen	>0,9 >1,0	>1,1 >1,3
Triglyzeride (mmol/l)	1,7	<1,7

(in Anlehnung an Hanefeld et al.: Praxisleitlinie Metabolisch-Vaskuläres Syndrom, Fachkommission Diabetes Sachsen)

Es ist gut belegt, dass therapeutische Lebensstilveränderungen wie verbesserte körperliche Aktivität und Fitness, Gewichtskontrolle und gesunde Ernährungsweise sowie Motivation zur Verhaltensänderung wirksam die Entstehung des Metabolischen Syndroms verhindern können.

die angestrebten Zielwerte anhängig vom Nachweis anderer Risikofaktoren für kardiovaskuläre Erkrankungen (Tab. 10.2). Unter wissenschaftlichen Gesichtspunkten können zusätzlich Lipoprotein (a) (Lp(a)) und die LDL-Subfraktionen bestimmt werden.

■ Prävention des Metabolischen Syndroms

Das Metabolische Syndrom ist im Wesentlichen auf einen ungesunden Lebensstil im Rahmen moderner Lebensbedingungen zurückzuführen. Das heißt: theoretisch ist das Metabolische Syndrom ein vermeidbarer Zustand. Die Primärprävention ist damit die wirksamste und kostengünstigste Strategie zur Vermeidung des Metabolischen Syndroms und seiner Folgeerkrankungen. Es wird immer deutlicher, dass nicht verschiedene Strategien zur Vermeidung der einzelnen Komponenten des Metabolischen Syndroms notwendig sind, sondern dass ein **integrativer Ansatz** möglich ist, mit dem den einzelnen chronischen Erkrankungen im Rahmen des Metabolischen Syndroms vorgebeugt werden kann. Eine wirksame Präventionspolitik muss breit angelegt sein und viele gesellschaftliche Gruppen und Institutionen einbeziehen, d. h. es muss eine Präventionskultur etabliert werden.

Eine erfolgreiche Präventionspolitik ist durchaus möglich, wie das Beispiel Finnland zeigt, wo die Mortalität der koronaren Herzerkrankung durch gezielte Prävention kardiovaskulärer Risikofaktoren innerhalb von ca. 20 Jahren um 70% gesenkt wurde.

■ Therapie des Metabolischen Syndroms

■ Therapieziele

Eine essenzielle Voraussetzung für den Therapieerfolg sind realistische Behandlungsziele (Tab. 10.2). Jede Therapie setzt eine Schulung und Basisinformation des Patienten voraus. Diese sollten Themen wie Ursache des Übergewichts, gesunde Ernährung, Ernährungsumstellung, richtige Auswahl der Lebensmittel und Speisen, Bedeutung von Bewegungssteigerung und Verhaltensmodifikation umfassen. Leitbild ist dabei immer **der informierte Patient**, der in alle Therapieentscheidungen eingebunden wird und ein hohes Maß an Eigenverantwortung übernimmt. Dabei spielt auch die Einbeziehung des Lebenspartners eine wichtige Rolle.

Das primäre, nichtmedikamentöse Therapieprinzip zur Behandlung aller Komponenten des Metabolischen Syndroms ist der kombinierte Einsatz von hypokalorischer Kost, Bewegungssteigerung und Verhaltensänderung. Zusätzlich sollen vermeidbare kardiovaskuläre Risikofaktoren, z. B. das Zigarettenrauchen eliminiert werden. Die Wirksamkeit therapeutischer Lebensstilinterventionen wurde u. a. in der Finnish Diabetes Prevention Study belegt, in der bewiesen wurde, dass diese Lebensstilveränderungen zu einer 58%igen Reduktion der Typ-2-Diabetes-Inzidenz bei Hochrisikopatienten führen.

■ Nichtmedikamentöse Therapie

Die **Basistherapie** bestehend aus: Lebensstilveränderungen, verbesserter körperlicher Aktivität, Gewichtskontrolle und gesunder Ernährungsweise ist immer der erste Schritt in einem meist mehrphasigen Behandlungsprogramm. Diese Basistherapie setzt an modifizierbaren Ursachen aller Komponenten des Metabolischen Syndroms, v. a. aber der Adipositas an und weist quasi keine Nebenwirkungen auf.

Ernährung. Die wichtigste Einzelmaßnahme ist eine hypokalorische Ernährung. Dabei geht es sowohl um eine Reduktion der Gesamtenergiezufuhr als auch um eine Optimierung der Nährstoffzusammensetzung. Zunächst sollte mit einer mäßig energiereduzierten, aber ausgewogenen Ernährung mit einem täglichen Energiedefizit von 500–800 kcal begonnen werden. Evidenzbasierte Empfehlungen für eine mäßig hypokalorische Mischkost zur Gewichtsreduktion beinhalten:
▶ Reduktion der Fettmenge,
▶ Bevorzugung komplexer Kohlenhydrate,

- Erhöhung des Ballaststoffanteils,
- Bevorzugung von Lebensmitteln mit geringer Energiedichte,
- kalorienarme bzw. -freie Getränke und
- fester Mahlzeitenrhythmus nach individuellen Gewohnheiten.

Eine Mediterrane Kost (Nahrungsmittel, die reich an ungesättigten Fettsäuren und Ballaststoffen sind und ein niedriges Verhältnis von Omega-6- zu Omega-3-Fettsäuren haben) wird als Prototyp der gesunden Ernährungsweise angesehen, weil diese Kost mit einer 39%igen Reduktion der Prävalenz des Metabolischen Syndroms assoziiert ist. Die **mäßig energiereduzierte Mischkost** kann lebenslang sicher und ohne Risiken angewendet werden. Allerdings zeigt die Anwendung dieser Kost bei vielen Patienten in der Praxis nur einen begrenzten Erfolg. Es kommt bei vielen Patienten wieder zum Gewichtsanstieg, wobei ein Rückfall zur ungesunden Ernährungsweise die wahrscheinlichste Ursache ist.

Energiereduzierte Kostformen mit drastischer Begrenzung der täglichen Energiezufuhr (< 1000 kcal/Tag) ermöglichen zwar die stärkste und schnellste Gewichtsreduktion, sind aber mit z. T. erheblichen Nebenwirkungen wie Schwindel, Nervosität und Konzentrationsstörungen, Frieren, Obstipation, Hungergefühl und verminderter Leistungsfähigkeit assoziiert. Die häufigste Form von **drastisch energiereduzierter Kost** sind Diäten, die die üblichen Mahlzeiten komplett durch definierte Formuladiätprodukte ersetzen. Ein wesentlicher Nachteil solcher durchaus wirksamer Diäten ist, dass beim Patienten keine dauerhaften Veränderungen im Essverhalten erzeugt werden. Deshalb kommt es regelmäßig nach Beendigung der Diät zur raschen Gewichtszunahme, was auch als Jojo-Effekt bezeichnet wird. Der Langzeiterfolg der drastisch energiereduzierten Kostformen ist ohne begleitende Bewegungs- und Verhaltenstherapie sehr gering.

Körperliche Aktivität. Neben der hypokalorischen Kost ist die Bewegungstherapie oder das körperliche Training ein wesentlicher Bestandteil der Basistherapie des Metabolischen Syndroms. Der Hauptnutzen einer gesteigerten körperlichen Aktivität liegt weniger in einer akuten Gewichtsreduktion als mehr in der Erhaltung des Gewichts bei Reduktion der Kalorienzufuhr. Sowohl Ausdauer- als auch Krafttraining wirken sich günstig auf das Übergewicht und assoziierte Erkrankungen aus. Viele Sportarten, z. B. schnelles Gehen, Joggen, Fahrrad fahren, Schwimmen sind dabei ähnlich wirksam.

> Das Minimum an körperlicher Aktivität liegt bei etwa 30 min mittlerer Belastungsintensität (60–80% der maximalen Herzfrequenz) an mindestens 3 Tagen pro Woche.

Insbesondere zur Gewichtsreduktion sollte ein wöchentlicher Mehrverbrauch von 1000–2000 kcal verteilt auf 5–7 Trainingseinheiten pro Woche angestrebt werden (drastisch energiereduzierte Kost). Ein weiterer Vorteil der Bewegungstherapie ist die bevorzugte Reduktion des metabolisch gefährlicheren viszeralen Fettdepots.

Bei untrainierten Patienten sollte das körperliche Training vorsichtig begonnen werden. Wichtig ist bei jeder Bewegungstherapie, dass die Intensität des „Medikaments Sport" ständig der verbesserten Leistungsfähigkeit der Patienten angepasst werden muss, um wirksam zu bleiben. Erste Maßnahmen, die im Sinne von Lebensstilveränderungen zu werten sind, bestehen in der Steigerung der Alltagsaktivität. Dabei zählen Treppen steigen statt Fahrstuhl nutzen oder kurze Strecken gehen oder mit dem Fahrrad zurücklegen bereits zu wichtigen Bausteinen zur Unterstützung der Gewichtskontrolle (Wirth u. Hauner 2006).

Verhaltensänderung. Das Training der Verhaltensänderung ist ein wichtiges Werkzeug zur langfristigen Änderung eines ungesunden Lebensstils. Dazu stehen verschiedene Trainingsprogramme zur Verfügung. Zunächst sollte der bisherige Lebensstil, insbesondere das Essverhalten dokumentiert werden. Auf dieser Grundlage können Probleme identifiziert werden und individuelle Lösungsansätze entwickelt werden. Verhaltensmodifikationsprogramme sollten in Gruppen durchgeführt werden, da sich gruppendynamische Prozesse zusätzlich positiv auf eine Gewichtsreduktion auswirken. Verhaltensmodifikationsprogramme allein können allerdings falsches Essverhalten nicht beseitigen. Chronischer Stress hat direkte negative Auswirkungen auf metabolische Parameter und den Blutdruck, wird aber bisher in seiner Auswirkung auf das Metabolische Syndrom deutlich unterschätzt. Deshalb muss der Aspekt einer chronischen Stressbelastung bei der Therapie des Metabolischen Syndroms mit beachtet werden (Kapitel 10.2: Diabetes mellitus, Typ-2-Diabetes, Lebensstilintervention, Prävention).

Medikamentöse Therapie

Obwohl Lebensstilinterventionen sicher das beste Konzept zur Prävention und Therapie des Metabolischen Syndroms darstellen, spielt die medikamentöse Therapie im Rahmen des Metabolischen Syndroms im klinischen Alltag die entscheidende Rolle.

Therapie der Adipositas

Wenn im Rahmen einer mindestens 6-monatigen Basistherapie keine Gewichtsreduktion von wenigstens 5% erreicht werden kann, ist eine unterstützende medikamentöse Therapie möglich. Eine adjuvante Pharmakotherapie ist nur unter folgenden Bedingungen zulässig:
- wenn der BMI > 30 kg/m^2 ist oder
- wenn bei einem BMI ≥ 27 kg/m^2 wenigstens ein zusätzlicher Risikoparameter für Arteriosklerose wie Typ-2-Diabetes, Dyslipidämie oder Hypertonie vorliegt (Wirth u. Hauner 2006).

Als Medikamente zur Behandlung der Adipositas sind in Deutschland Orlistat, Sibutramin zugelassen. Außerdem stand mit Rimonabant vorübergehend eine weitere Substanz mit gewichtsreduzierenden Effekten zur Verfügung. Sowohl Orlistat als auch Sibutramin reduzieren in Kombination mit Lebensstilveränderungen die Inzidenz des Typ-2-Diabetes, wobei für Orlistat Erfahrungen über einen Zeitraum von 5 Jahren bestehen und für Sibutramin 3-Jahresdaten vorliegen.

Wirkungsmechanismus. Orlistat ist ein spezifischer Inhibitor gastrointestinaler Lipasen, der dazu führt, dass ca. 30% der Nahrungsfette unverdaut ausgeschieden werden. **Sibutramin** ist ein selektiver Inhibitor der Serotonin- und Noradrenalin-Wiederaufnahme in den Nervenendigungen des zentralen Nervensystems. Durch die Wirkung von Sibutramin kommt es zur schnelleren und stärkeren Sättigung und zu einer geringgradigen Steigerung des Energieverbrauchs. Allerdings fehlen bisher für beide Medikamente Langzeitstudien zu kardiovaskulären Endpunkten. **Rimonabant** ist ein spezifischer Antagonist des Endocannabinoidrezeptors CB1. Dieser CB1-Rezeptor ist im zentralen Nervensystem an der Regulation von Appetit, Hunger und Sättigung beteiligt, wird aber auch im Fettgewebe und der Leber exprimiert. Auch für Rimonabant fehlen bisher Langzeiterfahrungen im Hinblick auf das komplette Nebenwirkungsprofil und die Verbesserung des kardiovaskulären Risikos. Aufgrund zunehmender Depressionen wurde das Medikament 2008 vom Markt genommen, aber weitere CB1-Rezeptorantagonisten sind in der Entwicklung.

Zusätzlich zu diesen zugelassenen Medikamenten gibt es Appetitzügler, die auf einer Aktivierung des Sympathikus basieren, aber aufgrund des hohen Suchtpotenzials und zahlreicher unerwünschter Begleiterscheinungen nicht mehr eingesetzt werden sollten.

Therapie der Hyperglykämie

Die Hyperglykämie tritt im Rahmen des Metabolischen Syndroms häufig erst in einem fortgeschrittenen Stadium auf und gilt ähnlich wie die Arteriosklerose als Spätsymptom. Dementsprechend ist die Entwicklung des Typ-2-Diabetes eine Folge des Metabolischen Syndroms. Bei der Diagnosestellung der Hyperglykämie liegt aber bereits häufig ein Typ-2-Diabetes vor, sodass die Therapie der Hyperglykämie beim Metabolischen Syndrom nicht unabhängig von den Behandlungsstrategien bei Typ-2-Diabetes betrachtet werden kann.

Die **Therapieziele** beim Diabetes mellitus umfassen Symptomfreiheit, Vermeidung von hyper- und hypoglykämischen Stoffwechselentgleisungen, Vermeidung von Folgeschäden sowie eine hohe Lebensqualität bei möglichst nicht verminderter Lebenserwartung (Wirth u. Hauner 2006). Diese Ziele sind zwar individuell festzulegen, werden aber nur durch eine möglichst normnahe Blutglukoseeinstellung und parallele Behandlung kardiovaskulärer Risikofaktoren erreicht. Die Basistherapie der Hyperglykämie besteht wie für andere Komponenten des Metabolischen Syndroms auch aus Lebensstilveränderungen, Steigerung der körperlichen Aktivität sowie kalorienreduzierter Mischkost zur Gewichtskontrolle. Ein wichtiger Bestandteil der Therapie ist außerdem die strukturierte Schulung der Patienten. Ziel dieser Schulungen ist ein erfolgreiches Selbstmanagement der Erkrankung.

Wenn diese Basismaßnahmen nicht zu einer Normalisierung er Hyperglykämie führen, sollte mit einer zusätzlichen medikamentösen Therapie begonnen werden. Die Behandlungsstrategie und das Stufenschema der Diabetestherapie sind ausführlich im Kapitel 10.2 dargestellt (Kapitel Diabetes mellitus, Therapie des Typ-2-Diabetes).

Mittel der ersten Wahl bei der **medikamentösen Behandlung** der Hyperglykämie im Rahmen des Metabolischen Syndroms ist **Metformin**, ein Biguanid, das seit über 50 Jahren zur Behandlung des Typ-2-Diabetes eingesetzt wird. Der molekulare Wirkmechanismus von Metformin ist bisher nur zum Teil aufgeklärt, aber zusätzlich zur Blutzuckersenkung wurden positive Effekte der Substanz auf eine Gewichtsreduktion von 1–3 kg, Verbesserung des Lipidprofils und eine Verringerung der Hyperinsulinämie in verschiedenen Studien belegt. Die UKPDS-Studie (1998) zeigte, dass eine Metformin-Therapie zu einer signifikanten Senkung der kardiovaskulären Morbidität und Mortalität führt, die auch auf Blutglukose-unabhängige metabolische Wirkungen zurückzuführen sein dürfte.

Eine weitere Therapieoption zur Verbesserung der Hyperglykämie im Rahmen des Metabolischen Syndroms ist **Acarbose**. Acarbose ist ein α-Glukosidase-Hemmer, der aufgrund einer verzögerten Kohlenhydratverdauung im Dünndarm v. a. die postprandiale Hyperglykämie reduziert. Bei Patienten mit gestörter Glukosetoleranz führte eine Therapie mit Acarbose sowohl zu einer deutlich verminderten Typ-2-Diabetes-Inzidenz als auch zu einer Senkung der kardiovaskulären Morbidität (STOP-NIDDM-Studie).

Für Sulfonylharnstoffe konnten bisher keine pleiotropen Effekte auf andere Komponenten des Metabolischen Syndroms überzeugend nachgewiesen werden.

Eine weitere Therapieoption zur Verbesserung der Hyperglykämie bei Metabolischem Syndrom steht mit den **Thiazolidindionen** oder **Glitazonen** (Rosiglitazon und Pioglitazon) zur Verfügung. Diese Substanzen bewirken wahrscheinlich über eine Aktivierung des nukleären Transkriptionsfaktors PPAR-γ eine Verbesserung der Insulinsensitivität in der Skelettmuskulatur und Leber und regulieren Gene des Glukose- und Lipidstoffwechsels im Fettgewebe. Bei Patienten mit hohem kardiovaskulären Risiko senkte eine zusätzliche Therapie mit Pioglitazone einen kombinierten Endpunkt, bestehend aus Myokardinfarkt, Schlaganfall und Gesamtmortalität (ProActive Studie). Als wichtige Nebenwirkung gilt das Auftreten von Ödemen unter Glitazon-Therapie. Deshalb sind diese Substanzen bei klinisch manifester Herzinsuffizienz kontraindiziert. Im Rahmen des Metabolischen Syndroms ist eine Verbesserung der Insulinsensitivität besonders erwünscht, sodass Glitazone im Rahmen des Metabolischen Syndroms und unter Beachtung der Kontraindikationen sinnvoll eingesetzt werden können. Die Nutzen-Risiko-Abwägung (kardiale Nebenwirkungen) ist bei den Glitazonen noch nicht abgeschlossen und wird von Fachgesellschaften und Gesundheitsbehörden laufend aktualisiert.

Die auf dem **Inkretinprinzip** beruhenden Therapien gehen nicht mit einer Gewichtszunahme einher und werden bei Patienten mit Typ-2-Diabetes als Bestandteil des Metabolischen Syndroms möglicherweise ein zunehmende Rolle spielen. Das GLP-1-Analogon Exenatide ist ein Polypeptid, das hinsichtlich der Struktur dem menschlichen Dünndarmhormon Glucagon-like Peptid 1 (GLP-1) ähnlich ist, aber weniger schnell abgebaut wird. Es führt über zentrale appetithemmende Mechanismen und eine verzögerte Magenentleerung zur Gewichtsreduktion. Die **Inhibitoren der Dipeptidylpeptidase IV** (DPP-IV-Inhibitoren), von denen zurzeit Sitagliptin und Vildagliptin zugelassen sind, erhöhen die endogene GLP-1-Konzentration und gelten als gewichtsneutral. Ob besondere pleiotrope Effekte auf weitere Parameter des Metabolischen Syndroms existieren, wird derzeit geprüft. Für keine dieser Substanzen liegen im Moment ausreichenden Langzeiterfahrungen oder kardiovaskuläre Endpunktstudien vor. Bei einem Versagen der oralen antidiabetischen Therapie ist eine Insulintherapie indiziert, bei Vorliegen des Metabolischen Syndroms auch unter Fortführung der Metformin-Therapie (Kapitel 10.2: Diabetes mellitus).

Therapie der Dyslipidämie

Wenn durch nichtmedikamentöse Maßnahmen die Zielwerte für Triglyzeride und HDL-Cholesterin, aber auch LDL-Cholesterin nicht erreicht werden (Tab. 10.2), muss eine zusätzliche Pharmakotherapie der Lipidstoffwechselstörung initiiert werden.

> Lipidsenkende medikamentöse Therapien sollten insbesondere dann eingesetzt werden, wenn das individuelle Risiko für ein kardiovaskuläres Ereignis innerhalb von 10 Jahren 20 % übersteigt.

Das kardiovaskuläre Risiko kann über Scores ermittelt werden, die in repräsentativen Bevölkerungen ermittelt wurden, z. B. der PROCAM-Score für Deutschland. Zur medikamentösen Behandlung der atherogenen Dyslipidämie im Rahmen des Metabolischen Syndroms stehen eine Reihe von Substanzen zur Verfügung. Die vorherrschenden Lipidstoffwechselveränderungen beim Metabolischen Syndrom sind allerdings v. a. durch niedrige HDL-Cholesterin und hohe Triglyzeridwerte gekennzeichnet. Die medikamentöse Differenzialtherapie der mir dem Metabolischen Syndrom assoziierten Fettstoffwechselstörung richtet sich nach deren Ausprägung. In der Behandlung v. a. der Hypertriglyzeridämie werden **Fibrate** erfolgreich eingesetzt und reduzieren dabei das Risiko kardiovaskulärer Erkrankungen. Niedriges HDL-Cholesterin ist ein unabhängiger kardiovaskulärer Risikofaktor und sollte deshalb korrigiert werden.

Nikotinsäure scheint (in Kombination mit einem **Statin**) durch die Erhöhung des HDL-Cholesterins positive sekundäre Effekte hinsichtlich einer Regression der Intima media-Dicke, als Marker für Atherosklerose, zu haben. In der ersten koronaren Sekundärinterventionsstudie überhaupt, dem Coronary Drug Project, konnte unter Nikotinsäure eine signifikante Reduktion kardiovaskulärer Ereignisse nachgewiesen werden. Insbesondere Patienten mit gestörter Glukosetoleranz scheinen von den Effekten der Nikotinsäure zu profitieren. Auch die postprandiale Hyperlipidämie lässt sich durch Nikotinsäure und Fibrate positiv beeinflussen. Statine führen nachweislich über eine Verbesserung erhöhter LDL-Cholesterinwerte zu einer signifikaten Risikoreduktion für kardiovaskuläre Ereignisse.

Therapie der Hypertonie

Eine effektive Blutdrucksenkung kann insbesondere bei Patienten mit Metabolischem Syndrom das kardiovaskuläre Risiko deutlich reduzieren. Dabei bestehen die wesentlichen Therapieziele einer antihypertensiven Therapie auch im Rahmen des Metabolischen Syndroms in der Senkung der akuten und chronischen kardiovaskulären Gefährdung und im Schutz der Organe. Leichte Blutdruckerhöhungen können durch Lebensstilveränderungen wie Gewichtsreduktion, salzarme Kost, hypokalorische ballaststoffreiche, fettmodifizierte Mischkost, Alkoholreduktion und vermehrte körperliche Aktivität verbessert werden, aber eine gezielte antihypertensive Therapie ist meist unumgänglich. Schulungen zu Folgeschäden der Hypertonie gehören zur Behandlungsstrategie bei Hochdruckpatienten. Trotz des plausiblen Zusammenhangs zwischen chronischem Stress und Hypertonie gibt es kaum wissenschaftliche Untersuchungen, die den Stellenwert von Stressbewältigungsstrategien auf den Blutdruck untersucht haben. Eine konsequente Behandlung des obstruktiven Schlafapnoe-Syndroms senkt einen erhöhten Blutdruck. Neben der Gewichtsreduktion ist auch eine noninvasive Beatmung (nCPAP) eine sinnvolle kausale Therapie der Hypertonie im Zusammenhang mit Schlafapnoe.

Selten reichen die nichtmedikamentösen Maßnahmen zur ausreichenden Blutdrucksenkung im Sinne des Erreichens von Zielwerten aus (Tab. 10.2), sodass meist eine **Pharmakotherapie** erforderlich wird. Bei der Wahl des Antihypertensivums bei Patienten mit Metabolischem Syndrom sollte besonders auf metabolische Nebenwirkungen, aber auch mögliche positive pleiotrope Substanzeffekte geachtet werden. Zurzeit liegen keine prospektiven Studien zur Hypertoniebehandlung bei Metabolischem Syndrom vor. Allerdings zeigten retrospektive Analysen von Subgruppen großer Studien (UKPDS, LIFE), dass **ACE-Hemmer und AT-1-Rezeptorenblocker** besonders vorteilhaft bei Patienten mit Typ-2-Diabetes sind. ACE-Hemmer und AT-1-Rezeptorenblocker senken die kardiovaskuläre Mortalität und Ereignisrate und verbessern die Insulinsensitivität, ein erwünschter Effekt gerade bei Patienten mit Prädiabetes und Metabolischem Syndrom. Zusätzlich scheinen

Substanzen dieser Stoffgruppen günstige Effekte auf Lipid- und Glukosestoffwechsel zu haben (Wirth u. Hauner 2006).

 Deshalb gelten ACE-Hemmer und AT-1-Blocker als Mittel der ersten Wahl in der Behandlung der Hypertonie beim Metabolischen Syndrom.

Die Wertigkeit von **Diuretika** ist durch zahlreiche Studien gut belegt. Insbesondere niedrig dosierte Diuretika senken die kardiovaskuläre Ereignisrate und sind deshalb sinnvolle Partner für eine Kombinationstherapie mit einem ACE-Hemmer oder AT-1-Blocker. Allerdings führen Diuretika (z. B. Hydrochlorothiazid mit einer Tagesdosis > 25 mg) in höheren Dosierungen zur Verschlechterung der Insulinsensitivität, der Lipidwerte und zur Aktivierung des Sympathikus. **Betablocker** führen gerade bei Übergewichtigen zu einer guten Senkung des Blutdrucks und des Herzzeitvolumens. Außerdem erscheint bei erhöhter Aktivität des Sympathikus im Rahmen des Metabolischen Syndroms eine Normalisierung des autonomen Nervensystems sinnvoll. Allerdings führt eine Betablockertherapie leider auch zur Gewichtszunahme und zur Verschlechterung von Insulinsensitivität und Lipidstoffwechsel. Vasodilatierende Betablocker scheinen weniger metabolische Nebenwirkungen zu haben. Der Einsatz von Betablockern ist besonders bei Hochrisikopatienten wie nach Herzinfarkt oder bei chronischer Herzinsuffizienz gesichert und hat in diesem Patientenkollektiv v. a. aufgrund der antiarrhythmogenen Wirkungen einen hohen Stellenwert. Allerdings sind Betablocker bei Patienten mit Metabolischem Syndrom ohne KHK nicht das Mittel der ersten Wahl zur Hypertoniebehandlung (Wirth u. Hauner 2006). Kalziumantagonisten senken den Blutdruck durch Reduktion des peripheren Widerstandes. Der Einsatz von sympathikus- und frequenzsenkenden Kalziumantagonisten ist bei Patienten mit Metabolischem Syndrom sinnvoll. Auch α1-Blocker sind im Hinblick auf günstige pleiotrope Effekte (Verbesserung der Insulinsensitivität, Triglyzerid-Senkung) bei Patienten mit Metabolischem Syndrom vorteilhaft, allerdings stehen hier noch kardiovaskuläre Endpunktstudien aus.

■ Operative Therapien

Wenn bei extremer Adipositas (BMI ≥ 40 kg/m^2) oder bei BMI 35–39,9 kg/m^2 mit schwerwiegenden Begleiterkrankungen unter maximaler konservativer Therapie über 12 Monate keine Gewichtsabnahme von wenigstens 10% erreicht werden kann, sollten chirurgische Verfahren zur Gewichtsreduktion erwogen werden. Dabei gilt als Verfahren der ersten Wahl die laparoskopische Anlage eines anpassbaren Magenbandes. Weitere operative Verfahren zur Gewichtsreduktion sind die vertikale Gastroplastik und der Magenbypass. Diese größeren Eingriffe haben möglicherweise verbesserte Langzeitergebnisse gegenüber der Magenbandanlage, sind aber z. T. auch mit einem höheren Operationsrisiko verbunden. Nach einem chirurgischen Eingriff zur Verbesserung der Adipositas kommt es zu einer durchschnittlichen Gewichtsabnahme von 20–40 kg mit einer deutlichen Verbesserung aller Begleiterkrankungen. Für den langfristigen Therapieerfolg ist eine interdisziplinäre Nachbetreuung der Patienten erforderlich.

Bei Patienten mit einem BMI > 50 kg/m^2 werden bevorzugt Operationstechniken eingesetzt, die sowohl eine Magenrestriktion als auch eine Malabsorption (Y-Magenbypass) bewirken und damit eine größere Gewichtsabnahme und eine bessere Gewichtsstabilisierung ermöglichen. Es wurde in Langzeitstudien bewiesen, dass durch adipositaschirurgische Eingriffe neben der Gewichtsreduktion auch die Inzidenz von Hypertonie und Typ-2-Diabetes deutlich gesenkt werden kann.

Eingriffe zur Fettabsaugung haben keinen medizinischen Stellenwert als gewichtsreduzierende Maßnahme und sind mit einem hohen Risiko für Blutungen und Fettembolien verbunden.

■ Das Metabolische Syndrom bei Kindern und Jugendlichen

■ Epidemiologie und Pathogenese

Die Prävalenz von Übergewicht bei 3- bis 17-jährigen Kindern und Jugendlichen in Deutschland liegt bei aktuell 15%, 6,3% dieser Altersgruppe sind adipös (Kurth et al 2007). Mit steigender Prävalenz der Adipositas treten die entsprechenden Folgeerscheinungen und Komorbiditäten wie Dyslipidämie, gestörte Glukosetoleranz, Hyperglykämie und Bluthochdruck bereits im Kindes- und Jugendalter auf.

Das Metabolische Syndrom wurde bisher wie der Typ-2-Diabetes mellitus als ein Syndrom multimorbider Erwachsener betrachtet. In den vergangenen Jahren wurden auch bei adipösen Kindern und Jugendlichen eine gestörte Glukosetoleranz, Hypertonie, Dyslipidämie und Hyperurikämie beobachtet (Körner et al. 2007, Töpfer et al. 2007). Häufig ist ein Teil der adipösen Kinder und Jugendlichen einem erhöhten Risiko für kardiovaskuläre Erkrankungen bereits im jungen Erwachsenenalter ausgesetzt. In Querschnittsuntersuchungen zeigt sich ein stetiger Anstieg der Prävalenz hypertensiver Blutdruckwerte bereits bei jungen Kindern mit steigendem BMI. Dabei zeigt sich noch einmal ein deutlicher und signifikanter Anstieg, sobald die Kinder die 90. BMI-Perzentile überschreiten.

In Ergänzung zu den klassischen Bestandteilen des Metabolischen Syndroms gewinnt die **nichtalkoholisch bedingte Steatohepatitis** (NASH) bei adipösen Kindern und Jugendlichen zunehmend an Bedeutung. Die nichtalkoholisch bedingte Fettleber findet sich bei über 50% aller adipösen Kinder und Jugendlichen, wobei bereits ca. ein Fünftel dieser Kinder an einer NASH leiden. Langzeitstudien über den klinischen Verlauf als auch entsprechende Therapierichtlinien bezüglich der nichtalkoholisch bedingten Fettleber im Kindes- und Jugendalter fehlen.

Das Vorliegen einer Acanthosis nigricans (überpigmentierte, schwärzlich gefärbte Areale v. a. im Bereich intertriginöser Hautareale wie Nacken- oder Axelbereich) oder eines PCOS (Polyzystischen Ovarsyndroms) ist ebenfalls eng mit einer Insulinresistenz und Typ-2-Diabetes bereits im Jugendalter assoziiert (Körner et al 2007, Schober 2005, Töpfer et al 2007).

Literatur

Assmann G, Cullen P, Schulte H. Simple scoring scheme for calculating the risk of acute coronary events based on the 10-year follow-up of the prospective cardiovascular Munster (PROCAM) study. Circulation 2002;105:310–315.

Blüher M, Stumvoll M. Das metabolische Syndrom – Mythen, Mechanismen, Management. DMW 2006;131(20):1167–72.

Chiasson JL, Josse RG, Gomis R, Hanefeld M, Karasik A, Laakso M; STOP-NIDDM Trail Research Group. Acarbose for prevention of type 2 diabetes mellitus: the STOP-NIDDM randomised trial. Lancet 2002;359:2072–2077.

Chiasson JL, Josse RG, Gomis R, Hanefeld M, Karasik A, Laakso M; STOP-NIDDM Trial Research Group. Acarbose treatment and the risk of cardiovascular disease and hypertension in patients with impaired glucose tolerance: the STOP-NIDDM trial. JAMA 2003;290:486–494.

Dormandy JA, Charbonnel B, Eckland DJ, et al.; PROactive investigators Secondary prevention of macrovascular events in patients with type 2 diabetes in the PROactive Study (PROspective pioglitAzone Clinical Trial In macroVascular Events): a randomised controlled trial. Lancet 2005;366:1279–1289.

Eckel RH, Grundy SM, Zimmet PZ. The metabolic syndrome. Lancet 2005;365:1415–1428.

Esposito K, Marfella R, Ciotola M, et al. Effect of a mediterranean-style diet on endothelial dysfunction and markers of vascular inflammation in the metabolic syndrome: a randomized trial. JAMA 2004;92:1440–1446.

Grundy SM, Cleeman JI, Daniels SR, et al.; American Heart Association; National Heart, Lung, and Blood Institute. Diagnosis and management of the metabolic syndrome: an American Heart Association/National Heart, Lung, and Blood Institute Scientific Statement. Circulation 2005;112:2735–2752.

Hanefeld M, Leonhardt W. Das metabolische Syndrom. Dt. Gesundheitswesen 1981;36:545–551.

Hanefeld et al. Praxisleitlinie Metabolisch-Vaskuläres Syndrom, Fachkommission Diabetes Sachsen.

Tuomilehto J, Lindstrom J, Eriksson JG, et al.; Finnish Diabetes Prevention Study Group. Prevention of type 2 diabetes mellitus by changes in lifestyle among subjects with impaired glucose tolerance. N Engl J Med 2001;344:1343–1350.

UK Prospective Diabetes Study (UKPDS) Group. Intensive blood-glucose control with sulphonylureas or insulin compared with conventional treatment and risk of complications in patients with type 2 diabetes (UKPDS 33). Lancet 1998;352(9131):837–853.

UK Prospective Diabetes Study (UKPDS) Group. Effect of intensive blood-glucose control with metformin on complications in overweight patients with type 2 diabetes (UKPDS 34). Lancet 1998;352(9131):854–65.

Wirth A, Hauner H. Das Metabolische Syndrom. München: Urban & Vogel GmbH 2007.

Literatur (Kinder/Jugendliche)

Kurth BM, Schaffrath Rosario A. The prevalence of overweight and obese children and adolescents living in Germany. Results of the German Health Interview and Examination Survey for Children and Adolescents (KiGGS)] Bundesgesundheitsblatt Gesundheitsforschung Gesundheitsschutz. 2007; 50:736–743.

Körner A, Kratzsch J, Gausche R, Schaab M, Erbs S, Kiess W. New predictors of the metabolic syndrome in children – role of adipocytokines. Pediatr Res. 2007;61(6):640–645.

Schober E. Diabetes mellitus Typ 2 – Epidemiologie im Kindes- und Jugendalter. Monatsschrift Kinderheilk 2005; 153:914–920.

Töpfer M, Kiess W, Körner A. Perspektiven des Metabolischen Syndroms bei Kindern und Jugendlichen. Adipositas – Ursachen, Klinik und Folgeerkrankungen 2007;1:43–46.

10.2 Diabetes mellitus

M. Stumvoll, N. Stefan, A. Fritsche, B. Gallwitz, K. Müssig, W. Kiess, A.-G. Ziegler, H. Börschmann, M. Hummel, A. Körner

■ Definition, Einteilung (ätiologische Klassifikation)

> Diabetes mellitus ist definiert als Sammelbegriff für heterogene Störungen des Stoffwechsels, deren Leitbefund die chronische Hyperglykämie ist.

Nach der am meisten verwendeten Einteilung der Amerikanischen Diabetesassoziation (ADA, 2004) wir der Diabetes mellitus heute in **4 ätiopathogenetische Entitäten** eingeteilt. Die beiden wichtigsten und häufigsten Diabetestypen sind Typ-1 und Typ-2. Bei Typ-1-Diabetes handelt es sich um eine organspezifische Autoimmunerkrankung mit progredienter Zerstörung der insulinproduzierenden Betazellen des Pankreas und daraus folgender chronischer Hyperglykämie. Bei Typ-2-Diabetes handelt es sich um eine Kombination aus verminderter Insulinwirkung und dafür inadäquater Insulinsekretion.

Ferner wurden Diabetesformen im Rahmen spezifischer Erkrankungen zu einer 3. Gruppe zusammengefasst sowie Gestationsdiabetes (Diabetes in der Schwangerschaft) als eigenständiger Typ formuliert. In diesem Zusammenhang sind der Gestationsdiabetes, der in etwa 90% der Fälle vorliegt, sowie ein vorbestehender Diabetes mellitus, der aufgrund der erhöhten fetalen und neonatalen Morbidität eine besondere Überwachung und Therapieerfassung erfordert, zu unterscheiden. Der Gestationsdiabetes ist definiert als jede Form des Diabetes mellitus, der erstmals während einer Schwangerschaft diagnostiziert wird und schließt somit auch einen neu diagnostizierten Diabetes mellitus Typ 1 oder Typ 2 mit ein (Tab. 10.**3**).

Die diagnostischen Kriterien für Diabetes mellitus und damit auch die Definitionen für die Erkrankung im engeren Sinne sind in Tab. 10.**4** dargestellt. Dabei

Tabelle 10.3 Diabetes mellitus – ätiologische Klassifikation (ADA 2004)

Diabetesform	Ätiologie
Typ-1-Diabetes (Betazell-Zerstörung, typischerweise absoluter Insulinmangel)	▶ Autoimmun ▶ Idiopathisch
Typ-2-Diabetes (reicht von einer vorwiegenden Insulinresistenz mit relativem Insulinmangel bis zu einem vorwiegend sekretorischen Defekt mit Insulinresistenz)	
Andere spezifische Diabetestypen	▶ Genetische Defekte der Betazellfunktion: HNF-1 (MODY3), glucokinase (MODY2), HNF-4 (MODY1), insulin promoter factor-1 (IPF-1; MODY4), HNF-1β (MODY5), NeuroD 1 (MODY6), Mitochondriale DNA, andere ▶ Genetische Defekte der Insulinwirkung: Typ-A-Insulinresistenz, Leprechaunismus, Rabson-Mendenhall-Syndrom, lipoatropher Diabetes, andere ▶ Erkrankungen des exokrinen Pankreas: Pankreatitis, Pankreatektomie, Neoplasien, Mukoviszidose, Hämochromatose, andere ▶ Endokrinopathien: Akromegalie, Cushing-Syndrom, Glukagonom, Phäochromozytom, Hyperthyreose, Somatostatinom, Aldosteronom, andere ▶ Medikamentös/toxisch (z. B. Glukokortikoide, α-Interferon, Pentamidin, Diazoxid, Thiazide, andere) ▶ Infektionen (angeboren: Röteln, Zytomegalie, andere) ▶ Seltene Formen eines autoimmunvermittelten Diabetes („Stiff-man"-Syndrom, Anti-Insulinrezeptor-Antikörper, andere) ▶ Andere genetische Syndrome, die mit einem Diabetes assoziiert sein können (Down-Syndrom, Klinefelter-Syndrom, Turner-Syndrom, Wolfram-Syndrom, Friedreich-Ataxie, Chorea Huntington,. Laurence-Moon-Biedl-Syndrom, Dystrophia myotonica, Porphyrie, Prader-Willi-Syndrom, andere)
Gestationsdiabetes	

sind außerdem Grenzwerte für weniger ausgeprägte Störungen des Glukosestoffwechsels (abnorme Nüchternglukose und eingeschränkte Glukosetoleranz) angegeben. Letztere Kategorien repräsentieren Vorstufen von Diabetes mellitus und werden praktisch ausschließlich während der Entwicklung eines Typ-2-Diabetes oder spezifischer Diabetesformen dokumentiert, da sich ein Typ-1-Diabetes in der Regel mit Blutzuckerwerten erstmalig manifestiert, die die Diagnose eines Vollbildes Diabetes mellitus erlauben.

> Es ist zu beachten, dass die einmal gestellte Diagnose „Diabetes mellitus" rein formal durchaus widerrufen werden kann. Dies käme beispielsweise zur Anwendung, wenn ein Typ-2-Diabetiker nach signifikanter Gewichtsabnahme und unbehandelt nicht mehr die diagnostischen Kriterien erfüllt.

Zur Definition des Diabetes mellitus gehören neben den charakteristischen Stoffwechselstörungen, die per se keinen Krankheitswert besitzen, die typischen **Begleit- und Folgekrankheiten**. Diese stellen sich einerseits als akute medizinische Probleme dar (z. B. Unterzuckerung, hyperglykämisches Koma) und andererseits als die charakteristischen sekundären Veränderungen an zahlreichen Organsystemen (z. B. Mikro- und Makroangiopathie) und damit Folgeerkrankungen (z. B. Erblindung, diabetisches Fuß-Syndrom, koronare Herzerkrankung). Diese stellen für die Betroffenen und das Gesundheitssystem die eigentliche medizinische Belastung dar.

■ Epidemiologie

■ Allgemeines

Die Prävalenz des Diabetes mellitus weltweit wird von der WHO auf etwa 170 Mio. Erkrankte im Jahr 2000 geschätzt und auf etwa 370 Mio. Erkrankte im Jahr 2030 hochgerechnet. Nach einer konservativen Schätzung dürfte die Gesamtprävalenz des Diabetes in Deutschland bei etwa 6–7% liegen, also etwa 5 Mio. Erkrankten. Über alle Altersklassen hinweg ist dabei von einer Prävalenz für Typ-1-Diabetes von 0,2–0,3% auszugehen, das entspricht mindestens 200000 Erkrankten. Damit ist der weitaus größte Teil von Diabetikern an Typ-2-Diabetes erkrankt. Der Anteil anderer Diabetestypen ist verschwindend gering.

Aktuelle Ergebnisse der **SEARCH-Studie** von Datenerhebungen der USA aus den Jahren 2002/2003 zeigten, dass die **Inzidenz aller Diabetesformen bei Kindern** – verschiedene ethnische Gruppen zusammengefasst – im Alter von 0–20 Jahren auf 24,3/100000 gestiegen ist. Kinder in der Altersgruppe < 10 Jahren haben unabhängig von ihrer ethnischen Zugehörigkeit fast ausnahmslos

Tabelle 10.4 Diagnostische Kriterien für Diabetes mellitus und andere Kategorien für Hyperglykämie

Kategorie	Glukosekonzentration mmol/l (mg/dl)		
		Plasma, venös	Vollblut, kapillär
Diabetes mellitus	nüchtern oder	≥ 7,0 (126)	≥ 6,1 (110)
	OGTT, 2-h-Wert	≥ 11,1 (200)	≥ 11,1 (200)
Eingeschränkte Glukosetoleranz (Impaired Glucose Tolerance, IGT)	nüchtern (falls gemessen) und	< 7,0 (126)	< 6,1 (110)
	OGTT, 2-h-Wert	≥ 7,8 (140) und < 11,1 (200)	≥ 7,8 (140) and < 11,1 (200)
Abnorme Nüchternglukose (Impaired Fasting Glucose, IFG)	nüchtern und	≥ 6,1 (100) und < 7,0 (126)	≥ 5,0 (90) und < 6,1 (110)
	OGTT, 2-h-Wert (falls gemessen)	< 7,8 (140)	< 7,8 (140)

OGTT, oraler Glukosetoleranztest (75 g Glukose oral), WHO 1999

T1D. Die höchsten Inzidenzraten für T1D wurden bei Kindern und Jugendlichen der weißen Bevölkerung beobachtet: 18,6, 28,1, 32,9 und 15,1 für die Altersgruppen 0–4, 5–9, 10–14 und 15–19 Jahre, insgesamt 26,1/100 000. Typ-2-Diabetes (T2D) trat bei Kindern und Jugendlichen < 20 Jahren entgegen der allgemeinen Vorstellungen selten auf. Ausnahme bildeten hier 15- bis 19-jährige Jugendliche ethnischer Minderheiten, die mit 17,0–49,4/100 000 die höchsten Inzidenzraten für T2D aufwiesen.

■ Epidemiologie des Typ-1-Diabetes

In Deutschland existiert bislang keine exakte Datenlage zur Häufigkeit des Typ-1-Diabetes (T1D). Daher bedient man sich regionaler Erhebungen, z. B. der landesweiten Untersuchungen der Bundesländer Nordrhein-Westfalen und Baden-Württemberg. Waren 1990 noch 0,22 % der Deutschen an T1D erkrankt, so stieg die Zahl 2003 bereits auf 0,3 %. Dies entspricht insgesamt etwa 250 000 Patienten mit T1D in Deutschland, wovon etwa die Hälfte < 40 Jahre alt sind. Die durchschnittliche Prävalenz des T1D in der Altersgruppe < 15 Jahren beträgt 55 pro 100 000, in der Altersgruppe > 15 Jahren 230 pro 100 000 Personen.

Typ-1-Diabetes mellitus im Kindes- und Jugendalter. Diabetes mellitus ist eine der häufigsten chronischen Krankheiten des Kindes- und Jugendalters. Evidenzbasierte Leitlinien zur Diagnostik und Therapie des Diabetes mellitus liegen von den Fachgesellschaften Deutsche Diabetes-Gesellschaft (DDG) und Deutsche Gesellschaft für Kinderheilkunde und Jugendmedizin (DGKJ) vor. In mehr als 90 % der Diabetesfälle liegt im Kindes- und Jugendalter ein Typ-1-Diabetes vor.

Aktuelle Daten für Deutschland aus regionalen Erhebungen für Baden-Württemberg von **Kindern < 15 Jahren** zeigen eine **deutliche Zunahme der Inzidenzrate** für T1D. Hochgerechnet auf Deutschland ergibt sich eine Inzidenzrate von 17,6/100 000 pro Jahr für den Zeitraum 2000–2003. Für den gesamten Erfassungszeitraum von 1989–2003 wurde ein Anstieg der Inzidenz von jährlich 3,9 % verzeichnet. Seit 2000 hat sich dieser Inzidenzanstieg mit nun 9 % pro Jahr mehr als verdoppelt. Es bestehen keine Unterschiede in der Inzidenzrate zwischen Jungen und Mädchen. Während der Sommermonate zählte man weniger Neumanifestationen als während der Wintermonate. Über den Zeitraum 1989–2003 erkrankten Kinder im Alter zwischen 10–14 Jahren am häufigsten. Insgesamt war der durchschnittliche jährliche Anstieg der Inzidenz bei Kindern im Alter von 0–4 Jahren mit 6,2 % aber am stärksten (5- bis 9-Jährige: 3,5 %, 10- bis 14-Jährige: 2,7 %). Der Anstieg in dieser Altersgruppe unterstreicht die pathogenetische Bedeutung früher Umweltfaktoren. Pro Jahr sind in der Altergruppe < 15 Jahren derzeit 2000 Neuerkrankungen mit T1D zu verzeichnen, allerdings erkrankt die Mehrzahl der Patienten erst nach dem 15. Lebensjahr. In vergleichenden Studien von 1987–1997 zeigte sich innerhalb Deutschlands eine eindrucksvolle Differenz der Inzidenzen zwischen deutschen Kindern (13,5/100 000) und in Deutschland lebenden ausländischen Kindern (6,9/100 000). Die vorliegenden Daten bestätigen eine deutlich ansteigende Inzidenz in Deutschland in den vergangenen Jahren und lassen eine Verdopplung der Inzidenz in den kommenden 20 Jahren vermuten.

Die Inzidenzraten sind in Abhängigkeit von der geografischen Lage und der stammesgeschichtlichen Entwicklung unterschiedlich. So ist weltweit gesehen die Inzidenzrate in der Altersgruppe < 15 Jahren in Finnland mit 58/100 000 (2002/2003) und Sardinien mit 37,8/100 000 (1990–1998) am höchsten und in China sowie Venezuela mit 0,1/100 000 (1990–1994) am niedrigsten. Innerhalb Europas schwankt die Inzidenzrate mehr als 10-fach zwischen den einzelnen Ländern. So ist ein deutliches Nord-Süd-Gefälle zu beobachten, welches die niedrigste Inzidenzrate von 4,2/100 000 (1995–1999) für Mazedonien verzeichnet. Weltweit hat die Inzidenz des T1D in den letzten Jahren jährlich um 3–5 % kontinuierlich zugenommen.

Die derzeit diskutierte „**Akzelerator Hypothese**" postuliert, dass eine **Adipositas-assoziierte Insulinre-**

sistenz bei Kindern die Progression zum T1D beschleunigt, und somit Kinder mit vergleichsweise höherem BMI früher an T1D erkranken als schlankere Kinder. Zunehmende Adipositas im Kindesalter könnte derart sowohl die steigenden Inzidenzraten als auch das jüngere Alter bei Diabetesmanifestation erklären. Anthropometrische Untersuchungen bei > 9000 Kindern mit T1D aus Deutschland konnten bestätigen, dass BMI und Alter bei Manifestation negativ korreliert sind, schwere Kinder also früher erkranken. Daten der SEARCH-Studie konnten jedoch zeigen, dass nur bei Kindern (0–20 Jahre), die bei Diabetesmanifestation ein Nüchtern-C-Peptid < 0,5 ng/ml hatten, ein erhöhter BMI die Krankheitsmanifestation beschleunigen konnte; bei Kindern hingegen, die bei T1D-Manifestation ein Nüchtern-C-Peptid ≥ 0,5 ng/ml aufwiesen, zeigte der BMI keinen Einfluss auf das Erkrankungsalter. Dies lässt vermuten, dass der Einfluss einer erhöhten Insulinresistenz erst spät in der Pathogenese für eine Progression des Krankheitsprozesses verantwortlich ist. Da ein erniedrigtes Geburtsgewicht jedoch ebenfalls den Krankheitsprozess beschleunigt, muss man davon ausgehen, dass die intrauterine Umgebung auch einen entscheidenden Einfluss auf den Krankheitsprozess hat.

> Typ-1-Diabetes ist die häufigste chronische Erkrankung des Kindes- und Jugendalters in den westlichen Ländern. Durch die dramatische Zunahme der Inzidenz stellt die Erkrankung eine Herausforderung für das Gesundheitswesen dar. Während bei Typ-2-Diabetes effektive Präventionsstrategien bekannt sind – die allerdings große nationale Anstrengungen in der Umsetzung von Lebensstiländerungen bedeuten – existiert für den Typ-1-Diabetes weder ein effektiver und nebenwirkungsarmer Heilungsansatz noch eine effiziente Präventionsstrategie.

Epidemiologie des Typ-2-Diabetes

Im Jahre 1994 schätzte die International Diabetes Federation (IDF) die Zahl der Diabetiker (Typ-1 und Typ-2) auf über 100 Mio. weltweit. Diese Zahl lag 2001 bei etwa 170 Mio. und würde für 2010 und 2025 auf 220 Mio. bzw. 300 Mio. projiziert. Die höchsten Raten kommen in Polynesien, unter der amerikanischen Urbevölkerung (z. B. Pima-Indianer in Arizona mit Prävalenzraten bis 50 % bei Erwachsenen) und in der arabischen Welt (Nordafrika, arabische Halbinsel) vor, > 90 % dieser Menschen dürften Patienten mit Typ-2-Diabetes sein.

Für Deutschland gibt es keine belastbaren, echten epidemiologischen Daten. Aus dem auf Fragebögen basierenden **Bundes-Gesundheitssurvey (1998)** gibt das Robert Koch-Institut eine Gesamtprävalenz von 4,7 % der Männer und 5,6 % der Frauen in Deutschland an. Eine bevölkerungsbasierte Untersuchung in Augsburg (**KORA-Survey 2000**) ergab unter Verwendung des Glukosetoleranztests knapp doppelt so hohe Prävalenzen in allen Altersgruppen, allerdings hängen diese Zahlen naturgemäß stark von den diagnostischen Kriterien ab.

> Basierend auf verschiedenen Studien seit Ende der 1980er Jahre (Bundes-Gesundheitssurvey 1998, Deutsche Herz-Kreislauf-Präventionsstudie, AOK-Krankenkassendaten, Register der ehemaligen DDR) wird geschätzt, dass es in Deutschland etwa 4 Mio. Frauen und Männer mit einem diagnostizierten Diabetes gibt (alle Diabetestypen), das sind ca. 5 % der Bevölkerung.

Ab dem 40. Lebensjahr ist der Typ-2-Diabetes die häufigste Diabetesform. Die Prävalenz des Diabetes steigt bis zum Alter von 80 Jahren deutlich an (von 2 % bei 40-Jährigen bis zu über 20 % in höheren Lebensaltern).

Nach Daten aus der ehemaligen DDR von 1988 geht die Diabetesprävalenz jenseits des 80. Lebensjahres wieder leicht zurück. Im Bundes-Gesundheitssurvey 1998 fanden sich regionale Unterschiede: in den neuen Bundesländern wurden in fast allen Altersgruppen der Bevölkerung höhere Prävalenzen als in den alten Ländern beobachtet. Es bestehen deutliche Geschlechtsunterschiede: bis zum 70. Lebensjahr waren Männer häufiger betroffen, bei den > 70-Jährigen die Frauen. Die Prävalenz des Diabetes variiert auch mit der sozialen Lage und die Oberschicht ist deutlicher weniger stark betroffen.

Es wird darüber hinaus davon ausgegangen, dass in den letzten Jahrzehnten die Anzahl von Menschen mit Diabetes erheblich zugenommen hat. In der ehemaligen DDR stieg die Prävalenz des diagnostizierten Typ-2-Diabetes von 1960–1987 um mehr als das 6-Fache an. Für Westdeutschland fehlen vergleichbare Daten. Wahrscheinlich dürfte jedoch auch hier in diesem Zeitraum eine deutliche Zunahme zu verzeichnen sein. Dies hat mehrere Gründe. Neben einem Anstieg der altersspezifischen Neuerkrankungshäufigkeit spielt insbesondere die Veränderung der Bevölkerungsstruktur mit einer Zunahme des Anteils älterer Personen infolge von steigender Lebenserwartung und niedrigerer Geburtenrate eine Rolle. In den 1990er Jahren scheint jedoch, vergleicht man die Ergebnisse des Bundes-Gesundheitssurveys 1998 mit Surveys von 1990/92, die altersspezifische Häufigkeit des bekannten Diabetes nicht angestiegen zu sein, die Zunahme der Anzahl betroffener Personen wäre somit primär auf die Alterung der Bevölkerung zurückzuführen. Unter der Annahme, die Altersstruktur der Bevölkerung 1998 entspräche der des Jahres 1991, wäre die Prävalenz des Diabetes 1998 sogar etwas niedriger als 1991.

Auf der Grundlage der bevölkerungsbezogenen MONICA-Surveys seit 1984 fand sich in den letzten 15 Jahren auch in der Augsburger Allgemeinbevölkerung keine Zunahme der altersstandardisierten Prävalenz des bekannten Diabetes. Daten aus Nordeuropa (Schweden, Norwegen) zeigen ebenfalls eine relativ konstante Erkrankungshäufigkeit des bekannten Diabetes in der erwachsenen Bevölkerung in den letzten 15 Jahren. Diese Ergebnisse sind als positiv zu sehen, auch wenn die Ursachen dieser Entwicklung bisher unklar sind (z. B. Veränderung von Ernährungsgewohnheiten und körperlicher Aktivität). Die Analyse einer Versichertenstichprobe der AOK Hessen ergab im Zeitraum 1998–2001 einen Anstieg der Prävalenz des bekannten Diabetes. Die Ergebnisse sind also nicht einheitlich.

Da sich diese Angaben z. T. auf Fragebögen stützen und nicht auf blutzuckerbasierte Diagnostik, ist von einer **Dunkelziffer für nicht entdeckten Diabetes mellitus** auszugehen. Im erwähnten bevölkerungsbasierten KORA-Survey 2000 unter Verwendung des Glukosetoleranztests fand man in der Altersgruppe 55–74 Jahre eine Prävalenz des unentdeckten Diabetes von 8,2%, die etwa so hoch war wie die Häufigkeit des bekannten Diabetes, die in dieser Altersgruppe 8,4% betrug (Frauen 7,9%, Männer 9,0%). Männer (9,7%) waren von unentdecktem Diabetes häufiger betroffen als Frauen (6,9%). Nach diesen Ergebnissen wäre die Gesamtprävalenz des Diabetes in dieser Altersgruppe doppelt so hoch wie angenommen.

Nur etwa 60% der 55- bis 74-jährigen Probanden hatten einen normalen Zuckerstoffwechsel, die übrigen litten bereits an einem Diabetes oder anderen Glukosestoffwechselstörungen. Eine verminderte Glukosetoleranz (IGT) wurde bei 16% der 55- bis 74-Jährigen gefunden. Entsprechend den Ergebnissen internationaler Studien werden schätzungsweise pro Jahr 6% dieser Personen einen manifesten Typ-2-Diabetes entwickeln. Die Diabetesprävalenz ist also in Abhängigkeit von den angewendeten Diabeteskriterien zu sehen. Im oben genannten KORA-Survey 2000 (55- bis 74-Jährige) lag die Häufigkeit des neu entdeckten Diabetes basierend auf der alleinigen Bestimmung des Nüchternblutzuckers mit 4,9% deutlich niedriger als im oralen Glukosetoleranztest (8,2%).

Epidemiologie des Typ-2-Diabetes mellitus im Kindes- und Jugendalter. Noch bis vor wenigen Jahren galt ein Typ-2-Diabetes mellitus als eine Erkrankung des Erwachsenenalters. Inzwischen ist bekannt, dass auch in Deutschland immer mehr Jugendliche an einem Typ-2-Diabetes erkranken. Dabei spielen bei der Ätiopathogenese insbesondere Übergewicht und Adipositas, genetische Faktoren (positive Familienanamnese) und Zugehörigkeit zu bestimmten ethnischen Gruppen eine Hauptrolle bei der Entstehung des Typ-2-Diabetes in jungen Altersgruppen. Insbesondere Pima-Indianer in den USA, Farbige in den USA sowie US-Amerikaner hispanischer Herkunft und Asiaten sind häufiger vom Ausbruch einer Typ-2-Diabetes-Erkrankung betroffen. Besonders die alarmierende Zunahme der Anzahl übergewichtiger und adipöser Kinder und Jugendlicher weltweit lässt eine weitere massive Zunahme von Typ-2-Diabetes-Erkrankungen im Jugendalter befürchten. Besonders wichtig ist dabei, dass auch das Ausmaß des Übergewichts bei den Betroffenen weltweit steigt und damit auch das Risiko für Individuen, an einem Typ-2-Diabetes zu erkranken.

Mindestens 20% aller adipösen Kinder und Jugendlichen, unabhängig von der ethnischen Zugehörigkeit, scheinen bereits im Jugendalter (in einem Alter von 12–16 Jahren) eine gestörte Glukosetoleranz zu entwickeln. In einigen Populationen hat ca. 1% der adipösen Teenager (Körpermasseindex > 97. Perzentile) bereits einen manifesten Typ-2-Diabetes. Für Deutschland liegen bislang keine sicheren epidemiologischen Daten vor, man rechnet allerdings mit derzeit 500–5000 betroffenen Jugendlichen mit Typ-2-Diabetes in Deutschland. Darüber hinaus ist wohl mit einer hohen Dunkelziffer zu rechnen.

■ Epidemiologie des Diabetes in der Schwangerschaft

Etwa 4–6% aller Schwangerschaften sind mit einem Diabetes mellitus assoziiert. Infolge einer überwiegend sitzenden und bewegungsarmen Lebensweise, einer hochkalorischen, fettbetonten Ernährung sowie einer Zunahme von bereits im Kindes- oder Jugendalter bestehender Adipositas ist in den vergangenen Jahren ein Anstieg der Diabetesprävalenz bei Frauen im reproduktiven Alter zu verzeichnen.

■ Pathogenese

■ Physiologie des Glukosestoffwechsels, der Insulinwirkung und Insulinsekretion

Für das Verständnis der Mechanismen, über die genetische und nichtgenetische Faktoren zur Pathogenese des Typ-2-Diabetes beitragen, ist es notwendig die Grundzüge der Physiologie und Pathophysiologie zu erläutern. Insulin ist das Schlüsselhormon der Blutzuckerregulation. Normale Blutzuckerwerte werden durch ein ausgewogenes Wechselspiel zwischen Insulinsekretion und Insulinwirkung erreicht. Insulinwirkung beziehungsweise Insulinsensitivität verhält sich dabei als Kontinuum und unterhalb einer bestimmten Perzentile der Verteilung spricht man von „Insulinresistenz". Ebenso verhält sich Betazellfunktion auf einem Kontinuum und „Betazellversagen" ist ein gleichermaßen relativer Begriff.

Beim gesunden Menschen wird der Blutzucker stets in engen Grenzen gehalten. Zum einen wird dadurch die Unterzuckerung (Plasmaglukosekonzentration < 50 mg/dl) verhindert und gewährleistet, dass das Gehirn ständig mit Glukose versorgt wird, dem wichtigstem Brennstoff dieses Organs. Zum anderen stellt sich normalerweise keine Blutzuckererhöhung (Plasmaglukosekonzentration > 120 mg/dl) ein, die bereits in geringem Ausmaß (pathologische Glukosetoleranz) mit einem erhöhten kardiovaskulären Risiko behaftet ist und bei deutlicher Ausprägung und längerer Dauer zu den bekannten Spätschäden des Diabetes mellitus führt.

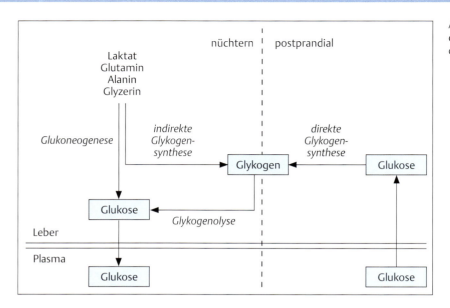

Abb. 10.**2** Glukosestoffwechsel der Leber nüchtern und postprandial.

Normale Glukosehomöostase, nüchtern

Nach einer ca. 12-stündigen Fastenperiode liegen die Blutzuckerwerte bei etwa 80 mg/dl und ändern sich im zeitlichen Verlauf praktisch nicht. Die Plasmaglukose befindet sich im Gleichgewicht und die Rate, mit der Glukose ins Plasma freigesetzt wird, gleicht der Rate, mit der Glukose aus dem Plasma entfernt wird. Da Hirn und Erythrozyten ihre Energie ausschließlich aus Glukose beziehen, besteht ein basaler Glukosebedarf, der laufend gedeckt werden muss. Die beiden einzigen Organe, die dank kompletter Enzymausstattung Glukose produzieren und in die Blutbahn freisetzen können, sind Leber und Niere.

Die **Leber** stellt der Zirkulation aus 2 Quellen Glukose zur Verfügung:
▶ aus der Neusynthese von Glukose aus Nicht-Glukosevorstufen (Glukoneogenese) und
▶ aus dem Abbau von gespeichertem Glykogen (Glykogenolyse).

Die **Niere** trägt praktisch ausschließlich auf dem Wege der Glukoneogenese zur Glukoseproduktion bei und liefert im Nüchternzustand immerhin 25 % der Plasmaglukose. Beim Menschen sind Laktat, Glutamin, Alanin und Glyzerin die wichtigsten glukoneogenen Substrate, die dem Stoffwechsel praktisch aller Gewebe entstammen. Glyzerin und Aminosäuren entstammen dem Fett- bzw. Proteinstoffwechsel, wohingegen Laktat vorwiegend aus Muskelglykogen bzw. Glukose selbst entsteht. Das Kohlenstoffgerüst von Laktat und Alanin tragen in hohem Maße zur Rezyklierung von Glukose bei (Cori-Zyklus, Glukose-Alanin-Zyklus). Während Laktat und Glyzerin von beiden glukosebildenden Organen gleichermaßen als glukoneogenes Substrat verwendet wird, dient Alanin vorwiegend der Leber und Glutamin fast ausschließlich der Niere als Glukosevorstufe.

Leberglykogen, die zweite Glukosequelle, ist ein Kohlenhydratpolymer; es wird auf 2 Wegen gebildet (Abb. 10.**2**):
▶ direkter Syntheseweg: Leberglykogen wird zum einen postprandial, also zu Zeiten ausreichender Glukosezufuhr, aus Glukose synthetisiert wird.
▶ indirekter Syntheseweg: Leberglykogen entsteht aus Glukose-6-Phosphat, das aus Nicht-Glukosevorstufen auf dem Glukoneogeneseweg gebildet wird.

Im Nüchternzustand findet in der Nettobilanz keine Glykogenbildung statt, jedoch wird auf dem indirekten Weg auch in diesem Zustand laufend Glykogen gebildet, das für den gleichzeitigen Abbau zur Verfügung steht. Nach 12-stündigem Fasten entstammt etwa die Hälfte des hepatischen Glykogengehalts dem direkten Syntheseweg. Der Nüchternanteil der Glukoneogenese an der gesamten Glukoseproduktion wird methodenabhängig auf 35–65 % geschätzt und steigt nach längerem Fasten (> 60 h) auf nahezu 100 % an. Auch die Muskulatur speichert Glykogen und enthält in ihrer Gesamtheit zwar mehr als 3-mal soviel wie die Leber, beim Abbau von Muskelglykogen jedoch entsteht aus enzymatischen Gründen keine Glukose, stattdessen wird das Kohlenstoffgerüst entweder oxidiert oder als Laktat oder Alanin freigesetzt.

Die **Glukoseaufnahme peripherer Gewebe** geschieht durch erleichterte Diffusion und ist entweder insulinvermittelt (Muskulatur, Fettgewebe) oder unabhängig von der Anwesenheit Insulins (Gehirn, Niere, Erythrozyten, Splanchnikus). Sie wird vom Glukosespiegel im Plasma bestimmt, von den Eigenschaften des Glukosetransporters, dem Glukosebedarf der Gewebe und bei insulinabhängigen Geweben von der Insulinempfindlichkeit. Die Glukoseaufnahme verteilt sich nach einer 6- bis 12-stündigen Fastenperiode (=postabsorptiver Zustand) zu 80% auf insulinunabhängige Gewebe und zu etwa 20% auf insulinabhängige Gewebe (v. a. Muskel).

Nach der Aufnahme in die Zellen kann die Glukose im Nüchternzustand grundsätzlich 2 Wege einschlagen:
- Oxidation zu CO_2 (im Gehirn) oder
- glykolytischer Abbau zu Alanin oder Laktat (in den meisten anderen Geweben, v. a. im Muskel), welche nach dem Rücktransport zur Leber die oben angesprochenen Glukose-Substrat-Zyklen schließen.

Die Niere ist für etwa 20% der Gesamtglukoseaufnahme verantwortlich.

Normale Glukosehomöostase, postprandial

Der Übergang vom Nüchternzustand zum postprandialen Zustand wird in Stoffwechseluntersuchungen in kontrollierter und reproduzierbarer Weise durch einen oralen Glukosetoleranztest (OGT) nachempfunden. Der Anstieg der Plasmaglukose von 80–100 auf 140–200 mg/dl ist begleitet von einem Anstieg des Insulinspiegels von 5–15 auf 30–60 µU/ml und einem Absinken der Glukagonkonzentration von 150–200 auf 80–100 pg/ml. Erstere erreicht nach 2 h, die beiden letzteren nach 3–4 h wieder ihren Ausgangswert.

Bezüglich der Plasmaglukosekonzentration also versucht das System die Störung des Gleichgewichts möglichst gering zu halten. Da postprandial ausreichend Glukose aus dem Darm in die Blutbahn eintritt, wird sinnvollerweise in erster Linie die **endogene Glukoseproduktion deutlich vermindert** und die Leber schaltet von einer Nettoproduktion auf eine Nettoaufnahme von Glukose um (Abb. 10.**3**a, b). Die steigende Plasmainsulinkonzentration übt dabei den stärksten hemmenden Einfluss aus, aber auch die erhöhte Glukosekonzentration selbst unterdrückt die Glukoseproduktion. Bei experimentell konstant gehaltenen Insulinspiegeln bewirkt alleine eine Erhöhung der Glukosekonzentration eine Abnahme der Glukoseproduktion. Im physiologischen Zusammenspiel üben beide über die Regulation von Schlüsselenzymen der Glukoneogenese und Glykogenolyse eine synergistische Hemmwirkung auf die endogene Glukoseproduktion aus. Die Unterdrückung der Glukoseproduktion auf etwa die Hälfte der Ausgangsrate erreicht nach 90–120 min ihr Maximum und betrifft die Glukoneogenese und die Glykogenolyse gleichermaßen. Die Unterdrückung ist in dem Moment rückläufig, in dem die enterale Glukoseaufnahme wieder abnimmt, wodurch postprandiale Hypoglykämien verhindert werden.

Parallel zur Abnahme der Glukoseproduktion steigert die Leber die Aufnahme von Glukose sowohl aus dem Pfortaderblut als auch aus dem systemischen Kreislauf. Dadurch werden die zuvor entleerten Glykogenspeicher wieder aufgefüllt, wobei direkter und indirekter Syntheseweg in Abhängigkeit von der Nahrungszusammensetzung mit unterschiedlichen Raten beschritten werden. Der Muskel, der im basalen Ruhezustand den Großteil seiner Energie aus der Oxidation freier Fettsäuren bezieht und im Nüchternzustand einen eher untergeordneten Glukoseverbraucher darstellt, steigert die Glukoseaufnahme während eines OGT auf das 2- bis 3-Fache. Dadurch wird er einerseits dem durch die insulinvermittelte Hemmung der Lipolyse geänderten Angebot an energiereichen Substraten (Glukose statt Fettsäuren) gerecht und kann andererseits seine eigenen Glykogenspeicher füllen. Die Hälfte der muskulär aufgenommenen Glukose wird oxidiert, ein Drittel gespeichert und der Rest zu Laktat und Alanin glykolysiert. Die beiden letzteren stehen wiederum für die hepatische Glykogensynthese (indirekter Weg) zur Verfügung.

Die Größenordnung, in der solche Veränderungen die postprandiale Glukosehomöostase beeinflussen, hängt von den Geweben ab, die primär an der Entsorgung der oral verabreichten Glukosemenge beteiligt sind. Etwa 30% davon werden von Splanchnikusgeweben aufgenommen (Leber, Darm). Da die endogene Glukoseproduktion zu etwa 50% unterdrückt ist, muss die exogene Glukose verwendet werden, um denjenigen Glukosebedarf zu decken, der normalerweise von der endogen produzierten Glukose befriedigt wird. Insulinunabhängige Gewebe, wie das Gehirn, tragen deshalb beträchtlich zur Aufnahme der oralen Glukosemenge bei und auf die Muskulatur entfallen etwa 25–30% der Gesamtglukoseaufnahme.

Zelluläre Insulinsignalübertragung

Insulin vermittelt seine pleiotropen Effekte nach Bindung an und Aktivierung eines spezifischen Plasmamembranrezeptors mit Tyrosinkinaseaktivität (Insulinrezeptor). Die intrazellulären Substrate der Insulinrezeptor-Tyrosinkinase, v. a. die Insulinrezeptorsubstrat-(IRS)Moleküle werden hocheffektiv an verschiedenen Stellen Tyrosin-phosphoryliert. Die intrazellulären Substrate dienen außerdem als Gerüst für weitere Adaptorproteine, die eine spezifische Downstream-Kaskade in Gang setzen. Dabei werden eine Reihe von Lipid- und Proteinkinasen aktiviert und letztendlich die insulinspezifischen biologischen Effektorsysteme angeschaltet: Translokation des Glukosetransporters an die Zellmembran, Synthese von Glykogen, Protein, bestimmten mRNAs und nukleäre DNA, die u. a. mit Zellwachstum zu tun haben (Abb. 10.**4**).

Zelluläre Insulinsekretion

Glukose erreicht über den arteriellen Schenkel die pankreatischen Betazellen und wird zunächst über den Glukosetransporter GLUT2 in die Betazelle transportiert. Der geschwindigkeitsbestimmende Schritt für die glukoseabhängige Insulinsekretion ist die nachfolgende Phosphorylierung der Glukose zu Glukose-6-Phosphat durch die Glukokinase. Das entstandene Glukose-6-Phosphat wird in der Glykolyse verstoffwechselt, wobei ATP entsteht. Dieses hemmt die ATP-sensitiven Kalium-

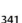

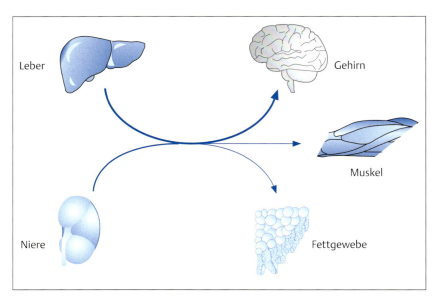

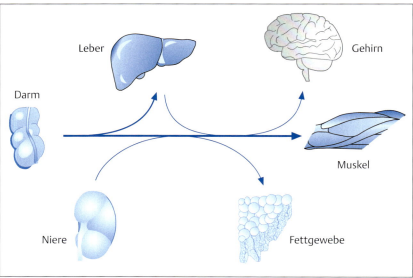

Abb. 10.**3a, b** Relative Glukoseflüsse. Übergang vom Nüchternzustand (**a**) zum postprandialen Zustand (**b**). Die Pfeilstärken repräsentieren die relative Größe der Flüsse während eines Zustandes.

kanäle, welche einen aus 2 Proteinuntereinheiten zusammengesetzten Komplex bilden. Ein Teil dieses Komplexes ist auch der Rezeptor für bestimmte orale Antidiabetika, wie Sulfonylharnstoffe und Glinide, bei dem anderen Teil handelt es sich um einen zelleinwärts transportierenden Kaliumkanal. Durch die Blockade dieses Kanals werden die Betazellmembran depolarisiert, spannungsabhängige Kalziumkanäle geöffnet (mit nachfolgendem Kalziumeinstrom) und die Insulinsekretion durch Exozytose der insulinhaltigen Granula ausgelöst (Abb. 10.**5**).

Physiologischer Zusammenhang zwischen Insulinsensitivität und Insulinsekretion

Die gesunde Betazelle des Pankreas besitzt die Fähigkeit, sich an Änderungen der Insulinwirkung zu adaptieren; eine Verringerung der Insulinwirkung wird durch eine vermehrte Ausschüttung von Insulin reguliert und umgekehrt. Aus dem Gleichgewicht gerät dieser Regelmechanismus, wenn in einem Individuum die Funktion der Betazellen des Pankreas für den Grad an Insulinresistenz inadäquat niedrig ist. Die Fehlfunktion der pankreatischen Betazelle stellt somit einen kritischen Schritt in der Pathogenese des Typ-2-Diabetes dar. Diese Zusammenhänge wurden nicht nur in verschiedenen Querschnittsstudien aufgezeigt, sondern auch in Langzeituntersuchungen während des Fortschreitens von normaler

10.2 Diabetes mellitus

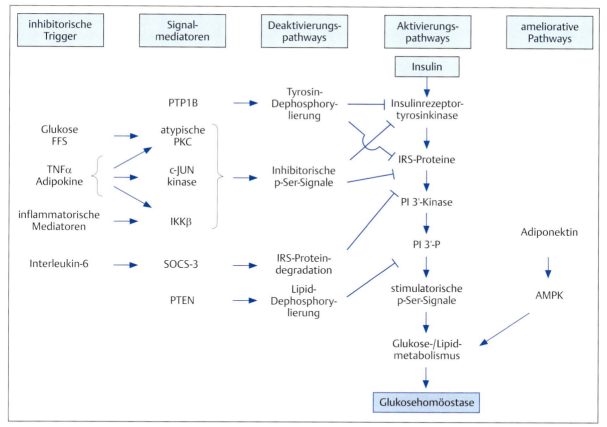

Abb. 10.4 Insulin-Signaling und mögliche Insulinresistenzmechanismen. Insulin vermittelt seine Effekte durch Aktivierung der Tyrosinkinaseaktivität des Insulinrezeptors, der wiederum die intrazellulären Substrate, v. a. die Insulinrezeptorsubstrat (IRS)-Moleküle, Tyrosin-phosphoryliert. Die intrazellulären Substrate dienen außerdem als Gerüst für weitere Adaptorproteine, die eine spezifische Downstream-Kaskade in Gang setzen. Dabei werden eine Reihe von Lipid- und Proteinkinasen aktiviert und letztendlich die insulinspezifischen biologischen Effektorsysteme angeschaltet. Inhibitorische und ameliorative Trigger modulieren die Insulinwirkung an unterschiedlichen Stellen in der Insulinsignalkaskade.

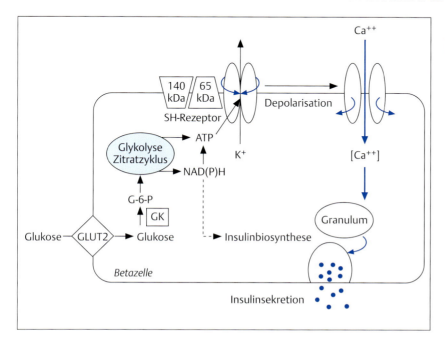

Abb. 10.5 Modell der glukosestimulierten Insulinsekretion in der pankreatischen Betazelle.

zu pathologischer Glukosetoleranz und schließlich zu Typ-2-Diabetes.

Allerdings ändert sich die Höhe der Glykämie nicht nur bei Abweichung von dieser Hyperbel, sondern auch bei deutlichen Bewegungen entlang der Hyperbel. Wenn die Insulinwirkung deutlich abnimmt (z. B. bei Adipositas), stellt sich kompensatorisch eine Verbesserung der Insulinwirkung ein. Dies jedoch geht zwangsläufig mit einem zwar kleinen, aber regeltechnisch unvermeidbaren Anstieg von Nüchtern- und 2-h-Glukosewert einher. Dieser kleine Glukoseanstieg schädigt die Betazelle („Glukosetoxizität"). Somit würde auch bei (theoretisch) unbegrenzten Betazellreserven Insulinresistenz alleine die Pathophysiologie in Richtung Typ-2-Diabetes in Gang setzen (s. u.) (Abb. 10.6).

Bei allen Diabetesformen liegt im Prinzip ein Missverhältnis zwischen Insulinsekretion und Insulinwirkung vor. Während bei Typ-1-Diabetes bei durchaus normaler Insulinwirkung die Sekretion Null ist, ist bei klassischem Typ-2-Diabetes trotz Hyperinsulinämie die Insulinsekretion für das Maß der Insulinresistenz nicht adäquat. Es liegt also ein Betazellversagen vor, wenn auch nicht autoimmun bedingt, jedenfalls nicht in der Regel.

■ Pathogenese des Typ-1-Diabetes

Der Typ-1-Diabetes ist eine chronische organspezifische Autoimmunerkrankung, die durch eine selektive, T-Zell-induzierte Zerstörung der Insulin produzierenden Betazellen des Pankreas hervorgerufen wird. T1D entsteht auf der Grundlage der genetischen Prädisposition, assoziiert mit einer gestörten Immunregulation. Durch Umweltfaktoren wird eine autoimmune Reaktion gegen Betazell-spezifische Antigene möglicherweise getriggert, die in der Regel über Jahre hinweg zum progredienten Verlust der Betazellmasse und schließlich zur klinischen Manifestation des T1D führt (Abb. 10.7).

Genetik des Typ-1-Diabetes

Für mehr als 20 verschiedene Genloci wurden bisher Assoziationen zum T1D beschrieben. Der weitaus be-

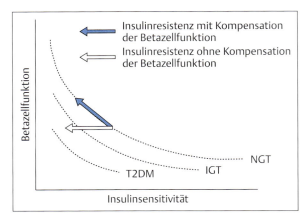

Abb. 10.6 Hyperbolischer Zusammenhang zwischen Insulinsensitivität und Betazellfunktion. Physiologischerweise steigt die Betazellfunktion bei Abnahme der Insulinsensitivität (und umgekehrt). Unterbleibt diese Kompensation, gleitet man auf die IGT- oder Typ-2-Diabetes-Linie ab.

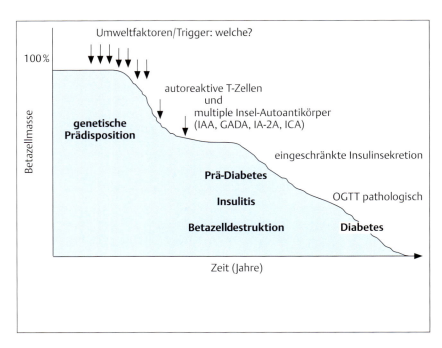

Abb. 10.7 Modell zur Pathogenese des Typ-1-Diabetes. Grundlage der Erkrankung sind Interaktionen zwischen prädisponierenden und Resistenz-vermittelnden Genen. Neben einer Dysregulation des Immunsystems wirken Umweltfaktoren triggernd, modulierend und regulierend ein. Die kleinen Pfeile stellen mögliche Zeitpunkte von möglicherweise auch verschiedenen Umwelttriggern dar („multiple hit"-Hypothese). Der dargestellte Prozess muss nicht zwangsläufig zum Typ-1-Diabetes führen, auch ein Sistieren der Betazelldestruktion ist möglich. Insel-Autoantikörper sind frühe Krankheitsmarker, eine eingeschränkte intravenöse und orale Glukosetoleranz (IVGTT, OGTT) erst späte metabolische Marker der Abnahme der Betazellmasse. Die Remissionsphase kann zumeist in den ersten beiden Jahren nach Diabetesmanifestation beobachtet werden und geht mit vermindertem Insulinbedarf einher.

Tabelle 10.5 Diabetesrisiko bei Verwandten von Typ-1-Diabetikern bei lebenslanger Beobachtung

Familienmitglied mit Typ-1-Diabetes	Diabetesrisiko für Indexperson
Vater	8%
Mutter	3%
Eineiiger Zwilling	23–60%
HLA-identische Geschwister	15%
HLA-haploidentische Geschwister	5%
HLA-differente Geschwister	1%
Normalbevölkerung Deutschland	0,3%

deutendste Einfluss zeigte sich für einen Genlocus auf dem Chromosom 6p21 in der Region der HLA-Klasse-II-Gene (IDDM 1). Diese Region kann bis zu 50% der familiären Häufung des T1D erklären.

 HLA-Allele können sowohl Risiko (z. B. HLA DRB1 *0301) als auch Protektion (z. B. HLA DQB1 *0602) vor der Erkrankung vermitteln.

Die Genotypen HLA DR3-DQ2 / DR4-DQ8 und HLA DR4-DQ8 / DR4-DQ8 sind mit dem höchsten Diabetesrisiko assoziiert. Der Einfluss von HLA-Genen auf die Entstehung von Autoimmunität gegen Betazell-Antigene und T1D liegt in der Fähigkeit einer bevorzugten Präsentation von Peptiden durch bestimmte HLA-Haplotypen gegenüber autoreaktiven T-Lymphozyten begründet. Des Weiteren wurde ein weiterer, relevanter Genlocus auf dem Chromosom 11p15 entdeckt, welcher sich direkt in der Promotorregion des Insulingens (INS VNTR) befindet und fortführend als IDDM 2 bezeichnet wurde. Mit dem INS VNTR-Klasse I/I-Genotyp ist ein gehäuftes Auftreten von Insulin-Autoantikörpern (IAA) assoziiert, während die Genotypen INS VNTR-Klasse-I/III und -III/III mit relativer Protektion für das Auftreten von IAA verbunden sind. Das erhöhte Risiko des INS VNTR-Klasse-I/I-Genotyps kann durch eine verminderte Expression von (Pro-)Insulin im Thymus und eine dadurch bedingte Störung der Ausprägung einer zentralen Immuntoleranz gegenüber dem Insulinmolekül erklärt werden.

Zudem zeigten Analysen weitere 16 Genloci auf verschiedenen Chromosomen, die jedoch mit weitaus geringerem Risiko in den Autoimmunprozess des T1D involviert sind (IDDM 3–18). Mithilfe der neuen „genome wide association (GWA)"-Methode konnten 2007 durch das Wellcome Trust Case Control Consortium (WTCCC) 4 neue Genregionen beschrieben werden, die im Zusammenhang mit einem erhöhten T1D-Risiko stehen (PTPN2, KIAA0350, SH2B3, ERBB3). PTPN2 ist interessanterweise auch mit Morbus Crohn assoziiert, das Genprodukt von KIAA0350 ist ein zuckerbindendes Lektin. Durch Polymorphismen innerhalb all dieser verschiedenen Genloci entstehen individuelle Phänotypen,

die den **T1D als eine polygene Erkrankung** charakterisieren.

Das **Risiko an T1D zu erkranken**, ist bei Verwandten ersten Grades etwa 20-fach höher (3–8%, Geschwister>Vater>Mutter) als in der Normalbevölkerung mit 0,3% (Tab. 10.5). Wenn diese Personen zudem einen Hochrisiko-HLA-Typ (HLA DR3-DQ2 / DR4-DQ8 und HLA DR4-DQ8 / DR4-DQ8) aufweisen, erhöht sich dieses Risiko auf etwa 20% und steigt in Abhängigkeit von der Anzahl erstgradig Verwandter mit T1D weiter an auf bis zu 50%. Durch genetisches Screening in Familien mit T1D wird allerdings insgesamt nur ein kleiner Teil der später erkrankten Kinder erfasst, da ca. 90% der Patienten mit T1D keine familiäre Belastung haben.

Umweltfaktoren

Weniger als 10% der Individuen, die ein HLA-genetisch erhöhtes Risiko für T1D haben, erkranken im Laufe ihres Lebens an T1D. Des Weiteren beträgt die Konkordanz von T1D bei monozygoten Zwillingen nur 23–60%. Dies zeigt, dass neben den genetischen Faktoren andere Einflüsse eine wichtige Rolle bei der Krankheitsentstehung spielen müssen. Unterstrichen wird dies durch epidemiologische Erhebungen: zwischen verschiedenen europäischen Staaten schwankt die Inzidenzrate für T1D mehr als 10-fach. Zudem hat sich die Inzidenzrate in den letzten 20 Jahren in etwa verdoppelt. Migrationsstudien von Bevölkerungsgruppen mit ursprünglich niedrigen Inzidenzraten, die in eine Region mit hohen Inzidenzraten ziehen, zeigen eine deutliche Zunahme der Inzidenz. All diese Ergebnisse lassen einen **wichtigen Einfluss von Umweltfaktoren** bei der Pathogenese des T1D vermuten.

Möglicherweise können Umweltfaktoren bei genetisch empfänglichen Individuen eine Immunreaktion triggern, die letztendlich zu einer destruktiven, chronischen Entzündung der Langerhans-Inseln im Pankreas führen. Da Kinder, bei denen sich vor der Pubertät ein T1D manifestiert, bereits innerhalb der ersten 2 Lebensjahre Insel-Autoantikörper als Marker des immunologischen Zerstörungsprozesses entwickeln, müssen beeinflussende Umweltfaktoren intrauterin oder innerhalb der ersten Lebensmonate auf das Kind einwirken. **Mögliche Umweltfaktoren** können folgende sein:
▶ Virusinfektionen (Coxsackie-Virus, Rubella-Virus, Enteroviren),
▶ Impfungen,
▶ Vitamine (Vitamin D),
▶ aber auch Nahrungsantigene wie Kuhmilch (Stilldauer) oder Weizenprotein (Gluten).

Bislang erbrachte die Studienlage keine endgültigen Beweise für Schädlichkeit oder Protektion durch bestimmte Umweltfaktoren. Die multinationale, epidemiologische TEDDY-Studie (The Environmental Determinants of Diabetes in the Young) hat sich zum Ziel gesetzt, die Fragen nach dem Einfluss von Umweltfaktoren in einer 20 Jahre dauernden Untersuchung zu beantworten. Von 360000 zu screenenden Neugeborenen sollen ca. 7800 mit HLA-Risikoallelen prospektiv hinsichtlich der Endpunkte Insel-Autoantikörperentstehung und T1D-Manifestation in Abhängigkeit zahlreicher erfasster Umweltfaktoren verfolgt werden.

Autoimmune Faktoren

Zelluläre Faktoren. Verschiedene Besonderheiten sowohl im zellulären als auch im humoralen Arm des Immunsystems können im Zusammenhang mit dem Autoimmunprozess beobachtet werden. Als zelluläre Marker der Insel-Autoimmunität spielen T-Lymphozyten eine entscheidende Rolle beim Zerstörungsprozess der pankreatischen Betazellen. Pathohistologisches Korrelat dieser zellulären Insel-Autoimmunität ist die Insulitis, eine Infiltration der Langerhans-Inseln mit einer heterogenen Population aus Immunzellen (u. a. CD4$^+$- und CD8$^+$-T-Lymphozyten, B-Lymphozyten, Makrophagen, dendritische Zellen, NK-Zellen). Untersuchungen haben ergeben, dass nur T-Lymphozyten, nicht jedoch B-Lymphozyten, Makrophagen, Serum oder Immunglobulin die Krankheit im Tiermodell von einem auf das andere Tier übertragen können. Reaktivität von T-Lymphozyten gegen eine Vielzahl von Betazell-Antigenen (z. B. Insulin, GAD) konnte sowohl in Proliferationsassays als auch im ELISPOT gezeigt werden. Hier wurde bei T1D-Patienten eine Dominanz von Th1-assoziierten Zytokinen (v. a. Interferon-γ) deutlich, währenddessen bei reaktiven Kontrollpersonen als Ausdruck eines regulierten Immunprozesses zusätzlich Th2-assoziierte Zytokine (z. B. IL-10) nachweisbar waren.

Die zelluläre Zerstörung der Betazellen ist somit ein **vornehmlich Th1-vermittelter Immunprozess**, dessen Zerstörungsmechanismen sowohl direkt über Zell-Zell-Kontakt als auch indirekt über lokal wirksame proinflammatorische Mediatoren wirken. Zum Beispiel kann eine vermehrte IL-1-Sekretion die Expression von Fas auf Betazellen induzieren, was zur Bindung von Fas an Fas-Ligand exprimierende, zytotoxische T-Lymphozyten führt und damit den durch Apoptose vermittelten Zelltod der Betazelle einleitet. Aber auch die Freisetzung proinflammatorischer Zytokine von T-Lymphozyten kann zu lokal vermehrter Freisetzung von NO und Superoxidradikalen führen, was in Betazell-Nekrose resultiert (bystander killing). Gegenwärtig ist die diagnostische Bedeutung von T-Lymphozyten noch begrenzt, da sie v. a. lokal im Rahmen der Insulitis auftreten und aufgrund ihrer geringen Frequenz im peripheren Blut mit den derzeit verfügbaren Methoden nur relativ schwer nachweisbar sind.

Humorale Faktoren. Unter den humoralen Markern von Insel-Autoimmunität lassen sich **Insel-Autoantikörper** lange vor klinischer Manifestation des T1D nachweisen und sind etablierte prädiktive und differenzialdiagnostische Marker des T1D. Sie sind gegen Insulin (IAA), Glutamatdecarboxylase (GADA), oder Tyrosinphosphatase homologe Moleküle IA-2 und IA-2β (IA-2A und IA-2βA) gerichtet. Ein wichtiges, neues Autoantigen ist der **Zinktransporter ZnT-8** (Slc30A8). Der Zinktransporter ZnT-8 wird ausschließlich auf den Insulin produzierenden Betazellen exprimiert. Die gegen dieses Antigen gerichteten Autoantikörper sind nicht nur prädiktiv bedeutsam, sondern können im Verlauf der Erkrankung möglicherweise auch als Marker des C-Peptid-Verlusts, also der Betazellfunktion, dienen. Interessanterweise wurde das für den Zinktransporter ZnT-8 kodierende Gen Slc30A8 als Risikogen für den Typ-2-Diabetes identifiziert. Im 2. Lebensjahr lässt sich ein erster „Häufigkeitsgipfel" des Auftretens der Insel-Autoantikörper als Hinweis auf eine sensible, pathophysiologisch relevante Phase finden (BABYDIAB-Studie). Typischerweise treten in diesem Alter v. a. IAA als erste Antikörper auf. Hinweise auf die Geschwindigkeit des destruktiven Autoimmunprozesses und den Zeitpunkt der T1D-Manifestation nach positivem Insel-Autoantikörper-Befund gibt der Zeitpunkt des Auftretens von multiplen Insel-Autoantikörpern.

■ Pathogenese des Typ-2-Diabetes

Unser moderner Lebensstil – charakterisiert durch Bewegungsarmut und Überernährung bzw. fettreiche Ernährung – gilt einerseits als wichtigster auslösender Faktoren in der Pathogenese des Typ-2-Diabetes. Andererseits erhöht eine positive Familienanamnese das Risiko, an Typ-2-Diabetes zu erkranken, auf das 2- bis 4-Fache. 15–25 % der Verwandten ersten Grades entwickeln in ihrem Leben eine eingeschränkte Glukosetoleranz oder Diabetes. Die Wahrscheinlichkeit, bis zum 80. Lebensjahr an Diabetes zu erkranken, sofern mindestens ein Elternteil betroffen ist, liegt bei 38 %. Sind beide Elternteile erkrankt, erhöht sich die Prävalenz des Typ-2-Diabetes bei den Nachkommen auf 60 % bei einem herabgesetzten Erstmanifestationsalter von durchschnittlich 60 Jahren. Dies zeigt, dass neben der typischen Umweltkonstellation genetische Faktoren eine große Rolle spielen.

> Typ-2-Diabetes ist gekennzeichnet durch ein Missverhältnis aus Betazellfunktion (Vermögen adäquat Insulin zu sezernieren) und Insulinwirkung. In aller Regel liegt ein wie immer vorprogrammierter Defekt der Betazelle (genetisch, intrauterin geprägt) vor, der durch eine zunehmende Insulinresistenz exponiert wird.

Gestörte Glukosehomöostase, nüchtern

Der Schweregrad der Nüchternhyperglykämie korreliert mit der Höhe der endogenen Glukoseproduktion, d. h. dem laufenden Eintritt von Glukose ins Plasma. Da sich aber im basalen Nüchternzustand die Glukosekonzentration zeitabhängig nicht ändert, muss der Austritt von Glukose aus dem Plasma, d. h. die Glukoseaufnahme durch die Gewebe einschließlich der Glukosurie, ebenfalls beschleunigt sein. Die Glukoseaufnahme nimmt also während der natürlichen Krankheitsentwicklung absolut genommen nicht ab. Aus diesem Grund wird von vielen Autoren die **Steigerung der Glukoseproduktion** als die primäre Auslenkung des Glukosegleichgewichts angesehen, die über die Jahre zur Entstehung der Nüchternhyperglykämie führt.

Die gesteigerte endogene Glukoseproduktion kann durch eine gesteigerte Glukoneogenese oder eine gesteigerte Glykogenolyse oder durch beides verursacht werden. Beim Typ-2-Diabetiker wurden erhöhte Glukoneogeneseraten aus Laktat, Alanin, Glyzerin und Glutamin beobachtet. Für Laktat und Alanin wurden außerdem erhöhte Plasmaumsatzraten beobachtet, sodass beim Typ-2-Diabetiker eine gesteigerte Aktivität des Glukose-Laktat- und Glukose-Alanin-Zyklus vorliegt. Die Glyzerinumsatzrate ist als Ausdruck der gesteigerten Lipolyse ebenfalls erhöht. Dessen Kohlenstoffgerüst wird aber, ebensowenig wie das des Glutamins, nicht aus Glukose resynthetisiert, sodass für diese Substrate keine pathologisch gesteigerten Zyklen vorliegen; sie führen dagegen dem Glukosepool neuen, d. h. nicht aus Glukose stammenden Kohlenstoff hinzu. Die pathologisch gesteigerte Glukoneogenese stellt einen erheblichen energetischen Mehraufwand dar, der aus der Oxidation freier Fettsäuren gedeckt wird, deren Umsatz beim Typ-2-Diabetes ebenfalls erhöht ist.

Aufgrund der methodologischen Schwierigkeiten, die Gesamtglukoneogenese quantitativ zu erfassen, ist die relative Bedeutung der Glukoneogenese gegenüber der Glykogenolyse nicht ganz sicher. Sowohl klassische Tracerexperimente als auch ^{13}C-Kernspinuntersuchungen der Leber weisen aber darauf hin, dass die Glukoneogenese beim Typ-2-Diabetes ca. 90 % der postabsorptiven endogenen Glukoseproduktion ausmacht. Demnach wäre die Glukoneogenese für den überwiegenden Anteil des Überschusses der endogenen Glukoseproduktion bei dieser Erkrankung verantwortlich.

Traditionellerweise wurde die Leber als Ursprungsort der pathologischen Glukoseproduktionserhöhung angesehen. Bei der überwiegenden Mehrheit der Studien, die zu dieser Einsicht führten, wurden jedoch Tracerverdünnungsverfahren verwendet, die keine Organzuordnung der endogen produzierten Glukose erlauben. Damit schließen alle diese Studien eine gesteigerte renale Glukoseproduktion nicht prinzipiell aus. Und in der Tat weisen jüngere Untersuchungen an Typ-1-Diabetikern auf einen wenigstens proportionalen Anteil der Niere an der gesteigerten endogenen Glukoseproduktion hin.

> Diese Beobachtungen legen den Schluss nahe, dass die Pathologie der gesteigerten Glukoseproduktion des Diabetikers nicht so sehr organspezifisch als vielmehr stoffwechselwegspezifisch ist.

Die **muskuläre Glukoseaufnahme** des Typ-2-Diabetikers ist absolut gesehen zwar normal oder sogar leicht erhöht, liegt jedoch deutlich unter dem, was man bei den vorliegenden Nüchternblutzuckerspiegeln erwarten müsste. Erhöht man experimentell den Blutzucker eines Stoffwechselgesunden auf diabetische Konzentrationen („Glukose-Clamp"), so ist dessen muskuläre Glukoseaufnahme bei vergleichbaren Insulinspiegeln um ein Mehrfaches höher als die des Diabetikers. Diese dem Blutzucker unangemessen niedrige Glukoseaufnahme des Muskels wird als **muskuläre Insulinresistenz** bezeichnet (s. u.). Sie hat im Nüchternzustand aufgrund der relativ geringen basalen Glukoseaufnahme keine so große Auswirkung auf die Glukosehomöostase wie postprandial.

Gestörte Glukosehomöostase, postprandial

Bei Typ-2-Diabetikern führt die orale Aufnahme von Glukose zu einem überschießenden und anhaltenden Anstieg der Plasmaglukosekonzentration. Dieser Anstieg kann nicht auf einen gesteigerten Übertritt der verzehrten Glukose ins Plasma zurückgeführt werden, da bei Typ-2-Diabetikern das systemische Erscheinen oraler Glukose normal ist. Im Wesentlichen erklären **2 unabhängige Störungen der Glukoseflüsse** den pathologischen Verlauf des Glukosetoleranztests des Diabetikers:

▶ Zum einen ist die postprandiale Unterdrückung der endogenen Glukoseproduktion in Gegenwart erhöhter Insulin- und Glukosespiegel inadäquat.
▶ Zum anderen ist aufgrund der Insulinresistenz die periphere Glukoseaufnahme in der postprandialen Phase den Insulin- und Glukosespiegeln nicht angemessen.

Während bei Normalpersonen die endogene Glukoseproduktion um mehr als die Hälfte reduziert wird, geschieht dies bei Typ-2-Diabetikern nur um etwa ein Viertel. Die unzureichende Unterdrückung sowie die bereits basal (vor der Mahlzeit) vorliegende Erhöhung der endogenen Glukoseproduktion verursachen eine beträchtlich gesteigerte endogene Glukoseproduktion während der postprandialen Phase. Verschiedene Mechanismen, wie die postprandial beschleunigte Glukoneogenese bei erhöhtem Angebot glukoneogener Präkursoren, kommen als Ursache der anhaltend gesteigerten endogenen Glukoseproduktion in Betracht. Außerdem spielen die verzögerte und relativ zur vorherrschenden Plasmaglukosekonzentration zu geringe Insulinsekretion sowie die reduzierte Insulinwirkung an der Leber (hepatische Insulinresistenz, s. u.) eine Rolle.

Insulinresistenz

Insulinresistenz kann im Prinzip überall dort entstehen, wo Insulin auch wirkt, also fast an allen Körperzellen (einschließlich Neuronen, Keratinozyten, renalen Tubuluszellen, um weniger bekannte Beispiele zu nennen) und an vielen Geweben (Gehirn, Haut, Niere). Für den Glukosestoffwechsel dürften aber 3 Gewebe primär von Relevanz sein: Leber, Fettgewebe und Muskel. Wie oben erwähnt führt dies zu verminderter Suppression der endogenen Glukoseproduktion, zu verminderter insulinstimulierter (also postprandialer) Glukoseaufnahme in den Muskel und zu verminderter Lipolyse-Hemmung im Fettgewebe, also gesteigerter Freisetzung freier Fett-

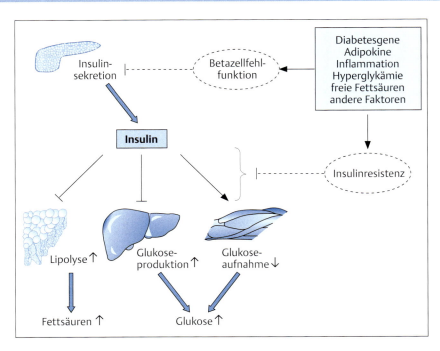

Abb. 10.**8** Modell zur Pathogenese des Typ-2-Diabetes. Das von der pankreatischen Betazelle sezernierte Insulin hemmt normalerweise die Lipolyse im Fettgewebe, steigert die Glukoseaufnahme in den Skelettmuskel und hemmt die Glukoseproduktion in der Leber. Eine Reihe von ätiologischen Faktoren verursachen sowohl eine Fehlfunktion der Betazelle als auch Insulinresistenz. Beides zusammen reduziert die Insulinwirkung an den Zielorganen. Dadurch kommt es zu einer Erhöhung der freien Fettsäuren und zur Hyperglykämie. Sowohl die erhöhte Glukose- als auch Fettsäurekonzentration können ihrerseits Betazellfunktion und Insulinsensitivität weiter verschlechtern.

säuren. Letztere können wiederum an Leber und Muskel Insulinresistenz induzieren.

Eine Zeit lang machte man sich die Technologie der konditionalen Knockout-Mausmodelle zunutze, bei denen man gewebsspezifisch den Insulinrezeptor ausschalten konnte. Hierbei kamen einige überraschende Befunde zutage: Muskel- und fettspezifischer Knockout führt bei gesunden Betazellen nicht zu Diabetes mellitus, wohl aber leberspezifischer Knockout des Insulinrezeptors. Besonders unerwartet war die Beobachtung, dass betazellspezifischer Knockout zu einem Sekretionsdefekt und Diabetes mellitus führt (Abb. 10.**8**).

Insulinresistenz ist bekanntermaßen sehr stark mit Zunahme des Körperfettanteils assoziiert, was die in der Regel deutlich erhöhten Nüchterninsulinspiegel adipöser Patienten gut belegen. Traditionell wurde das Fettgewebe als ein passives Energiespeicherorgan angesehen. Diese Sicht wurde spätestens in den 1980er-Jahren widerlegt. Bereits 1987 wurde nachgewiesen, dass Adipsin, Östrogen und andere Steroidhormone im Fettgewebe nicht nur metabolisiert, sondern auch synthetisiert und sezerniert werden. Mit der Identifizierung des fettspezifischen Sättigungshormons Leptin etablierte sich das Fettgewebe endgültig als endokrines Organ. Heute ist bekannt, dass das Fettgewebe eine Vielzahl bioaktiver Peptide (Adipokine) sezerniert, die sowohl lokale (autokrin/parakrin) als auch systemische (endokrin) Wirkungen haben. Zusätzlich mehren sich die Hinweise, dass das Fettgewebe auch bei der Regulation immunologischer Prozesse eine Rolle spielt (Kapitel 10.1).

Zu den Sekretionsprodukten des Fettgewebes gehören u. a. Leptin, Adiponektin, Interleukin (IL)-6, IL-8, IL-10, Angiotensinogen, Prostaglandin E2, monocyte chemoattractant protein 1 (MCP-1), plasminogen activator inhibitor-1 (PAI-1), Resistin, Retinol-Bindungsprotein-4 (RBP4), Visfatin, Vaspin sowie Endocannabinoide. Für eine Reihe dieser Adipokine wurden außerdem fettdepotspezifische Unterschiede in der Genexpression, der Produktion oder Sekretion gefunden. Einige dieser Adipokine modulieren die Insulinwirkung an unterschiedlichen Stellen in der Insulin-Signalkaskade (Abb. 10.**4**). Die Datenlage ist am robustesten für Adiponektin, das mit zunehmender Körperfettmasse abnimmt und die Insulinwirkung verbessert. IL-6 und PAI-1 dagegen schwächen die Insulinwirkung ab. Für Visfatin und das vermutlich resistenzinduzierende RBP-4 ist die Datenlage noch uneinheitlich. Vaspin könnte Insulinresistenz abmildern, aber auch hier liegen noch keine guten klinischen Daten vor.

Betazellfehlfunktion

Die Fehlfunktion der Betazelle bei Typ-2-Diabetes hat viele Mechanismen und Ursachen. Die basalen Insulinkonzentrationen können insbesondere bei übergewichtigen hyperglykämischen Patienten auf das Doppelte erhöht sein. Dies reflektiert die Hyperglykämie und ist nicht Ausdruck einer guten oder gar überschießenden Betazellfunktion. Ähnlich verhält es sich zur Situation nach einer Mahlzeit; dabei kann der Insulinspiegel bei Diabetikern deutlicher ansteigen als bei Kontrollpersonen. Dennoch ist der Insulinspiegel inadäquat niedrig und müsste eigentlich noch höher sein, um eine Nor-

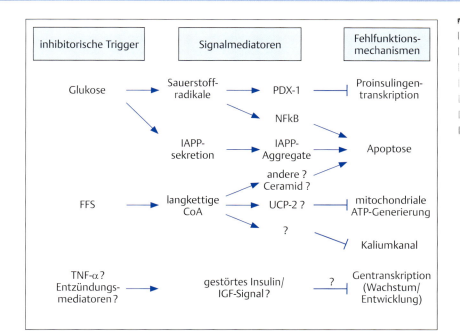

Abb. 10.9 Mögliche Mechanismen der Betazellfehlfunktion. Pathways der Glukosetoxizität, Lipotoxizität und entzündlicher Pathomechanismen.

moglykämie zu erreichen. Unter kontrollierten Glukosebedingungen wie bei einem hyperglykämischen Clamp (z. B. mit einer Glukosekonzentration von 180 mg/dl) sieht man deutlich, dass Patienten mit Typ-2-Diabetes (und in schwächerer Ausprägung auch IGT) eine verminderte Insulinsekretion zeigen im Vergleich zu Kontrollpersonen, die bezüglich BMI und Alter gematcht wurden. Aber schon vor Entwicklung einer manifesten Hyperglykämie lässt sich bei Risikogruppen (Verwandte von Patienten mit Typ-2-Diabetes) oder Zwillingsgeschwistern eine verminderte Insulinsekretion nachweisen.

Adipositas, Schwangerschaft, eine schwere (v. a. entzündliche) Erkrankung, Steroidtherapie oder einfach höheres Lebensalter – Faktoren, die alle die Insulinempfindlichkeit herabsetzen – bringen den zugrunde liegenden Defekt der Betazelle zutage.

Welche molekularen Ereignisse, seien sie genetisch bedingt oder Folge intrauteriner Prägung, den echten primären Defekt darstellen, der zu einer vermutlich sehr subtilen intialen Verschlechterung der Insulinsekretion führt, ist unklar und sicherlich auch von Patient zu Patient verschieden. Hier hat gerade die Genetik in letzter Zeit wegweisende Dienste geleistet und viel versprechende, größtenteils nicht vorbekannte Proteine identifiziert (s. u.).

Glukosetoxizität, Lipotoxizität und Amyloid

Glukosetoxizität. Liegt die Glukose dann in einem nicht mehr normoglykämischen Bereich, setzen sekundäre Mechanismen ein, die üblicherweise als „Glukosetoxizität" bezeichnet werden. Gemeint ist, dass jede Erhöhung der Glukosekonzentration zu einer funktionellen und bei längerer Dauer auch morphologischen Beeinträchtigung der Betazelle führt. Umgekehrt kann eine wie auch immer zustande gekommene Verbesserung der Glykämie mit einer Erholung der Betazellfunktion einhergehen, zumindest vorübergehend. Dabei kommen Mechanismen zum Tragen, die mit der durch Glukose gesteigerten Produktion von Sauerstoffradikalen (reactive oxygen species, ROS) zu tun haben. Betazellen haben eine vergleichsweise geringe Ausstattung mit den detoxifizierenden Enzymen Katalase, Superoxiddismutase und Glutathionperoxidase. So werden dann die verschiedensten zellulären Komponenten der Betazelle geschädigt. Der Verlust von PDX-1 (pancreas duodenum homeobox) dürfte dabei ebenso eine Rolle spielen wie die NFkB-vermittelte Apoptoseinduktion.

Lipotoxizität. In gewisser Analogie zur Glukosetoxizität werden auch Mechanismen der „Lipotoxizität" diskutiert. Obwohl Fettsäuren akut die Insulinsekretion sogar stimulieren, verursachen sie chronisch eine Abnahme der Sekretionsleistung, die v. a. mit Überflutung mit langkettigen Acyl-CoAs erklärt wird. Andere Mechanismen wie die Steigerung von UCP-1 (uncoupling protein 2 und dadurch ATP-Verknappung) und Apoptoseinduktion durch Fettsäuren oder Ceramide werden ebenfalls diskutiert.

Amyloid. Ein weiterer, nicht vollständig verstandener Mechanismus hat mit der Ablagerung von Inselzellamyloid zu tun. IAPP (islet amyloid polypeptide, oder Amylin) wird einerseits mit Insulin kosezerniert und andererseits als Ablagerung in autoptischen Betazellen von

Patienten gefunden. Möglicherweise ist die Entstehung von Amyloidaggregaten eine andere Ausprägung von Lipotoxizität (Abb. 10.9).

Genetik des Typ-2-Diabetes

Die individuelle Suszeptibilität für Typ-2-Diabetes, wie auch für andere polygene Erkrankungen, unterliegt genetischen Faktoren, deren Ursprung und Mechanistik weitgehend unbekannt sind. Genetische Studien zeigten bislang sehr unterschiedliche Ergebnisse, was vermutlich Ausdruck einer großen Heterogenität der Ätiologie ist. Üblicherweise werden 2 verschiedene Untersuchungsstrategien zur Analyse der beteiligten genetischen Faktoren angewandt:
▶ die Kandidatengenanalyse und
▶ das ganzgenomische Screening.

Während erstere ein gutes Verständnis der Pathophysiologie voraussetzt, kann letzteres völlig neue, bisher unbekannte Einblicke in diese auftun.

Kandidatengenanalyse. Die Kandidatengenanalyse dient der Untersuchung spezifischer Gene mit plausibler, pathophysiologischer Rolle im Erkrankungsprozess. Ziel ist hierbei v. a. das Auffinden statistisch signifikanter Assoziationen des Phänotyps zu bestimmten identifizierten Polymorphismen. Strategie mit der höchsten statistischen Power ist der populationsbasierte Fall-Kontroll-Ansatz, welcher bei der Identifizierung signifikant unterschiedlich verteilter Allele zwischen gesunden und erkrankten Personen populationsweit repräsentativ sein kann.

Beim Kandidatengenansatz hat man sich funktionell relevante Proteine der Insulinwirkung und der Insulinsynthese und -sekretion vorgenommen. Die Versuche zur Identifizierung kausaler genetischer Faktoren durch Analyse biologisch plausibler Kandidaten für die Insulinresistenz sind bislang noch relativ enttäuschend. Eine Vielzahl von **Varianten in den unterschiedlichsten Kandidatengenen** wurden in den letzten 20 Jahren untersucht, dazu gehören z. B. folgende:
▶ der Gly972Arg-Polymorphismus im Insulinrezeptorsubstrat 1-Gen (IRS 1),
▶ der Gly1057Asp-Polymorphismus im Insulinrezeptorsubstrat 2-Gen (IRS 2),
▶ der Trp64Arg-Polymorphismus im β3-adrenergen Rezeptor (ADRB3),
▶ die -308 G/A-Promotorvariante des Tumornekrosefaktors α (TNFA) sowie
▶ Varianten des Adiponectin-Gens (APM1).

Eine statistisch signifikante Replikation initialer Assoziationen war oft nicht möglich. Eine hochprävalente Variante (Pro12Ala) des Peroxisomenproliferator-aktivierten Rezeptors-γ-Gens (PPARG) konnte in mehreren Untersuchungen repliziert werden. PPARG kodiert für einen Transkriptionsfaktor, welcher durch verschiedene Fettsäuren, Prostanoide und Thiazolidindione aktiviert wird. Während PPARγ$_1$ nahezu ubiquitär vorkommt, wird die Spleiß-Variante PPARγ$_2$ ausschließlich in Adipozyten exprimiert. Dort erfüllt es eine Schlüsselrolle bei der Regulation der Fettzelldifferenzierung. Der Pro12Ala-Polymorphismus betrifft nur die PPARγ$_2$-Isoform. Das Prolinallel des Pro12Ala-Polymorphismus kommt in kaukasischen Populationen mit einer Prävalenz von immerhin 75% vor.

In zahlreichen Assoziationsstudien, 2 Metaanalysen und einer weiteren prospektiven Studie konnte eine Risikoreduktion für den Ausbruch von Typ-2-Diabetes bei Trägern des protektiven Alaninallels zwischen 21% und 27% gezeigt werden. Der Alanin-Genotyp resultiert sehr wahrscheinlich in einer Verbesserung der Insulinsensitivität. Die Prolin-Variante besitzt eine erniedrigte transkriptionelle Aktivität und heterozygote Knockout-Mäuse sind insulinresistent. Berücksichtigt man, dass PPARγ$_2$ ausschließlich im Fettgewebe exprimiert wird, liegt die Vermutung nahe, dass ein Sekundäreffekt auf die Insulinsensitivität der Leber und die Insulinelimination vorliegt.

Unter den vielen für Insulinsekretionsdefekte postulierten Kandidatengenen wurden insbesondere die Gene ausgiebig untersucht, die für die Proteine SUR-1 (ABCC 8) und KIR6.2 (KCNJ11) kodieren. Die beiden Gene ABCC 8 und KCNJ11 sind einander benachbart auf Chromosom 11 lokalisiert und kodieren für ATP-abhängige Kaliumkanäle in der Membran der Pankreaszelle. Glukoseaufnahme führt über eine Depolarisierung der Zellmembran zur Insulinsekretion. Derzeit existieren schwache Hinweise für eine Assoziation der beiden untersuchten SUR-1-Polymorphismen (Exon 16–3 t/c, Exon 18 T759 T) mit Typ-2-Diabetes. Die Daten zur Glu23Lys-Variante des Proteins KIR6.2 sind besser replizierbar und Metaanalysen legen ein um 15% erhöhtes Risiko für Typ-2-Diabetes durch das Lysinallel nahe. Neuere Haplotyp-Analysen an einem unabhängigen Kollektiv bestätigten die Assoziation mit der KIR6.2-Variante und postulierten, dass genetische Variationen in der Region SUR-1/KIR6.2 das Risiko für Typ-2-Diabetes erhöhen. Da sich jedoch der Glu23Lys-Polymorphismus in KIR6.2 im starken Kopplungsungleichgewicht (linkage disequilibrium) mit einer benachbarten Variante im Protein SUR-1 (Ala1369Ser) befindet, ist es schwierig, die Rolle beider Polymorphismen anteilig zu beurteilen.

Ganzgenomische Analysen. Ganzgenomische Analysen, insbesondere Kopplungsanalysen und genomweite Assoziationsstudien sind bevorzugte Strategien zur Neuauffindung prädisponierender genomischer Regionen, bestimmter Gene und genetischer Polymorphismen.

Die genomweiten hypothesenfreien Ansätze waren lange von Erfolglosigkeit gekennzeichnet. Insbesondere die Kopplungsanalysen haben außer dem Calpain-10 (CAPN10) auf Chromosom 2, welches aber nach wie vor umstritten ist, keine echten Fortschritte gebracht. Erst die jüngsten Ergebnisse der genomweiten Assoziationsstudien (Assoziation von 300000 bis 450000 „single nucleotide polymorphmisms", SNPs, mit dem fraglichen Phänotyp) in sehr großen Kohorten haben gut replizierte neue Befunde gebracht. Über die neu ent-

10.2 Diabetes mellitus

Tabelle 10.6 Gene mit Varianten, die eine replizierte Assoziation mit Typ-2-Diabetes zeigen

Gen (OMIM)	Protein/Genname	Odds-ratio	p	Vermutete Genfunktion
FTO/fatso	fat mass and obesity associated	1,17	$1,3 \times 10^{-12}$	Nur Adipositas! Funktion unbekannt, exprimiert v. a. im Gehirn, auch im Fettgewebe
CDKAL 1	CDK5 regulatory subunit associated protein 1 like 1	1,12	$4,1 \times 10^{-11}$	Kinase, exprimiert in Betazellen (Muskel), möglicherweise Insulinsynthese
HHEX (IDE, KIF11)	Hematopoetically expressed homeobox	1,13	$5,7 \times 10^{-10}$	Stark exprimiert in fetalem und adulten Pankreas
CDKN2A/B	Cyclin-dependent kinase inhibitor 2A/B	1,20	$7,8 \times 10^{-15}$	Kinase, reguliert Betazellreplikation
IGF2BP2	Insulin-like growth factor 2 binding protein 2	1,14	$8,6 \times 10^{-16}$	Wachstum, Entwicklung
SLC 30A8	Solute carrier family 30A8	1,12	$5,3 \times 10^{-8}$	Betazell-spezifischer Zinktransporter
TCF7L 2	Transcription factor 7-like 2	1,37	$1,0 \times 10^{-48}$	Transkriptionsfaktor, exprimiert in Betazellen, Inkretinwirkung
KCNJ11	Potassium inward rectifier 6.2	1,14	$5,0 \times 10^{-11}$	Kaliumkanal der Betazelle
PPARG	Peroxisome proliferator activator receptor gamma	1,14	$1,7 \times 10^{-6}$	Transkriptionsfaktor, exprimiert in Fettgewebe, Insulinwirkung

deckten Gene ist dabei noch wenig bekannt (Tab. 10.6); es sind:
- FTO/fatso (fat mass and obesity associated),
- CDKAL 1 (CDK5 regulatory subunit associated protein 1 like 1),
- HHEX(auch IDE, KIF11) (hematopoetically expressed homeobox),
- CDKN2A/B (cyclin-dependent kinase inhibitor 2A/B),
- IGF2BP2 (insulin-like growth factor 2 binding protein 2),
- SLC 30A8 (solute carrier family 30A8) und
- TCF7L 2 (transcription factor 7-like 2)).

Im Moment handelt es sich dabei erst um statistische Zusammenhänge, die funktionelle Aufklärung hinkt wie immer hinterher. Es ist aber interessant, dass – mit Ausnahme von FTO – alle neu identifizierten Gene eher dem Betazellversagen als der Insulinresistenz zugeordnet werden müssen. Dies ist aber bei der dürftigen Datenlage nicht unbedingt haltbar.

Das „Typ-2-Diabetes-Gen" mit dem höchsten Risiko und der robustesten Datenlage ist **TCF7L 2**, ein Transkriptionsfaktor, der ein wichtige Rolle in Regulation zellulärer Proliferation und Differenzierung spielt und in pankreatischen Betazellen stark exprimiert wird. Das legt den Verdacht nahe, dass der Hochrisiko-Polymorphismus in TCF7L 2 zur Fehlfunktion der Betazellen führt.

Pathogenese spezifischer Diabetesformen

Monogene Diabetesformen – Defekte der Insulinsekretion

Der MODY-Diabetes beruht auf Mutationen von Genen des Insulinsekretion bzw. der Pankreasentwicklung. Er wird monogen autosomal-dominant vererbt. Er manifestiert sich bereits in der Kindheit oder Jugend und die häufigen Formen bedürfen zumindest anfangs keiner Insulintherapie. Ein Manifestationsalter vor dem 25. Lebensjahr ist üblich, aber nicht unbedingt obligat. Bis jetzt sind 7 Formen des MODY-Diabetes beschrieben worden, die auf z. T. sehr viele verschiedene Mutationen in 7 Genen zurückgeführt werden können. Fünf dieser Gene kodieren für folgende Transkriptionsfaktoren:
- hepatic nuclear factor (HNF)-1α,
- HNF-1β,
- HNF-4α,
- Insulin promoter factor-1 und
- NeuroD/BETA2.

Diese Gene werden in den insulinproduzierenden Betazellen der Pankreasinseln exprimiert und induzieren in mutiertem Zustand Störungen der Insulinsekretion. Ein Gen (MODY Typ 2) kodiert die Glukokinase, einen intrazellulären Glukosesensor im endokrinen Pankreas und gleichzeitig ein wichtiges Enzym der Glykogensynthese der Leber. In Abhängigkeit vom betroffenen Gen findet man weitere Symptome, z. B. eine erniedrigte Nierenschwelle für Glukose mit verstärkter Glukosurie, einen veränderten Lipidstoffwechsel, sowie Nierenzysten und Veränderungen der Genitalorgane (MODY5). Diese Krankheit hat einen sehr variablen Phänotyp, oft kommt es nur zu renalen Manifestationen ohne Diabetes. MODY6 geht mit neurologischen Defekten einher und MODY7 mit exokriner Pankreasinsuffizienz. Das CEL-Gen kodiert für ein wichtiges Protein im Pankreassaft, das für die duodenale Hydrolyse von Cholesterolestern verantwortlich ist (Tab. 10.7).

Mitochondrial (maternal vererbte) Diabetesformen führen ebenfalls zu einer Störung der Insulinsekretion und werden durch einen gestörten Energiestoffwechsel der Betazelle verursacht. Gleichzeitig können neurologische Defekte als MIDD (maternally inherited

Tabelle 10.7 Maturity Onset Diabetes of the Young (MODY)

Typ	Gen	Häufigkeit	Hyperglykämie	Besonderheit	Therapie
MODY1	HNF-4α	~3%	schwer	Patienten meist älter	Diät, später SU
MODY2	Glukokinase	~15%	leicht	Reduziertes Geburtsgewicht	SU
MODY3	HNF-1α	~70%	variabel, eher leicht	Milder Verlauf	Diät, später SU
MODY4	IPF1, PDX1	<3%	eher mild	Exokrine Pankreasinsuffizienz möglich. Bei schweren genetischen Defekt (Stopcodon) Pankreasagenesie	Meist Insulin
MODY5 (auch Renal Cyst and Diabetes Syndrome, RCDS)	HNF-1β	~3%	schwer, schnell progressiv (wie Typ-1)	Zystische Nierenanomalien Malformation der Genitalien Exokrine Pankreasinsuffizienz	Insulin, ggf. Therapie der exokrinen Pankreasinsuffizienz
MODY6	NeuroD 1	<1	variabel	Neurologische Defizite möglich	Meist Insulin
MODY7	carboxyl ester lipase (CEL)	<1	eher schwer	Exokrine Pankreasinsuffizienz	Vermutlich Insulin

diabetes and deafness) oder MELAS (Myopathie, Enzephalopathie, Laktazidose, Stroke-like-episodes)-Syndrome auftreten. Diese sind bereits im frühen Kindesalter manifest.

Monogene Diabetesformen – Defekte der Insulinwirkung

Insulinresistenz-Syndrome sind ebenfalls selten, aber sehr eindrucksvoll, da mitunter 500–1000 IE Insulin pro Tag notwendig sind. Sie werden meist durch Mutationen im Insulinrezeptorgen verursacht. Am besten definiert sind die **Insulinresistenz Typ A**, das **Rabson-Mendelthal-Syndrom** und der **Leprechaunism** mit der typischen gnomartigen Fazies. Pathognomonisch ist die Acanthosis nigricans: schwärzliche, erhabene Hautveränderungen, die in der Regel im Nacken oder axillär zu beobachten sind. Durch die hohen Insulinspiegel kommt es zur Bindung von Insulin an den IGF-1/2-Rezeptor, der eine 1000-fach niedrigere Bindungsaffinität für Insulin als der Insulinrezeptor hat und normalerweise kein Insulin bindet. Beide Rezeptoren sind jedoch Tyrosinkinasen und hochgradig strukturhomolog. Dieses als „specificity spillover" bezeichnete Phänomen führt zur Aktivierung des IGF-1/2-Rezeptors und den nachgeschalteten Signalkaskaden (ras/MAPK/ERK, PI3 K/AKT und PLC). Die resultierende Aktivierung von Proteinen und Expression bestimmter Gene führt zu spezifischen zellulären Wachstumsprozessen. Da sich dies aufgrund des hohen IGF-1/2-Rezeptorbesatzes v. a. in Keratinozyten und Hautfibroblasten abspielt, kommt es zu den typischen Hautveränderungen.

Weitere monogene Diabetesformen sind beschrieben worden, aber äußerst selten. Dazu zählt das **Wolfram-Syndrom** (auch (DIDMOAD-Syndrome (diabetes insipidus, diabetes mellitus, optic atrophy and deafness)), das autosomal rezessiv vererbt wird. 90% der Patienten sind durch eine progressive Optikusatrophie vor dem 16. Lebensjahr gekennzeichnet. Das **Roger's oder TRMA-Syndrom** (thiamine responsive megaloblastic anaemia) ist eine sehr selten autosomal rezessive Erkrankung, die auf Mutationen im SLC 19A2 (Thiaminetransporter protein)-Gen verursacht wird.

> Mögen die monogenen Diabetesformen auch selten sein, so werden immer mehr der bisher als Typ-2 klassifizierten Formen durch Entdeckung des entsprechenden Gens zu monogenen Formen. Durch jede dieser Formen verstehen wir die Pathophysiologie der Betazelle immer besser.

Die beiden anderen Hauptgruppen der spezifischen Diabetesformen (zunehmend auch Diabetes-Typ-3 genannt) sind zerstörende Prozesse (Tumor, Entzündung, Resektion) des Pankreas und Diabetes im Rahmen anderer spezifischer Krankheiten. Für einige häufige ist im Folgenden die Pathophysiologie etwas ausführlicher dargestellt.

Cushing-Syndrom

Ursächlich für das Cushing-Syndrom sind entweder exogen zugeführte Glukokortikoide oder eine exzessive endogene Glukokortikoidsekretion infolge einer vermehrten hypophysären oder ektopen ACTH-Freisetzung oder eines Kortisol produzierenden Nebennierenadenoms bzw. -karzinoms. Unabhängig von der Ursache liegen bei 80–90% der Patienten mit Cushing-Syndrom eine pathologische Glukosetoleranz vor und in 20% der Fälle ein Diabetes mellitus. Die Patienten, bei denen der Hyperkortisolismus zu einem manifesten Diabetes mellitus führt, weisen meist eine Prädisposition auf, wie etwa einen vorherigen Schwangerschaftsdiabetes oder erstgradige Verwandte mit Diabetes mellitus. Eine medikamentöse Therapie mit Sulfonylharnstoffen kann in manchen Fällen eines Glukokortikoid-induzierten Diabetes mellitus ausreichend sein, meist ist aber eine Insulintherapie erforderlich, um eine adäquate Blutzuckereinstellung herzustellen.

Die negative Wirkung von Glukokortikoiden auf den Glukosestoffwechsel erklärt sich zum einem durch die gestörte Insulin-abhängige Glukoseaufnahme in der Peripherie und zum anderen durch die gesteigerte Glukoneogenese in der Leber. Darüber hinaus wirken Glukokortikoide anderen Insulin-abhängigen Effekten entgegen, wie etwa der zentralnervösen Reduktion des Appetits, und hemmen die Insulinsekretion aus pankreatischen Betazellen.

Primärer Hyperaldosteronismus

Bis zu 50% der Patienten mit primärem Hyperaldosteronismus infolge eines Nebennierenrindenadenoms oder einer idiopathischen Nebennierenrindenhyperplasie weisen eine gestörte Glukosetoleranz auf. Die Stoffwechselbeeinträchtigung ist meist milde, nur selten kommt es zur Ausbildung eines manifesten Diabetes mellitus. Ursprünglich wurde angenommen, dass die beim primären Hyperaldosteronismus zur Glukoseintoleranz führende Ursache der Kaliummangel ist, der zu einer verminderten Insulinfreisetzung aus den pankreatischen Betazellen führt. Neuere Untersuchungen hingegen zeigen eine vom Serumkalium unabhängige Insulinresistenz bei Patienten mit primärem Hyperaldosteronismus. In-vitro-Experimente, die in humanen Adipozyten eine verminderte Insulinsensitivität infolge einer Aldosteronbehandlung ergaben, legen eine **direkte Wirkung des Aldosterons auf die Glukosehomöostase** nahe.

Phäochromozytom

Bei den meisten Patienten mit einem Phäochromozytom liegt lediglich eine leichte bis moderate Störung der Glukosetoleranz vor. Eine Insulintherapie ist selten erforderlich und die Glukoseintoleranz normalisiert sich oder verbessert sich eindrücklich innerhalb von 1–4 Wochen nach Resektion des Phäochromozytoms. Die durch das Phäochromozytom sezernierten Katecholamine entfalten eine Reihe Insulin-antagonistischer Effekte, die zu der gestörten Glukosetoleranz beitragen, wie etwa die Stimulation der Glykogenolyse in der Leber und im Skelettmuskel sowie die Lipolyse im Fettgewebe. Auch können Katecholamine über die Aktivierung von β-adrenergen Rezeptoren Insulinresistenz induzieren oder eine Glukagonsekretion stimulieren.

Obwohl alle zuvor genannten Mechanismen zur Beeinträchtigung des Glukosestoffwechsels beitragen können, ist als eigentliche Ursache der Katecholamin-induzierten Glukoseintoleranz **die durch α-adrenerge Rezeptoren vermittelte Hemmung der Insulinsekretion** aus den pankreatischen Betazellen anzusehen.

Akromegalie

Gestörte Glukosetoleranz und Diabetes mellitus sind häufige Komplikationen der Akromegalie und werden bei bis zu 50% der Patienten beschrieben. Das exzessiv sezernierte Wachstumshormon entfaltet seine Insulinantagonistischen Wirkungen direkt durch Steigerung der hepatischen Glukoneogenese und Glykogenolyse sowie Reduktion der peripheren Glukoseverwertung sowie auch indirekt durch Induktion der Lipolyse.

Wachstumshormonmangel

Erwachsene Patienten mit Wachstumshormonmangel weisen eine Reihe von Merkmalen des metabolischen Syndroms auf, wie etwa eine erhöhte Körperfettmasse mit Betonung des viszeralen Fetts, Insulinresistenz, Glukoseintoleranz und Dyslipidämie. Der erhöhte Körperfettanteil ist vermutlich Folge der im Rahmen des Wachstumshormonmangels verminderten Lipolyse. Die beim Wachstumshormonmangel verminderten Insulin-like-Growth-Factor-I (IGF-I)-Spiegel sind mit Insulinresistenz assoziiert und die Behandlung von insulinresistenten Patienten mit rekombinanten IGF-I führt zu einer signifikanten Verbesserung der Insulinsensitivität.

Männlicher Hypogonadismus

Der Hypogonadismus des Mannes ist mit einer erhöhten Prävalenz an Insulinresistenz und Diabetes mellitus vergesellschaftet. Bei etwa der Hälfte der Patienten, die aufgrund eines Prostatakarzinoms eine Androgen-Deprivationstherapie erhalten oder an einem Klinefelter-Syndrom leiden, findet sich ein Metabolisches Syndrom mit einer verminderten Insulinsensitivität. Die vermehrte stammbetonte Adipositas und die verminderte Muskelmasse bei hypogonadalen Männern werden als möglicher Zusammenhang zwischen den verminderten Testosteronwerten und der erhöhten Insulinresistenz angesehen.

Hyperthyreose

Patienten mit einer Schilddrüsenüberfunktion weisen häufig eine Störung des Kohlenhydratstoffwechsels auf. Bei etwa der Hälfte der Patienten, die an einer Hyperthyreose leiden, besteht eine Glukoseintoleranz. Die Ausbildung eines manifesten Diabetes mellitus ist hingegen selten. Als ursächlich für die pathologische Glukosetoleranz werden eine verminderte periphere und hepatische Insulinsensitivität, eine gestörte Funktion der pankreatischen Betazellen sowie eine gesteigerte hepatische Glukoneogenese angenommen. Infolge der vermehrten basalen Glukoseproduktion in der Leber und ihrer verminderten Suppression durch Insulin kann es zu einer Stoffwechselverschlechterung eines vorbestehenden Diabetes mellitus bis hin zur diabetischen Ketoazidose kommen.

Primärer Hyperparathyreoidismus

Die Prävalenz des Diabetes mellitus beim primären Hyperparathyreoidismus (pHPT) beträgt etwa 8% und ist somit 3-mal höher als die in der entsprechenden Allgemeinbevölkerung erwartete. Ca. 40% der Patienten mit pHPT weisen eine gestörte Glukosetoleranz auf. Als ursächlich für die beim pHPT bestehende Insulinresistenz sind erhöhte intrazelluläre Kalziumspiegel anzunehmen, die die Insulin-stimulierte Glukoseaufnahme hemmen.

Endokrin aktive Pankreastumoren

Eine gestörte Nüchternglukose oder ein Diabetes mellitus werden bei 80% der Patienten mit einem **Glukagonom-Syndrom** gefunden. Glukagon entfaltet verschiedene bedeutsame Effekte auf den Glukose-, Fett- und Proteinstoffwechsel. Unter anderem stimuliert Glukagon die hepatische Glukoneogenese und Glykogenolyse und aktiviert im Fettgewebe mit der hormonsensitiven Lipase ein wichtiges Enzym der Triglyzerid-Degradation. Eine sehr seltene Komplikation eines Glukagon-sezernierenden Pankreasinselzell-Tumors stellt die diabetische Ketoazidose dar, deren genaue Pathophysiologie bisher nicht geklärt ist.

Patienten mit einem **Somatostatin-Syndrom** weisen infolge der Hemmung der Insulinsekretion aus den pankreatischen Betazellen häufig eine Störung des Glukosestoffwechsels auf, die von einer erhöhten Nüchternglukose oder einer gestörten Glukosetoleranz bis hin zum Diabetes mellitus reicht. Eine äußerst seltene Komplikation ist auch hier die diabetische Ketoazidose.

Vasoaktives intestinales Polypeptid (VIP) steigert die hepatische Glukoseproduktion durch Stimulation sowohl der Glykogenolyse als auch der Glukoneogenese. Eine Beeinträchtigung der Glukosetoleranz erscheint deshalb auch beim VIPom möglich, steht klinisch meist aber nicht im Vordergrund.

Pathogenese des Diabetes in der Schwangerschaft

Der klassische und überwiegend beobachtete Gestationsdiabetes ist im Prinzip ein im Zeitraffer ablaufender Typ-2-Diabetes, bei dem während der extremen Stoffwechselsituation einer Schwangerschaft ein bisher kompensierter Defekt der Betazellfunktion exponiert wird. Während der Schwangerschaft kommt es zu einer Zunahme der Insulinresistenz aufgrund der Sekretion von kontra-insulinären Hormonen aus der Plazenta, wie etwa Wachstumshormon, Corticotropin-Releasing-Hormon oder Plazentalaktogen. Dies erklärt den zunehmenden Insulinbedarf bei Patientinnen mit vorbestehendem Diabetes mellitus. Ein Gestationsdiabetes tritt dann auf, wenn die Insulinsekretion aus den pankreatischen Betazellen nicht ausreicht, um die Insulinresistenz infolge der diabetogenen Schwangerschaftshormone zu überwinden.

■ Klinisches Bild

■ Allgemeines

Bei Überlegungen zum klinischen Erscheinungsbild ist grundsätzlich zwischen Erstmanifestation und Vorstellung eines Patienten mit bekanntem Diabetes mellitus zu unterscheiden. Die Erstmanifestation kann darüber hinaus relativ dramatisch verlaufen (Koma), was eine Fremdanamnese notwendig macht. Neben der Klärung der Schwere der Erkrankung, des Diabetestyps sowie der Blutzuckereinstellung ist das Ausmaß der Diabetischen Folgekrankheiten in Erfahrung zu bringen. Besonderheiten der spezifischen Diabetestypen (z. B. bei Hämochromatose) sind darüber hinaus speziell zu berücksichtigen.

Der Diabetes mellitus und seine Komplikationen verursachen zahlreiche Symptome. Diejenigen einer akuten Hyperglykämie können zu jedem Zeitpunkt der Erkrankung auftreten, während die Folgen der chronischen Hyperglykämie erst nach einer Erkrankungsdauer von 10–20 Jahren einsetzen. Bei lange asymptomatischem Typ-2-Diabetes können zum Zeitpunkt der Diagnosestellung bereits diabetische Spätkomplikationen vorhanden sein. Die Anamneseerhebung und die klinische Untersuchung sollten die Symptome einer akuten Hyperglykämie erfassen und nach Zeichen diabetischer Spätkomplikationen und Begleiterkrankungen suchen.

Anamnese

Neben der aktuellen Anamnese sollte ausführlich nach vorbestehenden medizinischen Erkrankungen, Verlauf des Körpergewichts, Risikofaktoren einer KHK (wie Rauchen und Bewegungsmangel), des Alkoholkonsums und der Familienanamnese insbesondere in Bezug auf den Diabetes mellitus und assoziierte Komplikationen gefragt werden. Symptome einer Hyperglykämie sind Polyurie, Polydipsie (infolge osmotischer Diurese), Gewichtsverlust (Insulinmangelkatabolie), Müdigkeit, Schwäche (Hyperglykämie, Exsikkose), Sehstörungen (veränderter Wassergehalt der Linse und des Glaskörpers), häufige oberflächliche Infektionen (Vaginitiden, Phallanitiden und Pilzinfektionen der Haut) sowie die verzögerte Heilung kleiner Hautwunden (bedingt durch das hyperglykämische Gewebsmilieu), die größtenteils auch anamnestisch bereits diagnostiziert werden können.

Bei einem Patienten mit manifestem Diabetes mellitus sollte die Erstuntersuchung auch die bisherige Diabetestherapie erfassen, einschließlich der Therapieform, der (oft in einem Tagebuch dokumentierten letzten) HbA1c-Werte, der selbst gemessenen Blutzuckerwerte, der Häufigkeit von Hypoglykämien, evtl. bestehender diabetischer Spätkomplikationen und des Informationsstandes des Patienten über seine Krankheit. Die diabetischen Spätkomplikationen können verschiedene Organsysteme betreffen, sodass der Patient einige oder gar keine der normalerweise mit den Spätkomplikationen assoziierten Symptome aufweisen kann. Gleichzeitig sollte nach häufig mit einem Diabetes mellitus assoziierten Erkrankungen gefragt werden, wie einer KHK, einem arteriellen Hypertonus oder einer Dyslipidämie.

Körperliche Untersuchung

Neben einer vollständigen körperlichen Untersuchung sollten auch diabetesrelevante körperliche Merkmale, wie Körpergewicht und Body-Mass-Index (BMI), orthostatischer Blutdruck und der Status des Augenhintergrundes erfasst werden. Gezielt sollten Füße und Injektionsstellen inspiziert und die Fußpulse gemessen werden. Bei Diabetikern gelten Blutdruckwerte > 130/80 mmHg als Hypertonie. Im Rahmen der Untersuchung der unteren Extremitäten sollte auf Zeichen einer peripheren Neuropathie, eine Kallusbildung, eine Tinea pedis bzw. Tinea ungium, nach Fußdeformitäten, wie Hammer- oder Krallenzehen und auf eine Charcot-Arthropathie geachtet werden, um prädisponierte Druckstellen identifizieren und schützen zu können.

Das Vibrationsempfinden wird mithilfe einer 128-MHz-Stimmgabel am Großzehengrundgelenk geprüft und die Empfindlichkeit auf leichte Berührungen mittels eines Monofilaments; beide zeigen schon eine mäßig fortgeschrittenen diabetische Neuropathie an. Außerdem sollten Temperaturempfindung, Spitz-Stumpf-Diskriminierung sowie insbesondere der Achillessehnenreflex geprüft werden. Durch diese Untersuchungen kann eine Neuropathie im Frühstadium erfasst werden. Daneben sollte eine gründliche zahnärztliche Untersuchung erfolgen, da Karies und Parodontose bei Diabetikern häufiger sind und zur Stoffwechselentgleisung beitragen können.

Spezifika beim Typ-1-Diabetes

Die Manifestation des T1D kann rasch – d. h. innerhalb von Tagen – verlaufen. Polyurie, Polydipsie, Nykturie und Gewichtsabnahme sind die wesentlichen Leitsymptome. Des Weiteren können Müdigkeit, Leistungsschwäche, Konzentrationsstörungen, Infektanfälligkeit, Pruritus, transitorische Refraktionsanomalien, Übelkeit, Erbrechen, Pseudoperitonitis diabetica, Muskelkrämpfe und Bewusstseinsstörungen auftreten.

Diagnostik

Allgemeines

Die Diagnostik, die zur primären Diagnosestellung führt, ist definitionsgemäß die Blutzuckermessung (s. u.). Die neuen diagnostischen Kriterien des Diabetes mellitus legen besonderes Gewicht auf die **Bestimmung des Nüchternblutzuckerspiegels** im Plasma, da dies die einfachste und zuverlässigste Möglichkeit zur Erfassung asymptomatischer Diabetiker ist. Das gleichzeitige Auftreten eines Gelegenheitsblutzuckerspiegels > 11,1 mmol/l (200 mg/dl) und der klassischen Symptome Polyurie, Polydipsie und Gewichtsverlust reicht für die Diagnose eines Diabetes mellitus aus (Tab. 10.4). Pathologische Blutzuckerwerte sollten durch eine Wiederholungsmessung mit einer qualitätskontrollierten Labormethode gesichert werden. Der orale Glukosetoleranztest ist zwar weiterhin eine zuverlässige Methode zur Diabeteserkennung, wird aber nicht unbedingt routinemäßig empfohlen.

Weitere Laboruntersuchungen sollten einen Säure-Base-Status und Ketonkörper im Urin zur **Abklärung einer Ketoazidose** beinhalten. Die Langzeitblutzuckereinstellung kann durch **Bestimmung des HbA1c-Werts** überprüft werden. Dieser erfasst das Ausmaß an Glykierung eines gut messbaren Hämoglobinsubtyps, stellvertretend für alle Körperproteine. Da die Lebenszeit eines Erythrozyten bei etwa 100 Tagen liegt, gibt dieser Wert Auskunft über den mittleren Blutzuckerwert in diesem Zeitraum. Nach einer Studie entspricht ein HbA1c von 6 einem mittleren Blutzucker von 136, 8 einem von 207, und 10 einem von 279.

Neben den üblichen Standarduntersuchungen sollte auf eine Mikroalbuminurie, eine Dyslipidämie und Schilddrüsenerkrankungen gescreent werden. Bei Patienten mit koronaren Risikofaktoren sollte möglichst ergometrisch oder echokardiografisch eine asymptomatische KHK ausgeschlossen werden.

Sollte die Klassifikation des Diabetestyps nicht anhand der klinischen Konstellation und Symptomatik möglich sein, machen eine **Bestimmung des Serum-C-Peptids** (v. a. bei bereits mit Insulin behandelten Patienten) und des Seruminsulinspiegel Sinn. Niedrige C-Peptidspiegel (standardisierte Nüchtern-, ggf. postprandiale oder stimulierte Bestimmung) sind insbesondere in Gegenwart erhöhter Blutzuckerwerte ein deutlicher Hinweis auf einen Typ-1-Diabetes und weisen auf die Notwendigkeit einer frühen Insulinsubstitution hin.

> Allerdings bleibt bei einigen Patienten, die neu an einem Diabetes mellitus Typ 1 erkrankt sind, über eine gewisse Zeit eine Restinsulinproduktion erhalten und das Serum-C-Peptid kann im unteren Normbereich liegen.

Die Bestimmung von Inselzell-Antikörpern (ICA) und Glutaminsäuredehydrogenase (GAD)-Antikörpern kann weitere Hinweise zur Klassifikation des Diabetes mellitus liefern, sofern die klinischen Merkmale nicht eindeutig sind.

Diagnostik des Typ-1-Diabetes

Die Manifestation des T1D kann rasch – d. h. innerhalb von Tagen – verlaufen. Polyurie, Polydipsie, Nykturie und Gewichtsabnahme sind die wesentlichen Leitsymptome. Des Weiteren können Müdigkeit, Leistungsschwäche, Konzentrationsstörungen, Infektanfälligkeit, Pruritus, transitorische Refraktionsanomalien, Übelkeit, Erbrechen, Pseudoperitonitis diabetica, Muskelkrämpfe und Bewusstseinsstörungen auftreten. Die Erstmanifestation kann auch zum ketoazidotischen Koma

Tabelle 10.8 Gehäuft mit Diabetes mellitus oder gestörter Glukosetoleranz einhergehende angeborene und erworbene Störungen

Gruppe	Störung
Genetische Defekte der Betazellfunktion	Chromosom 12, HNF-1α (MODY3) Chromosom 7, Glukokinase (MODY2) Chromosom 20 (MODY1) Mitochondrialer Diabetes Andere
Genetische Defekte in der Insulinwirkung	Typ-A-Insulin-Resistenz Leprechaunismus Rabson-Mendenhall-Syndrom Lipoatrophischer Diabetes Andere
Krankheiten des exokrinen Pankreas	Prankreatitis Trauma/Pankreatektomie Neoplasie Mukoviszidose Hämochromatose Fibrokalkuläre Pankreopathie Andere
Endokrinopathien	Akromegalie Cushing-Syndrom Phäochromozytom Schilddrüsenüberfunktion Somatostatinom Aldosteronom Andere
Medikamenten- oder giftinduziert	Vacor (Rodentizid) Pentamidin Nikotinsäure Glukokortikoide Schilddrüsenhormon Diazoxid β-adrenerge Agonisten Thiazide Phenytoin α-Interferon Andere
Infektionen	Konnatale Röteln Zytomegalie Andere
Ungewöhnliche Formen von immunmediiertem Diabetes	„Stiff man"-Syndrom Anti-Insulinrezeptor-Antikörper Andere
Andere mit Diabetes assoziierte genetische Syndrome	Down-Syndrom Klinefelter-Syndrom Ullrich-Turner-Syndrom Wolfram-Syndrom (DIDMOAD-Syndrom) Friedreich-Ataxie Chorea Huntington Laurence-Moon-Bardet-Biedl-Syndrom Myotone Dystrophie Porphyrie Prader-Labhardt-Willi-Syndrom Progeroidsyndrom (Werner-Cockayne-Syndrom) Andere

Nach American Diabetic Association, HNF=hepatic nuclear factor, MODY=maturity onset diabetes of the young, DIDMOAD=Diabetes insipidus, Diabetes mellitus, Optikusatrophie, Taubheit

diabeticum führen. Bei klassischer Symptomatik und Anamnese ist die Diagnose bei pathologisch erhöhten Blutzuckerwerten einfach zu stellen. Mehrfach **positive Ketonkörper** im Urin dokumentieren den absoluten Insulinmangel. Eine Insel-Autoantikörperbestimmung (ICA, IAA, GADA, IA-2A) ist bei klinisch eindeutigen Fällen nicht notwendig.

Besondere Aspekte bei der Diagnostik des Typ-1-Diabetes mellitus im Kindes- und Jugendalter

Bei der Erstmanifestation weisen etwa 20% der betroffenen Kinder und Jugendlichen eine Ketoazidose auf. Von einer jahreszeitlichen Schwankung der Diabetesinzidenz bei Kindern und Jugendlichen wird in vielen Studien berichtet: in den Monaten Mai bis Juli scheint es die wenigsten Neumanifestationen zu geben, während Diabetesmanifestationen im Frühjahr und Herbst häufiger gesehen werden. Betrachtet man die Altersverteilung von Kindern und Jugendlichen mit neu diagnostiziertem Diabetes, fällt eine Häufung zwischen dem 12. und 14. Lebensjahr auf.

Die pädiatrische **Differenzialdiagnose** einer gestörten Glukosetoleranz oder einer Hyperglykämie wird in Tab. 10.8 dargestellt.

■ Diagnostik des Typ-2-Diabetes

Die Diagnostik Typ-2-Diabetes umfasst neben den diabetesspezifischen (Blutzucker, HbA1c) die Elemente des metabolischen Syndroms, d.h. Taille-Hüft-Umfangsmessung, Blutdruckmessung (möglichst Langzeitblutdruck), Lipide und Proteinurie.

■ Diagnostik der spezifischen Diabetesformen

Die Diagnostik bei spezifischen Diabetesformen richtet sich nach der spezifischen Ursache, bekannt oder vermutet (z.B. Eisenstoffwechsel bei Hämochromatose, Urin-Kortisol bei Cushing etc.)

■ Diagnostik des Diabetes in der Schwangerschaft

Für die Diagnostik und Therapie des Gestationsdiabetes existieren Leitlinien der Deutschen, der Europäischen sowie der Amerikanischen Diabetes-Gesellschaften. Die nachfolgenden Diagnosekriterien entstammen der Leitlinie der American Diabetes Association. Bei Frauen mit einem erhöhten Risiko für einen Gestationsdiabetes (ausgeprägte Adipositas, vorheriger Gestationsdiabetes, Glukosurie oder positive Familienanamnese für Diabetes) sollte frühzeitig ein oraler Glukosetoleranztest (OGTT) erfolgen. Sollte dieses Screening unauffällig sein, ist in der 24.–28. Schwangerschaftswoche erneut ein OGTT durchzuführen. Dies ist auch der Zeitraum, in dem sich Frauen mit einem durchschnittlichen Risiko für einen Gestationsdiabetes einer Testung unterziehen sollten. Weisen Nüchternblutzuckerwerte > 126 mg/dl oder Gelegenheitsblutzuckerwerte > 200 mg/dl an 2 aufeinander folgenden Tagen bereits auf das Bestehen eines Diabetes mellitus hin, ist eine weitere Testung entbehrlich.

Bei der **Durchführung eines OGTT** bietet sich ein zweizeitiges oder ein einzeitiges Vorgehen an. Beim zweizeitigen Vorgehen wird zunächst ein 50 g-OGTT mit einer Blutzuckerbestimmung nach 1 h durchgeführt. Vorteil dieses Tests ist, dass er auch bei nicht nüchternen Schwangeren erfolgen kann. Sollte dieser Screeningtest auffällig sein (Blutzucker nach 1 h > 140 mg/dl), schließt sich zu einem anderen Zeitpunkt ein 100 g-OGTT im nüchternen Zustand an. Alternativ könnte auch ein 75 g-OGTT erfolgen, ist jedoch nicht so gut validiert wie der 100 g-OGTT. Beim einzeitigen Vorgehen erfolgt direkt ein 100 g-OGTT mit Blutzuckerbestimmungen 1 und 2 h nach Glukosebelastung.

Ein **Gestationsdiabetes gilt als gesichert**, wenn 2 der nachfolgenden Werte überschritten werden. Angegeben sind venöse Plasmakonzentrationen.
- Nüchternblutzucker ≥ 95 mg/dl,
- 1 h-Blutzucker ≥ 180 mg/dl,
- 2 h-Blutzucker ≥ 155 mg/dl,
- 3 h-Blutzucker ≥ 140 mg/dl.

Differenzialdiagnostik, Klassifikation eines individuellen Patienten

Die ätiologische Einordnung (Tab. 10.**3**) eines individuellen Patienten ist aus verschiedenen Gründen sinnvoll, v. a. deshalb, weil sich daraus therapeutische und diagnostische, aber auch sozialmedizinische und forensische Konsequenzen ergeben können. Bei einem Typ-1-Diabetes beispielsweise würde man nicht über eine orale Medikation nachdenken. Bei einem Typ-2-Diabetes würde man eine Pankreastransplantation nicht in Betracht ziehen. Bei einem Typ-1-Diabetes würde man nach weiteren Autoimmunphänomenen fahnden, bei einem Typ-2-Diabetes dagegen nach anderen Manifestationen des Metabolischen Syndroms. Ein Patient mit Typ-1-Diabetes kann nicht Pilot werden, ein Patient mit einem „milden", diätetisch geführten Typ-2-Diabetes möglicherweise schon. Nicht immer ist eine endgültige und mit letzter Sicherheit ausgesprochene Zuordnung möglich und notwendig. Da man bei der chronischen Therapie bei allen Diabetesformen die Blutzuckerprofile, das HbA1c und die Vermeidung von Hypoglykämien zum Ziel hat, stellt eine fehlende Einordnung für den einzelnen Patienten nicht unbedingt einen gravierenden Nachteil dar.

Die Ätiologie des Diabetes kann bei Erstmanifestation meistens anhand klinischer Kriterien geklärt werden. **Typ-1-Diabetiker** sind typischer gekennzeichnet durch eine Krankheitsmanifestation vor dem 30. Lebensjahr, einen schlanken Habitus, bereits initial wegen Insulinmangels notwendige Insulintherapie, Entwicklung einer Ketoazidose, Hinweise auf Vorliegen anderer Autoimmunkrankheiten, wie einer autoimmunen Schilddrüsenerkrankung, einer Nebennierenrindeninsuffizienz, einer perniziösen Anämie oder einer Vitiligo.

Im Gegensatz dazu sind **Typ-2-Diabetiker** gekennzeichnet durch ein höheres Manifestationsalter (jenseits des 30. Lebensjahres), Übergewicht, wobei ältere Patienten durchaus (wieder) schlank sein können, keine initiale Insulinbedürftigkeit und Vorliegen weitere Merkmale des „Metabolischen Syndroms" (Kapitel 10.1) und bei Frauen manchmal des Syndroms der Polyzystischen Ovarien.

Obwohl die meisten Patienten mit der Erstdiagnose eines Typ-2-Diabetes bereits älter sind, nimmt das Erkrankungsalter stetig ab, die Inzidenz bei übergewichtigen Jugendlichen und Kindern zu. Manche Typ-2-Diabetiker weisen eine diabetische Ketoazidose auf, ohne dass jedoch Autoimmunmarker vorliegen, und werden später mit oralen Antidiabetika und seltener mit Insulin behandelt. Andererseits weisen einige (<5–10 %) der Patienten mit phänotypischem Diabetes mellitus Typ 2 keinen absoluten Insulinmangel auf, sondern Autoimmunmarker (ICA, GAD-Autoantikörper), wie sie für Typ-1-Diabetiker typisch sind (wird von manchen Autoren als LADA bezeichnet, Late Autoimmune Diabetes of the Adult). Derartige Patienten benötigen mit hoher Wahrscheinlichkeit nach 5 Jahren ebenfalls Insulin.

Differenzialdiagnose Typ-1-Diabetes

> Aus therapeutischen Gründen ist es wichtig, den Typ-1-Diabetes von anderen Diabetesformen abzugrenzen, insbesondere gegenüber dem Typ-2-Diabetes und MODY-Diabetes (maturity onset diabetes in young people).

Hinweise für einen T1 D sind:
- ein Manifestationsalter < 25 Jahren,
- schlanker Körperbau,
- negative Familienanamnese bzw. Verwandte mit T1 D,
- rasche Entwicklung der klassischen Symptome,
- Gewichtsabnahme und
- Ketosenachweis.

Entsteht ein Autoimmundiabetes nach dem 35. Lebensjahr, wird diese Verlaufsform auch **LADA** (late onset autoimunity diabetes in the adult) genannt. Diese Spätform des T1 D zeichnet sich durch meist schlanken Körperbau, langsamere Krankheitsprogression und rascher, nach Monaten bis wenigen Jahren auftretender, Insulinpflichtigkeit aus (falls nach der Fehldiagnose Typ-2-Diabetes eine Therapie mit oralen Antidiabetika initiiert wurde). Zunehmend häufiger, aber immer noch zu selten wird der LADA-Diabetes diagnostiziert. Unterstrichen wird dies von der UKPDS-Studie. Hier ergab die nachträgliche Testung von 3672 als Typ-2-Diabetiker klassifizierten Patienten bei 6 % einen positiven ICA-Befund, bei 10 % fanden sich GADA und 3,9 % waren positiv für beide Antikörper (Abb. 10.**10**).

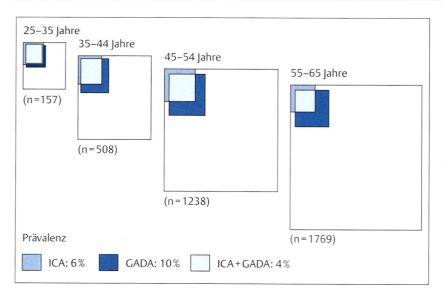

Abb. 10.**10** ICA und GADA bei Patienten der UKPD-Studie. Die nachträgliche Testung von 3672 als Typ-2-Diabetiker klassifizierten Patienten zeigte bei 6% einen positiven ICA-Befund, bei 10% fanden sich GADA und 3,9% waren positiv für beide Antikörper. Diese Patienten haben somit einen LADA-Diabetes. Es zeigt sich des Weiteren eine klare Altersabhängigkeit der positiven Antikörperbefunde innerhalb der UKPDS.

Tabelle 10.**9** Differenzialdiagnostische Kriterien für Typ-1- und Typ-2-Diabetes bei Diagnosestellung

	Typ-1-Diabetes*	Typ-2-Diabetes*	MODY
Manifestationsalter	Meist Kinder, Jugendliche und junge Erwachsene	Meist mittleres und höheres Erwachsenenalter	Typischerweise vor 25. Lebensjahr
Auftreten/Beginn	Akut bis subakut	Meist schleichend	Schleichend
Symptome	Häufig Polyurie, Polydipsie, Gewichtsverlust, Müdigkeit	Häufig keine Beschwerden	Häufig keine Beschwerden
Körpergewicht	Meist normalgewichtig	Meist übergewichtig	Eher schlank
Ketoseneigung	Ausgeprägt	Fehlend oder nur gering	Fehlend
Insulinsekretion	Vermindert bis fehlend (Plasma C-peptid negativ)	Nüchtern oft erhöht, nach Stimulation inadäquat	Vermindert
Insulinresistenz	Keine (oder nur gering)	Oft ausgeprägt	Keine (oder nur gering)
Familiäre Häufung	Gering	Typisch	Zwingend
Kondordanz bei eineiigen Zwillingen	30–50%	>50%	100%
Erbgang	Polygen	Polygen	Monogen
HLA-Assoziation	Vorhanden	Nicht vorhanden	Nicht vorhanden
Diabetesassoziierte Antikörper	Ca. 90–95% bei Manifestation (GAD, ICA, IA-2, IAA)	Fehlen	Fehlen
Ansprechen auf betazytotrope Antidiabetika	Meist fehlend	Zunächst meist gut	Gut, außer MODY3
Insulintherapie	Erforderlich	Meist erst nach jahrelangem Verlauf	MODY2 nie MODY3 nach wenigen Jahren

* Der LADA (latent insulinpflichtiger Diabetes im Erwachsenenalter) ist mit einem langsameren Verlust der Betazellfunktion verbunden. Beim LADA ist ein rasches Versagen auf orale Antidiabetika zu erwarten. Bei Verdacht auf LADA ist eine Analyse von GAD-Antikörpern zu empfehlen.

! Die klare Altersabhängigkeit der positiven Antikörperbefunde innerhalb der UKPDS-Studie unterstreicht die Bedeutung der Immundiagnostik insbesondere bei jüngeren „Typ-2-Diabetikern". LADA-Patienten sind in der Regel GAD-Antikörper-positiv.

Bei der Abgrenzung des T1D gegenüber anderen Diabetesformen ist die Insel-Autoantikörperdiagnostik hilfreich (Tab. 10.9). Vor dem 10. Lebensjahr wird eine Screeningdiagnostik mit IAA und GADA empfohlen, nach dem 10. Lebensjahr mit GADA. Bei pathologisch erhöhten Blutzuckerwerten bestätigen positive Insel-Autoantikörpertiter die Diagnose T1D, ein negativer Antikörpernachweis schließt die Erkrankung T1D aber nicht zu 100% aus. Bei Verdacht auf MODY-Diabetes ist eine entsprechende genetische Untersuchung indiziert (Tab. 10.7).

Differenzialdiagnostik bei Frauen mit Gestationsdiabetes

Jeder neu diagnostizierte Diabetes in der Schwangerschaft wird definitionsgemäß als Gestationsdiabetes (GDM) bezeichnet. Hinter dieser Bezeichnung verbergen sich aber verschiedene Entitäten. Bei den meisten Frauen mit GDM besteht eine Betazell-Dysfunktion vor dem Hintergrund einer chronischen Insulinresistenz, aber auch neu diagnostizierte bzw. neu manifeste Fälle von MODY-Diabetes und T1 D (oder Prä-T1 D) treten auf. So zeigte sich in der prospektiven, deutschen GDM-Multizenterstudie, dass Insel-Autoantikörper relativ häufig bei Patientinnen mit GDM nachgewiesen werden können: GADA fanden sich in 10% und IA-2A in 6% der Fälle. Bei mit Insulin behandelten Patientinnen mit GDM fanden sich häufiger GADA (18%) und IA-2A (11%) als bei nur mit Diät behandelten Patientinnen (GADA 5%, IA-2A 4%).

Der **Nachweis von Insel-Autoantikörpern** in der Schwangerschaft hilft aber nicht nur, die zugrunde liegende Entität des GDM festzustellen, sondern ist auch ein Prädiktor für einen nach der Schwangerschaft fortbestehenden bzw. postpartum sich manifestierenden T1 D. Die Daten mit einer Nachverfolgungszeit von mittlerweile bis zu 11 Jahren postpartum zeigen, dass Insel-Autoantikörper-positive Patientinnen ein 8-Jahres-Risiko für einen T1 D von 96% haben, wobei 80% der Frauen bereits innerhalb des ersten Jahres nach der Schwangerschaft einen manifesten Diabetes entwickeln. Das geringste Diabetesrisiko haben Frauen, die weder übergewichtig sind, noch Insel-Autoantikörper aufweisen und in der Schwangerschaft keine Insulintherapie benötigen (8-Jahres-Risiko 14%). Ein Screening von Gestationsdiabetikerinnen – insbesondere bei schlanken Frauen und Frauen, die mit Insulin behandelt werden – auf GADA erscheint sinnvoll, weil so Patientinnen mit einem hohen Risiko für einen T1 D postpartum frühzeitig identifiziert und rechtzeitig einer Insulintherapie zugeführt werden können. Sollte während der Schwangerschaft kein Antikörper-Test durchgeführt worden sein, kann auch dieser Test postpartum nachgeholt werden.

Neue Aspekte der Antikörperdiagnostik – Prädiktion durch Insel-Autoantikörper

Die Prädiktion des T1 D ist in den letzten Jahren zunehmend präziser geworden. Es stehen immunologische und molekulargenetische Assays zur Verfügung, die eine Früherkennung und Vorhersage des T1 D bei Verwandten ersten Grades sowie der Allgemeinbevölkerung ermöglichen. Die in der Phase des Prädiabetes eingesetzten prädiktiven Marker erlauben ein Staging des Krankheitsprozesses vor der Manifestation des T1 D. Prädiktion ist die notwendige Voraussetzung für die Identifizierung von Individuen, die von präventiven Therapien profitieren können (Tab. 10.10).

Insel-Autoantikörper sind bereits Jahre vor der Manifestation des T1 D nachweisbar. Mit > 17000 auf Inselzell-Antikörper (ICA), IAA, GADA und IA-2A gescreenten erstgradigen Verwandten stellt die nordamerikanische DPT-1 Studie das bisher größte Verwandtenscreening dar. Mindestens einer der Insel-Autoantikörper wurde bei 8,2% und mehr als ein Antikörper wurde bei 2,3% der Verwandten gefunden. Allerdings entwickeln nicht alle Personen mit Insel-Autoantikörpern T1 D.

Folgende Parameter helfen zu unterscheiden, wer T1 D entwickelt und ob die Krankheitsprogression langsam oder rasch ist (Tab. 10.10):
▶ Spezifität und Affinität der Antikörper,
▶ Höhe der Antikörpertiter und
▶ Antikörperpersistenz.

IAA entstehen bei Kindern, die T1 D entwickeln, als erste Antikörper, danach ist ein Spreading hin zu den anderen Insel-Autoantikörpern zu beobachten. Nicht alle Kinder, die IAA entwickeln, bekommen auch T1 D. Transiente Antikörper sind nicht mit einem erhöhten Krankheitsrisiko verbunden.

> ! Dies unterstreicht, dass Insel-Autoantikörper im zeitlichen Verlauf kontrolliert werden müssen.

IAA mit niedrigem Titer sind mit einer höheren Wahrscheinlichkeit transient als hochtitrige Befunde.

Tabelle 10.10 Stratifizierung des Risikos für Typ-1-Diabetes

Primäre Marker	Parameter für die weitere Stratifizierung
Risikostratifizierung vor dem Auftreten von Insel-Autoantikörpern (bei Geburt)	
▶ HLA-Klasse-II-Allele ▶ Familiäre Belastung	▶ T1 D-assoziierte Gene ▶ Umweltfaktoren
Risikostratifizierung bei Insel-Autoantikörperentstehung (bei Kindern)	
▶ IAA (bzw. GADA bei älteren Kindern)	▶ IAA- (GADA-) Affinität und Epitopreaktivität ▶ Antikörperpersistenz
Risikostratifizierung bei Insel-Autoantikörper positiven Personen	
▶ Multiple Insel-Autoantikörper	▶ Alter bei Auftreten multipler Antikörper ▶ Antikörpertiter, Subklassen- und Epitopmuster ▶ Anwesenheit von IA-2A ▶ Antikörper gegen IA2β ▶ Niedriges FPIR ▶ CRP-Spiegel ▶ Insulinresistenz ▶ HLA-Genotyp

Tabelle 10.11 Durchführung des standardisierten i. v.-Glukosetoleranztests (IVGTT)

Vorbereitung	3 Tage kohlenhydratreiche Ernährung (≥ 150 g), normale körperliche Aktivität
Fasten	10–16 h vor dem Test, kein Nikotin, kein Kaffee
Testbeginn	Zwischen 7.30 und 10.00 Uhr
Venöser Zugang	Ein einziger venöser Zugang ist ausreichend. Jedoch sollte das System nach der Glukoseinfusion mit Kochsalz durchgespült und vor der Blutabnahme die Flüssigkeit im Schlauchsystem verworfen werden.
Glukosedosierung	0,5 g/kg Körpergewicht bis maximal 35 g
Glukosekonzentration	25 % während der Infusion
Infusion	Manuelle oder Perfusorspritze
Dauer der Infusion	3 min
Zeitpunkt Null	Ende der Infusion
Blutabnahme	2-mal nüchtern; + 1, + 3, + 5 und + 10 min

T1 D relevante IAA können durch die **Affinität der Antikörper** identifiziert werden. Zwar schwankt die Affinität der IAA interindividuell beträchtlich zwischen IAA-positiven Kindern. Kinder mit hochaffinen IAA zeigten jedoch IAA-Persistenz, entwickelten multiple Insel-Autoantikörper und hatten ein 50 %iges Risiko innerhalb von 6 Jahren T1 D zu entwickeln. Hochaffine IAA sind mit dem HLA DR4-Haplotyp assoziiert. Kinder mit niedrigaffinen IAA hingegen haben ein geringes Risiko, multiple Antikörper und T1 D zu entwickeln.

Die **Spezifität des positiven Antikörpers** beeinflusst das Erkrankungsrisiko. So sind IA-2A mit einem höheren Risiko für T1 D verbunden als GADA und IAA. Unter den IA-2A positiven Personen haben diejenigen mit einer Reaktivität gegen IA-2β wiederum das höhere Diabetesrisiko. Die **Zahl der positiven Antikörper** korreliert mit dem Diabetesrisiko. Während das Diabetesrisiko bei Personen mit nur einem positiven Insel-Autoantikörper bei < 20 % innerhalb von 10 Jahren liegt, ist es bei 35 % innerhalb von 5 Jahren und bei 61 % innerhalb von 10 Jahren bei Verwandten, die für mehr als einen Antikörper positiv sind. Auch Personen ohne familiäre Belastung mit multiplen Insel-Autoantikörpern haben ein hohes T1 D-Risiko. Allerdings variiert die Zeit bis zur Manifestation der Erkrankung auch unter positiven Personen mit multiplen Antikörpern deutlich.

Des Weiteren ist die T1 D-Entstehung mit **hohen Titern von ICA, IAA und IA-2A** assoziiert. Die Stärke der Autoimmunität wird aber nicht nur durch die Titerhöhe und durch die Zahl der positiven Antikörper reflektiert, sondern wohl auch durch die IgG-Subklassenmuster der Insel-Autoantikörper. Eine breite Immunantwort mit mehreren Antikörpersubklassen ist auch in niedrigtitrig positiven Personen ein separater Risikomarker. In einer Analyse von Achenbach et al. konnte Personen mit hochtitrigen IAA und IA-2A, mit dem Auftreten von Antikörpersubklassen IgG2, IgG3, und/oder IgG4 bei IAA und IA-2A, und mit Antikörpern gegen IA-2β das höchste Erkrankungsrisiko innerhalb eines 15-jährigen Verlaufs zugeordnet werden. Durch die Kombination dieser Antikörpercharakteristika kann das 5-Jahres-Risiko zwischen 10 % und 90 % stratifiziert werden.

Das **Alter beim erstmaligen Auftreten von Insel-Autoantikörpern** beeinflusst die Zeit bis zur Diabetesmanifestation und das Diabetesrisiko per se. Treten multiple Insel-Autoantikörper innerhalb des ersten Lebensjahres auf, entwickeln 50 % der Kinder innerhalb von 2 Jahren T1 D, entstehen die multiplen Antikörper innerhalb des 2. oder 5. Lebensjahres, erkranken 17 % bzw. 7 % der Kinder innerhalb der nächsten 2 Jahre. Kinder, die früh Antikörper entwickeln, haben hochaffine IAA, während Kinder, die nach dem 2. Lebensjahr Antikörper entwickeln, seltener IAA und multiple Insel-Autoantikörper, aber öfter GADA aufweisen. Das Alter bei Auftreten der Insel-Autoantikörper korreliert gut mit verschiedenen Antikörpercharakteristika und genetischen Risikofaktoren und gibt somit einen einfachen klinischen Parameter zur Abschätzung des Diabetesrisikos an die Hand. Antikörper-positive Personen > 35 Jahre weisen in der Regel nur GADA auf. Bei diesen so genannten LADA-Diabetikern ist die Progression hin zur Diabetesmanifestation meist langsam, sie kann aber auch noch im hohen Alter erfolgen.

Metabolische Parameter

Der **orale Glukosetoleranztest (OGTT)** zeigt erst spät im Verlauf des Krankheitsprozesses pathologische Veränderungen. Neuere Auswertungen der DPT-1-Studie zeigen allerdings sehr schön, dass mindestens 2 Jahre vor Manifestation des T1 D ein langsamer, kontinuierlicher Anstieg der Blutzuckerwerte in prospektiv durchgeführten OGTTs zu beobachten ist – parallel zu abfallenden stimulierten C-Peptid-Spiegeln. Durch Messung der frühen Insulinsekretion (1 und 3 min) nach i. v.-Glukosebelastung kann das Ausmaß der Betazell-Zerstörung bei Antikörper-positiven Personen getestet werden.

Bei bereits pathologischem **i. v.-Glukosetoleranztest (IVGTT)** kann noch jahrelang ein OGTT im Normbereich vorliegen. Allerdings eignet sich der IVGTT wegen der fehlenden Spezifität für den T1 D und v. a. wegen des Aufwandes der Untersuchung nicht für eine Primärdiagnostik und das Screening. Er dient lediglich bei Antikörper-positiven Personen als Test, um eine Sekretionsstörung nachzuweisen, die eine bevorstehende Manifestation des Diabetes anzeigt (Staging-Test). Ist die Insulinsekretion < 5. Perzentile der Insulinausschüttung von gesunden Kontrollpersonen bzw. < 50 µU/ml abgesunken, muss von einem fortgeschrittenen Immungeschehen und damit einem hohen Diabetesrisiko ausgegangen werden. In der DPT-1 Studie war das T1 D-Risiko bei ICA- und IAA-positiven Verwandten mit einer FPIR (first phase insulin response) < 10. Perzentile 60 % in 5 Jahren. Die Durchführung des **IVGTTs** sollte nach einem inter-

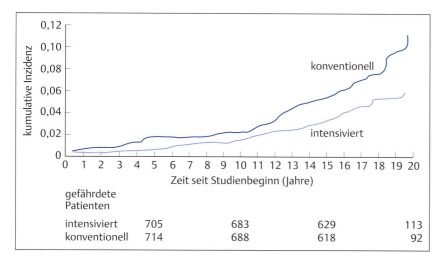

Abb. 10.11 Kardiovaskuläre Ereignisse in der DCCT/EDIC-Studie. Verglichen werden Patienten, die während der DCCT-Phase eine konventionelle (CT) bzw. intensivierte (ICT) Insulintherapie erhielten. Die bessere BZ-Einstellung über im Mittel 6,5 Jahre führte zu einer späten, aber deutlichen Risikoreduktion für makrovaskuläre Ereignisse: mit einer normnahen Blutzucker-Einstellung lässt sich das Herz des Typ-1-Diabetikers schützen, die schweren kardiovaskulären Ereignisse waren in der ICT-Gruppe um 57% seltener. Die Risikoreduktion für die makrovaskulären Ereignisse ist nicht allein durch verminderte Risikofaktoren erklärlich, sondern auch durch die HbA1c-Senkung.

national standardisierten Protokoll erfolgen (standardisiertes Protokoll aus „Position statement: prevention of type 1 diabetes mellitus") (Tab. 10.11).

■ Therapie und Verlauf

■ Therapie des Typ-1-Diabetes

Durch die autoimmun bedingte Zerstörung der Betazellen entsteht bei Patienten mit T1D ein absoluter Insulinmangel, der einen Hormonersatz notwendig macht. Unter den verschiedenen Insulinersatztherapien hat sich die **intensivierte konventionelle Insulintherapie (ICT)** gegen die konventionelle Insulintherapie (CT) durchgesetzt, da u. a. der Diabetes Control and Complications Trial (DCCT) und die Nachfolgestudie EDIC (2005) für die intensivere Behandlungsform eine klare Überlegenheit bezüglich der Vermeidung von mikro- und makroangiopathischen Folgeerkrankungen zeigte (The Diabetes Control and Complication Trial Research Group, 1993). In dieser großen Interventionsstudie wurde mithilfe der ICT, definiert als Behandlung mit mindestens 3 Insulininjektionen oder Insulinpumpentherapie, ein HbA1c von 7,3% im Vergleich zu 8,9% mit der konventionellen 2-Spritzen-Mischinsulin-Therapie erzielt. Hierdurch konnten die diabetische Retinopathie um 70%, Nierenschäden (Albuminurie) um 56% und die diabetische Neuropathie um 64% reduziert werden. Kardiale Ereignisse als Endpunkte der Makroangiopathie konnten hingegen erst nach längerer Beobachtungszeit reduziert werden (EDIC-Studie) (Abb. 10.11).

> Die DCCT belegt auch, dass es keinen absoluten Schwellenwert des HbA1c bezüglich der Vermeidung von Spätkomplikationen gibt, sondern dass eine möglichst normnahe Blutzuckereinstellung erreicht werden muss.

Limitiert wird die intensivierte Blutzuckereinstellung mithilfe der ICT allerdings durch eine 3-fach erhöhte Rate an Hypoglykämien im Vergleich zur konventionellen Insulintherapie (The Diabetes Control and Complication Trial Research Group, 1996).

Insulintherapie mit ICT-Grundeinstellung

Ziel der ICT ist die Nachahmung der physiologischen Insulinausschüttung. Die Therapie folgt somit dem Basis-Bolus-Prinzip, dass neben einer Abdeckung des basalen Insulinbedarfs durch Verzögerungsinsulin die Gabe von schnellwirksamem Bolusinsulin zu den Mahlzeiten vorsieht. Eine weitere Säule der ICT liegt in der mehrfach täglichen Blutzuckerselbstkontrolle. Die Therapieziele werden individuell festgelegt. In der Regel wird ein HbA1c von <6,5% angepeilt, die Blutzuckerwerte (BZ) sollen vor den Mahlzeiten zwischen 80–110 mg/dl und vor dem Schlafen zwischen 100–140 mg/dl liegen. Bei Hypoglykämie-Wahrnehmungsstörung gelten höhere, in der Schwangerschaft niedrigere Zielwerte. Grundvoraussetzung für die ICT bzw. funktionelle Insulintherapie (FIT) stellt eine **ausführliche strukturierte Schulung der Patienten** dar (American Diabetes Association, 2004).

Insulinarten

Basalinsulin. Am Anfang der Einstellungsphase wird festgelegt, welches Insulin für den individuellen Patienten das passende ist. Bei den Basalinsulinen stehen neben dem NPH-Insulin 2 Insulinanaloga, **Insulin Glargin** (Lantus) und **Detemir** (Levemir), zur Verfügung. Der tägliche basale Insulinbedarf ist hauptsächlich abhängig vom Körpergewicht und liegt im Mittel bei ca. 0,3 Einheiten pro Kilogramm Körpergewicht. Das Basalinsulin wird in der Regel bei NPH-Insulin-Gabe auf eine Injektion vor dem Schlafengehen und eine zweite Injektion entweder morgens oder mittags aufgeteilt. In Einzelfällen sind auch 3-mal tägliche Injektionen von NPH-Insulin – morgens, mittags und vor dem Schlafen – notwendig, insbesondere dann, wenn kurzwirksame Insulinanaloga als Bolusinsulin verwendet werden. Eine Alternative bei der Versorgung mit Basalinsulin ist durch die Insulinanaloga gegeben.

Insulin Glargin, dessen Wirkprofil keinen ausgeprägten Wirkgipfel zeigt, hat den Vorteil, dass viele Patienten mit lediglich einer Injektion ihren basalen Insulinbedarf abdecken können. Prinzipiell ist der Zeitpunkt der Insulin Glargin-Gabe frei zu wählen. Bewährt hat sich eine Injektion zum Abendessen, aber auch die Injektion morgens oder vor dem Schlafen gehen ist möglich. Bei Änderungen der Insulin Glargin-Dosis ist zu beachten, dass es ca. 3 Tage dauert, bis sich ein neues „steady-state" einstellt und konsekutiv eine entsprechend veränderte Insulinwirkung vorliegt. Seit 2004 steht als weitere Alternative das Insulinanalog Detemir zu Verfügung, das in der Regel 2-mal täglich injiziert wird und sich durch intraindividuell besonders konstant reproduzierbare Wirkspiegel auszeichnet. Dies wird durch eine am Insulinmolekül angehängte Fettkette erreicht, die eine Bindung an Albumin bewirkt.

Bolusinsulin. Bei dem Bolusinsulin stehen neben humanen Normalinsulin inzwischen 3 differente Analoga zur Verfügung. Das Verhältnis Bolus- zu Basalinsulin beträgt in der Regel 50:50 (bis 60:40), sodass zumeist 20–24 IE auf die Mahlzeiten verteilt werden. Der prandiale Insulinbedarf ist aber tageszeitenabhängig unterschiedlich, oft ist eine Aufteilung morgens-mittags-abends im Verhältnis 2:1:1,5 IE pro Broteinheit (BE) passend. Bei der Gabe von Normalinsulin ist auf einen ausreichenden Spritz-Ess-Abstand (SEA), in der Regel 15–30 min, zu achten. Je nach Höhe des BZ-Werts muss der SEA angepasst werden, so sollte bei BZ < 100 mg/dl der SEA auf 0 min reduziert werden, bei BZ > 150 mg/dl 30 min gewählt und bei BZ > 200 mg/dl 45 min SEA eingehalten werden. Des Weiteren ist bei Normalinsulingabe ca. 2 h nach Injektion die Einnahme einer kleineren Zwischenmahlzeit notwendig, um eine Hypoglykämie zum maximalen Wirkzeitpunkt des Insulins zu vermeiden.

Will der Patient nicht generell eine Zwischenmahlzeit einnehmen oder ist der SEA im Alltag hinderlich, bietet sich für viele Patienten die Gabe eines **kurzwirksamen Insulinanalogons** (Humalog, Novo Rapid, Apidra, Lisprolog) an. Der SEA beträgt bei diesen Insulinen 0 (–15) min, bei Werten < 100 mg/dl sollte das Insulin nach der Mahlzeit injiziert werden. Zum Frühstück ist es aber auch bei Therapie mit Insulinanaloga nahezu immer notwendig, einen SEA von 15 oder mehr min einzuhalten, da zu dieser Tageszeit eine erhöhte Insulinresistenz besteht. Möchte der Patient eine Zwischenmahlzeit einnehmen, die später als 2 h nach der letzten Insulininjektion gegessen wird, ist bei Therapie mit kurzwirksamen Insulinanaloga eine erneute Insulingabe notwendig. Bei der Umstellung von Normal- auf ein kurzwirksames Insulinanalog wird initial die Dosis um 10% reduziert.

Empfehlung/Fazit. Zusammenfassend können Patienten mit einem geregelten Tagesablauf und regelmäßigen Zwischenmahlzeiten primär mit Normalinsulin therapiert werden, während Patienten mit flexiblen Lebens- und Essgewohnheiten meist von einer Therapie mit den schnellen Insulinanaloga profitieren. Bei Kindern mit T1D bieten kurzwirksame Analoga den Vorteil, dass sie auch nach dem Essen gespritzt werden können und so die Insulinmenge an die tatsächlich verspeiste Kohlenhydratmenge angepasst werden kann.

ICT – Korrektur und Dosisanpassung

Korrektur. Wichtiger Vorteil im Vergleich zum starren 2-Spritzenschema der CT ist bei der ICT die rasche Korrekturmöglichkeit eines zu hohen oder zu niedrigen BZ-Wertes. Zur Anwendung kommt hierbei oft die **40er-Regel**, die Folgendes besagt:
▶ eine Einheit Insulin senkt den Blutzucker um 40 mg/dl,
▶ eine BE hebt den Blutzucker um 40 mg/dl hebt und
▶ 20 min Sport senken den Blutzucker um ca. 40 mg/dl.

 Grundsätzlich wird nur mit schnellwirksamem Insulin korrigiert.

Die Korrekturen sollten zu den Mahlzeiten bzw. vor dem Schlafen vorgenommen werden, Korrekturen zwischen diesen Zeitpunkten sollten die Ausnahme bilden. Für jeden Patienten muss ein individuelles Korrekturschema erarbeitet werden. So hängt der gewählte Korrekturfaktor vom täglichen Insulinbedarf ab, die 40er-Regel gibt also nur einen groben Anhalt. Ab einem BZ-Wert von 250 mg/dl sollte der Urin zusätzlich auf Aceton getestet werden, um einen absoluten Insulinmangel mit drohender ketoazidotischer Stoffwechselentgleisung rechtzeitig zu erfassen.

Dosisanpassung. Die festgelegten Dosen, BE-Faktoren und Korrekturfaktoren müssen regelmäßig überprüft und ggf. angepasst werden, auch an wechselnde äußere Bedingungen wie Krankheit, Gewichtsveränderung, Änderung des Tagesablaufs, Menstruation und Krankheitsdauer (Restsekretion). Dosisänderungen sollen aber nicht vorschnell, d. h. auf einen erhöhten oder erniedrigten Wert hin, vorgenommen werden.

Insulininjektionen

Die Injektionen erfolgen in das subkutane Fettgewebe. Das Bolusinsulin wird in die Region um den Bauchnabel injiziert, das NPH-Insulin – nach ausreichendem Durchmischen – bevorzugt in die Vorderseite des Oberschenkels oder die obere, äußere Gluteusregion. Insulin Glargin und Insulin Detemir können sowohl in die Bauchregion als auch in den Oberschenkel gespritzt werden; allerdings soll nicht zwischen diesen Regionen gewechselt werden. Um sicher zu stellen, dass kein Gefäß oder Muskel getroffen wird, erfolgt die Injektion in eine selbst gebildete Hautfalte. Die Gabe des Insulins am Oberarm ist obsolet, da hier eine i. m.-Injektion mit zu rascher Resorption droht. Angepasst auf das individuelle subkutane Fettgewebe wird die Länge der Nadeln zwischen 6 mm bei Kindern, 8 mm bei schlanken und 12 mm bei Patienten mit ausgeprägtem subkutanem Gewebe gewählt.

Auf einen regelmäßigen Wechsel der Spritzstellen ist zu achten. Geschieht dies nicht, können Lipohypertrophien mit unregelmäßiger, zumeist verzögerter Insulinresorption und konsekutiven Blutzuckerschwankungen folgen. Alle 3 Monate müssen die Spritzstellen durch den betreuenden Arzt inspiziert (tasten!) werden. Als Injektionshilfen haben sich Pens durchgesetzt. Nur wenige Patienten ziehen ihr Insulin noch mit Einmalspritzen auf. Bei Kindern oder sehr insulinsensitiven Personen ist die Verschreibung eines Pens mit Dosier-Schritten in halben Einheiten zur exakteren Dosisanpassung sinnvoll (Novo Pen 3 Demi/junior). Nadelfreie Applikationssysteme, die das Insulin mit hohem Druck in das Unterhautfettgewebe einbringen, sind im Handel erhältlich, haben sich aber in der Praxis wegen diverser Mängel nicht durchgesetzt.

Insulinpumpentherapie – CSII

Eine Alternative zu ICT stellt die kontinuierliche subkutane Insulininfusion (CSII, Insulinpumpentherapie) dar, die derzeit von 35 000 der ca. 250 000 Patienten mit T1D in Deutschland angewendet wird. Die Initialisierung der Pumpentherapie sollte von einer **strukturierten Schulung** begleitet sein. Bei vorheriger konventioneller intensivierter Therapie (ICT) wird der vorbekannte Tagesinsulinbedarf um 10% reduziert und die Insulinmenge zu 50% auf die Basalrate und zu 50% auf die Insulinboli aufgeteilt. Anfangs sind eine höhere Frequenz von Blutzuckermessungen und so genannte Basalratentests zur Ermittlung der optimalen Basalrate hilfreich.

Relevante **Indikationen für die Insulinpumpentherapie** sind:
- Dawn-Phänomen,
- unregelmäßiger Tagesablauf, z. B. Schichtarbeit,
- unzureichende Blutzuckereinstellung mit ICT trotz hoher Motivation,
- häufige, besonders nächtliche Hypoglykämien,
- Kinderwunsch, präkonzeptionelle Stoffwechselnormalisierung,
- Sekundärveränderungen, die eine optimale Stoffwechselkontrolle nötig machen, z. B. diabetische Folgeerkrankungen wie schmerzhafte periphere sensomotorische Neuropathie, Gastroparese,
- niedriger Insulinbedarf, z. B. diabetische Nephropathie sowie
- Kinder, insbesondere auch Kleinkinder.

Vorteile der Insulinpumpentherapie. Durch eine Insulinpumpentherapie wird eine kontinuierliche Bereitstellung von schnellwirkendem Insulin ermöglicht, da die Pumpe alle 3 min pulsatil Insulin freisetzt. Die Absorptionsschwankungen werden hierdurch im Vergleich zu den Verzögerungsinsulinen deutlich reduziert, sodass die intraindividuelle Tag-zu-Tag Blutzuckervariabilität sinkt: das in Pumpen eingesetzte schnellwirksame Insulin hat eine Absorptionsvariabilität von < 2,8% der täglich infundierten Dosis, die Absorption von langwirksamen Insulinen hingegen kann bis zu 52% variieren. Dieses Phänomen erklärt bis zu 80% der Blutzuckerschwankungen von einem zum anderen Tag bei Verwendung von langwirksamen Insulin.

Die Reduktion der Tag-zu-Tag-Blutzuckervariabilität kommt insbesondere Patienten mit stark schwankenden Blutzuckerwerten und häufigen Hypoglykämien zu Gute. Durch die in stündlichen Intervallen programmierbare Basalrate (stündlich angepasste Dosen in Abstufungen von 0,1 IE) kann die physiologische Insulinsekretion besser imitiert und somit die basale Insulinversorgung optimiert werden. So liegt der basale Insulinbedarf, bedingt durch einen Anstieg des kontrainsulinären Wachstumshormons, in den frühen Morgenstunden beim Erwachsenen oftmals um ein 2- bis 4-Faches höher als zwischen 22.00 bis 3.00 Uhr (Dawn-Phänomen). Durch die Programmierbarkeit der Basalrate kann diese an Situationen mit unterschiedlichem Insulinbedarf wie Schichtarbeit, Sport, wechselnder Alltagsbelastung, Krankheit und Menstruation rasch und flexibel angepasst werden. Bei passender Basalrate können Mahlzeiten zeitlich flexibel eingenommen werden oder ganz entfallen, z. B. beim Ausschlafen am Wochenende.

Die Insulinpumpentherapie optimiert aber nicht nur die basale Insulinversorgung. Sie ermöglicht auch verschiedene Bolusoptionen, die insbesondere die Insulinversorgung bei fettreichen oder sehr langen Mahlzeiten verbessern und bei Bedarf abgerufen werden. Des Weiteren ist in einige Pumpensysteme ein Boluskalkulator integriert, der eine individuelle Empfehlung zur Bolusdosis errechnet. Die Pumpe kann mit Normalinsulin gefüllt werden, aber durch Verwenden der kurzwirksamen Insulinanaloga können auch deren Vorteile in eine Pumpentherapie integriert werden.

Bedingt durch die Summe dieser Vorteile ist durch die Insulinpumpentherapie eine messbare Stoffwechselverbesserung evident. So zeigt eine Metaanalyse von 12 randomisierten kontrollierten Studien für die Insulinpumpentherapie im Vergleich zur ICT eine absolute HbA1c-Senkung von 0,51%, einen um 14% geringeren Insulinbedarf – das entspricht im Durchschnitt 7,6 IE – sowie eine geringere Glukosevariabilität (Pickup et al, 2002). Bei der Verwendung von schnellwirkenden Insulinanaloga liegt der Insulinbedarf in der Insulinpumpentherapie sogar um > 11 IE niedriger als mit ICT. In den Anfangszeiten der Insulinpumpentherapie war die Hypoglykämierate mit Insulinpumpentherapie höher als mit ICT. So traten in der DCCT-Studie 2,8-mal mehr Hypoglykämien bei Pumpenträgern auf als unter ICT. Neuere Studien zeigen, dass für die Insulinpumpentherapie zumindest keine erhöhte Hypoglykämierate festgestellt werden kann: mit einer Hypoglykämiefrequenz von 0,1–0,39 Episoden pro Patientenjahr sind Hypoglyk-

Tabelle 10.**12** Vorteile und Nachteile der Insulinpumpentherapie

Vorteile	Nachteile
▶ Normnahe Blutzuckereinstellung ▶ Verringerte intraindividuelle Tag-zu-Tag Blutzuckervariabilität ▶ Anpassung an den zirkadianen Insulinbasalbedarf ▶ Anpassung an unterschiedlichen Insulinbedarf, z. B. bei Schichtarbeit, Sport, wechselnde Alltagsbelastung, Krankheit und Menstruation ▶ Flexible Mahlzeiteneinnahme, Ausschlafen am Wochenende ▶ Verbesserte Lebensqualität ▶ Optimierte prandiale Insulinversorgung durch Bolus-Optionen (dual-wave-Bolus, multi-wave-Bolus, square-wave-Bolus) ▶ Boluskalkulator unterstützt die Bolusdosisfindung ▶ Absenkung des HbA1c im Mittel um 0,5 % ▶ Ca. 14 % niedrigerer Insulinbedarf	▶ Gering erhöhte Ketoseneigung ▶ Potenzielle Beeinträchtigung und Belastung durch die Pumpe ▶ Technische Defekte ▶ Gewichtszunahme von bis zu 3 kg ▶ Infektionen an der Einstichstelle, Pflaster- und Katheterallergien ▶ Mindestens 2- bis 3-fach höhere Kosten

ämien tendenziell sogar seltener als unter ICT. Schwere Hypoglykämien treten unter Insulinpumpentherapie seltener auf als bei ICT. Durch die Verwendung schnellwirksamer Insulinanaloga konnte das Hypoglykämierisiko nochmals reduziert werden (Tab. 10.**12**).

Nachteile der Insulinpumpentherapie. Ein wesentlicher Nachteil der Pumpentherapie liegt im erhöhten Ketoserisiko (Tab. 10.**12**). Bei Unterbrechung der Insulinzufuhr, z. B. durch Katheterverschluss, kann bei Verwendung schnellwirkender Insulinanaloga bereits nach 2 h ein absoluter Insulinmangel mit konsekutiver ketoazidotischer Entgleisung auftreten, da im subkutanen Fettgewebe nahezu kein Insulindepot vorhanden ist. Das Ketoserisiko besteht insbesondere in der initialen Einstellungsphase. Neuere Studien benennen für die Insulinpumpentherapie eine Ketoseinzidenz von 0,04 Ereignissen pro Patientenjahr und liegen somit im Bereich der ICT. In Studien wird für die Insulinpumpentherapie eine Gewichtszunahme von durchschnittlich 3 kg dokumentiert. Hautirritationen, Infektionen und Allergien treten als Komplikationen auf, sind aber durch Weiterentwicklungen der Kathetermaterialien deutlich seltener geworden. Die Infektionsrate wird mit ca. 0,06–0,27 Ereignissen pro Patientenjahr angegeben.

Individuell sehr unterschiedlich wird die Beeinträchtigung durch das Tragen der ca. 8,5 cm× 5 cm× 2 cm großen Pumpen empfunden. Auch die psychologische Akzeptanz eines dauernd am Körper getragenen medizinischen Hilfsmittels wird different gewertet. Während Patienten mit einer Insulinpumpe in der Regel ihre Lebensqualität durch die Pumpentherapie als verbessert einschätzen, lehnen andere Patienten aus den vorher genannten Gründen die Initialisierung der Pumpentherapie teils kategorisch ab.

Die **jährlichen Kosten** für eine Therapie mit Insulinpumpentherapie liegen deutlich höher als mit ICT: die Pumpen kosten zwischen 3000–3600 €. Je nach Pumpentyp kommen laufende Kosten für Verbrauchsmaterialien wie Adapter, Aufziehampullen, Batterien und Katheter hinzu, die zusätzliche, laufende Kosten von jährlich ca. 2750 € erzeugen. Zum Vergleich belaufen sich die Kosten einer ICT auf jährlich etwa 540 € (2 Pens, alle 2 Jahre neu: Kosten/Jahr ca. 180 € und täglich 4 Penkanülen: Kosten/Jahr ca. 360 €). Bei beiden Therapieformen entstehen zusätzlich folgende Kosten: täglich mindestens 4 Blutzucker-Teststreifen und Lanzetten: Kosten/Jahr ca. 1200 € und Insulin: Kosten/Jahr ca. 900 € (bezogen auf knapp 50 IE/Tag).

Die Verbesserung der Lebensqualität allein ist keine Indikation zur Kostenübernahme der Pumpe durch die gesetzlichen Krankenversicherungen. Im Gegensatz zu Patienten mit T1D werden die Kosten bei Typ-2-Diabetikern für eine Therapie mit Insulinpumpen nur in begründeten Einzelfällen erstattet. Ob die höheren Kosten durch eine Reduktion der Folgeerkrankungen unter Insulinpumpentherapie wieder neutralisiert werden können, ist bisher nicht prospektiv untersucht (Tab. 10.**12**).

In den Bauchraum implantierbare intraperitoneale Insulinpumpen (CIPII) bleiben speziellen Indikationsstellungen wie subkutaner Insulinresistenz vorbehalten.

„Closed-loop"-System. Wichtiges **Ziel diabetologischer Forschung** bleibt die Entwicklung von „Closed-loop"-Systemen, d. h. der integrativen Verbindung einer kontinuierlichen Glukosemessung (enzymatisch oder optisch) mit einer Insulinpumpe. Ein Schritt zum „Closed-loop"-System besteht in den seit 2007 verfügbaren kombinierten Glukose-Sensor/Pumpensystemen. Hierbei wird parallel zu Insulinpumpe ein Glukose-Sensor verwendet. Über ca. 72 h hinweg kann dieser kontinuierlich in Minutenabständen subkutane Glukosewerte bestimmen. Diese werden per Radiowellen an die Pumpe gesendet. Im Display der Pumpe erscheint dann neben dem gemessenen Wert eine Kurve der Glukosewerte der letzten Stunden, sodass eine Trendentwicklung des Blutzuckers erkennbar wird. Der Patient erhält also früh die Chance, auf beginnende Hypo- oder Hyperglykämien zu reagieren. Insbesondere auch bei Kleinkindern oder Menschen mit gestörter Hypoglykämie-Wahrnehmung ermöglichen diese Systeme, schwere Unterzuckerungen zu vermeiden.

Blutzucker-Selbstkontrolle

Voraussetzung für die adäquate Anpassung der Insulindosen ist eine regelmäßige Selbstkontrolle der BZ-Werte. Feste Messzeitpunkte liegen vor den Hauptmahlzeiten und vor dem Schlafen gehen, so dass üblicherweise bei der ICT täglich 4 Messungen nötig sind. Des Weiteren soll der BZ-Wert immer eruiert werden, wenn Hypoglykämiesymptome vorliegen (nachdem als Soforttherapie 2 BE Traubenzucker eingenommen wurden). Vor und nach körperlicher Betätigung wie Sport sowie vor jeder Autofahrt ist eine zusätzliche Messung notwendig. Gelegentlich, z. B. 2-mal im Monat, soll ein 2.00-Uhr Wert erhoben werden. Postprandiale BZ-Werte sollten bei Umstellung einer Therapie bestimmt werden (Ziel-BZ 2 h postprandial < 140 mg/dl). Wichtig ist neben der Messung auch die sorgfältige **Dokumentation der BZ-Werte**. Bei der gemeinsamen Besprechung mit dem Patienten können so mögliche Therapiefehler aufgedeckt werden. Kontinuierliche BZ-Messsysteme spielen in der alltäglichen Selbstkontrolle u. a. aus Kostengründen noch keine Rolle, die 72-h-Messungen können aber in Einzelfällen bei der Dosisfindung und Aufdeckung versteckter Hypoglykämien eine wertvolle Hilfe darstellen.

Ernährung

Ernährungsempfehlungen für Patienten mit T1 D unterscheiden sich nicht von denen für die zur Erhaltung der Gesundheit ausgesprochenen Empfehlungen für die Allgemeinbevölkerung. Der Energiegehalt sollte der Erhaltung des gewünschten Körpergewichts (BMI zwischen 19–25 kg/m^2) angepasst sein. Als **Nährstoffrelation** wird empfohlen:
- 45–60% Kohlenhydrate,
- 10–20% Eiweiß,
- <35% Fette (v. a. ungesättigte Fettsäuren).

Alkohol ist in geringen Mengen (1–2 Gläser Wein oder äquivalente Alkoholmenge) möglich, allerdings muss dem Hypoglykämierisiko – Alkohol hemmt die Glukoneogenese in der Leber – adäquat Rechnung getragen werden, z. B. durch Einnahme langanhaltender Zusatz-BE. Eine Supplementierung von Vitaminen und Mineralstoffen ist in der Regel nicht notwendig. Speziallebensmittel für Diabetiker bieten ernährungsphysiologisch keine Vorteile; kalorienfreie Süßstoffe können eingesetzt werden. Nahrung und Insulinzufuhr müssen bei Patienten mit T1 D optimal aufeinander abgestimmt sein.

Wichtig ist, dass Patienten mit T1 D im Rahmen der Schulung das **Abschätzen des Kohlenhydratgehalts von Nahrungsmitteln** erlernen. Zur praktischen Vereinfachung weist man dabei ca. 10–12 g Kohlenhydraten eine Broteinheit (BE) zu. Angepasst auf die jeweilige BE-Menge spritzt der Patient dann – abgestimmt mit seinem individuellem BE-Faktor – die entsprechende Menge kurzwirksames Insulin. Zahl und Zeitpunkt der Mahlzeiten ist variabel (funktionelle Insulintherapie).

Der Patient muss stets so genannte Notkohlenhydrate (z. B. Traubenzucker) bei sich tragen, um eine Hypoglykämie wirksam und schnell behandeln zu können.

Inselzelltransplantation/Pankreastransplantation

Pankreas- und Inselzelltransplantation als Sonderformen der Therapie bei T1 D bedürfen einer strengen Indikationsstellung und werden durch Organmangel, Operationsrisiko und Nebenwirkungen der lebenslangen immunsuppressiven Therapie limitiert. Die 2006 veröffentlichten Langzeitergebnisse bei Patienten mit intraportaler Inselzelltransplantation sind enttäuschend. Nach 2–3 Jahren sind die meisten Patienten wieder insulinpflichtig. Die Inselzelltransplantation bleibt aber für einige ausgewählte Patienten mit extrem schwer einstellbaren T1 D mit Hypoglykämie-Wahrnehmungsstörung eine Alternative (www.med.uni-giessen.de/itr). Pankreastransplantationen werden in der Regel nur bei Typ-1-Diabetikern vorgenommen, die simultan eine Nierentransplantation erhalten. Die kombinierte Insel-Niere-Transplantation ist weniger komplikationsträchtig, aber nicht so erfolgreich wie die kombinierte Organtransplantation. Weitere kausale Therapieansätze, z. B. embryonale oder adulte Stammzelltherapie, und präventive Strategien werden intensiv erforscht.

■ Therapie des Typ-1-Diabetes mellitus im Kindes- und Jugendalter

Akuttherapie

Beim Vorliegen einer schweren Dehydratation (Ketoazidose und Komadiabetikum) sind die **Hauptziele** bei der Behandlung:
1. Rehydratation,
2. Eletrolytausgleich und
3. Korrektur der Azidose.

Die Normalisierung der Blutzuckerspiegel erfolgt wie im Erwachsenenalter über eine kontinuierliche Insulininfusion. Das komatöse Kind muss auf einer Kinderintensivstation nach einem strukturierten, leitliniengerechten Schema (Danne et al 2006, Kapellen et al 2007, ISPAD-Leitlinien) betreut werden. Der Zustand des Kindes ist hinsichtlich Glasgow-Koma-Scale, Blutdruck, Puls, Atmung, Temperatur und der biochemischen Parameter Blutglukose, Natrium, Kalium, Chlorid, Kalzium, Phosphat, Serumosmolarität, Harnstoff-N, Hämatokrit und Blutgase zunächst stündlich, später 4-stündlich, zu kontrollieren.

Tabelle 10.13 Screening von Folgeerkrankungen bei Kindern und Jugendlichen mit Typ-1-Diabetes

Sreening-empfehlung	ab einem Alter von 11 Jahren oder ab einer Diabetesdauer von 5 Jahren
Untersuchungshäufigkeit	1-mal jährlich (Blutdruck alle 3 Monate)
Retinopathie	Fundoskopie in Mydriasis
Mikroalbuminurie	Bestimmungen der Albuminexkretionsrate (AER über Nacht) oder der Albumin-Kreatinin-Ratio (ACR im Morgenurin)
Hypertonie	Blutdruckmessung einmal im Quartal, bei entsprechendem Verdacht wird zum Ausschluss einer Weißkittelhypertonie eine 24-h-Blutdruckmessung durchgeführt (Auswertung mit altersentsprechenden Perzentilen)

Empfehlung der AGPD

> **!** Die Rehydratation darf nicht zu rasch erfolgen, da sonst die Gefahr eines lebensbedrohlichen Hirnödems sowie embolischer und hypoxischer Schädigung des Gehirns besteht. Auch die Entwicklung einer Hypokaliämie durch zu rasche Volumensubstitution, den Eintritt von Kalium aus dem Extrazellulärraum in die Zelle und renaler Verluste von Kalium beim Wiedereinsetzen der Diurese muss verhindert werden.

Bei etwa 70% der Kinder mit Diabeteserstmanifestation ist keine Infusionsbehandlung nötig. Der anfängliche Insulinbedarf beträgt etwa eine Einheit pro kg KG/Tag, bei Kleinkindern geht man von einem geringeren Insulinbedarf (0,5–0,1 IE/kg/Tag) aus.

Langzeitbetreuung und Verlauf

Bei etwa 90% aller Kinder und Jugendlichen mit Typ-1-Diabetes kommt es 1–4 Wochen nach Manifestation und Beginn der Insulintherapie zur Remissionsphase. Dabei fällt der exogene Insulinbedarf stark ab. Selten benötigen die Patienten sogar für kürzere Zeit bis zu mehreren Monaten lang kein exogen zugeführtes Insulin mehr. Patienten und Eltern müssen über diesen zu erwartenden verminderten Insulinbedarf während der Remission informiert werden. Es muss jedoch klargemacht werden, dass diese transitorische Phase keine Heilung des Diabetes darstellt.

Alle **Phasen der kindlichen Entwicklung** haben ihre Besonderheiten im Hinblick auf Therapieformen, Compliance und Komplikationen. Im Säuglings- und Kleinkindesalter stehen die Eltern als Behandler und zu Schulende im Vordergrund. Durch die stark wechselnde Nahrungszufuhr und die tages- und jahreszeitlich sehr unterschiedlichen Bewegungsmuster von Kleinkindern ist in diesem Lebensalter der Einsatz einer Insulinpumpentherapie (s. o.) von besonderem Nutzen (Danne et al 2006; Kapellen et al 2007). Schulkinder werden im Vergleich zu Kleinkindern ziemlich autark. Hypoglykämien werden von Schulkindern besser wahrgenommen und die Stoffwechselkontrolle wird wie im Erwachsenenalter mit dem Ziel normnaher Blutzucker durchgeführt. Im Jugendalter treten als therapeutische Besonderheiten insbesondere die Schwierigkeiten eines Dawn-Phänomens durch vermehrte Ausschüttung kontrainsulinärer Hormone, z. B. dem Wachstumshormon auf. Im Zuge der Pubertätsentwicklung erfolgt eine für diesen Lebensabschnitt typische Abgrenzung von den Eltern sowie auch eine krankheitsspezifische Phase der vermehrten Auseinandersetzung mit der chronischen Krankheit Diabetes. Nicht selten kommt es dabei zu Anpassungsstörungen und zu einer Verschlechterung der Stoffwechseleinstellung. Häufig wird dadurch eine Krisenintervention von Seiten des Diabetes-Teams notwendig.

Die Phase des Übergangs in die Erwachsenenbetreuung stellt eine große Herausforderung für die betreuenden Teams dar. Es erfolgt ein Wechsel aus einer oft jahrelang geprägten, eher individuell patientenzentrierten Betreuung in eine neue, eher krankheitszentrierte Betreuung mit hoher Selbstverantwortung. Eine Transfersprechstunde in Zusammenarbeit zwischen Kinderdiabetologen und Erwachsenendiabetologen wird als sinnvoll erachtet.

Komorbidität

Bei jungen Patienten mit Typ-1-Diabetes finden sich im Vergleich zu Menschen ohne Diabetes häufiger eine Zöliakie und/oder eine Autoimmun-Thyreoiditis. Ein Screening von Folgeerkrankungen des Typ-1-Diabetes bei Kindern und Jugendlichen wird wie in Tab. 10.13 dargestellt von den Fachgesellschaften empfohlen.

Altersspezifische Besonderheiten

Die Formen eines neonatalen Diabetes mellitus können heute häufig molekulargenetisch definiert werden. Es besteht heute kein Zweifel mehr, dass ein Säugling mit neonatalem Diabetes mit einer Insulinpumpe am besten behandelt werden kann. So können geringste Mengen einer Basalrate sowie adäquate Mahlzeiten-Boli abgegeben werden. Sowohl Eltern als auch die betroffenen Säuglinge kommen mit dieser Form der Behandlung sehr gut zurecht.

Im Kleinkindesalter treten sehr häufig interkurrente Infekte auf, die eine Dosisanpassung der Insulintherapie erforderlich machen. Mit schnellwirksamen Analoginsulinen besteht die Möglichkeit, direkt im Anschluss an die Nahrungsaufnahme das Mahlzeiteninsulin entsprechend der verzehrten Kohlenhydratmenge zu spritzen. Auch bei Kleinkindern mit Diabetes mellitus wird vielerorts heute eine Insulinpumpentherapie durchgeführt. Außer bei dem nachgewiesenen positiven Einsatz der Analoginsuline bei der Insulinpumpentherapie ist der direkte metabolische Vorteil der Insulinanaloga im Kindesalter weiterhin noch nicht genügend belegt.

Mit zunehmender Selbstständigkeit der Schulkinder wird eine flexible Anpassung der Insulintherapie beson-

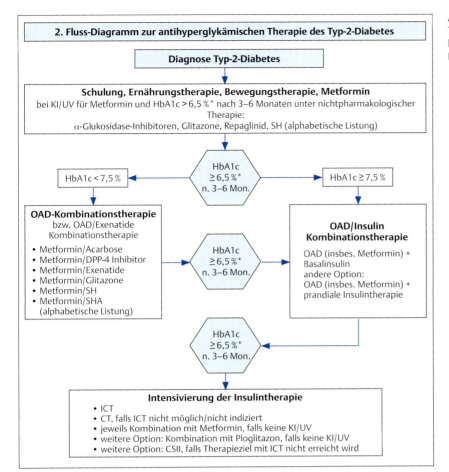

Abb. 10.**12** Therapieleitlinien für Typ-2-Diabetes der Deutschen Diabetesgesellschaft (evidenzbasierte Leitlinie der DDG, 2008).

ders im Hinblick auf Schulbesuch und Hobbys (Sport) notwendig. Eine intensivierte Insulintherapie mit häufigen Blutzuckerkontrollen und mehrfachen Insulingaben am Tag bzw. einer Insulinpumpentherapie führen hier meistens zu einer guten Stoffwechseleinstellung.

Akute Stoffwechselentgleisungen

Jeder Jugendliche mit Diabetes macht im Verlauf seiner Erkrankung häufig Unterzuckerungen durch. Oft bleiben diese asymptomatisch und unbemerkt. Bei schweren Unterzuckerungen muss mit Bewusstseinsverlust und Krampfanfällen gerechnet werden. Langfristig sind bei Kindern mit häufig rezidivierenden und schweren Hypoglykämien Teilleistungsstörungen beschrieben.

> Die Vermeidung von Hypoglykämien muss deshalb bei jedem Patient mit Diabetes, besonders aber bei betroffenen Säuglingen und Kleinkindern, ein wichtiges Therapieziel sein.

■ Therapie des Typ-2-Diabetes

Diabetes mellitus Typ 2 ist eine chronisch progressive Erkrankung, deren Therapie an die verschiedenen Krankheitsstadien angepasst werden muss. Die zugrunde liegenden pathogenetischen Faktoren (Insulinsekretionsstörung und Insulinresistenz), die zur Hyperglykämie führen, sind bei jedem Patienten anders gewichtet. Während die Insulinresistenz im Verlauf des Typ-2-Diabetes sich nicht verändert und sich mit Lebensstilintervention und Gewichtsabnahme sowie medikamentös gut behandeln lässt, nimmt die Störung der Insulinsekretion mit der Diabetesdauer stetig zu. Bei Diagnosestellung des Typ-2-Diabetes ist die Insulinsekretion der Betazelle oft schon um die Hälfte reduziert und nimmt jährlich um weitere 4% ab. Dies hat in der UKPDS-Studie trotz optimierter Therapie im Rahmen einer Studie zu einem zunehmenden Anstieg des HbA1c-Wertes geführt und erklärt auch das „Sekundärversagen" der Insulinsekretagoga (Sulfonylharnstoffe und Metiglinide) im Behandlungsverlauf (UK Prospective Diabetes Study, UKPDS).

Therapieziele und leitliniengerechte Therapie

Es besteht daher die Notwendigkeit einer individualisierten, stadiengerechten Therapie nach evidenzbasierten Leitlinien, die Kriterien zur Therapieoptimierung und -steigerung nach einem Stufenkonzept klar definieren. In der Leitlinie „Antihyperglykämische Behandlung des Diabetes mellitus Typ 2" der Deutschen Diabetesgesellschaft und einem amerikanisch-europäischen Konsensuspapier ist das stadiengerechte Vorgehen beschrieben (Matthaei u. Häring 2007, Nathan et al. 2006) (Abb. 10.**12**):

- Die erste Stufe beinhaltet die nichtpharmakologische Lebensstilintervention (Intensivierung der körperlichen Bewegung, Umstellung der Ernährung, Schulung) mit dem Ziel, einen HbA1c-Wert <6,5% zu erreichen.
- Wird nach 3 Monaten nicht wenigstens ein HbA1c-Wert <7% erreicht, so kommt die medikamentöse Therapie mit Metformin oder Glibenclamid zum Einsatz, die nach weiteren 3 Monaten ohne Erreichen des Ziels kombiniert werden.
- Nach weiteren 3 Monaten wird bei Nichterreichen des Therapieziels Insulin mit den oralen Antidiabetika kombiniert.
- Als letzte Stufe ist eine intensive Insulintherapie mit basalem und kurzwirksamem Insulin vorgesehen.

> Bei der Behandlung des Typ-2-Diabetes soll ein HbA1c-Wert von <6,5% erreicht werden; hierdurch sind mikrovaskuläre (Nephropathie, Neuropathie, Retinopathie) und makrovaskuläre Folgeerkrankungen (Myokardinfarkt, apoplektischer Insult, Verschluss der Beinarterien) vermeidbar.

Wichtige in den Leitlinien enthaltene Therapieziele sind auch der Erhalt bzw. die Wiederherstellung der Lebensqualität sowie die Vermeidung von Akutkomplikationen wie die der Hypoglykämie. Außerdem müssen die Therapieziele individuell angepasst werden in Abhängigkeit von Komorbidität, Lebenserwartung und Lebensalter. In den neuen deutschen Leitlinien wurde die Interventionsgrenze von HbA1c 7% auf 6,5% gesenkt, wie bereits in ADA/EASD-Leitlinien enthalten. Ferner wird Metformin bereits in der Basistherapie empfohlen.

Lebensstilintervention. Als Basis jeder Behandlung des Typ-2-Diabetes sollten von Anfang an nichtpharmakologische Maßnahmen ausgeschöpft werden. Diese initiale nichtmedikamentöse Intervention hat in der UKPDS-Studie eine HbA1c-Senkung um ca. 2% erreicht. Sie besteht aus Ernährungstherapie mit spezifischen individuellen Instruktionen mit dem Ziel der Gewichtsreduktion bei Übergewicht, der Limitierung der Fettzufuhr, besonders der gesättigten Fettsäuren, sowie aus ballaststoffreicher Kost. Die körperliche Aktivität sollte mit spezifischen, individuell vorhandenen Möglichkeiten erhöht werden. Die Lebensstiländerung beinhaltet als wichtige Punkte auch die Reduktion des übermäßigen Alkoholgenusses und den Nikotinverzicht. Eine strukturierte Schulung des Patienten ist essenziell. Die Lebensstilintervention ist die Grundlage aller Therapiebemühungen und gilt für alle Krankheitsstadien.

Bei starker Stoffwechseldekompensation (HbA1c >10%, Blutzucker nüchtern >200 mg/dl, postprandial >300 mg/dl) bei Erstdiagnose des Diabetes mellitus Typ 2 und insbesondere bei normalgewichtigen und jüngeren Patienten kann eine **sofortige Insulintherapie** mit oder ohne Komedikation mit oralen Antidiabetika nötig sein. Diese Insulintherapie kann dann bei Normalisierung des Stoffwechsels (HbA1c <6,5%) abgesetzt oder wenn notwendig auf orale Antidiabetika umgestellt werden. Zu den weiteren Kriterien der sofortigen Insulintherapie zählen außer der akuten Stoffwechselentgleisung die Ketonurie (außer Hungerketonurie), eine perioperative Situation sowie ein schweres Krankheitsgeschehen mit intensivmedizinischer Behandlung (z. B. akuter Myokardinfarkt oder Sepsis).

Orale Antidiabetika. Eine pharmakologische antihyperglykämische Therapie ist indiziert, wenn die oben aufgeführten Maßnahmen der Lebensstilintervention über 3 Monate durchgeführt wurden, ohne die Therapieziele zu erreichen. Zur oralen pharmakologischen Therapie sind evidenzbasierte, endpunktbezogene, positive Ergebnisse derzeit für Metformin, Sulfonylharnstoffpräparate, Glitazone und dem α-Glukosidasehemmer Acarbose verfügbar (Levetan 2007).

Orale Antidiabetika senken den HbA1c-Wert im Mittel um ca. 1%. Die Wahl des ersten oralen Antidiabetikums fällt bei ca. 90% der Patienten auf **Metformin**, um keine weitere Gewichtszunahme bei den meist übergewichtigen Patienten zu begünstigen. Die wichtigste Kontraindikation gegen Metformin ist eine eingeschränkte Nierenfunktion.

Wenn nach 3 Monaten unter oraler Monotherapie mit Metformin die Therapieziele nicht erreicht werden, sollte eine **Kombinationstherapie mit einem zusätzlichen oralen Antidiabetikum** begonnen werden. Hier ist die Kombination von Metformin und Sulfonylharnstoffen (Glibenclamid) die gebräuchlichste und kostengünstigste. Die Kombination von Metformin mit Glitazonen ist v. a. bei den Patienten vorteilhaft, bei denen eine Vermeidung von Hypoglykämien im Vordergrund steht.

Schließlich kann auch Metformin mit Insulin kombiniert werden, diese Therapie ist am effektivsten, was die HbA1c-Senkung anbelangt und sollte bei stark erhöhten HbA1c-Werten nach 3 Monaten oraler Monotherapie zum Zuge kommen.

> Wenn nach 3 Monaten einer Kombinationstherapie mit 2 oralen Antidiabetika der HbA1c-Wert weiter >7% liegt, wird auf jeden Fall eine zusätzliche Kombination mit Insulin empfohlen. Eine Kombinationstherapie mit 3 oralen Antidiabetika soll laut den Leitlinien der Deutschen Diabetesgesellschaft nur besonderen Situationen vorbehalten bleiben.

Kombination oraler Antidiabetika mit Insulin. Es wird empfohlen, beim Einstieg in die Insulintherapie die oralen Antidiabetika, insbesondere die Therapie mit Metformin, beizubehalten (Nathan et al. 2006). Dies ist ohne vermehrte Hypoglykämien erreichbar. Insbesondere verhindert eine Kombination von Metformin mit Insulin einen Gewichtsanstieg beim Beginn der Insulintherapie. Da Metformin auch ca. 20 % der Insulindosis einspart und somit Kosten senkt, wird diese Medikation beibehalten, soweit dies die Kontraindikationen zulassen. Sulfonylharnstoffe wirken nach langer Diabetesdauer nicht mehr (Matthaei u. Häring 2007, Nathan et al 2006), hier sollte unter Insulintherapie nach Stoffwechselnormalisierung ein Auslassversuch gemacht werden. Eine primäre Monotherapie mit Insulin sollte nur bei Vorliegen von Kontraindikationen gegen orale Antidiabetika (z. B. Niereninsuffizienz) begonnen werden.

Insulintherapie. Zu Beginn einer Insulintherapie sollten immer die **Rahmenbedingungen** hierfür gegeben sein: der Patient muss die Blutzuckerselbstmessung beherrschen, er sollte eine Ernährungsberatung mit Hinweis auf die Behandlung einer Hypoglykämie erhalten. Ferner muss eine Patientenschulung erfolgen, die die korrekte Insulininjektion, die geeigneten Injektionshilfen („Insulinpens") und die passenden Insulinnadeln beinhaltet. Die Technik der Insulininjektion ist entscheidend für den Erfolg einer Insulintherapie; sie sollte zusammen mit den Injektionsstellen regelmäßig geprüft werden.

> Der einfachste und gleichzeitig effektive Einstieg in die Insulintherapie besteht aus einer **einmaligen Gabe eines Basalinsulins zur Nacht** unter Beibehaltung der oralen Medikation.

Ziel dieser Therapie ist eine Normalisierung des Nüchternblutzuckers mit Werten zwischen 90–100 mg/dl, um hierdurch einen HbA1c-Wert von < 6,5 % zu erreichen. Diese Nüchternblutzuckerwerte lassen sich mit langwirkenden Analoginsulinen (Insulin Glargin oder Insulin Detemir) mit weniger nächtlichen Hypoglykämien erreichen, diese Insuline sind somit sicherer. Für Insulin Glargin wurde zudem gezeigt, dass eine Injektion auch morgens mit stärkerer HbA1c-Absenkung möglich ist, was dem Patienten ermöglicht, den ihm angenehmen Injektionszeitpunkt frei zu wählen. Die Dosisanpassung kann der Patient selbst mit einem einfachen Plan durchführen. Hierbei können die Therapieziele individuell angepasst werden.

Wenn das metabolische Therapieziel trotz Nüchternblutzuckerwerten im Zielbereich nicht erreicht wird, kommt **zusätzlich zu den Mahlzeiten ein schnellwirkendes Bolusinsulin** zum Einsatz. Oft ist es zunächst nicht nötig, zu allen Hauptmahlzeiten Bolusinsulin zu geben. Anfangs ist besonders bei hohen postprandialen Werten nach dem Frühstück eine zusätzliche morgendliche Bolusgabe nötig.

Mit zunehmender Diabetesdauer und erlöschender endogener Insulinsekretion ist die Behandlung des Typ-2-Diabetes der einer Typ-1-Diabetes-Behandlung ähnlich, d. h. es wird eine intensivierte Insulintherapie mit Bolus- und Basalinsulin nötig (s. o.). Eine Alternative zum Einstieg in die Insulintherapie mit einer einmaligen Gabe eines Basalinsulins zusätzlich zu oralen Antidiabetika stellt die alleinige Gabe von Bolusinsulin zu den Mahlzeiten dar. Eine weitere Alternative ist die 2-malige Gabe von Mischinsulin (30 % Normalinsulin/70 % NPH-Insulin) morgens und abends vor der Mahlzeit. Es gibt bisher keine Endpunktstudien, die die verschiedenen Insulintherapien vergleichen. Bisher gilt eine möglichst einfache und erfolgreiche Absenkung des HbA1c-Werts ohne Hypoglykämien in den Zielbereich als beste Maßnahme zur Verhinderung von diabetesbedingten Folgeerkrankungen.

Neue Therapiemöglichkeiten mit inkretinbasierten Behandlungsformen

Inkretinbasierte Therapieformen des Typ-2-Diabetes wurden vor kurzem für die Behandlung des Typ-2-Diabetes eingeführt. Sie basieren auf einem multimodalen Ansatz und machen sich die physiologischen Wirkungen des Darmhormons Glucagon-like-peptide-1 (GLP-1) zunutze. GLP-1 stimuliert bei Hyperglykämie die Insulinsekretion, hemmt die Glukagonsekretion, verzögert die Magenentleerung und wirkt als zentralnervöser Mediator der Sättigung (Drucker u. Nauck 2006). In vitro sowie in Tierexperimenten verbessert GLP-1 die Betazellfunktion. GLP-1 wird durch das Enzym Dipeptidyl-Peptidase IV (DPP-4) schnell inaktiviert und ist daher zur Diabetestherapie ungeeignet. Langwirksame, DPP-4 resistente GLP-1-Analoga („Inkretin-Mimetika") oder DPP-4-Inhibitoren („Inkretinverstärker") sind daher für die Therapie entwickelt worden (Drucker u. Nauck 2006). Beide Substanzgruppen senken den HbA1c und verbessern die Glykämielage ohne ein intrinsisches Hypoglykämierisiko. Sie hemmen ferner die Glukagonsekretion und tragen somit zur Hemmung der Glukosefreisetzung aus der Leber bei.

GLP-1-Analoga müssen als Peptide s. c. verabreicht werden. Sie senken außerdem das Körpergewicht, was bei übergewichtigen Patienten mit Typ-2-Diabetes ein zusätzlicher positiver Effekt ist. **DPP-4-Inhibitoren** sind oral wirksam und weniger spezifisch, da durch sie auch die Degradation des Inkretinhormons Gastric inhibitory polypeptide (GIP) und anderen Peptidhormonen gehemmt wird. Sie sind gewichtsneutral und besonders gut in Kombination mit Metformin einsetzbar. Bei beiden Substanzgruppen sind keine schwerwiegenden Nebenwirkungen bekannt. Sollte auch beim Menschen eine Verbesserung der Betazellfunktion durch Gabe dieser Medikamente nachweisbar sein, würden erstmals Substanzen zur Verfügung stehen, die einen positiven Einfluss auf die Progression des Typ-2-Diabetes hätten (Drucker u. Nauck 2006).

Therapie des Diabetes Typ 2 im Kindes- und Jugendalter

Im Gegensatz zum Erwachsenenalter gibt es für die Behandlung des Diabetes mellitus Typ 2 im Kindes- und Jugendalter noch immer sehr geringe Erfahrungen und es liegen nur wenige prospektive randomisierte Studien vor. Als einzige medikamentöse Therapie steht die Therapie mit **Metformin** zur Verfügung und ist entsprechend zugelassen. Alle anderen Medikamente, die im Erwachsenenalter Anwendung zur Therapie der Hyperglykämie bei Typ-2-Diabetes zugelassen sind, sind bei Kindern und Jugendlichen nur unlizenziert oder außerhalb der Zulassung zur Anwendung zu bringen (off license und unlabeled).

Allgemeine Interventionen wie Bewegungstherapie und Ernährungstherapie sowie Programme, die zu einer Lebensstiländerung mit Änderung der vornehmlich sitzenden Lebensführung (Computerspiele, Fernsehen) führen können, werden insbesondere von Kostenträgern und Politik derzeit in Deutschland propagiert. Viele der zur Verfügung stehenden Programme sind allerdings noch nicht evaluiert und auf ihre Effektivität und Wirksamkeit getestet. Zusammenfassend muss gesagt werden, dass der Diabetes mellitus Typ 2 eine sehr ernsthafte Erkrankung bereits im Jugendalter darstellt.

Parallel mit der Epidemie der kindlichen Adipositas werden in den letzten Jahren zunehmend adipöse Jugendliche mit der Diagnose Typ-2-Diabetes mellitus beobachtet. Da die Frühformen des Typ-2-Diabetes im Jugendalter asymptomatisch verlaufen, ist ein Screening in Risikogruppen entsprechend der Stellungnahme der Arbeitsgemeinschaft für pädiatrische Diabetologie und der Arbeitsgemeinschaft Adipositas im Kindesalter sinnvoll. Eine kausale Therapie des Typ-2-Diabetes mellitus im Jugendalter stellt eine Steigerung der körperlichen Aktivität und/oder eine Gewichtsreduktion sowie eine Lebensstiländerung dar. Medikamentöse Therapien sind im Jugendalter noch wenig untersucht und bis auf eine Ausnahme (s. o.) nicht zugelassen (Wiegand 2005, Töpfer et al 2007).

Prognose des Typ-2-Diabetes

Aus vielen epidemiologischen Studien ist bekannt, dass hohe Blutzuckerwerte mit einem erhöhten Mortalitätsrisiko, v. a. durch kardiovaskuläre Ereignisse, einhergehen. Das Risiko für einen Patienten mit Diabetes und ohne KHK, an einem koronaren Ereignis zu versterben, ist so hoch wie das Risiko für einen Patienten ohne Diabetes und mit bereits stattgehabtem koronaren Ereignis. Insgesamt ist das koronare Risiko für Patienten mit Diabetes um das 3- bis 5-Fache erhöht (Haffner et al. 1998), wobei kardiovaskuläre Erkrankungen ca. 40–50% aller Todesfälle bei Patienten mit Typ-2-Diabetes ausmachen. Obwohl der Typ-2-Diabetes im Rahmen des Metabolischen Syndroms häufig mit anderen kardiovaskulären Risikofaktoren, z. B. der Fettstoffwechselstörung und der arteriellen Hypertonie, gleichzeitig auftritt, geht man davon aus, dass die Hyperglykämie selbst einen unabhängigen Risikofaktor darstellt.

Die Hinweise, dass makrovaskuläre Erkrankungen bereits bei weniger ausgeprägter Hyperglykämie auftreten als mikrovaskuläre Erkrankungen, nehmen zu. So geht man davon aus, dass die Makroangiopathie schon vor der Manifestation des Diabetes beginnt. In einer Reihe von Studien wurde das schon erhöhte kardiovaskuläre Risiko bei gestörter Glukosetoleranz (IGT) auch nach Bereinigung für klassische Risikofaktoren bestätigt.

Terminale Niereninsuffizienz mit Dialysepflichtigkeit ist eine der gefürchteten Komplikationen der mikrovaskulären Folgeerkrankungen des Typ-2-Diabetes. Diese Patientengruppe ist immer noch das größte Kollektiv, das eine terminale Niereninsuffizienz erleidet und auch zusätzlich besonders durch makrovaskuläre Ereignisse gefährdet ist. Aus der UKPDS ist bekannt, dass eine HbA1c-Absenkung um einen Prozentpunkt das mikrovaskuläre Risiko um 35% und das makrovaskuläre Risiko um 15% (für Schlaganfälle) bis 18% (für Myokardinfarkte) senkt. Die diabetesbezogene Gesamtmortalität wird um 25% gesenkt (UK Prospective Diabetes Study, UKPDS, Group 1998).

Aus diesen Gründen ist eine sehr frühzeitige Erkennung und effektive Behandlung des Typ-2-Diabetes sehr wichtig, um Folgeerkrankungen zu verhindern und die Prognose dieser chronisch kranken Patienten zu verbessern.

Therapie der spezifischen Diabetesformen

Die Therapie der spezifischen Diabetesformen ergibt sich aus der Therapie der Grunderkrankung, von der ja der Diabetes mellitus lediglich ein Symptom ist.

Die beim **Cushing-Syndrom** bestehende Glukoseintoleranz bildet sich in der Regel durch die adäquate Behandlung der zugrunde liegenden Erkrankung komplett zurück. Ähnlich führt Resektion des **Nebennierenrindenadenoms** oder eine medikamentöse Therapie mit Aldosteronantagonisten zu einer raschen und anhaltenden Normalisierung der Insulinsensitivität. Beim **Phäochromozytom** kann die präoperative Gabe eines α-Blockers die Insulinsekretion verbessern. Die Resektion des Phäochromozytoms normalisiert nicht nur die diabetogene Stoffwechsellage, sondern kann in Einzelfällen postoperativ zu schweren Hypoglykämien führen.

Eine erfolgreiche chirurgische Behandlung des **Wachstumshormonexzesses** führt meist zu einer Verbesserung der Glukosetoleranz. Da jedoch in vielen Fällen durch einen operativen Eingriff allein keine ausreichende Kontrolle der Akromegalie erreicht wird, ist häufig eine zusätzliche medikamentöse Therapie erforderlich. Somatostatinanaloga erreichen bei etwa 60% der Patienten eine Normalisierung der Wachstumshormon-IGF-I-Achse. Allerdings ist ihre Wirkung auf den Glukosestoffwechsel aufgrund ihres inhibitorischen Effekts auf die pankreatischen Betazellen komplex und unvorhersehbar. Die Umstellung der Therapie bei Patienten mit Akromegalie von dem Somatostatinanalogon Octreotid auf den Wachstumshormonrezeptorantagonisten Pegvisomant hingegen führt zu einer anhaltenden Verbesserung der Insulinsensitivität und der Glukosetoleranz.

Beim **Wachstumshormonmangel** kann eine Standard-Wachstumshormon-Substitutionstherapie die viszerale Adipositas günstig beeinflussen, ohne jedoch die Insulinsensitivität zu verbessern. Dies ist mit der lipolytischen Wirkung der eingesetzten Wachstumshormondosen begründbar. Hingegen verbessern niedrige Wachstumshormondosen die Insulinsensitivität und können möglicherweise langfristig zu einer Verminderung der Insulinspiegel und der viszeralen Fettansammlung führen.

Eine Testosteronsubstitution bei **hypogonadalen Männern** kann wichtige Parameter des metabolischen Syndroms, wie etwa Insulinresistenz, erhöhter Blutzucker, viszerale Adipositas und Hypercholesterinämie, günstig beeinflussen.

Die bei **Hyperthyreose** zu beobachtende Beeinträchtigung des Glukosemetabolismus normalisiert sich meist innerhalb der ersten 4 Wochen nach Aufnahme einer thyreostatischen Therapie. Eine frühzeitige Therapie auch des ansonsten asymptomatischen **pHPT** ist anzustreben. Zum einem deshalb, da es sonst zu einer weiteren Verschlechterung der Glukosetoleranz bis hin zum Diabetes mellitus kommen kann. Zum anderen deshalb, da sich die Stoffwechsellage deutlich und anhaltend nach Normalisierung der Serumkalziumspiegel durch eine Resektion des überaktiven Nebenschilddrüsengewebes verbessert. Die biochemische Kontrolle **hormonell-aktiver neuroendokriner Tumore** in Form einer Resektion oder einer medikamentösen Therapie mit Somatostatinanaloga führt in der Regel zu einer Verbesserung der Glukosetoleranz.

■ Therapie des Diabetes in der Schwangerschaft

Jede Schwangere mit Gestationsdiabetes sollte eine **Ernährungsberatung** durch eine qualifizierte Diätassistentin sowie eine individualisierte Ernährungstherapie erhalten mit dem Ziel, Fettaufnahme und Kalorienzufuhr zu beschränken und die Kalorien auf 6 Mahlzeiten (3 Haupt- und 3 Zwischenmahlzeiten) am Tag zu verteilen mit 35–40 % überwiegend langsam resorbierbaren Kohlenhydraten, 20 % Protein und 40 % Fett. Bei adipösen Frauen sollte eine Kalorienrestriktion auf etwa 25 kcal/kg KG erfolgen. Ein moderates körperliches **Trainingsprogramm** ist angeraten, sofern keine Kontraindikationen bestehen. Auch sollte eine Schwangere mit Gestationsdiabetes rasch mit **Blutzuckerselbstmessungen** vertraut gemacht werden, die morgens unmittelbar nach dem Aufstehen sowie vor und 1 h nach den Hauptmahlzeiten durchgeführt werden sollten.

Bei Nichterreichen der folgenden Therapieziele an mehreren aufeinander folgenden Tagen ist frühzeitig eine **Insulinbehandlung** einzuleiten:
▶ Nüchternblutzucker ≤ 105 mg/dl (Plasma), ≤ 95 mg/dl (Vollblut),
▶ 1 h nach der Mahlzeit ≤ 155 mg/dl (Plasma), ≤ 140 mg/dl (Vollblut),
▶ 2 h nach der Mahlzeit ≤ 130 mg/dl (Plasma), ≤ 120 mg/dl (Vollblut).

Der Insulinbehandlungsplan ist an das Blutzuckertagesprofil individuell anzupassen. Bei erhöhten postprandialen Blutzuckerwerten gelingt meist die Stoffwechselkontrolle mittels der Gabe von Humaninsulin oder ultra-kurzwirksamen Insulinanaloga vor der Mahlzeit mit einer Dosierung von 1,5 IE pro 10 g Kohlenhydrate zum Frühstück und 1 IE pro 10 g Kohlenhydrate zum Mittag- und Abendessen. Sind hingegen bereits die Nüchternblutzuckerwerte erhöht, sollte NPH-Insulin (initial 0,2 I. E./kg KG) vor dem Zubettgehen verabreicht werden. Bei einer unzureichenden Stoffwechseleinstellung besteht in Einzelfällen auch die Möglichkeit einer Insulinpumpentherapie.

> Orale Antidiabetika sind augenblicklich noch nicht empfohlen für den Einsatz während der Schwangerschaft, trotz einer zunehmenden Anzahl positiver Berichte in der Fachliteratur.

Aufgrund des erhöhten Risikos für maternale und fetale Komplikationen sollten Schwangere mit Gestationsdiabetes frühzeitig in einer **entsprechend spezialisierten Entbindungsklinik** vorgestellt werden und bis zur Entbindung engmaschig gynäkologisch-geburtshilflich kontrolliert werden. Im Rahmen dieser Untersuchungen sollte zum einem das fetale Wachstum überwacht werden, um den geeigneten Zeitpunkt und Modus der Entbindung festzulegen, und zum anderen die ausreichende Oxigenierung des Fetus durch entsprechende Untersuchungen, wie etwa die Beurteilung der fetalen Herztöne oder der fetalen Bewegungen, sichergestellt werden. Unter der Geburt sollten mütterliche Hyperglykämien vermieden und Blutzuckerwerte zwischen 70–90 mg/dl angestrebt werden, um eine fetale Hyperinsulinämie und eine nachfolgende neonatale Hypoglykämie vorzubeugen.

■ Prävention und Prognose

■ Prävention des Typ-1-Diabetes

Präventive Therapien

Immunmodulatorische Therapieansätze bei T1D im Sinne einer Primär-, Sekundär- und Tertiärprävention zielen auf die Verhinderung der Diabetesmanifestation beziehungsweise den Erhalt der Betazell-Funktion. Interventionsstudien können an allen Stufen der Prävention ansetzen. Der Zeitpunkt der Immunintervention bei den verschiedenen Studien liegt zwischen der alleinigen Hochrisikokonstellation durch HLA-Typisierung bei positiver Familienanamnese, dem Auftreten von Autoantikörpern und der tatsächlichen klinischen Manifestation eines T1D. Die Effektivität von Immuninterventionen wird meist am Erhalt der Betazell-Funktion beurteilt. Es hat sich herausgestellt, dass die C-Peptid-Sekretion nach Stimulation bei klinischen Studien der am besten geeignete Parameter für die Überwachung der Betazell-Funktion ist.

Die **Primärprävention** hat zum Ziel, die Entstehung von T1D zu verhindern und ist besonders für diejenigen Menschen von Bedeutung, die ein hohes genetisches und familiäres Risiko besitzen, jedoch keinerlei klinische oder laborchemische Anzeichen dafür aufweisen.

Die **Sekundärprävention** soll das Fortschreiten eines Krankheitsfrühstadiums durch Frühdiagnostik und -behandlung verhindern. Bezogen auf T1D entspricht dies der Patientengruppe, bei denen die Zerstörung der Betazellen bereits begonnen hat und Insel-Autoantikörper nachzuweisen sind.

Im Bereich der Sekundärprävention wurden weltweit **2 Studien** durchgeführt, die hohe Teilnehmerzahlen aufweisen und damit zu aussagekräftigen Ergebnissen führten: die Europäisch-Kanadische Nikotinamid-Interventionsstudie (ENDIT) und die Amerikanische Insulinprophylaxe-Studie (DPT-1). In der ENDIT-Studie (doppelblind, plazebokontrolliert) wurden erstgradig Verwandte im Alter zwischen 5 und 40 Jahren von Patienten mit T1D mit positiven Inselzell-Antikörpern behandelt. Als Therapeutikum wurde der Vitamin-B-Abkömmling Nikotinamid verabreicht, der die Betazellen schützen soll und möglicherweise die Zerstörung der Inselzellen durch das Immunsystem verhindert. Die Intervention zeigte jedoch keinen positiven Effekt. Bei der DPT-1 Studie (Diabetes Prävention Trial) wurde zur Verhinderung des T1D das Autoantigen Insulin eingesetzt (DPT-1, 2002; Sosenko et al 2006). Die Wirkung der Insulinbehandlung soll durch Toleranzinduktion und Aktivierung regulatorischer T-Zellen sowie durch eine „Ruhigstellung" der Insulin produzierenden Zellen vermittelt werden. Die Studie hatte 2 Behandlungsarme. Einem Teil der Teilnehmer wurde doppelblind plazebokontrolliert Insulin s.c. verabreicht, also parenteral; im oralen Behandlungsarm wurde offen kontrolliert Insulin als Tablette gegeben. In den parenteralen Arm wurden Verwandte von Patienten mit T1D eingeschlossen, bei denen Inselzell-Antikörper (ICA) nachgewiesen wurden und die ein berechnetes Diabetesrisiko von > 50% innerhalb von 5 Jahren hatten. Durch die prophylaktische s.c.-Insulingabe konnte kein positiver Effekt bezüglich der Diabetesinzidenz erzielt werden. Im oral therapierten Behandlungsarm der DPT-1-Studie wurde der Effekt von oral verabreichtem Insulin an Patienten mit moderatem Risiko (25–50% Diabetesrisiko innerhalb von 5 Jahren) für T1D untersucht. Die jährliche T1D-Manifestationsrate war jedoch auch hier identisch in Plazebo- und Behandlungsgruppe. Allerdings ergab sich aus der Analyse einer Untergruppe mit IAA-Titern ≥ 80 nU/ml eine Verringerung der jährlichen T1D-Manifestationsrate von 10,4% in der Plazebogruppe auf 6,2% in der Behandlungsgruppe.

Die **Tertiärprävention** wird als Vermeidung der Verschlechterung von bereits manifest gewordenen Erkrankungen bezeichnet. Somit betrifft dies Patienten mit klinisch manifestem T1D, deren Restfunktion der pankreatischen Betazellen es zu erhalten gilt. Die ersten immunologisch begründeten und bereits Ende der 1980er Jahre erprobten tertiärpräventiven Behandlungsstrategien mit z.B. Ciclosporin A oder Azathioprin bei neu manifestiertem T1D wurden trotz protektiver Effekte – Induktion bzw. Verlängerung einer Remission – wegen ungünstiger Nebenwirkungen in der Langzeitanwendung wieder verlassen. Als viel versprechend haben sich **Antikörper gegen CD 3-Epitope** erwiesen. Die CD 3-Antikörper sind potente Immunsuppressiva, können aber auch Immuntoleranz fördern. Bei der Bindung des aglykosylierten, nicht mitogenen monoklonalen CD 3-Antikörper YTH 12.5 (ChAgly CD 3) an die ε-Kette des CD 3-Moleküls verhindert die Blockade des T-Zell-Rezeptor-CD 3-Komplexes die Erkennung der Autoantigene und somit die Proliferation autoreaktiver T-Lymphozyten. In einer Phase-II-Studie konnte die Betazell-Restfunktion durch eine einmalige, nur 6 Tage dauernde Infusionstherapie mit ChAgly CD 3 über 18 Monate erhalten werden, wobei der Insulinbedarf teilweise deutlich niedriger als in der Kontrollgruppe war. Besonders effektiv war die Therapie bei Personen mit am Beginn der Studie höheren stimulierten C-Peptid-Spiegeln: die täglich gespritzte Insulinmenge war mit durchschnittlich 0,22 IE/kg bei den Patienten mit hohen C-Peptid-Ausgangswerten, die den Wirkstoff erhielten, deutlich niedriger als in der vergleichbaren Plazebo-Untergruppe (0,61 IE/kg).

Nebenwirkungen der Therapie sind initial durch die Zytokinfreisetzung bedingt und bestehen in grippeartigen Symptomen wie Fieber, Kopf- und Gliederschmerzen sowie 2 Wochen später auftretenden Symptomen einer Mononukleose.

■ Prävention des Typ-2-Diabetes

Lebensstilintervention

In den vergangenen Jahren haben mehrere Studien gezeigt, dass eine Prävention des Typ-2-Diabetes möglich ist. Diese Studien wurden bei Menschen mit gestörter Glukosetoleranz durchgeführt und beinhalteten eine Kombination aus vermehrter körperlichen Aktivität und Reduktion der Kalorienaufnahme mit dem Ziel der Gewichtsabnahme. Diese Lebensstiländerung, welche in der finnischen Studie „Diabetes Prevention Study" (DPS) und der US-amerikanischen Studie „Diabetes Prevention Program" (DPP) vergleichbar war, bestand aus moderater körperlicher Aktivität von mindestens 30-minütiger Dauer. Dabei wurde v.a. Ausdauersport empfohlen, z.B. Schwimmen, Fahrrad fahren, Ballsportarten, Walking oder Laufen. Weitere Ziele waren eine Verringerung des Körpergewichts um mehr als 5%, eine Zufuhr an Fett von < 30% der Nahrungsenergie, eine Zufuhr an gesättigten Fettsäuren von weniger als 10% und eine Ballaststoffzufuhr von > 15 g/1000 kcal. Die Kontrollgruppen erhielten schriftlich und mündlich allgemeine Informationen über vermehrte körperliche Aktivität und allgemeine Diätempfehlungen. In der DPP-Studie als auch im „Indian Diabetes Prevention Program" wurde ein Studienarm mit Metformingabe untersucht.

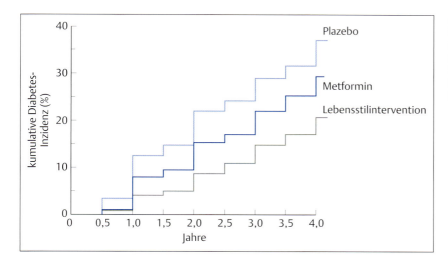

Abb. 10.**13** US-amerikanische Diabetespräventionsstudie. Inzidenz des Typ-2-Diabetes in der US-amerikanischen Diabetespräventionsstudie mit Lebensstilintervention, Metformin oder Plazebo bei Patienten mit IGT.

Die Lebensstilintervention zeigte in all diesen Studien eine Risikoreduktion für das Neuauftreten von Diabetes mellitus zwischen 29 und 58 % gegenüber der Kontrollgruppe ohne Lebensstilintervention. Auch Metformin hatte einen protektiven Effekt auf die Inzidenz des Diabetes mellitus, dieser war allerdings geringer als bei der Lebensstilintervention (Abb. 10.**13**). Folgestudien mit Teilnehmern der DPS Studie zeigten schließlich, dass der protektive Effekt der Lebensstilintervention auch mehrere Jahre nach Abschluss der Intervention weiterbestand.

Bariatrische Chirurgie

Die Bariatrische Chirurgie, die oft das letzte Mittel zur Gewichtsabnahme bei schwer übergewichtigen Menschen darstellt, erwies sich als äußerst erfolgreich in der Prävention des Typ-2-Diabetes bei diesen Menschen. In 3 Studien mit Einschluss von Menschen mit normaler und eingeschränkter Glukosetoleranz konnte die Inzidenz des Diabetes mellitus nahezu ganz verhindert werden. Diese Art der Intervention mit ihren operationsbedingten Nebenwirkungen kommt als Option zur Prävention des Typ-2-Diabetes nur in besonders schweren Fällen einer konventionell nicht therapierbaren Adipositas in Frage.

Pharmakologische Intervention

Wie es schon in der DPP-Studie für das Medikament Metformin gezeigt wurde, kann eine pharmakologische Intervention, wenn auch weniger effektiv als die Lebensstilintervention, zur Prävention des Diabetes mellitus eingesetzt werden. In derselben Studie war auch das Medikament Troglitazon, welches zur Klasse der Thiazolidindione gehört, allerdings wegen schweren Nebenwirkungen mittlerweile vom Markt genommen wurde, erfolgreich in der Prävention. Die TRIPOD-Studie zeigte ebenfalls, dass unter Gabe von Troglitazon die Inzidenz des Diabetes mellitus um 55 % bei Frauen mit einem zurückliegenden Schwangerschaftsdiabetes gesenkt werden konnte. Die DREAM-Studie mit Rosiglitazon, das ebenfalls zu dieser Wirkstoffklasse gehört, zeigte eine Reduktion des Diabetes um 60 %.

Neben diesen Studien zeigten andere pharmakologische Ansätze zur Prävention des Diabetes mellitus ebenfalls Erfolge. Acarbose reduziert das Risiko, einen Diabetes zu bekommen, um 36 % in einer Hochrisikogruppe. Das Medikament Xenical, welches die Fettresorption im Darm hemmt, vermindert die Inzidenz des Typ-2-Diabetes um 37 % (Tab. 10.**14**). Acht von zehn Studien zeigten weiterhin, dass die Behandlung mit Inhibitoren des Renin-Angiotensin-Aldosteron-Systems mit einer Abnahme der Inzidenz von Diabetes mellitus einhergeht. Die WOSCOPS-Studie und die HERS-Studie untersuchten den Effekt von Pravastatin and Östrogen/Progestin auf kardiovaskuläre Endpunkte, und man beobachtete dabei, dass diese pharmakologischen Interventionen mit einer Reduktion der Inzidenz von Diabetes mellitus um 30 % bzw. 35 % einhergingen.

Prädiktoren des Erfolgs einer Intervention

Der Erfolg der Prävention des Typ-2-Diabetes ist v. a. bei der Lebensstilintervention selbstverständlich stark mit der Motivation der Teilnehmer und der sich daraus ergebenden Compliance bezüglich sportlicher Aktivität und Ernährungsumstellung verbunden. Es gibt aber sowohl Menschen, die gut auf eine Lebensstilintervention ansprechen, als auch Menschen, die nicht von einer Lebensstilintervention profitieren, obwohl beide Gruppen eine gleichermaßen hohe Compliance zeigen, d. h. die Präventionsmaßnahmen gleich intensiv durchführen. Erstere Gruppe kann man als „Responder", letztere als „Non-Responder" bezeichnen.

In der finnischen DPS-Studie entwickelten im Interventionszeitraum 27 von 265 Teilnehmern am Lebensstilinterventionsprogramm einen manifesten Diabetes.

Tabelle 10.**14** Verschiedene Ansätze in der Prävention des Typ-2-Diabetes und deren Erfolge

Studie	Intervention	Prävention vs. Plazebo (%)	„Number needed to treat"	Zeit (Jahre)
Da Qing	Lebensstil	42	4,5	6
TRIPOD	Troglitazon	49	6	2,5
DREAM	Rosiglitazon	60	7	3
DPP	Lebensstil	58	7	3
DPS	Lebensstil	58	7	3
STOP-NIDDM	Acarbose	25	11	3
DPP	Metformin	31	14	3
XENDOS	Orlistat	37	10	4

In der DPS-Studie wie auch in der US-amerikanischen DPP-Studie musste man folglich 7 Personen mit gestörter Glukosetoleranz über 3 Jahre mit einer Lebensstilintervention behandeln, um bei einer Person den Diabetes verhindern zu können (Tab. 10.**14**).

Analysen der Studien schließlich gaben Aufschluss darüber, welche **Faktoren** mit einem guten Ansprechen auf die Intervention einhergehen und den **Erfolg der Prävention** voraussagen. Dabei stellte sich heraus, die Gewichtsreduktion ein starker Parameter war, der mit einer erfolgreichen Prävention des Diabetes einherging. Für jedes Kilogramm Gewichtsreduktion sank das Diabetesrisiko um 16%. Eine erhöhte körperliche Aktivität und eine verminderte Fettaufnahme sagte dabei eine Gewichtsabnahme voraus. Die erhöhte körperliche Aktivität war weiterhin hilfreich, das verminderte Gewicht dauerhaft zu halten. Neben der Abnahme des Körpergewichts ist v. a. eine starke Abnahme des viszeralen Fetts oder des Bauchfetts mit einem Erfolg der Lebensstilintervention in der DPP Studie verbunden. Außerdem sagte eine hohe Insulinsensitivität und eine hohe Insulinsekretion zu Beginn der Lebensstilintervention und ein Anstieg dieser Parameter unter der Intervention eine starke Reduktion der Inzidenz des Diabetes voraus.

> Um effektive Lebensstilinterventionsprogramme entwickeln zu können, die auf die individuellen Belange einer Risikoperson für eine Typ-2-Diabetes Erkrankung zugeschnitten sind, muss aber noch mehr über die Mechanismen bekannt werden, welche das Ansprechen der Lebensstilintervention bestimmen. Hierzu könnte in Zukunft neben der genauen Phänotypisierung auch eine Genotypisierung der Teilnehmer hilfreich sein.

Schlussfolgerung

Der Typ-2-Diabetes entsteht durch eine Interaktion von genetisch- und umweltbedingter Insulinsekretionsstörung und Insulinresistenz. Eine Prävention ist durch Lebensstilintervention mit Steigerung der körperlichen Aktivität und Ernährungsmaßnahmen möglich. Der Erfolg dieser Lebensstilintervention hängt wiederum von genetischen Faktoren und Umweltfaktoren und deren Interaktion ab. Weiterhin scheint auch eine möglichst frühe Intervention im Stadium der normalen Glukosetoleranz bedeutsam zu sein, v. a. dann, wenn die Betazellfunktion und -masse sich noch nicht dramatisch verringert hat. Scheitert die Lebensstilintervention oder ist anhand von genetischen und phänotypischen Markern kein Erfolg der Lebensstilintervention zu erwarten, gibt es mittlerweile vielversprechende Ansätze einer pharmakologischen Intervention zur Prävention des Diabetes.

Literatur

Achenbach P, Bonifacio E, Koczwara K, Ziegler AG. Natural History of Type 1 Diabetes. Diabetes 2005; 54(suppl. 2): S 25-S 31.

Aktinson MA, Eisenbarth GS. Type 1 diabetes: new perspectives on disease pathogenesis and treatment. Lancet 2001; 358:221–229.

American Diabetes Association. Position Statement. Screening for Diabetes. Diabetes Care 2001;24(suppl. 1):S 21-S 24.

American Diabetes Association. Standards of Medical Care in Diabetes. Diabetes Care 2004;27:S 15-S 35.

Bach J-F. Insulin-dependent diabetes mellitus is an autoimmune disease. Endocrine Rev. 1994;15:516–542.

Böttcher Y, Kovacs P, Tönjes A, Stumvoll M. Genetik des Typ-2-Diabetes. Internist (Berl). 2005;46(7):741–2, 744–6, 748–749.

##DPT-1. Effects of insulin in relatives of patients with type 1 diabetes mellitus. N Engl J Med. 2002;346:1685–1691.

Drucker DJ, Nauck MA. The incretin system: glucagon-like peptide-1 receptor agonists and dipeptidyl peptidase-4 inhibitors in type 2 diabetes. Lancet 2006;368:1696–705.

Eckhardt A. Lobmann R (Hrsg). Das Diabetische Fußsyndrom. Heidelberg: Springer 2005.

Expert Committee on the Diagnosis and Classification of Diabetes Mellitus. Report of the expert committee on the diagnosis and classification of diabetes mellitus. Diabetes Care 1997;20:1183–1197.

Fourlanos S, Dotta F, Greenbaum CJ. Latent autoimmune diabetes in adults (LADA) should be less latent. Diabetologia 2005;48:2206–2212.

Frayling TM. Genome-wide association studies provide new insights into type 2 diabetes aetiology. Nat Rev Genet 2007;8(9):657–662.

Haslbeck M, Luft D, Neundörfer B, Stracke H, Hollenrieder V, Bierwirth R. Praxisleitlinie Diabetische Neuropathie. Diabetologie 2007;2(suppl2):S 150–156.

Haffner SM, Lehto S, Ronnemaa T, Pyorala K, Laakso M. Mortality from coronary heart disease in subjects with type 2 diabetes and in nondiabetic subjects with and without prior myocardial infarction. N Engl J Med 1998;339:229–234.

Hakonarson H, Grant SF, Bradfield JP, et al. A genome-wide association study identifies KIAA0350 as a type 1 diabetes gene. Nature 2007;448:591–594.

Hammes HP, Lemmen KD. Praxisleitlinie Diabetische Retinopathie und Makulopathie. Diabetologie 2007;2(suppl2): S 163–166.

Hasslacher C, Kempe P, Ritz E, Wolf G. Praxisleitlinie Diabetische Nephropathie. Diabetologie 2007;2(suppl2)S 159–162.

Hummel M, Bonifacio E, Schmid S, Walter M, Knopff A, Ziegler AG. Early appearance of islet autoantibodies predicts childhood type 1 diabetes in offspring of diabetic parents. Ann Intern Med 2004;140:882–886.

Knerr I, Wolf J, Reinehr T, et al.; DPV Scientific Initiative of Germany and Austria. The 'accelerator hypothesis': relationship between weight, height, body mass index and age at diagnosis in a large cohort of 9,248 German and Austrian children with type 1 diabetes mellitus. Diabetologia. 2005; 48:2501–2504.

Knowler WC, Barrett-Connor E, Fowler SE, et al. Reduction in the incidence of type 2 diabetes with lifestyle intervention or metformin. N Engl J Med 2002;346:393–403

Kopf D, Klose S, Lobmann R, Lehnert H. Diabetes mellitus In: Lehnert H, Schuster H-P. (Hrsg.). Essentials Innere Medizin. 4. Aufl., Stuttgart: Thieme Verlag 2006:90–116.

Laakso M. Prevention of type 2 diabetes. Curr Mol Med. 2005; 5:365–374.

Levetan C. Oral antidiabetic agents in type 2 diabetes. Curr Med Res Opin 2007;23:945–952.

Löbner K, Knopff A, Baumgarten A, et al. Predictors of postpartum diabetes in women with gestational diabetes mellitus. Diabetes 2006;55:792–797.

Lowe CE, Cooper JD, Brusko T, et al. Large-scale genetic fine mapping and genotype-phenotype associations implicate polymorphism in the IL 2RA region in type 1 diabetes. Nat Genet 2007, epub.

Mathis D, Vence L, Benoist C. β-Cell death during progression to diabetes. Nature 2001;414:792–798.

Matthaei S, Häring HU. Behandlung des Diabetes mellitus Typ 2. Diabetologie 2007;2(Suppl 2):S 173–177.

Matthaei S, Stumvoll M, Kellerer M, Häring HU. Pathophysiology and pharmacological treatment of insulin resistance. Endocr Rev. 2000;21(6):585–618

Morbach S., Müller E., Reike H., Risse A., Spraul M. Praxisleitlinie Diabetisches Fußsyndrom. Diabetologie 2007;2(suppl2): S 191–196.

Nathan DM, Buse JB, Davidson MB, et al. Management of hyperglycaemia in type 2 diabetes: a consensus algorithm for the initiation and adjustment of therapy : A consensus statement from the American Diabetes Association and the European Association for the Study of Diabetes. Diabetologia 2006;49:1711–1721.

Nestler JE, McClanahan MA. Diabetes and adrenal disease. Baillieres Clin Endocrinol Metab. 1992;6:829–847.

Pickup J, Mattock M, Kerry S. Glycaemic control with continuous subcutaneous insulin infusion compared with intensive insulin injections in patients with type 1 diabetes: meta-analysis of randomised controlled trials. BMJ 2002;324: 705–710.

Robert-Koch-Institut, Statistisches Bundesamt. Diabetes mellitus – GBE-Heft 24, März 2005; Reihe „Gesundheitsberichterstattung des Bundes".

Schatz H. Diabetologie Kompakt, Stuttgart: Thieme Verlag 2006.

Sosenko JM, Palmer JP, Greenbaum CJ, et al. Patterns of metabolic progression to type 1 diabetes in the Diabetes Prevention Trial-Type 1. Diabetes Care 2006;29:643–649.

Stumvoll M, Goldstein BJ, van Haeften TW. Type 2 diabetes: principles of pathogenesis and therapy. Lancet 2005; 365(9467):1333–1346.

Stumvoll M. Glukosehomöostase: Physiologie und Typ-2-Diabetes. DMW 1997;122(8):235–241.

The Diabetes Control and Complication Trial Research Group. The effect of intensive treatment of diabetes on the development and progression of long-term complications in insulin-dependent diabetes mellitus. New England Journal of Medicine 1993;329:977–986.

The Diabetes Control and Complication Trial Research Group. Lifetime benefits and costs of intensive therapy as practised in the Diabetes Control and Complication Trial. JAMA 1996;276:1409–1415.

Todd JA, Walker NM, Cooper JD, et al; Wellcome Trust Case Control Consortium, Dunger DB, Wicker LS, Clayton DG. Robust associations of four new chromosome regions from genome-wide analyses of type 1 diabetes. Nat Genet 2007; 39:857–864.

Tuomilehto J, Lindstrom J, Eriksson JG, et al. Prevention of type 2 diabetes mellitus by changes in lifestyle among subjects with impaired glucose tolerance. N Engl J Med 2001; 344:1343–1350.

Turner R, Stratton I, Horton V, UK Prospective Diabetes Study Group. UKPDS 25: autoantibodies to islet-cell cytoplasm and glutamic acid decarboxylase for prediction of insulin requirement in type 2 diabetes. Lancet 1997;350:1288–1293.

UK Prospective Diabetes Study (UKPDS) Group. Intensive blood-glucose control with sulphonylureas or insulin compared with conventional treatment and risk of complications in patients with type 2 diabetes (UKPDS 33). Lancet 1998; 352:837–853.

Zimmet PZ, Tuomi T, Mackay IR, et al. Latent autoimmune diabetes mellitus in adults (LADA): the role of antibodies to glutamic acid decarboxylase in diagnosis and prediction of insulin dependency. Diabet Med 1994;11:299–303.

Literatur (Kinder und Jugendliche)

Danne T, Beyer P, Etspüler J, et al. Diabetes mellitus im Kindes- und Jugendalter, Diabetologie 2006;1(Suppl 2):S 230-S 236.

Kapellen T, Galler A, Claus K, Kiess W. Diabetes mellitus im Kindes- und Jugendalter, Monatsschr Kinderheilkd 2007, 155:179–191.

Körner A, Kratzsch J, Gausche R, Schaab M, Erbs S, Kiess W. New predictors of the metabolic syndrome in children – role of adipocytokines. Pediatr Res. 2007;61(6):640–645.

Kurth BM, Schaffrath Rosario A.The prevalence of overweight and obese children and adolescents living in Germany. Results of the German Health Interview and Examination Survey for Children and Adolescents (KiGGS)] Bundesgesundheitsblatt Gesundheitsforschung Gesundheitsschutz 2007; 50:736–743.

Schober E. Diabetes mellitus Typ 2 – Epidemiologie im Kindes- und Jugendalter, Monatsschr Kinderheilkd 2005:153: 914–920

Töpfer M, Kiess W, Körner A. Perspektiven des Metabolischen Syndroms bei Kindern und Jugendlichen. Adipositas – Ursachen, Klinik und Folgeerkrankungen 2007;1:43–46.

Wiegand S. Therapie des Diabetes mellitus Typ 2. Monatsschr Kinderheilkd 2005;153:936–944

10.3 Komplikationen des Diabetes mellitus

R. Lobmann

■ Akutkomplikationen

■ Hyperglykämisches Koma

Einteilung

Beim hyperglykämischen Koma werden folgende 2 Formen unterschieden (Tab. 10.**15**):
- die hyperosmolare (vorwiegend Typ-2-Diabetiker) und
- die ketoazidotische Form (vorwiegend Typ-1-Diabetiker, im Rahmen eines so genannten Manifestationskomas, aber auch bei Typ-2-Diabetikern bei vollständigem Erliegen der Insulinsekretion).

Das hyperosmolare Koma des meist älteren und multimorbiden Typ-2-Diabetikers ist dabei mit einer deutlich höheren Mortalität vergesellschaftet.

Hinsichtlich der generellen Therapiestrategie unterscheiden sich beide Formen nur marginal; generell sind aber beim Typ-2-Diabetiker die Komorbiditäten in die Therapieplanung mit einzubeziehen (z. B. Anpassung des Volumenersatzes bei Herzinsuffizienz etc.).

Therapie

Oberster Grundsatz aller therapeutischen Maßnahmen beim diabetischen Koma ist die kontrollierte Normalisierung der Blutglukose, da eine zu rasche Normalisierung der Plasmaosmolalität ein extremes intra-extrazerebrales osmotisches Gefälle mit der Gefahr eines Hirnödems (so genanntes **Dysäquilibrationssyndrom**) erzeugen kann.

Die generellen Therapiemaßnahmen umfassen:
- Rehydratation: Ausgleich der Exsikkose,
- Insulingabe: Durchbrechen des Katabolismus und Glukosesenkung,
- Elektrolytersatz,
- Azidoseausgleich und
- Behandlung der auslösenden Ursachen.

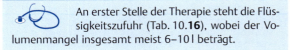

An erster Stelle der Therapie steht die Flüssigkeitszufuhr (Tab. 10.**16**), wobei der Volumenmangel insgesamt meist 6–10 l beträgt.

Rehydratation. Zum Ausgleich einer schweren Exsikkose ist daher innerhalb der ersten Stunde die Zufuhr von 500–1000 ml 0,9%iger NaCl-Lösung, danach etwa 300 ml pro Stunde notwendig. Insgesamt kann von einem Flüssigkeitsbedarf von mindestens 10% des Körpergewichts in den ersten 24 h ausgegangen werden. Dabei sind flankierende allgemeine Maßnahmen zu beachten und z. B. beim Vorliegen einer Herzinsuffizienz die Infusionsrate ZVD-gesteuert und ggf. an die Nierenfunktion adaptiert vorzunehmen (s. o.). Bei einem Natriumspiegel von > 155 mmol/l sollte auf die Infusion von hypertoner Lösung (0,45%) gewechselt werden, um die Gefahr einer zentralvenösen Störung durch die Hypernatriämie zu vermeiden. Sobald der Blutzucker unter ca. 250 mg/dl (13,8 mmol/l) gesunken ist, sollte parallel eine Glukoseinfusion (5%) gegeben werden, um eine Hypoglykämie zu vermeiden (Tab. 10.**16**).

Insulingabe. Nach einem initialen i. v.-Insulinbolus (ca. 8–12 IE) erfolgt die weitere Steuerung der Blutzuckersenkung durch eine Dauerinfusion von Insulin. Eine solche niedrig dosierte gesteuerte kontinuierliche i. v.-Insulintherapie hilft die Risiken einer zu massiven Insu-

Tabelle 10.**15** Laborbefunde der hyperglykämischen Entgleisung: hyperosmolares und ketoazidotisches Coma diabeticum

Serumwerte	Hyperosmolares Koma	Ketoazidotisches Koma
Glukose	> 1000 mg/dl (> 50 mmol/l)	> 500 mg/dl (> 25 mmol/l)
Natrium	> 160 mval/l	> 130 mval/l
Kalium	4,5–5,0 mval/l	< 3,5 mval/l
Harnstoff	erhöht	erhöht
Kreatinin	erhöht	erhöht
pH	normal	erniedrigt

Tabelle 10.**16** Initialer Behandlungsplan für das hyperglykämische Koma beim Erwachsenen

Volumen	▶ Flüssigkeit: 2 l in 4 h, dann 1 l in 4 h, 4–6 l in den ersten 24 h ▶ Generell isotonische („normale") Kochsalzlösung (150 mmol/l) ▶ Hypotonische („halb-normale") Kochsalzlösung (75 mmol/l), wenn Natrium im Plasma 150 mmol/l überschreitet (1 l) ▶ Wechsel auf 5% Glukose, wenn Blutglukose < 14 mmol/l (250 mg/dl) fällt ▶ Cave: Dysäquilibrationssyndrom ▶ Natriumbikarbonat (600 ml; 1,4%), wenn pH < 7,0
Elektrolytersatz/ Kalium	Folgende Mengen sollten zu jeweils 1 l infundierter Füssigkeit hinzugefügt werden:▶ ▶ wenn Plasmakalium < 3,5 mmol/l, dann 40-mmol KCl ▶ wenn Plasmakalium 3,5–5,5 mmol/l, dann 20 mmol KCl ▶ wenn Plasmakalium > 5,5 mmol/l, dann kein KCl
Insulingabe	Kontinuierliche i. v.-Infusion:▶ 5–10 IE/h Anfangsdosis; Erhaltungsdosis 8 IE/h, bis Patient wieder essen kann ▶ 2–4 IE/h gegen den Blutglukosespiegel titriert; der stündlich gemessen wird

linzufuhr (Hypoglykämie, Hypokaliämie, Laktatazidose, Hypophosphatämie und Dysäquilibrationssyndrom) zu vermeiden. Eine s. c.-Insulinsubstitution ist in einer solchen Akutsituation obsolet.

> ❗ Eine anhaltende Azidose ist Zeichen einer noch unzureichenden Insulinzufuhr, die nicht unterbrochen werden darf bzw. dementsprechend angepasst werden muss.

Kalium. Oft findet sich initial ein hohes oder zumindest normales Serumkalium, obwohl bei der hyperglykämischen Entgleisung bereits ein erhebliches (zunächst intrazelluläres) Kaliumdefizit besteht, das unbedingt mit Beginn der Insulintherapie ausgeglichen werden muss (cave: Herzrhythmusstörungen!). Von der durchschnittlichen Kaliumzufuhr von 13–20 mmol/l/h sollte nur abgewichen werden, wenn das Serumkalium > 6 mmol oder < 4 mmol liegt.

Bikarbonat. Die Gabe von Bikarbonat hat nur noch einen geringen Stellenwert in der Akuttherapie und sollte nur dann erfolgen, wenn der Blut-pH < 7 liegt (Gefahr einer peripheren Vasodilatation, einer Negativ-Inotropie, einer Hypotonie, von zentralvenösen Funktionsstörungen und einer Verstärkung der Insulinresistenz) und nicht durch die Normalisierung der Blutglukose allein stabilisiert werden kann.

Grundsätzliche Therapiemaßnahmen. Die weitere intensivmedizinische Überwachung und Therapie entspricht den allgemeinen Regeln, die für präkomatöse und komatöse Patienten gelten:
- Legen einer Magensonde (insbesondere bei Diabetikern mit einer Gastroparese),
- Legen eines Blasenkatheters bei längerfristiger Intensivtherapie,
- Kontrolle des ZVD,
- EKG-Monitoring und
- Blutdrucküberwachung.

Grundsätzlich sollte aufgrund der starken Thrombophilie-Tendenz bei Diabetikern eine Heparinisierung (sofern keine Kontraindikationen vorliegen) erfolgen.

Behandlung der auslösenden Ursachen. Nach der Notfallversorgung und Stabilisierung des Patienten steht die Ursachenforschung im Vordergrund. Auslösende Faktoren eines hyyperglykämischen Komas und Praecoma diabeticum sind:
- unerkannter Diabetes mellitus,
- falsche Diabetesbehandlung:
  - unzureichende Insulintherapie
  - fehlerhafte Diätanwendung
  - falsche Therapiewahl
- Insulinresistenz
- Entzündungen, Infektionskrankheiten
- Gefäßerkrankungen (Apoplex, Myokardinfarkt)
- Trauma, Operationen
- Gravidität, Abort
- Medikamente (Steroide, Diuretika u. a.) sowie
- unerkannte Ursachen.

Auslösende Faktoren müssen beseitigt werden (z. B. frühzeitige Gabe von Antibiotika bei Infekten, insbesondere bei den generell immunkompromitierten Diabetikern). Im Anschluss an die Akutphase ist die erneute Schulung und Einweisung wesentlicher Teil der Gesamtbehandlung des Patienten, da Diät und Dosierungsfehler einen wesentlichen Anteil an der Entstehung diabetischer Komata haben (s. o.).

■ **Hypoglykämie**

Definition und Epidemiologie

Die Problematik von Hypoglykämien umfasst ein multifaktorielles Geschehen, bei dem physiologische Parameter und das Verhalten der betroffenen Patienten im Rahmen der Selbstkontrolle miteinander interagieren. Insbesondere die zunehmende Therapie mit Insulin und nahe-normoglykämische Blutglukoseeinstellung zur Vermeidung von Spätkomplikationen haben die Hypoglykämie zu einem bedeutenden Problem im Rahmen der diabetesbedingten Akutkomplikationen werden lassen. Generell sollten Blutglukosewerte < 73 mg/dl (4 mmol/l) vermieden werden.

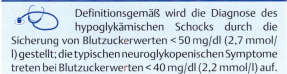

Definitionsgemäß wird die Diagnose des hypoglykämischen Schocks durch die Sicherung von Blutzuckerwerten < 50 mg/dl (2,7 mmol/l) gestellt; die typischen neuroglykopenischen Symptome treten bei Blutzuckerwerten < 40 mg/dl (2,2 mmol/l) auf.

Der hypoglykämische Schock stellt neben der diabetischen Ketoazidose, dem hyperosmolaren Koma und der selteneren Laktatazidose die wichtigste akute Komplikation beim diabetischen Patienten dar. Eine rasche und rationelle Diagnostik mit der Konsequenz einer ebenso unverzüglichen Therapie ist daher von übergeordneter Bedeutung in der Beherrschung dieser akuten und krisenhaften Situation, zumal immer noch etwa 2–4% aller Typ-1-Diabetiker in einer akuten Hypoglykämie versterben. Die Problematik der Hypoglykämie hat somit eine wesentliche Bedeutung für eine normoglykämisch orientierte Diabetestherapie.

Die Frequenz von schweren Hypoglykämien ist bei Patienten, die mit einer ICT behandelt werden, höher als bei konventionell behandelten Patientengruppen. Je nach Untersuchungskollektiv wird bei 5–25% der Patienten mit hypoglykämischen Ereignissen gerechnet. Mit einer ICT behandelte Diabetiker erleiden etwa 1-mal alle 1,5–3 Jahre eine schwere Hypoglykämie. Dagegen beträgt die Wahrscheinlichkeit für einen konventionell behandelten Patienten nur etwa 1-mal in 5 Jahren. Bei dem mit oralen Antidiabetika behandelten Patienten ist mit einer Hypoglykämie etwa 1-mal in 3 Jahren zu rechnen. Ein besonderes Problem ist hierbei, dass die

Tabelle 10.17 Ursachen einer Hypoglykämie

Endogene Ursachen	Exogene Ursachen

Endokrin:
▶ Inselzelltumor*
▶ Extrapankreatische Tumoren (Sarkom, Karzinoid, HCC)
▶ Hypophyseninsuffizienz
▶ Nebenniereninsuffizienz
Metabolisch:
▶ Glykogenspeicherkrankheiten*
▶ Störung der Gluconeogenese*
▶ Carnitinmangel*
▶ Galaktosämie
▶ Fruktoseintoleranz
Hepatisch:
▶ Hepatitis
▶ Reye-Syndrom
▶ Leberversagen
Autoimmun:
▶ Anti-Insulin-Antikörper-Syndrom (AK mit Stimulation der Insulinrezeptoren)
	▶ Mangelernährung
	▶ Alkoholinduzierte Hypoglykämie (Hemmung der Gluconeogenese)
	▶ Extreme Muskelarbeit (bei Stoffwechselgesunden)
	▶ Vermehrte körperliche Bewegung (bei Diabetiker)
	▶ Medikamente:
	  – Insulin
	  – Sulfonylharnstoffe
	  – Nichtselektive β-Blocker (Abschwächung der Hypoglykämie-Wahrnehmung)
	  – Salizylate, Tetrazykline (Verstärkung der OAD)
	  – Bisopyramid
	  – Pentamidin
	  – Acetaminophen

* vorkommen primär/bereits im Kindesalter

Mehrzahl (etwa 55%) der schweren hypoglykämischen Episoden während des Schlafs stattfindet und dass 36% der Episoden, die in wachem Zustand auftreten, nicht mit Warnsymptomen einhergehen.

Hypoglykämien treten bei Typ-2-Diabetespatienten relativ gesehen zwar seltener auf als bei Typ-1-Diabetespatienten, spielen aber angesichts der hohen Prävalenz des Typ-2-Diabetes sowie der häufig vorliegenden Komorbiditäten der meist älteren Patienten in der Notfallmedizin eine bedeutsamere Rolle.

Auslösende Faktoren und Klinik

Als Ursache für eine Hypoglykämie ist prinzipiell ein absolut oder relativ zu hoher Insulinspiegel im Serum anzusehen. Hierbei hat sich als sinnvoll erwiesen, zwischen endogenen Ursachen (die überwiegend eine Nüchternhypoglykämie induzieren) und exogenen Ursachen zu unterscheiden. Mit Abstand führende Ursachen sind die durch Insulin oder Sulfonylharnstoff initiierten Hypoglykämien. Dies schließt nicht aus, auch beim diabetischen Patienten im Einzelfall nach möglichen endogenen Ursachen zu fahnden, wenn hier ein begründeter klinischer Verdacht besteht (Tab. 10.17).

Nicht unerwähnt bleiben darf der Einfluss von **Alkohol** auf die Entstehung einer Hypoglykämie – sowohl beim Nicht-Diabetiker als auch insbesondere beim Diabetiker.

Das **klinische Bild** der Hypoglykämie ist bunt und uncharakteristisch; eine Einteilung in eine asymptomatische, milde und schwere Form ist möglich (Tab. 10.18). Werden diese Symptome nicht rechtzeitig, vorzugsweise durch den Patienten selbst, erkannt und eine adäquate Therapie in Form einer Kohlenhydratzufuhr eingeleitet, kommt es zur Ausbildung adrenerger Symptome wie Tachykardie, Zittern und Schweißausbruch.

Vor allem beim vorgeschädigten Gefäßsystem des älteren Patienten kann es durch die katecholaminbedingte Blutdrucksteigerung und die hypoglykämiebedingt verstärkte Thromboseneigung zu Myokardinfarkten und ischämischen Hirninfarkten kommen.

Das **Vollbild des hypoglykämischen Schocks** zeigt einen bewusstlosen Patienten mit einer Tachykardie bei gut fühlbarem Puls und normotonen bis hypertonen Blutdruckwerten. Die Haut ist feucht und die Atmung in der Regel normal. Sie kann aber auch schnarchend sein und eine Kussmaul-Atmung vortäuschen. Es besteht meist eine motorische Unruhe mit weiten Pupillen, eine Hyperreflexie und unter Umständen generalisierte tonisch-klonische Krämpfe oder lateralisierte Streckkrämpfe wie sie bei einem epileptischen Anfall vorkommen.

Hinweise für eine **nächtliche Hypoglykämie** sind Symptome wie verstärkter Nachtschweiß, Albträume, Aufschreien im Schlaf, Einnässen, Kopfschmerzen am Morgen (Tab. 10.18).

> **!** Als Besonderheit ist hier eine Anzahl von Diabetikern zu nennen, die durch so genannte unbemerkte Hypoglykämien (hypoglycemia unawareness) gekennzeichnet sind. Diese Patienten haben keinerlei adrenerge oder neuroglykopenische (Warn-) Symptome mehr, sodass diese Patienten meist unter dem oben beschriebenen Vollbild des hypoglykämischen Schocks aufgefunden werden.

Präklinische Therapie

Bei einer leichten Unterzuckerung sollte rechtzeitig mit der Therapie in Form einer Kohlenhydratzufuhr (Traubenzuckerwürfel oder auch kohlenhydratreiche Getränke) begonnen werden. Eine besondere Problematik besteht allerdings bei mit Acarbose behandelten Patienten, bei denen die α-Glukosidase gehemmt ist. Hierdurch erfolgt keine Resorption von Oligosacchariden, sodass nur noch Traubenzucker direkt aufgenommen werden kann. Folgendes ist zu beachten:

▶ Beim **bewusstlosen Patienten** müssen unverzüglich 40–60 ml einer 40%igen Glukoselösung i. v. injiziert werden. Ist dies nicht möglich, kann eine i. m.-Gabe von Glukagon (1-mal 1 Ampulle à 1 mg) vorgenommen werden, was nach 10 min wiederholt werden kann. In jedem Fall muss anschließend Glukose (i. v. oder oral) zugeführt werden, da die Glykogenspeicher in der Leber durch Glukagon entleert werden und es dadurch zu protrahierten Hypoglykämien kommen kann.

▶ Bei **unklarer Ursache für die Hypoglykämie**, insbesondere auch nach protrahierten Hypoglykämien, muss dringend eine weitere stationäre Überwachung erfolgen. Dies gilt auch beim Bestehen von Restsymptomen nach der initialen präklinischen Therapie oder wiederholten hypoglykämischen Episoden in der unmittelbaren Vergangenheit.

10.3 Komplikationen des Diabetes mellitus

Erweiterte Therapie in der Klinik

Nach schweren Hypoglykämien sollten eine kontinuierliche i.v.-Glukoseinfusion über 24h (1,5–2,5l 10%-ige Glukose) erfolgen und gleichzeitig Elektrolyte substituiert werden. Der Blutzucker ist dabei 4-stündlich zu messen und sollte bei Werten zwischen 180 und 230 mg/dl (9,9–12,6 mmol/l) gehalten werden.

In den folgenden Tagen müssen insbesondere bei Sulfonylharnstoffen alle 2–3h Kohlenhydrate in einer Größenordnung von 2 BE verabreicht werden.

Bei lang anhaltenden Hypoglykämien, die als Folge exzessiver Insulinzufuhr in suizidaler Absicht auftreten, sind neben der kontinuierlichen Glukosegabe bei persistierender Bewusstlosigkeit eine Hirnödemtherapie mit Dexamethason (3-mal 8 mg i. v.) und entwässernde Maßnahmen (3-mal 20 mg Furosemid, 250 ml Sorbit) einzuleiten.

> In jedem Fall sind während des Klinikaufenthalts eine Abklärung der Ursachen der Hypoglykämie, eine Optimierung des Glukosestoffwechsels und eine umfangreiche Beratung und Schulung des Patienten vorzunehmen.

■ Spätkomplikationen

Das Schicksal des Diabetikers wird heute vorwiegend von vaskulär bedingten Komplikationen bestimmt. Dabei wird die Steigerung der Morbidität und Mortalität durch die diabetesspezifische Mikroangiopathie an Augen, Nieren oder Nervensystem und die diabetesassoziierte Makroangiopathie, vorwiegend an Herz und peripheren Arterien, verursacht. Gerade die kardiovaskulären Folgen des Diabetes sind zur prognosebestimmenden Komponente der Erkrankung geworden.

■ Retinopathie

Allgemeines

Die diabetische Retinopathie ist die führende Ursache neuer Erblindungen in den industrialisierten Ländern. Bei etwa 90% aller Diabetiker entwickelt sich innerhalb der ersten 15 Jahre ihres Diabetes eine Retinopathie. Nach 20-jähriger Diabetesdauer manifestiert sich bei mehr als der Hälfte der Typ-1-und einem Viertel der Typ-2-Diabetiker eine proliferative Retinopathie. Im gleichen Zeitraum ist bei etwa 20% der älteren Diabetiker ein Makulaödem erkennbar. Es besteht eine enge Komorbidität bei Patienten mit Retinopathie und anderen diabetischen Komplikationen wie Nephropathie, Neuropathie und Makroangiopathie.

Risikofaktoren für die Entstehung und Progression einer diabetischen Retinopathie sind v. a. Dauer und Grad der Hypoglykämie. Neben der Güte der Stoffwechseleinstellung sind aber auch eine arterielle Hypertonie, Dyslipidämie, eine Proteinurie und wohl auch Rauchen

Tabelle 10.18 Einteilung und Symptome der Hypoglykämie

Einteilung	Symptome	
1. Asymptomatische Hypoglykämie ▶ klinisch inapparent ▶ nur biochemische Sicherung ▶ v. a. nachts auftretend ▶ mittlere Dauer 2–5 h ▶ sehr häufig		
2. Milde Hypoglykämie ▶ symptomatisch ▶ fremde Hilfe nicht nötig ▶ ca. 1,5–2 Episoden/Woche	Warnsymptome	– Zittern – Feuchtkalter Schweißausbruch – Heißhunger – Palpitationen – Blässe oder Rötung der Gesichtshaut (vasomotorisch)
	Neuroglukopenische Symptome	– Kopfschmerz – Müdigkeit – Sehstörungen – Wesensveränderungen – Affektinkontinenz – Verwirrtheit – Krämpfe (epileptiform) – Koma
	Hinweise auf nächtliche Hypoglykämien	– Morgendlicher Kopfschmerz – Nachtschweiß – Angstträume – Unruhiger Schlaf – Hoher Nüchtern-BZ (bei fehlender Glukosurie)
3. Schwere Hypoglykämie ▶ ausgeprägte Klinik und Beeinträchtigung ▶ Fremdhilfe notwendig		

wesentlich an der Entwicklung einer Retinopathie beteiligt. Regelmäßige ophthalmologische Untersuchungen gehören zur Standardvorsorge eines jeden Diabetikers. Der strukturierte augenärztliche Untersuchungsbogen zusammen mit dem so genannten Basisinformationsblatt und dem Gesundheitspass Diabetes DDG sind wichtige und erprobte Instrumente zur Dokumentation, Kommunikation, Kooperation und Sekundärprävention.

Überwachung und Therapie

Wenn keine Retinopathie vorliegt, sollte grundsätzlich einmal jährlich eine Untersuchung durch einen Augenarzt erfolgen, insbesondere deshalb, weil Retino- und Makulopathie lange Zeit für den Patienten symptomlos

Tabelle 10.19 Retinopathie: Stadieneinteilung, ophthalmologischer Befund und Therapieoptionen

Stadium	Ophthalmologischer Befund	Ophthalmologische Therapie
Nichtproliferative diabetische Retinopathie		
Milde Form	Mikroaneurysmen	Keine Laserkoagulation
Mäßige Form	Zusätzlich einzelne intraretinale Blutungen, perlschnurartige Venen (venöse Kaliberschwankungen)	Keine Laserkoagulation
Schwere Form	„4–2–1-Regel": > 20 einzelne Mikroaneurysmen, intraretinale Blutungen in 4 Quadranten oder perlschnurartige Venen in 2 Quadranten oder intraretinale mikrovaskuläre Anomalien (IRMA) in 1 Quadrant	Laserkoagulation zu erwägen, insbesondere bei Risikopatienten mit: ▶ mangelnder Compliance ▶ Typ-1-Diabetes ▶ beginnender Katarakt mit erschwertem Funduseinblick ▶ Risiko-Allgemeinerkrankungen, speziell: arterielle Hypertonie ▶ Schwangerschaft
Proliferative diabetische Retinopathie		
	Papillenproliferation, papillenferne Proliferation,	Laserkoagulation
	Glaskörperblutung, Netzhautablösung	Laserkoagulation, wenn möglich: sonst evtl. Vitrektomie
Diabetische Makulopathie		
Fokales Makulaödem	Punkt-/fleckförmige Zone(n) von Ödem, harten Exsudaten oder intraretinalen Blutungen am hinteren Pol	Keine Laserkoagulation
	wie oben jedoch makulanah visusbedrohende Sonderform – klinisch signifikantes Makulaödem	Gezielte Laserkoagulation
Diffuses Makulaödem	Ausgedehntes Ödem der Makula und darüber hinaus mit harten Exsudaten und intraretinalen Blutungen	Nur in Ausnahmefällen gitterförmige Laserkoagulation
Ischämische Makulopathie	Diagnose durch Fluoreszenzangiografie: Untergang des perifoveolaren Kapillarnetzes	Keine Therapie möglich

verlaufen. Bei Vorliegen einer Retinopathie sind Kontrollintervalle nach Maßgabe des Augenarztes erforderlich.

Die Überwachung und Therapie einer diabetischen Retinopathie bedeutet immer ein interdisziplinäres Vorgehen. Spätestens nach Diagnose einer Retinopathie ist eine komplexe und fachgerechte ophthalmologische Mitbetreuung des Diabetikers mit frühzeitiger adäquater ophthalmologischer Intervention notwendig (fokale und panretinale Laserkoagulation, Glaskörper- und Linsenchirurgie; (Tab. 10.19).

Abhängig vom Alter des Diabetikers und dem Grad der diabetischen Komplikationen ist eine optimale Stoffwechselkontrolle die wichtigste therapeutische Maßnahme zur Primärprävention, aber auch zur Hemmung der Progression der Retinopathie. Da die meisten Patienten bereits Folge- und Begleiterkrankungen haben, ist das **vaskuläre Risiko** durch folgende Maßnahmen **zu reduzieren**:
▶ eine konsequente antihypertensive Therapie,
▶ Beseitigung einer schweren Dyslipidämie,
▶ Einstellen des Rauchens und
▶ evtl. Plättchenaggregationshemmer.

Verschiedene medikamentöse Maßnahmen (z. B. Proteinkinase-C-Hemmer) befinden sich in Entwicklung.

■ **Diabetische Nephropathie**

Die diabetische Nephropathie ist beim Typ-1- und Typ-2-Diabetes charakterisiert durch folgende Befunde:
▶ Erhöhung der Albuminausscheidung im Urin,
▶ Abnahme der glomerulären Filtrationsleistung,
▶ Entwicklung oder Verstärkung von Hypertonie,
▶ Dyslipoproteinämie und
▶ weitere diabetestypische Komplikationen.

Diagnostik der diabetischen Nephropathie

Zur Untersuchung auf das Vorliegen einer diabetischen Nephropathie muss bei Typ-1- und Typ-2-Diabetikern mindestens 1-mal im Jahr eine Bestimmung der Albuminausscheidung im Urin erfolgen.

Die aktuelle Klassifikation der Nephropathie ist in Tab. 10.20 aufgeführt.

Als Mikroalbuminurie bezeichnet man eine Albuminausscheidung im Urin von 20–200 mg/l (entsprechend 30–300 mg/24h). Übersteigen die Albuminkonzentrationen die oberen Grenzwerte, so spricht man von Makroalbuminurie (Tab. 10.20).

10.3 Komplikationen des Diabetes mellitus

Tabelle 10.20 Stadien der diabetischen Nephropathie und assoziierte Begleiterkrankungen

Stadium/Beschreibung	Albuminausscheidung (mg/dl)	Kreatininclearance (ml/min)	Bemerkungen
Nierenschädigung mit normaler Nierenfunktion			S-Kreatinin im Normbereich
1a Mikroalbuminurie	20–200	> 90	Blutdruck im Normbereich steigend oder Hypertonie Dyslipidämie, raschere Progression von KHK, AVK, Retinopathie und Neuropathie
1b Makroalbuminurie	> 200		
Nierenschädigung mit Niereninsuffizienz (NI)			S-Kreatinin grenzwertig oder erhöht, Hypertonie, Dyslipidämie, Hypoglykämie-Neigung
2 Leichtgradige NI	> 200	60–89	Rasche Progression von KHK, AVK, Retinopathie und Neuropathie
3 Mäßiggradige NI	abnehmend	30–59	
4 Hochgradige NI		15–29	
5 Terminale NI		< 15	Anämie-Entwicklung, Störung des Knochenstoffwechsels

Für **Screening-Untersuchungen** genügt eine spontane Urinprobe. Ist diese positiv (> 20 mg/l), sollte in einer Übernachtprobe nachgetestet werden. Für die Diagnose der „persistierenden Albuminurie" wird gefordert, dass in 2 von 3 Urinproben an unterschiedlichen Tagen eine positive Mikroalbuminurie nachgewiesen wurde und Störfaktoren ausgeschlossen wurden (Harnwegsinfekt, fieberhafte Erkrankungen, starke körperliche Belastung, extreme Eiweißzufuhr, Menstruation, akute Entgleisung der Blutglukose, hoher Blutdruck). Die Mikroalbuminurie ist nicht nur Indikator für eine beginnende diabetische Nephropathie, sondern insbesondere auch bei Typ-1-Diabetikern Prädiktor für das Vorhandensein weiterer diabetischer Komplikationen an den Augen, dem Nervensystem und den großen Gefäßen. Patienten mit einer positiven Proteinurie haben ein 70- bis 100-fach höheres kardiovaskuläres Mortalitätsrisiko als vergleichbare Diabetiker ohne Proteinurie. Zusätzlich sollten 1-mal im Jahr das Serumkreatinin und die 24-h-Kreatininclearance bestimmt werden. Die Schritte zur Diagnose der diabetischen Nephropathie sind in Abb. 10.**14** wiedergegeben.

Prävention und Behandlung der diabetischen Nephropathie

Die Entwicklung einer diabetischen Nephropathie kann durch folgende Faktoren beschleunigt werden:
- eine unzureichende Blutzuckereinstellung,
- Hypertonie,
- Nikotinkonsum und
- erhöhte Eiweißzufuhr.

Durch eine konsequente Beeinflussung dieser Faktoren kann man die Entwicklung und Progression der diabetischen Nephropathie verhindern oder zumindest verlangsamen. Die tägliche Eiweißzufuhr sollte auf 0,8–1,0 g/kg Körpergewicht reduziert werden. Da Diabetiker mit Nephropathie ein exzessiv erhöhtes kardiovaskuläres Risiko aufweisen, ist auch eine konsequente Behandlung der LDL-Erhöhung und der erhöhten Thrombozytenaggregation erforderlich.
Weitere wichtige Vorsichtsmaßnahmen sind:

- Konsequente antibiotische Therapie von Harnwegsinfekten,
- möglichst keine jodhaltigen Röntgenkontrastmittel; falls notwendig, dann gesteigerte Flüssigkeitszufuhr vor und nach der Röntgenuntersuchung, evtl. als Infusion.

Bei der diabetischen Nephropathie sind eine Reihe von **Besonderheiten in der Diabetestherapie** zu beachten:
- Metformin ist bei eingeschränkter Nierenfunktion kontraindiziert.
- Bei Nachlassen der Nierenfunktion kann man Gliquidon, das nicht über die Niere metabolisiert wird, anstatt anderer Sulfonylharnstoffe einsetzen.
- Repaglinid und Nateglinid können auch bei eingeschränkter Nierenfunktion gegeben werden, allerdings ist eine Dosisreduktion bei Kreatininclearance < 30 ml/min nötig.
- Der Einsatz von Rosiglitazon und Pioglitazon ist möglich.
- Bei der Insulintherapie Dosisreduktion; es sind überwiegend kurzwirksame Insuline einzusetzen.

Mit Beginn der Niereninsuffizienz ist unbedingt eine interdisziplinäre Betreuung des Patienten (Diabetologe und Nephrologe) notwendig.
Wenn die **Kreatininclearance < 60 ml/min** abfällt, sind folgende Parameter zusätzlich alle 3–6 Monate zu überprüfen: Blutdruck, Serumkratinin, Harnstoff, Kalium, Kreatininclearance, Albuminausscheidung, Hämoglobin, Hämatokrit, Serumphosphat, Serumkalzium und Parathormon.
Heute stehen mit der Hämodialyse, der Hämofiltration, der Peritonealdialyse (CAPD und CCPD) und der Nierentransplantation erprobte Nierenersatztherapien zur Verfügung, die auch dem Diabetiker nicht vorenthalten werden dürfen und die frühzeitig (Serumkreatinin von 5–6 mg/dl) zum Einsatz kommen sollten. Welches medizinische und sozioökonomische Problem die diabetische Nephropathie heute darstellt, spiegelt sich in der Tatsache wider, dass ca. 30–50% aller Dialysepatienten heute bereits Diabetiker sind (90% davon Typ-2-Diabetiker).

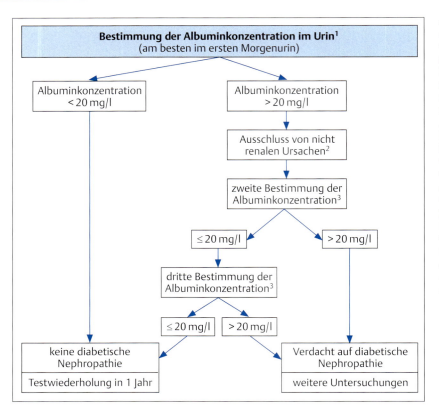

Abb. 10.**14** Untersuchung auf diabetische Nephropathie. Bei Verwendung von Schnelltests/Teststreifen ist die Nachweisempfindlichkeit der Albuminkonzentration zu beachten. Für Albuminkonzentrationen < 200 mg/l sind geeignet: Micraltest II, Microalbu-Stix. Die Albuminkonzentration kann vorübergehend erhöht sein, z. B. bei körperlicher Anstrengung, akuten fieberhaften Erkrankungen, Harnwegsinfektionen, schlecht eingestelltem Diabetes, unkontrolliertem Hochdruck, Herzinsuffizienz. Zur zweiten Kontrolle sollte eine laborchemische Methode benutzt werden. Sie gestattet bei erhöhter Konzentration eine Graduierung der Albuminurie: Mikroalbuminurie: 20–200 mg/l; Makroalbuminurie: > 200 mg/l.

■ Neuropathie

Formen der Neuropathie

Zu unterscheiden sind die periphere Neuropathie und die autonome Neuropathie. Die häufigste Form der peripheren Neuropathie ist die **symmetrische distale sensomotorische Neuropathie**, die häufig von starken Schmerzen begleitet wird. Zeichen einer sensorischen Neuropathie sind der Verlust des Vibrationsempfindens, Sensibilitätsausfälle und Parästhesien. Eine besondere und für den Patienten meist stark belastende Form ist das so genannte „Burning-feet-Syndrom", das besonders nachts auftritt und mit erheblichen Schmerzsensationen einhergeht.

Die **motorische Neuropathie** äußert sich in einer Atrophie der kleinen Fußmuskeln und der Ausbildung von Fehlstellungen der Zehen im Sinne der so genannten Hammer-, Haken- oder Krallenzehen. Außerdem kommt es zu motorischen Paresen und einem Verlust der Muskeleigenreflexe, wobei der Ausfall des Achillessehnenreflexes eines der Frühsymptome der motorischen Neuropathie ist.

Bei der **Mononeuropathie** können sowohl Hirnnerven als auch periphere Nerven betroffen sein. Im Vordergrund stehen bei allen Formen Schmerzen, Parästhesien, Taubheitsgefühl sowie Muskelschwäche bis zur Parese.

Bei der **autonomen Neuropathie** treten kardiovaskuläre Störungen mit Ruhetachykardie, orthostatischer Hypotonie, gastrointestinale Störungen mit Gastroparese, Obstipation oder Stuhlinkontinenz, urogenitale Störungen mit Blasenatonie und erektiler Impotenz sowie trophische Veränderungen (peripheres Ödem, Eröffnung von AV-Shunts) und Störungen der Schweißregulation (Sudomotorenparese) auf. Auch die Entstehung einer Mediasklerose und der diabetischen Osteo- und Arthropathie (Charcot-Fuß) gehen auf das Vorliegen einer autonomen Neuropathie bei Diabetes mellitus zurück.

Pathogenese

Die Pathogenese der diabetischen Polyneuropathie ist unklar und multifaktoriell. Alle diskutierten Ursachen lassen sich letztlich auf die Hyperglykämie zurückführen. Differenzialdiagnostisch abzugrenzen sind u. a. Vitaminmangelzustände, eine urämische und insbesondere eine äthyltoxische Neuropathie.

Therapie

Die Grundlage einer kausalen Therapie und einer möglichen Prävention jeder Form und jedes Stadiums der diabetischen Polyneuropathie ist allein eine optimale Stoffwechseleinstellung. Der statische Zusammenhang zwischen der Güte der Stoffwechseleinstellung und

Tabelle 10.21 Differenzierte Therapie der sensomotorischen diabetischen Neuropathien

Verlaufsformen der Neuropathie	Therapie
Für alle Formen und Stadien gilt:	Optimierung der Diabeteseinstellung Blutdrucknormalisierung Patientenschulung Änderung der Lebensgewohnheiten
Subklinische Neuropathie	Prophylaxe von Fußschäden (Fußpflege, orthopädietechnische Versorgung, insbesondere bei knöchernen Fußdeformitäten mit und ohne periphere Neuropathie)
Chronisch-schmerzhafte Neuropathie (Angaben der Medikamente in alphabetischer Reihenfolge)	α-Liponsäure (initial i. v.) Antikonvulsiva (Carbamazepin[1], Gabapentin[1], Pregabalin) Capsaicin Serotonin-Noradrenalin-Wiederaufnahmehemmer (Duloxetin) Tramadol Trizyklische Antidepressive (Amitriptylin, Clomipramin, Imipramin) Physikalische Therapie TENS
Akut-schmerzhafte Neuropathie	Versuch mit Analgetika Weitere Therapie wie bei der chronisch-schmerzhaften Neuropathie
Schmerzlose Neuropathie (hypästhetische bzw. anästhetische Form)	Fußpflege (Diabetesschulung) Prophylaxe von Fußläsionen (orthopädietechnische Maßnahmen) Krankengymnastik
Diabetische Amyotrophie	Überweisung zum Neurologen zur diagnostischen Abklärung Physikalische Therapie Weitere Therapie wie bei der schmerzhaften Neuropathie

1 einschleichende Dosierung beachten, ggf. Spiegelbestimmung

dem Risiko des Auftretens neuropathischer Veränderungen ist mehrfach in Studien bewiesen. Eine nahezu normoglykämische Stoffwechselkontrolle ist nicht nur die beste Prophylaxe für eine diabetische Polyneuropathie; sie kann in vielen Fällen bei bereits bestehender Polyneuropathie zur Rückbildung beitragen oder zumindest die Progression verzögern.

Alle anderen derzeit zur Verfügung stehenden Behandlungsmöglichkeiten sind unspezifisch und orientieren sich an den jeweils bestehenden Symptomen. Diese symptomatische Therapie der schmerzhaften peripheren diabetischen Neuropathie erfolgt mit verschiedenen Substanzen (Tab. 10.21).

Symptomatische Therapie der autonomen Neuropathie. Neuropathische Ödeme können versuchsweise mit Diuretika oder Ephedrin behandelt werden. Für das gustatorische Schwitzen wurde Clonidin in niedriger Dosierung empfohlen. Bei der kardiovaskulären autonomen diabetischen Neuropathie können kardioselektive β-Blocker in niedrigen Dosierungen versucht werden.

Eine Sinustachykardie im Rahmen der autonomen Neuropathie bedarf keiner Therapie. Die orthostatische Hypotonie ist mit physikalischen Maßnahmen oder Kochsalzzufuhr, gelegentlich mit Mineralokortikoiden (Fludrocortison) zu behandeln.

Die autonome Neuropathie des Gastrointestinaltrakts spricht auf Metoclopramid und Domperidon an. Die Therapie der diabetischen Diarrhoe ist nur sehr begrenzt möglich. Nach einem Versuch mit einem Breitspektrumantibiotikum wie Doxycyclin kann auch versuchsweise das Präparat Clonidin als α-adrenerger Agonist versucht werden. Neuropathische Harnentleerungsstörungen können durch Parasympathomimetika wie Carbachol behandelt werden; alternativ kommt in schweren Fällen auch eine Selbstkatheterisiation infrage. Der Effekt der medikamentösen Therapie ist sehr begrenzt, was auch für α-Blocker wie Prazosin gilt.

Für die in der Regel neurogen bedingte erektile Impotenz (erektile Dysfunktion) des Diabetikers ist der Einsatz von 5-Phosphodiesterase-Hemmer (Sildenafil, Tadalafil, Vardenafil) möglich. Dabei ist es günstiger, von der maximal empfohlenen Dosierung nach unten zu titrieren, um einen Therapieerfolg zu erzielen. In einigen Fällen zeigte der α-Blocker Yohimbin eine günstige Wirkung. Außerdem kann die intraurethrale Applikation von Alprostadil (MUSE) oder die intrakavernöse Gabe von Papaverin oder Phentolamin in Form der Schwellkörperautoinjektionstherapie (SKAT) versucht werden. Daneben werden mechanische Erektionshilfen wie die Vakuumpumpe oder eher selten intrakavernös implantierte Penisprothesen angeboten.

Zusammenfassend sind die therapeutischen Optionen bei der diabetischen Neuropathie als unbefriedigend zu bezeichnen. Die Optimierung der Diabeteseinstellung einschließlich Schulung der Patienten ist die wichtigste Therapiemaßnahme zur Prävention und in einigen Fällen auch zur Intervention. Medikamentöse Therapieansätze nach pathogenetischen Gesichtspunkten stehen bislang nicht zur Verfügung. Die Wirksamkeit der symptomatischen Therapieverfahren ist begrenzt und nicht selten mit beträchtlichen Nebenwirkungen verbunden.

■ Diabetisches Fußsyndrom

Die diabetische Neuropathie ist klassische Ursache des diabetischen Malum perforans, wobei die „Systemerkrankung Diabetes mellitus" mit der Störung der Blutviskosität, der Mikrozirkulationsstörung und einer gestörten inflammatorischen Reaktion zu primär bereits verschlechterten Konditionen für eine heilende Wunde führt. Weitere wesentliche Komponenten der Ulkusentstehung sind erhöhte plantare Drücke und eine häufig gleichzeitig vorliegende Angiopathie.

Der Anteil nichttraumatischer Amputationen liegt bezogen auf die Gesamtbevölkerung bei 4,8%, mit isolierter Betrachtung der Diabetiker dagegen bei 20–50% und >35000 Major-Amputationen (oberhalb des Sprunggelenks) pro Jahr, obwohl gerade bei der neuropathischen Fußläsion eine Domäne für Minor-Amputationen zu sehen wäre.

Die Folgen einer Amputation sind für den Betroffenen meist katastrophal. Die unmittelbare Krankenhaussterblichkeit nach einer Major-Amputation beträgt 15–25%. Auch nach einer erfolgreichen Amputation bleiben rund 30% der Beinstümpfe nicht dauerhaft belastbar und in 51% der Fälle folgt innerhalb von 5 Jahren der Verlust der anderen Extremität.

Pathogenese

Die Entstehung des klassischen neuropathischen Ulkus ist als Resultat des Verlusts der Schmerzwahrnehmung mit nachfolgender, unbemerkter (Mikro-) Traumatisierung, einer Sudomotorenparese (mit Bildung von Rhagaden und Hyperkeratosen) und funktioneller Mikrozirkulationsstörung anzusehen. Zusätzlich führen die Störungen der motorischen Nerven und der daraus sich entwickelnden Fußdeformierungen zu einer plantaren Druckumverteilung und -erhöhung (insbesondere unter Metatarsale I und dem Fersenbereich als typische Prädilektionsstellen für das diabetische Fußsyndrom).

Ein weiterer pathogenetischer Faktor bei der Entstehung und insbesondere bei der Progression der diabetischen Fußkomplikation ist die reduzierte Durchblutung mit Gewebsanoxie aufgrund einer Mikro- oder Makroangiopathie. Die hohe Prävalenz der Makroangiopathie steht in engem Zusammenhang mit dem Vorhandensein weiterer Risikofaktoren wie der Hyperlipidämie und der arteriellen Hypertonie.

Die Mikroangiopathie beeinflusst die diabetische Ulzeration durch die weitere periphere Minderperfusion in Kombination mit einem reduzierten Perfusionsdruck.

Ein weiterer wichtiger Aspekt ist die (Mönckeberg-) Mediasklerose mit ihrer Verkalkung der Media. Diese führt zu einer Gefäßwandstarre mit Verlust der Wandelastizität und Pulswelle bei normalem Gefäßlumen (im Gegensatz zur lumenverengenden Arteriosklerose). Sie ist direkt mit der autonomen diabetischen Neuropathie vergesellschaftet und mit einem 2-fach höheren Ulkusrisiko und 3-fach erhöhtem Amputationsrisiko verbunden.

Symptomatik

Das typische diabetische Ulkus findet sich an klassischer prädisponierter Stelle (z. B. Metatarsale I), ist meist kreisrund und von einem hyperkeratotischen Randwall umgeben. Auch bei äußerlich blandem und kleinem Aspekt kann bereits ein Fortschreiten der Gewebsläsion und Begleitinfektion in das umgebende Gewebe festgestellt werden.

Dabei ist das klinische Erscheinungsbild diabetischer Läsionen an der unteren Extremität keineswegs einheitlich und spiegelt letztlich das Fortschreiten der Gewebezerstörung wider.

Der Diabetes per se ist als klassischer „Wundheilungsstörfaktor" verbunden mit verzögerter Wundheilung und erhöhter Infektionsrate. Aufgrund des Systemcharakters des Diabetes mellitus kann von einer umfassenden Veränderung von Stoffwechsel und Funktionsprozessen des Organismus ausgegangen werden, was sich auch in einer Störung der Struktur, der Zusammensetzung und des Verhältnisses einzelner Mediatoren der Wundheilung (Wachstumsfaktoren, Interleukine, Proteasen etc.) zueinander äußert.

Bakterielle Kontamination und rezidivierende, schmerzlose Traumatisierungen des Gewebes bedingen eine verlängerte inflammatorische Reaktion.

Klassifikation des diabetischen Fußsyndroms

Nach den aktuellen Leitlinien der Deutschen Diabetes Gesellschaft (DDG), Arbeitsgemeinschaft Fuß der DDG findet eine kombinierte Klassifikation nach Wagner und Armstrong Verwendung (Abb. 10.**15**, s. a. Farbtafel II). In dieser modifizierten Form wird den beiden die Prognose wesentlich beeinflussenden Faktoren Begleitinfektion und Makroangiopathie im Besonderen Rechnung getragen. Eine Sonderform des diabetischen Fußes stellt die Osteoarthropathie dar.

Osteoarthropathie. Ein Sonderfall des klassischen diabetischen Fußes stellt die Osteoarthropathie dar, der so genannte Charcot-Fuß. Die diabetisch-neuropathische Osteoarthropathie (DNOAP) ist eine nichtinfektiöse Zerstörung von Knochen und Gelenken. Eine Verletzung des Fußes als auslösender Mechanismus in der Entwicklung eines Charcot-Fußes wird oft von den Patienten nicht wahrgenommen.

Durch die neurovaskuläre Komponente (nach Charcot) kommt es durch eine lokale Hyperperfusion des erkrankten Fußes zu einem Auswaschphänomen mit Entmineralisierung und verminderter Belastbarkeit des Knochens. Es resultieren Frakturen und Deformitäten. Die neurotraumatische Komponente (nach Volkmann) beinhaltet eine durch die sensomotorische Neuropathie bedingte kontinuierliche Fehlbelastung mit repetitiven kleineren Traumata. Dies wird gefolgt von einer chronischen Destruktion von Weichteil- und Knochenstrukturen. Der Verlauf der DNOAP ist akut oder chronisch bzw. chronisch mit akuten Schüben. Die Verdachtsdiagnose einer DNOAP stellt sich, wenn bei einem Patienten mit Neuropathie eine Schwellung und/oder Rötung sowie eine Überwärmung des Fußes mit oder ohne Schmerzen vorliegt.

Differenzialdiagnostisch muss an eine Osteomyelitis, eine Zellulitis, ein Erysipel, eine Arthritis, einen akuten Gichtanfall oder eine Venenthrombose gedacht werden.

Therapie der akuten DNOAP. Das Ziel in der Akutphase ist die Progression einzudämmen, Fußdeformitäten und folgende Fußulzera zu vermeiden. Die Krankheitsaktivität wird anhand der Rötung und Schwellung sowie insbesondere der Messung der Hauttemperatur beurteilt.

„Goldstandard" der Therapie ist die Druckentlastung mit Reduktion der Gewichteinwirkung auf die betroffene Extremität des Fußes mittels protektivem Gips (To-

	0	1	2	3	4	5
A	prä- oder post-ulzerative Läsion	oberflächliche Wunde	Wunde bis zur Ebene von Sehne oder Kapsel	Wunde bis zur Ebene von Knochen oder Gelenk	Nekrose von Fußteilen	Nekrose des gesamten Fußes
B	mit Infektion					
C	mit Ischämie					
D	mit Infektion und Ischämie					

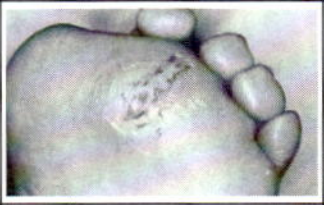

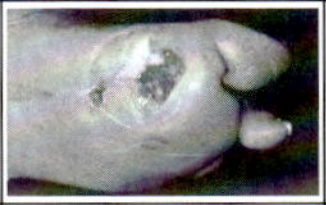

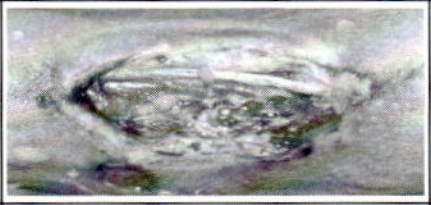

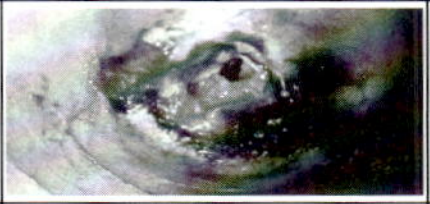

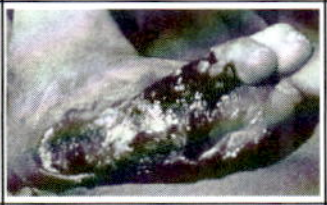

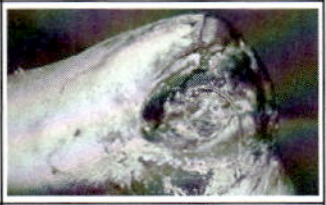

Abb. 10.15 Wagner-Armstrong-Klassifikation des diabetischen Fußes modifiziert nach Lobmann.

tal Contact Cast). Operative Verfahren werden notwendig, wenn das konservative Therapieregime nicht in der Lage ist, einen plantigraden, belastbaren Fuß hervorzubringen.

Lokale Exostosen sollten nach Möglichkeit, nach Abheilen des Ulkus, mit einer Exostosenresektion behandelt werden. Bei schwerwiegenden Charcot-Fußdeformitäten sowie Instabilitäten kommen Arthrodesetechniken zum Einsatz.

Therapie des diabetischen Fußsyndroms

Ziel der Behandlung des diabetischen Fußsyndroms ist vorrangig die Senkung der Amputationsrate, der Funktionserhalt der Extremität und die Erhaltung der Lebensqualität des Diabetikers. Die Behandlung ist eine klassische interdisziplinäre Aufgabe und nur durch breit gefächerte Maßnahmen zu erreichen.

Konservative Therapieprinzipien. Die Behandlung ist hierbei auf folgende Punkte gerichtet:
- die Optimierung der Stoffwechselsituation (Normoglykämie),
- die Verbesserung der zentralen Hämodynamik (Behandlung der Herzinsuffizienz oder Ventilationsstörung, Blutdruckregulierung),
- die Verbesserung der Hämorheologie und Vasodynamik, der Antikoagulation und
- insbesondere auf die Behandlung der Infektion.

Die **Blutzuckereinstellung** ist erste Voraussetzung für die Optimierung der beeinträchtigten Wundheilung. Durch eine Normoglykämie wird eine Verbesserung der Erythrozytenflexibilität, die Aufhebung der kapillären Blockade durch Makrophagenaktivierung in der Endstrombahn, eine Verringerung der endothelialen Dysfunktion und die Aufhebung der hyperglykämieinduzierten Immundefizienz erreicht. Die akute Entzündungsreaktion bedarf einer angepassten Insulintherapie, die dabei, durchaus auf den Zeitraum der Wundheilung begrenzt, eingesetzt werden kann.

Aufgrund der gestörten **Rheologie** sollte bei den zu immobilisierenden Patienten grundsätzlich eine Thrombozytenfunktionshemmung (ASS) und/oder Antikoagulation (Heparin s. c./i. v.) eingeleitet werden.

Die **infizierte Gangrän und das tiefe, diabetische Ulkus** zeichnen sich durch ein breites Spektrum sowohl gram-negativer als auch gram-positiver anaerober und aerober Erreger aus, wobei zumeist eine Mischinfektion vorliegt. Das verordnete Antibiotikum muss auch im bradytrophen Gewebe einen ausreichenden Wirkspiegel erreichen. Im Rahmen der Infektbekämpfung ist ebenfalls eine Normoglykämie als Stoffwechselziel zu fordern, da eine mangelhafte Blutzuckereinstellung die Leukozytenfunktionen wie Diapedese, Adhärenz, Chemotaxis und Phagozytose verschlechtert. Prinzipiell sind eine sich ausbreitende Sepsis, die nekrotisierende Fasziitis und die nicht-clostridische anaerobe Myonekrose lebensbedrohende Erkrankungen.

> Die lokale Applikation von Antibiotika ist unbedingt zu vermeiden, da dadurch keine ausreichenden Wirkspiegel erreicht werden und daneben vermehrt lokale allergische Reaktionen ausgelöst und die Entwicklung von Resistenzen gefördert werden können.

Ab einem Stadium 2b muss, ggf. mit einer i. v.-Phase, rasch ein ausreichender Wirkspiegel des Antibiotikums aufgebaut werden. Nach 1- bis 2-wöchiger Therapie

TIME – Prinzipien der Wundbehandlung

Klinik	Molekulare und zelluläre Probleme	WBP Klinische Maßnahme	Effekt der Maßnahme	Klinisches Ergebnis
Tissue Gewebe	Zerstörte Matrix und Zelldetritus stört die Wundheilung	Debridement (→ regelmäßig) • autolytisch, chirurgisch, enzymatisch, mechanisch, biologisch	Wiederherstellung der Wundbasis und der funktionellen Proteine der extrazellulären Matrix	*Vitaler Wundgrund*
Infection Infektion	Hohe Bakterienlast oder verlängerte Inflammation ↑ inflam. Zytokine ↑ Proteasen ↓ Wachstumsfaktoren	Infektion/Focus muss entfernt werden topisch/systemisch Antibiotika Anti-inflamatorisch Proteasen Inhibitoren	Reduktion der Bakterienzahl/Kontrolle der Inflammation ↓ inflam. Zytokine ↓ Proteasen ↑ Wachstumsfaktoren	*Kontrolle der Infektion*
Moisture imbalance Wundfeuchtigkeit	Austrocknung verlangsamt die Migration von Epithelzellen Überschuss an Feuchtigkeit führt zur Mazeration	Wundauflagen, die die Feuchtigkeit ausgleichen Kompression, Vakuum-Therapie	Wiederherstellung der epithelialen Mobilität Ödemvermeidung, Kontrolle der Wundflüssigkeit, Mazeration vermeiden	*Ausgeglichenes Angebot von Feuchtigkeit in der Wunde*
Epidermal margin Wundrandanfrischung	Sich nicht schließender epidermaler Wundrand Inaktive Wundzellen und unphysiologische Aktivität von Proteasen	Erneute Evaluation der möglichen Störung Einsatz innovativer oder erweiteter Verfahren • Debridement • „bioengineered" Haut • Hauttransplanate	Migration von Keratinozyten und aktiven Wundzellen. Wiederherstellung eines normalen Profils von Proteasen in der Wunde.	*Verbesserte Epitheliarisierung und Remodeling*

Abb. 10.16 „TIME"-Prinzipien der Wundbehandlung beim diabetischen Fuß.

kann, sofern die Entzündungszeichen rückläufig sind und es auch der klinische Lokalbefund erlaubt, auf eine orale Gabe umgestellt werden. Liegt ein Stadium 3 vor, muss unbedingt eine i. v.-Antibiose, entsprechend den Leitlinien der Osteomyelitis-Therapie, erfolgen. In den Stadien 4 und 5 ist die Dauer einer Antibiose in Abhängigkeit vom Erfolg der Defektsanierung (z. B. im Rahmen einer Minor-Amputation) und dem klinischen Bild individuell anzupassen.

Lokaltherapie/Wundbehandlung. Primärmaßnahme der Lokaltherapie ist die Sicherstellung der vollständigen Druckentlastung (mittels Total Contact Cast, Orthesen oder völliger Immobilisierung) des Wundbereichs. Die Wundbehandlung erfolgt nach den Prinzipien der feuchten, revitalisierenden Wundtherapie (z. B. nach dem so genannten TIME-Schema; Abb. 10.16); hierfür steht eine breite Palette verschiedener lokaler Wundauflagen zum optimalen Wundmanagement zur Verfügung.

Operative Therapie. Die Behandlung der Fußkrankheit des Diabetikers sollte nach dem sequenziellen I-R-A-Prinzip (Infektionsbekämpfung – Revaskularisation – Amputation) erfolgen. Prinzipiell gelten dieselben Indikationen entsprechend der arteriellen Verschlusskrankheit mit allen therapeutischen Optionen (PTA, TEA, Bypass). Typische angiografische Befundkonstellation sind:
▸ der Oberschenkel-Unterschenkelverschlusstyp,
▸ Stenosen der A. profunda femoris,
▸ segmentale Verschlüsse der A. poplitea oder/und
▸ multiple Stenosen sowie Verschlüsse der Unterschenkelarterien.

Die Bypassdurchgängigkeitsraten unterscheiden sich beim Diabetiker im Vergleich zum pAVK-Patienten jedoch nicht.

Knochenchirurgische Interventionen zielen auf die Beseitigung mechanischer Störfaktoren der Wundheilung ab. Hierzu gehören druckexponierte Fußsohlenbereiche und die Behebung von Druckläsionen, entstanden durch die Subluxation der kleinen Fußgelenke. Häufigster Eingriff ist die Resektion eines Metatarsalköpfchens. Dabei muss die Fußsohle als wertvolle belastbare Region geschont werden. Gelenkresektionen werden bei Fistelbildungen oder tiefreichenden chronischen Läsionen an Zehen und Gelenken erforderlich. Die Grenzzonenamputation ist dabei als Kompromiss von Nekrosektomie und Extremitätenerhalt zu werten.

Rehabilitation und Prävention

Nur durch eine umfassende und konsequent durchgeführte Sekundärprävention lässt sich die Rate erneuter diabetischer Ulzerationen und in Folge Amputationen reduzieren. Regelmäßige Kontrollen sind in mindestens halbjährlichen Abständen in einer diabetologisch ausgerichteten (zertifizierten) Fußambulanz empfehlenswert. Mindestens so bedeutsam ist auch eine **intensive Schulung des Patienten**, um dessen Eigenverantwortung zu stärken und ihm v. a. zu einem „neuen Fußbewusstsein" zu verhelfen. Unerlässlich sind des Weiteren die Sicherung möglichst normnaher Blutzuckerspiegel sowie der zielstrebige Abbau von Risikofaktoren wie Übergewicht, Rauchen und Alkoholkonsum. Schwerpunkt rehabilitativer Maßnahmen ist eine orthopädische Schuhversorgung, um über eine individuell an den Fußzustand angepasste Druckverteilung neuen Läsionen vorzubeugen.

Literatur

Eckhardt A, Lobmann R. (Hrsg). Das Diabetische Fußsyndrom. Heidelberg: Springer Verlag 2005.

Hammes HP, Lemmen KD. Praxisleitlinie Diabetische Retinopathie und Makulopathie. Diabetologie 2007;2(suppl2): S 163–166.

Haslbeck M., Luft D., Neundörfer B., Stracke H., Hollenrieder V. Bierwirth R. Praxisleitlinie Diabetische Neuropathie. Diabetologie 2007;2(suppl2):S 150–156.

Hasslacher C, Kempe P, Ritz E, Wolf G. Praxisleitlinie Diabetische Nephropathie. Diabetologie 2007;2(suppl2):S 159–162

Kopf D, Klose S, Lobmann R, Lehnert H. Diabetes mellitus In: Lehnert H, Schuster H-P. (Hrsg.). Essentials Innere Medizin. 4. Aufl., Stuttgart: Thieme Verlag 2006:90–116.

Morbach S, Müller E, Reike H, Risse A, Spraul M. Praxisleitlinie Diabetisches Fußsyndrom. Diabetologie 2007;2(suppl2): S 191–196.

Schatz H. Diabetologie Kompakt. Stuttgart: Thieme Verlag 2006.

Schultze et al, Wound repair Reg 2005

11

Arterielle Hypertonie 390

F. Sayk, K. A. Iwen, E. Ritz, H. Lehnert
Kapitelkoordination: H. Lehnert

11 Arterielle Hypertonie

F. Sayk, K. A. Iwen, E. Ritz, H. Lehnert

■ Definition, Risikostratifizierung und Anmerkungen zur Pathogenese

Die Weltgesundheitsorganisation (WHO) sieht die arterielle Hypertonie als eine der führenden Todesursachen weltweit an, da sie einen signifikanten kardiovaskulären Risikofaktor darstellt. Die Höhe des Blutdrucks und das kardiovaskuläre Gesamtrisiko stehen in einem engen linearen Zusammenhang, jede numerische Definition und Klassifikation der Hypertonie ist daher willkürlich.

> Die Hypertonie sollte deshalb als die Blutdruckhöhe definiert werden, ab welcher weiterführende Diagnostik und Behandlung für den Patienten unter Berücksichtigung seines individuellen kardiovaskulären Risikos von Vorteil sind.

Entsprechend den Empfehlungen aktueller internationaler (European Society of Hypertension and of Cardiology ESH/ESC 2007) und deutschsprachiger Leitlinien (Deutsche Hochdruckliga 2008) sollten die im Schema angegebenen Schwellenwerte für die Hypertonie als flexible Richtwerte betrachtet werden, die an das kardiovaskuläre Gesamtrisiko des jeweiligen Patienten adaptiert werden müssen. Im Vergleich zu starren Schemata dürfte diese individualisierte Betrachtung in den meisten Fällen zu einer intensiveren und besseren Blutdruckkontrolle führen.

Die Diagnose anhand der in Tab. 11.**1** angegebenen Werte erfolgt auf Grund des Durchschnitts aus 2–3 Messungen im Sitzen an verschiedenen Tagen. Bei hochgradiger Hypertonie und hohem Risiko ist jedoch ein sofortiger Therapiebeginn sinnvoll. Fallen bei einem Patienten systolischer und diastolischer Blutdruck in unterschiedliche Kategorien, erfolgt die Einstufung in die höhere Kategorie. Die isolierte systolische Hypertonie wird anhand der systolischen Werte ebenfalls in Grad 1–3 untergliedert.

Nach wie vor gilt als **Richtwert für eine arterielle Hypertonie** ein systolischer Blutdruck > 140 mmHg und ein diastolischer Blutdruck > 90 mmHg. Darüber liegende Blutdruckwerte werden in 3 Hypertonie-Schweregrade eingeteilt (Tab. 11.**1**). Die frühere Kategorie der Grenzwerthypertonie (140–149/90 mmHg) entfällt. Zudem werden bislang pauschal als normal bezeichnete Blutdruckwerte nun in „optimal", „normal" und „hochnormal" unterteilt. Optimal hinsichtlich des kardiovaskulären Risikos ist ein Blutdruck < 120/80 mmHg. Daher empfehlen die aktuellen Leitlinien, besonders gefährdete Patienten (z. B. mit Diabetes mellitus oder eingeschränkter Nierenfunktion) schon bei einem hochnormalen Blutdruck antihypertensiv zu behandeln.

Die **Risikostratifizierung** nach dem Schweregrad der Blutdruckerhöhung, Endorganschäden, Begleiterkrankungen, Vorliegen eines Diabetes mellitus und etablierter Risikofaktoren ist in Tab. 11.**2** dargestellt. Das kardiovaskuläre Gesamtrisiko wird als Wahrscheinlichkeit definiert, innerhalb eines definierten Zeitraums einen Schlaganfall, Myokardinfarkt oder kardiovaskulären Tod zu erleiden (Tab. 11.**3**). Zur Berechnung dieses Risikos können verschiedene Scores (z. B. PROCAM-Score) herangezogen werden. Die WHO-Graduierung orientiert sich weniger an Blutdruckniveaus, sondern unterscheidet zwischen einer Hypertonie ohne (WHO-Grad I) und mit Endorganschäden (WHO-Grad II) und mit kardiovaskulären Folgeerkrankungen (WHO-Grad III).

Entgegen früherer Annahmen, die eine stärkere Bedeutung des diastolischen Blutdrucks postulierten, zeigen neuere Untersuchungen **die prognostische Bedeutung des systolischen Blutdrucks** überdeutlich. Deshalb sollten für die Klassifikation der Hypertonie, die Risikobeurteilung, Behandlungsindikation sowie Definition des Zielblutdrucks immer systolische und diastolische Blutdruckwerte gleichwertig berücksichtigt werden. Eine **Ausnahme** stellen **alte Patienten** dar. Der systolische Blutdruck steigt mit zunehmendem Lebensalter, während der diastolische Blutdruck nach einem Maximum in der 7. Dekade mit fortschreitendem Alter

Tab. 11.1 Klassifikation der Blutdruckwerte und Einteilung der Hypertonie (nach den Leitlinien der ESH/ESC, 2007)

Kategorie	Systolisch (mmHg)	Diastolisch (mmHg)
Optimal	< 120	< 80
Normal	120–129	80–84
Hoch Normal	130–139	85–89
Grad 1 Hypertonie (leicht)	140–159	90–99
Grad 2 Hypertonie (mittelschwer)	160–179	100–109
Grad 3 Hypertonie (schwer)	≥ 180	≥ 110
Isolierte systolische Hypertonie	≥ 140	< 90

wieder abfällt. In dieser Altersgruppe ist ein niedriger diastolischer Blutdruck (60–70 mmHg) insbesondere bei älteren Patienten mit KHK prognostisch ungünstig.

Ätiologisch wird die Hypertonie in 2 Gruppen unterteilt:
- in die essenzielle oder primäre Hypertonie (ca. 85–90 % der Fälle), die auf dem Boden polygenetischer und Umweltfaktoren entsteht, und
- in die sekundäre Hypertonie, die aufgrund definierter endokriner, renaler oder vaskulärer Einzelursachen entsteht.

Die klassischen endokrinen Ursachen einer Hypertonie sind im Kapitel 5 (Nebennierenerkrankungen) detailliert beschrieben. Diese einfache Unterscheidung dürfte in Zukunft weiter modifiziert werden, da auch bei so genannter essenzieller Hypertonie zunehmend genetische, konstitutionelle und organbezogene Faktoren identifiziert werden, die auf die pathogenetische Beteiligung dysregulierter (neuro-)endokriner Prozesse hinweisen. Dies gilt insbesondere für die Adipositas-assoziierte Hypertonie.

■ Epidemiologie und Bedeutung

Die Prävalenz der Hypertonie hat sich in der deutschen Bevölkerung in den vergangenen 20 Jahren nicht wesentlich verändert. Der Anteil der Personen mit Blutdruckwerten im normalen Bereich (hier 130/85 mmHg) beträgt bei Männern < 40 %, bei Frauen < 60 %. Es kann davon ausgegangen werden, dass ab dem 50. Lebensjahr jeder Zweite in der Bevölkerung hyperton (> 140/90 mmHg) ist. Deutschland belegt im internationalen Vergleich einen Spitzenplatz. Unverändert bestehen noch erhebliche Defizite nicht nur in der Erkennung, sondern auch in der Behandlung des Hochdrucks; dies haben die hochgradig standardisierten Studien des Monika-Projekts (2001) sowie die HYDRA-Studie (2004) gezeigt. Demnach wird die Hypertonie (> 140/90 mmHg) in der ambulanten Versorgung nur in ca. zwei Drittel der Fälle diagnostiziert und laut HYDRA-Studie nur bei ca. 20 % der Patienten ausreichend behandelt.

In den meisten Fällen beruht dies auf mangelnder therapeutischer Adhärenz (inkl. Lebensstiländerung) und/oder inadäquater antihypertensiver Medikation. Nur in 4–19 % aller Hypertonus-Patienten liegt eine echte therapieresistente Hypertonie vor. Diese ist definiert als Nicht-Erreichen des Zielblutdrucks trotz allgemeiner Therapiemaßnahmen (s. u.) und der ausreichend hochdosierten Kombination von 3 Antihypertensiva inkl. eines Diuretikums. Häufige Ursachen hierfür sind Medikamenteninteraktionen, ein obstruktives Schlafapnoe-Syndrom oder sekundäre Hypertonieformen.

Die unbehandelte Hypertonie hat zahlreiche Organschädigungen zur Folge, wodurch die Lebenserwartung deutlich vermindert wird. Umgekehrt senkt eine langjährige Behandlung der Hypertonie das **kardiovasku-**

Tab. 11.2 Faktoren, die die Prognose beeinflussen (nach den Leitlinien der ESH/ESC, 2007)

Risikofaktoren für kardiovaskuläre Erkrankung
– Höhe des systolischen und diastolischen Blutdrucks – Alter (m > 55 J.; w > 65 J.) – Nikotinabusus – Dyslipidämie (Gesamtcholesterin > 5,0 mmol/l (> 190 mg/dl) oder LDL-Cholesterin > 3,0 mmol/l (> 115 mg/dl) oder HDL-Cholesterin m < 1,0, w < 1,2 mmol/l (m < 40, w < 48 mg/dl) oder Triglyzeride > 1,7 mmol/l (150 mg/dl) – Familienanamnese für frühzeitige kardiovaskuläre Erkrankungen (m < 55 J.; w < 65 J.) – Viszerale Adipositas (Bauchumfang m ≥ 102 cm, w ≥ 88 cm) – Plasmaglukose nüchtern 5,6–6,9 mmol/l (102–125 mg/dl) oder pathologische Glukosetoleranz
(Subklinische) Endorganschaden
– Linksherzhypertrophie (Elektrokardiogramm: Sokolow-Lyon > 38 mm; Cornell > 2440 mm × ms; Echokardiogramm: LVMI m ≥ 125, w ≥ 110 g/m^2 – Sonografisch bestätigte Arterienwandverdickung oder atherosklerotische Plaques – Serumkreatinin leicht erhöht: m 115–133, w 107–124 µmol/l (m 1,3–1,5, w 1,2–1,4 mg/dl) – Mikroalbuminurie (Tab. 11.5) – erniedrigte Kreatininclearance oder erniedrigte glomeruläre Filtrationsrate – erhöhte Pulswellengeschwindigkeit – verminderter Knöchel-Arm-Index
Diabetes mellitus
– Plasmaglukose nüchtern > 7,0 mmol/l (126 mg/dl) oder – Plasmaglukose postprandial > 11,0 mmol/l (198 mg/dl)
Klinisch manifeste kardiovaskuläre Erkrankung

▶ Zerebrovaskuläre Erkrankungen:
  – Ischämischer Schlaganfall
  – Zerebrale Blutung
  – Transitorisch-ischämische Attacke
▶ Herzerkrankungen:
  – Myokardinfarkt
  – Angina Pectoris
  – Koronarer Bypass, PTCA
  – Herzinsuffizienz
▶ Nierenerkrankung:
  – diabetische Nephropathie
  – chronische Niereninsuffizienz (Serumkreatinin: m > 133, w > 124 µmol/l; m > 1,5, w > 1,4 mg/dl)
  – Proteinurie (> 150 mg/24h)
▶ periphere Gefäßerkrankungen
▶ fortgeschrittene Retinopathie: Hämorrhagie oder Exsudate, Papillenödem

Hinweis: Ein Metabolisches Syndrom liegt nach der International Diabetes Federation vor, wenn 3 oder mehr der folgenden Risikofaktoren nachgewiesen wurden: Viszerale Adipositas (Bauchumfang m > 94, w > 80 cm), pathologischer Wert für Plasmaglukose, Blutdruck ≥ 130/85 mm Hg, erniedrigtes HDL-Cholesterin, erhöhte Triglyzeride.
m = Männer, w = Frauen; LDL = Low Density Lipoprotein; HDL = High Density Lipoprotein; LVMI = linksventrikulärer Massenindex

Tab. 11.3 Kardiovaskuläres Gesamtrisiko: Risikostratifizierung nach dem Schweregrad der Hypertonie, Begleiterkrankungen, Endorganschäden und Risikofaktoren (nach den Leitlinien der ESH/ESC, 2007 und der Deutschen Hochdruckliga (DHL, 2008)

Andere Risikofaktoren und Vorerkrankungen	Normal (SBD 120–129 oder DBD 80–84 mmHg)	Hoch-normal (SBD 130–139 oder DBD 85–89 mmHg)	Grad 1 (SBD 140–159 oder DBD 90–99 mmHg)	Grad 2 (SBD 160–179 oder DBD 100–109 mmHg)	Grad 3 (SBD ≥ 180 oder DBD ≥ 110 mmHg)
Keine anderen Risikofaktoren	durchschnittliches Risiko	durchschnittliches Risiko	leicht erhöhtes Risiko	mäßig erhöhtes Risiko	stark erhöhtes Risiko
1–2 Risikofaktoren	leicht erhöhtes Risiko	leicht erhöhtes Risiko	mäßig erhöhtes Risiko	mäßig erhöhtes Risiko	sehr stark erhöhtes Risiko
3 oder mehr Risikofaktoren oder Endorganschäden oder DM oder MS	mäßig erhöhtes Risiko	stark erhöhtes Risiko	stark erhöhtes Risiko	stark erhöhtes Risiko	sehr stark erhöhtes Risiko
Klinisch manifeste kardiovaskuläre Erkrankung	sehr stark erhöhtes Risiko	sehr stark erhöhtes Risiko	sehr stark erhöhtes Risiko	sehr stark erhöhtes Risiko	sehr stark erhöhtes Risiko

Risiko = 10-Jahresrisiko für Schlaganfall, Myokardinfarkt oder Tod: niedrig = 15%, mittel = 15–20%, hoch = 20–30%, sehr hoch = 30%
SBD = systolischer Blutdruck, DBD = diastolischer Blutdruck, DM = Diabetes mellitus, MS = Metabolisches Syndrom

läre Mortalitätsrisiko im Vergleich zu unbehandelten Patienten um bis zu 60%. Mit jedem Blutdruckanstieg um 20/10 mmHg verdoppelt sich das kardiovaskuläre Erkrankungsrisiko. Beispielsweise ist das Schlaganfallrisiko eines Patienten mit hypertonen Blutdruckwerten um das 6-Fache erhöht. Das gemeinsame Vorliegen einer arteriellen Hypertonie und eines Diabetes mellitus stellt eine besondere Risikoerhöhung dar. So weisen Patienten mit Typ-2-Diabetes mellitus und Hypertonie eine 2,5-fach höhere Gesamtmortalität auf als solche ohne Hypertonie. Auch die Daten der HYDRA-Studie zeigen eine deutliche Risikoerhöhung durch das gemeinsame Auftreten von Diabetes und Hypertonie: eine KHK kommt beispielsweise bei Patienten mit Diabetes mellitus doppelt so häufig und bei Patienten mit Hypertonie 2,7-mal so häufig vor wie bei Patienten ohne diese beiden Erkrankungen. Beim gleichzeitigen Vorliegen der Erkrankungen erhöht sich das KHK-Risiko um den Faktor 4,9. Das Risiko einer Nephropathie steigt um den Faktor 4,6, eine Retinopathie kommt sogar 46-mal häufiger vor als bei Personen ohne Hypertonie und Diabetes.

Indikation zur Diagnostik

Ziel der differenzierten Diagnostik ist neben der Klärung der Hochdruckursache die Abschätzung des kardiovaskulären Gesamtrisikos. Hierzu müssen vorhandene, evtl. noch subklinische Endorganschäden sowie Begleiterkrankungen erfasst werden. Neben den etablierten müssen auch evtl. zusätzliche Risikofaktoren wie Alkoholkonsum oder interferierende Medikation geklärt werden.

Blutdruckmessung

Die Blutdruckmessung sollte im Sitzen nach mindestens 5-minütiger Ruhepause erfolgen; die Arme müssen entblößt und auf Herzhöhe gelagert sein. Wichtig ist die Verwendung der passenden Manschettengröße (Standardmanschette für Erwachsene nur bis 32 cm Armumfang). Die Ablassgeschwindigkeit sollte 2–3 mmHg/s betragen. Empfohlen werden **2 Messungen** im Abstand von 2 min; ergeben sich dabei Abweichungen von > 5 mmHg, müssen weitere Messungen vorgenommen werden. Da bei Patienten mit Diabetes mellitus sowie betagten Personen aufgrund einer autonomen Neuropathie Störungen der orthostatischen Regulation häufig sind, sollte der Blutdruck auch im Stehen gemessen werden (1 und 5 min nach Aufstehen). Ferner muss der Blutdruck zumindest beim ersten Kontakt an beiden Armen ermittelt werden.

Die morgendliche und abendliche **Blutdruckselbstmessung** durch den Patienten liefert, sofern korrekt durchgeführt, genauere Ergebnisse als die Messung in Klinik oder Praxis. In bestimmten Fällen (z. B. Verdacht auf eine so genannte Sprechstunden-Hypertonie) kann eine **24-h-Blutdruckmessung** indiziert sein; der routinemäßige Einsatz bei jedem Patienten mit Verdacht auf Hypertonie wird nicht empfohlen. Bei Diabetikern ist die 24-h-Messung jedoch sinnvoll in der weiterführenden Diagnostik, da bei ihnen die zirkadiane Blutdruckrhythmik (nächtliche Absenkung (Dipping) um > 10%) häufig aufgehoben ist. „Non-Dipper" haben ein erhöhtes Risiko für die Entwicklung einer Albuminurie, auch das Mortalitätsrisiko ist deutlich erhöht. Die bei der 24-h-Blutdruckmessung erhobenen Werte sind grundsätzlich etwas niedriger als die Messwerte in der Praxis. Die obere Grenze für einen normalen Tagesmittelwert (7.00–22.00 Uhr) liegt bei 135/85 mmHg, diejenige für den Nachtmittelwert bei 120/75 mmHg.

Diagnostik nach Feststellung einer Hypertonie

Ist eine Hypertonie gesichert, erfolgt ein diagnostisches Basisprogramm mit **3 Hauptzielen**:
- Klärung der Hochdruckursache (primär, sekundär),
- Abschätzen des Krankheitsausmaßes (Nachweis von Endorganschäden) und
- Identifikation von Risikofaktoren und Begleiterkrankungen.

Tab. 11.**4** fasst die Hochdruck-Basisdiagnostik zusammen, wie sie von der Deutschen Hochdruckliga empfohlen wird. Von zentraler Bedeutung sind dabei die ausführliche Anamneseerhebung und die körperliche Untersuchung, die zum einen entscheidende Verdachtsmomente für sekundäre Hochdruckursachen erbringen können und zum anderen Begleiterkrankungen, Risikofaktoren und Endorganschäden sowie interferierende Medikamente (z.B. NSAR, Steroide) und Substanzen (z.B. Lakritz) aufzudecken helfen. Hierzu zählen des Weiteren die Familienanamnese, Schlafapnoe-Hinweise und die anthropometrische Erfassung einer zentralen Adipositas (Body Mass Index (BMI), Bauchumfang). Wichtige Basis-Laboruntersuchungen sind Blutbild, Elektrolyte, Serumkreatinin, Nüchtern-Blutzucker, Harnsäure und Lipide (Nüchtern-Triglyzeride, Gesamt-, HDL- und LDL-Cholesterin) sowie die Bestimmung der Albuminurie im Urin. Apparative Untersuchungen umfassen EKG, Belastungs-EKG, Echokardiografie, sonografische Beurteilung von Nierengröße und -parenchym sowie die Doppler-Sonografie der Bauchaorta und Karotiden. Darüber hinaus sollte bei schweren Hochdruckformen eine Untersuchung des Augenhintergrunds (Funduskopie) veranlasst werden.

> **!** Bei schwerer Hyperonie (Grad 3) darf die Komplettierung der Diagnostik den Behandlungsbeginn allerdings nicht verzögern.

Eine **weiterführende Diagnostik** kann erforderlich sein, wenn das Alter der Patienten, Anamnese, körperliche Untersuchung, Labor- oder apparative Untersuchungsbefunde auf eine sekundäre Hypertonie hinweisen, wenn eine Hypertonie Grad 3 vorliegt, wenn der Blutdruck schlecht auf die Behandlung anspricht oder nach längerer Zeit guter Einstellung zu steigen beginnt oder ein Hochdruck plötzlich auftritt. Die Diagnostik klassischer endokriner Ursachen wird in Kapitel 5 (Nebenniere) erörtert. Wegen der Häufigkeit und der hohen Dunkelziffer eines Schlafapnoe-Syndroms sollte die Indikation zur somnologischen Abklärung großzügig gestellt werden.

Obschon die Prävalenz der Nierenarterienstenose im Gesamtkollektiv hypertensiver Patienten nicht sehr hoch ist (1–2%), sollte bei schwer einstellbarer Hypertonie eine farbkodierte Duplexsonografie der Nierenarterien als Screeningverfahren erfolgen. Dies gilt insbesondere bei jungen Frauen (fibromuskuläre Dysplasie) und älteren Patienten, vor allem Raucher, mit koronarer und peripherer Arteriosklerose (Prävalenz der Nierenarterienstenose 30–50%). Als Alternativverfahren kommt die Angio-MRT in Betracht. Wird hierbei der Verdacht auf eine Nierenarterienstenose gestellt, ist eine interventionelle Therapie (DSA in PTA-Bereitschaft oder Angioplastie) nur dann sinnvoll, wenn die Niere auf der stenosierten Seite größer als 8,5–9 cm ist und der Resistenzindex (RI) als Maß der Parenchymschädigung auf der kontralateralen Seite < 0,80 beträgt. Bei einem RI > 0,80 ist ein therapeutischer Benefit sowohl bezüglich der Blutdruckeinstellung als auch des Nierenfunktionserhalts nicht zu erwarten.

Albuminurie-Screening

Der Nachweis einer Mikroalbuminurie ist ein **wichtiger Risikomarker** für eine erhöhte Morbidität und Mortalität bei Hochdruckpatienten. Eine frühe und rasche Senkung der Albuminurie verbessert die Prognose. Die Zielwerte der Blutdrucksenkung sind deshalb bei Vorliegen einer Mikroalbuminurie deutlich niedriger anzusiedeln als bei Patienten mit normaler Eiweißausscheidung.

Die Punktprävalenz der Mikroalbuminurie in deutschen Arztpraxen liegt für Hypertoniker ohne Diabetes mellitus bei 20–25% und für diabetische Hypertoniker bei 35–42% (HYDRA, 2004). Das Albuminurie-Screening im Morgen- oder Späturin ist deshalb insbesondere beim hypertensiven Diabetiker unverzichtbar. Zunächst wird dabei eine einfache Urinanalyse mittels Teststreifen durchgeführt. Ist das Ergebnis positiv, erfolgt eine weitere quantitative Messung – auch zur Klärung nichtdiabetischer Ursachen der Nephropathie. Bei negativem Testergebnis auf Eiweiß muss der Urin auf eine Mikroalbuminurie untersucht werden. Auch dafür gibt es Teststreifen, die eine akzeptable Sensitivität und Spezifität aufweisen; dennoch muss der Befund im positiven Fall mit speziellen Methoden (Nephelometrie) bestätigt werden. Die Albuminausscheidung wird durch innere und äußere Einflüsse wie körperliche Aktivität, kurzdauernde Hypoglykämie, Fieber usw. beeinflusst. Daher müssen 2 von 3 Urinproben in einem Zeitintervall von 3–6 Monaten positiv sein, um eine Mikroalbuminurie zu diagnostizieren. Die Normwerte für die Eiweißausscheidung im Urin sowie die Werte, die eine Mikroalbuminurie bzw. eine Albuminurie (Proteinurie) definieren, sind in Tab. 11.**5** wiedergegeben.

Differenzialdiagnostik

Die Differenzialdiagnostik der Hypertonie ist von übergeordneter Bedeutung. Eine schwere Hypertonie mit kurzer Anamnese, eine fehlende physiologische Nachtabsenkung im 24-h-Profil sowie eine echte Therapieresistenz können auf eine sekundäre Ursache hinweisen und sollten zu entsprechenden diagnostischen Maßnahmen führen (z.B. Schlafapnoe-Screening, Duplex-Sonografie der Nierenarterien). Auf endokrine Hochdruckformen wurde im Kapitel 5 ausführlich eingegangen.

Tab. 11.4 Hochdruck-Basisdiagnostik (modifiziert nach den Diagnoseleitlinien der Deutschen Hochdruckliga, 2005)

Mögliche Hochdruckursachen	Diagnostik	Mögliche kardiovaskuläre Komplikationen
	Anamnese	
	– Dauer des Hochdrucks – Höhe der Blutdruckwerte	
Genetische Belastung	Hochdruck familiär	
Phäochromozytom	– Krisenhafte Blutdruckanstiege → selbst/familiär	
Renale Hypertonie	Nierenkrankheiten	
Diabetische Nephropathie	Diabetes mellitus	
	TIA, Schlaganfall	Zerebrovaskuläre Insuffizienz
	– Angina pectoris – Myokardischämie	Koronare Herzkrankheit
	– Belastungsdyspnoe – Ödeme	– Herzinsuffizienz – diastol. Dysfunktion
	Claudicatio intermittens	PAVK
	– Gewichtsverlauf – körperliche Aktivität, Sport – Schichtarbeit	
	Rauchgewohnheiten	
Schlafapnoe	– Schnarchen, – Tagesmüdigkeit	
	Bisher verordnete Antihypertensiva: – Therapieerfolg – Nebenwirkungen	
	„Begleiterkrankungen" und deren Therapie, z. B. Hyperlipidämie	
Temporäre Blutdrucksteigerung	– Alkohol – psychosoziale Belastungen,	
Medikamentös, Substanzmissbrauch	– Sexualhormone – Sympathomimetika	– Steroide, – NSAR – Lakritz – Cyclosporin – Amphetamine – Kokain

Mögliche Hochdruckursachen	Diagnostik	Mögliche kardiovaskuläre Komplikationen
	Körperliche Untersuchung	
Aortenisthmusstenose	– Blutdruck an beiden Armen – Blutdruck im Stehen	
Cushing, Hypothyreose	Habitus	
	Gewicht, Größe	
	Herz, Lunge	Herzinsuffizienz
	Karotiden	– Karotisstenose – Karotisverschluss
Nierenarterienstenose	Abdomen (Auskultation)	
Zystennieren, Harnstauung	– Körperliche Untersuchung – Sonografie	
Aortenisthmusstenose	Arm-, Leisten-, Fußpulse	PAVK
	– Lähmungen – Aphasie – Demenz	Zerebrovaskuläre Insuffizienz
Familiäres Phäochromozytom	Neurofibromatose	
	Laboruntersuchungen	
Primärer Aldosteronismus	– Kalium – Cholesterin (HDL, LDL) Triglyceride – Harnsäure – Natrium – Glukose im Plasma	
Renoparenchymatöser Hochdruck	eGFR-Protein im Urin pathologischer Urinbefund	Nephrosklerose
Bei Patienten > 60 Jahre oder anamnestisch-klinischen Hinweisen wird empfohlen		
Hypo-, Hyperthyreose	TSH	
Hyperparathyreoidismus	Kalzium	
	Apparative Untersuchungen	
Aortenisthmusstenose	Röntgenthorax	Herzinsuffizienz
	EKG	– Arrhythmie – KHK
	Sonografie der Aorta	(Bauch-) Aortenaneurysma
Renaler Hochdruck	Sonografie der Nieren	
Endokriner Hochdruck	Sonografie Nebennieren	

Indikation zur Therapie, Therapieziele und Konzepte

Ziel der Hochdrucktherapie ist die nachhaltige Senkung des hohen Morbiditäts- und Mortalitätsrisikos, und dies mit einer möglichst geringen Belastung für den Patienten. Daher sind langfristige Therapiestrategien erforderlich, die nichtmedikamentöse und medikamentöse Behandlungsformen kombinieren. An erster Stelle stehen deutliche Veränderungen des täglichen Lebensstils, z. B. Gewichtsreduktion, körperliche Aktivität, eingeschränkter Konsum von Kochsalz und Alkohol sowie Nikotinverzicht. Die Auswahl der antihypertensiven Substanzen richtet sich v. a. nach dem Vorliegen von Begleiterkrankungen, dem Alter und dem Nachweis von Folgeschäden. Um die erforderlichen Blutdruckzielwerte zu erreichen, ist ein Stufenkonzept erforderlich, das diese individuellen Kriterien berücksichtigt. Da ein erhöhter Blutdruck von Patienten meistens nicht als subjektiv beeinträchtigend wahrgenommen wird, sind ein hohes Maß an Aufklärungsarbeit und eine enge Arzt-Patienten-Interaktion notwendig.

Empfehlungen zum praktischen Vorgehen:
- **Zielblutdruck:** Hauptziel der Behandlung ist die Reduktion des kardiovaskulären Gesamtrisikos. Dies erfordert sowohl die Senkung des Blutdrucks als auch Therapie aller zusätzlichen Risikofaktoren.
  - Bei allen Hypertonikern sollte der Blutdruck mindestens auf Werte < 140/90 mmHg gesenkt werden.
  - Bei Diabetikern und Hypertonikern mit hohem oder sehr hohem kardiovaskulären Risiko sollte der Zielblutdruck < 130/80 mmHg sein.
  - Bei Patienten mit Niereninsuffizienz und einer Proteinurie > 1 g/Tag wird ein Zielblutdruck von < 125/75 mmHg als erforderlich angesehen.
  - Bei sehr alten Patienten (> 80 Jahre) mit isolierter systolischer Hypertonie und orthostatischer Diathese sollte der diastolische Blutdruck unter Therapie jedoch nicht < 70 mmHg liegen; ein systolischer Wert bis 150 mmHg kann akzeptiert werden.

Die Evidenz für die medikamentöse Behandlung von Hochrisikopatienten (Schlaganfall, koronare Herzkrankheit, Diabetes mellitus, Proteinurie) mit einem systolischen Blutdruck von 130–139 mmHg und einem diastolischen Blutdruck von 85–89 mmHg stammt u. a. aus folgenden Studien: PROGRESS, HOPE, ABCD, HOT, UKPDS, MARVAL, PREVEND, Framingham-Heart-Study. Patienten mit mittlerem oder niedrigem kardiovaskulären Risiko und noch normalem Blutdruck profitieren am ehesten von der Korrektur anderer Risikofaktoren, wie z. B. Einstellen des Rauchens und Gewichtsreduktion.

Tab. 11.5 Normwerte für die Eiweißausscheidung im Urin sowie Definition von Mikroalbuminurie und Albuminurie

	Eiweißgehalt		
	24-h-Sammelurin (mg/Tag)	24-h-Sammelurin (mg/Tag)	Spontane Urinprobe* (mg/g Kreatinin)
Normalwert	30	20	30
Mikroalbuminurie	30–299	20–199	30–299
Albuminurie	300	200	300*

* nach Möglichkeit der 2. Morgenurin

Allgemeinmaßnahmen

Die **Umstellung der Lebensgewohnheiten** ist ein entscheidender Punkt in der Behandlung der Hypertonie.

Rauchen besitzt neben seiner karzinogenen Wirkung auch ein erhebliches kardiovaskuläres Risikopotenzial. Der Blutdruck steigt nach jeder Zigarette signifikant. Mit dem Rauchen aufzuhören, ist für hypertensive Diabetiker mit ihrem ohnehin schon erhöhten kardiovaskulären Mortalitätsrisiko mutmaßlich die bedeutsamste Einzelmaßnahme, auch wenn die unmittelbare antihypertensive Relevanz gering erscheint. Raucher müssen wiederholt und eindeutig auf diese Tatsache hingewiesen und bei Entwöhnungsversuchen unterstützt werden. Dazu können neben nikotinhaltigen Kaugummis oder Pflastern auch Bupropion oder Varineclin verwendet werden.

Die **zentrale Adipositas** ist als entscheidender pathogenetischer Faktor des Metabolischen Syndroms sowohl mit einer schlechteren Blutzuckerstoffwechsellage wie auch mit höheren Blutdruckwerten assoziiert. Zusätzlich scheint die viszerale Adipositas auch unabhängig von einer Insulinresistenz eine chronische hypothalamische Sympathikusaktivierung zu bewirken, die zu einer permanenten Erhöhung des neurogenen Vasotonus beiträgt. Des Weiteren führt die Adipositas zu einer Aktivierung des Renin-Angiotensin-Aldosteron-Systems und begünstigt ein obstruktives Schlafapnoe-Syndrom. Die Gewichtsreduktion gehört daher zu den wichtigsten Basismaßnahmen bei übergewichtigen Hypertonikern. Pro Kilogramm Gewichtsreduktion geht der Blutdruck um ca. 1 mmHg zurück. Zudem verstärkt die Gewichtsabnahme die blutdrucksenkende Wirksamkeit der Pharmakotherapie. Zu empfehlen ist eine kalorienreduzierte Mischkost in Verbindung mit vermehrter körperlicher Bewegung. Hierzu erscheint es ratsam, die Betroffenen in ein individualisiertes, kompetent geführtes und kontrolliertes Schulungsprogramm einzuschleusen. Da es häufig zu Rückfällen kommt, müssen solche Maßnahmen langfristig genug angelegt sein, und die Ziele dürfen nicht zu ehrgeizig gesteckt werden. Realistisch ist eine Gewichtsabnahme um 5–15 % des Ausgangsgewichts.

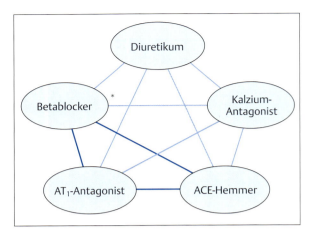

Abb. 11.1 Kombinationen unterschiedlicher Hauptgruppen von Antihypertensiva. Synergistische Kombinationen sind mithilfe grüner Linien, mögliche Kombinationen durch rote Linien gekennzeichnet (*nur sinnvoll für Dihydropyridin-Kalziumantagonisten).

Regelmäßige moderate **körperliche Bewegung**, die einen mittleren körperlichen Fitnessgrad zur Folge hat, fördert die Gewichtsabnahme und erhöht die Insulinsensitivität und den HDL-Cholesterinspiegel. Unabhängig davon beeinflusst körperliche Fitness auch den Blutdruck sowie andere kardiovaskuläre Risikofaktoren günstig. Empfohlen wird eine körperliche Aktivität von mäßiger Intensität (40–60 % des maximalen Sauerstoffverbrauchs) für eine Dauer von 30–45 min an den meisten Tagen der Woche oder mindestens für 3 h pro Woche verteilt auf 3 Tage. Rasches Gehen („Walking") oder Schwimmen ist ein praktisches und leicht umsetzbares Beispiel für eine solche körperliche Aktivität. Dies kann den systolischen Blutdruck um 4–8 mmHg senken.

> Bei schlecht kontrolliertem, schwerem Hochdruck sollten bedeutsame körperliche Belastungen jedoch zunächst vermieden werden. Ungünstig sind insbesondere isometrische Kraftanstrengungen.

Übermäßiger Alkoholkonsum ist ein bekannter Risikofaktor der Hypertonie. Zudem kann er zur Resistenz gegenüber einer antihypertensiven Medikation führen und erhöht das Schlaganfallrisiko. Der Alkoholkonsum muss daher auf maximal 30 g Ethylalkohol/Tag bei Männern – das entspricht etwa einem Viertel Liter Wein oder 1,5 Flaschen Bier – und 15 g pro Tag bei Frauen eingeschränkt werden.

■ Spezielle diätetische Therapie

Aus epidemiologischen Studien ist eine signifikante Assoziation zwischen **Natriumzufuhr** und Blutdruck bekannt. Bei Nichtdiabetikern mit essenzieller Hypertonie konnte durch eine Halbierung der Natriumzufuhr von täglich 200 mmol (entspricht 11,6 g NaCl) auf 100 mmol (5,6 g NaCl) eine Blutdrucksenkung um durchschnittlich 5 mmHg systolisch und 2–3 mmHg diastolisch erzielt werden. Eine nahezu natriumfreie Diät (10–20 mmol/Tag) erbrachte Blutdrucksenkungen von 10–12 mmHg systolisch. Eine derart extreme Natriumrestriktion ist sicher unrealistisch. Auf jeden Fall sollten die Patienten unbedingt dazu ermutigt werden, möglichst viel frisches Obst und Gemüse zu verzehren und Speisen nicht zusätzlich zu salzen. Salzrestriktion erhöht zudem die Wirksamkeit zahlreicher Antihypertensiva (insbesondere Diuretika). In einer älteren Vergleichsstudie bei Typ-2-Diabetikern war eine **ballaststoffreiche fettarme Diabetes-Diät mit Kochsalzrestriktion** über 3 Monate genauso wirksam wie eine β-Blocker-Gabe. Dieser Einfluss auf die Ernährung wurde durch die DASH-Studie eindrücklich belegt: eine Ernährung mit hohem Gehalt an frischem Gemüse, Obst und wenig tierischen und gesättigten Fetten (fettarme Milchprodukte und Fisch) führte bei Personen mit und ohne Hypertonie zu einer deutlichen Blutdrucksenkung. Diese Form der Ernährung war unabhängig von der Kochsalzzufuhr mit niedrigeren Blutdruckwerten assoziiert. Eine zusätzliche Kochsalzrestriktion verbesserte diesen Effekt und bewirkte einen Abfall des systolischen Blutdrucks um durchschnittlich 11,5 mmHg. Diese und weitere Daten zur Lebensstilmodifizierung zeigen eindrucksvoll die Bedeutung nichtpharmakologischer Maßnahmen.

> In den aktuellen Leitlinien wird eine maximale Zufuhr von 100 mmol Natrium pro Tag empfohlen, das entspricht knapp 6 g Kochsalz. Diese Empfehlung gilt genauso für hypertensive Typ-1-Diabetiker, wenn auch bei ihnen die Salzsensitivität insgesamt geringer erscheint. Salzrestriktion erhöht auch bei diesen Patienten die Wirksamkeit der Antihypertensiva (insbesondere Diuretika) und wirkt günstig hinsichtlich der Progression einer häufig bestehenden Nephropathie.

■ Medikamentöse Therapie

Die derzeit verfügbaren Antihypertensiva führen in den üblicherweise gebräuchlichen Dosierungen zu einer weitgehend vergleichbaren Senkung des systolischen und diastolischen Blutdrucks, nämlich jeweils etwa 10–15 mmHg systolisch und 5–10 mmHg diastolisch. Fünf Antihypertensiva-Hauptklassen sind für die initiale Mono- oder Kombinationstherapie geeignet: β-Blocker, (Thiazid-)Diuretika, Kalziumantagonisten, ACE-Inhibitoren bzw. AT1-Antagonisten (Abb. 11.1). Große randomisierte Endpunktstudien der letzten beiden Jahrzehnte und ihre metaanalytische Aufarbeitung haben für jede dieser Substanzgruppen deutliche Überlegenheit gegenüber Plazebo für die kardiovaskuläre Gesamtmortalität und insbesondere für die Schlaganfall- und Myokardinfarktmorbidität gezeigt.

Die prognostisch günstige Wirkung einer antihypertensiven Therapie auf kardiovaskuläre Ereignisse beruht auf der Blutdrucksenkung an sich und ist weitgehend unabhängig vom verwendeten Medikament. Darüber hinaus besitzen die Substanzgruppen jedoch **spezifische Eigenschaften**, die von Bedeutung für den differenzierten Einsatz bei dem Vorliegen von Begleit- oder Folgeerkrankungen sind. Es lässt sich grundsätzlich nicht vorhersagen, auf welches antihypertensive Medikament ein Patient am besten anspricht. Therapietreue und damit der Therapieerfolg werden entscheidend vom Nebenwirkungsprofil beeinflusst. Die Auswahl sollte sich deshalb an den individuellen Besonderheiten (Medikamenteninteraktionen, Begleiterkrankungen, Risikofaktoren, Endorganschäden) orientieren. Eine antihypertensive Medikation ist eine Dauertherapie – weshalb Medikamente mit 24-stündiger Wirkdauer zu bevorzugen sind. In der Regel wird die maximale Wirksamkeit nach 2–6 Wochen erreicht und sollte grundsätzlich als eine lebenslängliche Behandlung angesehen werden. Auch alte Menschen profitieren von einer konsequenten Therapie (z. B. verzögerte vaskuläre Demenz). Differenzialtherapeutische Überlegungen für verschiedene Patientengruppen sind in den Tab. 11.6 und Tab. 11.7 wiedergegeben.

Mono- oder Kombinationstherapie

In Abhängigkeit des Hypertoniegrades und des Gesamtrisikos (Tab. 11.2, Tab. 11.3) kann mit einer Mono- (Grad 1–2) oder Kombinationstherapie (Grad 2–3) in mit stufenweise gesteigerter Dosis begonnen werden. Die Mehrzahl der Hypertoniker (70–80%) bedarf zum Erreichen der Zielblutdruckwerte langfristig einer Kombinationstherapie. Hierbei muss auf eine sinnvolle Ergänzung der Wirkmechanismen und Verträglichkeit geachtet werden. So erhöhen beispielsweise Diuretika die Wirksamkeit von ACE-Hemmern und AT1-Blockern, und den bei Kalziumantagonisten häufigen prätibialen Ödemen kann durch ACE-Hemmer-Gabe entgegengewirkt werden. Bei Hochrisikopatienten, deren Ausgangsblutdruck > 20/10 mmHg über dem Zielwert liegt, sollte initial immer eine Kombinationstherapie erfolgen. Die Wahrscheinlichkeit einer raschen und effektiven Blutdrucksenkung wird dadurch erhöht. Zudem wird die Kombination zweier moderat dosierter Substanzen im Hinblick auf das Nebenwirkungsprofil häufiger besser vertragen als eine hochdosierte Monotherapie. Fixkombinationen erhöhen die Compliance, die erfahrungsgemäß mit zunehmender Tablettenzahl sinkt.

Folgende Kombinationen haben sich als effizient und gut verträglich herausgestellt (Abb. 11.1): Diuretika und ACE-Inhibitoren bzw. AT1-Antagonisten,
- Kalziumantagonisten (Dihydropyridin-Typ) und β-Blocker,
- Kalziumantagonisten und ACE-Inhibitoren bzw. AT1-Antagonisten,
- Kalziumantagonisten und Diuretika,
- β-Blocker und Diuretika.

Alternativ können auch α_1-Blocker als Kombinationspartner eingesetzt werden. Integraler Bestandteil einer

Tab. 11.6 Differenzialtherapie Überlegungen zum Einsatz von Antihypertensiva

Gruppe	Vorteil/ einsetzen bei	Nachteil/nicht einsetzen bei
Thiazid- diuretika	– Herzinsuffizienz	– Hypokaliämie – Hyperurikämie – Diabetes mellitus – Metabolisches Syndrom
β-Blocker	– koronare Herzkrankheit – Herzinsuffizienz – Herzrhythmusstörungen	– Asthma bronchiale – AV-Block II oder III – Diabetes mellitus – Metabolisches Syndrom
Kalziumantagonisten	– stabile Angina pectoris	– AV-Block (Nicht-Dihydropyridine) Ödeme (Dihydropyridine) – instabile Angina pectoris – akuter Herzinfarkt (erste 4 Wochen)
ACE- Inhibitoren	– Herzinsuffizienz, – Zustand nach Herzinfarkt – diabetische Nephropathie – Chronic Kidney disease	– Schwangerschaft – Hyperkaliämie – beidseitige Nierenarterienstenosen
AT1-Antagonisten	– Herzinsuffizienz – Zustand nach Herzinfarkt – diabetische Nephropathie – Chronic Kidney disease – Unverträglichkeit von ACE-Inhibitoren	– Schwangerschaft – Hyperkaliämie – beidseitige Nierenarterienstenosen

Drei- oder Mehrfachkombination ist der Einsatz eines Diuretikums. Niedrige Thiazidosen sind bei normaler Nierenfunktion ausreichend, da höhere Dosierungen nur geringe zusätzliche Blutdruckeffekte bewirken, die in keinem günstigen Verhältnis zum Nebenwirkungsprofil stehen. Als dritter Partner kann ein zentrales Antisympathotonikum erwogen werden.

Aussagen über den langfristigen Vorteil einzelner Substanzgruppen gegenüber anderen haben angesichts der meistens erforderlichen Kombinationstherapie an Bedeutung verloren. Der primäre Einsatz von β-Blockern, insbesondere Atenolol, wurde zwischenzeitlich kontrovers diskutiert (ASCOT, 2005: höheres Schlaganfallrisiko unter Atenolol ± Diuretikum als unter Amlodipin ± ACE-Hemmer). Betrachtet man die kardiale Morbidität, so ist ihr Einsatz protektiv; andererseits begünstigen sie eine Gewichtszunahme. In den aktuellen Leitlinien werden β-Blocker nach wie vor empfohlen. Unter Thiaziddiuretika, β-Blockern und deren Kombination ist die Neumanifestation eines Diabetes mellitus etwas hö-

Tab. 11.7 Differenzialtherapeutische Überlegungen zum Einsatz von Antihypertensiva bei subklinischer Organschädigung, speziellen Indikationen/Patientengruppen und klinischen Ereignissen (modifiziert nach DMW 2007;312:2463–2466)

	Günstig/Empfohlen	Evtl. nachteilig/Kontraindiziert
Subklinische Organschädigung		
Linksventrikuläre Hypertrophie	ACE-I, AT1-Antagonist, Kalziumantagonist	
Asymptomatische Atherosklerose	Kalziumantagonisten, ACE-I	
Mikroalbuminurie	ACE-I, AT1-Antagonist	
Niereninsuffizienz	ACE-I, AT1-Antagonist	
Spezielle Indikationen		
Isoliert systolische Hypertonie (Ältere)	Diuretikum, Kalziumantagonist	
Metabolisches Syndrom	ACE-I, AT1-Antagonist, Kalziumantagonist	Thiaziddiuretika, Atenolol
Diabetes mellitus	ACE-I, AT1-Antagonist	
Schwangere	Kalziumantagonist, α-Methyldopa, β$_1$-Blocker	ACE-I, AT1-Antagonist
Farbige	Diuretikum, Kalziumantagonist	
Glaukom	β-Blocker	
Klinisches Ereignis		
Vorausgegangener Schlaganfall	jedes blutdrucksenkende Medikament	
Vorausgegangener Myokardinfarkt	β-Blocker, ACE-I, AT1-Antagonist	
Stabile Angina pectoris	β-Blocker, Kalziumantagonist	
Herzinsuffizienz	Diuretika, β-Blocker, ACE-I, AT1-Antagonist, Aldosteron-Antagonist	
Linksventrikuläre Dysfunktion	ACE-I, AT1-Antagonist	
Vorhofflimmern: Rezidivierend/prophylaktisch permanent	AT1-Antagonist, ACE-I, β-Blocker, Kalziumantagonist (Verapamil- oder Diltiazem-Typ)	
Tachyarrhythmie	β-Blocker	
Fortgeschrittene Niereninsuffizienz	ACE-I, AT1-Antagonist, Schleifendiuretika	
Periphere Verschlusskrankheit	Kalziumantagonist	Nichtselektive β-Blocker

her als unter den anderen Erstlinien-Substanzen; ihr Einsatz sollte deshalb bei Patienten mit Metabolischem Syndrom kritisch überdacht werden. ACE-Hemmer und AT1-Antagonisten sind ebenbürtig wirksam, der AT1-Antagonist wird jedoch insgesamt besser vertragen.

Der Renin-Inhibitor Aliskiren ist nephroprotektiv und sowohl monotherapeutisch als auch in Kombination mit einem Thiaziddiuretikum antihypertensiv wirksam; Endpunktstudien für dieses viel versprechende Therapiekonzept liegen derzeit noch nicht vor. Die postsynaptischen α$_1$-Blocker werden in den aktuellen Leitlinien nicht mehr für die Monotherapie empfohlen, da sich unter Doxazosin häufiger eine Herzinsuffizienz entwickelt hat. Sie können jedoch ebenso wie zentrale Antisympathotonika als Kombinationspartner in Betracht gezogen werden.

■ Therapie der Hypertonie bei Diabetes mellitus und Metabolischem Syndrom

Grundprinzipien der Hochdrucktherapie des diabetischen Patienten sind auch im Kapitel 10 genannt. Diabetiker mit Bluthochdruck haben eine ungünstige Prognose. Das gilt sowohl für mikrovaskuläre Komplikationen wie Retinopathie und Nephropathie als auch für die makrovaskuläre Morbidität und Mortalität. Es gibt zahlreiche Studien, welche die Effektivität einer Blutdrucksenkung zur Verringerung des Risikos für Herzinfarkt, Schlaganfall sowie die Notwendigkeit von Extremitätenamputationen belegen. Begonnen werden sollte bereits bei noch „hoch-normalen" Werten; angestrebt werden möglichst niedrige Werte (130/80 mmHg, bei Nierenbeteiligung 120/75 mmHg). Eine bestehende Proteinurie sollte unter 1 g/Tag absinken. Dieses Ziel ist in vielen Fällen nur mit einer Kombination aus 3 und mehr Einzelsubstanzen und Lebensstilveränderungen zu erreichen (nach den Empfehlungen der American Diabetes Association (ADA), 2004 kann bei Werten zwischen 130–139/80–89 ein nichtmedikamentöser Therapieversuch für 3 Monate unternommen werden). Wegen der Gefahr einer posturalen Hypotonie sollten Blutdruckkontrollen auch unter orthostatischer Belastung erfolgen.

Begonnen wird in aller Regel mit einer moderat dosierten Zweierkombination. Da **ACE-Hemmer oder AT1-Antagonisten** den Verlauf bei hypertensiven Diabetikern nachweislich positiv beeinflussen, werden sie bei Typ-1- und Typ-2-Diabetikern als Mittel der ersten Wahl empfohlen und es sollte eine dieser Substanzen regelhafter Bestandteil einer Kombinationstherapie sein. Wie zuvor erwähnt scheinen β-Blocker (dies wurde v. a. für Atenolol gezeigt) insbesondere in Kombination mit Thiaziddiuretika die Stoffwechsellage bei Diabetes-Patienten zu verschlechtern und bei Patienten mit Metabolischem Syndrom die Diabetesmanifestation zu begünstigen, während die Gewichtsabnahme erschwert wird. Bei koronarer Herzkrankheit oder Zustand nach Myokardinfarkt sollte dennoch ein β-Blocker herangezogen werden. Ob Carvedilol, Metoprolol oder Nebivolol ein günstigeres metabolisches Profil aufweisen, bleibt abzuwarten.

Die **viszerale Adipositas** geht regelmäßig mit einer chronischen Erhöhung des vasokonstriktorischen Sympathikotonus einher. Die zugrunde liegenden hypothalamischen Aktivierungsmechanismen stehen im Zusammenhang mit einer Dysregulation der endokrinen Eigenschaften des Fettgewebes. Die Hyperleptinämie mit selektiver Leptinresistenz, die Aktivierung des Renin-Angiotensin-Aldosteron-Systems sowie die Erhöhung proinflammatorischer Zytokine und freier Fettsäuren gehören zu den bisher identifizierten Komponenten. Darüber hinaus begünstigt die Fettleibigkeit ein obstruktives Schlafapnoe-Syndrom, das die chronische Sympathikusaktivierung zusätzlich verstärkt. Unter CPAP-Therapie sinkt der Blutdruck. Eine Gewichtsreduktion um ca. 5–10 % des Ausgangsgewichts innerhalb von 1–2 Jahren ist der entscheidende, aber oft schwierigste Baustein der antihypertensiven Therapie. ACE-Hemmer und AT1-Antagonisten mindern die zentralnervöse Sympathikusaktivierung, ohne den Gewichtsverlauf zu beeinflussen. Der therapeutische Nutzen anderer zentralnervös-sympathoinhibitorischer Medikamente sowie Adipokin-modulierender Substanzen ist gegenwärtig noch nicht ausreichend geklärt.

■ Maligne Hypertonie und hypertensiver Notfall

Die maligne Hypertonie ist gekennzeichnet durch das Versagen der Autoregulation. Oft bestehen diastolische Blutdruckwerte > 130 mmHg, eine fehlende nächtliche Blutdruckabsenkung, Fundus hypertonicus Grad III–IV und eine progressive Niereninsuffizienz. Diagnosestellung: Retinauntersuchung. Histologisches Charakteristikum der Nierenschädigung sind fibrinoide Arteriolonekrosen und -entzündungen sowie Intimaproliferationen mit ischämischer Glomerulosklerose. Sie kann sich aus einer schlecht behandelten essenziellen Hypertonie entwickeln, ist jedoch nicht selten durch eine sekundäre Hypertonie verursacht. Ohne konsequente Therapie hat sie eine schlechte Prognose.

Ein hypertensiver Notfall liegt vor, wenn sich aufgrund eines krisenhaften Blutdruckanstiegs (meistens > 230/130 mmHg) eine vitale Gefährdung durch akute Endorganschäden entwickelt. Hierzu zählen die hypertensive Enzephalopathie, das akute Linksherzversagen mit Lungenödem sowie pektanginöse Beschwerden/akutes Koronarsyndrom. Weitere hypertensive Komplikationen sind intrazerebrale Blutungen und die Aortendissektion/-aneurysmaruptur oder die (Prä-)Eklampsie bei Schwangeren. In diesen Fällen muss eine i.v.-Therapie z.B. mit Urapidil sowie je nach Symptomatik vorlastsenkenden und antianginösen Substanzen unverzüglich erfolgen. Sie sollte so titriert werden, dass extreme Blutdruckabfälle vermieden werden. Alternativ können Clonidin oder Dihydralazin eingesetzt werden. Die sublinguale Gabe von Kalziumantagonisten vom Dihydropyridin-Typ (z.B. Nifedipin) ist möglich, sofern kein Hinweis auf eine myokardiale Ischämie besteht. Nitroprussid-Natrium bleibt Reservemedikament.

■ Therapiekontrolle und Nachsorge

Entscheidend für die Mitarbeit und einen guten Therapieerfolg ist eine sorgsame Langzeitbetreuung des Hochdruckkranken. Durch strukturelle Schulungen und regelmäßige Aufklärung lassen sich eine bessere Therapietreue und damit eine bessere Blutdruckeinstellung erzielen. Die Patienten sollten dazu angeleitet werden, regelmäßig selbst ihren Blutdruck zu messen. Bei sachgerechter Durchführung lässt sich damit die Therapie zuverlässig und kostengünstig überwachen. Durch die patienteneigene Kontrolle wird die Therapieadhärenz der Patienten gestärkt, da ein anderweitiges Feedback z.B. anhand klinischer Beschwerden meistens fehlt. Während der Einstellungsphase sollten die Patienten häufig (z.B. alle 2–4 Wochen) gesehen werden, um die Dosierung zügig anpassen und die Verträglichkeit kontrollieren zu können. Sobald der Zielblutdruck und eine Kontrolle sämtlicher Risikofaktoren stabil erreicht wurden, kann das Intervall gestreckt werden (6 Monate). Patienten, die ausschließlich nichtmedikamentös behandelt werden, bedürfen aber ebenso wie Hochrisikopatienten einer engeren Betreuung. Der Therapieerfolg hängt wesentlich von der Qualität der Arzt-Patienten-Beziehung ab.

■ Kontrolluntersuchungen

Um subklinische Zielorganschäden rechtzeitig zu erfassen, sollten einmal pro Jahr ein Ruhe-EKG (und Belastungs-EKG) sowie eine Echokardiografie durchgeführt werden. Der Augenhintergrund (hypertensive Retinopathie) muss kontrolliert und der Urin auf Mikroalbuminurie getestet werden. Die Kontrolle der Blutzuckerwerte ist einmal jährlich notwendig; bei bestehendem Diabetes gelten hier natürlich die Leitlinien der DDG. Ferner ist einmal jährlich eine eingehende körperliche Untersuchung erforderlich. Risikofaktoren wie Blutfette, Körpergewicht, Rauchen und Alkoholkonsum müssen ebenfalls jährlich überprüft und ggf. z.B. eine Therapie mit Statinen oder eine Thrombozytenaggregationshemmung begonnen werden.

Bei bereits bestehender Mikroalbuminurie wird eine Kontrolle alle 3–6 Monate empfohlen, um den Effekt einer Therapie zu überprüfen. Oft kann bereits wenige Wochen nach Therapiebeginn mit einem ACE-Inhibitor oder AT1-Antagonisten ein Rückgang der Albuminausscheidung festgestellt werden. Außerdem ist es ratsam, die Kreatininkonzentration oder besser die glomeruläre Filtrationsrate zu bestimmen. Hypertensive Diabetiker, bei denen die Niere beteiligt ist, sollten am besten von einem Spezialisten mitbetreut werden. Dasselbe gilt, wenn gesetzte Therapieziele, z.B. das Erreichen des Zielblutdrucks, nicht innerhalb von 6 Monaten erreicht werden können.

Weiterführende Literatur

Mancia G, De Backer G, Dominiczak A, et al. ESH-ESC Task Force on the Management of Arterial Hypertension. 2007 ESH-ESC Practice Guidelines for the Management of Arterial Hypertension: ESH-ESC Task Force on the Management of Arterial Hypertension. J. Hypertens. 2007;25:1751–1762

http://www.hochdruckliga.de/guidline.htm (2008)

American Diabetes Association: Treatment of hypertension in adults with diabetes. Clinical practice recommenddation. Diab. Care. 2004;25:71–73

Parving HH, Lehnert H, Bröchner-Mortensen J, Gomis R, Andersen S, Arner P for the Irbesartan in Patients with Type 2 Diabetes and Microalbuminuria Study Group. The effect of irbesartan on the development of diabetic nephropathy in patients with type 2 diabetes. N Engl J Med 2001;345:870–878

Sharma AM, Wittchen H-U, Kirch W, et al. High prevalence and poor control of hypertension in primary care: cross-sectional study (HYDRA-study). J Hypertension 2004;22:479–486

Wolf-Maier K, Cooper RS, Banegas JR, et al. Hypertension prevalence and blood pressure levels in 6 European countries, Canada, and the United States. JAMA 2003;89:2363–2369

Calhoun D, Jones D, Textor S, et al. Resistant hypertension: diagnosis, evaluation, and treatment: a scientific statement from the American Heart Association Professional Education Committee of the council for high blood pressure research. Circulation 2008;117:510–526

Brantsma AH, Bakker SJ, de Zeeuw D, de Jong PE, Gansevoort RT; PREVEND Study Group Extended prognostic value of urinary albumin excretion for cardiovascular events J Am Soc Nephrol. 2008;19:1785–1791

Dahlöf B, Sever PS, Poulter NR, et al. Prevention of cardiovascular events with an antihypertensive regimen of amlodipine adding perindopril as required versus atenolol adding bendroflu-methiazide as required, in the Anglo-Scandinavian Cardiac Outcomes Trial-Blood Pressure Lowering Arm (ASCOT-BPLA): a multicentre randomised controlled trial. Lancet 2005;366:895–906

Straznicky NE, Eikelis N, Lambert EA, Esler MD. Mediators of sympathetic activation in metabolic syndrome obesity. Curr Hypertens Rep 2008;10:440–447

12 Adipositas

Kapitelkoordination: H. Hauner, M. Wabitsch

12.1 Definition und Epidemiologie 402
12.2 Pathogenese 403
12.3 Gesundheitsrisiko und Komplikationen 404
12.4 Diagnostik 406
12.5 Therapie 407
12.6 Prognose 415
12.7 Prävention 415
12.8 Medizinische Versorgungsstrukturen und gesundheitsökonomische Aspekte.............. 416

12 Adipositas

H. Hauner, M. Wabitsch

12.1 Definition und Epidemiologie

Adipositas ist ein Krankheitsbild, das durch eine über das Normalmaß hinausgehende Vermehrung des Körperfetts charakterisiert ist und mit einer erhöhten Morbidität und Mortalität einhergeht. Der Körperfettanteil macht bei normalgewichtigen Männern 10–20% und bei normalgewichtigen Frauen 15–25% der Körpermasse aus. Bei adipösen Personen kann der Körperfettanteil 40% und mehr erreichen.

Zur Erfassung und Beurteilung der Körperfettmasse wird heute der so genannte Body Mass Index, abgekürzt BMI, verwendet. Er wird als Quotient von Körpergewicht in kg und Körpergröße in Meter im Quadrat (kg/m^2) errechnet. Dieses einfache anthropometrische Maß korreliert mit einem Koeffizienten von 0,4–0,7 vergleichsweise gut mit der eigentlichen Körperfettmasse.

Die Klassifikation des Körpergewichts anhand des BMI erfolgt heute nach einer Empfehlung der WHO (WHO 2000). Als Normalgewichtsbereich gilt ein BMI zwischen 18,5 und 24,9 kg/m^2. Ab einem BMI von 25 kg/m^2 liegt Übergewicht, ab einem BMI von 30 kg/m^2 eine Adipositas vor. Je nach Schweregrad der Adipositas werden 3 Kategorien unterschieden, die auch aus klinischer Sicht sinnvoll sind (Tab. 12.1).

Neben dem BMI wird zunehmend auch der **Taillenumfang** gewertet. Dieser beschreibt zusätzlich das Fettverteilungsmuster, welches hinsichtlich des Gesundheitsrisikos von Übergewicht (BMI 25–29,9 kg/m^2) einen höheren Aussagewert als der BMI besitzt. Ein Taillenumfang >94 cm bzw. >102 cm bei Männern sowie >80 cm bzw. >88 cm bei Frauen weist auf ein mäßig (relatives Risiko >2) bzw. deutlich erhöhtes Risiko (relatives Risiko >3–4) für metabolische und kardiovaskuläre Komplikationen hin.

Übergewicht und Adipositas sind in Deutschland heute weit verbreitet. Rund 50% aller erwachsenen Frauen und 65% aller erwachsenen Männer überschreiten einen BMI von 25. Mindestens jeder 5. Erwachsene ist mit einem BMI ≥30 adipös. Weitere 30–40% der erwachsenen Bevölkerung weisen einen BMI zwischen 25 und 29,9 kg/m^2 auf (Mensink et al, 2005). Die Bewertung des Gesundheitsrisikos der letztgenannten Personengruppe hängt besonders eng vom Fettverteilungsmuster ab. Die Prävalenz der Adipositas hat in den letzten 20 Jahren in Deutschland kontinuierlich zugenommen (Mensink et al, 2005). Nach Auswertungen der bevölkerungsbasierten MONICA- bzw. KORA-Stichproben in der Region Augsburg betraf die Zunahme insbesondere Frauen im jüngeren Erwachsenenalter. Die Prävalenz der Deutschen mit extremer Adipositas (BMI ≥40) stieg danach auf knapp 2% (Döring, persönliche Mitteilung).

Besonders besorgniserregend ist außerdem, dass die **Zahl übergewichtiger Kinder und Jugendlicher** in den letzten Jahren deutlich angestiegen ist. Entsprechend den Zahlen des kürzlich durchgeführten Kinder- und Jugendsurveys (KiGGS) sind 15% der Kinder und Jugendlichen in Deutschland übergewichtig (Stolzenberg et al, 2007). Dies entspricht einer Absolutzahl von ca. 1,9 Mio. Im Vergleich zu Referenzwerten von Anfang der 1990er Jahre bedeutet dies einen Anstieg um 50%. 6,3% in dieser Altersgruppe sind adipös (ca. 800 000 der 1,9 Mio.). Diese Zahl hat sich auf der Basis der Referenzwerte von Anfang der 1990er Jahre annähernd verdoppelt.

Eine bundesweite Praxisstudie im Jahr 2005 ergab Prävalenzdaten zur Verbreitung eines erhöhten Taillenumfangs in der deutschen Bevölkerung. Ein Taillenumfang >88 cm wurde bei 42% der Frauen, ein Taillenumfang >102 cm bei 32% der Männer gemessen (Hauner et al., 2008).

Tabelle 12.1 Klassifikation des Körpergewichts anhand des BMI (nach WHO 2000)

Gewichtskategorie	BMI (kg/m^2)
Untergewicht	<18,5
Normalgewicht	18,5–24,9
Übergewicht ▸ Präadipositas ▸ Adipositas Grad 1 ▸ Adipositas Grad II ▸ Adipositas Grad III	≥25,0 ▸ 25,0–29,9 ▸ 30,0–34,9 ▸ 35,0–39,9 ▸ ≥40,0

12.2 Pathogenese

■ Genetik

> Bei der Adipositas handelt es sich um eine komplexe Erkrankung vor polygenetischem Hintergrund, die von einer Vielzahl von Lebensstilfaktoren modifiziert bzw. ausgelöst wird.

Die Zunahme der Adipositas in den letzten Jahrzehnten lässt sich fast ausschließlich auf Änderungen der Lebensbedingungen zurückführen. Dennoch gibt es zahlreiche Hinweise aus älteren Familien-, Zwillings- und Adoptionsstudien, die für eine starke genetische Komponente bei der Entstehung der Adipositas sprechen.

In **genetischen Studien** an großen Kohorten wurden zahlreiche Assoziationen zwischen definierten Chromosomenabschnitten bzw. einzelnen Genvarianten und phänotypischen Merkmalen der Adipositas beschrieben. Danach scheint es mehrere Chromosomenabschnitte zu geben, die mit dem Phänotyp Adipositas eng assoziiert sind. Daraus lässt sich derzeit ableiten, dass es eine größere Zahl von Genen mit stärkerem Einfluss auf das Körpergewicht gibt (Rankinen et al., 2006). In jüngster Zeit wurden mehrere Gene identifiziert, die zumindest eine modifizierende Wirkung ausüben (z. B. Frayling et al., 2007). Trotz dieser Fortschritte sind wir noch weit von einem Verständnis der genetischen Grundlagen der Adipositas entfernt.

Bei der eher seltenen frühkindlichen Adipositas wurden in den letzten Jahren mehrere monogenetische Formen entdeckt (Rankinen et al., 2006). Dabei konnten einzelne genetische Ursachen identifiziert werden, z. B. umschriebene Defekte im Leptin-, Leptinrezeptor- sowie im POMC-Gen. Diese Formen sind aber sehr selten und sicher nicht für die fortschreitende Adipositasepidemie verantwortlich. Eine Ausnahme stellen bei frühkindlicher Adipositas Mutationen im Melanokortin-4-Rezeptorgen dar, die angesichts einer Häufigkeit von 2–5% nicht unbedeutsam sind. Inzwischen sind das MC-4-Rezeptorgen und sein Promotor gut charakterisiert. Es scheint dort mehrere funktionell aktive Polymorphismen zu geben, die von erheblicher Relevanz für die Körpergewichtsentwicklung sind. Eine aussagefähige molekulargenetische Diagnostik erfordert daher eine komplette Sequenzierung des Gens einschließlich seiner Promotorregion.

Da sich die genetische Ausstattung des Menschen in den letzten Jahrzehnten nicht geändert hat, kann damit der dramatische Anstieg dieser Erkrankung in diesem Zeitraum nicht erklärt werden. Dagegen kam es in den letzten 50 Jahren zu einer nie gekannten und rasch fortschreitenden **Änderung der Lebensbedingungen** und des Lebensstils. Im Vordergrund stehen v. a. veränderte Ernährungsgewohnheiten mit einer ungeregelten, energiedichten, häufig spontanen Nahrungszufuhr. In seiner Wirkung gleichbedeutend dürfte der drastische Rückgang der körperlichen Aktivität in allen Altersgruppen sein.

■ Ernährung

Inzwischen liegt eine Vielzahl von Studien zur Bedeutung einzelner Nahrungskomponenten für die Entstehung der Adipositas vor. Die Ergebnisse dieser Studien liefern ein vielschichtiges Bild. Dabei zeichnet sich ab, dass eine fettreiche, ballaststoffarme, energiedichte Ernährung eine Gewichtszunahme begünstigt. Eine besondere Bedeutung dürfte dabei der Energiedichte zukommen. Im Vergleich zur traditionellen Ernährung in Afrika liegt die Energiedichte in den westlichen Wohlstandsländern um das 3- bis 5-Fache höher. In diesem Zusammenhang zeigte sich deutlich, dass eine hohe Energiedichte auch mit einer erhöhten Fett- und Energiezufuhr assoziiert ist (Prentice u. Jebb, 2003).

Dieser Beobachtung liegt zugrunde, dass das Sättigungsgefühl v. a. über gastrale Mechanismen vermittelt wird. Füllungs- und damit Dehnungsreize im Magen erzeugen Sättigungssignale, die über den N. vagus oder das Magenhormon Ghrelin an die übergeordneten hypothalamischen Regulationszentren gemeldet werden und dann ein Sättigungsgefühl entstehen lassen. Die Erzeugung dieser Sättigungssignale scheint dabei stärker vom Nahrungsvolumen, das in den Magen gelangt, als von seinem Energiegehalt abzuhängen. Flüssige Kalorien in Form von z. B. zuckergesüßten Getränken haben infolge ihrer kurzen Transitzeit durch den Magen nur eine sehr kurze Sättigungswirkung und gehen damit kaum in die Regulation der Sättigung ein, beeinflussen aber die Energiebilanz.

Daneben gibt es zunehmend Berichte, dass die Portionsgrößen von Fastfood und Convenience-Produkten in den letzten Jahrzehnten kontinuierlich zugenommen haben. Gut belegt durch experimentelle Studien ist inzwischen, dass die Energieaufnahme umso höher ist, je größer die angebotene Portion ist. Auch dieses Phänomen hat vermutlich dazu geführt, dass die Kalorienaufnahme pro Einzelmahlzeit tatsächlich angestiegen ist.

Strittig ist nach wie vor die Bedeutung der Kohlenhydrate für die Energiebilanz. Ältere Assoziationsstudien hatten eine inverse Beziehung zwischen Kohlenhydratanteil, sowohl einfache als auch komplexe Kohlenhydrate, und Körpergewicht gezeigt. Neuere Untersuchungen legen aber nahe, dass eine hohe Zufuhr schnell resorbierbarer Kohlenhydrate, z. B. in Form zuckerhaltiger Getränke, mit einem Gewichtsanstieg verbunden ist. Kinder und Jugendliche nehmen heute bis zu 30% ihrer täglichen Energie durch Kohlenhydrate in Form zuckerhaltiger Getränke auf. Eine aktuelle systematische Literaturübersicht zeigt, dass bei Kindern und bei Erwachsenen ein deutlicher Zusammenhang zwischen dem Konsum zuckerhaltiger Getränke und der Gewichtsentwicklung besteht (Malik et al. 2006).

Eine nicht zu unterschätzende Rolle dürften außerdem die veränderten Essgewohnheiten spielen. Viele Menschen halten sich an keine festen Essenszeiten, sondern essen weitgehend spontan und nach Gelegenheit („snacking"). Dieses Verhalten hat zur Folge, dass die aktive Kontrolle über die Kalorienzufuhr schwieriger als bei fest geplanten Mahlzeiten oder überhaupt nicht mehr gelingt. So ist der Verzicht auf Frühstück mit einem erhöhten Risiko verbunden, dass die damit beabsichtigte Kalorienersparnis im Laufe des Tages überkompensiert und eine Gewichtszunahme gefördert wird.

■ Psychosoziale Faktoren

Eine nicht zu unterschätzende Bedeutung dürften die psychosozialen Lebensbedingungen haben. Auch in Deutschland ist die Prävalenz der Adipositas in den unteren Sozialschichten deutlich höher als in den oberen. Dies hat vermutlich verschiedene Ursachen: zahlreiche Studien haben beispielsweise gezeigt, dass beengte Wohnverhältnisse, niedriges Haushaltseinkommen und chronischer Stress die Entwicklung einer Adipositas fördern. Hinzu kommt aber auch, dass das Gesundheitsbewusstsein geringer ausgeprägt und weniger Wert auf einen gesundheitsförderlichen Lebensstil gelegt wird. Infolge der knapperen finanziellen Ressourcen werden eher ungünstige, vor allem fettreiche Lebensmittel bevorzugt. Der Konsum von Obst und Gemüse, die eher eine protektive Wirkung haben, liegt niedriger, nicht zuletzt weil diese Lebensmittel teurer sind. Wahrscheinlich wird die Bedeutung der sozioökonomischen Lebensbedingungen bei der Entstehung der Adipositas eher unterschätzt (Drewnowski u. Specter, 2004).

Auch eine chronische, hohe Stressbelastung kann einen negativen Einfluss auf das Körpergewicht haben. Es ist lange bekannt, dass Essen stresslösend wirkt und die Stimmungslage hebt. Hinzu kommt, dass unter Stressbedingungen eine bewusste Kontrolle der Nahrungszufuhr schwieriger fällt und damit das Risiko für Gewichtszunahme steigt. So sind z. B. traumatische Erlebnisse wie Scheidung oder Verlust des Arbeitsplatzes aus diesen Gründen mit einem Gewichtsanstieg assoziiert. Allerdings kann das Reaktionsmuster auf eine Stressbelastung individuell sehr unterschiedlich sein.

12.3 Gesundheitsrisiko und Komplikationen

Übergewicht/Adipositas geht mit einer Vielzahl von Begleit- und Folgeerkrankungen einher, die von der Dauer und dem Ausmaß des Übergewichts abhängen. Eine besondere Bedeutung hat in diesem Zusammenhang das Fettverteilungsmuster. Vor allem bei mäßigem Übergewicht (BMI zwischen 25 und 29,9 kg/m^2) bestimmt die Fettverteilung maßgeblich das Komplikationsrisiko. Das Fettverteilungsmuster lässt sich mittels des Taillenumfangs relativ einfach erfassen. Dieser korreliert relativ gut mit der Größe der viszeralen Fettdepots. Klinische Studien zeigen, dass vergrößerte intraabdominelle Fettdepots aufgrund ihrer besonderen metabolischen Eigenschaften einschließlich einer deutlich stärkeren Innervierung und Vaskularisierung eng mit den metabolischen und kardiovaskulären Komplikationen des Übergewichts assoziiert sind. Ein Taillenumfang > 94 cm bzw. > 102 cm bei Männern sowie > 80 cm bzw. > 88 cm bei Frauen weist auf ein mäßig (relatives Risiko > 2) bzw. deutlich erhöhtes Risiko (relatives Risiko > 3–4) für solche Komplikationen hin.

> Da Männer deutlich häufiger als Frauen ein abdominales Fettverteilungsmuster haben, sind sie bei gleichem BMI auch stärker gefährdet und bedürfen in der Regel früher einer Behandlung.

■ Subjektive Beschwerden, Lebensqualität

Die Komplikationen der Adipositas erstrecken sich auf ganz unterschiedliche Dimensionen. Sowohl subjektive Lebensqualität als auch multiple Organfunktionen sind in vielfältiger Weise betroffen. Adipöse Menschen leiden subjektiv erheblich unter ihrem Gewicht, da es sich um ein leicht erkennbares äußerliches Stigma handelt, das bei vielen Mitmenschen negative Reaktionen bis hin zu Geringschätzung und Ablehnung hervorruft (Kushner u. Foster, 2000). Dementsprechend empfinden sich Übergewichtige oft als minderwertig, haben geringes Selbstvertrauen und neigen zu depressiven Verstimmungen. Auch im Berufsleben begegnen Übergewichtige häufig unberechtigten Vorurteilen und werden nachweislich benachteiligt. Nicht zuletzt gestaltet sich v. a. für übergewichtige Frauen die Partnerwahl schwieriger, die Scheidungsraten adipöser Menschen liegen höher.

■ Metabolische Krankheiten

Besonders häufig finden sich bei übergewichtigen Menschen Stoffwechselstörungen wie Typ-2-Diabetes mellitus, Dyslipoproteinämie und Hyperurikämie/Gicht. Es besteht v. a. ein auffallend enger Zusammenhang zwischen Körpergewicht und Gewichtsveränderung einerseits und **Diabetesrisiko** andererseits. So ist das Diabetesrisiko bei Männern und Frauen mit einem BMI ≥ 30 um das 20- bis 80-Fache höher als bei schlanken Kontrollen mit BMI < 22.

Die zugrunde liegenden Mechanismen sind bis heute unklar. Es zeichnet sich aber ab, dass Sekretionsprodukte von vergrößerten Fettzellen und ein erhöhter Umsatz von Fettsäuren direkt an der Entstehung einer Insulinresistenz beteiligt sein könnten. Diese kann zwar durch eine gesteigerte Insulinsekretion ausgeglichen werden – erkennbar an erhöhten basalen und postprandialen Insulinkonzentrationen. Wenn dieser kompensatorische Mechanismus infolge eines genetischen Defekts der Betazellfunktion aber nicht aufrechterhalten werden kann, kommt es schließlich zur klinischen Manifestation eines Typ-2-Diabetes. Dies erklärt, warum nur ca. 30–40% aller adipösen Menschen, vermutlich diejenigen mit „Diabetesgenen", diese Krankheit entwickeln.

Auch bezüglich der **Dyslipoproteinämie** entscheiden wahrscheinlich zusätzliche genetische Faktoren über die Entwicklung und Ausprägung einer begleitenden Fettstoffwechselstörung. Typische Veränderungen sind Hypertriglyzeridämie, niedriges HDL-Cholesterin, Störung des postprandialen Katabolismus der Lipoproteine und ein erhöhter Anteil kleiner, dichter und damit besonders atherogener LDL-Partikel. Das LDL-Cholesterin ist meist nicht oder nur geringgradig erhöht.

Mit steigendem Körpergewicht kommt es außerdem zu einem Anstieg der Harnsäurekonzentration und damit zu einem erhöhten **Gichtrisiko**. Neben einer häufig erhöhten Zufuhr von Nahrungspurinen ist hieran vermutlich eine verminderte renale Harnsäureexkretion als Folge der Insulinresistenz beteiligt.

■ Kardiovaskuläre Komplikationen

Neben den Störungen im Glukose- und Lipidstoffwechsel wird auch ein **Anstieg der Blutdruckwerte** parallel zum Ausmaß des Übergewichts beobachtet. Die Adipositas ist damit wahrscheinlich die wichtigste Ursache der arteriellen Hypertonie. Als relevante pathogenetische Faktoren werden die folgenden diskutiert:
- erhöhte Sympathikusaktivität,
- gesteigerte renale Natriumretention,
- vermehrte Bildung von Angiotensin II, Endothelin-1 u. a. im Fettgewebe.

> Daraus ergibt sich, dass die Adipositas die eigentliche Ursache und der entscheidende Promotor des Metabolischen Syndroms ist (Kapitel 10.1).

Dazu passt die Beobachtung, dass es mit steigendem BMI auch zum Anstieg der Inzidenz von Herzinfarkt und Schlaganfall kommt. Bei einem BMI ≥ 30 ist das Risiko für diese Ereignisse um mindestens das 2- bis 3-Fache erhöht. Der Taillenumfang ist ein eigenständiger Risikofaktor für diese Komplikationen und wahrscheinlich bedeutsamer als der BMI (Yusuf et al., 2005).

■ Karzinomrisiko

Auch die Inzidenz bestimmter Karzinome ist bei adipösen Personen erhöht. Eine kürzlich veröffentlichte Studie zeigte, dass adipöse Menschen im Vergleich zu schlanken ein um 52% (Männer) bzw. 62% (bei Frauen) erhöhtes Risiko haben, an einem Karzinom zu versterben (Calle et al, 2003). Das höhere Risiko bei Frauen erklärt sich durch das gehäufte Vorkommen östrogenabhängiger Tumoren wie Endometrium- und Mammakarzinom. Diesem Befund liegt zugrunde, dass die Östrogene bei der Frau nach der Menopause nahezu ausschließlich durch eine periphere Aromatisierungsreaktion im Fettgewebe gebildet werden, sodass bei adipösen Frauen höhere Serumöstrogenspiegel vorliegen. Ansonsten ist bei beiden Geschlechtern besonders das Risiko für kolorektale und Nierenkarzinome erhöht.

■ Pubertätsentwicklung und Fertilität

Kinder mit Adipositas haben in der Regel ein akzeleriertes Längenwachstum bis zum Alter von 14 Jahren, das mit einer akzelerierten Knochenreifung einhergeht. Die Entwicklung der sekundären Geschlechtsmerkmale verläuft für die in Deutschland lebenden Kinder in der Regel normal (Denzer 2007). Bei Mädchen kann eine leichte Vorverlagerung der Brustentwicklung beobachtet werden. In einer Subgruppe von adipösen Mädchen mit Übergewicht kann eine Pubertas praecox oder eine frühnormale Pubertätsentwicklung mit einem frühen Menarchenalter gefunden werden. Bei adipösen Jungen liegt häufig eine Pseudogynäkomastie oder eine echte Gynäkomastie während der Pubertät vor. Durch die vermehrte Aromatisierung von Androgenen im Fettgewebe entstehen erhöhte zirkulierende Östrogenkonzentrationen. Zudem wird angenommen, dass die Östrogensensitivität im Brustgewebe während der Pubertät der betroffenen Jungen erhöht ist.

Der Befund eines Hypogenitalismus bei adipösen Jungen tritt nicht häufiger als bei normalgewichtigen auf. Ursache für diese dennoch nicht selten gestellte Diagnose ist meistens eine unzureichende körperliche Untersuchung. Die Palpation des Hodenvolumens und der Phalluslänge sowie die genaue Bestimmung des Behaarungsstadiums nach Tanner sind bei adipösen Jungen erschwert. Bei der Bestimmung von Testosteron im Serum fällt allerdings häufig auf, dass adipöse Jungen im Vergleich zu altersbezogenen Referenzdaten niedrige Testosteronspiegel haben. Bei den gleichzeitig erniedrigten SHBG-Konzentrationen ist jedoch von einer normalen Konzentration von freiem Testosteron auszugehen.

■ Andere Komplikationen

Eine pathologische Vermehrung des Körperfetts kann eine Vielzahl weiterer Organschäden zur Folge haben. Übergewichtige haben ein erhöhtes Risiko für die linksventrikuläre Hypertrophie und damit für das Auftreten einer Herzinsuffizienz, was sich durch die erhöhte zirkulierende Blutvolumen und die damit verbundene gesteigerte Pumpleistung erklärt. Die Lungenfunktion ist durch eine alveoläre Hypoventilation gekennzeichnet. Gleichzeitig ist das Risiko für das Auftreten eines Schlaf-Apnoe-Syndroms deutlich erhöht. Ferner finden sich gehäuft Gallensteinleiden, Fettleber, chronisch-venöse Insuffizienz und degenerative Gelenkerkrankungen, die sich v.a. an den gewichtsbelasteten Gelenken wie Lendenwirbelsäule, Hüft-, Knie- und Sprunggelenken manifestieren (Tab. 12.2).

Tabelle 12.2 Typische und häufige Komplikationen der Adipositas

Organsystem	Erkrankung
Stoffwechsel	Typ-2-Diabetes mellitus Dyslipoproteinämie Hyperurikämie/Gicht Insulinresistenz
Herzkreislauf-system	Hypertonie Gestörte Fibrinolyse, erhöhtes thromboembolisches Risiko Koronare Herzkrankheit Schlaganfall Linksventrikuläre Hypertrophie, Herzinsuffizienz Chronisch-venöse Insuffizienz, Ulcus cruris
Lunge	Alveoläre Hypoventilation, Pickwick-Syndrom Schlaf-Apnoe-Syndrom
Gastrointestinaltrakt	Dyspepsie Gallensteinleiden Fettleberhepatitis Motilitätsstörungen, Obstipation
Karzinome	Kolorektale Karzinome Nierenkarzinome Endometrium-, Mammakarzinom Prostatakarzinom
Erkrankungen des Bewegungsapparats	LWS-Syndrom Gelenkerkrankungen, Arthrosen
Sonstiges	Erhöhtes Operationsrisiko Erhöhtes Narkoserisiko Erhöhtes Unfall- und Verletzungsrisiko Wundheilungsstörungen

12.4 Diagnostik

■ Anamnese

Wie bei jeder anderen Erkrankung setzt auch die Therapie der Adipositas ein definiertes Untersuchungsprogramm voraus, um eine maßgeschneiderte Therapie planen zu können. Am Anfang steht die Anamnese, bei der Beginn und Entwicklung des Übergewichts und mögliche Einflussfaktoren (kindliche Traumata, andere Erkrankungen, Scheidung, Schwangerschaft, bestimmte Medikamente) erfasst werden müssen. Auch frühere Behandlungsversuche und Gründe für deren Scheitern sind zu erfragen. Ein wichtiger Teil der Anamnese ist die Frage nach der Motivation des Patienten, seiner Bereitschaft die Selbstverantwortung zu übernehmen sowie nach dem familiären bzw. sozialen Umfeld. Auch die Familienanamnese bezüglich Adipositas, Typ-2-Diabetes, Hypertonie, Dyslipoproteinämie und kardiovaskulären Erkrankungen ist unverzichtbar.

Ein weiterer wichtiger Bestandteil ist die Erfassung des Lebensstils und dabei insbesondere die Ernährungsanamnese. Dabei geht es weniger darum, die Gesamtkalorienaufnahme zu bestimmen, sondern Essverhalten und Zusammensetzung der Nahrung zu erfassen. Dies kann mithilfe strukturierter Fragebögen, aber auch über Ernährungsprotokolle, Food-Frequency-Fragebögen etc. erfolgen. Strukturierte Fragebögen haben sich besonders bewährt, da sie einen schnellen Einblick in das individuelle Ernährungsmuster geben, der unmittelbar für das Beratungsgespräch genutzt werden kann. Erfragt werden sollte auch, welche besonderen Anlässe zur Nahrungsaufnahme führen (z. B. Ärger am Arbeitsplatz).

■ Klinische Untersuchung

Die körperliche Untersuchung umfasst alle durch die Adipositas möglicherweise beeinträchtigten Organsysteme; dazu gehören:
▶ Herzkreislaufsystem (Hypertonie, KHK, Herzinsuffizienz, Varikosis),
▶ Respirationstrakt (Dyspnoe, Hypoventilation, Tagesmüdigkeit, Schnarchen, nächtliche Atempausen),
▶ Gastrointestinaltrakt (Refluxsymptomatik, Lebergröße und -konsistenz, Obstipation),
▶ Haut (Intertrigo, Hirsutismus, Akanthosis nigricans),
▶ Gelenke (Rückenschmerzen, Gelenkschmerzen),

Tabelle 12.3 Diagnostische Maßnahmen bei Adipositas

Anamnese	Eigenanamnese Familienanamnese Ernährungsanamnese/Protokolle Fragebögen zur Erfassung von Bewegungsaktivität, Essverhalten, Lebensqualität etc.
Anthropometrie	Größe, Gewicht, BMI Taillenumfang Blutdruck, evtl. 24-h-Blutdruckmessung Evtl. Bioimpedanzanalyse, indirekte Kalorimerie
Labordiagnostik	Blutbild, Elektrolyte, Kreatinin, Transaminasen Lipidstatus Blutzucker, evtl. HbA1c, oraler Glukosebelastungstest TSH basal (bei Erstuntersuchung) Molekulargenetische Untersuchung nur bei begründetem Verdacht auf monogenetische Adipositasform
Apparative Diagnostik	EKG, evtl. Echokardiografie Oberbauchsonografie

- Endokrinium und
- urogenitales System (Amenorrhoe, Hypogonadismus, Inkontinenz u. a.).

Bei einem Oberarmumfang >40 cm sollte für die Blutdruckmessung eine breitere Manschette (16–20 cm) benutzt werden. Der Taillenumfang wird mit einem Messband am stehenden Patienten in der Mitte zwischen Beckenkamm und Unterrand des Rippenbogens (in der Axillarlinie) gemessen.

Die klassischen **konnatalen Adipositassyndrome** (z. B. Prader-Willi-Syndrom, Laurence-Moon-Bardet-Biedl-Syndrom) können während der Kindheit meist eindeutig durch begleitende Symptome wie mentale Retardierung, Wachstums- oder Pubertätsentwicklungsstörung diagnostiziert werden. Die seltenen monogenen Adipositasformen bei Menschen (Leptindefizienz, Leptinrezeptordefizienz, Melanokortin-4-Rezeptordefizienz) zeichnen sich durch eine frühmanifeste extreme Adipositas aus. Diese Erkrankungen entstehen aufgrund einer Funktionsstörung der hypothalamischen Leptin-Melanokortin-Achse. Im Falle eines Leptinmangels oder einer Leptinrezeptordefizienz liegt zudem ein Hypogonadismus und eine gestörte T-Zell-Immunität vor.

■ Laboruntersuchungen

Die Laboruntersuchungen beinhalten Stoffwechselparameter wie Blutglukose, Lipidstatus, Harnsäure und bei der Erstuntersuchung basales TSH zum Ausschluss einer Hypothyreose. Eine weiterführende endokrinologische oder molekulargenetische Diagnostik ist nur in besonderen Fällen indiziert (Tab. 12.3). Die Bestimmung der Körperzusammensetzung mittels BIA oder DEXA sowie des Ruheenergieverbrauchs kann in Einzelfällen oder bei bestimmten Fragestellungen sinnvoll sein. In der Regel ist außerdem eine Oberbauchsonografie (Leber, Gallenblase) und ein EKG (Hinweise für linksventrikuläre Hypertrophie bzw. KHK) erforderlich; ggf. ist zusätzlich eine Echokardiografie angezeigt.

Bei den **differenzialdiagnostischen Überlegungen** ist ein Binge-Eating-Syndrom und eine Bulimie auszuschließen. Hinweise für Binge-Eating (regelmäßige Essattacken mit unverhältnismäßig großen Mengen, mindestens 2 Essanfälle pro Woche über einen Zeitraum von 6 Monaten, Kontrollverlust bei der Nahrungsaufnahme, Kummer wegen der Essanfälle) finden sich häufig. Bis zu 30 % aller Teilnehmer von Therapieprogrammen leiden unter diesem Syndrom. Eine Bulimie ist dagegen eher selten. Hierbei kommt es zusätzlich zu den Essanfällen zu selbstinduziertem Erbrechen und anderen kompensatorischen Reaktionen. Sekundäre Adipositasformen sind ebenfalls selten (1–5 %). Am häufigsten handelt es sich um endokrinologische Erkrankungen, z. B. Hypothyreose, Morbus Cushing, hypothalamische Läsionen, oder die Einnahme gewichtssteigernder Medikamente, z. B. atypische Neuroleptika (Clozapin, Olanzapin).

12.5 Therapie

■ Indikationen und Kontraindikationen für eine Adipositastherapie

Die Behandlungsnotwendigkeit wird am BMI und dem assoziierten Risikoprofil festgemacht. Eine Indikation für eine Gewichtsreduktion besteht in jedem Fall bei einem BMI ≥ 30. Auch ein BMI zwischen 25 und 29,9 kann eine Indikation darstellen, wenn bereits gewichtsbedingte Gesundheitsstörungen wie Typ-2-Diabetes oder Hypertonie vorliegen.

Kontraindikationen für eine Gewichtsreduktion sind fehlendes Übergewicht, Schwangerschaft und Stillzeit, Essstörungen, schwere Allgemeinerkrankungen und psychiatrische Erkrankungen.

■ Behandlungsziele

Die Behandlungsziele orientieren sich am individuellen Gesamtrisiko. Dabei wird stets eine Verminderung der exzessiven Fettdepots bei Erhalt der stoffwechselaktiven Muskelmasse angestrebt. Bei unkomplizierter Adipositas reicht meist eine Gewichtssenkung von 5–10 % des Ausgangsgewichts mit anschließender Gewichtssta-

Tabelle 12.4 Prävention und Therapie der Adipositas (nach Leitlinien; Hauner et al, 2006)

Grad des Körpergewichts und der Gesundheitsgefährdung	Ziel	Maßnahmen
Normalgewicht (BMI 18,5–24,9)	→ Gewichtsstabilisierung	→ Ggf. Gewichtsmonitoring
Normalgewicht (BMI 18,5–24,9) plus Risikofaktor und/oder Komorbiditäten	→ Gewichtsstabilisierung, bei familiärer Prädisposition Gewichtszunahme >3 kg verhindern. Risikofaktoren-Management, z. B. Aufgabe des Rauchens, gesunder Lebensstil	→ Gewichtsmonitoring, Risikofaktoren-Management, Therapie der Komorbiditäten, Beratung über gesundheitsförderlichen Lebensstil.
Präadipositas (BMI 25–29,9)	→ Verhinderung einer Gewichtszunahme	→ Gewichtsmonitoring, Beratung über gesundheitsförderlichen Lebensstil.
Präadipositas (BMI 25–29,9) plus Risikofaktor und/oder Komorbiditäten oder Taillenumfang w: >80 cm; m: >94 cm	→ Dauerhafte Gewichtsreduktion um 5–10%	→ Basisprogramm*, Risikofaktoren-Management, Therapie der Komorbiditäten, bei BMI >27 kg/m³ frühestens nach 12-wöchiger Therapie zusätzliche medikamentöse Therapie erwägen.
Adipositas Grad I (BMI 30–34,9)	→ Dauerhafte Gewichtsreduktion um 5–10%	→ Basisprogramm*, Beratung über gesundheitsförderlichen Lebensstil.
Adipositas Grad I (BMI 30–34,9) plus Risikofaktor und/oder Komorbiditäten oder Taillenumfang w: >88 cm; m: >102 cm	→ Dauerhafte Gewichtsreduktion um 5–10%	→ 1. Basisprogramm*, Risikofaktoren-Management, Therapie der Komorbiditäten; 2. wenn kein Erfolg, frühestens nach 12 Wochen zusätzliche medikamentöse Therapie erwägen.
Adipositas Grad II (BMI 35–39,9)	→ Dauerhafte Gewichtsreduktion um ≥10%	→ Basisprogramm*, Beratung über gesundheitsförderlichen Lebensstil.
Adipositas Grad II (BMI 35–39,9) plus Risikofaktor und/oder Komorbiditäten	→ Dauerhafte Gewichtsreduktion um 10–20%	→ 1. Basisprogramm*, Risikofaktoren-Management, Therapie der Komorbiditäten; 2. wenn kein Erfolg, frühestens nach 12 Wochen zusätzliche medikamentöse Therapie erwägen; 3. bei erfolgloser konservativer Therapie chirurgische Maßnahmen erwägen.
Adipositas Grad III (BMI >40)	→ Dauerhafte Gewichtsreduktion um 10–30%	→ 1. Basisprogramm*, Risikofaktoren-Management, Therapie der Komorbiditäten; 2. wenn kein Erfolg, frühestens nach 12 Wochen zusätzliche medikamentöse Therapie erwägen; 3. bei erfolgloser konservativer Therapie chirurgische Maßnahmen erwägen.

* Das Basisprogramm setzt sich zusammen aus Ernährungstherapie, Bewegungstherapie und Verhaltensmodifikation

bilisierung. Bei höherem Schweregrad oder hohem Gesamtrisiko kann eine Gewichtssenkung von bis zu 30% indiziert sein (Tab. 12.4). Andererseits kann bei mäßigem Übergewicht mit BMI zwischen 25 und 29,9 bereits die Verhinderung einer Gewichtszunahme ein Therapieziel darstellen (Abb. 12.1).

Folgende Therapieziele kommen je nach individuellem Risiko infrage:
▶ Stabilisierung des Körpergewichtsanstiegs bei Gewichtsanstieg
▶ Gewichtssenkung von 5–10%
▶ Besserung von begleitenden Risikofaktoren
▶ Gewinn an Lebensqualität
▶ gesunde Lebensweise

Die Therapieziele sollten gemeinsam mit dem Patienten vereinbart und regelmäßig überprüft und ggf. modifiziert werden. Da es um eine langfristige Lebensstiländerung geht, sollten stets auch die Langzeitergebnisse dokumentiert werden. Zunehmend etabliert sich ein Vorgehen, Nachuntersuchungen nicht nur 1 Jahr nach Therapieende, sondern auch zu späteren Zeitpunkten nach 2, 3 und 5 Jahren vorzunehmen.

■ Therapievoraussetzungen und risikogerechte Behandlungsstrategie

Da es sich bei der Adipositastherapie um eine langwierige und aufwendige Aufgabe handelt, muss auf günstige Therapievoraussetzungen geachtet werden. Eine zentrale Bedingung für einen Therapieerfolg ist die **Ei-**

12.5 Therapie

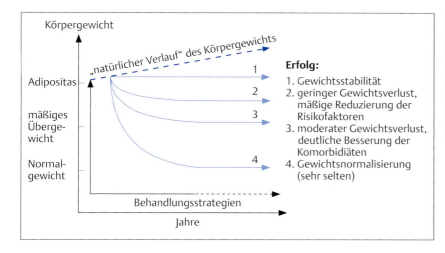

Abb. 12.1 Natürlicher Verlauf des Körpergewichts und möglicher Erfolg von Behandlungsstrategien. Erfolg: 1: Gewichtsstabilität; 2: geringer Gewichtsverlust, mäßige Reduzierung der Risikofaktoren; 3: moderater Gewichtsverlust, deutliche Besserung der Komorbiditäten; 4. Gewichtsnormalisierung (sehr selten) (nach Rössner).

genmotivation des Patienten. Ohne Einsicht in die Notwendigkeit einer Therapie und ohne die Möglichkeit, eine solche unter Alltagsbedingungen umsetzen, ist ein Erfolg unwahrscheinlich. Ein unterstützendes soziales Umfeld ist ebenfalls ein günstiger prognostischer Faktor für den Therapieerfolg.

Als essenzielle Voraussetzung für den Therapieerfolg gilt die **Patientenschulung**. Sie soll dem Patienten das nötige Verständnis der Zusammenhänge zwischen Lebensstil und Körpergewicht geben und die Grundkenntnisse bereitstellen, die für seine Behandlung und sein Selbstmanagement unabdingbar sind. Nach Möglichkeit sollen die Inhalte problemorientiert und patientenzentriert vermittelt werden. Die Schulungen werden in der Regel in Gruppen durchgeführt.

Da es sich bei der Adipositas um ein heterogenes Krankheitsbild mit unterschiedlichen Gesundheitsrisiken handelt, ist grundsätzlich eine möglichst maßgeschneiderte Therapie anzustreben. Vorgefertigte, wenig flexible Therapiekonzepte werden den individuellen Voraussetzungen und Wünschen häufig nicht gerecht und scheitern daher meist.

Die therapeutischen Optionen umfassen die folgenden:
- Ernährungsumstellung,
- Verhaltensmodifikationstraining,
- Bewegungstherapie,
- Medikamente,
- Schulung des Patienten und seiner Familienangehörigen und
- – bei extremer Adipositas – chirurgische Maßnahmen.

Die Adipositastherapie sollte multidisziplinär angelegt sein. Im Regelfall werden verschiedene Komponenten kombiniert eingesetzt, die auf die individuellen Besonderheiten angepasst sind (Hauner et al, 2006). Ein eigenständiger Aspekt ist die Behandlung der Folgeerkrankungen. Diese bessern sich zwar durch die Gewichtsreduktion, häufig sind aber zusätzliche medikamentöse Maßnahmen erforderlich.

In der Regel wird eine **Stufentherapie** verfolgt, die mit einer Kombination aus mäßig hypokalorischer Kost, Bewegungssteigerung und Verhaltensmodifikation als Basistherapie beginnt. Wird damit das Behandlungsziel nicht innerhalb von 3–6 Monaten erreicht, sind zusätzliche Maßnahmen wie eine kurzzeitige sehr niedrigkalorische Kost (z. B. Formuladiät) oder die zusätzliche Verordnung gewichtssenkender Medikamente zu erwägen. Grundlage bleibt aber stets die langfristige Ernährungsumstellung und ein aktiver Lebensstil. Die wirksamste Einzelkomponente ist immer die Begrenzung der Energiezufuhr. Im Folgenden sollen die einzelnen Therapiekomponenten näher dargestellt werden.

■ Ernährungstherapie

Es gibt zahllose Ernährungsempfehlungen, die eine Gewichtsabnahme bewirken sollen. Sie reichen von Nulldiät bis hin zu extrem einseitigen Diäten. In diesem Rahmen sollen aber nur die Konzepte erwähnt werden, die evidenzbasiert sind und in unabhängigen Leitlinien ihren Niederschlag gefunden haben (Hauner et al, 2006, Kunze und Wabitsch, 2006). Eine Darstellung und Bewertung populärer Diäten erfolgte kürzlich in einer Publikation der Stiftung Warentest.

■ Alleinige Fettreduktion

Bei diesem Konzept geht es ausschließlich um die Verminderung der Fettzufuhr. Ausgehend von der Hypothese, dass eine hohe Fettzufuhr eine Gewichtszunahme begünstigt, konnte eine Vielzahl von Studien zeigen, dass eine alleinige Fettreduktion zu einer Gewichtsabnahme führt. Die erlaubte Fettmenge wird dabei auf ca. 60 g begrenzt. Da die durchschnittliche Fettaufnahme in der deutschen Bevölkerung mit 100–120 g täglich weitaus höher liegt, wird damit ein Kaloriendefizit von ca. 500 kcal/Tag erreicht.

Von Vorteil ist das einfach didaktische Konzept, das vom Anwender lediglich verlangt, auf die Fettmenge zu achten und diese zu reduzieren. Eine Metaanalyse der bisherigen Studien ergab eine signifikante Gewichtssenkung um durchschnittlich 3,2 kg. Die Gewichtsabnahme war umso größer, je höher das Ausgangsgewicht war (Astrup et al, 2000). Allerdings zeigen die Erfahrungen, dass der Gewichtsverlust bei adipösen Patienten mit Begleiterkrankungen meist gering bleibt, sodass diese Strategie heute in erster Linie zur Primärprävention der Adipositas, zur Gewichtsreduzierung bei mäßigem Übergewicht (BMI 25–29,9) sowie zur Verhinderung einer Wiederzunahme nach diätetischer Gewichtsreduktion empfohlen wird.

■ Mäßig hypokalorische Mischkost

> Die mäßig hypokalorische Mischkost ist weiterhin der Goldstandard der Ernährungstherapie der Adipositas.

In der Regel wird ein Energiedefizit von 500–800 kcal pro Tag angestrebt. Manche Therapeuten berechnen dafür den Energiebedarf eines Patienten. Hierfür gibt es verschiedene, mehr oder weniger präzise Formeln, die allerdings in der Praxis von begrenztem Nutzen sind. Es genügt zumeist, mit den Patienten zu besprechen, wie er das o. g. Energiedefizit im Rahmen seiner täglichen Ernährung erreichen kann. Auch der Nutzen des Kalorienzählens wird meist überschätzt, zumal diese Methode mit einer hohen Fehlerrate einhergeht. Sinnvoller ist dagegen ein Ernährungstagebuch und regelmäßiges Wiegen, um die Eigenkontrolle beim Patienten zu fördern.

Unabdingbare Voraussetzung für eine erfolgreiche personalisierte Ernährungsberatung ist eine gute **Dokumentation der bisherigen Ernährungsgewohnheiten**. Dafür eignet sich das möglichst realitätsnahe Ausfüllen eines strukturierten Ernährungsfragebogens. In der Praxis besteht der Hauptnutzen dieses Fragebogens darin, dass sich damit die individuellen Problempunkte in der Ernährung eines Patienten gut erkennen lassen und die Analyse ein guter Ausgangspunkt für die Reduktion der Energiezufuhr ist. Eine weitere geeignete Methode ist es, den Patienten um das Ausfüllen eines mehrtägigen Ernährungsprotokolls zu bitten (z. B. 7-Tage-Protokoll). Auch dieses lässt sich gut für eine personalisierte Beratung nutzen und berücksichtigt v. a. die hohe Variabilität im Essverhalten.

Es bewährt sich, den **Patienten aktiv in die Therapiegestaltung** einzubinden. Er sollte ermutigt werden, selbst Vorschläge zu machen, wie er beispielsweise seine Fettmenge reduziert. Dabei ist darauf zu achten, dass es zu keiner größeren Reduzierung des Gesamtvolumens der Nahrung kommt, da sonst keine ausreichende Sättigung zu erreichen ist. Gleichzeitig sollten dem Patienten Vorschläge unterbreitet werden, von welchen Nahrungsmitteln er kompensatorisch mehr verzehren darf, z. B. von Salat, Gemüse, Vollkornbrot, Obst etc.

Die **Prinzipien einer mäßig energiereduzierten Kost** sind folgende.
- Ernährungsinformation und -schulung
- Reduzierung der Energiezufuhr um 500–800 kcal
- Verringerung der Zufuhr gesättigter Fette (tierische Fette)
- ausreichende Proteinzufuhr (mind. 50 g pro Tag)
- reichlich Gemüse, Salate, Obst, Vollkornprodukte
- ausschließlich kalorienfreie Getränke
- Verteilung auf 3–4 feste Mahlzeiten pro Tag

Die wichtigste Einzelmaßnahme ist die Verringerung der Fettmenge, insbesondere der ungünstigen tierischen Fette. Diese Kostform hat den großen Vorteil, dass sie praktisch nebenwirkungsfrei und sicher ist. Sie erfordert keinen großen Betreuungsaufwand und kann als langfristiges Ernährungskonzept ohne Einschränkungen empfohlen werden. Bei konsequenter Umsetzung ist mit einer Gewichtsabnahme von 0,5–1 kg pro Woche über einen Zeitraum von 12–24 Wochen zu rechnen. Von Nachteil ist aber, dass damit oft keine ausreichende Gewichtsabnahme gelingt, da die Patienten die tatsächliche Energiezufuhr unterschätzen bzw. Schwierigkeiten in der praktischen Umsetzung haben.

■ Kohlenhydratarme Diäten

Nach neueren Studien ist der initiale Gewichtsverlust bei kohlenhydratarmen, fett- und eiweißliberalen Diäten fast doppelt so hoch wie bei konventionellen fettreduzierten Kostformen. Allerdings besteht bereits nach 6–12 Monaten im Vergleich zu fettreduzierten, kohlenhydratbetonten Kostformen kein Vorteil hinsichtlich der Gewichtsabnahme mehr. Da die verfügbaren Beobachtungszeiten nicht länger als 2 Jahre sind, ist über die langfristigen Ergebnisse dieser Diäten nichts bekannt.

Bei der Atkins-Kost wird die Kohlenhydrataufnahme zu Beginn auf weniger als 20–40 g beschränkt, während die Fett- und Eiweißzufuhr unbegrenzt bleibt. Gemüse, Salate und in Maßen Obst sind erlaubt, sodass die Versorgung mit Mikronährstoffen weitgehend vollständig ist. Bei anderen kohlenhydratarmen Kostformen werden bis zu 40 % der Gesamtenergiezufuhr in Form von Kohlenhydraten konsumiert. Bislang gibt aber es keinen Konsens, was unter einer kohlenhydratarmen Diät zu verstehen ist. Manche Autoren bezeichnen eine Kost mit einem Kohlenhydratanteil von 40 % als kohlenhydratarm.

Der gute Gewichtsverlust führt zu einer Besserung des Glukose- und Lipidstoffwechsels mit Ausnahme der LDL-Cholesterinspiegel. Allerdings scheint auch die Makronährstoffzusammensetzung per se einen günstigen Einfluss auf einzelne Stoffwechselparameter zu haben. Bei Patienten mit Typ-2-Diabetes scheint eine kohlenhydratarme Kost (30–40 % der Gesamtenergiezufuhr) den Glukosestoffwechsel zu verbessern.

Drastisch energiereduzierte Kostformen

Gelingt mit einer mäßig energiereduzierten Kost keine Gewichtssenkung („Diätversagen") oder ist aus medizinischen Gründen eine rasche und größere Gewichtsabnahme erwünscht, dann kann für einen begrenzten Zeitraum eine drastischere Energiebegrenzung angewandt werden. Da die meisten Übergewichtigen möglichst rasch und viel abnehmen wollen, erfreuen sich diese Kostformen bei Diätwilligen großer Beliebtheit.

Eine drastische Kalorienreduktion ist aber medizinisch nicht ohne **Risiken**, da unter diesen Bedingungen die Nährstoffversorgung – Makro- wie Mikronährstoffe gleichermaßen – stark eingeschränkt ist. Gleichzeitig steigt das Risiko unangenehmer Nebenwirkungen wie Schwindel infolge von Blutdruckabfall, Hungergefühl, Nervosität, Konzentrationsstörungen, Frieren, Verstopfung deutlich an. Auch gefährlichere Komplikationen wie Herzrhythmusstörungen infolge eines Kaliummangels, Nierenversagen und Ketoazidose infolge des stark katabolen Stoffwechsels können auftreten. Bei jüngeren, ansonsten gesunden Menschen sind ernsthafte Probleme dieser Art sehr selten, bei älteren, multimorbiden Patienten steigt das Risiko dafür umso deutlicher. Da bei dieser drastischen Energieeinschränkung ein größerer Verlust an Muskelmasse unvermeidlich ist, sollte diese Kostform nicht bei einem BMI < 30 eingesetzt werden.

Am einfachsten und sichersten ist derzeit der Einsatz so genannter **Formuladiäten**. Es handelt sich dabei um industriell hergestellte, definierte Nährstoffpulver auf Milcheiweiß- (Molke-) bzw. Sojaeiweißbasis, die bislang als diätetische Lebensmittel gemäß § 14a der Diätverordnung angeboten wurden. Diese schreibt eine tägliche Mindestzufuhr von 50 g hochwertigem Eiweiß, 90 g Kohlenhydraten und 7 g essenziellen Fettsäuren sowie Mindestmengen von Vitamin A, B_1, B_6, B_{12}, C, D und E vor. Die minimale Energieaufnahme beläuft sich damit auf ca. 700 kcal/Tag.

Seit kurzem gelten **EG-Richtlinien für Lebensmittel zur kalorienarmen Ernährung**. Dabei wird formal zwischen Formula-Nahrungen für sehr energiearme Diäten zur Gewichtsreduktion (450–800 kcal/Tag) und Lebensmitteln für eine kalorienarme Ernährung zur Gewichtsverringerung (800–1200 kcal/Tag) unterschieden. Da es unter diesen Bedingungen zwangsläufig zu einer Stoffwechselkatabolie kommt, ist eine ausreichende Flüssigkeitszufuhr von ca. 2,5–3 l pro Tag zu beachten. Aufgrund des erheblichen Energiedefizits ist innerhalb der ersten 4 Wochen eine Gewichtsabnahme von 1,5–3 kg pro Woche zu erwarten.

> **!** Bei einer so starken Begrenzung der Energiezufuhr ist allerdings eine relativ engmaschige ärztliche Betreuung unverzichtbar. Formuladiäten sollten grundsätzlich nicht länger als maximal 12 Wochen angewandt werden, da es mit zunehmender Dauer zu einem größeren Eiweißverlust und zu Defiziten anderer Nährstoffe kommt.

Bei richtiger Indikationsstellung und Anwendung sind Formuladiäten aber eine wirksame und relativ sichere Option für eine schnelle Gewichtsabnahme.

Wegen der potenziellen Risiken dieser Kost müssen aber eine Reihe von **Kontraindikationen** beachtet werden. Formuladiäten und andere drastisch kalorienreduzierte Diäten sollten v. a. bei folgenden Personengruppen nicht angewandt werden:

- schwangere und stillende Frauen,
- Kinder und Jugendliche,
- Menschen im Alter über > 60 Jahren,
- mäßig Übergewichtige und
- Personen mit schweren akuten oder chronischen Erkrankungen.

Bei einer Energiezufuhr von < 1200 kcal pro Tag, bei schwereren Personen von < 1500 kcal/Tag, ist eine ausreichende Versorgung mit Mikronährstoffen auf Dauer nicht mehr möglich. Ist eine solche Kost über einen mehr als 2-wöchigen Zeitraum geplant, dann sollten unbedingt **Mikronährstoffsupplemente** verabreicht werden. Zahlreiche Multivitamin- bzw. Multimineralstoffpräparate stehen dafür zur Verfügung. Da die angebotenen Präparate in ihrer Zusammensetzung mitunter stark differieren, muss darauf geachtet werden, dass die empfohlenen Tagesdosen erreicht werden. Bei der Auswahl kann das Fachpersonal in Apotheken behilflich sein.

> Formuladiäten müssen in ein multimodales Programm mit Bewegungssteigerung und Verhaltensänderung eingebunden sein, da sonst eine hohe Rückfallquote zu erwarten ist.

Die eigentliche Herausforderung ist, nach Beendigung der Formuladiät ein neues, gewichterhaltendes Essverhalten zu lernen. Doch selbst unter optimalen Bedingungen kommt es meist innerhalb kurzer Zeit zu einem partiellen Wiederanstieg des Körpergewichts. Langzeitdaten zeigen aber, dass 4–5 Jahre nach Teilnahme an einem solchen Programm im Durchschnitt noch ein größerer Gewichtsverlust als unter konventionellen, mäßig hypokalorischen Diäten zu verzeichnen ist (Anderson et al, 2002).

Andere Diäten

Es gibt eine nahezu unüberschaubare Vielfalt von Diäten, die eine schnelle Gewichtsabnahme versprechen (Stiftung Warentest). Da diese meist sehr einseitig und nur zeitlich begrenzt anwendbar sind, ist damit keine langfristige Gewichtssenkung möglich. Das medizinische Risiko ist aber für Menschen mit chronischen Erkrankungen nicht gering, sodass von solchen Diäten grundsätzlich abzuraten ist.

Alternative Ernährungsformen wie vegetarische Kost sind potenziell geeignet, um das Körpergewicht zu senken. Voraussetzung ist aber, dass damit eine Kalorienbegrenzung gelingt. Am günstigsten ist eine ovo-lacto-vegetabile Kost mit nicht zu hohem Fettanteil. Bisher fehlen aber kontrollierte Interventionsstudien, sodass letztlich keine belastbare Aussage möglich ist.

■ Weitere Strategien zur Gewichtssenkung

■ Bewegungstherapie

Körperliche Bewegung steigert den Energieverbrauch und hat darüber hinaus vielfältige positive Auswirkungen auf den Organismus. Bewegungsmangel per se ist mit einer kürzeren Lebenserwartung assoziiert. Daher sollte jeder übergewichtige/adipöse Patient zur Steigerung seiner körperlichen Aktivität angehalten werden. Dabei geht es weniger um die Wirkung auf das Körpergewicht, sondern um die Begrenzung des Verlusts an Muskelmasse und damit des Abfalls des Ruheenergieverbrauchs. Regelmäßige körperliche Aktivität kann den Verlust an Muskelmasse im Rahmen hypokalorischer Diäten etwa halbieren (Ballor u. Keesey, 1991). Regelmäßige körperliche Tätigkeit verbessert damit nachweislich die Langzeitergebnisse einer Adipositastherapie.

> Um mit körperlicher Bewegung alleine eine messbare Gewichtsabnahme zu erzielen, muss an etwa 5 Tagen pro Woche eine 30- bis 60-minütige körperliche Aktivität ausgeübt werden, die einem wöchentlichen Energieverbrauch von ca. 2000 kcal entspricht.

Die Art der körperlichen Bewegung muss sich an den Vorlieben und Möglichkeiten des Patienten ausrichten. Ausdauersportarten sind aber in aller Regel günstiger als Kraftsportarten. Da die meisten Übergewichtigen wenig fit sind, sollte erst **nach einer ärztlichen Untersuchung** mit einer Belastung niedriger Intensität begonnen werden. Diese kann schrittweise gesteigert werden, eine körperliche Überbeanspruchung ist aber wegen des Verletzungsrisikos unbedingt zu vermeiden. Besonders geeignet sind Aktivitäten, die die gewichtsbelasteten Gelenke schonen und dennoch viele Muskelgruppen beanspruchen, z.B. Schwimmen oder Fahrrad fahren. Auch eine konsequente Steigerung der Alltagsaktivität, z.B. Treppen steigen statt Rolltreppe verwenden oder Einkäufe zu Fuß erledigen erleichtert die Gewichtskontrolle und verbessert den allgemeinen Gesundheitsstatus.

■ Verhaltensmodifikation

Viele übergewichtige/adipöse Menschen zeigen ein Essverhalten, welches eine Überernährung fördert. Zur Etablierung eines günstigeren Essverhaltens können Methoden der Lern- und Verhaltenspsychologie genutzt werden. Voraussetzung dafür ist eine detaillierte Analyse der Essgewohnheiten einschließlich der Erfassung innerer und äußerer Stimuli für die Nahrungsaufnahme. Danach geht es darum, ein ungünstiges Essverhaltensmuster zu ändern und eine gesundheitsförderliche Ernährung einzuüben. Einfache Regeln sind z.B. feste Mahlzeiten einzuhalten, Snacks zwischendurch zu vermeiden und die Nahrungsaufnahme von externen Auslösern abzukoppeln. Dieser Lernprozess erfordert eine engmaschige Betreuung, kann aber auch gut in Gruppen geübt werden.

Die Selbstkontrolle des Essverhaltens durch den Patienten ist damit der Schlüssel zum Erfolg. Diese darf nicht zu rigide ausfallen, weil dann „Fehler" und „Rückfälle" bei Kontrollverlusten nicht zu vermeiden sind. Stattdessen sollte eine flexible Selbstkontrolle angestrebt werden, die eine adäquate Reaktionsweise bei „Fehltritten" beinhaltet. Jedes verhaltenstherapeutische Programm sollte auch Belohnungselemente vorsehen, um das neue Essverhalten zu verstärken und zu stabilisieren.

Verhaltenstherapeutische Interventionen können sowohl in Gruppen als auch in der Einzeltherapie mit Erfolg eingesetzt werden. Mit guten, verhaltenstherapeutisch orientierten Selbstmanagementprogrammen kann ein gestörtes Essverhalten positiv verändert werden. Wenn allerdings Hinweise für eine echte Essstörung vorliegt, muss ein qualifizierter Psychotherapeut hinzugezogen werden.

■ Gewichtsreduktionsprogramme

Es gibt heute verschiedene kommerzielle Gewichtsreduktionsprogrammen, die Ernährungstherapie mit Bewegungssteigerung und Verhaltensmodifikationstraining kombinieren. Häufig werden Formuladiäten verwendet, um eine rasche Gewichtsabnahme zu erzielen, was den Wünschen vieler Patienten entgegen kommt. Kritisch anzumerken ist, dass die meisten Programme nie wissenschaftlich evaluiert wurden und zudem mitunter konzeptionelle Schwächen aufweisen bzw. auf überkommenen Erkenntnissen der Ernährungswissenschaft gründen.

Ein gut evaluiertes Konzept ist das **Optifast52-Programm** der Firma Nestle Nutrition, das als Kernelement eine 12-wöchige Formuladiät beinhaltet, wodurch es initial zu einer Gewichtsabnahme in der Größenordnung von 20–25 kg kommt. Durch parallele regelmäßige Gruppentreffen mit Bewegungs- und Verhaltenstherapeuten, später auch eine praktische Einführung in einen gesunden gewichtserhaltenden Lebensstil, sollen die Teilnehmer ein dauerhaft günstigeres Essverhalten lernen. Dies gelingt auch in diesem zeitaufwendigen Programm nur zum Teil. Bei den meisten Teilnehmern kommt es nach Therapieende wieder zu einem deutlichen Anstieg des Körpergewichts. Das Programm eignet sich besonders für Personen mit BMI ≥ 35 kg/m^2 mit Komorbiditäten.

Einen anderen Ansatz verfolgt das Konzept der **Weight Watchers**. Es wird eine fettreduzierte ausgewogene Mischkost propagiert, die eine tägliche Energiezufuhr von 1100–1400 kcal bereitstellt. Um dieses Ziel zu erreichen, wird ein Punktesystem für Lebensmittel insbesondere zur Begrenzung der Fettzufuhr genutzt. Die Teilnehmer treffen sich wöchentlich in Gruppensitzungen, um Erfahrungen auszutauschen. Diese Sitzungen werden von Personen geleitet, die mit dem Weight Watchers-Konzept selbst erfolgreich abgenommen haben und weitergebildet wurden. Studien haben die Wirksamkeit dieses Konzepts in der Praxis nachgewiesen. Das Programm kann besonders für Personen mit BMI zwischen 27 und 35 kg/m^2 ohne wesentliche Komorbiditäten empfohlen werden.

Das in Deutschland am weitesten verbreitete Selbsthilfeprogramm ist das **Programm „ICH nehme ab"** der Deutschen Gesellschaft für Ernährung, welches wissenschaftlich evaluiert wurde. Es sieht 12 Einheiten mit starker verhaltenstherapeutischer Ausrichtung vor, die vom Anwender mit oder ohne professionelle Unterstützung flexibel erarbeitet und beliebig wiederholt werden können. Das Programm ist kostengünstig und eher für Personen mit mäßigem Übergewicht geeignet.

▪ Medikamentöse Therapie

Die Geschichte der Pharmakotherapie der Adipositas zeichnet sich durch viele Misserfolge aus. Aus diesem Grund existiert auch heute noch eine große Skepsis hinsichtlich des Nutzens einer pharmakologischen Behandlung. Hinzu kommt, dass die Regulation des Körpergewichts einer äußerst komplexen biologischen Kontrolle unterliegt. Die beteiligten Regelkreise weisen Redundanzen auf und können sich zumindest partiell kompensieren, sodass auch gezielte Interventionen oft nur sehr begrenzte Effekte zeigen.

Dennoch gibt es unvermindert große Bemühungen seitens der Pharmaindustrie, neue Medikamente zur Kontrolle des Körpergewichts zu entwickeln. Die Notwendigkeit für derartige Pharmaka wird v. a. darin gesehen, dass die bisherigen nichtpharmakologischen Therapien in ihrer Wirksamkeit sehr limitiert sind. Nach internationalem Konsens kann die **Indikation für eine adjuvante Pharmakotherapie** zur Gewichtssenkung bei folgenden Personen gestellt werden:
▶ Patienten mit BMI ≥ 30, die mit dem Basisprogramm keinen ausreichenden Erfolg hatten, d. h. keine Gewichtsabnahme > 5 % innerhalb von 3–6 Monaten erzielten.
▶ Patienten mit BMI ≥ 27, die zusätzlich gravierende Risikofaktoren und/oder Komorbiditäten aufweisen und bei denen die Basistherapie nicht erfolgreich war.

In den letzten Jahrzehnten wurde eine Vielzahl von Wirkstoffen in der Adipositastherapie eingesetzt. Nur wenige davon haben sich als ausreichend wirksam und sicher erwiesen.

Substanzen wie Diuretika, Wachstumshormon, Amphetamine und Thyroxin kommen wegen ungesicherter Wirkung oder gefährlicher Nebenwirkungen für die Behandlung der Adipositas nicht infrage. Die oralen Antidiabetika Metformin und Acarbose können wegen ihres schwachen gewichtssenkenden Effekts bei adipösen Diabetikern als vorteilhaft bewertet werden. Selektive Hemmer der Serotoninwiederaufnahme (SSRI) können in der Behandlung von Depressionen, die mit der Adipositas in Zusammenhang stehen, eingesetzt werden, für die Behandlung der Adipositas sind sie jedoch wegen unsicherer Wirkung nicht zugelassen.

Derzeit sind **2 Wirkstoffe** für die adjuvante Behandlung der Adipositas **zugelassen**:
▶ Sibutramin,
▶ Orlistat.

Der selektive Serotonin- und Noradrenalin-Wiederaufnahmehemmer **Sibutramin** führt zu einer dosisabhängigen Gewichtsreduktion in der Größenordnung von 3–6 kg. Bei adipösen Personen mit Typ-2-Diabetes wurde eine ähnliche Gewichtssenkung beobachtet. Die übliche Dosierung liegt bei 10 bzw. 15 mg 1-mal täglich. Die wichtigsten Nebenwirkungen sind trockener Mund, Obstipation, Schwindel, Schlafstörungen, außerdem ein Anstieg der Blutdruckwerte (bei 4 % der Einnehmer um > 10 mmHg) und der Herzfrequenz. Wichtige Kontraindikationen sind daher Hypertonie (> 145/90 mmHg), manifeste koronare Herzkrankheit, Glaukom und Herzrhythmusstörungen.

Der im Gastrointestinaltrakt wirkende Lipaseinhibitor **Orlistat** bewirkt bei adipösen Patienten mit und ohne Typ-2-Diabetes eine zusätzliche Gewichtssenkung von im Mittel 2–4 kg. Die Dosierungsempfehlung lautet 3-mal 120 mg täglich (zu jeder Hauptmahlzeit). Bei Personen mit gestörter Glukosetoleranz reduziert Orlistat signifikant die Konversion zum Typ-2-Diabetes. Häufige Nebenwirkungen sind weiche Stühle, gesteigerter Stuhldrang, Meteorismus und Steatorrhoe. Zwischen 5 und 15 % der Patienten zeigen eine verminderte Absorption fettlöslicher Vitamine, deren klinische Bedeutung ungeklärt ist.

> Erfahrungen zum klinischen Einsatz dieser 2 Substanzen liegen für eine Dauer von maximal 2–4 Jahren vor, sodass eine längere Anwendung derzeit nicht empfohlen werden kann.

Für alle Wirkstoffe fehlen prospektive Studien mit kardiovaskulären Endpunkten. Auch zum möglichen Nutzen einer Kombinationsbehandlung liegen bislang keine ausreichenden Studien vor. Die medikamentöse Therapie sollte nur dann über einen längeren Zeitraum beibehalten werden, wenn innerhalb der ersten 4 Wochen eine Gewichtsabnahme von wenigstens 2 kg gelingt. Alle Medikamente sind verschreibungspflichtig, die Kosten von ca. 45,- bis 110,- € pro Monat werden aber von den Krankenkassen nicht erstattet, sodass der Einsatz dieser Substanzen in der Praxis sehr eingeschränkt ist.

▪ Adipositaschirurgie

Bei Patienten mit Adipositas Grad III (BMI ≥ 40) oder Grad II (BMI ≥ 35) mit erheblichen Komorbiditäten, z. B. Typ-2-Diabetes, stehen bei Scheitern konservativer Therapiemaßnahmen auch chirurgische Behandlungsmöglichkeiten zur Verfügung. Diese sollten dann in Betracht gezogen werden, wenn ein konservativer Therapieversuch durch ein versiertes Betreuungsteam über einen mindestens 6- bis 12-monatigen Zeitraum erfolglos geblieben ist. Die Selektion der Patienten für adipositaschirurgische Eingriffe muss nach strengen Kriterien erfolgen, insbesondere ist auf eine eindeutig positive Nutzen-Risiko-Abwägung zu achten. Eine zusätzliche psychologische bzw. psychotherapeutische Mitbetreuung ist nicht grundsätzlich notwendig. Bei Patienten mit Verdacht auf Depression, Psychose oder einer Essstörung sollte aber unbedingt psychologischer Sachverstand in Anspruch genommen werden. Das bei extremer Adipositas nicht seltene Binge-Eating-Syndrom stellt heute keine Kontraindikation für operative Eingriffe dar.

Am häufigsten werden derzeit restriktive Eingriffe am Magen (Implantation eines anpassbaren Magenbands) durchgeführt. Mit diesem laparoskopischen Verfahren ist eine mittlere Gewichtssenkung von 20–30 kg nach 24 Monaten zu erwarten. Eine Kombination von Magenrestriktion und Malabsorption (z. B. Magenbypass oder biliopankreatische Diversion) ermöglicht eine deutlich größere Gewichtsabnahme und kommt v. a. bei Patienten mit einem BMI > 50 kg/m^2 in Betracht (Husemann 2003). Auch diese Techniken können von versierten Chirurgen laparoskopisch durchgeführt werden.

Die drastische Gewichtsabnahme führt in der Regel zu einer eindrucksvollen Besserung aller Komorbiditäten, wobei extrem adipöse Menschen mit Diabetes besonders von diesen Verfahren zu profitieren scheinen. Die Häufigkeit perioperativer Komplikationen liegt bei 5–30 %, die perioperative Mortalität sollte < 1 % bleiben. Operative Eingriffe zur Behandlung der extremen Adipositas sollten nur in spezialisierten Einrichtungen mit hoher Expertise und Qualitätskontrolle durchgeführt werden. Eine interdisziplinäre Nachbetreuung des Patienten ist langfristig zu sichern, zumal besonders nach Anlage eines Magenbandes auch noch Jahre nach dem Eingriff Komplikationen auftreten können.

■ Langfristige Gewichtsstabilisierung und Rückfallprophylaxe

Jedes Gewichtsmanagementprogramm muss langfristig angelegt werden. Da es sich um ein chronisches Problem handelt, ist häufig eine lebenslange Betreuung erforderlich. Dabei sind folgende Gesichtspunkte von Bedeutung:
- Der Energieverbrauch geht im Rahmen einer Gewichtsreduktion zurück (bei einer Gewichtsabnahme von 10 kg um ca. 300–500 kcal pro Tag). Daher muss die Energiezufuhr auf Dauer gesenkt werden, damit das neue Körpergewicht stabil bleibt.
- Eine fettreduzierte Kost ist besonders gut geeignet, um eine Wiederzunahme zu verhindern.
- Durch regelmäßige körperliche Aktivität wird die Gewichtstabilisierung erleichtert und das Langzeitergebnis verbessert.
- Ein langfristiger, kontinuierlicher Kontakt zwischen Patient und Therapeut verbessert das Langzeitergebnis und kann den Rückfall in ungünstige Ess- und Bewegungsgewohnheiten verhindern.
- Die Einbindung in eine Selbsthilfegruppe und die Unterstützung durch Familienangehörige oder sonstige Vertrauenspersonen fördert die Gewichtsstabilisierung und beugt Rückfällen vor.

■ Besonderheiten der Adipositastherapie im Kindes- und Jugendalter

Die bei Erwachsenen übliche Klassifikation anhand des BMI wird bei Kindern und Jugendlichen durch so genannte BMI-Perzentilen ersetzt, um dem Alterseinfluss gerecht zu werden. Ein BMI > 90. BMI-Perzentile wird als Übergewicht, ein solcher > 97. BMI-Perzentile als Adipositas definiert.

Neuere Untersuchungen zeigen, dass ein hoher Prozentsatz übergewichtiger/adipöser Kinder und Jugendlicher in Abhängigkeit vom Schweregrad und der Familienanamnese bereits kardiovaskuläre Risikofaktoren wie Dyslipoproteinämie und Insulinresistenz präsentiert und damit bereits früh die Entwicklung eines metabolischen Syndroms vorgezeichnet ist (Weiss et al, 2004). In einer Studie in Süddeutschland hatten 6,7 % der untersuchten adipösen Kinder und Jugendlichen eine Störung des Glukosestoffwechsels (Wabitsch et al., 2004). Auch Gelenkbeschwerden und Schlaf-Apnoe-Syndrom werden zunehmend berichtet. Besonders belastend für die betroffenen Kinder ist die häufige psychosoziale Benachteiligung.

Liegen organische Ursachen für das Übergewicht zugrunde, dann müssen diese möglichst kausal behandelt werden. Sind solche ausgeschlossen, dann verbleiben als Therapiebausteine im Wesentlichen die Steigerung der körperlichen Aktivität und die Begrenzung der Energiezufuhr. Derzeit existieren in Deutschland verschiedene Therapieprogramme, die auf die besonderen Bedürfnisse dieser Altersgruppen zugeschnitten sind. Sie beinhalten außerdem Ernährungsberatung, Kochkurse, kindgerechte verhaltenstherapeutische Elemente und binden in der Regel die Eltern aktiv ein, da ohne deren Vorbildfunktion und Unterstützung ein Therapieerfolg unwahrscheinlich ist. Solche Programme sollten ambulant und über einen Zeitraum von wenigstens 6–12 Monate laufen.

Von besonderer Bedeutung ist die Überprüfung der Motivation und der Therapiefähigkeit eines Patienten und seiner Familie. Diese Überprüfung ist im **Adipositas-Therapieprogramm Obeldicks** elegant gelöst. Die Patienten, die an der Therapie teilnehmen wollen, müssen zunächst für mehrere Wochen regelmäßig an einem Sportprogramm teilnehmen. Erst wenn sie dies geschafft haben und auch die Eltern eine Bereitschaft zu Verhaltensänderungen zeigen, werden die betroffenen Kinder in das Programm aufgenommen. Entsprechend hat dieses Therapieprogramm auch überdurchschnittlich gute mittelfristige Erfolgsraten.

Vielfach werden auch stationäre Rehabilitationsmaßnahmen durchgeführt, deren kurzzeitige Wirksamkeit gut belegt ist. Wegen meist fehlender, wohnortnaher ambulanter Nachbetreuungsmöglichkeiten sind aber die Langzeitergebnisse enttäuschend. Bei besonders adipösen Jugendlichen werden heute in Einzelfällen auch Formuladiäten und gewichtssenkende Medikamente wie Orlistat eingesetzt und sogar Operationen durchgeführt. Die kürzlich veröffentlichte evidenzbasierte Leitlinie beschreibt die aktuellen Therapieoptionen und Indikationen bei adipösen Kindern und Jugendlichen ausführlich (Wabitsch und Moss 2009).

■ Ergebnisse der Adipositastherapie

Der Erfolg einer Adipositastherapie sollte nicht nur am Ausmaß des Gewichtsverlusts gemessen werden, sondern auch die Beeinflussung von Risikofaktoren, die langfristige Änderung des Lebensstils sowie die Besserung der subjektiven Lebensqualität berücksichtigen. Metaanalysen zeigen, dass mit einem multidisziplinären Behandlungsprogramm auf der Grundlage einer mäßig energiereduzierten Kost eine mittlere Gewichtsabnahme von 5–6 kg erzielt werden kann. Auffällig ist dabei stets, wie sehr das Ansprechen auf solche Programme variiert. Die Erklärung dafür könnte einerseits in einer sehr unterschiedlichen Compliance der Teilnehmer und unterschiedlichen Rahmenbedingungen liegen, andererseits gibt es zunehmend Hinweise, dass auch genetische Faktoren Einfluss auf die Behandlungsergebnisse haben können (Holzapfel und Hauner 2009).

> Eine Gewichtsabnahme in der Größenordnung von 5–10% bewirkt bereits eine messbare und teilweise markante Besserung des Risikofaktorenprofil (Tab. 12.5).

Tabelle 12.5 Nutzen einer Gewichtsabnahme von 10 kg (mod. nach SIGN, 1996)

Parameter		Senkung um….
Mortalität	Gesamtmortalität	-20%
	diabetesassoziierte Mortalität	-30%
	Karzinommortalität	-40%
Blutdruck	systolisch	-10 mmHg
	diastolisch	-20 mmHg
Diabetes	Nüchternblutzucker	-50%
	HbA1c	-1 bis -2%
Blutfette	Gesamtcholesterin	-10%
	LDL-Cholesterin	-15%
	Serumtriglyzeride	-30%
	HDL-Cholesterin	+8%
Fibrinolyse	PAI-1	-30%

Dieser zunächst etwas überraschende Befund lässt sich dadurch erklären, dass es bei jeder Adipositastherapie zu einer bevorzugten Verringerung der stoffwechselaktiven viszeralen Fettdepots kommt, die besonders eng mit Komorbiditäten assoziiert sind. So wird bei einer Gewichtsabnahme von 10 kg eine Abnahme der viszeralen Fettdepots um etwa 30% beobachtet. Darüber hinaus konnte auch für andere Komplikationen der Adipositas, z. B. Erkrankungen des Stütz- und Bewegungsapparats, eine Besserung nach Gewichtsabnahme dokumentiert werden. Die subjektive Lebensqualität, die mit Fragebögen wie SF-36 und IWQOL gemessen werden kann, bessert sich ebenfalls nach Gewichtssenkung signifikant.

12.6 Prognose

Die Lebenserwartung adipöser Menschen ist in Abhängigkeit vom Schweregrad und insbesondere vom Vorliegen der beschriebenen Begleiterkrankungen verkürzt. Eine Auswertung großer prospektiver Studien ergab, dass der Verlust an Lebensjahren umso größer ist, je früher sich die Adipositas manifestiert und je höher der BMI ist. Der Verlust an Lebensjahren ist bei Männern um etwa 50% höher als bei Frauen (Fontaine et al, 2003). Bereits ab einem BMI von 27 und spätestens ab einem BMI von 30 fand sich bei übergewichtigen Menschen in den meisten Langzeitstudien ein Anstieg der Mortalität im Vergleich zu schlanken Personen. Die häufigsten Todesursachen sind Herzkreislaufkomplikationen wie Herzinfarkt und Schlaganfall sowie Karzinome. Bei extremer Adipositas mit einem BMI ≥ 40 sind Herzversagen und schwere respiratorische Insuffizienz wichtige Ursachen für die hohe Exzesssterblichkeit.

12.7 Prävention

Angesichts der epidemischen Verbreitung, der begrenzten finanziellen Ressourcen und der bescheidenen Erfolge mit den verfügbaren Behandlungsmöglichkeiten muss der Prävention der Adipositas höchste Priorität eingeräumt werden. Es besteht allgemein Konsens, dass die Adipositasprävention möglichst früh, am besten im Kindergarten- und Grundschulalter, beginnen sollte. Da eine ungünstige energiedichte Ernährung und Bewegungsmangel zweifellos die Hauptursachen für die Adipositas darstellen, kommen einer ausgewogenen Ernährung und einem aktiven Lebensstil überragende Bedeutung zu.

Die bisherigen Projekte zur Prävention der Adipositas bei Schulkindern waren aber nur sehr begrenzt erfolgreich oder waren völlig unwirksam (Lobstein et al, 2004). Die Ursache ist vermutlich darin zu suchen, dass sie insgesamt zu wenig intensiv und nachhaltig sind, um eine langanhaltende Verhaltensänderung zu bewirken. Noch gravierender dürfte sein, dass die gesellschaftlichen Rahmenbedingungen zu ungünstig sind, um auch gut konzipierten Präventionskonzepten eine Chance einzuräumen. Die modernen Lebensbedingungen begünstigen stattdessen eine Gewichtszunahme, da energiereiche Lebensmittel überall und kostengünstig verfügbar sind und technische Hilfsmittel im Alltagsleben körperliche Aktivität weitgehend überflüssig machen.

Auch bei Erwachsenen waren die bisher eingesetzten Adipositaspräventionsprogramme wenig erfolgreich. Ein wichtiger Grund dafür dürfte sein, dass die Motivation für solche Maßnahmen und das Bewusstsein in der Öffentlichkeit für aktive Gesundheitserhaltung gering ausgeprägt ist („fehlende Präventionskultur"). Aus diesem Grund sind überzeugende und breit angelegte Maßnahmen zur Schaffung eines Gesundheitsbewusstseins dringend notwendig. Erwachsene sollten dann von Präventionsmaßnahmen profitieren, wenn diese auf die individuellen Besonderheiten und Bedingungen abgestimmt sind und wenn eine hohe Bereitschaft und Eigenmotivation besteht, für den Erhalt der eigenen Gesundheit aktiv zu werden.

12.8 Medizinische Versorgungsstrukturen und gesundheitsökonomische Aspekte

Da Adipositas in Deutschland nicht als Krankheit anerkannt ist, besteht kein Rechtsanspruch auf die Erstattung von medizinischen Leistungen zur Gewichtssenkung. Dieses Dilemma hat bisher verhindert, dass adäquate Versorgungsstrukturen aufgebaut wurden. Der Arzt wird in der Regel erst dann aktiv, wenn bereits Folgeerkrankungen vorliegen und beschränkt sich dann zumeist auf deren symptomatische Therapie.

Nur in Aufnahmefällen sind Kostenträger bislang bereit, Therapiemaßnahmen zu finanzieren. So werden insbesondere im Bereich der Pädiatrie ambulante und stationäre Therapie nach Einzelfallprüfung von einzelnen Krankenkassen bezahlt. Bei Erwachsenen erfolgt eine Kostenübernahme nur bei extremer Adipositas, wenn ein positiver Bescheid des Medizinischen Dienstes der Krankenkassen vorliegt. Allerdings werden derzeit ca. 70 % aller Anträge auf Kostenübernahme trotz aufwendiger Begründung abgelehnt. Diese extrem restriktive Politik mag zwar kurzfristig Kosten sparen, gesundheitsökonomische Studien zeigen aber unmissverständlich, dass die Kosten eines Versicherten mit steigendem BMI überproportional in die Höhe gehen. Gerade bei extrem Adipösen, die sich einem bariatrischen Eingriff unterziehen, ist bereits innerhalb weniger Jahre ein gesundheitsökonomischer Nutzen zu erwarten.

Vor diesem Hintergrund haben sich verschiedene kommerzielle Anbieter von Therapieprogrammen etabliert, um den Betroffenen Alternativen anzubieten. Nur wenige dieser Programme wurden evaluiert bzw. werden von einem adäquaten Qualitätsmanagement begleitet. Dazu zählen Programme wie Optifast52 und Weight Watchers. Auch diese Programme müssen vom adipösen Patienten selbst bezahlt werden und werden nur in Einzelfällen von Krankenkassen teilfinanziert. Die Mehrzahl der kommerziellen Therapieangebote erfüllt aber übliche Qualitätsanforderungen nicht. Noch weniger können die vielen modischen Diäten empfohlen werden (Überblick s. Stiftung Warentest).

Angesichts der Verbreitung der Adipositas und ihren multiplen Organkomplikationen ist mit einer extrem hohen Kostenbelastung für das Gesundheitssystem zu rechnen. Belastbare und detaillierte Kostenanalysen fehlen allerdings für Deutschland weitgehend. Das amerikanische Center of Disease Control schätzt die jährlichen Kosten in den USA, die der Adipositas und ihren Komplikationen anzulasten sind, auf über 130 Mrd. $. Eine aktuelle Krankheitskostenstudie zur Adipositas kam auf eine jährliche Belastung von ca. 13 Mrd. € für das deutsche Gesundheitssystem, steht allerdings auf dünner Datenbasis (Knoll und Hauner, 2008). Da das Präventionspotenzial für die Adipositaskomplikationen enorm ist, sollten sich Investitionen zur frühzeitigen Behandlung der Adipositas in einem überschaubaren Zeitraum auch ökonomisch auszahlen.

Literatur

Anderson JW, Konz EC, Frederich RC, Wood CL. Long-term weight-loss maintenance: a meta-analysis of US studies. Am J Clin Nutr 2002;74:579–584.

Astrup A, Grunwald GK, Melanson EL, et al. The role of low-fat diets in body-weight control: a meta-analysis of ad libitum dietary intervention studies. Int J Obes Relat Metab Disord 2000;24:1545–1552.

Ballor DL, Keesey RE. A meta-analysis of the factors affecting exercise-induced changes in body mass, fat mass and fat-free mass in males and females. Int J Obes. 1991; 15(11): 717–26

Calle EE, Rodriguez C, Walker-Thurmond K, Thun MJ. Overweight, obesity and mortality from cancer in a prospectively studied cohort of U.S. adults. N Engl J Med 2003;348: 1625–1638.

Denzer C, Weibel A, Muche R et al. Pubertal development in obese children and adolescents. Int J Obes (Lond). 2007 Oct; 31(10): 1509-19.

Drewnowski A, Specter SE. Poverty and obesity: the role of energy density and energy costs. Am J Clin Nutr 2004; 79: 6–16.

Fontaine KR, Redden DT, Wang C, et al. Years of life lost due to obesity. JAMA 2003;289:187–193.

Frayling TM, Timpson NJ, Weedon MN, et al. A common variant in the FTO gene is associated with body mass index and predisposes to childhood and adult obesity. Science 2007; 316:889–894.

Hauner H, Buchholz G, Hamann A, et al. Prävention und Therapie der Adipositas. 2. Version. Evidenzbasierte Leitlinie der Deutschen Adipositas-Gesellschaft, der Deutschen Diabetes-Gesellschaft, der Deutschen Gesellschaft für Ernährung und der Deutschen Gesellschaft für Ernährungsmedizin. 2006 www.adipositas-gesellschaft.de.

Hauner H, Bramlage P, Lösch C et al. Übergewicht, Adipositas und erhöhter Taillenumfang. Regionale Prävalenzunterschiede in der hausärztlichen Versorgung. Dtsch. Ärztebl. 2008; 105: 827–833

Holzapfel C, Hauner H. Gewichtsreduktion bei Adipositas: Welche Rolle spielen die Gene? Dtsch med Wochenschr 2009; 134: 644–649

Husemann B. Zukunft der Adipositaschirurgie. Dt. Ärztebl. 2003; 100: A1356–A1366

Knoll KP, Hauner H. Kosten der Adipositas in der Bundesrepublik Deutschland – eine aktuelle Krankheitskostenstudie. Adipositas 2008; 2: 204–210

Kushner RF, Foster GD. Obesity and quality of life. Nutrition 2000;16:947–952.

Lobstein T, Baur L, Uauy R et al. Obesity in children and young people: a crisis in public health. Obes Rev 2004;5(Suppl. 1): 4–104.

Malik VS, Schulze MB, Hu FB. Review – Intake of sugar-sweetened beverages and weight gain: a systematic review. Am J Clin Nutr 2006;84:274–288.

Mensink GB, Lampert T, Bergmann E. Übergewicht und Adipositas in Deutschland 1984–2003. Bundesgesundheitsblatt Gesundheitsforschung Gesundheitsschutz 2005;48: 1348–1356.

Prentice AM, Jebb SA. Fast foods, energy density and obesity: a possible mechanistic link. Obes Rev 2003;4:187–194.

Rankinen T, Zuberi A, Chagnon YC, et al. The human obesity gene map: the 2005 update. Obesity 2006;14:529–644.

Rössner S. Factors determining the long-term outcome obesity treatment, In Obesity, Björntorp P, Brodorff BN (eds.) JB Lippincott Company, Philadelphia 1992; p712–719

Stolzenberg H, Kahl H, Bergmann KE. Körpermaße bei Kindern und Jugendlichen in Deutschland: Ergebnisse des Kinder- und Jugendgesundheitsurveys (KiGGS). Bundesgesundheitsblatt Gesundheitsforschung Gesundheitsschutz 2007;50: 659–669.

Wabitsch M, Hauner H, Hertrampf M, et al. Type II diabetes mellitus and impaired glucose regulation in Caucasian children and adolescents with obesity living in Germany. Int J Obes Relat Metab Disord 2003;28:307–313.

Wabitsch und Moss 2009. www.leitlinien.de und www.a-g-a.de

Weiss R, Dziura J, Burgert TS, et al. Obesity and the metabolic syndrome in children and adolescents. N Engl J Med 2004;350:2362–2374.

WHO: Obesity – preventing and managing the global epidemic. Report of a WHO Consultation on obesity. World Health Organisation, Technical Report Series 894, Geneva 2000.

Yusuf S, Hawken S, Ounpuu S, et al. Obesity and the risk of myocardial infarction in 27000 participants from 52 countries: a case-control study. Lancet 2005;366:1640–1649.

13 Anorexia und Bulimia nervosa

Kapitelkoordination: J. Hebebrand

13.1 Definition und Anmerkungen zur Pathogenese... 420
13.2 Häufigkeit und Bedeutung..................... 423
13.3 Diagnostik – somatische und psychiatrische
     Komorbidität.................................. 423
13.4 Therapeutische Konzepte...................... 424
13.5 Prognose 425

13 Anorexia und Bulimia nervosa

J. Hebebrand

13.1 Definition und Anmerkungen zur Pathogenese

■ Definition

Bereits in der Antike finden sich Beschreibungen von anorektischem oder bulimischem Essverhalten; besonders erwähnenswert sind Beschreibungen von so genannten Fastenheiligen im Mittelalter. Die Anorexia nervosa (AN) im annähernd heutigen Sinne wurde 1873/1874 unabhängig von Gull und Lasegue, die Bulimia nervosa (BN) hingegen erst 1979 von Russell abgegrenzt.

Anorexia nervosa. Die diagnostischen Leitlinien für die AN (Tab. 13.**1**) gemäß dem amerikanischen Klassifikationssystem DSM IV zeigen, dass die vorwiegend somatischen Kriterien in Form von Untergewicht und bei Frauen zusätzlich primärer oder sekundärer Amenorrhoe (Kriterien A und D) mit spezifischen psychopathologischen Auffälligkeiten einhergehen (Kriterien B und C). Gerade das gleichzeitige Vorkommen von Untergewicht und der intensiven Angst zuzunehmen bzw. zu dick zu sein kennzeichnet diese Essstörung. Das D-Kriterium ist verzichtbar, wenn die Patientin die Menarche noch nicht hatte (prämenarchaler Beginn), Antikonzeptiva einnimmt – „Pillen"-bedingte Abbruchblutungen können das Vorliegen einer Amenorrhoe verschleiern – oder bei Patienten männlichen Geschlechts. Das Gewichtskriterium der AN – Körpergewicht von < 85 % des zu erwartenden Gewichts – ist lediglich als Orientierung zu verstehen. Das Kriterium entspricht altersabhängig absoluten Body-Mass-Indizes (BMI; kg/m^2), die in etwa den 10. BMI-Altersperzentil folgen (Tab. 13.**2**).

Im DSM-IV und ICD-10 wird zusätzlich ein BMI von 17,5 kg/m^2 als Schwellenwert genannt. Hierbei ist jedoch zu beachten, dass dieser aufgrund der Altersabhängigkeit der BMI-Verteilung sinnvollerweise erst ab dem 17. Lebensjahr herangezogen werden kann. Ein großer Teil der klinisch in Erscheinung tretenden Patientinnen hat einen BMI < 3. Perzentil, die absoluten BMI-Werte liegen meist zwischen 12 und 17 kg/m^2, in seltenen Extremfällen beträgt der BMI < 10 kg/m^2.

Bulimia nervosa. Bei der BN haben ähnlich zur AN Körpergewicht und -figur einen übermäßigen Einfluss auf die Selbstbewertung (Tab. 13.**3**). Bei der BN und der noch nicht endgültig abgegrenzten „Binge-eating-Störung" (BED; Forschungskriterien nach DSM-IV: Tab. 13.**4**) stehen jedoch „Fressattacken" im Vordergrund, die mit einer überdurchschnittlichen Energiezufuhr einhergehen. Typischerweise werden im Rahmen einer Fressattacke ca. 800–5000 kcal innerhalb relativ kurzer Zeit eingenommen, wobei auch Aufnahmen von > 10 000 kcal selten vorkommen können. Eine Betroffene muss während dieser Fressattacke subjektiv einen weitgehenden Kontrollverlust erleben, der sich darin äußert, dass sowohl der Zeitpunkt des Auftretens der Attacke als auch die Menge der zugeführten Nahrung willentlich nur bedingt beeinflusst werden können.

Tabelle 13.**1** Diagnostische Kriterien für Anorexia nervosa nach DSM-IV

A. Weigerung, das Minimum des für Alter und Körpergröße normalen Körpergewichts zu halten (z. B. der Gewichtsverlust führt dauerhaft zu einem Körpergewicht von < 85 % des zu erwartenden Gewichts; oder das Ausbleiben einer während der Wachstumsperiode zu erwartenden Gewichtszunahme führt zu einem Körpergewicht von < 85 % des zu erwartenden Gewichts)
B. Ausgeprägte Ängste vor einer Gewichtszunahme oder davor, dick zu werden – trotz bestehenden Untergewichts
C. Störung in der Wahrnehmung der eigenen Figur und des Körpergewichts, übertriebener Einfluss des Körpergewichts oder der Figur auf die Selbstbewertung oder Leugnen des Schweregrades des gegenwärtigen geringen Körpergewichts
D. Bei postmenarchalen Frauen das Vorliegen einer Amenorrhoe, d. h. das Ausbleiben von mindestens 3 aufeinander folgenden Menstruationszyklen (Amenorrhoe wird auch dann angenommen, wenn bei einer Frau die Periode nur nach Verabreichen von Hormonen, z. B. Östrogen, eintritt)
Bestimmung des Typus
Restriktiver Typus: Während der aktuellen Episode der AN hat die Person keine regelmäßigen „Fressanfälle" gehabt oder hat kein „Purging"-Verhalten (d. h. selbst induziertes Erbrechen oder Missbrauch von Laxanzien, Diuretika oder Klistieren) gezeigt
Binge-Eating/Purging-Typus: Während der aktuellen Episode der AN hat die Person regelmäßig Fressanfälle gehabt und hat Purgingverhalten (d. h. selbst induziertes Erbrechen oder Missbrauch von Laxanzien, Diuretika oder Klistieren) gezeigt

13.1 Definition und Anmerkungen zur Pathogenese

Tabelle 13.2   BMI-Werte bei Anorexia nervosa

a) BMI-Werte in kg/m² in Abhängigkeit vom Alter, die dem DSM-IV-Gewichtskriterium (Kriterium A) für Anorexia nervosa entsprechen						
Alter in Jahren	15–16	17–19	20–24	25–29		
Männlich	17,8	18,4	19,1	19,8		
Weiblich	17,1	17,3	17,6	18,1		
b) Altersabhängige BMI-Werte in kg/m², die dem 10. Perzentil entsprechen						
Alter in Jahren	10–12	13–14	15–16	18–20	21–23	24–26
Männlich	14,6	16,4	18,1	19,0	20,0	20,2
Weiblich	14,6	16,6	17,6	18,1	18,3	18,4

Tabelle 13.3   Diagnostische Kriterien für Bulimia nervosa nach DSM-IV

A. Wiederholte Episoden von „Fressattacken": Eine „Fressattacken"-Episode ist gekennzeichnet durch beide der folgenden Merkmale:
1. Verzehr einer Nahrungsmenge in einem bestimmten Zeitraum (z. B. innerhalb eines Zeitraums von 2h), wobei diese Nahrungsmenge erheblich größer ist, als die Menge, die die meisten Menschen in einem vergleichbaren Zeitraum und unter vergleichbaren Bedingungen essen würden.
2. Das Gefühl, während der Episode die Kontrolle über das Essverhalten zu verlieren (z. B. das Gefühl, weder mit dem Essen aufhören zu können noch Kontrolle über Art und Menge der Nahrung zu haben).

B. Wiederholte Anwendung von unangemessenen, einer Gewichtszunahme gegensteuernden Maßnahmen, wie z. B. selbst induziertes Erbrechen, Missbrauch von Laxanzien, Diuretika, Klistieren oder anderen Arzneimitteln, Fasten oder übermäßige körperliche Betätigung.

C. Die „Fressattacken" und das unangemessene Kompensationsverhalten kommen 3 Monate lang im Durchschnitt mindestens 2-mal pro Woche vor.

D. Figur und Körpergewicht haben einen übermäßigen Einfluss auf die Selbstbewertung.

E. Die Störung tritt nicht ausschließlich im Verlauf von Episoden einer Anorexia nervosa auf.

Bestimmung des Typus:

„Purging"-Typus: Die Person induziert während der aktuellen Episode der BN regelmäßiges Erbrechen oder missbraucht Laxanzien, Diuretika oder Klistiere.

„Nicht-Purging"-Typus: Die Person hat während der aktuellen Episode der BN andere unangemessene, einer Gewichtszunahme gegensteuernde Maßnahmen gezeigt wie beispielsweise Fasten oder übermäßige körperliche Betätigung.

Typischerweise kommt es nur bei der BN, nicht hingegen bei BED, zu einer Gegenregulation in Form von intermittierendem Fasten, Erbrechen nach Fressattacken und Mahlzeiten, übermäßigem Sport und Abführmittel-, Appetitzügler- und/oder Diuretikamissbrauch. Die Gegenregulation impliziert den Versuch, eine Gewichtszunahme als Folge der Fressattacke abzuwenden.

Sowohl die Fressattacken als auch das im Rahmen der Bulimie meist vorhandene Erbrechen werden häufig nach außen hin verheimlicht.

Weitere Differenzierung. AN und BN werden jeweils in 2 Subtypen unterteilt (Tab. 13.**1**, Tab. 13.**3**). Während die AN vom „Binge-eating/purging"-Typus der Symptomatik der BN ähnelt und somit eine gewisse symptomatologische Überlappung beider Essstörungen deutlich wird, ist die Diagnose einer AN vom genannten Typus vorrangig zu stellen, wenn neben Essattacken und/oder „Purging"-Verhalten – d. h. wiederholte Anwendung von Erbrechen und/oder Missbrauch von Laxanzien, Diuretika bzw. Appetitzügler – zusätzlich Untergewicht und Amenorrhoe vorliegen. Falls bei einer Patientin nicht alle Kriterien einer Essstörung erfüllt sind, kann nach DSM-IV eine „nicht näher bezeichnete" Essstörung diagnostiziert werden, wobei die im ICD-10 zusätzlich aufgeführte Subdifferenzierung in atypische AN bzw. atypische BN klinisch sinnvoll erscheint.

Da die gedankliche Beschäftigung mit Essen, Körpergewicht und -figur ein Kernsymptom sowohl der AN als auch der BN darstellt, kommt der Eruierung dieser Auffälligkeiten eine große diagnostische Bedeutung zu. Von einer AN Betroffene schränken ihre tägliche Kalorienzufuhr stark ein, indem sie insbesondere fetthaltige Lebensmittel auslassen. Nicht selten betreiben die Patienten auch über Stunden pro Tag Sport bzw. bewegen sich übermäßig viel. Typischerweise äußern Patientinnen mit AN nur selten die Angst, dass das massive Untergewicht medizinische Komplikationen bzw. den Tod nach sich ziehen könnte. Eine Krankheitseinsicht ist nur bedingt, im Einzelfall gar nicht vorhanden.

Tabelle 13.4 Forschungskriterien für die „Binge-Eating"-Störung nach DSM-IV

A.	Wiederholte Episoden von „Fressanfällen". Eine Episode von „Fressanfällen" ist durch die beiden folgenden Kriterien charakterisiert: 1. Essen einer Nahrungsmenge in einem abgrenzbaren Zeitraum (z. B. in einem 2-stündigen Zeitraum), die definitiv größer ist, als die meisten Menschen in einem ähnlichen Zeitraum unter ähnlichen Umständen essen würden. 2. Ein Gefühl des Kontrollverlusts über das Essen während der Episode (z. B. ein Gefühl, dass man mit dem Essen nicht aufhören kann bzw. nicht kontrollieren kann, was und wie viel man isst).
B.	Die Episoden von „Fressanfällen" treten gemeinsam mit mindestens 3 der folgenden Symptome auf:▶ 1. Wesentlich schneller essen als normal ▶ 2. Essen bis zu einem unangenehmen Völlegefühl ▶ 3. Essen großer Nahrungsmengen, wenn man sich körperlich nicht hungrig fühlt ▶ 4. Alleine essen aus Verlegenheit über die Menge, die man isst ▶ 5. Ekelgefühle gegenüber sich selbst, Deprimiertheit oder große Schuldgefühle nach einem übermäßigen Essen
C.	Es besteht deutliches Leiden wegen der „Fressanfälle"
D.	Die „Fressanfälle" treten im Durchschnitt an mindestens 2 Tagen in der Woche für 6 Monate auf.
E.	Die „Fressanfälle" gehen nicht mit dem regelmäßigen Einsatz von unangemessenen kompensatorischen Verhaltensweisen einher (z. B. „Purging-Verhalten", Fasten oder exzessive körperliche Betätigung) und sie treten nicht ausschließlich im Verlauf einer AN oder BN auf

Für Patientinnen mit BN ist der Wechsel von Perioden starker Nahrungsrestriktion bzw. intermittierendem Fasten und dem Auftreten der Fressattacken charakteristisch. Bei ungefähr der Hälfte der Patientinnen mit einer Bulimie kommt es als Folge des chaotischen Essverhaltens zu größeren Gewichtsschwankungen. Der Tagesablauf einer Patientin ist häufig fast durchgängig von Versuchen, eine Gewichtszunahme zu verhindern, und den Fressanfällen geprägt.

■ Pathogenese

Essstörungen sind komplexe Erkrankungen, die nicht auf einen einzigen kausalen Faktor zurückgeführt werden können. Zwillings- und Familienstudien legen die **Beteiligung genetischer Faktoren** nahe. Essstörungen, affektive Störungen, Substanzmissbrauch und -abhängigkeit kommen bei Angehörigen gehäuft vor. Für die erstgradigen weiblichen Angehörigen einer Patientin mit AN wird von einem Wiederholungsrisiko von ca. 5% ausgegangen. Molekulargenetische Untersuchungen haben bislang keine eindeutig replizierbaren Befunde erbracht.

Das deutliche Überwiegen des weiblichen Geschlechts bei der AN und BN verlangt nach entsprechenden Erklärungsansätzen. So wird das in vielen Ländern vorherrschende **Schlankheitsideal** mit der Pathogenese von Essstörungen in Verbindung gebracht. Tatsächlich dürfte diesem Ideal jedoch lediglich eine Rolle als Auslöser der Essstörung zukommen. Über 60% aller weiblichen Jugendlichen führen bis zum 18. Lebensjahr mindestens einmal eine Diät zur Gewichtsreduktion durch; Übergänge zu subklinischen und manifesten Essstörungen kommen vor. Das Alter, zu dem erstmalig eine Diät eingehalten wird, hat sich in den letzten Jahren nach unten verlagert. Diäten oder andere in der Regel vorübergehende Einschränkungen der Nahrungszufuhr (wie z. B. im Rahmen von Infektionen oder Operationen) kommen als unmittelbare Auslöser der Essstörungen in Betracht, sofern eine entsprechende Prädisposition gegeben ist. Bei der BN wird angenommen, dass Fasten oder exzessives Diätverhalten die Fressattacken regelrecht provozieren. Da im Rahmen der Gegenregulation zur Vermeidung einer Gewichtszunahme die Nahrungszufuhr im Anschluss an die Fressattacke wieder stark eingeschränkt wird, kommt es zu einem Circulus vitiosus.

Prämorbides **Übergewicht** wird als Risikofaktor für die Entwicklung der BN, aber auch des „Binge-eating/purging"-Typus der AN angesehen; Übergewicht und Adipositas gehen möglicherweise der Entwicklung einer BN gehäuft voraus. Das prämorbide Körpergewicht von Patientinnen mit AN weicht hingegen nicht von der altersentsprechenden Verteilung ab.

Das Überwiegen des weiblichen Geschlechts könnte auch hormonell mitbedingt sein. Einzelne Untersuchungen deuten auf eine **mögliche Beteiligung des Östrogens** hin; der präpubertär einsetzende Anstieg der weiblichen Geschlechtshormone könnte ein prädisponierender Faktor sein und somit zugleich das charakteristische Manifestationsalter mitbedingen. Nur bei Frauen nimmt in der Adoleszenz der prozentuale Anteil der Fettmasse am Gesamtkörpergewicht deutlich zu.

Psychische Störungen (Zwangs-, Angststörungen und Depressionen) lassen sich retrospektiv häufiger als bei nicht erkrankten Jugendlichen vor Ausbruch der Essstörung eruieren. Wählerisches Essverhalten und frühkindliche Essstörungen werden als Risikofaktoren angesehen. Ein erniedrigtes Selbstwertgefühl begünstigt die

Manifestation einer Essstörung. Sexueller Missbrauch lässt sich bei Patientinnen mit Essstörungen nicht häufiger nachweisen als bei Frauen mit anderen psychiatrischen Störungen, jedoch deutlich häufiger als bei Gesunden. Intra- und extrafamiliäre Konflikte können an der komplexen Verursachung beteiligt sein. Psychodynamisch sind Autonomiekonflikte und die Ablehnung der weiblichen Geschlechtsrolle in die pathogenetischen Überlegungen einzubeziehen.

13.2 Häufigkeit und Bedeutung

Essstörungen sind häufig und betreffen überwiegend das weibliche Geschlecht. Die AN hat bei Frauen eine Lebenszeitprävalenz von ca. 0,5–1 %, die BN von 2–4 %. Das Geschlechtsverhältnis bei der AN beträgt ca. 10–15:1. Die AN tritt nur sehr selten vor 10 bzw. nach 25 Jahren auf; der Erkrankungsgipfel liegt bei 14 Jahren. Der Hauptmanifestationszeitpunkt der BN liegt bei 18–20 Jahren, Frauen sind ebenfalls um ein Vielfaches häufiger als Männer betroffen. Eine AN kann einer BN vorausgehen, das Umgekehrte ist selten. BED wird bislang primär bei Erwachsenen beiderlei Geschlechts diagnostiziert, die in klinischen Populationen meist adipös sind. Die Häufigkeit in der Allgemeinbevölkerung beträgt 2 %; ca. 20–30 % aller Erwachsenen mit Adipositas erfüllen die Kriterien einer BED.

13.3 Diagnostik – somatische und psychiatrische Komorbidität

Viele somatische und psychische Auffälligkeiten im Rahmen einer Essstörung – insbesondere bei der AN – lassen sich auf das chaotische Essverhalten bzw. die Semistarvation zurückführen (Tab. 13.5). Gut bekannt ist beispielsweise, dass Depression, ritualisiertes Essverhalten, gedankliche Beschäftigung mit Essen und gedankliche Rigidität als Folge einer Semistarvation auftreten und nach entsprechender Gewichtsanhebung wieder rückläufig sind. Insofern können alle somatischen und einige psychopathologischen Auffälligkeiten im **Akutstadium der AN** als Folge der Semistarvation erklärt werden.

Die bei diesen Patientinnen **stark erniedrigten Serum-Leptinspiegel** im Akutstadium der Erkrankung sind maßgeblich an den Veränderungen der Hypothalamus-Hypophysen-Gonaden-, -Schilddrüsen- und -Nebennierenrinden-Achsen beteiligt. Leptin regelt somit die hormonelle Adaptation des Organismus an eine Semistarvation. Die Amenorrhoe der Patientinnen lässt sich auf die Hypoleptinämie kausal zurückführen; zudem lässt sich die futterrestriktionsinduzierte Hyperaktivität im Rattenmodell durch die exogene Gabe von Leptin vollständig unterdrücken. Untersuchungen an Patientinnen mit Anorexia nervosa ergaben, dass die Hyperaktivität insbesondere an niedrige Leptinspiegel gekoppelt ist; durch die Gewichtszunahme und somit ansteigenden Leptinspiegel ist die Hyperaktivität rückläufig. Während der Gewichtsrestitution steigen die Leptinspiegel; nach einer deutlichen und raschen Gewichtszunahme kann es auch zu einer Hyperleptinämie (Leptinspiegel liegen oberhalb der Spiegel BMI gematchter gesunder Probanden) kommen. Es wird diskutiert, dass diese Hyperleptinämie möglicherweise die Gefahr einer erneuten Gewichtsabnahme erhöht.

Die **Ghrelinspiegel** sind bei Patientinnen mit Anorexia nervosa erwartungsgemäß erhöht.

Bei einer Untergruppe **von Patientinnen mit BN** besteht eine Impulskontrollstörung. Es kommen Substanzmissbrauch- und -abhängigkeit, Kleptomanie, chaotische Beziehungsmuster und andere impulsive Verhaltensauffälligkeiten vor. Aufgrund des häufigen Erbrechens gelten ausgeprägte Karies und Schwielen an den Fingern (Finger in den Hals stecken) als körperliche Hinweise auf das Vorliegen dieser Essstörung.

Nach Genesung von der eigentlichen Essstörung tragen ehemalige Patientinnen ein erhöhtes Risiko, psychiatrische Erkrankungen – insbesondere affektive Störungen, Angststörungen (soziale Phobie und Zwangsstörung), Störungen der Impulskontrolle und Suchterkrankungen – zu entwickeln. Diese Störungen bestehen aber auch häufig gleichzeitig mit der Essstörung im Sinne einer psychiatrischen Komorbidität.

Tabelle 13.5 Semistarvationsbedingte Veränderungen

Psychopathologisch	Somatisch	Laborbefunde
– Depression – Kognitive Beeinträchtigung – Gedankliche Beschäftigung mit Essen – Auffälliges Essverhalten – Gedankliche Rigidität – Verminderte Libido	– Primäre bzw. sekundäre Amenorrhoe – Ggf. vermindertes Längenwachstum – Sinusbradykardie – Hypotonie – Obstipation – Lanugobehaarung – Hypothermie – Verminderte Knochendichte – Reversible „Gehirnatrophie"	– Reduzierte Blutbildung (Leukopenie, Anämie) – Erhöhung harnpflichtiger Substanzen – Transaminasenerhöhung – „Low-T_3-Syndrom" – Niedrige Magnesium-, Zink-, Phosphat- und Kaliumspiegel – Erhöhte Amylase – Erniedrigte Geschlechtshormonspiegel – Hyperkortisolismus

> Da Betroffene nicht selten versuchen, ihre Essstörung geheim zu halten, sollte ein Arzt im Verdachtsfall in einem vertrauensvollen Gespräch nach den typischen Symptomen fragen. Die zusätzliche Einholung einer Fremdanamnese (Eltern oder andere Bezugspersonen) kann sinnvoll sein.

Deutliches Untergewicht unbekannter Ätiologie sollte im Jugend- bzw. jungen Erwachsenenalter an AN denken lassen, insbesondere wenn eine Gewichtsabnahme zu eruieren ist. Andere Ursachen für Untergewicht bzw. Gewichtsabnahmen müssen ggf. ausgeschlossen werden.

13.4 Therapeutische Konzepte

In der Regel besteht der erste Schritt der Therapie in dem Aufbau einer therapeutischen Beziehung und einer Behandlungsmotivation. Dies erfordert häufig mehrere Gespräche, in denen die Patientin mit ihrer Essstörung und den für sie resultierenden Nachteilen, aber auch Vorteilen, konfrontiert wird. Als Angelpunkte eignen sich hierfür:
- die häufig vorhandene soziale Isolation,
- die fast vollständige gedankliche Absorption durch die Einengung auf Essen, Gewicht und Figur und
- die gedrückte Stimmungslage.

Die vermehrte Zuwendung durch Familienangehörige, die von den Betroffenen auch als Ausdruck von Macht über Bezugspersonen erlebt werden kann, und das Gefühl, den eigenen Körper vollständig und besser als andere kontrollieren zu können, werden von den Patientinnen häufig als Vorteile angesehen.

Im Regelfall ist eine **ambulante Behandlung** einer stationären vorzuziehen. Die ambulante Behandlung sollte psychotherapeutisch ausgerichtet sein, wobei Gewichtskontrollen und ggf. weitere medizinisch-diagnostische Maßnahmen (z. B. Laboruntersuchungen, EKG) bei erheblichem Untergewicht unabdingbar sind. Keinesfalls sollte über einen mehrmonatigen Zeitraum toleriert werden, dass eine Patientin mit sehr niedrigem BMI nicht zunimmt. In derartigen Fällen und bei Gewichtsabnahmen unter der Therapie sind die Grenzen des ambulanten Settings erreicht.

In bestimmten Städten werden tagesklinische Plätze für Patientinnen mit Essstörungen angeboten. Eine **vollstationäre Behandlung** kann zu Beginn der Erkrankung sinnvoll sein. Als weitere Indikationen für eine stationäre Behandlung sind u. a. folgende zu nennen:
- niedriges Körpergewicht (BMI 14 kg/m^2),
- potenziell lebensbedrohliche somatische Komplikationen,
- schwere Depression,
- starvationsbedingte Beeinträchtigung der Kognition,
- akute Suizidgefahr und
- schwere familiäre Konflikte.

> Eine wesentliche Voraussetzung für die stationäre Behandlung ist ein therapeutisches Team, das mit den spezifischen Problemen dieser Patientinnen umgehen kann und über psychiatrische Expertise verfügt.

Behandlungskonzept. Die Behandlung einer Essstörung sollte multimodal angelegt sein. Außerordentlich wichtig ist die Normalisierung des Essverhaltens. Betroffene müssen in Kenntnis davon gesetzt werden, dass prolongiertes Fasten Fressattacken nach sich ziehen kann und somit unter Umständen ein Circulus vitiosus entsteht. Eine ausführliche **Ernährungsberatung** sollte die für Essstörungen relevanten Aspekte vermitteln:
- Energieaufnahme, -verbrauch,
- Nahrungsbestandteile und deren biologische Relevanz,
- gesunde Ernährungsweise,
- somatische und psychische Folgen einer Starvation,
- Regulation des Körpergewichts,
- individuelle Unterschiede des Körpergewichts sowie
- soziokulturelle und geschlechtsspezifische Normen im Hinblick auf Körpergewicht und Essverhalten.

Bei der AN gilt es zur **Osteoporoseprophylaxe** auf eine ausreichende Kalziumzufuhr (mindestens 1200 mg/Tag) zu achten. Eine Östrogensubstitutionstherapie hat in einzelnen Studien keinen eindeutig günstigen Effekt im Hinblick auf eine Verbesserung der Knochendichte erbracht.

Die **Psychotherapie** kann verhaltenstherapeutisch, gesprächstherapeutisch, familientherapeutisch und/oder tiefenpsychologisch ausgerichtet sein. In der Regel gelangen Kombinationen der genannten Therapierichtungen zur Anwendung. Die Indikation zur Psychotherapie und die Auswahl der geeigneten Psychotherapiebausteine sind abhängig von der individuellen Patientin und der Ausbildung des Psychotherapeuten. Familientherapie ist besonders bei jüngeren Patientinnen indiziert. Die unter Umständen erheblichen Schuldgefühle der Eltern oder anderer Angehörigen sind zu berücksichtigen.

Gerade bei Patientinnen mit AN sollte eine **Gewichtsanhebung das zentrale initiale Therapieziel** sein. Bei erheblicher Kachexie kann eine kognitive Beeinträchtigung im Sinne eines reversiblen hirnorganischen Psychosyndroms vorliegen. Die Behebung dieser Folge der Starvation ist eine absolute Voraussetzung für die „Psychotherapiefähigkeit" einer Patientin. Die klinische Erfahrung lehrt, dass der Gewichtsanstieg sich insgesamt langsam vollzieht. Wiederholte Gewichtsabnahmen stellen den Regelfall und nicht die Ausnahme dar. Insofern ist von übertriebenen therapeutischen Erwartungen zu warnen. Der Verlauf einer Essstörung beträgt in der Regel mehrere Jahre, Genesungen sind auch noch nach 10-jähriger Dauer möglich. Dem niedergelassenen Arzt kommt angesichts dieser Chronizität die Funktion zu, die therapeutischen Bemühungen zu koordinieren und den Kontakt zur Patientin und der Familie zu halten. Das Gewicht und bei noch wachsenden Jugendlichen auch die Körperhöhe sind regelmäßig zu kontrollieren.

Unter stationären Bedingungen werden häufig Gewichtszunahmen von 500–1000 g pro Woche angestrebt. Bei ambulanten Behandlungen vollzieht sich der Gewichtsanstieg deutlich langsamer. In der Regel gelingt es einer Patientin nur dann, das nach einer stationären Therapie erreichte Gewicht zu halten, wenn in der ambulanten Nachbehandlung das Gewicht engmaschig kontrolliert und bei erneuter Gewichtsabnahme entsprechend interveniert wird. Bei Jugendlichen empfiehlt sich die Festlegung eines kritischen Gewichts, unterhalb dessen eine erneute stationäre Behandlung vereinbart wird.

> **!** Dem ambulant tätigen Arzt muss bekannt sein, dass Patientinnen durch diverse Maßnahmen (z. B. exzessives Wasser trinken, Anlegen schwerer Schmuckstücke, Verstecken von schweren Gegenständen in Kleidungsstücken) ein höheres Gewicht vortäuschen, um beispielsweise eine stationäre Behandlung zu umgehen. Auch können Angehörige die Tragweite der Symptomatik unter Umständen nicht adäquat erkennen.

Die Therapiebausteine, die nach individuellen Aspekten und den vor Ort möglichen Therapieangeboten ausgewählt werden, sollten in ein **längerfristiges Gesamtkonzept** eingebettet sein. Eine Abstimmung zwischen stationär und ambulant tätigen Therapeuten ist eine wesentliche Voraussetzung für eine erfolgreiche Therapie.

Bei vitaler Indikation muss eine stationäre Einweisung in eine hierfür geeignete Klinik ggf. auch gegen den Wunsch der Patientin erfolgen. Es muss jedoch betont werden, dass ein derartiges Vorgehen nur als Ultima ratio angesehen werden kann. Eine wesentlich bessere **Compliance** der Patientinnen lässt sich erzielen, wenn sie von der Notwendigkeit einer Behandlung überzeugt werden können. Bei Frauen kann als Bewertungsmaßstab für ein potenziell lebensbedrohliches Untergewicht ein BMI von < 13 kg/m² gewertet werden. Jedoch können auch bei einem höheren BMI tödliche Komplikationen auftreten. Dies gilt besonders, wenn der Gewichtsverlust sehr rasch erfolgte. Zu berücksichtigen ist auch, dass einzelne Patientinnen im Akutstadium die Flüssigkeitszufuhr einschränken bzw. einstellen. Das Vorliegen einer akuten Suizidalität ist bei jeder essgestörten Patientin abzuklären.

Nur bei akut lebensbedrohlich erkrankten Patientinnen mit extremem Untergewicht bzw. bei Vorliegen schwerer somatischer Störungen kann eine **intensivmedizinische Behandlung** indiziert sein. Da auf einer Intensivstation die spezifischen Probleme essgestörter Patienten nicht ausreichend bekannt sind bzw. berücksichtigt werden können, ist nach Möglichkeit eine Behandlung in einer Klinik vorzuziehen, deren therapeutisches Team über entsprechende Erfahrungen mit essgestörten Patienten verfügt. Zunächst sollte immer der Versuch gemacht werden, dass die Patientin von sich aus Nahrung zu sich nimmt. Im Einzelfall kann eine Nasen-Magen-Sonde eine deutliche Entlastung der Patientin bewirken.

> Eine parenterale Ernährung ist nur in absoluten Ausnahmefällen bei vitaler Bedrohung unter intensivmedizinischer Kontrolle sinnvoll; schwer wiegende Komplikationen – insbesondere Elektrolytentgleisungen – bei parenteraler Ernährung sind mehrfach beschrieben worden.

Die Energiezufuhr sollte initial langsam gesteigert werden. Eine seltene, aber gefürchtete Komplikation in dieser Phase stellt eine akute Pankreatitis dar. Auf eine Flüssigkeitsbilanzierung ist zu achten. Blutbild, Kreatinin, Harnstoff, Elektrolyte, Transaminasen und Amylase sind insbesondere zu Beginn der Realimentation sorgfältig zu kontrollieren.

Die Gabe von **Serotonin-Wiederaufnahme-Hemmern** kann zur Rückfallprophylaxe bei Essstörungen sinnvoll sein. Empfohlen wird beispielsweise bei Patientinnen mit BN die Einstellung auf Fluoxetin (Tagesdosis 60 mg), die psychopharmakologisch versierte Ärzte vornehmen sollten. Eine Gabe von Serotonin-Wiederaufnahme-Hemmern verbessert nicht den Behandlungsverlauf bei Patientinnen mit AN. Bei ausgeprägter Hyperaktivität können Benzodiazepine und Olanzapin hilfreich sein. Die psychiatrische Komorbidität bei Essstörungen bedarf unter Umständen einer eigenständigen psychopharmakologischen Therapie.

13.5 Prognose

Die **AN** weist mit 5–15 % die höchste Mortalität von allen psychiatrischen Erkrankungen auf. Der tödliche Ausgang einer Anorexie ist besonders bei mehr- bzw. langjährig erkrankten Patientinnen mit niedrigem BMI zu befürchten. Suizide tragen ebenfalls zu der hohen Mortalität bei. BMI-Werte von < 13 kg/m² bei stationärer Aufnahme gehen mit einem deutlich erhöhten Mortalitätsrisiko einher. Nur ca. 10 % aller Patientinnen mit dieser Essstörung genesen innerhalb von 2 Jahren. Mit zunehmender Katamnesedauer wird der Prozentsatz der noch kranken Personen kleiner, wobei sowohl Gesundung als auch Tod diese Abnahme bedingen. Chronische Verläufe sind durch soziale Isolation und hohe psychiatrische und somatische (z. B. renale Insuffizienz) Komorbidität gekennzeichnet. Übergänge in subklinische Essstörungen sind häufig; genesene Patientinnen behalten häufig mehr oder minder leichte Auffälligkeiten des Essverhaltens bei. Übergewicht tritt nur selten auf. Ungefähr 50 % der ehemaligen Patientinnen bekommen Kinder. Eine potenzielle Spätfolge ist die Osteoporose, die selten zu Spontanfrakturen führt.

Der Verlauf der **BN** ist insgesamt günstiger. Die Letalität beträgt ca. 2–4 %, wobei Suizid und Folgen der Bulimie (z. B. Ösophagusruptur) vorkommen. Dennoch besteht die Bulimie ebenfalls häufig über mehrere Jahre fort.

Der Verlauf einer **BED** ist wechselhaft; häufig halten entsprechende Essattacken über mehrere Jahre an, um dann im Rahmen beispielsweise einer Gewichtsabnahme, einer Psychotherapie oder einer medikamentösen Adipositastherapie zu sistieren.

Weiterführende Literatur

American Psychiatric Association: Practice guideline for eating disorders. Am. J. Psychiatry 1993;150:212–228.

American Psychiatric Association: Diagnostisches und Statistisches Manual Psychischer Störungen DSM-IV. Göttingen: Hogrefe 1994.

Fichter MM, Pirke KM. Psychobiology of human starvation. In: Remschmidt H, Schmidt MH. (Hrsg.) Child and Youth Psychiatry: European Perspectives. Volume 1. AN. Hogrefe & Huber Publishers 1990:13–29.

Hebebrand J, Himmelmann GW, Heseker H, Schäfer H, Remschmidt H. Use of percentiles for the body mass index in AN: diagnostic, epidemiological, and therapeutic considerations. Int. J. Eating Disorders 1996;19:359–369.

Hebebrand J, Muller TD, Holtkamp K, Herpertz-Dahlmann B. The role of leptin in anorexia nervosa: clinical implications. Mol Psychiatry. 2007;12:23–35.

Polivy J, Herman CP. Dieting and binging. A causal analysis. Am. Psychologist 1985;40:193–201.

Whittaker A, Davies M, Shaffer D, et al. The struggle to be thin: a survey of anorexic and bulimic symptoms in a non-referred adolescent population. Psychologial Medicine 1989;19: 143–163.

Leitlinien der Deutschen Gesellschaft für Kinder- und Jugendpsychiatrie für Essstörungen.

14 Fettstoffwechsel

Kapitelkoordination: K.G. Parhofer, A. Steinmetz

14.1	Definition	428
14.2	Epidemiologie	428
14.3	Grundlagen	428
14.4	Einteilung und klinische Erscheinungsbilder	429
14.5	Diagnostik	434
14.6	Lipidzielwerte unter Berücksichtigung der klinischen Situation	436
14.7	Therapie	437
14.8	Besondere Patientengruppen	444
14.9	Praxistipps	445
14.10	Kernaussagen	446

14 Fettstoffwechsel

K.G. Parhofer, A. Steinmetz

14.1 Definition

Störungen im Fettstoffwechsel begleiten eine Vielzahl innerer Erkrankungen. Sie bedingen einerseits die Entwicklung arteriosklerotischer Gefäßerkrankungen, insbesondere der koronaren Herzerkrankung, der peripheren arteriellen Verschlusskrankheit und des Schlaganfalls im chronischen Verlauf, sie provozieren abdominelle Krisen und Pankreatitiden im Akutverlauf. Sie treten aber auch im Gefolge anderer Grunderkrankungen als sekundäre Fettstoffwechselstörungen auf, bei Lebererkrankungen, Nierenerkrankungen, Adipositas oder Anorexie sowie Schilddrüsenfunktionsstörungen.

Dyslipidämien, Fehlverteilungen der Lipidfraktionen, können als Hyperlipidämien auftreten in Form von Erhöhung einzelner Fraktionen wie erhöhtes LDL-Cholesterin oder erhöhte Triglyzeride einerseits oder auch als Erniedrigung einer Fraktion, also als Fehlverteilungen, Dyslipoproteinämien, z. B. als niedriges HDL-Cholesterin. So können zudem bei normalem Gesamtcholesterin die Hauptunterfraktionen LDL- und HDL-Cholesterin durch relativ hohen Anteil an LDL- und sehr niedrigen Anteil an HDL verschoben sein und durch alleinige Messung von – normalem – Gesamtcholesterin der Entdeckung einer Dyslipidämie entgehen.

14.2 Epidemiologie

Innerhalb einer Bevölkerung zeigt sich eine positive Korrelation zwischen dem Cholesterinspiegel und der KHK-Inzidenz. Dieser Zusammenhang findet sich auch beim Vergleich verschiedener Populationen (Gordon et al 1977, Menotti et al 1996). Diese Zusammenhänge beruhen v. a. auf der Assoziation zwischen LDL-Cholesterin (der Hauptdeterminanten des Gesamtcholesterins) und der KHK-Rate. Sowohl die Daten der Amerikanischen Framingham-Untersuchung als auch der Deutschen PROCAM-Studie haben gezeigt, dass unabhängig von anderen Risikofaktoren ein Anstieg des LDL-Cholesterins zu einer dramatischen Erhöhung des kardiovaskulären Risikos führt. Die gleichen epidemiologischen Erhebungen haben aber auch gezeigt, dass eine Erniedrigung des HDL-Werts unabhängig vom LDL-Cholesterinwert einen ähnlichen Effekt hat (Assmann et al. 1997).

14.3 Grundlagen

Lipoproteine/Hyperlipoproteinämien. Lipide (Phospholipide, Triglyzeride, Cholesterinester und freies Cholesterin) werden im Plasma als **Lipoproteine** transportiert, deren Proteinanteile **Apolipoproteine** genannt und alphabetisch mit Apolipoprotein A, B, C etc. bezeichnet werden. Apolipoproteine nehmen sehr spezifische Funktionen im Lipoproteinstoffwechsel wahr (Kofaktor- oder Aktivatorfunktion für Enzyme im Lipoproteinmetabolismus, spezifische Bindung an Lipoproteinrezeptoren) (Kostner 2007).

Die Unterteilung der Lipoproteine nach physikochemischen (und größtenteils auch funktionellen) Eigenschaften in Chylomikronen, Very-low-density-Lipoproteine (VLDL), Low-density-Lipoproteine (LDL) und High-density-Lipoproteine (HDL) wird nicht allen Lipoprotein-Stoffwechselprodukten gerecht, hat sich aber für klinische und wissenschaftliche Fragestellungen durchsetzt.

Die ursprüngliche Klassifikation der Hyperlipoproteinämien von **Fredrickson und Kollegen** (Fredrickson und Lees 1965) in die Typen I–V ist eine rein **phänomenologische Einteilung** und trägt der zugrunde liegenden Pathophysiologie nicht Rechnung, differenziert auch nicht zwischen primären und sekundären Hyperlipoproteinämien und lässt keinen Platz für Veränderungen in den HDL-Cholesterinspiegeln und des Lipoprotein (a) (Lp(a)).

Die Klassifikation nach Fredrickson ist deswegen heute weitgehend verlassen. Stattdessen werden Dyslipoproteinämien meist nach rein klinischen Gesichtspunkten eingeteilt (Tab. 14.**1**). Zusätzlich kann jede dieser Dyslipoproteinämien mit einer Lp(a)-Erhöhung einhergehen. Neben der früheren Phänotypisierung nach Fredrickson sind in der Tabelle auch mögliche dahinter stehende familiäre Lipoproteinstörungen erwähnt.

14.4 Einteilung und klinische Erscheinungsbilder

Tabelle 14.1 Klinisch-praktische Klassifikation von Fettstoffwechselstörungen, deren Erscheinungsformen im Plasma, die mögliche Phänotypisierung nach Fredrickson sowie dahinter stehende mögliche familiäre genetische Störungen

Dyslipoproteinämie	Veränderte Fraktion	Lipidveränderung	Fredrickson-Typ	Familiäre genetische Störung
LDL-Hypercholesterinämie	LDL erhöht	Gesamtcholesterin ↑, LDL-Cholesterin ↑	II a	– Familiäre Hypercholesterinämie – Familiär defektes Apo B100 – Polygene Hypercholesterinämie
Hypertriglyzeridämie	VLDL, Chylomikronen und deren Remnants erhöht	Gesamtcholesterin ↑, Triglyzeride ↑, HDL-Cholesterin ↓	I, (III), IV, V	– Familiäre Hypertriglyzeridämie – Familiäre Lipoproteinlipasedefizienz oder ApoCII-Defizienz – LCAT-Mangel oder hypertriglyzeridämische Form der familiär kombinierten Hyperlipidämie
Kombinierte Hyperlipoproteinämie	LDL und VLDL (Chylomikronen) erhöht	Gesamtcholesterin ↑, Triglyzeride ↑, LDL-Cholesterin ↑, HDL-Cholesterin ↓	II b, III (IV, V)	– Familiär kombinierte Hyperlipidämie – Familiäre Typ-III-Hyperlipidämie (Dys-Beta-Lipoproteinämie)
Isolierte HDL-Cholesterinerniedrigung	HDL erniedrigt	HDL-Cholesterin ↓	nicht vorgesehen	– Familiäre Hypo-Alpha-Lipoproteinämien – ApoA1-Mutationen wie ApoA1-Milano – Tangier-Disease – Fish-eye-Disease

Lipoproteinstoffwechselwege. Abb. 14.1 zeigt die wesentlichen Lipoproteinstoffwechselwege. Die mit der Nahrung aufgenommenen exogenen Lipide gelangen als Chylomikronen über das Lymphsystem ins Plasma. Dort werden die Triglyzeride durch die Lipoproteinlipase hydrolysiert und die so entstandenen Chylomikronen-Remnants irreversibel in die Leber aufgenommen.

Die Leber ihrerseits synthetisiert als Träger der endogenen Lipide VLDL, die ebenfalls durch Einwirken der Lipoproteinlipase zu VLDL-Remnants (Lipoproteine intermediärer Dichte, IDL) metabolisiert und dann auf noch nicht vollständig geklärte Weise zu LDL umgewandelt werden. LDL steht so zum einen der Peripherie als Lieferant von Cholesterin und anderen transportierten Bestandteilen zur Verfügung, wird jedoch zu einem großen Prozentsatz (etwa 75 %) selbst wieder über die Leber metabolisiert.

Die meisten menschlichen Körperzellen können zwar Cholesterin synthetisieren, jedoch nicht abbauen. Sie müssen daher anfallendes Cholesterin zur Ausscheidung als Gallensäuren in die Leber zurücktransportieren (Modell des Cholesterinrücktransports). In diesem Modell spielt **HDL** eine zentrale Rolle, indem es Cholesterin von peripheren Zellen aufnimmt und zur Ausscheidung in die Leber transportiert. Ein Teil des Cholesterins wird dabei durch das Cholesterinester-Transferprotein (CETP) auf VLDL und LDL übertragen und gelangt so ebenfalls zur Leber. Andererseits kann HDL auch als Lieferant von Cholesterin und Fettsäuren für bestimmte Gewebe dienen, sodass seine Funktion nicht nur im Cholesterinrücktransport zu sehen ist, sondern u. a. auch im Membranschutz.

In Abb. 14.1 soll betont werden, dass diese Stoffwechselwege nicht voneinander unabhängig sind. So beeinflusst eine Störung des VLDL-Stoffwechsels (z. B. vermehrte Produktion bei Diabetes mellitus) auch den postprandialen Lipidstoffwechsel. Auch ist bei familiärer Hypercholesterinämie nicht nur der Stoffwechsel der LDL verändert, sondern es kommt auch zu einer vermehrten Sekretion von LDL-Partikeln. Besonders eng miteinander verknüpft sind aber, wie oben erwähnt, der Stoffwechsel der triglyzeridreichen Lipoproteine und des HDL. Aus diesem Grund wird bei einer Hypertriglyzeridämie meist auch eine HDL-Erniedrigung gesehen.

14.4 Einteilung und klinische Erscheinungsbilder

■ Primäre Fettstoffwechselstörungen

▪ LDL-Hypercholesterinämie

Die durch einen LDL-Rezeptordefekt in heterozygoter oder homozygoter Ausprägung bedingte familiäre Hypercholesterinämie ist der Prototyp einer Fettstoffwechselstörung (Tab. 14.1), die zur Atherosklerose führt und bis heute der stichhaltigste Beweis für den engen Zusammenhang zwischen LDL-Cholesterin und Atherosklerose. Die familiäre Hypercholesterinämie hat in Deutschland eine Häufigkeit von ungefähr 1:500

Fettstoffwechsel

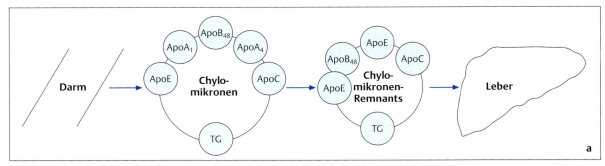

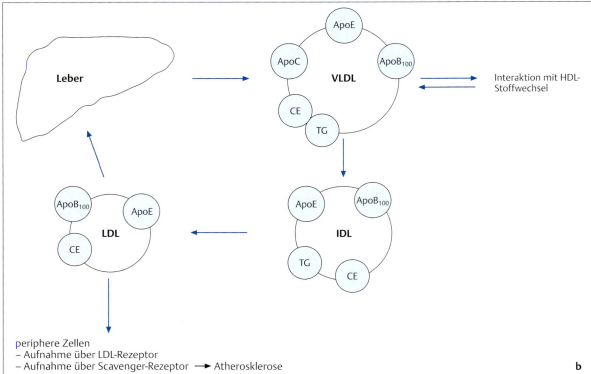

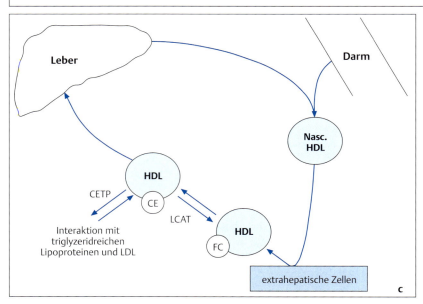

Abb. 14.**1a–c** **Lipoproteinstoffwechselwege. a** Exogener Lipidtransport, **b** endogener Lipidtransport.
c Reverser Cholesterintransport (Cholesterinrücktransport); CE=Cholesterinester, CETP=Cholesterinestertransport-Protein, FC=unverestertes Cholesterin, LCAT=Lecithin-Cholesterin-Acyl-Transferase.

(heterozygot) bzw. ca. 1:1000000 (homozygot). Inzwischen sind >700 verschiedene Mutationen nachgewiesen, die alle Aspekte der rezeptorvermittelten LDL-Aufnahme betreffen können. Betroffene Individuen haben meist eine positive Familienanamnese (für Atherosklerose, insbesondere KHK) und sind häufig im 4.–6. Lebensjahrzehnt von Atherosklerose-Ereignissen betroffen. Bei homozygoten Patienten können Atherosklerose-Ereignisse bereits im 1. Lebensjahrzehnt auftreten.

Zu einem ähnlichen klinischen Bild, meist aber in schwächerer Ausprägung, führt ein Apo-B-Defekt (familiär defektes Apo-B100). Bei dieser Erkrankung kommt es ebenfalls zu einer verminderten Aufnahme von Apo-B100-haltigen Lipoproteinen. Da diese Lipoproteine teilweise aber über Apo-E verstoffwechselt werden können, welches ebenfalls an den LDL-Rezeptor bindet, ist die Ausprägung der LDL-Hypercholesterinämie und auch der Atherosklerose meist nicht so stark.

Die Mehrzahl der Patienten mit gering oder mäßig erhöhten LDL-Cholesterinwerten hat eine so genannte polygene LDL-Hypercholesterinämie, bei der sich kein eindeutiger Defekt im LDL-Rezeptorgen oder im Apo-B100 nachweisen lässt. Daneben können eine Reihe von sekundären Fettstoffwechselstörungen sich primär als LDL-Hypercholesterinämie manifestieren (s. u.).

> Nach Ausschluss einer sekundären Dyslipoproteinämie ist aus klinisch praktischer Sicht eine weitere Ursachendiagnostik nicht notwendig, da sich die Frage der Therapiebedürftigkeit allein aus der Höhe des LDL-Cholesterinwertes und dem Vorliegen weiterer Risikofaktoren oder einer Atherosklerose ergibt, nicht jedoch aus der zugrunde liegenden Pathophysiologie.

■ **Hypertriglyzeridämie**

Hypertriglyzeridämien repräsentieren eine sehr heterogene Gruppe von Lipidstoffwechselstörungen. Selten liegt einer ausgeprägten Hypertriglyzeridämie eine definierte genetisch bedingte Störung zugrunde (Lipoprotein Lipasemangel, Apo-CII-Mangel etc.). Sehr viel häufiger sind Mischformen zwischen primären und sekundären Fettstoffwechselstörungen. So kann bei prädisponierten Patienten die Zufuhr von geringen Mengen an Alkohol oder Östrogenen zu einer ausgeprägten Hypertriglyzeridämie führen.

! Bei ausgeprägten Hypertriglyzeridämien (>1000 mg/dl, 11,4 mmol/l, meist >5000 mg/dl, 57 mmol/l) kann ein Chylomikronämiesyndrom (Mikrozirkulationsstörungen, akute Pankreatitis) auftreten.

Nicht alle Hypertriglyzeridämien sind mit Atherosklerose assoziiert. Insbesondere die genetisch bedingten reinen Hypertriglyzeridämien vermitteln vermutlich kein wesentliches Atheroskleroserisiko. Welche Formen der Hypertriglyzeridämie tatsächlich ein Atheroskleroserisiko vermitteln, ist weiter umstritten. Aus klinisch praktischer Sicht kann davon ausgegangen werden, dass Patienten, die eine Hypertriglyzeridämie im Rahmen des Metabolischen Syndroms oder Typ-2-Diabetes haben, ein erhöhtes Risiko besitzen, wohingegen Patienten mit isolierter Hypertriglyzeridämie ohne weitere Kennzeichen des Metabolischen Syndroms und ohne Familienanamnese für Atherosklerose kein erhöhtes Risiko aufweisen. Die früher benutzte Unterteilung nach familiärer Hypertriglyzeridämie (kein erhöhtes Risiko) und familiär kombinierte Hyperlipidämie (erhöhtes Risiko) ist heute weitgehend verlassen worden.

■ **Kombinierte Hyperlipoproteinämie**

Darunter wird die gleichzeitige Erhöhung von LDL-Cholesterin und Triglyzeriden verstanden. Die Erhöhung des Gesamtcholesterins darf hierbei nicht herangezogen werden, da alle ausgeprägten Hypertriglyzeridämien auch mit einer Erhöhung des Gesamtcholesterins verknüpft sind, da auch triglyzeridreiche Lipoproteine einen ca 20%igen Anteil an Cholesterin tragen. Ähnlich wie für die meisten Formen der Hypertriglyzeridämie lässt sich bei kombinierten Hyperlipoproteinämien häufig keine monogenetische Ursache finden. Auch hier handelt es sich sehr häufig um Mischformen zwischen primären und sekundären Fettstoffwechselstörungen. Allerdings muss grundsätzlich von einem erhöhten Atheroskleroserisiko ausgegangen werden.

Häufig manifestiert sich auch die familiäre Dysbetalipoproteinämie (Typ-III-Hyperlipoproteinämie) als kombinierte Hyperlipoproteinämie (Steinmetz u. Kaffarnik 2007). Bei dieser Erkrankung kommt es auf dem Boden einer Homozygotie für Apo-E2 zusammen mit exogenen Faktoren (Diabetes, Alkohol, Übergewicht, etc.) zu sehr ausgeprägten Lipidveränderungen, die frühzeitig mit einer erhöhten Atheroskleroserate assoziiert sind. Im Lipidstatus fallen ein mäßig erhöhter Triglyzeridspiegel bei erniedrigtem LDL-Cholesterin und HDL-Cholestein sowie einem angesichts der Triglyzeride und des niedrigen LDL-Cholesterins übermäßig erhöhtem Gesamtcholesterin auf.

■ **Isolierte HDL-Cholesterinerniedrigung**

Es gibt eine Reihe von seltenen monogenetisch bedingten Erniedrigungen des HDL-Cholesterins, die typischerweise mit einer erhöhten Atheroskleroserate assoziiert sind. Die überwiegende Mehrzahl der Patienten mit erniedrigten HDL-Cholesterinwerten hat jedoch gleichzeitig zumindest grenzwertig erhöhte Triglyzeridwerte und ist deshalb eher der Kategorie primäre Hypertriglyzeridämie oder kombinierte Hyperlipoproteinämie zuzuordnen.

Charakteristisch sind atherogene Remnants triglyzeridreicher Lipoproteine sowie kleine dichte LDL-Partikel (small-dense-LDL) wie beim Metabolischen Syndrom. Niedriges HDL-Cholesterin stellt die häufigste Lipidabnormalität beim Metabolischen Syndrom dar. Als hete-

Tabelle 14.2 Häufige und seltene Situationen, die sekundär mit einer Fettstoffwechselstörung einhergehen können.

Häufige Situationen	Seltene Situationen
Fehlernährung	Anorexia nervosa
Alkohol- und Nikotinabusus	Cushing-Syndrom
Adipositas	Akromegalie
Diabetes mellitus	Hypopituitarismus, speziell Wachstumshormonmangel
Nierenerkrankungen	Akut-intermittierende Porphyrie
Hypothyreose	
Lebererkrankungen	
Medikamente (Diuretika, β-Blocker ohne ISA, Steroide, Cimetidin, Tamoxifen, orale Kontrazeptiva, Immunsuppressiva, Retinoide)	Typ-I-Glykogenspeicherkrankheit
	Autoimmunerkrankungen, speziell Lupus erythematodes
	Monoklonale Gammopathie
	Werner-Syndrom
	AIDS

rogene Population von Partikeln hat HDL folgende Eigenschaften:
- es spielt eine Rolle im atheroprotektiven Cholesterinrücktransport,
- besitzt antoxidative und antiinflammatorische Eigenschaften,
- blockiert Monozytenadhäsion,
- stabilisiert Endothelfunktion durch Anregung der NO-Synthese und
- greift schließlich auch günstig in die Plättchenaggregation und Fibrinolyse ein.

> Untersuchungen verschiedenster Populationen haben die klare Beziehung zwischen niedrigem HDL-Cholesterin und koronarer Herzerkrankung gezeigt und weisen niedriges HDL-Cholesterin als eigenständigen Risikofaktor für die Entwicklung der koronaren Herzerkrankung aus (Gotto u. Brinton 2004).

Die Prävalenz niedrigen HDL-Cholesterins (HDL-Cholesterin < 40 mg/dl (1,05 mmol/l) wurde für die USA mit etwa 35% bei erwachsenen Männern und 15% bei erwachsenen Frauen berichtet. Im Einklang mit der Atherogenität dieser Konstellation zeigt ein deutlich höherer Prozentsatz von Koronarpatienten niedrige HDL-Cholesterin-Spiegel. In der PROCAM-Studie hat ein Drittel der Männer, die eine koronare Herzerkrankung entwickelten, HDL-Cholesterin-Spiegel < 35 mg/dl (0,9 mmol/l), zudem wurden in großen Kohorten bis zu zwei Drittel der männlichen KHK-Patienten mit HDL-Cholesterin-Spiegeln < 40 mg/dl (1,05 mmol/l) angetroffen. Besonders **bei Patienten mit Diabetes mellitus** korreliert das niedrige HDL-Cholesterin in Verbindung mit hohen Triglyzeriden mit der Prävalenz der koronaren Herzerkrankung und erweist sich als Prädiktor für vaskuläre Ereignisse.

Lipoprotein(a) Erhöhung

Lipoprotein(a)-Spiegel sind weitgehend genetisch determiniert. Eine Reihe von epidemiologischen Untersuchungen belegt, dass erhöhte Lipoprotein(a)-Spiegel mit einer vermehrten Atheroskleroserate assoziiert sind. Dabei scheint die atherogene Potenz von Lipoprotein(a) dann besonders hoch, wenn gleichzeitig weitere Risikofaktoren vorliegen. Wenngleich Lipoprotein(a)-Erhöhungen prinzipiell bei jeder anderen Fettstoffwechselstörung auftreten können, sind sie bei Hypertriglyzeridämien seltener als bei normalem Lipidstatus oder bei LDL-Hypercholesterinämie.

Da erhöhte Lipoprotein(a)-Spiegel diätetisch und medikamentös nur unzureichend behandelt werden können, dienen sie v. a. als Anlass, andere Risikofaktoren (z. B. LDL-Cholesterin) optimal einzustellen.

Sekundäre Fettstoffwechselstörungen

Allgemeines

Sekundäre Fettstoffwechselstörungen treten im Rahmen anderer Grunderkrankungen, Medikamenten-, Umwelt- oder Hormoneinflüssen auf (Tab. 14.2). Oftmals ist hierfür zusätzlich eine genetische Disposition ausschlaggebend. Hierdurch wird die Abgrenzung von den primären, rein genetisch determinierten Fettstoffwechselstörungen schwierig. Es gibt also einen fließenden Übergang zwischen primären und sekundären Störungen. Ein einfaches Vorgehen zum Ausschluss sekundärer Fettstoffwechselstörungen ist Folgendes:
- Anamnese in Bezug auf:
  - Diabetes mellitus,
  - Schilddrüsenfunktionsstörungen,
  - Medikamente,
- Blutzuckerbestimmung, evtl. oraler Glukosetoleranztest sowie
- Bestimmung der Schilddrüsen(TSH)-, Nieren- und Leberwerte.

Obwohl die Therapie der sekundären Hyperlipidämien zunächst die Behandlung der Grundkrankheit voraussetzt, kann bei manchen sekundären Hyperlipidämien, z. B. bei Diabetes mellitus oder Niereninsuffizienz, das Grundproblem nicht bis zum völligen Verschwinden der Hyperlipidämie therapiert werden. In diesen Fällen ist die sekundäre Form eigenständig zu behandeln.

Diabetes mellitus

Hyperlipoproteinämien und Dyslipoproteinämien finden sich sowohl bei Typ-1- als auch bei Typ-2-Diabetes. Hyperlipoproteinämien finden sich 3-mal häufiger bei Diabetikern im Vergleich zur Normalbevölkerung, gehen der Manifestation des Typ-2-Diabetes häufig voraus, sind als Hauptrisikofaktoren der Makroangiopathie zu sehen, jedoch auch mit der Entwicklung der Polyneuropathie assoziiert.

Die diabetische Dyslipidämie wird hauptsächlich durch hohe Spiegel an freien Fettsäuren bedingt, die zu einer vermehrten Sekretion von triglyzeridreichen Lipoproteinen führt und so eine Hypertriglyzeridämie mit erniedrigten HDL-Cholesterinspiegeln induziert. Dabei kommt es auch zu einer Triglyzeridanreicherung der LDL mit Ausbildung einer atherogenen LDL-Subpopulation (kleine dichte Partikel) mit veränderten Rezeptor-Bindungseigenschaften und erhöhter Anfälligkeit für oxidative Modifikation. Die LDL-Cholesterinkonzentration ist häufig unauffällig. Bereits im prädiabetischen Stadium findet sich bei Probanden, die im Laufe ihres Lebens einen Diabetes entwickeln, schon eine typische Fehlverteilung der Lipide mit hohen Triglyzeriden und niedrigem HDL-Cholesterin sowie verändertem (small-dense) LDL-Cholesterin (Steinmetz 2003).

Die Prävalenz der Lipid- und Lipoproteinveränderung hängt in erheblichem Maße von der Qualität der Stoffwechselkontrolle sowie von den Komplikationen des Diabetes mellitus ab, insbesondere von Nierenfunktionsstörungen. Etwa ein Drittel aller Typ-2-Diabetiker ohne Nephropathie weist eine Hyperlipidämie auf, etwa doppelt so viele nach Entwicklung einer Nierenfunktionsstörung. Die Inzidenz von sehr niedrigem HDL-Cholesterin (< 35 mg/dl oder 0,9 mmol/l) wird zwischen 13 und 30 % angegeben.

■ Adipositas

Eine Vermehrung der abdominellen Fettmasse (androide Adipositas) ist mit Dyslipoproteinämie als einer zentralen Komponente des metabolischen Syndroms verknüpft. Ähnlich wie bei Diabetes mellitus Typ 2 führt ein vermehrter Fluss von freien Fettsäuren zu einer Hypertriglyzeridämie, zu niedrigen HDL-Cholesterinspiegeln und zur Vermehrung von kleinen, dichten LDL.

> In Bezug auf den Lipidstoffwechsel und das kardiovaskuläre Risiko muss also bei der Beurteilung einer übergewichtigen Person das Muster der Körperfettverteilung berücksichtigt werden.

Gewichtsreduktion normalisiert meist die Dyslipidämie, periphere Fettabsaugungen z. B. ändern nicht das metabolische Grundproblem. Hypertonie und Hyperlipidämie, insbesondere die Hypercholesterinämie, aber auch Hypertriglyzeridämien und niedriges HDL-Cholesterin, kommen häufig gemeinsam vor. Umgekehrt findet man bei einem Drittel der männlichen und weiblichen Hypercholesterinämiker eine Hypertonie.

■ Hormonelle Einflüsse

Ein **Schilddrüsenhormonmangel** führt zur Hyperlipoproteinämie, wobei typischerweise die LDL-Cholesterinerhöhung im Vordergrund steht. Seltener sind auch oder nur die Triglyzeride erhöht. In der Diagnostik einer Hyperlipoproteinämie sollte immer auch eine Hypothyreose ausgeschlossen werden; so zeigten z. B. in einer schottischen Studie etwa 20 % aller Frauen > 40 Jahre mit Hypercholesterinämie eine Schilddrüsenunterfunktion.

Eine **Östrogengabe** führt zum Anstieg der Triglyzeride (auch in den mit oralen Kontrazeptiva verabreichten geringen Dosen) und kann somit bei prädisponierten Personen eine schwere Hypertriglyzeridämie auslösen und zu einer Pankreatitis führen. Der östrogenbedingte Anstieg des HDL-Cholesterins hat seine Ursache in der Minderung der Aktivität der hepatischen Lipase, einem HDL abbauenden Enzym. Andererseits stimulieren Östrogene die Expression des LDL-Rezeptors in der Leber und senken so in hohen Dosen LDL-Cholesterin im Plasma, wohingegen **Androgene** LDL-Cholesterin erhöhen. Bis zur Pubertät haben Knaben höhere HDL-Cholesterinspiegel als Mädchen, dies kehrt sich nach der Pubertät ins Gegenteil um. Der Östrogenverlust nach der Menopause ist für den Anstieg des LDL-Cholesterins bei Frauen im höheren Alter mit verantwortlich. Eine Östrogensubstitution nach der Menopause führt zu einer Verbesserung der Dyslipidämie im Alter.

Während der **Schwangerschaft** kommt es physiologischerweise zu einer moderaten Erhöhung von Cholesterin und Triglyzeriden, die sich nach der Geburt wieder normalisiert. Eine Schwangerschaft kann jedoch auch eine bestehende Hypertriglyzeridämie erheblich verstärken.

Der Missbrauch **anaboler Steroide** führt zu einer deutlichen, oft gemischten Hyperlipidämie und zusätzlich zu einem fast völligen Verschwinden des HDL-Cholesterins durch eine enorme Aktivitätssteigerung der hepatischen Triglyzeridlipase, des HDL abbauenden Enzyms.

■ Nierenerkrankungen

Beim **nephrotischen Syndrom** werden oft schwere Hyperlipoproteinämien verschiedener Ausprägung (LDL-Hypercholesterinämie, Hypertriglyzeridämie, kombinierte Hyperlipoproteinämie) beobachtet. Durch die Hypalbuminämie erreichen erhöhte freie Fettsäurespiegel die Leber und stimulieren die Lipoproteinsynthese. Weitere Gründe für die deutliche Hyperlipoproteinämie beim nephrotischen Syndrom sind ein gestörter Abbau von triglyzeridreichen Lipoproteinen durch eine verminderte LPL- oder hepatische Triglyzeridlipase.

Die **chronische Niereninsuffizienz** ohne nephrotisches Syndrom zeigt ebenfalls häufig Dyslipoproteinämien, die unter der chronischen Hämodialyse und oft auch nach einer erfolgreichen Nierentransplantation persistieren. Außerdem steigt das atherogene Lipoprotein (a) bei einigen Patienten mit chronischer Niereninsuffizienz deutlich an und erhöht damit zusätzlich das atherogene Risiko. Umgekehrt fördert die Hyperlipoproteinämie in einem Circulus vitiosus selbst wiederum die Progression der Niereninsuffizienz.

Die **Nierentransplantation** behebt zwar meist erfolgreich die urämischen Veränderungen, allerdings persistieren häufig die Anomalien im Lipidstoffwechsel oder sind sogar noch verstärkt: erhöhte Cholesterinspiegel werden bei bis zu 90 %, erhöhte Triglyzeridspiegel bei etwa 65 % der Transplantierten beobachtet. Hier spielen offensichtlich dann verabreichte Medikamente selbst, wie Kortikosteroide sowie Ciclosporin A, pathogenetisch eine bedeutende Rolle.

Lebererkrankungen

Die Leber ist sowohl der Hauptsynthese- als auch der zentrale Abbauort der Lipoproteine. **Cholestatische Lebererkrankungen** sind durch eine z. T. massive Erhöhung des unveresterten Cholesterins (Bildung von Lipoprotein X (LpX)) gekennzeichnet. Dieses abnorme Lp-X akkumuliert und kann als LDL-Cholesterin fehlgedeutet werden. Es wird leicht in der Elektrophorese entdeckt. Klinisch kommt es zum Auftreten kutaner Xanthome, welche häufig bei Patienten mit primär biliärer Zirrhose zu beobachten sind.

Die Auswirkungen akuter hepatozellulärer Schädigungen auf den Lipidstoffwechsel sind im Allgemeinen ausgeprägter als bei der **chronischen Hepatitis**. Letztere zeigt eine abnorme LDL mit erhöhtem Triglyzeridgehalt als möglicher Ausdruck der Akkumulation von Lipoprotein-Remnants. Außerdem kommt es zu einem erheblichen Absinken des HDL-Spiegels im Plasma, der sich mit Regeneration der Leber wieder erholt.

Alkohol, Nikotin und Medikamente

Bei prädisponierten Personen kann **Alkohol** eine ausgeprägte Hypertriglyzeridämie induzieren. Bei LDL-Hypercholesterinämie oder Stoffwechselgesunden führt Alkohol dagegen zu einem Anstieg des HDL-Cholesterins und damit zu einem potenziell weniger atherogenen Lipidstatus. Insbesondere diese Erhöhung des HDL-Cholesterinspiegels wird als einer der Gründe dafür gesehen, dass Probanden mit regelmäßig moderatem Alkoholgenuss eine günstigere Prognose in Bezug auf koronare Herzerkrankungen zeigen als Alkoholabstinente. Selten führt exzessiv schweres Trinken zum Zieve-Syndrom mit massiver Hypertriglyzeridämie und Hämolyse.

Das Arterioskleroserisiko der **Zigarettenraucher** ist stark erhöht. Unter anderem wird eine dadurch induzierte oxidative Modifikation der Lipoproteine dafür verantwortlich gemacht. Zusätzlich kommt es durch Rauchen zu einer Dyslipidämie mit Erhöhung des Cholesterins und der Triglyzeride sowie zu Senkungen des HDL-Cholesterins.

Diuretika vom Typ der Thiazide in früher eingesetzten hohen Dosen und **β-Blocker**, insbesondere ohne ISA, können zur Anhebung von Gesamtcholesterin, Triglyzeriden und LDL-Cholesterin sowie zu einem Absinken von HDL-Cholesterin und damit zu einer atherogenen Stoffwechselsituation führen.

β-Blocker, Clonidin, ACE-Hemmer, AT_1-Rezeptorantagonisten und Kalziumantagonisten sind in Bezug auf den Fettstoffwechsel als eher indifferent einzustufen.

Daneben gibt es eine Reihe von weiteren Medikamenten (Steroide, Immunsuppressiva, Protease-Inhibitoren und andere antivirale Medikamente, Neuroleptika, Antidepressiva, etc.), die entweder direkt oder indirekt (Gewichtserhöhung) zur Hyperlipoproteinämie führen können. Typischerweise handelt es sich dabei meist um Hypertriglyzeridämien oder kombinierte Hyperlipoproteinämien.

14.5 Diagnostik

Lipide

Eine gezielte Behandlung der Fettstoffwechselstörung setzt eine differenzierte Lipoprotein-Diagnostik voraus. Die Messung von **Cholesterin** und **Triglyzeriden im Plasma** stellt noch immer die Ausgangsdiagnostik der Wahl für sämtliche Störungen im Fettstoffwechsel dar, zusätzlich sollten immer der **HDL-Cholesteringehalt** (und daraus **LDL-Cholesterin** berechnet) sowie einmalig **Lipoprotein (a)** bestimmt werden:
- Gesamtcholesterin und Triglyzeride (enzymatisch),
- HDL-Cholesterin (enzymatisch) nach Präzipitation der Apo-B-haltigen Lipoproteine, durch quantitative Lipoproteinelektrophorese oder durch direkte Messung mit homogener Methode,
- LDL-Cholesterin (berechnet nach der Friedewald-Formel), durch quantitative Lipoproteinelektrophorese oder durch direkte Messung mit homogener Methode und
- Lipoprotein Lp(a) durch Nephelo- oder Turbidimetrie.

Mit der **Friedewald-Formel** (anwendbar bis zu Triglyzeridwerten von 400 mg/dl oder 4,6 mmol/l) lässt sich LDL-Cholesterin für den klinischen Alltag ausreichend berechnen. Dabei gilt für die Einheiten mg/dl:

$$\text{LDL-Cholesterin}(\text{mg}/\text{dl}) = \text{Gesamtcholesterin}(\text{mg}/\text{dl}) - \text{HDL-Cholesterin}(\text{mg}/\text{dl}) - \frac{\text{Triglyzeride}(\text{mg}/\text{dl})}{5}$$

Für die Einheiten mmol/l gilt:

$$\text{LDL-Cholesterin}(\text{mmol}/\text{l}) = \text{Gesamtcholesterin}(\text{mmol}/\text{l}) - \text{HDL-Cholesterin}(\text{mmol}/\text{l}) - \frac{\text{Triglyzeride}(\text{mmol}/\text{l})}{2,2}$$

In den letzten Jahren wurde eine Reihe homogener Methoden entwickelt, mit denen eine direkte Bestimmung des HDL-Cholesterins im Serum oder Plasma nach vorheriger Präzipitation Apolipoprotein-B-haltiger Lipoproteine oder auch ohne vorherige Zentrifugation möglich ist. Gegenüber den konventionellen Präzipitationsmethoden zeichnen sich die homogenen Methoden durch eine deutlich höhere Präzision aus. Die Richtigkeit ist aber leider noch immer nicht optimal. Auch nach der Einführung am Markt wurden einige Reagenzien von den Herstellern mehrfach modifiziert, die Kalibration der Methoden ist nicht zufriedenstellend gelöst. Auch hier ist ab Triglyzeridspiegeln >ca. 500 mg/dl (5,7 mmol/l) Vorsicht wegen Impräzisionen geboten.

Manche der „homogenen" Methoden liefern höhere Ergebnisse als die konventionellen Präzipitationsmethoden. Auch scheinen die relativen Abweichungen der homogenen Methoden von konventionellen Methoden nicht über den gesamten Messbereich gleich zu sein, was z. B. zu einer Überschätzung des HDL-Cholesterins bei niedrigen Konzentrationen führen kann. Es ist deshalb nicht klar, ob Befunde, die mit homogenen Methoden erstellt werden, anhand der Richtwerte interpretiert werden dürfen, die aus Ergebnissen epidemiologischer Studien mit konventionellen Präzipitationsmethoden abgeleitet wurden.

> ! Für die praktische klinische Tätigkeit sollte daher darauf geachtet werden, dass Messungen im Verlauf einer Behandlung mit der gleichen Methode erfolgen und dass, wenn unterschiedliche Laboratorien z. B. bei Haus- oder Facharzt die Analysen vornehmen, zumindest die Methoden der jeweiligen Labore hinterfragt oder nachgehalten werden.

Die Präanalytik der Lipoproteine setzt eine Reihe von **Standards** voraus:
- Nüchternblutentnahme nach 10- bis 12-stündigem Fasten,
- erhebliche ernährungsbedingte Variation der Triglyzeride, daher Nüchternblutentnahme (Cholesterinwerte schwanken im Tagesverlauf nur unwesentlich),
- am Abend zuvor kein Alkoholgenuss,
- konstantes Körpergewicht Wochen vor der Blutentnahme und
- keine akuten Erkrankungen oder Operationen bis zu 8 Wochen vor Abnahme.

Zu diesen Standards gehört hauptsächlich die Nüchternblutentnahme nach mindestens 10h Fasten. Dies ist besonders wegen der postprandialen Schwankungen der Triglyzeride notwendig. Postprandiale Triglyzerid-Peaks bilden sich zwischen 4 und 6h nach Nahrungsaufnahme aus. Diese z. T. ausgeprägten Schwankungen sind der Hauptgrund dafür, dass für die Risikoabschätzung und damit die Therapieentscheidung v. a. Nüchternwerte herangezogen werden, obwohl neuere Untersuchungen darauf hindeuten, dass postprandiale Triglyzeridwerte einen unabhängigen Risikofaktor für Atheroskleroseerkrankungen darstellen (Bansal et al 2007).

Beachtet werden muss auch, dass Akutphasereaktionen (z. B. Herzinfarkt, Bypass-Operationen etc.) den Lipidstatus signifikant beeinflussen können. Auch wenn Triglyzeriderhöhungen und LDL-Cholesterinerniedrigungen hierfür typisch sind, ist im individuellen Fall eine Vorhersage nicht möglich, sodass ein aussagekräftiger Lipidstatus erst einige Wochen nach einer Akutphasereaktion gewonnen werden kann.

Die so vorgenommene Diagnostik erlaubt eine Klassifikation der Lipidstörung (Tab. 14.1). Damit können für den praktischen Alltag mehr als 90% aller Lipidstörungen klassifiziert und einer sinnvollen Therapie zugeführt werden.

■ Apoproteinbestimmungen

Die Bestimmung der Proteinanteile (Apoprotein, Apo) von LDL (Apo-B) sowie für HDL (Apo-A1) hat sich im klinischen Alltag nicht durchgesetzt. In Studien mit großen Teilnehmerzahlen auszumachende Differenzierungen von Risikogruppen anhand von Apoproteinbestimmungen waren in der Beurteilung des Einzelrisikos eines Individuums der einfacheren und kostengünstigeren LDL-Cholesterin- bzw. HDL-Cholesterinbestimmung nicht überlegen.

Einige **spezielle Situationen**, in denen eine zusätzliche Bestimmung von Apo-B der LDL bzw. von Apo-A1 der HDL sinnvoll sein kann, sind bekannt: da jedes LDL-Lipoprotein nur ein Molekül Apo-B enthält, schätzt man mit der Apo-B-Bestimmung mehr die Anzahl der LDL-Partikel ab. Somit könnten auch normolipämische Probanden mit erhöhter LDL-Partikelzahl identifiziert werden, zumal die Konstellation mit erhöhtem Apolipoprotein-B bei normalem Gesamtcholesterin, als Hyperapobetalipoproteinämie bezeichnet, mit einem erhöhten Risiko für die koronare Herzerkrankung verbunden ist.

Die Höhe des HDL-Cholesterinspiegels korreliert negativ mit den Serumtriglyzeriden. Dies ist mitbedingt durch das Cholesterinester-Transferprotein (CETP), welches Cholesterin aus den HDL in VLDL im Austausch gegen Triglyzeride transportiert sowie die hepatische Lipase, welche HDL abbaut. In dieser Situation gibt die Bestimmung des Apo-A1-Spiegels eine bessere Auskunft über HDL als das HDL-Cholesterin. Zusätzlich lassen die Bestimmungen von HDL- und LDL-Cholesterin und Apo-A1 und -B z. B. wichtige kompositionelle Änderungen unter verschiedenen Therapien von Fettstoffwechselstörungen verfolgen.

Lipoprotein (a), Lp (a), stellt einen Heterodimer aus einer LDL-ähnlichen Partikel und einem Plasminogen-homologen Protein (a) dar (Kraft u. Utermann 2007). Seine Serumspiegel sind genetisch determiniert, in der Höhe interindividuell stark unterschiedlich. Die Bestimmung von Lp(a) erfolgt immunonephelometrisch oder durch Turbidimetrie. Der Lp(a)-Spiegel braucht lediglich einmal, zur Sicherheit seiner richtigen Bestimmung evtl. ein zweites Mal bestimmt zu werden. Lediglich die für Nikotinsäure beschriebene zusätzliche Lp(a)-Absenkung rechtfertigt im Einzelfall Verlaufsbestimmungen des Lp(a)-Spiegels unter dieser Behandlung.

■ Molekulargenetische Untersuchungen

Apolipoprotein-E-Genotyp. Die familiäre Dysbetalipoproteinämie (Typ-III-Hyperlipoproteinämie) ist eine multifaktorielle Erkrankung mit unterschiedlicher phänotypischer Ausprägung (Hypertriglyzeridämie, LDL-Hypercholesterinämie, kombinierte Hyperlipoproteinämie). Da >95% der Patienten mit Typ-III-Hyperlipoproteinämie homozygot für Apo-E-2 sind, ist der Nachweis des Phänotyps Apo-E-2/2 oder des Genotyps-ε2/ε2 zur Diagnosesicherung die Methode der Wahl. Mehrere Laboratorien bieten inzwischen hauptsächlich die Genotypisierung des Apolipoproteins-E an.

LDL-Rezeptordefekte. Hinter schwereren familiären Formen von Hypercholesterinämie verbergen sich oft heterozygote Defekte im LDL-Rezeptorgen oder Mutationen der Bindungsregion des Apo-B für den LDL-Rezeptor (Apo-B-100-Mutation, FDB).

Da inzwischen mehr als 700 Einzelmutationen im LDL-Rezeptor beschrieben sind, ergibt es im Einzelfall keinen Sinn, nach der dahinter stehenden Mutation zu suchen. Lediglich bei bekannten „Foundereffekten" in bestimmten Migrationsregionen kann die Bestätigung einer vermuteten Mutation sinnvoll sein. Eine therapeutische oder prognostische Konsequenz ergibt sich daraus meist nicht, da sich die Therapiebedürftigkeit aus der Lipidkonstellation und nicht aus der molekularen Grundlage ergibt.

Apolipoprotein-B-Mutanten. Im Gegensatz zu den multiplen LDL-Rezeptorgendefekten, deren Nachweis im Einzelfall schwierig ist, stellt die Diagnostik der 4 bisher beschriebenen Punktmutationen in der Bindungsregion des Apo-B-100 für den LDL-Rezeptor kein Problem dar. Sie lassen sich einfach mit präformierten Primern durch PC-Reaktion molekularbiologisch finden. Patienten mit defekter Apo-B-Bindungsregion sind klinisch weniger stark betroffen als LDL-Rezeptor-defekte Patienten, da erstere mit Apo-E noch einen weiteren Apoprotein-Liganden für den (hier funktionierenden) LDL-Rezeptor besitzen.

14.6 Lipidzielwerte unter Berücksichtigung der klinischen Situation

Die Therapie von Fettstoffwechselstörungen erfolgt meist unter dem Gesichtspunkt der Atheroskleroseprävention. Zahlreiche Lipidinterventionsstudien (v. a. unter der Verwendung von Statinen) zeigen, dass das relative Risiko für kardiovaskuläre Erkrankungen durch eine Lipidtherapie um ca. 25–40% reduziert werden kann. Diese uniforme Risikoreduktion trifft auf Patienten mit relativ niedrigen wie auch auf solche mit relativ hohem LDL-Cholesterin zu. Damit entscheidet v. a. das absolute Risiko darüber, wie viele Koronarereignisse durch eine Lipidintervention tatsächlich verhindert werden können. Um die Ressourcen möglichst effektiv einzusetzen, muss das Hauptaugenmerk darauf gerichtet werden, Patienten mit hohem Absolutrisiko zu identifizieren, um sie einer gezielten Lipidtherapie zuzuführen.

> Auch wenn der Hyperlipoproteinämie eine zentrale Rolle bei der Atheroskleroseentstehung zukommt, sind Atherosklerose-Ereignisse das Ergebnis eines komplexen Zusammenspiels verschiedener bekannter und unbekannter Risikofaktoren. Dieser multifaktoriellen Genese muss auch bei der Einschätzung der Therapiebedürftigkeit einer Hyperlipoproteinämie Rechnung getragen werden.

Patienten mit Atherosklerosemanifestation. Da bei dieser Patientengruppe das Risiko für ein erneutes Atherosklerose-Ereignis besonders hoch ist, sollte unabhängig vom Vorliegen anderer Risikofaktoren ein LDL-Cholesterin < 100 mg/dl (2,8 mmol/l) angestrebt werden. Da neuere Interventionsdaten darauf hindeuten, dass auch eine Absenkung auf < 100 mg/dl einen weiteren klinischen Benefit vermittelt, sollte bei Patienten mit besonders hohem Risiko ein Wert von < 70 mg/dl angestrebt werden (Grundy et al 2004). Weiterhin werden ein HDL-Cholesterin > 40 mg/dl bei Männern und > 50 mg/dl bei Frauen sowie Triglyzeride < 150 mg/dl als weitere Ziele empfohlen. Diese Werte sind weitgehend unabhängig vom Alter und weitgehend unabhängig von Begleiterkrankungen anzustreben. Da der Nutzen einer solchen Lipideinstellung frühzeitig nachweisbar ist, sollte nur bei einer deutlichen Einschränkung der Lebenserwartung von einem solchen Vorgehen abgerückt werden.

Patienten ohne Atherosklerosemanifestation. Wesentlich schwieriger ist die Einschätzung darüber, welche Zielwerte bei Patienten ohne Atherosklerosemanifestation angestrebt werden sollen. Zwar stellt die Dyslipoproteinämie einen der wichtigsten Risikofaktoren dar, dennoch kann das Atheroserisiko nur unter Berücksichtigung aller Risikofaktoren beurteilt werden.

Es gibt eine Reihe verschiedener Algorithmen (z. B. www.chd-task-force.com), mit welchen das individuelle Risiko einer Person abgeschätzt werden kann. In der klinischen Praxis haben sich die Amerikanischen Richtlinien (NCEP-ATPIII) am besten bewährt, auch wenn diese Vorgaben nicht unumstritten sind. Es gelten hier als **Ziele für das LDL-Cholesterin**:
- KHK oder KHK-Äquivalent: < 100 mg/dl (2,6 mmol/l) (evtl. < 70 mg/dl (1,8 mmol/l)
- Keine KHK, aber 2 oder mehr Risikofaktoren: < 130 mg/dl (3,4 mmol/l)
- Keine KHK und weniger als 2 Risikofaktoren: < 160 mg/dl (4,1 mmol/l)

Wichtigster Kritikpunkt ist die Überbetonung des LDL-Cholesterins, welches besonders bei Frauen zu einer Überbehandlung führen könnte. Um diesem Kritikpunkt Rechnung zu tragen, sollte das HDL-Cholesterin mitberücksichtigt werden (Keil et al 2005, Assmann et al 1997, 2002, Conroy et al 2003). Dies kann entweder dadurch erfolgen, dass beim Vorliegen eines hohen HDL-Cholesterins ein Risikofaktor abgezogen, oder aber dadurch, dass zusätzlich der LDL/HDL-Quotient berücksichtigt wird. Relevante **Risikofaktoren** sind dabei:

- Rauchen
- Hypertonie (RR ≥ 140/90 mmHg oder Einsatz antihypertensiver Medikamente)
- Niedriges HDL-Cholesterin
- Positive Familienanamnese für vorzeitige KHK (Mann ≥ 45 Jahre; Frau ≥ 55 Jahre)
- Weiterhin gilt:
  - Diabetes mellitus ist ein KHK-Äquivalent (s. Text)
  - HDL ≥ 60 mg/dl (1,6 mmol/l) ist negativer Risikofaktor (Abzug eines Risikofaktors) oder Berücksichtigung des LDL/HDL-Quotienten

In Zweifelsfällen sind weitergehende Untersuchungen (Dopplersonografie der Halsarterien mit Bestimmung der Intima-Media-Dicke, Knöchel-Arm-Index, etc.) zu empfehlen, um eine frühe Form der Atherosklerose auszuschließen.

Patienten mit Diabetes mellitus. Es gibt eine Reihe von Studien, die eindeutig belegen, dass Patienten mit Diabetes mellitus ein deutlich erhöhtes Risiko für kardiovaskuläre Ereignisse haben, auch wenn beim Patienten noch keine Atherosklerosemanifestation nachweisbar ist. Von verschiedenen Fachgesellschaften wurde deshalb vorgeschlagen, den Diabetes mellitus als „KHK-Äquivalent" zu betrachten und diese Patienten entsprechend zu behandeln (Ryden et al 2007). Ob das Risiko eines Diabetikers allerdings tatsächlich ähnlich hoch ist wie das von Patienten mit nachgewiesener KHK, wurde in neueren Studien bezweifelt.

Ein differenziertes Vorgehen erscheint deshalb sinnvoll. Grundsätzlich gilt für Patienten mit Diabetes mellitus ein LDL-Cholesterinzielwert von < 100 mg/dl. Bei Patienten ohne nachgewiesene Atherosklerosemanifestation und ohne zusätzliche Risikofaktoren (kein metabolisches Syndrom!) kann ein LDL-Cholesterin bis zu 130 mg/dl toleriert werden. Andererseits sollte bei Diabetikern, die ein besonders hohes Risiko haben oder die unter einem LDL-Cholesterin von < 100 mg/dl eine Progredienz der KHK haben, ein LDL-Cholesterin von < 70 mg/dl angestrebt werden. Da gerade in der Dyslipoproteinämie des Diabetikers die Hypertriglyglyzeridämie und die Erniedrigung des HDL-Cholesterins eine wichtige Rolle spielen, sollte auch diesen Parametern Beachtung geschenkt werden.

14.7 Therapie

■ Nichtmedikamentöse Maßnahmen

Grundsätzlich sprechen Patienten mit Hypertriglyzeridämie, kombinierter Hyperlipoproteinämie oder HDL-Erniedrigung besser auf Lebensstilmaßnahmen an als Patienten mit isolierter LDL-Hypercholesterinämie. So können bei übergewichtigen Patienten mit kombinierter Hyperlipoproteinämie dramatische Verbesserungen des Lipidstoffwechsels erreicht werden, wohingegen bei schlanken Patienten mit ausgeprägter LDL-Hypercholesterinämie (z. B. im Rahmen einer familiären Hypercholesterinämie) durch eine Lebensstilumstellung nur geringe Veränderungen induziert werden können.

■ Bewegungstherapie, Gewichtsreduktion

Die körperliche Fitness per se hat erheblichen Einfluss sowohl auf Triglyzeride, HDL-Cholesterin als auch LDL-Cholesterin. Körperlich fitte Probanden haben gegenüber untrainierten deutlich höhere HDL-Cholesterinspiegel, insbesondere HDL$_2$ und deutlich niedrige LDL-Cholesterinspiegel, wobei gerade der Anteil der atherogenen kleinen, dichten LDL-Partikel (small-dense-LDL) zurückgeht (Berg et al 2002).

Besonders effektiv ist ein kombinierter Einfluss einer Ernährungsbehandlung mit Bewegungstherapie, wenn zudem auch noch eine Gewichtsreduktion erfolgt. Gesamt- und LDL-Cholesterin reduzieren sich bei einem Gewichtsverlust von etwa 10 kg über ca. 4 Wochen um 25–30 %, wobei die Art der Reduktionskost maßgeblichen Einfluss hat. Der Anteil des Energiedefizits am Cholesterinrückgang wird auf 50–70 % geschätzt. HDL-Cholesterin kann im Fastenzustand oder bei hypokalorischer Kost unter 1000 kcal/Tag ebenfalls zunächst abfallen, steigt dann aber wieder an.

Unter extremer Kohlenhydrateinschränkung auf 20–30 g/Tag (Atkins-Kost) kommt es zwar zu einem Anstieg des HDL-Cholesterins um ca. 15 % und zu einem deutlichen Triglyzeridabfall um ca. 25 %, allerdings gleichzeitig auch zu einem LDL- und Gesamtcholesterinanstieg um ca. 5 %. In wieweit Triglyzeridreduktion und HDL-Anstieg einerseits den Cholesterinanstieg andererseits kompensieren, ist nicht untersucht. Ein gegenüber einer „Low-fat-diet" (Ornish) initial etwas deutlicherer Gewichtsverlust unter Atkins-Bedingungen besteht nach einem Jahr nicht mehr, zudem ist diese Extremernährung noch nicht langfristig in ihrer Sicherheit und Effektivität evaluiert (Bravata et al 2003).

> In einem kürzlichen Vergleich von 4 verschiedenen Gewichtsreduktionsregimen (u. a. Ornish- und Atkins-Ansatz) zeigten Dansinger et al (2005), dass weniger die Zusammensetzung der Reduktionskost, als vielmehr die Führung des Patienten den Erfolg einer Gewichtsreduktion determinieren.

■ Ernährungsmaßnahmen

Ernährungseinfluss auf die Hypertriglyzeridämie

Die allgemeine Behandlung der Hypertriglyzeridämie stützt sich auf folgende Maßnahmen:
- Gewichtsreduktion,
- Fettreduktion und -modifikation,

- Einschränkung von raffinierten Zuckern und weiteren niedermolekularen Kohlenhydraten sowie
- auf den weitgehenden Verzicht von Alkohol.

Anders als bei Patienten mit Normolipidämie oder LDL-Hypercholesterinämie können bei Patienten mit Hypertriglyzeridämie auch geringe Alkoholmengen zu einer Exazerbation der Hypertriglyzeridämie führen. Eine ausgesprochen kohlenhydratreiche Ernährung kann eine Hypertriglyzeridämie induzieren. Dies kommt besonders dann zum Tragen, wenn es sich um nicht komplexe, leicht resorbierbare Kohlenhydrate handelt (Wolfram 2007).

Gute Triglyzeridsenker sind auch die **mehrfach ungesättigten Fettsäuren (Omega-3-Fettsäuren)**. Besonders Eicosapentaen- und Docosahexaensäure, die sich v. a. in Fisch- und Pflanzenölen (u. a. α-Linolen-Säure) finden, führen durch eine verminderte VLDL-Synthese zu einer Triglyzeridsenkung. Wahrscheinlich werden mehrfach ungesättigte Fettsäuren direkt der β-Oxidation zugeführt und weniger zur direkten Resynthese der Triglyzeride in der Leber verwandt. Dazu müssen täglich 2–4 g Omega-3-Fettsäuren zugeführt werden, bewirken dann jedoch eine Triglyzeridreduktion von 20–40 %. Die deutliche Triglyzeridsenkung erfolgt konzentrationsabhängig zur oralen Zufuhr, wobei LDL-Cholesterin wenig beeinflusst wird und HDL-Cholesterin evtl. sogar abfallen kann.

> Die Ernährungsbehandlung beeinflusst besonders Triglyzeride und LDL-Cholesterin. De Fettreduktion auf 30–35 % der Kalorienzufuhr (cal.%) und die Fettmodifikation sind wichtige Eckpfeiler:
> - 8–10 cal.% gesättigte Fettsäuren
> - 10–20 cal.% einfach ungesättigte Fettsäuren
> - bis 10 cal.% mehrfach ungesättigte Fettsäuren

Ernährungseinfluss auf LDL- und HDL-Cholesterin

Gesättigte Fettsäuren, wie sie in Produkten tierischer Herkunft wie Fleisch, Käse, Wurst, Butter, aber auch ausnahmsweise in pflanzlichem Kokosfett vorkommen, besitzen unbestritten die ausgeprägteste LDL-Cholesterin erhöhende Wirkung. Sie führen hauptsächlich über eine Herabregulation der LDL-Rezeptoren zu einer verlangsamten LDL-Metabolisierung mit deren Akkumulation im Blut. Besonders die langkettigen Fettsäuren (Myristinsäure C 14:0 und Palmitinsäure C 16:0) zeigen eine ausgeprägte cholesterinsteigernde Wirkung. Da der größte Anteil der täglichen Fettsäurenzufuhr auf die C 12–C 16-Fettsäuren entfällt, ist die generelle Empfehlung zur Reduktion gesättigter Fettsäuren gerechtfertigt.

Einfach ungesättigte Fettsäuren (Monoensäuren), die sich besonders in Rapsöl oder Olivenöl finden, führen insbesondere im Austausch gegen gesättigte Fettsäuren zu deutlichen Senkungen von Gesamt- und LDL-Cholesterin. Der HDL-Cholesteringehalt bleibt wenig beeinflusst. Ein Ersatz gesättigter Fettsäuren durch Kohlenhydrate resultiert ebenfalls in einer deutlichen Senkung von Gesamt- und LDL-Cholesterin. Dies rechtfertigt die Erhöhung des Kohlenhydratanteils als Hauptenergielieferant, vornehmlich in Form komplexer Kohlenhydrate, da ansonsten Triglyzeride ansteigen und HDL-Cholesterin abfällt.

Eine **ballaststoffreiche** Ernährung trägt zum einen auf indirektem Weg zu einer Cholesterinsenkung bei, da durch diese Ernährungsform weniger Energie, weniger Fett, weniger gesättigte Fettsäuren und Cholesterin zugeführt werden. Zudem tragen lösliche Ballaststoffe (Hafer und Bohnenballaststoffe, Guar, Pektin, etc.) zusätzlich durch ihre Gallensäurebindung und -ausscheidung zu einer Absenkung des LDL-Cholesterins bei.

■ Medikamentöse Lipidsenkung

■ Allgemeines und Substanzgruppen

> Führen Lebensstilmaßnahmen nach 6 Wochen bis 3 Monaten nicht zum Erreichen der Zielwerte, sollte eine medikamentöse Therapie begonnen werden. Bei Patienten mit bereits nachgewiesener Atherosklerose sollten Lebensstilmaßnahmen und medikamentöse Maßnahmen zeitgleich begonnen werden.

Die maximale Wirkung der meisten lipidregulierenden Medikamente ist nach ca. 4 Wochen erreicht, sodass zu diesem Zeitpunkt eine erste Kontrolle der Wirkung zusammen mit Sicherheitsparametern erfolgen sollte. Diese umfasst für sämtliche Medikamente Lipidstatus, GOT, GPT, γ-GT und CPK. Gegebenenfalls kann dann die Medikation angepasst werden. Sind die Zielwerte dann erreicht, reichen Sicherheitskontrollen in 3- bis 6-monatlichen Abständen. Bei Nikotinsäuretherapie steigt HDL-Cholesterin kontinuierlich über mindestens 1 Jahr weiter an, wie in der ARBITER2-Studie eindrucksvoll gezeigt (Taylor et al 2004). Daher sollte die Beurteilung der HDL-Cholesterin-Anhebung über diesen Zeitraum erfolgen.

Tab. 14.**3** gibt einen Überblick über die Auswirkungen lipidregulierender Maßnahmen auf einzelne Lipoproteinparameter. In Tab. 14.**4** sind die einzelnen Medikamente aufgelistet.

Hemmer der Cholesterinbiosynthese (Statine). Diese Substanzklasse wirkt über eine kompetitive Hemmung der HMG-CoA-Reduktase, einem Schlüsselenzym der Cholesterinbiosynthese. Alle derzeit zur Verfügung stehenden Präparate senken dosisabhängig deutlich das Gesamtcholesterin um etwa 30–40 % und LDL-Cholesterin um etwa 35–60 %. HDL-Cholesterin steigt zwischen 1–8 %, wobei der geringste Anstieg mit Atorvastatin, besonders in hoher Dosierung, beobachtet wurde. Triglyzeride fallen in direkter Abhängigkeit vom Ausgangswert um 10–25 %, wobei Atorvastatin hier die ausgeprägteste Wirkung entfaltet. In aller Regel wird die medikamentöse Therapie mit einer mittleren Statindosis

14.7 Therapie

Tabelle 14.3 Auswirkungen lipidregulierender Maßnahmen auf Lipoproteinparameter

Lipidparameter	Ernährung	Bewegung	Gewichts-reduktion	Fibrate	Nikotinsäure	Statine	Ezetimib
HDL-Cholesterin	(↑)	↑	↑	↑	↑↑	(↑)	↔
Triglyzeride	↓↓	↓↓	↓↓	↓↓	↓	(↓)	↔
LDL-Cholesterin	↓	↓	↓	(↓)	↓	↓↓	↓
Small-dense-LDL	↓	↓	↓	↓	↓	↓	(↓)
Freie Fettsäuren	↓	↓	↓	↓↓	↓↓	↔	?

Tabelle 14.4 Medikamentöse Lipidmodulatoren

Medikamentengruppe	Tagesdosis	Wichtige Nebenwirkungen
HMG-CoA-Reduktasehemmer (CSE-Hemmer, Statine)		
Atorvastatin (Sortis)	10–80 mg	Gastrointestinale Störungen
Fluvastatin (Cranoc, Locol)	20–80 mg	Mundtrockenheit
Lovastatin (Mevinacor)	20–40 mg	Übelkeit
Pravastatin (Pravasin, Mevalotin)	10–40 mg	Myolyse
Rosuvastatin (Crestor)	5–40 mg	Reversible Abduzenslähmung
Simvastatin (Zocor)	10–80 mg	Transaminasenerhöhung
		Schlafstörungen
		Müdigkeit
		Hyperglykämien
Anionenaustauscher		
Colestyramin (Quantalan, Lipocol-Merz)	4–32 g	Völlegefühl
Colestipol (Cholestabyl, Colestid)	5–30 g	Obstipation
Colesevelam (Cholestagel)	0,625–3,75 g	Steatorrhoe
		Bindung von Antikoagulanzien, Thyroxin, Digitalis u. a. Substanzen
Omega-3-Fettsäuren		
Omega-3-Säureethylester 90 (Omacor, Zodin)	2–4 g	Dyspepsie
		Übelkeit
		Gastroenteritis
Cholesterinresorptionshemmer		
Ezetimib (Ezetrol)	10 mg	Kopfschmerzen
		Bauchschmerzen
		Diarrhoe
		Transaminasenerhöhungen
Ezetimib[1] (Simvastatin) (Inegy)	10 mg (+ 10/20/40/80 mg)	Myopathien und CPK-Anstieg
		Schwindel
		Kopfschmerzen
		Bauchschmerzen
		Diarrhoe
Fibrate		
Bezafibrat (Cedur, Bezalande)	200–600 mg	Myositis
Etofibrat (Lipo-Merz)	500–1000 mg	Gallensteinbildung
Fenofibrat (Lipidil Ter, Lipidil 145uno[1], Normalip Pro[2])	145–200 mg	Verstärkung der Antikoagulanzienwirkung
		Verbesserung der Glukosetoleranz
Gemfibrozil (Gevilon)	900–1350 mg	Kumulationsgefahr bei Niereninsuffizienz
		Potenzstörungen
Nikotinsäure		
Nikotinsäure prolonged-release (Niaspan)	1–2 g	Hautrötung
Nikotinsäure plus Laropiprant (Tredaptive)[3]	1–2 g	Transaminasenanstieg
		Gastrointestinale Beschwerden
		Harnsaure Diathese
		Verringerung der Glukosetoleranz

[1]suprabioverfügbar, [2]mikronisiert, [3]Markteinführung Ende 2009 erwartet

(z. B. Simvastatin 20 mg/Tag) begonnen. Reicht diese Therapie nicht aus, um die Zielwerte zu erreichen, können die Dosis gesteigert, ein stärker wirkendes Statin eingesetzt oder eine Kombinationstherapie begonnen werden.

Cholesterin-Resorptionshemmer. Die Hemmung der Cholesterinresorption durch Ezetimib vermehrt Leber-LDL-Rezeptoren, die konsekutiv mehr LDL-Partikel aus der Zirkulation entfernen und damit LDL-Cholesterin senken. In der Monotherapie werden Gesamtcholesterin und LDL-Cholesterin um 15–20% gesenkt. Entgegen der Wirkung der Gallensäurenbinder steigen Triglyzeride unter Ezetimib nicht an. HDL-Cholesterin verändert sich unwesentlich. Die gleichzeitig einsetzende (kompensatorische) Steigerung der Cholesterinbiosynthese kann durch ein Statin gebremst werden. Dadurch fällt LDL-Cholesterin weiter. In der Kombination mit einem hochdosierten Statin können LDL-Cholesterinsenkungen von > 60% erreicht werden. Für diesen „dualen" Wirkmechanismus ist ein fixes Kombinationspräparat mit Simvastatin (Inegy) verfügbar.

Gallensäurebinder. Diese Substanzen binden die Gallensäuren im Darm irreversibel. Dadurch werden sie dem enterohepatischen Kreislauf entzogen und führen somit zu einem Gallensäureverlust. Dies wiederum induziert die vermehrte Konversion von Cholesterin zu Gallensäuren und über eine vermehrte Aufnahme von Cholesterin aus dem Plasma zu einer Verminderung der LDL-Cholesterinkonzentration.

Gallensäurebinder können die LDL-Cholesterinkonzentration um ca. 20% absenken. Gleichzeitig kommt es häufig zu einem Anstieg der Triglyzeridkonzentration, da die Gallensäuresynthese und die hepatische Triglyzeridsynthese koreguliert sind. Der Einsatz ist durch die relativ schlechte Verträglichkeit (gastrointestinale Nebenwirkung) limitiert. Auch ist zu beachten, dass Gallensäurebinder die Resorption anderer Medikamente beeinträchtigen können, sodass eine zeitlich versetzte Einnahme notwendig ist. Um die gastrointestinalen Nebenwirkungen möglichst gering zu halten, sollte die Dosis langsam (über Wochen) auf die maximal wirksame Dosis gesteigert werden. Ein neues Präparat (Colesevelam) kann in niedriger Dosierung gegeben werden und führt zu weniger Nebenwirkungen.

Fibrate. Fibrate entfalten ihre Hauptwirkung über die Stimulation nukleärer Rezeptoren in der Leber (Peroxysomal Proliferator-Activated Receptors-α; PPAR-α) und greifen so in den Fettsäurenmetabolismus ein. Ähnlich wirken die Insulinsensitizer (Glitazone), die über PPAR-γ-Rezeptoren hauptsächlich im Fettgewebe ansetzen. Insgesamt bewirken die Fibrate eine Verminderung der VLDL durch Hemmung der Produktion sowie durch Steigerung des Abbaus. Der Effekt auf LDL-Cholesterin kommt wahrscheinlich durch eine verminderte Produktion von LDL (aus VLDL) bei einem gleichzeitig gesteigerten Abbau zustande.

In Abhängigkeit vom Ausgangswert sind Cholesterinsenkungen zwischen 5–25%, Senkungen des LDL-Cholesterinspiegels von etwa 20% beschrieben, bei gleichzeitiger Senkung der Triglyzeride um 20–40% sowie HDL-Cholesterinhebungen um 15–20%. Bei kombinierten Störungen werden Triglyzeride noch deutlicher um 35–65% als Gesamtcholesterin (10–20%) gesenkt, und bei Hypertriglyzeridämien zeigten sich Abfälle der Triglyzeridspiegel um > 70%. Fenofibrat und Etofyllinclofibrat senken zusätzlich den Harnsäurespiegel durch eine urikosurische Wirkung (15–20%). Für Fenofibrat, Bezafibrat und Etofibrat sind Abnahmen der Serumfibrinogenspiegel beschrieben, mit einer deutlichen Besserung der Plasmaviskosität und der Mikrozirkulation.

Nikotinsäure und Derivate. Nikotinsäure hemmt die Lipolyse in Adipozyten, reduziert die Spiegel freier Fettsäuren im Serum und hemmt damit die Lipoproteinsynthese der Leber. Damit sinken die Triglyzeride im Plasma um etwa 30% ab, außerdem fördert Nikotinsäure den Metabolismus von VLDL und LDL, somit werden sowohl LDL-Cholesterin als auch Lp(a) zusätzlich um ca. 20–25% abgesenkt. Durch Wirkung am Nikotinsäurerezeptor wird der Katabolismus von HDL-Cholesterin verlangsamt, hierdurch kommt es zu einem Anstieg von HDL-Cholesterin im Mittel um 25%. Nikotinsäure war das erste lipidregulierende Medikament, welches in der Sekundärprävetion (Coronary Drug Project) deutlich die kardialen Endpunkte reduzierte, selbst beim Vorliegen eines gestörten Glukosestoffwechsel und zur Reduktion der Gesamtmortalität führte (Canner et al 2005). Nikotinsäure steht in Form der prolongierten Freisetzung (Niaspan) zur Verfügung und wird hauptsächlich additiv zur Statintherapie eingesetzt. Diese Form besitzt nicht mehr die für die umgehend freigesetzte (instant-release) Nikotinsäure beschriebene ungünstige Wirkung auf den Glukosestoffwechsel, auch ist die Flush-Symptomatik etwas seltener (Chapman et al 2004). Die Kombination von retardierter Nikotinsäure mit einem Prostaglandin-Rezeptor-Antagonisten (Laropiprant) kann die Flushrate weiter reduzieren.

Omega-3-Fettsäuren. Omega-3-Fettsäuren entfalten ihre triglyzeridsenkende Wirkung teilweise über Umgehung der Chylomikronenbildung. Hierdurch werden weniger triglyzeridtragende Lipoproteine gebildet. In der Leber erfolgt die Verstoffwechslung der ungesättigten Fettsäuren nicht primär über eine Resynthese und Triglyzeridsekretion, sondern über eine Degradation durch präferenzielle Einschleusung in die Betaoxidation. Für die Therapie mit Omega-3-Fettsäuren stehen hochkonzentrierte Präparate zur Verfügung, die in einer Dosis von 2–4 g/Tag zu einer Triglyceridsenkung um ca. 30% führen können.

Kombinationsmöglichkeiten der lipidsenkenden Medikamente. Ein Großteil der Patienten wird durch Lebensstilmaßnahmen sowie eine medikamentöse Monotherapie die Zielwerte erreichen. Bei einer Minderheit der Patienten genügen diese Maßnahmen jedoch nicht, so-

dass weitergehende Therapieschritte indiziert sind. Hierzu kommen medikamentöse Kombinationstherapien in Betracht. Neben möglichen Interaktionen zwischen verschiedenen Lipidsenkern muss bei einer Kombinationstherapie an die höheren Kosten und die möglicherweise verminderte Compliance gedacht werden. Außerdem existieren für die meisten Kombinationstherapien bisher keine klinischen Endpunktstudien, sodass ihr klinischer Nutzen strenggenommen nicht eindeutig belegt ist. Mögliche Kombinationstherapien der Lipidsenker sind:
- Statine und Ezetrol (z. B. Fixkombination Inegy),
- Statin mit Niaspan (bei zusätzlich niedrigem HDL-Cholesterin),
- Statin mit Fibrat (außer Gemfibrozil) (bei zusätzlich erhöhten Triglyzeriden und/oder niedrigem HDL-Cholesterin),
- Fibrat und Nikotinsäure (bei schwerer Hypertriglyzeridämie),
- Zusatz von Omega-3-Fettsäuren zu sämtlichen Lipidsenkern (zur weiteren Absenkung der Triglyzeride),
- Gallensäurebinder plus Fibrat plus Nikotinsäure bei Statinintoleranz.

Apheresetherapie

Zum ersten Mal wurden extrakorporale Verfahren zur Behandlung von schweren Hyperlipoproteinämien 1975 beschrieben. Seit den 1980er Jahren werden spezifische Verfahren verwendet, um atherogene Lipoproteine aus dem Plasma zu entfernen (Parhofer et al 2007). Es wurde wiederholt gezeigt, dass insbesondere bei Patienten mit schweren familiären Hypercholesterinämien die Rate an Koronarereignissen verringert und die Überlebensrate verbessert werden kann. In Deutschland kommen derzeit 5 verschiedene Advereseverfahren zur Anwendung. Diese Verfahren beruhen alle auf der Elimination von ApoB-haltigen Lipoproteinen und sind bezüglich der LDL-Cholesterin und Lipoprotein(a)Absenkung vergleichbar, unterscheiden sich jedoch in der Selektivität der eliminierten Lipoproteine, dem behandelbaren Plasmavolumen, der Elimination anderer Makromoleküle und den Nebenwirkungsspektrum.

Die Apherese sollte bei folgenden **Indikationen** diskutiert werden:
- Patienten mit homozygoter familiärer Hypercholesterinämie,
- andere Formen der LDL-Hypercholesterinämie mit LDL-Cholesterin > 150 mg/dl (umstrittener Grenzwert) trotz maximal möglicher medikamentöser lipidsenkender Therapie bei Patienten mit KHK sowie
- isolierte Lipoprotein(a)-Erhöhung bei Patienten mit progredienter KHK trotz optimal eingestellter anderer Risikofaktoren (einschließlich LDL-Cholesterin).

> **Keine Indikation** zur LDL-Apherese besteht bei sekundären Hypercholesterinämien (Ausnahme evtl. chronische Niereninsuffizienz) sowie bei isolierten Hypertriglyzeridämien.

Eine LDL-Apherese erfolgt in aller Regel im wöchentlichen oder 2-wöchentlichen Rhythmus, um das mittlere LDL-Cholesterin im Zielbereich zu halten.

Arzneimittelinteraktionen

Da gerade Patienten mit koronarer Herzerkrankung neben Statinen oft eine Anzahl weiterer Medikamente einnehmen, sind Arzneimittelinteraktionen zu berücksichtigen. Medikamente, die hauptsächlich über das Isoenzym Cytochrom P-3A4 abgebaut werden, können zu einer Akkumulation der CSE-Hemmer führen. Dies ist in mehreren Fällen, z. B. in der Kombination mit Simvastatin beschrieben, in denen es dann zu Myopathien kam. Mit Ausnahme von Fluvastatin sind alle HMG-CoA-Reduktasehemmer wesentlich in ihrem Metabolismus vom CYP-3A4-Isoenzym beeinflusst. Für Lovastatin, Simvastatin und Atorvastatin sind Interaktionen beschrieben. Pravastatin besitzt alternative Metabolisierungswege und wird als einziges Präparat dieser Substanzgruppe zu etwa zwei Drittel unverändert ausgeschieden.

Myopathien

Statinassoziierte Myopathien sind seltene, aber ernst zu nehmende Nebenwirkungen, die sich in 4 Syndromen äußern können (Thompson et al 2003):
- Statinmyopathie: jegliche Form von Muskelbeschwerden bei mit einem Statin behandelten Patienten,
- Myalgie: Muskelbeschwerden ohne CPK-Erhöhung,
- Myositis: Muskelbeschwerden mit CPK-Erhöhung sowie
- Rhabdomyolyse: Muskelbeschwerden mit deutlicher CPK-Erhöhung, üblicherweise oberhalb des 10-Fachen des oberen Normwerts.

Davon unterschieden werden müssen Patienten, die ohne klinische Symptomatik erhöhte CPK-Spiegel entwickeln. Daneben gibt es Patienten, die bereits vor Behandlungsbeginn erhöhte CPK-Werte aufweisen. Verschiedene Theorien versuchen, statininduzierte Muskelprobleme zu erklären; ein schlüssiges Erklärungskonzept liegt aber bisher nicht vor. Unter Statintherapie auftretende Myopathien werden, insbesondere nach einem „Clinical Advisory Statement" der ACC/AHA/NHLBI, mit CPK-Erhöhungen bis zum 10-Fachen der oberen Norm toleriert (Pasternak et al 2002).

Statine mit niedriger CPK-Nebenwirkungsrate, wie Pravastatin oder Fluvastatin, werden über alternative Abbauwege metabolisiert und sind ggf. bei Risikopatienten vorzuziehen.

> ! Bei Patienten mit CPK-Erhöhungen unter Statinen sollte die Statintherapie pausiert werden, wenn „Ereignisse" anstehen, die per se zu einer CPK-Freisetzung führen (z. B. chirurgische Eingriffe oder erhebliche muskuläre Anstrengungen wie Marathonlaufen).

Fettstoffwechsel

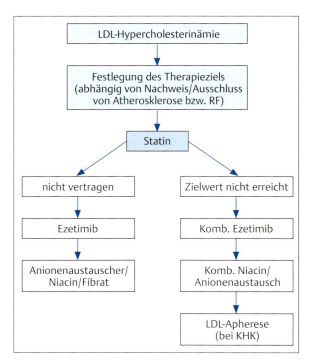

Abb. 14.2 Therapiealgorithmus bei Patienten mit LDL-Hypercholesterinämie.

Pleiotrope Effekte

Pleiotropie wird bei Lipidsenkern als Eigenschaft begriffen, über den Einfluss auf Lipoproteine hinaus günstige klinische Effekte zu erzielen. Initial kamen Hinweise aus großen Statinuntersuchungen, in denen die beobachteten klinischen Effekte über das durch (Plasma-)Lipidsenkung zu erwartende Maß hinaus zu gehen schienen. Neuere Auswertungen sprechen aber dafür, dass sich die meisten positiven Effekte über die Optimierung des Lipidprofils erklären lassen. Auch korrelieren z. B. CRP-Absenkungen mit dem Ausmaß der Lipidsenkung, und dieser Effekt ist nicht auf Statine begrenzt, sondern erstreckt sich auch auf andere Therapieansätze.

Die Bestimmung der Plasmalipide stellt sicher ein sehr grobes Maß für generelle Lipidwirkungen der Medikamente dar und berücksichtigt nicht zelluläre Vorgänge wie Membran-Lipidveränderungen oder auch Cholesterin In- und Effluxphänomene. Dennoch sollten diese Parameter für die Abschätzung des Risikos und der Therapiebedürftigkeit herangezogen werden, da sie auch die wissenschaftliche Grundlage bilden (auf epidemiologischer Ebene wie auch auf interventioneller Ebene). Auch sind Vorschläge, Statine „unabhängig vom LDL-Cholesterin" gerade auch beim Typ-2-Diabetiker einzusetzen nicht mit den derzeit publizierten Daten kongruent oder gar sinnvoll (Garg 2004, Steinmetz 2007). Sowohl die amerikanischen als auch die europäischen und deutschen Leitlinien definieren Lipid-Interventionsgrenzen und Therapieziele, an denen wir uns derzeit orientieren sollten (Grundy et al 2004, De Backer et al 2003, Dietz und Rausch 2003).

■ Therapiealgorithmen

Das therapeutische Vorgehen orientiert sich an der klinischen Einteilung von Fettstoffwechselstörungen (Tab. 14.1).

■ LDL-Hypercholesterinämie

Ein möglicher Therapiealgorithmus bei LDL-Hypercholesterinämie ist in Abb. 14.2 gezeigt. Die LDL-Hypercholesterinämie stellte die Domäne für den Einsatz der HMG-CoA-Reduktase-Hemmer (CSE-Hemmer, Statine) dar, durch deren Einsatz in der Monotherapie Absenkungen des LDL-Cholesterins um bis zu 50% erreichbar sind.

Wird eine weitere Cholesterinsenkung notwendig, besteht die Möglichkeit zur Kombinationsbehandlung Statin plus Cholesterinresorptionsinhibitor Ezetimib (Ezetrol) (Gagné et al 2003). Alternativ kann die Statindosis gesteigert werden. Dabei muss berücksichtigt werden, dass die Zugabe von Ezetimib eine zusätzliche LDL-Cholesterinsenkung um 15–20% induziert, wohingegen eine Verdopplung der Statindosis lediglich zu einer weiteren Absenkung von 5–10% führt.

Die Steigerung der LDL-Cholesterinsenkung durch Kombination eines Statins mit Gallensäurebindern z. B. Colesewelam wird wegen der schlechteren Compliance nur noch in den Fällen vorgenommen, in denen Ezetimib zu Nebenwirkungen führt.

Mit anderen Lipidsenkern wie Fibraten, Nikotinsäure oder auch pflanzlichen Sterolen können LDL-Cholesterinsenkungen um bis zu 20% erreicht werden.

Wenn nach LDL-Cholesterinsenkung durch ein Statin noch ein niedriges HDL-Cholesterin (bei Männern < 40, bei Frauen < 50 mg/dl) bestehen bleibt, ist die Kombination mit Nikotinsäure (Niaspan 1000–2000 mg) indiziert. Da Nikotinsäure auch Triglyzeride senkt, besteht auch die Möglichkeit der zusätzlichen Triglyzeridabsenkung bei dieser Kombination (Chapman et al 2004). Die klinische Auswirkung einer zum Statin additiven Nikotinsäurebehandlung konnte anhand des Surrogatparameters Intima-Media-Dicke der A. carotis nachgewiesen werden (Taylor et al 2004).

Bei **Statinunverträglichkeit** sind weitere Alternativen möglich: Fibrat plus Ezetimib. Hier sind erste Daten für eine Kombination von Fenofibrat (Lipidil ter oder one) und Ezetimib (Ezetrol) publiziert, die diese Kombination unterstützen. Kombination eines Gallensäurebinders mit Nikotinsäure (Niaspan 1000–2000 mg). Hier sind LDL-Cholesterinsenkungen um 20–40% möglich.

Auch in Monotherapie sind mit gallensäurebindenden Harzen, dem Cholesterinresorptionsinhibitor Ezetimib oder auch mit Fibraten und Nikotinsäurederivaten LDL-Cholesterinsenkungen um 20% zu erreichen. Diese Substanzen sind also bei milder Hypercholesterinämie und bei Unverträglichkeit der CSE-Hemmer eine Alternative.

■ Hypertriglyzeridämie

Hypertriglyzeridämien sind Lebensstilmaßnahmen besonders gut zugänglich. Durch Gewichtsreduktion, Umstellung der Ernährung und Steigerung der körperlichen Aktivität können Triglyceridabsenkungen um bis zu 70% erreicht werden. Sind medikamentöse Maßnahmen notwendig, sollten primär Fibrate eingesetzt werden. Ein möglicher Therapiealgorithmus bei Hypertriglyzeridämie ist in Abb. 14.**3** gezeigt.

Auch Nikotinsäure(-derivate) sind deutliche Triglyzeridsenker, allerdings besteht die Zulassung für Niaspan in Deutschland lediglich in Kombination mit einem Statin bzw. Monotherapie, wenn das Statin nicht toleriert wird.

Omega-3-Fettsäuren in höherer Dosierung (2–4 g pro Tag) senken deutlich die Triglyzeridspiegel, sowohl Fibrate als auch Nikotinsäure und auch Omega-3-Fettsäuren können additiv in Kombination miteinander appliziert werden.

Statine haben nur eine sehr eingeschränkte Wirksamkeit bei isolierter Hypertriglyzeridämie. Bei gleichzeitig bestehender Atheroskleroseerkrankung kann dennoch eine (zusätzliche) Statingabe erwogen werden.

■ Kombinierte Hyperlipidämie

Ein möglicher Therapiealgorithmus bei kombinierter Hyperlipidämie ist in Abb. 14.**4** gezeigt. Hier kommen primär Statine zum Einsatz; gleichzeitig wird versucht, über Lebensstilmaßnahmen die Hypertriglyzeridämie zu behandeln. Reichen diese Maßnahmen nicht aus, sollte eine Therapieeskalation diskutiert werden. Bei weiterbestehender LDL-Cholesterinerhöhung ist die Statindosis zu steigern, bei weiterbestehender Hypertriglyzeridämie oder HDL-Erniedrigung sollte eine Kombinationstherapie (mit einem Fibrat oder Nikotinsäure) erwogen werden.

Die früher sehr zurückhaltend verwendete Kombination Statin mit Fibrat wird zwischenzeitlich wieder häufiger eingesetzt, da Fluvastatin und Simvastatin auch in den Fachinformationen diese Kombinationen nicht mehr ausschließen. Als weiterer möglicher Statinpartner für eine Kombination bietet sich Pravastatin wegen des unterschiedlichen Metabolisierungswegs an. Außer Gemfibrozil, das keinesfalls mit einem Statin verwandt werden darf, können die meisten Fibrate (z. B. Fenofibrat, Bezafibrat und Etofibrat) als Kombinationspartner verwendet werden. Der Patient sollte bei solchen Kombinationen, bei denen das Fibrat morgens und das Statin abends gegeben wird, eine Aufklärung erhalten über muskelkaterähnliche Beschwerden als möglicher Hinweis auf eine sich entwickelnde Myositis.

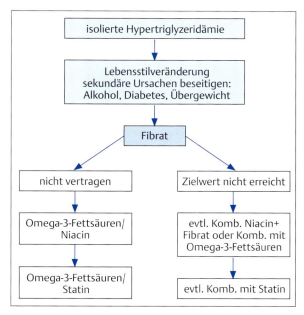

Abb. 14.**3** Möglicher Therapiealgorithmus bei Patienten mit Hypertriglyzeridämie.

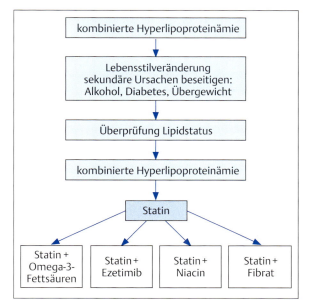

Abb. 14.**4** Möglicher Therapiealgorithmus bei Patienten mit kombinierter Hyperlipoproteinämie.

> **!** Eine CPK-Kontrolle initial, 4–6 Wochen nach Therapiebeginn und eine weitere nach 3 Monaten reichen erfahrungsgemäß aus, um eine evtl. sich entwickelnde CPK-Erhöhung/Myositis zu erfassen.

Die Wirksamkeit einer kombinierten Lipidtherapie mit Gemfibrozil, Nikotinsäure und Gallensäurenbinder, die zu einer 36%igen HDL-Steigerung sowie zu einer 26%igen LDL-Cholesterin- bzw. zu einer 50%igen Triglyzeridsenkung führte, konnte in einer angiografisch und auf Endpunkte angelegten KHK-Sekundärpräventionsstudie nachgewiesen werden (Whitney et al 2005), u. a. bei Statinintoleranz.

■ Niedriges HDL-Cholesterin bei normalen Gesamtlipiden

Lebensstilmaßnahmen, insbesondere eine Steigerung der körperlichen Aktivität, können das HDL-Cholesterin deutlich anheben (Birjmohun et al 2005). Bei Normotriglyzeridämie (!) können geringe Mengen von Alkohol den HDL-Cholesterinspiegel anheben.

Nikotinsäure alleine oder in Kombination mit Gallesäurebindern oder die Kombination von Gallesäurebindern mit Fibraten oder CSE-Hemmern führt zu deutlichen HDL-Cholesterinanhebungen. Die HDL-Cholesterinsteigerung unter alleiniger Fibrattherapie kommt sowohl durch Senkung der Triglyzeride und Synthesesteigerung der HDL-Apoproteine zustande.

Ein Anheben des HDL-Cholesterins bei normalen Gesamtlipiden ist mit Fibraten möglich, besonders auch dann, wenn die HDL-Cholesterinminderung als Folge der Triglyzeriderhöhung im Plasma entsteht, die durch Senkung der Triglyzeride wieder behoben werden kann.

Zusätzlich zum Versuch der HDL Anhebung kann LDL gesenkt werden, um den LDL/HDL-Quotienten zu normalisieren. Allerdings kann ein niedriger HDL-Cholesterinspiegel nicht beliebig durch einen immer noch niedrigeren LDL-Cholesterinspiegel ausgeglichen werden. So muss bei HDL-Cholesterinspiegeln < 40 mg/dl (1 mmol/l) bei Männern sowie < 50 mg/dl (1,2 mmol/l) bei Frauen HDL angehoben werden, da unterhalb dieser Grenzen ein Risikoausgleich durch alleinige LDL-Senkung nicht zustande kommt (Sacks 2002).

■ Lipoprotein (a) Hyperlipoproteinämie

Da sich erhöhtes Lp(a) durch therapeutische Maßnahmen nicht senken lässt und da zudem die Atherogenität von Lp(a) mit steigendem LDL-Cholesterin zunimmt, kommt der LDL-Senkung in diesen Fällen eine große Bedeutung zu. Die Wertigkeit der ca. 20%igen Lp(a)-Senkung durch Nikotinsäure kann klinisch bisher noch nicht eingeschätzt werden.

14.8 Besondere Patientengruppen

■ Lipidtherapie im Alter

Betagte Patienten < 80 Jahren sollen nach denselben Richtlinien wie jüngere Patienten behandelt werden. Für Patienten ab 80 Jahren wird eine verringerte Therapiestringenz in Abhängigkeit vom kardiovaskulären Risikoprofil und der Lebenserwartung empfohlen (Döser et al 2004).

Ältere Patienten erhalten im Durchschnitt seltener eine Therapie mit Statinen als jüngere Patienten mit ansonsten ähnlichem kardiovaskulärem Risikoprofil. Die geringere Verordnung von Statinen im Alter wird in der Regel mit der schlechten Datenlage für ältere Patienten, der schlechteren Compliance und dem erhöhten Risiko für Nebenwirkungen und Arzneimittelinteraktionen begründet. Tatsächlich haben Patienten mit Schilddrüsenunterfunktionen oder Niereninsuffizienz oder auch einem geringen Körpergewicht sowie > 80-Jährige ein erhöhtes Myopathierisiko. Dennoch besteht eine hohe klinische Relevanz der koronaren Herzerkrankung im Alter, da 80% der Patienten, die an einer KHK versterben, älter als 65 Jahre alt sind. Schließlich hat ein 74-jähriger Mann noch eine Lebenserwartung von etwa 10 Jahren.

Die Ergebnisse der derzeit vorliegenden Studien lassen keine sichere Aussage zur Primärprävention bei Patienten mit einem gut eingestellten Bluthochdruck und nur einem weiteren Risikofaktor sowie nur einer moderaten Hypercholesterinämie bei Frauen und älteren Patienten zu. Dennoch zeigten sowohl die HPS- als auch die PROSPER-Studie, dass Patienten mit hohem kardiovaskulärem Risiko oder auch einer koronaren Herzerkrankung auch im hohen Alter von einer Statintherapie profitieren. Daher sollten Patienten bis 79 Jahre nach denselben Richtlinien wie jüngere Patienten behandelt werden, bei einer verringerten Therapiestringenz in Abhängigkeit von der Risikofaktorenlast und Lebenserwartung bei Patienten > 80 Jahren, da evidenzbasierte Daten fehlen. So sollte während eines akuten koronaren Ereignisses auch im hohen Lebensalter nicht auf eine Statintherapie verzichtet werden (Döser et al 2004).

■ Lipidtherapie bei Kindern und Jugendlichen

> Angeborene Lipidstoffwechselstörungen, wie die schwere familiäre Hypercholesterinämie, der familiäre Defekt des Apolipoprotein B, die polygene Hypercholesterinämien und frühe Manifestationen der familiär kombinierten Hyperlipidämie, sollten bereits im Jugendalter diagnostiziert und behandelt werden, da abhängig von der Risikokonstellation bereits im Kindes- und Jugendalter die Arterioskleroseentwicklung mit „fatty streaks" beginnt.

Die **Diagnostik** sollte sich zunächst auf Kinder beschränken, in deren Familien entweder eine schwere Hypercholesterinämie bekannt ist oder Herz- und Gefäßkrankheiten vor dem 55. Lebensjahr aufgetreten sind. Das von der Arbeitsgemeinschaft für pädiatrische Stoffwechselstörungen (APS) (www.aps-med.de/hyper.htm) befürwortete generelle Screening auf das Vorliegen primär genetischer Hypercholesterinämien bei allen

Tabelle 14.5 Empfohlene Richtwerte der Serumlipide in der Diagnostik und Therapie bei Kindern und Jugendlichen (nach APS-Empfehlung)

Vorausgesetzt normales HDL-Cholesterin	
LDL-Cholesterin < 130–150 mg/dl	Kontrolle innerhalb von 2 Jahren
LDL-Cholesterin > 150 mg/dl	in der Regel Indikation zur diätetischen Therapie
LDL-Cholesterin > 250 mg/dl	Ambulante Vorstellung des Patienten in einem pädiatrischen Stoffwechselzentrum
Ab dem Alter von 7–8 Jahren bei > 6–12 Monaten adäquat durchgeführter Ernährungstherapie	
LDL > 190 mg/dl	Zusätzliche medikamentöse Therapie erwägen
LDL-Cholesterin > 160 mg/dl und positive Familienanamnese	Zusätzliche medikamentöse Therapie erwägen

Kindern wird von den Autoren nicht geteilt, da dessen Effektivität nicht bewiesen werden konnte.

Im Jugendalter finanzieren die privaten Krankenversicherungen im Rahmen der U10 (10.–13. Lebensjahr), die gesetzlichen Krankenkassen bei der J1-Untersuchung (12.–13. Lebensjahr) ein Cholesterinscreening, welches dann ausreichend ist. Bei einem Gesamtcholesterinwert > 220 mg/dl wird eine weitergehende Untersuchung empfohlen mit eingehender Familienanamnese, erneuter Nüchternblutentnahme mit Bestimmung des Gesamtlipidprofils, welches bei Auffälligkeit nach 4 Wochen zu wiederholen ist und bei erneut pathologischem Ergebnis eine Familienuntersuchung induzieren sollte.

Die **Therapie** besteht zunächst in allgemeinen Maßnahmen wie körperliche Bewegung, Vermeiden der Gewichtszunahme, dringender Empfehlung, das Zigarettenrauchen nicht zu beginnen und mit Einüben einer vernünftigen Ernährung. Hierbei sind die oben genannten Ernährungsempfehlungen auch für Kinder anzuwenden, wobei LDL-Cholesterinsenkungen zwischen 10 und 15 % erwartet werden können.

Für die **medikamentöse Behandlung von Kindern** mit systemisch wirkenden Lipidsenkern sind lediglich kurzfristige Sicherheitsstudien vorgelegt, die die Wirksamkeit in den meisten Fällen wie beim Erwachsenen erwartet belegen. Obwohl in Untersuchungen ein frühzeitiger Beginn der Arteriosklerose bei Risikokonstellationen nachgewiesen ist, rechtfertigt dieser nicht generell die frühe medikamentöse Behandlung. Nach der Pubertät bleibt bei den meisten Patienten noch genügend Zeit zur medikamentösen Primärprävention. Lediglich bei Kindern mit homozygoter (oder compoundheterozygoter) und schwerer heterozygoter familiärer Hypercholesterinämie sollte nach Konsultation an einem Zentrum eine medikamentöse Behandlung, z. T. mit LDL-Apherese erfolgen.

Als Kriterien für den Einsatz von lipidsenkenden Medikamenten bei Kindern gelten, wenn trotz intensiver Ernährungsmaßnahmen folgende Werte bestehen bleiben (Tab. 14.5):
▶ LDL-Cholesterin-Werte > 190 mg/dl oder
▶ LDL-Werte > 160 mg/dl bei Patienten mit einer frühzeitigen (vor dem 55. Lebensjahr) kardiovaskulären Erkrankung in der Familie.

Die „Arbeitsgemeinschaft für Pädiatrische Stoffwechselstörungen" der Deutschen Gesellschaft für Kinderheilkunde und Jugendmedizin empfiehlt für die medikamentöse Therapie bei Kindern und Jugendlichen in erster Linie den Einsatz von Anionenaustauscherharzen (Colestyramin, Colestipol, Colesewelam), da hier keine systemische Wirksamkeit vorliegt und bereits eine jahrzehntelange Erfahrung zur Arzneimittelsicherheit vorliegt. Zur Vermeidung gastrointestinaler Nebenwirkungen (z. B. Völlegefühl, Obstipation) wird eine langsam einschleichende Dosierung empfohlen, bis eine angestrebte Enddosis von etwa 0,2–0,3 g/kg Colestyramin bzw. etwa 0,3–0,4 g/kg Colestipol erreicht ist, die möglichst in 2–3 Gaben pro Tag mit reichlich Flüssigkeit eingenommen werden sollen.

Die Gabe von Statinen vor dem Ende der Pubertät sollte nach Einschätzung der Arbeitsgruppe nur wenigen Ausnahmefällen vorbehalten bleiben und wird für die allgemeine Anwendung daher nicht empfohlen, zumal keine ausreichenden Informationen über Nebenwirkungsrisiken, insbesondere auch auf den Steroidhormonstoffwechsel, sowie über Langzeiteffekte vorliegen. In der Tat handelt es sich bei den vorliegenden Studien zum Einsatz von Statinen bei Kindern immer um Kurzzeitstudien. Pravastatin ist das erste Statin, das seit Februar 2004 in Deutschland für Kinder ab 8 Jahren zugelassen ist. Neben den Austauscherharzen und Pravastatin ist Ezetimib für Kinder mit FH ab dem 10. Lebensjahr zugelassen; Fibrate hingegen erst für die Therapie bei Erwachsenen.

14.9 Praxistipps

Es sollte keine Prognoseabschätzung oder Therapieentscheidung aufgrund der alleinigen Bestimmung des Gesamtcholesterins erfolgen. Ein vollständiges Lipidprofil mit LDL- und HDL-Cholesterin sowie Triglyzeriden ist immer zu bestimmen und kostengünstig (im 1,00 €-Bereich).

Es ist eine zielwertorientierte Therapie mit konsequenter Anpassung der Therapie anzustreben. Der Zielwert ist nach ca. 4–6 Wochen, danach in 3- bis 6-monatlichen Abständen zu kontrollieren. Auch eine Dosisreduktion kann nach einiger Zeit erfolgen, wenn sich beim

Patienten durch Gewichtsreduktion und Ernährungsbehandlung die Lipide zusätzlich reduziert haben.

Lebensstilmaßnahmen sind v. a. bei Hypertriglyzeridämie und gemischter Hyperlipoproteinämie erfolgreich, weniger bei LDL-Hypercholesterinämie.

Ohne vorherige Analytik der Lipoproteinkonstellation sollten Statine nicht verabreicht werden. Lediglich LDL-Hypercholesterinämien und gemischte Hyperlipidämien sind eine Indikation für Statine. Bei niedrigen HDL-Cholesterinspiegeln und Lipoprotein(a) Hyperlipoproteinämie kann daneben versucht werden, auch den LDL-Cholesterinspiegel möglichst tief abzusenken.

Erwartete pleiotrope Effekte eines lipidregulierenden Medikaments sind keine primäre Indikation. Die Indikation wird über das Lipidprofil gestellt.

Isolierte Hypertriglyzeridämien sind keine Indikation für Statine, Ezetimib oder Gallensäurenbinder; unter letzterem Medikament können die Triglyzeride sogar ansteigen.

Der Patient muss über medikamentenspezifische Nebenwirkungen aufgeklärt werden. Dies gilt besonders bei zunehmend eingesetzter Kombinationstherapie.

14.10 Kernaussagen

Fettstoffwechselstörungen sind ein **Hauptrisikofaktor** für die Entwicklung der Arteriosklerose, insbesondere der koronaren Herzerkrankung.

Hohes LDL-Cholesterin, Hypertriglyzeridämie und niedriges HDL-Cholesterin sind multiple Facetten von verschiedenen Störungen, die einer differenziellen Therapie bedürfen.

Eine differenzierte Therapie setzt eine **spezielle Analytik** voraus mit Bestimmung von LDL-Cholesterin, HDL-Cholesterin und Triglyzeriden, sowie initial auch von Lipoprotein Lp(a), die als Grundlage der einzuleitenden Therapie dient.

Die **Therapie** erfolgt nach individueller Risikoabschätzung zielwertorientiert und prüft das Erreichen gesetzter Ziele. Nach ca. 4 Wochen erfolgt eine erste Kontrolle der Wirkung zusammen mit Sicherheitsparametern, dabei Anpassung der Medikation mit weiterer Kontrolle 6–8 Wochen später. Sind die Zielwerte dann erreicht, reichen Sicherheitskontrollen in 3- bis 6-monatlichen Abständen. Bei Nikotinsäurebehandlung steigt HDL-Cholesterin kontinuierlich über mindestens 1 Jahr weiter an, sodass die Beurteilung der HDL-Cholesterin Anhebung über diesen Zeitraum erfolgen sollte.

Ernährungsbehandlung inklusive Gewichtsreduktion sowie Bewegungstherapie sind Basistherapie sämtlicher Dyslipidämien und sollten auch während einer zusätzlichen medikamentösen Maßnahme beibehalten werden.

Die Absenkung von LDL-Cholesterin stellt vielfach die primäre Maßnahme, medikamentös durch Statine, unterstützt durch Ezetimib, bei dessen Unverträglichkeit durch Gallensäurenbinder.

Anheben von HDL-Cholesterin erfolgt nach LDL-Senkung durch Zusatz der Nikotinsäure, bei primär normalem LDL-Cholesterin alternativ durch Fibrate.

Triglyzeridsenkung erfolgt primär durch Fibrate, Omega-3-Fettsäuren und Nikotinsäure(derivate). Eine Triglyzeridsenkung kann HDL-Anhebung bewirken sowie die atherogenen kleinen dichten LDL-Partikel reduzieren.

In vielen Fällen, hauptsächlich bei schweren Hypercholesterinämien und kombinierten Hyperlipidämien, sind Kombinationen von Lipidsenkern nötig wie Statin/Ezetimib oder Statin/Nikotinsäure oder Fibrat, manchmal auch Dreifachkombinationen in besonders therapierefraktären Situationen unter enger gefassten Sicherheitskontrollen.

Lipidregulierende Behandlungen sind oft lebenslange Therapien und sind daher auf Evidenzbasis und Erfahrung mit einzelnen Komponenten anzulegen.

Literatur

Assmann G, Cullen P, Schulte H. Simple scoring scheme for calculating the risk of acute coronary events based on the 10-year follow-up of the Prospective Cardiovascular Münster (PROCAM) Study. Circulation 2002;105:310–315.

Assmann G, Schulte H, Cullen P. New and classical risk factors – the Munster heart study (PROCAM). Eur J Med Res. 1997;2: 237–42.

Bansal S, Buring JE, Rifai N, Mora S, Sacks FM, Ridker PM. Fasting compared with nonfasting triglycerides and risk of cardiovascular events in women. JAMA. 2007;298:309–316.

Berg A, König D, Halle M, Baumstark M. Physical exercise in dyslipidemias: an update. Eur J Sports Science 2002;2:1–13.

Birjmohun RS, Hutten BA, Kastelein JJP, Stroes ESG. Efficacy and safety of high-density lipoprotein cholesterol-increasing compounds. A meta-analysis of randomized controlled trials. J Am Coll Cardiol 2005;45:185–197.

Bravata DM, Sanders L, Hunag J, et al. Efficacy and safety of low-carbohydrate diets. A systematic review. JAMA 2003;289: 1837–1850.

Canner PL, Furberg CD. McGovern ME. Niacin decreases myocardial infarction and total mortality in patients with impaired fasting glucose or glucose intolerance: results from the Coronary Drug Project. Am J Cardiol 2005;95:254–257.

Chapman MJ, Assmann G, Fruchart J-Ch, Shepherd J, Sirtori C on behalf of the European Consensus Panel on HDL-C. Raising high-density lipoprotein cholesterol with reduction of cardiovascular risk: the role of nicotinic acid – a position paper developed by the European Consensus Panel on HDL-C. Curr Med Res Opin 2004;20:1253–1268.

Conroy RM, Pyörälä K, Fitzgerald AP, et al on behalf of the SCORE project group: Estimation of ten-year risk of fatal cardiovascular disease in Europe: the SCORE project. Eur Heart J 2003;24:947–1003.

Dansinger ML, Gleason JA, Griffith JL, Selker HP, Schaefer EJ. Comparison of the Atkins, Ornish, Weight Watchers, and Zone diets for weight loss and heart disease risk reduction. A randomized trial. JAMA 2005;293:43–53.

Döser S, März W, Reinecke M-F, et al. Empfehlungen zur Statintherapie im Alter. Daten und Konsensus. Internist 2004; 45:1053–1062.

De Backer G, Ambrosioni E, Borch-Johnsen K, et al. European guidelines on cardiovascular disease prevention in clinical practice. Third Joint Task Force of European and other Societies on Cardiovascular Disease Prevention in Clinical Practice. Executive Summary. Eur Heart J. 2003;24:1601–1610.

Dietz R, Rauch B, für die Kommission für klinische Kardiologie. Leitlinie zur Diagnose und Behandlung der chronischen koronaren Herzerkrankung der Deutschen Gesellschaft für Kardiologie – Herz- und Kreislaufforschung (DGK). In Kooperation mit der Deutschen Gesellschaft für Prävention und Rehabilitation von Herz-Kreislauf-Erkrankungen (DGPR) und Deutschen Gesellschaft für Thorax-, Herz- und Gefäßchirurgie (DGTHG). Z Kardiol 2003;92 501–521.

Fredrickson DS, Lees RS. A system for phenotyping hyperlipoproteinemia. Circulation. 1965:321–327.

Gagné, C, Bays HE, Weiss SR, et al. for the Ezetimibe Study Group: Efficacy and safety of ezetimibe added to ongoing statin therapy for treatment of patients with primary hypercholesterolemia. Am J Cardiol. 2002;90:1084–1091.

Garg A. Statins for all patients with type 2 diabetes: Not so soon. Lancet 2004;364:641–642.

Gordon T, Castelli WP, Hjortland MC, Kannel WB, Dawber TR. Diabetes, blood lipids, and the role of obesity in coronary heart disease risk for women. The Framingham study. Ann Intern Med. 1977;87:393–397.

Gotto AM, Brinton EA. Assessing low levels of high-density lipoprotein cholesterol as a risk factor in coronary heart disease. J Am Coll Cardiol 2004;5:717–724.

Grundy SM, Cleeman JI, Merz NB, et al. for the coordinating Committee of the National Cholesterol Education Program. Implications of recent clinical trials for the national cholesterol education program adult treatment panel III guidelines. Circulation 2004;110:227–239.

Keil U, Fitzgerald AP, Gohlke H, Wellmann J, Hense, HW. Risikoabschätzung tödlicher Herz-Kreislauf-Erkrankungen. Deutsches Ärzteblatt 2005;25:1526–1530.

Kostner GM, Scharnagel H, Kostner K, März W. Zusammensetzung und Stoffwechsel der Lipoproteine. In: Schwandt P, Parhofer KG (Hrsg.). Handbuch der Fettstoffwechselstörungen. Stuttgart, New York: Schattauer Verlag 2007: 2–66.

Kraft HG, Utermann G. Lipoprotein(a). In: Schwandt P, Parhofer KG (Hrsg.). Handbuch der Fettstoffwechselstörungen. Stuttgart, New York: Schattauer Verlag 2007:216–230.

Menotti A, Keys A, Blackburn H, et al. Comparison of multivariate predictive power of major risk factors for coronary heart diseases in different countries: results from eight nations of the Seven Countries Study, 25-year follow-up. J Cardiovasc Risk. 1996;3:69–75.

Parhofer KG, Schuff-Werner P, Bosch T, Schwandt P. LDL-Apherese. In: Schwandt P, Parhofer KG (Hrsg.). Handbuch der Fettstoffwechselstörungen. Stuttgart, New York: Schattauer Verlag 2007:849–888.

Pasternak RC, Smith SC, Bairey-Merz CN, Grundy SM, Cleeman Jl, Lenfant C. ACC/AHA/NHLBI clinical advisory on the use and safety of statins. J Am Coll Cardol. 2002;40:567–572.

Rychlik R, Nelles S. Statine – eine differenzierte Betrachtung. Ein sytematischer Literaturvergleich von Atorvastatin, Fluvastatin, Lovastatin, Pravastatin, Rosuvastatin und Simvastatin. Perfusion 2004;17:306–315.

Ryden L, Standl E, Bartnik M, et al. Task Force on Diabetes and Cardiovascular Diseases of the European Society of Cardiology (ESC); European Association for the Study of Diabetes (EASD). Guidelines on diabetes, pre-diabetes, and cardiovascular diseases: executive summary. The Task Force on Diabetes and Cardiovascular Diseases of the European Society of Cardiology (ESC) and of the European Association for the Study of Diabetes (EASD). Eur Heart J. 2007;28:88–136.

Sacks FM, for the Expert Group on HDL Cholesterol. The role of high-density lipoprotein (HDL) cholesterol in the prevention and treatment of coronary heart disease: Expert group recommendations. Am J Cardiol 2002;90:139–143.

Schwandt P, Parhofer KG (Hrsg.). Handbuch der Fettstoffwechselstörungen. Stuttgart, New York: Schattauer Verlag 2007: 1175.

Steinmetz A, Kaffarnik H. Familiäre Dysbetalipoproteinämie (Typ-III-Hyperlipoproteinämie). In: Schwandt P, Parhofer KG (Hrsg.). Handbuch der Fettstoffwechselstörungen. Stuttgart, New York: Schattauer Verlag 2007:185–197.

Steinmetz A. Treatment of diabetic dyslipoproteinemia. Exp Clin Endocrinol Diabetes 2003;111:239–245.

Steinmetz A. Lipid-lowering therapy in type 2 diabetes: The case for early intervention. Diabetes Metab Res Rev 2008; 24: 286–293.

Taylor AJ, Sullenberger LE, Lee HJ, Lee JK, Grace KA. Arterial biology for the investigation of the treatment effects of reducing cholesterol (ARBITER) 2. A double-blind, placebo-controlled study of extended-release Niacin on Atherosclerosis progression in secondary prevention patients treated with statins. Circulation 2004;7:3512–3517.

Thompson PD., Clarkson P, Karas R. Statin-associated myopathy. JAMA 2003;289:1681–1690.

Whitney EJ, Krasuski RA, Personius BE, et al. A randomized trial of a strategy for increasing high-density lipoprotein cholesterol levels: effects on progression of coronary heart disease and clinical events. Ann Intern Med 2005;142:95–104.

Wolfram G. Ernährungstherapie. In: Schwandt P, Parhofer KG (Hrsg.). Handbuch der Fettstoffwechselstörungen. Stuttgart, New York: Schattauer Verlag 2007.

15 Weitere Stoffwechselerkrankungen

H. Lehnert, F. Sayk, B. Koletzko
Kapitelkoordination: H. Lehnert

15.1	Hyperurikämie und Gicht	450
15.2	Porphyrie	453
15.3	Hämochromatose	455
15.4	Morbus Wilson	457
15.5	Erkrankung des Aminosäurenstoffwechsels	458
15.6	Glykogenspeicherkrankheiten	460
15.7	Galaktosämie	461
15.8	Hereditäre Fructoseintoleranz	461
15.9	Störungen der Fettsäureoxidation	462

15 Weitere Stoffwechselerkrankungen

H. Lehnert, F. Sayk, B. Koletzko

15.1 Hyperurikämie und Gicht

■ Einleitung

Zwischen der Hyperurikämie und der Gicht besteht eine enge pathogenetische und klinische Assoziation, wenngleich eine Hyperurikämie nicht obligat zu einer Gichterkrankung führen muss. Der eigentlichen Gichterkrankung liegt eine ausgeprägte inflammatorische Reaktion auf Mononatrium-Uratkristalle in Gelenken, Knochen und Weichteilgeweben zugrunde. Wenngleich nicht obligat, wie oben erwähnt, kann in Abhängigkeit von der Harnsäurekonzentration die Hyperurikämie früher oder später zu Gichtanfällen, Harnsäuretophi, Nierensteinen oder – seltener – zur Gichtnephropathie führen. Patienten mit Harnsäurewerten > 9 mg/dl erleben mit 90%iger Wahrscheinlichkeit einen Gichtanfall und mit 40%iger Wahrscheinlichkeit einen Nierenstein. Daten der Framingham-Studie zeigen für Gichtkranke ein erhöhtes Koronarrisiko.

Eine frühzeitige Erkennung ist essenziell, da unter konsequenter harnsäuresenkender Behandlung die Patienten nach wenigen Monaten anfallsfrei werden. Weichteiltophi verschwinden, Knochentophi können sich unter Wiederherstellung des Gelenks zurückbilden. Reine Harnsäuresteine können sich unter Allopurinol auflösen. Eine günstige Beeinflussung einer Gichtniere ist nicht gesichert.

■ Epidemiologie

Während die Prävalenz der Hyperurikämie sehr hoch ist – nahezu 20% der Männer > 40 Jahre in Mitteleuropa sind betroffen – liegt die Prävalenz der Gicht in der westlichen Zivilisation bei etwa 0,1–0,4%. Erwachsene Männer sind am häufigsten betroffen. Die Abhängigkeit von der Ernährungslage ist eindeutig. Aufgrund der Folgeprobleme (Gelenkerkrankungen, Gichtnephropathie) besteht nicht nur ein erhebliches Komplikationsrisiko, sondern auch eine große volkswirtschaftliche Problematik.

■ Definition und Klassifikation

> Eine Hyperurikämie liegt der Gicht pathogenetisch zugrunde; definiert wird sie durch das Vorliegen erhöhter Harnsäurewerte im Plasma (7 mg/dl).

Per Definition ist die Gicht als akute Reaktion auf die Anwesenheit von Mononatrium-Uratkristallen (s.o.) charakterisiert; sowohl die akute als auch die chronische Gichtarthropathie (Tophi) werden als Gicht bezeichnet. Grundsätzlich kann die Hyperurikämie durch verminderte Produktion von Harnsäure und/oder erhöhte Zufuhr einer purinreichen Kost, die dann zu Harnsäure metabolisiert wird, verursacht werden. Die Einteilung in eine primäre und sekundäre Hyperurikämie ist daher geläufig (s. u.).

■ Pathogenese und Pathophysiologie

Die **primäre Gicht** ist ätiologisch uneinheitlich und beruht in der Regel auf einer angeborenen Störung der tubulären Harnsäuresekretion in der Niere (99% der Ursachen). 1% der Ursachen wird durch vermehrte Harnsäurebildung aufgrund seltener Enzymdefekte bedingt (Hypoxanthin-Guanin-Phosphoribosyltransferase-Mangel: Lesch-Nyhan-Syndrom).

Als **sekundäre Gicht** werden die Fälle bezeichnet, bei denen die Hyperurikämie durch Krankheiten zustande kommt, die nicht in erster Linie den Purinstoffwechsel betreffen. Dies sind v.a.:
- die Hyperurikämie aus exogenen Purinen (Überernährung),
- Hyperurikämie durch endogene Purine (Polyzythämie, Leukosen, zytostatische Therapie, Remission der Perniziosa und hämolytische Anämien),
- verringerte Ausscheidung bei Nierenfunktionsstörungen (chronische Niereninsuffizienz, verminderter renaler Plasmafluss, Störung der Tubulusfunktion, arzneimittelbedingt, z. B. durch Salicylate).

Pathogenetisch entscheidend für die den akuten Gichtanfall ist dabei die inflammatorische Reaktion im Rahmen der Phagozytose von Mononatrium-Uratkristallen

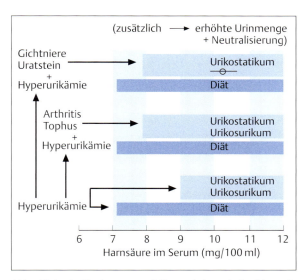

Abb. 15.**1** Indikationen zur Diät- und Arzneimitteltherapie bei Hyperurikämie und Gicht.

und die nachfolgende Freisetzung von Zytokinen in der Synovia.

Klinik

Die **klassischen Stadien** im natürlichen Krankheitsverlauf der Gicht umfassen:
- Akute Gichtarthritis (Anfall),
- Gicht mit anfallsfreien Intervallen,
- Chronische Gicht (Ausbildung von Tophi).

Klinisch eindrucksvoll ist der **akute Gichtanfall**, der sich zumeist als schmerzhafte Arthritis (Monarthritis) mit symptomfreien Intervallen äußert. Die Symptome treten in der Regel aus völligem Wohlbefinden und nach auslösendem Ereignis (z. B. ernährungsbedingt) auf. Dieser Anfall betrifft in der Hälfte der Fälle das **Großzehengrundgelenk** (Podagra), in abnehmender Häufigkeit sind Sprunggelenk, Daumengrundgelenk, Finger-, Knie- und Handwurzelgelenke betroffen. Zahlreiche prädisponierende Faktoren können zu einem akuten Anfall führen; Beispiele sind akute Traumata, Hungerzustände, Nahrungsexzesse (tierische Proteine), Alkohol oder Medikamente (Cyclosporin, Diuretika).

Bei der **chronischen Gicht** finden sich Uratablagerungen (Tophi), die nicht nur über schmerzhafte Arthritiden zur Gelenksdestruktion, sondern auch schmerzlos zur Schädigung führen können. Diese Harnsäureablagerungen finden sich in Gelenken und gelenknahen Strukturen (z. B. auch Sehnen, Ohrmuschel) und betreffen auch andere Organe, insbesondere die Niere. Uratnierensteine sind bei Gichtpatienten > 100-fach häufiger im Vergleich zur Normalbevölkerung; die Uratnephropathie kann dabei sowohl Ausdruck einer interstitiellen Nephritis wie auch Ausdruck von glomulären Veränderungen sein.

Diagnostik

Bei jedem Patienten mit einer manifesten Gicht ist eine Hyperurikämie nachweisbar. Bei diagnostischer Unsicherheit gelingt die sichere Diagnosestellung durch die Analyse der Synovialflüssigkeit (Gramfärbung, Kultur, Lichtmikroskopie). Der Nachweis von Harnsäurekristallen aus Tophi sollte wegen der Gefahr von Fistelungen sehr reserviert gehandhabt werden. Die weitere biochemische Diagnostik umfasst den Nachweis von Komplikationen, insbesondere einer Gichtnephropathie.

Bildgebende Verfahren. Radiologische Veränderungen einer manifesten Gicht sind Knochentophi, gelenknahe Zysten und typische Gelenkmutilationen. Weiterhin typisch sind Weichteiltophi mit stacheliger Periostreaktion. In der Kernspintomografie zeigen Tophi ein eher niedriges Signal in der T1-Wichtung, die T2-gewichteten Bilder zeigen eine variable Signalintensität.

Differenzialdiagnose

Grundsätzlich ist bei einer manifesten Gicht an weitere arthritische Erkrankungen zu denken, diese umfassen hier z. B. die bakterielle Arthritis, Reiter-Syndrom, Psoriasisarthritis oder auch den akuten Schub einer chronischen Polyarthritis. Weitere wichtige Differenzialdiagnosen sind Bursitiden oder Tendovaginitiden.

Therapie

Die Grundlage der Behandlung bilden nichtmedikamentöse Maßnahmen; diese sollten bei jedem Patienten mit einer Hyperurikämie zum Einsatz kommen. Die Indikation zur medikamentösen Therapie ergibt sich aus den steigenden Harnsäurekonzentrationen mit dem zunehmenden Risiko von Komplikationen. Führen nichtmedikamentöse Maßnahmen nicht zum Ziel, sollten Patienten mit einer Hyperurikämie ohne Gicht ab Werten von 9 mg/dl medikamentös behandelt werden, solche mit anamnestischen Gichtsymptomen bereits ab 8 mg/dl (Abb. 15.**1**).

Nichtmedikamentöse Therapie der Hyperurikämie

> Grundlagen der Behandlung von Hyperurikämie und Gicht sind nichtmedikamentöse Maßnahmen. Hierzu gehören eine Lebensweise ohne Extreme, Ernährung in Maßen und regelmäßige körperliche Aktivität.

Trotz der guten Wirksamkeit der modernen Arzneimittel zur Behandlung der Gicht ist die Diät wichtig, da die

richtige Ernährung das Risiko klinischer Komplikationen der Gicht vermindert und Arzneimittel einsparen kann. Dadurch werden Kosten und Risiken von unerwünschten Wirkungen reduziert. Die Ernährungstherapie von Hyperurikämie und Gicht verfolgt **3 Ziele**:
▶ Verringerung der Purinzufuhr mit der Nahrung,
▶ Einschränkung des Alkoholkonsums und
▶ Normalisierung des Körpergewichts.

Der Puringehalt der Lebensmittel ist nach wie vor der wichtigste Nahrungsfaktor mit Wirkung auf die Serum-Harnsäurekonzentration. Die verschiedenen Lebensmittel haben eine unterschiedliche Nährstoff- und Energiedichte. Die Bedeutung eines Lebensmittels in der Ernährung des Gichtkranken muss nach dem Energiehaushalt und aus praktischen Überlegungen heraus nach den üblichen Portionen beurteilt werden.

Als besonders purinreich gelten Innereien und bestimmte Arten von Fisch wie Sardellen. Auch die Haut von Geflügel und Fisch sowie die Schwarte vom Schwein enthalten relativ viel Harnsäurevorläufer und sollten vom Gichtkranken gemieden werden. Fleisch ist relativ purinreich, eine fleischfreie Ernährung ist aber nicht automatisch purinarm. Lebensmittel pflanzlicher Herkunft haben im Allgemeinen eine geringere Energiedichte und werden oft in größeren Mengen verzehrt, sodass trotz geringeren Puringehalts doch nennenswerte Purinmengen aufgenommen werden. Bestimmte Gemüse, z. B. Hülsenfrüchte, haben sogar einen relativ hohen Puringehalt.

Man wird also dem Gichtkranken empfehlen, nur an 3 oder 4 Tagen der Woche einmal eine normale Portion Fleisch oder Wurst oder Fisch zu essen und Innereien ganz zu meiden. Die Eiweißzufuhr sollte bevorzugt durch Milch und magere Milchprodukte sowie Brot erfolgen.

Übergewicht ist bei Patienten mit Gicht nicht selten. Nach Gewichtsreduktion findet man eine Senkung der Harnsäurekonzentration im Plasma. Fasten führt aber durch die vermehrte Ketonkörperbildung zu einer Hemmung der renalen Harnsäureausscheidung. Man rät dem Patienten deshalb zu einer langsamen Gewichtsreduktion mit dem Ziel Sollgewicht. In der Ernährung gilt es also, Extreme zu vermeiden: Fasten und Feste lösen häufig einen Gichtanfall aus.

Alkoholkonsum ist für den Gichtkranken riskant, da bei stärkerer Alkoholzufuhr in der Leber vermehrt Harnsäure gebildet wird und über die bei stärkerem Alkoholabbau auftretende Hyperlaktatämie eine Hemmung der renalen Harnsäureausscheidung auftritt. Beim Genuss von Bier ist neben den Wirkungen des Alkohols auch der Puringehalt zu berücksichtigen. Alkoholfreies Bier enthält etwa die gleiche Menge Purine wie normales Bier, aber keinen Alkohol. Wein enthält keine Purine, wirkt also proportional der Alkoholmenge. Es hängt von der Persönlichkeit des Patienten ab, ob man den Alkohol vollständig verbietet oder einem vernünftigen Patienten eine kleine Portion eines alkoholhaltigen Getränkes zu einer Hauptmahlzeit gestattet.

Wichtig ist auch eine **ausreichende Flüssigkeitszufuhr**, die ein tägliches Mindesturinvolumen von 1,5 l gewährleistet. Die fortgeschrittene tophöse gichtige Arthritis erfordert die gleiche Physiotherapie wie andere Gelenkleiden, damit bis zur Wiederherstellung der normalen Funktion Osteoporose, Versteifungen und Muskelatrophien entgegengewirkt wird.

■ Medikamentöse Therapie

Eine medikamentöse Behandlung von Hyperurikämie und Gicht ist bei entsprechender Risikokonstellation und Anamnese zusätzlich zu den nichtmedikamentösen Maßnahmen notwendig. Man muss zwischen der Therapie des Gichtanfalls und der harnsäuresenkenden Arzneimitteltherapie der chronischen Hyperurikämie unterscheiden.

Therapie des Gichtanfalls. Für den Gichtanfall sind heute bei gesicherter Diagnose die **nichtsteroidalen Antirheumatika** Mittel der Wahl.

Indomethacin eignet sich besonders gut zur Behandlung des akuten entzündlichen Geschehens eines Gichtanfalls, weil es bei der notwendigen hoch dosierten, aber kurz dauernden Anwendung sehr gut verträglich ist. Mit 150–250 mg Indomethacin am ersten und an den folgenden Tagen 150 mg täglich tritt eine rasche Rückbildung des Gichtanfalls ein (1B Empfehlung). Unerwünschte Wirkungen treten meist erst bei höherer Dosierung auf und sind vorwiegend im Magendarm-Bereich lokalisiert.

Colchicin ist mit seiner die Phagozytenaktivität hemmenden Wirkung weitgehend spezifisch und deshalb auch diagnostisch zu verwerten. Die Spezifität beruht v. a. darauf, dass es die Tyrosin-Phosphorylierung in Neutrophilen im Rahmen der Reaktion auf die Kristallbildung unterdrückt; diesen Signaltransduktionsweg inhibiert Colchicin dann nicht, wenn bakterielle Produkte die inflammatorische Gelenkreaktion verursachen. Die Dosierung liegt bei maximal 8 mg/Tag. Zunächst gibt man in den ersten 4h stündlich 1 mg Colchicin, dann jede 2. Stunde jeweils 0,5–1 mg. An den folgenden Tagen wählt man eine absteigende Dosierung. Als unerwünschte Wirkungen treten mit einer Latenzzeit von mehreren Stunden häufig Durchfall und Übelkeit auf. Durchfälle können mit Loperamid beherrscht werden.

> **!** Wegen der häufigen unerwünschten gastrointestinalen Nebenwirkungen und des Risikos einer Leber-, Nieren- und Knochenmarkschädigung sollte heute Colchicin nur noch zur Anwendung kommen, wenn nichtsteroidale Antirheumatika oder Steroide kontraindiziert sind. Schwangerschaft ist eine Kontraindikation.

Zur Vorbeugung von Gichtanfällen bei chronischer Gicht oder zu Beginn einer Harnsäure senkenden Therapie können für 3–6 Monate 0,5–2 mg Colchicin täglich oder jeden 2. Tag verordnet werden.

Glukokortikoide müssen sehr selten als kurz dauernde Behandlung eingesetzt werden, wenn ein akuter Gichtanfall mit nichtsteroidalen Antirheumatika oder Colchicin innerhalb von 3–4 Tagen nicht zu beheben ist. Man gibt 30–50 mg Prednisolon für 2–3 Tage. Bei einer monartikulären Gichtarthritis müssen Glukokortikoide intraartikulär verabreicht werden.

Interleukin-1-Antagonisten werden derzeit in Studienprotokollen untersucht, erste Daten sind ermutigend.

Dauertherapie. Die Behandlung von Hyperurikämie und Gicht hat die zuverlässige Senkung der Harnsäurekonzentrationen in Plasma und Geweben zum Ziel. Dafür stehen 2 grundsätzlich verschieden wirkende Arten von Arzneimitteln zur Verfügung. **Urikostatika** (Allopurinol) hemmen die Harnsäuresynthese, **Urikosurika** (Benzbromaron, Sulfinpyrazon) steigern die Harnsäureausscheidung. Urikostatika sind aufgrund ihrer Wirkungen die Therapie der ersten Wahl.

■ Therapie der Harnsäuresteine

Zur Prävention oder Therapie von Harnsäuresteinen gehören eine hohe Flüssigkeitszufuhr und zusätzlich eine Neutralisierung des Urins. Durch Steigerung des Urinvolumens auf 2,5 l/24h wird die Konzentration der Stein bildenden Ionen, in diesem Fall Harnsäure, erheblich gesenkt und dadurch das Risiko einer Kristallisation deutlich vermindert. Gleichzeitig muss zur Verbesserung der Löslichkeit der Harnsäure im Urin eine Neutralisierung des Urins durch eine Diät überwiegend pflanzlicher Herkunft und den Urin alkalisierende Getränke wie Säfte von Zitrusfrüchten oder Alkali-Citrat-Gemische angestrebt werden. Kalium-Natrium-Hydrogencitrat stellt den pH-Wert des Urins auf Werte zwischen 6,5 und 7,0 ein. Der Erfolg ist durch die pH-Wert-Messung im Urin zu kontrollieren.

■ Therapie in besonderen Situationen

Während der Schwangerschaft und Stillzeit ist die Anwendung von Urikostatika und Urikosurika sowie von Colchicin kontraindiziert. Hyperurikämie und Gicht sind allerdings während der Schwangerschaft eine absolute Rarität. Auch im Jugendalter ist eine Gicht äußerst selten. Sie beruht dann in aller Regel auf einem Enzymdefekt mit vermehrter Harnsäuresynthese und muss mit Allopurinol behandelt werden. Eine eingeschränkte Nierenfunktion erfordert eine Reduktion der Dosierungen von Urikostatika, Urikosurika und Colchicin.

■ Therapiekontrolle und Nachsorge

Die primäre Hyperurikämie benötigt eine Dauertherapie mit dem Ziel von Harnsäurewerten im Plasma zwischen 5,0 und 5,5 mg/dl. Der Therapieerfolg ist anfangs durch Harnsäurebestimmungen in mehrtägigen Abständen zu sichern, später genügen Werte in Abständen von 3–6 Monaten. Bei einer Neutralisierung des pH-Werts im Urin sind zunächst tägliche Kontrollen notwendig.

> **Prognose**
> Unter konsequenter harnsäuresenkender Behandlung werden die Patienten nach wenigen Monaten anfallsfrei. Weichteiltophi verschwinden, Knochentophi können sich unter Wiederherstellung des Gelenks zurückbilden. Reine Harnsäuresteine können sich unter Allopurinol auflösen. Eine günstige Beeinflussung einer Gichtniere ist nicht gesichert.

15.2 Porphyrie

F. Sayk

■ Definition und Anmerkungen zur Pathogenese

 Porphyrien sind genetisch bedingte Stoffwechselerkrankungen, bei denen die Hämbiosynthese gestört ist.

Häm-Strukturen finden sich nicht nur im Hämoglobin, sondern sie übernehmen u. a. als prosthetische Gruppen Redox-Funktionen in Cytochromen. Die **Hämbiosynthese** ist ein mehrstufiger Prozess, an dem 8 Enzyme beteiligt sind. Der erste Schritt findet in den Mitochondrien, die nächsten Schritte im Zytosol und die letzten 3 Schritte wiederum in den Mitochondrien statt. Ausgangsprodukte sind Glycin und Succinyl-CoA, die zu δ-Amino-laevulinsäure (ALA) synthetisiert werden (ALA-Synthetase). Dieser erste Schritt wird mittels negativer Feedbackhemmung durch das Endprodukt (Häm) kontrolliert. Aus δ-ALA entsteht als weiteres Intermediärprodukt zunächst die Pyrrol-Struktur Porphobilinogen; 4 dieser Moleküle werden zu Tetrapyrrolen, die dann weiter modifiziert werden. Stimuli wie Alkohol, Östrogen, Infekte, Hunger oder Medikamente können die ALA-Synthese induzieren.

Bei Defizienz eines der 8 beteiligten Enzyme kommt es zur **Akkumulation der Häm-Vorstufen**, die im Urin und z. T. im Stuhl ausgeschieden werden. Je nach gestörtem Enzym resultiert ein typisches Metabolitenprofil im Urin und/oder Stuhl. Die Vorstufen δ-ALA und Porphobilinogen sind an der Bildung von Sauerstoffradikalen beteiligt und außerordentlich neurotoxisch. Dies betrifft v. a. das zentrale Nervensystem, die Nozizeption und die vegetativen Fasern. Tetrapyrrolringe haben photodynamische Eigenschaften und verursachen Lichtdermatosen.

■ Einteilung und Epidemiologie

Die Klassifikation der Porphyrien erfolgt in Anhängigkeit von der Lokalisation des spezifischen enzymatischen Defekts und übergeordnet in hepatische und erythropoetische Porphyrien. Aus klinischer Sicht können sie in akute und chronische Erkrankungen eingeteilt werden:
- **Erythropoetische Porphyrien** umfassen die sehr seltene kongenitale erythropoetische Porphyrie (Morbus Günther) und die erythropoetische Protoporphyrie.
- **Akute hepatische Porphyrien** umfassen die akute intermittierende Porphyrie (AIP) als häufigste Erkrankung (autosomal-dominanter Defekt der Prophobilinogen-Desaminase), die Porphyria variegata, die hereditäre Koproporphyrie und die seltene ALA-Dehydratase-Defizienz-Porphyrie. Die Prävalenz der akuten intermittierenden Porphyrie liegt bei etwa 5–10 auf 100000, in psychiatrischen Kollektiven ist sie deutlich höher (bis 200/100000).
- **Chronisch hepatische Porphyrien** umfassen in erster Linie die Porphyria cutanea tarda (autosomal-dominant oder exogen toxisch), die mit einer Prävalenz von 10–20 auf 100000 Einwohner die häufigste Form darstellt, und die hepatoerythropoetische Porphyrie.
- **Sekundäre Koproporphyrinurien** werden bei Intoxikationen, Lebererkrankungen, Anämien, Diabetes oder auch medikamenteninduziert (z. B. Analgetika, Sulfonylharnstoffe, Antibiotika) beobachtet. **Sekundäre Protoporphyrinämien** finden sich bei Bleiintoxikationen (hier auch Erhöhung der δ-ALA), Alkohol, Isoniazidtherapie.

■ Akute hepatische Porphyrien

■ Pathogenese und Klinik

Die akute intermittierende Porphyrie (AIP) ist hier das bedeutsamste Krankheitsbild. Bekannte **Auslöser der AIP** sind Hungerzustände, Alkoholismus, Infekte und **in allererster Linie Medikamente**. Umfassende Informationen über verträgliche Medikamente einerseits und potenziell Schub auslösende Substanzen andererseits finden sich in der Roten Liste und ausführlicher unter www.porphyria-europe.com und www.drugs.porphyria.org. Frauen sind 3- bis 4-mal häufiger betroffen als Männer und zeigen gelegentlich eine ovulozyklisch-prämenstruelle Manifestationsform.

Die Erkrankung manifestiert sich nur bei ca. 20% der Anlageträger und typischerweise erstmalig im 3. Lebensjahrzehnt. Sie tritt schubartig nach entsprechenden Stimuli zwischen variabel langen, asymptomatischen Intervallen auf. Die **Symptome** umfassen in erster Linie den dauerhaften Abdominalschmerz, Übelkeit, Erbrechen, Tachykardien, hypertensive Krisen, Muskelschwäche, periphere Neuropathie. Ausgeprägt sind auch die psychischen Symptome mit Insomnie, Depression, Apathie und Halluzinationen. Hautveränderungen bestehen nicht. Das klinische Bild ist interindividuell und selbst bei verschiedenen Schüben desselben Patienten sehr variabel. Die Schübe dauern meistens mehrere Tage an; Elektrolytverschiebungen und kardiale Komplikationen sind lebensbedrohliche Komplikationen.

Deutlich seltener sind die Porphyria variegata und die hereditäre Koproporphyrie, bei denen phototoxische Dermatosen allein oder in Kombination mit viszeralen Schüben auftreten.

■ Diagnostik

Zu Beginn der Attacke kommt es zu einer deutlich erhöhten Ausscheidung von δ-ALA, Porphobilinogen und Gesamtporphyrinen im Urin. In schweren Fällen nimmt der Urin eine rötliche Farbe an. Erhöhte Serumkonzentrationen können vorliegen, spielen diagnostisch aber keine Rolle. Als Screeningtest wird der **Watson-Schwartz-Test** für den Nachweis von Porphobilinogen im Urin eingesetzt. Sodann sollte eine Quantifizierung der Porphyrinvorläufer im Sammelurin (abgedunkeltes Gefäß) erfolgen. Die Kenntnis des Metabolitenprofils ermöglicht die Zuordnung zum jeweiligen Enzymdefekt. Bei einigen Formen kann die Bestimmung von Proto- und Koproporphyrin in den Faeces oder des Protoporphyringehalts in Erythrozyten sinnvoll sein. Eine DNA-Mutationsanalyse kann die Diagnose genetisch absichern und helfen, bisher asymptomatische Anlageträger in der Verwandtschaft des Index-Patienten zu identifizieren und für die Vermeidung potenzieller Noxen zu schulen. Die Differenzialdiagnose der Porphyrie ist ausgesprochen breit. Die meisten Patienten haben bis zur Diagnosestellung eine diagnostische Odyssee hinter sich.

■ Therapie

Wegen der potenziell letalen Komplikationen bedarf der akute Schub einer sofortigen Therapie. Eine Reihe der normalerweise für die Symptomlinderung ausgewiesenen Medikamente kann jedoch eher schubverstärkend wirken (z. B. Metoclopramid, Diclofenac), weshalb Porphyrie-Patienten einen entsprechenden **Notfallausweis** mit sich führen sollten. Im Vordergrund stehen in dieser Reihenfolge die folgenden **Maßnahmen**:
1. Absetzen auslösender Noxen (Medikamente!),
2. hoch dosierte i. v.-Glukoseinfusionen von 400–500 g am Tag über 4–6 Tage (Glukose hemmt die gesteigerte Aktivität der δ-ALA-Synthetase),
3. Infusionen vom Häm (Häm-Arginin) in einer Dosis von etwa 4 mg/kg Körpergewicht i. v. über 15 min an 3–4 aufeinander folgenden Tagen,
4. symptomatische Maßnahmen: Schmerzbekämpfung mit Acetylsalicylsäure, Paracetamol, Pethidin, Buprenorphin oder Morphin (Tramadol und Tilidin sind nicht empfohlen); zur Sedierung Benzodiazepine, Promethazin, oder Haloperiodol; zur Hochdruckbe-

handlung insbesondere β-Bblocker; als Antiemetikum z. B. Ondansetron.

Patienten müssen geschult werden, klassische Auslöser akuter Schübe zu vermeiden. Die Anbindung an eine Spezialambulanz und eine kompetent geführte Selbsthilfegruppe ist sinnvoll.

■ Porphyria cutanea tarda (PCT)

Sie ist überwiegend eine Erkrankung des Erwachsenenalters mit einem Manifestationsalter nach dem 40. Lebensjahr und betrifft Männer doppelt so häufig wie Frauen. Ursache ist ein Defekt der Uroporphyrinogen-Decarboxylase in der Leber, dieser kann genetisch wie auch toxisch bedingt sein. Auslösende Faktoren sind hauptsächlich chronischer Alkoholabusus, daneben Östrogene und eine HCV-Infektion.

Wesentliche **Leitsymptome** sind die Zeichen der Photodermatose mit Blasenbildung am Handrücken, Hyperpigmentierung und narbiger Abheilung. Häufig imponieren vergröberte Gesichtsfalten. Sonografisch bestehen häufig echoreiche Leberschäden. Wegweisend ist der Nachweis einer erhöhten Porphyrinausscheidung im 24-h-Urin, wobei typischerweise Uro- und Heptacarboxyporphyrin erhöht sind. Die Leberbiopsie kann die Porphyrineinlagerungen nachweisen.

> ! Wichtig sind die Assoziation mit einer HCV-Infektion und auch das 4-mal häufigere Auftreten einer PCT bei genetisch bedingter Hämochromatose.

Therapeutisch gilt auch hier in erster Linie, dass auslösende Noxen vermieden werden müssen (Alkohol, Kontrazeptiva). Eine evtl. vorliegende Grunderkrankung sollte behandelt werden (HCV-Infektion). Zur Steigerung der Porphyrinausscheidung stehen die Aderlasstherapie im Vordergrund sowie die Gabe von Chloroquin. Die Aderlasstherapie wird mit wöchentlich etwa 0,5 l über 2 Monate durchgeführt, danach Reduktion mit Normalisierung der Porphyrinausschei-dung. Chloroquin wird in einer Dosis von 2-mal 125 mg pro Woche zur Bildung von Chloroquin-Porphyrin-Komplexen gegeben. Symptomatisch sollte Sonnenlicht insbesondere wegen der Blasenbildung an lichtexponierten Stellen gemieden werden.

■ Kongenitale erythropoetische Porphyrie

Diese extrem seltene Erkrankung (weltweit bisher < 200 Fälle beschrieben) geht mit einer schweren Photodermatose einher. Sie tritt im Kleinkindalter auf. Führende Symptome sind die rote Photosensibilität der Haut mit Erythemen, Blasen, Erosionen bis hin zu Ulkusläsionen. Zudem werden sklerodermiforme Veränderungen und rot-braun verfärbte Zähne beobachtet.

Zur **Diagnose** führt die deutlich erhöhte Ausscheidung von Porphyrinen der Isomerenreihe 1 in Stuhl und Urin. Im Gegensatz zur PCT kommen hier auch noch, da es sich um eine erythropoetische Porphyrie handelt, eine teilweise ineffektive Erythropoese und gesteigerte Hämolyse mit Splenomegalie hinzu.

Als **symptomatische Maßnahme** werden Lichtschutz und bei einer schweren hämo-lytischen Anämie Transfusionen durchgeführt. Eine Gabe von β-Carotin in einer Dosierung von 50–150 mg am Tag ist möglich. Ultima ratio ist eine Splenektomie bei den Patienten, die einen schwersten Verlauf einer chronischen hämolytischen Anämie zeigen. Die Prognose ist ungünstig, kann evtl. aber durch eine allogene Knochenmarktransplantation verbessert werden.

15.3 Hämochromatose

■ Definition und Epidemiologie

> Bei der Hämochromatose (primäre Siderose, Eisenspeicherkrankheit) handelt es sich um eine wichtige autosomal-rezessive Erkrankung, die zu einer erhöhten Eisenaufnahme im Dünndarm und nachfolgend zu einer Erhöhung des Gesamtkörper-Eisengehalts und einer Eisenablagerung in verschiedenen Organen führt.

Die Prävalenz der homozygoten Merkmalsträger liegt bei mindestens 1:200 und die der heterozygoyten bei etwa 1:10. Die Häufigkeit der klinisch manifesten Hämochromatose liegt bei 1:1000 bis 1:2000. Hauptmanifestationsalter liegt zwischen dem 20. und 50. Lebensjahr mit einer deutlichen höheren Prävalenz bei Männern.

■ Klassifikation

Die Hämochromatose ist eine **angeborene Eisenspeichererkrankung** und beruht pathogenetisch in der Mehrzahl der Fälle auf einer homozygoten Punktmutation (Cys-282 Tyr) im HLA-H-Gen. Diese Mutationen führen wahrscheinlich zur Aufspaltung einer Disulfidbrücke, sodass die Assoziation des HFE-Proteins mit dem 2-Mikroglobulin gestört ist. Neben dieser häufigsten Mutation sind derzeit 4 weitere Mutationen (Typ 2a: Hemojuvelin, Typ 2B: Hepcidin, Typ 3: Transferrin-Rezeptor 2, Typ 4: Ferroportin) bekannt. Die Homozygotie für das Hämochromatose-Gen bedeutet für den Organismus eine erhebliche Eisenüberladung mit zusätzlich intestinal erhöhter Eisenresorptionsrate und Eisenüberladung der parenchymatösen Organe. Die Transferrinspiegel im Blut sind aufgrund der erhöhten Aufnahme sehr niedrig. Dies wird im Darmepithel durch erhöhte

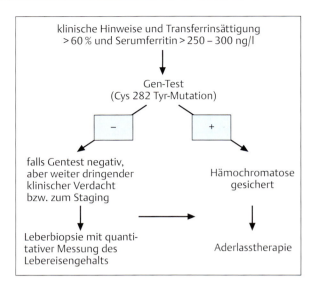

Abb. 15.**2** Diagnoseweg bei Verdacht auf eine hereditäre Hämochromatose. (Quelle: C. Niederau, T. Herrmann, G. Strohmeyer. Hereditäre Hämochromatose. In : Strohmeyer G, Stremmel W, Nierau C. Angeborene Stoffwechselerkrankungen, Ecomed Verlag, 2002).

Eisenabgabe in den Kreislauf, vermittelt über das Peptid Hepcidin, ausgeglichen.

Neben der hereditären Hämochromatose bestehen **sekundäre Hämochromatosen** bei z.B. chronisch refraktären Anämien, hämolytischen Anämien, aplastischen Anämien, Thalassämien oder Sphärozytosen sowie auch als Transfusionsfolge oder Folge einer langjährigen hoch dosierten parenteralen (und sehr selten auch enteralen) Eisentherapie. Weiterhin müssen **Hämosiderosen** hiervon unterschieden werden; diese sind Ausdruck einer überwiegenden Eisenbeladung von Zellen des retikuloendothelialen Systems ohne Organschäden. Sie treten z.B. bei alkoholischer Lebererkrankung auf.

■ Klinik

Das klinische Bild ist Ausdruck der Eiseneinlagerung in parenchymatösen Organen. Betroffen sind hierbei v.a. Leber, Pankreas, Myokard, Gonaden, Hypophyse und Gelenke. In der Leber kommt es mit zunehmender Eisenüberladung zu einer perilobulären Fibrose und später auch zu Eiseneinlagerungen in Gallengänge und Kupferzellen. Das Risiko, ein Leberkarzinom zu entwickeln, ist bei Hämochromatosepatienten mit Leberzirrhose um ein Vielfaches gegenüber der Allgemeinbevölkerung erhöht. Die Eiseneinlagerung im Pankreas führt zu einem fortschreitenden Verlust der Insulinsekretion und damit zum manifesten insulinabhängigen Diabetes mellitus. Eisenablagerungen im Myokard führen zu der gefürchteten Kardiomyopathie mit nachfolgender Herzinsuffizienz. Die Einlagerungen in endokrine Organe führen zu einem primären, aber auch zu einem sekundären Hypogonadismus oder auch einer sekundären Nebennierenrinden-Insuffizienz. Die Einlagerungen in die Haut führt zu verstärkter Pigmentierung („Bronzediabetes"). Gelenkveränderung treten v.a. im Bereich der Metakarpophalangealgelenke auf sowie auch in Form einer Chondrokalzinose.

■ Diagnostik

Grundlage der Diagnostik sind die Bestimmung von Eisen, Transferinsättigung und Ferritin im Serum. Erhöhte Serumeisenwerte fordern unbedingt bei auch sonst unauffälligem klinischem Befund den Ausschluss einer Hämochromatose. Eine > 50 %ige Sättigung des Transferrins ist ebenfalls hoch diagnostisch für die Hämochromatose. Die Ferritinbestimmung zeigt den Gesamteisenspeicher an und eignet sich damit sehr gut zur Diagnose. Da nicht klar ist, ob Ferritin oder Transferrinsättigung eine frühere Erkennung einer Eisenüberladung ermöglichen, sollte man beide Parameter bestimmen.

Bislang galt die Leberbiopsie als Goldstandard für die Diagnose der Hämochromatose; mit dem Nachweis der Genmutation besteht hier allerdings ein neuer relevanter diagnostischer Marker. Bei eindeutiger Klinik, typischer Laborkonstellation (Eisen, Ferritin, Transferrin) und einem eindeutig positiven Gentest (insbesondere der homozygoten Form der oben genannten Mutation) ist die Leberbiopsie nicht mehr notwendig. Sie sollte dann allerdings durchgeführt werden, wenn das Ausmaß der Leberschädigung bestimmt werden soll. Zusammenfassend ist der diagnostische Algorithmus in Abb. 15.2 dargestellt.

Derzeit laufen umfangreiche **Screeninguntersuchungen** auf das Vorliegen einer Hämochromatose in der Allgemeinbevölkerung; aktuell kann empfohlen werden, dass jeder Patient mit einem Diabetes bzw. auch einer Leberzirrhose auf eine Hämochromatose hin untersucht werden sollte. Es kann davon ausgegangen werden, dass bei annähernd 1 % der Patienten mit neu aufgetretenem Diabetes eine Hämochromatose vorliegt.

■ Therapie

Das wesentliche Therapieziel ist die Entleeerung der Körpereisen-Depots. Hierzu wird in erster Linie die **Aderlasstherapie** durchgeführt. Das Ziel ist die Entspeicherung der Körpereisen-Depots und die Stabilisierung eines Körpereisengehalts von 2–4 g. Hierzu werden 1–2 Aderlässe von 400–500 ml pro Woche bis zur Normalisierung des Ferritins durchgeführt. Die Erhaltungstherapie beträgt 4–8 Aderlässe pro Jahr. Das Serumferritin sollte hierunter bei etwa 50–100 ng/ml liegen. Die Aderlasstherapie darf nie vollständig abgebrochen werden. Die Möglichkeit der Lebertransplantation sollte mit einem erfahrenen Transplantationszentrum diskutiert werden.

Bei Vorliegen einer sekundären Hämochromatose wird die **Desferrioxamintherapie** durchgeführt, das Ziel ist identisch. Dieser Chelatbildner führt zu einer vermehrten Eisenausscheidung im Urin und Stuhl. Hierzu werden 25–50 mg Desferrioxamin pro kg Körpergewicht als Dauerinfusion über 12 h täglich appliziert. Eine jahrelange Dauerbehandlung ist erforderlich. Bei Überdosierung besteht die Gefahr von neurotoxischen Nebenwirkungen.

Diätetische Empfehlungen sind liberal; das Vermeiden eisenhaltiger Lebensmittel kann zu erheblichen diätetischen Restriktionen und verminderter Lebensqualität führen. Ein einziger zusätzlicher Aderlass im Jahr bewirkt ähnlich viel wie eine diätetische Restriktion.

Daher hat hier die nichtmedikamentöse Therapie einen geringeren Stellenwert.

> **Prognose**
> Unbehandelt ist die Prognose der Erkrankung sehr schlecht, durch die frühzeitige Eisenentspeicherungstherapie kann sie verbessert werden. Limitierend sind v. a. hepatozelluläre Karzinome, insbesondere auf den Boden einer Leberzirrhose sowie die schweren Kardiomyopathien. Im Übrigen gelten hier dieselben Komplikationen und damit auch die Prognose des insulinpflichtigen Diabetes mellitus, falls dieser im Rahmen einer hereditären Hämochromatose aufgetreten ist.

15.4 Morbus Wilson

■ Definition, Epidemiologie

> Der Morbus Wilson ist eine autosomal-rezessiv vererbte Erkrankung, bei der es zu einer verminderten Kupferausscheidung durch die Gallenflüssigkeit mit einer vermehrten Kupferansammlung in den Geweben kommt.

Die Inzidenz/Jahr des Morbus Wilson liegt populationsabhängig bei 1:3000 bis 1:30000; Angaben zur Prävalenz liegen kaum vor.

■ Pathogenese und Pathophysiologie

Der Morbus Wilson ist bedingt durch eine Mutation des ATP7B Gens (Wilson Gen), das für eine kupferbindende ATPase kodiert. Über 250 Mutationen sind bekannt, was auch die Variabilität der Phänotypen erklärt. Hierdurch kommt es zu einem Defekt der Kupferhomöostase von Hepatozyten (autosomal-rezessiv). Die hieraus resultierende positive Kupferbilanz führt zur kupfertoxischen Schädigung, insbesondere von Leber und zentralem Nervensystem.

Charakteristisch ist hierbei eine Verminderung des Caeruloplasmins im Blut, des Haupttransportproteins für Kupfer. Hierbei handelt es sich in erster Linie um eine Störung im endoplasmatischen Retikulum mit nachfolgend verminderter Sekretion von Serum-Caeruloplasmin.

■ Klinik

Die meisten Patienten zeigen zwischen dem 5. und 15. Lebensjahr erste klinische Zeichen im Sinne einer chronischen **Hepatitis**; diese kann inaktiv sein, aber sich auch als fulminante Hepatitis erstmanifestieren. In diesen Fällen findet sich häufig kombiniert eine schwere Hämolyse sowie die typischen neurologischen Veränderungen. Bei einem Drittel der Patienten zeigen sich überwiegend die neurologischen Auffälligkeiten mit Dysarthrie, Ataxie, Tremor und Hypersalivation. Psychiatrische Symptome, z. B. Depression oder Schizophrenie, können Erstsymptome des Morbus Wilson sein. Am Auge manifestiert sich der Morbus Wilson als typischer Kayser-Fleischer-Kornealring.

Hämatologische Veränderungen umfassen Hämolyse, Leukozytopenie, Thrombozytopenie und eine gestörte plasmatische Gerinnung. Renal kann sich der Morbus Wilson als proximal tubuläre Dysfunktion zeigen. Eine Skelettbeteiligung im Sinne einer generalisierten Demineralisierung ist beschrieben worden.

■ Diagnostik

Diagnostisch wegweisend ist die Bestimmung der Parameter des Kupferstoffwechsels. Diese umfassen die Messung der Serum-Kupferkonzentrationen (Norm: 12–24 mol/l) und die Konzentrationen von Caeruloplasmin im Serum (Norm: 0,15–0,6 g/l). Mit der Erhöhung des freien Kupferspiegels im Serum kommt es auch zu einer Steigerung der Kupferausscheidung im Urin (> 400 g/Tag.). Zur Sicherung der Diagnose sollten ein so genannter D-Penicillamin-Test durchgeführt werden sowie als Goldstandard eine Leberbiopsie mit quantitativer Bestimmung des Leberkupfergehalts. Durch Gabe des Kupferchelatbildners D-Penicillamin im Rahmen des oben genannten Tests wird die Ausscheidung von Kupfer im Urin auf > 1500 g/Tag gesteigert.

Die genetische Diagnostik spielt derzeit in der Diagnostik des Morbus Wilson eine untergeordnete Rolle.

■ Therapie

In erster Linie wird der Morbus Wilson mit **Kupfer-Chelatbildnern** behandelt, diese umfassen D-Penicillamin oder Trientin. In Einzelfällen wird zusätzlich additiv oder alternativ ein orales Zinkpräparat gegeben. Die

Dosis des D-Penicillamins wird individuell angepasst und liegt täglich zwischen 900 und 1800 mg. Diese Therapie muss lebenslang durchgeführt werden. Ein Abbruch der Behandlung erfolgt nur dann, wenn Nierenkomplikationen, eine aplastische Anämie oder eine SLE-ähnliche Symptomatik auftreten. In der amerikanischen Literatur wird derzeit Trientin als Mittel der Wahl empfohlen.

Bei fortschreitendem Leberversagen ist als therapeutische Alternative die Lebertransplantation zu erwägen.

Darüber hinaus kommt die Lebertransplantation auch dann in Betracht, wenn es nach 2- bis 3-monatiger ausreichender Therapie nicht zu einem adäquaten Ansprechen kommt und zunehmend die Zeichen der Leberinsuffizienz auftreten.

Eine frühzeitige Diagnose und eine konsequent und v. a. lebenslang durchgeführte Therapie führen zu einer Annäherung der Lebenserwartung an die der Normalbevölkerung.

15.5 Erkrankung des Aminosäurenstoffwechsels

■ Phenylketonurie

■ Definition und Anmerkung zur Pathogenese

Die Phenylketonurie (PKU) beruht auf einer stark verminderten Aktivität der Phenylalanin-Hydroxylase, welche Phenylalanin zu Tyrosin umwandelt. Die rezessiv erbliche Erkrankung beruht auf Mutationen im Phenylalanin-Hydroxylase-Gen auf Chromosom 12q22–24.1. Mehr als 400 verschiedene Mutationen wurden bislang identifiziert und werden in einer Datenbank zusammengefasst (www.pahdb.mcgill.ca). Der Enzymdefekt führt bei normaler Eiweißzufuhr zu einer Anhäufung der essenziellen Aminosäure Phenylalanin und einer Verstoffwechslung über alternative Stoffwechselwege mit Bildung von Phenylessigsäure, Phenylbrenztraubensäure und anderen Metaboliten. Weiterhin beeinträchtigen die hohen Konzentrationen von Phenylalanin den Transport weiterer neutraler Aminosäuren über die Blut-Hirn-Schranke in das ZNS sowie die zentralnervöse Katecholaminsynthese.

Die Hyperphenylalaninämien treten in **unterschiedlichen Schweregraden** auf:
- als klassische PKU (Plasmaphenylalanin unbehandelt 1200 mol/l bzw. 20 mg/dl),
- als milde PKU (Plasmaphenylalanin 600–1200 mol/l),
- als milde Hyperphenylalaninämie (180–600 mol/l).

Die klassische PKU führt zu schwerer Hirnschädigung mit geistiger Behinderung, z. T. epileptischen Anfällen und vielfältigen neurologischen Auffälligkeiten.

Genetische Defekte im Stoffwechsel des Tetrahydrobiopterins (BH4), das als Kofaktor der Phenylalaninhydroxylierung dient, führen z. T. durch Störungen des Neurotransmitterstoffwechsels zu schweren Varianten der Hyperphenylalaninämie mit ausgeprägter neurologischer Symptomatik.

> ! Davon abzugrenzen sind neuerdings häufig gefundene BH_4-sensible Formen der mäßigradigen Verminderung der Phenylalanin-Hydroxylase-Aktivität, die mit einer regelmäßigen BH_4-Gabe therapiert werden können.

■ Epidemiologie

In Deutschland ist etwa 1:7000–10000 Neugeborenen von der Phenylketonurie betroffen.

■ Diagnostik

In Deutschland wird seit den 1960er Jahren ein Neugeborenen-Screening durchgeführt. Die Diagnosesicherung erfolgt durch Nachweis eines erhöhten Phenylalanins bei erniedrigtem Tyrosin im Plasma. Zur Differenzialdiagnose muss stets eine Belastung mit BH_4 mit Bestimmung der Plasmaaminosäuren über ca. 16h sowie von Neopterin und Biopterin im Urin erfolgen.

■ Therapie

Die Therapie der PKU beruht auf einer **strikten Begrenzung der Zufuhr an natürlichem Eiweiß** mit dem Ziel, stark erhöhte und schädigende Phenylalaninkonzentration im Serum zu vermeiden. Der **Zielbereich der Phenylalaninkonzentration** liegt:
- in den ersten 10 Lebensjahren bei 1–4 mg/dl,
- zwischen dem 10. und 16. Lebensjahr bei 1–15 mg/dl,
- danach zwischen etwa 1 und 20 mg/dl.

Der durchschnittliche Bedarf an Phenylalanin liegt bei Säuglingen und Kleinkindern bei ca. 70 mg/kg/Tag und nimmt bis zum Erwachsenenalter auf 5–10 mg/kg/Tag ab. Die dadurch sehr niedrige Toleranz für natürliches Eiweiß erfordert eine sehr eingreifende, eiweißbegrenzte Diät mit Supplementierung von phenylalaninfreien Aminosäure-Präparaten zur Deckung des Stickstoffbedarfs. Da Tyrosin bei der PKU zur essenziellen Aminosäure wird, muss sie supplementiert werden. Die aufwendige Therapie muss in enger Kooperation mit einem hier erfahrenen pädiatrischen Stoffwechselzentrum durchgeführt werden und wird durch regelmäßige Messung der Phenylalaninkonzentration (morgens präprandial) überwacht. Jugendliche und junge erwachsene Patienten sollten in einer gemeinsam vom Pädiater und Internisten betreuten Transfersprechstunde gesehen werden, um einen guten Übergang in die internistische Betreuung zu ermöglichen.

Maternale Phenylketonurie

Große klinische Bedeutung hat die Entwicklung einer schweren Embryo- und Fetopathie durch erhöhte mütterliche Phenylalaninkonzentrationen in der Schwangerschaft. Bei in der Schwangerschaft weitgehend unbehandelter klassischer Phenylketonurie mit Plasma-Phenylalaninkonzentrationen > 1200 mol/l tritt bei > 90 % der Kinder eine geistige Schädigung ein, hinzu treten Mikrozephalie, intrauterine Dystrophie und angeborene Herzfehler. Bei mäßig hohen Phenylalaninkonzentrationen treten kindliche Schädigungen mit geringerer Häufigkeit auf. Eine konsequente diätetische Einstellung mit normalem Plasmaphenylalanin mit Beginn vor der Konzeption und Dauer für die gesamte Schwangerschaft verhindert die Embryo- und Fetopathie. Entsprechend sind alle weiblichen PKU-Patienten im jugendlichen und Erwachsenenalter eingehend zu den Risiken und zu einer konsequenten Kontrazeption zu beraten.

> **!** Bei Kinderwunsch soll unbedingt vor Absetzen der Kontrazeption durch ein hier erfahrenes Stoffwechselzentrum probeweise eine strikte Diät durchgeführt werden. Nur wenn die Patientin in der Lage ist, die Diät wieder konsequent einzuhalten, kann zu einer Schwangerschaft geraten werden, die dann weiterhin eine sehr engmaschige Überwachung und diätetische Führung erfordert.

> **Prognose**
> Die konsequente diätetische Therapie ermöglicht eine praktisch normale psychomotorische und intellektuelle Entwicklung. Entscheidend ist die Schulung insbesondere der Jugendlichen und jungen Erwachsenen mit dem Ziel der selbstständigen Durchführung der Diät. Ergänzend zu den in Deutschland regional bestehenden pädiatrischen Stoffwechselzentren sollten internistische Betreuungszentren für die erwachsenen Patienten mit seltenen, angeborenen Stoffwechselkrankheiten etabliert werden.

Tyrosinose Typ I

Die autosomal-rezessiv vererbte hepatorenale Tyrosinämie beruht auf einem Defekt der Fumarylacetoacetat-Hydrolase (Chromosom 15q23-q25). Die Erkrankung führt zu unterschiedlichen Schädigungen der Leber von akutem, frühkindlichem Leberversagen bis zu chronisch verlaufender Zirrhose und hepatozellulärem Karzinom schon ab dem 1. Lebensjahrzehnt.

Durch die Gabe von 2-(2-Nitro-4-Trifluoromethylbenzoyl)-1,3-Cylcohexandion in Verbindung mit einer an tyrosin- und phenylalaninarmen Diät können die Leberschädigung aufgehalten und die Notwendigkeit einer Lebertransplantation heute meist vermieden werden. Die Langzeitprognose unter dieser relativ neuen Therapie ist noch unbekannt.

Tyrosinose Typ II (Richner-Hanhart-Syndrom)

Die okulokutane Tyrosinämie wird durch den rezessiv erblichen Defekt der Tyrosinaminotransferase (Chromosom 16q22.1-q22.3) hervorgerufen, der zu exzessiv erhöhten Tyrosinkonzentrationen bis 3000 mol/l Plasma führt. Temperaturabhängig kommt es in kühleren und wenig durchbluteten Geweben wie Handflächen, Fußsohlen und Kornea zur Auskristallisation des schlecht löslichen Tyrosins und zu Entzündungsreaktionen.

Klinisch bilden sich palmoplantar an Druckstellen entzündliche Erosionen, Blasen und schmerzhafte Hyperkeratosen sowie eine beidseitige, schmerzhafte Keratitis mit Lichtscheu und Augentränen.

Die **therapeutische Senkung des Tyrosinkonzentration** < 600 mol/l Plasma führt zur Rückbildung der klinischen Symptome innerhalb von wenigen Wochen, sie erfordert eine eiweißbegrenzte, ggf. auch eine an Tyrosin und Phenylalanin arme Diät.

Alkaptonurie

Als Folge des gestörten Katabolismus von Homogentisinsäure im Abbauweg des Tyrosins durch den autosomal-rezessiven Defekt der Homogentisinsäure-Oxidase (Chromosom 3q21-q23) kommt es durch Polymerisation von Homogentisinsäure zu dunklen Pigmenten, die durch Alkali beschleunigt wird. Dieses ochronotische Pigment wird in Bindegewebe und Knorpel abgelagert und verursacht degenerative Veränderungen.

Klinisch fällt der dunkle bzw. mit der Zeit (und besonders nach Alkalizusatz) nachdunkelnde Urin auf. Ab dem 2. bis 3. Lebensjahrzehnt manifestieren sich dunkle Pigmentablagerungen an den Skleren. Die Osteoarthritis führt u. a. zu verkalkten, degenerierten Bandscheiben und Wirbelsäulenschäden. **Therapeutisch** wird hoch dosiert Ascorbinsäure eingesetzt.

Klassische Homozystinurie

Durch eine gestörte Aktivität der Cystathion-Synthase (Chromosom 21q22.3) kommt es zu starker Erhöhung des Homocysteins im Plasma (250 mol/l, normal 12 mol/l) und im Urin sowie auch zu vermehrtem Methionin.

Klinik. In der Kindheit kommt es zur Linsenluxation, Irisflattern, Astigmatismus, Glaukom und Katarakt. Viele Patienten weisen eine Livido reticularis auf (livide Hautveränderungen an Extremitäten und Wangen). Im Vorschulalter manifestiert sich eine schwere Osteoporose mit abgeflachten Wirbelkörpern, Fischwirbeln und Frakturen der langen Röhrenknochen mit schlechter Heilungstendenz. Etwa die Hälfte der Patienten weist eine geistige Behinderung auf, nicht selten treten andere neurologische Symptome wie Krämpfe, Spastik, und extrapyramidale Bewegungsstörungen hinzu. Schon ab dem frühen Kindesalter kommt es sehr häufig zu arteriellen und venösen Thrombosen mit Schlaganfall, Lungenembolie, Nierenvenenthrombosen, peripheren Gefäßverschlüssen usw., das Atheroseriskio ist stark erhöht.

Therapie. Bei einem Teil der Patienten kann die Aktivität der Cystathion-Synthase durch Gabe des Kofaktors Pyridoxal-5-Phosphat (Vitamin B$_6$, bis zu 600 mg/Tag) gesteigert werden. Wenn durch Vitamin B$_6$ keine deutliche Verminderung des Homocysteins im Plasma erreicht werden kann, wird eine Diät mit begrenzter Methioninzufuhr und Supplementierung von Cystein und Betain (6–9 g/Tag) eingesetzt. Je nach Höhe des erreichbaren Homocysteinspiegels und der vaskulären Situation wird oft zusätzlich eine thrombosehemmende Therapie eingesetzt.

■ Zystinose

Durch einen autosomal-rezessiv erblichen, defekten lysosomalen Membrantransport (Cystinosingen auf Chromosom 17p13) kommt es zur lysosomalen Speicherung des schlecht löslichen Cystins, das in vielen Geweben wir Kornea, Nieren, Knochenmark und Leber auskristallisiert.

Klinik. Bei der häufigen infantilen Verlaufsform kommt es im Vorschulalter zu Gedeihstörung, Vitamin-D-resistenter Rachitis, Photophobie und Keratitis, renalem Diabetes insipidus und renalem Fanconi-Syndrom (normoglykämische Glukosurie, generalisierte Aminoazidurie. Hyperphosphaturie), im Laufe von Jahren zu einer terminalen Niereninsuffizienz. Mildere Erkrankungsformen manifestieren sich erst im späteren Lebensalter (Late-onset-Typen) oder als benigne nichtnephropathische Zystinose nur durch okuläre Symptome.

Therapie. Oral zugeführtes Cysteamin (Cystagon, 1,3 g/m2 KOF) bildet im sauren lysosomalen Milieu mit dem Cystin ein gemischtes Disulfid und erlaubt damit die lysosomale Cystin-Entspeicherung. Die Wirkung wird durch wiederkehrende Bestimmung der Cystinkonzentration in Leukozyten überprüft (Zielbereich 0,5–1 nmol/mg Protein). Zusätzlich ist die symptomatische Therapie u. a. mit Flüssigkeits- und Elektrolytsubstitution, Azidose- und Rachitistherapie, Ernährungstherapie, Versorgung mit Sonnenbrille und ggf. Nierenersatztherapie notwendig.

■ Zystinurie

Ätiologisch und klinisch von der Zystinose grundverschieden beruht die häufige Zystinurie (ca. 1:7000 Neugeborene) auf verschiedenen autosomal-rezessiv erblichen Transportdefekten der Aminosäuren Cystin, Lysin, Arginin und Ornithin im Nierentubulus und im Gastrointestinaltrakt. Die verminderte tubuläre Rückresorption des schlecht löslichen Cystins führt zur Bildung von Cystinkonkrementen in den Harnwegen.

Therapeutisch werden zur Steinprophylaxe neben der Empfehlung einer hohen Trinkmenge (3 l/Tag bei Erwachsenen) und Maßnahmen zur Harnalkalisierung über pH 7,5 D-Penicillamin (2 g/1,73 m^2 KOF) oder Tiopronin (Captimer, 0,5–3 g/Tag bei Erwachsenen) verabreicht.

15.6 Glykogenspeicherkrankheiten

■ Glykogenspeicherkrankheit Typ Ia (hepatorenale Glykogenose von Gierke)

Pathogenese, Klinik. Durch einen autosomal-rezessiv vererbten Defekt der Glucose-6-Phosphatase (Chromosom 17q21) kann Glykogen nicht abgebaut werden. Deshalb kommt es schon nach vergleichsweise kurzer Nüchternperiode (ca. 2–3 h) zur Hypoglykämie, Laktatazidose, Hyperurikämie und einer gesteigerten Lipogenese mit Hypertriglyzeridämie und in geringerem Ausmaß auch Hypercholesterinämie. Die Glykogenspeicherung führt zur Hepatomegalie mit dem Risiko der Ausbildung von hepatischen Adenomen im jugendlichen und Erwachsenenalter, die maligne entarten können, und zur Nephromegalie mit langsam auftretender Nierenfunktionsstörung.

Therapie. Das wichtige Therapieziel einer Normoglykämie mit Vermeidung konsekutiver metabolischer Entgleisung wird durch eine sehr konsequent einzuhaltende Diät erreicht. Die **saccharose- und fruktosefreie sowie laktosearme Diät** wird gleichmäßig auf häufige, kohlenhydratreiche Mahlzeiten verteilt (z. B. 6 Mahlzeiten pro 24h). Zur Blutzuckerstabilisierung benötigen Erwachsene etwa 3–6 mg Kohlenhydrate/kg Körpergewicht und Minute. Mehrstündige Nahrungspausen werden durch die Zufuhr ungekochter, im Intestinaltrakt nur langsam hydrolysierbarer Stärke (z. B. ungekochte Maisstärke) möglich. Eine engmaschige Überwachung nicht nur der Blutzuckerspiegel, sondern auch möglicher sekundärer Folgen (u. a. Hyperurikämie und Gicht, Gedeihstörung, Osteopenie, Leber- und Nierenfunktionsstörungen, Lebertumoren) erfordert die fortlaufende Betreuung in einem hier erfahrenen Stoffwechselzentrum. Die bei Auftreten von hepatischen Tumoren durchgeführte Lebertransplantation führt zur weitgehenden Normalisierung der Stoffwechsellage. Ein **Notfallausweis** ist unbedingt erforderlich.

■ **Weitere Glykogenspeicherkrankheiten**

Aus der großen Zahl unterschiedlicher Glykogenosetypen sollen aus Platzgründen hier beispielhaft nur einzelne Formen hervorgehoben werden.

Die **Glykogenose Typ Ib** zeigt dem Typ Ia vergleichbare biochemische und klinische Veränderungen, zusätzlich jedoch eine chronische Neutropenie mit eingeschränkter Neutrophilenfunktion, welche zu rezidivierenden Infektionen mit Pseudoabszessen führt. Die Gabe von Co-Trimoxazol und von Granulozyten stimulierendem Faktor (G-CSF) ist präventiv wirksam.

Die **Glykogenose Typ II** (**Morbus Pompe**) führt zur lysosomalen Glykogenspeicherung im Myokard und in der Skelettmuskulatur mit progredienter Muskelschwäche, Kardiomegalie und Kardiomyopathie. Derzeit wird in Studien eine i. v.-Enzymersatztherapie erprobt.

Die **Glykogenose Typ III** beruht auf dem autosomal-rezessiven Defekt des Debranching-Enzyms und führt zu Hepatomegalie, Muskelschwäche und Hypoglykämieneigung, die meist nach der Pubertät nachlässt. Wie beim Typ I sind zur Blutzuckerstabilisierung häufige, über den Tag verteilte kohlenhydrathaltige Mahlzeiten erforderlich, meist auch unter Verwendung ungekochter Stärke.

15.7 Galaktosämie

Die autosomal rezessiv erbliche **klassische Galaktosämie** beruht auf einer praktisch fehlenden Aktivität der Galaktose-1-Uridyl-Transferase (Chromosom 9p13). Die häufigere **Duarte Variante der Galaktosämie** zeigt eine mildere Verminderung der Enzymaktivität.

Die klassische Galaktosämie kann in der Neonatalzeit ein akutes Krankheitsbild mit Leberschädigung, Gerinnungsstörung, Hypoglykämie und renal-tubulärem Fanconi-Syndrom induzieren, aber auch einen chronischen Verlauf mit langsamer Entwicklung einer Leberzirrhose nehmen. Unbehandelt kommt es postnatal zur Ausbildung einer Katarakt. Die Therapie mit einer galaktose- und laktosefreien Diät (**cave:** Laktosezufuhr mit Medikamenten!) schützt vor der Leberschädigung und der Katarakt. Langzeitstudien zeigen aber auch unter konsequent durchgeführter Diättherapie bei vielen Patienten eine mit zunehmendem Alter fortschreitende neurologische Schädigung mit IQ-Verlust, Sprachstörungen, Leistungsschwächen, Ataxie und Tremor. Weibliche Patienten leiden unter Ovarialdysfunktion mit hypergonadotropem Hypogonadismus und primärer Amenorrhoe. Ein **Notfallausweis** ist unbedingt erforderlich.

15.8 Hereditäre Fruktoseintoleranz

Epidemiologie, Pathogenese und Klinik. Bei etwa 1 von 20000 Neugeborenen liegt ein autosomal-rezessiv vererbter Defekt der Fructaldolase B (Chromosom 9q21.3–22.2) vor mit Anreicherung von Fructose-1-Phosphat in Leber, Niere und Darm. Nach Fruktosezufuhr resultiert eine Hypoglykämie oft mit Schocksymptomatik und nicht selten auch mit Todesfolge, bei milderen Reaktionen auch mit Erbrechen und Durchfällen. Es resultiert ein intrazellulärer Verlust von ATP, GTP und anorganischem Phosphat mit Abfall der Serum-Phosphatkonzentration sowie Anstieg von Magnesium, Laktat und Harnsäure im Serum. Ohne konsequente Therapie kommt es bei milderen Manifestationen langfristig zur Leberschädigung mit Hepatomegalie, Gerinnungsstörung, Steatose und Zirrhose.

Therapie. Die Therapie besteht aus einer strikten Diät, die alle Quellen an Fruktose und Saccharose (z. B. Kochzucker, Honig, Früchte, Gemüse, die meisten Fertig- und Halbfertiggerichte) zunächst strikt, später ggf. sehr weitgehend ausschließt. Die meisten betroffenen Jugendlichen und Erwachsenen tolerieren kleine Mengen an Fruktose (etwa 10–20 mg/kg Körpergewicht). Ein Nebeneffekt der konsequenten Vermeidung von Fruktose und Saccharose ist bei den betroffenen Patienten ein kariesfreies Gebiss! Die Patienten benötigen unbedingt einen **Notfallausweis**.

Patienten, die erst jenseits des frühen Säuglingsalters mit fruktosehaltigen Nahrungsmitteln konfrontiert werden, können aufgrund der auftretenden Beschwerden lernen, Fruktose und Saccharose zu meiden und mit geringen Organveränderungen ins Erwachsenenalter kommen, ohne dass sie sich über die zugrunde liegende Ursache bewusst sind.

> **!** Infusionslösungen mit Fruktose (Laevulose) oder Sorbit können bei Patienten mit hereditärer Fruktoseintoleranz einen Schock mit Todesfolge auslösen. Da die Diagnose nicht bei allen Betroffenen bekannt ist und insbesondere in Notfallsituationen nicht selten unberücksichtigt bleibt, sollten zur Schadensabwehr Infusionslösungen mit Fruktose (Laevulose) oder Sorbit generell nicht mehr verwendet werden.

15.9 Störungen der Fettsäureoxidation

Die mitochondriale und peroxisomale Fettsäureoxidation ist von essenzieller Bedeutung für den Energiestoffwechsel, besonders im Falle ungenügender Verfügbarkeit von Glukose und anderer Substrate. Angeborene Störungen der β-Oxidation der Fettsäuren, die in Mitteleuropa zu den häufigsten angeborenen Stoffwechseldefekten zählen, führen zu verminderter Keto- und Glukoneogenese und können bei längerem Fasten eine hypoketotische Hypoglykämie induzieren. Begleitend treten Schädigungen verschiedener Organe auf, z. B. eine Hepatopathie und eine Muskelschwäche. Die als alternativer Stoffwechselweg beschrittene Omega-Oxidation von Fettsäuren führt zur Dicarboxylazidurie.

■ Carnitinstoffwechselstörungen

Der **Carnitin-Transporter-Defekt** führt zu Carnitinmangel in Nieren und Muskulatur mit meist im Vorschulalter manifester Muskelschwäche und progredienter Herzinsuffizienz. Die Therapie besteht in einer oralen Carnitinsubstitution (täglich ca. 100 mg L-Carnitin/kg).

Der **Carnitin-Palmitoyl-Transferase-1-Mangel** manifestiert sich typischerweise krisenhaft nach einer längeren Fastenperiode oder bei interkurrenter Erkrankung (Diarrhö, fieberhafte Infektion) mit Koma, Krampfanfällen, Leberschädigung und hypoketotischer Hypoglykämie, die Symptomatik erinnert an die Präsentation des Reye-Syndroms. Grundlage der Therapie sind das konsequente Vermeiden längerer Nüchternperioden und die regelmäßige Kohlenhydratzufuhr. In einer krisenhaften Entgleisung wird Glukose in hoher Dosis infundiert (7–10 mg/kg/min), wobei der Blutglukosespiegel ggf. durch begleitende Insulingabe bei etwa 100 mg/dl gehalten werden soll. Intravenöse Fettinfusionen sind zu vermeiden!

Auslösend für meist im Jugend- oder Erwachsenenalter auftretende Attacken von Muskelschwäche, -schmerzen und Myoglobinurie beim **Carnitin-Palmitoyl-Transferase-2-Mangel** sind lange Nahrungspausen, Infektionen und Stresssituationen. Therapeutisch wird eine kohlenhydratreiche, fettarme Ernährung mit Gabe von mittelkettigen Triglyzeriden eingesetzt.

■ β-Oxidations-Defekte

Der **Mangel an mittelkettiger Acyl-CoA-Dehydrogenase (MCAD-Mangel)** tritt in Deutschland bei etwa 1 von 10000 Neugeborenen auf und ist damit die häufigste angeborene Störung der Fettoxidation. Die klinische Manifestation des MCAD-Mangels tritt in Phasen der Katabolie auf. Auslöser der krisenhaften metabolischen Entgleisung sind längere Nahrungspausen, fieberhafte Infektionen oder Operationen, dabei ist das Sterblichkeitsrisiko ohne gezielte Therapie hoch! Unbedingt vermieden werden müssen Fasten und längere Nüchternperioden (bei Jugendlichen und Erwachsenen nicht mehr als 10–12 h). Die Fastentoleranz wird durch Infektionen stark verkürzt! Wichtig sind häufige Mahlzeiten mit hoher Kohlenhydratzufuhr (Richtgröße 55–60% der Energiezufuhr). Überwiegend wird eine eher geringe Fettzufuhr um etwa 25% der Energiezufuhr eingesetzt.

Bei Inappetenz und Infekten sollten Kohlenhydrate tags und nachts sehr häufig, ggf. in Form von mit Maltodextrin angereicherten Getränken, zugeführt werden. In einer metabolischen Krise ist hoch dosiert i. v.-Glukose (7–10 mg/kg/min) ggf. mit Insulin zuzuführen, bei etwa Zielwert für den Blutzuckerspiegel von etwa 100 mg/dl. Die orale oder i. v.-Zufuhr mittelkettiger Fettsäuren/Triglyzeride ist beim MCAD-Mangel unbedingt zu vermeiden.

Der **Mangel an Acyl-CoA-Dehydrogenase sehr langkettiger Fettsäuren (VLCAD-Mangel)** führt zu Kardiomyopathie und Herzrhythmusstörungen mit hypoketotischer Hypoglykämie. Der Mangel an Acyl-CoA-Dehydrogenase langkettiger Fettsäuren (**LCAD-Mangel**) zeigt zusätzlich eine Muskelhypotonie und Hepatomegalie. Der Mangel an 3-Hydroxyacyl-CoA-Dehydrogenase langkettiger Fettsäuren (**LCHAD-Mangel**) führt zu einer Hepatosteatose mit Entwicklung einer Fibrose und Steatose der Skelett- und Herzmuskulatur. Der Mangel an Trifunktionellem Protein verursacht eine verminderte Aktivität der Enoyl-CoA-Hydratase, der 3-Hydroxyacyl-CoA-Dehydrogenase und der 3-Ketoacylthiolase und ebenfalls eine gestörte Oxidation langkettiger Fettsäuren mit Entwicklung einer Hepatosteatose und mäßiger Steatose der Muskulatur.

Die **Grundsätze der Therapie** dieser Defekte der Oxidation langkettiger Fettsäuren entsprechen denjenigen bei MCAD-Mangel mit allerdings konsequent begrenzter Zufuhr langkettiger Fettsäuren (ca. 5% der Energiezufuhr, bevorzugt als n-6 und n-3 Polyenfettsäuren), während mittelkettige Fettsäuren (mittelkettige Triglyzeride) gegeben werden können (ca. 20–25% der Energiezufuhr). Die Patienten erhalten häufige, kohlenhydratreiche (55–60% der Energiezufuhr) Mahlzeiten. Die kohlenhydratreiche Spätmahlzeit wird bei älteren Säuglingen mit Reisflocken, ab dem Kleinkindalter mit ungekochter Maisstärke angereichert. Nicht wenige Patienten entwickeln eine ausgeprägte Depletion an essenziellen Omega-3-Fettsäuren, welche entsprechend gezielt substituiert werden müssen.

Bei Defekten der Oxidation langkettiger Fettsäuren wird die Substitution von L-Carnitin sehr kontrovers diskutiert. Es besteht der Verdacht, dass langkettige Acylcarnitine toxische Effekte auslösen können. Eine L-Carnitin-Substitution sollte deshalb nur von erfahrenen Stoffwechselzentren im Einzelfall unter Kontrolle der Plasmakonzentrationen von Carnitin und Acylcarnitinen erfolgen. Hochnormale oder erhöhte Plasmakonzentrationen sollten nach derzeitigem Kenntnisstand vermieden werden.

■ Störungen der peroxisomalen β-Oxidation von Fettsäuren

Verschiedene Störungen der Peroxisomenbildung (Gruppe 1-Erkrankungen: Zellweger-Syndrom, neonatale Adrenoleukodystrophie, infantiler Morbus Refsum, rhizomele Chrondroplasia punctata) und einzelner Enzymdefekte der peroxisomalen β-Oxidation (Gruppe-2-Erkrankungen: z.B. X-chromosomale Adrenoleukodystrophie, Morbus Refsum, Hyperoxalurie Typ 1) führen zur **gestörten β-Oxidation überlangkettiger Fettsäuren** sowie anderer peroxisomaler Stoffwechselprozesse wie der Synthese von Plasmalogenen, Cholesterin und Gallensäuren und dem Abbau der Pipecolin- und der Phytansäure. Die Therapie der unterschiedlichen Erkrankungen ist symptomorientiert.

Bei Patienten mit **Adrenoleukodystrophie** können die Plasmaspiegel sehr langkettiger Fettsäuren durch die Zufuhr von Ölsäure und Erucasäure, die offenbar die Kettenelongation hemmt, günstig beeinflusst werden. Diese Therapie mit dem so genanntem „Lorenzo's Öl" und meist zusätzlich an natürlichen Fetten armer Diät hat große Popularität gewonnen, jedoch in Studien keinen Nutzen auf den Krankheitsverlauf gezeigt. Deshalb kann die Belastung von Patienten mit dieser eingreifenden und teuren Therapie nicht gerechtfertigt werden.

Bei **peroxisomalen Defekten** kommt es häufig zu einer sehr starken Verarmung an der langkettigen Omega-3-Fettsäure Docosahexaensäure, die über einen peroxisomalen Oxidationsschritt synthetisiert wird. Da die Verfügbarkeit an Docosahexaensäure und ihre Inkorporation in Membransysteme in Studien Auswirkungen auf die Entwicklung visueller und kognitiver Funktionen zeigte, erscheint im Falle einer Depletion ihre Substitution durch Fischöl-Präparate (z.B. Ameu-Kapseln) wünschenswert.

16 Labordiagnostik in der Endokrinologie

Kapitelkoordination: M. Bidlingmaier, C. Schulz

16.1 Einleitung 466
16.2 Präanalytik 466
16.3 Befundung und Beurteilung................... 467
16.4 Qualitätssicherung 467
16.5 Häufig eingesetzte Bestimmungsmethoden 469

16 Labordiagnostik in der Endokrinologie

M. Bidlingmaier, C. Schulz

16.1 Einleitung

Bei der Diagnostik endokrinologischer Erkrankungen, aber auch bei der Überwachung und Anpassung der Therapie hat die Quantifizierung verschiedenster Hormone in Körperflüssigkeiten nach wie vor eine entscheidende Bedeutung. Zudem kann bei bestimmten Krankheitsbildern auch eine molekularbiologische Diagnostik krankheitsassoziierter oder kausaler Genveränderungen sinnvoll sein. Auch wenn im endokrinologischen Labor viele Methoden zum Einsatz gelangen, die in der Labormedizin allgemein verwendet werden, so ergeben sich doch aus den komplexen physiologischen Regelkreisen, der besonders ausgeprägten Abhängigkeit vieler Parameter von Alter, Geschlecht, Tageszeit und anderen Faktoren sowie teilweise auch aus der chemischen Struktur der Analyten **spezifische Besonderheiten bei Durchführung und Befundung endokrinologischer Untersuchungen** im Labor. Daher sollen im Folgenden die für die Qualität jeder Labordiagnostik bedeutsamen Schritte von der Präanalytik über die eigentliche Analyse bis zur postanalytischen Befundung unter besonderer Berücksichtigung der bei der endokrinologischen Diagnostik bedeutsamen Probleme und Fallstricke dargestellt werden. Zudem werden die wichtigsten Methoden im endokrinologischen Labor vorgestellt.

16.2 Präanalytik

Neben der eigentlichen quantitativen Analyse von Untersuchungsmaterial im Labor gehören zur Labordiagnostik auch die Präanalytik und die Postanalytik (medizinische Validierung, Befundung und Übermittlung des Messergebnisses).

Unter dem Begriff Präanalytik werden alle Vorgänge zusammengefasst, die vor der eigentlichen Analyse im Labor stattfinden bzw. ablaufen. Hierzu gehören die Abnahmebedingungen, die Gewinnung und Beurteilung des Untersuchungsmaterials, Transport, Lagerungsbedingungen und die Vorbereitung des Untersuchungsmaterials zur Analyse.

Die Faktoren aus dem Bereich der Präanalytik, die Einfluss auf die Verwertbarkeit und Interpretierbarkeit von Laborbefunden haben, lassen sich systematisch unterteilen in Einflussgrößen und Störfaktoren.

Unter **Einflussgrößen** werden patientenabhängige Variablen verstanden, die bereits in vivo, also bis zum Zeitpunkt der Probenentnahme wirksam werden. Sie lassen sich wiederum unterteilen in solche, die schwer oder gar nicht beeinflussbar sind (z. B. Gewicht, Geschlecht oder Alter), und solche, die prinzipiell beeinflussbar sind (z. B. Abnahmezeitpunkt, Ernährungsstatus oder Abstand zur Einnahme von Medikamenten). Unbeeinflussbare Einflussgrößen sind bei der Befundung zu berücksichtigen, während beeinflussbare Einflussfaktoren bereits bei der Planung der Probenabnahme berücksichtigt werden sollten.

Unter **Störfaktoren** werden hingegen diejenigen Variablen verstanden, die „probenbezogen" auch nach Abnahme, also in vitro, zu einer Veränderung des Probenmaterials oder zu einer Störung der Laboranalyse führen können. Klassische Beispiele für Störfaktoren sind z. B.:
▶ die Verdünnung der Probe durch Abnahme aus einer kochsalzgespülten Infusionsnadel,
▶ eine Störung der Analyse durch Hämoglobin in hämolytischen Proben oder auch
▶ der In-vitro-Abbau des zu analysierenden Hormons.

Tab. 16.1 und Tab. 16.2 geben einen Überblick über häufige Einflussgrößen und Störfaktoren.

> Die Kenntnis der vorhandenen Einflussgrößen und Störfaktoren ist gerade in der endokrinologischen Diagnostik von entscheidender Bedeutung für die diagnostische Verwertbarkeit eines Untersuchungsergebnisses.

Nachdem die präanalytische Phase in aller Regel zum größten Teil nicht unter Kontrolle des Labors stattfindet und auch die Weitergabe von Informationen aus diesem Bereich im klinischen Alltag eher spärlich geschieht, ist eine gute Standardisierung dieser Phase unerlässlich. Fehler in dieser Phase des analytischen Prozesses können auch durch die beste nachfolgende Analytik nicht wettgemacht werden.

> **!** In mehreren Studien konnte gezeigt werden, dass Fehler in der Präanalytik die häufigste Ursache für klinisch unplausible Ergebnisse sind!

16.3 Befundung und Beurteilung

Aufgrund physiologischer Schwankungen der Konzentration vieler Hormone sowie der entscheidenden Bedeutung von Faktoren wie Alter, Geschlecht etc. ist eine qualifizierte Befundung von Messergebnissen im endokrinologischen Labor nur in Zusammenschau mit den entsprechenden Informationen zu leisten. In vielen Fällen lässt sich die häufig gestellte Frage nach den „Normwerten", besser „Referenzbereichen", für ein bestimmtes Hormon keinesfalls allgemein beantworten: typische Beispiele hierfür sind die Gonadotropine und Sexualhormone im Verlauf des Zyklus bei der Frau, aber natürlich auch sämtliche Hormone mit einer altersabhängigen Sekretion, z. B. Wachstumshormon bzw. Insulin-like-growth-factor 1, DHEAS oder auch Testosteron beim Mann.

Die **zirkadiane Rhythmik** muss bekanntlich bei der Beurteilung von Kortisol- und ACTH-Spiegeln berücksichtigt werden, spielt jedoch z. B. auch beim TSH und Wachstumshormon eine Rolle. Bei bekannten „Stresshormonen" wie dem Kortisol muss natürlich der Einfluss der Abnahmebedingungen berücksichtigt werden, dies gilt jedoch auch für andere Hormone wie Wachstumshormon oder Prolaktin. Gerade bei der Beurteilung grenzwertig hoher Prolaktinspiegel ist zu erwägen, ob die Probe evtl. unter Stress oder nach Manipulation an den Brustdrüsen abgenommen wurde.

Bei der Beurteilung von Hormonwerten ist zudem zu beachten, dass die von den verschiedenen Herstellern in Zusammenhang mit den von ihnen vertriebenen Messverfahren angegebenen **Referenzbereiche von höchst unterschiedlicher Qualität** sind. Referenzbereiche auf Basis der Messung von wenigen Proben an schlecht definierten Kollektiven existieren gleichzeitig mit Referenzbereichen, die in großen, bevölkerungsbasierten Studien an vielen tausend gesunden Probanden etabliert wurden. Es ist nicht verwunderlich, dass es so bei der Beurteilung einzelner Hormonwerte zu sehr unterschiedlichen Aussagen kommen kann. Aufgrund der unten erläuterten methodischen Besonderheiten der am meisten verbreiteten Verfahren zur Quantifizierung von Hormonen ist zudem zu berücksichtigen, dass Referenzbereiche in aller Regel nur für eine ganz bestimmte Methode gelten. Die leider immer noch zu beobachtende Praxis des Verweises auf Lehrbuchangaben bezüglich „Normwerten" ist vor diesem Hintergrund kaum zu empfehlen. Selbstverständlich müssen auch die in diesem Lehrbuch angegebenen Referenzbereiche als Anhaltspunkte verstanden werden, die keinesfalls die methodenspezifischen Referenzbereiche für die vor Ort eingesetzten Verfahren einzelner Labors ersetzen können.

Tabelle 16.1 Patientenbezogene Einflussgrößen (In-vivo-Effekte)

Unbeeinflussbare Faktoren	Alter Geschlecht Ethnische Zugehörigkeit Genetische Merkmale Gravidität Saisonale Rhythmik/Jahreszeit Körperzusammensetzung, Gewicht
Beeinflussbare Faktoren	Entnahmezeitpunkt Körperlage körperliche oder psychische Belastung/Ruhe Nahrungskarenz/ -aufnahme Lifestyle (Ernährung, Rauchen, Alkoholkonsum) Umgebungstemperatur Medikamenteneinnahme

Tabelle 16.2 Probenbezogene Störfaktoren (In-vitro-Effekte)

Probenentnahme	Antikoagulanzienzusätze („richtiges" Probenröhrchen) Entnahmetechnik (Reihenfolge der Röhrchen, Staudruck, Aspirationssog) Verunreinigungen Entnahmeort (Abstand zu Infusionen o. Ä.) Konzentration von Störsubstanzen
Lagerung/Transport	Temperatur Zeitspanne zwischen Entnahme und Verarbeitung Vorbehandlung des Materials (Abzentrifugieren, Einfrieren, Zusätze) Einhaltung der Kühl- bzw. Gefrierkette beim Transport
Anormale Probeneigenschaften	Interferierende Antikörper (Mensch-anti-Maus-Antikörper, Autoantikörper etc.) Hämolyse Lipämie Ikterus

16.4 Qualitätssicherung

■ Standardisierung

Nachdem – wie unten erläutert werden wird – die meisten in der täglichen Routine eingesetzten Messverfahren für Hormone keine absolute Quantifizierung vornehmen, sondern den Hormongehalt relativ zu dem Hormongehalt einer so genannten „Standardpräparation" bestimmen, kommt der Zusammensetzung und Qualität dieser Standardpräparationen eine hohe Bedeutung zu.

Die Quantifizierung des Hormongehalts solcher Standardpräparationen erfolgt idealerweise durch den Einsatz von Referenzmethoden und -materialien, auf die dann Messergebnisse „rückführbar" sein sollten. Hierbei gibt es insbesondere auf dem Gebiet der Steroidhormone sowie der kleinen biogenen Amine gut etablierte Verfahren. Jedoch sind solche Verfahren bei weitem noch nicht für alle in heute in der klinischen Routine bestimmten Hormone verfügbar.

Zudem fehlen für viele endokrinologische Parameter noch international akzeptierte und validierte Referenzmaterialien. Besonders bei den häufig im Organismus nicht als homogene Substanz, sondern als Gemisch verschiedener Isoformen vorliegenden Eiweißhormonen stellt bereits die Etablierung solcher Referenzmaterialien ein großes Problem dar. Das **Fehlen geeigneter Referenzmaterialien** bzw. der gleichzeitige Einsatz verschiedener Referenzpräparationen für dasselbe Hormon in Messverfahren von unterschiedlichen Herstellern stellt auch für die klinische Praxis ein großes Problem dar. So sind gerade in der Endokrinologie diagnostische und therapeutische Weichenstellungen abhängig von den Ergebnissen von Stimulations- und Suppressionstests der Hormonsekretion. Die gemessenen Hormonkonzentrationen hängen jedoch sehr stark von der verwendeten Referenzpräparation im Messverfahren ab, was eine generelle Anwendung von „empfohlenen Entscheidungsgrenzen" bei solchen Tests nahezu unmöglich macht.

Ein Beispiel hierfür ist die Problematik der Bestimmung von Wachstumshormon (hGH), bei der immer noch ein Großteil der kommerziell verfügbaren Messverfahren eine schlecht definierte, aus Hypophysenextrakten gewonnene Referenzpräparation einsetzt, während andere Verfahren bereits mit einer rekombinant hergestellten, ausschließlich aus der 22000 Dalton großen Hauptisoform bestehenden Präparation arbeiten. Allein diese Differenz in der Kalibration der Assays erklärt einen Großteil der bei Verwendung verschiedener hGH-Assays beobachtbaren Diskrepanzen in den Ergebnissen von mehreren hundert Prozent. Eine Anwendung von ohne Bezug auf einen ganz bestimmten Assay publizierten Entscheidungsgrenzen für Stimulations- oder Suppressionstests – wie dies häufig in so genannten „Guidelines" oder „Consensus documents" geschieht – ist angesichts dieser Situation natürlich nicht sinnvoll. Die Entscheidung, ob biochemisch ein hGH-Mangel oder hGH-Exzess vorliegt oder nicht, wäre dann ja ausschließlich vom gewählten Labor und der dort verwendeten Messmethode abhängig.

> Referenzmethoden sind sorgfältig geprüfte Messverfahren, bei denen alle Bedingungen und Vorgehensweisen exakt beschrieben sind und die sich wegen ihrer Genauigkeit und Richtigkeit eignen, als Referenz für andere Messmethoden (z. B. Routinemethoden) zu gelten. Häufig werden solche Verfahren aufgrund ihres enormen Aufwands nur in einzelnen Kompetenzzentren auf nationaler oder sogar auch internationaler (z. B. europäischer) Ebene vorgehalten.

■ Qualität von Bestimmungsmethoden

Da der analytische Aufwand für Referenzmethoden in der Regel zu groß ist für die alltägliche Laborbestimmung von Parametern, werden hierfür so genannte Routinemethoden verwandt, die einerseits hinreichend zuverlässig und exakt sein sollten, andererseits aber auch kostengünstig und praktikabel. Im Idealfall sollte jedoch eine Kalibrierung der einfacheren Routineverfahren an „richtigen", mit Referenzverfahren ermittelten Werten erfolgt sein. Wesentliche **Qualitätsmerkmale von Bestimmungsmethoden** sind:

▶ Spezifität (specificity): Fähigkeit einer Methode, die Menge eines Analyten in einer Probe zu quantifizieren, ohne durch dem Analyten ähnliche Substanzen oder die Probenmatrix verfälscht zu werden.
▶ Richtigkeit (trueness): Übereinstimmung zwischen dem mit einer Routinemethode gewonnenen Erwartungswert (Mittelwert der Wiederholungsmessungen) und dem „wahren" Wert.
▶ Präzision (precision): Übereinstimmung zwischen Wiederholungsmessungen. Für die Beurteilung der Präzision eines Testes sind die Intra-assay-Varianz (Schwankungen eines Messwerts innerhalb einer Messserie) und die Inter-assay-Varianz (Schwankungen eines Messwerts von Serie zu Serie) von wesentlicher Bedeutung.
▶ Untere Nachweisgrenze: hierbei hat sich im englischen Sprachgebrauch die Unterscheidung zwischen „limit of detection" (LoD, erster statistisch sicher vom Hintergrundsignal unterscheidbarer Wert) und „limit of quantitation" (LoQ, niedrigster noch mit einer vernünftigen Präzision zu quantifizierender Wert) eingebürgert.
▶ Linearität (linearity)

Die verschiedenen Qualitätsanforderungen an die Messmethoden im endokrinologischen Labor bedingen oftmals auch Kompromisse. So nimmt z. B. die Präzision vieler Verfahren im sehr niedrigen Konzentrationsbereich ab.

■ Qualitätskontrolle, Qualitätssicherung

Medizinische Labors sind zur Qualitätssicherung verpflichtet. Diese beinhaltet interne und externe Qualitätssicherungsmaßnahmen.

Die **internen Qualitätskontrollen** erfolgen gemäß den Richtlinien der Bundesärztekammer (RiliBÄK) zur Qualitätssicherung quantitativer laboratoriumsmedizinischer Untersuchungen. Dabei werden parallel zu den diagnostischen Proben laufend Kontrollmaterialien mituntersucht, um die Richtigkeit, d. h. das Erreichen korrekter Werte, und die Präzision, d. h. die Reproduzierbarkeit der durchgeführten Untersuchungen, überprüfen zu können. Der Zielwert der Kontrollmaterialien wird vom Hersteller angegeben, die maximal zulässige Abweichung von diesem Zielwert wird durch die RiliBÄK festgelegt. Die Einhaltung der RiliBÄK im medizinischen Labor wird durch die Eichbehörden der Bundesländer kontrolliert.

Zur **externen Qualitätssicherung** nehmen medizinische Labors an **Ringversuchen** unabhängiger Institutionen teil. Mit der Durchführung und Auswertung der

Ringversuche (u. a. die Ausstellung der Zertifikate) hat die Bundesärztekammer 2 Institutionen:
- das Institut für Standardisierung und Dokumentation im Medizinischen Laboratorium e. V. (INSTAND) und
- das Referenzinstitut für Bioanalytik (RfB) der Deutschen Vereinten Gesellschaft für Klinische Chemie und Laboratoriumsmedizin e. V. (DGKL) beauftragt.

Im Rahmen der Ringversuche erhalten die teilnehmenden Labors Proben, in denen sie verschiedene Messgrößen (z. B. Hormonkonzentrationen, Glucose im Plasma etc.) mit der im Labor verwendeten Routinemethode bestimmen. Die Ergebnisse aller Labors werden an die Ringversuchsleitung übermittelt. Bei der Auswertung der Ringversuchsergebnisse wird unterschieden zwischen Parametern, für die es eine anerkannte Referenzmethode gibt und Parametern, für die eine solche Methode fehlt.

Beurteilt wird in beiden Fällen die Abweichung der von einem individuellen Labor ermittelten Ergebnisse von einem so genannten Zielwert, dieser Zielwert ist jedoch unterschiedlich definiert: ist eine Referenzmethode vorhanden, mit der der „wahre" Wert für einen Analyten in der Ringversuchsproben ermittelt werden kann, so gilt dieser so genannte „Referenzmethodenwert" als Zielwert. Dies trifft unter den endokrinologisch bedeutsamen Analyten derzeit für Aldosteron, Kortisol, Östradiol, Progesteron, Testosteron, Thyroxin, unkonjugiertes Östriol und 17-OH-Progesteron zu. Für Messgrößen, für die keine anerkannten Referenzmethode zur Verfügung steht – und dies trifft z. B. für alle Eiweißhormone zu – ist als Zielwert der Median aller Ergebnisse aller Labore, die dieselben Methode verwenden, definiert (so genannter methodenspezifischer Sollwert).

Ein Ringversuch gilt als bestanden, wenn der im jeweiligen Labor ermittelte Messwert eine definierte maximal zulässige Abweichung vom jeweils gültigen Zielwert nicht überschreitet. Die Anforderungen, also die maximal zulässigen Abweichungen, werden in den Richtlinien der Bundesärztekammer definiert (Deutsches Ärzteblatt, Jg. 105, Heft 7, 15.02. 2008). Von der ringversuchsleitenden Institution wird dem teilnehmenden Labor bei Bestehen des Ringversuchs ein Zertifikat ausgestellt, welches ein halbes Jahr Gültigkeit besitzt.

Viele Labors sind heute außerdem durch eine **externe Zertifizierungsstelle** (z. B. DACH, Deutsche Akkreditierungsstelle Chemie GmbH oder ZLG, Zentralstelle der Länder für Gesundheitsschutz bei Medizinprodukten) nach DIN ISO EN 17025 (Allgemeine Kriterien zum Betreiben von Prüflaboratorien) bzw. der neueren DIN ISO EN 15189 (Norm für Medizinische Laboratorien) akkreditiert. Mit der Akkreditierung ist überprüft und bescheinigt, dass das Labor nach international gültigen, anerkannten Qualitätsrichtlinien arbeitet. Die Akkreditierung bezieht sich auf die Abläufe und Arbeitsprozesse im Labor insgesamt, eine Überprüfung der Richtigkeit der Analysen wie bei den oben beschriebenen Ringversuchen findet hier jedoch nicht statt.

16.5 Häufig eingesetzte Bestimmungsmethoden

■ Immunoassays

In der täglichen Routine der endokrinologischen Labordiagnostik werden nach wie vor mit Abstand am häufigsten immunologische Verfahren zur Quantifizierung von Analytmolekülen eingesetzt. Grundlage aller immunologischen Nachweisverfahren ist die Antigen-Antikörperreaktion, die je nach Nachweisverfahren in unterschiedlicher Weise für die quantitative Bestimmung des Analytmoleküls eingesetzt wird. Hierbei macht man sich zunutze, dass Antikörper mit hoher Spezifität bestimmte Oberflächenstrukturen auf den Analytenmolekülen binden können und so in der heterogenen Mischung von Molekülen in einer Probe selektiv den zu messenden Analyten „erkennen". Im Folgenden sind gängige Verfahren im Prinzip erklärt, bezüglich methodischer Details sei jedoch auf die entsprechende Fachliteratur sowie auch die Arbeitsanleitungen der kommerziell erhältlichen Messverfahren („Kits") verwiesen.

Das wesentlichste Charakteristikum eines immunologischen Messverfahrens ist die Art, wie die **Antigen-Antikörper-Interaktion** stattfindet:
- Einerseits gibt es so genannte **„kompetitive Immunoassays"**, bei denen das Hormon (der Analyt aus der Probe) mit einem gleichartigen, aber markierten Hormon um die Bindung an den Antikörper konkurriert. Hierbei ist das im Assay erhaltene Signal umgekehrt proportional zur in der Probe vorhandenen Hormonmenge – je mehr Hormon in der Probe ist, umso geringer die Wahrscheinlichkeit, dass eines der markierten Hormonmoleküle an den Antikörper bindet.
- Andererseits gibt es die so genannten **„nichtkompetitiven Assays"** oder „Sandwich-Assays", bei denen zunächst ein erster Antikörper den Analyten aus der Probe bindet (Fangantikörper), und in einem zweiten Schritt ein zweiter, gegen eine andere Stelle auf der Hormonoberfläche gerichteter, markierter Antikörper an die gebundenen Analytmoleküle bindet (Detektionsantikörper). Bei diesem Assayverfahren ist das erhaltene Signal proportional zur Analytenkonzentration – je mehr Hormon sich in einer Probe befindet, desto mehr wird vom Fangantikörper gebunden und dann vom Detektionsantikörper in ein Signal übersetzt.

Beide Assaytypen – kompetitive wie Sandwich-Assays – gibt es nun mit den unterschiedlichsten signalgebenden Substanzen. Hierbei herrschten historisch zunächst Assays mit radioaktiver Markierung vor, später wurden enzymgekoppelte Verfahren, fluorometrische Verfahren sowie die Chemilumineszenz eingesetzt. Theoretisch unterschieden sich die Prinzipien der Signalgenerierung

Tabelle 16.3 Die gängigsten Verfahren der Immunoassays

Kompetitive Assays	Sandwich-Assays
Radioimmunoassay (RIA)	Immunradiometrischer Assay (IRMA)
Enzymimmunoassay (EIA)	Enzyme linked immunosorbant assay (ELISA)
(Chemi)lumineszenz-immunoassay (C)LIA	Immun(chemi)luminometrischer Assay (ICMA/ILMA)
Fluoreszenzimmunoassay (FIA)	Immunfluorometrischer Assay (IFMA)

zwar in der Sensitivität, praktisch ist dies jedoch weniger entscheidend, da die Spezifität und zu einem Großteil auch die Sensitivität der Immunoassays stark von den Charakteristika der eingesetzten Antikörper abhängt. Welches Verfahren in einem Labor verwendet wird, hängt daher meist mehr von den gerätetechnischen Gegebenheiten, von Kostengesichtspunkten und auch vom Vorhandensein einer Umgangsgenehmigung mit radioaktiven Substanzen ab. Die Chemilumineszenz ist heutzutage das vorherrschende Verfahren bei den automatisierten Hormonbestimmungen in den modernen Großlabors, gerade kleiner Labors arbeiten jedoch häufig noch mit manuellen radioaktiven oder enzymgekoppelten Assays.

Nachdem die Nomenklatur der unterschiedlichen Assaytypen oft unpräzise gehandhabt wird, ist in Tab. 16.3 Einteilung und Benennung der gängigsten Verfahren nochmals schematisch dargestellt.

■ Radioimmunoassay (RIA)

Die älteste und heute in der Routine-Analytik nur noch selten eingesetzte Methode ist der RIA. Das Prinzip dieses Nachweisverfahrens ist die Kompetition zwischen unmarkiertem Analytmolekül und radioaktiv markiertem Tracer (Analytmolekül mit radioaktiver Markierung, häufig ^{125}J) um die Antigenbindungsstelle im Antikörper.

Hierzu werden in jeden Testansatz Antikörper, Tracer und Probe gegeben; der Antikörper liegt dabei im Unterschuss vor. Während der folgenden Inkubation konkurrieren Analytmoleküle aus der Probe und Tracer um die Antigenbindungsstellen der Antikörper und es stellt sich ein Äquilibrium ein. Zur Quantifizierung wird der Anteil des im Immunkomplex gebundenen Tracers bestimmt; dies geschieht z. B. durch Zugabe eines zweiten Antikörpers, der gegen den analytspezifischen Antikörper gerichtet ist und nachfolgende Abzentrifugation und Messung des Präzipitats. Aus einer Kalibrierkurve kann der Gehalt an Analytmolekülen bestimmt werden. Da es sich um einen Kompetitionsassay handelt, ist der Gehalt an Analytmolekül umso höher, je niedriger die gemessene Radioaktivität ist.

■ Nichtkompetitiver immunoradiometrischer Assay (IRMA)

Der IRMA ist ein nichtkompetitiver Assay, der mit 2 Antikörpern arbeitet. Beide Antikörper sind hierbei gegen verschiedene Epitope des Analytmoleküls gerichtet; einer der Antikörper ist radioaktiv markiert (Antikörpertracer). Der nichtradioaktive Antikörper liegt im Überschuss vor und ist z. B. an die Wand des Testgefäßes oder an einen schweren, ggf. magnetischen Partikel gebunden, um eine Trennung von gebundenem und nichtgebundenem Antikörpertracer herbeiführen zu können.

Bei der Durchführung wird zunächst Probe zusammen mit unmarkiertem Antikörper inkubiert, dann Antikörpertracer hinzugegeben, sodass – bei Vorhandensein von Analytmolekül – ein Sandwichkomplex aus unmarkiertem Antikörper/Analytmolekül/Antikörpertracer entstehen kann. Nach Abtrennung des Sandwichkomplexes wird die Radioaktivät in diesem bestimmt. Die quantitative Auswertung des Tests erfolgt an Hand einer Kalibrierkurve, die gemessene Radioaktivität ist proportional zum Analytmolekül.

■ Enzymimmunoassay (EIA) und Enzyme linked immuno-adsorbant assay (ELISA)

Das Prinzip der enzymgekoppelten Assays ist ähnlich wie bei RIA bzw. IRMA, d. h. der Assay ist entweder nach dem Kompetitionsprinzip (EIA) oder nach dem Sandwichprinzip (ELISA) aufgebaut. Als Besonderheit gibt es auch so genannte nichtkompetitive indirekte ELISAs, die in der Regel für Antikörperbestimmungen eingesetzt werden. Anders als bei den radioaktiven Assays ist die zur Detektion genutzte Markierung ein Enzym (häufig Meerrettich-Peroxidase oder alkalische Phosphatase), das in der Lage ist, ein ebenfalls zugesetztes Chromogen umzusetzen. Gemessen wird der bei dieser Reaktion entstehende Farbumschlag. Die verschiedenen Typen der enzymgekoppelten Assays, die meist in Mikrotiterplatten durchgeführt werden, sind im Folgenden kursorisch dargestellt.

Kompetitiver EIA. Ein spezifischer Antikörper gegen das zu bestimmende Analytmolekül wird an eine Mikrotiterplatte gebunden. Ähnlich wie beim RIA werden Probe und enzymmarkiertes Analytmolekül in den Ansatz hinzugeben und Analytmoleküle aus der Probe und enzymmarkierte Analytmoleküle treten in Kompetition. Nach Entfernung ungebundener Bestandteile wird das Chromogen hinzugegeben und der Farbumschlag gemessen. Zur Quantifizierung wird eine Kalibration mit bekannten Analytmolekülkonzentrationen durchgeführt.

Sandwich ELISA. Beim Sandwich-ELISA werden Mikrotiterplatten mit spezifischen Antikörpern gegen das zu bestimmende Analytmolekül beschichtet. Nach Zugabe der zu untersuchenden Probe wird das Analytmolekül an die Antikörper gebunden und so in der Mikrotiterplatte fixiert. Anschließend wird ein zweiter spezifischer Antikörper zugegeben, der gegen ein nicht für die erste Antikörperreaktion relevantes Epitop des Analytmoleküls gerichtet ist. Dieser Antikörper ist mit einem Enzym markiert. Die Quantifizierung erfolgt mithilfe einer Kalibrierkurve aus dem Farbumschlag des zugegebenen Chromogens.

Nichtkompetitiver indirekter ELISA. Nichtkompetitive indirekte ELISAs dienen nicht zum Nachweis von Antigenen, sondern von Antikörpern. Hier wird nicht der Antikörper, sondern das Antigen an die Festphase gebunden. Bei der Durchführung wird die Probe in die Mikrotiterplatte gegeben, nicht gebundene Probenanteile aus dem Ansatz entfernt und es wird ein unspezifischer Antikörper dazugegeben, der (bei Nachweis humaner Antikörper) gegen humane Proteine gerichtet ist. Dieser zweite Antikörper ist wie oben beschrieben mit einem Enzym gekoppelt; wiederum erfolgt die Quantifizierung mithilfe einer Kalibrierkurve.

Chemilumineszenzbasierte Immunoassays

In der Hormonanalytik werden seit etlichen Jahren immer häufiger Chemilumineszenzassays eingesetzt, die sich im Vergleich zu den oben beschriebenen radioaktiven oder enzymgekoppelten Verfahren oft durch eine höhere Sensitivität, v. a. aber durch einen weiteren Messbereich auszeichnen. Das zugrunde liegende Prinzip ist die Chemilumineszenz, bei der eine chemische Reaktion Energie erzeugt, um ein Molekül in einen angeregten Zustand zu versetzen. Bei der Rückkehr in den Grundzustand wird Energie in Form von Licht freigesetzt, das detektiert werden kann.

Chemilumineszenzbasierte Immunoassays eignen sich hervorragend zum Einsatz in automatisierten Systemen und werden daher heute in nahezu allen Analyseautomaten zur Bestimmung von Hormonen eingesetzt. Hierbei gibt es prinzipiell 2 unterschiedliche Arten von Signalgenerierung, bei denen die eingesetzten Antikörper entweder mit einer chemilumineszierenden Substanz konjugiert sind oder an ein Enzym gebunden vorliegen, das ein Substrat zu einer lumineszierenden Substanz umsetzt. Häufig wird in Routinetestverfahren die Luminol-Chemilumineszenz eingesetzt. Hier wird Luminol in einer durch das Enzym Meerrettich-Peroxidase katalysierten Reaktion unter Beteiligung von Wasserstoffperoxid zu Aminophthalat umgesetzt; bei dieser Reaktion wird Licht emittiert. Andere in Chemilumineszenz-Reaktionen verwendete Substanzen sind z. B. Dioxethane und Acridiniumester.

Weitere Immunoassays

Eine Vielzahl weiterer Prinzipien ist zur Generierung von Signalen in Immunoassays verwendet worden. In der Endokrinologie spielen hierbei v. a. die Assays auf Basis der so genannten zeitaufgelösten Fluoreszenz (time resolved fluorescence) eine gewisse Rolle. Hierbei macht man sich zunutze, dass die von seltenen Erden (Lanthaniden) ausgehende Fluoreszenzsignale länger anhalten als die Hintergrundfluoreszenz, die von Probenmatrix, Röhrchen etc. ausgehen. Durch eine zeitliche Verzögerung im Messvorgang wird so das unspezifische Hintergrundsignal ausgeblendet, was die hohe, der Chemilumineszenz vergleichbare, Sensitivität dieser Methodik begründet.

■ Weitere Verfahren

Die meisten labordiagnostischen Untersuchungen in der endokrinologischen Routine werden mithilfe der oben dargestellten immunologischen Nachweisverfahren durchgeführt. Darüber hinaus werden aber auch verschiedene chromatografische Methoden mit entsprechenden Detektionsverfahren angewandt. Diese sind erheblich aufwendiger als die o. g. Nachweisverfahren und werden meist nur in speziellen Fragestellungen eingesetzt. Weiterhin werden für die Diagnostik von Endokrinopathien mit bekannter molekularer Ursache molekulargenetische Methoden eingesetzt.

■ Hochleistungsflüssigkeitschromatografie (High Performance Liquid Chromatography – HPLC)

Die HPLC wird im Rahmen der endokrinologischen Labordiagnostik bei der Messung biogener Aminen eingesetzt. Hier sind bei den Katecholaminen v. a. Noradrenalin und Adrenalin sowie deren Metabolite Normetanephrin und Metanephrin sowie Serotonin und sein Metabolit 5-Hydroxyindolessigsäure zu nennen.

HPLC ist ein chromatografisches Trennverfahren, bei dem die zu untersuchende Probe (meist bereits durch Probenvorbereitung „vorgereinigt") zusammen mit einem Laufmittel („mobile Phase") durch eine Trennsäule, die eine stationäre Phase enthält, unter hohem Druck gepumpt wird. Während die Probe mit dem Laufmittel durch die Säule befördert wird, interagieren deren Bestandteile mit der stationären Phase. In Abhängigkeit von den chemischen Eigenschaften der in der Probe enthaltenen Substanzen verteilen diese sich unterschiedlich zwischen stationärer und mobiler Phase bzw. treten unterschiedlich stark in Wechselwirkung mit den beiden Phasen. Dadurch verlassen sie die Säule mit unterschiedlicher Geschwindigkeit. Die Zeit, die eine Substanz benötigt, um durch die Trennsäule transportiert zu werden, nennt man **Retentionszeit**. Zur Quantifizierung müssen die chromatografisch aufgetrennten Bestandteile der Probe nachgewiesen werden. Dies geschieht mithilfe eines so genannten Detektors, der dem Trennvorgang nachgeschaltet ist.

Es gibt die verschiedensten Arten von Detektoren, die z. B. nach dem Prinzip der Fotometrie arbeiten oder, wie in der Regel bei der Bestimmung von biogenen Aminen angewandt, die Bestandteile der Probe oxidieren oder reduzieren (so genannter elektrochemischer Detektor). In diesem wird entweder der Stromfluss oder die transportierte Ladungsmenge bei der Oxidations- bzw. Reduktionsreaktion gemessen und zur Quantifizierung genutzt. Identifiziert werden die in der HPLC aufgetrennten Substanzen an Hand ihrer Retentionszeit. Die Quantifizierung erfolgt mit Hilfe einer Kalibrierkurve mit Standards bekannter Stoffmenge.

▪ Gaschromatografie/Massenspektrometrie (GC/MS)

Für besondere Fragestellungen im Bereich der endokrinologischen Labordiagnostik, z. B. der Bestimmung von Zwischenprodukten der Steroidbiosynthese wird, meist zu Forschungszwecken, GC/MS eingesetzt.

Die GC/MS ist eine chromatografische Methode, bei der als mobile Phase ein inertes Trägergas dient, z. B. Helium, Wasserstoff oder Stickstoff. Die Bestandteile der zu analysierenden Probe werden erhitzt, gehen durch ihren Dampfdruck in die Gasphase über und wandern in ihr. Dabei treten sie mit der stationären Phase in Wechselwirkungen, werden unterschiedlich lange reteniert und verlassen schließlich die Trennsäule, um im Detektor nachgewiesen zu werden. Heute werden in der GC meist Kapillarsäulen verwendet, die kein gepacktes Säulenmaterial wie bei der HPLC enthalten, sondern bei denen die Wechselwirkungen der Probenbestandteile nur mit der inneren Oberflächenbeschichtung (häufig Polysiloxane) der Kapillarsäulen stattfinden. Zur Detektion wird die Probe im Falle der Massenspektrometrie dann meist durch Elektronen-Stoß-Ionisation ionisiert. Die dabei entstehenden primären Ionen sind meist sehr instabil und zerfallen ganz oder teilweise in kleinere geladene Massefragmente, die ein charakteristisches und daher für die Identifizierung nutzbares Muster aufweisen.

▪ Molekulargenetische Diagnostik

Für eine Reihe von Endokrinopathien sind heute die molekularen Ursachen aufgeklärt und es ist daher eine molekulargenetische Diagnostik dieser Erkrankungen möglich. Diese ist besonders dann indiziert, wenn durch die Identifikation der entsprechenden Mutation bei ihrem Träger präventive Maßnahmen eingeleitet werden können. Weiterhin können molekulargenetische Untersuchungen zur Differenzialdiagnose von Erkrankungen beitragen und dadurch die Behandlung der Patienten verbessern.

Für molekulargenetische Untersuchungen wird DNA aus Blutzellen isoliert. Mithilfe der so genannten Polymerase-Kettenreaktions(PCR)-Technik werden Gene oder Genabschnitte von Interesse amplifiziert und schließlich auf vorhandene Mutationen hin untersucht. Dies geschieht entweder durch eine Sequenzierung der Amplifikate oder, besonders wenn nach einer bereits bekannten Mutation von größerem Ausmaß gesucht wird, durch Bestimmung der Fragmentlängen nach Verdau der Amplifikate durch Restriktionsenzyme.

17 Bildgebende Diagnostik in der Endokrinologie

Kapitelkoordination: H. Lehnert

17.1 Pankreas 474
K.-J. Klose, M. Kalinowski, P. H. Kann, St. Schäfer

17.2 Nebenniere 475
K.-J. Klose, M. Kalinowski, P. H. Kann, St. Schäfer

17.3 Sonografie bei Schilddrüsenerkrankungen 479
K. Reschke

17.4 Sonografie der Nebenschilddrüse 485
K. Reschke

17 Bildgebende Diagnostik in der Endokrinologie

Die Bildgebung der Tumore des endokrinen **Pankreas und der Nebennieren** stützt sich heutzutage auf 3 Säulen:

- kontrastmittelverstärkte Computertomografie
- Kernspintomografie
- Endosonografie

17.1 Pankreas

K.-J. Klose, M. Kalinowski, P.H. Kann, St. Schäfer

Trotz technischer Weiterentwicklungen der letzten Jahre stellt die Bildgebung der Tumore des endokrinen Pankreas auch heute noch eine Herausforderung dar. Dies gilt insbesondere für das **Insulinom**, den häufigsten hormonaktiven Tumor des Pankreas, der meist <2 cm ist (Berends 2000). Die hormonaktiven Tumore des Pankreas fallen häufig durch die klinischen Auswirkungen des Hormonexzesses auf. Die Aufgabe der Bildgebung liegt hier v. a. in der präoperativen Lokalisationsdiagnostik.

Dagegen manifestieren sich die **nichtfunktionellen Tumoren** (im Klinikalltag häufig als NETs/neuroendokrine Tumoren bezeichnet), die etwa 20–30% aller Tumoren des endokrinen Pankreas ausmachen (Ausnahme MEN 1), häufig erst im späteren Stadium durch indirekte Zeichen der Tumorkompression oder durch den zufälligen Nachweis einer Lebermetastasierung. Hier liegt die Aufgabe der Bildgebung in der Erfassung der Tumoren in ihrer lokalen Ausdehnung und Metastasierung und in der Abgrenzung gegenüber dem Adenokarzinom des Pankreas. Diese Abgrenzung wird dadurch erleichtert, dass die hormoninaktiven neuroendokrinen Pankreastumoren nicht bevorzugt im Pankreaskopf vorkommen, sondern relativ gleichmäßig über das Pankreas verteilt sind sowie in etwa 70% der Fälle hypervaskularisiert zur Darstellung kommen.

 Eine sichere Unterscheidung zum Adenokarzinom ist jedoch häufig nicht durch die Bildgebung, sondern nur durch Gewinnung einer Histologie möglich.

■ Sonografie

Die abdominelle Sonografie ist die etablierte initiale Bildgebung in der klinischen Diagnostik und eine wertvolle Routineuntersuchung insbesondere zum Nachweis bzw. Ausschluss einer hepatischen Metastasierung. Die Sensitivität für Tumoren des endokrinen Pankreas ist allerdings begrenzt. Dies gilt insbesondere für kleine hormonaktive Tumoren, die sich häufig der sonografischen Detektion entziehen (Gorman 1986).

■ Computertomografie und Magnetresonanztomografie

Sowohl die Computertomografie (CT) als auch die Magnetresonanztomografie (MRT) gelten heutzutage als bildgebende Standardverfahren in der Lokalisations- und Stagingdiagnostik, wobei der Stellenwert durch die technischen Weiterentwicklungen der letzten Jahre noch deutlich gesteigert werden konnte. Die modernen Schnittbildverfahren besitzen insbesondere beim Nachweis größerer Tumoren des endokrinen Pankreas eine der Endosonografie vergleichbare Sensitivität.

Unabhängig von der Untersuchungsmodalität ist die Durchführung von **dynamischen, mehrphasigen kontrastverstärkten Sequenzen** essenziell, da die häufig kleinen hypervaskularisierten Tumoren nur vorübergehend Kontrastmittel anreichern. Die Mehrschicht-Computertomografie (MSCT) bietet Vorteile im Hinblick auf sehr dünne Kollimationen vergesellschaftet mit sehr kurzen Untersuchungszeiten, sodass die verschiedenen Perfusionsphasen besser differenziert werden können. Des Weiteren erlaubt die Möglichkeit der multiplanaren Rekonstruktion eine verbesserte Lokalisationsdiagnostik.

Die **Kernspintomografie** unter Verwendung moderner Hochfeld-MRT Scanner (1,5 Tesla) scheint v. a. in der Detektion kleiner Tumore der CT überlegen zu sein. In der Lokalisationsdiagnostik von Lebermetastasen zeigt die MRT gegenüber der CT ebenfalls eine höhere Sensitivität (Ichikawa 2000, Thoeni 2000, Owen 2001).

> Durch die Kombination von MSCT und Endosonografie konnte eine verbesserte Sensitivität bei der Diagnostik des Insulinoms erreicht werden. Im Rahmen der präoperativen Lokalisationsdiagnostik sollte daher eine Kombination von mindestens 2 Verfahren angewandt werden (Goya 2003).

Endosonografie

Die Endosonografie des endokrinen Pankreas ist schon lange etabliert (Bolondi 1990). Es können Endosonoskope mit longitudinal oder zirkulär angeordneten Schallköpfen verwendet werden. Die Darstellung des Pankreaskörpers und -schwanzes erfolgt aus dem Magen, die Darstellung des Processus uncinatus und Pankreaskopfs aus dem Magenantrum sowie dem Duodenum. In Linksseitenlage besteht die Gefahr eines Abrutschens des Schallkopfs nach lateral, was zum Übersehen kleiner Raumforderungen führen kann. Bei Rückenlage des Patienten scheint diese Gefahr geringer zu sein (Kann 2005b, 2006).

- Indikationen für die Endosonografie

Lokalisationsdiagnostik bei hormonaktiven Pankreastumoren. Die herausragende Bedeutung der Pankreasendosonografie liegt in der Lokalisationsdiagnostik des Insulinoms. Trotz guter Sensitivität und Spezifität kommen sowohl falsch positive (so genannte Pankreasknoten unklarer Dignität, PNUDs) als auch falsch negative (v. a. Insulinome bei schlanken, jungen Frauen) Befunde vor (Kann 2003, 2007).

! Wegen falsch-positiver und falsch-negativer Befunde der Endosonografie beim Insulinom muss vor dem Versuch einer Lokalisation stets erst die laborchemische Diagnostik erfolgen.

Zunehmend werden Patienten mit Insulinomen auch laparoskopisch operiert (Tumorenukleation, Pankreasschwanzresektion). Als einziges präoperatives Verfahren erlaubt die Endosonografie die Darstellung der topografischen Beziehung zu umgebenden kritischen Strukturen (Ductus pancreaticus, Gallenwege, A. gastroduodenalis). Die Identifikation von Patienten, die sich für ein minimal-invasives Vorgehen qualifizieren, wird damit möglich (Langer 2005).

Bei anderen hormonaktiven Tumoren (insbesondere Gastrinomen) spielt die Endosonografie auf Grund des häufig extrapankreatischen Auftretens eine eher untergeordnete Rolle. Analog zur Endosonografie der Nebennieren können sich Anhalte für eine Malignität von Pankreasraumforderungen ergeben (Kann 2001).

Nachweis und Verlaufsbeurteilung von hormoninaktiven neuroendokrinen Tumoren. Bei der Multiplen Endokrinen Neoplasie Typ 1 ist die Darstellung kleinster neuroendokriner Pankreastumore möglich. Die Indikation zur operativen Therapie wird derzeit noch diskutiert. Eine abwartende Haltung mit regelmäßigen endosonografischen Kontrollen scheint bei hormoninaktiven Tumoren < 1 cm eine sinnvolle Strategie zu sein (Kann 2006b).

17.2 Nebenniere

K.-J. Klose, M. Kalinowski, P.H. Kann, St. Schäfer

Der Einsatz bildgebender Verfahren in der Diagnostik von Tumoren der Nebennieren ist auf wenige konkrete Fragestellungen beschränkt:
- **Charakterisierung** von Nebennierenraumforderungen
- **Staging** von Patienten mit malignem Nebennierentumor
- **Lokalisation** von hormonproduzierender Tumoren der Nebenniere

Sonografie

Die normale Nebenniere und kleine Raumforderungen sind beim Erwachsenen sonografisch nur in Ausnahmefällen darstellbar. Selbst unter Anwendung zeitgemäßer Techniken in Form der farbkodierten Duplex-Sonografie und des Power-Flow-Imaging ist die transabdominelle Sonografie nicht in der Lage, für die Differenzierung adrenaler Läsionen hilfreiche Informationen zu liefern (Ghiatas 1996). Lediglich bei Neugeborenen und Kindern kann die Sonografie mit ausreichend hoher Sensitivität eingesetzt werden.

Computertomografie und Magnetresonanztomografie

Durch die in den letzten Jahren stark angestiegene Anzahl an Schnittbilduntersuchungen des Abdomens werden häufiger inzidentelle Nebennierenraumforderungen diagnostiziert. Diese müssen dann differenzialdiagnostisch eingeordnet werden, insbesondere um maligne Tumoren oder ein Phäochromozytom abzugrenzen. In zahlreichen Studien konnte gezeigt werden, dass die CT eine gute Sensitivität und Spezifität in der Differenzierung zwischen Adenomen und Nicht-Adenomen aufweist. Zur Abklärung einer Nebennierenraumforderung sollte zunächst immer eine native Phase mit möglichst dünner Kollimation erfolgen. Besitzt der Tumor einen

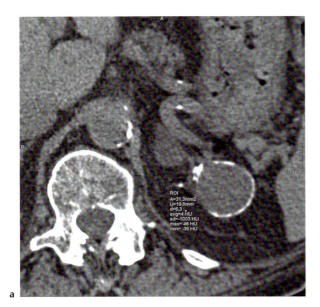
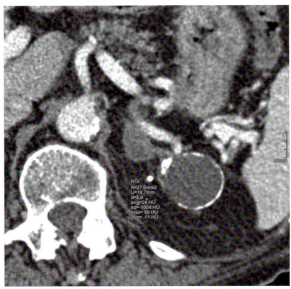
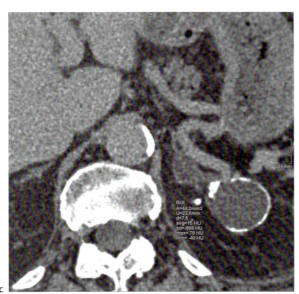

Abb. 17.**1a–c**. Dünnschicht-CT eines Inzidentaloms der linken Nebenniere mit charakteristischer Dichtewertverteilung: **a** nativ, **b** in arterieller Phase sowie **c** in einer Spätphase nach 15 min. Nebenbefundlich wandverkalktes und thrombosiertes Milzarterienaneurysma. ROI=Region of interest.

Dichtewert von < 10 Hounsfield-Einheiten (HU), ist die native Untersuchung diagnostisch ausreichend. Mit großer Sicherheit liegt dann ein Adenom vor (Hamrahian 2005). Liegt der Dichtewert > 10 HU, muss zusätzlich eine Kontrastmittelphase nach 50–70 s und nach ca. 15 min durchgeführt werden.

Da Adenome ein früheres Auswaschen des Kontrastmittels aufweisen als Nicht-Adenome, erlaubt die zusätzliche Bestimmung der absoluten Dichtewerte der Läsionen in der Spätphase und die Berechnung der Auswaschrate meist eine sichere Differenzierung (Abb. 17.**1**). Da die meisten zufällig diagnostizierten Nebennierenläsionen im Rahmen von Schnittbilduntersuchungen auffallen, die primär mit Kontrastmittel angefertigt wurden, ist auf die Durchführung einer Spätphase zu achten (Caoili 2002, Korobkin 1998, Pena 2000).

Die MRT hat sich in den letzten Jahren v. a. durch die Weiterentwicklung auf dem Gebiet der Untersuchungssequenzen als geeignete Methode etabliert, Nebennierentumore weiter zu charakterisieren, die in der CT unklar bleiben. Magnetresonanz-Spektroskopie (MRS-) Untersuchungen von Nebennierenadenomen und -karzinomen haben gezeigt, dass der Fettgehalt in diesen Tumoren sich deutlich unterscheidet. Auf der Basis dieser Unterschiede in der Zusammensetzung hat sich der Einsatz der frequenzselektiven Fett-/Wasserbildgebung (chemical shift imaging, CSI) etabliert. Heute werden zur Differenzierung von Nebennnierenläsionen neben den T2-gewichteten (fettsupprimierten) Turbo-Spinecho (TSE)-Sequenzen und dem CSI noch dynamische, kontrastverstärkte Gradientenecho (GRE)-Sequenzen eingesetzt (Leroy-Willig 1998, Park 2007).

■ Endosonografie

Über die Möglichkeit der endosonografischen Darstellung beider Nebennieren und ihre systematische Anwendung im Rahmen der Diagnostik wurde erstmals 1998 berichtet (Kann 1998a, 1998b). Neben dem Vorteil einer hohen örtlichen Auflösung bietet diese Technik auch die Option der sonografisch geführten Feinnadelpunktion (Kann 2000, Meyer 2003).

Für die Endosonografie der Nebennieren wird idealerweise ein Endosonoskop mit longitudinal angeordnetem Schallkopf verwendet. Das Einführen erfolgt in Linksseitenlage des Patienten nach üblicher Vorbereitung und Prämedikation. Die Darstellung der linken Nebenniere erfolgt aus dem proximalen Magenkorpus. Der Patient wird hierfür auf den Rücken gelagert. Der Schallkopf zeigt dabei nach kaudal, die Schallrichtung nach dorsal. Leitstrukturen zur Einstellung der linken Nebenniere sind der kraniale Nierenpol, der Pankreasschwanz sowie die A. und V. lienalis (Abb. 17.2a).

Eine Umschaltung von 7,5 auf 5 MHz während der Untersuchung erleichtert die Darstellung der rechten Nebenniere, die bisweilen deutlich weiter vom Schallkopf entfernt ist als die linke (Abb. 17.2b). Die Darstellung erfolgt in Rechtsseitenlage des Patienten, nachdem zunächst unter optischer Sicht der Schallkopf unmittelbar präpylorisch positioniert wurde. Der Transducer wird ganz nach rechts flektiert, so dass sich die Spitze des Endosonoskops hinter der Angulusfalte einhängt. Durch vorsichtiges Zurückziehen des Schallkopfs lassen sich die Leitstrukturen kranialer rechter Nierenpol, V. cava inferior, kaudale Leberanteile, Pfortader und schließlich die rechte Nebenniere darstellen.

■ Indikationen für die Endosonografie der Nebennieren

Folgende Fragestellungen können heute als Indikationen zur Durchführung einer Endosonografie der Nebennieren angesehen werden (Kann 2005a):

Nachweis der Nebennierenhyperplasie. Mit der Endosonografie lassen sich diffuse Hyperplasien sowie kleinknotige Veränderungen der Nebennieren im Sinne einer mikro- oder makronodulären Hyperplasie bis etwa 3 mm Knotengröße darstellen. Dabei ist die Endosonografie der CT und der MRT bei Veränderungen <2 cm überlegen (Kann 2000). Es kann in Ergänzung zur laborchemischen Diagnostik beim primären Hyperaldosteronismus eine bilaterale Hyperplasie vom unilateralen Adenom abgegrenzt werden (Roggenland 2006). Auch beim ACTH-unabhängigen Hyperkortisolismus lässt sich eine Hyperplasie vom Adenom differenzieren. Ferner gelingt der Nachweis von Hyperplasien der Nebennieren im Rahmen einer Multiplen Endokrinen Neoplasie (Waldmann 2007).

Nachweis von Nebennierenadenomen und anderen Raumforderungen. Nebennierenadenome können durch die Endosonografie anhand ihrer Echogenität, Form (rundlich bis oval) und der kapsulären Abgrenzung zum restlichen Nebennierengewebe identifiziert werden. Rückschlüsse auf eine mögliche Hormonaktivität sind endosonografisch nicht möglich. Andere Raumforderungen wie Myelolipome oder Zysten unterscheiden sich deutlich durch ihre Echogenität. Präoperativ können sich Anhalte für die Malignität von Raumforderungen der Nebenniere ergeben: Nebennierenkarzinome imponieren häufig heterogen-echokomplex, allerdings können sowohl benigne als auch maligne Phäochomozytome auf gleiche Weise zur Darstellung kommen. Insbesondere kleine Nebennierenkarzinome können vom Adenom nicht zu unterscheiden sein. Sichere Kriterien

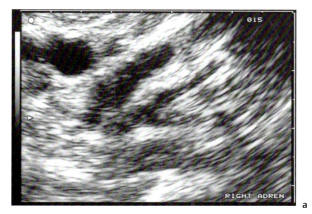
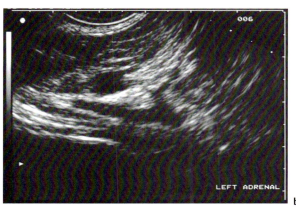

Abb. 17.**2a, b**. Endosonografischer Normalbefund der Nebennieren. **a** Darstellung der linken Nebenniere sowie die A. und V. lienalis. **b** Eine Umschaltung von 7,5 auf 5 MHz während der Untersuchung erleichtert die Darstellung der rechten Nebenniere und Pfortader.

für Malignität sind die Infiltration benachbarter Organe, lokoregionäre Lymphknotenmetastasen oder eine Gefäßinvasion (Kann 2004, 2005).

Zuletzt besteht die Möglichkeit der endosonografisch gesteuerten Feinnadelpunktion. Diese erlaubt eine Differenzierung zwischen adrenalem und nicht-adrenalem Gewebe (z. B. Nebennierenmetastase, Lymphom). Da der sichere Ausschluss einer Malignität nicht möglich ist, stellt die Differenzialdiagnose zwischen Nebennierenadenom und -karzinom keine Indikation zur Feinnadelpunktion dar.

> ❗ Vor einer endosonografisch gesteuerten Feinnadelpunktion der Nebennieren muss laborchemisch der Ausschluss eines Phäochromozytoms erfolgen (Gefahr von hypertensiven Krisen).

Erfassung von Rezidiven bei malignen Nebennierentumoren. In der postoperativen Nachsorge des Nebennierenrindenkarzinoms und des Phäochromozytoms kann die Endosonografie Lokalrezidive bzw. suspekte Läsionen in benachbarten Regionen nachweisen.

Differenzialdiagnostik der Nebenniereninsuffizienz. Die verschiedenen Formen der Nebenniereninsuffizienz gehen mit einer typischen Morphologie einher. Beim Morbus Addison zeigt sich eine Atrophie mit Verschmälerung des Nebennierenechos, bei der Nebennierentuberkulose ein vergrößertes Organ mit Kalzifikationen.

Identifikation morphologisch normalen Nebennierengewebes. Insbesondere vor beidseitiger Adrenalektomie (z. B. bei beidseitigem Phäochromozytom im Rahmen einer Multiplen Endokrinen Neoplasie) können präoperativ morphologisch normale Nebennierenanteile identifiziert und durch eine subtotale Adrenalektomie eine substitutionspflichtige Insuffizienz vermieden werden.

Literatur

Berends FJ, Cuesta MA, Kazamier G, van Eijck CHJ, de Herder WW, van Muiswinkel JM. Laparoscopic detection and resection of insulinomas. Surgery 2000;128:386–391.

Bolondi L, Li Bassi S, Gaiani S, Campione O, Marrano D, Barbara L. Diagnosis of islet cell tumor by means of endoscopic ultrasonography. J Clin Gastroenterol 1990;12:212–218.

Caoili EM, Korobkin M, Francis IR, et al. Adrenal masses: characterization with combined unenhanced and delayed enhanced CT. Radiology 2002;222:629–633.

Ghiatas AA, Chopra S, Schnitker JB. Is sonographic flow imaging useful in the differential diagnosis of adrenal masses? Brit J Radiol 1996;69:1005–1008.

Gorman B, Charboneau JW, James EM, et al. Benign pancreatic insulinoma: preoperative and intraoperative sonographic localization. AJR Am J Roentgenol 1986;147:929–934.

Gouya H, Vignaux O, Augui J, et al. CT, endoscopic sonography, and a combined protocol for preoperative evaluation of pancreatic insulinomas. AJR Am J Roentgenol 2003;181:987–992.

Hamrahian AH, Ioachimescu AG, Remer EM, et al. Clinical utility of noncontrast computed tomography attenuation value (hounsfield units) to differentiate adrenal adenomas/hyperplasias from nonadenomas. Cleveland Clinic experience. J Clin Endocrinol Metab 2005;90:871–877.

Ichikawa T, Peterson MS, Federle MP, et al. Islet cell tumor of the pancreas: Biphasic CT versus MR imaging in tumor detection. Radiology 2000;216:163–171.

Kann P, Bittinger F, Hengstermann C, Engelbach M, Beyer J. Endosonographic imaging of the adrenal glands: A new method. Ultraschall Med 1989;19:4–9.

Kann P, Bittinger F, Hengstermann C, Engelbach M, Beyer J. Endosonography of the adrenal glands: normal size – pathological findings. Exp Clin Endocrinol Diabetes 1989;106:123–129.

Kann P, Heintz A, Bittinger F, et al. Bildgebende Diagnostik der Nebennieren – Neue Aspekte durch die Einführung der Endosonographie. Minimal Inv Chir 2000;9:58–61.

Kann P, Bittinger F, Engelbach M, Bohner S, Weis A, Beyer J. Endosonography of insulin-secreting and clinically nonfunctioning neuroendocrine tumors of the pancreas: Criteria for benignancy and malignancy. Eur J Med Res 2001;6:385–390.

Kann PH, Wirkus B, Keth A, Goitom K. Pitfallls in endosonographic imaging of suspected insulinomas: Pancreatic nodules of unknown dignity. Eur J Endocrinol 2003;148:531–534.

Kann PH, Wirkus B, Behr T, Klose KJ, Meyer S. Endosonographic imaging of benign and malignant pheochromocytomas. J Clin Endocrinol Metab 2004;89:1694–1697.

Kann PH. Endoscopic ultrasound imaging of the adrenals. Endoscopy 2005;37:244–253.

Kann PH, Rothmund M, Zielke A. Endoscopic ultrasound imaging of insulinomas: Limitations and clinical relevance. Exp Clin Endocrinol Diabetes 2005;113:471–474.

Kann PH, Meyer S, Zielke A, Langer P, Ivan D. The new role for endoscopic ultrasound in endocrinology: Imaging of the adrenals and the endocrine pancreas. DMW 2006; 131:567–572.

Kann PH, Balakina E, Ivan D, et al. Natural course of small, asymptomatic neuroendocrine pancreatic tumours in multiple endocrine neoplasia type 1: An endoscopic ultrasound imaging study. Endocr Relat Cancer 2006;13:1195–1202.

Kann PH, Ivan D, Pfutzner A, Forst T, Langer P, Schaefer S. Preoperative diagnosis of insulinoma: low body mass index, young age, and female gender are associated with negative imaging by endoscopic ultrasound. Eur J Endocrinol 2007;157:209–213.

King CM, Reznek RH, Dacie JE, Wass JA. Imaging islet cell tumours. Clin Radiol 1994;49:295–303.

Korobkin M, Brodeur FJ, Francis IR, Quint LE, Dunnick NR, Londy F. CT time-attenuation washout curves of adrenal adenomas and nonadenomas. AJR Am J Roentgenol 1998;747–52.

Langer P, Bartsch DK, Fendrich V, Kann PH, Rothmund M, Zielke A. Minimal-invasive operative treatment of organic hyperinsulinism. DMW 2005;130:514–518.

Leroy-Willig A, Bittoun J, Luton JP. In vivo MR spectroscopic imaging of the adrenal glands: Distinction between adenomas and carcinomas larger than 15 mm based on lipid content. AJR Am J Roentgenol 1989;153:771–773.

Meyer S, Bittinger F, Keth A, von Mach MA, Kann PH. Endosonographically controlled transluminal fine needle aspiration biopsy: Diagnostic quality by cytologic and histopathologic classification. DMW 2003;128:1585–1591.

Owen NJ, Sohaib SAA, Peppercorn PD, et al. MRI of pancreatic neuroendocrine tumours. Br J Radiol 2001;74:968–973.

Park BK, Kim CK, Kim B, Lee JH. Comparison of delayed enhanced CT and chemical shift MR for evaluating hyperattenuating incidental adrenal masses. Radiology 2007;243:760–765.

Pena CS, Boland GW, Hahn PF, Lee MJ, Mueller PR. Characterization of indeterminate (lipid-poor) adrenal masses: use of washout characteristics at contrast-enhanced CT. Radiology 2000;217:798–802.

Roggenland D, Schneider S, Klein HH, Kann PH. Endosonography – an additional diagnostic possibility in the differentiation between the two common types of primary hyperaldosteronism. Med Klin (Munich) 2006;101:65–68.

Thoeni RF, Mueller-Lisse UG, Chan R, Ky Do N, Shyn PB. Detection of small, functional islet cell tumors in the pancreas: selection of MR imaging sequences for optimal sensitivity. Radiology 2000;214:483–490.

Waldmann J, Bartsch DK, Kann PH, Fendrich V, Rothmund M, Langer P. Adrenal involvement in multiple endocrine neoplasie type 1: results of 7 years prospective screening. Langenbecks Arch Surg 2007;392:437–443.

17.3 Sonografie bei Schilddrüsenerkrankungen

K. Reschke

■ Einleitung

Aufgrund der Häufigkeit von Schilddrüsenerkrankungen in Deutschland sollte eine Screeningmethode zur Feststellung morphologischer Veränderungen des Organs schnell und leicht durchführbar sein und breite Anwendung finden. Dies trifft zweifellos auf die Schilddrüsensonografie zu, sodass das Verfahren einen hohen diagnostischen Wert besitzt.

Neben der Volumenbestimmung der Schilddrüse ist die Feststellung knotiger Veränderungen wesentliches Ziel der Ultraschalluntersuchung. Eine **erste Zuordnung bezüglich der Dignität** von Knoten ist möglich. Eine sichere Dignitätsbestimmung kann durch die Sonografie nicht erreicht werden. Allenfalls erlaubt sie eine eindeutige Differenzierung von zystischen und soliden Knoten. In Ergänzung zu den sonografisch nachgewiesenen morphologischen Veränderungen liefert die **Schilddrüsen-Szintigrafie** mit ^{99m}Technetium Pertechnetat (oder ^{125}Iod) eine Aussage zur Funktion bei einer Knotenstruma. Beide Untersuchungsmethoden sollten daher als sich ergänzende Verfahren bei der Abklärung einer Struma nodosa Anwendung finden.

■ Technische Voraussetzungen

Für die Schilddrüsenultraschalluntersuchung wird in der Regel ein Linearschallkopf mit einer Sendefrequenz von 7,5 MHz (mindestens 5 MHz) benutzt, der eine optimale Eindringtiefe und eine gute Auflösung bietet. Bei einer großen Schilddrüse kann mit diesem Schallkopf eine exakte Längenbestimmung oft nicht erreicht werden. Alternativ können in diesem Fall gelartige Vorlaufstrecken aus Proxon (Firma Sonogel, Bad Camberg) oder auch Schallköpfe mit integrierter Vorlaufstrecke genutzt werden.

Patientenlagerung. Der Patient liegt entspannt auf dem Rücken, eine leichte Reklination des Kopfs wird durch eine kleine Rolle unter Hals und Schultern erreicht. Eine Überstreckung des Kopfs sollte vermieden werden (keine Hyperlordose der HWS).

■ Durchführung der Schilddrüsensonografie und Befunderstellung

■ Die gesunde Schilddrüse

Die lateral in Nachbarschaft der Schilddrüse liegenden Gefäße dienen der topografischen Auffindung, die Halsmuskulatur hilft bei der Zuordnung der Echogenität.

Die gesunde Schilddrüse hat im Querschnitt eine schmetterlingsähnliche Form. Im Vergleich zur echoarmen Halsmuskulatur ist sie relativ echoreich mit fein strukturierten Binnenechos. Mit der zunehmend besseren Iodversorgung in Deutschland findet man bei jungen Erwachsenen sonografisch häufig eine vom Volumen her kleine (z. B. 3–5 ml) und eher echoreiche Schilddrüse.

■ Praktisches Vorgehen

Für die **Routineuntersuchung** empfiehlt es sich, immer in gleicher Reihenfolge vorzugehen, z. B.:
▶ Im Querschnitt sollte die Untersuchung von kranial nach kaudal erfolgen. Dazu wird der Schallkopf senkrecht zur Hautoberfläche und im rechten Winkel zur Längsachse des Halses aufgesetzt. Im Seitenvergleich werden Veränderungen der Parenchymstruktur, die Abgrenzbarkeit gegenüber den benachbarten Strukturen und evtl. Asymmetrien des rechten und des linken Schilddrüsenlappens betrachtet.
▶ Die Längsschnitte erfolgen parallel der Längsachse der Schilddrüse und damit meist parallel zum Verlauf des M. sternocleidomastoideus. Hier wird der Schallkopf von medial nach lateral und von lateral nach medial langsam vorgeschoben.

Bei einer nach retrosternal vergrößerten Schilddrüse können die unteren Pole nicht dargestellt werden. Um diese beurteilen zu können, kann man während eines Schluckakts die Beweglichkeit der Schilddrüse und damit ggf. die unteren Pole betrachten. Eine genaue Volumenbestimmung ist in diesem Fall jedoch nicht möglich.

Für die **Beurteilung und Befundbeschreibung** müssen folgende Parameter erfasst werden:
▶ Form und Symmetrie der Schilddrüsenlappen (Asymmetrien bis zur Hypo- oder Aplasie eines Lappens sind möglich, zumeist findet man einen kleineren linken Schilddrüsenlappen)
▶ Lage und Größe der Schilddrüsenlappen
▶ Echogenität
▶ Knoten (Abb. 17.**3**) oder andere Veränderungen der Echostruktur wie Inhomogenitäten, Verkalkungen, Zystenbildungen, dabei Angabe der Lage und Größe von Knoten

Die **Volumenbestimmung** erfolgt nach der Formel:

Volumen des Schilddrüsenlappens in ml =

$$\frac{\text{Maximale Länge (cm)} \times \text{Maximale Breite (cm)} \times \text{Maximale Tiefe (cm)}}{\text{Korrekturfaktor 2}}$$

Dies ist eine vereinfachte Formel für die Berechnung eines Rotationsellipsoids.

Das Gesamtvolumen der Schilddrüse errechnet sich aus der Summe der beiden Volumina des rechten und linken Schilddrüsenlappens. Ein evtl. vergrößerter Isthmus geht nicht in die Berechnung ein, er kann aber im

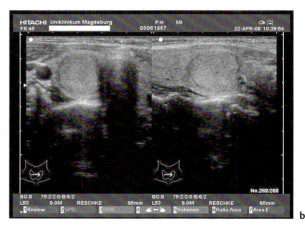

Abb. 17.**3a, b** Knoten in der Schilddrüse. **a** Echoarme Knoten beidseits und **b** echogleicher Knoten rechts.

Tab. 17.**1** Richtwerte zur Volumenbestimmung der Schilddrüse (nach Gutekunst et al. 1988)

Alter in Jahren	Volumen in ml
6–10	8
11–14	10
15–18	15
Erwachsene Frauen	< 18
Erwachsene Männer	< 25

Befund vermerkt werden. Für die Volumenbestimmung gelten in Deutschland derzeit noch die Angaben von Gutekunst et al. 1988 (Tab. 17.**1**).

Die Intra-Observer-Varianz bei der Volumenbestimmung beträgt ca. 10% des Volumens (Scheler et al. 1986), andere Angaben belaufen sich auf ca. 15% (Erdogan et al. 2006).

Die Echogenität der Schilddrüse ist abhängig von der Follikelgröße, sie steigt mit größerem Volumen der Follikel.

■ Struma diffusa und Struma nodosa

■ Struma diffusa

Die sonografische Volumenbestimmung ist der Palpation der Schilddrüse deutlich überlegen. Eine Struma diffusa wird diagnostiziert, wenn das sonografisch gemessene Volumen bei Frauen 18 ml, bei Männern 25 ml überschreitet. In Deutschland ist noch immer der Iodmangel hauptsächliche Ursache für eine Strumaentstehung.

Die Struma diffusa ist definiert als ein vergrößertes Organ. Sie kann bei vielen Schilddrüsenerkrankungen vorkommen, u. a. auch bei der Autoimmunhyper- oder -hypothyreose. Die häufigste Ursache dürfte jedoch die euthyreote Iodmangelstruma sein. Die Echostruktur ist zunächst normal. Im Laufe der Zeit und ohne Therapie der Struma können sich regressive Veränderungen im Sinne von Inhomogenitäten, Zystenbildungen oder Verkalkungen ausbilden.

■ Struma nodosa

In Deutschland können wir von einer Inzidenz der Knotenstruma von ca. 30% ausgehen, wobei diese mit zunehmendem Alter und bei Frauen häufiger zu finden ist.

Knotige Veränderungen in der Schilddrüse können mit den modernen hochauflösenden Sonografiegeräten leicht identifiziert werden. Nach ihrer Echogenität können diese in echoarme, echogleiche oder echoreiche Knoten differenziert werden. Eine Größenbestimmung ist unabdingbar. Eine exakte Diagnosebestimmung anhand der Echostruktur eines Knoten kann nicht erfolgen. Auf die Zeichen einer Malignität wird später eingegangen.

Differenzialdiagnostische Kriterien. Vom sonomorphologischen Bild her können solide und zystische Knoten unterschieden werden. Eine Zuordnung bezüglich der Funktionalität ist nur mittels Szintigrafie (hypofunktionell = kalt, funktionell aktiv = warm oder hyperfunktionell = heiß) möglich. Die Abgrenzung eines echoarmen und szintigrafisch hypofunktionellen Knotens zum Karzinom muss ggf. mittels Feinnadelpunktion erfolgen.

Bei den gutartigen Knotenbildungen in der Schilddrüse können Kolloidknoten von Adenomen unterschieden werden. Aber auch hier gelingt eine sonografische Differenzierung nicht.

Hyperfunktionelle Knoten sind meist echoarm. In einer Serie von 526 Knoten waren 74% echoarm, 16% von normaler Echogenität und 10% echoreich (Becker et al. 1986). Man geht davon aus, dass die meisten echoreichen Knoten benigne sind. Mit zunehmendem Größenwachstum können sich regressive Veränderungen in

Form von zystischen Anteilen oder auch Inhomogenitäten innerhalb eines Knotens entwickeln.

Betrachtet man beim hypofunktionellen Knoten nur die echoarmen Knoten bezüglich ihrer Wachstumstendenz, so zeigt in einer Untersuchung von Erdogan et al. etwa ein Drittel der Knoten ein Größenwachstum, ein Drittel bleibt in ihrer Größe konstant und ein Drittel weist eine spontane Verkleinerung auf (Erdogan et al. 2006).

Die meist gekapselten Adenome zeigen häufig einen echoarmen Randsaum, der auch als Halozeichen benannt wird. Ist dieser vollständig erhalten, gilt der Halo als Zeichen der Benignität. Insbesondere bei einem vorhandenen kompletten Halo und einem echoreichen Knoten ist eine Malignität nahezu ausgeschlossen (Daniels 1996).

Follikuläre Adenome können sowohl hyper- als auch hypofunktionell sein. Auch die Echogenität der Knoten ist verschieden. Man geht davon aus, dass etwa 70% der hyperfunktionellen Knoten sonomorphologisch echoarm sind.

Weitere diagnostische Verfahren. Der **TSH-Wert** ist als Basisdiagnostik von entscheidender Bedeutung für die Stoffwechsellage. Ein supprimiertes TSH weist auf einen hyperfunktionellen Knoten hin. Dieser muss jedoch eine bestimmte Größe erreicht haben, um zu einer TSH-Erniedrigung zu führen. Daher schließt ein normales TSH einen hyperfunktionellen Knoten nicht aus.

Auch der **Palpationsbefund** der Halsregion liefert Hinweise hinsichtlich einer möglichen Malignität (s. u.). Dies gilt allerdings nur für größere und palpable Knoten respektive Lymphknotenmetastasen.

Von der **histologischen Differenzierung** her unterscheidet man hyperplastische oder adenomatöse Strumaknoten von echten Adenomen und malignen Tumoren. Das Vorhandensein einer vollständigen Kapsel findet sich bei Adenomen, aber auch bei minimal invasiven follikulären Karzinomen oder den gekapselten Varianten des papillären oder medullären Karzinoms. Eine nur teilweise ausgebildete Kapsel besitzen grob invasive Karzinome. Die Mehrzahl aller papillären und medullären, selten auch der follikulären Karzinome besitzen keine Kapsel. Auch sind kleine Adenome häufig noch ungekapselt. Die differenzialdiagnostische Unterscheidung von Adenom und Strumaknoten ist anhand der sonomorphologischen Kriterien nicht möglich.

Wird in einer Feinnadelpunktion eines echoarmen hypofunktionellen Knotens der Befund einer follikulären Neoplasie gestellt, bedarf dieser einer weiteren histologischen Abklärung. Dem Befund einer follikulären Neoplasie können sowohl follikuläre Adenome als auch Karzinome entsprechen. Letztlich kann derzeit nur durch eine histologische Untersuchung ein möglicher Kapseleinbruch nachgewiesen werden, der die Malignität bestätigt.

■ Schilddrüsenzysten

Plötzlich entstandene, meist schmerzhafte Knoten im Schilddrüsenbereich können einer benignen Pseudozyste oder einer Einblutung in einen Knoten entsprechen.

Zysteninhalte können serös, kolloidhaltig oder blutig sein. Die Diagnose kann durch eine Feinnadelaspirationspunktion bestätigt werden. Man geht davon aus, dass seröse Zysten benigne sind. Blutungszysten (Schokoladenzysten) entwickeln sich durch die Einblutung in vorbestehende Knoten oder auch selten infolge eines Traumas im Bereich der Halsregion.

Es ist möglich, dass sich im Bereich der Zystenwand ein maligner Prozess entwickelt, sodass neben der Aspiration und Untersuchung von Zystenflüssigkeit suspekte Wandveränderungen punktiert und beurteilt werden sollten. Nach einer Feinnadelpunktion rezidivieren Zysten sehr häufig.

Sonografische Charakteristika. Klassischer Weise stellen sich **seröse Zysten** als echofreie Läsionen mit einer dünnen Wand und einer dorsalen Schallverstärkung dar. **Blutungszysten** können anhand von Binnenechos durch eingedickte Blutbestandteile, durch Inhomogenitäten und sedimentierte Blutbestandteile in den dorsalen Abschnitten der Zyste charakterisiert werden (Abb. 17.**4**). So genannte **komplizierte Zysten** zeichnen sich durch Septierungen oder gekammerte Anteile und durch Wandveränderungen (Verdickungen, polypös erscheinende Wandstrukturen) aus.

■ Schilddrüsenkarzinome

Die wichtigste differenzialdiagnostische Überlegung bei einem Schilddrüsenknoten gilt dem Ausschluss eines Schilddrüsenmalignoms. Von den Thyreozyten ausgehend finden sich papilläre und follikuläre, bei Entdifferenzierung anaplastische Karzinome. Von den C-Zellen gehen die medullären Karzinome aus. Weitere Tumoren in der Schilddrüse sind Lymphome oder seltene primäre Schilddrüsenkarzinome, z.B. Plattenepithelkarzinome oder Sarkome.

Differenzierte Schilddrüsenkarzinome haben für die Tumorstadien 1 und 2 mit >90% eine sehr gute Überlebensrate nach 5 und 10 Jahren. Diese ist bei anaplastischen Karzinomen deutlich reduziert (ca. 3% nach 2 Jahren).

Sonografische Befundkriterien (mod. nach Papini et al. 2002) für ein Malignom sind (Abb. 17.**5**):
▶ echoarme Knoten,
▶ feinverteilte Mikroverkalkungen oder schollige Verkalkungen, insbesondere beim papillären und medullären Karzinom,
▶ eine irreguläre Begrenzung des Knotens (als Ausdruck von Kapseleinbrüchen) sowie
▶ Lymphknotenmetastasen und andere Zeichen des fortgeschrittenen Tumorwachstums mit organüberschreitendem Wachstum.

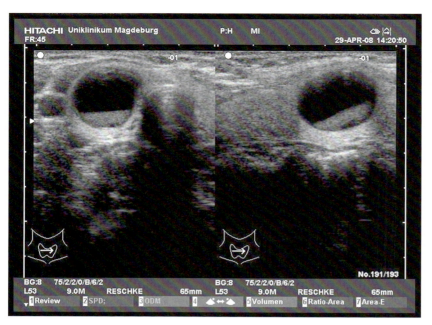

Abb. 17.**4** Schilddrüsenzyste. Plötzlich tastbare Schwellung rechte Halsseite, sonografisch Zyste rechts kaudal mit Verdacht auf Einblutung, sedimentierte Blutbestandteile.

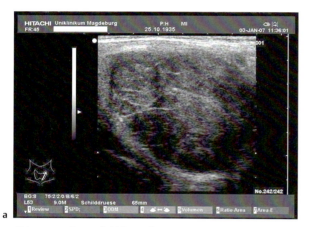 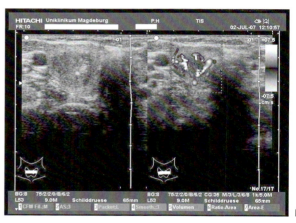

Abb. 17.**5a, b** Schilddrüsenkarzinom. **a** Follikuläres Karzinom (FTC): 8 cm großer Knoten links, echoarm, inhomogen. **b** Medulläres Karzinom (MTC) rechts: inhomogener, unscharf berandeter Knoten mit Mikroverkalkungen, rechte Bildseite: vermehrte intranoduläre Vaskularisation.

Bei größeren Tumoren können sich auch Nekrosen entwickeln, die zu liquiden Anteilen im Knoten führen.

Besonders suspekt hinsichtlich einer Malignität sind einzelne echoarme Knoten beim Mann oder beim Kind. Bei der Anamneseerhebung ist gezielt nach einer positiven Familienanamnese oder nach einer Bestrahlung im Bereich der Kopf-/Halsregion zu fragen, weil in diesem Fall häufiger an ein Malignom gedacht werden muss.

In der duplexsonografischen Untersuchung stellen sich Schilddrüsenmalignome mit einer verstärkten intranodulären Vaskularisation dar.

■ Schilddrüsenmetastasen

Metastasen in der Schilddrüse sind selten. Sie fallen als echoarme Raumforderungen im gesunden Schilddrüsengewebe auf. Metastasen in der Schilddrüse werden zum größten Teil viele Jahre (bis 22 Jahre) nach dem Primärtumor diagnostiziert. Die häufigsten Metastasen in der Schilddrüse stammen aus Nierenzell-, Mamma-, Ösophagus- und Uteruskarzinomen. Auch Metastasen eines Rektumkarzinoms sind möglich.

17.3 Sonografie bei Schilddrüsenerkrankungen

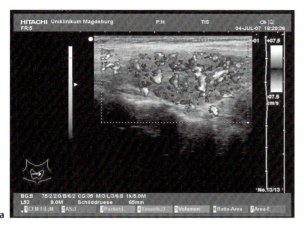 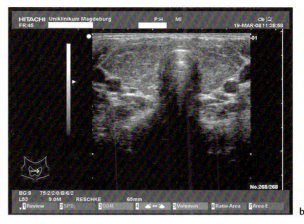

Abb. 17.**6** Morbus Basedow. **a** Vermehrte Vaskularisation im Längsschnitt, **b** echoarme Drüse im Querschnitt, vergrößerter Tiefendurchmesser.

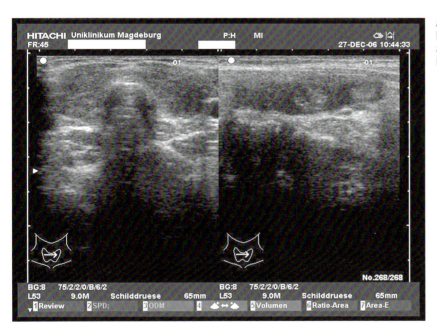

Abb. 17.**7** Autoimmunhypothyreose (AIT), kleine echoarme Schilddrüse, Quer- und Längsschnitt.

■ Autoimmunerkrankungen der Schilddrüse

■ Morbus Basedow

Für Patienten mit Morbus Basedow ist sonografisch ein vergrößertes Organ von echoarmer, z.T. heterogener Struktur charakteristisch (Abb. 17.**6**). Diese Echoarmut findet sich bei ca. 75% der Patienten (Raue et al., 1992). Die Volumenzunahme äußert sich vor allem auch in einer Vergrößerung des Tiefendurchmessers. Gelegentlich können auch kleine echoarme Herdchen gesehen werden, diese sind Ausdruck vermehrter lymphfollikelähnlicher Ansammlungen von Lymphozyten. Bei Remission der Erkrankung normalisiert sich die Echogenität wieder.

Die Struma ist beim Morbus Basedow nicht immer vorhanden, auch eine normale Echogenität ist gelegentlich möglich. In der Duplex-Sonografie zeigt sich eine ausgeprägte Vaskularisation im Sinne eines „vaskulären Infernos" (Abb. 17.**6**).

■ Autoimmunhypothyreose

Bei der Autoimmunthyreopathie mit erhöhten schilddrüsenspezifischen Antikörpern (TPO-Antikörper) kann sich sonografisch bereits vor Entwicklung einer Hypothyreose eine echoarme Schilddrüse darstellen (Abb. 17.**7**). Wenn diese mit einer Struma einhergeht, entspricht dies dem klassischen Befund einer Hashimoto-Thyreoiditis (vergrößertes Organ mit Echoarmut des Parenchyms bei Hypothyreose). In Deutschland wird meist eine normal große Schilddrüse gefunden oder eine atrophische Verlaufsform gesehen. Bei letzterer ist die Schilddrüse klein und echoarm. Mit dem weiteren Untergang von Thyreozyten, meist erkennbar an einer notwendigen Dosissteigerung vom L-Thyroxin, kann es zu einer nahezu vollständigen Atrophie des Organs kommen, sodass allenfalls noch kleine Reste von Parenchym nachweisbar sind.

Für die Autoimmunhypothyreose ist charakteristisch, dass sich die Echogenität nicht wieder normalisiert. Auch hier kann – ähnlich wie beim Morbus Basedow – das gesamte Organ diffus echoarm sein oder es grenzen sich kleine echoarme Herdchen ab. Häufig findet man eine unscharfe Abgrenzung gegenüber den umgebenden Halsstrukturen. In der Duplex-Sonografie fällt eine verminderte Durchblutung des Organs auf.

> Treten bei einer Autoimmunthyreopathie zusätzlich Knoten auf, müssen diese weiter abgeklärt, im Verlauf sonografisch kontrolliert oder bei kalten Knoten auch feinnadelpunktiert werden. Knoten bei Autoimmunthyreopathie entsprechen häufiger einem Lymphom oder auch einem Schilddrüsenkarzinom (McKee et al., 1993).

■ Schilddrüsenentzündungen

Die häufigsten Thyreoiditisformen sind die subakute Thyreoiditis de Quervain und die postpartale Thyreoiditis. Seltener findet man eine „Silent"-Thyreoiditis sowie die akuten eitrigen Formen. Auch eine Riedel-Struma ist selten.

■ Thyreoiditis de Quervain

Die von der Thyreoiditis befallenen Schilddrüsenareale stellen sich im Vergleich zum gesunden Gewebe als echoarme Areale dar. Diese können z. T. gut abgegrenzt werden, aber auch scheinbar infiltrativ mit unscharfer Begrenzung in gesundes Schilddrüsengewebe eindringen. Mit zunehmender Zeitdauer bis zur Diagnosestellung der Thyreoiditis fällt auch eine Zunahme der Echogenität auf. Diese ist Ausdruck zunehmender Narbenbildung und Fibrosierung. Charakteristisch für die subakute Thyreoiditis de Quervain ist auch ein wechselndes Bild mit unterschiedlichem Befall der einzelnen Schilddrüsenlappen.

Die klinische Symptomatik mit Druckschmerz im jeweiligen sonografisch veränderten Areal lässt sich vor der Therapie sehr gut korrelieren. Die sonografischen Befunde sind sehr charakteristisch. Eine Diagnosesicherung ist über eine Feinnadelpunktion (Befund einer granulomatösen Entzündung mit Epitheloid- und Riesenzellen) möglich. Diese muss aber nicht zwingend erfolgen, wenn die sonomorphologischen Veränderungen zu Klinik und Laborbefunden passen. Die Laborbefunde ergeben erhöhte Entzündungsparameter und weisen bei hyperthyreoter Stoffwechsellage auf einen entzündlichen Zellzerfall mit Freisetzung präformierter Schilddrüsenhormone hin.

Die antiinflammatorische Therapie mit Kortison führt rasch (innerhalb von 24–48 h) zu einer Beschwerdefreiheit und langsam (über Wochen) auch zu einer Rückbildung der sonografischen Veränderungen, wenn eine Remission eintritt.

■ Postpartale Thyreoiditis

Das Charakteristikum der Sonografie bei der postpartalen Thyreoiditis ist eine Echoarmut der betroffenen Areale in der Schilddrüse. Die Diagnose wird durch ihren charakteristischen klinischen Verlauf und den zeitlichen Zusammenhang mit Schwangerschaft und Entbindung gestellt, weniger durch die sonomorphologischen Veränderungen, die bei einem Teil der Patienten auch fehlen können (14%). Sonografische Verlaufskontrollen sind nur von Bedeutung, wenn sich eine permanente Hypothyreose entwickeln sollte. Eine vollständige Rückbildung der im Ultraschall gesehenen Auffälligkeiten ist möglich.

■ Akute Thyreoiditis

Eine eitrige Entzündung der Schilddrüse ist sehr selten. Sonografisch stellen sich umgrenzte echoarme Areale dar.

Gelegentlich kann, von einer Mediastinitis ausgehend, die Entzündung per continuitatem in die Schilddrüse einwandern. Neben der bakteriellen Entzündung ist selten auch eine Aktinomykose als Ursache möglich. Flüssigkeitsanteile oder vergröberte Binnenstrukturen im Sonogramm sind Hinweis auf eine Abszedierung.

■ Riedel-Struma

Die von der chronisch-invasiv fibrosierenden Thyreoiditis Riedel betroffenen Schilddrüsenareale sind sonografisch echoarm. Eine Abgrenzung zu den umgebenden Halsweichteilen gelingt oft nicht. Klinisch imponiert die Riedel-Struma durch einen eisenharten Tastbefund und kann damit schlecht vom anaplastischen Karzinom unterschieden werden.

Meist wird die Diagnose intraoperativ gestellt, weil der Patient aufgrund der zunehmenden lokalen Symptomatik (Heiserkeit, Schluckstörungen) unter Malignomverdacht operiert wird.

17.4 Sonografie der Nebenschilddrüse

K. Reschke

■ Nebenschilddrüsenadenome

Die Sonografie einer vergrößerten Nebenschilddrüse ist wie die Schilddrüsensonografie das Screeningverfahren bei der Diagnostik des Hyperparathyreoidismus. Gelingt die Darstellung eines Nebenschilddrüsenadenoms, muss keine weiterführende bildgebende Diagnostik erfolgen. Der sichere Nachweis ektoper (retrosternal gelegener) Nebenschilddrüsenadenome gelingt allerdings nur mittels MRT-Untersuchung oder bei positivem Adenomnachweis in der Nebenschilddrüsenszintigrafie. In letzter Zeit wird vor einem operativen Eingriff daher oft ein weiteres bildgebendes Verfahren (MRT oder Nebenschilddrüsenszintigrafie) eingesetzt.

Nebenschilddrüsenadenome stellen sich sonografisch als echoarme, glatt begrenzte, meist ovale Raumforderungen an den oberen oder unteren Schilddrüsenpolen dar. Sie können dann sicher identifiziert werden, wenn sie außerhalb der Schilddrüsenkapsel gelegen sind. Auch intrathyreoidale Nebenschilddrüsenadenome sind bei ektoper Lage möglich. Sie werden bei ca. 3% der Patienten mit primärem Hyperparathyreoidismus gefunden.

Die meisten Nebenschilddrüsenadenome sind gutartige Raumforderungen, < 1% sind Karzinome. Für die Karzinome sind große Tumoren charakteristisch. Erst eine Metastasierung beweist das Nebenschilddrüsenkarzinom.

> **!** An das Auftreten von Nebenschilddrüsenadenomen im Zusammenhang mit der multiplen endokrinen Neoplasie Typ 1 oder 2 muss v. a. bei einer Mehrdrüsenerkrankung oder bei sehr jungen Patienten gedacht werden.

Literatur

Becker W, Börner W, Gruber G. Szintigraphie und Sonographie bei der Diagnostik der Schilddrüsenautonomie. Dtsch Med Wschr 1986;111:1630–1635

Daniels GH. Thyroid nodules and nodular thyroiditis: a clinical overview. Coprehens Ther 1996;22(4):239–250

Erdogan MF, Gursoy A, Erdogan G: Natural course of benign nodules in a moderately iodine-deficient area. Clin Endocrinol 2006;65:767–771

Gutekunst R, Becker W, Hehrmann R, Olbricht T, Pfannenstiel P. Ultraschalldiagnostik der Schilddrüse. Dtsch Med Wschr 1988;113:1009–1012

McKee RF, Krukoski ZH, Matheson NA. Thyroid neoplasia coexistent with chronic lymphocytic thyroiditis. Br J Surg 1993;80:1303–1304

Papini E, Guglielmi R, Bianchini A, et al. Risk of malignancy in nonpalpable thyroid nodules: predictive value of ultrasound and color-Doppler features. J Clin Endocrinol Metab 2002;87(5):1941–1946

Raue F, Kohlwagen R, Ziegler R. Immunthyreopathie – Morbus Basedow. Diffuse Echoarmut in der Schilddrüsensonographie als diagnostisches Kriterium. Inn Med 1992;19:76–79

Scheler S, Becker W, Reiners C, Börner W. Physiologische Schwankungen und messtechnische Variabilität des sonographisch bestimmten Schilddrüsenvolumens. Akt Endokr Stoffw 1986;7:40

18 Dynamische Funktionstests in der Endokrinologie

H. Mönig, W. Kern, C. J. Partsch, W. G. Sippel, H. Lehnert
Kapitelkoordination: H. Mönig, H. Lehnert

18.1 Einleitung 488

18.2 Hypothalamus/Hypophysenvorderlappen 488

18.3 Hypophysenhinterlappen 506

18.4 Nebenschilddrüsen........................... 512

18.5 Nebennierenrinde............................ 513

18.6 Nebennierenmark............................ 517

18.7 Pankreas/Gastrointestinum 519

18.8 Tests in der gynäkologischen Endokrinologie..... 523

18.9 Spezielle Tests in der pädiatrischen Endokrinologie 527

18 Dynamische Funktionstests in der Endokrinologie

H. Mönig, W. Kern, C.J. Partsch, W.G. Sippell, H. Lehnert

18.1 Einleitung

In die vorliegende 3. Auflage der „Rationellen Diagnostik und Therapie" wurde erstmals ein eigenes Kapitel für die endokrinologischen Funktionstests aufgenommen. Dies soll es dem praktisch und klinisch tätigen Kollegen ermöglichen, sich rasch über Vorbereitung, Ablauf und Interpretation eines Funktionstests zu orientieren.

Da die Funktionstests auch im Rahmen der entsprechenden Krankheitsbilder dargestellt sind, ergeben sich Überschneidungen und möglicherweise auch Diskrepanzen. Dies ist nicht zu vermeiden, da die Tests wenig standardisiert sind und langjährige eigene Erfahrungen zwangsläufig in die Darstellung einfließen. Die Darstellung der Testverfahren erfolgte mit Einverständnis der Herausgeber sowie der Autorinnen und Autoren teilweise auf der Grundlage der „Endokrinologischen Funktionsdiagnostik" in der 6. überarbeiteten Auflage (Hrsg: C.J. Partsch, W.G. Sippell, H. Mönig), Kiel 2007.

18.2 Hypothalamus/Hypophysenvorderlappen

■ CRH-Test

■ Indikation

1. Prüfung der kortikotropen Hypophysenfunktion.
2. Differenzialdiagnose des Hyperkortisolismus.

■ Testprinzip

Kortikotropin-Releasing-Hormon (CRH) wird im Hypothalamus gebildet und führt an der kortikotropen Zellen des Hypophysenvorderlappens zur Freisetzung von adrenokortikotropem Hormon (ACTH), das seinerseits die Sekretion von Kortisol aus der Nebennierenrinde stimuliert.

Hyperkortisolismus (Cushing-Syndrom) wird eingeteilt in:
- ACTH-abhängige Formen: ACTH-produzierendes Hypophysenadenom (Morbus Cushing im eigentlichen Sinne) und ektopes ACTH-Syndrom sowie
- ACTH-unabhängige Formen (Überproduktion von Kortisol in der Nebennierenrinde).

Beim ACTH-produzierenden Hypophysenadenom lässt sich durch Gabe von CRH in den meisten Fällen noch eine weitere Steigerung der ACTH- und Kortisolkonzentration im Plasma bzw. Serum erzielen; dies ist beim ektopen ACTH-Syndrom meistens nicht der Fall.

Beim adrenalen Cushing-Syndrom (kortisolproduzierender Nebennierenrindentumor oder mikronoduläre Hyperplasie) ist das ACTH supprimiert; Kortisol und ACTH sind durch CRH nicht stimulierbar. Wenn bei nachgewiesenem Hyperkortisolismus das ACTH eindeutig supprimiert ist, ist der CRH-Test nicht erforderlich.

■ Kontraindikationen

Nicht bekannt.

■ Vorbereitung

Keine spezielle Vorbereitung notwendig. Der Patient muss jedoch über die zu erwartende Reaktion (s.u.) informiert werden.

■ Testablauf

Der Patient bleibt nüchtern. Venösen Zugang legen (30 min vor Beginn). Nach 30 min erfolgt die erste Blutentnahme für Kortisol und ACTH (=0-min-Wert), danach die langsame i.v.-Injektion von 100 µg humanem CRH, Dosis bei Kindern 1 µg/kg KG (Lehnert 2003), weitere Blutentnahmen für Kortisol- und ACTH-Bestimmung nach 15, 30, 45, 60, 90 und 120 min. Ist die Fragestellung lediglich die Prüfung der Nebennierenrindenfunktion, kann der Test auf 60 min verkürzt werden (Sheldon 1985); für die isolierte Prüfung der ACTH-Stimulation (Differenzialdiagnose des Hyperkortisolismus) reichen 30 min aus (Niemann 1993). Die Proben für die ACTH-Bestimmung müssen in vorgekühlte EDTA-Röhrchen auf Eis abgenommen, in der Kühlzentrifuge (4°C) abzentrifugiert und sofort tiefgefroren (-20°C) werden.

In einigen Zentren wird der CRH-Test abends durchgeführt, um von niedrigeren Basalwerten aus eine deutlichere Stimulation zu sehen. Ein Vorteil dieses Verfahrens ist jedoch nicht belegt.

■ Nebenwirkungen

Flushsymptomatik, Geschmacksmissempfindungen, gelegentlich leichter Blutdruckabfall. Ein Fall von Hypophysenapoplex nach CRH-Gabe wurde beschrieben (Rotman-Pikielny 2003).

■ Beurteilung

Prüfung der kortikotropen Hypophysenfunktion: Die Beurteilungskriterien variieren in der Literatur erheblich. Nach den DGE-Richtlinien wird zum Ausschluss einer Insuffizienz der kortikotropen Hypophysenfunktion ein Kortisolanstieg um > 200 nmol/l (7,2 µg/dl) und ein ACTH-Anstieg um mindestens 50% als ausreichend angesehen (Lehnert 2003). In einer Studie mit 20 gesunden Probanden wurde ein mittlerer Anstieg des Serumkortisols auf 595 ± 22 nmol/l (21,4 ± 0,8 g/dl) gefunden bei einem unteren Grenzwert (Mittelwert – 2 SD) von 400 nmol/l (14,4 g/dl) (Schmidt et al. 2003). Eine andere Studie (Newell-Price et al. 2002) bei Patienten mit vermuteter Hypophyseninsuffizienz ermittelte mittels ROC-Analyse einen optimalen „cut-off" Punkt bei einer maximalen Kortisolkonzentration von 377 nmol/l (13,5 µg/dl, (Sensitivität 76%, Spezifität 96%). In derselben Studie erwiesen sich basale Kortisolkonzentrationen von 285 nmol/l (10,3 µg/dl) und 98 nmol/l (3,5 µg/dl) als relative gute Hinweise auf eine suffiziente bzw. insuffiziente Hypophysenfunktion, die dazu herangezogen werden könnten, die Zahl von Stimulationstests zu verringern.

> Insgesamt halten wir den CRH-Test für wenig geeignet, die kortikotrope Hypophysenfunktion zu überprüfen und empfehlen, für diese Fragestellung den Insulinhypoglykämie-Test oder den Metopiron-Test einzusetzen.

Differenzialdiagnose des Hyperkortisolismus: Bei zentralem Cushing-Syndrom (ACTH-produzierendes Hypophysenadenom) soll bei deutlicher Kortisol-Stimulierbarkeit das ACTH um mindestens 35% über den Ausgangswert ansteigen (Niemann 1993); in einer neueren Studie wurde als bestes Kriterium für das Vorliegen eines zentralen Cushing-Syndroms ein Kortisolanstieg um 14% gefunden (Newell-Price et al. 2002). Beim ektopen ACTH-Syndrom findet sich kein solcher Anstieg.

Beim adrenalen Cushing-Syndrom sind Kortisol und ACTH ebenfalls durch CRH nicht stimulierbar.

Da der CRH-Test teuer und gelegentlich schwierig zu interpretieren ist, sollte er vorzugsweise nach Rücksprache mit einer endokrinologisch erfahrenen Institution durchgeführt werden.

■ Klinische Bemerkung

Der CRH-Test erlaubt in ca. 15 % der Fälle keine korrekte Zuordnung des ACTH-abhängigen Hyperkortisolismus. Bei nachweisbarem Anstieg von ACTH und Kortisol im CRH-Test und Kortisolsuppression im hochdosierten Dexamethason-Hemmtest (Kap. 18.2., s. u.) ist allerdings ein zentrales Cushing-Syndrom sehr wahrscheinlich. In Zweifelsfällen kann die Diagnose durch simultane bilaterale Katheterisierung des Sinus petrosus inferior mit gleichzeitig hypophysennaher und peripherer Abnahme von ACTH nach CRH-Stimulation die Diagnose gesichert werden (Oldfield et al. 1992). Die technisch einfachere Katheterisierung der Jugularvenen scheint eine nützliche Alternative zu sein (Ilias et al. 2004).

■ Häufige Fehler

Die (in der Ampulle kaum sichtbare) Trockensubstanz (CRH) wird nicht richtig aufgelöst oder nicht quantitativ in die Spritze aufgezogen.

Nach Injektion in eine Braunüle verbleibt ein Teil des Injektionsvolumens in der Braunüle oder wird mit dem zurücklaufenden Blut herausgespült. Günstiger ist die Injektion per Nadel in eine Vene bzw. bei Injektion in eine Braunüle das Nachspülen mit Kochsalz unter sorgfältigem Vermeiden eines Verlusts von Injektionsvolumen.

■ Besonderheiten im Kindesalter

Der CRH-Test kann bei Frühgeborenen zum Nachweis einer ausreichenden Stressreserve oder einer Suppression der Hypothalamus-Hypophysen-Nebennierenrindenachse nach Glukokortikoidtherapie verwendet werden (Karlsson et al. 2000, Bolt et al. 2002, Ng 2002). Der Anstieg von ACTH und Kortisol ist abhängig von der Reife der Kinder und der CRH-Dosis (Bolt et al. 2002, Ng 2002).

Literatur

Bolt RJ, van Weissenbruch MM, Cranendonk A, Lafeber HN, Delemarre-van-de-Waal HA. The corticotropin-releasing hormone test in preterm infants. Clin Endocrinol 2002;56: 207–213

Ilias I, Chang R, Pacak K, et al. Jugular venous sampling: an alternative to petrosal sinus sampling for the diagnostic evaluation of adrenocorticotropic hormone-dependent Cushing's syndrome. J Clin Endocrinol Metab 2004;89: 3795–3800

Karlsson R, Kallio J, Irjala K, Ekblad S, Toppari J, Kero P. Adrenocorticotropin and corticotropin-releasing hormone tests in preterm infants. J Clin Endocrinol Metab 2000;85: 4592–4595

Lehnert H, Allolio B, Buhr HJ, et al. Nebenniere. In: Deutsche Gesellschaft für Endokrinologie (Hrsg.). Rationelle Diagnostik und Therapie in Endokrinologie, Diabetologie und Stoffwechsel, 2. Aufl. Stuttgart-New York: Thieme Verlag 2003: 172

Newell-Price J, Morris DG, Drake WM, et al. Optimal response criteria for the human CRH test in the differential diagnosis of ACTH-dependent Cushing's disease. J Clin Endocrinol Metab 2002;87:1640–1645

Ng PC, Lam CW, Lee CH, Ma KC, Fok TF, Chan IH, Wong E. Reference ranges and factors affecting the human corticotropin-releasing hormone test in preterm, very low birth weight infants. J Clin Endocrinol Metab 2002;87:4621–4628

Nieman LK, Oldfield EH, Wesley R, Chrousos GP, Loriaux DL, Cutler GB Jr. A simplified morning ovine corticotropin-releasing hormone stimulation test for the differential diagnosis of adrenocorticotropin-dependent Cushing's syndrome. J Clin Endocrinol Metab 1993;77:1308–1312

Oldfield EH, Doppman L, Nieman LK, et al. Petrosal sinus sampling with and without corticotropin-releasing hormone for the differential diagnosis of Cushing's syndrome. N Engl J Med 1991;325:897–905

Rotman-Pikielny P, Patronas N, Papanicolaou A. Pituitary apoplexy induced by corticotrophin-releasing hormone in a patient with Cushing's disease. Clin Endocrinol 2003;58:545–549

Schmidt IL, Lahner H, Mann K, Petersenn S. Diagnosis of adrenal insufficiency: Evaluation of the corticotropin-releasing hormone test and Basal serum cortisol in comparison to the insulin tolerance test in patients with hypothalamic-pituitary-adrenal disease. J Clin Endocrinol Metab 2003;88:4193–4198

Sheldon WR Jr, DeBold CR, Evans WS, et al. Rapid sequential intravenous administration of four hypothalamic releasing hormones as a combined anterior pituitary function test in normal subjects. J Clin Endocrinol Metab 1985;60:623–630

■ Dexamethason-Suppressions-Test

■ Indikation

Dieser Test wird je nach Fragestellung in 4 Varianten durchgeführt:
a. Niedrigdosiert mit 1 mg als Screening-Test über Nacht und
b. niedrigdosiert mit 2 mg als Screening-Test über 2 Tage zum Ausschluss eines Hyperkortisolismus;
c. hochdosiert mit 8 mg zur Differenzialdiagnose zwischen zentralem und ektopem Cushing-Syndrom bei nachgewiesenem Hypercortisolismus und
d. als klassischer Liddle-Test (sequenzieller „low-dose-high-dose"-Suppressions-Test), ebenfalls zur Differenzialdiagnose zwischen zentralem und ektopem Cushing-Syndrom.

a, b und c sind auch ambulant durchführbar sind; der Liddle-Test erfordert insgesamt 6 Tage und ist als stationärer Test gedacht.

■ Testprinzip

Die Gabe von Dexamethason bewirkt über eine negative Rückkopplung eine Suppression von CRH und ACTH und damit eine Suppression des Serumkortisols sowie der Ausscheidung des freien Kortisols im 24h-Urin. Eine fehlende Suppression nach Gabe von 1 mg Dexamethason belegt den Hyperkortisolismus. Durch hohe Dexamethason-Dosen kann beim zentralen Cushing-Syndrom (ACTH-produzierendes Hypophysenadenom) die ACTH- und damit die Kortisolproduktion supprimiert werden; dies ist beim ektopen ACTH-Syndrom meistens nicht der Fall.

■ Kontraindikationen

Nicht bekannt.

■ Vorbereitung

Keine spezielle Vorbereitung nötig.

■ Testablauf

a. **Niedrigdosiert über Nacht:** Um 23.00 Uhr Gabe von 1 mg Dexamethason p. o. Am nächsten Morgen zwischen 08.00 und 09.00 Uhr Blutentnahme für Bestimmung von Kortisol im Serum.
b. **Niedrigdosiert über 2 Tage:** Um 08.00 Uhr an Tag 1 Gabe von 0,5 mg Dexamethason, danach 7 weitere Gaben im Abstand von 6 h. Am darauf folgenden Morgen zwischen 08.00 und 09.00 Uhr Blutentnahme für Bestimmung von Kortisol im Serum.
c. **Hochdosiert über Nacht:** Am ersten Tag zwischen 08.00 und 09.00 Uhr Blutentnahme für Bestimmung von Kortisol im Serum. Am Abend um 23.00 Uhr Gabe von 8 mg Dexamethason p. o. Am 2. Tag zwischen 08.00 und 09.00 Uhr erneute Blutentnahme für Bestimmung von Kortisol im Serum.
d. **Liddle-Test:**
Tag 1: Zwischen 08.00 und 09.00 Uhr Blutentnahme für Serumkortisol. Anschließend quantitative Sammlung des 24h-Urins zur Bestimmung des freien Kortisols und des Kreatinins. Die Mitbestimmung der Kreatininausscheidung ist wichtig, da sie eine Beurteilung der Qualität der Urinsammlung erlaubt (die Kreatininausscheidung ist eine intraindividuell sehr konstante Größe; Abweichungen von Tag zu Tag von ≥ 10 % lassen Zweifel an der Zuverlässigkeit der Sammlung aufkommen).
Tag 2 und 3: Gabe von 0,5 mg Dexamethason alle 6 h, weiterhin Sammeln des 24h-Urins wie oben.
Tag 4: Zwischen 08.00 und 09.00 Uhr Blutentnahme zur Bestimmung des Serumkortisols. Anschließend Gabe von 2 mg Dexamethason alle 6 h an Tag 4 und 5, entsprechend 8 Dosen, weiterhin Sammeln des 24h-Urins.
Tag 6: Zwischen 08.00 und 09.00 Uhr Blutentnahme für Serumkortisol.

■ Beurteilung

Niedrigdosierte Tests: Normal ist eine Suppression auf < 1,8 µg/dl (50 nmol/l).

Hochdosierte Tests bzw. Liddle-Test: Beim zentralen Cushing-Syndrom wird in den meisten Fällen im Gegensatz zum ektopen ACTH-Syndrom eine Suppression des Serumkortisols bzw. des freien Urinkortisols auf unter 50 % des Ausgangswerts gefunden.

Klinische Bemerkung

Der niedrigdosierte Test über Nacht (a) ist ein guter Screening-Test (Niemann et al. 2008, Elamin et al. 2008), bei dem oben angegebenen Schwellenwert liegt eine hohe Sensitivität vor, erbringt aber in bis zu 15% falsch positive Ergebnisse. Daher sollte er nicht als alleiniges Kriterium zur Diagnose eines Hyperkortisolismus herangezogen werden. Die Bestimmung eines um Mitternacht beim schlafenden Patienten bestimmten Kortisolspiegels kann dann als zweiter Test durchgeführt werden. Ein Wert > 50 nmol/l (1,8 μg/dl) ist als Hinweis auf Hyperkortisolismus zu werten. Ambulant kann auch der 2 mg Suppressionstest über 2 Tage (b) durchgeführt werden.

Ähnlich wie beim CRH-Test (s. dort) ist eine sichere Differenzierung zwischen zentralem und ektopem ACTH-Syndrom auch mittels hochdosierten Dexamethason-Suppressions-Tests in etwa 20% der Fälle nicht möglich. Dies gelingt jedoch durch Kombination beider Tests in fast allen Fällen. Gelegentlich ergibt sich eine sichere Zuordnung nur durch bilaterale simultane Katheterisierung des Sinus petrosus inferior. Bei einigen Zuständen (Adipositas, Depression, chronischer Alkoholismus), die auch als „Pseudo-Cushing-Syndrom" bekannt sind, kann der Test falsch positiv ausfallen (Newell-Price et al. 2006). Weitere Störmöglichkeiten sind: unzuverlässige Tabletteneinnahme, gleichzeitige Einnahme enzyminduzierender oder -inhibierender Medikamente, gastrointestinale Resorptionsstörungen. Der klassische Liddle-Test ist sehr aufwendig und wird nur noch selten durchgeführt. Der „overnight"-Test mit 8 mg hat eine vergleichbare Sensitivität (Dichek 1994).

Besonderheiten im Kindesalter

Dexamethasondosis im niedrig dosierten Test (a): ca. 1,5 mg/m^2 KOF bzw. 2 mg/m^2 KOF, wenn Patient unter Östrogen-, Phenobarbital- oder Hydantoin-Medikation steht.

Literatur

Dichek HL, Nieman LK, Oldfield EH, Pass HI, Malley JD, Cutler GB Jr. A comparison of the Standard high dose dexamethasone suppression test and the overnight 8-mg dexamethasone suppression test for the differential diagnosis of adrenocorticotropin-dependent Cushing's syndrome. J Clin Endocrinol Metab 1994;78:418–422

Elamin MB, Murad MH, Mullan R, et al. Accuracy of diagnostic tests for Cushing's syndrome: a systematic review and metaanalyses. J Clin Endocrinol Metab 2008;93(5):1553–1562

Newell-Price J, Bertagna X, Grossman AB, Nieman LK. Cushing's syndrome. Lancet 2006;367(9522):1605–1617

Nieman LK, Biller BM, Findling JW, et al. The diagnosis of Cushing's syndrome: an Endocrine Society Clinical Practice Guideline. J Clin Endocrinol Metab 2008;93:1526

Kombinierter Dexamethason-CRH-Test (Dex-CRH-Test)

Indikation

Differenzierung hyperkortisolämischer Zustände (z. B. Depression) vom Morbus Cushing (ACTH-produzierendes Hypophysenadenom).

Testprinzip

Einige nichtendokrine Erkrankungen (v. a. Depression, aber auch Adipositas, Bluthochdruck, Diabetes, selten chronischer Alkoholismus) können klinisch und biochemisch wie ein Cushing-Syndrom imponieren („Pseudo-Cushing-Syndrom") und insbesondere bei mildem Hyperkortisolismus vom Morbus Cushing kaum unterscheidbar sein. Als Ursache wird eine gesteigerte CRH-Sekretion und/oder ein gestörter hepatischer Kortisolmetabolismus diskutiert (Orth et al. 1995). Der Test beruht darauf, dass bei Patienten mit „Pseudo-Cushing" die ACTH-Sekretion zwar supprimierbar ist, infolge der chronischen Kortisolmehrsekretion bei erhaltener negativer Feedback-Regulation jedoch weniger durch CRH stimulierbar ist als bei Patienten mit Morbus Cushing (Yanovski et al. 1993). Der Test unterscheidet auch zwischen Gesunden und Patienten mit Morbus Cushing (Yanovski et al. 1998).

Kontraindikationen

Während akuter schwerer Erkrankungen, insbesondere Infektionskrankheiten, sollte der Test nicht durchgeführt werden.

Vorbereitung

Keine spezielle Vorbereitung notwendig. Der Patient muss jedoch über die zu erwartende Reaktion auf CRH (s. Nebenwirkungen) informiert werden. Die niedrigdosierte Dexamethason-Gabe erfolgt in der in der Originalarbeit (Yanovski et al. 1993) beschriebenen Form über 2 Tage, da der Test für die einmalige „overnight"-Gabe nicht validiert ist.

Testablauf

Der Patient erhält 8 Dosen zu je 0,5 mg Dexamethason im Abstand von 6 h, beginnend um 12.00 Uhr. Die letzte Dosis wird also am 3. Tag um 06.00 Uhr gegeben. Der Patient bleibt an diesem Tag nüchtern. Nach der letzten Dexamethasongabe wird eine Venenverweilkanüle gelegt. Genau 2 h nach der letzten Dexamethasongabe, also um 08.00 Uhr, erfolgt die Injektion von CRH (1 μg/kg i. v.). Blut für die Bestimmung von Kortisol wird nach 15 min entnommen.

▪ Nebenwirkungen

Bei Patienten mit gestörter oraler Glukosetoleranz Blutzuckeranstieg nach Dexamethasongabe, Flushsymptomatik, Geschmacksmissempfindungen, gelegentlich leichter Blutdruckabfall über wenige Minuten nach CRH-Gabe.

▪ Beurteilung

Eine Kortisolkonzentration im Serum von > 38 nmol/l (> 1,4 μg/dl) 15 min nach Applikation von CRH spricht für Morbus Cushing und gegen ein Pseudo-Cushing-Syndrom (Yanovski et al. 1993).

> *!* Auch gesunde Normalpersonen zeigen einen Anstieg des Cortisols auf weniger als 38 nmol/l (< 1,4 μg/dl) (Yanovski et al. 1998).

▪ Klinische Bemerkung

Die Aussagefähigkeit des Dex-CRH-Tests ist dadurch eingeschränkt, dass die zitierten Studien mit **ovinem** (oCRH) durchgeführt wurden, in Deutschland aber ausschließlich **humanes** (hCRH) eingesetzt wird. In einer neueren Studie wurde der Test in der Form variiert, dass für die Suppression Dexamethason in einer Dosis von 1 mg zur Nacht und am nächsten Morgen humanes CRH in einer Dosis von 100 μg eingesetzt wurden (Gatta et al. 2007). In dieser Studie hatte ein Kortisolwert von mindestens 110 nmol/l (4 μg/dl) eine Sensitivität von 100% für die korrekte Diagnose eines Morbus Cushing (Spezifität 86%).

Zur Differenzierung Morbus Cushing/Pseudo-Cushing-Syndrom sind eine Reihe weiterer Tests vorgeschlagen worden, z. B. der Desmopressin-Test (Moro et al. 2000) und der Desmopressin/Hexarelin-Test (Coiro et al. 2000). Im Insulin-Hypoglykämie-Test (s. dort) weisen Patienten mit einem Cushing-Syndrom keinen Anstieg des Kortisols im Serum auf, während Patienten mit einem Pseudo-Cushing-Syndrom meistens einen Anstieg des Serumkortisols zeigen (Lehnert et al. 2003). Die einfachste Möglichkeit besteht in der Bestimmung von Kortisol im Serum in einer exakt um Mitternacht abgenommenen Probe; ein Wert über 208 nmol/l (7,5 μg/dl) war in einer Studie charakteristisch für Patienten mit Morbus Cushing (Papanicolaou et al. 1998).

▪ Häufige Fehler

S. CRH-Test.

▪ Besonderheiten im Kindesalter

Für Kinder ist der Test nicht validiert; es liegen zurzeit keinerlei Erfahrungen vor.

Literatur

Coiro V, Volpi R, Capretti L, Caffarri G, Chiodera P. Desmopressin and hexarelin tests in alcohol-induced pseudo-Cushing's syndrome. J Intern Med 2000;247:667–673

Gatta B, Chabre O, Cortet C, Martinie M, Corcuff JB, Roger P, Tabarin A. Reevaluation of the combined dexamethasone suppression-corticotropin-releasing hormone test for differentiation of mild cushing's disease from pseudo-Cushing's syndrome. J Clin Endocrinol Metab 2007;92:4290–4293

Lehnert H, Allolio B, Buhr HJ, Hahn B, Mann K, Mohnike K, Weiss M. Nebenniere. In: Deutsche Gesellschaft für Endokrinologie (Hrsg.) Rationelle Diagnostik und Therapie in Endokrinologie, Diabetologie und Stoffwechsel, 2. Aufl. Stuttgart-New York: Thieme Verlag 2003:138

Moro M, Putignano P, Losa M, Invitti C, Maraschini C, Cavagnini F. The desmopressin test in the differential diagnosis between Cushing's disease and pseudo-Cushing's states. J Clin Endocrinol Metab 2000;85:3569–3574

Orth DN (1995) Cushing's syndrome. N Engl J Med 332: 791–803

Papanicolaou DA, Yanovski JA, Cutler GB Jr, Chrousos GP, Nieman LK. A single midnight serum cortisol measurement distinguishes Cushing's syndrome from pseudo-Cushing states. J Clin Endocrinol Metab 1998;83:1163–1167

Yanovski JA, Cutler GB Jr, Chrousos GP, Nieman LK. Corticotropin-releasing hormone stimulation following low-dose dexamethasone administration. A new test to distinguish Cushing's syndrome from pseudo-Cushing's states. JAMA 1993;269:2232–2238

Yanovski JA, Cutler GB Jr, Chrousos GP, Nieman LK. The dexamethasone-suppressed corticotropin-releasing hormone stimulation test differentiates mild Cushing's disease from normal physiology. J Clin Endocrinol Metab 1998;83: 348–352

■ TRH-Test

▪ Indikation

1. Prüfung der thyreotropen Partialfunktion des Hypophysenvorderlappens.
2. Differenzierung zwischen sekundärer und tertiärer Hypothyreose.
3. Differenzierung zwischen Schilddrüsenhormon-Resistenz und autonomer TSH-Sekretion (Tumor).
4. Diagnosesicherung einer Hyperthyreose.

▪ Testprinzip

Das hypothalamische Releasing-Hormon TRH führt zur Ausschüttung von TSH (Thyreoidea-stimulierendes Hormon) aus dem Hypophysenvorderlappen. Bei Insuffizienz dieser Funktion unterbleibt der Anstieg von TSH.

Bei Hyperthyreose erfolgt durch negative Rückkopplung der in erhöhter Konzentration zirkulierenden Schilddrüsenhormone ebenfalls kein TSH-Anstieg.

▪ Kontraindikationen

Vorsicht bei Patienten mit bekannter Epilepsie und Asthma bronchiale. Vorsicht bei Patienten mit einem bekannten Hypophysenmakroadenom.

▪ Vorbereitung

Keine spezielle Vorbereitung nötig.

18.2 Hypothalamus/Hypophysenvorderlappen

■ Testablauf

Entnahme von Blut zur Bestimmung des basalen TSH im Serum (= basaler Wert). Gabe von 200 μg TRH i. v. (im Kindesalter 100 (μg/m² KOF) oder 1 mg in jedes Nasenloch. Erneute Blutentnahme zur TSH-Bestimmung nach 30 min (= stimulierter Wert). Zur Differenzierung von tertiärer (hypothalamischer) und sekundärer (hypophysärer) Hypothyreose sind zusätzliche Blutentnahmen nach 60, 90 und 120 min erforderlich: bei tertiärer Hypothyreose findet sich das TSH-Maximum erst nach 90 bis 120 min (verzögerter TSH-Anstieg).

■ Nebenwirkungen

Nicht selten wird über kurzfristige Übelkeit, Flush und Harndrang geklagt. Bei Kindern mit Krampfneigung/Epilepsie oder Asthma bronchiale kann durch TRH ein Krampfanfall bzw. Asthmaanfall ausgelöst werden. Nach Applikation von TRH und/oder GnRH wurden Fälle von akuter Infarzierung der Hypophyse (pituitary apoplexy) bei Patienten mit Hypophysenmakroadenom beschrieben (Masago 1995, Assano 1993).

■ Beurteilung

Der TSH-Anstieg sollte mindestens 2,5 μIU/ml betragen.
- TSH-Anstieg < 2,5 μIU/ml: sekundäre Hypothyreose, subklinische Hyperthyreose.
- TSH Anstieg zwischen 2,5 und 25 μIU/ml: Euthyreose.
- TSH-Anstieg > 25 μIU/ml: Schilddrüsenhormonresistenz (überhöhte Stimulierbarkeit).

■ Klinische Bemerkung

Der TRH-Test erlaubt keine sichere Beurteilung der thyreotropen Partialfunktion. Eine normale TSH-Antwort schließt Störungen der thyreotropen Achse nicht aus (z. B. Sekretion von TSH mit verminderter biologischer Aktivität) (Hartoft-Nielsen et al. 2004). Bei entsprechender Anamnese und Klinik kann die Diagnose „sekundäre Hypothyreose" aus der Kombination erniedrigter Schilddrüsenhormone bei niedrig-normalem oder erniedrigtem TSH gestellt werden (Eskildsen et al. 1989). Ein verzögerter TSH-Anstieg wird auch bei Mutationen verschiedener hypophysärer Transkriptionsfaktoren (z. B. PIT1 und PROP1) beobachtet (Crofton et al. 2007).

> ! In Anbetracht des Risikos eines Hypophysen-Apoplexes und der geringen Aussagekraft des Tests für die Beurteilung der thyreotropen Partialfunktion sollte die Indikation streng gestellt werden (Szaboics et al. 1997).

Zur Diagnose der Hyperthyreose ist bei Verwendung eines TSH-Assays der 2. oder 3. Generation kein TRH-Test notwendig, da der TRH-Anstieg mit dem basalen TSH gut korreliert.

In Einzelfällen kann der TRH-Test bei der Differenzierung zwischen Schilddrüsenhormonresistenz und TSH-produzierendem Hypophysenadenom hilfreich sein (Differenzialdiagnose der inappropriaten TSH-Sekretion, dann auch Bestimmung der TSH-α-Untereinheit im TRH-Test).

■ Besonderheiten im Kindesalter

Der intranasale oder orale TRH-Test ist bei Kindern unzuverlässig. Zur Differenzierung von tertiärer (hypothalamischer) und sekundärer (hypophysärer) Hypothyreose, z. B. bei entwicklungsretardierten Kindern, sind zusätzliche Blutentnahmen nach 60, 90 und 120 min erforderlich: bei tertiärer Hypothyreose findet sich das TSH-Maximum erst nach 90 bis 120 min („treppenförmiger" Anstieg).

Literatur
Asson EA, Atkin SL, Diver M, White MC. Pituitary apoplexy and sudden blindness following the administration of gonadotrophin releasing hormone. Clin Endocrinol (Oxf) 1993;38: 109–110
Crofton PM, Tepper LA, Kelnar CJ. An evaluation of the thyreotropin-releasing hormone stimulation test in paediatric clinical practice. Horm Res 2007;69:53–59
Eskildsen PC, Kruse A, Kirkegaard C. The pituitary-thyroid axis in patients with pituitary disorders. Horm Metab Res 1989;21:387–390
Hartoft-Nielsen ML, Lange M, Rasmussen AK, Scherer S, Zimmermann-Belsing T, Feldt-Rasmussen U. Thyreotropin-releasing hormone stimulation test in patients with pituitary pathology. Horm Res 2004;61: 53–57
Masago A, Ueda Y, Kanal H, Nagai H, Umemura S. Pituitary apoplexy after pituitary function test: a report of two cases and review of the literature. Surg Neurol 1995;43:158–164
Mehta A, Hindmarsch PC, Stanhope RG, Brain CE, Preece MA, Dattani MT. Is the thyreotropin-releasing hormone test necessary in the diagnosis of central hypothyreoidism in children. J Clin Endocrinol Metab 2003,88:5851–5857
Szaboics I, Kesmarki N, Bor K, et al. Apoplexy of a pituitary macroadenoma as a severe complication of preoperative thyrotropinreleasing hormone (TRH) testing. Exp Clin Endocrinol Diabetes 1997;105:234–236

■ Exercise-Test

■ Indikation

Einfacher und billiger Suchtest bei Verdacht auf GH-Mangel.

■ Testprinzip

Stimulation von GH durch submaximale körperliche Belastung (Bucker 1972).

■ Kontraindikationen

Evtl. Herzinsuffizienz und Vitium cordis.

Vorbereitung

Morgens früh nüchtern durchführen. Es gibt aber auch Hinweise, dass die Tageszeit der Durchführung keinen Einfluss auf die Testergebnisse hat (Seipl et al. 1990, Greene et al. 1987).

Testablauf

Es existieren unterschiedliche Testprotokolle. Die körperliche Belastung kann durch ein Fahrradergometer (1–2 W/kg KG für 10–15 min) (Bucker 1972, Seipl et al. 1990, Greene et al. 1987), durch ein Laufband (De San Lazaro 1984) oder durch rasches Laufen und/oder Treppen steigen erfolgen (Esenstein et al. 1978, Keenan et al. 1972). Patient bleibt nüchtern, es folgt die erste Blutentnahme (basale Probe = 0-min-Wert). Von Minute 10–20 rasches Treppen steigen (Kontrollperson sollte dabei sein), dann 10 min Pause, danach zweite Blutentnahme (stimulierte Probe = 30-min-Wert). Der Test kann mit dem GnRH- (Kap. 18.2, s. u.) und dem TRH-Test (Kap. 18.2, s. o.) kombiniert werden. Die Injektion der Releasing-Hormone erfolgt zum Zeitpunkt 0 min.

Nebenwirkungen

Selten Erschöpfung, **Kollaps** (deshalb Überwachung nötig).

Beurteilung

Ein GH-Anstieg auf > 7 ng/ml macht einen klassischen hypophysären GH-Mangel wenig wahrscheinlich (Seipl et al. 1990, ein GH-Anstieg > 10 ng/ml schließt ihn sicher aus.

Klinische Bemerkung

Der Exercise-Test ist mit einem relativ hohen Prozentsatz falsch negativer Ergebnisse belastet (Greene et al. 1987, Esenstein et al. 1978, Palayew 1991) und hat eine relativ schlechte Spezifität (Donaubauer et al. 2001). Dies betrifft v. a. präpubertäre Kinder (Marin et al. 1994). Das Ausbleiben eines GH-Anstiegs nach Exercise ist auf eine Refraktärperiode für die GH-Stimulation nach einem endogenen GH-Peak für etwa 1 h zurückzuführen (Eliakim et al. 1999).

Besonderheiten im Kindesalter

Für den Exercise-Test mit Fahrradergometer oder Treppen laufen ist aus technischen Gründen ein gewisses Alter und auch eine gewisse Körperhöhe erforderlich. Beim Laufband-Test können Kinder ab 3–4 Jahren und einer Körperhöhe ab ca. 90 cm getestet werden (De San Lazaro et al. 1984, Marin et al. 1994).

Literatur

Bucker JMH. Exercise as a screening test for growth hormone release. Acta Endocrinol 1972;69:219–229

De San Lazaro C, Parkin JM, Turner SJ. Tredmill exercise test in short children. Arch Dis Child 1984;59:1179–1181

Donaubauer J, Kratzsch J, Fritsch C, Stach B, Keiss W, Keller E. The treadmill exhausting test is not suitable for screening of growth hormone deficiency. Horm Res 2001;55:137–140

Eliakim A, Brasel JA, Cooper DM. GH response to exercise: assessment of the pituitary refractory period, and relationship with circulating components of the GH-IGF-I axis in adolescent females. J Pediatr Endocrinol Metab 1999; 12:47–55

Esenstein E, Plotnick L, Lanes R, Lee PA, Migeon CJ, Kowarski AA. Evaluation of the growth hormone exercise test in normal and growth hormone-deficient children. Pediatrics 1978; 62:526–764

Greene SA, Rorresani T, Prader A. Growth hormone response to a standard exercise test in relation to puberty. Arch Dis Child 1987;62:53–56

Keenan BS, Killmer LB, Sode J. Growth hormone response to exercise. Pediatrics 1972;50:760–764

Marin G, Domené HM, Barnes KM, Blackwell BJ, cassorla FG, Cutler Jr GB. The effects of estrogen primin and puberty on the growth hormone response to standardized treadmill exercise and arginine-insulin in normal girls and boys. J Clin Endocrinol Metab 1994;79:537–541

Palayew K, Crock P, Pianosi P, Coates A, Weituner G, Schiffrin A. Growth hormone response in very short children. Clin Invest Med 1991;14:331–337

Seipl RL, Weltmann A, Goodman D, Rogol AD. Clinical of cycle exercise for the physiologic assessment of growth hormone release in children. Am J Dis Child 1990;144:998–1000

■ Arginin-Infusions-Test

Indikation

Verdacht auf GH-Mangel.

Testprinzip

Die Aminosäure Arginin stimuliert die GH-Sekretion durch α-adrenerge und serotoninerge Stimuli sowie durch Somatostatinsuppression.

Kontraindikationen

Schwere Leber- und Nierenerkrankungen und/oder Azidose.

Vorbereitung

Nüchtern ab Vorabend (Wasser erlaubt).

Testablauf

Legen eines venösen Zugangs und langsame Infusion von NaCl 0,9 % zum Offenhalten mindestens 1 h vor Testbeginn. Erste Blutentnahme für die GH-Bestimmung nach ca. 0,5 h Stunde (= -30 min-Wert), zweite Blutentnahme bei 0 min. Danach Start der Infusion von L-Arginin-Hydrochlorid in einer Dosis von 0,5 g/kg KG (Maximaldosis 30 g) über 30 min (errechnete Menge an Arginin-Hydrochlorid mit gleicher Menge Aqua inject. mischen). Weitere Blutentnahmen bei 30, 45, 60, 90 und 120 min.

Die Bestimmung des BZ ist bei 30, 45, 60, 90 und 120 min empfehlenswert.

Bei Kleinkindern und Patienten mit Azidoseneigung sollten mit den Blutentnahmen Blutgasanalysen durchgeführt werden.

▪ Nebenwirkungen

Späthypoglykämie besonders bei dystrophen Kindern und unterernährten Erwachsenen möglich (Arginin ist auch ein Sekretagogum für Insulin). Verstärkung einer vorbestehenden Azidose möglich (Blutgasanalysen überwachen). Erbrechen in seltenen Fällen.

▪ Beurteilung

GH-Maximum ≥ 10 ng/ml bei 30–60 min schließt einen klassischen, nicht jedoch einen funktionellen/hypothalamischen GH-Mangel (NSD) aus. Bei hypothalamischem GH-Mangel ist der GH-Anstieg verzögert.

▪ Klinische Bemerkungen

Der Arginin-Infusions-Test gilt auch wegen seiner relativ guten Verträglichkeit als Standard-Stimulationstest für GH. Er kann mit dem GnRH-Test und/oder dem TRH-Test kombiniert werden. Die Injektion der Releasing-Hormone erfolgt dann bei 0 min (= Beginn der Arginin-Infusion). Die Blutentnahmen zur Bestimmung der Parameter der zusätzlichen Tests müssen entsprechend umfangreicher durchgeführt werden.

Eine Kombination mit dem GHRH-Test ist ebenfalls möglich.

Der Arginin-Infusions-Test hat eine relativ niedrige Sensitivität und Spezifität (Youlton et al. 1969, Hindmarsh u. Swift 1995). Es ist mit bis zu 25% falsch niedrigen Testergebnissen zu rechnen (Tassoni et al. 1990). Die Korrelation zwischen den GH-Maxima bei Testwiederholung ist niedrig (Youlton et al. 1969, Zadic et al. 1990).

Entsprechend findet sich ein hoher intraindividueller Variationskoeffizient (4–125%) für das GH-Maximum (Hindmarsh u. Swift 1995). Bei Erwachsenen hat der Arginin-Infusions-Test eine hohe Sensitivität und Spezifität von bis zu 100% (Schütz et al. 2000).

▪ Besonderheiten im Kindesalter

Bei Kindern ist das Legen des venösen Zugangs am Vorabend dringend anzuraten, um eine stressbedingte Verfälschung der Testergebnisse (falsch positiver GH-Mangel!) zu vermeiden.

Literatur
Hindmarsh PC, Swift PGF. An assessment of growth hormone provocation tests. Arch Dis Child 1995;72:362–367
Schütz F, Wüster C, Heilmann P, Ziegler R, Hadji P. No advantage of the new combined octreotide-GHRH test over established GH-stimulation tests in the diagnosis of growth hormone deficiency (GHD) in adults. Clin Endocrinol 2000;53: 667–674
Tassoni P, Cacciari E, Cau M, et al. Vaiability of growth hormone response to pharmacological and sleep tests performed twice in short children. J Clin Endocrinol Metab 1990; 71:230–234
Youlton R, Kaplan S, Grumbach MM. Growth and growth hormone. IV. Limitations of the growth hormone response to insulin and arginine and of the immunoreactive response to arginine in the assessment of growth hormone deficiency in children. Pediatrics 1969;43:989–1004
Zadic Z, Chalew SA, Gilula Z, Kowarski AA. Reproducibility of growth hormone testing procedures: A comparison between 24-hour integrated concentration and pharmalogical stimulation. J Clin Endocrinol Metab 1990;71:1127–1130

▪ Insulin-Hypoglykämie-Test (IHT)

▪ Indikation

1. Gleichzeitige Überprüfung der Hypophysen-NNR-Achse (ACTH und Kortisol) und der somatotropen Achse (GH) sowie
2. der PRL-Sekretion unter Einschluss der Hypothalamusfunktion.

▪ Testprinzip

Die Hypoglykämie induziert über Stress und Substratmangel eine α-adrenerge Stimulation, was zur Sekretion von ACTH, GH und PRL führt.

▪ Kontraindikationen

Neugeborene, Säuglinge und Kleinkinder < 4 Jahren sollten wegen der Gefahr einer sehr raschen Hypoglykämie und der Entwicklung einer metabolischen Azidose nicht mit dem IHT getestet werden.

! Vorsicht bei Vitium cordis, Koronarinsuffizienz, Herzrhythmusstörung und Epilepsie.

▪ Vorbereitung

Aus Sicherheitsgründen sollte der IHT unter stationären Bedingungen durchgeführt werden. Kontinuierliche Überwachung mit schriftlichem Verlaufsprotokoll muss gewährleistet sein. Ein Arzt muss während des gesamten Tests anwesend sein.

Legen eines venösen Zugangs vorzugsweise am Vorabend des Tests, da es sonst stressbedingt zur Refraktärphase-bedingten Suppression der GH-Freisetzung nach Insulingabe kommt (falsch positive Diagnose eines GH-Mangels). Bei labilen bzw. schwierigen Venenverhältnissen muss ein zweiter venöser Zugang vorhanden sein.

Eine 20 ml-Spritze mit 10–20%iger Glukoselösung muss vor der Insulingabe aufgezogen werden und bereitliegen.

> Die errechnete Menge an Insulin soll vom Arzt mit NaCl 0,9% auf 1,0 ml Volumen verdünnt werden.

■ Testablauf

Patient bleibt ab dem Vorabend nüchtern (Wasser ist erlaubt). Der frühmorgendliche Blutzuckerwert soll > 60 mg/dl liegen.

Anlage einer Infusion mit NaCl 0,9% (20 ml/h) über den am Vorabend angelegten venösen Zugang. Nach frühestens 0,5 h erfolgt die erste Blutentnahme (= -30 min) für die Bestimmung von BZ, GH und Kortisol, bei entsprechender Fragestellung auch von ACTH. Nach 30 min folgt die zweite Blutentnahme (= 0-min-Wert). Danach wird i. v. 0,1 IE Normalinsulin („Altinsulin")/kg KG als Bolus injiziert; bei besonders insulinempfindlichen Patienten (Dystrophie, NNR-Insuffizienz) sollten nur 0,05–0,075 IE/kg und bei insulinresistenten Patienten (Adipositas, Cushing, Diabetes, Hypothyreose) 0,15 IE/kg Normalinsulin gegeben werden.

Weitere Blutentnahmen folgen nach 15, 20, 25, 30, 45, 60, 90, 120 min (bei 20 und 25 min nur BZ-Bestimmung).

Bei unzureichender Hypoglykämie folgt nach 45 min eine Nachinjektion der halben Insulindosis und Fortsetzung des Tests.

> ! Die Patientenüberwachung muss bis mindestens 60 min nach Testende, in jedem Fall bis zum sicheren Ausgleich der Hypoglykämie, fortgesetzt werden.

Im Verlaufsprotokoll sind festzuhalten: Puls, Blutdruck, Bewusstseinslage und Hypoglykämiesymptome wie Hungergefühl, Blässe, Schwitzen, Schwindel etc. Dazu kommt die Dokumentation der BZ-Werte. Diese müssen **sofort** nach der Blutentnahme gemessen werden.

> ! Bei Auftreten einer Bewusstseinsstörung, eines Koma, Krampfanfalls oder Schocks erfolgt sofort eine Blutentnahme für BZ und Hormone, unmittelbar danach langsame i. v.-Injektion von Glukose 10–20% (1–2 ml/kg KG) über 3 min, im Anschluss eine Glukose-Dauerinfusion mit 10 mg/kg/min.
> Es sind **engmaschige BZ-Kontrollen** durchzuführen, um den BZ im Bereich zwischen 90 und 140 mg/dl (= 5–8 mmol/l) zu halten (Shah et al. 1992). Der Test wird nicht abgebrochen! Die Blutentnahmen werden fortgesetzt (beginnend bei 15 min), sofern der Zustand des Patienten dies erlaubt. An die Möglichkeit einer Nebennierenrindeninsuffizienz muss gedacht und im Verdachtsfall 50–100 mg Hydrokortison i. v. gegeben werden.
> Bei Hypoglykämiesymptomen mit Bewusstseinseintrübung Glukose i. v. geben (s. o.), bei klarem Bewusstsein orale Nahrungszufuhr.

In einer Studie mit gesunden Probanden konnte gezeigt werden, dass durch eine niedrigdosierte Glukose-Infusion (500 ml 5% Glukose über 30 min) zum Zeitpunkt der maximalen Hypoglykämie die Dauer der Hypoglykämie verkürzt werden kann, ohne dass die maximalen Kortisol- und GH-Konzentrationen beeinflusst wurden (Borm et al. 2005). Dieses Protokoll wurde aber bei Patienten nicht evaluiert.

Eine Entlassung des Patienten kommt erst nach erfolgter oraler Nahrungsaufnahme und einer angemessenen Überwachungsdauer infrage. Der venöse Zugang sollte erst nach erfolgter Nahrungsaufnahme bzw. nach Überwachungsende entfernt werden.

■ Nebenwirkungen

Zu beachten sind Hungergefühl, Schwitzen, Müdigkeit, Bewusstseinstörung, Koma, Krampfanfall, Späthypoglykämie. Der IHT verursacht einen Abfall von Kalium. Etwa jedes dritte Kind kann eine schwere Hypokaliämie mit Kalium < 2,9 nmol/l zeigen (Binder et al. 2004). Das Auftreten von Hypokaliämien im IHT ist mehrfach beschrieben worden (Binder et al. 2004, Strakosch et al. 1976, Ratzmann u. Zoellner 1985, Davies et al. 1998). Untersuchungen zum Mechanismus der Entstehung der Hypokaliämie und zu den kardialen Effekten der Hypokaliämie liegen vor (Petersen et al. 1982, Fisher et al. 1991, Robinson et al. 2003).

■ Beurteilung

Der IHT ist nur dann valide verwertbar, wenn der BZ-Abfall mindestens 50% des Ausgangswerts beträgt und auf knapp ≤ 40 mg/dl (≤ 2,2 mmol/l) erfolgt. Ausnahme: Der Patient zeigt deutliche Hypogykämie-Symptome.

Der IHT gilt als der Test der ersten Wahl („Goldstandard") für den Nachweis eines GH-Mangels (Growth Hormone Research Society 1998, THorner et al. 1995). Beim Erwachsenen gilt ein GH-Anstieg ≤ 3 ng/ml als sicherer Nachweis eines schweren GH-Mangels (Growth Hormone Research Society 1998, Hoffman et al. 1994).

Ein klassischer hypophysärer GH-Mangel im Kindesalter ist ausgeschlossen, wenn GH nach 30–45 min auf ≥ 10 ng/ml ansteigt (Hindmarsh u. Swift 1995).

Ein verzögerter GH-Anstieg auf 5–10 ng/ml spricht für einen partiellen GH-Mangel. Ein kompletter (klassischer) GH-Mangel liegt vor, wenn GH auf < 5 ng/ml ansteigt.

Hinsichtlich der Hypophysen-NNR-Achse gilt ein Anstieg von ACTH auf > 33 pmol/l (> 150 pg/ml) und von Kortisol auf > 500 nmol/l (> 20 μg/dl) bzw. um mehr als 225 nmol/l (> 10 μg/dl) als Nachweis einer normalen Funktion bei Erwachsenen (Lehnert et al. 2003). Der so genannte Normalbereich lag basal für ACTH zwischen 20 und 100 pg/ml, der für Kortisol bei 4–19 μg/ml.

Nach 30 min lag ACTH (Mittelwert ± 1 SD) bei 157,2 ± 38,6 pg/ml (relativer Anstieg 81–3261% [3.–97. Perzentile]) und bei 149,2 ± 97,4 g/ml nach 45 min (relativer Anstieg 198–2174%). Der so genannte Normalbereich für Kortisol lag bei 21,2 ± 8,8 μg/dl nach 45 min (relativer Anstieg 106–441 %) und bei 22,6 ± 7,2 µg/dl nach 60 min (relativer Anstieg 101–485 %).

■ Klinische Bemerkungen

! Bei Nichtbeachtung der o. g. Sicherheitsvorkehrungen kann der IHT gefährlich sein (Shah et al. 1992).

Eine EKG-Überwachung während des Tests wird empfohlen. Zusätzlich muss im Falle einer Bewusstseinseintrübung nicht nur der BZ, sondern auch Kalium bestimmt werden, um eine adäquate Therapie zu ermöglichen (Binder et al. 2004). Im Falle einer Hypoglykämie-Unterbrechung durch Glukoseinfusion sind die Patienten zusätzlich gefährdet, eine Hypokaliämie zu erleiden. Es sollte in jedem Einzelfall geprüft werden, ob der IHT durch den kombinierten GHRH/Arginin-Test (für die Wachstumshormonsekretion) bzw. den Metopiron-Test (für die ACTH-Reserve) ersetzt werden kann.

Auch der IHT unterliegt einer eingeschränkten intraindividuellen Reproduzierbarkeit (Youlton et al. 1969, Zadik et al. 1990, The Health Services Human Growth Committee 1981). Variationskoeffizienten bei Erwachsenen betragen bis zu 59 % (The Health Services Human Growth Committee 1981). Die Sensitivität und Spezifität des IHT für die Diagnose eines GH-Mangels liegt zwischen 50 und 80 % (Hindmarsch u. Swift 1995). Falsch niedrige GH-Maxima kommen vor (Borm et al. 2005).

■ Besonderheiten im Kindesalter

Bei Neugeborenen, Säuglingen und Kleinkindern < 4 Jahren soll der Test nicht angewendet werden.

Literatur
Binder G, Bosk A, Gass M, Ranke MB, Heidemann PH. Insulin tolerance test causes hypokalaemia and can provoke cardiac arrhythmias. Horm Res 2004;62:84–87
Borm K, Slawik M, Beuschlein F, et al. Low-dose glucose infusion after achieving critical hypoglycemia during insulin tolerance testing: effects on time of hypoglycemia, neuroendocrine stress response and patient's discomfort in a pilot study. Eur J Endocrinol 2005;153:521–526
Davies JS, Hinds NP, Millward EM, McDowell I, Scanlon MF. Hypokalaemia during insulin-induced hypoglycaemia in hypopituitary adults with and without growth hormone defiency. Clin Endocrinol 1998;49:217–220
Fisher BM, Thomson I, hepburn DA, Frier BM. Effects of adrenergic blockade on serum potassium changes in response to acute insulin-induced hypoglycemia in nondiabetic humans. Diabetes Care 1991;14:548–552
Growth Hormone Research Society. Consensus Guidelines for the Diagnosis and Treatment of Adults with Growth Hormone Deficiency: Summary Statement of the Growth Hormone Research Society Workshop on Adult Growth Hormone Deficiency. J Clin Endocrinol Metab 1998;83:379–381
Hindmarsh PC, Swift PGF. An assessment of growth hormone provocation tests. Arch Dis Child 1995;72:362–367
Hoffman DM, O'Sulivan AJ, Baxter RC, Ho KKY. Diagnosis of growth hormone deficiency in adults. Lancet 1994;343:1064–1068
Lehnert H, Allolio B, Buhr HJ, Hahn K, Mann B, Mohnike K, Weiss M. Nebenniere. In: Deutsche Gesellschaft für Endokrinologie (Hrsg). Rationelle Diagnostik und Therapie in Endokrinologie, Diabetologie und Stoffwechsel, 2. Aufl. Stuttgart, New York: Thieme Verlag 2003:172–173
Petersen KG, Schluter KJ, Kerp L. Regulation of serum potassium during insulin-induced hypoglycaemia. Diabetes 1982;31:615–617
Ratzmann GW, Zoellner H. Hypomagnesiämie und Hypokaliämie während des Insulin-Hypoglykämietestes. Z Gesamte Inn Med 1985;40:567–570
Robinson RT, Harris ND, Ireland RH, Lee S, Newman C, Heller SR. Mechanism of abnormal cardiac repolarization during insulin-induced hypoglycemia. Diabetes 2003;52:1469–1474
Shah A, Stanhope R, Matthew D. Hazards of pharmacological tests of growth hormone secretion in childhood. BMJ 1992;304:173–174
Strakosch CR, Stiel JN, Gyory AZ. Hypokalaemia occurring during insulin-induced hypoglycaemia. Aust N Z J Med 1976;6:314–316
The Health Services Human Growth Committee. Comparison of the intravenous insulin and oral clonidine tolerance tests for growth hormone secretion. Arch Dis Child 1981;56:852–854
Thorner MO, Bengtsson B-A, Ho Ky, et al. The diagnosis of growth hormone deficiency (GHD) in adults. J Clin Endocrinol Metab 1995;80:3097–3098
Youlton R, Kaplan S, Grumbach MM. Growth and growth hormone. IV. Limitations of the growth hormone response to insulin and arginine and of the immunoreactive response to arginine in the assessment of growth hormone deficiency in children. Pediatrics 1969;43:989–1004
Zadik Z, Chalew SA, Gilula Z, Kowarski AA. Reproducibility of growth hormone testing procedures: A comparison between 24-hour integrated concentration and pharmacological stimulation. J Clin Endocrinol Metab 1990;71:1127–1130

■ Glukagon-Propranolol-Test

■ Indikation

1. Verdacht auf GH-Mangel und
2. Test der zweiten Wahl bei Kontraindikationen gegen den IHT.

■ Testprinzip

GH-Anstieg durch die Glukagonwirkung auf α-adrenerge Rezeptoren und Steigerung dieser Wirkung durch β-Blockade.

■ Kontraindikationen

Keine.

■ Vorbereitung

Patient bleibt 1–2 h nüchtern.

■ Testablauf

Legen eines venösen Zugangs frühzeitig vor dem Testbeginn, am besten am Abend zuvor. Gabe von Propranolol per os in einer Dosis von 1 mg/kg KG (maximal 40 mg). Nach 2 h erfolgt die erste Blutnahme für BZ und GH (= 0-min-Wert), danach intramuskuläre Injektion von Glukagon in einer Dosis von 0,05 mg/kg KG (max. 1 mg). Weitere Blutentnahmen folgen nach 30, 60, 90, 120 und 180 min für die Bestimmung von BZ und GH. Am Ende des Tests sollte der Patient etwas essen, um eine Späthypoglykämie zu vermeiden.

■ Nebenwirkungen

Späthypoglykämien sind möglich, ebenso Übelkeit, Erbrechen, Bauchschmerzen und Bradykardie (Andler et al. 1975, Colle et al. 1984).

■ Beurteilung

Ein GH-Anstieg auf ≥ 10 ng/ml schließt einen klassischen hypophysären GH-Mangel aus (Rochiccioli et al. 1976).

■ Klinische Bemerkungen

Die verwendete Propranololdosis führt üblicherweise nicht zu einem Blutdruckabfall. Der GH-Anstieg im Glukagon-Propranolol-Test unterliegt wie bei den anderen pharmakologischen Tests einer relativ großen Variabilität (Colle et al. 1984, Rochiccioli et al. 1976). Der maximale GH-Anstieg ist höher als im IHT (Andler et al. 1995). Die Rate der falsch niedrigen Ergebnisse im Glukagon-Propranolol-Test wird als sehr gering angesehen (Colle et al. 1984, Okada et al. 1977), sie ist deutlich geringer als im IHT (Andler et al. 1975).

■ Besonderheiten im Kindesalter

Für Kinder bis zum Alter von 4 Jahren sicherster und zuverlässigster Test, auch wenn vor der Späthypoglykämie gewarnt wird (Hindmarsh u. Swift 1995). Die orale Einnahme einer Mahlzeit nach Testende ist zu überwachen und BZ-Kontrollen sind mindestens bis zu diesem Zeitpunkt fortzuführen. Erst danach sollte der venöse Zugang entfernt werden.

Literatur

Andler W, Bernasconi S, Giovanelli G, Biro G. Insulin- und Propanolol-Glucagon-Stimulationstest: Ein Vergleich beider Methoden, Monatsschr Kinderheilkd 1975;123:338–339

Colle M, Battin J, Coquenlin JP, Rochiccioli P. Betyxolol and propanolol in glucagon stimulation of growth hormone. Arch Dis Child 1984;59:670–672

Hindmarsh PC, Swift PGF. An assessment of growth hormone provocation tests. Arch dis Child 1995;72:362–367

Okada Y, Watanabe K, Takeuchi T, Hata T, Mikam H. Evaluation of propanolol-glucagon test. Acta Endocrinol (Copenh) 1977;86:243–250

Rochiccioli P, Enjeaume P, Dutau G, Ribot C, Augier D. Stimulation par le test propanolol-glucagon de la secretion somatotrope chez 71 enfants. Arch Franc Pédiatr 1976; 33:453–465

■ Glukagon-Test

■ Indikation

1. Verdacht auf GH-Mangel beim Erwachsenen.
2. Der Test ist eine Alternative zum IHT (Kap. 18.2, s. o.), wenn Kontraindikationen für letzteren vorliegen (Growth Hormone Research Society 1998).

■ Testprinzip

GH-Anstieg via Stimulation der Noradrenalinsekretion. Glukagon stimuliert auch die Kortisolsekretion.

■ Kontraindikationen

Keine.

■ Vorbereitung

Patient bleibt nüchtern.

■ Testablauf

Legen eines venösen Zugangs vor Testbeginn und erste Blutentnahme für die Bestimmung von GH (= 0-min-Wert), danach s. c.- oder i. m.-Gabe von Glukagon in einer Dosis von 1 mg (1,5 mg bei > 90 kg). Weitere Blutentnahmen für die GH-Bestimmung folgen nach 90, 120, 150, 180, 210 und 240 min.

■ Nebenwirkungen

Übelkeit, selten mit Erbrechen, Kopfschmerzen treten bei 10–20% der Patienten auf. Kurze Bewusstlosigkeit wird ebenfalls beschrieben (Leong et al. 2001, Gomez et al. 2002), aber eher der Blutentnahme an sich als der Testwirkung zugeschrieben (Leong et al. 2001). Patienten ziehen den Glukagon-Test gegenüber dem IHT vor (Gomez et al. 2002).

■ Beurteilung

Das Maximum des GH-Anstiegs liegt zwischen 150 und 180 min. Der Test kann daher von 240 auf 180 min verkürzt werden, ohne diagnostische Genauigkeit zu verlieren. Ein GH-Anstieg auf > 3 ng/ml schließt einen GH-Mangel beim Erwachsenen aus. Bei diesem cut-off-Wert liegen Sensitivität und Spezifität bei 100% (Leong et al. 2001). Die GH-Maxima im Glukagon-Test sind vergleichbar mit denen im IHT (Aimaretti et al. 2000).

Die 3. Perzentile für die GH-Antwort im Glukagon-Test für gesunde erwachsene Probanden liegt bei 7,6 ng/ml (Aimaretti et al. 2000).

■ Klinische Bemerkungen

Der Blutzuckerspiegel steigt zunächst an (bei 30–90 min) und fällt danach kontinuierlich ab, ohne den Hypoglykämiebereich zu erreichen. In Einzelfällen können prolongierte Hypoglykämien vorkommen (Shah et al. 1992). Die beschriebenen Nebenwirkungen treten unabhängig vom Blutzuckerverlauf auf (Leong et al. 2001, Gomez et al. 2002).

Literatur
Aimaretti G, Baffoni C, Di Vito L, et al. Comparison of old and new provocative tests of GH secretion in 178 normal adults. Eur J Endocrinol 2000;142:347–353
Böttner A, Kratzsch J, Liebermann S, et al. Comparison of adrenal function tests in children: the glucagon stimulation test allows the simultaneous assessment of adrenal function and growth hormone response in children. J Pediatr Endocrinol Metab 2005;18:433–442
Gomez JM, Espadero RM, Escobar-Jimenez F, et al. Growth hormone release after glucagons as a reliable test of growth hormone assessment in adults. Clin Endocrinol 2002;56: 329–334
Growth Hormone Research Society. Consensus Guidelines for the Diagnosis and Treatment of Adults with Growth Hormone Deficiency: Summary Statement of the Growth Hormone Research Society Workshop on Adult Growth Hormone Deficiency. J Clin Endocrinol Metab 1998;83:379–381
Leong KS, Walker AB, Martin I, Wile D, Wiling J, MacFarlane IA. An audit of subcutaneous glucagons stimulation tests to assess growth hormone and ACTH secretion in patients with hypothalamic-pituitary disease. Clin Endocrinol 2001; 54:463–468
Shah A, Stanhope R, Matthew D. Hazards of pharmacological tests pf growth hormone secretion in childhood. Brit Med J 1992;304:173–174
Soliman AT, elZalabany MM, Mazloum Y, et al. Spontaneous and provoked growth hormone (GH) secretion and insulin-like growth factor I (IGF-I) concentration in patients with beta thalassemia and delayed growth. J Trop Paediatr 1999; 45:327–337

Clonidin-Test

Indikation

Verdacht auf GH-Mangel.

Testprinzip

Clonidin ist ein zentraler α-adrenerger Agonist. Der GH-Anstieg wird nicht durch GHRH vermittelt (Evain-Brion et al. 1986). Clonidin ist neben dem GHRH-Arginin-Test (Kap. 18.2, s.u.) der stärkste pharmakologische GH-Stimulus in der klinischen Anwendung.

Kontraindikationen

Keine.

Vorbereitung

Patient bleibt nüchtern.

Testablauf

Legen eines venösen Zugangs 1 h vor Testbeginn sowie erste Blutentnahme für die Bestimmung von GH (= 0-min-Wert). Danach folgt die orale Gabe von Clonidin in einer Dosis von 0.075 mg/m^2 KOF. Weitere Blutentnahmen für die GH-Bestimmung folgen nach 30, 60, 90 und 120 min, parallel erfolgen Blutzuckerbestimmungen.

Nebenwirkungen

Müdigkeit, Somnolenz. Mit dem Auftreten von Hypoglykämien muss bei 2–3% der Patienten gerechnet werden (Huang et al. 2001). Weitere seltene Nebenwirkungen sind beschrieben (Scaramuzza et al. 2000).

> Eine Beobachtung des Patienten ist während und auch nach dem Test notwendig.

Beurteilung

Ein GH-Anstieg auf ≥ 15 ng/ml nach 60–90 min gilt als normal.

Klinische Bemerkungen

Die verwendete Dosis von 75 µg/m^2 verursacht keinen Blutdruckabfall. Ein Blutdruckabfall ist erst nach einer Dosis von 0,15 mg Clonidin pro m^2 KOF zu erwarten.

Der Test ist ambulant durchführbar. Eine Begleitung auf dem Heimweg ist anzuraten. Der Vorteil dieses Tests gegenüber allen anderen GH-Stimulations-Tests ist die orale Verabreichung der Testsubstanz.

Die intraindividuelle Reproduzierbarkeit des Clonidin-Tests ist etwas besser als die des Arginin-Infusions-Tests und die des IHT (Zadik et al. 1990, Hindmarsh u. Swift 1995, The Health Services Human Growth Hormone Committee 1981, Hoehe et al. 1988). Auch beim Clonidin-Test ist mit falsch niedrigen GH-Anstiegen zu rechnen (The Health Services Human Growth Hormone Committee 1981). Allerdings gehen die Angaben in der Literatur hierzu weit auseinander (The Health Services Human Growth Hormone Committee 1981, Hoehe et al. 1988, Lanes et al. 1982). Die Sensitivität und Spezifität zum Nachweis eines GH-Mangels liegt im Bereich des Arginin-Infusions-Tests (Hindmarsh u. Swift 1995, Loche et al. 1993).

Besonderheiten im Kindesalter

Der Clonidin-Test wird überwiegend im Kindesalter eingesetzt. Wahrscheinlich kann auf die Blutentnahme bei 120 min verzichtet werden (Morris et al. 2003).

> Eine Entlassung der Kinder nach dem Test ist erst möglich, wenn sie vollständig wach sind und eine altersentsprechende Mahlzeit verzehrt haben (Huang et al. 2001).

Literatur

Evain-Brion D, Donnadieu M, Liapi C, et al. Plasma growth hormone releasing factor levels in children: Physiological and pharmacologically induced variations. Horm Res 1986; 24:116–120

Hindmarsh PC, Swift PGF. An assessment of growth hormone provocation tests. Arch Dis Child 1995;72:362–367

Hoehe M, Valido G, Matussek N. Growth hormone, noradrenaline, blood pressure and cortisol responses to clonidine in healthy male volunteers: dose-response relationship and reproducibility. Neuroendocrinology 1988;13:409–418

Huang C, Banerjee K, Sochett E, Perlamm K, Wherrett D, Danemann D. Hypoglycemia associated with clonidine testing for growth hormone deficiency. J Pediatr 2001;139:323–324

Lanes R, Hurtado E. Oral clonidine – an effective growth hormone-releasing agent in prepubertal subjects. J Pediatr 1982;100:710–714

Loche S, Cappa M, Ghigo E, Faedda A, Lampis A, Carta D, Pintor C. Growth hormone response to oral clonidine test in normal and short children. J Endocrinol Metab 1993;16:899–902

Morris AH, Harrington MH, Churchill DL, Olshan JS. Growth hormone stimulation testing with oral clonidine: 90 minutes is the preferred duration for the assessment of growth hormone reserve. J Pediatr Endocrinol Metab 2003;14:1657–1660

Scaramuzza A, Torresani P, Arisi D, Rossoni R. Seizures following clonidine test for growth hormone reserve: unusual presentation of benign partial epilepsy. J Pediatr Endocrinol Metab 2000;13:451–452

The Health Services Human Growth Hormone Committee. Comparison of the intravenous insulin and oral clonidine tolerance tests for growth hormone secretion. Arch Dis Child 1981;56:852–854

Zadik Z, Chalew SA, Gilula Z, Kowarski AA. Reproducibility of growth hormone testing procedures: A comparison between 24-hour integrated concentration and pharmacological stimulation. J Clin Endocrinol Metab 1990;71:1127–1130

■ GHRH-Test

■ Indikation

1. Differenzierung zwischen hypothalamischem und hypophysärem GH-Mangel und
2. Testung der hypophysären Partialfunktion für GH.

■ Testprinzip

Die Applikation des hypothalamischen Releasing-Hormons GHRH (Wachstumshormon-Releasing-Hormon) führt über die Bindung an spezifische Rezeptoren zur Freisetzung von GH aus dem Hypophysenvorderlappen.

■ Kontraindikationen

Keine.

■ Vorbereitung

Mindestens 2 h nüchtern. Zu jeder Tageszeit durchführbar.

■ Testablauf

Patient bleibt nüchtern. Venösen Zugang legen. Nach mindestens 1 h Ruhezeit erfolgt die erste Blutentnahme für GH-Bestimmung (= -15-min-Wert). Nach weiteren 15 min folgt die zweite Blutentnahme (= 0-min-Wert) und unmittelbar danach die i.v.-Injektion von 1 µg GHRH pro kg KG im Bolus (Erwachsene 100 µg i.v.). Weitere Blutentnahmen erfolgen bei 15, 30, 45, 60 und evtl. 90 und 120 min.

■ Nebenwirkungen

Kurzfristiger Flush (ca. 14 % der Patienten). Blässe, eigenartiger Geschmack im Mund, Kopfschmerz und Übelkeit möglich (jeweils in ca. 1 % der Patienten) (Chatelain et al. 1987).

■ Beurteilung

GH-Maximum beim hypophysären (totalen) GH-Mangel < 15 ng/ml (meist erst nach 45–60 min) (Chatelain et al. 1987, Ranke et al. 1986).

Bei hypothalamischem GH-Mangel erfolgt üblicherweise ein GH-Anstieg auf deutlich > 15 ng/ml bei 15–30 min. Evtl. ist eine mehrfache GHRH-Stimulation notwendig. Hierfür existieren unterschiedliche Protokolle.

■ Klinische Bemerkungen

Der GHRH-Test hat eine limitierte klinische Bedeutung (Hümmelink u. Sippell 1988, Ghigo et al. 1998). Die GH-Antwort unterliegt einer großen intra- und interindividuellen Variabilität (Chatelain et al. 1987, Ghigo et al. 1996), die bei Erwachsenen bei 45 % liegt (Ghigo et al. 1998).

Auch bei Gesunden kann der Test ohne signifikanten GH-Anstieg ausfallen (z. B. durch hohen Somatostatin-Tonus oder postprandial) (Hümmelink u. Sippell 1988, Ghigo et al. 1998). Adipositas kann den Test negativ beeinflussen.

Der GHRH-Test ist zum Nachweis eines GH-Mangels nicht geeignet, da die Ergebnisse nicht mit denen der klassischen GH-Stimulationstests (Arginin-Infusions-Test, IHT) und mit denen des GH-Nachtprofils korrelieren (Hümmelink u. Sippell 1988).

 Der GHRH-Test ist zur Diagnostik der Akromegalie nicht geeignet.

■ Besonderheiten im Kindesalter

Keine.

Literatur

Chatelain P, Alamercery Y, Blanchard J, et al. Growth Hormone (GH) response to a single intravenous injection of synthetic GH-releasing hormone in prepubertal children with growth failure. J Clin Endocrinol Metab 1987;65:387–394

Ghigo E, Aimaretti G, Gianotti L, Bellone J, Arvat E, Camanni F. New approach to the diagnosis of growth hormone deficiency in adults. Eur J Endocrinol 1996;134:352–356

Ghigo E, Arvat E, Aimaretti G, Boglio F, Giordano R, Camanni F. Diagnostic and therapeutic uses of growth hormone-releasing substances in adult and elderly subjects. In: Shalet SM (ed). Baillière's Clinical Endocrinology and Metabolism. Growth Hormone in Adults. London: Baillière Tindall 1998: 341–358

Hümmelink R und Sippell WG. Klinische Wertigkeit des GHRH-Tests in der Minderwuchsdiagnostik. Monatsschr Kinderheilkd 1988;136:618–621

Ranke MB, Gruhler M, Rosskamp R, et al. Testing with growth hormone-releasing factor (GRF (1–29)NH$_2$) and somatomedin C measurements for the evaluation of growth hormone deficiency. Eur J Pediatr 1986;145:485–492

GHRH-Arginin-Test

Indikation

1. Diagnostik des kompletten hypophysären GH-Mangels bei Erwachsenen und Kindern und
2. Testung der maximalen Kapazität der hypophysären GH-Sekretion. (Alternative: Insulin-Hypoglykämie-Test).

Es sollten Personen getestet werden, bei denen Hinweise für eine Hypophysen-Störung vorliegen und bei denen es eine Behandlungsintention gibt. Dazu gehören Personen aus den folgenden 3 Gruppen (Ho 2007):
a. Anzeichen und Symptome einer Hypothalamus-Hypophysen-Störung (endokrine, strukturelle und/oder genetische Ursachen),
b. Zustand nach kranialer Bestrahlung oder Tumorbehandlung und/oder
c. Zustand nach traumatischen Hirnverletzungen oder Zustand nach Hirnblutungen.

Der alternative Insulin-Hypoglykämie-Test beurteilt die Integrität der Hypothalamus-Hypophysen-Achse und ist bei Verdacht auf einen hypothalamischen Wachstumshormonmangel vorzuziehen.

Testprinzip

Die Aminosäure Arginin supprimiert die Somatostatinsekretion und ermöglicht dadurch die maximale Stimulation der GH-Freisetzung aus dem Hypophysenvorderlappen durch das kombiniert verabreichte Wachstumshormon-Releasing-Hormon (GHRH).

Kontraindikationen

Entgleister Diabetes mellitus.

Vorbereitung

Der Patient bleibt seit dem Vorabend nüchtern. Der Test ist ambulant durchführbar. Beginn des Tests morgens 8.00–9.00 Uhr.

Testablauf

Anlegen eines venösen Zugangs mindestens 30 min vor Testbeginn (Ghigo et al. 1996). Basalwerte für GH-Bestimmung – erste Blutentnahme bei -15 min, zweite Blutentnahme bei 0 min vor Applikation des Arginin und GHRH.

Danach erfolgt die Kurzinfusion von 0,5 g Arg-HCl/ kg KG (Standard 30 g) in 250 ml NaCl und parallel die Injektion von GHRH 1 µg/kg KG. Weitere Blutentnahmen erfolgen zu den Zeitpunkten 15, 30, 45, 60, 90, und 120 min nach Applikation der Testsubstanzen.

Nebenwirkungen

Kurzzeitiger Flush und Wärmegefühl bei der Mehrzahl der Testpersonen.

Beurteilung

Die folgenden Body-Mass-Index (BMI)-abhängigen **Cut-off-Werte** gelten für den maximalen GH-Anstieg im GHRH-Arginin-Test beim Erwachsenen (Ho 2007, Corneli et al. 2005):
- BMI < 25 kg/m^2: 11 µg/l (ng/ml),
- BMI 25–30 kg/m^2: 8 µg/l,
- BMI > 30 kg/m^2: 4 µg/l.

Ein GH-Anstieg unter diese Cut-off-Werte weist einen hypophysären Wachstumshormonmangel nach. Ein Anstieg auf 11–16,5 µg/l (ng/ml) kann einen partiellen Wachstumshormonmangel anzeigen und sollte im Verlauf reevaluiert werden.

Ein subnormaler Anstieg des GH ist insbesondere bei alten Menschen nicht beweisend für einen Wachstumshormonmangel.

Klinische Bemerkungen

Der GHRH-Arginin-Test hat unter Berücksichtigung der o. a. Cut-off-Werte eine hohe Sensitivität (95–98%) und Spezifität (75–92%) (Corneli et al. 2005, Biller et al. 2002).

Der alternative Insulin-Hypoglykämie-Test hat eine ähnlich hohe Sensitivität und Spezifität bei einem Cut-off-Wert von 3 µg/l. Er bietet den Vorteil, zusätzlich die Funktion der kortikotropen Achse abzubilden. Im Gegensatz zum GHRH-Arginin-Stimulationstest ist der Insulin-Hypoglykämie-Test jedoch mit einem erhöhten Aufwand und einem größeren Risiko für Nebenwirkungen assoziiert. Der GHRH-Arginin-Test wird von Patienten aufgrund besserer Verträglichkeit gegenüber dem Insulin-Hypoglykämie-Test vorgezogen (Biller et al. 2002).

Die IGF-I-Konzentration kann als Screening-Test für einen Wachstumshormonmangel bei jüngeren schlanken Personen (< 40 Jahre, BMI < 25 kg/m^2) mit Hinweis auf Hypopituitarismus bestimmt werden. Eine normale IGF-I-Konzentration schließt einen Wachstumshormonmangel jedoch nicht aus. Die Höhe der IGF-I-Konzentration hängt neben GH von vielen zusätzlichen Faktoren ab.

■ Besonderheiten im Kindesalter

Andere Cut-off-Werte für den Nachweis eines Wachstumshormonmangels.

Literatur
Biller BM, Samuels MH, Zagar A, et al. Sensitivity and specificity of six tests for the diagnosis of adult GH deficiency. J Clin Endocrinol Metab 2002;87:2067–2079
Corneli G, Di Somma C, Baldelli R, et al. The cut-off limits of the GH response to GH-releasing hormone-arginine test related to body mass index. Eur J Endocrinol 2005;153:257–264
Ghigo E, Aimaretti G, Gianotti L, Bellone J, Arvat E, Camanni F. New approach to the diagnosis of growth hormone deficiency in adults. Eur J Endocrinol 1996;134:352–356
Ho KK. Consensus guidelines for the diagnosis and treatment of adults with GH deficiency II: a statement of the GH Research Society in association with the European Society for Pediatric Endocrinology, Lawson Wilkins Society, European Society of Endocrinology, Japan Endocrine Society, and Endocrine Society of Australia. Eur J Endocrinol 2007;157:695–700

■ GH-Spontansekretion (Nachtprofil oder 24-h-Profil)

■ Indikation

Nachweis eines regulativen GH-Mangels auf hypothalamischer Ebene (neurosekretorische Dysfunktion, NSD) bei Vorliegen normaler GH-Anstiege im Standard-Stimulationstest.

■ Testprinzip

GH wird bei Kindern vorwiegend nachts im Schlaf sezerniert. Die Bestimmung von GH in multiplen Proben über Nacht oder über 24 h erfasst daher die spontane GH-Sekretion.

■ Kontraindikationen

Ausgeprägte Anämie.

■ Vorbereitung

Stationäre Aufnahme des Patienten. Möglichst eine Nacht zum Eingewöhnen auf Station. Bestellung einer Extrawache zur Durchführung der Blutentnahmen bzw. zur Vorbereitung und Überwachung der Blutentnahme-Pumpe und zur Probenversorgung. Herstellung einer heparinisierten NaCl-Lösung (250 ml NaCl 0,9 % mit 2000 IE Heparin).

■ Testablauf

Legen eines venösen Zugangs in eine möglichst großkalibrige und gut zugängliche Vene am Vortag. Anlage einer kurzen Verlängerungsleitung an den Zugang (auf geringes Totraumvolumen der Leitung achten).

Durchführung von Blutentnahmen alle 20 min ab ca. 22.00 h in der zweiten stationären Nacht, wenn das Kind fest eingeschlafen ist. 0,5 ml werden durch die Leitung abgezogen und verworfen. Es folgt die Abnahme der Blutprobe für die GH-Bestimmung (1–2 ml). Danach wird mit der o. g. Lösung nachgespült und die Leitung steril zugestöpselt.

Die Blutentnahmen werden über mindestens 6 h festen Schlafs durchgeführt. Über den Schlafzustand des Kindes wird ein Protokoll angefertigt. Die Blutentnahme-Periode kann auch auf 24 h ausgedehnt werden.

■ Nebenwirkungen

Keine. Störung des Schlafs möglich.

■ Beurteilung

Es kann das GH-Integral (Bierich et al. 1985, Zadik et al. 1995, Tassoni et al. 1990) und/oder der GH-Mittelwert errechnet werden (Tassoni et al. 1990, Saini et al. 1991); zusätzlich lässt sich eine GH-Pulsanalyse mit speziell evaluierten Pulsanalyse-Algorithmen durchführen (Hauffa 1997). Auswerte-Parameter sind dann die Zahl der GH-Pulse, die mittlere Pulsamplitude und die Pulsamplitudensumme. Die Normwerte sind methodenabhängig. Als Anhaltspunkt für eine normale Spontansekretion kann ein GH-Mittelwert über Nacht von > 3,2 ng/ml und eine Pulsamplitude von > 20 ng/ml gelten.

■ Klinische Bemerkungen

Das GH-Profil kann auch mit einer automatischen Blutentnahme-Pumpe durchgeführt werden (Zadik et al. 1995). Die regelmäßige Überwachung durch geschultes Personal ist dabei aber ebenfalls notwendig.

Ein zusätzliches Monitoring des Schlafs mit EEG ist methodisch sehr aufwendig, reduziert aber die Rate der falsch negativen Resultate auf < 10 % (Hindmarsh et al. 1985). Es existiert auch ein Protokoll für einen vereinfachten Kurztest der GH-Spontansekretion, der aber nur eine relativ niedrige Sensitivität von 67 % für die Diagnose des GH-Mangel bietet (Hindmarsh et al. 1985, King et al. 1983).

Die Ergebnisse der GH-Spontansekretionsanalyse zeigen eine geringere intraindividuelle Variabilität als die Stimulationstests (Zadik et al. 1990, Tassoni et al. 1990, Saini et al. 1991). Die diagnostische Sensitivität für die Diagnose eines GH-Mangels ist etwas besser als die des Arginin-Infusions-Tests und die des IHT (Tassoni et al. 1990, Hindmarsh et al. 1985, Hindmarsh u. Swift 1995).

Ein 3-stündiges GH-Spontanprofil wird alternativ zum GH-Suppressions-Test zum Nachweis einer Akromegalie verwendet (Grottoli et al. 2003).

Besonderheiten im Kindesalter

Aus technischen Gründen ist das GH-Profil bei sehr kleinen Kindern über periphere Venen nicht durchführbar. Die Verwendung zentraler Venenzugänge ist in der Regel nicht indiziert.

Literatur

Bierich JR, Brügmann G, Schippert R. Die Spontansekretion des Wachstumshormons im nächtlichen Tiefschlaf. Monatsschr Kinderheilkd 1985;133:342–346

Grottoli S, Razzore P, Gaia D, et al. Three-hour spontaneous GH secretion profile is as reliable as oral glucose tolerance test for the diagnosis of acromegaly. J Endocrinol Invest 2003; 26:123–127

Hauffa BP. Die Wertigkeit der Spontansekretionsanalyse des Wachstumshormons zur Diagnostik des partiellen Wachstumshormonmangels. Ankum-Kettenkamp: Verlag Dokument + Bild 1997

Hindmarsh PC, Swift PGF. An assessment of growth hormone provocation tests. Arch Dis Child 1995;72:362–367

Hindmarsh PC, Taylor BJ, Smith PJ, Pringle PJ, Brook CGD. Comparison between a physiological and a pharmacological stimulus of growth hormone secretion: Response to stage IV sleep and insulin-induced hypoglycaemia. Lancet 1985;II:1033–1035

King JM, Price DA. Sleep-induced growth hormone release – evaluation of a simple test for clinical use. Arch Dis Child 1983;58:220–222

Saini S, Hindmarsh PC, Matthews DR, et al. Reproducibility of 24-hour serum growth hormone profiles in man. Clin Endocrinol 1991;34:455–462

Tassoni P, Cacciari E, Cau M, et al. Variability of growth hormone response to pharmacological and sleep tests performed twice in short children. J Clin Endocrinol Metab 1990; 71:230–234

Zadik Z, Chalew SA, Gilula Z, Kowarski AA. Reproducibility of growth hormone testing procedures: A comparison between 24-hour integrated concentration and pharmacological stimulation. J Clin Endocrinol Metab 1990;71:1127–1130

GH-Suppressions-Test

Indikation

Nachweis einer Wachstumshormonüberproduktion bei klinischem Verdacht auf Akromegalie bzw. Gigantismus (GH-Exzess). Nachweis der hormonellen Normalisierung **nach** Therapie.

Testprinzip

Durch Glukosebelastung wird die GH-Sekretion beim Gesunden supprimiert. Bei autonomer GH-Produktion ist diese Regulation aufgehoben.

Kontraindikationen

Entgleister Diabetes mellitus.

Vorbereitung

Keine spezielle Vorbereitung notwendig.

Testablauf

Patient bleibt nüchtern. Venösen Zugang legen, nach 30 min erfolgt die erste Blutentnahme für GH- und Blutzuckerbestimmung (= -30-min-Wert). Nach weiteren 30 min folgt die zweite Blutentnahme (= 0-min-Wert), danach die Gabe von 75 g Glukose p. o. Weitere Blutentnahmen für GH-Bestimmung sind nach 30, 60, 90, 120 und ggf. nach 180 min vorgesehen. (Zum Ausschluss des Faktors Stress kann die Serumkortisolkonzentration mitbestimmt werden.)

Nebenwirkungen

Nicht bekannt, ggf. Hyperglykämie/reaktive Hypoglykämie, wie bei OGTT.

Beurteilung

Wenn die GH-Konzentration in mindestens einer Probe < 1 µg/l beträgt, ist eine autonome GH-Produktion bei normalen IGF-1-Werten ausgeschlossen (Giustina et al. 2000).

Fehlende Suppression oder ein „paradoxer" Anstieg spricht für GH-Exzess. Ein „paradoxer" Anstieg wird auch bei chronischen oder akuten Allgemeinerkrankungen, Niereninsuffizienz und Diabetes mellitus gesehen. Unzureichende GH-Suppression tritt bei Stress auf (Kortisolanstieg!). Die Sensitivität des Tests liegt bei etwa 90%.

Klinische Bemerkungen

Bei Akromegalie schließen niedrige GH-Konzentrationen unter der Therapie mit Somatostatinanaloga eine persistierende Krankheitsaktivität nicht aus (Carmichael et al. 2009). Der Nachweis einer biochemischen „Heilung" erfordert eine Suppression des GH nach Glukosebelastung auf < 1 µg/l sowie ein normalisiertes IGF-1.

Als grundlegende biochemische Parameter für die Diagnosestellung einer Akromegalie sollten eine Nüchtern- oder Zufalls-GH und IGF-1-Bestimmung erfolgen. Wenn dabei eine GH-Konzentration < 0,4 µg/l und eine IGF-1-Konzentration im alters- und geschlechtsentsprechendem Normalbereich vorliegen, ist die Diagnose einer Akromegalie ausgeschlossen; vorausgesetzt, die Testperson leidet an keiner interkurrierenden Erkrankung (Giustina et al. 2000).

Die GH-Konzentrationen nach Glukosebelastung sind assay-, geschlechts-, alters- und BMI–abhängig, sodass eine Beurteilung der Testergebnisse diese Faktoren individuell berücksichtigen muss (Arafat et al. 2008).

> ! Falsch positive Testergebnisse (z. B. Versagen der normalen GH-Hemmung) können bei Patienten mit Diabetes mellitus, Lebererkrankungen, Nierenerkrankungen und Anorexia nervosa auftreten.

■ Besonderheiten im Kindesalter

Glukosedosierung für Kinder: 1,75 g/kg KG. Bei Kindern ist eine zusätzliche Blutentnahme nach 180 min sinnvoll.

Literatur

Arafat AM, Möhlig M, Weickert MO, et al. Growth hormone response during oral glucose tolerance test: the impact of assay method on the estimation of reference values in patients with acromegaly and in healthy controls, and the role of gender, age, and body mass index. J Clin Endocrinol Metab 2008;93:1254–1262

Carmichael JD, Bonert VS, Mirocha JM, Melmed S. The utility of oral glucose tolerance testing for diagnosis and assessment of treatment outcomes in 166 patients with acromegaly. J Clin Endocrinol Metab 2009;94:523–527

Giustina A, Barkan A, Casanueva FF, et al. Criteria for cure of acromegaly: a consensus statement. J Clin Endocrinol Metab 2000;85:526–529

■ GnRH-Test (Jungen bzw. Männer)

■ Indikation

1. Verdacht auf primären, sekundären oder tertiären Hypogonadismus, Diagnostik bei primärer oder sekundärer Amenorrhoe.
2. Testung der gonadotropen Partialfunktion bei hypothalamischen oder hypophysären Erkrankungen.
3. Verdacht auf Pubertas praecox: Differenzialdiagnose zwischen zentraler Pubertas praecox (vera) oder peripherer Pubertas praecox (Pseudopubertas praecox) und Kontrolle der Suppression während der Therapie einer Pubertas praecox vera mit einem GnRH-Agonisten.
4. Feststellung des pubertären Reifengrades der Hypothalamus-Hypophysen-Gonaden-Achse.

■ Testprinzip

GnRH bindet an spezifische Rezeptoren der gonadotropen HVL-Zelle und führt zu einer Steigerung der Synthese und Sekretion von LH und FSH.

■ Kontraindikationen

Keine.

■ Vorbereitung

Ambulant durchführbar.

■ Testablauf

Legen eines venösen Zugangs vor Testbeginn, es folgt die erste Blutentnahme für die Bestimmung von LH und FSH (= 0-min-Wert), evtl. auch Bestimmung von Östradiol und Testosteron. Danach folgt die Injektion von 100 µg GnRH i.v. im Bolus (Kinder 60 µg/m² KOF, maximal 100 µg). Die zweite Blutentnahme für die Bestimmung von LH und FSH ist nach 30 min (= stimulierter Wert) vorgesehen (Partsch et al. 1990).

Es sind auch andere Testprotokolle mit Blutentnahmen bei 0, 15 und 30 min oder 0,20 und 45 min in Verwendung. Bei Verdacht auf hypothalamische Störung kann der GnRH-Lang-Test mit Blutentnahmen bei 0, 30, 60, 90 und 120 min verwendet werden.

Es wurde auch ein niedrigdosierter GnRH-Test mit einer Testdosis von 10 µg GnRH für die Differenzialdiagnose zwischen hypogonadotropem Hypogonadismus und konstitutioneller Entwicklungsverzögerung sowie zwischen prämaturer Thelarche und zentraler Pubertas praecox validiert (Zevenhuijzen et al. 2004).

■ Nebenwirkungen

Nebenwirkungen treten praktisch nicht auf. Sehr selten kommt es zu Unverträglichkeitsreaktionen.

■ Beurteilung

Als normal gilt ein LH-Anstieg auf das 1,5- bis 2-Fache (Nieschlag et al. 2003). FSH muss sich nicht deutlich stimulieren lassen. Die Interpretation des GnRH-Tests sollte von einem erfahrenen, endokrinologisch geschulten Arzt durchgeführt werden. Bei Patienten mit HVL-Insuffizienz ist der Anstieg von LH und FSH vermindert. Ebenso findet sich bei Jungen mit Pseudopubertas praecox keine oder nur ein geringer Anstieg der Gonadotropine.

■ Klinische Bemerkungen

In der hier empfohlenen Dosis ist der GnRH-Test als Kapazitätstest anzusehen. Die Verwendung niedrigerer Dosierungen von GnRH führt zu einem Sensitivitätstest (Zevenhuijzen et al. 2004). Diese Tests sind weniger untersucht und erst kürzlich mit einer 10 µg Testdosis an Kindern validiert worden.

Eine Testosterontherapie muss rechtzeitig vor der Durchführung eines GnRH-Tests abgesetzt werden (z. B. mindestens 4 Wochen bei Therapie mit Depot-Testosteron). Zur Differenzierung eines transitorischen von einem permanenten Hypogonadismus ist der GnRH-Test nicht immer ausreichend. Es ist dann eine weiterführende Diagnostik mit dem pulsatilen GnRH-Stimulations-Test notwendig. Bei bereits basal erhöhtem Plasma/Serumspiegel von LH und/oder FSH ist in der Regel ein GnRH-Test nicht mehr indiziert.

Der GnRH-Test kann mit anderen Releasing-Hormon-Tests kombiniert werden.

18.2 Hypothalamus/Hypophysenvorderlappen

Besonderheiten im Kindesalter

Auf alters- bzw. pubertätsabhängige Normalbereiche ist zu achten (Partsch et al. 1990) (Tab. 18.1).

Literatur

Nieschlag E, Jockenhövel F, Sippell W. Männliche Gonaden. In: Deutsche Gesellschaft für Endokrinologie (Hrsg.). Rationelle Diagnostik und Therapie in Endokrinologie, Diabetologie und Stoffwechsel, 2. Aufl. Stuttgart, New York: Thieme Verlag 2003

Partsch C-J, Hümmerlink R, Sippell WG. Reference ranges for lutropin and follitropin in the luliberin test in prepubertal and pubertal children using a monoclonal immunoradiometric assay. J Clin Chem Clin Biochem 1990;28:49–52

Zevenhuijzen H, Kelnar CJ, Crofton PM. Diagnostic utility of a low-dose gonadotropin-releasing hormone test in the context of puberty disorders. Horm Res 2004;62:168–176

Tab. 18.1 Basale und GnRH-stimulierte (60 µg/m² KOF) LH- und FSH-Plasmaspiegel (IU/l) bei Jungen in den verschiedenen Pubertätsstadien.

Pubertäts-stadium	LH (IU/l) basal	30 min	FSH (IU/l) basal	30 min
1 (2–9 Jahre)	<0,3–2,5	1,3–3,8	<0,5–2,2	2,6–6,3
1 (>9 Jahre)	<0,3–1,7	2,2–21,2	<0,5–2,5	3,5–6,9
2	<0,3–1,7	3,3–18,9	<0,5–4,3	3,1–5,9
3	0,4–5,77	6,3–18,4	2,7–4,4	4,3–7,8
4	1,2–3,4	12,2–29,4	3,0–5,2	4,9–9,6
5	0,3–4,8	12,2–19,9	0,3–8,5	4,5–10,4

Die Bestimmung erfolgte mit einem immunoradiometrischen Assay unter der Verwendung von monoklonalen LH- und FSH-Antikörpern (Quelle: Partsch et al. 1990)

GnRH-Test (Mädchen und Frauen)

Indikation

1. Differenzierung zwischen hypothalamischer und hypophysärer Amenorrhoe bei hypogonadotropem Hypogonadismus und
2. verzögerte oder ausbleibende Pubertät.

Testprinzip

GnRH wird im Hypothalamus synthetisiert und bewirkt die Freisetzung der Gonadotropine LH und FSH aus der Hypophyse. Bleibt ein Anstieg der Gonadotropine nach GnRH aus, ist zumindest eine partielle Hypophyseninsuffizienz in Bezug auf die Hypophysen-Ovar-Achse oder fehlende Speicherung der gonadotropen Hormone LH und FSH im Hypophysenvorderlappen wegen fehlender hypothalamischer Stimulation anzunehmen. Der Anstieg der Gonadotropine LH und FSH spiegelt darüber hinaus den pubertären Reifungsgrad der Hypothalamus-Hypophysen-Gonaden-Achse wider.

Der Test dient als Ersatz für die mühevollere Messung der episodischen LH-Pulsatilität durch serielle Blutentnahmen alle 10 min über mindestens 6–24 h. Er ist ein indirekter Nachweis der endogenen pulsatilen GnRH-Sekretion und somit die Funktionsprüfung des hypothalamischen GnRH-Pulsgenerators.

Kontraindikation

Hypophysenadenom (Risiko: Hypophysenapoplex), Schwangerschaft, Stillzeit.

Vorbereitung

Legen eines venösen Zugangs.

Testablauf

Nach der Blutentnahme für basale LH- und FSH-Bestimmung erfolgt die Gabe von GnRH 100 mg i.v. (LHRH Ferring Injektionslösung oder Relefact), dann LH-RH 0,1 mg Injektionslösung. Es folgt die erste Blutentnahme nach 25 min (30 min) für LH und die zweite Blutentnahme nach 45 min für FSH.

Nebenwirkungen

Überempfindlichkeitsreaktionen mit anaphylaktischen Reaktionen (extrem selten).

Beurteilung (Erwachsene)

▶ Test negativ: LH-Anstieg <20 IU/l.
▶ Test eingeschränkt: LH-Anstieg >20 IU/l, absoluter LH-Wert aber <40 IU/l.
▶ Test unauffällig: LH-Anstieg >20 IU/l, absoluter LH-Wert aber >40 IU/l (Schneider u. Hanker 1998).

Klinische Bemerkung

Bei negativem Testergebnis ist der Test nach einem „Hypophysentraining" durch einwöchige pulsatile Gabe von GnRH (Lutrelef) mithilfe einer Miniinfusionspumpe (Zyklomat pulse) zu wiederholen. Nach der Vorbehandlung reagiert beim hypothalamischen Hypogonadismus die Hypophyse mit Ausschüttung von LH und FSH. Beim hypophysären Hypogonadismus ist auch nach pulsatiler Stimulation praktisch keine Sekretion von Gonadotropinen möglich.

Besonderheiten im Kindesalter

Dosierung von GnRH: 50 µg/m² KOF (max. 100 µg absolut) i.v. Kapazitätstest; (25–30 µg absolut) i.v. als Sensitivitätstest. Beurteilung: präpubertär, pubertär, adult (Tab. 18.2).

Die Differenzierung zwischen prämaturer Thelarche und zentraler Pubertas praecox gelingt in den meisten

Tab. 18.2 Basale und GnRH-stimulierte (60 µg/m² KOF) LH- und FSH-Plasma-Spiegel (IU/l) bei Mädchen in den verschiedenen Pubertätsstadien.

Pubertäts-stadium	LH (IU/l) basal	30 min	FSH (IU/l) basal	30 min
1 (2–9 Jahre)	<0,3–0,5	1,6–5,3	<0,5–3,2	6,8–16,2
1 (>9 Jahre)	<0,3–2,0	1,6–11,3	<1,3–6,6	7,4–15,5
2	<0,3–1,2	3,3–17,4	1,6–7,3	5,6–16,3
3	0,7–4,7	4,4–23,1	3,9–7,0	8,1–14,8
4	1,1–3,7	4,4–33,2	3,1–8,1	7,3–18,8
5	1,1–7,4	10,4–34,4	3,3–10,3	7,0–18,0

Die Bestimmung erfolgte mit einem immunoradiometrischen Assay unter der Verwendung von monoklonalen LH- und FSH-Antikörpern (Quelle: Partsch et al. 1990).

Fällen mit Hilfe des stimulierten LH/FSH-Quotienten (30 min. nach GnRH-Gabe): Dieser liegt < 1,0 bei prämaturer Thelarche und > 1,0 bei zentraler Pubertas praecox vera (Partsch et al. 1989, Pescovitz et al. 1988). Bei dieser Fragestellung kann alternativ der GnRH-Agonist-Test (Kap. 18.9) eingesetzt werden.

Die periphere Pubertas praecox (Pseudopubertas praecox) zeichnet sich durch einen völlig ausbleibenden oder nur sehr geringen LH-Anstieg im GnRH-Test aus, während sich bei der Pubertas praecox vera ein pubertärer und häufig sogar ein pathologisch erhöhter LH-Anstieg findet.

Literatur

Leidenberger FA. Was muss der Frauenarzt über die Labordiagnostik von Hormonen wissen? In: Klinische Endokrinologie für Frauenärzte, Springer, Berlin-Heidelberg: Springer Verlag 1998:195–196

Partsch C-J, Hümmerlink R, Lorenzen F, Sippell WG und die deutsche Decapeptyl-Depot Studiengruppe. Bedeutung und Charakteristika des LHRH-Testes in der Diagnostik der vorzeitigen Pubertätsentwicklung bei Mädchen: Der stimulierte LH/FSH-Quotient differenziert zwischen zentraler Pubertas praecox und praematurer Thelarche. Monatsschr Kinderheilkd 1989; 137:284–288

Partsch C-J, Hümmerlink R, Sippell WG. reference ranges of lutropin and lollitropin in the uliberin test in prepubertal and pubertal children using a monoclonal immunoradiometric assay. J Clin Chem Clin Biochem 1990;28:49–52

Pescovitz OH, Hench KD, Barnes KM, Loriaux DL, Cutler Jr GB. Premature thelarche and central precocious puberty: the relationship between clinical presentation and the fonadotropin response to luteinizing hormone. J Clin Endocrinol Metab 1988;67:474–479

Schneider HPG, Hanker JP. Zyklusstörungen und Diagnostik der funktionell gestörten Fertilität. In: Schneider HPG, Lauritzen C, Nieschlag E (Hrsg.). Grundlagen und Klinik der menschlichen Fortpflanzung. Hrg. Schneider HPG, Lauritzen C, Nieschlag E, de Gruyter, Berlin, New York: de Gruyter 1998

Yen SSC, Van den Berg G, Rebar R, Ehara Y. Variation of pituitary responsiveness to synthetic LRF during different phases of the menstrual cycle. J Clin Endocrinol Metab 1972;35: 931–934

18.3 Hypophysenhinterlappen

■ Durstversuch mit Desmopressin-Kurztest

■ Indikation

1. Differenzialdiagnose der Polyurie (Diabetes insipidus/primäre Polydipsie) nach vorhergehender Bestätigung der Polyurie (Urinausscheidung > 30 ml/kg Körpergewicht/Tag) und
2. nach Ausschluss eines Diabetes mellitus, Hyperkalziämie, Hypokaliämie, einer polyurischen Nierenerkrankung oder einer medikamenteninduzierten Polyurie (z. B. Lithium).

■ Testprinzip

Im Durstversuch werden ADH-Freisetzung und -Wirkung indirekt überprüft. Dursten bewirkt eine negative Flüssigkeitsbilanz mit Anstieg des Serumnatriums bzw. der Serumosmolalität. Dies bewirkt über Aktivierung von Osmorezeptoren eine ADH-Ausschüttung mit Anstieg der Urinosmolalität und Durst. Bei ausgeprägten Flüssigkeitsverlusten kann später auch eine Barorezeptor-vermittelte ADH-Ausschüttung hinzukommen. Nach Injektion von Desmopressin erfolgt bei Normalpersonen kein weiterer Anstieg der Urinosmolalität.

Der Durstversuch ist bei kompletten Störungen sehr valide (hohe Sensitivität und hohe Spezifität), er zeigt aber als indirekter Test bei partiellen Störungen in der Abgrenzung zur primären Polydipsie Schwächen (sowohl falsch negative wie falsch positive Ergebnisse).

■ Kontraindikationen

Serum Natrium > 148 mmol/l bzw. erhöhte Serum-Osmolalität, Dehydratation. Bei Kindern Urinvolumen deutlich > 2 ml/kg KG/h!

■ Vorbereitung

Eine stationäre Aufnahme des Patienten ist erforderlich. Der Test ist vorzugsweise Dienstag, Mittwoch oder Donnerstag durchzuführen. Erfahrungsgemäß gelingt der Durstversuch am Montag wegen des fehlenden Vorbereitungstags nicht optimal, Tests am Freitag sind wegen der Weiterverarbeitung der Proben problematisch.

Am Testvortag erfolgt die genaue Aufklärung und Information der Patienten. Der Patient erhält ein schriftliches Protokoll, welches auf seinem Nachttisch aufbewahrt wird und in das alle Werte sofort eingetragen

18.3 Hypophysenhinterlappen

Tab. 18.3 Durstversuch mit Desmopressin-Kurztest.

Uhrzeit	KG	RR	Puls	U$_{VOL}$	Spez. Gewicht	U$_{OSMOL}$	S-Na$^+$	S$_{OSM}$	ADH (fakultativ)
6.00	X	X	X		x	X			
7.00		X	X						
8.00	X	X	X	X	x	X	X	X	X
9.00		X	X						
10.00	X	X	X	X	x	X			
11.00		X	X						
12.00	X	X	X	X	x		X	X	X
13.00		X	X						
14.00	X	X	X	X	x	X			
15.00		X	X	x	x	x			
16.00	X	X	X	X	x	X	X	X	X
16.00	4 µg Minirin i.v.								
17.00	X	X	X	X	x	X			
18.00	X	X	X	X	x	X	X	X	

werden. Begleitzettel werden ausgefüllt. Wichtig ist die genaue Information des Pflegepersonals.

Es folgen das Richten und Beschriften der Röhrchen sowie die genaue Information des Labors (oder der Labore) über Probeneingänge. Besonders die Aufbewahrung und Verarbeitung der späten Blut- und Urinproben (16.00 und später) sind genau zu besprechen.

Die Waage ist zu überprüfen. Der Küche wird „Trockenkost" gemeldet. Ab dem Vorabend darf der Patient kein Alkohol und kein Nikotin zu sich nehmen.

Die letzte Miniringabe erfolgt am Morgen des Testvortags. Freie Flüssigkeitszufuhr bis Mitternacht, anschließend eingeschränkte Flüssigkeitszufuhr, d. h. es sollte nur soviel Wasser oder Tee getrunken werden, bis der Durst erträglich ist.

■ Testablauf

Am Testtag ab Testbeginn morgens um 6.00 Uhr keine Flüssigkeitsaufnahme mehr. Zu diesem Zeitpunkt ist die Blase komplett zu entleeren. Während des Tests dürfen die Patienten nur feste Speisen zu sich nehmen. Vorgesehen sind stündliche Kreislaufkontrollen (Blutdruck und Puls) sowie Gewichtskontrollen alle 2 h (Tab. 18.3). Eine ständige Überwachung des Patienten während des Durstversuchs ist erforderlich, da Patienten mit einem Diabetes insipidus sehr schnell ein bedrohliches Flüssigkeitsdefizit mit hypotensiven Kreislaufstörungen entwickeln können, und um zu verhindern, dass die Patienten während des Versuchs trinken. Die erhaltenen Werte sind in ein Protokoll am Bett des Patienten einzutragen.

Zusätzlich erfolgt die periodische Bestimmung von Urinvolumen, spezifischem Gewicht, Urinosmolalität, Serum-Natrium, Serum-Osmolalität und (fakultativ) ADH (Tab. 18.3).

Um 16.00 Uhr erfolgt die i. v.-Injektion von 4 µg Desmopressin (Minirin), 1 und 3 h nach Injektion folgen weitere Bestimmungen nach Plan (Tab. 18.3).

■ Abbruchkriterien

▶ Gewichtsverlust über 3–5 % des Ausgangsgewichts,
▶ unerträglicher Durst und/oder
▶ Blutdruckabfall, Tachykardie, Fieber.

■ Beurteilung

Normalpersonen konzentrieren nach etwa 12–16 h Flüssigkeitsentzug den Urin auf ca. 900–1200 mosmol/kg, wohingegen Patienten mit komplettem Diabetes insipidus centralis ihren Urin meist nur auf <250 mosmol/kg konzentrieren können. Bei Patienten mit primärer Polydipsie ist das maximale Urinkonzentrationsvermögen ebenfalls deutlich auf etwa 450–700 mosmol/kg eingeschränkt. Eine Abnahme der Hypertonizität des Nierenmarks, wahrscheinlich als Folge eines Anstiegs des medullären Blutflusses, wird für diesen Verlust an Urinkonzentrationskapazität verantwortlich gemacht.

Im verlängerten DDAVP-Test (z. B. mit 1- bis 2-mal 10 µg Minirin/Tag intranasal für 3 Tage bei Erwachsenen) hört der Patient mit Diabetes insipidus centralis auf zu trinken und das Urinkonzentrationsvermögen der Nieren normalisiert sich, **während der Patient mit psychogener Polydipsie weiter trinkt und hyponatriämisch wird (Cave!).** Eine primäre Polydipsie ist bereits weitgehend ausgeschlossen, wenn die ad libitum gemessene Serumosmolalität >295 mosmol/l oder das Serumnatrium >143 mmol/l beträgt oder wenn die Serumharnsäure erhöht ist.

Andere Patienten zeigen zunächst ebenfalls keinen Anstieg von ADH, reagieren jedoch auf die hypertone

Tab. 18.4 Grenzwerte zur Beurteilung des Durstversuchs (Quelle: Miller et al. 1970).

	n	Maximale U_{osm} (mosmol/kg)	U_{osm} nach ADH mit mittlerem prozentualem Anstieg (mosmol/kg)	Grenzwerte des U_{osm}-Anstiegs (mosmol/lkg)
Normal	9	1068	979 (-9%)	<9%
Diabetes insipidus centralis **totalis**	8	168	445 (183%)	>50%
Diabetes insipidus centralis **partialis**	11	438	549 (28%)	>9 und <50%
Diabetes insipidus renalis	2	123	174 (-)	<50%
Psychogene/habituelle Polydipsie	7	738	780 (5%)	<9%

Dehydratation nach längerem Dursten mit einem plötzlichen Anstieg der Urinosmolarität. Dies weist auf einen defekten Osmorezeptor (Diabetes insipidus hypersalaemicus) hin, da die Freisetzung von ADH durch Hypovolämie noch funktioniert. Ein Diabetes insipidus hypersalaemicus (ADH-Mangel und Durstempfindungsstörung) liegt dann vor, wenn bei freier Wasserzufuhr die Serumosmolalität deutlich > 300 mosmol/l und die Serumnatrium-Konzentration > 150 mmol/l liegt.

Patienten mit partiellem Diabetes insipidus zeigen einen geringen Anstieg der Urinosmolarität mit steigender Serumosmolalität. In diesen Fällen ist die so genannte Schwellen-Serumosmolalität deutlich angehoben. Als Ursache werden eine insgesamt herabgesetzte ADH-Freisetzung oder ein „high set"-Osmorezeptor („upward setting") angenommen. Andere Patienten zeigen allein eine subnormale Freisetzung von ADH in Relation zur Serumosmolalität bei einer normalen osmotischen Schwellenkonzentration, man spricht von herabgesetzter ADH-Reserve.

Nur bei Patienten mit einem Diabetes insipidus steigt nach Gabe von exogenem Desmopressin (4 μg DDAVP i. v.) die Urinosmolalität weiter an. Dies zeigt indirekt an, dass der Patient mit Diabetes insipidus noch nicht maximale Mengen von endogenem ADH sezerniert hat. Ein partieller Defekt der ADH-Sekretion kann angenommen werden, wenn exogenes DDAVP die Urinosmolalität nach Dursten nach Erreichen eines Plateaus um > 9% stimuliert (Tab. 18.4).

Zur ADH-Bestimmung: ADH kann im Plasma unter Einhaltung bestimmter Regeln (eisgekühlte Abnahme, schnelle Separation, Plasma ohne Thrombozyten verarbeiten, Lagerung bis zur Extraktion bei -70 °C) bestimmt werden. Die Interpretation muss jedoch immer in Bezug auf Serumosmolalität bzw. Serumnatrium erfolgen. Niedrige ADH-Konzentrationen sind dann beweisend für einen zentralen Diabetes insipidus, wenn sie am Ende eines Durstversuchs bei einer Serumosmolalität von 300 mosmol/kg oder mehr nachgewiesen wurden.

■ Klinische Bemerkung

Hat der reguläre Durstversuch nicht zu einem eindeutigen Ergebnis geführt, oder wenn die Urinosmolaritäten am Nachmittag noch kein Plateau erreicht hatten, kann ein „**verlängerter Durstversuch**" durchgeführt werden, indem der Patient bereits vom Vortag ab 20.00 Uhr keine Flüssigkeit mehr zu sich nimmt. Es erfolgen dann 2 zusätzliche Kontrollen um 24.00 und 3.00 Uhr. Um 6.00 Uhr läuft der Test dann weiter wie zuvor im regulären Durstversuch beschrieben. Falls logistisch möglich (!), kann auch der kurze Durstversuch verlängert werden, z. B. bei geringer Gewichtsabnahme und nur gering ausgeprägter negativer Bilanz, bis ein Plateau der Urinosmolalität erreicht wird. Ein über mehrere Tage durchgeführter Durstversuch ist eine große Belastung für die Patienten und aus klinischen Gründen selten nötig.

■ Häufige Fehler

Die „**kritischen Proben**" dieses Tests sind die Urinproben um 16.00 und um 17.00 Uhr bzw. 19.00 Uhr. In diesen Proben wird die Urinosmolalität bestimmt. Gelegentlich „können" die Patienten nach Minirin kein Wasser mehr lassen, es sollte jedoch „alles" versucht werden, wenigstens einige Milliliter Urin (einige Tropfen) für die Bestimmung der Urinosmolalität zu gewinnen, evtl. auch zu späteren Zeiten.

Bei einem zu kurz durchgeführten Durstversuch kann es bei Patienten mit psychogener Polydipsie zu einem falsch positiven Anstieg der Urinosmolalität nach DDAVP kommen, wenn unter Dursten bei vorhergehender Hyperhydrierung noch kein Plateau der Urinosmolalität erreicht worden war. In diesem Fall ist (ggf. nach kurzer Hydrierung) ein verlängerter Durstversuch anzuschließen.

■ Besonderheiten im Kindesalter

Besondere Vorsicht im Durstversuch gilt bei Säuglingen und Kleinkindern. Abbruchkriterien des Durstversuchs sind eine Gewichtsabnahme von 3% oder Fieber. Desmopressin-Gabe (Dosis 0,5 μg/m² KOF i. v. oder s. c. für Säuglinge, Dosis für Kinder um 2 μg/m² KOF i. v. oder s. c.) nicht erst um 16.00 Uhr, sondern sobald konstante Urinosmolalität erreicht wird. Zur Beurteilung des Testergebnisses gelten die Werte aus Tab. 18.5. Auf die pädiatrische Literatur zu diesem Thema wird besonders verwiesen (Czernichow et al. 1985).

Tab. 18.**5** Grenzwerte zur Beurteilung des Durstversuchs für **Kinder** (Quelle: Czernichow et al. 1985).

	AVPv pg/ml (MV±SD) Plasma	Osmolalität mosmol/kg (MW±SD) Plasma	Urin
Normal	1,9 ± 0,2	283 ± 1,0	1056 ± 47
Diabetes insipidus centralis **totalis**	1,3 ± 0,8	312 ± 15	150 ± 70
Diabetes insipidus centralis **partialis**	2,0 ± 1,8	298 ± 9	511 ± 117

Literatur

Czernichow P, Pomarede R, Brauner R, Rappaport R. Neurogenic diabetes insipidus in children. In: Czernichow P, Robinson AG (eds). Diabetes insipidus in man. Basel: Karger 1985: 190–209

Kluge M, Riedl S, Erhart-Hofmann B, Hartmann J, Waldhauser F. Improved extraction procedure and RIA for determination of arginine-8-vasopressin in plasma: role of remeasurement sample treatment and reference values in children. Clin Chem 1999;45:98–103

Marild S, Jodal U, Jonasson G, Mangelus L, Olden A, Persson NG. Reference values for renal concentrating capacity in children by the desmopressin test. Pediatr Nephrol 1992;6:254–257

Miller M, Dalakos T, Moses, AM, Fellerman H, Streeten DH. Recognition of partial defects of antidiuretic hormone secretion. Ann Int Med 1970;73:721–729

■ Kochsalz-Infusionstest zur Abklärung von Polyurie, Polydepsie, Dysnatriämie von Durststörungen

■ Indikation

Genaue Abklärung von Polyurie, Polydipsie, Dysnatriämien und Durststörungen, wenn mit dem Durstversuch nicht eindeutig möglich.

■ Testprinzip

Serumnatrium bzw. Serumosmolalität wird durch Infusion hypertoner Kochsalzlösung um ca. 10 mmol/l bzw. 20 mosmol/kg innerhalb von 2 oder 3 h angehoben. Dies bewirkt über Aktivierung von Osmorezeptoren eine ADH-Ausschüttung sowie Durst.

■ Kontraindikation

Dekompensierte Herzinsuffizienz, Ausgangs-Serumnatrium > 150 mmol/l. Serumnatrium darf nicht > 155 mmol/l ansteigen, deshalb ist bei Ausgangswerten von Natrium > 145 mmol/l eine Dosisreduktion der infundierten Natriummenge angebracht, z. B. um 10% pro 1 mmol/l Serumnatrium über 145 mmol/l.

 Dieser Test erfordert immer eine stationäre Aufnahme.

■ Vorbereitung

Sterile 5%-ige Kochsalzlösung ist in der Apotheke zu bestellen, muss evtl. selbst hergestellt werden (benötigt werden 1–2 Flaschen zu je 500 ml, je nach Körpergewicht), der Infusomat ist bereitzustellen. Das Labor muss informiert werden, evtl. müssen Spezialröhrchen für die ADH-Bestimmung besorgt werden. Wichtig ist die Aufklärung des Patienten (v. a. Komplikationen sind Thrombophlebitis und Phlebothrombose). Dem Patienten ist vorher genau zu erklären, worauf es ankommt, insbesondere müssen die Durstprotokolle erklärt werden (Abb. 18.**1**, Abb. 18.**2**).

Es erfolgt eine normale Hydrierung bis zum Testtag. Ab dem Vorabend sind Alkohol und Nikotin untersagt. Desmopressin (Minirin) sollte zuletzt am Morgen des Testvortags genommen worden sein. Trinken ad libitum ist erlaubt bis morgens 08.00 Uhr.

■ Testablauf

Der Test läuft wie folgt ab (Tab. 18.**6**):

▶ 07.00: Blutentnahme für Na^+, Cl^-, K^+, Ca^{++}, Kreatinin, Harnstoff, Hämatokrit, Blutzucker.
▶ 07.00: Leichtes Frühstück, danach keine weitere Nahrungsaufnahme
▶ 09.00: Patient legt sich flach hin. Einen gut rückläufigen Zugang in eine Armvene zur Blutentnahme legen. Die 5%-ige Lösung muss in eine großvolumige Vene mit hohem Fluss infundiert werden, da es sonst zu einer Thrombophlebitis oder Phlebothrombose kommen kann. Die kontralaterale Ellenbeugenvene kann unter Umständen geeignet sein, besser ist jedoch, wenn man einen Katheter in die kontralaterale Vene bis in die V. axillaris, besser bis zum Übergang V. axillaris/V. subclavia hochschiebt. Rückläufigkeit überprüfen. Eine Röntgenkontrolle ist bei guter Rückläufigkeit nicht erforderlich. (Bei peripherer Infusion und schlechteren Venenverhältnissen kann auch 3%-ige Kochsalzlösung über 3 h infundiert werden) (Vallotton et al. 1986).
▶ 09.30: Überprüfen der morgendlichen Serumnatrium-Konzentration. Reduktion der Infusionsmenge bei Serumnatrium > 145 mmol/l, z. B. um 10% pro 1 mmol/l Serumnatrium > 145 mmol/l.
▶ 10.00: Blutentnahme auf Eis in vorgekühlte Röhrchen, danach Beginn der Infusion hypertoner (5%iger) Kochsalzlösung (0,06 ml/kg/min) über 2 h. Ein Infusomat muss benutzt werden. Die Infusionsrate in ml/h ist Körpergewicht× 3,6. Bei einem 80 kg schweren Patienten sind dies also 576 ml in 2 h. Blutentnahmen zum Zeitpunkt 0, 30, 60, 90 und 120 min. (Bei Infusion 3%-iger Kochsalzlösung Blutentnahmen zum Zeitpunkt 0, 45, 90, 135 und 180 min). Während des Tests das Durstgefühl und die Mundtrockenheit nach Skala registrieren (Burrell et al. 1991). Durstprotokolle sind in Abb. 18.**1** und Abb. 18.**2** dargestellt. Vor und während des Tests stündlich Blutdruck und Puls messen und protokollieren.
▶ 12.00: Infusionsende, Patient darf wieder trinken.

18 Dynamische Funktionstests in der Endokrinologie

Tab. 18.6 Schema des Kochsalzinfusionstests mit Infusion 5%iger Lösung.

Uhrzeit	Gemessene Parameter/Maßnahme						
7:00 Basale Blutentnahme	Na$^+$	Cl$^-$	K$^+$	Ca^{++}	Kreatinin	Hkt	BZ
7:00–8:00	Leichtes Frühstück						
9:00	Pat. hinlegen, venösen Zugang legen						
	Na+	Serumosmolalität (mosmol/kg)	Hkt (%)	Serum-ADH (pg/ml)	RR	Puls	
10:00	X	X	X	X	X	X	i.v.-Infusion, NaCl 5%ig, 0,06 ml/kg/min
10:30	X	X		X			
11:00	X	X	X	X	X	X	
11:30	X	X		X			
12:00	X	X	X	X	X	X	
	X	X		X			

Bei Infusion 3%-iger Kochsalzlösung über 3h sind die Abnahmezeiten 0, 0:45, 1:30, 2:15 und 3h nach Beginn der Infusion.

■ Nebenwirkungen

Schwindelgefühl, Benommenheit, Kopfschmerzen. Sofortiger Abbruch der Infusion bei starken Kopfschmerzen (**Hypernatriämie**)!

■ Beurteilung

Basale Plasma-ADH-Konzentrationen liegen bei Normalpersonen normalerweise zwischen < 0,2 pg/ml und 0,8 pg/ml, in Abhängigkeit von der Serumosmolalität, deren stärkster Determinator Serumnatrium ist. Bei Serumosmolalitäten > 300 mosmol/kg, die nach Kochsalzinfusion erreicht werden, ist ADH immer deutlich nachweisbar (2–10 pg/ml).

Bei Patienten mit Diabetes insipidus ist Plasma-ADH basal und nach Kochsalzinfusion niedrig. Beim partiellen Diabetes insipidus centralis findet sich ein subnormaler oder verzögerter Anstieg. Bei primärer Polydipsie liegen basale Serumosmolalität und Plasma-ADH oft im unteren Normbereich. ADH steigt auch hier nach Erreichen der Schwellenosmolalität für die ADH-Freisetzung deutlich an. Patienten mit Diabetes insipidus renalis haben basal meist schon eine hoch normale Plasmaosmolalität und ein hoch normales ADH und zeigen nach Kochsalz einen weiteren starken Anstieg von ADH.

Eine erweiterte Analyse ist noch möglich, wenn das betreffende Labor eigene Normbereiche für die Schwellenosmolalität (Schwellen-Natriumkonzentrationen) für Durst und ADH-Freisetzung hat. In diesem Fall lassen sich Schwellenkonzentrationen für das Durstgefühl und für die ADH-Freisetzung miteinander in Beziehung setzen (Diagnose einer organischen Hypodipsie oder Hyperdipsie mit und ohne Störung der ADH-Freisetzung).

■ Klinische Bemerkung

Der Kochsalz-Infusionstest kann als „Goldstandard" der Differenzialdiagnostik der Polyurie/Polydipsie angesehen werden, wenn die Differenzierung, z. B. zwischen primärer Polydipsie und partiellem zentralem Diabetes insipidus oder partiellem nephrogenem Diabetes insipidus mit anderen Verfahren nicht eindeutig möglich ist.

Der Diabetes insipidus lässt sich auch nach dem Ausmaß der Antwort von ADH auf unterschiedliche Stimuli unterscheiden. Reagiert ein Patient außer auf Hyperosmolalität nicht auf vasovagale Reize, Nikotin, Hypovolämie, Hypotension oder auf Insulinhypoglykämie, so muss man eine fehlende ADH-Bildung annehmen. Reagiert hingegen ein Patient auf Nikotin, nicht aber auf osmotischen Reiz, so muss eine Läsion im Osmorezeptorzentrum (Organum vasculosum, Lamina terminalis, etc.) vorliegen.

■ Häufige Fehler

Fehlerhafte ADH-Bestimmung (Ausführungen über die ADH-Bestimmung im Durstversuch, s. o.).

■ Besonderheiten im Kindesalter

> Dieser Test ist für das Kindesalter nicht ausreichend validiert und fast immer kontraindiziert bzw. entbehrlich.

18.3 Hypophysenhinterlappen

Durstprotokoll Teil I

Datum:

Name:

Lieber Patient! Bitte beantworten Sie zu jedem gewünschten Zeitpunkt während des Testes die folgende Frage:

Wie durstig fühlen Sie sich jetzt?

Markieren Sie Ihre Antwort (Kreuzchen) zu jedem geforderten Zeitpunkt irgendwo in den unteren waagerechten Kästchen zwischen **nicht durstig** und **extrem durstig**.

	nicht durstig	extrem durstig
1. Messpunkt (Uhrzeit:)	☐	☐
2. Messpunkt (Uhrzeit:)	☐	☐
3. Messpunkt (Uhrzeit:)	☐	☐
4. Messpunkt (Uhrzeit:)	☐	☐
5. Messpunkt (Uhrzeit:)	☐	☐
6. Messpunkt (Uhrzeit:)	☐	☐
7. Messpunkt (Uhrzeit:)	☐	☐

Abb. 18.**1** Durstprotokoll Teil I (Subjektives Durstgefühl).

Durstprotokoll Teil II

Datum:

Name:

Lieber Patient! Bitte beantworten Sie zu jedem gewünschten Zeitpunkt während des Testes die folgende Frage:

Wie trocken ist Ihr Mund?

Markieren Sie Ihre Antwort (Kreuzchen) zu jedem geforderten Zeitpunkt irgendwo in den unteren waagerechten Kästchen zwischen **nicht trocken** und **extrem trocken**.

	nicht trocken	extrem trocken
1. Messpunkt (Uhrzeit:)	☐	☐
2. Messpunkt (Uhrzeit:)	☐	☐
3. Messpunkt (Uhrzeit:)	☐	☐
4. Messpunkt (Uhrzeit:)	☐	☐
5. Messpunkt (Uhrzeit:)	☐	☐
6. Messpunkt (Uhrzeit:)	☐	☐
7. Messpunkt (Uhrzeit:)	☐	☐

Abb. 18.**2** Durstprotokoll Teil II (Mundtrockenheit).

Falls in Ausnahmefällen nötig, sollte die Version mit 3%iger Kochsalzlösung bevorzugt werden. **Ein Serumnatrium von 150 mmol/l darf bei Kindern nicht überschritten werden!** Kinder mit familiärem Diabetes insipidus centralis können zu Beginn der Krankheit noch eine geringe ADH-Reserve aufweisen.

Literatur

Burrell LM, Lambert HJ, Baylis PH. The effect of drinking on atrial natriuretic peptide, vasopressin and thirst appreciation in hyperosmolar man. Clin Endocrinol 1991;35:229–234

Vallotton MB, Favre L, Dolci W. Osmolar stimulation of vasopressin secretion in man: comparison of various protocols. Acta Endocrinol (Copenh) 1986;113:161–167

18.4 Nebenschilddrüsen

Pentagastrin-Test

Indikation

Zur präoperativen Diagnostik und zum postoperativen „Follow-up" von Patienten mit medullärem Schilddrüsenkarzinom/C-Zell-Hyperplasie, z.B. im Rahmen des MEN 2-Familienscreenings oder der Abklärung suspekter Schilddrüsenknoten. Die Heilung eines medullären Schilddrüsenkarzinoms wird durch einen negativen Pentagastrin-Test definiert.

Testprinzip

Pentagastrin ist ein Stimulus der Kalzitoninsekretion. Patienten mit medullärem Schilddrüsenkarzinom oder C-Zell-Hyperplasie zeigen einen pathologisch erhöhten Kalzitoninanstieg im Vergleich zu Normalpersonen. Der Anstieg ist geschlechtsspezifisch unterschiedlich (Frauen zeigen einen geringeren Anstieg).

Kontraindikationen

Allergie gegen Pentagastrin (nicht verwechseln mit Nebenwirkung), massiver Hypertonus (z.B. bekanntes Phäochromozytom).

Vorbereitung

Untersuchung am liegenden Patienten, venösen Zugang legen, Pentagastrin (Peptavlon, Ayerst Lab., Philadelphia, USA) Dosierung: (0,5 µg/kg KG) in 2 ml 0,9% NaCl aufziehen.

Testablauf

5 ml Blut zur Kalzitoninbestimmung entnehmen (0-min-Wert), Pentagastrin (0,5 µg/kg KG) als Bolus in 10 s i.v. injizieren, 2 min und 5 min nach Injektion erneut je 5 ml Blut zur Kalzitoninbestimmung entnehmen.

Nebenwirkungen

20 s nach Injektion tritt bei 80% der Patienten eine Flush-Symptomatik auf, die ca. 1 min anhält.

Beurteilung

Je nach Kalzitonin-Bestimmungsmethode sind geschlechtsabhängige obere Grenzwerte der Basalspiegel und des maximalen Anstiegs nach Pentagastrin zu beachten (Grauer et al. 1998) (Tab. 18.7, Tab. 18.8). Patienten mit Niereninsuffizienz haben basal erhöhte Spiegel (verzögerter Abbau).

Klinische Bemerkungen

Bei basal normalen Kalzitoninspiegeln und pathologischem Anstieg ist mit einer C-Zell-Hyperplasie/Mikrokarzinom zu rechnen; bildgebende Verfahren versagen meist in dieser Situation. C-Zell-Hyperplasie findet man nicht nur als Präkanzerose beim medullären Schilddrüsenkarzinom, sondern auch als Reaktion bei verschiedenen Schilddrüsenerkrankungen (z.B. Hashimoto-Thyreoiditis).

Häufige Fehler

Zugrundelegung falscher Referenzwerte.

Besonderheiten im Kindesalter

Im Familienscreening bei multipler endokriner Neoplasie Typ 2 steht heute die molekulargenetische Diagnostik mit Bestimmung der in der Familie meist bekannten Mutation im RET-Gen an erster Stelle. Bei Nachweis der Mutation und Bestätigung durch eine zweite Probe ist die Indikation zur totalen Thyreoidektomie auch ohne Nachweis eines pathologischen Pentagastrin-Tests indiziert (Frank-Raue et al. 1997).

Literatur

Frank-Raue K, Höppner W, Buhr H, Herfarth C, Ziegler R, Raue F. Mutationen des ret-Protoonkogens bei medullärem Schilddrüsenkarzinom. Dtsch Med Wschr 1997;122:143–149

Grauer A, Raue F, Ziegler R. Usefulness of a new chemiluminescent two site immunoassay for human calcitonin. Exp Clin Endocrinol Diabetes 1998;106:353–359

Tab. 18.7 Referenzbereiche für basales Kalzitonin in pg/ml (5.–95. Perzentile) mit 2 unterschiedlichen Assaysystemen.

	ELISA	Chemilumineszenz
Männer	<2–28,1	<7,0–6,55
Frauen	<2–12,8	<7,0–4,13

Umrechnungsfaktor: pg/ml × 0,28 = pmol/l (n = 179), (Quelle: Grauer et al. 1998)

Tab. 18.8 Obere Grenzen des Referenzbereichs (95. Perzentile) für Kalzitonin im Pentagastrin-Test in pg/ml mit 2 unterschiedlichen Assaysystemen.

	ELISA		Chemilumineszenz	
	basal	stimuliert	basal	stimuliert
Männer	41,8	126,5	5,8	43,0
Frauen	16,2	81,9	5,2	36,8

Umrechnungsfaktor: pg/ml × 0,28 = pmol/l (n = 19); (Quelle: Grauer et al. 1998)

18.5 Nebennierenrinde

■ ACTH-Kurztest

■ Indikation

Erfassung einer Nebennierenrinden (NNR)-Insuffizienz. Nachweis eines homozygoten oder heterozygoten NNR-Biosynthesedefekts (Verdacht auf adrenogenitales Syndrom, Hirsutismus, Klitorishypertrophie, Oligomenorrhoe, Wachstumsbeschleunigung mit Knochenalterakzeleration unklarer Genese, Pseudopubertas praecox) (Lin-Su et al. 2008, Dickstein et al. 2008, Marik et al. 2008).

■ Testprinzip

ACTH bindet an spezifische Rezeptoren in der Nebennierenrinde. Es folgt primär eine Stimulation der Zona fasciculata (Glukokortikoide), in geringerem Ausmaß auch der Zona glomerulosa (Mineralokortikoide) und der Zona reticularis (Androgene).

■ Kontraindikationen

Vorbehandlung mit ACTH oder Sensibilisierung gegen ACTH (z. B. bei BNS-Anfällen unter ACTH-Therapie) aufgrund der Gefahr eines anaphylaktischen Schocks.

■ Vorbereitung

Bei dringenden Indikationen kann der Test zu jeder Tageszeit durchgeführt werden, eine akute Addison-Krise verbietet jedoch die Durchführung, zunächst muss die Krise adäquat behandelt werden. Eine elektive Durchführung erfolgt idealerweise morgens, die Patienten bleiben ab dem Vorabend nüchtern. Der Test ist ambulant durchführbar. Zur Evaluation eines AGS bei Frauen muss der Test am 3.–8. Zyklustag durchgeführt werden. Ovulationshemmer sind vorher abzusetzen.

■ Testablauf

Vor Testbeginn wird ein venöser Zugang gelegt. Die Blutentnahme erfolgt für die Bestimmung von Kortisol, fakultativ ACTH (Transport auf Eis),17-Hydroxy-Progesteron (17-OHP) und je nach Fragestellung von weiteren NNR-Steroiden und Androgenen (= Basalwert). Danach werden 250 µg ACTH-24 (Synacthen) im Bolus i. v. injiziert, Säuglinge bis zu 12 Monaten erhalten 125 µg. Die zweite Blutentnahme folgt nach 60 min für die Steroidbestimmung (= stimulierter Wert).

■ Nebenwirkungen

Hungergefühl.

■ Beurteilung

NNR Insuffizienz: Anstieg des Kortisols im Plasma/Serum auf > 18 µg/dl (> 500 nmol/l) oder mindestens um den Faktor 2 schließt eine Nebennierenrinden-(Glukokortikoid-)Insuffizienz aus. Eine basale ACTH-Konzentration oberhalb des Referenzbereichs spricht für eine primäre NNR-Insuffizienz, eine erniedrigte für eine sekundäre oder tertiäre Genese.

NNR-Biosynthesedefekt: Ein 17-OHP-Anstieg auf > 12 µg/dl spricht für einen homozygoten 21-Hydroxylase-Defekt (für Neugeborene, Frühgeborene und pränatal dystrophe Neugeborene gelten in den ersten Lebenswochen andere Referenzwerte für die adrenalen Steroidehormone). Seltenere Defekte der Steroidbiosynthese der Nebennierenrinde können nur durch Multisteroidanalyse und mithilfe spezieller Normbereiche erkannt werden. Der 17-OHP-Anstieg ist altersabhängig. Zum hormonellen Nachweis eines heterozygoten 21-Hydroxylase-Defekts ist die Multisteroidanalyse notwendig. Ein 17-OHP/DOC-Quotient > 12 spricht beim Erwachsenen für das Vorliegen eines heterozygoten 21-Hydroxylase-Defekts. Für Kinder ist dieser Quotient bisher nicht ausreichend validiert.

■ Klinische Bemerkungen

Der früher weit verbreitete ACTH-Lang-Test bietet keine diagnostischen Vorteile. Die Referenzwerte sind methodenabhängig. Bei Messung von Vorläufersteroiden der Kortisol- und Aldosteronsynthese (z. B. zur AGS-Diagnostik) sollten nur spezifische Bestimmungsmethoden (RIA nach Extraktion und Chromatographie) verwendet werden. Bei kritisch kranken Patienten oder nach operativen Eingriffen ist der Test zum Ausschluss einer NNR-Insuffizienz nicht ausreichend validiert und sollte nur durch einen erfahrenen Endokrinologen beurteilt werden.

■ Besonderheiten im Kindesalter

Keine.

Literatur

Dickstein G, Saiegh L. The assessment of the hypothalamo-pituitary-adrenal axis in pituitary disease: are there short cuts? J Endocrinol Invest 2008;26(7 Suppl):25–30

Lin-Su K, Nimkarn S, New MI. Congenital adrenal hyperplasia in adolescents: diagnosis and management. Ann N Y Acad Sci 2008;1135:95–98.

Marik PE, Pastores SM, Annane D, et al. Recommendations for the diagnosis and management of corticosteroid insufficiency in critically ill adult patients: consensus statements from an international task force by the American College of Critical Care Medicine M Crit Care Med 2008;36(6): 1937–1949

■ Kochsalz-Infusionstest bei Verdacht auf primären Hyperaldosteronismus

■ Indikation

Bestätigungstest beim Verdacht auf das Vorliegen eines primären Hyperaldosteronismus (Born-Frontsberg u. Quinkler 2009, Giacchetti et al. 2008).

■ Testprinzip

Natrium- und Volumenbelastung führen unter physiologischen Bedingungen zu einer Reduktion der Aldosteron- und Reninkonzentrationen. Bei Vorliegen eines primären Hyperaldosteronismus ist dieser Regelkreis gestört, Aldosteron wird unabhängig von der Renin- und Natriumkonzentration sezerniert.

■ Kontraindikationen

Herzinsuffizienz, Hypervolämie, entgleister arterieller Hypertonus.

■ Vorbereitung

Vor dem Test ist eine möglicherweise bestehende Hypokaliämie auszugleichen. Aldosteronrezeptorantagonisten (Spironolacton, Eplerenon) und Amilorid sollten 6 Wochen vor dem Test abgesetzt werden, ACE-Hemmer, Betablocker und Thiazid- sowie Schleifendiuretika sollten nach Möglichkeit 1 Woche vor dem Test abgesetzt werden, auch auf Lakritz sollten die Personen in diesem Zeitraum verzichten.

α-Blocker, Kalziumkanalblocker und direkte Vasodilatatoren können zur Blutdrucksenkung eingesetzt werden.

Vor dem Test sind mindestens folgende Laborparameter zu bestimmen: Natrium, Kalium, Kalzium, Kreatinin, kleines Blutbild. Vor dem Test ist nach Möglichkeit eine Echokardiografie durchzuführen, um die linksventrikuläre Funktion abschätzen zu können.

Bereitstellen von Blutentnahmeröhrchen: je 2-mal Aldosteron und Renin (Renin auf Eis transportieren), sowie Natrium und Kalium. Ein i.v.-Zugang wird gelegt und es werden 2 l Natriumchloridlösung (0,9%) bereitgestellt.

■ Testablauf

Patient liegt über Nacht (mindestens 8 h vor Testbeginn) und bleibt danach während der gesamten Testdurchführung liegen. Testbeginn zwischen 8.00 und 10.00 Uhr. Es erfolgt zunächst die Abnahme der basalen Werte für Aldosteron, Renin, Natrium und Kalium sowie eine Blutdruckkontrolle, dann beginnt die NaCl-Infusion (0,9%, 500 ml/h).

Bei guter linksventrikulärer Funktion reichen stündliche Kontrollen des Blutdrucks und der Pulsfrequenz, darüber hinaus bei Bedarf, bei unklarer linksventrikulärer Funktion halbstündliche Kontrollen. Es folgt die Abnahme der 4h-Werte für Aldosteron, Natrium, Kalium.

Abbruchkriterien sind Zeichen einer unter der Infusion aufgetretenen Herzinsuffizienz oder einer anderen Organinsuffizienz sowie ein entgleister arterieller Hypertonus.

■ Nebenwirkungen

Hypervolämie, arterieller Hypertonus, Dekompensation einer Herzinsuffizienz.

■ Beurteilung

Bei einer Reduktion der Aldosteronkonzentration < 50 ng/l (139 pmol/l) kann ein primärer Hyperaldosteronismus mit ausreichend hoher Wahrscheinlichkeit ausgeschlossen werden. Konzentrationen > 100 ng/l (277 pmol/l) sprechen für das Vorliegen eines primären Hyperaldosteronismus. Zwischen diesen Konzentrationen liegt ein „Graubereich", der einer weiteren Diagnostik bedarf.

■ Klinische Bemerkungen

5–10% aller Patienten mit einem arteriellen Hypertonus leiden unter einer Aldosteron-abhängigen Form. Die häufigsten Ursachen sind aldosteronsezernierende Adenome der Nebenniere und Nebennierenrinden-Hyperplasien. Ein durch Dexamethason supprimierbarer Hyperaldosteronismus oder ein Aldosteron-produzierendes Karzinom liegen hingegen nur sehr selten vor.

Bei 30–50% aller Patienten mit einem pathologischen Aldosteron-Renin-Quotienten (erhöhter Quotient und erhöhte Aldosteronkonzentration) kann mittels Kochsalzbelastungstest ein Hyperaldosteronismus ausgeschlossen werden.

Alternativ können ein Kochsalzbelastungstest mit oraler Kochsalzgabe (300 mmol Natrium pro Tag über 3 Tage) oder ein Fludrocortison-Suppressionstest durchgeführt werden, diese sind jedoch aufwendiger und dem Kochsalzbelastungstest mit i.v.-NaCl-Gabe nur gering überlegen (Mulatero et al. 2006). Bei geeigneten Patienten, insbesondere bei solchen mit guter linksvenrikulärer Funktion und gut eingestelltem Blutdruck, ist der Test auch ambulant durchführbar. Hierbei wird auf die Nachtruhe verzichtet, die weitere Durchführung bleibt unverändert.

Bei positivem Testergebnis und unklarem Ergebnis im Aldosteron-Orthostase-Test ist die selektive Katheterisierung der Nebennieren zur Lokalisationsdiagnostik notwendig, da in bis zu 35% der Fälle mittels bildgebenden Verfahren (CT/MRT) eine falsche Diagnose gestellt wird oder gar keine gestellt werden kann (Magill et al. 2001).

18.5 Nebennierenrinde

Literatur
Born-Frontsberg E, Quinkler M. Conn's syndrome. Internist 2009;50:17–26
Giacchetti G, Mulatero P, Mantero F, Veglio F, Boscaro M, Fallo F. Primary aldosteronism, a major form of low renin hypertension: from screening to diagnosis. Trends Endocrinol Metab 2008;19:104–108
Magill SB, Raff H, Shaker JL, et al. Comparison of adrenal vein sampling and computed tomography in the differentiation of primary aldosteronism. J Clin Endocrinol Metab 2001;86:1066–1071
Mulatero P, Milan A, Fallo F, et al. Comparison of Confirmatory Tests for the Diagnosis of Primary Aldosteronism. J Clin Endocrinol Metab 2006;91:2618–2623

Aldosteron-Orthostase-Test

Indikation

Differenzialdiagnose Aldosteron-produzierendes NN-Adenom (APA) vs. idiopathischer Hyperaldosteronismus (IHA) bei nachgewiesenem primären Hyperaldosteronismus.

Testprinzip

Untersucht wird der Einfluss des durch orthostatische Belastung induzierten Anstiegs von Angiotensin II auf die Aldosteronsekretion (bei Gesunden Anstieg um das 1,5- bis 3-Fache des Basalwerts).

Beim IHA ist die Aldosteronproduktion meistens durch Orthostase stimulierbar. In der Mehrzahl der Fälle spricht der APA hingegen nicht auf Angiotensin II an. Vielmehr kann es am Vormittag wegen der zirkadian abnehmenden Kostimulation durch ACTH sogar zu einem leichten Aldosteronabfall kommen.

Vorbereitung

Ausgeglichener Elektrolytstatus; Betablocker, Schleifendiuretika, Renin-Inhibitoren, ACE-Hemmer, AT-Antagonisten sind > 1 Woche zuvor abzusetzen. Bei Spironolacton, Eplerenon, Drospirenon ist eine Pause von > 2–4 Wochen nötig.

Testablauf (stationär)

Patient wird am Vortag aufgenommen, er darf nach Mitternacht nicht mehr aufstehen. Um 08.00 erfolgt die Blutentnahme für Kortisol, Aldosteron und Plasmareninaktivität bzw. Reninkonzentration im Plasma. Der Patient soll nach der Blutabnahme für 3 h eine aufrechte Position einnehmen (Gehen oder Sitzen). Nach 4 h folgt eine erneute Blutentnahme wie um 08.00 Uhr.

Beurteilung

APA: Aldosteron bereits basal deutlich erhöht; nach Orthostase unverändert oder abfallend (hohe Spezifität für APA bei Abfall > 100 ng/dl); Plasmarenin basal deutlich supprimiert und nicht oder nur geringfügig ansteigend.

IHA: Aldosteron basal im oberen Normbereich oder leicht erhöht, nach Orthostase deutlich ansteigend; Plasmarenin leicht bis mäßig erniedrigt; nach Orthostase geringer Anstieg.

Bemerkungen

Patienten mit APA haben im Vergleich zu denjenigen mit IHA in der Regel einen schwereren Hypertonus, eine ausgeprägtere Hypokaliämie (< 3,0 mmol/l), höhere Plasma (> 25 ng/dl) und Urin-Aldosteronspiegel (> 30 µg/Tag), und sind jünger (Espiner et al. 2003, Diederich et al. 2007, Young 2007).

Die gleichzeitige Kortisolmessung dient der Plausibilitätskontrolle: normalerweise kommt es zum Abfall zwischen 8:00 und 12:00 Uhr aufgrund der zirkadianen Rhythmik. Bei stressbedingt erhöhter ACTH- und Kortisolsekretion ist die Aussagefähigkeit des Tests stark beeinträchtigt, da ACTH auch die Aldosteronproduktion beeinflusst. Die Wertigkeit dieses Tests wird in der Literatur kontrovers beurteilt.

Literatur
Born-Frontsberg E, Quinkler M. Conn-Syndrom. Internist 2009; 50:17–26
Diederich S, Bidlingmaier M, Quinkler M, Reinicke M. Diagnosis of primary hyperaldosteronism. Med Klin (Munich) 2007; 102:16–21
Espiner EA, Ross, DG, Yandle TG, Richards AM, Hunt PJ. Predicting Surgically Remedial Primary Aldosteronism: Role of Adrenal Scanning, Posture Testing, and Adrenal Vein Sampling. J Clin Endocrinol Metab 2003;88:3637–3644
Giacchetti G, Mulatero P, Mantero M, Veglio F, Boscaro M, Fallo F. Primary aldosteronism, a major form of low renin hypertension: from screening to diagnosis. Trends Endocrinol Metab 2008;19:104–108
Young WF. Primary aldosteronism: renaissance of a syndrome. Clin Endocrinol (Oxf) 2007;66:607–618

Metopiron-Test

Indikation

Prüfung der Funktion der Rückkopplungskontrolle der Hypothalamus-Hypophysen-Nebennierenrinden-Achse (Kortisol → ACTH). Der Metopiron-Test wird bei Verdacht auf sekundäre Nebennierenrinden-Insuffizienz eingesetzt. Ferner dient er zur Untersuchung der Achsenfunktion nach Langzeitsteroidtherapie und zur Differenzialdiagnose zwischen autonomen Nebennierenrindentumoren und Nebennierenrindenhyperplasie anderer Genese. Er wird auch für die Differenzialdiagnose des ACTH-abhängigen Cushing-Syndroms eingesetzt.

Testprinzip

Metopiron blockiert die adrenale 11β-Hydroxylase, die die Umwandlung von 11-Desoxycortisol (Substanz S) zu Kortisol katalysiert. Damit kommt es nach Metopirongabe zu einem Abfall des Kortisols und einem Anstieg des 11-Desoxycortisols. Bei intaktem Regelkreissystem führt der Abfall des Kortisols zu einer raschen Stimulation der ACTH-Sekretion und nachfolgend zu einer Anregung der adrenalen Steroidbiosynthese. Da diese auf dem Niveau der 11β-Hydroxylase blockiert ist, steigt im Plasma nur die Konzentration von 11-Desoxycortisol und nicht von Kortisol an. Im Urin findet sich eine erhöhte Konzentration von Tetrahydro-11-Desoxycortisol (THS).

■ Kontraindikationen

Neugeborene, Säuglinge, Kleinkinder (Hypoglykämierisiko!).

■ Vorbereitung

Patient bleibt nüchtern.

■ Testablauf

Durchführung üblicherweise unter stationären Bedingungen. Der Kurztest kann auch ambulant durchgeführt werden. Es existieren unterschiedliche Testprotokolle, 2 seien hier aufgeführt:
- **Über-Nacht-Test** (Avgerinos et al. 1996, Feek et a. 1981, Fiad et al. 1994, Orth u. Kovacs 1998, Steiner et al. 1994): Legen eines venösen Zugangs 1–2 h vor Testbeginn beim nüchternen Patienten. Erste Blutentnahme (= Basalwert; optional) für die Bestimmung von ACTH, Kortisol und 11-Desoxycortisol (und evtl. weiteren Steroiden). Die Blutprobe für ACTH muss in vorgekühlten EDTA-Röhrchen erfolgen. Transport ins Labor gekühlt auf Eis(wasser) und Zentrifugation in der Kühlzentrifuge. Das Plasma muss bis zur ACTH-Bestimmung bei -20°C tiefgefroren werden.
  Gabe von Metopiron in einer Dosis von 30–40 mg/kg KG p. o. (maximal 2 g) um Mitternacht mit einer kleinen Mahlzeit. Zweite Blutentnahme um spätestens 08.00 Uhr des zweiten Tages (Avgerinos et al. 1996, Orth u. Kovacs 1998, Steiner et al. 1994).
- **3-h-Kurztest** (Dickstein et al. 1986, Sippell et al. 1994, Thornton et al. 1994): Gabe von 15–40 mg Metopiron/kg KG (oder 1 g/m² KOF) per os mit einem kleinen Frühstück zwischen 06.00 und 08.00 Uhr.
  Zweite Blutentnahme (= stimulierter Wert) für die Bestimmung von ACTH, Kortisol und 11-Desoxycortisol (und evtl. weiteren Steroiden) nach 3 h (oder nach 2 und 4 h) (Thornton et al. 1994).

■ Nebenwirkungen

Gastrointestinale Beschwerden (Übelkeit, Bauchschmerzen und Erbrechen) sind bei gleichzeitiger Einnahme einer Mahlzeit selten. Metopiron hat einen schlechten Geschmack.

> **!** Bei manifester primärer Nebennierenrinden-Insuffizienz kann eine Addison-Krise ausgelöst werden.

■ Beurteilung

Normalerweise erfolgt ein starker Anstieg von 11-Desoxycortisol (> 70 ng/ml = > 200 nmol/l), DOC und weiteren Kortisolvorstufen, ein Abfall von Kortisol (< 80 ng/ml = < 220 nmol/l) sowie Kortikosteron und Aldosteron (Orth u. Kovacs 1998, Steiner et al. 1994). Ein ACTH-Anstieg > 200 pg/ml (Orth u. Kovacs 1998) oder > 33 pmol/l (Steiner et al. 1994) spricht für eine intakte Regelkreisfunktion.

Bei Morbus Cushing ist der Anstieg von 11-Desoxycortisol gesteigert (> 220-fach) und der Kortisolabfall nicht ausreichend (Quotient „supprimiertes" Kortisol/basales Kortisol > 0,6). Für die Kombination dieser beiden Kriterien wird bei einer Spezifität von 100% eine Sensitivität für die Diagnose des hypophysären Cushing-Syndroms von 65% angegeben (Avgerinos et al. 1996). Bei sekundärer oder tertiärer Nebennierenrinden-Insuffizienz ist der Anstieg von 11-Desoxycortisol vermindert. Bei androgenproduzierenden Tumoren der Nebenniere findet sich meist keine Reaktion im Metopiron-Test.

■ Klinische Bemerkungen

Der Metopiron-Test ist der sensitivste Test für die hypophysäre ACTH-Sekretion, da er auf dem negativen Rückkopplungseffekt eines abfallenden Kortisolspiegels und nicht auf dem Effekt eines starken Stresses, wie beim Insulin-Hypoglykämie-Test, beruht. Eine normale Antwort im Metopiron-Test beweist eine intakte Hypothalamus-Hypophysen-Nebennierenrinden-Funktion. Weitere Tests sind dann nicht mehr notwendig.

Unter Medikamenten, die zu einer Enzyminduktion in der Leber führen (z. B. Phenobarbital, Phenytoin, Carbamazepin, Rifampicin etc.), wird Metopiron beschleunigt abgebaut und der Test dadurch unzuverlässig. Diese Medikamente müssen vor dem Test abgesetzt werden.

Ein beschleunigter Metopironabbau bei einem Teil der Gesunden (ca. 4%) führt zu falsch negativen Testresultaten (Orth u. Kovacs 1998). Dies ist an einem unzureichenden Kortisolabfall erkennbar (Kortisol > 75 ng/ml = > 210 nmol/l).

■ Besonderheiten im Kindesalter

Wegen des erhöhten Hypoglykämierisikos ist der Test bei Neugeborenen im Säuglings- und Kleinkindalter kontraindiziert. Sorgfältig klinische Überwachung mit Blutzuckerkontrollen ist bei älteren Kindern erforderlich.

Literatur

Avgerinos PC, Nieman LK, Oldfield EH, Cutler Jr GB. A comparison of the overnight and the standard metyrapone test for the differential diagnosis of adrenocorticotrophin-dependent Cushing's syndrome. Clin Endocrinol 1996;45:483–491

Dickstein G, Lahav M, Orr ZS. Single-dose metyrapone test at 06.00h: an accurate method for assessment of pituitary-adrenal reserve. Acta Endocrinol 1986;112:28–34

Feek CM, Bevan JS, Ratcliffe JG, Gray CE, Blundell G. The short metyrapone test: Comparison of the plasma ACTH response to metyrapone with the cortisol response to insulin-induced hypoglycaemia in patients with pituitary disease. Clin Endocrinol 1981;15:75–80

Fiad TM, Kirby JM, Cunningham SK, McKenna TJ. The overnight single-dose metyrapone test is a simple and reliable index of the hypothalamic-pituitary-adrenal axis. Clin Endocrinol 1994;40:603–609

Orth DN, Kovacs WJ. The adrenal cortex. In: Wilson JD, Foster DW, Kronenberg HM, Larsen PR (eds). Williams Textbook of Endocrinology, 9th ed. Philadelphia: WB Saunders Company 1998:517–664

Shankar RR, Jakacki RI, Haider A, Lee MW, Pescovitz OH. Testing the hypothalamic-pituitary axis in survivors of childhood brain and skull-based tumours. J Clin Endocrinol Metab 1997;82:1995–1998

Sippell WG, Partsch C-J, Peter M. Endokrinologie. In: Schaub J, Krawinkel M (eds) Kieler Praktische Pädiatrie. Stuttgart New York: Georg Thieme Verlag 1994:24–45

Steiner H, Bähr V, Exner P, Oelkers PW. Pituitary function tests: Comparison of ACTH and 11-deoxy-cortisol responses in the metyrapone test and with insulin hypoglycemia test. Exp Clin Endocrinol 1994;102:33–38

Thornton PS, Alter CA, Katz LEL, Gruccio DA, Winyard PJ, Moshang Jr T. The new highly sensitive adrenocorticotropin assay improves detection of patients with partial adrenocorticotropin deficiency in short term metyrapone test. J Pediatr Endocrinol 1994;7:317–324

18.6 Nebennierenmark

■ Clonidin-Suppressions-Test

■ Indikation

Bestätigungstest zum Nachweis eines Phäochromozytoms. Dieser Test differenziert zwischen einem Phäochromozytom und falsch positiv erhöhten Katecholamin- und Metanephrinwerten im Screeningverfahren (Bestimmung der Katecholamine im 24h-Urin, Bestimmung von Normetanephrin und Metanephrin im Plasma).

■ Testprinzip

Clonidin hemmt über eine zentralnervöse Stimulation präsynaptischer α2-Rezeptoren die neuronale und adrenale Noradrenalin-, weniger auch die Adrenalinsekretion. Die Katecholaminfreisetzung aus einem Phäochromozytom wird nicht gehemmt, das Absinken der Katecholaminspiegel bleibt aus (Bravo et al. 1981).

■ Kontraindikationen

Hypotension, Hypovolämie, Bradykardie, aktuelle Betablockertherapie.

■ Vorbereitung

Patient liegt während des gesamten Tests.

■ Testablauf

Legen eines venösen Zugangs, nach 30 min erfolgt die Blutentnahme (EDTA, sofort auf Eis) zur Bestimmung der Plasmakatecholamine (und fraktionierten Metabolite Metanephrin und Normetanephrin). Sofort anschließend folgt die Gabe von 300 μg Clonidin p. o., nach 3 h eine erneute Blutentnahme zur Bestimmung der Plasmakatecholamine (und fraktionierten Metabolite). Blutdruck- und Pulskontrolle sind alle 30 min vorgesehen.

■ Nebenwirkungen

Hypotension, besonders bei mit Clonidin vorbehandelten Patienten oder solchen mit Betarezeptordysfunktion; sedierende Eigenschaften, Mundtrockenheit. Clonidin hat eine lange Halbwertzeit, die Fahrtüchtigkeit ist herabgesetzt.

■ Beurteilung

Normalerweise müssen die Plasmakatecholamine und fraktionierten Metabolite nach Gabe von Clonidin in den Normbereich (Adrenalin: 0,03–1,31 nmol/l [10–250 ng/l]; Noradrenalin: 0,47–4,14 nmol/l [80–750 ng/l]) bzw. um > 40 % abfallen. Bei Vorliegen eines Phäochromozytoms bleibt das Absinken der Katecholaminspiegel aus. Der Test ist nur bei basal erhöhten Werten verwertbar (Treffsicherheit > 95 %); allerdings ist ein paradoxer Anstieg von Normalwerten ebenfalls als pathologisch zu bewerten. Wenn im Clonidin-Suppressions-Test die Plasma-Normetanephrin- anstelle der Plasma-Adrenalinkonzentration herangezogen wird, wobei ein Abfall um weniger als 40 %, als positives Ergebnis gewertet werden, hat der Test eine höhere Sensitivität und Spezifität. Dies gilt v. a. dann, wenn der Wert nach Suppression oberhalb des Referenzbereichs liegt (Eisenhofer et al. 2003).

■ Klinische Bemerkung

Die Bestimmung der Plasmakatecholamine ist als Screeningverfahren bei der Suche nach einem Phäochromozytom ungeeignet, da die Sekretion oft intermittierend ist. Wegweisend ist nur eine drastische Erhöhung (Noradrenalin > 2000 ng/ml).

Bei Werten < 2000 ng/ml ist der Clonidin-Suppressions-Test ein hochsensitiver Test zur Diagnostik des Phäochromozytoms (Sjoberg et al. 1992, Eisenhofer et al. 2003). Bei jedem Nachweis eines Phäochromozytoms muss an eine Multiple Endokrine Neoplasie Typ IIa oder IIb sowie an eine Phakomatose (Neurofibromatose, von Hippel-Lindau-Syndrom, tuberöse Sklerose, Sturge-Weber-Krabbe-Syndrom) gedacht werden (Lenders et al. 2005, Reisch et al. 2006).

Zahlreiche Medikamente können zu falsch hohen Katecholaminkonzentrationen führen (v. a. trizyklische Antidepressiva, Phenoxybenzamin, Doxazosin oder MAO-Hemmer; weniger Betarezeptorblocker, Clonidinentzug, Koffein, Nikotin. Paracetamol und Levodopa können mit der Analytik interferieren). Wenn möglich, sollten diese Medikamente 7 Tage vor dem Test abgesetzt werden.

■ Häufige Fehler

Bildgebende Diagnostik vor biochemischem Nachweis der pathologischen Katecholaminproduktion. Punktion eines Nebennierentumors vor Ausschluss eines Phäochromozytoms.

■ Besonderheiten im Kindesalter

Bei Kindern ist dieser Test wenig gebräuchlich.

Literatur
Bravo EL, Tarazi RC, Fouad FM, Vidt DG, Giford RW. Clonidine suppression test. A useful aid in the diagnosis of pheochromocytoma. N Engl J Med 1981;305:623–626.
Eisenhofer G, Goldstein DS, Walther MM, et al. Biochemical diagnosis of pheochromocytoma: how to distinguish true-from false-positive test results. J Clin Endocrinol Metab 2003;88:2656–2666.
Lenders JW, Eisenhofer G, Mannelli M, Pacak K. Pheochromocytoma. Lancet 2005;266:665–675.
Reisch N, Peczkowska M, Januszewicz A, Neumann HP. Pheochromocytoma: presentation, diagnosis and treatment. J Hypertens 2006;24:2331–2339.
Sjoberg RJ, Simcic KJ, Kidd GS. The clonidine suppression test for pheochromocytoma. A review of its utility and pitfalls. Arch Intern Med 1992;152:1193–1197.

■ Glukagon-Test

■ Indikation

Der Test kann **im Ausnahmefall** indiziert sein, wenn mithilfe der übrigen Verfahren (Katecholamine im Urin, Clonidin-Suppressions-Test) die Diagnose eines Phäochromozytoms nicht gestellt bzw. ausgeschlossen werden kann. Aufgrund der erheblichen Risiken (Hochdruckkrise) muss die Indikation strengstens gestellt werden.

■ Testprinzip

Glukagon bewirkt bei Patienten mit Phäochromozytom, anders als bei essenzieller Hypertonie, einen deutlichen Anstieg der Plasmakatecholamine innerhalb weniger Minuten.

■ Kontraindikationen

Nicht bekannt.

■ Vorbereitung

Patient erhält am Vorabend sowie am Morgen des Untersuchungstages jeweils 20 mg Phenoxybenzamin (Dibenzyran) (Lehnert et al.1993). Eine Infusion mit NaCl 0,9% sowie eine Ampulle Phentolamin (Regitin) müssen bereitliegen.

■ Testablauf

Braunüle legen (venöser Zugang muss sicher sein!). Es folgt die Abnahme von Blut für Plasmakatecholaminbestimmung (= 0-min-Wert), anschließend die Gabe von 1 mg Glucagon i. v. Nach 2, 5 und 10 min weitere Blutentnahmen für Plasmakatecholaminbestimmung.

Der Blutdruck sollte jede Minute bis zum Ende des Tests gemessen werden (mindestens 10 min).

> ! Vorbereitung mit Phenoxybenzamin beachten! NaCl-Infusion (0,9%) und Regitin-Spritze müssen bereitliegen!

■ Nebenwirkungen

Hypertensive Krise.

■ Beurteilung

Als pathologisch wird ein Noradrenalinanstieg um > 300% angesehen (Lehnert et al. 1993).

■ Klinische Bemerkung

Der Glukagontest ist wegen seiner gravierenden Nebenwirkungen nur mit größter Vorsicht einzusetzen. Nach unserer Erfahrung kann er durch überlegten Einsatz der übrigen Methoden immer vermieden werden.

Die Screeningmethode bei Verdacht auf Phäochromozytom ist die Bestimmung der fraktionierten Metanephrine im Plasma und im 24h-Urin; ergänzend kann der Clonidin-Suppressionstest eingesetzt werden (s. dort).

Literatur
Lehnert H, Dörr HG, Ziegler R. Nebenierenmark. In: Deutsche Gesellschaft für Endokrinologie (Hrsg) Rationale Diagnostik in der Endokrinologie. Stuttgart, New York: Thieme Verlag 1993:171

18.7 Pankreas/Gastrointestinum

■ Sekretin-Test

■ Indikation

Differenzierung einer tumorbedingten Hypergastrinämie von anderen Ursachen, die mit pathologisch erhöhten Gastrinspiegeln einhergehen.

■ Testprinzip

Sekretin stimuliert die Gastrinsekretion der antralen G-Zellen. Beim Zollinger-Ellison-Syndrom findet sich eine pathologisch erhöhte Stimulierbarkeit der Gastrinsekretion.

■ Kontraindikationen

Nicht angewendet werden darf der Test bei der akuten Pankreatitis oder einem akuten Schub einer chronischen Pankreatitis bis mindestens 2 Wochen nach Abklingen der akuten Symptome.

■ Vorbereitung

Patientenaufklärung durchführen, Eis und 5 ml Serum-Monovetten beschriften und bereitstellen. 24h vor Testbeginn Antazida, Anticholinergica und H_2-Rezeptorantagonisten absetzen. Eine Behandlung mit substituierten Benzimidazolen (Protonenpumpenblockern) sollte mindestens 5–7 Tage vorher abgesetzt werden. Nach einer 12-stündigen Nahrungskarenz kann mit dem Test begonnen werden (Patient bleibt nüchtern).

■ Testablauf

Venösen Zugang legen. Blutentnahmen für die Gastrinbestimmung im Serum bei -15 und 0 min (= basale Proben). Die Injektion von Sekretin in einer Dosis von 2 U/kg KG erfolgt als Bolus innerhalb von 30 s i.v. Weitere Blutentnahmen nach 2, 5, 10, 15 und 30 min.

■ Beurteilung

Zollinger-Ellison-Syndrom: Beim Gastrinom kommt es nach Sekretin zu einem Anstieg des Serum-Gastrins um mehr als 200 pg/ml nach 2–10 min (McGuigan u. Wolfe 1980, Deveney et al. 1977). Bei etwa 10% der Patienten mit einem ZES ist der Sekretintest negativ (Wolfe et al. 1985). Postoperativ zeigt eine Normalisierung des Gastrinspiegels eine vollständige Entfernung der Gastrinome an.

Antrale G-Zell-Überfunktion: Der Sekretin-Provokations-Test ist negativ (kein Anstieg).

Zurückbelassene Antrumschleimhautrest in der zuführenden Schlinge bei Billroth-II-Magen (excluded antrum): Nach Provokation mit Sekretin ist kein Anstieg des Serumgastrins nachweisbar.

Vagotomie: Bei Rezidivulzera nach Vagotomie mit Hypergastrinämie und normaler Säuresekretion ist der Sekretin-Provokations-Test negativ.

■ Klinische Bemerkungen

Es liegen bisher viele Gastrin-Antisera ohne einheitliche Spezifität vor; entsprechend sind die Referenzbereiche in den verschiedenen Laboratorien unterschiedlich, der obere Referenzbereichswert liegt jedoch meist bei 40–200 pg/ml (20–100 pmol/l). Die Dosierung von Sekretin wird in verschiedenen Zentren uneinheitlich durchgeführt und schwankt in einer Dosierung zwischen 1 und 2 U/kg KG. Vergleichende Untersuchungen zu verschiedenen Sekretindosierungen bei einem größeren Patientenkollektiv liegen allerdings nicht vor. Daher sollte jedes Zentrum seine eigenen Referenzwerte ermitteln.

■ Häufige Fehler, Einflussgrößen und Störfaktoren

- Gastrin ist instabil und verliert bis zu 50% seiner Aktivität innerhalb 48h bei 4°C. Aufbewahrung für mehrere Tage bei -20°C, längerfristig bei -70°C erforderlich.
- Verwendung von nicht ausreichend gereinigtem Sekretin.
- Aktivitätsverlust von Gastrin durch häufiges Auftauen und Einfrieren.
- Die meisten kommerziell verfügbaren Gastrin-Testkits verwenden zur Kalibration synthetisches humanes G-17, da reines G-34, das die vorwiegende Form beim Gastrinom ist, schwer in gereinigter Form herstellbar ist.
- Hämolyse stört die Gastrinbestimmung.
- Die meisten Tests zeigen teilweise eine Kreuzreaktion mit Cholezystokinin.
- Die Blutentnahmen müssen morgens beim nüchternen Patienten gewonnen werden, da die Freisetzung des Hormons durch die Nahrungsaufnahme induziert wird. Nach erfolgter Ansäuerung des Speisebreis wird die Gastrinfreisetzung durch die Anwesenheit von Salzsäure im Antrum gehemmt. Bei der antralen G-Zell-Überfunktion („Pseudo-Zollinger-Ellison-Syndrom") ist dieser Feedback-Mechanismus gestört.

Literatur

Deveney CW, Deveney KS, Jaffe BM, Jones RS, Way LW. Use of calcium and secretin in the diagnosis of gastrinoma (Zollinger-Ellison syndrome). Ann Intern Med 1977;87:680–686

McGuigan JE, Wolfe MM. Secretin injection test in the diagnosis of gastrinoma. Gastroenterology 1980;79:1324–1331

Wolfe MM, Jain DK, Edgerton JR. Zollinger-Ellison syndrome associated with persistently normal tasting serum gastrin concentrations. Ann Intern Med 1985;103:215–217

Tab. 18.9 Diagnostische Kriterien von Glukosestoffwechselstörungen.

	Plasmaglukose venös (mg/dl/mmol/l)		Vollblutglukose kapillär (mg/dl/mmol/l)		Bemerkungen
	nüchtern	2h-Wert OGTT	nüchtern	2h-Wert OGTT	
Normale Glukosetoleranz	<100/<5,6	<140/<7,8	<90/<5,0	<140/<7,8	kein Ausschluss einer Insulinresistenz (s. u.)
Abnormale Nüchternglukose	100–125/5,6–6,9	–	90–109/5,0–6,0	–	Prä-Diabetes; weniger relevant für das kardiovaskuläre Risiko (2)
Gestörte Glukosetoleranz	<126/<7,0	140–199/7,8–11,0	<110/<6,1	140–199/7,8–11,0	Prä-Diabetes; Nüchternwert darf nicht die Diabetes-Kriterien erfüllen
Diabetes mellitus	≥126/≥7,0	≥200/≥11,1	≥110/≥6,1	≥200/≥11,1	Nüchtern- oder OGTT-Grenzen für Diagnose Diabetes ausreichend

■ Oraler Glukose-Toleranz-Test (OGTT)

■ Indikation

1. Diagnose einer gestörten Glukosetoleranz oder eines manifesten Diabetes mellitus bei:
   - abnormaler Nüchternglukose (direkt bestimmt oder als Kontrolluntersuchung einer venösen Gelegenheits-Plasmaglucose ≥100 mg/dl/5,6 mmol/l einhergehend mit klassischen Symptomen des Diabetes; (Tab. 18.9) (Kerner u. Brückel 2008),
   - koronarer Herzerkrankung (The Task Force on Diabetes... 2007),
   - Syndrom der polyzystischen Ovarien (PCOS, Salley et al. 2007).
2. Diagnose eines Gestationsdiabetes bei Schwangeren in der 24.–28. Schwangerschaftswoche bzw. im 1. Trimenon bei besonders gefährdeten Frauen (Alter ≥30 Jahre, Adipositas, arterielle Hypertonie, Gestationsdiabetes während vorangegangener Schwangerschaft, Typ 2 Diabetes mellitus bei Verwandten 1. Grades, Geburtsgewicht eines Geschwisterkindes >4000 g, Abort [Guidelines American Diabetes Association (ADA) 2004]).
3. Verdacht auf postprandiale reaktive Hypoglykämie (Testverlängerung auf 3–5 h).
4. Verdacht auf GH-Exzess (Akromegalie; s. auch GH-Suppressions-Test).
5. Untersuchung der Insulinempfindlichkeit und/oder der glukosestimulierten Insulinsekretion durch zusätzliche Bestimmung von Insulin im Serum.

■ Testprinzip

Die Zufuhr einer definierten oralen Glukosemenge führt zu einem Anstieg der Blutglukose, der bei einem Überschreiten definierter Grenzwerte die Diagnose einer gestörten Glukosetoleranz oder eines manifesten Diabetes mellitus erlaubt. Eine zusätzliche Bestimmung von Insulinwerten ermöglicht Rückschlüsse auf die individuelle Insulinempfindlichkeit.

■ Kontraindikationen

Überschreiten der Grenzwerte für einen manifesten Diabetes durch die Nüchternglukose und/oder Gelegenheitsglukose, die mit klassischen Symptomen des Diabetes einhergeht; interkurrente Erkrankungen, insbesondere einhergehend mit Fieber, Azidose, Hepatitis; Zustand nach Magendarmresektion oder gastrointestinalen Erkrankungen mit veränderter Resorption.

■ Vorbereitung

Berücksichtigung eines Untersuchungszeitpunkts mit dreitägigem Abstand vor und nach der Menstruation. Berücksichtigung einer normalen Mischkost mit >150 g Kohlenhydraten/Tag über mindestens 3 Tage vor der Untersuchung. Nahrungskarenz von mindestens 10 h direkt vor Testbeginn. Kein Rauchen und keine körperliche Aktivität vor und während des Tests.

Bereitstellung von beschrifteten Monovetten mit Zusatz von Glykolyse-Hemmstoffen (z. B. Natrium-Fluorid) und Bereitstellung einer qualitätskontrollierten Labormethode zur Glukosebestimmung (keine Geräte zur Blutzuckerselbstbestimmung).

■ Testablauf

Testbeginn am Morgen in sitzender oder liegender Position.
▶ 1. Blutentnahme für die Nüchtern-Glukosebestimmung, im Anschluss trinkt der Patient 75 g Glukose (oder äquivalente Menge hydrolysierter Stärke) in 300 ml Wasser innerhalb von 5 min. Zur Diagnostik eines Gestationsdiabetes wird ebenfalls ein Test mit 75 g Glukose empfohlen (Guidelines American Diabetes Association [ADA] 2004).
▶ 2. Blutentnahme nach 60 min.
▶ 3. Blutentnahme nach 120 min.

Bei Verdacht auf postprandiale reaktive Hypoglykämie Testverlängerung auf 3–5 h mit entsprechenden Blutent-

Tab. 18.10 Diagnose des Gestationsdiabetes.

	Kapilläres Vollblut, Glukose (mg/dl/mmol/l)	Venöses Vollblut, Glukose (mg/dl/mmol/l)
Nüchtern	≥90/≥5,0	≥90/≥5,0
1h-Wert	≥180/≥10,0	≥165/≥9,2
2h-Wert	≥155/≥8,6	≥140/≥7,8

nahmen. In Einzelfällen kann ergänzend zum OGTT über 120 min eine Untersuchung der Insulinsensitivität und/ oder der glukosestimulierten Insulinsekretion erfolgen, indem zeitgleich jeweils eine Blutentnahme zur Bestimmung von Insulin im Serum durchgeführt wird.

■ Beurteilung

Eine pathologische Glukosetoleranz ergibt sich bei 2 h-Glukosewerten zwischen 140–199 mg/dl/7,8–11,0 mmol/l im venösen Plasma oder kapillären Vollblut. Ein manifester Diabetes mellitus besteht bei 2 h-Glukosewerten ≥ 200 mg/dl/11,1 mmol/l im venösen Plasma oder kapillären Vollblut.

Die Diagnose eines Gestationsdiabetes wird gestellt, wenn 2 oder 3 Glukosewerte die in Tab. 18.10 angegebenen Grenzen überschreiten. Wenn nur ein Wert erhöht ist, wird der Test nach 2 Wochen wiederholt.

Eine zusätzliche Bestimmung der Insulinkonzentrationen während des OGTT (bestmöglich zusätzliche Probenentnahme für Glukose- und Insulinkonzentrationen zu den Zeitpunkten 30 und 90 min) ermöglicht eine Abschätzung der Insulinsensitivität durch Anwendung des Matsuda-Index (Matsuda u. DeFronzo 1999), der eine gute Korrelation mit der Ganzkörper-Insulinresistenz in euglykämischen Glukose-Clamp-Untersuchungen aufweist (r = 0,73). Referenzbereiche der Insulinsensitivität nach Matsuda sind: normal 6–12, grenzwertig erniedrigt 4–6, pathologisch < 4 (Radikova et al. 2006).

ISI-Index nach Matsuda

$$\sqrt{\frac{10000}{(\text{Nüchternglukosekonzentration} \times \text{Nüchterninsulinkonzentration}) \times (\text{mittlere OGTT} - \text{Glukosekonzentration} \times \text{mittlere OGTT} - \text{Insulinkonzentration})}}$$

Anhand der Daten der Glukose- und Insulinkonzentrationen während des OGTT kann zudem auch eine Aussage über die glukosestimulierte Insulinsekretionsleistung erfolgen. Hierfür wird die Fläche unterhalb der Insulinkonzentrationskurve auf die Fläche unterhalb der Glukosekonzentrationskurve (AUC_{Ins}/AUC_{Gluc}) bezogen. Die Berechnung der Flächen ergibt sich aus der Summe ihrer Teilflächen (Zeitabschnitte der Probenentnahme), die mittels Trapezformel bestimmt werden.

Beispiel (Stumvoll et al. 2000):

Zeitabschnitt 0–30 min =
$$\frac{(\text{Messwert 0 min} + \text{Messwert 30 min})}{2} \times \text{Zeitintervalldauer (min)}$$

■ Allgemeine Klinische Bemerkungen

Die Diagnose des Diabetes mellitus kann sowohl durch einen OGTT als auch durch die Bestimmung von Nüchtern- oder Gelegenheits-Glukosewerten gestellt werden (Kerner u. Brückel 2008).

Im Rahmen von allgemeinen Vorsorgeuntersuchungen ist generell eine Bestimmung von Nüchtern- oder Gelegenheits-Glukosewerten zu empfehlen. Da der Zustand einer gestörten Glukosetoleranz im Vergleich mit Nüchternglukosewerten bereits frühzeitig ein höheres kardiovaskuläres Risiko anzeigt und zugleich mit einer höheren Konversionsrate in einen manifesten Diabetes einhergeht, sollte bei Menschen, die ein erhöhtes kardiovaskuläres Risikoprofil aufweisen, ein OGTT durchgeführt werden (DECODE Study Group 1999).

Bei Patienten mit einer koronaren Herzerkrankung, die unter Berücksichtigung von Nüchtern- oder Gelegenheits-Glukosewerten keinen manifesten Diabetes aufweisen, sollte der Glukosestoffwechsel mittels OGTT untersucht werden (The Task Force on Diabetes…2007).

Eine Bestimmung des glykosylierten Hämoglobins ist nicht zur Diagnose des Diabetes geeignet (Kerner u. Brückel 2008).

■ Klinische Bemerkungen zum Gestationsdiabetes

Die nationalen und internationalen Leitlinien zum Gestationsdiabetes werden derzeit aufgrund der Ergebnisse der National Institutes of Health sponsored Hyperglycemia and Adverse Pregnancy Outcome (HAPO) Studie überarbeitet (Metzger et al. 2008).

Bei Diagnose eines Gestationsdiabetes ist die sofortige Einleitung einer Therapie zur normoglykämischen Stoffwechseleinstellung indiziert.

■ Klinische Bemerkungen zum PCOS

Aufgrund der erhöhten Prävalenz einer gestörten Glukosetoleranz (bis ca. 35%) oder eines Typ-2-Diabetes (bis ca. 10%) bei Frauen mit einem PCOS besteht die Empfehlung zur Durchführung eines OGTT bei Erstvorstellung jeder Patientin (Salley et al. 2007). Im Falle einer gestörten Glukosetoleranz oder unter Therapie mit Metformin/Glitazonen sollte eine Kontrolle des OGTT jährlich erfolgen (Salley et al. 2007). Im Falle eines Normalbefundes bei Erstvorstellung sollten ein erneuter OGTT mindestens in 2- bis 3-jährigen Abständen wiederholt werden (Salley et al. 2007). Die Durchführung eines OGTT ist bei allen schwangeren Frauen mit einem PCOS aufgrund des erhöhten Gestationsdiabetesrisikos bereits im 1. Trimenon indiziert (Salley et al. 2007).

■ Klinische Bemerkungen zur Insulinresistenz-Untersuchung

Aktuell steht kein validierter Test für die Routinediagnostik einer Insulinresistenz zur Verfügung. Als Goldstandard zur Bestimmung der Insulinresistenz gilt der Euglykämische Hyperinsulinämische Clamp Test, der allerdings aufgrund des großen Aufwandes nur in wissenschaftlichen Studien zum Einsatz kommt

Eine Untersuchung der Insulinresistenz mit anderen Tests ist nicht für den Klinikalltag zu empfehlen und sollte nur bei besonderen Fragestellungen, z.B. Evaluation des kardiovaskulären Risikos, PCOS, etc. erfolgen.

■ Besonderheiten im Kindesalter

Glukosedosis 1,75 g/kg Körpergewicht (maximal 75 g).

Literatur
DECODE Study Group. Glucose tolerance and mortality: comparison of WHO and American Diabetic Association diagnostic criteria. Lancet 1999;354:617–621
Guidelines American Diabetes Association (ADA). Gestational diabetes mellitus. Diabetes Care 2004;27(Suppl 1):S 88
Kerner W, Brückel J. Definition, Klassifikation und Diagnostik des Diabetes mellitus. Diabetologie 2008;3(Suppl 2): S 131–S 133
Matsuda M, DeFronzo RA. Insulin sensitivity indices obtained from oral glucose tolerance testing. Diabetes Care 1999; 22:1463–1470
Metzger BE, Lowe LP, Dyer AR, et al. Hyperglycemia and adverse pregnancy outcomes. N Engl J Med 2008;358:1991–2002
Radikova Z, Koska J, Huckova M, et al. Insulin sensitivity indices: a proposal of cut-off points for simple identification of insulin-resistant subjects. Exp Clin Endocrinol Diabetes 2006; 114:249–256
Salley KE, Wickham EP, Cheang KI, Essah PA, Karjane NW, Nestler JE. Glucose intolerance in polycystic ovary syndrome – a position statement of the Androgen Excess Society. J Clin Endocrinol Metab 2007;92:4546–4556
Stumvoll M, Mitrakou A, Pimenta W, et al. Use of the oral glucose tolerance test to assess insulin release and insulin sensitivity. Diabetes Care 2000;23:295–301
The Task Force on Diabetes and Cardiovascular Diseases of the European Society of Cardiology (ESC) and of the European Association for the Study of Diabetes (EASD). Guidelines on diabetes, pre-diabetes, and cardiovascular diseases: executive summary. Eur Heart J 2007;28:88–136

■ Fastentest (Hungerversuch)

■ Indikation

Nachweis/Ausschluss eines organischen Hyperinsulinismus (Kaltsas et al. 2004).

■ Testprinzip

Im Hungerzustand wird die Insulininkretion normalerweise supprimiert, sodass niedrige Blutzuckerwerte mit niedrigen Insulinkonzentrationen korrespondieren. Beim pathologischen Hyperinsulinismus (z.B. Insulinom) bleibt trotz niedrigen Blutzuckers eine inadäquate Insulininkretion bestehen (Service et al. 1995). Es wird bei diesem Test versucht, die Hypoglykämie durch eine kontrollierte Nahrungskarenz zu provozieren. Entscheidend ist somit die simultan abgenommene „kritische Blutprobe" (Blutzucker, Insulin, C-Peptid, ggf. Sulfonylharnstoff, ggf. Proinsulin, s.u.).

■ Kontraindikationen

Bei adäquater Überwachung sind keine Kontraindikationen bekannt. Vorsicht bei älteren Patienten sowie beim Vorliegen einer koronaren Herzkrankheit oder eines zerebralen Krampfleidens.

■ Vorbereitung

Testbeginn für Wochenanfang einplanen, damit die späte Testphase nicht auf das Wochenende fällt. „Kritische Blutprobe" bereitlegen: Röhrchen für venöse Blutzuckerbestimmung, Insulin, C-Peptid, fakultativ Sulfonylharnstoffe, fakultativ Proinsulin; 20%ige Glukoselösung bereitstellen. Nachtdienst (Arzt und Pflegekräfte) über den Patienten informieren.

■ Testablauf

Patient bleibt nach einem leichten Frühstück nüchtern; Trinken zuckerfreier Flüssigkeit unbegrenzt erlaubt. Bei guter Überwachung kann der Test auch nach einem leichten Abendbrot um Mitternacht beginnen.
- Zunächst erfolgt alle 3 h oder wenn der Patient Symptome einer Hypoglykämie zeigt: Blutzuckerbestimmung (BZ) mittels Schnelltest.
- BZ-Wert < 60 mg/dl: BZ-Kontrolle alle 1–2 h.

Bei **BZ-Werten < 40 mg/dl oder „low" und Fehlen von Symptomen**: Zunächst Bestätigung durch i.v.-Blutzuckermessung. Danach wird über Fortsetzung oder Beendigung des Tests entschieden, ggf. mit engmaschigen BZ-Kontrollen. Vor Testabbruch erfolgt in jedem Fall die Abnahme der „kritischen Blutprobe". Dann erhält der Patient ein zuckerhaltiges Getränk.

Sind **Hypoglykämie-Symptome** vorhanden: sofortige Abnahme der „kritischen Blutprobe"; danach 20 ml einer 20%igen Glukoselösung injizieren. Auch danach muss der Blutzucker engmaschig kontrolliert werden; ggf. Glukose als Dauerinfusion geben.

Nach 48 h wird der Test routinemäßig beendet, besteht jedoch ein hoher klinischer Verdacht auf einen organischen Hyperinsulinismus, kann die Dauer des Tests auf insgesamt 72 h verlängert und im Anschluss Glukagon verabreicht werden (1 mg Glukagon i.v. und BZ nach weiteren 10, 20 und 30 min bestimmen).

Beurteilung

Entscheidend ist der Nachweis eines inadäquat hohen Insulinspiegels bei gleichzeitig nachgewiesener Hypoglykämie. Dazu wird der **Quotient aus Insulin (µU/ml) und Blutzucker (mg/dl)** gebildet:
- Norm: < 0,25,
- pathologisch: > 0,33.

Liegt eine Hypoglykämie mit supprimierter C-Peptid- und Insulinkonzentration vor, muss die Proinsulinkonzentration aus der kritischen Blutprobe bestimmt werden. Sind jedoch C-Peptid- und Insulinwert erhöht, muss nach Sulfonylharnstoffen gescreent werden, um eine faktitielle Hypoglykämie auszuschließen. Die Konstellation einer niedrigen C-Peptid-Konzentration bei erhöhtem Insulinspiegel lässt auf eine durch Insulininjektion hervorgerufene Hypoglykämie schließen.

Darüber hinaus erhöhen Glukagongabe und der folgende BZ-Verlauf nach 72 h die diagnostische Sicherheit. Bei Patienten ohne Hyperinsulinismus sind die hepatischen Glykogenreserven nach 72 h depletiert, Glukagon führt nicht zu einem signifikanten BZ-Anstieg. Erhöht sich die BZ-Konzentration nach Glukagongabe jedoch um > 25 mg/dl (1,4 mmol/l), spricht dies für das Vorliegen eines pathologischen Hyperinsulinismus.

Klinische Bemerkung

Zur Hypoglykämiediagnostik gehört zwingend der Ausschluss einer durch Sulfonylharnstoffe oder Insulininjektion herbeigeführten faktitiellen Hypoglykämie. Darüber hinaus muss im Einzelfall eine paraneoplastische (z. B. durch IGF-II vermittelte) Hypoglykämie als Diagnose in Betracht gezogen werden.

Häufige Fehler

- Bildgebende Diagnostik bereits vor dem biochemischen Nachweis einer inadäquaten Insulinsekretion.
- Überstürzter Testabbruch bei unspezifischen Symptomen.
- Übersehen einer durch orale Antidiabetika induzierten Hypoglykämie.

Besonderheiten im Kindesalter

Bei Neugeborenen, Säuglingen und Kleinkindern wird der Hungerversuch über maximal 24 h im Rahmen einer Hypoglykämie-Diagnostik durchgeführt (Böhles 1991).

Literatur
Böhles H. Differentialdiagnose der Hypoglykämien im Kindesalter. Pädiat Praxis 1991;42:255–270
Kaltsas GA, Besser GM, Grossman AB. The diagnosis and medical management of advanced neuroendocrine tumors. Endocr Rev 2004;25(3):458–511
Service FJ. Hypoglycemic disorders. N Engl J Med 1995;332 (17): 1144–52

18.8 Tests in der gynäkologischen Endokrinologie

Gestagen-Test

Indikation

Nachweis eines östrogenstimulierten Endometriums bei Verdacht auf Anovulation bei Oligo-/Amenorrhoe.

Testprinzip

Östrogene führen zur Proliferation der Gebärmutterschleimhaut. Gestagene bewirken die sekretorische Transformation des zuvor östrogenstimulierten Endometriums. Beim anovulatorischen Zyklus werden zwar vom Ovar Östrogene gebildet, es fehlen aber die vom Gelbkörper nach dem Eisprung gebildeten Gestagene. Demzufolge treten nur unregelmäßig Hormonmangelblutungen auf.

Tritt nach Gabe von Gestagenen eine uterine Blutung auf, ist vom Vorhandensein eines östrogenstimulierten, gestagentransformierten Endometriums auszugehen. Die Ovarfunktion ist somit nachgewiesen.

Kontraindikationen

- Risiko für Thromboembolien,
- hormonsensible Tumoren,
- Schwangerschaft,
- schwere Lebererkrankungen.

Vorbereitungen

Keine spezielle Vorbereitung notwendig.

Testablauf

Tägliche orale Gabe eines Gestagens in voller Transformationsdosis über mindestens 10, besser 12–14 Tage: z. B. 10–20 mg Dydrogesteron täglich (Tab. 18.**11**).

Nebenwirkungen

Insgesamt geringfügig; bedingt durch östrogene, androgene, anabole oder antiandrogene Restwirkungen oder Aldosteronantagonismus der verschiedenen Gestagene.

Klinisch am ehesten Müdigkeit und Stimmungsbeeinträchtigung.

Tab. 18.11 Kommerzielle, synthetische Gestagene und Transformationsdosis.

Genericum	Durchschnittliche, orale Transformationsgesamtdosis in mg	Handelsnamen (Beispiele)
Chlormadinon-acetat	20–30	Gestafortin 2 mg 2 mg fem JENAPHARM
Dydrogesteron	10–20	Duphaston 10 mg
Progesteron	200–300 90	Utrogest Crinone 8 % Vaginalgel
Norethisteron-acetat	40–60	Primolut-Nor 5 mg, 10 mg Gestakadin 1 mg Norethisteron 1 mg/–5 mg JENAPHARM®

■ **Beurteilung**

Der Test ist als positiv zu werten bei uteriner Blutung 3–5 Tage nach dem Absetzen der Gestagenbehandlung. Bei negativem Testergebnis kann eine Ovarialinsuffizienz oder eine uterine Amenorrhoe angenommen werden.

■ **Klinische Bemerkung**

Progesteronabkömmlinge sind aufgrund der geringeren androgenen Nebenwirkungen zu bevorzugen. Darüber hinaus ist die allabendliche Gabe zu bevorzugen, da Gestagene zu Müdigkeit führen können. Bei negativem Testausfall ist ein Östrogen-Gestagen-Test indiziert.

■ **Häufige Fehler**

Unzureichende Dosis der Gestagene oder unzureichende Behandlungsdauer.

■ **Besonderheiten im Kindesalter**

Keine Indikation zur Durchführung im Kindesalter.

Östrogen-Gestagen-Test

■ **Indikation**

Negativer Ausfall des Gestagen-Tests bei Verdacht auf uterine Amenorrhoe.

■ **Testprinzip**

Östrogene führen zur Proliferation der Gebärmutterschleimhaut. Gestagene bewirken deren sekretorische Transformation. Auf ausreichende Hormongaben erfolgt nach dem Absetzen der Medikation eine uterine Hormonentzugsblutung. Bei positivem Testergebnis ist der Nachweis eines funktionierenden Endometriums erbracht.

■ **Kontraindikationen**

Vergleichbar den Kontraindikationen zur Hormonersatztherapie:
▶ Absolute Kontraindikation bei Mammakarzinom vor Primärtherapie, relative Kontraindikation nach Primärbehandlung,
▶ Relative Kontraindikation bei Phlebothrombose oder Lungenembolie < 0,5 Jahre zurückliegend,
▶ Schwangerschaft,
▶ schwere Leberschädigungen.

■ **Vorbereitung**

Keine spezielle Vorbereitung notwendig.

■ **Testablauf**

In Analogie zum Spontanzyklus über 10–12 Tage Gabe eines reinen Östrogens (z. B. tgl. 1 mg Estradiolvalerat; 0,6 mg konjugierte Östrogene), gefolgt von der zusätzlichen Gabe eines Gestagens in voller Transformationsdosis über 10–12 Tage.

■ **Nebenwirkungen**

Östrogenbedingt: Beeinflussung des Leberstoffwechsels (insbesondere Bildung der hepatischen Bindungsproteine, Gerinnungsfaktoren und Cholesterintransportproteine), Auswirkungen auf das Renin-Angiotensin-Aldosteron-System; klinisch am ehesten Wasserretention im Gewebe (Brustschwellung, geschwollene Beine).

Gestagenbedingt: östrogene, androgene, anabole oder antiandrogene Restwirkungen oder Aldosteronantagonismus der verschiedenen Gestagene; klinisch am ehesten Müdigkeit und Stimmungsbeeinträchtigung.

■ **Beurteilung**

Positives Testergebnis bei Entzugsblutung 3–5 Tage nach Absetzen der Medikation.

Negatives Testergebnis spricht für uterine Amenorrhoe bei erworbenem oder angeborenem uterinen Faktor (z. B. Asherman-Fritsch-Syndrom, Mayer-Rokitansky-Küster-Hauser-Syndrom), für hypoplastischen Uterus bei Gonadendysgenesie oder fehlendem Uterus bei Störungen der sexuellen Entwicklung (z. B. Androgeninsensitivität).

■ **Klinische Bemerkung**

Natürliche Östrogene sollten bevorzugt werden, da bei synthetischen Östrogenen (Ethinylestradiol) mit einer höheren Rate an Nebenwirkungen zu rechnen ist. Am einfachsten ist die Gabe von ausreichend dosierten Sequenzpräparaten (2-Phasenpräparaten) zur Hormontherapie (Tab. 18.12).

■ **Häufige Fehler**

Unzureichende Östrogen- und/oder Gestagendosis, unzureichende Behandlungsdauer.

■ **Besonderheiten im Kindesalter**

Keine Indikation zur Durchführung im Kindesalter.

Clomiphen-Test bei Anovulation

■ **Indikationen**

Beurteilung der Ovulationschance nach Clomiphenbelastung bei anovulatorischen Frauen mit positivem Gestagen-Test (ausreichende endogene Östrogenspiegel).

■ **Testprinzip**

Bei intaktem Regelkreis Hypothalamus-Hypophyse-Ovar und ausreichenden basalen endogenen Östrogenspiegeln führt das Antiöstrogen Clomiphencitrat durch negative Rückkopplung zur gesteigerten hypophysären Sekretion von FSH und LH. In 40–75% der Fälle kommt es zur Stimulation des Follikelwachstums und zur ovariellen Östrogenproduktion.

■ **Kontraindikationen**

Schwangerschaft, schwere Lebererkrankungen, Thrombophilie, Hypophysen-oder Ovarialtumor.

■ **Vorbereitung**

Bei Amenorrhoe Blutungsinduktion mit Gestagenen.

■ **Testablauf**

50–100 mg Clomiphencitrat vom 5.–9. Zyklustag täglich. Als zusätzliche Parameter zur Beurteilung der Ovulation empfiehlt sich das Monitoring durch wiederholte vaginale sonografische Kontrollen der Follikelreifung und der Endometriumdicke sowie die morgendliche Messung der Basaltemperatur durch die Patientin selbst. Zusätzliche Bestimmung von Progesteron im Serum am 21. und 30. Zyklustag bzw. ca. 1 Woche nach sonografisch nachgewiesener Ovulation bzw. Anstieg der Basaltemperaturkurve um 0,5 °C (Schneider u. Hanker 1998).

■ **Nebenwirkungen**

Mehrlingsrisiko, sehr selten Beeinträchtigung des Reaktionsvermögens, vasomotorischer Flush, Schwindel, Beeinträchtigung der Leberfunktion.

Tab. 18.**12** 2-Phasen-Präparate (Sequenzpräparate) zur Durchführung des Östrogen-Gestagen-Tests.

Handelsname (Beispiele)	Östrogenanteil	Gestagenanteil
Sequidot 50/250 Fem7 Combi 50 μg/10 μg	Estradiol 50 μg Estradiol 50 μg	Noresthisteronacetat 0,25 mg Levonorgestrel 0,01 mg
Femoston 2/10 mg	Estradiol 2 mg	Dydrogesteron 10 mg
Cyclo-Progynova Mericomb 2 mg	Estradiolvalerat 2 mg Estradiolvalerat 2 mg	Norgestrel 0,5 mg Levonorgestrel 0,15 mg
Östronara	Estradiolvalerat 2 mg	Levonorgestrel 0,075
Klimonorm	Estradiolvalerat 2 mg	Norethisteron 1 mg

■ **Beurteilung**

Der Test ist positiv, wenn es zu ist einem ovulatorischen Zyklus mit nachfolgender Menstruationsblutung oder Schwangerschaft kommt. Der Test ist eingeschränkt, wenn eine Menstruation folgt ohne Nachweis einer Ovulation bei Anstieg des Progesteronspiegels.

Der Test ist negativ, wenn kein Progesteronanstieg mit oder ohne Menstruation erfolgt. Ursache eines negativen Tests ist in der Regel ein Östrogenmangel aufgrund einer fehlenden oder eingeschränkten Aktivität der Hypothalamus-Hypophysen-Ovar-Achse. Es ist in diesem Fall eine Störung auf der Ebene des Hypothalamus oder der Hypophyse anzunehmen (Schneider u. Hanker 1998).

■ **Klinische Bemerkung**

Bei Gestagen-positiver Amenorrhoe oder Anovulation kann bei negativem Test eine Testwiederholung mit Dosissteigerung von 50 auf 100 mg Clomiphencitrat täglich versucht werden.

■ **Häufige Fehler**

Beginn der Clomiphenbehandlung bei Amenorrhoe ohne vorherige Blutungsinduktion, bei persistierenden Funktionszysten, Schwangerschaft, sekundärer Ovarialinsuffizienz nach Hypophysenchirurgie oder bei primärer Ovarialinsuffizienz insbesondere bei negativem Gestagen-Test.

■ **Besonderheiten im Kindesalter**

Keine Indikation zur Durchführung bei Mädchen < 15 Jahren.

Literatur

Schneider HPG, Hanker JP. Zyklusstörungen und Diagnostik der funtionell gestörten Fertilität. In: Schneider HPG, Lauritzen C, Nieschlag E (Hrsg.). Grundlagen und Klinik der menschlichen Fortpflanzung. Berlin, New York: de Gruyter 1998

■ Clomiphen-Test zur Beurteilung der ovariellen Reserve

■ Indikationen

1. Beurteilung der ovariellen Reaktion als Hinweis auf die ovarielle Reservefunktion vor geplanter Infertilitätstherapie.
2. Beurteilung der Erfolgschancen einer Infertilitätsbehandlung.

■ Testprinzip

Bei menstruierenden Frauen mit intaktem Regelkreis Hypothalamus-Hypophyse-Ovar führen Antiöstrogene (Clomiphencitrat) durch negative Rückkopplung zur gesteigerten hypothalamischen und hypophysären Sekretion von FSH und LH. Ein erhöhter FSH-Anstieg nach Clomiphen-Belastung ist ein Hinweis für ein vermindertes Ansprechen der Ovarien auf eine Stimulation mit Gonadotropinen.

■ Kontraindikationen

▶ Schwangerschaft, schwere Lebererkrankungen, Thrombophilie,
▶ Hypophysen- oder Ovarialtumor,
▶ Sehstörungen bei vorangegangener Clomiphenbehandlung.

■ Vorbereitung

Keine.

■ Testablauf

Bestimmung der basalen LH,- FSH- und Östrogenwerte an Zyklustag 2 oder 3, 100 mg Clomiphencitrat vom 5.–9. Zyklustag täglich. Erneute Messung von LH, FSH und Östradiol an Tag 9, 10 oder 11.

■ Nebenwirkungen

Sehr selten Beeinträchtigung des Reaktionsvermögens, vasomotorischer Flush, Schwindel, Beeinträchtigung der Leberfunktion.

■ Beurteilung

Der Test ist unauffällig, wenn der FSH-Wert nach Clomiphenbelastung < 15–20 U/l ist. Wird ein erhöhter FSH-Wert nach Clomiphenbelastung gemessen, ist von einer verminderten ovariellen Reservefunktion auszugehen (Navot et al. 1987, Loumaye et al. 1990, Tanbo et al. 1992).

■ Klinische Bemerkung

Eine eingeschränkte ovarielle Reservefunktion geht mit geringen Erfolgsaussichten einer ovariellen Stimulationsbehandlung im Rahmen einer Kinderwunschbehandlung einher.

■ Häufige Fehler

Beginn der Clomiphenbehandlung in der falschen Zyklusphase, z. B. nach einer Durchbruchblutung, bei persistierenden Funktionszysten, Schwangerschaft, sekundärer Ovarialinsuffizienz nach Hypophysenchirurgie, primärer Ovarialinsuffizienz.

■ Besonderheiten im Kindesalter

Keine Indikation zur Durchführung bei Kindern und Jugendlichen.

Literatur

Navot D, Rosenwaks Z, Margalioth EJ (1987) Prognostic assessment of female fecundity. Lancet 8560, 645–647, 1987

Loumaye E, Bilion JM, Mine JM, Psalti I, Pensis M, Thomas K. Prediction of individual response to controlled ovarian hyperstimulation by means of a clomiphene citrate challenge test. Fertil Steril 1990;53:295–301

Tanbo T, Dale PO, Lunde O, Norman N, Abyholm T. Prediction of response to controlled ovarian hyperstimulation: a comparison of basal and clomiphene citrate-stimulated follicle-stimulating hormone levels. Fertil Steril 1992;57:819–824

■ Metoclopramid-Test

■ Indikation

Verdacht auf latente Hyperprolaktinämie (Reinthaller et al. 1990), hyperprolaktinämische Amenorrhoe (vgl. physiologische Amenorrhoe beim Stillen!).

■ Testprinzip

Das Proteohormon Prolaktin wird von laktotropen Zellen des Hypophysenvorderlappens gebildet. Seine Synthese und Sekretion unterliegen direkter, überwiegend hemmender, hypothalamischer Kontrolle. Die Sekretion des Prolaktins erfolgt gleichzeitig in einer tonischen und einer pulsatilen Komponente.

Hyperprolaktinämische Amenorrhoe: Durch Stimulation der Freisetzung der hypophysären Reservekapazität können diskontinuierlich auftretende Hyperprolaktinämien festgestellt werden (Leidenberger 1998).

■ Kontraindikationen

Manifeste Hyperprolaktinämie, nachgewiesener Tumor (Prolaktinom).

■ **Vorbereitung**

Der Test findet in der Lutealphase statt. Zu beachten/vorzubereiten sind:
- Ausschluss einer Schwangerschaft.
- Ausschluss von Medikamenteneinnahmen.
- Stressfreiheit.
- Testdurchführung zwischen 08.00 und 18.00 Uhr (Tag-/Nachtrhythmus der Prolaktinsekretion).
- Bereitlegen von 2 Serum-Monovetten mit entsprechender Beschriftung (Probe 1, Probe 2).
- Bereithalten von 10 mg Metoclopramid zur i. v.-Injektion (Leidenberger, Laboranalytik 1998).

■ **Testablauf**

Nach der venösen Blutentnahme zur Bestimmung des basalen Prolaktinspiegels folgt die i. v.-Gabe von 10 mg Metoclopramid, anschließend die venöse Blutentnahme nach 25 min zur Bestimmung des stimulierten Prolaktinspiegels.

■ **Nebenwirkungen**

Eine Beeinträchtigung der Reaktionsfähigkeit direkt im Anschluss an die i. v. Gabe von Metoclopramid ist aufgrund des zentralnervösen Angriffsorts möglich.

■ **Beurteilung**

Bei Normoprolaktinämie ist in der Lutealphase ein Anstieg des Prolaktins auf nicht mehr als 200 ng/ml normal. Umrechnungsfaktor: ng/ml × 32,5 = IU/ml; **Referenzbereiche für basale Prolaktinspiegel**:
- Follikelphase: 6–10 ng/ml
- Ovulationsphase: 8–12 ng/ml
- Lutealphase: 10–16 ng/ml
- Menopause: 4–8 ng/ml;

Tumorverdacht:
- Mikroadenom: 20–80 ng/ml
- Makroadenom: > 100 ng/ml

■ **Klinische Bemerkungen**

Die Wahrscheinlichkeit für das Vorliegen einer primären Hypothyreose ist bei Hyperprolaktinämie auf das 4- bis 5-Fache erhöht. Aufgrund der Höhe und Dauer der Östrogenwirkung ist der Prolaktinspiegel zyklusabhängig.

■ **Häufige Fehler**

Nichtbeachten von Einnahme prolaktinfreisetzender (dopaminantagonistischer) Medikamente: Neuroleptika, Antidepressiva, Antiemetika, Antihypertensiva.

Nichtbeachten anderer Einflussgrößen: Stress, akute physische Betätigung, Manipulation an der Brust/am Genitale, Hypoglykämie, proteinreiche Nahrung.

■ **Besonderheiten im Kindesalter**

Für Kinder ist der Test nicht validiert und in der Regel verzichtbar.

Literatur
Reinthaller A, Neunteufel W, Bieglmayer C, Fischl F. The metoclopramideprovocation test for prediction of transient hyperprolactinemia during cycle stimulation. Fertil steril 1990;53:368–371
Leidenberger FA. Störungen im Prolactinhaushalt. In: Klinische Endokrinologie für Frauenärzte, Berlin-Heidelberg: Springer 1998
Leidenberger FA. Was muss der Frauenarzt über die Laboranalytik von Hormonen wissen? In: Klinische Endokrinologie für Frauenärzte. Berlin-Heidelberg: Springer 1998

18.9 Spezielle Tests in der pädiatrischen Endokrinologie

■ HMG-Test

■ **Indikation**

1. Nachweis von endokrinem Organgewebe bei Intersexualität.
2. Differenzialdiagnose des echten Hermaphroditismus.
3. Ausschluss einer reinen Gonadendysgenesie (Swyer-Syndrom).

■ **Testprinzip**

Humanes Menopausengonadotropin (HMG) besitzt eine FSH-ähnliche Wirkung und stimuliert damit die Östrogenproduktion des Ovars.

■ **Kontraindikationen**

Keine.

■ **Vorbereitung**

Der Test kann ambulant durchgeführt werden.

■ **Testablauf**

Erste Blutentnahme erfolgt zwischen 08.00 und 10.00 h für die Bestimmung von Östradiol im Plasma/Serum (=basaler Wert), danach die Injektion von je 150 IE HMG (bei Säuglingen 75 IE) an 3 aufeinander folgenden Tagen i. m. (Sippell et al. 1994). Die zweite Blutentnahme erfolgt zwischen 08.00 und 10.00 h am Vormittag des 4. Tages für die Bestimmung von Östradiol (=stimulierter Wert).

Nebenwirkungen

Keine.

Beurteilung

Bei vorhandenem Ovargewebe steigt Östradiol in den pubertären Bereich an.

Klinische Bemerkungen

Der Test kann auch in anderen Protokollen durchgeführt werden (s. auch unterschiedliche Protokolle beim HCG-Test) (Mendez et al. 1998). Wegen fehlender Validierung des Tests an größeren Zahlen von Kindern kann die Interpretation im Einzelfall schwirig sein.

Besonderheiten im Kindesalter

Der HMG-Test wird überwiegend im Säuglings- und Kleinkindsalter durchgeführt.

Literatur

Mendez JP, Schiavon R, Diaz-Cueto L, et al. A reliable endocrine test with human menopausal gonadotropins für diagnosis of true hermaphroditism in early infancy. J Clin Endocrinol Metab 1998;83:3523–3526

Sippell WG, Partsch C-J, Peter M. Endokrinologie. In: Schaub J, Krawinkel M (eds). Kieler Praktische Pädiatrie. Stuttgart, New York: Georg Thieme Verlag 1994:24–45

HCG-Kurztest

Indikation

1. Nachweis von funktionstüchtigem Leydigzell-Gewebe bei Verdacht auf Anorchie bei beidseitigem Kryptorchismus (Retentio testis abdominalis) (Davenport et al. 1995, Weil et al. 1979, Zachmann 1972).
2. Nachweis von endokrinem Hodengewebe bei Intersexualität (Verdacht auf Pseudohermaphroditismus masculinus).
3. Differenzialdiagnose bei schwerer Hypospadie (z. B. 5α-Reduktionsmangel) (Knorr et al. 1979).
4. Differenzialdiagnose von primärem und sekundärem männlichem Hypogonadismus.

Testprinzip

HCG stimuliert mit seiner LH-ähnlichen Wirkung über die Bindung an den LH-Rezeptor auf der Leydigzelle des Hodens die Testosteronproduktion und -sekretion.

Kontraindikationen

Keine.

Vorbereitung

Ambulant durchführbar.

Testablauf

Blutentnahme erfolgt morgens zwischen 08.00 und 10.00 h (Basalwert) für die Bestimmung von Testosteron (und evtl. Androstendion, 5α-Dihydrostosteron und weiterer Präkursor-Steroide), danach die streng intramuskuläre Injektion von 5000 IE HCG/m^2 KOF (Weil et al. 1979, Zachmann 1972, Tapanainen et al. 1983). 3 Tage später erfolgt eine zweite Blutentnahme wie zuvor (=stimulierter Wert).

Nebenwirkungen

Selten vermehrte Erektionen.

Beurteilung

Ein Anstieg des Testosterons auf > 100 ng/dl bei präpubertären Jungen und > 900 ng/dl bei Männern zeigt eine normale Funktion der Leydigzellen an (Weil et al. 1979, Knorr et al. 1979, Tapanainen et al. 1983). Der HCG-Test hat einen guten positiven prädiktiven Wert von 89% und einen negativen prädiktiven Wert von 100% hinsichtlich Anorchie (Davenport et al. 1995).

Ein erhöhter Testosteron/HDT-Quotient nach HCG-Stimulation weist auf einen 5α-Reduktasemangel hin (Greene et al. 1987, Pang et al. 1979. Dabei sind alters- und methodenabhängige Normalwerte zu beachten: Säuglinge 5,2 ± 1,5, pubertäre Jungen 11 ± 4,4 (Pang et al. 1979).

Patienten mit 5α-Reduktasemangel zeigen üblicherweise eine T/DHT-Quotienten > 30 nach HCG-Stimulation. Der Androstendion/Testosteron-Quotient ist bei Patienten mit 17β-Hydroxysteroid-Dehydrogenase-Mangel nach HCG massiv erhöht (Normalwerte sind alters, -geschlechts- und pubertätsabhängig).

Klinische Bemerkungen

HCG wird im Fettgewebe schlechter resorbiert als im Muskelgewebe. Vor allem bei adipösen Patienten ist eine versehentliche Injektion ins Fettgewebe häufig die Ursache für eine unzureichende Stimulation des Testosterons (falsch negatives Testresultat).

Sollen bei einem Patienten GnRH-Test und HCG-Test durchgeführt werden, so ist immer der GnRH-Test zuerst durchzuführen, da HCG bei den meisten Assays für LH mit diesem kreuzreagiert. Es existieren verschiedene Testprotokolle für den HCG-Test.

So wurden (bei Kindern wenig beliebte) Tests mit 3 Injektionen oder auch Tests mit 3–5 Injektionen vorgeschlagen. Auch die Dosisangaben variieren in der Literatur. Es ist zu beachten, dass wiederholte Gaben von HCG zu einer Desensitivierung der LH-Rezeptoren führen können (Saenger et al. 1978, Dunkel et al. 1985). Die wiederholte Injektion von HCG in kurzen Abständen hat keine diagnostischen Vorteile gegenüber der einmaligen Gabe (Saenger et al.1978). Eine mehrwöchige HCG-Stimulation ist selten indiziert, kann aber in Einzelfällen durchgeführt werden. Die Kombination des HCG-Tests mit einer Dexamethason-Suppression der Nebennierenrinde bringt keine Vorteile.

■ **Besonderheiten im Kindesalter**

Mehrfache HCG-Injektion sind nur bei gleichzeitiger therapeutischer Indikation (Maldescensus testis) sinnvoll.

Literatur

Davenport M, Brain C, Vandenberg C, et al. The use of the hCG stimulation test in the endocrine evaluation of cryptorchidism. Br J Urol 1995;76:790–794
Dunkel L, Perheentupa J, Apter D. Kinetics of the steroidogenic response to single versus repeated doses of human chorionic gonadotropin in boys in repuberty and early puberty. Pediatr Res 1985;19:1–4
Forest M, David M, Lecoq A, Jeune M, Bertrand J. Kinetics of the HCG-induced steroidogenic response of the human testis. III. Studies in children of plasma levels of testosterone and HCG; rationale for testicular stimulation test. Pediatr Res 1980;14: 819–824
Greene, S, Zachmann M, Manella B, Hesse V, Hoepffner W, Willgeroldt H, Prader A. Comparison of two tests to recognize or exclude 5α reductase deficiency in prepubertal children. Acta Endocrinol (Copenh) 1987;114:113–117
Knorr D, Beckmann D, Bidlingmaier F, Helmig F-J, Sippell WG. Plasma testosterone in male puberty. II hCG Stimulation test in boys with hypospadia. Acta Endocrinol 1979;90:365–371
Pang S, Levine LS, Chow D, Sagiani F, Saenger P, New MI. Dihydrotestosterone and its relationship to testosterone in infancy and childhood. J Clin Endocrinol Metab 1979;46: 627–631
Saenger P, Goldman AS, Levine LS, et al. Prepubertal diagnosis of steroid 5α-reductase deficiency. J Clin Endocrinol Metab 1978;46:627–631
Tapanainen J, Martikainen H, Dunkel L, Perheentupa J, Vihko R. Steroidogenic response to a single injection of hCG in pre- and early pubertal cryptorchid boys. Clin Endocrinol 1983;18:355–362
Weil J, Bidlingmaier F, Knorr D. Endokrinologische Frühdiagnose der Anorchie. Pädiat Prax 1979;21:273–275
Zachmann M. The evaluation of testicular endocrine function before and in puberty. Acta Endocrinol 1972;70(Suppl 164):1–94

■ GnRH-Agonist-Test (Jungen und Mädchen)

■ **Indikation**

1. Differenzialdiagnose zwischen transitorischer konstitutioneller Entwicklungsverzögerung (KEV) und permanentem hypogonadotropen (hypophysärem oder hypothalamischem) Hypogonadismus (HH).
2. Therapiekontrolle der Pubertätssuppressionstherapie bei Pubertas praecox vera (das GnRH-Agonist-Depot-Präparat wird als Testsubstanz im Rahmen der Therapie verwendet).

■ **Testprinzip**

Der GnRH-Agonist stimuliert die hypophysäre LH-Sekretion maximal und prolongiert. Ad 2: Durch die Stimulation der LH-Sekretion kommt es nachfolgend auch zu einer Stimulation der Leydigzellen des Hodens und zu einem Testosteronanstieg.

Bei Patienten mit hypogonadotropem Hypogonadismus oder Panhypopituitarismus fällt die hypophysäre und damit auch die testikuläre Reaktion geringer aus als bei Gesunden oder Patienten mit Entwicklungsverzögerung (transitorischer hypogonadotroper Hypogonadismus).

■ **Kontraindikationen**

Keine.

■ **Vorbereitung**

Der Test ist ambulant durchführbar. Keine besondere Vorbereitung notwendig.

■ **Testablauf**

Tag 1: Am frühen Vormittag (zwischen 07.00 und 09.00h) erfolgt die erste Blutentnahme für die basale Bestimmung von LH und Testosteron, danach die Injektion eines kurz wirksamen GnRH-Agonisten (Nafarelin, Triptorelin, Leuprorelin oder Buserelin) in einer Dosis von 1 μg/kg (maximale Dosis 100 μg) (Ehrmann et al. 1989, Ghai et al. 1995) oder einer fixen Dosis von 100 μg (Kletter et al. 1995) oder 0,1 mg/m² KOF (Zamboni et al. 1995) s. c.

 Es ist kein Depot-Präparat zu verwenden.

Ein weiterer GnRH-Agonist-Test mit Buserelin wurde mit einer Testdosis von 10 μg/kg KG s. c. oder i. m. angegeben (Grasemann et al. 2004, Kaspers et al. 2004). Die zweite Blutentnahme erfolgt nach 4h für die Bestimmung von LH und Testosteron (Ehrmann et al. 1989, Ghai et al. 1995, Kletter et al. 1996, Zamboni et al. 1995).

Tag 2: Wiedervorstellung des Patienten 24h nach Agonist-Injektion zur dritten Blutentnahme für LH und Testosteron (Ghai et al. 1995, Kletter et al. 1996).

■ **Nebenwirkungen**

Bei Nafarelin leichtere und kurzdauernde Lokalreaktionen (Erythem) an der Injektionsstelle (Kletter et al. 1996).

■ **Klinische Bemerkungen**

Die Spezifität, Sensitivität und diagnostische Effizienz wird bei präpubertären Jungen für die Grenze von 4,8 IU/l für ΔLH mit 90%, 100% bzw. 95% angegeben (Ghai et al.1995).

Bei diesem Test handelt es sich um einen relativ neuen Test, der noch nicht allgemein verbreitet ist. Die Erstellung eigener diagnostischer Grenzen ist daher empfehlenswert. Der Test ist für den GnRH-Agonisten

Leuprorelin nicht validiert. Der Buserelin-Test ist der einzige GnRH-Agonist-Test, der auch gegen den pulsatilen GnRH-Stimulationstest („Hypophysentraining") (s. u.) getestet wurde. Die diagnostische Effizienz ist mit dem „Hypophysentraining" gut vergleichbar (Kaspers et al. 2004). Als diagnostische Grenze zwischen konstitutioneller Entwicklungsverzögerung (KEV) und Hypogonadotroper Hypogonadismus (HH) gilt ein LH-Anstieg auf 4 IU/l (KEV > 4 IU/l, HH > 4 IU/l). Mit dem Buserelin-Test steht damit ein einfacher und praktikabler Test für die Differenzialdiagnose zwischen KEV und HH zur Verfügung.

Ein modifizierter GnRH-Agonist-Test kann zur Therapiekontrolle bei Patienten und Patientinnen mit Pubertas praecox vera verwendet werden. Dabei nutzt man die initiale Stimulationswirkung des therapeutisch verwendeten GnRH-Agonisten. Unter der Suppressionstherapie mit einem Depot-Präparat erfolgt die Kontrolle der Suppressionsgüte durch eine einzelne Blutentnahme 12 h nach der Injektion von z. B. Triptorelin zur Bestimmung von LH und Östradiol (Ibazez et al.1994). Bei voller Suppression durch die Therapie findet sich ein präpubertärer Östradiolspiegel und meist ein LH-Spiegel < 2 IU/l (Ibazez et al. 1994).

Eine weitere Möglichkeit der Therapiekontrolle der Pubertas praecox vera besteht in einer einzelnen LH-Bestimmung 2 h nach der Injektion von Leuprorelin-Depot. Als ausreichende therapeutische Suppression gilt ein LH < 6,6 IU/l (Rosenfield et al. 1985).

Ein GnRH-Agonist-Test mit Leuprorelin (500 µg fixe Dosis s. c.) oder mit Nafarelin (0,2 µg/kg KG s. c.) wurde für die Diagnostik der Pubertas praecox vera und die Differenzialdiagnose zur zentralen Pubertas praecox scheint der GnRH-Agonist-Test Vorteile zu haben (Ibazez et al.1994).

■ Besonderheiten im Kindesalter

Nur ab dem Alter von 14 Jahren sinnvoll (diagnostische Altersgrenze für die Pubertas tarda). Untersuchungen bei Mädchen liegen für diesen Test für die hier sehr seltene Differenzialdiagnose KEV vs. HH nicht vor.

Literatur

Brito VN, Latronico AC, Arnhold UP, Mendonca BB. A single luteinizing hormone determination 2 hours after depot leuprolide is useful for therapy monitoring of gonadotropin-dependent precocious puberty in girls. J Clin Endocrinol Metab 2004;89:4338–4342

Ehrmann DA, Rosenfield RL, Cuttler L, Brstein S, Cara JF, Levitsky LL. A new test of combined pituitary-testicular function using the gonadotropin-releasing hormone agonist Nafarelin in the differentiation of gonadotropin deficiency from delayed puberty: pilot studies. J Clin Endocrinol Metab 1989;69:963–967

Ghai K, Cara JF, Rosenfield RL. Gonadotropin releasing hormone agonist (Nafarelin) test to differentiate gonadotropin deficiency from constitutionally delayed puberty in teen-age boys – A clinical research venter study. J Clin Endocrinol Metab 1995;80:2980–2986

Grasemann C, Wessels HT, Knaier-Fischer S, Richter-Unruh A, Hauffa BP. Increase of serum leptin after short-term pulsatile GnRH administration in children with delayed puberty. Eur J Endocrinol 2004;150:692–698

Ibazez L, Potau N, Zampolli M, et al. Use of leuprolide acetate response patterns in the early diagnosis of pubertal disorders: Comparison with the gonadotropin-releasing hormone test. J Clin Endocrinol Metab 1994;78:30–35

Kaspers S, Richter-Unruh A, Schmittmann-Ohters, Hauffa BP. Buserelin testing in 70 adolescents with delayed puberty. Horm Res 2004;62 (Suppl.2):80 (P2–282).

Kletter GB, Rolfes-Curl A, Goodpasture JC, et al. Gonadotropin-releasing hormone agonist analog (Nafarelin): A useful diagnostic agent fort he distinction of constitutional growth delay from hypogonadotropic hypogonadism. J Pediatr Endocrinol Metab 1996;9:9–19

Rosenfield R, Garibaldi LR, Moll Jr GW, Watson AC, Burstein S. The rapid ovarian secretory response to pituitary stimulation by the gonadotropin-releasing hormone agonist nafarelin in sexual precocity. J Clin Endocrinol Metab 1985;63: 1386–1389

Salerno M, Di Maio S, Gasparini N, Mariano A, Macchia V, Tenore A. Central precoccious puberty: A single blood sample after gonadotropin-releasing hormone agonist administration in monitoring treatment. Horm Res 1998;50:205–211

Zamboni G, Antoniazzi F, Tato L. use of the gonadotropin-releasing hormone agonist triptorelin in the diagnosis of delayed puberty in boys. J Pediatr 1995;126:756–758

■ Pulsatiler GnRH-Stimulations-Test („Hypophysentraining")

■ Indikation

Differenzialdiagnose zwischen (transitorischer) konstitutioneller Entwicklungsverzögerung (KEV, „Pubertas tarda") und (permanentem) hypogonadotropem (hypophysärem oder hypothalamischem) Hypogonadismus (HH).

■ Testprinzip

Das Ausbleiben der spontanen Pubertätsentwicklung beim Jungen ab dem Alter von 14 Jahren kann durch eine verzögerte Reifung des hypothalamischen GnRH-Pulsgenerators (transitorischer Hypogonadismus = KEV) oder durch eine permanente hypophysäre oder hypothalamische Insuffizienz (hypogonadotroper Hypogonadismus: idiopathisch, organisch oder Kallmann-Syndrom = HH plus Anosmie oder Hyposmie) verursacht sein.

Beide Störungen führen zu einer verminderten pulsatilen GnRH-Sekretion und damit zu niedrigen Gonadotropinspiegeln. Durch den einfachen GnRH-Test (Kap. 18.2) lassen sich beide Krankheitsbilder nicht sicher differenzieren. Die pulsatile GnRH-Stimulation führt zu einer pulsatilen Sekretion von LH und auch von FSH aus dem Hypophysenvorderlappen und nachfolgend zu einer Stimulation der Testosteronsekretion aus den Leydigzellen des Hodens.

Das Prinzip des 36 h-Tests beruht auf einer transitorischen Phase der verminderten Gonadotropinproduktion bei Patienten mit permanentem Hypogonadismus im Gegensatz zu einem raschen Ansprechen der LH-Synthese und -Sekretion auf exogenes GnRH bei Patienten mit KEV. Eine längerdauernde pulsatile Stimulation führt auch bei permanentem Hypogonadismus (wenn hypothalamisch bedingt) zu einer Normalisierung der LH-Sekretion. Deshalb kommt dem „diagnostischen Fenster" von 36h besondere Bedeutung zu (Partsch et al. 1985, Smals et al. 1994).

■ Kontraindikation

Keine.

■ Vorbereitung

Stationäre Durchführung wegen i.v.-GnRH-Applikation erforderlich. Der Test kann im Anschluss an ein LH-Nachtprofil oder 24h-Profil durchgeführt werden.

■ Testablauf

Legen eines venösen Zugangs. Tag 1: Erste Blutprobe für die Bestimmung von Testosteron (= basaler Wert). Bei unklaren Vorbefunden oder fehlendem GnRH-Test Durchführung des ersten GnRH-Tests (= **vor** pulsatiler Stimulation; Durchführung Kap. 8.2; optional).

Um 18.00 Uhr Anlegen einer Miniatur-Infusionspumpe (Zyklomatpulse) an den venösen Zugang. Es folgt die i.v. pulsatile Stimulation über 36h mit einer Dosis von 5 µg GnRH alle 90 min über eine Infusionszeit von 1 min (Partsch et al. 1985, Smals et al. 1994).

Am Morgen des 3. Tages wird die pulsatile Stimulation nach 36h direkt nach der letzten Pumpenaktion (= 25. GnRH-Puls) gegen 06.00 Uhr beendet und der zweite GnRH-Test durchgeführt (= **nach** pulsatiler Stimulation; Durchführung Kap. 8.2).

Erneut wird das Plasma-/Serumtestosteron in der basalen Probe des GnRH-Tests bestimmt.

Besondere körperliche Belastungen und/oder Stress während des gesamten Testablaufs können das Ergebnis verfälschen (falsch niedriger Anstieg von CH und Testosteron).

■ Nebenwirkungen

Keine.

■ Beurteilung

Das entscheidende diagnostische Kriterium ist der Anstieg von LH im zweiten GnRH-Test nach pulsatiler Stimulation: Bei Patienten mit permanentem Hypogonadismus bleibt das ΔLH (= LH-Maximum – LH-Basalwert) sicher < 3 IU/l (Bereich 0,8–2,4 IU/l) (Partsch et al. 1985). Bei Patienten mit KEV findet sich ein ΔLH deutlich > 3 IU/l (Bereich 4,1–15,8 IU/l) (Partsch et al. 1985, Smals et al. 1994). Ein deutlicher Testosteronanstieg nach 36-stündiger pulsatiler GnRH-Stimulation kann als zusätzliches Indiz für das Vorliegen einer KEV gelten (Partsch et al. 1985).

■ Klinische Bemerkungen

Der pulsatile GnRH-Stimulations-Test ist ein relativ aufwendiger Test, der sicher diagnostisch schwierigen Fällen vorbehalten bleiben sollte. Der Test hat den Vorteil einer hohen Sensitivität von 94%, einer Spezifität von 91% und einer diagnostischen Effizienz von 92% bei gemeinsamer Berechnung der Daten der beiden vorliegenden Studien (Partsch et al. 1985, Smals et al. 1994). Von vergleichbarem diagnostischem Wert ist der Buserelin-Test (Kap. 18.9.3), der aber einfacher durchzuführen ist.

Als zusätzlicher diagnostischer Parameter wird auch der Quotient aus ΔFSHmax zu ΔLHmax im zweiten GnRH-Test (= nach pulsatiler Stimulation) angegeben (<0,55: Sensitivität 100%, Spezifität 94%, diagnostische Effizienz 97%) (Smals et al. 1994).

■ Besonderheiten im Kindesalter

Bei Jungen erst ab einem Alter von 14 Jahren sinnvoll. Für Mädchen ist der Test nicht untersucht.

Literatur
Partsch C-J, Hermanussen M, Sippell WG. Differentiation of male hypogonadotropic hypogonadism and constitutional delay of puberty by pulsatile administration of gonadotropin-releasing hormone. J Clin Endocrinol Metab 1985;60: 1196–1203
Partsch C-J, Sippell WG. Short-term pulsatile administration pf luteinizing-hormone deficiencies. Horm Res 1987;25:88–96
Smals AGH, Hermus ARM, Boers GHJ, Pietes GFF, Benraad TJ, Kloppenborg PWC. Predictive value of luteinizing hormone releasing hormone (LHRH) bolus testing before and after 36-hour pulsatile LHRH administration in the differential diagnosis of constitutional delay of puberty and hypogonadotropic hypogonadism. J Clin Endocrinol Metab 1994;78: 602–608

■ Androgensensitivitäts-Test

■ Indikation

1. Klinischer Verdacht auf Androgenresistenz. Untersuchung der Funktion des Androgenrezeptors in vivo.
2. Differenzierung zwischen partieller und kompletter Androgenresistenz bzw.- insensitivität (PAIS, CAIS).

■ Testprinzip

SHBG wird von der Leber gebildet. Die Serumkonzentrationen werden von verschiedenen Hormonen beeinflusst. Während Östrogene und Schilddrüsenhormone SHBG im Serum erhöhen, haben Androgene einen supprimierenden Effekt auf SHBG. Es wurde daher angenommen, dass die Bestimmung des SHBG-Spiegels im Serum nach Applikation eines Androgens oder nach Stimulation der endogenen Androgenproduktion als Parameter der Androgensensitivität benutzt werden kann (Belgororsky u. Rivarola 1982, Belgororsky u, Rivarola 1985). Der Effekt von Testosteron auf den SHBG-Spiegel wurde auch im Tierversuch an Kaninchen nachgewiesen (Belgororsky u. Rivarola 1983).

Es sind mehrere Varianten des Androgensensitivitäts-Tests publiziert (Belgororsky u. Rivarola 1982, Belgororsky u. Rivarola 1985, Ciaccio et al. 1989, Sinnecker u. Köhler 1989, Hampl et al. 1993, Bertelloni et al. 1997):
1. Bestimmung des SHBG-Abfalls nach einer Testosteronstimulation durch HCG (Belgororsky u. Rivarola 1982, Belgororsky u, Rivarola 1985, Bertelloni et al.1997).
2. SHBG-Reaktion auf die Injektion eines Testosteronesters (Hampl et al.1993).
3. Bestimmung des SHBG-Abfalls als Androgeneffekt nach oraler Gabe des Anabolikums Stanozolol (Sinnecker u. Köhler 1989).
4. Bestimmung des SHBG-Abfalls nach sequenzieller Gabe von HCG und Testosteronenanthat (Ciccio et al. 1989).

Allen 4 Testprotokollen ist gemeinsam, dass sie nur an relativ kleinen Patientenzahlen untersucht wurden. Durchgesetzt hat sich der **Stanozolol-Test** (Sinnecker u. Köhler 1989, Sinnecker et al. 1997, Krause et al. 2004), der im Folgenden dargestellt wird.

■ Kontraindikationen

Keine.

■ Vorbereitung

Der Androgensensitivitäts-Test kann ambulant durchgeführt werden.

■ Testablauf

Stanozolol (17b-hydroxy-17a-methyl-5a-androstano-[3, 2-c] pyrazol; Stromba) per os an 3 aufeinander folgenden Tagen (Tag 0, 1 und 2) in einer Dosis von 0,2 mg/kg pro Tag als abendliche Einzeldosis, Bestimmung von SHBG an Tag 0 und an den Tagen 5, 6, 7 und 8 (Blutentnahmen zwischen 14.00 und 18.00 Uhr).

Alle 5 Serumproben sollten zusammen in einem Assay analysiert werden.

■ Nebenwirkungen

Keine.

■ Beurteilung

Der entscheidende diagnostische Parameter für die Reaktion auf Stanozolol ist der niedrigste Serumwert für SHBG nach Stanozololgabe, ausgedrückt als Prozentwert des Basalwerts an Tag 0. Der Normalbereich liegt bei $51,6 \pm 5,9\%$ (± 1 SD) (Sinnecker u. Köhler S 1989). Dieser Normbereich setzt sich allerdings nur aus 10 Frauen und 5 Kindern zusammen. Es ist ein weiterer „Normbereich" verfügbar, der an nur 11 Patienten mit Genitalfehlbildungen (Alter 1–20 Jahre) erhoben wurde: $51,4 \pm 2,1\%$ (Spannweite 35,6 – 62,1 %) (Sinnecker et al. 1997).

Patienten mit kompletter Androgenresistenz (CAIS) zeigen Prozentwerte von 93–97 % (Sinnecker u. Köhler S 1989) oder von $102,0 \pm 3,8\%$ (± 1 SEM) mit einer Spannweite von 92,4–129 % (Sinnecker et al. 1997).

Bei Patienten mit partieller Androgenresistenz (PAIS) findet sich dagegen ein gewisser Abfall des SHBG auf Prozentwerte von 73–89 % (Sinnecker u. Köhler S 1989) oder von 48,6–89,1 % (Sinnecker et al. 1997).

In einer dritten Studie (Krause et al. 2004) zum Stanozolol-Test mit 11 Patienten mit 46,XY Gonadendysgenesie, 3 Patienten mit echtem Hermaphroditismus, 2 Patienten mit Androgenresistenz und einer Kontrollgruppe aus 10 gesunden Probanden (6 Frauen und 4 Männern), ergab sich ein SHBG-Abfall auf $51,7 \pm 8,7\%$ für Patienten mit Gonadendysgenesie, auf $62,7 \pm 5,2\%$ für die Kontrollen, auf 80,1 % bzw.80,7 % für die beiden Patienten unter Substitutionstherapie.

Es ist zu beachten, dass man von einer Überlappung der Prozentwerte für die SHBG-Konzentrationen nach Stanozololgabe zwischen Patienten mit CAIS und PAIS ausgehen muss (Boehmer et al. 2001), auch wenn dies in der ersten Studie zu diesem Test noch nicht gefunden wurde (Sinnecker u. Köhler 1989). Vereinzelt wurde auch von normalen Ergebnissen im Androgensensitivitäts-Test bei Patienten mit molekulargenetisch gesicherter Androgenresistenz berichtet (Albers et al. 1997).

■ Klinische Bemerkungen

Es besteht eine enge Korrelation zwischen dem Phänotyp der Androgeninsensitivität (Mindervirilisierung) und dem SHBG-Abfall nach Stanozolol (Sinnecker et al. 1997).

■ Besonderheiten im Kindesalter

Der Androgensensitivitäts-Test sollte erst ab dem Alter von 3 Monaten durchgeführt werden, da SHBG in den ersten Wochen nach der Geburt physiologischerweise einen starken Anstieg zeigt und der Test dadurch beeinträchtigt werden könnte.

Literatur

Albers N, Ulrichs C, Glüer S, Hiort O, Sinnecker GHG, Mildenberger H, Brodehl J. Etiologic classification of severe hypospadias: implications for prognosis and management. J Pediatr 1997;131:386–392

Belgororsky A, Rivarola MA. Dynamics of SHBG response to testosterone. Implications upon the immediate biological effect of sex hormone. J Steroid Biochem 1983;18:783–787

Belgororsky A, Rivarola MA. Sex hormone-binding globulin response to human chorionic gonadotropin stimulation in children with cryptorchidism, anorchia, male pseudohermaphroditism, and micropenis. J Clin Endorinol Metab 1982; 54:698–704

Belgororsky A, Rivarola MA. Sex hormone-binding globulin response to testosterone. An androgen sensitivity test. Acta Endorinol 1985;109:130–138

Bertelloni S, Federico G, Baroncelli G, et al. Biochemical selection of prepubertal patients with androgen insensitivity syndrome by sex hormone-binding globulin response to the human chorionic gonadrotropintest. Pediatr Res 1997;41: 266–271

Boehmer ALM, Brüggenwirth H, Van Assendelft C, et al. Genotype versus phenotype in families with androgen insensitivity syndrome. J Clin Endocrinol Metab 2001;86:4151–4160

Ciaccio M, Rivarola M, Belgorosky A. Decreasse pf serum sex hormone-binding globulin as a marker of androgen sensitivity. Correlation with clinical response. Acta Endocrinol 1989;120:540–544

Hampl R, Starka L, Kalvachova B, et al. Evaluation of SHBG test for disclosure of insensitivity to androgens. Endocr Regul 1993;27:65–70

Krause A, Sinnecker GHG, Hiort O, Thamm B, Hoepffner W. Applicability of the SHBG androgen sensitivity test in the differential diagnosis of 46, XY gonadal dysgenesis, true hermaphroditism, and androgen insensitivity syndrome. Exp Clin Endocrinol Diabetes 2004;112:236–240

Sinnecker GHG, Hiort O, Nitsche EM, Holterhus P-M, Kruse K, German Collaborative Intersex Study Group. Functional assessment and clinical classification of androgen sensitivity in patients with mutations of the androgen receptor gene. German Collaborative Intersex Study Group- Eur J Pediatr 1997;156: 7–14

Sinnecker GHG, Köhler S. Sex hormone-binding globulin response to the anabolic steroid stanozolol: evidence for its suitability as a biological androgen sensitivity test. J Clin Endocrinol Metab 1989;68:1195–1200

Wir danken J. Arand, M. Bals-Pratsch, C. Hubold, A. Iwen, S. Krieger, F. Sayk, S. Schmid und M. Schütt für Aktualisierungen von Texten aus „Endokrinologische Funktionsdiagnostik", Hrsg. Partsch CJ, Sippell WG, Mönig H, 6. Aufl. Kiel 2007. Bei der Erstellung dieses Kapitels waren sie uns eine wertvolle Hilfe.

Internetadressen

J. Hensen, T. Thomas

■ Allgemein

■ Deutschsprachig

http://www.endokrinologie.net/.
  Deutsche Gesellschaft für Endokrinologie
http://www.glandula-online.de.
  Netzwerk Hypophysen- und Nebennierenerkrankungen und Glandula-Online (Journal des Netzwerks): Informationen für Patienten und Mediziner über sehr viele endokrinologische Erkrankungen, Selbshilfegruppen, Veranstaltungen, viele informationsreiche Broschüren zum freien Download. List der deutschen Endokrinologen, nützliche Links.
http://www.egms.de/de/.
  German Medical Science (GMS). Elektronisches Portal (gms) und interdisziplinäres E-Journal für den Gesamtbereich der Medizin
http://www.megru.unizh.ch/j3/module/endokrinologie/index.php
  MEGRU. Deutsches Endokrinologie E-learning Modul
http://www.kleinwuchs.de/
  Bundesselbsthilfeverband Kleinwüchsiger Menschen: Zahlreiche Informationen zu den häufigsten Kleinwuchsformen (inkl. hormonellen Kleinwuchs, Achondroplasie, Dysmelie), Tips und nützliche Downloads für Betroffene, Links
http://www.hippel-lindau.de/
  Verein für von der von-Hippel-Lindau (VHL) Erkrankung betroffene Familien: Deutschsprachige Internetseite mit sehr ausführlichen Informationen für Patienten und Ärzte: Krankheitsbild, Genetik und genetische Beratung, psychische und soziale Aspekte, Infoblatt und Leitfaden zum Download, aktuelle Termine, Links.

■ International

http://www.endo-society.org/
  The Endocrine Society (USA).
http://www.aace.com/
  American Association of Clinical Endocrinologists. Viele aktualisierte Leitlinien.
http://www.euro-endo.org/
  European Society of Endocrinology
http://www.endocrinology.org/
  Society for Endocrinology (UK): Die grösste Gesellschaft für Endokrinologie ausserhalb Nordamerikas. Auf ihrer Homepage bietet sie Links zu Zeitschriften, Büchern und Events zum Thema Endokrinologie. Ausserdem Informationen zu Stipendien und Kontakt-adressen.
http://www.baes.info/
  British Association of Endocrine Surgeons
http://www.bsped.org.uk/
  British Society for Paediatric Endocrinology and Diabetes. Beschreibung zahlreicher klinischer Bilder, Leitlinien, Links.
http://www.hormone.org/
  The Hormone Foundation: Amerikanische Internetseite mit Beschreibung und Informationen über die wichtigsten endokrinologischen Erkrankungen
http://www.touchendocrinedisease.com/
  Leitlinien, Links, Publikationen zu vielen endokrinologischen Bereichen
http://www.ncbi.nlm.nih.gov/books/bv.fcgi?call=bv.View.ShowTOC&rid=endocrin.TOC&depth=1
  Endocrinology: an integrated approach: Komplettes Online-Buch (kostenlos)
http://library.med.utah.edu/WebPath/ENDOHTML/ENDOIDX.html
  Endocrine Pathology Index: Histologische und pathologische Bilder.
http://www.endocrineweb.com/
  The Endocrine Web: Große Informationsquelle über zahlreiche endokrinologische Erkrankungen. Patienten-orientierte Texte und einfache Abbildungen (auf Englisch)
http://www2.niddk.nih.gov/
  The National Institute of Diabetes and Digestive and Kidney Diseases (NIDDK): Grosses Internetportal mit zahlreichen Informationen über Diabetes mellitus und speziellem Bereich für endokrinologische und Erkrankungen. Umfassende Informationen über fast jedes endokrinologisches Krankheitsbild
http://www.mic.ki.se/Diseases/C 19.html#C 19 874
  Karolinska Institut: Umfasst den gesamten Spektrum der klinischen Endokrinologie, zahlreiche Kapitel, Links und Informationen, systematisch sortiert. Unter „clinical case studies" Links zu zahlreichen endokrinologischen Fallpresentationen in Frage-und-Antwort Format (Englisch).
http://www.endotext.org/
  Web-basierte, häufig aktualisierte Informationsquelle zu interessanten Bereichen der klinischen Endokrinologie. Lehrmaterial und Expertenartikel stehen zum kostenlosen Download zur Verfügung.
http://cancerweb.ncl.ac.uk/cancernet/pdqphy.menu.html
  National Cancer Institute – PDQ Treatment Summaries for Physicians. Kompakte, zusammengefasste Therapieprotokolle für diverse Tumoren, inkl. endokrine und neuroendokrine Tumoren. Sehr hilfreich!
http://www.medal.org/visitor/login.aspx
  The Medical Algorithm Project: Nach kostenloser Registrierung freier Zugang zu zahlreichen Formeln und Algorithmen (aus allen medizinischen Bereichen inkl. Endokrinologie)

http://www.endocrine-surgeon.co.uk
  Informationen über diversen endokrinologischen Krankheitsbilder mit Schwerpunkt auf Diagnostik und operative Behandlung
http://arbl.cvmbs.colostate.edu/hbooks/pathphys/endocrine
  Pathophysiologie des Endokriniums (Englisch)

■ Hypothalamus und Hypophyse

■ Deutschsprachig

http://www.akromegalie-register.de/
  Deutsches Akromegalie Register
http://www.dkfz-heidelberg.de/tzhdma/tr23.htm
  Tumorzentrum Heidelberg/Mannheim: Umfassende Informationen zu Hypophysentumoren
http://www.endokrinologie-rheinneckar.de
  Selbsthilfegruppe für Hypophysen- und Nebennierenerkrankungen Rhein-Main-Neckar e. V.
http://www.pituitary.org/
  Pituitary Network Association: Patienteninformationen zu vielen, auch seltenen, Hypophysenerkrankungen, klinische Studien, Links, Mitgliederbereich.
http://akromegalie-info.de/
  Patienten-orientierte deutsche Informationsseite
http://kraniopharyngeom.com/
  Selbsthilfegruppe für Betroffene
http://www.kranionet.de/
  Deutsches Kraniopharyngeom Forum (CranioNet)
http://www.hyne.de/
  Selbsthilfegruppe für Hypophysen- und Nebennierenerkrankungen Südbaden, Freiburg.

■ International

http://www.pituitary.org.uk/
  The Pituitary Foundation: Informationen für Patienten sowie spezieller, frei zugänglicher Medizinerbereich mit zahlreichen Datensammlungen („Factsheets"), das gesamte Spektrum der Hypophysenerkrankungen umfassend. Viele Broschüren und Informationsposter (in Englisch) können kostenfrei heruntergeladen werden.
http://www.pituitarysociety.org/
  Freier Zugang zu zahlreichen Informationen zum Thema Hypophysenerkankungen. Für den Zugang im speziellen Medizinerbereich ist eine Mitgliedschaft erforderlich
http://www.hgfound.org/
  Human Growth Foundation: Informationen über diverse Wachstumsstörungen, Therapieoptionen, Neuigkeiten, klinische Studien, Links zu Organisationen und Selbsthilfegruppen.
http://www.magicfoundation.org/www
  Major Aspects of Growth In Children (MAGIC): Informationen über diverse Erkrankungen, die zur Wachstumsstörung führen

http://www.endo-society.org
  Diverse Praxisleitlinien: Wachstumshormonmangel in Erwachsenen, Testosterontherapie bei hypogonadalen Männer, Androgentherapie bei Frauen (frei zugänglich)
http://www.csrf.net/
  Cushing Syndrom: Informationen über die Erkrankung, Diagnostik, Therapie, Expertenartikel, Forschungsprojekte)
http://cushings.homestead.com/
  Cushing's Syndrome and Cushing's Disease: Informationen, Links, Photos, Patientenberichte, Labortests, Abstracts
http://www.diabetesinsipidus.org/
  The Diabetes Insipidus Foundation: Zahlreiche Informationen und Resourcen (Englisch)

■ Schilddrüsenerkrankungen

■ Deutschsprachig

http://www.schilddruesenliga.de/
  Schilddrüsen-Liga Deutschland e. V.
http://www.sd-bv.de
  Die Schmetterlinge: Eine deutsche Selbsthilfeorganisation für Schilddrüsenkranke Kinder und Erwachsene
http://www.schilddruese.net/
  Portal für Schilddrüsenerkrankungen
http://www.forum-schilddruese.de/
  Patienten-orientierte Seite mit vielen nützlichen Links
http://www.schilddruese.de/
  Schilddrüseninitiative Papillon: Patientenorientiert (mit Broschüren und Tips über Selbskontrolle der Schilddrüse)
http://www.morbusbasedow.de/
  Deutschsprachige Seite zum Morbus Basedow. Umfassende Informationen.
http://www.hashimoto-selbsthilfe.de/
  Hashimoto-Thyreoiditis Selbsthilfegruppe in Bielefeld
http://www.sd-krebs.de/
  Bundesweites Selbsthilfe-Forum Schilddrüsenkrebs: Zahlreiche weitere Links.
http://www.c-zell-karzinom-online.info/html
  Selbsthilfe-Forum speziell für Patienten mit medullärem Schilddrüsenkarzinom.

■ International

http://www.thyroid.org/
  American Thyroid Association: Leitlinien, zahlreiche Patienteninformationen und Info-Broschuren in HTML oder PDF Format. Freier Zugang zum Journal: „Clinical Thyroidology"

http://www.tsh.org/
   The Thyroid Foundation of America: Aktuelle Nachrichten und Newsletter über diverse patientenrelevante Schilddrüsenthemen: Diagnostik, Therapie, Forschung, Vorsorge uva

http://www.thyroidtoday.com/
   Thyroid today: Online Bibliotheke, klinische Fallpresentationen/ Kasuistiken, Dia-Shows, Algorithmen, Expertenmeinung, Links uva

http://www.thyroidmanager.org/
   Online-Buch mit aktualisierten Informationen über viele Schilddrüsenerkrankungen, Experten-Meinungen, Leitlinien, Kasuistiken, Algorithmen, Patienteninformationen und viel mehr

http://www.hotthyroidology.com/
   Online Journal mit Editorials und Lektüren über diverse Themen der Thyroidologie. Alle Artikel über Suchmaschine frei zugänglich.

http://www.british-thyroid-association.org/
   Leitlinien, Patienteninformationen, zahlreiche Links

http://www.eurothyroid.com/
   European Thyroid Association

http://www.thyroid-cancer.net/
   Amerikanische Webseite mit Informationen für Patienten mit Schilddrüsenkrebs

http://www.thyca.org/
   Thyroid Cancer Survivors' Association. Zahlreiche Informationen zum Thema Schilddrüsenkrebs: Pathogenese, Klassifikation, Diagnostik, Therapieoptionen, laufende klinische Studien uvm. Frei zugängliches Online-Book mit diversen Artikeln und Analysen.

http://www.iccidd.org/
   International Council for the Control of Iodine Deficiency Disorders

http://www.aacc.org/AACC/members/nacb/LMPG/OnlineGuide/PublishedGuidelines/ThyroidDisease/ThyroidDiseasePDF.htm
   Laboratory Medicine Practice Guidelines: Leitlinien und Hinweise zum diagnostischen Stellenwert diverser Labormethoden in der Thyroidologie: Schilddrüsenautoantikörper, Hormonbestimmungen, Tumormarker, Urin-Jodid Bestimmung, FNA/Zytologie, genetisches Screening uva.

http://www.abbottdiagnostics.com/Your_Health/Thyroid/Testing/testresults.cfm
   Abbot Diagnostik: Online-Rechner zur Interpretation diversen Befundkonstellationen in der Labordiagnostik der Schilddrüse.

http://www.nccn.org/
   Praxis Leitlinien zur Behandlung Schilddrüsentumoren (freie online Version)

http://www.ngdf.org/
   The National Graves' Disease Foundation (USA)

■ Metabolische Osteopathien, Kalzium- und Phosphat Stoffwechsel

■ Deutschsprachig

http://www.osteoporose-dop.org
   Dachverband deutschsprachiger Osteoporose Selbsthilfeverbände und patientenorientierter Osteoporose Organisationen

http://www.dv-osteologie.org
   Evidenz-basierte Konsensus-Leitlinien zur Osteoporose

http://www.osteoporose-deutschland.de/
   Bundesselbsthilfeverband für Osteoporose

http://www.netzwerk-osteoporose.de/
   Informationen und Fachbeiträge zum Thema Osteoporose

http://www.osteoporose.com/
   Deutschsprachige Seite. Informationen für Patienten (frei) und Mediziner (Anmeldung erforderlich)

http://www.kuratorium-knochengesundheit.de
   Osteoporose Patientenleitlinie (Kurzformat als Broschüre gestaltet)

http://www.insensu.de/
   Selbsthilfe für Patientinnen und Patienten mit Nebenschilddrüsenerkrankungen

■ International

http://www.iofbonehealth.org/
   International Osteoporosis Foundation

http://www.niams.nih.gov/bone/
   NIH Osteoporosis and Related Bone Diseases ~ National Resource Center, umfassende Ressourcen zum Thema Osteoporose und Knochenerkrankungen, Zahlreiche Links)

http://www.nof.org/
   National Osteoporosis Foundation (USA): Informationen zum Thema Osteoporose für Ärtzte und Patienten. Freies Download: Osteoporosis Clinical Practice Guideline.

http://www.hormone.org/public/osteoporosis.cfm
   The Hormone Foundation: Informationen über Osteoporose und Menopause für Patienten/Patientinen in vielen Sprachen (inkl. Deutsch)

http://www.asbmr.org/news/index.cfm
   The American Society for Bone and Mineral Research, Abonnement notwendig, Artikel, Neuigkeiten, Publikationen, eigenes Journal: *Journal of Bone and Mineral Research*, Preise, Job Angebote)

http://www.brsoc.org.uk
   Bone Research Project: Lehrmateriel zum Thema Osteoporose und Knochenerkrankungen: Slides, Powerpoint Präsentationen, Filme

http://www.paget.org/
   The Paget Foundation: Viele Informationen in FAQ-Form (häufig gestellte Fragen).

http://www.iscd.org/
   The International Society for Clinical Densitometry: Offizielle Stellungnahmen und viele Informationen zum Thema Osteodensitometrie

http://www.parathyroid.com/
Zahlreiche Informationen über die Nebenschilddrüse (Anatomie, Physiologie, Erkrankungen, Diagnostik, Therapie, Publikationen uva). Adressiert sowohl an Patienten als auch an Ärtze.

■ Nebenniere

■ Deutschsprachig

http://www.nebenniere.de/infoarzt-conn.htm
nebenniere.de: Deutsche Informationsseite mit Schwerpunkt auf Anatomie und Funktion der Nebennieren sowie die operative Behandlung dieser Erkrankungen.

https://www.ags-initiative.de/
Eltern- und Patienteninitiative für Patienten mit adrenogenitalem Syndrom

http://de.geocities.com/los_ags/
Informationen über das late-onset AGS Syndrom auf Deutsch

http://www.nlm.nih.gov/medlineplus/ency/article/000411.htm
MedlinePlus: Informationen über das adrenogenitale Syndrom

http://www.nebennierenkarzinom.de/
Deutsches Nebennieren-Karzinom-Register

http://endocrine.niddk.nih.gov/pubs/addison/addison.htm
NIDDK: Information über Morbus Addison auf Deutsch

■ International

http://addison-diabetes.gkznet.com/links.htm
Informationsseite für M. Addison, Typ 1 Diabetes und polyglanduläre Autoimmunität

http://www.emedicine.com/derm/topic761.htm
Artikel über Morbus Addison bei Emedicine (Englisch)

http://www.addisons.org.uk/
Addison's Disease Self Help Group: Englische Seite für Addison Patienten mit zahlreichen Informationen und Online Manual als kostenloser Download (PDF Format)

http://www.emedicine.com/ped/topic1558.htm
E-medicine Artikel über das Nelson Syndrom

http://www.meddean.luc.edu/lumen/MedEd/medicine/endonew/adrenal/adrenal.htm
Online Lehrmaterial des Loyola University Chicago (in Dia-Format)

http://www.caresfoundation.org/
CARES Foundation: Patienten-orientierte Seite mit Informationen über das androgenitale Syndrom: Genetik, Pathophysiologie, Diagnostik und Screening, Therapie, klinische Studien uvm.

http://www.fpnotebook.com/END 1.htm
Conn Syndrom: Informationsseite

■ Neuroendokrine Tumoren des Gastrointestinaltrakts

■ Deutschsprachig

http://www.karzinoid.info
Netzwerk neuroendokrine Tumoren

http://www.net-shg.de/
Bundesorganisation Selbsthilfe NeuroEndokrine Tumoren

http://www.krebshilfe.de/
Deutsche Krebshilfe e. V.

http://www.deutsche-krebsgesellschaft.de/
Deutsche Krebsgesellschaft

http://www.net-register.org/
Deutsches Register Neuroendokrine Gastrointestinale Tumore

http://www.planet-cme.de
Project for Learning Advances in Neuroendocrine Tumors (PLANET): Viele aktuelle Informationen und nützliche Links (kostenlos mit DocCheck Passwort)

http://www.krebsinfo.de/ki/empfehlung/endokrine/881_EndokrineTumoren.pdf
Manual Endokrine Tumoren: Frei zugänglich als PDF.

http://www.men1.de/
Deutsches MEN-1 Register

http://www.glandula-online.de/men1_net/index.htm
Selbsthilfegruppe für Patienten mit MEN-1 Syndrom

http://www.neuroendokriner-tumor.de/
Netzwerk neuroendokrine Tumoren (NeT) e. V.

■ International

http://www.carcinoid.org/
http://www.carcinoid.com/
Carcinoid Cancer and Carcinoid Syndrome

■ Männliche Gonaden

■ International

http://andrologysociety.com/
American Society of Andrology

http://www.androids.org.uk/
Testosteron Deficiency Center (UK): Zahlreiche Informationen über den Testosteronmangel

■ Gynäkologische Endokrinologie

■ Deutschsprachig

http://www.gyn-endo-handbuch.de/
Deutsche Gesellschaft für gynäkologische Endokrinologie

http://www.dggef.de/
Deutsche Gesellschaft für Gynäkologische Endokrinologie und Fortpflanzungsmedizin e. V. (DGGEF)

http://leitlinien.net/
Konsensusempfehlungen zur Hormontherapie (HT) im Klimakterium und in der Postmenopause

http://www.frauenaerzte-im-netz.de/de_allgemeines_481.html
Ein Überblick der Störungen des Hormonhaushalts in Frauen: Krankheitsbilder, Besonderheiten in der Schwangerschaft, Diagnostik, Therapie.

http://www.pco-syndrom.de/
Informationen zum Syndrom der Polyzystischen Ovarien

http://www.pcos-selbsthilfe.org/
Selbsthilfenetzwerk für Frauen mit dem Polyzystischen Ovarialsyndrom

International

http://www.socrei.org/
The Society for Reproductive Endocrinology and Infertility (SREI)

http://www.obgyn.net/pcos/pcos.asp
Die PCOS-Seiten des grossen Internetportals Obgyn mit zahlreichen Artikel, Foren, Literaturquellen, klinische Studien, Links und viel mehr.

http://www.projectpcos.org/
Project PCOS: Informationen, Neuigkeiten, Links, Poster zum Kostenlosen Download

http://www.pcosupport.org/
The Polycystic Ovarian Syndrome Association

http://www.androgenexcesssociety.org/
Hyperandrogenämie: Informationen und Links für Patienten und Mediziner (Englisch)

Störungen in der Geschlechtsentwicklung

Deutschsprachig

http://www.rch.org.au/chas/pubs/?doc_id=6163
Komplette Androgenresistenz: Büchlein im PDF-Format (Deutsch, English od. Französisch) zum kostenlosen Download

International

http://www.healthyplace.com/Communities/Gender/intersexuals/article_jh_intro.htm
Syndrome der abnormen Geschlechtsentwcklung

http://www.hopkinschildrens.org/specialties/category-pages/intersex/index.html
Abnorme Geschlechtsentwicklung: Internetseiten des Johns Hopkins Instituts für Betroffene und deren Angehörige

http://www.hypohh.net/
Support-Seite für Patienten mit hypogonadotrophischem Hypogonadismus und Kallman Syndrom

http://www.healthsystem.virginia.edu/uvahealth/peds_urology/ambiggen.cfm
Unklare Genitalien: Informationsseite der University of Virginia

http://www.sexuality.org/l/transgen/intefaq.html
Intersexualität: Fragen und Antworten

Metabolisches Syndrom und Diabetes mellitus

Deutschsprachig

http://www.deutsche-diabetes-gesellschaft.de/
Offiziele Webseite der Deutschen Diabetes Gesellschaft

http://www.diabetesgate.de/
Grosses deutsches Internetportal

http://www.diabetesweb.de/
Dialog – Plattform für Praxen, Kliniken und Patienten.

http://www.diabetes.de
Belinda Projekt: Informationen über die Zuckerkrankheit

http://www.diabetikerbund.de/
Deutscher Diabetiker Bund (mit Links zu allen Landesverbänden)

http://www.insuliner.de/
Webseite der Selbsthilfegruppe mit zahlreichen Informationen und Links

http://www.diabetes.uni-duesseldorf.de/
Diabetes Information für Mediziner. Deutsches Diabetes Zentrum Düsseldorf

http://www.diabetes-deutschland.de/
Patienteninformation Diabetes. Deutsches Diabetes-Forschungsinstitut Düsseldorf

http://www.schwerpunktpraxis.de/
Ein Service vom AND (Arbeitsgemeinschaft Niedergelassener Diabetologen) gesponsert von Takeda Pharma GmbH

http://www.diabetes-union.de/
Deutsche Diabetes Union (DDU): Zusammenschluss von DDG (wissenschaftliche Fachgesellschaft), DDB und BDKJ (Selbsthilfeorganisationen der Betroffenen) zu einem Dachverband

http://www.diabetes-informationszentrum.de/
Informationen für Patienten und Fachleute

http://www.diabetesstiftung.de/
Deutsche Diabetes-Stiftung e. V.

http://www.bund-diabetischer-kinder.de/
Bund diabetischer Kinder und Jugendlicher e. V. (BDKJ)

http://www.diabetestagebuch.de/
Online Tagebuch für Diabetiker

http://www.diabetes-world.net/
Deutschsprachiges Diabetes-Internetportal für Patienten und Interessierte

http://www.diabetes-symposium.de/
Vorträge aus Bereichen der Diabetologie, Endokrinologie und Inneren Medizin

http://www.diabsite.de/
DiabSite : Diabetes – Portal mit aktuellen Informationen für alle, die am Diabetes interessiert sind. Diabetes Weblog (http://www.diabsite.de/diabetes-weblog/) und Diabetes Radio (http://www.diabetes-radio.de/)

http://www.diabetes-forum.de/
Deutsches Diabetes Forum: Viele Informationen über Diabetes, Artikel aus dem Diabetes-Journal

http://www.vdbd.de/
Der VDBD ist eine Solidar- und Interessengemeinschaft aller Diabetesberaterinnen, Diabetesassistenten DDG und ähnlicher Berufe.

http://www.diabeticus.de/
Hier kann in fünf Rubriken wie „Berichte...... Infos", „Links...... FAQ" sowie „Dies & Das" gesucht werden. Umfassende Informationsquelle.

http://www.ag-fuss-ddg.de/
Arbeitsgemeinschaft Diabetischer Fuß

http://www.ddz.uni-duesseldorf.de/
Deutsches Diabetes Zentrum

http://www.diabetes-care-monitor.de/
Diabetes Care Monitor, Daten zur Diabetesversorgung in Deutschland

http://www.diabetes-CME.de/
CME Fortbildung

http://www.diabetes-webring.de/
Diabetes-Webring-Plattforrn

http://www.diabetes-kinder.de/
Arbeitsgemeinschaft für pädiatrische Diabetologie – AGPD

http://dpv.mathematik.uni-ulm.de/dpv/index.php
EDV-basiertes Dokumentationsprogramm für Patienten mit Diabetes

■ International

http://www.idf.org/
Internationale Diabetes-Federation (IDF): Umfassende Informationen zum Thema Diabetes für Ärzte und Laien

http://www.easd.org/
European Association for the Study of Diabetes

http://www.diabetes.org/
The American Diabetes Association

https://www.gm-study-group.com/links.do
Die Glucose Monitoring Study Group (GMSG) analysiert Instrumente zur Blutzuckerüberwachung, untersucht deren technologischen Wert und diskutiert Möglichkeiten der Einführung.

http://www.islet.org/
The Islet Foundation: Schwerpunkt Inselzelltherapie

http://www.med.yale.edu/intmed/endocrin/forms/Yale_Diab_Bklt_07.pdf
Diabetes Facts and Guidelines 2007: Online Buch im PDF Format von Prof. Silvio E. Inzucchi (Yale Diabetes Center). Kompakte, umfangreiche und praxisorientierte Informationsquelle über alle Aspekte des Diabetes mellitus – sehr nützlich! (Englisch)

http://www.d4pro.com/flash.html
Webseiten der Firma Novo-Nordisk: Lehrmaterial, aktuelle Informationen, Dia-Shows, internationale Leitlinien, zahlreiche Full-Text Artikel uvm.

http://www.uchsc.edu/misc/diabetes/ud11.html
Understanding Diabetes: Komplettes Online-Book (325 Seiten) mit Informationen und Hinweise für Diabetiker (Englisch)

http://www.ispad.org/
Leitlinien der Internationalen Gesellschaft für Kinderdiabetologie, International Society for Pediatric and Adolescent Diabetes – ISAPD

■ **Arterielle Hypertonie**

■ Deutschsprachig

http://www.hochdruckliga.de/
Deutsche Hochdruckliga – Deutsche Hypertonie Gesellschaft

■ International

http://www.worldhypertensionleague.org/Pages/Home.aspx
World Hypertension League

http://www.ash-us.org/
American Society of Hypertension

http://www.eshonline.org/
European Society of Hypertension

■ **Adipositas**

■ Deutschsprachig

http://www.adipositas-gesellschaft.de/
Webseite der Deutschen Adipositas-Gesellschaft. Aktuelle Leitlinien, Therapieeinrichtungen, Ratgeber, Links

http://www.aerztenetz-adipositas.de/
Tipps und Informationen zur lebensstilorientierten Diagnostik, Prävention und Therapie von Übergewicht und Adipositas bei Erwachsenen.

http://www.a-g-a.de/aga_content.html
Arbeitsgemeinschaft Adipositas im Kindes- und Jugendalter

http://www.adipositas-forschung-ulm.de/
Adipositas Forschung Ulm

http://www.kompetenznetz-adipositas.de/
Kompetenznetz Adipositas

■ International

http://www.easoobesity.org/
European Association for the Study of Obesity

http://www.childhoodobesity.net/
European Childhood Obesity Group (ECOG)

http://www.naaso.org/
:   The American Obesity Association: Internet Portal mit Links, Informationen, Lehrmaterial, Dia-Bibliotheken, Leitlinien und Broschüren zum kostenlosen Download.

http://www.healthierus.gov/dietaryguidelines/
:   Diätetische Leitlinien des „Department of Health and Human Services" (USA). Zahlreiche Informationen, Links und Downloads.

http://www.cdc.gov/nccdphp/dnpa/obesity/
:   Adipositas Webseiten des CDC (Centers for Disease Control and Prevention)

http://www.uchsc.edu/core/
:   Centers for Obesity Research and Education

http://www.aso.org.uk/portal.aspx
:   Association for the Study of Obesity (UK)

■ Fettstoffwechsel

■ Deutschsprachig

http://www.lipid-liga.de/cms/
:   Deutsche Lipid Liga (DGFF)

http://aps-med.de/
:   Behandlung bei Kindern

http://www.astellas.de
:   Abschätzung des individuellen Risikos

■ International

http://www.lipid.org/org/membership.php
:   National Lipid Association: Weiterbildung, Forschung, klinische Artikel, Expertenforum. Mitgliedschaft erforderlich

http://www.nhlbi.nih.gov/guidelines/cholesterol/index.htm
:   National Heart, Lung and Blood Institute, Informationen und Leitlinien zum Thema Hypercholesterinämie

http://www.dtu.ox.ac.uk
:   Abschätzung des individuellen Risikos bei Diabetikern

Sachverzeichnis

A

Acanthosis nigricans 334 f
Acarbose
- Diabetes mellitus Typ 2 Prävention 373 f
- Metabolisches Syndrom 332
ACE-Hemmer
- Diabetes mellitus und Hypertonie 398
- Hypertonie, arterielle 396
- Metabolisches Syndrom 333
ACTH
- CRH-Test 488 ff
- Hypophysenvorderlappen-Insuffizienz 42
- Releasing-Hormone-Test, kombinierte 44
ACTH-Kurztest 190, 513
ACTH-Resistenz-Syndrom 189
ACTH-Syndrom
- ektopes 27
- – CRH-Test 488
- – Dexamethason-Suppressions-Test 490 f
ACTH-Test
- Adrenogenitales Syndrom 198
- Geschlechtsentwicklungsstörung 315
- Ovarialinsuffizienz
- – hyperandrogenämische 283
- – primäre 288
Acyl-CoA-Dehydrogenase-Mangel
- mittelkettige (MCAD-Mangel) 462
- sehr langkettige (VLCAD-Mangel) 462
Addisonähnliche Krise 197
Addison-Krise 192
- Akuttherapie 200 f
- Hydrokortison-Bolus, initialer 201
Adenom,
- Aldosteron produzierendes (APA) 166
- – Pathophysiologie 168
- – Therapie 172
Adenomektomie
- selektive transsphenoidale 21
- transsphenoide selektive 27
Aderlass 456
ADH-Bestimmung 52
ADH-Bildung, vermehrte 57
ADH-Mangel s. Diabetes insipidus
ADH-Resistenz 56
ADH-Sekretion 57
- Durstversuch mit Desmopressin-Kurztest 506 ff
Adipositas 402 ff
- Diagnostik 406 f
- Dyslipoproteinämie 433
- Ernährungstherapie 409 ff
- Faktoren, psychosoziale 404
- Gesundheitsökonomie 426
- Gesundheitsrisiko 404 ff
- Karzinomrisiko 405
- Komplikationen 404 ff
- Kontraindikation 407
- Metabolisches Syndrom 327
- morbide 37
- Pharmakotherapie 413 f
- Prävalenz 403 f
- Prävention 408, 416
- Prognose 415
- Rückfallprophylaxe 414
- Stufentherapie 409
- Therapie 331 f, 407 ff
- – bei Kind/Jugendlichem 414 f
- – Verhaltensmodifikation 412
- Therapieergebnisse 415
- Therapieziel 407 f
- Versorgungsstruktur, medizinische 416
- viszerale
- – Hypertonie 398 f
- – Metabolisches Syndrom 327, 329
- zentrale 395
Adipositaschirurgie 414
Adipositassyndrom, konnatales 407
Adipositas-Therapieprogramm Obeldicks 415
Adrenalektomie, endoskopische 179
Adrenogenitales Syndrom 194 ff
- – Basistherapie 199 f
- – Charakteristika 196
- – Diagnostik 198
- – Differenzialdiagnostik 199
- – Formen 195 f
- – – feminisierende 200
- – – klassische virilisierende 196 f
- – – nichtklassische 198
- – Neugeborenenscreening 198
- – nichtklassisches 202
- – Pathophysiologie 310 f
- – Prognose 202
- – und Pubertas praecox, zentrale 276 f
- – Therapie 199 ff, 202
- – Therapiemonitoring 200
- – Verifizierung, genetische 198
Adrenoleukodystrophie 463
- Nebennierenrinden-Insuffizienz, primäre 189
Adrenolytika 27
Adrenomyeloneutropathie 189
Adrenostatika 27
Agromegalie 18 ff
Akne 323
Akromegalie
- Diabetesformen 353
- Diagnostik 19 f
- GH-Suppressions-Test 504 f
- GHRH-Test 500
- Glukosetoleranztest, oraler 19
- Kombinationstherapie 22
- kontrollierte 20
- Pathogenese 18 f
- Symptome, klinische 9
- Therapie 20 ff
- – Eskalationsschema 23
- Therapiekontrolle 22
- Wachstumsfaktor 1, insulinartiger 19
- Wachstumshormon-Talwert (Nadir) 20
Aktivität, körperliche 331
Albers-Schönberg Erkrankung 161 f
Albright-Osteodystrophie 11 f
Albuminausscheidung 380, 382
- Normwerte 395
Albuminurie 395
Aldosteron 166 f
- Nebennierenvenenblut 170
- Wirkung 167
Aldosteron-18-Glucuronid, 24-h-Urin 169
Aldosteronom 166
Aldosteron-Orthostase-Test 515
Aldosteron-Renin-Ratio (ARR) 169
Aldosteronsekretion, autonome 184
Alendronat 123 f
Alkalose
- metabolische 167
- respiratorische 158
Alkaptonurie 459
Alkohol
- Fettstoffwechselstörung 434
- Gicht 452
- Hypertonie, arterielle 396
- Hypoglykämie 378
Alltagstest 320
Alopezie, diffuse 299
Aluminiumtoxizität 135 f
Amenorrhoe 281 f
- hyperprolaktinämische 526
- hypothalamische 290
- Frau-zu-Mann-Transsexualität 323
- Gestagen-Test 523 f
- GnRH-Test 505 f
- uterine 524
AMH, Geschlechtsentwicklungsstörung 315
Amine 211
Aminoglutethimid 28
Aminosäurederivate 5
Aminosäurestoffwechsel-Erkrankung 458 ff
Amiodaron 109 f
Amyloid 349

Amyotrophie, diabetische 383
Anämie, ausgeprägte 502
Andrenogenitales Syndrom 310
Androgene
– Bildungsstörung 309f
– Biosynthesestörung 310
– Fettstoffwechselstörung 433
– Produktion, vermehrte 198
– Resistenz
– – komplette 310
– – partielle 310
– Substitution 256
– Wirkungsstörung 309ff
Androgenindex, freier 288
Androgenisierung 282
Androgenmangel
– adrenaler 190
– Ausgleich 191f
Androgenresistenz
– komplette (CAIS) 531f
– partielle (PAIS) 531f
Androgenrezeptor
– Defekt 312
– Hypogonadismus 249
Androgensensitivitäts-Test 531ff
Androstendion 250
Angina pectoris, stabile 398
Anionenaustauscher 439
Anorchie 251
– hCG-Kurztest 528f
Anorexia nervosa (AN) 420ff
– – Akutstadium 423
– – Body-Mass-Index 421
– – Gewichtsanhebung 424
– – GH-Suppressions-Test 505
– – Konzepte, therapeutische 424f
– – Kriterien, diagnostische 420
– – Pathogenese 422f
– – Prognose 425f
– – Typus 420ff
Anovulation, Clomiphen-Test 525f
Antazida 110
Antibiotika, 161
Antidiabetika, orale
– – Diabetes mellitus Typ 2 368
– – Schwangerschaft 371
Antigen-Antikörper-Interaktion 469
Antihypertensiva 396
– Organschädigung, subklinische 398
Antikörper, Interferon-neutralisierende 219
Antiphlogistika 93
Antirheumatika, nichtsteroidale 452
– Thyreoiditis, subakute 93
Anovulation 523
Aortenisthmusstenose 394
Apheresetherapie 441
Apolipoprotein-B-Mutanten 436
Apolipoproteine 428
Apolipoprotein-E-Genotyp 435f
Apoproteinbestimmung 435
Appendix-vermiformis-Tumor, neuroendokriner 241
Arachnoidalzyste 37
Arginin 501
Arginin-Infusions-Test 494f
Aromatasehemmer, selektiver 266
Arteriosklerose 298
Arthritis, bakterielle 451
Aspermie 253

Assay, nichtkompetitiver immunoradiometrischer (IRMA) 470
Asthenozoospermie 253
Asthma bronchiale 492
AT$_1$-Antagonist
– Diabetes mellitus 398
– Hypertonie, arterielle 396f
AT-1-Rezeptorenblocker 333
Atherosklerose
– asymptomatische 398
– Lipidzielwerte 436
Atkins-Kost 437
Atrophie, urogenitale 301
Auslassversuch 18
Autoantikörper-Nachweis 190
Autoimmunadrenalitis 189
Autoimmunhypothyreose 483f
Autoimmunität, polyglanduläre 75
Azidose 494
Azoospermie 251, 253

B

Bariatrische Chirurgie 372f
Basalinsulin 361f
Beckwith-Wiedmann-Syndrom 186
Begleithyperprolaktinämie 285f
Bestimmungsmethoden
– häufig eingesetzte 469ff
– Qualität 468
Betablocker
– Fettstoffwechselstörung 434
– Hypertonie, arterielle 396f
– Metabolisches Syndrom 334
Betazellen
– Fehlfunktion 342
– – Diabetes mellitus Typ 2 348f
– Funktion, und Insulinsensitivität 344
– Insulinsekretion 341f
– Zerstörung, zelluläre 346
Bewegungstherapie 412
– Fettstoffwechselstörung 437
Bewusstlosigkeit 231
Bikarbonat 377
Billroth-II-Magen 519
Bindungsproteine 6
Binge-Eating/Purging-Typus 420
Binge-Eating-Störung (BED)
– Forschungskriterien 422
– Prognose 426
Bisphosphonate
– Morbus Paget 153
– Osteogenesis imperfecta 160
– Osteopathie, renale 139
Blasenexstrophie 310
Blutbild, Mann-zu-Frau-Transsexualität 322
Blutdruck, systolischer 390
Blutdruckanstieg 405
Blutdruckmessung 392
24-h-Blutdruckmessung 392
Blutdruckselbstmessung 392
– Schwangerschaft und Diabetes mellitus 371
Blutdrucksteigerung, temporäre 394
Blutdruckwerte, Klassifikation 390
Blutungszysten 481
Blutzucker-Insulin-Quotient 523
Blutzucker-Selbstkontrolle 364f
Body-Mass-Index (BMI)

– Anorexia nervosa 420f
– Bulimia nervosa 420f
– Gewichtsreduktion 407
Bolusinsulin 362
Broteinheit (BE) 362
Brustkrebs 296
Bulimia nervosa (BN) 420ff
– – Konzepte, therapeutische 424f
– – Kriterien, diagnostische 421
– – Pathogenese 422f
– – Prognose 426
– – Typus 421f
Buserelin 529f

C

Calcitonin 147
Calcitriol s. Vitamin D
– Hyperkalzämie 148
– Osteopetrose 162
Captopril-Test 169f
Carbamazepin 110
Carbenoxolon 172
Carbimazol 78
Carnitin-Palmitoyl-Transferase-1-Mangel 462
Carnitin-Palmitoyl-Transferase-2-Mangel 462
Carnitinstoffwechselstörung 462
Carnitin-Transporter-Defekt 462
CD-3-Epitop-Antikörper 372
Cephalosporin 92
Chair rising Test 118
Chemilumineszenzassay 471
Chemoembolisation 222f
Chemotherapie
– Gastrinom 230
– Nebennierenrindenkarzinom 187f
– Schilddrüsenkarzinom 103f
– Tumor, neuroendokriner gastroenterologischer 220ff
Chiasma-Syndrom 41
Chimerismus 307
Chlormadinonacetet 524
Chlorpromazin 235
Cholecalciferol 4
Cholesterin 429
– Bestimmung 434
Cholesterinbiosynthese-Hemmer 438ff
Cholesterin-Resorptionshemmer 439f
Cholesterintransport, reverser 430
Chromogranin
– Enddarmtumor 212
– Gastrinom 228
– Konzentration, erhöhte 214f
Chromosomenabberation, nummerische 251f
Chromosomenanalyse 314f
Chylomikronämiesyndrom 431
Chylomikronen 428ff
Cinacalcet 140
Cisplatin
– Schilddrüsenkarzinom 104
– Tumor, neuroendokriner gastroenterologischer 222f
Clindamycin 92
Clomifen 290
Clomiphen-Test 525
– Anovulation 525f
– Reserve, ovarielle 526

Sachverzeichnis

Clonidin-Test 499f
Clonidin-Suppressions-Test 517f
Closed-loop-System, Insulintherapie 364
Colchicin 452
Colestyramin 110
Coma diabeticum, hyperosmolares und ketoazidotisches 376
Compound-Heterozygotie 195
Computertomografie
– Nebenniere 475f
– Pankreastumor 474f
Conn-Syndrom 166
Copeptin-Bestimmung 53
Cordozentese 72
CPK-Erhöhung 441
CRH-Syndrom, ektopes 27
CRH-Test 488ff
Cushing-Schwellendosis 204
Cushing-Syndrom 24ff
– ACTH-abhängiges 26
– – CRH-Test 489
– adrenales 488f
– CRH-Test 488ff
– Dexamethason-CRH-Test, kombinierter 492
– Dexamethason-Suppressions-Test 490f
– Diabetesformen 352
– Differenzialdiagnose 26, 489
– Hochdruck-Basisdiagnostik 394
– Inzidenz 25
– Kortisolspiegel 26
– Metopiron-Test 515f
– Nebenniereninsuffizienz 28
– Stufendiagnostik 25f
– Substitutionstherapie 27
– Symptome 25
– Therapie 27f, 370
– Ursache 24
– Verlaufskontrolle 28
– zentrales 25
– – CRH-Test 489
– – Dexamethason-Suppressions-Test 490f
– – Therapie 27
Cyanate 107
Cyclophosphamid
– Phäochromozytom, malignes 180
– Schilddrüsenkarzinom 104
– Tumor, neuroendokriner gastroenterologischer 223
Cyclo-Progynova Mericomb 525
CYP11B2 196
CYP21A2 195
Cyproteronacetat 263
C-Zelldifferenzierung 96
C-Zell-Hyperplasie 102
– Pentagastrin-Test 512

D

Dacarbazin
– Phäochromozytom, malignes 180
– Schilddrüsenkarzinom 104
– Tumor, neuroendokriner gastroenterologischer 222f
DANN-Elemente, hormonsensitive 8
Darm-Fettstoffwechselwege 429f
DEHA 250
Dehydratation 506ff

L-Dehydroxyphenylserin 207
Demenz 301
Denys-Drash-Syndrom 313
Deoxyglukose, ^{18}F-markierte 106
Depression 299
Desferrioxamin 457
20,22-Desmolasemangel
– Adrenogenitales Syndrom 195
– Therapie 199
– Virilisierung 197
Desmopressin-Kurztest 506ff
Desoxycorticosteron (DOC) 166f
– Mineralokortikoid-Hypertonus 171
Detemir 361
Dexamethason
– Adrenogenitales Syndrom 200
– Einsatz, klinischer 203
– 21-Hydroxylasemangel-Therapie, pränatale 201f
– Schilddrüsenfunktion 110
Dexamethasonbehandlung, probatorische 171
Dexamethason-CRH-Test, kombinierter 491f
Dexamethason-Kurztest 26
Dexamethason-Suppressions-Test 490f
Dex-CRH-Test 491f
DHEAS, Referenzwert 288
Diabetes insipidus 48ff
– – centralis
– – – Häufigkeit 50
– – – Differenzialdiagnose 53
– – – Durstversuch mit Desmopressin-Kurztest 507f
– – – familiärer 49
– – – Prognose 55
– – Diagnostik 52f
– – Durstversuch 52
– – Formen 48
– – hypersalaemicus 50
– – – Durstversuch mit Desmopressin-Kurztest 508
– – Notfallbehandlung 55
– – hypothalamischer 49
– – idiopathischer 52
– – beim Kind 54
– – Lokalisationsdiagnostik 53
– – nephrogener 56
– – neurogener 49
– – Notfallbehandlung 55
– – nach Operation im Sellabereich 49f
– – passagerer 36
– – partieller 508
– – Patientenschulung 54f
– – Polydipsie 53
– – Polyurie, persistierende 51
– – renalis
– – – autosomal-rezessiver 56
– – – erworbener 56
– – – kongenitaler 56
– – – X-chromosomaler 56
– – Suchtest 52
– – Symptome 51f
– – Therapie 53f
– – Therapiekontrolle 54
– – Therapieversuch, diagnostischer 53
– – unklarer Ätiologie 50
– – Ursache 49
– – Wasserkorrekturbedarf 55
Diabetes mellitus 335ff
– – Anamnese 354

– – Diagnostik 355ff
– – Durstversuch mit Desmopressin-Kurztest 506ff
– – Dyslipidämie 432f
– – Entitäten, ätiopathogene 335f
– – Epidemiologie 336ff
– – Formen
– – – Diagnostik 356
– – – mitochondriale (maternal vererbte) 351
– – – spezifische 351ff, 370f
– – GH-Suppressions-Test 504f
– – GHRH-Arginin-Test 501f
– – Glukose-Toleranz-Test, oraler 520ff
– – Hyperlipoproteinämie 432f
– – und Hypertonie 398
– – Hypertriglyzeridämie 432f
– – Inzidenzformen bei Kindern 335f
– – Komplikationen 376ff
– – Kriterien, diagnostische 337
– – Levothyroxin 75
– – Lipidzielwerte 437
– – nicht entdeckter 339
– – Pathogenese 339ff
– – Schwangerschaft 339, 354ff
– – Spätkomplikationen 379ff
– – Symptome 354f
– – Therapie 398
– – – bei Nephropathie, diabetische 381
Diabetes mellitus Typ 1
– – Akuttherapie 365
– – Diagnostik 355f
– – Differenzialdiagnose 356ff
– – Ernährung 365
– – Faktoren, autoimmune 345f
– – Genetik 344f
– – Inzidenz 337f
– – bei Kind/Jugendlichem 355f
– – – Folgeerkrankung 366
– – – Komorbidität 366
– – – Therapie 365f
– – Langzeitbetreuung 365f
– – Pathogenese-Modell 344
– – Prävention 371f
– – Risiko bei Verwandten 345
– – Risikostratifizierung 359
– – Symptome 355
– – Therapie 360ff
– – Umweltfaktoren 345
Diabetes mellitus Typ 2
– – Analyse, ganzgenomische 350f
– – Differenzialdiagnose 358
– – Gene 350f
– – Genetik 349ff
– – HbA1c-Wert 368
– – Insulintherapie 368f
– – Intervention, pharmakologische 373
– – Inzidenz 338f
– – Kandidatengene 350
– – beim Kind/Jugendlichem 339
– – Kind/Jugendlicher, Therapie 369f
– – Kombinationstherapie 368f
– – Lebensstilintervention 368
– – Pathogenese 346ff
– – Pathogenesemodell 348
– – Prävention 372ff
– – – Erfolgsfaktoren 373f

545

Diabetes mellitus Typ 2
- – – Prognose 370
- – – Therapieform, inkretinbasierte 369
- – – Therapieleitlinien 367f
Diabetes-Diät, 396
Diabetesrisiko 404f
Dialyse
- Hyperkalzämie 147
- Osteopathie, renale 139
Diarrhoe
- Gastrinom 226f
- Karzinoid-Syndrom 213
- Mitteldarmtumor, neuroendokriner 212
Diät
- kohlenhydratarme 410
- Saccharose-/Fruktose-/Laktose-arme 460
Diazoxid 235
Dickdarmtumor, neuroendokriner 241
Dihydrogesteron 524
Dihydrotestosteron (DHT) 250
1,25-Dihydroxyvitamin D 132
Dipeptidylpeptidase IV-Inhibitoren 333
Diphenylhydantoin 235
Diuretika
- Fettstoffwechselstörung 434
- Hypertonie, arterielle 396
- Metabolisches Syndrom 334
DL-Dehydroxyphenylserin 207f
Dopaminagonisten
- Akromegalie 21
- Großwuchs 281
- Hyperprolaktinämie 31
Dopamin-Hydroxylasemangel 206f
Doxorubicin 221ff
DPP-4-Inhibitoren 369
Dreimonatsspritze 297
DSD s. Geschlechtsentwicklung, Störung
Dünndarmteilresektion 240
Dünndarmtumor, neuroendokriner 216
Duodenaltumor, neuroendokriner 216
Duodenum 3
Durstempfindungsstörung 508
Durstgefühl, subjektives 511
Durstprotokoll 511
Durststörung 509
Durstversuch 52
- mit Desmopressin-Kurztest 506ff
- – Grenzwerte 508f
- Kochsalzinfusionstest 509ff
- verlängerter 508
Dysäquilibrationssyndrom 376
Dysbetalipoproteinämie, familiäre 435
Dysfunktion
- autonome 205ff
- – Differenzialdiagnostik 207
- – Entwicklung 206
- familiäre autonome 206
- linksventrikuläre 398
- neurosekretorische 502
Dyslipidämie 428
- diabetische 432f
- Metabolisches Syndrom 327f, 333
Dyslipoproteinämie
- Adipositas 405, 433
- sekundäre 431
Dysnatriämie 509
Dysplasie
- Diagnostik 152

- Einteilung 151
- fibröse 150ff
- – Therapie 154
- kleidokraniale 162
- metaphysäre Jansen-Typ 162

E

Eicosanoide 5
Einphasen-Kontrazeptiva 293
Eisen 108
Eisenspeicherkrankheit 455ff
Eiweißzufuhr, Begrenzung 458
Ejakulatuntersuchung 252f
Ejakulatvolumen 256
Elektrolytersatz 376f
ELISA (Enzyme linked immuno-absorbant assay) 470f
Embolisation 222
Enddarmtumor 212
Endoemtriumkarzinom 300
Endokrinologie
- Befundung 467
- Diagnostik, bildgebende 474ff
- Einflussgrößen, diagnostische 466f
- Funktionstests, dynamische 488ff
- gynäkologische 270ff
- – Tests 523ff
- Labordiagnostik 466ff
- pädiatrische 527ff
- Präanalytik 466
- Prinzipien 2ff
- Qualitätssicherung 467ff
- Störfaktoren, diagnostische 466f
- Testverfahren 488ff
Endosonografie
- Nebenniere 476ff
- Pankreastumor 475
Enolase, neurospezifische (NSE) 210
Entartungsrisiko 317f
Entwicklungsverzögerung
- konstitutionelle 261f
- – GnRH-Stimulations-Test, pulsatiler 520f
- – transitorische 529
Enzephalopathie, hyponatriämische 58
Enzyme linked immuno-absorbant assay (ELISA) 470f
Enzymimmunoassay (EIA) 470
Epilepsie
- Insulin-Hypoglykämie-Test 495
- TRH-Test 492
Epithelkörperchenadenom 143
Ernährung
- Adipositas 403f
- Anorexia nervosa 424
- ballaststoffreiche 438
- Bulimia nervosa 424
- Diabetes mellitus Typ 1 365
- Fettstoffwechselstörung 437f
- Hypertriglyzeridämie 437f
- Hyperurikämie 452
- kalorienarme 411
- Metabolisches Syndrom 330f
Erythem, nekrolytisches migratorisches 236
Erythropoese 256
Essstörung, 423
Estradiol 250
Ethanol 91

Etidronat 153
Etomidat 28
Etoposide 223
Eunuchoidismus 244
Euthyroid-sick-Syndrom 95
Exercise-Test 493f

F

Fastentest 522f
Feedback, negatives 12
Feedback-Kontrolle, negative 6
Feinnadelbiopsie
- Nebennierenrindenkarzinom 187
- Schilddrüsenkarzinom 100
Feminisierungsoperation 317
Femoston 525
Femurfraktur-Risiko 122
Fertilisation, assistierte 260
Fertilität
- Adipositas 405
- Mann-zu-Frau-Transsexualität 322
Fetalzeit 244
Fettgewebe
- Hormone 3
- Mann-zu-Frau-Transsexualität 322
Fettreduktion, alleinige 409f
Fettsäuren
- einfach ungesättigte 438
- gesättigte 438
- langkettige 463
- mehrfach ungesättigte 438
- Oxidationsstörung 462f
- peroxismale β-Oxidation 463
Fettstoffwechsel 428ff
Fettstoffwechselstörung
- Adipositas 433
- Diabetes mellitus 432f
- Diagnostik 434ff
- Hormone 433
- Klassifikation 428f
- Lebererkrankung 434
- Metabolisches Syndrom 329f
- Molekulargenetik 435f
- Nierenerkrankung 433
- primäre 429ff
- sekundäre 432ff
- Therapie 437ff
Fettverteilungsmuster 404
Fibrate 439f
- Metabolisches Syndrom 333
Fibroblast Growth Factor
- Kalzium-Phosphat-Stoffwechsel 134
- Missensmutation 156
Fibrose
- mesenteriale 214
- peritoneale/kardiale 213
- zystische 252
Fludrokortison
- Dysfunktion, autonome 207
- Geschlechtsentwicklungsstörung 316
Fludrokortison-Suppressionstest 169, 514
5-Fluorouracil 221ff
Flush
- atypischer 214
- Karzinoid-Syndrom 213f
Follikelreifung 272
Follikelstimulierendes Hormon (FSH) 250f

Sachverzeichnis

- Menstruationszyklus 272
- Referenzwert 288
- Releasing-Hormone-Test, kombinierte 44
- Spiegel
- – erhöhter 287
- – GnRH-stimulierter 505f
Formuladiät 411
Frakturprophylaxe 120ff
Frau-zu-Mann-Transsexualität 322f
Frazier-Syndrom 313
Fressattacken
- Binge-Eating-Störung 422
- Episode 421
Friedewald-Formel 434
Fruktoseintoleranz, hereditäre 461
FSH s. Follikelstimulierendes Hormon
Furosemid 147
Fuß, diabetischer
- – Blutzucker-Einstellung 385
- – Prävention 387
- – Rehabilitation 387
- – Therapie 385ff
- – – operative 386f
- – Wagner-Armstrong-Klassifikation 385
- – Wundbehandlung 386
Fußsyndrom, diabetisches 383f

G

GAD-Autoantikörper 357f
Galaktosämie 461
Gallensäurebinder 440
Gangrän, infizierte 385
Ganzkörperszintigrafie 105
Gaschromatografie/Massenspektrometrie (GC/MS) 472
Gastrin 212
Gastrinom 226ff
- Diagnostik 227ff
- Differenzierung sporadisches vs. hereditäres 228
- Dreieck 227
- Lokalisationsdiagnostik 228f
- Prognose 230f
- Therapie 229ff
- – chirurgische 240f
Gastrointestinaltrakt
- Funktionstest 519ff
- Tumor, endokriner 210ff
Gefäßkalzifikation 157
Gefäßverkalkung 137
Genitale
- äußeres 309
- Einteilung nach Prader 314
- inneres 308f
- intersexuelle 306
- Virilisierung 197
Genitalhautbiopsie 316
Genitalhautfibroblasten 316
Germinom 34ff
Gesamtfrakturrisiko 122
Geschlecht
- genetisches 307f
- psychisches 309
- somatisches 308f
Geschlechtsdeterminierung 307f
Geschlechtsdifferenzierung 308f

Geschlechtsentwicklung
- männliche 307f
- normale 307ff
- Störung 306ff
- – Diagnostik 313ff
- – Familienanamnese 314
- – Formen 310
- – Hormonwerte, basale 315
- – Klassifikation 307
- – Molekulargenetik 315f
- – ovotestikuläre 310
- – Therapie 316ff
- – – chirurgische 317f
- – Zytogenetik 314f
- weibliche 308
Geschlechtshormone, Aberration, numerische 307
Geschlechtsidentität 309
- Änderung 320
Geschlechtsrollenverhalten 309
Geschlechtszuordnung 316
Gestagene
- Dosierung bei Hormontherapie 303f
- Geschlechtsentwicklungsstörung 317
- in Kontrazeptiva, kombinierten oralen 293
- kommerzielle synthetische 524
- Perimenopause 299
- Postmenopause 299
- Pubertas praecox vera, zentrale 263
Gestagenimplantat 297
Gestagen-Test 523f
Gestationsdiabetes 357ff
- Glucose-Toleranz-Test, oraler 520f
Gewichtsabnahme 415
Gewichtsreduktion 408
- Body-Mass-Index-orienteierte 407
- Fettstoffwechselstörung 437
Gewichtsreduktionsprogramm 412f
Gewichtssenkungsstrategie 412ff
Gewichtsstabilisierung, langfristige 414
GH-Anstieg, maximaler 501
GH-Exzess
- – GH-Suppressions-Test 504f
- – Glukose-Toleranztest, oraler 520
GH-Mangel s. Wachstumshormonmangel
GH-Sekretion, hypophysäre 501
GH-Spontansekretion 502f
GH-Suppressions-Test 504f
Ghrelin 423
GHRH-Arginin-Test 501f
GHRH-Test 500f
Gicht 450ff
- Arthritis, bakterielle 451
- chronische 451
- Nachsorge 453
- primäre 450
- sekundäre 450
- Therapieindikation 451
- Therapiekontrolle 453
Gichtanfall, akuter 451f
Gichtnephropathie 450f
Gichtrisiko 405
Gigantismus 504
Glaukom 398
Gleithoden 247
Glibenclamid 367
Gliome, Hypophyse 34ff
- – Therapie 37
Glitazone 332

GLP-1-Analoga 369
Glukagon 212
Glukagon-Test
- Hypothalamus/Hypophysenvorderlappen 498f
- Nebennierenmark 518
Glukagon-Propranolol-Test 497
Glukagonom 236ff
- Chemotherapie 238
- Prognose 238
- Therapie 237f
- – chirurgische 241
Glukagonom-Syndrom 353f
Glukokortikoide
- Adrenogenitales Syndrom 200
- Dosisäquivalente, approximative 203
- Dosisaufteilung 204
- Gicht 453
- Hyperkalzämie 147
- Mangel 190
- Nebenwirkungen 204
- Stoßtherapie 204
- Substitution
- – lebenslange 199
- – Nebennierenrinden-Insuffizienz, primäre 191f
- – synthetische 203f
- – als Therapeutika 203ff
- – Therapiebeendigung 205
- – Unter-/Übersubstitution 192
- – Wirkung 203f
- – – mineralokortikoide 203f
Glukoneogenese 340
Glukose
- Gewebe, peripheres 340f
- Insulin-Hypoglykämie-Test 44
- Metabolisches Syndrom 327f
Glukoseaufnahme, muskuläre 437
Glukoseflüsse
- relative 342
- Störung 347
Glukosehomöostase
- gestörte
- – nüchtern 346f
- – postprandial 347
- normale
- – nüchtern 339f
- – postprandial 341
Glukoseproduktionssteigerung 346
Glukosestoffwechsel 339ff
- Störung 520
Glukosetoleranz
- eingeschränkte 337
- gestörte 356, 520
- normale 520
Glukosetoleranztest
- oraler (oGTT) 19, 520ff
- – Diabetes mellitus Typ 1 360
- – Diabetes mellitus in der Schwangerschaft 356
- – Ovarialinsuffizienz, hyperandrogenämische 284
- standardisierter i. v. (IVGTT) 360
Glukosetoxizität 349
Glykogenolyse 340
Glykogenose, hepatorenale 460f
Glykogenspeicherkrankheit 460ff
Glykogensynthese 340
Glyzyrretinsäure 171f
GnRH-Agonisten 263, 277
GnRH-Agonist-Test 529f

547

GnRH-Arginin-Test 44f
GnRH-Pulsgenerator 270f
GnRH-Sekretion 284f
GnRH-Stimulations-Test, pulsatiler 530f
GnRH-Test 504ff
– Frauen 505f
– Hypogonadismus 251
– Jungen 504f
– Mädchen 505f
– Männer 504f
– Präpubertät 285
– Pubertas praecox, zentrale 276
– Pubertas praecox tarda 278f
– Pubertät 285
– Pubertätsentwicklung 261
GnRH-Therapie
– Entwicklungsverzögerung, konstitutionelle 262
– Hypogonadismus, sekundärer 257f
– pulastile 290
Gonaden, männliche 244ff
Gonadendysgenesie 306
– gemischte 307, 310, 312f
– inkomplette 310
– komplette 312
– reine, HMG-Test 527f
46,XY-Gonadendysgenesie 312
Gonadeninsuffizienz 171
Gonadoblastom 306
Gonadotropine
– Hypogonadismus 250f
– Reproduktionsmedizin 290f
– Sekretion 270f
G-Proteine, Funktion 11f
G-Protein-gekoppelte-Rezeptoren (GPCR) 11
Granulom 17
Großwuchs
– konstitutioneller 281
– bei Mädchen 280f
– pathologischer 280f
Großzehengrundgelenk 451
Guanylylzyklase-Rezeptor-Familie 10
Gynäkomastie
– Diagnostik 265f
– Differenzialdiagnose 265
– idiopathische 265f
– beim Mann 264ff
– Mann-zu-Frau-Transsexualität 322
– Therapie 266
G-Zell-Überfunktion, antrale 519

H

Haare, Mann-zu-Frau-Transsexualität 322
Hämbiosynthese 453
Hämochromatose 455ff
– genetisch bedingte 455
– Prognose 457
– sekundäre 456
Hämosiderose 456
Häm-Vorstufen-Akkumulation 453f
Harnsäuresteine 453
Harnstauung 394
Hashimoto-Thyreoiditis 73ff
– Prognose 76
– Schilddrüsenknoten 85
– Schilddrüsenlymphom 76

Haut
– Frau-zu-Mann-Transsexualität 323
– Mann-zu-Frau-Transsexualität 322
HbA1c-Wert 355
hCG-Therapie 262
hCG/hMG-Therapie 257f
hCG-Kurztest 528f
hCG-Test
– Geschlechtsentwicklungsstörung 315
– Hypogonadismus 249f
HCV-Infektion 455
HDL-Cholesterin
– Bestimmung 434
– Ernährung 438
– Metabolisches Syndrom 327
– niedriges, Therapie 444
HDL-Cholesterinerniedrigung, isolierte 429, 431f
Hepatitis
– chronische 434
– Morbus Wilson 457
Hermaphroditismus, echter 527
Herz-Hormone 3
Herzinsuffizienz 398
– Exercise-Test 493
Herzklappenverkalkung 137
Herzkrankheit, koronare 520
Herzkreislauferkrankung 300
Herzrhythmusstörung 495
Heterodimere, Tyrosinkinase-Rezeptor 9
Hexenbrust 264
High Performance Liquid Chromatography (HPLC) 471f
High-density-Lipoprotein (HDL) 428ff
Hirsutismus 513
Histamin
– Mitteldarmtumor 212
– Vorderdarmtumor 212
Hitzewallung 286
HLA-Typisierung 190
HMG-CoA-Reduktasehemmer 439
HMG-Test 315, 527f
Hoden
– Hormone 3
– Untersuchung bei Kindern 248
Hodenbiopsie 254
Hodenektopie 247
Hodenhochstand 247
Hodentumor 264
Homozystinurie, klassische 459f
Hormonbiosynthese 3ff
Hormone
– Bedeutung 2f
– Distribution 6
– Exkretion 6
– Funktion 2f
– Metabolismus 6
– Organsysteme, endokrine 3
– Sekretion 5
– Speicherung 6
Hormonrezeptoren 7ff
– membranständige 9
Hormon-Rezeptor-Interaktion 7
Hormonsekretion 6
Hormontherapie
– Anwendungsempfehlung 301
– Behandlungsdauer 303
– Durchführung, praktische 302f
– Indikation 301f
– Klimakterium 299f
– Kontraindikation 302

Hormonwirkung 6f
HPLC (High Performance Liquid Chromatography) 471f
Hungerversuch 232f, 522f
11-Hydrogenasemangel, klassischer, Therapie 199
18-Hydroxycortisol 168
– Hyperaldosteronismus, primärer 171
Hydrokortison
– Einsatz, klinischer 203
– Geschlechtsentwicklungsstörung 316f
– Hypothyreose, zentrale 94
– physiologisches 199
– Pubarche, prämature 264
– Substitution, basale 45f
5-Hydroxyindolessigsäure (5-HIES) 215
11β-Hydroxylasemangel 171
11-Hydroxylasemangel, Adrenogenitales Syndrom 195
17α-Hydroxylasemangel 171
– Virilisierung 197
17-Hydroxylase/17.20-Lyasemangel
– Adrenogenitales Syndrom 195
– Therapie 199
17-Hydroxyprogesteron 315
21-Hydroxylasemangel
3β-Hydroxysteroid-Dehydrogenasemangel 199
3β-Hydroxysteroid-Dehydrogenase-Typ-2-Mangel 196
17β-Hydroxysteroiddehydrogenase-Typ-3-Enzymdefekt 310ff
25-Hydroxyvitamin-D
– Konzentration 128
– Vitamin-D-Mangel 130
Hyperaldosteronismus
– Bestätigungstest 169
– Diabetesformen 353
– Diagnostik 168ff
– Differenzialdiagnose 170f
– Glukokortikoid-supprimierbarer (GSH) 168
– – Therapie 172f
– idiopathischer s. Hyperplasie, bilaterale adrenale (BAH)
– primärer 166f
– – Kochsalz-Infusionstest 514
– Typ I, familiärer 168
Hypergastrinämie 226
– tumorbedingte 519
– Ursache 228
Hyperglukagonämie, benigne familiäre, vs. Glukagonom 236
Hyperglykämie
– Hypoaldosteronismus, isolierter 193
– Kriterien, diagnostische 337
– Metabolisches Syndrom 329
– Therapie 332f
Hyperinsulinismus, organischer 522
Hyperkalzämie
– Akuttherapie 147
– Calcitriol-induzierte 148
– familiäre hypokalziurische (FHH) 142, 147f
– Durstversuch mit Desmopressin-Kurztest 506ff
– Formen 145f
– Hyperparathyreoidismus, primärer 142
– Hyperthyreose 148
– Immobilisation 149

Sachverzeichnis

- – Kontraindikation 143
- – durch Medikamente 149
- – Milch-Alkali-Syndrom 149
- – Nebennereninsuffizienz 148
- – Pankreastumor, endokriner 148
- – Phäochromozytom 148
- – PTHrP 149
- – Ursache 149
- Hyperkortisolismus s. Cushing-Syndrom
- Hyperlipidämie, kombinierte 443 f
- Hyperlipoproteinämie 428
  - Atherosklerose 436
  - kombinierte 429, 431
- Hypernatriämie 510
- Hyperostose 162
- Hyperparathyreoidismus
  - Hochdruck-Basisdiagnostik 394
  - primärer 141 ff
  - – asymptomatischer 144
  - – Diabetesformen 353
  - – Diagnostik 142 f
  - – Therapie 143 f
  - sekundärer 128
- Hyperphosphatämie 155
  - chronische 157
  - Symptome 156 f
  - Ursache 157
- Hyperplasie
  - bilaterale adrenale (BAH)
  - – – Aldosteron-Orthostase-Test 515
  - – – Pathophysiologie 168
  - – – Therapie 172
  - kongenitale adrenale 171
  - makronoduläre (PMH) 168
- Hyperprolaktinämie 29 ff, 285 f
  - Dopaminagonisten 31
  - Gynäkomastie 264
  - Laktation 32
  - Metoclopramid-Test 526 f
  - Neurochirurgie 32
  - Ovarialinsuffizienz 285 f
  - Schwangerschaft 32
  - Strahlentherapie 32
- Hypersekretionssyndrom 224
- Hypertensive Krise 518
- Hyperthyreose 148
  - Amiodaron-induzierte 109 f
  - angeborene 71 f
  - autosomal dominante neonatale 72
  - Diabetesformen 353
  - hCG-induzierte 93
  - Hochdruck-Basisdiagnostik 394
  - Therapie 370 f
  - TRH-Test 492 f
  - zentrale 94
  - – TSH-induzierte 94
- Hyperthyreotropinämie, transiente isolierte 69
- Hypertonie
  - arterielle 390 ff
  - – Aldosteron-Applikation 167
  - – Basisdiagnostik 394
  - – Diagnostik 392 ff
  - – Differenzialdiagnostik 393 f
  - – Einteilung 390
  - – Kombinationstherapie 397 f
  - – Kontrolluntersuchung 399
  - – Metabolisches Syndrom 328
  - – Monotherapie 397
  - – Mortalitätsrisiko, kardiovaskuläres 391 f

- – – Nachsorge 399
- – – Prävalenz 391
- – – Prognose, Einflussfaktoren 391
- – – Risikomarker 393
- – – Risikostratifizierung 390
- – – Therapie 395 ff
- – – – medikamentöse 396 f
- – – Therapiekontrolle 399
- – und Diabetes mellitus 398 f
- – endokrine 394
- – Hyperaldosteronismus, primärer 169
- – Hypokaliämie-Kombination 169
- – isolierte systolische
- – – – Blutdruckwert 390
- – – – Therapie 398
- – maligne 399
- – massive 512
- – Metabolisches Syndrom 327 ff
- – – Therapie 333, 398 f
- – Phäochromozytom 174
- – renale 394
- – renoparenchymatöse 394
- – renovaskuläre 394
- – in Schwangerschaft 398
- – therapierefraktäre 174
- Hypertonizität, extrazelluläre 55
- Hypertriglyzeridämie 429, 431
  - Ernährung 437 f
  - Therapiealgorithmus 443
- Hypertrophie, linksventrikuläre 398
- Hyperurikämie 450 ff
  - Nachsorge 453
  - Prävalenz 450
  - Therapie 451 ff
  - Therapieindikation 451
  - Therapiekontrolle 453
- Hypoaldosteronismus
  - isolierter 193 f
  - postoperativer sekundärer 172
  - Symptome 167
- Hypodipsie-Hypernatriämie-Syndrom 50
- Hypoglykämie
  - akute 235
  - Diabetes mellitus-Komplikation 377 ff
  - Einteilung 379
  - Insulinom 232
  - nächtliche 378
  - postprandiale reaktive 520 f
  - reaktive (postprandiale) 232
  - späte
  - – Glukagon-Propranolol-Test 497
  - – Insulin-Hypoglykämie-Test 495
  - Therapie, präklinische 378 ff
  - Ursache 378
  - Vermeidung 367
- Hypoglykämie-Symptome 522
- Hypogonadismus 244 ff
  - Anamnese 247 f
  - hCG-Kurztest 528 f
  - Diagnostik 248 f
  - Erwachsenenalter 246 f
  - GnRH-Agonist-Test 529 f
  - GnRH-Test 504 f
  - Hormondiagnostik 250
  - hypergonadotroper 261
  - hypogonadotroper 520
  - Hyperprolaktinämie 29
  - Krankheitsbilder 245 f
  - männlicher 353
  - primärer (hypergonadotroper) 244

- – – Pubertas tarda 278
- – Pubertätsentwicklung 261
- – sekundärer 244
- – – Kinderwunsch-Therapie 257 f
- – – Pubertas tarda 278
- – Sonografie 253 f
- – Symptome 247
- – tertiärer 278
- – Therapie 254 ff
- – – umstrittene 259 f
- – transitorischer hyothalamischer 261
- Hypokaliämie
  - Aldosteron-Applikation 167
  - Durstversuch mit Desmopressin-Kurztest 506 f
  - Hyperaldosteronismus, primärer 169
  - Hypertonie-Kombination 169
  - Kochsalz-Infusionstest 514
  - Stoffwechselveränderung 167 f
- Hyponatriämie
  - chronische 59
  - Differenzialtherapie 60
  - Operation, transsphenoidale 51
  - SIADH 58 f
- Hypoparathyreoidismus
  - parathyreopriver 104
  - primärer 156
- Hypophosphatämie 157 ff
  - Prävention 159
  - Risikofaktoren 158
  - Symptome 158
  - Therapie 158 f
- Hypophosphatasie 129, 131 f, 161
  - Therapie 132
- Hypophyse 14 ff
  - Granulom 17
  - Hormone 3
  - Makroadenom 14
  - Mann-zu-Frau-Transsexualität 322
  - Organogenese 67
  - Tumorklassifikation 17
- Hypophysenadenom
  - ACTH-produzierendes 488
  - – Dexamethason-CRH-Test, kombinierter 491 f
  - Akromegalie 18
  - Diagnostik, bildgebende 16
  - hormoninaktives 14 ff
  - Prognose 40
  - Klassifikation 17
  - somatotropes 18
  - – Therapie 23
  - Strahlentherapie 17 f
  - Therapie 16 f
  - – chirurgische 17
  - Therapiekontrolle 18
  - TSH-produzierendes 34
- Hypophysen-Apoplex 493
- Hypophysenerkrankung 94
- Hypophysenfehlbildung 17
- Hypophysenfunktion, kortikotrope 489
- Hypophysenhinterlappen-Ektomie 49 f
- Hypophysenhinterlappen-Funktionstest 506 ff
- Hypophysenhinterlappen-Insuffizienz 35
- Hypophyseninsuffizienz 15 ff
- Hypophysenkarzinom 17
- Hypophysenmakroadenom 492
- Hypophysentraining 530 f

549

Sachverzeichnis

Hypophysentumor
– Clomiphen-Test 525 f
– Diagnostik
– – augenärztliche 16
– – präoperative 38
– Histologie 39
– hormonaktiver 40
– hormoninaktiver 14 ff
– Operation
– – stereotaktische 39
– – transkranielle 39
– – transsphenoidale 38 f
– Operationskomplikation 40
– Therapie, operative 38 ff
– Therapiekontrolle 18
Hypophysenvorderlappen-Funktionstest 488 ff
Hypophysenvorderlappen-Insuffizienz 14 ff
– Diagnostik 42 ff
– – augenärztliche 16
– – hormonanalytische 15 f
– Differenzialdiagnostik 16
– Funktionsüberprüfung 42 f
– gonadotrope, Therapie 46
– Hydrokortisonsubstitution 45 f
– kortikotrophe 45 f
– Pathogenese 41
– Prognose 46
– somatotrope 46
– Substitutionstherapie 18
– Symptome 15
– Test, genetischer 45
– Therapie 16 ff, 45
– Therapiekontrolle 18
– thyreotrophe 46
– Ursache 42
Hypospadie, schwere 528
Hypotension 517
Hypothalamus 14 ff
– Funktionstest 488 ff
– Hormone 3
– Reifegrad 504 f
Hypothalamustumor 18
Hypothyreose
– angeborene
– – Genetik 68
– – Nachweis 69 f
– – Therapie 70 f
– – – Verlaufskontrolle 71
– – Ursache 70
– erworbene 71
– Hochdruck-Basisdiagnostik 394
– kongenitale 69 ff
– sekundäre 42, 492
– subklinische 76
– tertiäre 492
– zentrale 94
– – (hypophysäre) 68
Hypothyreose-Screening 69
Hypotonie, orthostatische 2ß6 f

I

Ibandronat 123 f
IGF-1
– Akromegalie 20, 23
– Hypophysenvorderlappen-Insuffizienz 43
IGF-1-Rezeptor 9

Ileus 240
Immigrationsosteomalazie 127
Immobilisation 149
Immunhyperthyreose 77 ff
Immunoassay 469 f
– chemilumineszenzbasierter 471
– Verfahren 470
Immunsuppression 82
Immunthyreoiditis
– floride 75
– mit Hypothyreose, subklinischer 76
– Prognose 76
Immunthyroiditis 73 ff
^{124}I-NaI 106
Infertilität 244 ff
– Hypogonadismus 246 f
– idiopathische 252, 259 f
– immunologische 259
Inhibin B
– Geschlechtsentwicklungsstörung 315
– Hypogonadismus 250
Inkretinprinzip 333
Insel-Autoantikörper 346
– Diabetes mellitus Typ 1 359 f
– Diagnostik 357 f
– Gestationsdiabetes 359
Inselzellhyperplasie, kindliche 234
Inselzelltransplantation 365
Insemination
– heterologe 260
– homologe 260
Insulin
– Glargin 361 f
– inhalatives 362
– Insulin-Hypoglykämie-Test 496
– Koma, hyperglykämisches 376 f
– Vorderdarmtumor 212
Insulinanaloga, kurzwirksame 362
Insulinarten 361 f
Insulin-Blutzucker-Quotient 523
Insulinempfindlichkeit 520
Insulin-Glukose-Quotient 233
Insulin-Hypoglykämie-Test (IHT) 16, 495
– Alternative zu GHRH-Arginin-Test 501
– Blutzuckerkontrolle, engmaschige 496
– Hypophysenvorderlappen-Insuffizienz 43
– Kontraindikation 495
Insulininjektion 362 f
Insulinom 231 ff
– Diagnostik
– – bildgebende 474
– – genetische 233 f
– beim Kind 234
– metastasierendes 234 f
– – Therapie 235
– Prognose 235
– Therapie 234 f
– – chirurgische 241
Insulinpumpentherapie (CSII) 363 f
Insulinresistenz
– Diabetes mellitus Typ 2 347 f
– beim Kind, Adipositas-assoziierte, 337 f
– Mechanismen 343
– Metabolisches Syndrom 327
– muskuläre 347
– Typ A 351
Insulin-Rezeptor 9, 341
Insulinsekretion
– Defekt 351

– glukosestimulierte 343
– zelluläre 341 f
Insulinsensitivität,
– und Betazellfunktion 344
– und Insulinsekretion 342 ff
Insulin-Signaling 343
Insulinsignalübertragung, zelluläre 341
Insulintherapie
– Diabetes mellitus Typ 2 369
– intensivierte konventionelle (ICT) 360 f
– – – Dosisanpassung 362
– – 40er-Regel 362
– – Schwangerschaft und Diabetes mellitus 371
– – sofortige 368
Insulinwirkung, Defekt 351 f
Interferon
– Schilddrüsenkarzinom 104
– Tumor, neuroendokriner gastroenterologischer 218 ff
α-Interferon 220
Interferon-γ 1b 162
Interleukin-1-Antagonisten 453
Intersexualität
– hCG-Kurztest 528 f
– HMG-Test 527 f
Intrauterinpessar, gestagenhaltiges 297
In-vitro-Fertilisation 260
Iodid 75
ISI-Indes nach Matsuda 521
^{131}I-Test 102 f

J

Janus-Kinasen (JAKs)-Familie 10
Jejunum 3
Jod, radioaktives 110
^{125}-Iod 479
– Schilddrüse 107
Jodbedarf, täglicher 84
Jodbestand 108
Jodblockade 110 f
Jodexzess 91
Jodidprophylaxe 89
Jodidtherapie 86 f
Jodmangel 84
– Schilddrüsenautonomie, funktionelle 89
Jodmangelstruma, euthyreote diffuse 86 f
Jodversorgung 108 f
Jodzufuhr-Quellen 107

K

Kalium
– Hyperaldosteronismus, primärer 168
– Koma, hyperglykämisches 376 f
Kaliumjodidtabletten 111
Kallmann-Syndrom 252
Kalzitonin 62
– Morbus Paget 153
– Pentagastrin-Test 512
– Referenzbereich 512
– Schilddrüsenkarzinom 100
– Schilddrüsenknoten 85
Kalzium
– Osteoporose 120
– Vitamin-D-Mangel 130

Sachverzeichnis

Kalzium-Antagonist 396 f
Kalziummangel, extremer 128
Kalzium-Phosphat-Stoffwechsel 133 f
– Regulation, gestörte 134
Kalzium-Sensing-Rezeptorgen 148
Kandidatengenanalyse 350
Karzinoid-Syndrom
– Therapie, symptomatische 225
– und Tumor, neuroendokriner gastroenterologischer 213
Keimzelltumor
– Hypophyse 34 ff
– primitiver 17
Kernrezeptor 8
Kernspintomografie 474
Ketazidose 355
Ketokonazol 28
Ketonkörper, positive 355 f
Kiefer-Osteonekrose 160 f
Klimakterisches Syndrom 298
– – Hormontherapie 300
Klimakterium 298 ff
– Blutung 298 f
– praecox 286
– Therapie 299 ff
Klimonorm 525
Klinefelter-Syndrom 251, 307
– Gynäkomastie 264
Klitorishypertrophie 513
Knochen, Frau-zu-Mann-Transsexualität 323
Knochenalter-Bestimmung 70, 280
Knochenbiopsie
– Osteopathie, renale 136, 138
– Osteoporose 120
Knochendichte
– Hyperparathyreoidismus, primärer 142
– Quantifizierung 138
– Testosteron-Substitution 256 f
– Verminderung 114
Knochendichtemessung 142
Knochenerkrankung, sklerosierende 162
Knochenfraktur 136 f
Knochenneubildung, osteoblastäre 123
Knochenqualitätsminderung 114
Knochenstärke 136
Knochenstoffwechsel
– Umbaumarker, biochemische 119
– – – Vitamin-D-Mangel 130
Knocheresorption, osteoklastäre 123
Knotenstruma 83 ff
– Therapie, operative 87
Kochsalzbelastungs-Test 169, 514
Kochsalzinfusionstest 53, 509 ff
– Hyperaldosteronismus, primärer 514 f
Kochsalzrestriktion 396
Kollaps, Exercise-Test 494
Kolontumor, neuroendokriner 216
Koma
– hyperglykämisches 376
– hypophysäres 42
Kontrazeption
– hormonelle 292 ff
– postkoitale 297
Kontrazeptiva
– hormonelle 293
– – Arzneimittelinteraktion 298
– – kombinierte orale 292 ff
– – – Absetzgründe 295
– – – Anwendung, therapeutische 293 f
– – – Brustkrebs 296
– – – Kohlenhydrat-Stoffwechsel 296
– – – Kontraindikation 294
– – – Krebsrisiko 296
– – – Nebenwirkungen 295 f
– – – Thromboserisiko 295
Kopfschmerz 174
Koproporphyrinurie, sekundäre 454
KORA-Survey 2000 338
Korepressor-Protein 8
Körperfettvermehrung, pathologische 405 f
Körpergewicht 402
Körpertemperatur, basale 272
Koronarinsuffizienz 495
Kortikosteroide 93
Kortikotropin-Releasing-Hormon (CRH) 488
– humanes 491 f
Kortisol
– Cushing-Syndrom 26
– Dexamethason-CRH-Test, kombinierter 491 f
– Insulin-Hypoglykämie-Test 44
– Mineralokortikoid-Hypertonus 171
– Releasing-Hormone-Test, kombinierter 44
Kortisol-Mehrsekretion, ACTH-unabhängige 27
Kortisolsekretion, autonome 184
Kost, drastisch energiereduzierte
– – – Adipositas 410 f
– – – Metabolisches Syndrom 331
– – mäßig energiereduzierte 410
– – ovo-lacto-vegetabile 411
Kraniopharyngeom 34 ff
– Diabetes insipidus, passagerer 36
– Diagnostik 35 f
– Endokrinologie, postoperative 36 f
– Hauptsymptom 35
– Prognose 37
– Therapie 36
Kreatininclearance 381 f
Krise
– hyperkalzämische 142
– hypertensive 518
Kryoablation 223 f
Kryokonservierung 259
Kryptorchismus 247
Kupfer-Chelatbildner 457 f
Kyphoplastie 121

L

LADA-(Late Autoimmune Diabetes of the Adult)Diabetes 357
Laktation 32
L-Dehydroxyphenylserin 207
LDL-Apherese 441
LDL-Cholesterin
– Bestimmung 434
– Ernährung 438
– Kind/Jugendlicher 445
– Zielwerte 436
LDL/HDL-Quotient 436
LDL-Hypercholesterinämie 429 ff
– Statinunverträglichkeit 442 f
– Therapiealgorithmus 442
LDL-Rezeptordefekt 429, 436
Lebensmittel zur kalorienarmen Ernährung 411
Lebensqualität
– Adipositas 404
– Osteoporose 116
Lebensstiländerung
– Adipositas 403
– Diabetes mellitus Typ 2 372
– Hypertonie, arterielle 395 f
Leber
– Fettstoffwechselwege 429 f
– Glukosestoffwechsel 340
– Kontrazeptiva, kombinierte orale 296
Lebererkrankung
– cholestatische 434
– Clomiphen-Test 525
– GH-Suppressions-Test 505
Leberglykogen 340
Lebermetastasen 217
Lebertransplantation 224
Leistenhoden 247
Leprachaunism 351 f
Leptin
– Hypogonadismus 250
– stark erniedrigtes 423
Leuprorelin 263, 529 f
Levothyroxin
– Hypothyreose
– – angeborene 70
– – zentrale 94
– Immunthyreoiditis 74 f
– Jodmangelstruma, euthyreote diffuse 86
– Kombination mit Jodid 87
– Kombinationstherapie bei Jodmangelstruma, euthyreote diffuse 87
– Kontraindikation 75
– Postpartum-Thyreoiditis 77
Liddle-Test 490 f
LH (Lutenisierendes Hormon)
– Hypogonadismus beim Mann 250
– Menstruationszyklus 272
– Plasmaspiegel, GnRH-stimulierter 505 f
– pulsatiles 273
– Referenzwert 288
– Releasing-Hormone-Test, kombinierte 44
LH/FSH-Ratio, Referenzwert 288
LH-Puls 272 f
LHRH-Test 251
Libidomangel 246
Li-Fraumeni-Syndrom 186
Liothyronin (LT3) 95
Lipidbestimmung 434 ff
Lipidmodulatoren, medikamentöse 439
– – Effekte, pleiotrope 442
– – Interaktionen 441 f
– – Kombination 439 f
Lipidsenkung, medikamentöse 438 ff
Lipidtherapie
– im Alter 444
– beim Kind/Jugendlichem 444 f
– Praxistipps 446 f
Lipidtransport
– endogener 430
– exogener 430
Lipidzielwerte 436 f
Lipoidhyperplasie, kongenitale 189
Lipoprotein(a)
– Bestimmung 434 f
– Erhöhung 432

Sachverzeichnis

Lipoprotein(a)-Hyperlipoproteinämie 444
Lipoproteine 428
– Maßnahmen, lipidregulierende 439
– Präanalytik 435
Lipoproteinsoffwechselwege 429
Lipotoxizität 349
Lithium 110
Looser-Umbauzone 129
Low-density-Lipoprotein (LDL) 428 ff
Low-T_3-Syndrom 95
L-Thyroxin 46
Lungenembolie 524
Lutenisierendes Hormon s. LH
Luteolyse 270
Lymphadenektomie
– Dünndarmtumor, neuroendokriner 216
– Mitteldarmtumor, neuroendokriner 240

M

Magen 3
Magentumor, neuroendokriner
– – Therapie 216
– – – chirurgische 239 f
Magnetresonanztomografie
– Nebenniere 475 f
– Pankreastumor 474 f
Makroadenom 14
Makroprolaktinom 29
Makulopathie, diabetische 380
Maldescensus testis 529
Mammakarzinom 300
– Östrogen-Gestagen-Test 524
Mann-zu-Frau-Transsexualität 321 f
Marker
– neuroendokrine 210
– zytosolischer 210
Marmorknochenkrankheit 161 f
Maskulinisierungsoperation 317
McCune-Albright-Syndrom 151
– Pubertas, praecox, zentrale 276
MEN-1-Erkrankung
– Gastrinom 226, 228
– – Therapie, chirurgische 240
– Insulinom 233 f
– Magentumor-Typ-2, neuroendokriner 240
– Nebennierenrindenkarzinom 186
MEN2a 175 f
Menarche 274
– isolierte prämature 276
Menin-Gen 233
Menopause, vorzeitige 286
Menstruation 282
– Verschiebung 293
Metabolisches Syndrom 326 ff
– – Charakteristika 182
– – Definition 327
– – Diagnostik 329 f
– – Einteilung 328 f
– – Epidemiologie 326
– – und Hypertonie, Therapie 398
– – beim Kind/Jugendlichen 334 f
– – Pathogenese 326 f
– – Pathomechanismus 328
– – Prävention 330
– – Risikocluster 326

– – Therapie 330 ff, 398
– – – operative 334
– – Therapiezielwerte 330
Metanephrine, Nebennieren-Inzidentalom 183
Metapyron 28
Metformin
– Diabetes mellitus Typ 2 367 f
– – – – beim Kind/Jugendlichen 369 f
– Metabolisches Syndrom 332
Methimazol
– Hyperthyreose, angeborene 72
– Morbus Basedow 78
^{123}Methyliodobenzylguanidin(MIBG)-Szintigrafie (MIBG) 177
– Nebennieren-Inzidentalom 183 f
Metoclopramid 207
Metoclopramid-Test 526 f
Metopiron-Test 515 f
MIBG-Szintigrafie 177
Mikronährstoffsupplement 411
Mikroadenom 14
Mikroalbuminurie 393
– Normwerte 395
– Therapie 398
Mikropenis 310
Mikropille 293
Mikroprolaktinom 32 f
Milch-Alkali-Syndrom 149
Mineralokortikoid
– Adrenogenitales Syndrom 200
– Mangel 190
– Substitution
– – lebenslange 199
– – Nebennierenrinden-Insuffizienz, primäre 191 f
– Unter-/Übersubstitution 192
Mineralokortikoid-Exzess, apparenter (AME) 171
Mineralokortikoidhypertonie 166 ff
– „Renin-unabhängiger" 167
Mineralokortikoid-Hypertonus 171 f
Minipille 297
Mischkost
– mäßig energiereduzierte 331
– mäßig hypokalorische 410
Mitotane 187 f
Mitoxantron 104
Mitteldarmtumor
– neuroendokriner 212 ff
– Therapie, chirurgische 240
– Sekretionsprodukt 212
MODY-(Maturity Onset Diabetes of the Young-)Diabetes 351 f
Mononatrium-Kristalle 450 f
Mononeuropathie 382
Morbus Addison 188 ff
– – und Thyreoiditis, lymphozytäre 75
Morbus Basedow 77 ff
– – Diagnostik 78
– – Differenzialdiagnostik 63
– – Echomuster 64
– – fetaler 71 f
– – neonataler 71 f
– – Pathogenese 77
– – Radiojodtherapie 79 f
– – Rezidivwahrscheinlichkeit 78
– – Schilddrüsenoperation 79
– – Schilddrüsenszintigrafie 65
– – Sonografie 483
– – Therapie 78 f

– – Therapiekontrolle 80
– – Thyreostatika 78
Morbus Cushing s. Cushing-Syndrom, zentrales
Morbus Paget 150 ff
– – Diagnostik 152
– – Einteilung 151
– – Entartung, maligne 151
– – Etidronat 153
– – Hypervaskularisation der Haut 151 f
– – Phosphatase, alkalische 152
– – Prognose 154
– – Therapie 153 f
– – Verlauf 154
Morbus Pompe 461
Morbus Wilson 457 f
mTOR-Inhibitoren 219 f
Multikinase-Inhibitor 181
Multiple Endocrine Neoplasie 517
Mundtrockenheit 511
Muskelmasse, Frau-zu-Mann-Transsexualität 323 f
Myalgie, Statine-assoziierte 441
Myelinolyse, zentrale pontine (CPM) 59 f
Myokardinfarkt, und Hypertonie 398
Myopathie, Statine-assoziierte 441
Myositis
– okuläre 82
– Statine-assoziierte 441

N

Nährstoffrelation 365
Nafarelin 529 f
Nahrungsmittel, Kohlenhydratgehalt 365
Natrium 169
Natriumchlorid (NaCl)
– Geschlechtsentwicklungsstörung 316
– Hyperkalzämie 147
Natriumjodid-Symporter (NIS) 107
Natriumzufuhr 396
Nebenniere 166 ff
– Diagnostik, bildgebende 475 ff
– Kortisol-Mehrsekretion, ACTH-unabhängige 27
– Steroidbiosynthese 194
Nebennierenadenom 477
– Aldosteron-produzierendes (APA) 515
Nebennierencomputertomografie 170
Nebennierengewebe, normales 478
Nebennierenhyperplasie
– bilaterale (BAH) 166
– Endosonografie 477
Nebenniereninsuffizienz
– ADH-Sekretion 57
– Endosonografie 478
– Geschlechtsentwicklungsstörung 317 f
– Hyperkalzämie 148
– Nebenniereninsuffizienz 28
Nebennieren-Inzidentalom 182 ff
– Bildgebung 184
– Definition 183
– Diagnostik 183 f
– Differenzialdiagnostik 185
– Therapie 185
Nebennierenmark 3
– Funktionstest 517 f

552

Sachverzeichnis

Nebennierenrinde 3
- Biosynthesedefekt 513
- Funktionstest 513

Nebennierenrindenadenom 370

Nebennierenrinden-Insuffizienz
- ACTH-Kurztest 513
- Glukokortikoide-Therapiebeendigung 205
- Metopiron-Test 515 f
- primäre 188 ff
- – Diagnostik 190 f
- – sekundäre 515
- – Symptome 189 f
- – Therapie 191 ff
- – Therapiekontrolle 192
- – Ursache 189

Nebennierenrindenkarzinom 186 ff
- Restaging, postoperatives 188
- Therapie 187 f

Nebennierenszintigrafie 170

Nebennierentumor
- Androgen/Östrogen produzierender 182 ff
- kortisolproduzierender 488
- maligner 477
- zufällig gefundener 182 ff

Nebennierenvenenblut 170

Nebenschilddrüse
- Funktionstest 512
- Hormone 3
- Sonografie 485

Nebenschilddrüsenadenom 485
Nebenschilddrüsenkarzinom 141
Neointima 157
Neoplasie
- metachrone 214
- synchrone 214

Nephropathie, diabetische 380 f
- – Hochdruck-Basisdiagnostik 394

Nephrotisches Syndrom 433

Nervensystem
- autonomes 206
- peripheres sympathisches
- – Degeneration 206
- – – Diagnostik 207

Nesidioblastose 234
Neugeborene
- Gynäkomastie 264
- Nesidioblastose 234 f

Neurofibromatose 517 f
Neurom, multiples mukosales 206
Neuropathie
- akut-schmerzhafte 383
- autonome 382
- – Therapie 383
- chronisch-schmerzhafte 383
- Diabetes mellitus 382 ff
- motorische 382
- schmerzlose 383
- subklinische 383
- symmetrische distale sensomotorische 382

Neuropeptide 211
Neurotensin B 212
Neurotransmitter 2
Nicht-Purging-Typus 421
Niedrig-Renin-Hochdruck (LREH) 170
Niere
- Glukosestoffwechsel 340
- Hormone 3

Nierenarterienstenose 394

Nierenerkrankung 433
- Durstversuch mit Desmopressin-Kurztest 506 ff
- GH-Suppressions-Test 505

Niereninsuffizienz
- chronische 433
- Hyperphosphatämie, chronische 157
- Kalzium-Phosphat-Stoffwechsel 134 f
- terminale, mit Dialysepflicht 370
- Therapie 398

Nierentransplantation 433
Nierenversagen 135
Nikotin
- Fettstoffwechselstörung 434
- Hypertonie, arterielle 395

Nikotinsäure 439 f
- Metabolisches Syndrom 333

Nitrate 107
Nonthyroidal-illness-Syndrom 95
Noradrenalinanstieg 518
Norethisteronacetat 524
Normalgewicht 408
Normozoospermie 253
Notfall, hypertensiver 399
Notkohlenhydrate 365
NSAR (nichtsteroidale Antirheumatika) 452
- Thyreoiditis, subakute 93

Nüchternblutzucker 355
- Nüchternglukose, abnorme 337, 520

Nüchternhypoglykämie 232
Nüchtern-Plasmaglukose 329
Nuva-Ring 296

O

Oberkörperverformung 116
Octreotid 132
- Glukagonom 238
- Insulinom 235

Octreotidszintigrafie
- Insulinom 234
- Tumor, neuroendokriner gastroenterologischer 215 f

Ödem, diffuses 214
17-OHP-Akkumulation 283 f
Oligoasthenoteratozoospermie 253
Oligomenorrhoe 513
- Gestagen-Test 523

Oligozoospermie 253
Oligurie 51
Omega-3-Fettsäure 438
- zur Therapie 440

Omeprazol 230
o,p'DDD 28
Optifast52-Programm 412
Orbitopathie, endokrine (EO) 80 ff
- – Differenzialdiagnose 82
- – Immunsuppression 82
- – Schweregrad 81
- – Therapie 81 f
- – Therapiekontrolle 83

Organsysteme, endokrine 3
Orlistat
- Adipositas 413
- Diabetes mellitus Typ 2-Prävention 374
- Metabolisches Syndrom 332

Ornish-Kost 437

Orthostasetest 170
Osteitis fibrosa cystica 136
Osteoarthopathie, diabetisch-neuropathische (DNOAP) 384 f
Osteochondrodysplasie 162
Osteodensitometrie 118
- Hypogonadismus 254

Osteogenesis imperfecta 159 f
Osteomalazie 127 ff, 136
- Diagnostik 130
- Differenzialdiagnose 130 f
- Einteilung 129
- onkogene 132 f
- mit Phosphatverlust 132
- Sonderformen 132
- Therapie 131 ff
- Ursache 128

Osteonekrose 160 f
Osteopathie
- Prävalenz 135
- renale 133 ff
- – Diagnostik 138
- – Einteilung, histomorphologische 136
- – Knochenbiopsie 136, 138
- – Knochenfraktur 136 f
- – Lebenserwartung 137 f
- – Marker, biochemische 138
- – Risikofaktoren 136 f
- – Therapie 138 ff
- – Verlauf 140

Osteopetrose 161 f
Osteoporose 114 ff
- 10-Jahresfrakturrisiko 117 f
- im Alter 126
- Basisdiagnostik 117 ff
- Basislabor 119
- Computertomografie, quantitative 118
- Definition 114
- Diagnosestellung 114
- Diagnostik 117 ff
- Diagnostikalgorithmus 120
- Einteilung 115 f
- Glukokortikoid-induzierte 125
- Hormontherapie 301
- Hypogonadismus 246
- Inzidenz 115
- Knochenbiopsie 120
- Lebensqualitätseinschränkung 116 f
- manifeste 115
- Medikamente, begünstigende 121
- Mortalität 117
- postmenopausale 126
- primäre 115
- Prognose 125
- Röntgenuntersuchung 119
- Schmerztherapie 121
- sekundäre 115 f
- – Diagnostik 125 f
- – Therapie 125 f
- – Therapiedauer 124 f
- – Ursachen 116
- Sonografie, quantitative 118
- Therapie, spezifische medikamentöse 122 ff
- Therapiedauer 124 f
- Therapiekontrolle 124
- Therapiewechsel 125
- ohne Wirbelkörperfraktur 117

Osteoporoseprophylaxe 120 f
- Anorexia nervosa 424

553

Sachverzeichnis

Osteosklerose 162
- generalisierte kongenitale 161 f

Östradiol
- Dosierung bei Hormontherapie 303
- Menstruationszyklus 272
- Referenzwert 288

Östradiolvalverat 279

Östrogene
- Anorexia nervosa 422
- Bulimia nervosa 422
- Dosierung bei Hormontherapie 303
- Fettstoffwechselstörung 433
- Geschlechtsentwicklungsstörung 317
- Perimenopause 299
- Postmenopause 299

Östrogen/Gestagen-Substitution 46
Östrogen-Gestagen-Test 524 f
Östrogenmangel 298
Östrogensynthese-Enzymdefekt 312
Östrogen-Therapie 281
Östronara 525
Ovar, multizystisches 284

Ovarialinsuffizienz 282
- Differenzialdiagnose 283
- hyperandrogenämische 282 ff
- – Untersuchung 288
- hyperprolaktinämische 285 f
- hypothalamische 284 f
- – Schweregrad 285
- primäre 286 ff
- – Diagnostik 286 ff

Ovarialkarzinom 300 f

Ovarialtumor
- Clomiphen-Test 525 f
- Steroid-produzierender 288 ff

Ovarien 3
- polyzystische, Syndrom (PCOS) 520

β-Oxidations-Defekt 462
Oxidoreduktase-Mangel 196
18-Oxocortisol 168
- Urin 171

P

P450-Oxidoreduktase 311

Pamidronat
- Hyperkalzämie 147
- Morbus Paget 153

Pankreas
- endokrines 3
- Funktionstest 519 ff

Pankreastransplantation 365

Pankreastumor
- Diagnostik, bildgebende 474 ff
- endokrin aktiver 353 f
- endokriner 148
- maligner endokriner 238

Pankreatitis, akute 519
Parathormon 1–34 123 f
Parathormon 1–84 123 f

Parathormon
- Kalzium-Phosphat-Stoffwechsel 134 f
- Osteopathie, renale 136
- Phosphatstoffwechsel 155 f
- Vitamin-D-Mangel 130

Parathyreoidektomie
- Osteopathie, renale 139 f
- totale 141

Patientenschulung
- Adipositastherapie 409

- Fuß, diabetischer 387
- Insulinpumpentherapie 363
- Insulintherapie 361

Pegvisomant 22
Pellagra 214
Pendelhoden 247
Pentagastrin-Test 512
Peptide 211
Peptidhormon-Biosynthese 4
Perchlorat 107
Periostdehnungsschmerz 129

Phakomatose 517 f

Phäochromozytom 173 ff
- Algorithmus, diagnostischer 178
- Begleitsymptome 174
- benignes, Therapie 178 f
- Clonidin-Suppressions-Test 517 f
- Diabetesformen 353
- Diagnostik 175 ff
- – bildgebende 177
- Differenzialdiagnostik 178
- Glukagon-Test 518
- hereditäres 175
- Hochdruck-Basisdiagnostik 394
- Hochdruckspitzen-Therapie 179 f
- Hyperkalzämie 148
- Klassifikation 173 f
- Lokalisationsdiagnostik 176 f
- malignes 180 ff
- Malignitätsrisiko 173, 176 f
- metastasierendes 181
- Pentagastrin-Test 512
- Screening-Algorithmus, genetischer 176
- sporadisches 175
- – unilaterales 179
- Therapie 178 ff, 370

Phenobarbital 110
Phenoxybenzamin 179
Phentolamin 179
Phenylalanin 458
Phenylketonurie (PKU) 458 f
- maternale 459

Phenytoin 110
Phosphatbinder 139
Phlebothrombose 524

Phosphat
- Aufnahme, vermehrte 156
- Exkretion, verminderte 156
- Verlust, verstärkter renaler 158
- Verschiebung, zelluläre 156, 158
- Verteilung Organismus 155
- Vitamin-D-Mangel 130

Phosphatase, alkalische (AP)
- – Morbus Paget 152
- – Vitamin-D-Mangel 130

Phosphatbinder, kalziumhaltige 136
Phosphatmangel 128
Phosphatmetabolismus 155 f

Phosphatstoffwechsel
- Basisdiagnostik 155 f
- Physiologie 155
- Störung 155 ff

Phosphattherapie 158 f
pHPT, asymptomatisches 371
Polyarthritis, Schub, akuter 451

Polydipsie 53
- Kochsalzinfusionstest 53, 509 ff
- primäre 507
- psychogene 507

Polymerase-Kettenreaktion (PCR) 472

Polyneuropathie, diabetische 382 f
Polypeptidhormon 211

Polyurie 51
- Durstversuch mit Desmopressin-Kurztest 506 ff
- Kochsalzinfusionstest 509 ff

Porphyria cutanea tarda (PCT) 455

Porphyrie 453 ff
- akute hepatische 454
- – intermittierende (AIP) 454
- erythropoetische 454

Positronenemissionstomografie 106

Postmenopause 273 f, 298 ff
- Blutung 299

Postpartum-Thyreoiditis 73, 76 f
Potenzmangel 246
PPI 230

PPom 236 ff
- Therapie 238 f
- – chirurgische 241

Präadipositas 408
Prämenopause 298
Pravastatin 373
Prazosin 179

Prednisolon
- Adrenogenitales Syndrom 200
- Strahlenthyreoiditis, akute 93

PRL, Releasing-Hormone-Test, kombinierte 44

Progesteron
- Gestagen-Test 524
- Menstruationszyklus 272
- Referenzwert 288

Programm „ICH nehme ab" 413

Prolaktin
- Hypogonadismus 251
- Mann-zu-Frau-Transsexualität 322
- Normwert 30
- Ovarialinsuffizienz, hyperprolaktinämische 285
- Referenzwert 288
- Sekretionsprofil 273
- Spiegel, basaler 527
- Zyklus, weiblicher 271 f

Prolaktinom 29 ff
- Hypogonadismus, hypogonadotroper 261
- Metoclopramid-Test 526 f
- Neurochirurgie 32
- Prognose 33
- Strahlentherapie 32
- Therapie 30 ff
- Verlaufskontrolle Therapie 31 f

Prolaktin-Pulse 272 f
Prolaktinspiegel, basaler 29 f

Propranolol
- Insulinom 235
- Schilddrüsenfunktion 110

Propylthiouracil 72, 78
Prostaglandine 211
Prostata, Mann-zu-Frau-Transsexualität 322
Prostatavolumen 256
Protein-Tyrosin-Phosphatasen, rezeptor-ähnliche (RPTPs) 10
Protonenpumpen-Inhibitoren 110
Protoporphyrinämie, sekundäre 454

Pseudo-Cushing-Syndrom
- alkoholinduziertes 26
- Dexamethason-CRH-Test, kombinierter 492

Sachverzeichnis

Pseudohyperkalzämie 150
Pseudohypoparathyreoidismus 156
Pseudo-Mineralokortikoidhypertonus 172
Pseudopubertas praecox 171
– – periphere 262f
– – Therapie 263f
Pseudotumor orbitae 82
Psoriasisarthritis 451
Psychotherapie 424
PTHrR 149
Pubarche, prämature 276
– – Therapie 264
Pubertas praecox
– – ACTH-Kurztest 190, 513
– – GnRH-Test 504ff
– – beim Mann 262ff
– – periphere, bei Mädchen 275
– – weibliche 274ff
– – zentrale, und Adrenogenitales Syndrom 276f
– – – bei Mädchen, Bedeutung 276
– – – – Prognose 277f
– – – – Therapie 277
Pubertas praecox vera
– – – GnRH-Agonist-Test 529f
– – – zentrale (hypothalamische) 262
– – – – bei Mädchen 275
– – – – Therapie 263
Pubertas tarda
– – GnRH-Stimulations-Test, pulsatiler 520f
– – bei Mädchen 278ff
– – – Prognose 280
– – – Therapie 279f
– – beim Mann 261f
Pubertät 244
– Adipositas 405
– ausbleibende 505f
– Entwicklungsstörung beim Mann 261ff
– Jodversorgung 108
Pubertätseinleitung 279f
Pubertätsgynäkomastie 264
Pubertätswachstumsschub 281
Purging-Typus 421

Q

Qualitätskontrolle 468f
Qualitätssicherung 467ff

R

Rabson-Mendelthal-Syndrom 351f
Rachitis
– Hypophosphatämie 158
– Vitamin-D-resistente 158
Rachitis-Typ-1, Vitamin-D-abhängige 132
Rachitis-Typ-2, Vitamin-D-abhängige 132
Radiochirurgie 21
Radioembolisation 224
Radioimmunoassay (RIA) 470
Radiojod-Ganzkörperszintigrafie 105
Radiojodtherapie
– Morbus Basedow 79f
– Schilddrüsenautonomie, funktionelle 90f
– Schilddrüsenkarzinom 102f
Radiojod-Thyreoidea-Uptake 64
Radiorezeptortherapie 224
Radiotherapie 180
Raloxifen 123f
Rauchen
– Fettstoffwechselstörung 434
– Hypertonie, arterielle 395
5α-Reduktase-Typ-2-Mangel 310, 312
Referenzmaterial 468
Refluxerkrankung, gastroösophageale 227
Rehydratation 376
Reiter-Syndrom 451
Rektumtumor, neuroendokriner 216f, 241
Releasing-Hormon, hypothalamisches (TRH)
– GHRH-Test 400
– TRH-Test 492f
Releasing-Hormone-Test, kombinierte 44
Reproduktionsmedizin 289ff
– Monoovulation 291
– Superovulation 291
Reserve, ovarielle, Beurteilung 526
Resistenz, hypophysäre (PitRTH) 72f
Retentio testis inguinalis 247
Retinoidrezeptor 7ff
Retinopathie 379f
– nichtproliferative diabetische 380
– proliferative diabetische 380
RET-Mutationsanalyse 101
RET-Protoonkogen 101
Retractile testis 247
Retrobulbärbestrahlung 82f
Rezeptorspezifität 7
Rhabdomyolyse, Statine-assoziierte 441
Rhythmik, zirkadiane 467
Richner-Hanhart-Syndrom 459
Riedel Thyreoiditis 93
Riedel-Struma 484
Riesenwuchs 280
Riesenzellthyroiditis 92f
Rifampicin 110
Rimonabant
– Adipositas 413f
– Metabolisches Syndrom 332
Ringversuch 468f
Risedronat
– Morbus Paget 153
– Osteoporose 123f
Roger's-Syndrom 352
Rosiglitazon 373f
Rückenmarkkompression 117

S

Salzverlustkrise
– Akuttherapie 200f
– Hydrokortison-Bolus, initialer 201
Salzverlust-Phänotyp 195
Salzverlustsyndrom
– Virilisierung 197
– zerebrales 59
Samenwegsinfektion 258
Samenwegsobstruktion 258
Sandwich-Assay 469f
Schilddrüse
– Abklatschzytologie 66
– Autoimmunerkrankung 73ff
– Feinnadelbiopsie 65ff
– Funktionstopografie 63f
– gesunde, Sonografie 479f
– Hormone 3
– Jodblockade 110f
– Knoten, Sonografie 480
– Metastasen 98
– Mikrokarzinom, papilläres 101f
– Organogenese 67
– Sonografie 63
– – Befundbeurteilung 479f
– Spurenelemente 109
– Strahlung, ionisierende 110
– Umwelt 107ff
– Volumenbestimmung 479f
Schilddrüsenadenom, autonomes
– – Echomuster 64
– – Ethanol 88
Schilddrüsenkarzinom 103f
Schilddrüsenaplasie 68
Schilddrüsenautonomie, funktionelle 89ff
– – Ethanol 91
– – Operation 90
– – Radiojodtherapie 90f
– – Skerlosierung 91
– – Szintigrafie, quantitative 90
Schilddrüsenentzündung 484
Schilddrüsenerkrankung
– Diagnostik 62ff
– kongenitale 67ff
– Sonografie 479ff
Schilddrüsenfunktion
– Hypophysenerkrankung 94
– partiale 493
– Spurenelemente 107
– Steuerung 62
– Störung, medikamenteninduzierte 109f
Schilddrüsengewebe 66f
Schilddrüsenhormon
– Biosynthese 5, 68
– Depletionstest 65
– Mangel, Fettstoffwechselstörung 433
– Resistenz 492
– Synthesestörung 68
– Suppressionstest 65
– Wirkungsstörung 68
Schilddrüsenhormonresistenz 72ff
Schilddrüsenhormonrezeptor 7ff
Schilddrüsenhypoplasie 68
Schilddrüsen-Immunzytochemie 67
Schilddrüsenkalkherd 64
Schilddrüsenkarzinom 95ff
– anaplastisches 104
– anaplastisches/undifferenziertes 97
– Chemotherapie 103f
– Feinnadelbiopsie 100
– follikuläres 97
– gering differenziertes 97
– Induktion durch radioaktives Jod 110
– Klassifikation 96
– Labordiagnostik 100
– medulläres 97, 101
– – Pentagastrin-Test 512
– minimal invasives follikuläres 101f
– Molekulargenetik 101
– papilläres 96f

555

Schilddrüsenkarzinom
- Pathogenese 98
- Radiojod-Ganzkörperszintigrafie 105
- Radiojodtherapie 102 f
- Sonografie 481 f
- Strahlentherapie 103
- Symptome 99
- Therapie 101 ff
- Therapiekontrolle 105
- Thyreoglobulin 105
- Thyroxintherapie 104
- TNM-Klassifikation 98
- UICC-Stadieneinteilung 99

Schilddrüsenknoten
- Dignitätsbeurteilung 64
- Echomuster 64
- Feinnadelpunktion 85
- FNAZ-Charakteristika 65
- „heiße" 90
- „kalte" 90
- Kalzitoninbestimmung 85
- Malignitätsrisiko 84 f
- palpable 85
- zytologisch benigner 87 ff

Schilddrüsenkolloidvesikel 64
Schilddrüsenlymphom 76
Schilddrüsenmalignom 95 ff
- Echomuster 64
- Histologie 96 f
- seltenes 97 f

Schilddrüsenmetastasen 482
Schilddrüsenoperation 79
Schilddrüsenszintigrafie 479
- qualitative 90
- quantitative 64 f

Schilddrüsentumore, maligne 95 ff
- - nicht-thyroidale 106

Schilddrüsenautonomie, multifokale 64
Schilddrüsenüberfunktion 89
Schilddrüsenvergrößerung 83 f
Schilddrüsenvolumen-Grenzwerte 86
Schilddrüsenzyste
- Echomuster 64
- Sonografie 481 f
- Therapie 88

Schlafapnoe 394
Schlaganfall, und Hypertonie 398
Schlankheitsideal 422
Schmerzempfindlichkeit, kongenitale 206
Schmerzen, abdominelle 214
Schmerzsyndrom 115 ff
Schmerztherapie 121 f
Schmidt-Syndrom 75
Schock, hypoglykämischer 377 f
Schwangerschaft
- Colchicin 453
- Diabetes
- - insipidus centralis 49
- - mellitus 339, 354 ff
- - - Therapie 371
- Fettstoffwechselstörung 433
- Glukokortikoidsubstitution 192
- Hyperprolaktinämie 32
- Hyperthyreose, hCG-induzierte 93
- Hypertonietherapie 398
- Jodidprophylaxe 89
- Jodversorgung 108
- Postpartum-Thyreoiditis 77
- Thyreoiditis, lymphozytäre 75

- Thyreostatika 79
- Urikostatika 453
- Urikosurika 453

Schwitzen 174
Screening
- Hämochromatose 456
- Nephropathie, diabetische 381

Sekretintest 228, 519
Selen
- Immunthyreoiditis 74
- Schilddrüse 107
- Therapie 109

Selenmangel 109
Selenversorgung 108
Sella turcica 51
Semistarvation 423
Senium 298 ff
- Blutung 299

Sequidot Combi 525
Serin-Threonin-Kinase-Aktivität, intrinsische 10
Serotonin
- Bestimmung 215
- Mitteldarmtumor 212

Serotoninkonzentration 212
Serotonin-Wiederaufnahme-Hemmer
- Anorexia nervosa 425
- Bulimia nervosa 425

Serum-C-Peptid 355
Sexualhormon bindendes Globulin (SHBG) 249
- Referenzwert 288

Sexualhormonersatztherapie, komplette 317
Sexuelle Orientierung 309
- - Transsexualität 319

SF-1-Gen-Mutation 313
SIADH (Syndrom der inappropriaten Überproduktion von ADH) 57 ff
- - - - Diagnostik 58 f
- - - - beim Kind/Jugendlichen 60
- - - - Therapie 59 f

Sibutramin
- Adipositas 413
- Metabolisches Syndrom 332

Siderose, primäre 455 ff
Signaltransduktion, 7TMD-Rezeptoren 12
Simmonds-Sheehan-Syndrom 49
Sinterung, osteoporotische 115 f
Sklerose, tuberöse 517 f
Somatostatin 212
Somatostatinanaloga
- Akromegalie 21 f
- Insulinom 235
- Schilddrüsenkarzinom 104

Somatostatinanaloga (SSA)
- Tumor, neuroendokriner gastroenterologischer 217 f
- VIPom 238

Somatostatinom 236 ff
- Prognose 238
- Therapie 237 f
- - chirurgische 241

Somatostatinrezeptorszintigrafie 177
Somatostatin-Syndrom 354
Somatostatinszintigrafie 228
Sonografie
- Nebenniere 475
- Pankreastumor 474
- Schilddrüsenerkrankung 479 ff

Späthypoglykämie
- Glukagon-Propranolol-Test 497
- Insulin-Hypoglykämie-Test 495

SPECT 234
Spermienanalyse, computerassistierte 253
Spermienantikörper 253
Spermienextraktion, testikuläre 260
Spermieninjektion, intrazytoplasmatische 260
Spermien-Kryokonservierung 259
Spermienmotilität 253
Spritz-Ess-Abstand 362
Stanozolol-Test 532
Statine 438 ff
- Metabolisches Syndrom 333

Statinmyopathie 441
Statinunverträglichkeit 442 f
Steatohepatitis, nichtalkoholisch bedingte (NASH) 334
Sterine, pflanzliche 439
Steroidbiosynthese 194
Steroide
- adrenale
- - Adrenogenitales Syndrom 198
- - Entstehung 194
- anabole, Fettstoffwechselstörung 433

Steroidentzugssyndrom 205
Steroidhormon-Biosynthese 4
Steroidhormonrezeptor (SHR) 7 ff
Steroidhormonsynthese 311
- Defekte 310

Steroid/Schilddrüsenhormon/retinoid-Kernrezeptorfamilie 7 ff
Stillzeit 108
Stimmlage 323
Stoffwechselentgleisung, akute 366
Strahlenschaden 17
Strahlentherapie
- konventionelle fraktionierte 21
- Nebennierenrindenkarzinom 188
- Schilddrüsenkarzinom 103

Strahlenthyreoiditis, akute 93
Strahlung, ionisierende 110
Streptozotocin 221 ff
Stressanpassung 191 f
Strontium-Ranelat 123 f
Struma 34
- Ausschlussdiagnostik 84
- diffusa 83 ff
- - Diagnostik 84 f
- - Sonografie 480 f
- - Therapie 86 f
- nodosa 480 f
- Operation 90

Strumaprophylaxe 89
Strumaresektion 88
Strumigene Substanz 108
Sturge-Weber-Krabbe-Syndrom 517 f
Succinatdehydrogenasen-Genmutation 175 f
Sucralfat 110
Swyer-Syndrom 312
Syndrom der polyzystischen Ovarien (PCOS) 520 f
Systematrophie, multiple 206 f
Szintigrafie
- [123]Methyliodobenzylguanidin 177
- Radiopharmaka, tumoraffine 105 f

T

Tachyarrhythmie 398
Tachykardie 174
Taillenumfang 329, 402
Tamoxifen 266
^{99m}-Technetium 479
– Thyreoides-Uptake 64
Teleangiektasie, venöse 214
Teratozoospermie 253
Teriparatid
– Hypophosphatasie 161
– Osteopetrose 162
Testes 248
– Lageanomalie 258 f
Testis, Mann-zu-Frau-Transsexualität 322
Testosteron
– Entwicklungsverzögerung, konstitutionelle 262
– freies 249
– Hypogonadismus 248 f
– Referenzwert 288
– Synthesedefekte 311 f
– transdermales 255
Testosteronenanthat 254
Testosteronimplantate 254 f
Testosteronpräparate 255
Testosteronsubstitution
– Hypogonadismus 254 f
– Hypophysenvorderlappen-Insuffizienz 46
– Mann, hypogonadaler 370
– Überwachung 256 f
Testosteronundecanoat
– intramuskuläres 255
– orales 255
Thelarche, prämature 275 f
Thiamine 90
Thiaziddiuretika 397
Thiazide 434
Thiazolidindione 332
Thionamide 78
Thrombophilie 525
– Clomiphen-Test 525
Thrombose
– arterielle 295
– venöse 295
Thromboserisiko 295
Thyreoditis, subakute 92 f
Thyreoglobulin 62
– Schilddrüsenkarzinom 105
Thyreoglobulin-Bestimmung 70
Thyreoidektomie, totale 101
Thyreoiditis, akute 92
– – Sonografie 484
– chronisch fibröse 93
– de Quervain 92 f
– – Sonografie 484
– lymphozytäre 73 ff
– – Differenzialdiagnostik 63
– – Echomuster 64
– – Schilddrüsenszintigrafie 65
– postpartale 484
– subakute 64
Thyreoperoxidase 108
Thyreostatika
– Morbus Basedow 78
– Nebenwirkungen 79
– Schilddrüsenautonomie, funktionelle 90

Thyreotoxicosis factitia 75
Thyroxin-Substitution
– Thyreoidektomie 104
– Verlaufskontrolle 71
Tiludronat 153
Time resolved fluoreszenz assay 471
Timed-up and go Test 118
TPO-Antikörper 76 f
Transkriptionsfaktoren
– Schilddrüse 67 f
– Zuordnung, entwicklungsgeschichtliche 308
Transmembran-Domänen-Rezeptoren, sieben (7TMD) 10 f
– Heteromere 12
– Signaltransduktion 12
Transmembran-Proteine 10
Transsexualität 319 ff
– Patientenbetreuung 321
– Therapie 320 f
TRH-Test 492 f
Triglyzeride
– Bestimmung 434
– Metabolisches Syndrom 327
Triptorelin 263, 529 f
TRMA-Syndrom 352
Troglitazon 373 f
TSG-Rezeptor-Genmutation 72
TSH, basales 62
TSH-Bestimmung 90
TSH-Sekretion, autonome 492
TSHom 94
TSH-Wert 481
Tumor
– Gastrin-produzierender 226
– hormonell-aktiver neuroendokriner 371
– hormonproduzierender 182
– neuroendokriner gastroenterologischer
– – – Kombinationstherapie 219 f
– – – Prognose 224 f
– – – Staging 212
– – – Therapie 216 ff
– – – – medikamentöse 217 ff
– – gastroenterologischer 211
– – gastrointestinaler 210 ff
– – – Therapie, chirurgische 239 ff
– – WHO-Klassifikation 210 f
– – suprasellärere 34 ff
– – Therapie 37
Tumorhyperkalzämie 145 ff
– humorale 145 f
– Hyperparathyreoidismus, primärer 146
– lokal osteolytische 145
– Prognose 147
– Therapie 146 f
Tumorkalzinose 156
Tunica media 157
Typ-1-Diabetiker 357
Typ-2-Diabetes-Gen 351
Typ-2-Diabetiker 357
Tyrosin-Kinase-Inhibitor 181
Tyrosinkinase-Rezeptor (RTK) 9
Tyrosinkinase-Rezeptor-Familie 9
Tyrosinose Typ I 459
Tyrosinose Typ II 459

U

Übergewicht
– Gicht 452
– beim Kind/Jugendlichen 402
– prämorbides 422
Überstimulationssyndrom, ovarielles (OHSS) 292
Ulcus duodeni 227
Ulkus, diabetisches 384
– – tiefes 385
Ullrich-Turner-Syndrom 307
Ulzeration, peptische 226 f
Untergewicht 120
Urikostatika 453
Urikosurika 453
Urinjodschnelltest 102

V

Vagotomie 519
Vandetanib 104
Varikozele 259
Verhütungspflaster EVRA 296
Verkalkung, extraskelettale 134
Verpackungsproteine 211
Verschlusskrankheit, periphere 398
Vertebroplastie 121
Very-low-density-Lipoprotein (VLDL) 428 ff
Vincristin
– Phäochromozytom, malignes 180
– Schilddrüsenkarzinom 104
VIP, Vorderdarmtumor 212
VIPom 236 ff
– Prognose 239
– Therapie 238 f
– – chirurgische 241
Virilisierung 196 ff
– Adrenogenitales Syndrom 195
– Ovarialinsuffizienz, hyperandrogenämische 282
Vitamin D
– Funktion 128
– Kalzium-Phosphat-Stoffwechsel 134 f
– Osteoporose 120 f
– Stoffwechsel 128
Vitamin $D_{3,4}$
Vitamin-B6-Spiegel, hoher 130
Vitamin-D-Mangel
– Epidemiologie 127
– Leitbefunde, laborchemische 130
– Medikamente 132
– Ursache 128
Vitamin-D-Substitution 139
Vitamin-D-Supplementation, orale 132
Vitium cordis
– Exercise-Test 493
– Insulin-Hypoglykämie-Test (IHT) 16, 495
Von Hippel-Lindau-Syndrom 175 f
– Clonidin-Suppressions-Test 517 f
Vorderdarmtumor 212
Vorhofflimmern 398

Sachverzeichnis

W

Wachstum, Therapie, begrenzende 281
Wachstumsbeschleunigung 513
Wachstumsfaktor 2
Wachstumsfaktor 1, insulinartiger 19
Wachstumshormon (GH)
- Insulin-Hypoglykämie-Test 44
- Mangel-Test 493 ff
- rekombinantes humanes 47 f
- - Hypophysenvorderlappen-Insuffizienz 46
- Releasing-Hormone-Test, kombinierte 44
- Stimulation 493
Wachstumshormonexzess 370
Wachstumshormonmangel
- Diabetesformen 353
- hypophysärer 494
- hypothalamischer 495
- Kindesalter 47 f
- Therapie 370
Wachstumshormon-Releasing, hypothalamisches 500
Wachstumshormonrezeptor-Antagonist 22
Wachstumshormon-Talwert (Nadir) 20
WARG-Syndrom 313

Wasserbelastungstest 58
Watson-Schwartz-Test 454
WDHA-Syndrom 236
Weight Watchers 412 f
Whipple-Operation 237, 241
Wilms Tumor suppressor Gen 313
WIN 24,540 28
Wirbelkörper-Frakturrisiko 122
Wirbelkörperbruch
- akuter osteoporotischer 117
- - - Schmerztherapie 121
- Rückenmarkkompression 117
- Schmerzen, chronische 121 f
- Schmerzsyndrom 115 ff
- Sekundärprophylaxe 122
Wirbelsäule-Sinterungsfraktur 115 f
Wolfram-Syndrom 352

X

Xenical 373

Y

Yohimbin 207

Z

Zellen
- autokrine 2
- endokrine 2
- parakrine 2
Zellresttumor, ontogenetischer 17
Zertifizierungsstelle, externe 469
Zielblutdruck 395
Zinktransporter ZnT-8 346
Zoledronat 123 f
Zoledronsäure
- Hyperkalzämie 147
- Morbus Paget 153
Zollinger-Ellison-Syndrom 226
- Sekretin-Test 519
Zweiphasen-Kontrazeptiva 293
Zyklus, weiblicher 270
Zyklusstörung 281 ff
Zysten
- Hypophyse 17
- Nieren 394
Zystinose 460
Zystinurie 460
Zytokine 2
Zytokinrezeptor-Familie 9 f
Zytoreduktion, operative 222